中华医学会医师培训工程（高级系列）

CME TEXTBOOKS NATIONAL PROJECT 国家级继续医学教育项目教材 | 国家级继续医学教育项目教材

小儿内科学
高级教程

主编 / 桂永浩

中华医学会组织编著

中华医学电子音像出版社
CHINESE MEDICAL MULTIMEDIA PRESS
北 京

图书在版编目（CIP）数据

小儿内科学高级教程 / 桂永浩主编. —北京：中华医学电子音像出版社，2021.9
ISBN 978-7-83005-235-5

Ⅰ. ①小… Ⅱ. ①桂… Ⅲ. ①儿科学一内科学一资格考试一教材 Ⅳ. ① R725
中国版本图书馆 CIP 数据核字（2019）第 273361 号

小儿内科学高级教程
XIAOERNEIKEXUE GAOJI JIAOCHENG

主　　编：桂永浩
策划编辑：裴　燕　史仲静
责任编辑：赵文羽
文字编辑：周寇扣
校　　对：朱士军
责任印刷：李振坤
出版发行：中华医学电子音像出版社
通信地址：北京市西城区东河沿街 69 号中华医学会 610 室
邮　　编：100052
E - mail：cma-cmc@cma.org.cn
购书热线：010-51322677
经　　销：新华书店
印　　刷：北京虎彩文化传播有限公司
开　　本：889 mm×1194 mm　1/16
印　　张：50.25
字　　数：1642 千字
版　　次：2021 年 9 月第 1 版　2021 年 9 月第 1 次印刷
定价（含习题卡）：360.00 元

内 容 提 要

本书根据对高级卫生专业技术资格人员的要求，结合目前的学科发展状况，系统地介绍了小儿内科学的基础理论和临床技能，重点阐述了常见病的防治新法、疑难病例分析、国内外发展现状和发展趋势等前沿信息，还介绍了儿科危重症的抢救及青少年健康的一些特殊问题。本书具有权威性、实用性和指导性，可作为小儿内科学医师专业知识的培训教程，也可作为相关专业医师提高临床诊疗水平的工具书和参考书。

《小儿内科学高级教程》

编 委 会

主　　编　桂永浩

副主编　申昆玲　毛　萌　秦　炯　赵正言

编　　者　（以姓氏笔画为序）

万朝敏　四川大学华西第二医院
王　莹　上海交通大学医学院附属上海儿童医学中心
王晓红　复旦大学附属儿科医院
毛　萌　四川大学华西第二医院
方　峰　华中科技大学同济医学院
申昆玲　首都医科大学附属北京儿童医院
米　杰　首都儿科研究所
许　峰　重庆医科大学附属儿童医院
农光民　广西医科大学第一附属医院
孙若鹏　山东大学齐鲁医院
杜立中　浙江大学医学院附属儿童医院
杜军保　北京大学第一医院
李廷玉　重庆医科大学附属儿童医院
李彩凤　首都医科大学附属北京儿童医院
杨玉凤　西安交通大学医学院第二附属医院
邹小兵　中山大学附属第三医院
沈　颖　首都医科大学附属北京儿童医院
陈　洁　浙江大学医学院附属儿童医院
陈　超　复旦大学附属儿科医院
陈同辛　上海交通大学医学院附属新华医院
易著文　中南大学湘雅医学院
罗小平　华中科技大学同济医学院
金润铭　华中科技大学同济医学院
起正言　浙江大学医学院附属儿童医院
赵顺英　首都医科大学附属北京儿童医院
赵晓东　重庆医科大学附属儿童医院
秦　炯　北京大学第一医院
桂永浩　复旦大学附属儿科医院
顾学范　上海交通大学医学院附属新华医院
徐　虹　复旦大学附属儿科医院

高鸿云　复旦大学附属儿科医院
黄国英　复旦大学附属儿科医院
黄敬孚　天津市儿童医院
龚四堂　广州市妇女儿童医疗中心
盛光耀　郑州大学第一附属医院
黎海芪　重庆医科大学附属儿童医院

序

我国现有的医师培养过程分为医学院校教育、毕业后医学教育和继续医学教育三个阶段。专科医师规范化培训是毕业后医学教育的重要组成部分，是在住院医师规范化培训的基础上，继续培养能够独立、规范地从事疾病专科诊疗工作临床医师的必经途径。2017年7月，国务院办公厅印发《关于深化医教协同进一步推进医学教育改革与发展的意见》（国办发〔2017〕63号），文件中提出把医学教育和人才培养摆在卫生与健康事业优先发展的战略地位，为建设健康中国提供坚实的人才保障……支持行业学（协）会参与学科专业设置、人才培养规划、标准制（修）订和考核评估等工作，相关公共服务逐步交由社会组织承担。2015年发布的《关于开展专科医师规范化培训制度试点的指导意见》（国卫科教发〔2015〕97号）中明确提出：探索建立有关行业协（学）会协助政府部门做好专科医师规范化培训制度试点的业务指导、组织实施与日常管理监督的工作机制。根据需要，可组建由有关专家和医疗卫生机构、高等医学院校、相关事业单位、行业组织和政府相关部门等多方面代表组成的专科医师规范化培训专家委员会，协助开展有关工作。

中华医学会成立于1915年，经过百年的励精图治，已经成为党和政府联系医学科技工作者的桥梁和纽带、中国科协学会的翘楚、全国医学科技工作者的家园，其宗旨是团结医务工作者，传播医学科学知识，弘扬医学道德，崇尚社会正义。由中华医学会第二十五届理事会第四次会议审议通过的《中华医学会章程》中明确将“参与开展毕业后医学教育及专科医师培训、考核等工作”作为学会的业务范围之一。鉴于我国适用于专科医师规范化培训的教材存在系统性较差、内容质量参差不齐、学科覆盖不全面等诸多不足，中华医学会所属中华医学电子音像出版社依托学会91个专科分会的千余名专家力量，配合出版社三十余年传统出版和数字出版相结合的出版经验，策划了《中华医学会医师培训工程（高级系列）丛书》，旨在通过本丛书引导医学教育健康发展和卫生行业人才的规范化培养。本套丛书的内容不仅包括专科医师应该掌握的知识，更力求与时俱进，反映目前本学科发展的国际规范指南和前沿动态，巩固和提高专科医师的临床诊治、临床会诊、综合分析疑难病例及开展医疗先进技术的能力，同时还增加了测试题，作为考查专科医师对专业知识掌握情况的依据。除此之外，本丛书还充分利用新兴媒体技术，就部分内容配备了相应的多媒体视频，以加强医务人员对理论知识和实际操作技术的理解。

在2016年举办的“全国卫生与健康大会”上，习近平总书记发表重要讲话，强调“没有全民健康，就没有全面小康”；在第十八届中共中央政治局常委会同中外记者首次见面会上，习近平总书记表达出对人民健康福祉的密切关注：我们的人民热爱生活，期盼有更可靠的社会保障、更高水平的医疗卫生服务、更优美的环境……实现全民健康离不开高水平医疗卫生服务的保障，开展高水平的医疗卫生服务离不开一支高素质、高水平的医疗队伍，这也是中华医学会组织国内各学科学术带头人、知名专家编写本丛书的目的所在。

本丛书在编写过程中多次召开组稿会和定稿会，各位参编的专家、教授群策群力，在繁忙的临床和教学工作之余高效率、高质量地完成了编写工作，在此，我表示衷心的感谢和敬佩！

中华医学会副会长兼秘书长

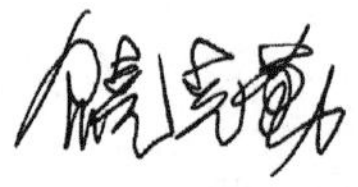

出版说明

为引导我国医学教育的健康发展，加强卫生人才培养工作，助力健康中国战略的实施，在中华医学会及所属 91 个专科分会的支持下，我们精心策划出版了《中华医学会医师培训工程（高级系列）丛书》暨《国家级继续医学教育项目教材》。

本套丛书的内容不仅包括医学各专业高年资从业者应该掌握的基本知识，更力求与时俱进，反映本学科发展的前沿动态，侧重医务人员临床诊治技能、疑难病例处理以及开展医疗先进技术能力的培养，具有专业性、权威性和实用性，因此既可作为正在试点推动的专科医师规范化培训的工具用书，又可作为医务人员或医疗行政管理部门开展继续医学教育的必备教材。同时，本套丛书在系统梳理专业知识的基础上均配备练习题库和模拟考试情境，有助于检验专业知识的掌握情况，亦可作为拟晋升高级职称应试者的考前复习参考用书。

限于编写时间紧迫、经验不足，本套教材会有很多不足之处，真诚希望广大读者谅解并提出宝贵意见，我们将于再版时加以改正。

目录

第1章

绪　论

儿童并不是成年人的缩影，因为儿童时期是机体处于连续的、动态的生长发育阶段有其自身的特点。在医学上，儿童与成年人差异甚大，年龄越小，差别越大，主要表现在三个方面：其一，儿童处于不断生长发育过程中，除了个体差异之外，还有明显的性别差异和年龄差异，因此无论是对健康状态的评价，还是对疾病的临床诊断和疗效评估都不宜用单一标准来衡量；其二，儿童对疾病造成损伤的恢复能力强，对比较严重的损伤实现自然改善和修复的机会大，所以只要渡过危重期常可恢复满意，适宜的康复治疗常能达到事半功倍的效果；其三，儿童自我保护意识及能力薄弱，易受各种不良因素影响而导致疾病发生发展和性格行为偏离，而且一旦造成损伤往往影响一生，因此应特别注意做好预防保健工作。

第一节　基础儿科学特点

1. *解剖*　儿童的五脏六腑，各个解剖器官，在整个生长发育阶段，都会由小长大。儿童时期的体重、身长、头围、胸围、身体各部的比例，颜面的外形等都随年龄的增长而发生变化。儿童按一定的年龄长出乳牙，以后乳牙脱落，换出恒牙。内脏的位置也随年龄增长而不同，如肝右下缘位置在3岁前可在右肋缘下2cm内，3岁后渐上移，6岁以后在正常情况下右肋缘下不应触及；儿童肾的重量与体重相比，相对地较成年人的肾为重，肾的位置较成年人时期低，所以在腹部触诊时较成年人容易触及。因此，在体格检查时，必须充分认识各年龄儿童的体格生长发育规律，熟悉儿童不同时期解剖学特点，才能正确判断和处理临床问题。如婴幼儿的气管、支气管较成年人短且较狭窄，黏膜柔嫩，血管丰富，软骨柔软，因缺乏弹性组织而支撑作用差，因黏液腺分泌不足而气道较干燥，因纤毛运动较差而清除能力差，故婴幼儿容易发生呼吸道感染。

2. *功能*　由于儿童各器官功能处于发育之中，因此不同年龄儿童的生理、生化功能正常值各不相同，如心率、呼吸频率、血压、血清和其他体液的生化检验正常值随年龄而不同。新生儿期周围血的红、白细胞计数及白细胞分类正常值有其特点，与年长儿不同。年龄越小，生长越快，因而所需营养物质和液体总量比成年人高。每日摄入热量，在成年人约为209.2J/kg，而在婴儿则高达460.24～502.08J/kg。婴幼儿虽然需要高热量，营养要求相对较高，但此时胃肠消化吸收功能不成熟，极易出现消化不良，多见呕吐、腹泻，甚至脱水和酸中毒。年幼儿童的非特异性免疫、体液免疫和细胞免疫功能都不成熟，因此抗感染免疫能力比成年人和年长儿低下，如婴幼儿时期SIgA和IgG水平均较低，容易导致呼吸道和消化道感染，因此适当的预防措施对小年龄儿童特别重要。掌握不同年龄的身体功能特点，才能做出正确诊断与处理，这也是儿科医务工作者的基本功之一。

3. *病理*　儿童机体在受到各种致病因素的影响下，其病理变化往往和年龄有关，同一致病因素所致的病理反应与成年人也有所不同，即或是不同年龄的儿童之间也会出现差异。如维生素D缺乏时，婴幼儿可引起佝偻病，而成年人则表现为骨软化病。肺炎球菌所致的肺部感染，在婴儿表现为支气管肺炎，而在年长儿和成年人表现为大叶性肺炎。儿童结核病为原发复合征的病理改变居多，而成年人则不然，多为浸润性肺结核或纤维空洞性肺结核。

4. *心理行为*　儿童时期是心理、行为形成的基础阶段。关于儿童心理行为发育的推动力，多年来存在功能成熟（遗传）与经验（环境）两种不同的观点。Piaget 根据对小儿幼时行为的观察和实验结果，提出儿童是以其不断成熟的心理及体质潜能积极地了解和作用于环境，此即个体与环境相互作用论。一些发育儿科学者对相互作用论加以补充，认为儿童心理行为发育既是连续的过程，即延续性，也呈阶段性，不同年龄段能力区的发育有不同的侧重。如新生儿期以哭、笑、注视母亲吸引母亲爱抚的社会性行为为主；1～8 个月主要是平衡、抓捏等简单运动和依恋感情的初步建立；9～18 个月是移动及手的技能和理解语言的发展；1.5～3 岁是细运动及表达语言迅速发育和表现自我意识及想象力的阶段；进入青春期，儿童出现一系列巨大的体格和生理变化，同时他们生活的社会环境、人际关系也发生了重大变化，他们既要适应生理变化所产生的心理行为问题，又要适应新环境所带来的心理问题，承受着较大的心理适应负荷。在个体与环境相互作用过程中，儿童心理及行为是有巨大的可塑性，在接受环境影响的同时，或改变环境，或选择适合自己的环境。随着生物-心理-社会医学模式的发展，儿科工作范围自过去的 0～14 岁扩大到孕前至 18 岁，儿科临床工作者必须摆脱单纯生物医学观念的束缚，根据不同年龄儿童心理行为的延续性、阶段性和可塑性特点，从生物因素和家庭、学校及社会环境等因素方面给予耐心的引导和正确的调适和教养，培养儿童良好的个性和行为习惯。

（易著文）

第二节　临床儿科学特点

1. *疾病种类及疾病谱*　在儿童时期，疾病发生的种类及疾病谱与成年人有非常大的差别，如新生儿先天性疾病及高胆红素血症较多见，婴幼儿有热性惊厥，这些疾病在成年人则少见；儿童心脏病主要以先天性心脏病为多，而成年人则以冠状动脉心脏病为主；儿童白血病中以急性淋巴细胞白血病占多数，而成年人则以粒细胞性白血病居多。此外，不同年龄儿童的疾病种类也有很大差异，如新生儿疾病常与先天遗传和围生期因素有关，婴幼儿疾病中以感染性疾病居多。不同时期，儿童的疾病谱也发生着明显差异，如 1960 年天花在全国范围内完全消灭，现脊髓灰质炎已基本消灭，霍乱、黑热病、斑疹伤寒、回归热等传染病也已基本控制，结核病经多年防治，发病率也逐年下降。不同地区，儿童疾病种类也发生变化，如在缺碘地区，儿童常发生先天性甲状腺功能减退症；饮水中含氟过低或过高地区，均出现影响儿童牙齿及骨骼发育的疾病。因此，应掌握儿童与成年人疾病谱特点，结合不同年龄、不同时期及不同地区等情况，才能对儿童疾病做出正确诊断及适宜预防。

2. *发病率和死亡率*　病因不同使成年人或儿童不同时期的发病率及死亡率表现各异。小儿的发病率较成人高，年龄越小，发病率越高。5 岁以下的发病率约为 10 岁以上儿童的 2 倍，婴儿、新生儿又各约加倍。呼吸道感染（包括上呼吸道感染、支气管炎、肺炎等）最常见；其次为消化系统疾病，以各种原因所致的腹泻最多发。各种传染病在小儿时期最多，经疫苗预防，全球皆逐年减少。经济发展，营养改善后，肥胖等“富贵病”发病率大幅增加，儿童时期患成年人病者增多，影响一生健康。儿童死亡率也超过成年时期，年龄越小，死亡率越高。婴儿的死亡率比幼儿期、学龄前期、学龄期和青春期的死亡率都高，而新生儿的死亡率又是婴儿死亡率中的主要组成部分。2000 年调查我国新生儿死亡前 5 位的原因，城市为：产伤和窒息 206.7/10 万；先天异常 125.4/10 万；早产儿和未成熟儿 108.5/10 万；肺炎 15.6/10 万；新生儿硬肿症 9.7/10 万，共计 559/10 万。农村为：产伤和窒息 398.2/10 万；早产儿和未成熟儿 196.0/10 万；肺炎 122.8/10 万；先天异常 85.6/10 万；意外损伤和中毒 35.3/10 万，共计 956/10 万。近年来，由于卫生管理和自动免疫的改进，小儿急性传染病和肠胃病的发病比例显著减少，因而主要死亡原因有所改变。其他小儿疾病如呼吸道感染、先天畸形、心脏病、血液病、恶性肿瘤、急性中毒、意外事故等的人口发病率则相应跃居重要地位，应引起儿科学界的高度重视。

3. *临床表现*　儿童病情变化快，易反复，并且变化多端，临床表现的特殊性主要集中在小年龄儿童。年龄越小，患病时临床表现越不典型，因此儿科医生需要更加仔细严密地观察。新生儿患感染性疾病时常不发热，而仅表现为反应差、出现黄疸。

年幼体弱儿对疾病的反应差，往往表现为体温不升，不哭，食欲下降，表情淡漠，且无明显定位症状和体征。小儿患感染性疾病时，由于机体抵抗力低下，容易发展为败血症，原发感染灶反而不易发现。儿科医务工作者应随时注意病情的细微变化，不轻易放过任何可疑表现。

4. *诊断* 儿童一般不会主动诉说病情，也不能正确描述症状，儿科医生在诊断疾病的过程中，必须根据家长陈述病史和流行病学资料，体征和实验室资料进行综合分析外，还需考虑患儿年龄因素。不少病症可因年龄差别而大不相同，例如杆菌痢疾在成人危重病例较少，而在幼儿及较小儿童往往起病急骤，容易发生感染性休克，需要及时抢救；甚至先呈高热和惊厥而无泻痢，增加诊断上的困难。又如小儿惊厥，发生在早期新生儿时，首先考虑产伤、缺氧缺血性脑病和颅脑出血等；发生在婴幼儿首先考虑手足搐搦症或热性惊厥；发生在年长儿时则要考虑癫痫。发病的季节以及流行病学史也有助于某些疾病的诊断，应特别注意。

5. *治疗* 儿科的治疗具有独特性，有些治疗方法为小儿所特有，例如蓝光与换血为治疗新生儿母婴血型不合溶血症的特有方法。小儿患病时容易发生水、电解质平衡紊乱，在实施液体疗法时需要精确定量、定性和定速。儿科的治疗应强调综合治疗，不仅要重视对主要疾病的治疗，也不可忽视对各类并发症的治疗，并发症有时可能是致死的原因。由于小儿发育不成熟，机体抵抗力差，患病时往往累及多个系统，如肺炎时易发生腹泻和惊厥，因此在处理原发病的同时，也要积极处理并发症。儿童患者的药物治疗，药物剂量需要精确计算，多按公斤体重或按体表面积计算。由于儿童时期肝肾功能处在发育阶段，容易受到药物的损害，故对儿童用药时要避免对儿童肝肾功能的损害。目前我国还需要加强儿科用药品种和剂型的开发、研制和生产，以满足儿科用药的需求。对患儿不仅要进行临床的药物治疗，还要重视护理和营养支持治疗。护理工作在儿科治疗中占有重要地位，小儿缺乏独立生活能力，生病后更需精心的护理。对患儿不仅要进行躯体治疗，还要加强心理治疗。由于患儿生病后心理承受能力差，并且某些疾病完全是心理因素所致，所以对他们的心理治疗实属重要。

6. *预后* 小儿病情变化多样，进展快，这具有正反两方面的作用。一方面，由于小儿处于不断生长时期，组织修复能力强，生命力旺盛，虽然起病急，来势猛，变化快，但只要诊断及时，处理得当，往往迅速见效，后遗症少。如骨折之后易于矫正及恢复；又如急性白血病的长期缓解较成年人高；脑炎恢复期较短，后遗症较成年人少。另一方面，小儿危重病症可在显著症状出现前而猝然死亡，这种猝死多见于急性败血症，或由于喉痉挛或气管异物所致的呼吸道完全性梗阻，或高温进行手术而发生的高热和脱水等情况。因此，在判断小儿预后时应特别小心谨慎，临床的早期诊断和治疗显得尤其重要，适时正确的处理不仅有利于患儿转危为安，也有助于病情的转归及预后。

7. *预防* 古代“上医治未病”的预防原则，在儿科工作中具有重要的实际意义。不少小儿疾病可以预防，甚至以前认为无法防治的疾病，可在胎儿和新生儿期及早进行防治。已有不少严重威胁人类健康的急性传染病可以通过计划免疫得以避免，而预防接种工作基本上是在儿童时期进行，是儿科工作的重要方面。通过生长发育各项指标的动态监测，可早期发现问题，及时纠治。遗传性疾病通过遗传咨询和新生儿筛查可防止其发生发展，苯丙酮尿症、先天性甲状腺功能低下等遗传疾病的筛查已成为我国的法规。高脂血症、动脉粥样硬化、高血压、糖尿病、慢性肾损伤等起源于儿童时期的成年人疾病的预防也较前明显重视。注意儿童心理卫生有助于防止某些成年心理问题的发生。儿科工作者应大力开展卫生宣传，普及防治常识，对集体和散居儿童做到早防早治，必然降低小儿的发病率和死亡率。作为儿科学亚专业的发育儿科学和儿童保健学，其迅速发展的趋势必将在儿童疾病的预防上发挥着举足轻重的作用。

（易著文）

第2章

儿科基础及保健

第一节　体格生长发育

一、儿童年龄分期及其特点

儿童的解剖、生理、体格生长、心理发育、疾病特点与年龄密切相关，年龄特点是儿科的核心。临床实际工作中按年龄将儿童分为不同阶段或时期描述。

1. 胎儿(embryo)　从受精卵形成到新生儿出生，共40周。按胎龄分为胚胎期(0～12周)和胎儿期(13～40周)(图2-1)，相当于母亲妊娠早期和妊娠中、晚期。开始细胞分裂的受精卵称植入前胚胎，大约14d；前胚胎后细胞、组织分化形成胚胎，约8周，胎儿器官基本形成，已可辨别性别，是胎儿发育关键期。胎儿中期(13～28周)组织、器官迅速生长，功能趋于成熟，但肺发育不成熟，若早产则存活率低；胎儿后期(29～40周)脂肪、肌肉组织迅速增长，胎儿体重迅速增加。胚胎对致畸物质敏感(图2-2)，母亲妊娠期间如受外界不利因素影响，包括感染、创伤、药物滥用、放射性物质、毒品等，以及营养缺乏、严重疾病或心理创伤等可能导致流产、畸形或宫内发育不良。

2. 婴儿(infant)　出生至1周岁(12月龄)的儿童(0岁组)，是生后生长发育最快的时期。生后婴儿各系统器官的生长发育不成熟，如消化系统难以承受过多食物的消化吸收，易发生消化紊乱和营养不足；婴儿体内来自母体的抗体逐渐减少，自身的免疫功能尚未成熟，抗感染能力较弱，易发生感染和传染性疾病。

胎儿娩出脐带结扎至28d之前为新生儿。

医学上称胎儿28周至生后7d为“围生期”。此期的胎儿、新生儿为围生儿。

3. 幼儿(toddler)　1～3周岁儿童(1～2岁组)。幼儿阶段体格生长发育速度稍减缓，行为发育迅速，学习行走、说话、解决问题和与人交往的能力；最大的特点是学习独立、好奇，违拗，喜欢说“不”，要自己做；消化系统功能仍未成熟，营养的需求量仍相对较高，继续向成年人食物转换。幼儿对危险的识别和自我保护能力不足，伤害发生率高。

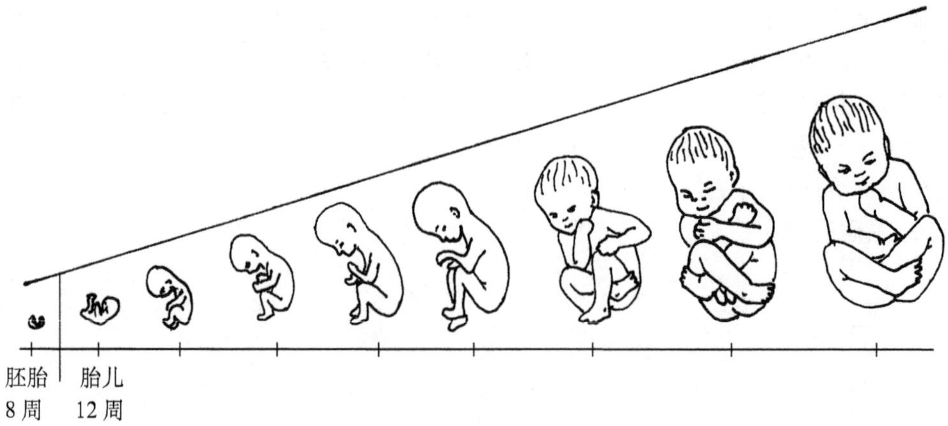

图2-1　胎儿发育

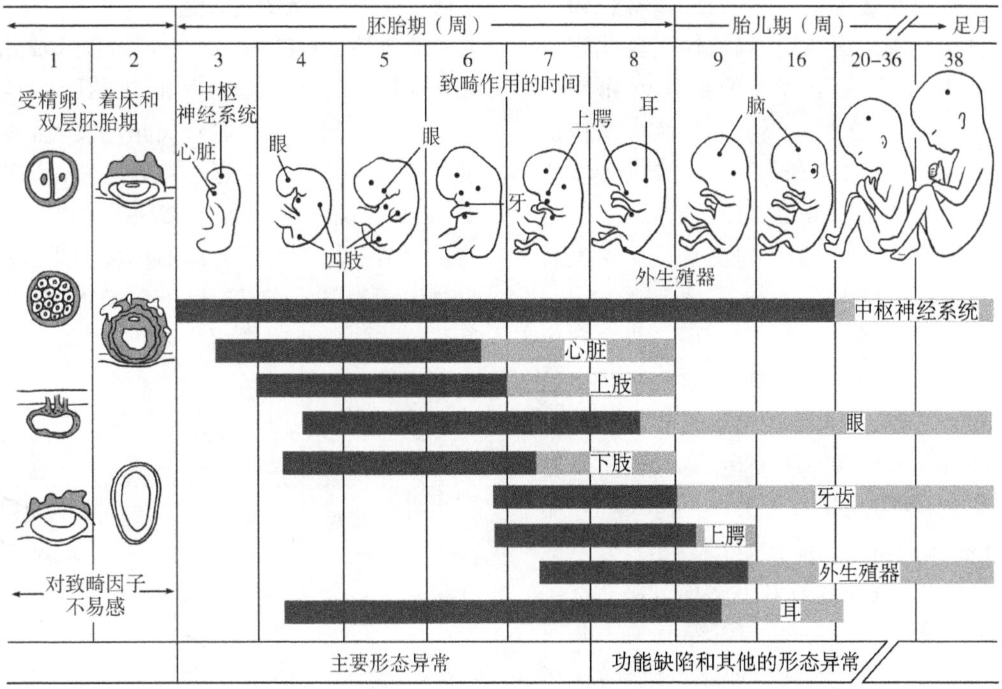

图 2-2　胎儿致畸敏感期

4. 学龄前儿童(preschool child)　3～5 周岁的儿童(3～5 岁组)。此期儿童体格生长发育稳步增长；心理发育迅速，与同龄儿童和社会事物有广泛的接触，求知欲强，知识面扩大，生活自理和社交能力得到锻炼。

5. 学龄儿童(school age child)　6～12 岁的儿童进入学校学习，为学龄儿童。此期儿童的体格生长速度相对缓慢，部分学龄儿童进入青春期。智能发育接近成年人，可以接受系统的科学文化教育；学习遵守纪律与规则。

6. 青少年(adolescent)　以性发育为标志进入青春期。青春期发育持续 7～10 年。一般女童的青春期开始年龄和结束年龄都比男童早 2 年左右，女童为 9～11 岁，男童 11～13 岁；此期儿童的体格生长发育再次加速，出现第二次高峰；生殖系统发育渐趋成熟。青春期发育个体差异较大。

二、体格生长和评价

(一)体格生长

生长和发育密不可分，生长过程伴有发育成熟，两者共同表示机体的动态变化。体格生长过程中量的变化可在一定程度上反映器官、系统的成熟状况。

1. 出生至青春期前体格生长

(1)体重的增长：青春期前儿童体重的增长随年龄的增长体重增长速度逐渐减慢，是一非匀速增长过程。各国的资料均显示，生后 3～4 个月龄的婴儿体重约等于出生体重的 2 倍；12 个月龄时体重约为出生体重的 3 倍(9.5～10.5kg)；2 岁时体重约达出生体重的 4 倍(12～13kg)。2 岁后至青春前期儿童体重年增长为 2～3kg。

儿科临床用药量及静脉输液量，可按体重粗略估计：

3～12 个月：体重(kg)＝[年龄(月)＋9]/2

1～6 岁：体重(kg)＝年龄(岁)×2＋8

7～12 岁：体重(kg)＝[年龄(岁)×7－5]/2 或体重(kg)＝年龄(岁)×3＋2

(2)身材的增长：身材包括身长(高)、顶臀长(坐高)指标等，又称线性生长。

①身高：1～2 岁的儿童因站立位不稳，测量身高不易准确，故婴幼儿应仰卧位测量；3 岁后的儿童应立位测量身高。同一儿童卧位测量值比立位测量值长 0.7～1cm。如 3 岁后的儿童卧位测量或 2～3 岁儿童立位测量应相应加或减 0.7～1cm。

出生后第一年身长增加为 25～27cm，为第一生长高峰。生后第二年身长增长速度逐渐减慢，平均年增长为 10～12cm，即 2 岁时身长为 85～87cm。2 岁后到青春期前每年增长速度较稳定，为 5～7cm。2 岁后身高估计公式：2～12 岁：身高(cm)＝年龄(岁)×7(cm)＋77cm

身长是比较稳定的观察指标，因此以身长评价儿童体格发育比体重更为准确，判断体重变化宜以身长为基础。1993 年美国著名的婴儿营养专家 Fomon 提出婴儿非脂肪组织的生长潜能由遗传决定。身长的增长（或线性生长）直接反映机体非脂肪组织的增长。儿童如获得足够的营养，其生长潜能应得到发挥，即儿童线性生长速度直接反映生长的潜能。

儿童线性生长或身长的生长有婴儿、儿童和青春期三个生长阶段（ICP）（图 2-3）。推测婴儿生长阶段开始于胎儿中期，婴儿阶段的生长与胎儿期负相关。胎儿线性生长的调节机制尚不清楚，多反映宫内环境的影响，与生长激素无关；与母体营养、胎盘功能（营养和氧的供给）、胎次、母亲年龄、母亲吸烟、遗传、胎儿性别、胰岛素和 IGF 等内分泌状况等有关。婴儿期的线性生长主要与营养有关。儿童的生后生长的关键是第二阶段，即儿童阶段，一般始于 6～12 月龄。典型的儿童期生长表现是生长突然加速，与生长激素开始作用有关。儿童阶段与婴儿阶段的生长正相关。儿童期发育状况与最终身高有关，即儿童期开始晚的儿童身高较低，儿童期持续时间长的儿童最终身高则较高。1～2 岁儿童的生长是婴儿期与儿童期的生长的综合结果，多数正常儿童（75%）生后第 1～2 年表现为稳定的生长速度达平均水平。2000 年 Ong 的研究显示，约 1/4 或 1/5 的儿童 2 岁时身长出现“追赶生长”或“生长减速”现象。2004 年 Mei 的研究显示 1/3 的 0～6 个月龄婴儿身长出现“追赶生长”现象。2009 年国内学者的研究显示，2 岁时约 50% 身长出现“追赶生长”或 1/5 的儿童“生长减速”。由此可见，婴儿早期的线性生长并不完全是延续胎儿的生长，生后 2～3 年儿童的生长速度可发生变化。2 岁以内儿童的线性生长的波动现象可解释为婴儿期逐渐向儿童期生长过渡，或有较晚出现的儿童期生长。

有学者研究胫骨股骨夹角的发育，证实正常儿童下肢的生长有一生理性旋转过程，表现为婴儿早期的“膝内翻”逐渐过渡到幼儿期的“膝外翻”，学龄前至学龄早期下肢发育逐渐同成年人（图 2-4）。若超过生理界限值或不对称下肢畸形，需专科检查除外骨骼或神经肌肉疾病。

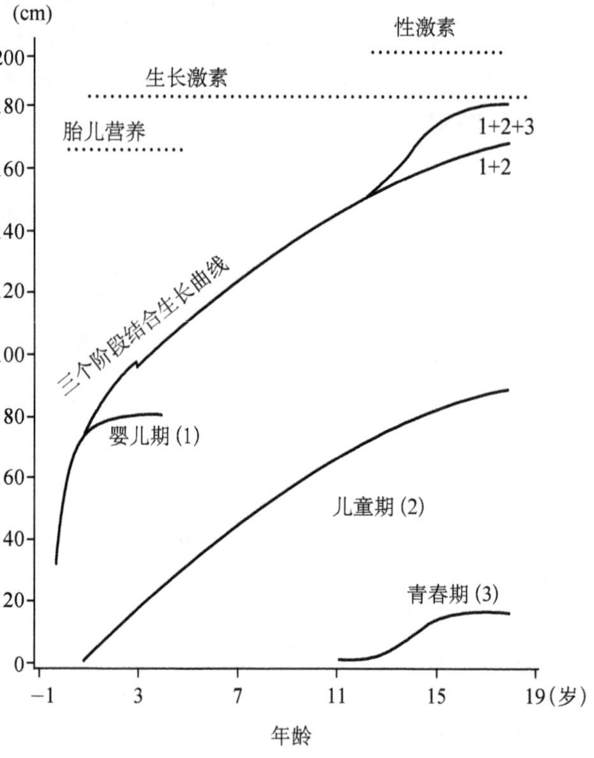

图 2-3　男童线性生长的 ICP 模式

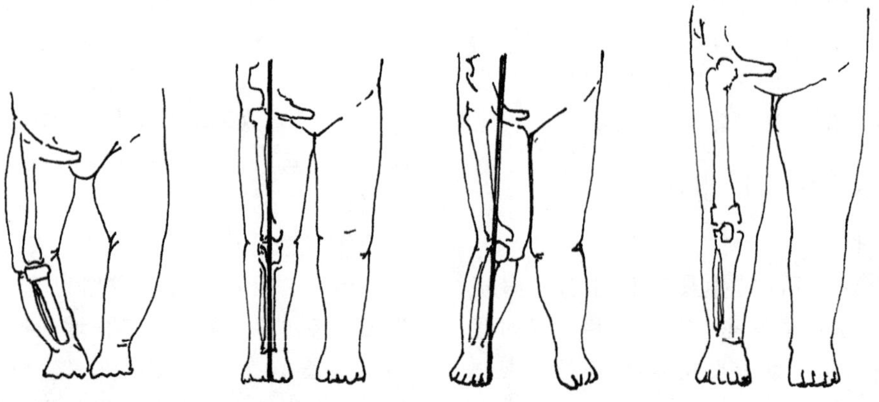

图 2-4　正常儿童下肢生理性旋转发育过程

②顶臀长(坐高):与身长(高)测量体位一致,婴幼儿应卧位测量顶臀长,年长儿坐位测量坐高。

③指距:正常儿童指距小于身长(高)1～2cm。

(3)头围的增长:头围反映脑和颅骨的发育程度。监测 2 岁以内儿童头围的增长有非常重要的临床意义。儿童头围的大小、头型与遗传或疾病有关。

(4)胸围的增长:新生儿胸围 32～33cm＜头围 1～2cm;1 岁后胸围发育始超过头围;1 岁至青春期前胸围＞头围(约为年龄－1)。儿童头胸曲线交叉延迟,提示儿童胸廓生长较落后。

婴儿胸短,膈肌位置较高,胸廓呈桶状,即冠状径与矢状径比为 1.07∶1;随身体的坐与站立,膈肌位置下降,肋骨从水平位转为下斜位,胸廓伸长、横径增大,胸廓冠状径与矢状径比逐渐达成年人水平(1.4∶1)。6 月龄至 2 岁儿童胸廓发育迅速,2～10 岁发育缓慢,青春期又迅速发育出现性别差异。

(5)上臂围的增长:婴儿期上臂围增长迅速,1～5 岁儿童上臂围增长速度减慢,为 1～2cm。WHO 建议在无条件测量体重和身长的情况下,可用上臂围值筛查 5 岁以下儿童的营养状况。如上臂围值＞13.5cm 为营养状况良好;12.5～13.5cm 为营养中等;＜12.5cm 为营养不良,需分析营养不良的原因。

(6)身体比例与匀称性:生长过程中身体各部分呈一定比例发育。

①头与身长(高)的比例:胎儿、婴幼儿头颅生长领先,脊柱、四肢生长较晚,即头、躯干、下肢长度的比例在生长过程中发生变化。

②体型匀称:反映体型(形态)发育状态,常以两个体格指标间关系表示,如身高的体重(Weight for Height,W/H)、胸围/身高(身高胸围指数)、体重(kg)/身高(cm)×1 000(Quetelet 指数)、体重(kg)/身高(cm)^2×10^4(Kaup 指数)、年龄的体质指数(BMI/Age)等。

③身材匀称:儿童早期下肢发育先于躯干,以坐高(顶臀长)/身高(长)的比值反映下肢发育状况,代表身材匀称程度。因此,坐高(顶臀长)与身高(长)的比值随年龄而下降,且比值无性别差异。出生时顶臀长/身长的比值为 0.67,14 岁时坐高/身高的比值为 0.53。

2. 青春期体格生长　体格发育出现生后第二个高峰(peak height velocity,PHV),持续 1 年左右生长速率逐渐减慢。一般,青春期男童身高增长约 28cm,其中 PHV 期身高增长 7～12cm(平均 10cm);女童身高增长约 25cm,为 PHV 期增长 6～11cm(平均 9cm)。女童约于 18 岁、男童约于 20 岁时身高停止增长。

(二)与体格生长有关的其他系统的发育

1. 骨骼发育

(1)颅骨发育:出生时可触及骨缝,额缝常在 2 岁内闭合,其余骨缝多在 20 岁左右骨性闭合。后囟出生时近闭,6～8 周龄闭合。出生时前囟为 1.5～2cm(对边中点连线的距离)(图 2-5),多数儿童于 1～1.5 岁闭合,有的儿童前囟 2 岁左右闭合。前囟大小与闭合年龄个体差异较大,如正常儿童前囟可在 0.6～3.6cm。有研究报道正常儿童前囟可在 4～26 个月龄间闭合,平均闭合年龄为 13.8 个月龄;约 1%的婴儿 3 个月龄时前囟已闭合,38%的婴儿 12 个月龄闭合,24 个月龄时 96%的儿童前囟均闭合(图 2-6)。3 岁后前囟未闭合为延迟。

前囟的大小、张力、闭合时间异常是某些疾病的体征之一,特别是前囟的张力有很重要的诊断意义。但前囟大小、闭合时间是人群调查统计学分析的结果。前囟闭合的临床意义需要综合判断分析。

(2)脊柱的发育:生后脊柱生理性弯曲随抬头、坐和站立发育形成颈曲、胸曲和腰曲,椎间盘的继续形成是青春后期儿童躯干继续增长的主要原因。

(3)长骨发育:长骨生长约 20 年。临床上可通过 X 线检查将各年龄儿童次级骨化中心出现的时间、数目、形态变化及融合时间,经人群调查统计学分析的结果制定骨龄标准图谱,判断骨骼发育情况。骨龄在生理年龄加或减 2 个标准差的范围内可能都是正常的。不同年龄的平均骨龄标准差如下:1 岁约 2 个月,2 岁 4 个月,3 岁约 6 个月,7 岁约 10 个月,7 岁后为 12～15 个月。临床上判断骨龄延迟时应慎重,还应结合临床综合分析。

2. 牙齿的发育　牙齿来源于胚胎外、中胚层。牙齿的发育包括矿化、萌出和脱落。多数婴儿 4～

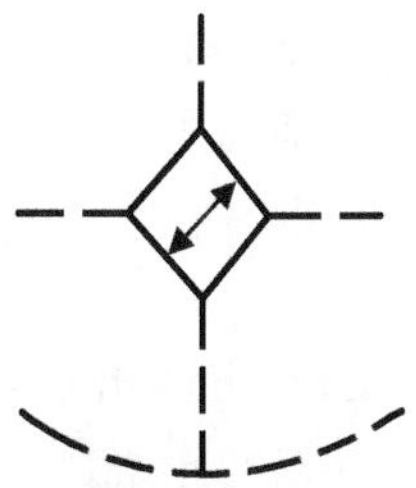

图 2-5　前囟大小的测量

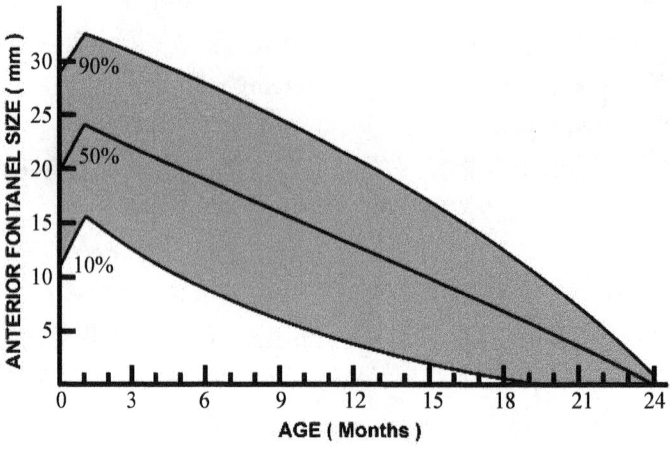

图 2-6 前囟大小的变化趋势

10 个月龄时乳牙开始萌出。乳牙共 20 枚，约在 3 岁内出齐。乳牙发育个体差异大。若 13 个月龄后仍未萌牙称为萌牙延迟，可能是特发性的，也可能与遗传、疾病有关。恒牙的矿化在新生儿已开始，18～24 月时第三恒磨牙已矿化。第一恒磨牙对颌骨的形态发育及牙齿排列起重要作用。第二乳磨牙的存在则扶持前者的位置。萌牙为生理现象，但可伴有低热、流涎、烦躁及睡眠不安等症状。牙齿发育异常时应考虑外胚层发育不良、甲状腺功能减退症等。

3. 肌肉、皮下脂肪的生长发育

(1)肌肉系统的发育：儿童 5 岁后肌肉的增长加快直至青春期性成熟，存在性别差异。肌肉力量、耐力和柔韧性为衡量青少年体能发育指标之一。肌肉发育异常可见于重度营养不良、进行性肌营养不良及重症肌无力等。

(2)脂肪组织的发育：脂肪组织包括棕色和白色脂肪，前者随年龄增长而减少。青春期时脂肪占体重的比例有明显性别差异。测量肱二头肌、肱三头肌、肩胛下角和髂上皮下脂肪厚度，可反映全身脂肪量，间接判断体成分、体密度。

(三)生殖系统发育

1. 青春期分期　青春期女童乳房发育(9～11 岁)、男童以睾丸增大为标志(11～13 岁)。目前各国多采用 Tanner 五期分法。

2. 性发育过程

(1)男性性征发育：男性出现排精标志性功能发育成熟。青春早期睾丸开始发育，遗精是男性青春期的生理现象。男性第二性征发育顺序为睾丸→阴茎→阴囊→阴毛→腋毛→胡须→喉结→变声。

(2)女性性征发育：乳房发育是女性第二性征中出现最早的征象，第二性征发育顺序通常为乳房→阴毛→腋毛生长。月经初潮是女性生殖功能发育主要标志。

(四)体格发育评价

1. 资料分析及表示方法

(1)体格生长的统计学表示方法

①均值离差法：常用均值离差法，以平均值($\overline{X}$)加减标准差(SD)来表示，即 68.3%的儿童发育水平在 $\overline{X}\pm1SD$ 范围内；95.4%的儿童在 $\overline{X}\pm2SD$ 范围内；99.7%的儿童在 $\overline{X}\pm3SD$ 范围内。离差法数值上表示较精确，可量化达 $\overline{X}\pm nSD$。

②百分位数法：测量值多呈偏正态分布，故多采用百分位数法，结果与均值离差法相应数值略有差别。当发育测量值呈正态分布时百分位数法与离差法二者相应数相当接近。百分位数法数值表示有上下限(P1～P100)。

③标准差的离差法：即 Z 积分(Z Score)或 SDS，$Zscore=\frac{X-\overline{X}}{SD}$，用偏离该年龄组标准差的程度来表示生长情况，结果可与不同年龄、性别儿童人群比较。

④中位数法：测量值为正态分布时中位数与均数($\overline{X}$)与 $P50th$ 值相等；测量值分布偏一端时用中位数作为中间值表示的平均水平。

(2)界值点的选择：均值离差法为 $\overline{X}\pm2SD$(包括总体的 95%)、百分位数法以 P3、P97(包括总体的 94%)、标准差的离差值以±2 以内为正常范围。

(3)测量值的表示

①表格：按等级将测量数值以表格形式列出，

便于查询，但不直观。

②生长曲线：按各等级的数值绘制成曲线图。直观，不用于群体儿童。

（4）结果表示

①等级划分：据需要可分三等、五等、六等级等（表 2-1）。用于横断面的测量值分析，如生长水平、体型匀称的评价。

表 2-1　等级划分结果表示

等级	离差法	百分位数法
上（异常）	＞X＋2SD	＞P97th
中上	X＋(1SD～2SD)	P75th～P97th
中	X±1SD	P25th～P75th
中下	X－(1SD～2SD)	P3rd～P25th
下（异常）	＜X－2SD	＜P3rd

②测量值的计算：生长速度或身材匀称度的计算等。

2. 体格发育评价

（1）基本要求：正确评价儿童体格生长状况，必须注意以下几点。

①测量用具及测量方法：为获得准确测量数值，须经过培训的专业人员严格按规范的测量方法，采用准确的测量用具。

②定期纵向观察：记录、分析定期随访结果，获得儿童的生长“轨道”。避免用一次检查结果进行评价。

③参考人群值：为必备资料。2005 年中国九市儿童的体格发育数据为中国儿童参照人群值。与世界儿童状比较时用 WHO 标准参照人群值。

（2）体格发育评价内容：包括生长水平、生长速度以及匀称程度。

①生长水平：某一项体格生长指标一次性测量值（横断面测量）与参考人群值比较，即为此儿童该项体格生长指标在此年龄的生长水平，以等级表示；包括所有单项体格生长指标，如年龄的体重、身长（高）、头围、胸围、上臂围等，可用于个体或群体儿童。骨龄反映发育成熟度，也含生长水平意义。体格测量值也可以生长的年龄来代表生长水平或成熟度（体重的年龄）。早产儿需矫正胎龄（40 周），身长至 40 月龄、头围至 18 月龄、体重至 24 月龄。

②生长速度：为某一单项体格生长指标连续测量（纵向观察）的增长值与参照人群值，结果以“正常”“不增”“下降”“增长不足”“加速增长”表示。

③匀称程度：是评价体格发育指标之间关系，包括体型匀称与身材匀称。

体型匀称度：实际操作是选用身高与体重（W/H）或体块指数（BMI）表示一定身高的相应体重增长范围，结果以等级表示。

身材匀称：以坐高（顶臀高）/身高（长）的比值反映下肢发育状况，结果以匀称、不匀称表示。2005 年 Fredriks 分析 14 500 例 0～21 岁儿童生长资料，结果显示身材高的儿童坐（下肢长）高/身高的比值小于同龄身材较矮的儿童，定义正常儿童坐高/身高的比值的界值点为－2.2SD～X～＋2.5SD，获得顶臀长/身长（或坐高/身高）的生长曲线（图 2-7）。Fredriks 用临床资料证实蜘蛛样指（趾）综合征（Marfan 综合征）儿童坐高/身高的比值＜－2.2SD，软骨发育不良儿童坐高/身高的比值＞＋2.5SD，诊断的特异性达 98%。

三、体格生长的总规律

1. 生长的连续性、非匀速性、阶段性　体格生长是一个连续的过程，但生长速度不完全相同，呈非匀速性生长（allometric growth），形成不同的生长阶段，是年龄分期的依据之一。儿童期的生长速度曲线呈现两个生长高峰（图 2-8）。

2. 生长的程序性　生长按一定的程序进行，各器官系统发育不平衡（different rates in different system）等（图 2-9）。

3. 个体差异　儿童生长发育受遗传与环境的影响，存在个体差异。

四、影响体格生长的因素

1. 遗传因素　遗传是影响体格生长的重要原因，决定儿童正常生长发育的特征、潜力及趋向。如皮肤头发的颜色、面型特征、身材高矮、体型、性别、性成熟的早晚等主要受遗传的影响。遗传性疾病可直接严重影响儿童生长过程。

2. 环境因素

（1）营养：营养素是儿童体格生长的物质基础。

（2）疾病：任何引起生理功能紊乱的急、慢性疾病均可直接影响儿童体格生长。

（3）母亲情况：母亲身体健康、营养丰富、心情愉快、环境舒适的胎儿发育良好；母亲妊娠期吸烟、酗酒、感染、药物可致胎儿畸形或先天性疾病。

（4）自然环境：良好的生态环境有益于儿童健

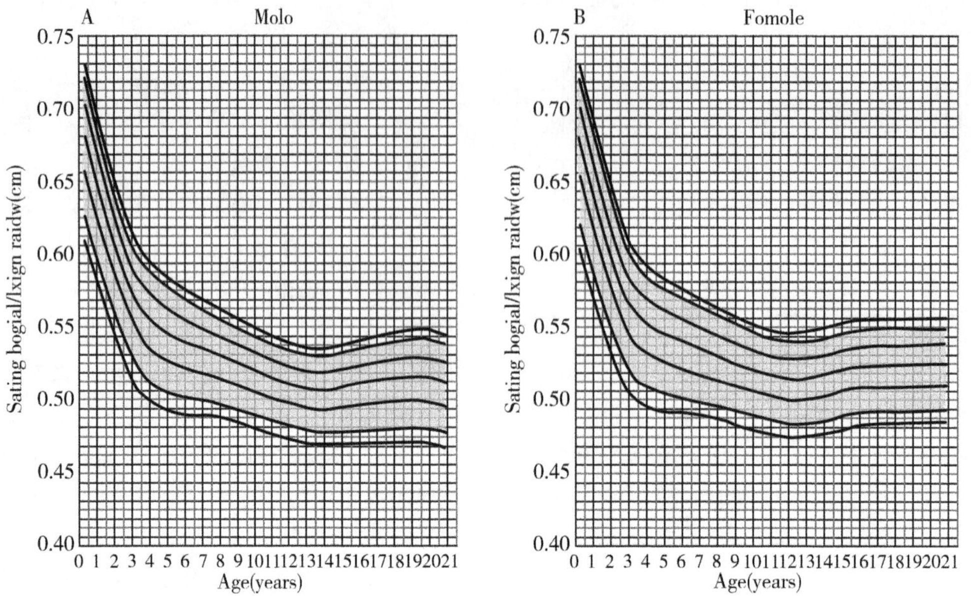

图 2-7　儿童坐高/身高生长曲线

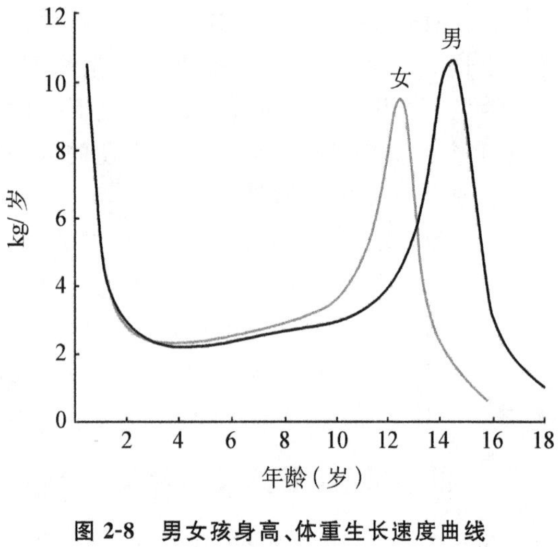

图 2-8　男女孩身高、体重生长速度曲线

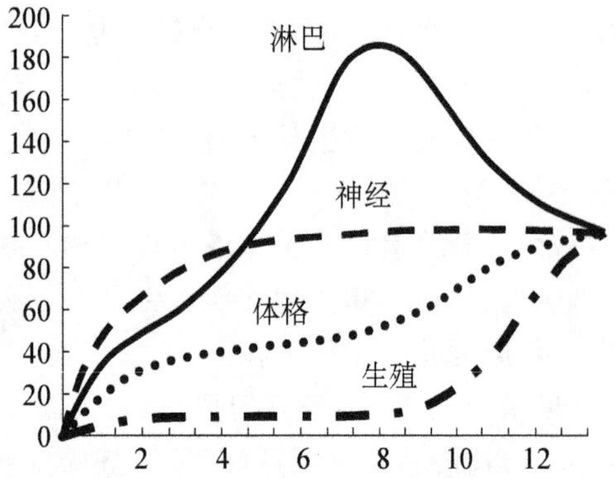

图 2-9　各系统器官发育程序

康生长。

(5)社会环境：包括医疗保健服务、教育等。

(6)家庭环境：健康的生活习惯、科学的护理、正确的教养和体育锻炼、和睦的家庭气氛、父母稳定的婚姻关系对儿童生长发育起着不容忽视的作用。

儿童生长水平是遗传与环境共同作用的结果，遗传决定生长发育的可能性，环境决定生长发育的现实性。

五、常见的异常生长病因

异常生长病因可起始于胎儿期，多数为后天营养与疾病影响造成，部分为遗传、内分泌代谢疾病所致；少数因神经心理因素所致。

1. 头围生长偏离

(1)头围过小(microcephaly)：多与遗传因素、颅脑疾病、遗传性疾病有关，如脑发育不全、Wolf-Hirschron 综合征(46，XX，4p-;)、常染色体部分三体综合征[47 XX(XY)，+del(14)(q22)]、环状染色体综合征[如 46，XY，r(10)]、Cornelia De Lange 综合征。

(2)头围过大或“巨头症”(macrocephaly)：与遗传因素相关，如双亲或双亲之一头大；疾病时，如慢性颅脑疾病致颅内压增高时，如脑积水，某些遗传、代谢性疾病，如黏多糖病。

2. 身高发育偏离

(1)身材矮小(生长发育迟缓,short stature)

①匀称性矮小:如宫内发育不良、遗传代谢缺陷、宫内感染,如 Russell-Silver 综合征;遗传性,如家族性矮小(familial short stature)体质性发育延迟(constitutional growth delay);内分泌疾病,如生长激素缺乏症(growth hormone deficiency, GHD);染色体疾病,如唐氏综合征(21 trisomy syndrome,DS)、先天性卵巢发育不全(turner syndrome,TS);精神、心理障碍性矮小(psychosocial shore stature)以及特发性矮小症。

②非匀称性矮小:内分泌疾病,如先天性甲状腺功能减退症(congenital hypothyroidism);遗传、代谢性疾病,如黏多糖病(mucopolysaccha,MPS);骨与软骨发育不良(osteochodrodysplasia),如成骨不全症(osteogenesisi imperfecta)、软骨发育不全(achondroplasia)。

(2)身材过高(tall stature):性发育异常疾病,如性早熟(sexual precocity);内分泌疾病,如垂体性肢端肥大症(Acromegaly);结缔组织性疾病,如蜘蛛样指(趾)综合征(Marfan 综合征)。

3. 体重发育偏离

(1)低体重(underweight):因身材矮小、营养低下、慢性疾病以及精神因素致体重降低。

(2)体重过重(overweight):因高身材、营养过度、病理性体重增加等。

(黎海芪)

第二节　儿童心理行为发育

一、儿童心理行为发育

儿童的心理行为和体格一样,处于不断的发育过程中。婴幼儿期的心理发育反映在大量的日常行为中,亦称"行为发育",常分四个能区观察(个人-社会、精细动作、大运动、语言)。儿童 2 岁以后逐渐发生更多的智能活动(如注意、记忆、思维、想象等)和心理活动。

(一)儿童心理行为发育特点

1. 儿童心理行为发育既是一个连续的过程,又是一个可以划分出年龄阶段的过程。

2. 婴幼儿期心理行为发育的年龄阶段具有稳定性和可塑性。

3. 婴幼儿期心理行为发育是整个儿童心理发育的早期阶段。

(二)儿童的行为发育

1. 感觉发育

(1)视觉发育

①胎儿 32～34 周视觉发育。

②新生儿有视觉感应功能,瞳孔有对光反应,可短暂注视 15～20cm 距离内的物体。

③2 个月龄婴儿出现头眼协调,头可随物体水平方向转动 90°。

④3～4 月龄时头眼协调好,头随物体水平转动 180°,喜看自己的手,能辨别彩色和非彩色物体。

⑤6～7 月龄时目光随上下移动的物体做垂直方向的转动,并可改变体位协调动作。

⑥8～9 月龄开始出现视深度感觉,能看到小的物体。

⑦18 月龄时对图画有兴趣,能区别各种形状。

⑧2 岁时视力达到 0.5,能区别垂直线与水平线,学会辨别红、白、黄、绿等颜色。

⑨3 岁左右开始说出颜色名称,认识圆形、方形和三角形。

⑩4～5 岁时认识椭圆形、菱形、五角形等,视深度充分发育,视力达到 1.0,能阅读书本和黑板上的符号和文字。

(2)听觉发育

①胎儿 20 周左右听觉开始发育,后期听觉已比较灵敏;出生时鼓室无空气,听力差。

②出生 2～3d 的新生儿已能区分不同的音调,3～7d 听觉已良好。

③2 月龄时能辨别不同的语音,听觉习惯化已形成。3～4 月龄婴儿头可转向声源。

④6 月龄时能区别父母声音,叫名字已有应答,对发声的玩具感兴趣。若此时听力障碍未得到确诊和干预可因聋致哑。

⑤7～9 月龄婴儿头能转向声源,区别语言的意义。

⑥13～18 个月可寻找不同响度的声源。

⑦24 月龄幼儿则对声响度区别较精确。

⑧3 岁时对声音区别更精细,如能辨别"er"与"e";4 岁能区别"f"与"s"。

⑨儿童听觉的发育持续至青少年期。

(3)味觉发育

①出生时味觉发育已很完善;出生 2h 已能分辨出无味、甜味、酸味、苦味和咸味,出现不同表情。

②4～5 月龄婴儿对食物轻微的味道改变已很敏感,喜欢原味食物。

③幼儿后对食物产生个人的偏爱。

(4)嗅觉发育

①出生时嗅觉发育已成熟,能辨别出多种气味,具有初步的嗅觉空间定位能力。

②生后 1～2 周的新生儿已可识别母亲与其他人的气味。

③3～4 月龄婴儿能区别愉快与不愉快的气味。

④7～8 月龄时能分辨出芳香的刺激。

(5)皮肤感觉发育

①新生儿在眼、前额、口周、手掌、足底等部位较敏感,前臂、大腿、躯干的触觉较迟钝,有痛觉但较迟钝,对冷刺激更敏感,对热不敏感。

②2～3 岁儿童可辨别物体的属性,如软、硬、冷、热等。

③5～6 岁可区别体积和重量不同的物体。

2. 动作与运动发育

(1)平衡与大运动

①抬头:新生儿俯卧位时抬头 1～2s,3 月龄抬头约 45°,5～6 个月龄抬头 90°。

②翻身:7 月龄时能在俯卧位和仰卧位之间翻身。

③坐:6 月龄时能靠双手支撑,稳坐片刻;8 月龄婴儿已能坐稳;1 岁左右身体倾斜时出现向后伸手的保护性反应;1 岁半后的幼儿可独坐小凳,可弯腰拾物。

④爬:新生儿俯卧位时已有反射性的匍匐动作,3～4 月龄时可用手撑上身数分钟;7 月龄时俯卧可后退或原地转,8 月龄时能匍匐运动,9 月龄婴儿已可跪爬。

⑤站、走、跳:新生儿出现踏步反射和立足反射;5～6 月龄扶立时双下肢可负重,并上下跳;10～12 月龄能独站片刻和扶走;18～24 月龄会跑和双足并跳、倒退走;3 岁时会上下楼梯,并足跳远,单足跳;4 岁能沿直线走;5～6 岁能在宽的平衡木上走,会脚跟对着脚尖走直线,会跳绳、溜冰。

(2)精细运动

①3 月龄婴儿握持反射消失,可胸前玩手。

②4 月龄时用手掌握物。

③5 月龄时大拇指参与握物,抓物入口。

④6～7 月龄能独自玩弄小物品,出现物品换手与捏、敲等探索性动作。

⑤9 月龄时拇示指拾物,喜撕纸。

⑥16 月龄用笔乱涂,学用匙。

⑦18 月龄能叠 2～3 块积木,拉脱手套或袜子。

⑧2 岁叠 6～7 块积木,一页一页地翻书,会用杯子喝水,模仿画垂直线和圆。

⑨3～4 岁会使用一些"工具性"玩具,4～5 岁穿鞋带,剪纸。

⑩5～6 岁用笔学习写字、折纸、剪复杂图形。

3. 语言与社会性发育

(1)语言准备阶段(出生～1 岁)

①新生儿出生即会啼哭。

②2～3 月龄时能主动发出笑声。

③6 个月时能听懂自己的名字,能无所出的发出"ma""ba"的声音。

④10～12 月龄时能说出家庭成员名字,会有意识发出第一个单词,如"拜拜""妈妈""灯灯"等,熟悉物品名称,会用手指物品。

(2)理解语言阶段(1～1.5 岁)

①15 月龄时知道家庭成员名字和熟悉物品名称、身体部分及简单词组,会用手势。

②18 月龄时能用 15～20 个字,会说单音重复如"饭饭"、以音代物如"汪汪"(狗)、以词代句如"妈妈"再配上身手动作,表示"妈妈抱抱我"。

(3)表达语言阶段(1.5～3 岁)

①1.5～2 岁时已能说简单句,但不完整,前后词序颠倒。

②2 岁时能指认、说出简单的人、物名,图片,至少身体的七部分,简单指示,词汇量扩大 2～3 个字。

③2～3 岁是口头语言发展的关键期(语言发展飞跃时期),幼儿语音基本正确,词汇量明显增多,用词较恰当,掌握了简单句和部分复合句,在手势的帮助下会用语言描述简单事情,对说和听都有高度的积极性,并能用特殊的方式表达自己的情绪、希望、兴趣等。

④3 岁儿童能说出自己的姓名、年龄、性别、认识常见的物品、图画,遵循连续的 2～3 个指令,能与人进行较为自由的交谈。

⑤4 岁时能区分颜色,知道"相同"与"不同"的观念,能接受 3 个以上指示,会表达过去时、短语,4 岁时即使在陌生人面前说话也清晰易懂,能描述故

事与事情。

4. 个人-社会能力发育　是指儿童在生长发育过程中获得的自理能力和人际交往能力，包括自我服务、认识自己、适应环境、学会与他人交流等，又称社会适应性能力。儿童个人一社会能力是神经、心理发育的综合表现，与儿童智力发育、独立生活能力与社交能力有关。

(1)新生儿已有与成年人交往的能力，如对母亲声音、触摸可引起注视、听、安静、愉快表情，哭是引起成年人反应的主要方式。

(2)2～3 月龄时婴儿以笑、停止啼哭、伸手等行为以及眼神和发音表示认识父母。

(3)3～4 月龄婴儿开始出现社会反应性大笑，对母亲声音表示愉快。

(4)6 月龄婴儿时开始认生。

(5)9～10 月婴儿龄喜欢照镜子，喜玩躲猫猫游戏，是认生的高峰。

(6)12～18 月龄幼儿会指或说出要的东西，受挫折时发脾气，模仿扫地或擦桌子。

(7)18 月龄幼儿逐渐有自我控制能力，成年人在附近时可独自玩耍。

(8)2 岁幼儿可初步建立自我照顾能力如自我进食、如厕训练，学习收拾玩具，喜欢听故事、看图画和看电视，喜欢奔跑、推拉等大运动游戏。

(9)3 岁时幼儿逐步建立自己的生活规律，开始懂得安全危险，学习遵循游戏规则，减少发脾气，能和小朋友一起玩简单的游戏，如扮演“做家长”等。

(10)4 岁时能与年龄较大的小朋友一起玩有想象力的游戏，能穿脱衣服和鞋子等，具有一定的独立性，开始意识到自己的责任，愿意帮助别人，承认错误。

(11)5 岁时喜欢与幼儿园朋友交往，喜欢玩扮演角色的游戏如医师、警察和比赛性质的游戏，开始懂礼貌，遵守集体规则，帮助家长做简单家务。

(12)6 岁时开始注意自己的仪容，遵守课堂纪律、公共卫生规则、交通规则，遇到困难时会向别人寻求帮助，逐渐学会控制冲动，能用语言表达情绪，学习基本的交流技巧。

二、依恋、情绪、情感发展

(一)亲子依恋

亲子依恋是婴儿与抚养者之间一种积极的、充满深情的感情联结，是在亲子之间相互影响、交往和依恋中逐渐形成。它可激发父母更精心地照顾后代，对形成儿童的最初信赖和个性特点有着重要的影响。

1. 亲子依恋表现　亲子依恋关系多为母子依恋关系，在婴儿 6～7 个月形成。

(1)婴儿将多种行为(微笑、咿呀作语、哭叫、注视、依偎、追踪、拥抱)指向母亲。

(2)最喜欢同母亲在一起，与母亲分离则会感到最大的痛苦。

(3)遇到陌生的人和环境产生恐惧、焦虑，或饥饿、寒冷、疲倦、疼痛时，母亲出现能使他感到最大安全和抚慰。

2. 亲子依恋发展　分为四个阶段。

(1)无差别的社会反应阶段：出生至 3 个月。

(2)有差别的社会反应阶段：3～6 个月。

(3)特殊的情感联结阶段：6 个月至 2 岁。

(4)目标调整的伙伴关系阶段：2 岁后。

3. 亲子依恋的类型　主要分为三型。

(1)安全性依恋：婴儿占 65%～70%。为良好、积极的依恋。

(2)回避性依恋：婴儿占 20%。是消极、不良的依恋。

(3)反抗性依恋：婴儿占 10%～15%。不安全性依恋。

(二)情绪、情感发展

情绪是个体的生理或心理需要是否得到满足的心理体验和表现，是一种原始简单的感情，外部表现显著，其表现程度的个体差异由遗传和早期环境质量所决定。情绪含有表性、体验和生理的结构成分，如喜、怒、哀、乐、同情、愧疚、焦虑等各种表现。情感是人的内在体验，是人所特有的一种高级复杂的情绪。情绪、情感总称为感情。

1. 婴幼儿情绪发展的特点

(1)易变化：婴幼儿期常可看到哭笑无常，情感极易变化。

(2)易感性：情绪极易受周围人们的感染。

(3)冲动性：非常外露，毫不掩饰，更不会控制。

2. 婴幼儿基本情绪及最早出现时间　婴儿时有 8～10 种基本情绪，如愉快、兴趣、惊奇、厌恶、痛苦、愤怒、惧怕、悲伤等。每种情绪有不同的内部体验和外部表现，各有不同的适应功能。婴幼儿基本情绪最早出现时间(表 2-2)。

表 2-2 婴幼儿情绪发生时间表

情绪类别	最早出现时间	诱因	经常出现时间	诱因
痛苦	出生后 1～2d	机体生理刺激	出生后 1～2d	机体生理刺激
厌恶	出生后 1～2d	不良味刺激	出生后 3～7d	不良味刺激
微笑反应	出生后 1～2d	睡眠中机体过程节律反应	1～3 周	触及面颊
兴趣	出生后 4～7d	适宜光、声刺激	3～5 周	适宜光、声或运动物体
愉快(社会性微笑)	3～6 周	高频语声和人的面孔刺激	2.5～3 个月	人面孔刺激或面对面玩耍
愤怒	4～8 周	持续痛刺激	4～6 个月	同前以及身体活动持续受限制
悲伤	8～12 周	持续痛刺激	5～7 个月	与熟人分离
惧怕	3～4 个月	身体从高处突然降落	7～9 个月	陌生人或新异性较大物体刺激
惊奇	6～9 个月	新异刺激突然出现	12～15 个月	新异刺激突然出现
害羞	8 个月	熟悉环境中陌生人接近	12～15 个月	熟悉环境中陌生人接近

注:摘自孟昭兰《婴幼儿心理学》第 328 页

三、认知能力发展

(一)认知能力的发展

认知是指人获得和使用知识的过程。认知发育从感知开始到理解,以后涉及思维、记忆。根据皮亚杰的认知发展阶段论,儿童的认知发展要经历四个连续的阶段,即感知运动阶段(0～2 岁),前运算阶段(2～7 岁),具体运算阶段(7～12 岁)和形式运算阶段(12～15 岁)。本节只叙述前两个阶段。

1. *知觉能力发展* 知觉是人体对各种物质属性的综合反应。各种知觉功能都在迅速完善着,其中主要的是视觉、听觉和触摸觉。

(1)3 岁儿童能分辨上下方位。

(2)4 岁开始辨认前后。

(3)5 岁以自身为中心辨认左右方位,但不能分辨他人的身体左右。

(4)4 岁儿童的时间概念需要依靠具体事例发展,如早晨起床,晚上睡觉。

(5)4～5 岁儿童则逐渐会认识 1d 内时间顺序,如早、午、晚。

(6)5～6 岁儿童开始逐渐掌握周内时序、四季等概念。

2. *观察力发展* 早期学龄前儿童初步形成观察事物的能力,但观察事物时间较短,多注意事物表面特征。随年龄的增长,儿童观察事物时间逐渐延长并细致化,开始发现事物间的内部联系。

3. *求知欲发展* 儿童的求知欲在幼儿期迅速发展,表现为好奇、好问,并持续整个儿童阶段。年幼儿童的好奇感有时会导致“破坏”行为,如拆卸玩具等。

4. *心理理论* 近年认知发育提出的心理理论是指儿童对别人和自己的心理状态和心理经验的认识。

(1)3 岁儿童开始意识到别人有自己的内心想法,会按照他人的需要和情感来想问题。

(2)4～5 岁儿童能够考虑期望和信念等心理状态。

(3)5～6 岁儿童能够理解他人的想法,有了假设的信念,逐渐学会设身处地地为他人着想,从他人的角度看问题。

(二)注意特性与记忆能力的发展

1. *注意特性发展* 注意是人的心理活动集中于一定的人或物,是认识过程的开始。注意可分无意注意和有意注意。无意注意是自然发生的、不需要任何努力。有意注意是自觉的、有目的的注意,需要一定的努力,两者在一定条件下可以相互转化。其发展过程如下:

(1)婴儿以无意注意为主。

(2)1～3 岁幼儿注意时间逐渐增长,1.5 岁时对感兴趣的事物能集中注意 5～8min,1 岁 9 个月为 8～10min,2 岁为 10～12min,2.5 岁为 10～20min。注意的事物逐渐增多,范围也越来越广。将近 3 岁时,有意注意开始出现。

(3)学龄前期儿童注意特点是以无意注意为主,有意注意正在发展中,但注意的稳定性提高。5 岁后儿童能够注意事物的内部状态、因果关系,逐渐发展注意的策略使用。

(4)学龄期儿童以有意注意为主,主要表现在能控制自己的注意去适应任务的要求,更有计划地获取有关信息,提高活动的效率。注意时限与年龄有关,如 5～7 岁能集中注意的平均时间约为 15min,7～10 岁为 20min,10～12 岁约为 25min,12

岁以后为30min。注意的持久性与儿童自身的神经活动特点、兴趣、被注意信息的强度、连续性有关。同时,注意范围随年龄不断发展,转移能力发展较快。

2. 记忆力发展

(1)3岁儿童可再现几星期前的事情。

(2)4岁儿童可再现几个月前的事情,一般情况下人们的回忆最早只能追溯到3～4岁。

(3)3～4岁儿童逐渐发展有意记忆。

(4)5岁以后能用重复、联想的简单方法帮助记忆。

(5)学前儿童主要是机械记忆,无意记忆的效果优于有意记忆的效果,且以无意的形象记忆为主。

(三)思维与想象能力发展

思维与想象思维是客观事物在人脑中概括的、间接的反映,是借助语言实现的,属认知的高级阶段,人类认知活动的核心。想象是对感知过的事物进行思维加工、改组、创造出现实中未曾有过的事物形象,有明显的间接性和概括性。想象在思维发展的基础上发展。

1. 思维能力发展

(1)婴儿最初分不清自我与客体,认为自己看得见的东西才存在。

(2)8月龄婴儿客体永存观念初步形成(思维萌芽标志)。

(3)12～18月龄婴儿开始学习通过调节手段来解决新问题。

(4)2岁左右的幼儿象征性思维开始,即幼儿能处理简单的新问题。

(5)2～4岁凭借象征格式进行思维,儿童语言和象征性思维的发展使认知发育出现质的飞跃。出现符号功能或象征性功能。

(6)4～7岁儿童能进行简单的抽象思维和推理。

2. 想象能力发展　是人利用已感知的客观事物,通过语言调节,在思维充分发展基础上,在脑中创造出新的思维活动。

(1)幼儿期想象开始萌芽。

(2)学龄前期儿童想象能力处于初级阶段,以再造想象为主。

(3)3～4岁儿童想象能力迅速发展,但想象多为自由联想,内容贫乏。

(4)5～6岁儿童以有意想象为主,有意想象和创造想象内容更丰富,更符合客观逻辑。

(5)学龄前儿童想象活跃,贯穿于儿童的各种活动中,如扮演角色游戏。

(四)意志力和自我意识的发展

1. 意志力的发展　新生儿没有意志力;在1～12个月阶段学会了运动,为婴幼儿意志力的产生准备了条件;1～3岁为自我意识的萌芽阶段;2～3岁具有明显独立性的行为发生更多;出现了意志的萌芽状态。

2. 自我意识的发展　自我意识是意识的一个方面。包括自我感觉、自我评价、自我监督、自尊心、自信心、自制力、独立性等。它的发展是人的个性特征的重要标志之一。婴幼儿1岁左右时,在活动过程中通过自我感觉逐步认识作为生物实体的自我。2～3岁时,不断增长社会经验和能力、发展言语,逐步把握作为一个社会人的自我意识。

四、气质个性发展

(一)气质

1. 气质的特性　气质是人的心理活动的稳定的动力特征,表现在心理活动的强度、速度、灵活性及指向性上,是个性心理特征之一。气质是性格的核心,人格发展的基础,与生俱来,受遗传控制,但受环境、人际关系、接受刺激和活动条件的影响下可以发生变化。

2. 气质主要表现

(1)活动水平:心理过程进行的速度和稳定性(感知觉速度、注意力集中长短,思维快慢)。

(2)易怒性/消极性情绪:对消极事件感到不安的概率及其强烈程度(情绪的强弱,意志努力的程度)。

(3)可安抚性:从不安到平静下来的容易程度。

(4)恐惧性:对强烈或非常陌生的刺激的警戒性。

(5)社交性:对社会刺激的接纳性(有人倾向于外部事物,对人热情,善于社交)。

3. 气质维度

(1)活动水平:指活动(游戏、进食、睡眠)中身体活动的数量,即活动和不活动期之比。低值表示不活跃,高值表示活跃。

(2)节律性:指饥饿、睡眠、大小便等生理活动是否规律,低值表示有规律、有章可循,高值表示无规律、杂乱无章。

(3)趋避性:是对新刺激的最初反应特点,即接受或躲避,低值表示接近、接受,高值表示回避、不接受。

(4)适应性：是对新环境或新刺激的适应过程的快慢，即快、中等、慢，又称容易性，低值表示容易适应，高值表示不容易适应。

(5)反应阈限：引起一个可以分辨的反应所需要的刺激强度，如光、噪声或其他，低值表示高阈值、低阈值，高值表示不敏感、敏感。

(6)反应强度：情绪反应的强烈程度，指反应的能量水平，不管它的性质或方向，低值表示低，高值表示高。

(7)心境特点：主要的情绪表现是积极的还是消极的，低值表示积极、愉快，高值表示消极、不愉快。

(8)持久性：指专心于活动的时间，分心对活动的影响，即从事单一活动稳定时间的长短，低值表示长、持久，高值表示短、不持久。

(9)分心程度注意广度：指注意力是否容易从正在进行的活动中转移，低值表示易转移，高值表示不易转移。

4. 气质类型

(1)平易型：随和、情绪较积极、适应强，生活有规律开朗，但行动轻率、感情不稳。

(2)麻烦型：敏感、情感丰富，但任性、适应差、爱发脾气。

(3)发动缓慢型：冷静、情感深沉、实干，淡漠、缺乏自信、孤僻。

(4)中间偏容易型。

(5)中间偏麻烦型。

(二)个性、性格的发展

1. 个性　是个人处理环境关系与他人不同的习惯行为方式和倾向性，是比较稳定的各种心理特征的总和，包括思维方式、情绪反应和行为风格等。因人的心理特点不同，存在不同的个性，表现在兴趣、能力、性格、气质等方面的差异。个性中最重要的心理特征是性格，其次是能力。个性品质在个人成就中起主导及决定作用。

2. 性格　是人后天生活环境中形成的心理特征。性格一旦形成就具有相对稳定性。儿童性格形成过程中外界环境，特别是父母正确的教育方法影响儿童性格的形成。儿童性格发育的五个阶段如下：

(1)信赖与不信赖(婴儿期)：当婴儿生理需要得到及时满足时，婴儿产生信赖感；相反，婴儿产生对人和世界的一种不信任感和不安全感。

(2)自主与困惑(幼儿期)：幼儿有一定的生活自理能力，能听懂部分成年人语言。当幼儿自我实现得到满足和鼓励时，扩展了认识范围，培养了独立能力，幼儿自主性得到发展；若自主力受到限制，幼儿则产生困惑。

(3)积极和内疚(学龄前期)：儿童能按父母要求引导自己产生行为的主动性；当儿童主动行为失败会产生失望和内疚。成年人的态度对发展自信心非常重要。

(4)勤奋和自卑(学龄期)：儿童勤奋学习，取得成就，得到表扬，会更加努力勤奋学习；相反，如果学业失败、成年人过度批评则使儿童形成自卑感。

(5)自我认识和角色混乱(青春期)：Erikson 认为个人对自己体格、智能、情绪等品质感到满意，有明确的意志和目标，并得到别人的认可时，认为已达到了个人身份的建立。青少年的体格发育变化，认知能力发展及社会的要求改变，如处理感情问题、伙伴关系、职业选择、道德价值等问题不当时可产生身份紊乱。

五、儿童心理行为异常分类

1. 生物功能行为问题　如遗尿、遗便、多梦、睡眠不安、夜惊、食欲不佳、过分挑剔饮食等。

2. 运动行为问题　如儿童擦腿综合征、咬指甲、磨牙、吸吮手指、咬或吸衣物、挖耳孔、咬或吸唇、活动过多。

3. 社会行为问题　如破坏、偷窃、说谎、攻击等。

4. 性格行为问题　如惊恐、害羞、发脾气、胆怯、忧郁、社交退缩、过分依赖、交往不良、违拗、易激动、烦恼、嫉妒、过分敏感等。

5. 语言问题　如口吃、阅读困难等。

(杨玉凤)

第三节　小儿保健和疾病防治

一、各年龄期儿童保健的特点

各年龄期儿童保健的特点(表 2-3)。

二、儿童保健的具体措施

儿童计划免疫接种程序(表 2-4)。

表 2-3　各年龄期儿童保健的特点

年龄分期	保健特点
胎儿期及围生期	预防遗传性疾病与先天畸形；保证充足营养；预防感染；给予良好的生活环境，注意劳逸结合，减少精神负担和心理压力；尽可能避免妊娠并发症，预防流产、早产、异常产的发生；加强对高危新生儿的监护
新生儿期	为儿童保健重点，新生儿期保健人员应进行 3 次访视；出生时护理及新生儿护理；新生居室保健，室内以温度 20～22℃、湿度 55%为宜
婴儿期	部分母乳或人工喂养应选择配方奶粉，6 个月开始添加辅食；定期体格检查(以便早期发现缺铁性贫血、佝偻病、营养不良或营养过剩、发育异常等疾病并及时干预和治疗)；坚持户外运动，有利于体格生长；注意促进感知觉发育，进行计划免疫接种
幼儿期	重视语言交流，培养独立生活能力及良好生活习惯，预防龋齿，预防意外伤害
学龄前期	注意培养学习习惯，培养想象和思维能力，使之具有良好的心理素质
学龄期与青春期	体格发育第二高峰，供给充足营养，预防屈光不正、龋齿、缺铁性贫血的发生；求知欲强，为最佳学习期，加强素质、体育、法制、性教育等

表 2-4　儿童计划免疫程序

年龄(月龄)	接种的疫苗	年龄(月龄)	接种的疫苗
出生时	卡介苗、乙肝疫苗	3、4、5 个月，1.5～2 岁，6 岁	百白破混合制剂
1 个月	乙肝疫苗	6 个月	乙肝疫苗
2、3、4 个月，4 岁	脊髓灰质炎三价混合疫苗	8 个月，6 岁	麻疹疫苗

（杨玉凤）

第四节　营养基础

一、营养素与参考摄入量

营养供给量的基本要求应是满足婴儿和儿童生长、避免营养素缺乏。营养素参考摄入量(dietary reference intakes，DRIs)包括 4 项内容(中国营养学会于 2000 年)：平均需要量 EAR(estimated average requirement)、推荐摄入量 RNI(recommended nutrient Intake)、适宜摄入量 AI(adequate intake)和可耐受最高摄入量 UL(tolerable upper intake level)。

据中国营养学会将营养素分类为能量；宏量营养素(蛋白质、脂类、糖类)；微量营养素(矿物质，包括常量元素和微量元素；维生素)；其他膳食成分(膳食纤维、水)。

(一)能量代谢特点

儿童所需的能量主要来自食物中的宏量营养素。能量的推荐摄入量 RNI 是人群的平均需要量 EAR。

儿童基础代谢占 50%，排泄消耗占能量的 10%，生长和运动所需能量占 32%～35%，食物的特殊动力作用占 7%～8%。生长所需能量为儿童特有部分，与生长的速度呈正比，如婴儿 4 月龄时 30%的能量摄入用于生长，1 岁时为 5%，3 岁时为 2%。婴儿能量需要与生长速度、活动量有关，4～6 月龄生长速度减慢，运动发育少，婴儿按单位体重计算日能量需要略有下降，可有一段时间表现摄入量减少而生长正常现象。

(二)宏量营养素

1. *糖类*　为供能的主要来源。糖类无 RNI，常以可提供能量的百分比表示适宜摄入量。提供合适比例的能量来源是重要的，2 岁以上儿童膳食中，糖类所产的能量应占总能量的 50%～60%；如糖类产能＞80%或＜40%都不利于健康。

2. *脂类*　是脂肪、胆固醇、磷脂的总称。脂类为机体的第二供能营养素，占婴儿摄入总能量的 45%(35%～50%)，年长儿为 25%～30%。

足月新生儿体内的长链多不饱和脂肪酸(long-chain polyunsaturated fatty acids，LC-PUFAs)来

源于胎盘转运。人乳可提供新生儿生理需要的全部营养素，包括DHA和AA，比例合适。人乳或配方乳喂养可满足婴儿体内的长链多不饱和脂肪酸需要。婴儿膳食中的亚麻酸可在肝、视网膜、脑合成DHA。

早产儿不能利用必需脂肪酸前体（α-亚麻酸、亚油酸）生产足够的DHA和AA，早产儿生长发育快、需要量大，易发生长链多不饱和脂肪酸缺乏。

必需脂肪酸应占脂肪所提供能量的1%～3%。DHA和AA需要量尚无确切定论。推荐亚油酸(LA)/亚麻酸(LNA)为5～15，占总能量至少4.5%(0.5g/100kcal)，LNA占总能量至少0.5%(55mg/100kcal)。一般婴儿配方奶LA/LNA<10，LNA占总能量的1.5%。

3. *蛋白质* 是维持生命不可缺少的营养素。新生儿期蛋白质需要量最高，以后随年龄增长逐步下降。

蛋白质主要由20种基本氨基酸组成，儿童除了需要与成年人相同的9种必需氨基酸(essential amino acids，EAAs)外，还有半胱氨酸(cysteine)、酪氨酸(tyrosine)、精氨酸(arginine)和牛磺酸(taurine)等为儿童期的条件必需氨基酸(conditionally essential amino acids)。因生后4个月婴儿肝内半胱氨酸亚磺酸脱羧酶(cystathionase)发育不成熟，体内不能合成牛磺酸；早产儿体内蛋氨酸转变成胱氨酸的酶活性较低，胱氨酸可能也是必需的。因胎儿早期苯丙氨酸转变成酪氨酸的苯丙氨酸羟化酶能力已成熟。婴儿需要酪氨酸的原因不很清楚。

近年来采用蛋白消化率校正氨基酸评分法(protein digestibility corrected amino acid score，PDCAAS)评价蛋白质质量，根据食物蛋白质的必需氨基酸组成、食物蛋白质的消化率以及食物蛋白质能提供人体必需氨基酸需要量的能力等判定蛋白质的生物学价值。蛋白质的PDCAAS≥1.0时提示可满足人体必需氨基酸需要量，为高质量或优质蛋白质，如乳类和蛋类。婴儿食物蛋白质质量的评价是根据人乳的氨基酸成分作为记分模式。人乳和婴儿配方乳含有所有必需氨基酸，包括半胱氨酸、酪氨酸和精氨酸。某些蛋白质的一种或几种必需氨基酸含量相对较低，称为限制氨基酸(limiting amino acid)，造成其蛋白生物学利用价值降低。若搭配食用可提高其蛋白质的利用率，即蛋白质互补作用。

蛋白质供能占总能量的8%～15%。儿童食物蛋白中应有50%以上的优质蛋白质。为满足儿童生长发育的需要，应首先保证能量供给，其次是蛋白质。宏量营养素产能供给应比例适当。

4. *能量密度、营养素密度* 能量密度(energy density)即单位食物产能的量(仟或仟焦耳/g)，因此能量密度和食物重量是影响婴儿能量摄入的两个最重要因素。如婴儿其他食物的能量密度与食物中宏量营养素之间比例、水以及膳食纤维含量有关，食物中脂肪含量高则食物能量密度高，水分含量高则能量密度低。虽然婴幼儿有据自己摄入食物的能量密度调节食物摄入量的能力，但婴幼儿的胃容量较小(足月儿胃容量为30～35ml，3月龄左右为100ml，1岁时250ml)，以增加进食量来弥补能量密度致能量不足的能力有限。因此，婴儿生长需高能量密度食物。国际上建议婴儿食物的能量密度为6～8月龄2.5kJ/g，12～23月龄4.18kJ/g。乳类能量密度为2.5～2.9kJ/g或2.5～2.9 kJ/g，是高能量密度食物。因此，满足婴儿正常生长速度的食物应以乳类为主。乳类摄入量需750～900ml/d满足婴儿期大部分能量和蛋白质需要。6月龄后引入其他食物而减少乳类是生长速度减缓的重要原因。美国等国家推荐4～12月龄的婴儿奶量为800ml左右(720～960ml)。如餐次过多(>6/d)，或引入其他低能量密度食物量过多(包括水、果汁、汤类、稀粥等能量密度低于0.83kJ/g)使乳类摄入减少至总能量摄入不足，或乳量减少(其他食物，如鸡蛋或水果替代1～2次乳类食物、其他蛋白质过多)，或奶粉冲调过浓等因素可影响奶量摄入，调整婴儿喂养方法后多数婴儿乳量可达800ml/d。

营养素密度(nutrient density)是产生4 184kJ能量食物中的某营养素量(即某营养素含量/摄入食物总能量×4 184kJ)。如据RNI计算1岁男童能量蛋白质密度为31.8g(即35g/4 602kJ×4 184kJ)，维生素A为454μg RE(500μg RE/4 602kJ×4 184kJ)。能量密度和能量营养素密度判断婴儿营养状况的重要依据，比仅以食物营养素含量评价营养摄入更有意义。

(三)微量营养素

1. *矿物质*

(1)常量元素：已发现人体有20余种必需的无机元素，占人体重量的4%～5%。每日膳食需要量都在100mg以上的称为常量元素。其中含量>5g

的有钙、磷、镁、钠、氯、钾、硫 7 种。

(2)微量元素：体内含量均<0.01%，需通过食物摄入，有一定生理功能的元素为微量元素。其中有必需微量元素(碘、锌、硒、铜、钼、铬、钴、铁 8 种)，其中铁、碘、锌为容易缺乏微量营养素；可能必需元素(锰、硅、硼、矾、镍 5 种)；有潜在毒性，但在低剂量时可能具有人体必需功能的元素(氟、铅、镉、汞、砷、铝、锂、锡 8 种)。必需的微量元素只有在一定的浓度范围内才能发挥有益的作用，浓度过高或不足都会给人体造成危害。

2. 维生素　脂溶性(维生素 A、维生素 D、维生素 E、维生素 K)可储存在体内，缺乏时症状出现较迟，过量易致中毒；水溶性(B 族维生素、维生素 C、叶酸、泛酸、烟酸、胆碱、生物素)，不易储存，缺乏后迅速出现症状，过量一般不易发生中毒。

维生素的供给量不分年龄、性别，对儿童来说维生素 A、维生素 D、维生素 C、维生素 B_1 是容易缺乏的微量营养素。

(四)其他膳食成分

1. 膳食纤维　1953 年 Hipsley 首次引入“膳食纤维(dietary fiber，DF)”概念。传统定义 DF 为不能被小肠消化吸收的非淀粉多糖，包括多糖(如纤维素、半纤维素、β-葡萄糖、果胶、树胶)和非多糖结构的木质素。近年 DF 定义不断更新，涉及的内容亦逐渐扩展。2001 年美国国家科学院医学研究会(institute of medicine，IOM)定义 DF 为未被消化的单糖、双糖以及抗性淀粉(resistant starch，RS)。2001 年美国谷物食品化学家联合会(american association of cereal chemists，AACC)定义 DF 是“摄入的植物或类似的糖类中不被人体小肠消化吸收、而在大肠内可部分或完全发酵的物质，包括多聚糖、低聚糖、木质素及相关的植物成分”。2006 年国际生命科学学会北美纤维学会(International Life Sciences Institute North American Fiber Workshop)的 DF 定义增加了低聚糖、抗性淀粉等成分。2008 年营养与特殊食品 Codex 委员会(codex committee on nutrition and foods for special dietary uses，CCNFSDU)进一步确认全球标准的 DF 是不被人小肠消化酶水解的、由 10 个或 10 个以上单体组成的糖类聚合体；虽然低聚糖是含 3～9 个单糖结构的缩合物，不完全符合新的 DF 定义，但据低聚糖对人体的健康作用特别注释低聚糖属 DF 范畴。因此，婴儿早期 DF 的来源是乳汁中未能被消化吸收的乳糖、丰富的低聚糖或食物中的淀粉。婴儿后期肠道功能逐渐发育成熟，肠道缺乏从乳类来的 DF(未消化的乳糖)，需要逐渐引入含一定量 DF 的半固体或固体食物，否则可发生便秘。过多纤维素摄入可干扰机体矿物质的吸收，如铁、锌、镁和钙。2 岁内儿童膳食纤维摄入应为 2g/d，年长儿每岁增加 5g/d。年长儿、青少年膳食纤维的适宜摄入量 AI 为 20～35g。

2. 水　需要量与能量摄入、食物种类、肾功能成熟度、年龄等因素有关。水主要由饮用水和食物中获得；组织代谢和食物在体内氧化过程也可产生一部分水(418kJ 约可产生 12g 水)。婴儿可从乳汁和其他食物中获取充足的水量。婴儿每日 6～7 次小便即提示水的摄入基本足够。

(五)2 型营养素

近 20 年来，已有按营养素缺乏时机体出现 2 种基本不同病理生理反应将营养素分为 1 型营养素和 2 型营养素的分类方法(图 2-10)。1 型营养素在体内有特殊生化功能，如碘、铁、钙、铜、维生素类；缺乏时“典型的”或“特殊的”反应是组织中含量下降，表现相应的临床症状，生长基本正常；如若持续时间长、严重时可继发生长障碍。此类营养素缺乏到出现临床症状的过程有 3 个阶段，即当食物供给不足或需要量增加时机体内发生调节或适应性变化以保证机体重要的生理功能，即组织储存首先被动用；继而机体代谢发生改变，适应性失调出现功能异常或出现临床症状；最后生长发育受损，严重时可危及生命。2 型营养素，包括锌、氮、钾、磷、硫、镁、必需氨基酸等以及能量，缺乏的共同表现是生长迟缓，组织中含量正常，无特殊临床症状与体征。因 2 型营养素缺乏时组织中含量正常，出现生长迟缓需要较一时间过程，实验室方法难以获得。虽然有某种 2 型营养素缺乏为主的临床情况，如能量或蛋白质缺乏，但常常同时伴有其他几种营养素缺乏，如锌、磷、硫。

二、消化系统功能发育与营养关系

(一)消化酶的成熟与宏量营养素的消化、吸收

1. 消化酶的成熟　胃蛋白酶出生时活性低，3 月龄活性逐渐增加，18 月龄时达成年人水平。生后 1 周胰蛋白酶活性增加，1 月龄达成年人水平。新生儿期胰腺分泌胰脂酶极少，几乎无法测定，2 岁后达成年人水平；生后肠脂酶分泌不足，新生儿胃脂肪酶可代偿胰腺功能不足；胎儿 16 周胰腺开始分泌胰脂酶，人乳脂肪酶亦可部分补偿胰脂酶的不足。胎

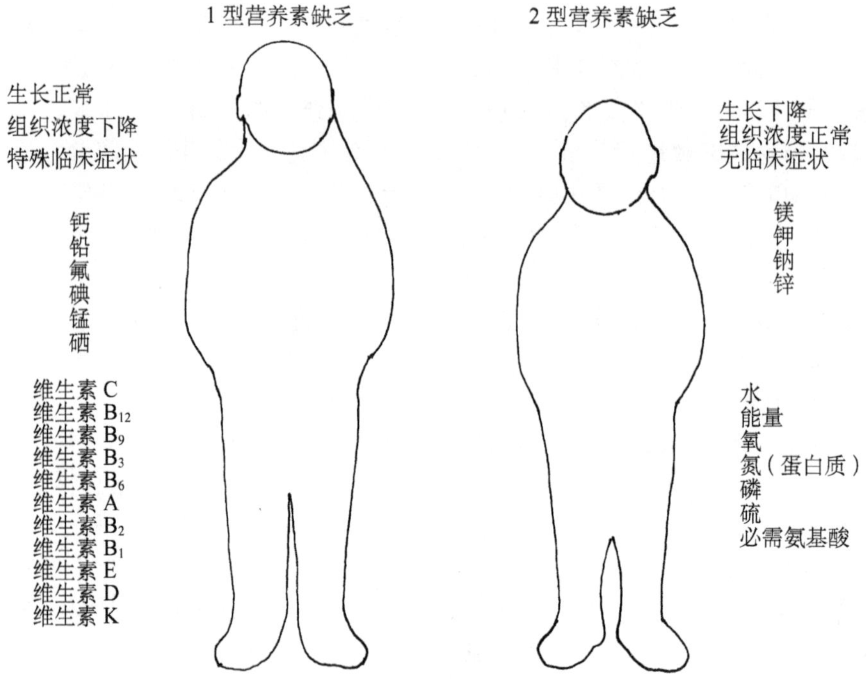

图 2-10　营养素缺乏时机体的病理生理反应

儿 8 个月时肠蔗糖酶、麦芽糖酶的活性达最高；肠乳糖酶活性逐渐增加，足月时达高峰；出生至 3 月龄内唾液腺淀粉酶活性低，3 月龄后其活性逐渐增高，2 岁达成年人水平；4～6 个月龄始分泌胰淀粉酶；新生儿十二指肠小肠 α-淀粉酶活性低，但肠内葡萄糖化酶含量较高，可补偿淀粉酶不足。2 岁左右儿童消化系统功能发育成熟。

2. 宏量营养素的消化、吸收　生后几个月内小肠上皮细胞间存在间隙，渗透性高；同时有些蛋白质，如人乳中的免疫球蛋白可以小肠上皮细胞吞饮方式吸收。异体蛋白（如牛奶蛋白、鸡蛋白蛋白）、毒素、微生物以及未完全分解的代谢产物会以吞饮方式或通过上皮细胞间隙直接吸收，产生过敏或肠道感染。婴儿吸收脂肪的能力随年龄增长而提高。小婴儿食物中的糖类主要是乳糖，其次为蔗糖和少量淀粉。小婴儿小肠刷状缘上皮细胞的乳糖酶可水解人乳中 90% 的乳糖，即 10% 乳糖进入结肠发酵，是婴儿早期食物纤维的来源之一。早期喂淀粉食物并不激活淀粉酶活性，只增加淀粉酶分泌量，提示淀粉酶的成熟与进食无关。

（二）进食技能发育

1. 与进食技能发育有关的感知觉发育　进食技能学习需要感知觉和感知觉的反馈，涉及本体感受、触觉、压力觉、温度觉和味觉。

（1）嗅觉发育：胎儿生活的环境—羊水的气味与妊娠期母亲食物类型有关。

生后母婴通过味觉互相熟悉，婴儿鼻前庭对母亲气味的感觉可引导婴儿寻找乳头吸吮。乳汁的味觉刺激、温度、母亲的声音等可强化婴儿早期的学习。婴儿有嗅觉记忆，出生时已表现出对不同气味的反应，逐渐学习识别不同气味。

（2）味觉的发育：胎儿在宫内吞咽羊水，羊水中含各种物质。胎儿在宫内已可接触羊水中的糖、乳糖、乳酸、植酸、脂肪酸、磷脂、肌酸、尿素、尿酸、氨基酸、蛋白质和盐等各种物质。羊水是胎儿第一个体验味觉的物质。

新生儿可表现喜欢甜味、不喜欢苦或酸味的表情。传导苦味的神经成熟程度不同，新生儿可能对不同的苦味成分有不同的敏感度。新生儿期以后对咸味的反应体现了中枢神经与周围神经的成熟。

人乳喂养使婴儿获得各种味觉刺激。人乳可能是宫内和固体食物气味的桥梁，人乳的味道可能有“引导教育”后代“安全”摄取食物的作用。婴儿早期味觉经历的变化（如羊水、人乳）对以后接受食物有特殊作用，可能让婴儿在断奶期更易于接受新的味道，使食物转变更容易些。配方奶味道恒定，是婴儿从未接触的食物味道，从人乳转变为配方奶常常较为困难。

2～7月龄婴儿可能存在味觉敏感期，是一种适应行为。敏感发育期接触味觉范围有助于建立持久的食物偏爱。

2. 进食技能发育

(1)觅食反射：胎儿28周出现觅食反射(rooting reflex)，是婴儿出生时具有的一种最基本的进食动作。

(2)吸吮与吞咽：胎儿15周开始出现吸吮(sucking)动作，24周出现弱的吸吮反射，28周出现口腔吸-吞反射使少量羊水摄入，34～36周胎儿有稳定的吸吮和吞咽(swallowing)。胎儿36周后吸吮与呼吸逐渐协调。吸吮动作发育成熟后才出现有效的吞咽动作。婴儿消化道解剖与功能的发育可适应生后纯乳汁的营养摄入，如消化道面积相对大、肌层薄，口腔小、舌尖短(被舌系带固定)而舌体宽、无牙、颊脂肪垫、颊肌与唇肌发育好均有利于婴儿吸吮。新生儿具备吸吮与吞咽功能主要靠吞咽反射完成。婴儿进食固体食物提示主动吞咽行为发育成熟。婴儿吸吮-吞咽功能的发育经历从出生时的反射动作到2～5个月龄的有意识动作。在获取食物的过程中舌头形态逐渐发生变化。

虽然吞咽是反射引起，但开始舌尖抬高发生的反射是随意的，主要为舌体后部运动。舌体顶着上腭，挤压食物到咽部。4～6月龄时舌体下降，舌的前部逐渐开始活动，可判别进食的部位，食物放在舌上可咬和吸，食物可达舌后部吞咽。当吸吮发育成熟后，出现舌体前部至后部的运动，为有效吞咽。

吸吮母亲乳头时婴儿的嘴轻压乳头，舌、上腭对乳头的吸吮，使口腔产生70～170mmHg的负压吸吮力，乳汁被“推”向后到咽部刺激吞咽。奶瓶喂养时婴儿吸吮奶嘴的压力低，易于吸出，婴儿通过颌和舌的前部挤压硬腭压出乳汁。足月儿吸10～30次停顿1次，吞咽、呼吸、吸吮以1∶1∶1的方式进行。喂养困难可见“吸吮差”，呼吸、吸吮、吞咽协调差。吸吮协调差表现出吸吮活动无节律；功能不全表现为异常颌和舌的活动所致的吸吮停顿。

2月龄左右的婴儿吸吮动作成熟；4月龄时婴儿吸、吞动作可分开，可随意吸、吞；婴儿5个月龄时吸吮强，上唇可吸净勺内食物，从咬反射到有意识咬的动作出现；6月龄婴儿会有意识张嘴接受勺及食物，嘴和舌协调完成进食，下唇活动较灵活，进食时常撅嘴，以吸吮动作从杯中饮，常呛咳或舌伸出。8月龄婴儿常常以上唇吸吮勺内食物。食物的口腔刺激、味觉、乳头感觉、饥饿感均可刺激吸吮的发育。让婴儿较早感受愉快的口腔刺激，如进食、咬东西、吃拇指等有利于以后进食固体食物和食物的转换。

(3)咀嚼：是有节奏的咬运动、滚动、磨的口腔协调运动，代表婴儿消化功能发育成熟。神经元的发育逐渐成熟和外界条件的刺激促进咀嚼(chewing)发育。消化过程的口腔阶段的咀嚼动作是婴儿食物转换所必需的技能。5个月龄左右的婴儿出现上下咬的动作，表明婴儿咀嚼食物动作开始发育(与乳牙萌出无关)。6～7月龄婴儿可接受切细的软食；9～12月龄婴儿咀嚼各种煮软的蔬菜、切碎的肉类；婴儿1岁左右逐渐出现舌体上抬、卷裹食物团块，下颌运动产生了食物团块在口腔内的转动送到牙齿的切面，可磨咬纤维性食物并感觉食物性质；2岁左右幼儿舌体和喉下降到颈部，口腔增大，可控制下颌动作和舌向两侧的活动，随吞咽动作发育成熟，嘴唇可控制口腔内食物。咀嚼发育有赖于许多因素，“学习”是一重要成分。出生后6个月龄左右是训练婴儿“学习”咀嚼、吞咽的关键期。引进固体食物前，应有1～2个月训练婴儿的咀嚼和吞咽行为的时期。如错过咀嚼、吞咽行为学习的关键期，儿童将表现不成熟的咀嚼和吞咽行为，如吃固体食物时常常出现“呛”“吐出”或“含在口中不吞”。有意训练7个月龄左右婴儿咬嚼指状食物、从杯咂水，9个月龄始学习用勺自喂，1岁学习用杯喝奶，均有利于儿童口腔发育成熟。不宜以乳牙萌出时间作为给婴儿进食固体食物的依据。

3. 儿童早期食物接受　儿童食物接受类型是从其经历的食物刺激获得的。儿童对食物熟悉的程度决定儿童对食物的喜爱。

初生至3～4个月婴儿对固体食物出现舌体抬高、舌向前吐出的挤压反射。婴儿最初的这种对固体食物的抵抗可被认为是一种适应性保护功能，其生理意义是防止吞入不宜吞入的东西。婴儿早期对新食物的拒绝也是一种适应性保护功能。婴儿后期必须逐渐学习接受一些新的食物，才能成功地从奶制品为主的食物转变到成年人固体食物。所有引入的食物对婴儿来说都是新的，可表现出拒绝或“厌新”(neophobia)。如果婴儿有足够的机会(8～10次)，在愉快的情况下去尝试新食物，婴儿会很快从拒绝到接受。抚养者的灰心和焦急、或强迫的方法对儿童接受新食物产生负面作用。

4. 儿童对食物的偏爱　婴儿早期味觉发育与以后进食的偏爱行为密切相关。早期的经历使儿童具有判断某些食物可吃或不可吃的能力。4～5岁的儿童已有与成年人相似的对食物恶好的倾向，包括拒绝不愉快的味道，或有害的、非食物性的东西。儿童拒绝行为可预防儿童摄入某些对自己有害的食物。儿童，包括婴儿，往往出现连续几日选择某些食物的现象，可能是儿童体内一种自然的营养素平衡。成年人应容许儿童广泛选择食物。经常变换食物，增加味觉的刺激，可使儿童熟悉、接受、习惯某些特殊的食物味道，减少儿童对某些熟悉的食物产生偏爱。强迫儿童接受某些有营养的、不太好吃的食物，儿童被迫或为获得奖励而吃，反而会使儿童不喜欢有营养的食物。应正面鼓励婴儿接受食物。

进食是一种社会性活动，社会、家庭的习惯可影响儿童对食物的喜恶。就餐时儿童与成年人、同胞在一起，家庭成员进食的行为和对食物的反应可作为儿童的榜样。让婴儿后期就经常与成年人共进餐，使婴儿有较多机会模仿成年人的进食动作，从开始用手抓食物到学会使用勺子、筷子进食。

5. 进食技能发育与神经心理发育的关系

(1)平衡、运动动作发育：婴儿竖颈、坐的平衡动作发育和手到口的精细动作的发育是进食行为发育必要的运动功能。当婴儿眼、手协调动作出现，如抓物到口，可训练婴儿学习自己进食。

(2)独立能力的培养：自我进食学习过程不仅有益于眼、手、口协调动作，还可培养儿童独立能力，增强自信心。应允许婴儿尽早参与进食活动，如让6个月左右婴儿自己扶奶瓶吃奶；7～9个月时学习从杯中饮水，自己手拿饼干或面包吃；10～12个月学习自己用勺；18个月至2岁可独立进食。

(3)语言发育：口腔运动发育与进食技能和语言发育有关，如有人研究发现吸吮协调差与功能不全的婴儿以后可出现语言发育延迟；口腔控制改善，如吃勺中食物时嘴唇关闭、可从杯中喝等口腔技能对产生闭口唇音(如“p”“b”“m”)起积极作用。

三、肠道菌群与消化功能发育

人体结肠栖息着大约40属500多种细菌，每克肠内容物中可存活细菌的计数值约为10^{12}个集落形成单位，其中双歧杆菌属、拟杆菌属等专性厌氧菌占90%～99%，肠杆菌科、肠球菌属等兼性厌氧菌占1%～10%。肠道最常见厌氧菌为双歧杆菌，该菌占粪便细菌总数的95%以上。每克肠内容物含活菌$>10^9$，而大肠埃希菌等需氧菌所占比例不足1%。双歧杆菌和乳酸杆菌属于乳酸菌，是肠道的有益菌，其中双歧杆菌是最重要的肠道有益菌。双歧杆菌等肠内有益菌的正常数量以及肠内有害菌受到抑制是维护肠内微生态平衡的前提。大肠埃希菌是条件致病菌或称中间菌，双歧杆菌拮抗、抑制其生长。

双歧杆菌等原籍菌(产乳酸)胞壁脂磷壁酸可特异性可逆性黏附于肠上皮细胞受体，形成生物膜样结构，保护肠道内环境稳定，还有营养争夺和空间位阻作用，构成肠道定植阻力；维持正常肠蠕动；合成各种维生素和生物酶使肠道有利于铁、维生素D、钙的吸收，菌体的氮80%可被宿主利用；原籍菌(产乳酸)定植、繁殖后产生大量短链脂肪酸，参与肠道水电解质代谢，降低局部pH和电位；激活肠道免疫系统(潘氏细胞)，使淋巴细胞对抗原敏感性增强；促进B细胞吞噬、细胞分化和增殖；有免疫佐剂作用；拮抗需氧菌增殖，预防新生儿坏死性小肠结肠炎。

婴儿出生时肠道无菌，几小时后细菌经口吞入或肛门进入，先是大量需氧菌(如大肠埃希菌、肠球菌、葡萄球菌、假单胞菌属)繁殖消耗氧气，产生各种酸性产物，出生后2h出现双歧杆菌、拟杆菌等专性厌氧菌定植，7d达高峰，为新生儿的优势菌。婴儿肠道为革兰阳性杆菌占绝对优势，达95%～99.8%，其中95%以上为双歧杆菌。婴儿结肠的优势菌为双歧杆菌、乳酸杆菌、大肠埃希菌。人乳的双歧因子、丰富的乙型乳糖、低聚糖、较低的蛋白与磷酸盐含量、长链多不饱和脂肪酸降低结肠的pH有利乳酸菌生长，较高的SIgA和溶菌酶抑制致病菌生长。

6月龄前婴儿结肠菌落结构较简单，菌落代谢功能尚不成熟，如产生短链脂肪酸(Short chain fatty acids，SCFAs)、降解黏蛋白、将胆红素转化为尿胆原、将胆固醇转化为粪甾醇以及灭活粪胰蛋白酶等功能不足。婴儿肠道从无菌到建立完整的、有功能活性的菌落需较长时间，随肠道菌群的建立，发酵产生SCFA的能力也逐渐增加。1992年Midtvedt发现婴幼儿粪便中SCFA总量及种类随年龄逐渐增加，如在新生儿胎粪中可检测到乙酸，6个月龄以后的粪便可检测到丙酸，9个月龄后则可检测到i-丁酸，n-丁酸，n-戊酸，21个月龄后可检得i-戊酸，此时儿童粪便中乙酸、丙酸、n-丁酸的含量已接近成年人；儿童2岁时的粪便中除n-戊酸外，其余

SCFA 含量达成年人水平。随着婴儿肠道消化酶的成熟，食物的利用率增加，进入结肠发酵的底物减少；但同时有功能活性的菌群的建立则使 SCFA 的产生增加。Midtvedt 的研究还发现人乳喂养儿较配方奶喂养儿产生的 SCFA 总量少，推测与人乳中营养素易被吸收利用，进入结肠发酵的底物较配方奶喂养儿少有关。

1997 年 Parrett 等采用 DF 体外发酵试验发现无论人乳喂养或配方奶喂养婴儿的肠道均有较好的发酵葡萄糖及乳糖的能力，但是发酵大豆多糖等较复杂的糖类的能力较成年人明显低下，提示婴幼儿肠道菌群未受过结构复杂多糖的刺激，缺少酵解多糖的酶类，发酵多糖能力较低。此外，结果还显示 SCFA 的种类与喂养方式有关，SCFA 总量与喂养方式无关。如配方奶喂养的婴儿粪便生成较多丙酸、n-丁酸，人乳喂养的婴儿粪便则产生较多醋酸和乳酸，可能与二者肠道菌落不同有关。人乳喂养婴儿肠道形成相对简单的、以双歧杆菌占绝对优势的肠道菌群。配方奶喂养婴儿肠道形成相对复杂的肠道菌群，近于成年人，有较多大肠埃希菌及厌氧菌；双歧杆菌的含量和频率较低，但双歧杆菌仍为优势菌群。

断离人奶是婴幼儿肠道发育的关键时期。以乳类为主的婴儿肠道细菌发酵的底物主要是乳糖。其他食物引入后未完全消化的淀粉等物质进入结肠后改变了肠道环境，影响肠道菌群组成及其发酵能力，即肠道菌群逐渐向复杂而稳定的成年人模式转变。肠道菌群一旦建立将很难改变，并影响其他菌群的定植，影响一生的健康。故婴儿期建立一平衡、健康的菌群非常重要。Parrett 的研究显示断离人奶早期(即固体食物引入后 1 个月)肠道发酵低聚糖的能力增加，断离人奶后期(7～12 月龄)发酵大豆多糖等较复杂的糖类的能力逐渐增加，提示人乳喂养儿肠道发酵能力发育需较长时间。2003 年 Parrett 的一项体外发酵试验结果显示配方奶喂养婴儿除丁酸盐随着年龄的增长外，结肠发酵产生 SCFA 的能力没有显著的变化，可能与配方奶喂养儿结肠菌群更加接近成年人有关，引入其他食物对配方奶喂养儿肠道菌群影响较小。

(黎海芪)

第五节　婴儿期食物

一、液体食物(乳类)

(一)人乳

1. *人乳特点*　人乳是婴儿最好的天然食物，对婴儿健康的生长发育有不可替代的作用。一个健康的母亲可提供足月儿正常生长到 6 个月所需要的营养素、能量和液体量。哺乳不仅供给婴儿营养，同时还提供一些可供婴儿利用的现成物质，如脂肪酶、SIgA 等，直到婴儿体内可自己合成。说明母婴间存在一种天然的生理生化关系。因此，人乳喂养是婴儿从宫内完全依赖母亲摄取营养到断乳后完全独立生活的一种过渡营养方式。

2. *人乳成分变化*

(1)各期人乳成分：人初乳为孕后期与分娩 4～5d 的乳汁；5～14d 为过渡乳；14d 以后的乳汁为成熟乳。人乳中的脂肪、水溶性维生素、维生素 A、铁等营养素与乳母饮食有关。人初乳含脂肪较少而蛋白质较多(主要为免疫球蛋白)，维生素 A、牛磺酸和矿物质的含量颇丰富，并含有初乳小球(充满脂肪颗粒的巨噬细胞及其他免疫活性细胞)。随哺乳时间的延长蛋白质与矿物质含量逐渐减少。各期乳汁中乳糖的含量较恒定。

(2)哺乳过程的成分变化：人乳汁的成分亦随哺乳时间脂肪含量逐渐增加、蛋白质含量逐渐降低，可能是给婴儿停止哺乳的一个“安全信号”。

(3)乳量：正常乳母产后 6 个月内平均每天泌乳量随时间而逐渐增加，成熟乳量可达 700～1 000ml。一般产后 6 个月乳母泌乳量与乳汁的营养成分逐渐下降。判断奶量是否充足是以婴儿体重增长情况、尿量多少与睡眠状况等进行综合评价。劝告母亲不要轻易放弃哺乳。

3. *人乳进化的双元理论*　人类进化过程可视为母亲-后代的健康，母亲的付出与婴儿的依赖息息相关，婴儿成熟过程需要母亲巨大的投入。人类的生育极限由基本的能量学说决定，即有较长妊娠期的人类母亲需不断付出营养给自己的后代。即母亲的付出与婴儿的存活相关，存在表面利益冲突—母亲的健康超过了后代。因此，为让婴儿存活母亲需首先存活，而且健康的母亲才能抚养自己的婴儿；同时母亲还需保存一定的抚养其他后代的能力

(包括还未出生的后代)。

进化的双元理认为母亲的乳汁含有的营养既不会使耗尽母亲自己的所有营养,又可满足婴儿达到正常的生长水平。即人乳中蛋白质和能量水平恰可预防婴儿的死亡而又可减少母亲的营养付出;人乳中抗感染成分低,对母亲的代谢负担少,对婴儿很有益。1.5万~3万年前人类食物短缺、食物蛋白质少,提高自身对食物短缺的耐受能力才能使自己存活。Fomon推测3万年前的进化改变反映在母亲营养的适应,即相应的基因变化是人乳中的蛋白质逐渐降低的变化有益于母亲本身存活。按Smith关于有利基因的传播的理论计算5 000~6 000年前出现在1%的人类中基因250代后可传播到67%的人群。因此,进化的结果是至今人类乳汁的成分仍相近,如营养状况差的赞比亚母亲乳汁的成分和英国妇女的质量相近。目前尚不清楚进化如何导致人乳成分改变的情况,使人类基因库仍处于适应1.5万~3万年前低蛋白质摄入状况,对近百年来食物中丰富的蛋白质的变化人类基因尚未发生改变。人乳成分和喂养行为中仍存在某些进化过程的痕迹,如人乳中维生素K,维生素D,铁水平低,人乳中的淀粉酶使人乳喂养的婴儿可消化淀粉,以减少吸取母亲的能量和营养素;以及至今还有许多发展中国家的母亲保留给婴儿喂咀嚼好的食物的行为,可能是最初人类对婴儿能量和营养素进行补充的行为之一。

(二)配方乳

因物种的差别,全牛乳含蛋白质、矿物质太高、缺乏各种免疫因子,增加婴儿肾的溶质负荷和感染性疾病是不适于婴儿的最主要原因。此外,牛乳的乳糖含量低,主要为甲型乳糖,有利大肠埃希菌的生长;蛋白质含量高,以酪蛋白为主,易在胃中形成较大的凝块;牛乳的氨基酸比例不当;牛乳脂肪颗粒大,缺乏脂肪酶,较难被婴儿消化;牛乳不饱和脂肪酸(亚麻酸)(2%)低于人乳(8%);牛乳含磷高,影响钙的吸收等均不利于婴儿生长发育。

人类利用现代科学技术将兽乳改造(主要是牛乳),使宏量营养素成分尽量“接近”人乳,适合于婴儿的消化能力和肾功能,如降低其酪蛋白、无机盐的含量;添加一些重要的营养素,如乳清蛋白、不饱和脂肪酸、乳糖;强化婴儿生长时所需要的微量营养素如核苷酸、维生素A、维生素D、β胡萝卜素和微量元素铁、锌等。改造后的兽乳为配方奶。无法人乳喂养或婴儿断离人乳时应首选配方奶。使用时按年龄选用。

(三)其他奶制品

1. *低敏配方* 对确诊牛乳过敏的婴儿,人乳喂养时间应延长至12~18个月龄;如不能进行人乳喂养而牛乳过敏的婴儿应首选氨基酸配方或深度水解蛋白奶粉;部分水解蛋白奶粉、大豆奶粉不宜用以治疗牛乳过敏。

2. *无乳糖配方奶* 对有乳糖不耐受的婴儿应使用无乳糖奶粉(以蔗糖、葡萄糖聚合体、麦芽糖糊精、玉米糖浆为糖类来源)。

3. *低苯丙氨酸配方* 确诊苯丙酮尿症的婴儿应使用低苯丙氨酸奶粉。

二、半固体食物与固体食物

半固体、固体食物是能适合婴儿营养需求和进食技能发育的、除乳类以外的其他食物。半固体食物是为婴儿第一阶段的非乳类食物,包括铁强化米粉、水果泥、蔬菜泥(根块类、瓜豆类蔬菜)。固体食物为婴儿第二阶段的非乳类食物,除提供婴儿营养需求外,制作方法有益于婴儿咀嚼、吞咽功能的发育。如熟软碎菜、水果片、指状或条状软食(蔬菜、水果、肉类)。

(黎海芪)

第六节 婴儿喂养

一、婴儿喂养方式

(一)人乳喂养

人乳喂养是自人类进化以来就存在的一种天然喂养方式。而兽乳喂养婴儿只有100多年的历史。配方奶喂养科学技术的发展虽然拯救了许多婴儿的生命,但在母亲和婴儿双方都产生问题,如营养、疾病、情感等问题。

1. *人乳喂养的优点* 研究已证实如果所有的母亲产后1h即哺乳可挽救100万婴儿的性命。人乳喂养经济(仅1/5配方奶喂养的费用)、方便、温度适宜、有利于婴儿心理健康。母亲哺乳可加快产后子宫复原,减少再受孕的机会。

2. *建立良好的人乳喂养*

(1)产前准备:孕期体重增加适当(12～14kg),母体可储存足够脂肪,供哺乳能量的消耗。母亲的BMI维持正常范围内可减少出生低体重胎儿和剖宫产、妊娠糖尿病、高血压、出生缺陷和围生期死亡的危险。妊娠期妇女需增加能量836～1 255kJ/d(+15%),哺乳期妇女需增加能量2 092kJ/d(+25%)。

(2)乳头保健:妊娠期母亲乳头皮肤变得松软,约1/3的孕妇有不同程度的乳头扁平或内陷,常见于初产妇;但只有1/10的孕妇的乳头扁平或内陷持续到分娩。真正的乳头内陷是乳头皮肤与底部组织粘连,使哺乳困难,需要产前或产后做简单的乳头挤、捏护理,每日用清水(忌用肥皂或酒精之类)擦洗乳头。如母亲方法正确,用"乳房喂养",大部分婴儿仍可从扁平或内陷乳头吸吮乳汁。

每次哺乳后可挤出少许乳汁均匀地涂在乳头上,乳汁中丰富的蛋白质和抑菌物质对乳头表皮有保护作用,可防止乳头皮肤皲裂。

(3)刺激催乳素分泌:泌乳与乳汁的合成、分泌的调节决定乳汁的排出。频繁哺乳、排空乳房可使垂体前叶分泌催乳素(prolactin)达较高水平以维持泌乳。婴儿吸吮使垂体后叶反射性分泌催产素(oxytocin),收缩腺泡和乳小管周围的肌上皮细胞,将乳汁挤到乳导管,迅速从双侧乳头射乳(let-down reflex),婴儿可短时间内获大量乳汁,乳房排空。

生后2周是建立人乳喂养的关键时期。吸吮是主要的条件刺激,应尽早开始第一次吸吮(产后15min至2h)。出生时嗅觉、视觉和触觉的发育使婴儿本能地实现"乳房爬行(breast crawl)",帮助婴儿很快找到母亲的乳房,开始第一次吸吮。如果婴儿不能很快开始第一次吸吮,婴儿的警觉关键期即过而进入睡眠,婴儿的第一次吸吮被延迟。尽早第一次吸吮亦可减轻婴儿生理性黄疸。因频繁吸吮,刺激肠蠕动,排便增加,减少胆红质的肠肝循环;同时还可减轻生理性体重下降,减少低血糖的发生。

(4)促进乳房分泌:哺乳前湿热敷乳房,从外侧边缘向乳晕方向轻拍或按摩乳房有促进乳房循环血流量和促进乳房感觉神经的传导和泌乳作用。

(5)正确的喂哺技巧:正确的母、儿喂哺姿势可刺激婴儿的口腔动力,有利于吸吮。正确的喂哺技巧还包括如何唤起婴儿的最佳进奶状态,如哺乳前让婴儿用鼻推压或舔母亲的乳房,哺乳时婴儿的气味、身体的接触都可刺激乳母的射乳反射;等待哺乳的婴儿应是清醒状态、有饥饿感并已更换干净的尿布。

(6)乳母心情愉快:下丘脑功能与情绪有关,故泌乳受情绪的影响很大。婴儿早期应采取按需哺乳的方式,并保证乳母的身心愉快和充足的睡眠,避免精神紧张,可促进泌乳。

3. *断离母乳* 随婴儿发育消化能力提高,人乳量与成分自然下降,需要其他食物(包括配方奶)逐渐引入至完全替代人乳为断离人乳期,但此过程仍需维持婴总奶量约800ml/d。3～4个月龄后逐渐定时哺乳,4～6月龄逐渐断夜间奶可帮助婴儿顺利断离人乳。

4. *不宜哺乳的情况* 母亲感染HIV、患有严重疾病应停止哺乳,如慢性肾炎、糖尿病、恶性肿瘤、精神病、癫痫或心功能不全等。乳母患急性传染病时,可将乳汁挤出,经消毒后哺喂。乙型肝炎的母婴传播主要发生在临产或分娩时通过胎盘或血液传递,因此乙型肝炎病毒携带者并非哺乳的禁忌。母亲感染结核病,经治疗,无临床症状时可继续哺乳。

(二)部分人乳喂养

人乳与配方奶或其他食物同时喂养婴儿为部分人乳喂养。

1. *补授法* 4月龄内的人乳不足时每次先哺喂人乳后用配方奶补充人乳不足部分。补授的乳量由婴儿食欲及人乳量定,即"缺多少补多少"。

2. *代授法* 自然断离人乳过程需逐渐引入配方奶,为代授法。

如两种情况使用不当,可减少乳汁分泌降低,或婴儿眷恋母亲,难以断离。

(三)配方奶喂养

小婴儿不能人乳喂养时,完全采用配方奶喂哺婴儿。

1. *配方奶喂养方法* 亦需要有正确的喂哺技巧,包括正确的喂哺姿势、唤起婴儿的最佳进奶状态。配方奶喂哺婴儿应特别注意选用适宜的奶嘴和奶瓶、奶液温度适当、奶瓶清洁以及喂哺时奶瓶的位置,同时奶液宜即冲即食,不宜用微波炉热奶以避免奶液受热不均或过烫,米粉加入奶液不利于婴儿学习吞咽。

2. *奶粉调配* 规范的奶粉调配方法在保证婴儿营养摄入中至关重要。一般市售配方奶粉配备统一规格的专用小勺。如盛4.4 g奶粉的专用小勺,1平勺宜加入30ml温开水;盛8.8g奶粉的专用小勺，1平勺宜加入60ml温开水(重量比均为1∶7)。

注：1平勺为自然舀后刮平，若摇或磕“平”可使奶粉重量增加，冲调后的奶液浓度增加。

3. *奶量摄入估计* 配方奶是6个月以内婴儿的主要营养来源时常常需要估计婴儿奶的摄入量。婴儿的体重、RNIs、以及奶制品规格是估计婴儿奶量的必备资料。一般市售婴儿配方奶粉100g供能约2 092kJ，婴儿能量需要量为397～418kJ(kg·d)，故需婴儿配方奶粉约20g/(kg·d)或150ml/(kg·d)。或用月消耗奶粉量估计日奶量。按规定调配的配方奶蛋白质与矿物质浓度接近人乳，只要奶量适当，总液量亦可满足需要。

(四)婴儿食物转换

婴儿期随着生长发育的逐渐成熟，需要经历由出生时的纯乳类向成年人固体食物转换的过渡时期。

1. *不同喂养方式婴儿的食物转换* 人乳喂养婴儿的食物转换问题是帮助婴儿逐渐用配方奶完全替代人乳，同时引入其他食物；部分人乳喂养和配方奶喂养婴儿的食物转换时逐渐引入其他食物。

2. *过渡期食物* 给婴儿第一次引入的“食物”常常被称为过渡期食物(应是液体或半固体食物)。给婴儿首先选择的其他食物应是易于吸收、能满足生长需要、又不易产生过敏的食物。过渡时期食物即婴儿期第一阶段食物(旧称换乳食物、辅食、或断乳食物)，为过渡到成年人固体食物所添加的富含能量和各种营养素(特别是铁营养素)的泥状食物(半固体食物)如强化铁的米粉，其次引入的食物是根块茎蔬菜、水果，主要是训练婴儿的味觉。

WHO建议婴儿6月龄始引入其他食物，但各国引入其他食物的年龄没有严格的规定。应根据婴儿发育成熟状况决定，一般应在婴儿体重达6.5～7kg后，每次奶量近180ml，提示婴儿消化能力已可接受其他食物，年龄多为4～6月龄。

7～8月龄后逐渐引入婴儿第二阶段食物，包括动物性食物，如鱼类、蛋类、肉类、和豆制品。引入的食物制作应以当地食物为基础，注意食物的质地、营养密度、卫生、制作多样性。此期乳类仍为婴儿营养的主要来源，应保证至少800ml。

婴儿食物转变期有一个对其他食物逐渐习惯的过程，让婴儿熟悉多种食物，特别是蔬菜类，有利于儿童期对食物的接受能力。食物的引入应由少到多，随每次奶量的增加，6～7月龄后其他食物已为1～2次主餐；一种到多种，如每种菜泥(茸)尝2/d，直至3～4d婴儿习惯后再换另一种，以刺激味觉的发育。单一食物引入的方法可了解婴儿是否出现食物过敏。注意引入的方法和食物的质地。如用勺、杯进食可帮助口腔动作协调，学习吞咽；从泥(茸)状过渡到碎末状可帮助学习咀嚼，增加食物的能量密度。婴儿神经心理发育有助食物转变，如手抓食物，既可增加婴儿进食的兴趣，又有利于眼手动作协调和培养独立能力。

二、易出现的婴儿喂养问题

1. *溢乳* 15%的婴儿常出现溢乳，可因过度喂养、不成熟的胃肠运动类型、不稳定的进食时间引起。同时，婴儿胃水平位置，韧带松弛，易折叠；贲门括约肌松弛，幽门括约肌发育好等消化道的解剖生理特点使6个月内的小婴儿常常出现胃食管反流(gastroesophageal reflex，GER)。此外，喂养方法不当，如奶头过大、吞入气体过多时，婴儿也往往出现溢乳。

2. *食物引入时间不当* 过早引入固体食物影响母乳铁吸收，增加食物过敏和肠道感染的机会；过晚引入其他食物，错过味觉、咀嚼功能发育关键年龄，易发生进食行为异常，断离母乳喂养困难，致婴儿营养不足等问题。

3. *能量摄入不足* 8～9个月的婴儿已可接受能量密度较高的成年人固体食物。如经常食用能量密度低的食物(汤面、稀粥、汤饭、米粉)，或摄入液量过多，婴儿可表现进食后不满足，体重增长不足甚至下降，或常于夜间醒来要求进食(表2-5)。

表2-5 不同月龄婴幼儿乳类和其他食物提供能量比

	6～8个月	9～11个月	12～23个月
能量RNI(kcal/d)	682	830	1092
乳类提供能量(kcal/d)	486	375	313
其他食物提供能量 (kcal/d)	196	455	779
其他食物提供能量或比值(%)	29	55	71

注：1kcal=4.184kJ

4. 进餐频繁 胃的排空与否与消化能力密切相关。6 月龄后婴儿进餐仍频繁(超过 7～8/d)，或延迟停止夜间进食，使胃排空不足，影响婴儿食欲。一般安排婴儿一日 6 餐有利于消化。

5. 儿童进食困难 进食困难(feeding difficulties)包括进食障碍(feeding disorders)及吞咽障碍(swallowing disorders or dysphagia)。约 25% 的婴儿有喂养困难经历，2 岁时下降到 10%。30%的喂养困难儿童因患器质性疾病不能获得正常的进食技能，表现为喂养障碍，如先天性唇(腭)裂、消化道内分泌失调致功能低下、神经肌肉疾病(脑瘫)、支气管肺发育不良、心脏畸形等严重疾病。其余无器质性疾病的儿童的喂养困难主要是家长或抚养人的行为所致，如延长奶瓶喂养、延长母乳喂养、食物质地过细使儿童错过进食行为发育的关键期。评价儿童的进食行为可帮助鉴别，避免简单判断为“厌食”“缺乏营养素”“消化吸收不良”。

6. 儿童食物过敏 食物过敏(food allergy，FA)和食物不耐受(food intolerance，FI)属食物的不良反应(adverse reaction to food)。FA 用于描述由食物蛋白引起的异常或过强的免疫反应，FI 为摄入食物或食物添加剂发生异常的生理反应，为非免疫介导反应。食物过敏按 IgE 免疫病理反应分为：①IgE 调节的即刻免疫反应，如花生过敏；②T 淋巴细胞在非 IgE 参与的食物过敏的病理生理关键作用(细胞调节的延迟反应)，如食物蛋白诱导的小肠结肠炎(food protein-induced enterocolitis syndrome，FPIES)；③IgE 和细胞调节的混合反应，如特应性皮炎，过敏性嗜酸性胃肠炎(allergic eosinophilic gastroenteritis)。

食物过敏的临床表现多种但非特异性，如有时婴幼儿对食物过敏的反应仅表现一种保护性拒食行为，需要谨慎鉴别。约有 140 种食物可致敏，最常见的致敏食物有牛奶、鸡蛋，其次为大豆、鱼、虾、大麦、花生、坚果等。花生、坚果类过敏最严重，持续时间最长。可见在家庭自制的婴儿食物中过早加入花生、大豆等食物是不适宜的。非 IgE 介导的食物过敏反应多为慢性消化道炎症。

诊断食物过敏的过程是寻找过敏源。目前食物过敏的诊断仍限于 IgE 介导的速发型反应，对非 IgE 介导的迟发型反应仍缺少检测方法。IgE 介导的食物过敏的诊断金标准包括详细收集病史、过敏源皮肤点刺试验(SPT)、开放性食物激发试验或双盲法食物激发实验。

治疗 FA 唯一有效的措施目前仍是严格避免特定食物抗原的摄入。

三、进食行为评价

1. 观察进食状态 不同的进食状态可帮助评价儿童进食困难的原因。如喂养开始儿童表现的喂养问题常为拒绝张口，可因抚养者强迫进食与儿童关系紧张、儿童食欲不佳或进食姿势不当；疲倦、心肺功能不全或口咽性吞咽困难的儿童喂养过程出现口腔运动和吞咽问题；喂养时吞咽的特殊姿势常常提示器质性疾病所致的喂养障碍，如脑瘫儿童进食时表现躯干、颈和四肢伸展为弓状，而肌张力降低、不能竖颈的儿童进食时咽部过度屈曲，二者均有食物吸入危险；喂养后婴儿如出现情绪紧张、不明原因的哭闹提示胃反流、呕吐的状况。“吸吮差”的婴儿，特别是早产儿常常出现呼吸、吸吮、吞咽协调差，表现吸吮活动无节律，或喂养时可闻呼吸声音，或喂养时出现呼吸困难，或进食时咳嗽，或喂养后婴儿表现乏力等现象。

2. 食物不良反应评价 包括儿童对某些食物过敏、食物不耐受，或强迫进食或胃食道反流使儿童有进食不愉快经历而拒绝某些食物。

3. 进食动力评价 因进食频繁(>7/d)、进食时注意力被分散(玩耍时进食)、过多饮水、进食时间过长等使儿童无饥饿感而缺乏进食动力，缺乏进食技能学习和社交机会。

4. 口腔功能评价 目前儿科尚无单一的测试或评分方法与口腔运动功能评价。但有一些检查表和等级评分方法可帮助系统观察儿童进食状况(表 2-6，表 2-7)。

表 2-6 口腔感觉和运动异常的鉴别

口腔感觉异常	口腔运动异常
混淆母亲与人造乳头	无效吸吮乳头
不能区别奶瓶内的不同味道	可区别奶瓶内的不同味道
喜液体食物	无效口腔运动或不协调
在混和食物中挑选食物	吞咽整块混合食物
食物在嘴里较长时间不吞	食物在嘴里不能形成团块
呕吐只出现对某些食物	呕吐与食物质地无关
食物接触嘴唇即作呕	食物经过口腔后作呕
对固体食物高度敏感	吞咽液体和固体后作呕
自己手指可放入口中但不接受其他人的手指	接受其他人的手指放入口中
不啃玩具	接受磨牙玩具但不会咬或含着
不愿刷牙	愿刷牙

表 2-7　口腔运动与喂养评价

口腔结构活动情况(以“√”表示)	喂养评价(以“√”表示)
唇:回缩　噘嘴	人乳喂养:完全含乳头　不能完全含乳头
舌:抬高　吐出　侧面运动　快速运动	吸吮、吞咽、呼吸:正常　不协调
悬雍垂:发音时抬高、回缩	吸吮声:适当停顿　无停顿
下颌:上下运动　转动	吞食量:正常(用奶瓶时有泡)　差
进食时的防御动作	吸吮时唇的状态:　闭唇　不能闭唇
吞咽　咳嗽　作呕	吸吮时乳汁溢出:　少　较多
喂养情况	舌体运动:　正常　侧面运动　伸出
婴儿与抚养人交流、相互关系	喉升高:　吞咽时　无
喂养时位置	包食物/液体:　两颊　口腔前部
餐具	鼻咽反射:　液体　食物
食物量	
进食时间(min)	
躲避、拒绝	

(黎海芪)

第七节　营养状况评价的原则

评价儿童营养状况可概括为“ABCD”,即“A”人体测量(anthropometric measurement),“B”实验室或生化检查(biochemical or laboratory tests),“C”临床表现(clinical indicators),“D”膳食分析(dietary assessment)。

一、体格发育评价

体格测量包括增长情况和人体成分测量。儿童定期的体格测量,方法简单、安全,需一段时间随访、比较,动态反映总体营养状况。如体重代表整体营养状况,体重下降可提示能量为主的营养不足;缺点是不能确定具体营养素的缺乏。

二、实验室检查

了解机体某种营养素储存、缺乏的水平。通过实验方法测定儿童体液或排泄物中各种营养素及其代谢产物或其他有关的化学成分,了解食物中营养素的吸收利用情况。

一次性检测的微量元素钙、铁、铜、锌、镁中钙、铁、铜属1型营养素,锌、镁属2型营养素。因此,用同样的实验方法获得的1型和2型营养素“实验”数据实际上是没有临床意义的。

一般,人们对1型营养素中碘、铁营养不良的临床表现比较熟悉,而对铜和钙营养不良不很了解,以至于测“微量元素”时常常出现“铜缺乏”“铜过多”或“钙缺乏”的结果。正常情况下人类很少发生缺铜或铜过多。有2种少见的遗传性铜代谢性疾病,新生儿中的发生率约为1/10万,即Wilson病和Menkes病,有严重的特征性临床表现,需要特殊的诊断方法。“钙营养不良”是一难以界定的状态,即使在摄入量较低或过高的情况下,机体受多个激素调节血钙水平仍可维持在正常范围以保证正常生理功能,故钙的生化指标不是反映钙营养状况的合适指标,往往可用内分泌调节指标间接反映机体钙营养状况。临床上常常误将“钙”和骨骼的生长联系。实际上,“骨”既是“器官”又是“组织”,二者的生理意义不同。作为“器官”的骨的形态生长是软骨细胞的生长,以及骨化、重建,需要几乎所有的2型营养素,如胶原和糖蛋白。骨“组织”则是一大的钙贮库,含有体内99%的钙,与骨量发育有关;长期钙营养不足可致骨质疏松,而无长度的生长改变。虽然,按定义或理论上实验室或动物实验可证实某一种1型营养素营养不良的状态可影响一种或多种生理功能,故1型营养素营养不良状态的判断应依据缺乏的临床表现以及直接测定营养素在组织中的浓度或代谢产物。临床上,人们希望用实验室方法能发现某一种1型营养素早期营养不良的状态,但因有的营养素在人体内受到精细调节或受其他因素影响,临床实验尚不可能回答所有问题。因此,营养评价的关键是不能滥用

(misuse)实验室的资料，需要选择适当的、准确的实验室生化检查以提供一较客观的评价结果。目前，实验室的检查可明确部分营养素营养不良状态的判断，如铁、碘、维生素等。这样，判断 1 型营养素营养不良状态的实验室方法选择受限。

三、体格检查

除常规体格检查外，注意有关营养素缺乏的临床体征。

临床体格检查可发现某些与 1 型营养素营养不良状态有关的症状、体征，如维生素 A 缺乏致夜盲症，维生素 B_1 缺乏致脚气病，维生素 C 缺乏致坏血病，维生素 D 缺乏致骨骼畸形等典型症状，但往往营养素营养不良状态的表现是非特异性的，易被忽略或误诊、漏诊。此外，有的临床表现也有重叠，如铁、维生素 A、维生素 D 缺乏时都可出现免疫功能异常。

四、膳食评价

可从食物结构、膳食习惯中了解营养素摄入情况以及各种营养素营养不良状态的不同高危因素，提供临床检查、生化方法的线索。

(一)个体营养素摄入量评估

对个人的膳食进行评价是为了说明此个体的营养素摄入量是否充足，可比较实际摄入量和相应人群需要量中值加以判断。如摄入量远高于需要量中值，则此人的摄入量是充足的；反之，如摄入量远低于需要量中值，则此人的摄入量可能不充足。

(二)群体营养素摄入量评估

群体营养素摄入量评估是为了说明群体中某种营养素的摄入量不足或过多的流行情况(比例)，以及亚人群间摄入量的差别。用比较营养素的摄入量与需要量来评价。

(三)膳食调查方法

按工作要求选择不同方法。

1. *称重法*　实际称量各餐进食量，以生/熟比例计算实际摄入量。

2. *询问法*　多用于个人膳食调查，除询问前 1～3d 进食情况外，尚应调查儿童餐次、进食技能、水摄入量等其他有关情况，有助分析计算结果。

3. *记账法*　多用于集体儿童膳食调查，以食物出入库的量计算。

4. *结果评价*　将膳食调查结果与 DRIs 比较。

(1)营养素摄入：当能量摄入＞85％RNI 或 AI 时，显示能量摄入足够，＜70％说明能量摄入不足；当蛋白质摄入＞80％RNI 或 AI 时，显示蛋白质摄入足够，＜70％说明蛋白质摄入不足；优质蛋白应占膳食中蛋白质 1/2 以上；矿物质、维生素摄入应＞80％RNI 或 AI。

(2)宏量营养素供能比例：膳食中宏量营养素比例应适当，即蛋白质产能应占总能量的 10％～15％，脂类占总能量的 25％～30％，糖类占总能量的 50％～60％。

(3)膳食能量分布：每日三餐食物供能亦应适当，即早餐供能应占一日总能量的 25％～30％，中餐应占总能量的 35％～45％，点心占总能量的 10％，晚餐应占总能量的 25％～30％。

（黎海芪）

第八节　营养不良儿童的能量补充

1. *正常生长的能量需要*　2000 年中国营养学会制定婴儿能量需要为 397kJ/kg[非母乳喂养婴儿加 20％，477kJ/(kg・d)]。2003 年 WHO 报告使用的婴儿能量需要标准是根据 2000 年 Butte 等用双标记水法测定 TEE 和双能量 X 线吸收法测定体成分的研究基础制定，推算 4～5 个月、6～8 个月、9～12 个月婴儿总能量需要量分别为 2 347kJ/d、3 573kJ/d、2 870kJ/d，单位体重能量需要值分别为 338kJ/(kg・d)、322kJ/(kg・d)、324kJ/(kg・d)。

2. *营养不良的能量补充*　营养不良不是单一疾病，而是一种异常的状态；即可因食物供给不足(灾荒、战争)、或食物摄入不当(缺乏知识)、或疾病吸收不良使儿童获得的营养素(能量、蛋白质、维生素、矿物质)不能维持正常组织、器官的生理功能，发生营养低下(undernutrition)或营养过度(overnutrition)的状况。营养低下是营养素不足的结果，而营养过度是摄入营养素失衡(imbalances)或过量的结果。

(1)营养低下状态：营养低下儿童体重生长曲线较身高下降显著，或体重/身高下降。儿童体重过轻的原因可能因发育迟缓(矮小)或瘦弱(消瘦)，后者在＜5 岁儿童中占 2％～10％。发育迟缓的儿童一般有正常的躯体比例，虽然矮小，但体重与身长一致。因此，用实际体重评价往往会得到"体重过轻"的结论。儿童从发育迟缓的状态恢复，即身高的恢复比体重的（消瘦）恢复慢。

营养低下儿童能量需要量和供给量补充应分三步：①按实际低体重确定能量需要量；②消瘦儿童实际身高体重（<实际身高的体重 50%）能量需要量+补充感染供给量=430kJ/kg（因<3 岁多伴有感染，影响生长）；③"合理"生长供给量即按实际年龄的参考值平均体重计算，并以 kJ/kg 确定供给量（>以现有身高的体重确定）。如按实际低体重供给能量，儿童只能继续维持在低水平体重状况；如按实际年龄的平均参考值体重计算能量需要量，儿童又可能不耐受。因此，需要逐渐增加总能量。

（2）营养过度状态：膳食评价的结果可有效帮助儿童恢复平衡膳食，控制儿童体重的增加。7 岁以上儿童超重有高脂血症或高血压应降低体重，或维持体重不增。按平均体重/身高计算能量摄入，采用低热量、低脂肪、低糖、高蛋白的饮食，提供适量的维生素和微量元素，保证儿童生长发育所需营养。

（黎海芪）

参考文献

[1] 黎海芪，毛萌. 儿童保健学. 北京：人民卫生出版社，2009：28-57.

[2] 石淑华，杨玉凤，王林虹. 妇幼心理学. 北京：人民卫生出版社，2008：68-101.

[3] 杨玉凤，金星明，静进. 发育行为儿科学手册. 南京：江苏科学技术出版社，2009：14-20.

[4] 黎海芪，毛萌. 儿童保健学. 2 版，北京：人民卫生出版社，2009.

[5] 刘湘云，陈荣华. 儿童保健学[M]. 南京：江苏科学技术出版社，2009：136-148；252-292.

[6] Mei Z，Grummer-Strawn LM，Thompson D，et al. Shifts in Percentiles of growth druing early childhood：Analysis of longitudinal data from the California child health and development study [J]. Pediatrics，2004 Jun，113(6)：e617-27.

[7] Ong KK，Ahmed ML，Emmett PM，et al. Association between postnatal catch-up growth and obesity in childhood：prospective cohort study [J]. BMJ，2000 Apr 8，320(7240)：967-71.

[8] 胡亚美，江载芳. 诸福堂实用儿科学. 7 版. 北京：人民卫生出版社，2002：16-17.

[9] Andrew M. Prentice，M. Eric Gershwin，et al. The New challenges in studying nutrition-disease interactions in the developing world. Journal of Clinical Investigation http：//www. jci. org Volume 118 Number 4 April 2008.

[10] Fredriks AM，Buuren S，Heel WJM，et al. Nationwide age references for sitting height，leg length，and sitting height/height ratio，and their diagnostic value for disproportionate growth disorders[J]. Arch. Dis. Child，Aug 2005，90：807-812.

[11] Cummings JH，Mann JI，Nishida C，et al. Dietary fibre：an agreed definition [J]. Lancet，2009，373(9661)：365-366.

[12] Williams CL，Bollella M. A new recommendation for dietary fiber in childhood[J]. Pediatrics，1995，96(5)：985-988.

[13] Daniel B. Kessler，Susan S. Baker，Lawrence A. Silverman：Growth Assessment and Growth Failure：Evaluation and Treatment Interventions. 2004，The Editors and Mead Johnson & Company.

[14] 联合国粮食及农业组织. 人体热能需要量. 食品和营养文集，1990：50.

[15] Tom Lissquer，graham Clayden：Illustrated Textbook of Pediatrics. 2nd Edition，2001. Mosby International Limited.

[16] Kathryn G. Dewey：Nutrition，growth，and complementary feeding of the breastfed infant. The pediatric clinics of North America，Breastfeeding 2001，part I. The Evidence for Breast-feeding. 2001，48(1)：87-104.

[17] Feeding Guide for the First Year. [2009-04-07]. http：//www. lpch. org/DiseaseHealthInfo/HealthLibrary/growth/fdgd. html.

[18] Kannan S，Carruth BR，Skinner J. Infant Feeding Practices of Anglo American and Asian Indian American Mothers. J Am Coll Nutr，1999，18：279-286.

[19] 陈绍红，黎海芪. 4~12 月婴儿能量摄入研究. 中华儿科杂志，2007，45：620-623.

[20] Samuel J. Fomon，MD：Assessment of Growth of Formula-Fed Infants：Evolutionary Considerations. PEDIATRICS。2004，113(2)：389-393(SPECIAL ARTICLE).

第3章

症状与体征

第一节　发　　热

每个人的正常体温不尽相同，同一个人一天里的体温也有变化。小儿正常体温为：肛温 36.5～37.5℃或腋温 36～37℃；口温（舌下）一般比腋温高 0.2～0.5℃。肛温最能反映体内温度，但大多数情况下，腋温测量更加容易被接受。肛温≥38.0℃或腋温≥37.5℃，且 1d 内的波动超过 1℃，可定义为发热。根据腋温判断发热程度：低热：温度<38℃；中热：温度 38～39℃；高热：温度 39～41℃；极热：温度>41℃。发热程度并不一定反映疾病的严重程度，例如，感冒可以引起高热，而新生儿或体弱儿严重感染则往往表现低热或中热、甚至体温不升。因此，考虑发热的临床意义时必须结合临床资料进行综合分析。

（一）病因

婴儿和年幼儿童的急性发热大多由感染所引起，绝大多数是呼吸道病毒或胃肠道病毒感染；也可以是细菌感染，典型的有中耳炎、肺炎和泌尿道感染，偶尔是非常严重的感染如脑膜炎。新生儿以 B 族链球菌、大肠埃希菌、李斯特菌等感染居多。2 岁以下婴幼儿易患隐性菌血症，常见的病原菌是肺炎双球菌和流感杆菌。

急性发热的非感染性病因较少见，包括中暑和毒物摄入（如抗胆碱能药物）。有些疫苗接种后会引起发热，持续数小时到 1d，个别可持续数天甚至 1～2 周，但如果其他方面没有异常，则没有必要进行进一步检查。

慢性发热有各种潜在的病因，范围包括：自身免疫性疾病如幼年型类风湿关节炎、炎症性肠病；癌症如白血病、淋巴瘤；慢性感染如骨髓炎、泌尿道感染；遗传性周期发热等。

（二）评估

对发热的评估因年龄而异，首先应寻找和明确病因。年龄≤3 个月婴儿的急性发热不论其他症状和体征如何，都需要进行全面的检查。

1. *病史*　对年龄<3 个月的婴儿，病史询问的重点是有无患败血症的危险因素，包括母源感染、早产、近期手术以及明确的情况如艾滋病感染。对年长的儿童，病史重点是症状和体征、疫苗接种史、近期病原接触史和其他感染危险因素，包括体内的医疗装置（如导管、脑室腹膜分流术）和易感染的疾病史（如先天性心脏病、镰状细胞贫血、免疫缺陷）。虽然发热的程度和病因的严重度之间没有直接的关系，但年龄<2 岁者体温达 39℃的高热其患隐性菌血症的危险性更大。

2. *体格检查*　全身评价很重要。如果发热患儿状态较差，尤其是在体温已经下降时，应引起注意，需要深入的检查和继续观察。所有发热患儿都应仔细检查鼓膜、咽喉、胸部、腹部、淋巴结、颈抵抗和皮肤。瘀斑和紫癜通常提示严重感染。

3. *辅助检查*　所有年龄<3 个月的发热患儿需要进行白细胞检查，并根据情况进行血液培养、尿液分析和尿液培养，必要时进行脑脊液检查。其他检查包括胸部 X 线片、粪便涂片检查白细胞和粪便培养、红细胞沉降率、C 反应蛋白等。

3～24 个月龄的患儿，一般情况较好且可以接受全面仔细检查的，不一定需要进行实验室检查。但如果有明显的症状或体征，应进行相应的检查，如发现低氧血症、呼吸困难时检查胸部 X 线片。如果一般状态差但是没有发现局部的体征，应该考虑进行血细胞计数、血液培养、尿液检查以及脑脊液检查。

年龄>24个月的患儿辅助检查根据病史和体格检查情况而定。

(三)处理

对于高热患儿应及时适当降温，以防止发生惊厥等不良后果。既往有高热惊厥史的患儿，在降温时同时给予镇静药。发热原因不明者，应积极寻找病因。

降温治疗

(1)物理降温：将患儿放置在环境安静、阴凉、空气流通的场所。采用冷毛巾、冷水袋等冷敷，28～30℃冷水或30%～50%乙醇擦浴。也可采用30～32℃的冷生理盐水灌肠。

(2)药物降温：早产儿、小婴儿和体弱儿尽量不用药物降温。常用的药物降温：对乙酰氨基酚，10～15mg/kg，4～6h 1次，24h内不要超过5次；或布洛芬5～10mg/kg，6～8h 1次。

(3)病因治疗：应根据不同病因采取相应的治疗措施。国外大多数专家建议，对年龄≤28d的新生儿进行住院治疗，并静脉注射能广谱对抗新生儿和社区获得性病原的抗生素，直到检查结果出来再进行调整。目前推荐使用头孢曲松(50～75mg/kg，1/d)或头孢噻肟(50mg/kg，6h 1次)加用氨苄西林来杀灭李斯特菌和肠道球菌。对于其他患儿，检查应当做到什么程度、培养结果出来前是否要用抗生素、是收住院治疗还是在门诊治疗等，取决于患儿的全身状况、家庭配合情况以及是否有导致感染的危险因素等。

(黄国英)

第二节　咯　　血

咯血是指喉部以下气管、支气管或肺组织出血经过口腔咯出。咯血可导致窒息、休克等严重后果，甚至危及生命，是儿科急症之一。

(一)病因

儿童咯血病因与成年人有所不同，除了因炎症导致以外，与先天性疾病以及儿童自身解剖生理关系更为密切。儿科常见的咯血病因可以分为以下几种：①呼吸系统疾病：气管、支气管疾病如急性支气管炎、支气管扩张症、气管肿瘤等；肺部疾病包括肺出血、肺部感染性疾病和肺部非感染性疾病如含铁血黄素沉着症、弥漫性肺间质纤维化以及肺囊性病变等。②循环系统疾病：各种原因导致的肺淤血、肺动脉高压；肺栓塞；肺动静脉瘘等。③全身性疾病：新生儿自然出血；血液系统疾病；急性传染病如流行性出血热、钩端螺旋体病、肺型鼠疫等；其他疾病导致的凝血功能障碍等。④局部刺激：刺激性气体或化学物质的吸入和接触。

(二)评估

在评估咯血时，首先要排除其他部位出血导致血液从口腔中排出，如鼻出血、牙龈出血等。

1. *病史*　询问患儿的年龄、咯血量和伴随症状以及既往史、个人史和家族史。对于新生儿和婴儿着重询问产前检查有无发现先天性心脏病、先天性肺隔离症等先天性疾病；对于年长儿重点询问既往有无反复发作的咯血病史，后者可见于含铁血黄素沉着症、弥漫性肺间质纤维化等疾病；如果家庭成员中有咯血者，应注意与结核病鉴别。

所有咯血患儿都要仔细询问咯血量，咯血量往往关系到病情的程度。一般可将咯血分为三度：1度：痰中带血，失血量少于有效循环的5%，外周血红细胞计数及血红蛋白值无明显变化。2度：一次或反复加重的咯血，失血量为有效循环的5%～10%，外周血红细胞计数及血红蛋白值较出血前降低10%～20%。3度：大口咯血，口鼻喷血，失血量大于有效循环的15%，血压下降，外周血红细胞计数及血红蛋白值较出血前降低20%以上。

2. *体格检查*　应做全面细致的体格检查，注意患儿一般生长发育，有无贫血貌，口鼻咽部有无出血症状，心、肺为重点的体检部位。此外，注意有无皮肤黏膜出血，有无杵状指、趾等。

3. *辅助检查*　痰液检查为重要的常规检查，小婴儿痰液吞入胃内，可行胃液检查；根据痰液检查的性质及其所见的特殊细胞或病原体可以初步诊断病因。血常规检查可了解贫血程度，白细胞计数有助于鉴别感染、非感染因素，嗜酸性粒细胞增高提示寄生虫或过敏性疾病。血小板计数和凝血功能检查有助于出血性疾病的鉴别诊断。

特殊检查包括胸部X线、CT、MRI和心脏超声等，这些检查有助于了解有无肺囊肿或先天性心脏病。核素肺灌注扫描有助于了解肺动脉栓塞。

在上述检查无法确证病因的情况下，可考虑气管、支气管镜和肺活检等。

(三)处理

咯血的处理原则是:及时控制出血症状,防止窒息、休克等,寻找病因。

1. *对症治疗* 1度咯血者无需特殊治疗,旨在查明病因,对因治疗。2、3度咯血应做紧急处理。

(1)一般处理:取半卧位,避免血块阻塞气道。急救时最重要的是保持呼吸道通畅。

(2)药物止血:各种止血药物如维生素 K_1、酚磺乙胺酚、巴曲酶等静脉使用,大量咯血者可以使用垂体后叶加压素静脉滴注。

(3)手术止血:对于内科治疗无效者可以考虑支气管镜下止血。对于出血部位明确,内科治疗后仍反复咯血的患儿,在无其他手术禁忌证的情况下可以考虑肺叶切除。

(4)输血:对于急性出血、咯血量大,出现休克的患者,可以扩容后,输注浓缩红细胞。

2. *病因治疗* 查明病因后,根据病因治疗。如感染性疾病应用相应抗生素治疗,对于有原发病或基础疾病患儿需治疗原发病。对于先天性肺囊肿可以考虑切除囊肿,对于肺动、静脉瘘患儿可以考虑介入治疗。

(黄国英 张 璟)

第三节 胸 痛

胸痛是儿科常见的临床症状之一。年长儿能自己叙述病史,胸痛常作为其唯一主诉来儿科门诊求医。

(一)病因

胸部包括胸壁组织、胸腔、食管胸段、肺、心脏等器官,这些器官病变均可以引起胸痛。此外,精神因素也可以引起胸痛。归纳起来,胸痛的原因包括以下几大类。①胸壁局部原因:胸壁皮肤感染、肋软骨炎、柯萨奇病毒感染引起的流行性胸痛、带状疱疹病毒感染、肋间神经炎、胸壁外伤等。②呼吸系统原因:肺炎、胸膜炎、气胸、肺栓塞、肺梗死以及胸腔内肿瘤压迫等。③循环系统原因:心肌炎、心律失常、心包炎、心包积液是较常见的原因。此外,心绞痛、心肌梗死等虽然儿童少见,但是对于有川崎病病史的患儿,应提高警惕。④消化系统原因:食管炎、食管内异物、食管肿瘤、胃炎、十二指肠疾病,其他如肝胆系统疾病也可引起胸部“牵涉痛”。⑤自主神经功能失调:主要是心因性。但是诊断心因性时,一定要排除其他器质性疾病。⑥其他原因:包括膈肌受到各种原发病的刺激,可以引起“放射痛”;急性脊髓炎、脊髓外伤、脊髓占位等均可以引起胸痛。

(二)评估

对于胸痛的主诉不可忽略,应该积极寻找原发病,判断是器质性疾病还是心因性疾病。

1. *病史* 胸痛病史询问重点包括:胸痛的部位和放射、胸痛发生的时间和诱因以及疼痛的性质。例如,胸痛位于胸骨后,每次进食时症状明显,疼痛性质为烧灼样,则食管病变引起的可能性大。此外,应询问有无其他伴随症状如发热、咯血、呼吸困难等;了解有无误服腐蚀剂、外伤史、其他疾病以及最近情绪和心理状况等。

2. *体格检查* 体检时应特别注意胸壁有无红肿热痛表现、皮疹、创伤、胸廓肋骨断裂。检查心、肺和腹部时,都要特别注意相应的重要体征。

3. *辅助检查* 主要是根据考虑各系统疾病而选择相应的检查。外周血常规有助于了解有无感染。胸部X线可以了解肋骨、纵隔、肺部以及心脏情况。怀疑心血管疾病时还应做心电图、超声心动图等检查。对于消化系统疾病可行相应的内镜检查。怀疑脊髓病变时可行CT、MRI等检查。

(三)处理

处理原则为镇痛,寻找病因,进行病因治疗。

1. *镇痛治疗* 一般儿童不予镇痛药。但是对于胸痛剧烈难忍者,可以酌情给予镇痛药。

2. *病因治疗*

(1)抗感染治疗:对于感染性疾病应积极使用有效抗生素。对于带状疱疹、柯萨奇病毒感染的患儿可给予抗病毒药物。

(2)治疗基础疾病:如心脏病患儿应该进行针对心脏病的治疗。

(3)手术治疗:外伤患儿有手术指征的应尽早手术。对于胸腔内占位,也可手术摘除占位,解除压迫。

(4)心理疏导:对于年长儿,青春期焦虑是常见的心理疾病,指导患儿进行心理疏导,可以缓解心因性胸痛症状。

(黄国英 张 璟)

第四节　呕　　吐

呕吐乃是由于各种因素导致食管、胃、肠逆蠕动，伴腹肌强力痉挛性收缩，迫使胃内容物从口腔、鼻腔排出的一种症状。偶尔呕吐可见于正常孩子。严重呕吐可导致脱水、电解质紊乱、酸碱平衡失调，甚至危及生命。持久的慢性呕吐，尤其是伴有营养不良和生长落后，常常预示有严重的情况。

（一）病因

病因包括：①严重感染：如败血症、脑膜炎；②胃食管反流；③胃肠道梗阻性疾病：如幽门狭窄、十二指肠狭窄或肠扭转等；④神经系统疾病：如脑肿瘤或其他占位性病变；⑤代谢性疾病：如肾上腺性腺综合征、半乳糖血症等；⑥其他：如药物、农药、有机溶剂、金属等中毒。

年长儿童的呕吐常常是由于急性胃肠炎或阑尾炎所引起。正常婴儿常在喂奶时或喂奶后不久呕吐出少量奶（通常不超过 5～10ml），常常是随着打嗝呕出，喂奶过快或咽下空气可能与此有关。溢乳在没有上述因素时也会发生，这可能是喂养过度的一种表现。

（二）评估

1. *病史*　病史应关注呕吐出现的时间、频率和呕吐量以及喂养方式、排便频率和大便性状、尿量以及有无腹痛等。呕吐伴有腹泻考虑为急性胃肠炎；伴发热提示感染；喷射性呕吐考虑为胃肠道梗阻性病变；黄色或绿色（胆汁）呕吐物提示乏特壶腹远端梗阻；伴有剧烈哭闹和无便或黏液血便提示肠套叠可能；易激惹、气哽和喘鸣症状提示胃食管反流；有发育落后以及神经系统表现者考虑为中枢神经系统疾病。

2. *体格检查*　体格检查重点是观察整体状况、脱水体征、生长指标、发育表现和腹部情况。上腹部肿物或“橄榄”样肿块应考虑为幽门梗阻。腹胀或腹部肿物可能代表梗阻性病变或肿瘤。发育落后可能有中枢神经系统疾病。腹部压痛考虑为炎症存在。发现体重增长不良或体重下降时需要全面仔细检查、明确诊断。

3. *辅助检查*　发育良好并且没有疾病表现的儿童不需要进行诊断性检查。如果病史和体格检查考虑有潜在的异常，则应进行检查，包括超声波、X 线、CT 和 MRI 以发现肠道的病变或肿瘤；上消化道 X 线片和 pH 检查有助于诊断胃食管反流；脑影像学检查有助于诊断中枢神经系统疾病；细菌培养有助于明确感染的病原菌；特殊的血液生化检查可以帮助诊断代谢性疾病。

（三）处理

呕吐处理的原则为止吐，纠正脱水和病因治疗。

1. *止吐*　考虑到副作用，止吐药不用于婴儿和年幼的儿童。年长儿童可以适当使用止吐药。

2. *纠正脱水*　对愿意口服液体者给予少量多次的含电解质的液体。严重者需要进行静脉给药，包括补液和纠正电解质和酸碱平衡紊乱。

3. *病因治疗*　呕吐的特异性治疗是针对病因的，胃食管反流采用头高脚低的体位，浓汁喂养，有时加用抗酸药和促胃肠动力药。幽门狭窄和其他梗阻病变需要进行外科手术。

对于溢乳婴儿无需特殊治疗，如是喂养过快引起，可采用较硬的、孔较小的奶嘴，多拍婴儿的背以促使其更多地打嗝。

（黄国英）

第五节　便　　血

便血是指消化道出血，表现为大便含有血液成分，包括隐血阳性，咖啡色、黑色或鲜血等形式。便血可以是消化道疾病的表现，也可能是全身性疾病所引起，可导致贫血，严重者甚至出现失血性休克。

（一）病因

许多疾病都可以导致消化道出血，引起便血症状。但与成年人不同的是，小儿便血很少是恶性病变所致。常见的病因如下：

1. *消化系统疾病*　消化道任何部位出血都可以导致便血症状，常见的疾病有：消化性溃疡、应激性溃疡、肠套叠、肠重复畸形、Meckel 憩室、肠息肉、炎症性肠病、肛裂、食管静脉曲张破裂、食管贲门撕裂症、感染性腹泻等。不同年龄便血的原因不甚相同。新生儿以维生素 K 缺乏、坏死性小肠结肠炎为多见。婴儿则以肠套叠最为常见；其次为感染性腹泻病，常见病原体包括空肠弯曲菌、沙门菌、志贺菌和耶尔森菌等；而肛门直肠病变是婴儿期下消化道出血最常见的原因。1岁以上的儿童以幼年型息肉、门脉高压、服用阿司匹林等药物、Meckel憩室；感染性腹泻病也不少见；过敏性紫癜可以以消化道出血为首发症状；溶血尿毒综合征也可以由于小血管栓塞引起消化道出血。青春期常见的病因有消化性溃疡、食管炎、幼年型息肉、肛裂、炎症性肠病。

2. 消化系统以外的疾病　可引起便血的非消化道疾病包括：血液系统疾病如白血病、血小板减少性紫癜，过敏性紫癜和川崎病等，这些疾病可引起消化道出血导致便血；咽下母血、鼻出血等因血液进入消化道，也可表现有便血症状。

(二)评估

评估的重点包括便血的量、部位和原因以及出血是否影响血流动力学的稳定。

1. 病史　包括便血发生的时间、次数、颜色、性状以及伴随症状如呕吐、腹痛、腹泻、发热、皮肤黏膜出血点等。例如：柏油样黑便常常提示出血部位位于食管、胃、十二指肠等；紫红色便提示小肠出血的可能性较大；大便表面血液附着或血液与大便相混则提示结肠出血。果酱样大便伴阵发性哭闹则是肠套叠的典型症状。询问个人和家族的出血史有助于了解全身性出血性疾病如血友病。此外，还应注意便血前是否有服用阿司匹林、乙醇、腐蚀性物质等病史。

2. 体格检查　首先应仔细观察全身状况、特别是血流动力学的稳定性，包括血压、脉搏、心率、周围微循环、贫血等，判断是否存在失血性休克。在病情稳定情况下，仔细检查腹部有无肿块、压痛、反跳痛、肌卫、肠鸣音等。同时检查有无皮肤黏膜出血、肝脾大、腹壁静脉曲张等。

3. 辅助检查　根据临床表现有序合理地选择针对性检查。最初的实验室检查应包括血型、全血细胞计数、血小板、尿、出血时间、凝血时间、凝血酶原时间和电解质等。大便特异性检查包括：白细胞、细菌培养，必要时检查其他病原体。腹部X线检查有助于新生儿坏死性小肠结肠炎、肠梗阻的诊断；结合钡剂造影可以显示消化性溃疡、肠道畸形等异常，但检查时应掌握适应证。超声检查对于了解腹部肿块、肝脾情况很有帮助，对于肠套叠和梗阻性病变的诊断也有所帮助。内镜检查可以确定90%以上病人的出血部位，有时甚至可以给予止血，具有重要价值。

(三)处理

便血的处理原则为：稳定血流动力学，止血，病因治疗。

1. 一般治疗　卧床休息、禁食、静脉营养等。

2. 稳定血流动力学　大多数儿童消化道出血量不多，引起休克者少见。但一旦发生休克，应立即抢救，给予扩容、输血等处理。

3. 止血　可适当使用止血药。新生儿出血症可给予维生素K肌内注射。消化性溃疡或胃炎可使用制酸剂或西咪替丁；对于药物止血无效者应考虑急诊手术。

4. 病因治疗　在上述处理的基础上，应积极寻找便血的病因，给予相应治疗。出现肠旋转不良肠缺血、肠扭转、不可复位的肠套叠、肠穿孔等情况时需要紧急手术。

（黄国英）

第六节　腹　　痛

腹痛为小儿常见的症状之一，腹腔及邻近脏器疾病都可以引起腹痛。除器质性病变外，腹痛也可为功能异常所致。急腹症是指需紧急处理的腹部器质性疾病，此类疾病以腹痛为突出症状，大多起病急、进展快，需急诊手术，延误治疗将造成严重后果危及生命，及时做出正确诊断，给予妥善处理十分重要。

(一)病因

小儿腹痛的病因复杂，许多系统脏器病变均可以导致腹痛，但以腹部脏器的病变为主，常见病因包括：①脏器炎症：腹腔内脏器发生炎症，形成炎性病灶，如阑尾炎、梅克尔憩室炎、胆囊炎、胰腺炎等。② 弥漫性腹膜炎：腹膜炎常由器官炎症进展蔓延而形成，有原发疾病的病史或突出压痛点。小儿最常见的为急性阑尾炎坏疽、穿孔所致。亦可因肠梗阻、肠坏死而致；亦有腹腔内无病灶器官而发生腹膜炎者，称为原发性腹膜炎，其常见原因为肺炎双球菌或金黄色葡萄球菌感染通过血液扩散，也可见于肝、肾病者腹水感染。③管腔梗阻：肠道、输尿管或胆管等闭锁、狭窄、粘连、扭转、结石、异物及套叠等。④穿孔破裂：胃肠穿孔，卵巢囊肿破裂，外伤等。⑤功能性：婴儿肠痉挛，乳儿吞咽大量空气等。⑥非腹腔脏器病变：如食管、肺和心脏等胸腔脏器病变也可有腹痛症状，这种疼痛称为“感应性腹痛”，常与内脏性疼痛同时或相继发生，例如右肺下叶肺炎时可表现为胸痛和右侧腹壁疼痛。一般认为，传导某内脏痛觉的神经纤维和被感应的皮肤感觉神经共同进入同一脊髓节段，在脊神经节及脊髓后角间关系密切，当内脏病变使痛觉神经纤维受到刺激，发生冲动，传导至相应的脊髓节段，引起该节段神经分部的体表发生感应性腹痛。

（二）评估

首先要鉴别是内科疾病还是外科疾病，以便给予及时正确的处理。全面的病史、体格检查和针对性的辅助检查对于鉴别内科疾病和外科疾病至关重要。

1. 病史　了解腹痛的性质、部位、起始过程。内科疾病常先是发热后出现腹痛，疼痛部位比较模糊，不能提示肯定部位或泛指脐部。年龄幼小者不会自诉腹痛，或虽会说腹痛，但不会指出确切的部位，常说是全腹或脐周痛。婴幼儿阵发性哭吵往往提示阵发性腹痛，如果伴有面色发白，甚至出冷汗，是为机械性肠梗阻的特征。肠套叠、粘连性肠梗阻、嵌顿性腹股沟疝患儿于腹痛时均有此症状。有时也可表现为阵阵呻吟与痛苦表情，应引起重视。

在询问病史时，除了腹痛症状外，应注意了解伴随症状如发热、呕吐、便秘、腹泻、便血以及呼吸系统和泌尿系统症状，这对于诊断和判断病情十分重要。

2. 体格检查　观察全身情况，并以腹部为体格检查重点。

（1）全身情况：应注意面色、精神状态、表情、体位和生命体征等。痉挛性腹痛常表现为阵发性剧哭、烦躁不安、腿弯向腹部；持续性腹痛则表现为痛苦面容、拒按腹部和不愿活动；腹膜炎表现为改变体位时腹痛加重。

（2）腹部检查：①望诊：注意腹部形态是否平坦对称，有无腹胀、肠型。腹膜炎表现为腹式呼吸减弱甚至消失；机械性肠梗阻可见到肠蠕动波。嵌顿性腹股沟疝在腹股沟、阴囊（阴唇）区可见肿块。②触诊：触诊对腹痛诊断有着特殊的意义，婴幼儿如很不合作，可肌内注射苯巴比妥3～5mg/kg诱导入睡后再进行触诊。内科疾病腹部压痛相对较轻，不固定，不拒按，很少出现腹肌紧张，腹痛往往在短时间内减轻甚至消失。外科疾病则先有腹痛，然后才出现其他症状，腹痛性质敏锐，定位明确，但在严重中毒症状或休克时，因患儿反应不良，压痛可不明显，无腹肌紧张，应引起警惕。③叩诊：了解有无腹水。④听诊：了解肠蠕动的情况，肠麻痹时肠鸣音消失。机械性肠梗阻的典型表现为：肠鸣音间歇性有节律地增强，伴有气过水声或金属音，此时相应出现腹痛和肠蠕动波，而在两阵腹痛的间隙听不到肠鸣音。

（3）直肠指检：80%肠套叠在指套上染有果酱样大便。先天性巨结肠在拔出手指时有大量腥臭水样便伴气体一起冲出。阑尾炎穿孔盆腔内积脓可有直肠壁增厚或触及肿块。

3. 辅助检查

（1）血、尿、粪常规：这些检查必不可少，白细胞计数及分类检查可提示有无感染及感染的严重程度，尿常规有助于区别腹痛是否泌尿系统疾病引起，粪常规有助于肠炎、痢疾的诊断。疑有肝、胆、胰腺疾病时应查肝功能和血淀粉酶。

（2）腹腔穿刺：当考虑有腹膜炎、腹腔内出血等情况时，可选择腹腔穿刺，观察抽出液的性状、色泽，并送涂片、细菌培养或生化分析等，以明确诊断。

（3）腹部X线片：有助于了解肠梗阻性质、部位、程度和原因。麻痹性肠梗阻时小肠和结肠全部充气扩张；机械性、完全性梗阻则梗阻以上肠管充气扩张，排列成阶梯状液平面，而结肠、直肠内无气体；如见单独突出胀大的肠襻，位置不随时间而发生改变，提示有肠绞窄。钙化斑块提示胎粪性腹膜炎。

（4）结肠造影检查：了解结肠直肠的形态与功能有无病变。临床考虑为先天性巨结肠或肠旋转不良，应做钡剂灌肠，可见特征性改变。疑有肠套叠时做空气灌肠或钡剂灌肠以明确诊断，并可进行复位。

（5）B超检查：对腹部肿块性质（囊性或实质性）及定位甚有帮助，常应用于阑尾包块、肠套叠、腹腔肿瘤、先天性胆管扩张症等疾病的诊断。

（6）其他检查：CT与MRI可用于检测腹部肿块的部位、范围及特征。纤维胃镜、纤维结肠镜、腹腔镜等内镜检查亦已应用于小儿，可根据病情的需要及病儿的条件是否许可选择施行。

（三）处理

腹痛的处理原则为：密切观察，对症处理，病因治疗。

1. 一般处理　根据是否有发热、脱水等给予退热、补液等一般治疗。对于急性腹痛病，由于患儿大多不能进食，且往往出现呕吐或腹泻症状，肠腔积液、腹腔渗液又使体液丢失，故术前要积极纠正水、电解质及酸碱平衡，伴有休克、失水、酸中毒者应迅速处理。同时应密切观察腹痛症状的发展情况，对于发病时间短或病史诉说不清、鉴别诊断有困难者，可在密切观察中加以判断，一些外科急腹症其体征变得更为明确；如为非外科疾病，体征往往减轻，有时甚至消失。

2. *对症处理*　诊断未明确前禁止使用镇痛药。但如果诊断已经明确，而腹痛症状难以耐受者，可适当使用镇痛药。

3. *病因治疗*　确诊为外科急腹症有手术指征者，应在一般情况稳定后迅速手术。

（黄国英）

第七节　肝　脾　大

肝脾大是儿科常见的异常体征。正常小儿肝上界在右锁骨中线第5肋间（婴儿在第4肋间），腋中线第7肋间，肩胛线第9肋间。肝下界因年龄不同而不同，1～2岁可在右锁骨中线肋缘下触及<2cm；3岁以上儿童，大部分不能扪及。脾位置较表浅，新生儿可在左肋下1～2cm处扪及；5～6个月婴儿偶可扪及；3岁以上不能扪及。如果肝或脾界限超过上述范围，即为肝、脾大，肝大和脾大可以单独存在，但可以同时发生。

（一）病因

从生理功能角度，肝主要属于消化系统，而脾属于血液、淋巴系统。肝脾大可由多种疾病引起，主要原因可分为感染性和非感染性因素：

1. *感染性因素*　细菌、病毒、真菌以及寄生虫感染均可以引起肝脾大，如肝炎、传染性单核细胞增多症、巨细胞病毒感染、伤寒、血吸虫病，弓形虫病等。

2. *非感染性因素*　①代谢性疾病：糖、氨基酸、脂肪以及其他各种物质代谢异常均可导致肝脾大，如糖原贮积症、尼曼-匹克病、戈谢病、肝豆状核变性等；②其他系统疾病：充血性心力衰竭、肝硬化、门脉高压、溶血性贫血、血液系统疾病、结缔组织疾病、组织细胞增生症和各系统恶性肿瘤等。

（二）评估

肝脾大根据年龄不同，其主要病因不同。各年龄组急性起病，首先考虑感染因素。对于年龄较大慢性起病者，需考虑有无代谢性疾病和其他系统疾病。

1. *病史*　询问起病年龄，起病急缓，伴随症状（发热、黄疸、出血等）。询问既往史，个人史（有无到过疫区）和家族史。婴儿应询问母亲孕产史、母亲产前乙肝病毒、TORCH等检查情况。

2. *体格检查*　首先注意一般情况（发育、营养、精神），是否有黄疸、贫血、瘀斑瘀点、出血点、蜘蛛痣、肝掌，腹部查体注意有无腹水，有无腹壁静脉曲张，肝脾大的程度，肿大质地，有无触痛、叩痛。有无淋巴结肿大。其他系统也应详细体检。

肝脾大的质地分为3度。1度：质软如唇；2度：质韧如鼻；3度：质硬如额。

肝脾大的程度分为轻、中、重、极重度。轻度：肝下界在锁骨中线肋缘<3cm；中度：肝在肋下>3cm，但脐以上；重度：肝超过脐水平；极重度：肝已入骨盆，并且越过中线。脾大轻、中、重度标准同肝。

3. *辅助检查*　根据初步体检，选择相应的检查。

一般检查包括血、尿、粪三大常规。血生化包括肝功能、血糖、血脂、血浆蛋白等。凝血功能检查。对于怀疑感染者应做血培养甚至骨髓培养。对于新生儿患儿，应行TORCH全套检查。对于考虑寄生虫可能患儿，应行寄生虫抗原抗体检测。对于怀疑代谢性疾病者可行铜蓝蛋白检查，血尿串联质朴检查，酶学检查，有条件者可行基因诊断。

特殊检查包括：根据各原发病，选择X线检查，心脏超声，腹部B超、CT检查，骨髓穿刺，消化道内镜检查，放射性核素检查等。

对于诊断原因不明的患者，可以选择肝活检检查，明确肝病理表现。但要严格掌握其适应证和禁忌证。

（三）处理

肝脾大主要是积极寻找病因，进行病因治疗。

1. *一般对症治疗*　有肝功能损害，可以选用保肝药物；有黄疸的患儿，可选用退黄药物；中、重度贫血患儿可以考虑输注浓缩红细胞；合并凝血功能障碍，可以输注新鲜血浆，凝血酶原复合物和白蛋白。肝门脉高压食管静脉曲张大量消化道出血患儿应积极止血抗休克治疗。

2. *病因治疗* 针对原发病进行治疗。如感染性疾病抗感染治疗。心功能不全者给予强心、利尿、扩血管治疗。血液系统疾病、组织细胞增生症和肿瘤患儿应行化疗。结缔组织疾病患儿应用激素、细胞毒性药物同时注意保肝。

3. *手术治疗* 食管静脉曲张患者可在内镜下进行硬化剂治疗。脾功能亢进患者可以考虑脾切除。可在内镜下进行硬化剂治疗。脾功能亢进患者可以考虑脾切除。

（黄国英　张　璟）

第八节　淋巴结肿大

淋巴结广泛分布于全身各处，是人体重要的免疫器官之一。它的主要功能是产生淋巴细胞，是人体的防御屏障，有阻拦和吞噬病菌、防止病变蔓延的作用。小儿淋巴结肿大是儿科常见的症状和体征。人体的淋巴结共有 600～700 个，呈豆形，位于淋巴回流的通路上。常常成群分布于颈部、腋下、腹股沟、肺门等处。

(一)病因

各种损伤和刺激均可引起淋巴结肿大，病因较多。按淋巴结肿大发病机制可把它分为炎症性肿大、反应性增生肿大、肿瘤性肿大、组织细胞增生性肿大等 4 大类疾病。

1. *炎症性肿大* 各种病原体感染淋巴结导致淋巴结肿大。包括细菌、病毒、真菌、结核分枝杆菌、寄生虫感染均可引起淋巴结肿大。如化脓性淋巴结炎，淋巴结结核，传染性单核细胞增多症等。

2. *反应性增生肿大* 其他部位病变刺激淋巴结导致反应性增大。如全身性感染可以引起淋巴结反应性肿大，如败血症；变态反应性疾病如血清病；结缔组织病如风湿热；全身型幼年型类风湿关节炎等；川崎病等。

3. *肿瘤性肿大* 恶性肿瘤引起淋巴结肿大，如淋巴瘤、白血病等。

4. *组织细胞增生性肿大* 如组织细胞坏死性淋巴结炎，朗格汉斯细胞组织细胞增生症。

(二)评估

儿科淋巴结肿大的评估主要根据年龄，淋巴结肿大的性质和部位等进行诊断。淋巴结肿大仅是一项体征，重要的是寻找引起淋巴结肿大的原因。儿童可以在颈部触及单个黄豆大小、质软、无痛、活动度好的淋巴结，属于生理正常现象。

1. *病史* 询问发病年龄，起病急缓，以及病程长短。伴随症状如发热，皮疹，关节症状，出血，肌痛，腹痛，肝脾大等。有无传染病接触史，输注血制品史，药物过敏史。

2. *体格检查* 患儿的一般发育状况，营养状况，有无贫血体征和皮疹。全身体表淋巴结肿大情况，包括淋巴结肿大数目、大小、部位、活动度、有无触痛、有无粘连和体表皮肤有无红肿热痛、有无破溃以及窦道形成，淋巴结检查的顺序应是由上至下，不要遗漏，一般顺序为从头颈部－锁骨上－腋下－肘部－腹股沟－腘窝。注意心肺阳性体征，腹部体检注意肝脾大小、有无腹水、有无腹壁静脉曲张，有无腹部压痛，下肢有无水肿，神经系统是否有阳性体征。

3. *辅助检查* 对于所有淋巴结肿大的患儿都应该首先检查血常规，根据血常规白细胞分类，血红蛋白值，嗜酸性粒细胞值等可以初步了解病因。根据相应病原体血清学抗体检测可以明确病原体；PPD 试验可以协助诊断结核感染；血沉，C 反应蛋白是各种急性疾病活动性指标；血培养和骨髓培养可以协助诊断细菌感染；骨髓穿刺可以诊断血液系统恶性疾病；其他可以选择各种影像学协助原发病诊断。

对于淋巴结肿大原因不明，经过初步常规治疗无好转的患儿，在无手术禁忌证的情况下，可以选择淋巴结活检。根据淋巴结病理，可以明确诊断。

(三)处理

淋巴结肿大治疗原则以病因治疗为主，对于病因尚不清楚的患儿，可以先根据经验治疗，待淋巴结病理报告后，再行原发病治疗。

1. *一般治疗* 对于长期淋巴结肿大，慢性消耗性疾病患儿可给予营养支持；对于反复发热患儿，可给予退热治疗。

2. *抗感染治疗* 感染性疾病应根据感染病原体给予抗感染治疗。化脓性感染者可选用青霉素静脉治疗；传染性单核细胞增多症患者，选用阿昔洛韦静脉治疗；对于结核患者，选用抗结核治疗。

3. *原发病治疗* 积极治疗患儿原发疾病。如白血病、淋巴瘤、恶性肿瘤患儿早期化疗，结缔组织疾病患儿选用糖皮质激素抑制免疫，川崎病选用阿司匹林+大剂量静脉丙种球蛋白治疗。

4. *手术治疗* 对于淋巴结肿大明显，有压迫症状患儿，可以选择手术切除肿大淋巴结，以缓解症状。

（黄国英 张 璟）

第九节 惊 厥

惊厥是小儿时期的常见急症，乃是由于大脑神经元过量放电所致的大脑功能暂时性紊乱，可表现为全身性或局部肌肉抽搐，可伴有意识障碍，若惊厥持续时间超过 30min，或频繁惊厥中间无清醒期者，称为惊厥持续状态。惊厥可发生于各年龄组，但以 2 岁以下多见。

（一）病因

惊厥的病因包括感染性与非感染性两大类。

1. *感染性疾病*

（1）颅内感染性疾病：任何病原体感染颅内组织均可导致惊厥的发生，常见的有细菌性脑膜炎、脑脓肿病毒性脑膜炎、病毒性脑炎；其他相对少见的包括：结核性脑膜炎、颅内静脉窦炎、隐球菌性脑膜炎、脑寄生虫病等。

（2）颅外感染性疾病：颅外感染时发生高热、良性颅内压增高或感染毒素作用可引发惊厥。常见的颅外感染有呼吸道感染、消化道感染、泌尿道感染，此外还有全身性感染与传染病如败血症、幼儿急诊、猩红热、麻疹、腮腺炎等。

2. *非感染性疾病*

（1）颅内非感染性疾病：最常见的为癫痫发作，其他包括颅脑外伤、颅内出血、脑肿瘤、脑血管病变、中枢神经系统感染后、中枢神经系统畸形、脱髓鞘病及急性脑水肿。

（2）颅外非感染性疾病：①各系统脏器疾病，心脏疾病（如室性心动过速、阿-斯综合征、法洛四联症缺氧发作）；肺功能减退或贫血导致脑缺氧；肾疾病（如急性肾炎、慢性肾炎引起的高血压脑部）；肝功能衰竭等。②遗传性代谢病，如半乳糖血症、高氨基酸血症等。③水电解质酸碱平衡紊乱，如水中毒、低钠血症、高钠血症、低镁血症、低钙血症等。④窒息，如溺水。⑤低血糖，婴幼儿低血糖常表现为惊厥。⑥中毒，一氧化碳中毒；药物中毒如中枢兴奋药（哌甲酯、苯丙胺、匹莫林等）、氨茶碱、抗组织胺药（苯海拉明、氯苯那敏）和异烟肼等；植物性中毒如毒蕈、白果、核仁、木薯、发芽马铃薯、霉变甘蔗等；农药与杀鼠药如有机磷、有机氯、磷化锌等。

（二）评估

1. *病史* 详细询问病史对正确评估惊厥的病情和分析病因十分重要，包括惊厥发作年龄、发病季节、发病方式（包括频度、持续时间）以及是否伴有发热或意识障碍，病变是静止性的还是进行性的。

（1）发病年龄：新生儿出生后 3d 内主要为产伤、颅内出血、窒息、低血糖；4～7d 常见病因有低血钙、低镁血症、核黄疸、化脓性脑膜炎和颅脑畸形；婴幼儿期常有高热惊厥、颅内感染、中毒性脑病及各种癫痫发作；学龄前期多为中毒、颅脑外伤、中毒性脑病、颅内感染、肿瘤及癫痫。

（2）发病季节：高热惊厥终年可见，春季发生的惊厥常由低钙血症、流行性脑脊髓膜炎引起；夏季有乙脑、中毒性菌痢及肠道病毒性脑炎。

（3）发病方式：急性非反复发作的惊厥常见病因有高热惊厥、中枢神经系统感染、颅内出血、外伤及中毒；慢性且反复发作的常见病因有癫痫、外伤后、颅内感染后及脑变性疾病等。当惊厥伴有局灶性体征时多考虑颅内炎症、脑血管病变、脑肿瘤、脑脓肿等。

（4）伴随症状：急性起病伴发热，应注意中枢神经系统感染。

2. *体格检查* 包括全身检查和神经系统的检查，注意与惊厥有关的异常特征，如智力、行为、皮肤异常色素斑（脱色斑与牛奶咖啡斑）、头颅外形及大小、肝脾大小、肢体活动情况、前囟、眼底及神经反射等。

3. *辅助检查* 根据临床情况做进一步检查，以明确病因诊断。血液检查：动脉血 pH、血气和电解质分析、血清胆红素水平、血培养。尿液检查：尿常规、尿氨基酸或有机酸测定、尿培养等。脑脊液分析：白细胞、红细胞、糖、氯、蛋白质和微生物。头颅超声：可以探测脑室内出血，但不能探测蛛网膜下腔出血，对病情危重不能行放射检查的婴儿床旁超声检查非常有帮助。脑电图检查：可了解发作类型，即发作是全面性或局灶性，或局灶到继发性全面性发作。头颅 CT：可确定颅内出血和一些脑内畸形。

弥散加权 MRI:可以探测几小时之内的组织缺血,但通常主要用在第 2 天检查是否有实质损害。

(三)处理

原则为对症处理,控制惊厥,寻找病因给予相应治疗。

1. 一般处理　保持呼吸道通畅,及时吸去咽喉部分泌物,防止窒息和吸入性肺炎;避免一切不必要的刺激;加强护理,防止外伤;严重者吸氧,减少缺氧性脑损伤;高热者应给予降温处理。

2. 控制惊厥　一般宜选用静脉给药,以达到快速止痉,特别对惊厥持续状态或频繁惊厥者应尽早控制惊厥。对于半衰期较短的药物,一般先给负荷剂量,然后再给予维持剂量,防止再次发作。但对于热性惊厥患儿,除非是持续或反复发作,否则一般不主张维持用药治疗来防止惊厥再发或发展为无热惊厥。对于使用抗惊厥药的患儿、特别是婴儿,应予以密切观察,避免药物过量导致呼吸抑制。

在选择控制惊厥的药物时,地西泮为首选药物,其剂量为每次 0.25～0.5mg/kg,速度每分钟不大于 1mg,必要时可在 15～30min 后重复静脉注射,最大剂量不超过 10mg;不应肌内注射,因不易吸收;但直肠给药吸收快而完全。在地西泮止痉后,可再给止痉作用持续较长的苯巴比妥每次 10mg/kg。

氯硝地西泮静脉注射或肌内注射后很快发挥作用,较地西泮强 5～10 倍,半衰期为 18～24h,因此每日给药 1 次即可,其剂量为每次 0.05～0.1mg/kg。

苯巴比妥的止痉效果好,维持时间长,副作用少,首次给负荷剂量 15～20mg/kg(不超过 250～300mg)。负荷剂量后 12h 可给维持剂量每日 4～5mg/kg。

其他可以选用的药物还有苯妥英钠、丙戊酸钠、副醛等,但一般不作为止痉的首选药物。

对于严重而反复惊厥者常有脑水肿,可静脉注射 20%甘露醇、地塞米松及 50%葡萄糖溶液。

3. 病因治疗　在积极对症治疗的同时,应尽快找出相应病因,给予针对性的治疗。

(黄国英)

第十节　咳　嗽

咳嗽是为了排除呼吸道分泌物或异物而发生的一种身体防御反射动作。一般咳嗽多先有短促的深吸气,继而声门迅速关闭,同时呼气,肋间肌、膈肌剧烈收缩,使胸内压力升高,最后声门突然开启,肺内被压空气和分泌物被咳出。

咳嗽感受器有数种,存在部位不同,根据不同的刺激,兴奋的感受器亦不一样。机械刺激感受器多分布于气管分支部至末梢支气管和毛细支气管;伸张感受器分布于末梢毛细支气管和肺泡。如小儿有异物吸入气管内,可有激烈的咳嗽发作,进入支气管后咳嗽可暂停。如异物为花生等食物,腐败后产生化学性刺激也可引起咳嗽,或者异物退回至气管或气管分支部时亦又引起剧烈咳嗽。

物理性、化学性、机械性、炎症分泌物等刺激各种咳嗽感受器后,经传入神经(主要为迷走神经)传至延脑第四脑室下部咳嗽中枢后,通过传出神经(喉下神经、膈神经、脊神经)将冲动传至呼吸肌、肋间肌、膈肌、声带而产生咳嗽。

(一)病因

1. 呼吸道感染　包括病毒性、细菌性、支原体、衣原体、真菌等引起的呼吸道感染,包括上呼吸感染、喉炎、气管炎、支气管炎、毛细支气管炎、肺炎、支气管扩张、肺脓肿、肺结核、肺寄生虫病、百日咳、麻疹等。

2. 变态反应性疾病　支气管哮喘、咳嗽变异性哮喘、吕佛勒综合征、嗜酸性粒细胞性肺部浸润等。

3. 异物及刺激性气体　花生、瓜子仁等异物及奶类、鱼肝油、液状石蜡等吸入肺内引起吸入性肺炎、吸入浓烟、尘埃、氯气等刺激性气体都可引起咳嗽。

4. 压迫呼吸道疾病　如增殖体肥大,甲状腺肿,胸腺肥大,肺门及气管旁、支气管旁淋巴结肿大,纵隔肿瘤、囊肿,纵隔炎、心包积液等。

5. 先天性畸形　气管及支气管狭窄、气管软化症、支气管软化症、支气管囊肿、先天性气管食管瘘、先天性纤毛不动综合征合并支气管扩张、肺隔离症等。

6. 胸膜疾病　胸膜炎、脓胸、脓气胸等。

7. 其他肺部疾病　如肺含铁血黄素沉着症、肺泡蛋白质蓄积症、胰腺囊性纤维变性、白血病或网状内皮细胞的肺部浸润及自身免疫性疾病,如系统性红斑狼疮、出血性肺肾综合征等。

8. 循环系统疾病　充血性心力衰竭、肺水肿、肺栓塞及二尖瓣狭窄引起的心房肥大等。

9. 神经精神因素　习惯性咳嗽、神经性咳嗽等。

(二)诊断和鉴别诊断

1. 首先详细询问咳嗽性质，最好能亲自听到患儿的咳嗽声。咳嗽无痰或少量痰液，常见于上呼吸道感染、支气管炎、肺结核初期、胸膜炎、膈下脓肿等。咳嗽伴有痰液常见于肺炎、支气管扩张、支气管哮喘、肺脓肿、百日咳、慢性支气管炎等。发作性咳嗽时面红耳赤，可伴有呕吐，常见于百日咳、支气管淋巴结核、气管异物或肿瘤压迫气管等。周期性咳嗽可见于慢性支气管炎、支气管扩张等疾病。咳嗽声音嘶哑并似犬吠样咳嗽为急性喉炎，咳嗽伴有喘鸣声常见于支气管哮喘，咳嗽声音微弱或无声者，可见于声带麻痹或极度衰弱的患儿，咳嗽伴有金属声调可见于纵隔肿瘤或气管受压疾病。急性突然发生的咳嗽多见于急性上呼吸道感染、气管、支气管异物、肺炎、肺水肿等；慢性咳嗽多见于慢性支气管炎、咳嗽变异性哮喘、肺结核等。癔症有时有咳嗽动作而无声音。习惯性咳嗽声音较小，咳嗽较浅，睡着或精神集中于其他事时不咳。

2. 注意相关疾病的病史。

3. 仔细查体，特别注意检查鼻、咽、喉部和胸部。肺部听诊要注意呼吸音强弱及有无异常呼吸音，注意两侧呼吸音是否对称，有一侧呼吸音减低时应特别注意支气管异物、胸膜炎、胸腔积液或气胸。要进行胸部叩诊、语言震颤的检查。

4. 必要时进行胸部X线片、胸部CT的检查。

5. 必要时根据相应症状做周围血象检查、痰液、鼻咽拭子或分泌物进行病原学检查、结核菌素检查、血清学检查、过敏性疾病有关检查、支气管镜检查、胸部B超(怀疑有胸腔积液时)检查等。

(黄敬孚)

第十一节　呼吸困难

呼吸困难指患儿主观感觉空气不足，呼吸费力。客观表现可以有呼吸频率、节律、深度的异常、呼气相与吸气相之比发生改变，也可以有呼吸活动用力，辅助呼吸肌参与呼吸运动，出现三凹征，重者鼻翼扇动，张口呼吸，并出现发绀。呼吸困难常可分为急性或慢性呼吸困难，中枢性或周围性呼吸困难，吸气性、呼气性或混合性呼吸困难、肺源性或心源性呼吸困难等。不同的分类有助于对呼吸困难原因的分析。

正常呼吸的维持需要通气功能正常和换气功能正常。包括呼吸中枢的控制、神经、化学感受器的反射调节，呼吸道畅通保证足够通气，血循环正常，肺泡气体与血液气体能有效完成气体交换，胸廓的正常结构及呼吸肌运动正常等。上述的任何环节出现障碍就可出现呼吸困难症状，代偿不全时机体就会出现缺氧和(或)二氧化碳的潴留。

(一)病因

1. 呼吸系统疾病

(1)上呼吸道疾病

①先天性疾病：包括鼻后孔闭锁、舌-甲状腺管囊肿、小下颌舌后坠、巨舌症、喉软骨软化病、喉蹼、喉囊肿、声带麻痹、声门下狭窄、气管软化、狭窄或外部受压(颈部、纵隔肿瘤或血管畸形)。

②后天性疾病：包括咽后壁脓肿、急性喉炎、急性会厌炎、咽白喉、喉水肿、喉痉挛、喉部异物、声门下异物、咽喉肿瘤(如喉部乳头状瘤、鼻咽血管纤维瘤等)。

(2)下呼吸道疾病

①气管支气管病变：气管支气管炎、气管食管瘘、气管支气管异物、血管环、肺动脉吊带、肿物压迫气管、气管软化症、支气管软化症、支气管哮喘、毛细支气管炎等。

②肺部病变：各种肺炎、新生儿肺透明膜病、各种原因引起的急性呼吸窘迫综合征(ARDS)、肺出血、肺水肿、先天性肺大叶肺气肿、大片肺不张、肺栓塞、巨大或多发性肺囊肿、肺淋巴管扩张症、特发性含铁血黄素沉着症、肺泡蛋白沉积症、支气管肺发育不良、肺弥漫性间质纤维化、肺泡微结石症等。

③胸腔及胸廓病变：各种病因的胸腔积液、气胸、液气胸、先天性膈疝、胸廓畸形、腹压增高(腹水、腹胀或腹部肿物)、膈肌运动受限等。

④纵隔挤压：胸腺肥大、纵隔肿瘤、纵隔囊肿、淋巴瘤、纵隔积气等。

⑤呼吸肌麻痹：感染性多发性神经根炎(吉兰-巴雷综合征)、脊髓灰质炎、重症肌无力危象、急性脊髓炎、周期性麻痹、严重低钾、肉中毒等。

2. 中枢神经系统疾病　脑炎、脑膜炎、中毒性脑病、颅内出血、缺氧缺血性脑病、各种原因致脑水肿、颅内压增高、脑疝可引起中枢性呼吸衰竭。

3. 心血管疾病(心源性呼吸困难)

(1)各种心血管病:先天性心脏病、病毒性心肌炎、心肌病、心内膜弹性纤维增生症、青紫性心脏病缺氧发作、新生儿持续胎儿循环、肺动静脉瘘、原发性肺动脉高压、风湿性心脏病、外伤性心脏瓣膜损伤及急性肾炎引起的心力衰竭等。

(2)心律失常:阵发性室上性心动过速、室性心动过速等。

(3)心包疾病:各种原因的心包积液、缩窄性心包炎等。

4. 严重贫血

5. 中毒　包括有机磷中毒、灭鼠剂、除草剂中毒、氯气中毒等。

6. 代谢异常　如各种病因引起的重度代谢性酸中毒,包括糖尿病酮中毒、重度腹泻及严重感染所致代谢酸中毒等。

7. 精神因素　如过度换气综合征、癔症性呼吸困难等。

(二)诊断和鉴别诊断

1. 周围性呼吸困难　由于呼吸器官障碍引起的临床表现为辅助呼吸肌活动增强,在此基础上可分为3种类型。

(1)吸气性呼吸困难:吸气时胸骨上窝、肋间、肋骨下凹陷(即三凹征)。吸气延长。可伴有吸气喘鸣。以吸气困难为主的气道障碍主要在上气道,即气管进入胸廓以上的部分。大约主气管上1/3以上部分,自声门下以上的气道疾病以吸气困难为主。

(2)呼气性呼吸困难:特点是呼气费力、呼气相延长、常伴有呼气性喘鸣音。以呼气困难为主的气道障碍主要在胸廓以内的气道,即主气管下2/3部分、支气管、毛细支气管。由于呼气时胸内压高,使胸廓内的气管、支气管和毛细支气管相对变窄,故在有障碍时出现呼气困难,而吸气时由于胸腔负压作用,胸廓内气道相对扩张,减轻了吸气障碍。

(3)混合性呼吸困难:广泛性肺部病变,使肺泡换气面积减少而产生。吸气和呼气都有困难、呼吸频率增快表浅。多见于肺炎、大片肺不张、大量胸腔积液、自发性气胸等。

2. 呼吸窘迫综合征　无论是ARDS还是新生儿肺透明膜病,由于肺表面活性物质受到破坏或不足,引起呼气末肺泡萎陷,肺内分流而导致严重缺氧。表现为呼吸费力,但频率加快,发绀缺氧进行性加重,二氧化碳分压不高反而降低,一般吸氧难以改善缺氧,而CPAP/PEEP且保证足够的呼气末正压值时缺氧能明显改善。

3. 呼吸肌麻痹性呼吸困难　受累呼吸肌活动减弱。

4. 中枢性呼吸困难　主要症状为呼吸节律不整,表现为呼吸节律失常和频率的改变,如呼吸深浅快慢不匀、长叹气、潮式呼吸、双吸气、下颌呼吸、呼吸暂停等。

5. 心源性呼吸困难　主要见于循环系统疾病引起的心力衰竭,表现为混合性呼吸困难,呼吸快而浅。左心衰竭比右心衰竭呼吸困难重。

6. 贫血性呼吸困难　由于红细胞减少,携氧能力下降,血氧含量减少引起呼吸困难,活动量增大时更加明显。长期严重贫血可导致心功能不全而发生呼吸困难。表现呼吸浅而快。

7. 代谢性酸中毒、糖尿病酮中毒等　因加速成代偿排出二氧化碳而出现呼吸深长和加快。

8. 精神因素　自觉憋气、头晕、乏力。常有发作性过度换气或屏气,无缺氧表现。癔症性呼吸困难常因换气过度而发生呼吸性碱中毒,出现手足搐搦症。

(黄敬孚)

第十二节　呕　　血

呕血是急性上消化道出血的主要临床症状之一。上消化道出血是指食管、胃、十二指肠空肠上段及胰腺、胆管的出血。小儿呕血的危险性比成年人高,所以迅速确定出血的病因、部位和及时处理,对预后有重要意义。

(一)病因

1. 消化性溃疡　胃和十二指肠的慢性溃疡,也可发生在与酸性胃液相接触的其他胃肠道部位。各年龄组均可发病,学龄儿童多见。幽门螺杆菌感染起重要作用。其他如精神创伤、对胃黏膜有刺激性的药物如阿司匹林、非甾体抗感染药物、糖皮质激素等均可引起胃黏膜损伤。婴幼儿多为继发性溃疡,常由于全身疾病引起的胃、十二指肠黏膜局部损害。

2. 应激性溃疡　机体在应激状态下,胃、十二指肠发生急性糜烂、溃疡和出血。各年龄组均可发病，见于各种危重疾病所致应激反应。

3. 药物性胃炎　有些药物可致胃黏膜损伤，主要是损害黏膜的防御机制，造成黏膜充血、水肿、糜烂而出血。

4. 食管炎　化脓性食管炎、单纯疱疹病毒感染致疱疹性食管炎、念珠菌性食管炎、反流性食管炎等。

5. 食管与胃底静脉曲张破裂　是肝硬化门静脉高压的严重并发症状，肝门静脉血流受阻引起。

6. 胃黏膜脱垂出血　指异常松弛的胃黏膜逆行突入食管或顺向经幽门滑入十二指肠壶腹部。重者可出现上消化道出血。

7. 胆道出血　胆道创伤是胆道出血最常见的原因，也见于感染、蛔虫、结石及肿瘤所引起。

8. 遗传性出血性毛细血管扩张症　以鼻出血最常见，亦可有胃肠道出血，有呕血、便血。

9. 全身性疾病

(1)血液病：原发或继发血小板减少、白血病、再生障碍性贫血、血友病等均可并发胃肠道出血。

(2)其他全身性疾病：结缔组织病、肝性脑病、尿毒症、流行性出血热、钩端螺旋体病等，都可引起上消化道出血。

(二)临床表现

1. 呕血的颜色取决于出血量的多少及血液在胃内停留的时间。如出血量大，在胃内停留时间短，呕血呈鲜红色或暗红色；在胃内停留时间长，呈咖啡色或黑褐色。

2. 呕血几乎都伴有黑粪。

3. 出血量大时，可有面色苍白、乏力、软弱、眩晕、出冷汗、心慌、烦躁等症状。失血量少于总血容量10%，临床可以没有症状；失血量为总容量10%～35%，可以出现脉搏加快、肢端凉、少尿、烦躁、血压下降等表现；失血量大于总血容量40%可出现休克，危及生命。失血表现除与失血程度有关外，同时与失血速度有关，急性失血超过总血容量1/5就可出现循环衰竭表现。慢性失血超过总血容量的1/2才出现循环衰竭表现。血红蛋白＜80g/L，红细胞计数＜3.0×10^9/L时称为大量失血。小儿由于体重和循环血量关系，出血的危险比成年人高。

4. 全身性疾病如血液病有其他部位的出血，有其他全身性疾病的相应症状。

(三)诊断和鉴别诊断

1. 呕血与咯血的鉴别(表3-1)

表3-1　呕血与咯血的鉴别表

咯血	呕血
咳出	呕出
泡沫状，呈鲜红色	无泡沫，暗红色或棕红色
常混有痰液	常混有食物及胃液
呈碱性反应	多呈酸性反应
呕前常有喉部瘙痒感	呕前常有上腹部不适感
痰中有血	痰中无血
无吞咽血液时粪便无改变	有柏油样或棕色大便

2. 持续出血的诊断

(1)反复呕血与便血，呕血呈鲜红色、粪便呈暗红色。

(2)经补液及输血后周围循环衰竭无明显好转，心率加快，血压下降。

(3)血红蛋白、红细胞计数持续下降，网织红细胞持续增高。

(4)尿素氮持续增高。

(5)腹痛持续存在或加重。

(6)不能以黑粪作为继续出血的指标。因为肠道积血一般3d左右才能排尽。

3. 鉴别

(1)消化性溃疡：学龄儿童及学龄前儿童多见，常伴有反酸、嗳气、并常以慢性腹痛起病。胃镜检查不仅能观察病变性质、出血部位、是否活动出血，还可镜下止血。幽门螺杆菌检测可协助诊断。

(2)应激性溃疡和药物性胃炎：均有发病因素，胃镜检查均可见到胃黏膜糜烂、出血和溃疡。

(3)食管炎：常伴有胸骨后的烧灼痛、反胃等。一般出血量较少，且速度较慢，偶尔也可有大量出血。内镜检查轻者食管黏膜呈弥漫或区域性充血、水肿、血管网模糊；严重者可有糜烂、溃疡和出血。

(4)食管与胃底静脉曲张破裂：往往有肝炎、黄疸病史。呕血呈鲜红色，量很多，体检有蜘蛛痣、肝掌、脾大、腹壁静脉怒张、腹水、黄疸等。肝功能试验有异常，血清白蛋白与球蛋白比例倒置，凝血时间延长等。内镜检查。胆道出血以剑突下或右上腹阵发性绞痛为主要表现。右上腹痛、黄疸、胃肠道出血为胆道出血的三联症。体格检查右上腹有压痛、反跳痛，出血时可触及肿大的胆囊。内镜检查发现丝状凝血提示肝胆管出血。

遗传性出血性毛细血管扩张症特异性诊断为手背有成簇的、极细小的扩张毛细血管。临床上以鼻出血最常见，其次为胃肠道出血及牙龈出血。胃镜和结肠镜检查能证实胃或结肠毛细血管扩张与出血灶。

胃黏膜脱垂：症状与脱垂程度有关，可表现上腹部不适或疼痛，同时有嗳气、恶心等。X线钡剂检查是诊断胃黏膜脱垂最重要的手段，典型病例有幽门增宽、胃黏膜皱襞进入球部呈“蕈状”或“降落伞状”变形。

血液病有其他部位出血，如鼻出血、牙龈出血、皮肤黏膜出血。外周血及骨髓检查可明确诊断。其他全身性疾病存在不同的症状与体征，可通过病史、体格检查及相关实验检查诊断。

（黄敬孚）

第十三节　水　　肿

水肿是指人体组织间隙有过多的液体积聚而导致组织肿胀。水肿可分为全身性和局部性。当液体在体内组织间隙弥漫性分布时呈全身性水肿；液体积聚在局部组织间隙呈局部性水肿；液体积聚在体腔内称为积液。

（一）病因

水肿发生机制包括毛细血管静水压升高、胶体渗透压降低、通透性升高和淋巴回流受阻。

1. *全身性水肿*　① 心源性：右心衰竭、心包积液等可以使下肢静脉回流受阻导致下肢水肿。② 肾源性：如肾小球肾炎可导致循环充血引起水肿；肾病综合征低蛋白血症、胶体渗透压降低而引起水肿。③ 肝源性：肝硬化时门脉压升高，导致水肿。④ 营养不良性：营养不良、低蛋白血症引起水肿。⑤ 其他：如甲状腺功能亢进症可引起黏液性水肿；药物过敏可导致血管神经性水肿；特发性水肿，原因不明，一般多见于青年女性。

2. *局部性水肿*　由于局部静脉、淋巴液回流受阻或毛细血管通透性增加所致，如肢体血栓、丝虫病象皮腿、局部肿块压迫等。

（二）评估

对于水肿的评估要根据患儿年龄、营养状态和基础疾病的病史进行综合分析。

1. *病史*　完整的病史采集十分重要，询问内容包括水肿出现的时间、始发部位、发展速度、蔓延方向（上行性或下行性）以及体位变化和活动是否影响水肿情况；各个系统伴随症状如少尿、血尿、夜尿、头晕、头痛、眼花、气促、心悸、多汗、烦渴等；药物过敏史；既往史；家族史。

2. *体格检查*　观察患儿的营养发育情况，一般精神情况。注意患儿水肿的部位，是局限性还是全身性，水肿是凹陷性还是非凹陷性，注意测量血压，仔细进行全身检查，注意有无心力衰竭表现，腹部有无腹水体征。此外，特别要注意患儿的体重变化。

3. *辅助检查*　血常规有助于了解炎症、贫血程度和有无嗜酸性粒细胞增高。尿常规可以提供肾脏系统疾病重要信息、肝肾功能、电解质、血浆蛋白均应作为水肿患儿的常规检查。根据病情需要可选择超声心动图、肝肾 B 超、甲状腺功能等相应的检查。

（三）处理

水肿的处理主要是对因治疗，尽可能查找引起水肿的原因，对因治疗。

1. *一般治疗*　患儿体位以感觉舒适为宜。对于右心衰竭病人可以适当抬高下肢，增加回心血量，减轻水肿症状，但要避免心功能状况恶化。对于营养不良、长期慢性消耗疾病、长期蛋白丢失的水肿患儿，应加强营养支持，可给予优质蛋白饮食。

2. *利尿*　可选择利尿药，减少组织间隙过多的液体，如呋塞米、氢氯噻嗪等。注意记录患者每日尿量和体重变化。

3. *白蛋白输注*　白蛋白为血制品，使用时应严格掌握指征。对于一般水肿患儿，不主张积极输注白蛋白。但是对于肝病、严重肾病大量长期白蛋白丢失者，输注白蛋白不但可补充蛋白，同时可以使胶体渗透压升高，有利于滤除组织间隙液体。输注白蛋白后，可给予一次利尿。

4. *治疗原发病*

（黄国英　张　璟）

第十四节　头　　痛

通常指头颅上半部疼痛，不包括面部、咽喉及耳内的疼痛。头部痛觉传导主要通过第Ⅴ、Ⅸ、Ⅹ对脑神经和第Ⅰ～Ⅲ对脑神经。凡有这些神经分布的头部皮肤及皮下组织、帽状腱膜、颅内外血管、颅底部的硬脑膜、大脑镰、小脑幕等均有痛觉。

（一）发生机制

①鼻旁窦、眼或眼眶、中耳或乳突、牙齿等头颅邻近器官的炎症状或损伤所致的牵涉性头痛；②分布于头、面及颈部神经的痛觉纤维直接受压或被牵引；③颅内炎症刺激或颅内压增高；④大脑基底动脉

环及其主要分支被牵引；⑤颅内或覆盖头颅表面组织的血管扩张或痉挛；⑥头皮、颈部肌肉持续收缩。

（二）病因

1. *颅内疾病*　病毒、细菌、真菌、寄生虫等引起的颅内感染；颅内占位性病变（颅内肿瘤、血肿、脓肿及肉芽肿等）；颅内出血、脑血管疾病（脑血管畸形、动脉瘤、脑血栓形成或栓塞、偏头痛）、头颅创伤，以头痛为表现的癫痫，先天性颅脑畸形（颅底凹入症或颈椎畸形可能使第 2、3 颈神经受压或牵拉而引起后枕部疼痛）；良性颅内压增高（维生素 A 缺乏及过量，长期应用糖皮质激素后突然停药，内分泌功能紊乱、服用四环素药物等）；腰椎穿刺后头痛等。

2. *头部颅外疾病*　眼部疾病（屈光不正、青光眼、眶内肿物），鼻部疾病（急慢性鼻炎、鼻窦炎）、耳部疾病（中耳炎、乳突炎），口齿疾病（龋齿、牙周炎、齿槽脓肿），头皮颅骨骨折或炎症，枕大神经或三叉神经痛，头颈部肌肉持续收缩（肌紧张性头痛）。

3. *全身性疾病*　①发热，各种原因发热，由于脑血管扩张致头痛；②高血压；③缺氧或二氧化碳潴留；④急慢性中毒：如一氧化碳、亚硝酸盐、铅、汞、农药、酒精中毒等；⑤白血病颅内浸润或其他肿瘤颅内转移；⑥甲状腺功能亢进、尿毒症等；⑦某些药物的副作用；⑧精神心理因素等。

（三）临床表现

为一侧额、颞、顶、枕部头痛，可扩展到半侧头部或整个头部。可为胀痛、搏动性头痛、可表现为阵发性头痛、也可表现为持续性头痛。幼儿由于不会诉说头痛，表现为哭闹不安、呕吐、拍头、抓发、面色苍白、精神萎靡等。

（四）诊断和鉴别诊断

1. *病史*　起病缓急：颅内感染、颅内出血多为急性起病，颅内肿瘤、鼻窦炎等较为缓慢起病，慢性反复发作常见于高血压、偏头痛、屈光不正、颅内血管畸形及以头痛为表现的癫痫。

2. *头痛的部位和性质*　感染所致头痛常涉及整个头部，以胀痛为主。颅内占位病变有时可能以患侧为主，有时可为全头胀痛或深部钝痛。眼部疾病疼痛多在前额部、有时向枕后放射，看书或集中视力后头痛加重。鼻窦炎头痛部位与同侧鼻窦炎一致，有一定时间性，可随体位变位，疼痛可有放射。上额窦炎患儿有额部疼痛、晨起较轻，午后逐渐加重，弯腰低头时加重；额窦炎及前筛窦炎的头痛则多在额部或眉间，有时放射到颞部，晨起加重，中午减轻，低头时加重。中耳炎头痛与患耳同侧。

3. *体格检查*　颅内外疾病有相应表现，应进行相应的检查，如鼻、眼、耳、神经系统检查等。

4. *实验室检查*　应根据初步诊断选择相应的实验室检查，如 CT、MRI、脑电图等。

（黄敬孚）

第十五节　昏　　迷

昏迷是指维持正常意识状态的脑干网状结构、丘脑和大脑皮质的代谢活动因疾病发展到危重阶段而被高度抑制引起意识完全丧失的一种临床表现。是严重的意识障碍。

浅昏迷：随意运动丧失，对强烈疼痛仍有防御性反应，但不能完全清醒。瞳孔对光反射、角膜反射、吞咽反射及眶上压痛反应仍存在；呼吸、脉搏及血压等生命体征正常。

中度昏迷：对痛觉刺激无反应，对光反射、角膜反射存在或不够灵敏，生命体征正常。

深昏迷：对外界一切刺激无反应，瞳孔散大，对光、角膜反射消失，吞咽反射消失，舌根后倾，生命体征可存在不同程度障碍。

对昏迷程度可采用 Clasgow 评分法（表 3-2）。评分小于 5 分预后较差，5～8 分预后一般较好。

表 3-2　儿童昏迷程度评分

反应	出现情况	评分
睁眼	自发	4
	与其说话	3
	疼痛刺激	2
	无反应	1
出声	无意识自语	5
	烦躁、会哭	4
	对疼痛刺激会哭	3
	对疼痛刺激呻吟	2
	无反应	1
运动	有自发动作	6
	触肢体能退缩	5
	对疼痛刺激能退缩	4
	对疼痛刺激肢体屈曲	3
	对疼痛刺激肢体伸展	2
	无反应	1

(一)病因

小儿时期引起昏迷的常见疾病。

1. 感染性疾病　常见急性中枢神经系统感染性疾病。如各种病毒性脑炎和脑膜炎、化脓性脑膜炎、流行性脑脊髓膜炎、脑脓肿、结核性脑膜炎、隐球菌脑膜炎。

另外,急性全身性感染并发中毒性脑病,如败血症(血流感染)、中毒性痢疾等均可出现昏迷。

2. 非感染性中枢神经系统疾病

(1)颅内出血:包括新生儿颅内出血、晚发性维生素K依赖因子缺乏症致颅内出血、先天性或获得性出血性疾病致颅内出血、脑血管畸形致颅内出血、高血压致颅内出血(由先天性肾动脉狭窄、多发性大动脉炎等引起)、颅脑外伤引起颅内出血等。

(2)颅内肿瘤:晚期颅内肿瘤、脑疝等可致昏迷。

(3)中毒或意外:如有机磷中毒,氟乙酰胺、氟乙酸钠、毒鼠强等所谓"灭鼠剂"中毒、亚硝酸盐中毒、苦杏仁中毒、催眠药中毒、一氧化碳中毒、急性铅中毒等。意外事故如触电、溺水、窒息致缺氧性脑损伤及颅脑外伤、癫痫持续状态后昏迷等。

(4)代谢障碍性疾病:如低血糖(包括误服降糖药,可致严重低血糖)、糖尿病酮症酸中毒、肝性脑病、尿毒症致脑病、低钠血症、水中毒、代谢性酸中毒等。

(5)瑞氏综合征:又称脑病合并内脏脂肪变性综合征,是全身性线粒体功能障碍性疾病。病因不明,常有前驱病毒感染。病理特点是急性脑水肿和肝、肾、胰、心脏等器官的脂肪变性。可出现昏迷等脑症状及肝功能异常。

(二)诊断和鉴别诊断

接诊昏迷患儿时应详细询问病史,重点检查项目包括测体温、脉搏、血压。观察瞳孔状态、检查皮肤、脑膜刺激征、眼球运动、瞳孔大小及对光反射、体位、肌张力、对刺激的反应,生理和病理反射。实验室检查包括血糖、血清电解质、血气分析、肌酐、尿素氮、肝功能血氨、毒物分析、脑脊液检查等。影像学检查包括CT、MRI等。CT对颅内出血有重要诊断和定位意义。MRI对颅内占位病变有重要诊断价值。

急性感染性疾病常伴有不同程度的发热,以神经系统不同症状为前驱,如烦躁不安、嗜睡、惊厥等。体征常有脑膜刺激征,脑脊液检查可助诊断。但有些病毒性脑炎脑膜刺激征不明显,脑脊液常规和生化检查有时正常。隐球菌脑膜炎可通过脑脊液涂片墨汁染色和脑脊液培养诊断。

非感染性疾病多不伴体温升高,颅内出血有蛛网膜下腔出血时颈抵抗明显。颅内出血的诊断及出血部位的确定在急性期以CT检查为主要手段。MRI对颅内肿瘤的诊断意义更大。代谢性障碍引起的昏迷往往不伴脑膜刺激征,但多有原发病症状。只要不忽视这方面病因,通过检查血糖、电解质、肝肾功能等应很快能做出诊断。

瑞氏综合征脑脊液正常,肝功能(AST、ALT)及凝血检查异常,血氨升高。

对于急性中毒引起的昏迷,由于小儿误服毒物往往家长不能提供此方面病史,医务人员需高度警惕,对突然起病昏迷而不能用其他疾病解释时应做急性中毒的鉴别诊断,对胃液、血液进行毒物分析。并应急查血糖,现在许多家庭由于成人患糖尿病而备有降糖药物,小儿误服少量(甚至1片)即可造成严重低血糖,昏迷和惊厥,处理不及时可造成严重后果。

(黄敬孚)

第十六节　瘫　　痪

瘫痪指随意运动功能的减弱或丧失,也称麻痹。

(一)发生机制

随意运动的神经传导通路是:人体产生随意运动的设想,经大脑皮质和锥体外系、小脑联络整合后,在大脑皮质中央前回产生神经冲动,经皮质延髓束、皮质脊髓束传导至脑神经诸运动神经核,支配颜面肌运动;传导至锥体束,达脊髓前角运动细胞,经脊神经前根支配神经肌肉接头,最后形成横纹肌运动。以上神经传导通路中的任何一部位发生病变,均可造成瘫痪。

(二)分类

1. 按病变部位分类

(1)上运动神经元瘫痪:即大脑皮质至脊髓前角细胞或脑神经核以上部位损害引起的瘫痪(不包括前角细胞及运动神经核)。

(2)下运动神经元瘫痪:脊髓前角细胞、脑神经运动核及脊神经、脑神经的损害。

(3)肌源性瘫痪：神经肌内接头及各种肌肉病变所致的瘫痪。

2. 按瘫痪范围分类

(1)单瘫：指一肢体或肢体的某一部分瘫痪。

(2)偏瘫：指同一侧上下肢瘫痪；绝大多数是上运动神经元病变的结果。

(3)截瘫：多由于两侧锥体束损害所致。

(4)四肢瘫：即双侧偏瘫，双侧病变可同时或先后发生。

3. 按性质分类　器质性和功能性（癔症性）。

(三)病因

1. 脑部病变　①感染性：脑炎（包括脑干脑炎）、脑膜炎（化脓性、结核性、真菌性）；②血管性：脑动脉血栓形成、脑动脉栓塞、脑动脉炎、脑动脉空气或脂肪栓塞、系统性红斑狼疮、各种原因颅内出血、同型胱氨酸尿症；③占位病变：包括颅内肿瘤、颅内血肿，颅内脓肿；④脑性癫痫；⑤其他：缺氧损伤、中毒、低血糖症、畸形、各种类脂质病、结节性硬化症、进行性脑灰质营养不良、预防接种后脑炎、播散性脑脊髓炎、白血病。

2. 脊髓病变　①急性脊髓灰质炎；②免疫性脊髓炎（横贯性脊髓炎），视神经脊髓炎，急性播散性脑脊髓膜炎；③占位病变：脊髓肿瘤、囊肿，硬膜外脓肿；④损伤性：脊髓损伤、脊髓性压缩性骨折；⑤遗传变性病：进行性脊髓萎缩；⑥其他：脊髓血管畸形、脊髓空洞症，家族性痉挛性截瘫，萎缩性侧束硬化，白血病，各种原因引起的出血、感染、创伤。

3. 神经根及周围神经病变　①感染、免疫性疾病：吉兰-巴雷综合征；②创伤：臂丛神经损伤；③肿瘤、畸形、中毒、遗传性疾病等。

4. 神经肌肉接头及肌肉病　①免疫性：重症肌无力、多发性肌炎；②其他：周期性麻痹、低钾血症、进行性肌营养不良、良性先天性肌病、线粒体肌病等。

(四)诊断

1. 瘫痪程度的检查

0级：完全瘫痪，没有任何肌肉纤维活动。

Ⅰ级：有肌肉收缩，无肢体运动。

Ⅱ级：肢体在平面上做主动运动，但不能克服地心引力。

Ⅲ级：能克服地心引力，离开平面做主动运动，但不能抵抗任何外加阻力。

Ⅳ级：能做抵抗外力的主动运动，但比正常肌力有不同程度减弱。

Ⅴ级：自主运动自如，抵抗一定阻力。

2. 辅助检查　肌电图，神经传导速度测定，脑干诱发电位，EEG，头颅、脊髓MRI，CT检查，血管造影，脑脊液检查，血清肌肉酶学检查，肌肉活检及新斯的明试验等。

(五)鉴别诊断

1. 上运动神经元性瘫痪　主要特点为肌张力增高、腱反射增强，有病理反射，肌电图正常、神经传导速度正常。常见于脑部感染、出血、损伤，肿瘤及脑性瘫痪。

2. 下运动神经元性瘫痪　主要特点为：肌张力降低、腱反射减低或消失、无病理性反射。神经传导速度减慢、肌电图运动单径时限延长。多见于脊髓灰质炎、吉兰-巴雷综合征、新生儿臂丛神经麻痹等。

3. 肌源性瘫痪　主要特点为肌张力减弱、腱反射减弱或消失、无病理反射，神经传导速度正常，CPK明显增高，肌电图多相中位增加，运动单位时限缩短，动作电位波幅降低。常见疾病有：周期性麻痹、多发性肌炎、重症肌无力、低钾血症、进行性肌营养不良等。

4. 癔症性瘫痪　为功能性瘫痪，可表现为单瘫、偏瘫、截瘫、三肢瘫或四肢瘫。必须与器质性瘫痪鉴别。瘫痪可呈轻度或完全性，同一患儿瘫痪时变化较大，时而完全瘫痪，时而仅有部分动作。较少累及肢体的某组肌肉。肌张力正常，腱反射一般正常、也可能亢进。极少出现病理反射或肌肉萎缩，肌电兴奋性测定无变性反应。

癔症性瘫痪的诊断主要依据如下：①瘫痪的发生多有明显的精神因素；②瘫痪的性质既非上运动神经源性，也非下运动神经源性；③感觉丧失与解剖生理特点不相符合；④患儿的暗示性强；⑤患儿既往可能有类似病征；⑥患儿多为9～14岁女性；⑦需仔细排除器质性疾病。

（黄敬孚）

第十七节 多饮多尿

多饮指饮水量达 3 000ml/(m² · d)，尿量达 3 000ml/(m² · d)为多尿。一般婴儿每日平均排尿量为 400～500ml，幼儿 500～600ml，学龄前 600～800ml，学龄期 800～1 400ml，超过这一范围可称为多尿。

(一)常见病因及临床表现

1. *精神性多饮* 又称精神性烦渴，常因某些原因引起饮水过度而导致多尿。常可找到诱因如断奶，经常喝糖水或饮料，多有进食伴饮水的习惯，喜冷饮，无脱水征及体温升高。

2. *中枢性尿崩症* 因抗利尿激素(ADH，又称精氨酸加压素，AVP)分泌或释放不足所致，分为完全性和不完全性，可为原发性或继发性。

(1)原发性(特发性)：由于下丘脑的视上核及室旁核的神经内分泌细胞发育不全或退行性变，导致抗利尿激素分泌不足。

(2)继发性(器质性)：任何侵犯下丘脑、神经垂体及垂体柄的病变均可导致尿崩症的发生。包括颅内肿瘤(如颅咽管瘤、神经胶质瘤、生殖细胞瘤等)；损伤(如颅脑外手术或产伤)；颅内感染(脑炎、脑膜炎)；以及白血病细胞浸润及朗格汉斯细胞组织细胞增生症等。

(3)家族性(遗传性)：由于 AVP 的基因(位于 10p13)或运载蛋白Ⅱ的基因突变所致，为常染色体显性或隐性遗传。

中枢性尿崩症任何年龄均可发病，但多在幼儿期以后发病，男女均可发病。发病比较突然，也可呈渐进性。出现多尿、烦渴、多饮、喜冷饮。尿量及饮水量每日平均超过每平方米 3 000ml，多以夜尿增多及遗尿为首发症状。汗少，食欲下降，睡眠不安，体重不增。婴儿期发病可有慢性脱水、发热、烦躁不安、呕吐及生长落后、消瘦和矮小、皮肤干燥。血钠、血浆渗透压增高。

3. *肾性尿崩症* 由于肾小管对抗利尿激素的反应缺陷而导致的水代谢失调，包括遗传性肾性尿崩症(先天性 X 连锁肾性尿崩症、先天性常染色体隐性或显性遗传肾性尿崩症)，以及获得性肾性尿崩症，由各种损害肾小管功能的疾病造成。遗传性肾性尿崩症发病早，多在婴儿期发病，常发现婴儿期患儿喜欢饮水超过对奶的喜爱，可出现呕吐，喂养困难。供水不足时可出现脱水热、血钠、血浆渗透压增高，症状与中枢尿崩症相同。

4. *糖尿病性多饮多尿* 儿童糖尿病绝大多数为 1 型糖尿病，由于体内胰岛素缺乏而引起的糖代谢紊乱为主的代谢性疾病。可表现为乏力、多饮、多尿、多食、体重减轻。年龄小者可突发夜尿增多、遗尿现象，可出现伴有恶心、呕吐、厌食、腹痛、脱水、呼吸深长等酮症酸中毒表现，有的同时伴有皮肤、呼吸道感染症状。

5. *高钙血症* 多在婴儿期发病，表现为食欲减退、厌食、喂养困难，多尿、烦渴、呕吐、便秘，多有服用维生素 D 过量史。特发性高钙血症患儿有特殊面容：内眦赘皮、翘鼻尖、阔嘴、耳位低。

6. *远端肾小管酸中毒* 常于 2 岁以后发病。多尿多饮、肾性佝偻病表现，可有脱水及酸中毒表现。

7. *原发性醛固酮增多症* 以及血压的正常继发性高醛固酮症(巴特综合征)：肌张力低，低钙性手足搐搦、多饮多尿、乏力。出现低钾的临床表现。原发性醛固酮增多症多有高血压，而巴特综合征血压正常。

8. *下丘脑综合征性多饮多尿* 由于感染、创伤、占位病变、脑血管疾病、放射等原因累及下丘脑引起的以内分泌障碍为主，伴有神经精神症状的一组综合征。临床表现为有垂体内分泌障碍，包括性腺功能障碍，甲状腺功能障碍，抗利尿激素分泌功能障碍表现。另外有中枢神经调节障碍：包括饮食调节、体温调节、睡眠调节、精神情绪调节、自主神经调节障碍。

(二)诊断和鉴别诊断

1. *常规检查* 每日尿量(是否＞3 000ml/m²)、尿比重(尿崩症在 1.001～1.005)。尿渗透压(尿崩症明显降低，常＜200mmol/L)。精神性多饮也可出现同样的低比重尿和尿渗透压降低。

2. *禁饮试验* 用于鉴别精神性多饮和真性尿崩症。精神性多饮禁饮后尿量很快减少，尿比重上升可达 1.020 以上。而尿崩症很快出现脱水征、烦躁等表现，但尿量仍多，尿比重仍低。部分性尿崩症者耐受禁饮时间较长，可达 12h 以上。尿比重可达 1.010 以上，甚至达 1.015。

3. *加压素试验* 用于鉴别中枢性尿崩症和肾性尿崩症。给予水溶性垂体后叶素后尿量呈明显减少，尿比重和尿渗透压明显上升者为中枢性尿崩症。反之如果尿量和尿比重无明显变化，甚至出现面色苍白、腹痛、呕吐等反应，需终止试验，诊为肾性尿崩症。

4. 影像检查　头颅鞍区MR(薄层平扫及增强扫描)　中枢性尿崩症常可见垂体后叶T_1像高信号消失；垂体柄增粗、粗细不均或结节等改变。

5. 其他　糖尿病查尿常规(尿糖、酮体)、血糖、糖耐量试验等可以诊断。第14章第三节儿童糖尿病。

高钙血症可查血钙、血磷等。

原发性醛固酮增多症有高血压、低血钾、血和尿醛固酮增高。

8. 巴特综合征以低钾低氯性碱中毒、血醛固酮增高、血浆肾素活性高，血管紧张素Ⅱ活性高，但血压正常为特征。

9. 肾疾病如肾发育不全、慢性肾炎、肾小管酸中毒及慢性肾炎致多尿，可通过查尿常规、肾功能、血生化鉴别之。

10. 朗格汉斯细胞组织细胞增生症引起的尿崩症可伴有发热、皮疹、突眼及骨质破坏等。

11. 出现斜视、复视、视野改变、性早熟、颅压高等症状时需要排除颅内占位性病变。需注意有时尿崩症出现数年后才出现原发肿瘤的症状。

(黄敬孚)

第十八节　身材矮小

身材矮小是指身长(身高)小于同年龄同性别人群身长(身高)两个标准差。或低于第3百分位数。

(一)病因及发病机制

1. 生长激素缺乏症(GHD)　由于垂体前叶生长激素(GH)不足造成生长障碍致矮身材为主要临床特征。

(1)器质性：凡病变累及下丘脑垂体前叶者皆可造成生长迟缓或停滞。包括：①肿瘤(下丘脑的颅咽管瘤，神经纤维瘤、错构瘤等垂体腺瘤，神经胶质瘤等)。②放射损伤(急性白血病、颅内肿瘤放射治疗后)。③头颅创伤(产伤、手术损伤、颅底骨折等；臀位产、产钳助产等致产伤是GHD很重要的原因)。④颅内感染(脑炎、脑膜炎等)。⑤浸润病变(组织细胞增生症，自身免疫性垂体炎等)。⑥发育异常(垂体不发育或发育不良、空蝶鞍等)。

(2)特发性：患儿的下丘脑-垂体无明显病灶，但分泌功能不足，如生长激素峰值减少，24h内生长激素分泌总量不足，这是生长激素缺乏的主要原因。发病机制为神经内分泌神经递质对生长激素失去调控导致生长激素分泌不足。约有5%患儿有遗传因素。

(3)暂时性：家庭中父母离异或虐待儿童，小儿精神心理感情受到创伤，造成生长激素分泌功能低下，当不良环境因素消除后，这种功能性生长障碍即可恢复。

2. 家族性矮小和体质性矮小　均与遗传因素有关。家族性矮小患儿父母均矮小或父母中有一个矮小，另一个正常。体质性矮小患儿常伴有青春发育延迟及类似家族史。

3. 宫内生长迟缓　又称“小于胎龄儿”，指新生儿出生时身高、体重均低于同胎龄第10百分位。患儿自幼大多生长落后，身材矮小。可能造成宫内生长迟缓原因：①母亲因素：孕妇年龄过大过小，身材矮小、经济条件差；孕妇患原发高血压、慢性肾炎、孕期营养不良、妊娠高血压综合征导致胎儿营养障碍；孕妇吸烟、酗酒、吸毒；孕妇居住地海拔高，长期在低氧分压环境下胎儿供氧不适等。②胎儿因素：双胎或多胎；先天畸形或染色体异常；慢性宫内感染，如风疹病毒、巨细胞病毒等。③胎盘因素：小胎盘、胎盘绒毛梗死或血管阻塞、大血肿、胎盘早剥；双胎输血中的供血儿，单脐动脉等。

4. 先天性甲状腺功能减退症　由于胚胎过程中甲状腺组织发育异常或缺如，血中甲状腺激素不足，造成小儿生长发育迟缓，智力发育障碍。分为散发性与地方性甲状腺功能减退症。散发性者系因先天性甲状腺发育不良或甲状腺激素合成途径中酶缺陷所造成，地方性多见甲状腺肿流行地区，由碘缺乏所致。

5. 特纳综合征(turner syndrome，TS)　又称先天性卵巢发育不全症。缺乏女性激素导致第二性征不发育和原发性闭经。主要特征为生长障碍，性幼稚、蹼颈、肘外翻等。染色体核型特征为45，X，亦可呈各种嵌合型。

6. 软骨发育不全　软骨化骨缺陷而膜性化骨正常的一种发育异常。系由于软骨骨骺软骨细胞的成熟缺陷引起。为常染色体显性遗传病，人类染色体4p16.3区，成纤维细胞生长因子受体Ⅲ基因跨膜区存在G380R突变，即在1138位核苷酸存在碱基G-A或C-C的替换，使正常状态下的苷氨酸转换为精氨酸(Gly380Arg)。

7. 其他疾病所致 肾疾病(肾小管酸中毒、慢性尿毒症。)、心脏疾病(先天性心脏病左向右分流、充血性心力衰竭)、营养不良等。

(二)鉴别诊断

根据坐高与身高(顶臀长与身长)比值的不同，可将身材矮小分为匀称性矮小和非匀称性矮小，其原因各有不同。

1. 匀称性矮小 坐高与身高比匀称。

(1)家族性矮小：父母身材矮小(有一方或双方)(父亲身高<156cm，或母亲身高<146cm)，骨龄在正常范围。

(2)体质性矮小：出生时不伴有难产或缺氧史，婴儿期无低血糖史。身高增长速度为正常范围内的低值，身体比例正常，无慢性器质性疾病，无心理疾病或严重的情感紊乱，饮食正常；生长激素激发试验在正常范围。但有些个别严重的体质性矮小儿童可能在生长激素激发试验中有暂时性反应低下，经用性激素补充或青春发育一旦开始则转为正常。

(3)宫内营养不良，其中一类为匀称型，出生体重低于同胎龄的第10百分点。部分小儿生后体重发育未能追上同龄儿童，骨龄常延迟，常有性早熟。

(4)生长激素缺乏：新生儿期正常，1岁后出现生长缓慢，幼儿期后生长速度逐渐减慢(<4cm/年)，身材明显矮小；智力正常，生长激素激发实验显示生长激素峰值<10g，骨龄明显延迟。

(5)先天性卵巢发育不全，外观为女孩，出生体重低，颈短，可见颈蹼；学龄期开始体格发育逐渐落后，出现身材矮小，乳距宽，上肢肘关节外翻(携带角大)，进入青春期年龄时无第二性征；染色体分型为45,XO或45,XO/45,XX嵌合体。

(6)先天性睾丸发育不全，外观为男孩，双侧睾丸小，阴茎、阴囊发育不良；学龄期开始体格发育逐渐落后，出现身材矮小；进入青春期年龄时无第二性征出现；染色体核型为47,XXY。

2. 非匀称性矮小

(1)先天性甲状腺功能低下：新生儿生理性黄疸延长2周以上，出生后不久出现便秘，喂养困难，特殊面容，头大、皮肤苍黄、毛发稀少，眼睑水肿，眼距宽，鼻梁宽平，伸舌，表情呆滞，精神动作迟钝；血T_3，T_4降低，TSH明显升高，骨龄明显延迟。

(2)软骨发育不全：出生时即可表现肢体短小，头大，鼻梁宽平，手指短宽，智力正常。

(3)宫内生长迟缓的非匀称型——Russell-Silver综合征：男女均可患病。出生低体重小身材外，另伴有多种畸形或发育异常，如半身肥大，或颅面骨发育异常，第五指短小弯曲、并趾等。也可有高额、宽眼距离、口角下垂、皮肤血管瘤等。个别有精神发育迟滞、智力低下、肾功能异常、尿道下裂、皮肤异常色素、低血糖发作倾向。骨龄延迟，可有性早熟。

(4)黏多糖Ⅰ型：常染色体隐性遗传；出生时症状不明显，逐渐出现头大、呈舟状；颈短，眼距宽，鼻梁宽平，舌肥厚；身材矮小伴智力低下，肋骨脊柱端细小，胸骨端增宽，呈飘带状，为特征性表现；尿黏多糖阳性，白细胞瑞特或吉姆萨染色可见分叶核细胞和淋巴细胞有深紫色黏多糖颗粒(Reillx颗粒)。

(黄敬孚)

第十九节 胸腔积液

正常胸腔内有5～15ml液体，对壁层和脏层胸膜在呼吸运动中起润滑作用。胸腹腔内液体不断产生，不断吸收，处于动态平衡。正常情况下胸水生成速度为0.01ml/(kg·h)，吸收速度为0.2ml/(kg·h)，胸腔积液指任何原因引起其中增多和(或)吸收减少，使胸腔内液体异常聚集。

(一)发生机制

某种病理状态下，使得胸液滤过增加，超过淋巴管最大引流量或因某种因素使淋巴管引流受阻即产生胸腔积液。引起胸腔积液的原因：

1. 毛细血管通透性增加：多由各种感染引起，进一步由于胸膜腔内蛋白含量增加，造成胸腔内液体的胶体渗透压增高，使胸腔积液积聚。

2. 血浆胶体渗透压降低：常由于肝、肾疾病引起。

3. 毛细血管静脉水压增加：如心功能不全时造成。

4. 淋巴管吸收受阻。

(二)临床表现与诊断

胸腔积液的临床症状和体征与胸腔积液量、胸水积聚的速度及患儿本身基础肺功能有关。出现少量胸腔积液时可无症状，积液量进一步增多时可出现活动后气急、胸闷、胸痛。体格检查可发现患侧胸廓饱满，呼吸运动减低，气管向健侧偏移、语颤减低或消失，叩诊呈浊音，患侧呼吸音减低或消失。胸部X线检查在少量积液时可发现肋膈角变钝或消失，中等量积液可表现为患侧胸腔呈凹面向上的弧形均匀致密阴影，大量积液时患侧胸腔可全部呈致密均匀阴影，纵隔被推向健侧。胸部B超可明确积液的存在，并指导穿刺定位。CT检查能显示胸部X线片不能显示的极少量胸腔积液。

(三)病因与鉴别诊断

胸腔积液诊断与治疗的首要问题是鉴别积液是漏出液还是渗出液。漏出性胸腔积液多由于毛细血管静脉压升高或腔体渗透压降低所致。主要针对原发病治疗，如心功能不全、低蛋白血症、肾衰竭等。渗出性胸腔积液多由于炎症、结缔组织疾病、肿瘤等因素导致胸膜渗透性增高，毛细血管通透性增加或淋巴液回流障碍所致，需进一步检查明确病因进行治疗。

胸腔穿刺所得胸液应做常规、生化、免疫学、微生物学、细胞学、分子生物学等检查。漏出液和渗出液的鉴别见表3-3。

漏出液的常见病因：各种病因致充血性心力衰竭、上腔静脉受压、缩窄性心包炎、水钠潴留致静脉压增高、肝硬化、肾病综合征等。

渗出液常见病因有结核性胸膜炎、肺炎伴胸腔积液，包括：①细菌性(葡萄球菌、链球菌、革兰阴性杆菌等)。②病毒性胸腔积液，常为柯萨奇病毒和腺病毒引起。③支原体肺炎合并胸腔积液。④真菌性肺炎合并胸腔积液。⑤肺寄生虫性胸腔积液。⑥肺栓塞和肺坏死伴胸腔积液、结节病伴胸腔积液、结缔组织病伴胸腔积液、膈下病变(膈下脓肿、胰腺炎等)致胸腔积液、肿瘤性胸腔积液等(肿瘤亦可引起漏出液)。

血性胸腔积液多由恶性肿瘤、肺梗死、结核病、病毒性肺炎、细菌性肺炎、外伤等引起。

乳糜胸为胸导管或其他较大淋巴管阻塞和破裂，使乳糜溢入胸腔。多由外伤引起，也可因纵隔淋巴结核、腹膜后淋巴瘤、胸导管或左锁骨下静脉肿瘤、丝虫病、肾病综合征、肝硬化等引起。

鉴别胸液性质后，应根据临床表现、体征相应做进一步的检查、包括病原学、血生化、影像学等检查确定原发病进一步治疗。

表3-3 渗出液与漏出液的鉴别

	漏出液	渗出液
病因	心力衰竭、肾衰竭、低蛋白血症等	炎症、肿瘤、结缔组织疾病等
外观	多清晰、透明、呈淡黄色	多浑浊、可为血性、脓性、乳糜性
凝固性	多不凝	可凝固
比重	<1.018	>1.018
Rivalta试验	阴性	阳性
蛋白质含量	<30g/L	>30g/L
葡萄糖含量	与血液含量相当	多低于血液含量
细胞数	$<100\times10^6/L$	$>500\times10^6/L$
细菌	无致病菌	可找到致病菌
肿瘤细胞	无	恶性胸腔积液中可找到
乳酸脱氢酶	<200U/L	>200U/L
胸液LDH/血清LDH	<0.6	>0.6
胸液蛋白/血液蛋白	<0.5	>0.5

(黄敬孚)

第二十节 腹 水

腹水是指各种原因引起的腹腔内过多游离液体的积聚。正常情况下腹腔内有少量游离液体，对内脏起滑润作用，通常不超过150ml。由于各种疾病使腹腔内游离液体过多(一般超过150ml)，称为腹水。

(一)发生机制

腹水可以是全身严重水肿的局部表现，也可以由腹腔内外疾病引起。发病机制有：

1. 血浆胶体渗透压降低　血浆蛋白浓度减少，血浆胶体渗透压下降而低于流体静水压时，体液外渗到组织间隙和腹腔，形成水肿和腹水。

2. 体内水钠潴留　是引起水肿及腹水的发生机制之一，常与继发肾素-血管紧张素-醛固醇被激活或抗利尿素分泌增加相关，如急性肾小球肾炎等。

3. 腹腔微循环流体静水压增高　当腹腔静脉回流受阻，使下腔静脉、肝静脉或门静脉压增高，导致微循环流体静力压高于血浆胶体渗透压，使体液从微循环流向腹腔，形成腹水。如缩窄性心包炎，肝硬化等。

4. 腹腔毛细血管通透性增高　腹膜炎、腹腔内肿瘤浸润等化学刺激可引起腹水，血浆蛋白通过受损的毛细血管壁，腹水为渗出液。

5. 淋巴液回流受阻　胸导管腹段等淋巴管系统发生梗阻致腹水，腹水为乳白色的乳糜液。

临床上具体病人一种病变如肝硬化，可由以上多种机制引起，包括微循环静水压增高，白蛋白减少及水、钠潴留机制共同引起。

(二)病因

1. 心血管疾病　慢性充血性心力衰竭，缩窄性心包炎，限制性心肌病。

2. 肝脏疾病　门静脉受阻，如肝硬化，门脉受压、重症肝炎、肝癌、血吸虫病、肝静脉阻塞综合征。

3. 肾脏疾病　肾病综合征、急、慢性肾炎。

4. 低蛋白血症　营养不良、肝脏疾病、肾病综合征等引起。

5. 腹膜炎　结核性腹膜炎、化脓性腹膜炎、胆汁性腹膜炎等。

6. 腹腔肿瘤　腹膜原发间皮瘤、白血病、恶性淋巴瘤腹腔转移等。

7. 其他　丝虫病、结核、外伤、肿瘤、肿大淋巴结压迫、先天畸形等致乳糜腹水。

(三)诊断和鉴别诊断

腹水的检查有助于诊断。腹水检查包括腹水常规检查和生化检查，以鉴别是漏出性腹水还是渗出性腹水。腹水可大致分为三类。①漏出液：腹水比重多＜1.018，蛋白质定性阴性，蛋白质含量≤30%(主要属白蛋白)，细胞数≤300×10^6/L(主要为上皮细胞)，不易凝固。②渗出液：浑浊、脓性或血性。腹水比重多≥1.018，蛋白质定性阳性，蛋白质含量＞30%(有白蛋白、球蛋白、纤维蛋白)，细胞数≥500×10^6/L(各种炎性细胞)，易凝固，出现凝块状物。③乳糜性腹水：呈乳白色，乙醚试验阳性，含多量脂肪滴。

对渗出性腹水，应根据病史和体格检查提示的诊断还应做相应的病原学检测(包括细菌学、病毒学等)，必要时反复涂片找肿瘤细胞。

对漏出性腹水，结合病史及体检应分别做血浆蛋白、肾功能、肝功能测定；疑及心源性腹水时应做心脏超声、心电图等有关检查。

漏出液或渗出液怀疑腹腔疾病时应做腹部超声、CT、MRI或MRA，腹腔血管造影等。

乳糜性腹水时应注意检查有无肿瘤，肿大淋巴结压迫，有无先天畸形、外伤、结核、丝虫病等。

腹水应与腹内巨大囊性肿物鉴别，如卵巢囊肿，腹膜囊肿及巨大肾盂积水等。B超检查及X线钡剂检查可明确囊肿与消化道位置关系，有助于诊断。

(黄敬孚)

第二十一节　青　紫

青紫是指皮肤、口唇黏膜呈青紫色或暗红色。青紫症状的产生与缺氧直接相关，当毛细血管内血液中还原型血红蛋白浓度达到每升50g以上时，就会出现青紫症状；毛细血管网越丰富的部位青紫症状越明显，如手指和脚趾的甲床、口唇、鼻尖、耳垂和舌头等部位。

(一)病因

引起小儿青紫的较常见的原因包括：①循环系统疾病：先天性心脏病、心力衰竭、心源性休克、周围循环障碍如暴露于寒冷环境等。②呼吸系统疾病：肺炎、毛细支气管炎、哮喘、新生儿肺透明膜病、膈疝、气管异物等。③神经系统疾病：癫痫持续状态、吉兰-巴雷综合征、重症肌无力、脑疝等。④血液系统：红细胞增多症、高铁血红蛋白血症如肠源性发绀、硫化血红蛋白血症等。

(二)评估

对于青紫的患儿，应评估其一般情况、呼吸困难、发绀程度和部位。相关病史、体格检查等对判断青紫的原因和病情也至关重要。一般地说，对于青紫患儿，应尽快进行血气分析，并在此基础上进行全面评估。

1. PaO_2 正常　对于血气分析 PaO_2 正常者，如果一般情况差，应考虑感染性休克、心源性休克、高铁血红蛋白血症等。如果一般情况好，则更多地考虑周围性青紫，如寒冷、局部压迫等造成的青紫。

2. PaO_2 降低

(1)有心脏杂音：此时应考虑先心病引起青紫的可能性大，需进行心电图、胸部X线片和超声心动图等检查，以明确有无先心病以及先心病的类型。除了肺静脉异位回流等少数先心病外，大多数先心病可以听到心脏杂音，因此，青紫患儿无心脏杂音者先心病可能性较小。但必须指出，新生儿早期由于循环状态尚不稳定，有些先心病也不一定能够听到杂音，应加以注意。对于某些先心病可表现为差异性青紫，如大动脉换位伴动脉导管未闭表现为上肢青紫，而主动脉弓离断伴动脉导管未闭或艾森-曼格综合征伴动脉导管未闭则表现为下肢青紫。

(2)无心脏杂音：伴呼吸困难者，要考虑肺疾病如肺炎、气胸、胸腔积液；新生儿则应注意有无膈疝、肺透明膜病、湿肺等，应结合胸部X线片加以分析。如果胸部X线片无异常者，则要考虑是否有大气道阻塞如气管异物吸入。无伴明显呼吸困难者，应考虑呼吸系统以外的疾病，如高铁血红蛋白血症、红细胞增多症等。值得一提的是，新生儿持续性肺动脉高压常常有明显青紫，而呼吸困难不甚明显。

(三)处理

青紫的处理原则为缓解缺氧症状，针对病因治疗。

1. 缓解缺氧

(1)一般处理：对于寒冷或局部压迫引起的周围性青紫，通过保暖和解除压迫就能够缓解症状。

(2)吸氧：但对于大多数情况来说，青紫症状表示身体缺氧，应及时处理。对于非先心病引起的青紫，吸氧是必需的，往往能够在一定程度上改善青紫症状。但对于导管依赖性先心病如肺动脉闭锁的患儿则不能给予吸氧，以避免吸氧造成动脉导管关闭，加重缺氧程度。

(3)机械呼吸：若青紫症状严重，PaO_2 明显降低，则需及时插管，用呼吸机治疗。

2. 病因治疗　由于引起青紫的原因很多，在病情允许的情况下，应尽可能边治疗，边检查，尽快明确病因给予相应的专业处理。

（黄国英）

第二十二节　婴儿哭闹

哭闹是婴儿期很常见的一种表现，在没语言表达能力时，“哭闹”常有语言的含义，是表达婴儿要求或痛苦的一种方式。婴儿受到饥饿、困乏、需排尿或排便等内在生理刺激，或外界冷、热、湿以及疼痛、痒、疾病或精神上的刺激都有可能引起哭闹。

(一)病因

1. 生理性哭闹　奶量不足、尿布潮湿、衣被过热过冷、衣着过紧、体位不适、蚊虫叮咬、排尿排便等上述生理或外界刺激所引起，或是要抱、要哄等要求未能满足。

2. 病理性哭闹　凡能引起身体不适或疼痛的任何疾病，均可致患儿哭闹不安，甚至在其他临床症状尚不明显就表现哭闹。

(二)鉴别诊断

1. 生理性哭闹　婴儿除哭闹外，一般精神食欲良好，面色正常，哭声洪亮，吸吮有力，无发热，详细检查无病理情况。

(1)饥饿：婴儿因饥饿引起的哭闹，一遇奶头立即就不哭了，同时强烈吸吮。

(2)冷热等不适：一般开始时哭声不太紧迫，可哭哭停停，当其要求得到满足后，哭闹立即停止，但若未引起注意则哭闹加剧。

(3)排尿排便前：有些婴儿在睡眠中由于膀胱充盈可突然哭闹。有些婴儿在大便前可哭闹，可能由于肠蠕动增加或粪便干结不易解出。排便后哭闹停止。

(4)受惊：小儿因巨大声响刺激而受惊时，也可突然啼哭，且常有神色惊慌或面色改变。

(5)婴儿夜啼：日醒夜睡规律并非天生就有，婴儿出生后不论昼夜大部分时间在睡眠中，随着夜间喂奶和护理的减少，夜睡时间逐渐延长。但在日醒夜睡规律尚未形成前，夜间有可能因种种生理性原因哭闹，母亲害怕小儿夜啼影响他人睡眠而半夜起来边拍边走，几天后就可能造成不边拍边走就不睡、就要哭的不良习惯，形成日睡夜醒的反常现象。

2. 病理性哭闹

(1)耳部疾病：中耳炎为婴幼儿常见病，常因耳痛而哭闹烦躁不安，常用手抓耳，或哭时摇头。

(2)口腔疾病：患儿每吃可哭，有时吸吮尚可，吞咽时即哭。

(3)佝偻病、营养不良：常烦躁不安、易惊、好哭。

(4)肠道疾病：①肠套叠：多见于4～10个月婴儿，突然发生阵发性哭闹不安，面色苍白，手足乱动，痛苦表情，有时伴呕吐。②肠绞痛：发作时大声哭闹，两腿蜷缩，不伴呕吐。③肠寄生虫病：钩虫病，常伴贫血，多有黑粪。蛲虫病，睡眠后哭闹。

(5)嵌闭性腹股沟斜疝：应检查有无囊性肿大。

(6)皮肤疾病，深部脓肿等。

(7)肛裂、尿道炎。

(8)脑膜炎：伴发热、精神差、嗜睡，前囟紧，脑膜刺激征等。

（黄敬孚）

第二十三节　多　汗

汗液分泌过多称为多汗，可分为生理性多汗和病理性多汗。

(一)病理生理

出汗是一种神经反射活动，下丘脑有出汗中枢，经神经通路（神经纤维经脑桥上部交叉至对侧脊髓侧索，在脊髓侧角与交感神经交换），最终经交感神经纤维传到汗腺，支配汗液分泌。来自大脑皮质及皮肤温度感受器的冲动，及进入中枢神经的血液温度升高均可兴奋出汗中枢，反射性通过交感神经引起出汗。

(二)临床表现

1. 生理性多汗　在外界环境炎热、衣服过厚、或体内供热和产热过多（如快速进热食、剧烈运动后）等，均可通过上述神经反射引起出汗。此时多汗为机体调节体温所必需，称为生理性多汗。

2. 病理性多汗　大脑皮质损伤，或一些病理因素兴奋出汗中枢、延髓或脊髓神经通路中的下级出汗中枢及交感神经都可引起多汗。其表现在患儿安静状态下，如平卧、睡眠时，也可见全身或半身大汗淋漓或出汗不止。

(三)病因

1. 全身性多汗

(1)感染性疾病：伤寒、结核、大叶肺炎、败血症（血流感染）、脊髓灰质炎（前驱期）等。

(2)风湿性疾病：风湿热活动期、系统性红斑狼疮等。

(3)代谢、内分泌、营养性疾病：佝偻病、甲状腺功能亢进、低血糖、营养不良身体虚弱、肾上腺皮质功能亢进等。

(4)循环系统疾病：充血性心力衰竭、休克等。

(5)自主神经失调：间脑内星状细胞瘤、吉兰-巴雷综合征等。

(6)药物作用：使用解热药及甲状腺素、毛果芸香碱等。

(7)中毒：有机磷中毒、无机磷中毒、汞、铅、砷中毒等。

(8)精神因素：精神过度紧张或兴奋、恐惧、惊吓等。

2. 半侧身多汗

(1)颅内占位性病变：在颅内病灶的对侧出现多汗。如一侧额叶或视丘损害，脑干病变，小脑、延脑、神经核、神经干损伤或炎症等。包括脑肿瘤、脑出血、脑损伤、脑血管病变等。

(2)脊髓病变：可致下半身出汗，脑血管病变或一个肢体多汗，如横断性脊髓炎或损伤、脊髓灰质炎（瘫痪期）等。

(3)局部交感神经节受损或病变：如胸内肿瘤或主动脉瘤刺激一侧颈交感神经节可引起半侧身多汗。

(四)诊断和鉴别诊断

多汗是特异性较低的症状，需根据伴随的症状、体征及必要的实验室检查进行鉴别诊断。

如夜间盗汗是结核病的症状，但需要做结核菌素试验、胸部X线片、查体温等各项检查来诊断。婴儿多汗是否是佝偻病引起，还需要检查有关体征、血生化检查等进一步诊断。

半侧身多汗多见于神经系统疾病，需要仔细做神经系统检查，包括查体、头颅MRI、MRA或CT、脊髓MRI等检查。

（黄敬孚）

参考文献

[1]　魏克伦,孙梅. 儿科疾病鉴别诊断学. 北京:军事医学科学出版社,2004:180-182,685-701.

[2]　陈沅. 儿科症状鉴别诊断. 上海:上海科学技术出版社,2005:147-151,262-269,646-651.

[3]　胡亚美,江载芳. 诸福棠实用儿科学. 7 版. 北京:人民卫生出版社,2002:250-280.

[4]　陈萍. 呼吸系统疾病鉴别诊断学. 北京:军事医学科学出版社,2005:140-148.

[5]　陈文彬,潘祥林. 诊断学. 7 版. 北京:人民卫生出版社,2008.

[6]　胡亚美,江载芳. 实用儿科学. 7 版. 北京:人民卫生出版社,2003.

[7]　宁寿葆. 现代实用儿科学. 上海:复旦大学出版社,2004.

[8]　徐虹,陆铸今,陆国平. 儿科急诊. 福州:福建科学技术出版社,2007.

[9]　黄国英. 医学试题精编丛书. 儿科学. 上海:复旦大学出版社,2006.

[10]　黄国英. 儿科主治医师手册. 南京:江苏科学技术出版社,2008.

[11]　Behrman RE, Kliegman RM, Arvin AM. Nelson Textbook of Pediatrics. 16thed Philadelphia:8. W. B. Saunders. 2001.

[12]　Julia A McMillan. Oski′s Pediatrics. 4th ed. Philadelphia: Lippincott Williams & Wilkins. 2006.

第4章

新生儿及新生儿疾病

新生儿(neonate,newborn)是指出生断脐到生后28d内的婴儿。新生儿是婴儿的特殊阶段,从宫内环境到外界变化非常快,容易发生许多问题,需要适应过程。因此,新生儿疾病有其明显的特殊性,与发育问题、母亲问题、宫内环境、外界环境变化等密切相关。研究新生儿生长发育、保健、疾病防治的学科称新生儿学(neonatology),是儿科学的重要组成部分。由于新生儿是胎儿的延续,新生儿许多问题与母亲孕期情况和胎儿生长发育密切相关,因此提出围生期和围生医学的概念。围生期是指出生前后的一个特定时期,我国将围生期的时间定义为从妊娠28周到出生7d,在围生期内的胎儿和新生儿称为围生儿。围生医学(perinatal medicine,perinatology)是指专门研究孕母、胎儿及新生儿的保健、疾病防治的学科,属交叉学科。

第一节　新生儿分类及特点

一、新生儿分类

1. 根据出生时胎龄分类　分为足月儿(full-term infant)、早产儿(preterm infant)和过期产儿(postterm infant)。胎龄小于28周的早产儿称为极早早产儿(extremely preterm infant)(表4-1)。

表4-1　根据胎龄分类

分类	出生时胎龄
足月儿	≥37周至<42周
早产儿	≥28周至<37周
极早早产儿	≥22周至<28周
过期产儿	≥42周

2. 根据出生体重分类　分为正常出生体重儿(normal birth weight)、低出生体重儿(low birth weight,LBW)、极低出生体重儿(very low birth weight,VLBW)、超低出生体重儿(extremely low birth weight,ELBW)和巨大儿(macrosomia)(表4-2)。

表4-2　根据出生体重分类

分　类	出生体重(g)
正常出生体重儿	2 500～3 999
低出生体重儿	<2 500
极低出生体重儿	<1 500
超低出生体重儿	<1 000
巨大儿	≥4 000

3. 根据出生体重与胎龄关系分类　分为适于胎龄儿(appropriate for gestational age,AGA)、小于胎龄儿(small for gestational age,SGA)和大于胎龄儿(large for gestational age,LGA)(表4-3)。

4. 根据生后周龄分类

(1)早期新生儿　指出生1周以内的新生儿。

(2)晚期新生儿　指出生第2～4周的新生儿。

5. 高危新生儿　高危新生儿(high risk infant)是指已发生和可能发生危重情况的新生儿,高危新生儿需密切观察和监护。凡符合下列条件的都可定为高危儿:①孕母存在高危因素,如年龄超过40岁或小于16岁;有慢性疾病如糖尿病、慢性肾病、心脏病、肺疾病、高血压、贫血、血小板减少

表 4-3　根据出生体重与胎龄关系分类

分类	出生体重与胎龄
适于胎龄儿	出生体重在同胎龄平均体重的第 10～90 百分位
小于胎龄儿	出生体重在同胎龄平均体重的第 10 百分位以下
足月小样儿	胎龄已足月，但出生体重＜2 500g
大于胎龄儿	出生体重在同胎龄平均体重的第 90 百分位以上

症等；羊水过多或过少；出血；羊膜早破和感染。②出生过程存在高危因素，如早产或过期产，急产或滞产，胎儿胎位不正，臀位产，羊水被胎粪污染，脐带过长（＞70cm）或过短（＜30cm）或被压迫，剖宫产。③胎儿和新生儿存在高危因素，如多胎，胎儿心率或心律异常，有严重先天畸形，窒息，新生儿出生时面色苍白或青紫，呼吸异常，低血压等。

二、正常足月儿特点

正常足月儿（normal term infant）是指出生时胎龄≥37 周至 42 周，出生体重在 2 500～3 999g，无疾病的新生儿。

1. 外观特点　正常足月儿外貌成熟，神态自若（表 4-4）。

表 4-4　正常足月儿与早产儿外观特点比较

部 位	足月儿	早产儿
皮肤	红润、皮下脂肪丰满和毳毛少细	鲜红发亮、水肿、毳毛多
头发	分条清楚	头发细、乱而软
耳壳	软骨发育好、耳舟成形	软、缺乏软骨、耳舟不清楚
指、趾甲	达到或超过指、趾端	未达到指、趾端
足纹	足纹遍及整个足底	足底纹理少
乳腺	结节＞4mm	无结节或结节＜4mm
外生殖器	男婴睾丸已降至阴囊，阴囊皱纹多；女婴大阴唇遮盖小阴唇	男婴睾丸未降至阴囊，阴囊皱纹少；女婴大阴唇不能遮盖小阴唇

2. 呼吸系统　胎儿肺内充满肺液，足月儿约 30ml/kg，出生时经产道挤压，约 1/3 肺液由口鼻排出，其余在建立呼吸后被肺间质毛细血管和淋巴管吸收和转运。新生儿呼吸频率较快，为 40～50/min，主要靠膈肌运动，呈腹式呼吸。

3. 循环系统　出生后血液循环发生显著变化：①脐带结扎后，胎盘-脐血循环终止；②随着呼吸建立和肺膨胀，肺循环阻力下降，肺血流增加；③从肺静脉回流到左心房的血量显著增加，压力增高，使卵圆孔关闭；④由于 PaO_2 增高，动脉导管收缩，继而关闭，完成胎儿循环向成年人循环的转变。新生儿心率波动范围较大，通常为 90～150/min。足月儿血压平均为 70/50mmHg。

4. 消化系统　足月儿吞咽功能已经完善，但食管下部括约肌较松弛，胃呈水平位，幽门括约肌较发达，易发生溢乳。肠管壁较薄、通透性高，有利于吸收母乳中的免疫球蛋白，但肠腔内毒素也容易进入血液循环，引起中毒症状。足月儿消化道已能分泌大部分消化酶，只是淀粉酶在生后 4 个月才达到成年人水平，不宜过早喂淀粉类食物。生后 10～12h 开始排胎粪，2～3d 排完。胎粪呈糊状墨绿色。若生后 24h 仍不排胎粪，应检查是否有肛门闭锁或其他消化道畸形。因肝内尿苷二磷酸葡萄糖醛酸转移酶的活性不足，生后常出现生理性黄疸，同时肝脏对多种药物处理能力低下，易发生药物中毒。

5. 泌尿系统　足月儿出生时肾小球滤过功能低下，肾小管容积不足。肾稀释功能虽与成年人相似，但其浓缩功能较差，最大浓缩能力仅为 500～700mOsm/L（成人为 1 400mOsm/L）。新生儿肾排磷功能差、牛乳含磷高、钙磷比例失调，故牛乳喂养儿易发生血磷偏高和低钙血症。生后 24h 内开始排尿，少数在 48h 内排尿，如 48h 仍不排尿应进一步检查。

6. 血液系统　足月儿血容量平均为 85ml/kg。出生时红细胞、网织红细胞和血红蛋白含量较高，血红蛋白中胎儿血红蛋白占 70%～80%（成年人＜

2%)，5 周后降到 55%，随后逐渐被成年人型血红蛋白取代。白细胞总数生后第 1 天为(15～20)×10^9/L，3d 后明显下降，5d 后接近婴儿值；分类以中性粒细胞为主，4～6d 与淋巴细胞相近，以后淋巴细胞占优势。血小板出生时已达成年人水平。由于胎儿肝脏维生素 K 储存量少，凝血因子Ⅱ、Ⅶ、Ⅸ、Ⅹ活性低，故生后应常规注射维生素 K_1。

7. 神经系统　足月儿大脑皮质兴奋性低，睡眠时间长，觉醒时间一昼夜仅为 2～3h。大脑对下级中枢抑制较弱，且锥体束、纹状体发育不全，常出现不自主和不协调动作。出生时已具备多种暂时性的原始反射，主要有以下几种。

(1)拥抱反射(moro reflex)：新生儿仰卧位，拍打床面后其双臂伸直外展，双手张开，做拥抱状姿势。

(2)觅食反射(rooting reflex)：用手指触摸新生儿口角周围皮肤，头部转向刺激侧并张口将手指含入。

(3)吸吮反射(sucking reflex)：将乳头或奶嘴放入新生儿口内，出现有力的吸吮动作。

(4)握持反射(grasp reflex)：将物品或手指放入新生儿手心，会立即将其握紧。

如新生儿期这些反射减弱或消失常提示有神经系统疾病。

此外，正常足月儿也可出现年长儿的病理性反射如克氏征(Kernig 征)、巴宾斯基征(Babinski 征)和佛斯特征(Chvostek 征)等，腹壁和提睾反射不稳定。由于前囟和颅缝尚未闭合，有颅内病变时脑膜刺激征多不明显。新生儿脑相对较大，脊髓相对较长，其末端约在第 3、4 腰椎下缘，故腰穿时应在第 4、5 腰椎间隙进针。

8. 免疫系统　新生儿非特异性免疫功能不成熟，皮肤黏膜薄嫩，初生后脐部开放，细菌易进入血液。血中补体水平低，缺乏趋化因子，IgA 和 IgM 不能通过胎盘，易患细菌感染，尤其是革兰阴性杆菌，同时分泌型 IgA 缺乏，易发生呼吸道和消化道感染。

9. 体温调节　足月儿体温调节中枢功能尚不完善，皮下脂肪薄，体表面积相对较大，容易散热。寒冷时主要靠棕色脂肪代偿产热。生后环境温度显著低于宫内温度，散热增加，如不及时保暖，可发生低体温，如环境温度过高、进水少及散热不足，可发生脱水热。适宜的环境温度(适中温度)对新生儿至关重要。适中温度是指使机体代谢、氧及能量消耗最低并能维持正常体温的环境温度。足月儿包被时为 24℃，生后 2d 内裸体为 33℃，以后逐渐降低。适宜的环境湿度为 50%～60%。

10. 能量及体液代谢　足月儿基础热量消耗为 209kJ/kg，加之活动、食物特殊动力作用、大便丢失和生长需要等，每日共需热量为 418～502kJ/kg(表 4-5)。体内含水量占体重的 70%～80%，随日龄增加逐渐减少。每日经呼吸和皮肤丢失的水分(不显性失水)20～30ml/kg，尿量 25～65ml/kg，生后头几天液体生理需要量见表 4-5。由于生后体内水分丢失较多，导致体重逐渐下降，第 5～6 天降到最低点(小于出生体重的 9%)，一般 7～10d 后恢复到出生体重，称为生理性体重下降。

表 4-5　足月新生儿能量和液体需要量

日龄	能量需要量[kJ/(kg·d)]	液体需要量[ml/(kg·d)]
第 1 天	209～334	60～80
第 2 天	334～418	80～100
第 3 天及以后	418～502	100～120

11. 常见的几种特殊生理状态　新生儿出生后可出现一些特殊生理现象。

(1)生理性黄疸：参见本章黄疸内容。

(2)“马牙”和“螳螂嘴”：在上腭中线和齿龈部位，由上皮细胞堆积或黏液腺分泌物积留形成黄白色的小颗粒，俗称“马牙”，数周后可自然消退；新生儿两侧颊部各有一隆起的脂肪垫，俗称“螳螂嘴”，有利于吸吮乳汁。不可擦拭及挑破“马牙”和“螳螂嘴”，以免发生感染。

(3)乳腺肿大：由于来自母体的雌激素中断，男女新生儿生后 4～7d 均可有乳腺增大，如蚕豆或核桃大小，2～3 周消退，切忌挤压，以免感染。

(4)假月经：部分女婴生后 5～7d 阴道流出少许血性分泌物，可持续 1 周，俗称“假月经”，也是因来自母体的雌激素中断所致。

(5)新生儿红斑及粟粒疹：生后 1～2d，在头部、躯干及四肢常出现大小不等的多形红斑称为“新生儿红斑”；也可因皮脂腺堆积形成小米粒大小黄白色皮疹，称为“新生儿粟粒疹”，几天后自然消失。

三、小于胎龄儿特点

小于胎龄儿是指出生体重在同胎龄儿平均体重的第 10 个百分位以下的新生儿，可分早产、足月、过期产小于胎龄儿，小于胎龄儿又称宫内生长迟缓。

(一)病因

1. *孕母因素*　①孕母患病：妊娠高血压综合征、慢性肾炎、原发性高血压病、慢性心力衰竭等慢性疾病，胎盘功能不全，供给胎儿的营养和氧均不足，是引起足月小于胎龄儿常见的原因。②孕母年龄过大或过小，营养摄入不足，吸毒等。

2. *胎盘因素*　胎盘功能不全。

3. *胎儿因素*　①双胎和多胎；②先天性疾病，染色体病，如三倍体综合征、Turner 综合征、多发畸形。③宫内感染，如巨细胞、疱疹、风疹等病毒感染及胎儿梅毒。

(二)临床特点

1. *类型*　根据病因发生的早晚、病理生理特点、重量指数将小于胎龄儿分为两种类型。重量指数＝出生体重(g)×100/出生身长^3(cm^3)。

(1)匀称型：病因常发生在妊娠早期，即发生在妊娠 32 周以前，如胎儿染色体病和孕妇的慢性疾病影响胎儿的全身生长发育，不但体重轻，而且身长也短小，常伴先天畸形或脑发育障碍，各器官细胞数目减少，但仍保持正常体积。重量指数＞2.0(胎龄≤37 周)或＞2.2(胎龄＞37 周)，身长与头围比值＞1.36。

(2)非匀称型：病因常发生在妊娠晚期，即妊娠 32 周以后，此时胎儿正处于迅速生长和储备营养物质的阶段，如胎儿发生营养不良和宫内窘迫，对体重影响较大，对身长和头围影响较少，故体重和身长不相称。在组织细胞学上各器官细胞数正常或仅轻度减少，但细胞体积小。重量指数＜2.0(胎龄≤37 周)或＜2.2(胎龄＞37 周)，身长与头围比值＜1.36(图 4-1)。

2. *并发症*　小于胎龄儿易发生许多并发症。

(1)吸入性肺炎：如羊水、胎粪吸入综合征。

(2)新生儿窒息：由于宫内慢性缺氧，出生过程常发生窒息。

(3)红细胞增多症：多由于宫内缺氧引起。

(4)低血糖和低血钙：由于体内储存量不足引起，发生率明显高于足月胎龄儿。

四、大于胎龄儿和巨大儿特点

近年由于围生期保健改善、孕母运动减少、营养摄入增多等因素，胎儿体重偏重，大于胎龄儿或巨大儿发生率增加，而糖尿病母亲婴儿、Rh 溶血病、Beckwith 综合征、大血管错位等病理状况出生体重亦往往较重。大于胎龄儿或巨大儿易发生许多临床问题，围生期病死率较高，需密切监护和正确处理。

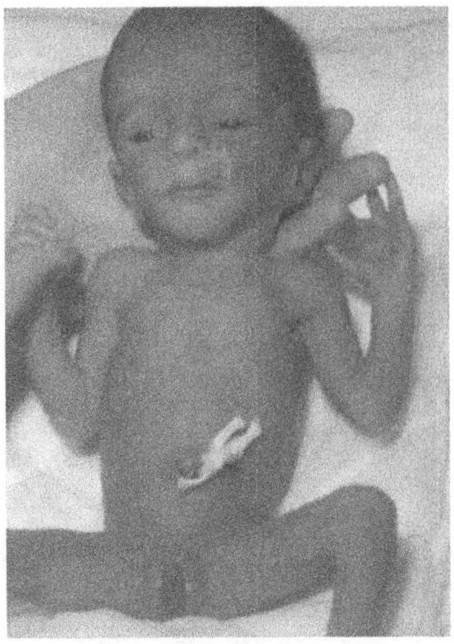

图 4-1　足月小样儿(瘦小)

1. *外貌*　体型大，比较胖，满月脸。

2. *产伤*　因胎儿巨大，常发生产程延长，新生儿易发生骨折、颅内出血、内脏出血、神经损伤等，肩难产发生率增高 10%～20%，肩难产常并发臂丛神经损伤。

3. *围生期窒息*　大于胎龄儿或巨大儿分娩过程并发症较多，窒息发生率明显高于正常体重儿，可达 12%。窒息可发生在产前、产时和产后。

4. *低血糖症*　糖尿病母亲血糖高，大量葡萄糖通过胎盘进入胎儿，刺激胎儿胰岛 B 细胞增生，胰岛素分泌增加，发生高胰岛素血症。出生后葡萄糖来源突然中断，而胰岛素水平仍然较高，易发生低血糖，发生率可达 70%～80%，在生后数小时最易发生。

5. *低钙血症和低镁血症*　低钙血症发生率可达 50%～60%，主要与甲状旁腺功能减退有关。糖尿病母亲肾小管镁吸收较差，易发生低镁血症，导致胎儿低镁。低钙血症和低镁血症患儿易发生惊厥。

6. *红细胞增多症*　因高胰岛素血症、高血糖症、慢性宫内缺氧，易发生红细胞增多症，静脉血血细胞比容＞65%，表现为高黏滞综合征、嗜睡、呼吸暂停、发绀、搐搦等。易发生血栓形成和栓塞，如脑、肾血栓形成。

7. *呼吸窘迫综合征*　胰岛素可抑制糖皮质激素的分泌，而糖皮质激素能促进肺表面活性物质的合成和分泌，因此糖尿病母亲新生儿肺表面活性物质合成分泌减少，尽管已足月或是巨大儿，但肺发育未成熟，易发生呼吸窘迫综合征。

8. *心脏问题*　胎儿高胰岛素血症和高血糖可促使糖原、蛋白质、脂肪合成增加，导致心肌细胞增生和肥厚，肥厚性心肌病发生率可达10%～20%，以室间隔肥厚为主，有报道糖尿病母亲婴儿非对称性室间隔肥厚发生率达38.8%。

9. *对生长的影响*　胰岛素能促进胎儿生长，糖尿病母亲新生儿多为大于胎龄儿，其中巨大儿发生率高达40%，患儿肥胖、满月脸、面色潮红。如在妊娠期母亲糖尿病得到适当控制，巨大儿发生率可减少。但在糖尿病母亲新生儿中有10%为小于胎龄儿，可能与糖尿病母亲发生血管硬化、胎儿宫内生长不良有关。

10. *先天性畸形*　糖尿病母亲婴儿先天性畸形发生率比正常新生儿高3倍，主要为先天性心脏病和中枢神经系统异常，常见畸形有神经管缺损、脊柱缺损、股骨发育不良、颅面畸形、大血管错位。Beckwith综合征患儿体形大，表现为突眼、大舌、脐疝、先天性畸形、低血糖。

（陈　超）

第二节　早产儿特点及救治

早产儿是指出生时胎龄<37周的新生儿，其中胎龄<28周者为极早早产儿，出生体重<1 500g者为极低出生体重儿，<1 000g为超低出生体重儿。

近年，早产儿已成为新生儿专业的重要问题，我国早产儿发生率约8%，发达国家为10%～12%。母亲孕期疾病、感染、外伤、生殖器畸形、过度劳累、多胎儿及胎儿疾病等均是引起早产的常见原因。早产儿各脏器发育未成熟，功能未完善，易发生一系列临床问题，应根据不同胎龄和出生体重早产儿的特点及生后不同阶段的问题，采取相应的救治方法。

一、出生前和出生时处理

1. *了解病史*　对预计可能发生早产者，新生儿医师要尽早参与，详细询问病史，了解孕期母亲和胎儿情况，早产的可能原因，是否完成对胎儿促胎肺成熟的预防，评估分娩时可能发生的情况，为出生时处理做准备。

2. *积极复苏*　早产儿出生时常发生一些紧急情况，要积极复苏，动作要快且轻柔，产科与新生儿科医师要密切合作。

二、早产儿体温调节特点及保暖

1. *体温调节特点*　早产儿体温调节中枢更不完善，皮下脂肪更薄，体表面积相对较大，更易散热，并且胎龄越小，棕色脂肪越少，代偿产热的能力也越差，如环境温度低时，更易发生低体温。因汗腺发育差，如环境温度高时，体温也易升高。出生体重愈低或日龄愈小，则适中温度愈高（表4-6）。

2. *保暖*　出生后即应给予保暖，产房温度应保持27～28℃。出生后迅速将全身擦干，放在预热棉毯中，在复苏过程中注意保暖，复苏处理后尽快放在预热的暖箱中。要维持恒定的适中温度，早产儿适中温度根据不同出生体重和日龄在32～35℃（表4-6）。暖箱相对湿度一般为60%～90%，胎龄和出生体重越低，暖箱相对湿度要高一些，对超低出生体重儿，暖箱湿度对维持体液平衡非常重要，国外有些单位采用较高的湿度（表4-7），但要注意预防感染。为保持体温稳定，各种操作尽量在暖箱中进行，如须暂时离开暖箱亦应注意保暖，对出生体重较大（超过2 000g）的早产儿也可以用开放式辐射式保暖床并盖以塑料薄膜进行保暖。

表4-6　不同出生体重早产儿适中温度（暖箱）

出生体重（g）	暖箱温度			
	35℃	34℃	33℃	32℃
1 000～	初生10d	10d～	3周～	5周
1 500～	—	初生10d	10d～	4周
2 000～	—	初生2d	2d～	3周

表4-7　超低出生体重早产儿暖箱温度和湿度

日龄(d)	1～10	11～20	21～30	31～40
温度(℃)	35	34	33	32
湿度(%)	100	90	80	70

三、呼吸特点及呼吸支持

1. 早产儿呼吸特点 呼吸中枢尚未成熟，呼吸浅表且节律不规整，常出现周期性呼吸及呼吸暂停。早产儿因肺泡表面活性物质少，易发生呼吸窘迫综合征；长时间机械通气和(或)吸高浓度氧易引起支气管肺发育不良症。

2. 一般吸氧 包括头罩吸氧、鼻导管吸氧和暖箱吸氧。如吸室内空气时经皮血氧饱和度($TcSO_2$)低于85%～87%，应给予吸氧。应采用空气与氧气混合的气源，头罩吸氧流量为4～6L/min。对日龄较大者可用鼻导管吸氧，氧流量0.5L/min左右。早产儿吸氧必须监测经皮血氧饱和度，严格控制吸入氧浓度，根据$TcSO_2$或血气分析调节吸入氧浓度，一般将$TcSO_2$维持在88%～93%即可，不宜高于95%。

3. 持续气道正压通气 对早期或轻中度呼吸窘迫综合征(RDS)、湿肺、感染性肺炎及呼吸暂停等病例可使用鼻塞持续气道正压呼吸(CPAP)，CPAP能使肺泡在呼气末保持正压，有助于萎陷的肺泡重新张开。CPAP压力以4～5cmH_2O为宜，吸入氧浓度根据$TcSO_2$调节，尽可能使用低浓度氧。及时使用CPAP可减少机械通气的使用。

4. 机械通气 如用CPAP后病情仍继续加重、$PaCO_2$升高(>60～70mmHg)、PaO_2下降(<50mmHg)，则改用机械通气。一般先用常频机械通气，根据病情和血气分析调节呼吸机参数。如常频机械通气效果不理想，可使用高频机械通气。

5. 使用肺表面活性物质 对诊断或疑诊RDS者应给肺表面活性物质(PS)治疗，要早期给药，一旦出现呼吸困难、呻吟，即可给药，不必等到X线出现典型RDS改变。剂量每次100～200mg/kg，对重症病例给药剂量可以适当加大。给药次数根据病情需要而定，如吸入氧浓度>0.4或平均气道压>8cmH_2O，可考虑重复给药，有些重症病例须给2～3次。对轻度和早期RDS可采用PS+CPAP方法，即先给PS，然后拔除气管插管，用鼻塞CPAP维持。对胎龄小于26周的早产儿，出生时可考虑给PS预防，在复苏后经气管插管给药，给1次，剂量100mg/kg。

四、循环系统特点及PDA的处理

1. 循环系统特点 早产儿心率偏快，血压较低，20%～30%早产儿可伴有动脉导管开放(PDA)，胎龄越小PDA发生率越高。如PDA分流量较大可出现血流动力学紊乱，使病情加重，发生心功能不全、呼吸困难、青紫、心率>160/min、肝大，心前区出现收缩期或收缩舒张期连续杂音，可采用心脏超声检查确定诊断。

2. PDA的处理 对合并心功能不全的PDA应给予治疗。

(1)限制液体量：一般每天80～100ml/kg。

(2)吲哚美辛：日龄0～7d者首剂0.2mg/kg，第2、3剂0.1mg/kg，每剂间隔12～24h，大于7d者3次剂量均为0.2mg/kg。一般静脉滴注，也可口服或栓剂灌肠，日龄小于7d者疗效较好。吲哚美辛不良反应有肾功能损害、尿量减少、出血倾向、黄疸加重、血钠降低、血钾升高等。

(3)布洛芬：如考虑吲哚美辛不良反应较多，也可使用布洛芬。首剂10mg/kg，第2、3剂每次5mg/kg，每剂间隔24h，一般静脉滴注，也可口服。布洛芬对肾的不良反应较吲哚美辛少。

(4)手术治疗：若药物使用2个疗程动脉导管还不能关闭，并严重影响心肺功能时，可考虑手术结扎。

五、神经系统特点及脑损伤的防治

1. 神经系统特点 早产儿神经系统发育未成熟，原始反射(如觅食反射、吸吮反射、握持反射、拥抱反射)均比较弱，胎龄愈小，原始反射愈难引出。早产儿肌张力低，觉醒时间更短。早产儿尤其极低出生体重儿，因脑室管膜下存在着丰富的胚胎生发组织，脑室管膜下出血和脑室周围白质损伤发生率较高，常导致后遗症。

2. 颅内出血 主要表现为室管膜下-脑室内出血，预防措施包括：维持血压稳定和血气正常，保持体温正常，避免液体输入过多过快、血渗透压过高，减少操作和搬动、保持安静。生后常规用维生素K_1 1mg静脉滴注，给1次。影像学检查是诊断早产儿颅内出血的重要手段，为能早期诊断早期治疗，对出生体重<1 500g者在生后定期进行床旁头颅B超检查，必要时行头颅CT或MRI检查。

3. 早产儿脑病 主要表现为脑室周围白质损伤，与早产、缺氧缺血、产前感染等因素有关，多发生在极低或超低出生体重儿。临床症状不明显，可表现为抑制、反应淡漠、肌张力低下、喂养困难，严重者发生脑瘫。对出生体重<1 500g者在生后定期进行头颅B超检查，在第4周行头颅MRI检查。

六、免疫发育特点及感染的防治

1. 免疫系统发育特点 早产儿非特异性和特

异性免疫功能更差，免疫球蛋白 IgG 虽可通过胎盘，但胎龄愈小，通过胎盘到达体内的 IgG 愈少，故更易患感染性疾病。

2. 感染的诊断　早产儿感染的临床表现不典型，须密切观察病情变化，对可疑感染者应做血培养、C 反应蛋白、血常规、血气分析、尿培养、X 线胸片等检查，及时诊断，并评估病情变化。对发生感染者要尽可能获得病原学资料。早产儿产前感染发生率较高，需仔细询问病史，观察感染表现，及时诊断。感染以败血症和肺炎为多，其他有尿路感染和中枢感染。由于早产儿常长时间住 NICU 和接受侵袭性诊疗，常发生院内感染，产生超广谱 β 内酰胺酶(ESBL)的细菌、真菌感染比较多见。

3. 感染的预防　早产儿感染应以预防为主，要严格遵守消毒隔离制度，尽可能减少接触患儿，减少侵袭性操作，每次检查患儿或操作前都必须认真洗手。各种监护治疗仪器(监护仪、呼吸机、保暖箱等)要严格消毒。

4. 感染的治疗　根据病原特点和药敏结果选用抗感染药物，严重感染者加强支持疗法，可使用静脉丙种球蛋白(IVIG)或冷冻血浆，机械通气合并肺部感染者，应加强局部治疗和肺部物理治疗。

5. 预防接种　由于早产儿免疫应答功能较弱，对较小的早产儿应暂缓预防接种，一般需体重超过 2 500g，再行预防接种。

七、保持液体平衡

生后第 1 天液体需要量 50～60ml/kg，以后每天增加 15ml/kg，直至 150ml/kg。如患儿体重每天减轻超过 2%～5%或任何时候体重减轻超过 10%～15%，尿量少于 0.5ml/(kg · h)超过 8h，需增加液体量。

八、保持血糖稳定

1. 低血糖症　不论胎龄和出生体重，凡血糖低于 2.6mmol/L，为低血糖症，早产儿出生后应常规监测血糖，每天 4～6 次，直到血糖稳定。

早产儿反复发生低血糖易导致脑损伤，应积极防治。①早期喂养：对可能发生低血糖症者生后 1h 即开始喂 5%葡萄糖，生后 2～3h 开始喂奶。②静脉滴注葡萄糖：血糖低于 2.6mmol/L 不论有无症状，应给 10%葡萄糖 6～8mg/(kg · min)静脉滴注，如血糖低于 1.7mmol/L 应给 10%葡萄糖 8～10mg/(kg · min)静脉滴注，维持血糖在正常范围。

2. 高血糖症　血糖超过 7mmol/L(125mg/dl)为高血糖症，主要病因有静脉给葡萄糖浓度过高、速度过快；应激性高血糖症；药物性高血糖症。高血糖患儿可出现尿糖和渗透性利尿，甚至发生脱水，为高渗性脱水，出现烦躁不安，而脱水体征不明显。

防治　①监测血糖：出生数天要监测血糖，根据血糖水平调整葡萄糖输注量和速度。②控制葡萄糖滴入速度：稀释药物用 5%葡萄糖。③使用胰岛素：如血糖持续超过 15mmol/L，其他治疗方法未奏效时，可应用胰岛素，开始剂量每小时 0.1U/kg，静脉滴注维持，密切监测血糖，根据血糖结果调节剂量。

九、早期黄疸的治疗

1. 早产儿胆红素代谢特点　早产儿胆红素代谢能力差，血-脑脊液屏障未成熟、血清清蛋白低，常伴有缺氧、酸中毒、感染等，易使游离胆红素通过血脑屏障，发生胆红素脑病。

2. 早期黄疸的处理　应根据不同胎龄和出生体重、不同日龄所达到的总胆红素值，决定治疗方法，选择光疗或换血疗法(表 4-8)。

表 4-8　不同胎龄/出生体重早产儿黄疸干预推荐方案(总胆红素界值，μmol/L)

胎龄或出生体重	出生～24h		～48h		～72h	
	光疗	换血	光疗	换血	光疗	换血
<28 周或<1000g	≥17～86	≥86～120	≥86～120	≥120～154	≥120	≥154～171
28～31 周或 1 000～1 500g	≥17～103	≥86～154	≥103～154	≥137～222	≥154	≥188～257
32～34 周或 1 501～2 000g	≥17～103	≥86～171	≥103～171	≥171～257	≥171～205	≥257～291
35～36 周或 2 001～2 500g	≥17～120	≥86～188	≥120～205	≥205～291	≥205～239	≥274～308

十、消化系统特点及消化问题的处理

1. 消化系统特点　早产儿吸吮力差，吞咽反射弱，贲门括约肌松弛，胃容量小，可发生哺乳困难、进奶量少，易发生溢乳和胃食管反流。消化酶含量接近足月儿，但胆酸分泌少，脂肪的消化吸收较差。早产儿坏死性小肠结肠炎发生率较高。肝脏合成蛋白能力差，常发生低蛋白血症和水肿，白蛋白减少也可使血清游离胆红素增加，易引起核黄疸。糖原储备少，易发生低血糖。

2. 胃食管反流的防治　早产儿易发生胃食管反流，胎龄和出生体重越小发生率越高，胃食管反流常伴有吸入和呼吸暂停，需及时诊断和防治。诊断主要依据临床表现、放射性核素显像或食管下端24h pH检查。治疗措施主要有：①体位：喂奶速度要缓慢，喂奶后多抱一会，头部和上身抬高30°，右侧卧位。②药物：可以使用小剂量红霉素。

3. 坏死性小肠结肠炎（NEC）的防治　早产儿易发生NEC，要积极防治，主要防治措施有：①禁食：对有可能发生NEC的患儿可先禁食1～2d，观察病情的发展，计划下一步治疗。对确诊的患儿，症状轻者禁食3～5d，重者禁食7～10d，同时需要胃肠减压。禁食期间营养和液体主要从肠外营养液补充。待腹胀、呕吐消失、肠鸣音恢复、食欲恢复才可开始喂奶，以新鲜母乳为宜，或用早产儿配方奶。从少量开始（3～5ml/次），逐渐缓慢加量，如胃中有积乳（可从胃管抽取积乳量大于前一次入量1/3的量来衡量）则不加量或降至前一次量。加奶后如症状复发，须再次禁食。②防治感染：根据细菌学检查结果选用抗生素。③改善循环功能：NEC患儿常发生休克，休克原因多为感染性、低血容量或多脏器功能衰竭所致。需扩容，应用多巴胺和多巴酚丁胺等。④外科治疗：肠穿孔和严重肠坏死需要外科手术治疗，切除坏死和穿孔的肠段。要密切观察腹部体征、动态跟踪腹部X线片表现，并与小儿外科医师密切联系，严密观察病情发展。

十一、营养需求及营养支持

1. 营养需求　①能量摄入：生后第1天125kJ/（kg・d），以后每天增加41.8kJ/（kg・d），直至418～502kJ/（kg・d）。②脂肪、糖、蛋白质需要量按比例分配。③其他：同时补充维生素、微量元素及矿物质等。

2. 营养支持　早产儿应提倡母乳喂养，胎龄愈小，出生体重愈低，每次哺乳量愈少，喂奶间隔时间也愈短，早产儿理想的体重增长每天为10～15g/kg。较小的早产儿还不能耐受经口喂养，必须根据患儿的具体情况选择适当方式的营养支持。

3. 喂养途径和方法　①经口喂养：是最好的营养途径，适用于吸吮、吞咽功能较好的早产儿。②胃管喂养：适用于吸吮、吞咽功能不协调的小早产儿，包括间歇胃管法和持续胃管法。对有严重窒息者应适当延迟（出生24h后）肠道内喂养。胃管间歇喂养时应每次喂奶前检测上一次残余的奶量和性质。持续胃管喂养可用输液泵将一定量奶在一定的时间中缓慢注入，每3～4h检测一次残余奶，残余奶量不应超过1h给予的喂养量，这种喂养方法适用于特别小的和不能耐受一次较大量注入的早产儿。③十二指肠喂养：适用于胃潴留较明显和频繁胃食管反流的患儿。为防止低血糖和促进胃肠发育，提倡早喂养和微量喂养。当患儿因胃潴留或胃食管反流对胃管喂养也不能耐受时，可做十二指肠或空肠喂养，经幽门喂养也需用一个微量泵持续输注。经幽门的肠管不能吸出残余奶，残余奶量可通过胃管每3～4h检测1次。

4. 肠道外营养　对肠道内喂养耐受性较差者，要同时辅以肠道外营养。脂肪和氨基酸用量，从生后第1天1.0g/（kg・d）开始，每天增加1.0g/（kg・d），一般最大剂量3～3.5g/（kg・d）。对出生体重较小的早产儿，需要较长时间肠道外营养，可通过外周静脉中心置管（PICC）输注营养液。对肠道外营养患儿可给予非营养性吸吮，防止胃肠功能萎缩。可通过完全性或部分性肠道外营养来补充热量、蛋白质、脂肪、必需氨基酸、维生素和微量元素。

5. 乳类选择　母乳对早产儿的免疫、营养和生理方面都更为有利，但对极低和超低出生体重儿，喂未强化人乳生长速率缓慢，须补充母乳强化剂。对无法母乳喂养者，可选用早产儿配方乳。

十二、早产儿贫血的防治

早产儿贫血包括急性贫血和慢性贫血，急性贫血通常为失血所致，慢性贫血常发生在生后2～3周，早产儿贫血较重者可影响生长发育，应积极防治。

1. 减少医源性失血　早产儿需做许多检查，取血标本，但应尽量减少抽血量，并每天记录取血量，要积极推广微量血或经皮检查方法。

2. 药物治疗　对慢性贫血可使用重组促红细胞生成素（EPO），每次250U/kg，每周3次，皮下注射或静脉滴注，疗程4周，但使用EPO仅减少输血次数，不能避免输血。在使用EPO的同时，可给予维生素E 10mg/d，分2次口服。1周后再给铁剂，先用元素铁2mg/(kg·d)，分2次口服，每周增加2mg/(kg·d)，至6mg/(kg·d)维持。

3. *输血* 对急性贫血，如失血量超过血容量的10%或出现休克表现，应及时输血。对慢性贫血，如血红蛋白低于80～90g/L，并出现以下情况者需输血：胎龄小于30周、安静时呼吸增快达50/min以上、心率加快达160/min以上、进食易疲劳、呼吸暂停、每日体重增加＜25g、血乳酸＞1.8mmol/L。一般输浓缩红细胞，输血量每次10～15ml/kg。

十三、早产儿胆汁淤滞综合征的防治

由于早产、肠道外营养、感染等因素，一些较小的早产儿易发生胆汁淤滞综合征，常在生后3～4周开始出现阻塞性黄疸，直接胆红素显著升高。防治措施包括，尽可能早期肠内喂养，减少肠道外营养的剂量和时间，防治感染，口服或静脉使用利胆中药。

十四、早产儿视网膜病的防治

由于早产儿视网膜发育未成熟，早产儿视网膜病(ROP)发生率较高，加强ROP的早期诊断及防治，降低ROP的发生率及致盲率已非常迫切。ROP的防治主要有以下3个方面。

1. *积极预防* ①要积极治疗早产儿各种并发症，减少对氧的需要。②合理用氧：如必须吸氧要严格控制吸入氧浓度和持续时间，监测经皮血氧饱和度，不宜超过95%，避免血氧分压波动过大。

2. *早期诊断* ROP早期诊断的关键在于开展筛查，普遍建立ROP筛查制度，由熟练的眼科医师进行筛查。筛查对象：出生体重＜2 000g的早产儿，不论是否吸过氧都应列为筛查对象。对发生严重并发症、长时间高浓度吸氧者，应重点筛查。筛查时机：生后第4周或矫正胎龄32周开始。筛查方法：用间接检眼镜或眼底数码相机检查眼底。随访：根据第一次检查结果决定随访及治疗方案(表4-9)，随访工作应由新生儿科医师与眼科医师共同合作。

3. *及时治疗* Ⅰ、Ⅱ期为早期ROP，以密切观察为主，Ⅲ期ROP是早期治疗的关键，对Ⅲ期阈值病变，在72h内行激光治疗。

表4-9 早产儿ROP眼底筛查及处理措施

眼底检查发现	应采取的处理措施
无ROP病变	隔周随访1次，直至矫正胎龄42周
Ⅰ期病变	每周随访1次，直至病变退行消失
Ⅱ期病变	每周随访1次，直至病变退行消失
Ⅲ期阈值前病变	考虑激光或冷凝治疗
Ⅲ期阈值病变	应在72h内行激光或冷凝治疗
Ⅳ期病变	玻璃体切割术，巩膜环扎手术
Ⅴ期病变	玻璃体切割术

十五、听力筛查

早产儿易发生许多并发症，如缺氧、黄疸、酸中毒、低碳酸血症、感染等，需机械通气、长时间在NICU监护治疗，这些因素可促使发生听力障碍，因此，对早产儿应常规应用耳声发射进行听力筛查，生后3d、30d各查1次，如筛查未通过，需做脑干诱发电位检查，做到早期发现早期治疗。

十六、积极护理

对早产儿须进行特别护理，专人负责，应特别注意下列情况：

1. *环境舒适* 灯光柔和，在保暖箱上盖深颜色的小被单，减少光线刺激，同时要减少噪声。

2. *减少不良刺激* 尽量减少不必要的操作，必需的操作尽量集中在一起进行。

3. *消毒隔离* 严格消毒各种仪器，各种操作要严格无菌。

4. *仔细观察* 每小时记录1次病情变化。

5. *严密监护* 随时监护$TcSO_2$、心率、呼吸、血压、血气分析、电解质等。

6. *发育护理措施* 对早产儿还要采取一些积极的发育护理措施，促进发育，减少后遗症发生率，如肌肤抚触、被动运动操、视觉听觉刺激等。

7. *早产儿发育支持护理* 为减少神经系统后遗症，促进早产儿发育，近年提出发育支持护理(development support care，DSC)的概念，对早产儿采取特殊的促进发育护理。

(1)减少疼痛刺激：早产儿也能感受疼痛，在NICU的有创操作，如气管内吸痰、各种插管、静脉穿刺、足跟采血等都可引起疼痛刺激，在新生儿早期频繁发生的疼痛刺激可导致远期神经行为发育问题。

(2)减少声音和光线刺激：早产儿对噪声和光线刺激也很敏感，可表现出明显的生理和行为反应，包括氧饱和度和脑血流的变化，因此在早产儿护理中应注意尽可能减少操作，减少噪声和光线的刺激，让孩子安静睡眠。

(3)抚触：早产儿出生时大脑尚未发育成熟，生后早期仍处在神经元的快速增长期，抚触是一种情感的交流，有益于脑的发育。抚触对婴儿的生长发育和应激能力有促进作用。

十七、出院后的随访

早产儿出院后必须随访，第一年的前半年应1～2个月随访1次，后半年2个月随访1次，以后仍需继续随访。随访的重点是神经系统及生长发育评估，做行为测试、头颅B超或MRI、脑电图等检查，随访过程中发现问题，应及时将患儿转给相关科室采取干预措施。

（陈　超）

第三节　新生儿窒息与复苏

新生儿窒息(asphyxia of newborn)是指生后1min内无自主呼吸或未能建立规律呼吸而导致低氧血症和混合性酸中毒。其发病率因诊断标准的差异而不同。根据国外资料，如按生后5min Apgar评分≤3作为标准，发病率为0.3%～0.9%；国内资料显示：按1min和5min Apgar评分，并结合脐动脉血pH、脏器损伤等临床指标，发病率为1.128%。窒息是导致新生儿死亡及小儿致残的主要疾病之一。

(一)病因

凡能导致胎儿或新生儿缺氧的各种因素均可引起窒息。

1. *导致孕母缺氧的疾病*　①呼吸功能不全、严重贫血及CO中毒等；②胎盘功能障碍、心力衰竭、妊娠高血压综合征、低血压等。

2. *胎盘异常*　前置胎盘、胎盘早剥和胎盘老化等。

3. *脐带异常*　脐带受压、脱垂、绕颈、打结、过短和牵拉等。

4. *胎儿因素*　贫血、宫内感染、心肌病、胎儿水肿、严重的心脏和循环功能不全等。

5. *分娩因素*　难产，高位产钳、胎头吸引、臀位；产程中麻醉药、镇痛药及药使用不当等。

(二)病理生理

1. *窒息的发展过程*

(1)原发性呼吸暂停(primary apnea)：缺氧初期，机体出现代偿性血液重新分配。由于儿茶酚胺分泌增加和其选择性血管收缩作用，使肺、肾、消化道、肌肉及皮肤等血流量减少，而脑、心及肾上腺的血流量增加。此时由于缺氧而导致的呼吸停止，即原发性呼吸暂停。表现为肌张力存在，心率先增快后减慢，血压升高，伴有发绀。若病因解除，经清理呼吸道和物理刺激即可恢复自主呼吸。

(2)继发性呼吸暂停(secondary apnea)：若缺氧持续存在，在原发性呼吸暂停后出现几次喘息样呼吸，继而出现呼吸停止，即继发性呼吸暂停。此时表现为肌张力消失，周身皮肤苍白，心率和血压持续下降，此阶段已对清理呼吸道和物理刺激无反应，需正压通气方可恢复自主呼吸。

2. *病理生理变化*　由于脑血流自动调节功能的丧失，脑血流灌注随血压而被动变化；缺氧首先是线粒体内氧化磷酸化发生障碍，ATP产生减少甚至停止，从而使葡萄糖无氧酵解增强、细胞毒性水肿及细胞内钙超载发生。由于氧化磷酸化和ATP产生减少，影响离子泵功能，使细胞内Na^+、Cl^-、Ca^{2+}和水潴留，细胞外K^+和兴奋性氨基酸积聚。氧化磷酸化损伤可发生在窒息初期，也可发生在窒息后6～24h；细胞损伤可以在急性期，也可呈迟发性，其损伤形式可以坏死，也可以是凋亡。

(三)临床表现

1. *胎儿宫内窘迫*　早期有胎动增加，胎心率≥160/min；晚期则胎动减少(<20/12h)，甚至消失，胎心率<100/min；羊水混有胎粪。

2. *窒息程度判定*　Apgar评分是临床评价出生窒息程度的经典而简易方法是20世纪50年代年代美国人Virginia Apgar发明的，故称Apgar评分(表4-10)。评价标准：每项0～2分，总共10分。1min Apgar评分8～10为正常(国外将7～10分视为正常)；Apgar评分除反映窒息严重程度外，还可反映窒息复苏的效果及帮助判断预后。应客观、快速及准确进行Apgar评估；胎龄小的早产儿成熟

表 4-10 新生儿 Apgar 评分内容及标准

体征	0 分	1 分	2 分
皮肤颜色	青紫或苍白	躯干红四肢紫	全身红
心率(次/分)	无	<100	>100
弹足底或插鼻管后反应	无反应	有皱眉动作	哭,喷嚏
肌张力	松弛	四肢略屈曲	四肢活动
呼吸	无	慢,不规则	正常,哭声响

度低,虽无窒息,但评分较低;孕母应用镇静药等,评分可较实际的低;故单纯依靠 Apgar 评分作为新生儿窒息诊断是不够全面的。

3. *并发症* 由于窒息程度不同,发生器官损害的种类及严重程度各异。常见并发症有如下几种:①中枢神经系统:缺氧缺血性脑病和颅内出血;②呼吸系统:胎粪吸入综合征、呼吸窘迫综合征及肺出血等;③心血管系统:缺氧缺血性心肌损害、持续性肺动脉高压等;④泌尿系统:急性肾小管坏死(ATN),肾功能不全及肾静脉血栓形成等;⑤代谢方面:低血糖或高血糖,低钙及低钠血症等;⑥消化系统:应激性溃疡和坏死性小肠结肠炎等。

(四)辅助检查

对宫内缺氧胎儿,胎头露出宫口时取头皮血进行血气分析,或在生后测定脐动脉血 pH 可以估计宫内缺氧或窒息的程度;检测血糖、电解质、肝肾功能等指标有助于对代谢和脏器损害程度的判断。

(五)治疗与预防

复苏(resuscitation)必须分秒必争,由产、儿科医生合作进行。

1. *复苏方案* 采用国际公认的 ABCDE 复苏方案。①A(airway)清理呼吸道;②B(breathing)建立呼吸;③C(circulation)恢复循环;④D(drugs)药物治疗;⑤E(evaluation and environment)评估和环境(保温)。其中评估和保温(E)贯穿于整个复苏过程中。

新生儿窒息复苏可分为 4 个步骤:

(1)基本步骤:包括快速评估、初步复苏及评估。

(2)人工呼吸:包括面罩或气管插管正压人工呼吸。

(3)胸外按压。

(4)给予药物或扩容输液。

2. *具体复苏步骤* 复苏时将新生儿放在辐射保暖台上或因地制宜采取保温措施,如用预热的毯子裹住新生儿以减少热量散失等。

(1)清理呼吸道(A)

①体位:置新生儿头轻度仰伸位(鼻吸气位)。

②吸引:在肩娩出前助产者用手将新生儿的口咽、鼻中的分泌物挤出。娩出后,用吸球或吸管先口咽后鼻清理分泌物。

③羊水胎粪污染时的处理:当羊水有胎粪污染时,无论胎粪是稠是稀,初生儿一娩出先评估新生儿有无活力。新生儿有活力时,继续初步复苏;如无活力,采用胎粪吸引管进行气管内吸引。

(2)建立呼吸(B)

①擦干:快速擦干全身。

②刺激:用手拍打或手指轻弹患儿的足底或摩擦背部 2 次以诱发自主呼吸,如这些努力无效表明新生儿处于继发性呼吸暂停,需要正压人工呼吸。有关用氧的推荐:一般采用 100%氧进行复苏。近年来有临床或实验资料显示采用空气(21%氧浓度)复苏;其结果与 100%氧同样有效,甚至更为安全或有效。采用空-氧混合器混合后的不同氧浓度或空气(21%氧浓度)可能是今后新生儿复苏的趋势。

③气囊一面罩正压人工呼吸:指征为呼吸暂停或抽泣样呼吸;心率<100/min 和持续的中心性发绀。方法:正压呼吸需要 20～25cmH_2O,少数病情严重的患儿用 30～40cmH_2O 压力,频率 40～60/min(胸外按压时为 30/min);以心率迅速增快、胸廓起伏、呼吸音及肤色来评价;经 30s 后有自主呼吸,且心率≥100/min,可逐步减少并停止正压人工呼吸。如自主呼吸不充分,或心率<100/min,须继续用气囊面罩或气管导管施行人工呼吸。如心率<60/min,继续正压人工呼吸并开始胸外按压

(3)恢复循环(C):即胸外心脏按压。如气管插管正压通气 30s 后,心率<60/min,应在继续正压通气的条件下,同时进行胸外心脏按压。通常采用双拇指或中示指按压胸骨体下 1/3 处,按压深度为胸廓前后径的 1/3;胸外按压和人工呼吸的比例应为 3∶1,即 90/min 按压和 30/min 呼吸,达到每分

钟约 120 个动作，3 次胸外按压 1 次正压呼吸。30s 后重新评估心率，如心率仍＜60/min，除继续胸外按压外，考虑使用肾上腺素。

(4)药物治疗(D)：在新生儿窒息复苏时，很少需要用药。

①肾上腺素　a. 指征：心搏停止或在 30s 正压人工呼吸和胸外按压后，心率持续＜60/min。b. 剂量：静脉或气管 0.1～0.3ml/kg 的 1∶10 000 溶液；气管注入：0.3～1ml/kg 的 1∶10 000 溶液，需要时 3～5min 重复 1 次。c. 用药方法：首选脐静脉导管或脐静脉注入；脐静脉插管操作过程尚未完成时，可气管内注入肾上腺素。

②扩容剂　a. 指征：有低血容量，怀疑失血或休克的新生儿在对其他复苏措施无反应时考虑扩充血容量。b. 扩容剂的选择：可选择等渗晶体溶液，推荐生理盐水。c. 方法：首次剂量为 10ml/kg，经外周静脉或脐静脉(＞10min)缓慢推入。

(5)复苏后监护(E)：复苏后的新生儿可能有多器官损害的危险，应继续监护，包括：

①体温管理。

②生命体征监测。

③早期发现并发症。继续监测维持内环境稳定，包括：氧饱和度、心率、血压、血细胞比容、血糖、血气分析及血电解质等。复苏后立即进行血气分析有助于评估窒息的程度。及时对脑、心、肺、肾及胃肠等器官功能进行监测，早期发现异常并适当干预，以减少窒息导致的死亡和伤残。

(杜立中)

第四节　新生儿呼吸系统疾病

一、新生儿胎粪吸入综合征

胎粪吸入综合征(meconium aspiration syndrome，MAS)，或称为胎粪吸入性肺炎是产前或产时发生的最常见的吸入性肺炎。由于胎儿在宫内排出胎粪污染羊水，宫内或产时吸入被胎粪污染的羊水而出现新生儿呼吸困难。MAS 多见于足月儿或过期产儿。

1. 病因与发病机制

(1)胎粪的排出：胎粪的排出使羊水中含有胎粪(meconium staining of amniotic fluid，MSAF)，这在所有活产儿中约占 12%，其发生率随胎龄而增加。在＞42 周胎龄分娩者，MSAF 发生率超过 30%；而＜37 周者发生率＜2%；在＜34 周者极少有胎粪排入羊水。MSAF 与胎儿宫内窘迫相关。

(2)胎粪的吸入：如不存在明显的宫内窘迫，即使羊水被胎粪污染，正常的宫内呼吸活动不会导致胎粪的吸入；一旦有吸入，也大多位于上呼吸道或主气管；而在明显的宫内缺氧所引起的胎儿窘迫、出现喘气时，可使胎粪进入小呼吸道或肺泡。在生后的呼吸开始后，尤其是在伴有喘气时，可使胎粪吸入至远端呼吸道。

(3)胎粪吸入后的病理生理(图 4-2)：如宫内已有胎粪吸入或有 MSAF 而生后大呼吸道胎粪未被及时清除，随着呼吸的建立胎粪可进入远端呼吸道引起梗阻。首先，胎粪引起小呼吸道机械性梗阻，当完全梗阻时可出现肺不张；当胎粪部分阻塞呼吸道时，可产生活瓣样效应。由于吸气为主动过程，即由于胸腔负压作用而产生的呼吸道压差较大，气体易于吸入；而呼气为被动过程，压差较小而不易呼出，最终使肺内气体潴留而出现肺气肿，进一步可发展为纵隔气肿或气胸等气漏。在胎粪吸入后 12～24h，由于吸入的胎粪对小呼吸道的刺激，可引起化学性炎症和肺间质水肿；化学性炎症时肺气肿可持续存在而肺萎陷更为明显；可见肺泡间隔中性粒细胞浸润、肺泡和呼吸道上皮细胞坏死、肺泡内蛋白样碎片积聚等表现；由于末端气道的阻塞而使肺动态顺应性降低。胎粪使肺表面活性物质(PS)灭活，使肺顺应性降低，萎陷加重而进一步影响肺气体交换。

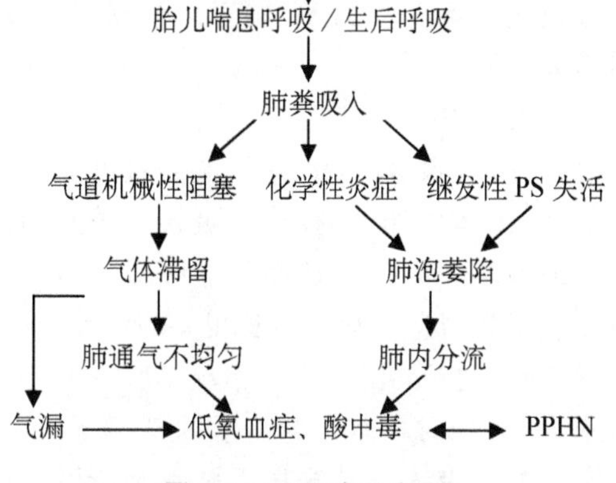

图 4-2　MAS 病理生理

在窒息、低氧的基础上，胎粪吸入所致的肺不张、肺萎陷、化学性炎症损伤、PS的继发性灭活可进一步加重肺萎陷、通气不足和低氧。上述因素使患儿肺血管压力不能适应生后的环境而下降，出现新生儿持续肺动脉高压(PPHN)。

2.临床表现　MAS多见于过期产儿。患儿生后见指甲、皮肤、脐带严重黄染，出生初期常表现为低氧所致的神经系统抑制；早期呼吸系统表现常是肺液吸收延迟伴肺血管阻力增高而非胎粪吸入本身所致。呼吸困难可表现为发绀、呻吟、鼻翼扇动、三凹征和明显的气急，呼吸浅而快。胸部体征有过度充气的表现，胸廓前后径增大如桶状胸；听诊可闻及啰音。上述症状和体征于生后12～24h随胎粪进一步吸入远端气道而更为明显。由于胎粪最终需通过吞噬细胞清除，患儿呼吸困难表现常持续至生后数天至数周。如果症状在24～48h后即缓解，则常为胎儿肺液吸收延迟所致。

3.辅助检查　胸部X线片表现为肺斑片影伴肺气肿，由于过度充气而使膈平坦；重症者可出现大片肺不张、继发性肺损伤或继发性PS缺乏所致的肺萎陷表现；可并发纵隔气肿、气胸等气漏。由于围生期的缺氧，心影可以增大。上述X线片表现在生后12～24h常更为明显。

动脉血气分析显示有低氧血症、高碳酸血症和代谢性或混合性酸中毒。如低氧血症很明显，与肺部的病变或呼吸困难的程度不成比例时，可通过心脏超声检查发现有心脏卵圆孔和(或)动脉导管水平的右向左分流等PPHN表现。

4.诊断　根据足月儿或过期产儿有羊水胎粪污染的证据，初生儿的指甲、趾甲、脐带和皮肤被胎粪污染而发黄，生后早期出现的呼吸困难，气管内吸出胎粪及有典型的胸部X线片表现时可做出诊断。如患儿胎龄小于34周，或羊水清澈时，胎粪吸入则不太可能。

5.鉴别诊断

(1)大量羊水吸入：大量羊水吸入可见于胎儿严重窒息，因宫内胎儿的喘气，吸入后羊水内的脱落上皮细胞阻塞末端气道而引起呼吸困难。患儿生后多表现为窒息后肺水肿及相关的症状，临床预后相对良好。在胎儿期，正常情况下肺内充满清澈的羊水，在分娩时羊水仍为清澈的情况下，临床很难界定是羊水吸入还是窒息后肺水肿所致呼吸困难。总之，对在羊水清澈情况下是否会发生“大量羊水吸入”仍有争议。

(2)血液吸入：其血源多来自母亲。由于在胎儿期气道充满了液体，血液较难进入呼吸道而引起严重的呼吸困难，该病临床少见；当血性羊水伴有感染时，患儿可因吸入污染羊水而发生感染性肺炎。

(3)新生儿感染性肺炎：MAS在生后即出现临床症状，应与早发性感染性肺炎相鉴别。原发性的感染性肺炎如在生后早期(一般指<3d)发病，常为先天或经产道感染所致。肺部感染经胎盘血行获得时，母亲常有相应的感染病史和临床表现，常见病原体有梅毒、李斯特菌、病毒等。肺部感染经产道获得时，为上行性感染，母亲可有羊膜炎病史，有发热，羊水浑浊并有臭味；病原体常为衣原体、GBS、大肠埃希菌等，也可由病毒引起。新生儿早发性感染性肺炎可有感染的临床表现及相关的实验室检查证据；在胸部X线片检查时，胎盘血行获得的感染性肺炎表现为弥漫均一的肺密度增加，而经产道获得的上行性感染时表现似支气管肺炎，可有胸膜渗出。

MAS发生继发性感染时应与原发的感染性肺炎做出鉴别。患儿有MAS的典型病史和临床表现，在并发感染时原有的症状加重，胸部X线片可见斑片影或渗出等表现；在人工呼吸机应用状态下可见氧的需要量增加、呼吸道分泌物增多等。通过痰培养可明确感染的病原以指导治疗。

(4)足月儿RDS：足月儿RDS可见于母亲宫缩尚未发动而进行的选择性剖宫产儿。近年来由于选择性剖宫产的增加而该病发病率增加。患儿常无胎粪污染羊水的证据，临床表现与早产儿PS缺乏的RDS相同；X线片有典型的RDS表现。

6.治疗

(1)产科处理和MAS的预防：对母亲有胎盘功能不全、先兆子痫、高血压、慢性心肺疾病和过期产等，应密切进行产程的监护，必要时进行胎儿头皮血pH的监护。产妇分娩时并发羊水过少和羊水含黏稠胎粪时可采用经子宫颈生理盐水羊膜腔注射，以减少胎儿窘迫和胎粪吸入，但是该方法极少应用。

在分娩中见胎粪污染羊水时，应在胎肩和胸尚未娩出前以洗耳球或De Lee管清理鼻和口咽部胎粪；通过评估，如新生儿有活力(包括心率>100/min、有自主呼吸和肌张力正常)可进行观察而不需气管插管吸引，如“无活力”，应采用气管插管进行吸引清除胎粪；当不能确定是否有“活力”时，一般应进行气管插管吸引。在气道胎粪清除前不应进行正压通气。

(2)一般监护及呼吸治疗:对有胎粪吸入者应密切监护,观察呼吸窘迫症状和体征,减少不必要的刺激,监测血糖、血钙等;对低血压或心功能不全者使用正性肌力药物;为避免脑水肿和肺水肿,应限制液体。常规摄胸部 X 线片检查,应注意有许多患儿无临床表现而胸部 X 线片可见异常。胸部物理治疗和用头罩或面罩给予温湿化用氧将有助于将气道胎粪的排出。

(3)机械通气治疗:胎粪阻塞可引起患儿缺氧,由于肺萎陷可出现右向左分流,使低氧加重;可用 CPAP 治疗或常频机械通气治疗。对于常频呼吸机应用无效或有气漏,如气胸、间质性肺气肿者,用高频喷射或高频振荡通气,可能有较好的效果。

(4)肺表面活性物质的应用:可用肺表面活性物质(PS)进行治疗,也可将 PS 结合高频通气、吸入 NO 等联合应用,以获取更好的疗效。

(5)抗生素的应用:仅凭临床表现和 X 线片鉴别 MAS 和细菌感染性肺炎比较困难。常需要选择广谱抗生素进行治疗,同时积极寻找细菌感染的证据以确定抗生素治疗的疗程。

(6)并发症的治疗:MAS 出现并发症如"气漏",应进行胸腔闭锁引流;对并发 PPHN 的治疗。

二、新生儿湿肺

新生儿湿肺(wet lung)也称为新生儿暂时性呼吸急促(transient tachypnea of the newborn, TTN),是因肺液清除机制不够完善,导致肺液潴留而出现的呼吸窘迫;该病常发生于剖宫产出生的足月或近足月儿,临床预后多数良好。

(一)病理生理

新生儿肺液的清除不仅发生在产时的产道挤压,在分娩前几天肺液吸收已开始;在儿茶酚胺和其他激素的作用下,通过上皮细胞钠通道的转运,分娩前和分娩时肺液分泌受到抑制,然后主动重吸收增加。早产或剖宫产儿由于缺乏上述肺液清除机会,使生后肺内潴留较多液体。

出生后,液体从肺泡进入肺泡外间质,充满血管周间质和肺叶间隙,上述液体需通过肺血管和淋巴管逐渐吸收。在肺液吸收前,潴留液体积聚在细支气管周、细支气管周围淋巴管和支气管的血管周围,导致肺水肿。间质液体挤压气道,而被压气道和肺泡血管继续有血流供应,结果出现通气-血流比值失调;也可由于气道受压,部分肺泡气体排出障碍,气体潴留而使肺过度充气。上述结果导致肺顺应性降低,患儿出现呼吸窘迫的临床表现。

TTN 的易感因素包括:近足月的早产儿(34～36 周)、母亲应用过多的镇痛药、母亲糖尿病、产时窒息、分娩发动前的选择性剖宫产、男性、母亲低蛋白血症和分娩过程中输入过多低张力液体、脐带结扎过晚和胎盘-胎儿输血使中心静脉压增加等。

(二)临床表现

典型的 TTN 发生在足月儿或接近足月儿,在生后 6h 内发病。早产儿由于肺液体潴留、同时伴有表面活性物质缺乏,也可出现 TTN 的临床表现。患儿呼吸窘迫的表现相对较轻,出现气急,呼吸频率常>80/min,可有呻吟、三凹征、鼻翼扇动等。检查见胸廓前后径增宽、呼吸音可降低,也可闻及湿啰音或捻发音。患儿如需用氧,其需要氧浓度常<40%。呼吸困难常持续 12～24h,大多在 2～3d 内缓解。

(三)辅助检查

1. 胸部 X 线片表现　两肺透亮度可降低,但肺容量并不缩小;轻度心影增大;由于液体潴留于血管周而使肺血管阴影明显,自肺门部呈放射状向外排列;可见肺叶间裂增宽,胸膜渗出。由于小气道受压,出现气体滞留,故也可见肺充气过度。上述 X 线表现在 12～18h 开始吸收,2～3d 后完全消失。TTN 的胸部 X 线片需要与 RDS 鉴别,后者常有典型的网状颗粒影和支气管充气征,可作为鉴别。

2. 血气分析　动脉血气常提示呼吸性酸中毒、轻-中度低氧血症。

(四)诊断

常根据典型的临床表现,结合胸部 X 线片做出诊断。患儿呼吸困难的临床表现在 48h 内自行缓解可以作为 TTN 的回顾性诊断。新生儿窒息后可出现中枢性呼吸过度,但无湿肺的相应 X 线片表现,可以做出鉴别。

(五)治疗

TTN 的治疗主要以支持疗法为主。一般需要给氧,但常不需要呼吸支持。对于严重病例,需要持续呼吸道正压(CPAP)应用。如患儿血气分析结果进行恶化,应该考虑有持续肺动脉高压(PPHN)或气胸出现可能。有时 TTN 病人的症状数天仍不缓解,进展至类似 RDS 的表现,需机械通气治疗。尽管患儿有肺部液体过多,利尿药对湿肺的临床转归没有作用。当临床症状 4h 后仍不缓解或怀疑有感染时，常应用广谱抗生素治疗，在血培养阴性或排除细菌感染后停用。在呼吸>60/min 时，不能经口喂养；呼吸 60～80/min 时，可采用胃管喂养，严重呼吸窘迫应给予禁食。

（六）并发症

湿肺的常见并发症有气胸，这常与应用 CPAP 治疗有关。

三、新生儿呼吸窘迫综合征

新生儿呼吸窘迫综合征（respiratory distress syndrome，RDS）又称肺透明膜病（hyaline membrane disease，HMD），是由于缺乏肺表面活性物质（pulmonary surfactant，PS）而导致的呼吸功能不全，临床表现为生后不久出现呼吸窘迫并呈进行性加重。该病多见于早产儿，其胎龄愈小，发病率愈高。

（一）表面活性物质与肺成熟

肺泡上皮细胞 90%为Ⅰ型细胞，10%为Ⅱ型肺泡上皮细胞。在妊娠 20 周后，Ⅱ型肺泡上皮细胞包涵空泡化、耐高渗的板层小体，在此包装表面活性物质。表面活性物质是一种磷脂蛋白复合物，磷脂占 80%～90%，其中饱和磷脂酰胆碱即卵磷脂（phosphatidylcholine，PC 即 lecithin），是起表面活性作用的重要物质，也包含磷脂酰甘油（phosphatidylglycerol，PG）和其他中性脂质。表面活性物质蛋白（Surfactant Protein，SP）有 4 种，也在板层体内包装，包括 SP-A、SP-B、SP-C 和 SP-C，其中 SP-B 和 SP-C 对发挥表面活性物质作用及再循环利用起重要作用，而 SP-A 和 SP-D 还与宿主的天然免疫有关。在呼气末，肺泡半径缩小，表面活性物质浓缩，故能够防止由于肺泡容量缩小所致的表面张力增加，避免肺泡的萎陷；相反，在吸气末肺泡半径增大，表面活性物质被稀释，使表面张力增加，有利于肺的回缩。当缺乏表面活性物质时，在呼气末由于表面张力的增加而使肺泡出现萎陷。

足量的表面活性物质产生以对抗肺泡的萎陷与胎儿的皮质激素水平增加有关，后者常在妊娠 32～33 周开始；在 34～36 周，Ⅱ型肺泡上皮细胞能产生足量的肺泡表面活性物质，分泌至肺泡腔，并可进入羊水。羊水中的卵磷脂水平是反映肺成熟度的标志，随胎龄增加而增加。因卵磷脂水平的定量测定较为困难，而其他磷脂，如鞘磷脂（sphingomyelin）的含量较恒定，故羊水或气管吸引物中 L/S（lecithin/sphingomyeline）值可作为评价胎儿或新生儿肺成熟度的重要指标；当 L/S 比值大于 2 常提示肺已成熟。

（二）病因与发病机制

由于早产，肺表面活性物质合成不足，使肺功能残气量降低，肺泡萎陷，出现低氧血症和呼吸窘迫。较罕见的遗传性疾病也可引起表面活性物质合成或分泌障碍。低血容量、低体温、酸中毒和低氧血症可进一步使表面活性物质合成减少。表面活性物质不足引起的肺不张使肺泡通气不足，但仍有血液灌流，导致肺内分流和低氧血症。肺顺应性下降和肺不张使肺难以扩张，而由于早产儿的胸壁顺应性很好，在患儿通过增加吸气压力以克服肺顺应性降低时，胸膜腔的负压很大，使胸壁出现明显的凹陷。肺顺应性的下降、胸壁凹陷可进一步影响气体交换、增加生理无效腔，肺泡换气不足，导致高碳酸血症。在相对较大的早产儿由于肺小动脉平滑肌已有足够发育，低氧、高碳酸血症和酸中毒使Ⅱ型细胞合成表面活性物质进一步减少，还可作用于肺小动脉，产生血管痉挛，使肺动脉压力增高，出现心脏卵圆孔和（或）动脉导管水平的右向左分流，使低氧进一步加重。由于缺氧及酸中毒使肺毛细血管通透性增高，液体漏出，肺间质水肿和纤维蛋白沉着于肺泡表面形成嗜伊红透明膜，进一步加重气体弥散障碍，加重缺氧和酸中毒，并抑制表面活性物质合成，形成恶性循环。

RDS 的发病随早产儿胎龄的降低而增加。在 28～32 周早产儿，发病率为 30%～60%，32～36 周为 15%～30%，>37 周者为 5%，较少发生在足月儿。发病高危因素包括：围生期窒息，低体温，前置胎盘、胎盘早剥和母亲低血压等。此外，剖宫产儿，尤其是宫缩尚未开始的选择性剖宫产、双胎的第二婴和男婴，RDS 的发生率也较高。糖尿病母亲所生婴儿（infant of diabetic mother，IDM）比相应胎龄的非 IDM 者 RDS 的发病率可增加 5～6 倍，这是由于其血中高浓度胰岛素能拮抗肾上腺皮质激素对肺表面活性物质合成的促进作用。某些因素可使 RDS 的发病率降低，如慢性或妊娠高血压、胎膜早破时间过长、母亲产前糖皮质激素应用等。

（三）临床表现

患儿常在生后不久出现临床表现，一般生后 6h 内出现呼吸窘迫。26～30 孕周极不成熟早产儿，在产房即可出现症状；而一些较成熟的早产儿（>34 周），可在生后 3～4h、甚至更晚才出现典型的 RDS 的表现，这可能是因早期有少量表面活性物质的储存，在消耗完后又产生不足所致。

RDS 主要临床表现为气促、呻吟、吸气性三凹征和发绀。呼吸急促（>60/min）是为增加肺泡通气量，代偿潮气量的减少；鼻扇为增加呼吸道横截面积，减少气流阻力；呼气呻吟是早产儿对抗肺泡萎陷的代偿机制，因呼气时声门部分关闭，使肺内气体潴留产生正压，防止肺泡萎陷；吸气性三凹征是呼吸辅助肌参与的结果，RDS 早产儿胸廓顺应性好而肺顺应性差，使三凹征特别明显；由于 RDS 肺泡氧合不足，常见显著发绀。呼吸窘迫呈进行性加重是本病特点，严重时表现为呼吸浅表，呼吸节律不整、呼吸暂停及四肢松弛。由于呼气时肺泡萎陷，体格检查可见胸廓较小；因潮气量小，听诊时呼吸音减低、肺泡有渗出时可闻及细湿啰音。

RDS 通常于生后第 2、3 天病情严重，72h 后明显好转。表现为尿量增加、呼吸困难的缓解和血氧分压的改善等。但新生儿的出生体重、肺病变的严重程度、表面活性物质的治疗与否、有否感染及存在动脉导管的开放等均会对病程有不同程度的影响。若出生 12h 后出现呼吸窘迫，很少考虑本病。

（四）辅助检查

1. 实验室检查　①泡沫试验：取患儿胃液 1ml 加 95%乙醇 1ml，振荡 15s，静置 15min 后沿管壁有多层泡沫形成则可除外 RDS，若无泡沫可考虑为 RDS，两者之间为可疑。其原理是由于表面活性物质利于泡沫的形成和稳定，而酒精则起抑制作用。②肺成熟度的判定：测定羊水或患儿气管吸引物中 L/S，若≥2 提示“肺成熟”，1.5～2 可疑、<1.5“肺未成熟”；PS 中其他磷脂成分的测定也有助于诊断。③血气分析：pH 和动脉氧分压（PaO_2）降低，动脉二氧化碳分压（$PaCO_2$）增高，碳酸氢根减低是 RDS 常见改变。

2. X 线检查　是目前确诊 RDS 的最重要手段。典型的表现为：①毛玻璃样改变：两肺呈普遍性的透过度降低，可见弥漫性均匀一致的细颗粒网状影。②支气管充气征（air bronchogram）：在弥漫性不张肺泡（白色）的背景下，可见清晰充气的树枝状支气管（黑色）影（图 4-3）。③白肺（white lung）：严重时双肺野均呈白色，肺与心的边界消失（图 4-4）。④肺容量减少（呈“小肺”）。

（五）诊断

RDS 常发生在早产儿。通过典型的临床表现、胸部 X 线片特征及血气分析结果可做出诊断。

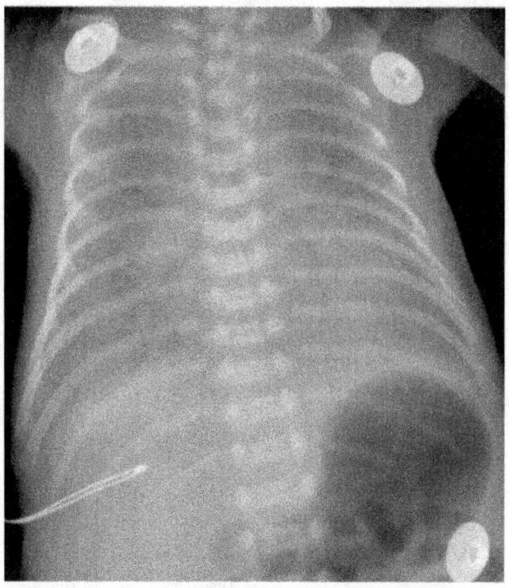

图 4-3　RDS：两肺呈普遍性的透过度降低，可见弥漫性均匀一致的细颗粒网状影；支气管充气征

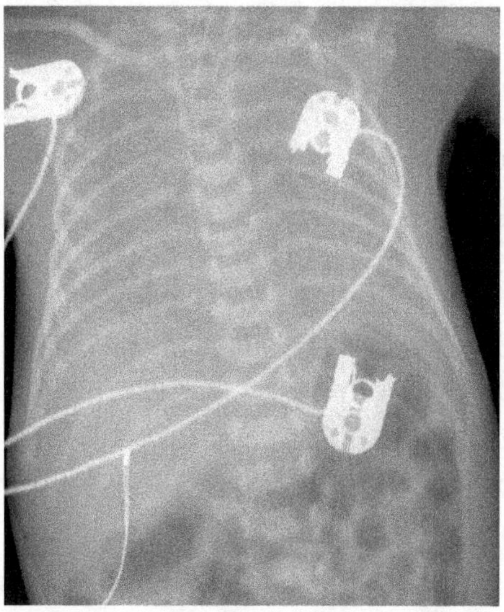

图 4-4　RDS：白肺：双肺野均呈白色，肺与心的边界消失

（六）鉴别诊断

1. 湿肺　亦称新生儿暂时性呼吸增快（transient tachypnea of newborn，TTN）。多见于足月儿或近足月的剖宫产儿，为自限性疾病，系由肺淋巴和（或）静脉吸收肺液功能暂时低下，使其积留于淋巴管、静脉、间质、叶间胸膜和肺泡等处，影响气体交换。剖宫产儿由于缺乏分娩时的产道挤压，呼吸道羊水排出较少；另外，因剖宫产胎儿缺乏应激，使上皮细胞对肺液的主动吸收障碍也是导致 TTN 的发生的原因。患儿表现为生后数小时内出现呼吸增快(>60～80/min),重者也可有发绀及呻吟等。听诊呼吸音减低,可闻及湿啰音。胸部X线片显示肺透亮度降低、肺门纹理增粗和斑点状云雾影,常见叶间胸膜积液,肺容量相对较大。对症治疗即可,一般2～3d症状缓解消失。

2. *B组链球菌肺炎*(group B streptococcal pneumonia) 是由B组链球菌败血症所致的宫内感染性肺炎。其临床表现及X线所见有时与RDS难以鉴别。但前者母亲妊娠晚期多有感染、羊膜早破或羊水有臭味史;母血或宫颈拭子培养有B组链球菌生长;患儿有细菌感染的临床和实验室证据等有助于鉴别。

3. *膈疝*(diaphragmatic hernia) 表现为阵发性呼吸急促及发绀。腹部凹陷,患侧胸部呼吸音减弱甚至消失,可闻及肠鸣音;胸部X线片可见患侧胸部有充气的肠曲或胃泡影及肺不张,纵隔向对侧移位。

(七)治疗

RDS治疗目的是保证通气和氧合功能正常,待自身表面活性物质产生增加,RDS得以恢复。表面活性物质替代、持续呼吸道正压(continuous positive airway pressure,CPAP)和机械通气是治疗的重要手段。

1. *一般治疗* ①保温:使皮肤温度保持在36.5℃。②监测:体温、呼吸、心率、血压和血气。③保证液体和营养供应:第1天以10%葡萄糖液60～80ml/(kg·d),以后逐渐增加到120～150ml/(kg·d),并适当补充电解质。病情好转后改为经口喂养,热卡不足时应辅以部分或全静脉营养。④纠正酸中毒。⑤抗生素:原则上不主张用,但若合并感染,应依据细菌培养和药敏结果选择相应抗生素。

2. *表面活性物质替代* 表面活性物质应用可明显改善RDS患儿的肺顺应性和氧合、降低呼吸机参数,减少气胸发生率和降低病死率。临床常用有猪肺或牛肺提取的表面活性物质。

(1)应用指征:已确诊的RDS;产房内对已出生的极低或超低出生体重儿预防性应用。

(2)使用方法:一旦确诊,力争早期(一般指生后2h内)经气管插管注入肺内。根据所用表面活性物质的不同,其剂量及重复给药的间隔(6h或12h)亦不相同,一般剂量至少有100mg/kg磷脂,有证据提示200mg/kg更有效。视病情轻重,可重复给予2～3次。应用表面活性物质后继续用机械通气治疗,或拔除气管插管后继续以鼻塞CPAP进行无创通气。

3. *一般氧疗* 轻症可选用鼻导管、面罩、头匣吸氧,维持 PaO_2 50～70mmHg,经皮血氧饱和度(SaO_2)85%～95%为宜。

4. *CPAP治疗* 目的是使有自主呼吸的患儿在整个呼吸周期中都接受高于大气压的气体,以增加肺功能残气量(FRC),防止呼气末肺泡萎陷,以改善肺氧合及减少肺内分流。

(1)应用指征:RDS需氧浓度<40%,$PaCO_2$<55～60mmHg。

(2)方法:开始压力4～6cmH_2O,最大8cmH_2O,流量5～10L/min。

5. *机械通气治疗*

(1)应用指征:患儿$PaCO_2$>55mmHg或快速上升并伴酸中毒;在吸入氧浓度(FiO_2)>50%时,PaO_2<50mmHg或SaO_2<90%,或出现呼吸暂停。

(2)方法:常用常频机械通气(conventional mechanical ventilation,CMV),新生儿最好使用持续气流、时间转换、压力限制型呼吸机。初始参数:吸气峰压(PIP)20～25cmH_2O;呼气末正压(PEEP)4～6cmH_2O;呼吸频率(RR)每分钟25～30次;吸气时间(TI)0.3～0.4s;根据检测动脉血气,决定是否需调整参数。在极低或超低体重儿需较高吸入氧浓度和需较高呼吸机压力才能维持气体交换时或出现气胸并发症时,可用高频通气呼吸机,以减少肺损伤。常用的参数调节方法见表4-11。

表4-11 RDS呼吸机调节方法

调节	结果	原理	副作用
↑ FIO_2	↑ PO_2	↑ 肺泡 O_2	氧毒性
↑ PIP	↑ PO_2	↑ 呼吸道压力	↑气胸、气压伤,↓心排血量
	↓ PCO_2	↑ 潮气量	
↑ PEEP	↑ PO_2	↑呼吸道压力	↑ PCO_2,↓潮气量,↓心排血量
↑ Rate	↓ PCO_2	↑ 肺泡通气	↓呼气时间,引起气体潴留
↑ I:E ratio	↑ PO_2	↑呼吸道压力	↓ 呼气时间,引起气体潴留

（八）并发症

1. 急性期并发症

（1）气漏：当RDS病人临床病情恶化时应考虑有气漏发生，包括气胸、纵隔气肿、心包积气和间质性肺气肿。典型的临床表现有低血压、呼吸暂停、心动过缓和代谢性酸中毒。对于气胸和心包积气，常需要急诊处理。

（2）感染：常见有呼吸机相关性肺炎，是由气管插管和使用呼吸机后引起的继发感染，常见致病菌有铜绿假单胞菌、克雷伯杆菌、不动杆菌、肠杆菌等。应积极寻找细菌学证据，应用敏感的抗生素治疗。

（3）动脉导管开放（PDA）：在生后2～4d，随着RDS病情的逐渐好转，肺顺应性的改善，肺动脉压力下降，可出现动脉导管开放，导管水平血液左向右分流。故在恢复期的RDS患儿，其原发病已明显好转，突然出现对氧气的需求量增加、血二氧化碳分压增高、代谢性酸中毒、呼吸暂停、四肢末端灌注不良及肝脏在短时间内进行性增大时，应注意本病。若同时具备脉压增大，心率增快，心前区搏动增强，胸骨左缘第2肋间可听到收缩期或连续性杂音，则应诊断本病。超声多普勒检查有助于PDA的确诊。

PDA的治疗包括：限制液量；因动脉导管的开放依赖于前列腺素，通过环氧化酶抑制药以抑制前列腺素产生，可使PDA关闭。常用吲哚美辛或布洛芬；对应用上述药物无效，且有明显的血流动力学变化者，可考虑手术结扎。

2. 慢性并发症

（1）支气管肺发育不良：在极低或超低出生体重儿，RDS可出现慢性并发症，如支气管肺发育不良（BPD）或称慢性肺疾病（CLD），表现为早产儿在生后28d或在校正孕周龄达36周时仍需要氧，并伴有临床症状和肺部影像学改变。

（2）早产儿视网膜病（ROP）：早产儿视网膜病（retinopathy of prematurity，ROP）：与早产儿视网膜血管尚未发育完善及长时间吸入高浓度氧有关，重者可失明。对于早产儿应在生后4～6周或在校正孕周龄达32～34周时，及时进行眼底筛查，以早期发现ROP并进行治疗干预。

（九）预防

RDS的预防包括预防早产，避免新生儿寒冷损伤、窒息、低血容量等。当早产难于避免时，母亲产前（产前48h至产前7d）应用糖皮质激素可刺激表面活性物质的产生，减少RDS的发生。对于已出生的极低或超低出生体重儿，也可在产房或生后早期即给予预防性表面活性物质应用。

四、新生儿感染性肺炎

新生儿感染性肺炎（neonatal infectious pneumonia）是新生儿常见疾病，可发生在产前、产时或产后，可由细菌、病毒或原虫等病原体引起，是新生儿死亡的重要原因之一。

（一）病因

产前感染常发生在孕母受感染后，病原体通过胎盘屏障经血行传给胎儿，或吸入因胎膜早破等原因而污染的羊水而发生肺部感染。常见病原体为巨细胞病毒、弓形虫、大肠埃希菌、金黄色葡萄球菌、克雷伯菌、李斯特菌和支原体等。产时感染发生在分娩过程中，胎儿吸入了母亲产道内细菌污染的分泌物所致。常见病原体为大肠埃希菌、肺炎球菌、克雷伯菌、李斯特菌和B族链球菌等。产后感染病原体主要通过婴儿呼吸道、血行或医源性途径传播。常见病原体为金黄色葡萄球菌、大肠埃希菌、克雷伯菌、假单胞菌、表皮葡萄球菌、沙眼衣原体、真菌、呼吸道合胞病毒、腺病毒、解脲脲支原体（ureaplasma urealyticum）等。

（二）临床诊断

1. 产前感染性肺炎　常有窒息，复苏后呼吸快、呻吟，体温不稳定，肺部听诊可发现呼吸音粗糙、减低或啰音。严重病例可发生呼吸衰竭。合并心力衰竭者心脏扩大、心率快、心音低钝、肝大。可发生抽搐、昏迷，或并发DIC、休克和持续肺动脉高压等。周围血象白细胞大多正常，也可减少或增加。脐血IgM＞200mg/L或特异性IgM增高者对产前感染有诊断意义。X线表现在病毒性肺炎多显示为间质性肺炎改变，细菌性肺炎则多为支气管肺炎征象。

2. 产时感染性肺炎　发病时间因不同病原体而异，一般在出生数日至数周后发病，细菌性感染在生后3～5d发病，Ⅱ型疱疹病毒感染多在生后5～10d，而衣原体则长达3～12周。生后立即进行胃液涂片找白细胞和病原体，或取血标本、气管分泌物等进行涂片、培养和对流免疫电泳等检测有助于病原学诊断。

3. 产后感染性肺炎　可以有发热、少吃、反应低下等全身症状。呼吸系统表现有咳嗽、气促或呼吸不规则、鼻扇、发绀、三凹征、湿啰音、呼吸音降低等。呼吸道合胞病毒肺炎可表现为喘息，肺部听诊可闻哮鸣音。衣原体肺炎病前或同时有眼结膜炎。金黄色葡萄球菌肺炎易合并脓气胸。鼻咽部分泌物细菌培养、病毒分离和荧光抗体、血清特异性抗体检查有助于病原学诊断。X线在不同的病原感染时有所不同，细菌性肺炎表现为两肺弥漫性模糊影，或点片状浸润影，病毒性肺炎以间质病变或肺气肿多见。

(三)治疗

1. *呼吸道管理* 雾化吸入，体位引流，定期翻身、叩背，及时吸净口鼻分泌物，保持呼吸道通畅。

2. *供氧* 有低氧血症时可用鼻导管、面罩、头罩吸氧。氧气需经过温湿化后供给。呼吸衰竭时可使用人工呼吸机，维持血气在正常范围。

3. *抗病原体治疗* 细菌性肺炎者可参照败血症选用抗生素。重症或耐药菌感染者可用第三代头孢菌素；李斯特菌肺炎可用氨苄西林；衣原体肺炎首选红霉素；病毒性肺炎可采用利巴韦林或干扰素雾化吸入治疗。单纯疱疹性肺炎可用阿昔洛韦；巨细胞病毒肺炎可用更昔洛韦。如有继发细菌感染，应根据病情及病原体选择合适的抗生素。

4. *支持疗法* 纠正循环障碍和水、电解质平衡紊乱，输液勿过多过快，以免发生心力衰竭和肺水肿；保证能量和营养成分的供给；静脉输给血浆、白蛋白和免疫球蛋白等提高机体免疫能力。

五、新生儿肺出血

新生儿肺出血是临床危重症，大量肺出血(massive pulmonary hemorrhage)常指至少涉及两个肺叶的肺出血，表现为血性液体从气管溢出，并伴有严重的心肺功能失代偿表现。

(一)病因与高危因素

引起肺出血的原发病和高危因素有：窒息缺氧、早产和(或)低体重、低体温和(或)寒冷损伤、败血症等所致的血管渗漏和血小板减少、凝血功能障碍、心肺疾病、早产儿动脉导管开放(PDA)等。引起肺出血的确切机制尚不清楚，出血性肺水肿、急性左心衰竭、肺泡毛细血管上皮-内皮细胞完整性的破坏等因素可能与发病有关。

(二)临床表现

除原发病症状与体征外，肺出血可有下列表现①出血：鼻腔、口腔流出或喷出血性液体，或于气管插管后流出或吸出泡沫样血性液。②呼吸障碍：呼吸暂停、呼吸困难在原发病基础上突然加重。③肺部听诊：可闻及大量湿啰音，呼吸音减低。④呈休克状态，或可见皮肤出血斑、穿刺部位不易止血等。

(三)胸部X线片检查

典型肺出血胸部X线表现有：①广泛的斑片状阴影，大小不一，密度均匀，有时可有支气管充气征。②肺血管淤血影，两肺门血管影增多。③心影轻至中度增大。④大量出血时两肺透亮度明显降低或呈“白肺”征。

(四)实验室检查

1. 血气分析可见PaO_2下降$PaCO_2$升高；酸中毒多为代谢性，少数为呼吸性或混合型。

2. 血常规检查见血红蛋白水平显著下降，血小板减少。

(五)治疗

1. *原发病的治疗* 肺出血的原发病因不清时，临床以支持治疗为主。①一般治疗：注意保暖，对有寒冷损伤的患儿，应注意不能复温过快；保持呼吸道畅通，吸氧，纠正酸中毒；限制输液量，每天<80ml/kg，并控制滴速。②补充血容量：对肺出血致贫血的患儿可输新鲜血，每次10ml/kg，维持血细胞比容在45%以上。③保持正常心脏收缩功能：可用多巴胺和多巴酚丁胺5～10μg/(kg·min)。

2. *持续呼吸道正压(CPAP)或机械通气(IMV/PEEP)* CPAP是治疗新生儿肺出血较有效的方法，可用6～8cmH_2O的CPAP压力对抗肺间质液或血管血液进入肺泡；当出现呼吸衰竭时，可用间歇正压通气(IMV)加呼气末正压(PEEP)。呼吸机撤机时间必须依据肺出血情况及原发病对呼吸的影响综合考虑。

3. *止血药的应用*

(1)止血药：重组人凝血因子Ⅶa(rFⅦa)已被成功用于早产儿肺出血。rFⅦa剂量为每次50μg/kg，每3h 1次，一般治疗48h。

(2)肾上腺素气管内滴入：采用1∶10 000肾上腺素，剂量为0.1～0.3ml/kg，可重复2～3次。

(3)其他：输血小板、血浆、全血等。

(六)预防

目前主要针对病因进行预防，包括预防早产及低体温，早期治疗窒息缺氧、感染、高黏滞血综合征、酸中毒、急性心力衰竭、呼吸衰竭等，避免输液过量。

六、早产儿呼吸暂停

早产儿呼吸暂停与呼吸中枢调节功能不成熟

有关。呼吸暂停发生的频率及严重程度常与胎龄成反比。当呼吸暂停≥15s时，或呼吸显著不规则时，可影响组织的氧合状态，尤其是在未成熟儿，呼吸暂停与发生脑损伤、脑室周白质软化有相关性。

(一)呼吸暂停的定义

呼吸暂停指呼吸停止≥20s伴有心动过缓(<100/min)，及发绀(指经皮血氧饱和度≤80%)。呼吸节律及心血管系统的不稳定及周期性呼吸是早产儿的常见特征，所谓周期性呼吸是指：呼吸10～15s，接着呼吸暂停5～10s，无心率和皮肤颜色改变；周期性呼吸常在出生后3周内消失。

(二)呼吸暂停的病因

早产儿呼吸暂停可以是原发性，但常常由多种原因引起。继发性呼吸暂停可由细菌或病毒感染、动脉导管未闭、GER、抽搐、早产儿贫血或低血容量、产前或产后呼吸抑制药物的应用、上呼吸道解剖结构异常等引起。上述情况都可与中枢发育不全同时存在。呼吸暂停治疗前对病理生理的了解很重要，对于症状性(继发性)呼吸暂停，治疗策略主要是针对原发病。

典型的中枢性呼吸暂停主要是呼吸中枢的驱动问题；混合性或阻塞性呼吸暂停指上气道阻塞引起的呼吸暂停伴或不伴中枢性呼吸暂停。

(三)呼吸暂停的监测

小于35周的早产儿都有发生呼吸暂停的可能，生后1周内应密切注意，有条件者可给予心率、呼吸监护；在发作呼吸暂停后，应努力寻找呼吸暂停原因，尤其是对<34周胎龄的患儿，应注意有否颅内病变、抽搐、感染、代谢紊乱、体温不稳定，胃食管反流等原发病因。

可将呼吸暂停的发作严重程度分为4级。Ⅰ级：有呼吸暂停发作，但能自行恢复；Ⅱ级：发作时需用氧气(常用鼻导管)给予鼻前部吹气刺激才能恢复；Ⅲ级：经上述方法处理无效，需经足底刺激才能恢复；Ⅳ级：用一般的刺激方法无效，需经复苏皮囊-面罩加压给氧辅助通气才能恢复自主呼吸者。可将上述分级制成表格，置于患儿床边，由护士记录每次发作的时间和程度，查房医生参考记录表所见的呼吸暂停发作频率和程度做出相应的干预决定。

(四)呼吸暂停的治疗

1. 一般方法及护理

(1)使经皮血氧饱和度在90%左右，必要时吸氧，避免低氧。

(2)为避免反射性呼吸暂停，应减少咽部吸引(吸痰)，不用经口喂养；不使颈部过度屈曲或伸展以免发生阻塞性呼吸暂停。

(3)避免环境温度波动过大，当环境温度变化，尤其是口-鼻三角区的寒冷刺激，可反射性引起呼吸暂停。将环境温度设置于患儿中性温度的下限，可减少呼吸暂停的发作次数。

(4)当血细胞比容小于25%～30%，并在药物治疗后仍有呼吸暂停时，可输压缩红细胞或全血。

2. 机械刺激方法

(1)大多数呼吸暂停发作时，给予轻拍足底等刺激后，自主呼吸即能恢复。

(2)如刺激无效，可使用低水平的鼻塞持续呼吸道正压(CPAP)，压力为3～4cmH_2O；CPAP能减少呼吸做功，增加功能残气量，减少呼吸暂停发作。

(3)当上述方法不耐受或患儿出现腹胀时，可行气管插管，人工呼吸机治疗。对于单纯呼吸暂停，人工呼吸机机械通气频率可用12/min，峰值压力10～18cmH_2O，呼气末正压3～4cmH_2O，氧浓度为21%。

3. 药物治疗　甲基黄嘌呤类药物能显著降低呼吸暂停的发作频率。其机制为刺激中枢，拮抗腺苷和增加膈肌收缩力，是治疗早产儿呼吸暂停最常用的药物。其适应证已被公认。

不良反应：最常见为兴奋性过高、心动过速(180/min)、多尿及排钠过多。胃肠道症状也较为常见，包括胃滞留、腹胀、呕吐。虽然坏死性小肠结肠炎(NEC)的发病是多因素的，此类药物的应用也是诱发因素之一。

(1)氨茶碱：负荷量为5～7mg/kg静脉注射，12h后给维持量1.5～2mg/kg，每6～8h给药1次。用药后0.5～1h能达到稳定血浓度。一般维持浓度为7～12μg/ml，当峰值浓度太低时可增加维持量，当谷值浓度太低时可缩短给药间隔时间，反之亦然。氨茶碱的毒性有：心动过速、激惹、降低脑血流、利尿引起脱水、腹胀、喂养困难、呕吐，影响动脉导管关闭及过量时引起抽搐等。

(2)茶碱：负荷量为20mg/kg，静脉给药或口服，24h后给维持量2.5～5mg/kg，每天1次。茶碱的副作用较氨茶碱少。

(3)咖啡因：枸橼酸咖啡因注射液(也可口服给药)在治疗早产儿呼吸暂停时与氨茶碱相比，前者的安全剂量范围大、不良反应小、半衰期长；两者疗效相似，枸橼酸咖啡因略优于氨茶碱。枸橼酸咖啡因负荷量为20～40mg/kg，静脉给药(30min)，或口服；维持量5～8mg/kg，每24h 1次。

(4)多沙普仑(Doxapram)：作用类似甲基黄嘌呤类药。能增加呼吸频率和每分通气量，因此，能降低 $PaCO_2$，增加 PaO_2，用于难治性呼吸暂停。

(杜立中)

第五节 新生儿持续肺动脉高压

出生后胎儿心血管系统必须很快适应宫外生活的新需求，其循环的转换(circulation transition)障碍在新生儿肺动脉高压的发生中起重要作用。如果不能顺利实现出生后肺血管阻力(pulmonary vascular resistance，PVR)的持续下降，可引起持续肺动脉高压(pulmonary hypertension of the newborn，PPHN)。PPHN指生后肺血管阻力持续性增高，肺动脉压超过体循环动脉压，使由胎儿型循环过渡至正常"成年人"型循环发生障碍，而引起的心房和(或)动脉导管水平血液的右向左分流，临床出现严重低氧血症等症状。PPHN多见于足月儿、近足月或过期产儿，但是早产儿亦可出现肺血管阻力的异常增高。该病已成为新生儿监护病房(NICU)的重要临床问题，可出现多种并发症，包括死亡、神经发育损伤和其他问题。

(一)生后循环转换的生理

生后循环转换指生后数分钟至数小时的循环调整，也是生后生理变化最明显的时期。当肺血管阻力(pulmonary vascular resistance，PVR)由胎儿时期的高水平降至生后的低水平时，肺血流可增加8～10倍，以利于肺气体交换。相关促进生后肺阻力降低的事件包括：

1. 肺的通气扩张。

2. 氧的作用：生后血氧分压的增加可进一步降低肺血管阻力。

3. 脐带的结扎：脐带结扎使新生儿脱离了低血管阻力的胎盘，使体循环阻力增加。

(二)病因

1. *宫内慢性缺氧或围生期窒息* 是最常见的相关发病因素；慢性缺氧可致肺小动脉的重塑和异常机化；生后急性缺氧可致缩血管介质的释放以对抗生后肺血管的扩张。

2. *肺实质性疾病* 常见有呼吸窘迫综合征(RDS)、胎粪吸入综合征(MAS)和肺炎等，它们可因低氧而出现肺血管收缩、肺动脉高压。

3. *肺发育不良* 包括肺实质及肺血管发育不良，如肺泡毛细血管发育不良(alveolar capillary dysplasia)、肺实质发育低下和先天性膈疝。

4. *心功能不全* 病因包括围生期窒息、代谢紊乱、宫内动脉导管关闭等；母亲在产前接受非类固醇类抗感染药物如布洛芬、吲哚美辛和阿司匹林等，使宫内动脉导管过早关闭，致外周肺动脉的结构重塑，肺动脉肌化(muscularization)、肺血管阻力增高。

5. *肺炎或败血症* 由于细菌或病毒、内毒素等引起的心脏收缩功能抑制、内源性NO的抑制、血栓素和白细胞三烯的释放、肺微血管血栓，血液黏滞度增高，肺血管痉挛等。

6. *其他* 遗传因素、母亲在孕期使用选择性5-羟色胺再摄取抑制药、孕妇甲状腺功能亢进等。

(三)病理

1. *肺血管适应不良(mal-adaptation)* 指肺血管阻力在生后不能迅速下降，而其肺小动脉数量及肌层的解剖结构正常。肺血管阻力的异常增加是由于肺实质性疾病如胎粪吸入综合征(MAS)、RDS、围生期应激、如酸中毒、低温、低氧、高碳酸血症等引起；这些病人占PPHN的大多数，其改变是可逆的，对药物治疗常有反应。

2. *肺血管发育不良(mal-development)* 慢性宫内缺氧可引起肺血管重塑(remodeling)和中层肌肥厚；宫内胎儿动脉导管早期关闭(如母亲应用阿司匹林、吲哚美辛等)可继发肺血管增生；对于这些病人，治疗效果较差。

3. *肺血管发育不全(underdevelopment)* 指呼吸道、肺泡及相关的动脉数减少，血管面积减小，使肺血管阻力增加。该型PPHN的病理改变可见于先天性膈疝、肺发育不良等，其治疗效果最差。

(四)临床表现

患者多为足月儿或过期产儿，可有羊水被胎粪污染、围生期窒息、胎粪吸入等病史。生后除短期内有窘迫外，在生后24h内可发现有发绀，如有肺部原发性疾病，患儿可出现气急、三凹征或呻吟，动脉血气显示严重低氧，二氧化碳分压相对正常。应强调在适当通气情况下，任何新生儿早期表现为严重的低氧血症与肺实质疾病的严重程度或胸部X线表现不成比例、并除外气胸及先天性心脏病时均应考虑PPHN的可能。

PPHN患儿常表现为明显发绀，一般吸氧不能缓解；通过心脏听诊可在左或右下胸骨缘闻及三尖瓣反流所致的收缩期杂音。因肺动脉压力增高而出现第二心音增强。

当新生儿在人工呼吸机应用时，呼吸机参数未变而血氧分压不稳定(libility of oxygenation)应考虑有PPHN可能。

(五)诊断

1. 诊断试验

(1)高氧试验：新生儿发绀可由多种原因引起。高氧吸入试验的目的是将PPHN或发绀型先天性心脏病与肺部疾病所致的发绀进行鉴别。肺部疾病所出现的发绀在高氧浓度(如100%)吸入后可出现血氧分压的显著上升。如缺氧无改善提示存在PPHN或发绀型心脏病所致的右向左血液分流。如血氧分压大于150mmHg，则可排除大多数发绀型先天性心脏病。

(2)高氧高通气试验：PPHN或发绀型先天型心脏病在一般吸氧后血氧分压常无明显改善。在PPHN，如能使肺血管阻力暂时下降则右向左分流可显著减少，血氧改善；而在发绀性先天性心脏病，血氧分压不会改善。高氧高通气试验的具体方法是：对高氧试验后仍发绀者在气管插管或面罩下行皮囊通气，频率为100～150/min，持续5～10min，使血二氧化碳分压下降至"临界点"(30～20mmHg)，此时血氧分压可显著上升，可大于100mmHg，而发绀型心脏病人血氧分压增加不明显。

2. 辅助检查

(1)动脉导管开口前后血氧分压差：PPHN病人的右向左分流可出现在心房卵圆孔水平或动脉导管水平，或两者均有。当存在动脉导管水平的右向左分流，动脉导管开口前的血氧分压高于开口后的血氧分压(图4-5)。可同时检查动脉导管开口前(常取右桡动脉)及动脉导管开口后的动脉(常为左桡动脉、脐动脉或下肢动脉)血氧分压，当两者差值大于15～20mmHg或两处的经皮血氧饱和度差>5%～10%，又同时能排除先天性心脏病时，提示存在动脉导管水平的右向左分流。当只存在心房水平的右向左分流时，上述试验的血氧差别可不出现，但此时也不能排除PPHN可能。

(2)胸部X线片：常为正常或与肺部原发疾病

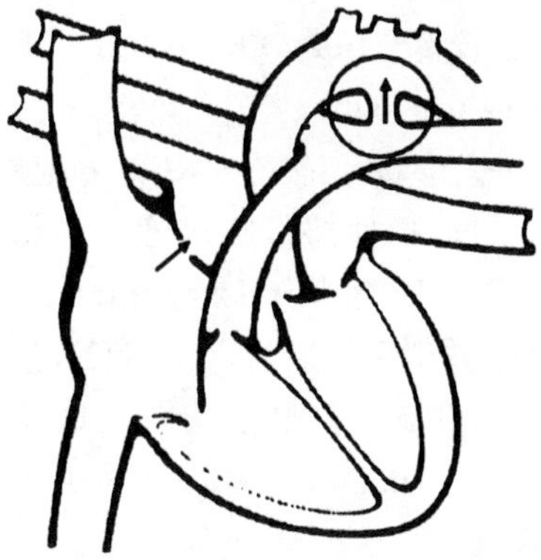

图4-5 PPHN心房和动脉导管水平的分流

有关。心胸比例可稍增大，肺血流减少或正常。

(3)心电图：可见右心室占优势，也可出现心肌缺血表现。

(4)超声多普勒检查：该项检查已作为PPHN诊断和评估的主要手段。可排除先天性心脏病的存在；证实心房或动脉导管水平右向左分流；提供肺动脉高压程度的定性和定量证据。

常利用肺动脉高压病人的三尖瓣反流，以连续多普勒测定反流速度，以简化柏努利(Bernoulli)方程，计算肺动脉压：肺动脉收缩压＝4×反流血流速度^2＋CVP(假设CVP为5mmHg)。当肺动脉收缩压≥75%体循环收缩压时，可诊断为肺动脉高压。

(六)治疗

1. 一般治疗　包括治疗原发病，给予镇静、必要时用肌松药等。

2. 人工呼吸机治疗　气管插管人工呼吸机进行高通气以降低肺动脉压力一直是治疗PPHN的主要方法之一。通过机械通气使血氧分压维持正常或偏高，同时使血二氧化碳分压降低，以利于肺血管扩张和肺动脉压的下降。

高通气治疗：将PaO_2维持在大于80mmHg，$PaCO_2$ 30～35mmHg。但近年来也有采用较温和的通气治疗方式，将PaO_2维持在正常范围，将$PaCO_2$维持在35～45mmHg。当有肺实质性疾病时，可试用高频震荡人工呼吸机。

3. 纠正酸中毒及碱化血液　可通过高通气、改善外周循环及使用碳酸氢钠方法，使血pH增高达7.45～7.55。但近年来也有采用较温和的方式，将pH维持在7.35～7.45。

4. 维持体循环压力　当有容量丢失或因血管扩张药应用后血压降低时，可用5%的白蛋白、血浆、输血或生理盐水补充容量；也可使用正性肌力药物，如多巴胺 2～10μg/(kg·min)，或多巴酚丁胺 2～10μg/(kg·min)。

5. *扩血管药物* 除吸入一氧化氮外，至今尚无十分理想的选择性扩张肺血管的药物。近年来5-型磷酸二酯酶抑制药(phosphodiesterase inhibitor)西地那非被试用于新生儿 PPHN，且显示出能较选择性地降低肺血动脉压力。西地那非口服参考剂量为 0.3～1mg/kg，每 6～12h 1 次。其他药物如前列腺素 E_1、前列环素(prostacyclin)等也有试用于 PPHN。

6. *一氧化氮吸入*(inhaled nitric oxide，iNO) 一氧化氮吸入是目前唯一的高度选择性的肺血管扩张药。NO 通过激活鸟苷酸环化酶，使 cGMP 产生增加，后者可能通过抑制细胞内钙激活的机制，使血管平滑肌舒张。

常用治疗 PPHN 的 iNO 剂量开始用 20ppm 浓度，可在 4h 后降为 5～6ppm 维持；一般持续 24h，也可以用数天或更长。

（杜立中）

第六节　新生儿黄疸

新生儿黄疸(neonatal jaundice)是因胆红素在体内积聚引起的皮肤或其他器官黄染，是新生儿期最常见的临床问题。新生儿血中胆红素超过 5～7mg/dl(成人超过 2mg/dl)可出现肉眼可见的黄疸。未结合胆红素增高是新生儿黄疸最常见的表现形式，重者可引起胆红素脑病(核黄疸)，造成神经系统的永久性损害，严重者可死亡。

(一)胎儿和新生儿胆红素代谢的生理

在胎儿期，肝脏相对不活跃，胎儿红细胞破坏后所产生的胆红素主要由母亲肝脏处理。如胎儿红细胞破坏过度，母亲肝不能完全处理所有的胆红素，脐带和羊水可呈黄染；此外，当骨髓和髓外造血不能满足需要时，可出现胎儿贫血。胎儿肝脏也能处理少量胆红素，当胎儿溶血时，这种处理速率会有所增加，新生儿脐血也可以检测到较高水平的结合胆红素。

在新生儿期，多数胆红素来源于衰老红细胞。红细胞经网状内皮系统破坏后所产生的血红素约占 75%，与其他来源的血红素(约占 25%)在血红素加氧酶(hemo oxygenase)的作用下转变为胆绿素，后者在胆绿素还原酶(biliverdin reductase)的作用下转变成胆红素；在血红素转变至胆绿素的过程中产生内源性的一氧化碳(CO)，故临床上可通过呼出气 CO 的产量来评估胆红素的产生速率。1g 血红蛋白可产生 35mg(600μmol)未结合胆红素；母亲某些药物应用可致新生儿溶血增多；约 25%胆红素来源于肝脏、骨髓中红细胞前体和其他组织中的含血红素蛋白。

胆红素的转运、肝摄取和处理：血中未结合胆红素多数与白蛋白结合，以复合物形式转运至肝。未结合胆红素与白蛋白结合后一般是“无毒的”，即不易进入中枢神经系统。但是，游离的未结合胆红素呈脂溶性，能够通过血-脑脊液屏障，进入中枢神经系统，引起胆红素脑病；某些情况，如低血白蛋白水平、窒息、酸中毒、感染、早产和低血糖等，可显著降低胆红素与白蛋白结合；游离脂肪酸、静脉用脂肪乳剂和某些药物，如磺胺、头孢类抗生素、利尿药等也可竞争性影响胆红素与白蛋白的结合。胆红素进入肝脏后被肝细胞的受体蛋白(Y 和 Z 蛋白，一种细胞内的转运蛋白)结合后转运至光面内质网，通过尿苷二磷酸葡萄糖醛酸基转移酶(UDPGT)的催化，每一分子胆红素结合二分子的葡萄糖醛酸，形成水溶性的结合胆红素(conjugated bilirubin)，后者经胆汁排泄至肠道。在较大儿童或成年人，肠道胆红素通过细菌作用被还原为粪胆素原(stercobilinogen)后随粪便排出；部分排入肠道的结合胆红素可被肠道的β-葡萄糖醛酸酐酶水解，或在碱性环境中直接与葡萄糖醛酸分离成为未结合胆红素，后者可通过肠壁经肝门静脉重吸收到肝再行处理，形成肠-肝循环；在某些情况下，如早产儿、肠梗阻等，肠-肝循环可显著增加血胆红素水平。

(二)新生儿胆红素代谢特点

新生儿期有诸多原因使血清胆红素水平处于较高水平，主要有以下几种情况。

1. *胆红素生成过多* 新生儿每日生成的胆红素明显高于成年人(新生儿 8.8mg/kg，成年人 3.8mg/kg)，其原因是：胎儿血氧分压低，红细胞数量代偿性增加，出生后血氧分压升高，过多的红细胞破坏；新生儿红细胞寿命相对短(早产儿低于 70d，足月儿约 80d，成年人为 120d)，且血红蛋白的分解速度是成年人的 2 倍；肝和其他组织中的血红素及骨髓红细胞前体较多。

2. 血浆白蛋白联结胆红素的能力不足 刚娩出的新生儿常有不同程度的酸中毒，可减少胆红素与白蛋白联结；早产儿胎龄越小，白蛋白含量越低，其联结胆红素的量也越少。

3. 肝细胞处理胆红素能力差 未结合胆红素(unconjugated bilirubin)进入肝细胞后，与Y、Z蛋白结合；而新生儿出生时肝细胞内Y蛋白含量极微(生后5～10d达正常)，UDPGT含量也低(生后1周接近正常)且活性差(仅为正常的0～30%)，因此，生成结合胆红素的量较少；出生时肝细胞将结合胆红素排泄到肠道的能力暂时低下，早产儿更为明显，可出现暂时性肝内胆汁淤积。

4. 肠肝循环(enterohepatic circulation) 在新生儿，肠蠕动性差和肠道菌群尚未完全建立，而肠腔内β-葡萄糖醛酸酐酶活性相对较高，可将结合胆红素转变成未结合胆红素，导致肠-肝循环增加，血胆红素水平增高。此外，胎粪含胆红素较多，如排泄延迟，可使胆红素重吸收增加。

当饥饿、缺氧、脱水、酸中毒、头颅血肿或颅内出血时，更易出现黄疸或使原有黄疸加重。

(三)新生儿黄疸分类

传统基于单个血清胆红素值而确定的所谓"生理性或病理性黄疸"的观点已受到了挑战。根据临床实际，目前较被接受的高胆红素血症风险评估方法是采用日龄(表4-12)或小时龄胆红素值；同时也根据不同胎龄和生后小时龄、以及是否存在高危因素来评估和判断这种胆红素水平是否属于正常或安全，以及是否需要治疗干预(图4-6)，而不是以一固定数值表述。所谓高危因素指临床上常与重症高胆红素血症并存的因素，高危因素越多重度高胆红素血症机会越多，发生胆红素脑病机会也愈大；新生儿溶血、窒息、缺氧、酸中毒、脓毒血症、高热、低体温、低蛋白血症、低血糖等即属于高危因素。

1. 生理性黄疸(physiological jaundice) 人类出生时胆红素产量大于胆红素排泄量，几乎我国所有足月新生儿都会出现暂时性总胆红素增高。表4-12显示了我国足月新生儿出生第1～7天血清总胆红素浓度。

生理性黄疸是排除性诊断，其特点为：①一般情况良好；②足月儿生后2～3d出现黄疸，4～5d达高峰，5～7d消退，最迟不超过2周；早产儿黄疸多于生后3～5d出现，5～7d达高峰，7～9d消退，最长可延迟到3～4周；③每日血清胆红素升高<85μmol/L或每小时<8.5μmol/L；④血清总胆红素值尚未达到相应日龄及相应危险因素下的光疗干预标准。

2. 病理性黄疸(pathologic jaundice) 或称为非生理性高胆红素血症(non-physiological hyper-bilirubinemia)，病理性黄疸相对生理性黄疸而言是血清胆红素水平异常增高或胆红素增高性质的改变，某些增高是属于生理性黄疸的延续或加深，而更重要的是要积极寻找引起其增高的原发病因。下列情况应该引起注意：①生后24h内出现黄疸；②血清总胆红素值已达到相应日龄及相应危险因素下的光疗干预标准，或每日上升超过85μmol/L，或每小时>8.5mg/dl；③黄疸持续时间长，足月儿>2周，早产儿>4周；④黄疸退而复现；⑤血清结合胆红素>34μmol/L。具备其中任何一项者即可诊断为病理性黄疸。

病理性黄疸根据其发病原因分为三类。

(1)胆红素生成过多：因过多红细胞的破坏及肠肝循环增加，使胆红素增多。

①红细胞增多症：即静脉血红细胞 $>6\times10^{12}$/L，血红蛋白>220g/L，血细胞比容>65%。常见于母-胎或胎-胎间输血、脐带结扎延迟、宫内生长迟缓(慢性缺氧)及糖尿病母亲所生婴儿等。

②血管外溶血：如较大的头颅血肿、皮下血肿、颅内出血、肺出血和其他部位出血。

表4-12 全国875例足月新生儿检测7d内胆红素百分位值(μmol/L)

	第1天	第2天	第3天	第4天	第5天	第6天	第7天
50th	77.29	123.29	160.91	183.82	195.28	180.74	163.98
75th	95.41	146.71	187.42	217.51	227.43	226.74	200.75
95th	125.17	181.60	233.75	275.31	286.42	267.44	264.19

资料来源：丁国芳，张苏平，姚丹，等．我国部分地区正常新生儿黄疸的流行病学调查，中华儿科杂志，2000，38(10)：624.

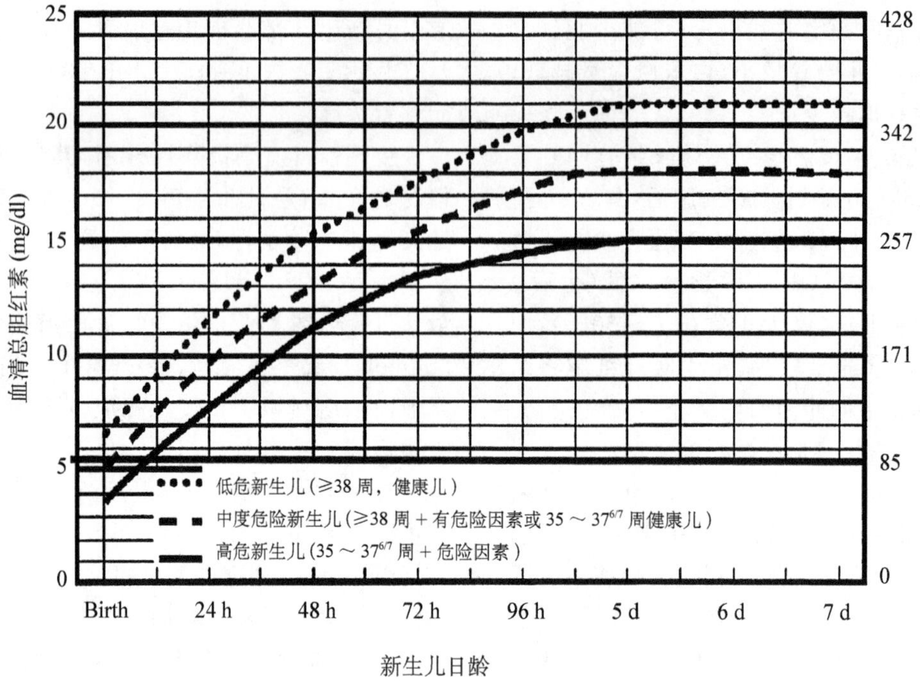

图 4-6 ＞35 周新生儿不同胎龄和生后小时龄的光疗标准

（资料来源：Pediatrics 2004，114：297-316）

③同族免疫性溶血：见于血型不合如 ABO 或 Rh 血型不合等，我国 ABO 溶血病多见。

④感染：细菌、病毒、螺旋体、衣原体、支原体和原虫等引起的重症感染皆可致溶血，以金黄色葡萄球菌、大肠埃希菌引起的败血症多见。

⑤肠肝循环增加：先天性肠道闭锁、先天性幽门肥厚、巨结肠、饥饿和喂养延迟等均可使胎粪排泄延迟，使胆红素重吸收增加。

⑥母乳喂养与黄疸：母乳喂养相关的黄疸(breastfeeding-associated jaundice)常指母乳喂养的新生儿在生后 1 周内，由于生后数天内热卡和液体摄入不足、排便延迟等，使血清胆红素升高，几乎 2/3 母乳喂养的新生儿可出现这种黄疸；上述胆红素增高常可通过增加母乳喂养量和频率而得到缓解，一般不是母乳喂养的禁忌。但曾罕见有报道这种过高的胆红素血症如不处理，可以导致胆红素脑病。

母乳性黄疸(breast milk jaundice)常指母乳喂养的新生儿在生后 3 个月内仍有黄疸，表现为非溶血性高未结合胆红素血症，其诊断常是排除性的。研究表明部分母亲母乳中的 β-葡萄糖醛酸酐酶水平较高，可在肠道通过促进葡萄糖醛酸与胆红素的分离，使未结合胆红素被肠道再吸收，从而增加了肝脏处理胆红素的负担。母乳性黄疸一般不需任何治疗，停喂母乳 24～48h，黄疸可明显减轻；但对于胆红素水平较高者应密切观察。

⑦红细胞酶缺陷：葡萄糖-6-磷酸脱氢酶(G-6-PD)、丙酮酸激酶和己糖激酶缺陷均可影响红细胞正常代谢，使红细胞膜僵硬，变形能力减弱，滞留和破坏了网状内皮系统。

⑧红细胞形态异常：遗传性球形红细胞增多症、遗传性椭圆形红细胞增多症、遗传性口形红细胞增多症、婴儿固缩红细胞增多症等均由于红细胞膜结构异常使红细胞在脾脏破坏增加。

⑨血红蛋白病：α 地中海贫血，血红蛋白 F-Poole 和血红蛋白 Hasharon 等，由于血红蛋白肽链数量和质量缺陷而引起溶血。

⑩其他：维生素 E 缺乏和低锌血症等，使细胞膜结构改变导致溶血。

(2)肝胆红素代谢障碍：由于肝细胞摄取和结合胆红素的功能低下，使血清未结合胆红素升高。

①缺氧和感染：如窒息和心力衰竭等，均可抑制肝 UDPGT 的活性。

②Crigler-Najjar 综合征：即先天性 UDPGT 缺乏。Ⅰ型属常染色体隐性遗传，酶完全缺乏，酶诱导剂，如苯巴比妥治疗无效。生后数年内需长期光

疗，以降低血清胆红素和预防核黄疸；患儿很难存活，肝移植可以使 UDPGT 酶活性达到要求。Ⅱ型多属常染色体显性遗传，酶活性低下，发病率较Ⅰ型高；酶诱导剂，如苯巴比妥治疗有效。

③Gilbert 综合征：是一种慢性的、良性高未结合胆红素增血症，属常染色体显性遗传，是由于肝细胞摄取胆红素功能障碍和肝脏 UDPGT 活性降低所致。其 UDPGT 活性降低的机制是在基因起动子区域 TA 重复增加，或在亚洲人群常见基因外显子 G71R 基因突变，导致酶的活力降低。Gilbert 综合征症状轻，通常于青春期才有表现；在新生儿期常由于肝细胞结合胆红素功能障碍而表现为高胆红素血症。当 UDPGT 基因突变和 G-6-PD 同时存在时，高胆红素血症常更为明显。

④Lucey-Driscoll 综合征：即家族性暂时性新生儿黄疸。某些母亲所生的所有新生儿在生后 48h 内表现为严重的高未结合胆红素血症，其原因为妊娠后期孕妇血清中存在一种性质尚未明确的葡萄糖醛酸转移酶抑制物，使新生儿肝脏 UDPGT 酶活性被抑制。本病有家族史，新生儿早期黄疸重，2～3 周自然消退。

⑤药物：某些药物如磺胺、水杨酸盐、维生素 K_3、吲哚美辛、毛花苷 C 等，可与胆红素竞争 Y、Z 蛋白的结合位点。

⑥先天性甲状腺功能低下：甲状腺功能低下时，肝脏 UDPGT 活性降低可持续数周致数月；甲状腺功能低下时还可以影响肝脏胆红素的摄取和转运；经甲状腺素治疗后，黄疸常明显缓解。

⑦其他：脑垂体功能低下和先天愚型等常伴有血胆红素升高或生理性黄疸消退延迟。

(3)胆汁排泄障碍：肝细胞排泄结合胆红素障碍或胆管受阻，可致高结合胆红素血症，如同时有肝细胞功能受损，也可伴有未结合胆红素增高。

①新生儿肝炎：多由病毒引起的宫内感染所致。常见有乙型肝炎病毒、巨细胞病毒、风疹病毒、单纯疱疹病毒、肠道病毒及 EB 病毒等。

②先天性代谢缺陷病：α_1-抗胰蛋白酶缺乏症、半乳糖血症、果糖不耐受症、酪氨酸血症、糖原累积病Ⅳ型及脂质累积病(尼曼匹克病、高雪病)等可有肝细胞损害。

③Dubin-Johnson 综合征：即先天性非溶血性结合胆红素增高症，较少见。是由肝细胞分泌和排泄结合胆红素障碍所致，可出现未结合和结合胆红素增高，临床经过良性。

④胆道闭锁：由于先天性胆道闭锁或先天性胆总管囊肿，使肝内或肝外胆管阻塞，使结合胆红素排泄障碍；是新生儿期阻塞性黄疸的常见原因。在新生儿胆道闭锁，其黄疸可在 2～4 周出现，大便逐渐呈灰白色，血清结合胆红素显著增高。胆汁黏稠综合征是由于胆汁淤积在小胆管中，使结合胆红素排泄障碍，也可见于严重的新生儿溶血病；肝和胆道的肿瘤也可压迫胆管造成阻塞。对于新生儿胆道闭锁，早期诊断和干预很重要；在生后 60 天内做引流手术者效果较好，后期由于胆汁性肝硬化的发生而造成肝不可逆的损伤。引流手术无效者，肝移植是治疗选择。

(杜立中)

第七节 新生儿溶血病

新生儿溶血病(hemolytic disease of newborn, HDN)主要指母、子血型不合引起的同族免疫性溶血(isoimmune hemolytic disease)。在已发现的人类 26 个血型系统中，以 ABO 血型不合最常见，Rh 血型不合较少见。有报道 ABO 溶血病占新生儿溶血病的 85.3%，Rh 溶血病占 14.6%，MN(少见血型)溶血病占 0.1%。

(一)病因和发病机制

由父亲遗传而母亲所不具有的显性胎儿红细胞血型抗原，通过胎盘进入母体，刺激母体产生相应的血型抗体，当不完全抗体(IgG)进入胎儿血循环后，与红细胞的相应抗原结合(致敏红细胞)，在单核-吞噬细胞系统内被破坏，引起溶血。若母婴血型不合的胎儿红细胞在分娩时进入母血，则母亲产生的抗体不使这一胎发病，而可能使下一胎发病(血型与上一胎相同)。

1. ABO 溶血　ABO 溶血主要发生在母亲 O 型而胎儿 A 型或 B 型，如母亲 AB 型或婴儿"O"型，则不发生 ABO 溶血病。

(1)40%～50%的 ABO 溶血病发生在第 1 胎，其原因是：O 型母亲在第 1 胎妊娠前，已受到自然界 A 或 B 血型物质(某些植物、寄生虫、伤寒疫苗、破伤风及白喉类毒素等)的刺激，产生抗 A 或抗 B 抗体(IgG)。

(2)在母子 ABO 血型不合中，仅 1/5 发生 ABO 溶血病，其原因为：①胎儿红细胞抗原性的强弱不同，导致抗体产生量的多少各异；②除红细胞外，A 或 B 抗原存在于许多其他组织，只有少量通过胎盘的抗体与胎儿红细胞结合，其余的被组织或血浆中可溶性的 A 或 B 物质吸收。

2. *Rh 溶血*　Rh 血型系统有 6 种抗原，即 D、E、C、c、d、e(d 抗原未测出只是推测)，其抗原性强弱依次为 D>E>C>c>e，故 Rh 溶血病中以 RhD 溶血病最常见，其次为 RhE，由于 e 抗原性最弱，故 Rhe 溶血病罕见。传统上红细胞缺乏 D 抗原称为 Rh 阴性，而具有 D 抗原称为 Rh 阳性，中国人绝大多数为 Rh 阳性。但由于母亲 Rh 阳性(有 D 抗原)，也可缺乏 Rh 系统其他抗原如 E，若胎儿具有该抗原时，也可发生 Rh 不合溶血病。母亲暴露于 Rh 血型不合抗原的机会主要有：①曾输注 Rh 血型不合的血液；②分娩或流产接触 Rh 血型抗原，此机会可高达 50%；③在孕期胎儿 Rh^{+} 血细胞经胎盘进入母体。

Rh 溶血病一般不发生在第 1 胎，是因为自然界无 Rh 血型物质，Rh 抗体只能由人类红细胞 Rh 抗原刺激产生。Rh 阴性母亲首次妊娠，于妊娠末期或胎盘剥离(包括流产及刮宫)时，Rh 阳性的胎儿血进入母血中，经过 8～9 周产生 IgM 抗体(初发免疫反应)，此抗体不能通过胎盘，以后虽可产生少量 IgG 抗体，但胎儿已经娩出。如母亲再次妊娠(与第 1 胎 Rh 血型相同)，怀孕期可有少量(低至 0.2ml)胎儿血进入母体循环，于几天内便可产生大量 IgG 抗体(次发免疫反应)，该抗体通过胎盘引起胎儿溶血。

既往输过 Rh 阳性血的 Rh 阴性母亲，其第 1 胎可发病。极少数 Rh 阴性母亲虽未接触过 Rh 阳性血，但其第 1 胎也发生 Rh 溶血病，这可能是由于 Rh 阴性孕妇的母亲为 Rh 阳性，其母怀孕时已使孕妇致敏，故其第 1 胎发病。

抗原性最强的 RhD 血型不合者，也仅有 1/20 发病，主要由于母亲对胎儿红细胞 Rh 抗原的敏感性不同。另外，母亲为 RhD 阴性，如父亲的 RhD 血型基因为杂合子，则胎儿为 RhD 阳性的可能性为 50%，如为纯合子则为 100%，其他 Rh 血型也一样。当存在 ABO 血型不符合时，Rh 血型不合的溶血常不易发生；其机制可能 ABO 血型不符所产生的抗体已破坏了进入母体的胎儿红细胞，使 Rh 抗原不能被母体免疫系统所发现。

(二)病理生理

ABO 溶血除引起黄疸外，其他改变不明显。Rh 溶血造成胎儿重度贫血，甚至心力衰竭。重度贫血、低蛋白血症和心力衰竭可导致全身水肿(胎儿水肿)。贫血时，髓外造血增强，可出现肝脾大。胎儿血中的胆红素经胎盘入母亲肝脏进行代谢，故娩出时黄疸往往不明显。出生后，由于新生儿处理胆红素的能力较差，因而出现黄疸。血清未结合胆红素过高可发生胆红素脑病(bilirubin encephalopathy)。

(三)临床表现

症状轻重与溶血程度基本一致。多数 ABO 溶血病患儿除黄疸外，无其他明显异常。Rh 溶血病症状较重，严重者甚至死胎。

1. *黄疸*　大多数 Rh 溶血病患儿生后 24h 内出现黄疸并迅速加重，而多数 ABO 溶血病在第2～3 天出现。血清胆红素以未结合型为主，但如溶血严重，造成胆汁淤积，结合胆红素也可升高。

2. *贫血*　程度不一。重症 Rh 溶血，生后即可有严重贫血或伴有心力衰竭。部分患儿因其抗体持续存在，也可于生后 3～6 周发生晚期贫血。

3. *肝脾大*　Rh 溶血病患儿多有不同程度的肝脾增大，ABO 溶血病患儿则不明显。

(四)并发症

胆红素脑病(bilirubin encephalopathy)为新生儿溶血病最严重的并发症，多于生后 4～7d 出现症状。当未结合胆红素水平过高，透过血-脑屏障，可造成中枢神经系统功能障碍，如不经治疗干预，可造成永久性损害。胆红素常造成基底神经核、海马、下丘脑神经核和小脑神经元坏死；尸体解剖可见相应的神经核黄染，故又称为核黄疸(kernicterus)。

临床上胆红素脑病和核黄疸名词常互相通用，目前推荐的分类是将生后数周内胆红素所致的中枢神经系统损害称为急性胆红素脑病(acute bilirubin encephalopathy)；将胆红素所致的慢性和永久性中枢神经系统损害或后遗症称为核黄疸(kernicterus)。胆红素升高也可引起暂时性脑病(transient encephalopathy)：指胆红素引起的神经系统损伤是可逆性的，临床表现为随着胆红素水平的增高逐渐出现嗜睡、反应低下；但随治疗后胆红素的降低而症状消失；脑干听觉诱发电位显示各波形的潜伏期延长，但可随治疗而逆转。

胆红素脑病常在 24h 内较快进展，临床可分为

4个阶段。

第一期：表现为嗜睡、反应低下、吮吸无力、拥抱反射减弱、肌张力减低等，偶有尖叫和呕吐。持续12～24h。

第二期：出现抽搐、角弓反张和发热(多与抽搐同时发生)。轻者仅有双眼凝视，重者出现肌张力增高、呼吸暂停、双手紧握、双臂伸直内旋，可出现角弓反张。此期持续12～48h。

第三期：吃奶及反应好转，抽搐次数减少，角弓反张逐渐消失，肌张力逐渐恢复。此期约持续2周。

第四期：出现典型的核黄疸后遗症表现。可有：①手足徐动：经常出现不自主、无目的和不协调的动作。②眼球运动障碍：眼球向上转动障碍，形成落日眼。③听觉障碍：耳聋，对高频音失听。④牙釉质发育不良：牙呈绿色或深褐色。此外，也可留有脑瘫、智能落后、抽搐、抬头无力和流涎等后遗症。

(五)实验室检查

1. *母子血型检查* 检查母子ABO和Rh血型，证实有血型不合存在。

2. *检查有无溶血* 溶血时红细胞和血红蛋白减少，早期新生儿血红蛋白<145g/L可诊断为贫血；网织红细胞增高(>6%)；血涂片有核红细胞增多(>10/100个白细胞)；血清总胆红素和未结合胆红素明显增加。

3. *致敏红细胞和血型抗体测定*

(1)改良直接抗人球蛋白试验：即改良Coombs试验，是用“最适稀释度”的抗人球蛋白血清与充分洗涤后的受检红细胞盐水悬液混合，如有红细胞凝聚为阳性，表明红细胞已致敏。该项为确诊实验。Rh溶血病其阳性率高而ABO溶血病阳性率低。

(2)抗体释放试验(antibody release test)：通过加热使患儿血中致敏红细胞的血型抗体释放于释放液中，将与患儿相同血型的成年人红细胞(ABO系统)或O型标准红细胞(Rh系统)加入释放液中致敏，再加入抗人球蛋白血清，如有红细胞凝聚为阳性。是检测致敏红细胞的敏感试验，也为确诊实验。Rh和ABO溶血病一般均为阳性。

(3)游离抗体试验(free antibody test)：在患儿血清中加入与其相同血型的成年人红细胞(ABO系统)或O型标准红细胞(Rh系统)致敏，再加入抗人球蛋白血清，如有红细胞凝聚为阳性。表明血清中存在游离的ABO或Rh血型抗体，并可能与红细胞结合引起溶血。此项实验有助于估计是否继续溶血、换血后的效果，但不是确诊试验。

(六)诊断

1. *产前诊断* 凡既往有不明原因的死胎、流产、新生儿重度黄疸史的孕妇及其丈夫均应进行ABO、Rh血型检查，不合者进行孕妇血清中抗体检测。孕妇血清中IgG抗A或抗B>1∶64，提示有可能发生ABO溶血病。Rh阴性孕妇在妊娠16周时应检测血中Rh血型抗体作为基础值，以后每2～4周检测1次，当抗体效价上升，提示可能发生Rh溶血病。

2. *生后诊断* 新生儿娩出后黄疸出现早、且进行性加重，有母子血型不合，改良Coombs和抗体释放试验中有一项阳性者即可确诊。

(七)鉴别诊断

1. *先天性肾病* 有全身水肿、低蛋白血症和蛋白尿，但无病理性黄疸和肝脾大。

2. *新生儿贫血* 双胞胎的胎-胎间输血，或胎-母间输血可引起新生儿贫血，但无重度黄疸、血型不合及溶血3项试验阳性。

3. *生理性黄疸* ABO溶血病可仅表现为黄疸，易与生理性黄疸混淆，血型不合及溶血3项试验可资鉴别。

(八)治疗

1. *产前治疗*

(1)提前分娩：既往有输血、死胎、流产和分娩史的Rh阴性孕妇，本次妊娠Rh抗体效价逐渐升至1∶32或1∶64以上，用分光光度计测定羊水胆红素增高，且羊水L/S>2者，提示胎肺已成熟，可考虑提前分娩。

(2)血浆置换：对血Rh抗体效价明显增高，但又不宜提前分娩的孕妇，可对孕母进行血浆置换，以换出抗体，减少胎儿溶血，但该治疗临床极少应用。

(3)宫内输血：对胎儿水肿或胎儿Hb<80g/L，而肺尚未成熟者，可直接将与孕妇血清不凝集的浓缩红细胞在B超下注入脐血管或胎儿腹腔内，以纠正贫血。

(4)苯巴比妥：孕妇于预产期前1～2周口服苯巴比妥，可诱导胎儿UDPGT活性增加，以减轻新生儿黄疸。

2. *新生儿治疗*

(1)光照疗法(phototherapy)简称光疗，是降低血清未结合胆红素简单而有效的方法。

①指征：当血清总胆红素水平增高时，根据胎龄、患儿是否存在高危因素及生后日龄，对照日龄胆红素与光疗干预列线图，当达到光疗标准时即可进行。

②原理：光疗作用下使未结合胆红素光异构化，形成构象异构体（configurational isomers：4Z，15 E-Bilirubin IX，ZE；4E，15Z-Bilirubin IX，EZ）和结构异构体（structural isomer），即光红素（Lumirubin，LR）；上述异构体呈水溶性，可不经肝脏处理，直接经胆汁和尿液排出。波长425～475nm的蓝光和波长510～530nm的绿光效果最佳，日光灯或太阳光也有较好疗效。光疗主要作用于皮肤浅层组织，光疗后皮肤黄疸消退并不表明血清未结合胆红素已达到了正常。

③设备：主要有光疗箱、光疗灯和光疗毯等。光疗箱以单面光160W、双面光320W为宜，双面光优于单面光；上、下灯管距床面的距离分别为40cm和20cm；影响光疗效果的因素为光源性质与强度、单面光源或多面光源、光源-光照对象距离、暴露在光照下的体表面积及光照时间。光照强度以光照对象表面所受到的辐照度计算。辐照度由辐射计量器检测，单位为$\mu W/(cm^2 \cdot nm)$。辐照度与光疗时总胆值下降率直接相关。标准光疗为8～$10\mu W/(cm^2 \cdot nm)$，强光疗＞$30\mu W/(cm^2 \cdot nm)$。光照时，婴儿双眼用黑色眼罩保护，以免损伤视网膜，除会阴、肛门用尿布遮盖外，其余均裸露；可以连续照射，也可间隔12h进行。

④副作用：可出现发热、腹泻和皮疹，但多不严重，可继续光疗；蓝光可分解体内核黄素，光疗超过24h可引起核黄素减少，并进而降低红细胞谷胱甘肽还原酶活性而加重溶血，故光疗时应补充核黄素（光疗时每日3次，5mg/次；光疗后每日1次，连服3d）；当血清结合胆红素＞$68\mu mol/L$，并且血清谷丙转氨酶和碱性磷酸酶增高时，光疗可使皮肤呈青铜色即青铜症，此时应停止光疗，青铜症可自行消退。此外，光疗时应适当补充水分及钙剂。

（2）药物治疗

①供给白蛋白：输血浆每次10～20ml/kg或白蛋白1g/kg，以增加其与未结合胆红素的联结，减少胆红素脑病的发生。

②纠正代谢性酸中毒：应用5%碳酸氢钠提高血pH，以利于未结合胆红素与白蛋白的联结。

③肝酶诱导剂：能诱导UDPGT酶活性、增加肝脏结合和分泌胆红素的能力。常用苯巴比妥每日5mg/kg，分2～3次口服，共4～5d。

④静脉用免疫球蛋白：可阻断网状内皮系统Fc受体，抑制吞噬细胞破坏已被抗体致敏的红细胞，用法为0.5～1g/kg，于6～8h静脉滴注，早期应用临床效果较好。

（3）换血疗法（exchange transfusion）

①作用：换出部分血中游离抗体和致敏红细胞，减轻溶血；换出血中大量胆红素，防止发生胆红素脑病；纠正贫血，改善携氧，防止心力衰竭。

②指征：大部分Rh溶血病和个别严重的ABO溶血病需换血治疗。符合下列条件之一者即应换血：产前已明确诊断，出生时脐血总胆红素＞$68\mu mol/L$，血红蛋白低于120g/L，伴水肿、肝脾大和心力衰竭者；生后12h内胆红素每小时上升＞$12\mu mol/L$者；光疗失败，指高胆红素血症经光疗4～6h后血清总胆红素仍上升$8.6\mu mol/(L \cdot h)$。已有胆红素脑病的早期表现者。

③方法

a. 血源选择：Rh溶血病应选用Rh系统与母亲同型、ABO系统与患儿同型的血液，紧急或找不到血源时也可选用O型血；母O型、子A或B型的ABO溶血病，最好用AB型血浆和O型红细胞的混合血；有明显贫血和心力衰竭者，可用血浆减半的浓缩血。

b. 换血量：一般为患儿血量的2倍（150～180ml/kg），大约可换出85%的致敏红细胞和60%的胆红素及抗体。

c. 途径：一般选用脐静脉或其他较大静脉进行换血，也可选用脐动、静脉进行同步换血。

（4）其他治疗：防止低血糖、低血钙、低体温，纠正缺氧、贫血、水肿、电解质紊乱和心力衰竭等。

（九）预防

Rh阴性妇女在流产或分娩Rh阳性胎儿后，应尽早注射相应的抗Rh免疫球蛋白，以中和进入母血的Rh抗原。临床上目前常用的预防方法，是对RhD阴性妇女在流产或分娩RhD阳性胎儿后，72h内肌内注射抗D球蛋白$300\mu g$，已起到了较满意的预防效果。

（杜立中）

第八节 新生儿缺氧缺血性脑病

新生儿缺氧缺血脑病(hypoxic-ischemic encephalopathy,HIE)是围生期缺氧缺血所致的脑损伤,是导致新生儿死亡和发生后遗症的重要原因之一。但 HIE 是可以预防的,积极做好围生期保健,推广正确的复苏方法,降低窒息发生率,HIE 的发病率和危害性就可明显降低。近年我国一些大城市,HIE 的发病率已开始明显降低。

(一)病因

引起新生儿缺氧和(或)缺血的各种疾病都可能是 HIE 的病因(表 4-13),其中围生期窒息最为重要,在 HIE 病因中产前和产时窒息各占 50%和 40%,其他原因约占 10%。

表 4-13 新生儿 HIE 主要病因

	病因
缺 氧	①围生期窒息
	②反复呼吸暂停
	③严重呼吸道疾病
缺 血	①心跳呼吸骤停
	②大量失血、休克
	③重度心力衰竭

(二)发病机制

机体遭受缺氧缺血打击后,神经系统发生一系列病理生理变化,包括血流动力学变化、能量代谢障碍、发生炎症反应,导致神经细胞死亡。主要有以下几方面。

1. *血流动力学变化* 缺氧时机体发生潜水反射,为保证重要生命器官脑和心的血供,脑血管扩张,非重要器官血管收缩,这种自动调节功能使大脑在轻度短期缺氧时不受损伤。如缺氧继续存在,脑血管自主调节功能失代偿,形成压力被动性脑血流,当血压降低时脑血流减少,造成缺血性损害。

2. *脑细胞能量代谢衰竭* 缺氧时细胞内氧化代谢障碍,只能依靠葡萄糖无氧酵解产生能量,同时产生大量乳酸,导致酸中毒和脑水肿。无氧酵解产生的能量远远少于有氧代谢,必须通过增加糖原分解和葡萄糖摄取来代偿,从而引起继发性的能量衰竭,造成脑细胞死亡。

3. *氧自由基的作用* 缺氧缺血时氧自由基产生增多和清除减少,大量的氧自由基在体内积聚,损伤细胞膜、蛋白质和核酸,致使细胞的结构和功能破坏,血脑屏障的结构和完整性受到破坏,形成血管源性脑水肿。

4. *钙内流* 缺氧时钙泵活性减弱,导致钙内流,当细胞内钙浓度过高时,受钙调节的酶被激活,如磷脂酶、核酸酶、蛋白酶等被激活,产生一系列的神经细胞损伤和破坏作用。

5. *兴奋性氨基酸的神经毒性作用* 能量衰竭可致钠泵功能受损,细胞外钾离子堆积,细胞膜持续除极,突触前神经元释放大量的兴奋性氨基酸(谷氨酸),过度激活突触后的谷氨酸受体,导致一系列生化连锁反应,引起迟发性神经元死亡。

6. *迟发性神经元死亡* 缺氧缺血可引起两种不同类型的细胞死亡,即坏死和凋亡,缺氧缺血后由于急性能量衰竭造成细胞坏死,而于数小时后出现迟发性神经元死亡(即细胞凋亡)。

(三)病理变化

HIE 的病理变化与胎龄、损伤性质和程度密切相关。

1. *两侧大脑半球损伤* 主要见于足月儿,窒息为不完全性,首先发生器官间的血液分流以保证心、脑血供。随着缺氧持续,血压下降,血流第二次重新分布(脑内分流),即大脑半球的血供由于前脑循环血管收缩而减少,而丘脑、脑干和小脑的血供则由于后脑循环血管扩张而增加。因此,大脑半球较易受损,常伴严重脑水肿。

2. *基底核、丘脑和脑干损伤* 为完全性窒息,二次血流重新分布的代偿机制失效,脑部损害以丘脑和脑干为主,而脑外器官和大脑半球的损害可不严重,脑水肿较轻。

(四)临床表现

患儿有严重的宫内窘迫或出生时严重窒息史,出生后 12～24h 出现神经系统症状,根据意识、肌张力改变、原始反射异常、惊厥和脑干受损等表现,可分为轻、中、重三度(表 4-14)。

1. *轻度* 主要表现为兴奋,易激惹,肌张力正常,拥抱反射活跃,吸吮反射正常,呼吸平稳,无惊厥。症状多在 3d 内逐渐消失,预后良好。

2. *中度* 表现为嗜睡或抑制,肌张力降低,吸吮反射和拥抱反射减弱,约 50%病例出现惊厥。足月儿上肢肌张力降低比下肢重,提示病变累及矢状窦旁区。早产儿如表现为下肢肌张力降低比上肢重，则提示病变为脑室周围白质软化。如症状持续7d以上，可能有后遗症。

3. 重度　患儿处于昏迷状态，肌张力极度低下，松软，拥抱反射、腱反射消失，瞳孔不等大，对光反应差，前囟隆起，惊厥频繁，呼吸不规则或暂停，甚至出现呼吸衰竭。重度患儿病死率高，存活者常留后遗症。

若缺氧缺血发生在出生前几周或几个月时，患儿在出生时可无窒息，也无神经系统症状，但在数天或数周后出现亚急性或慢性脑病的表现，临床上较难与先天性脑畸形或宫内病毒感染相区别。

表 4-14　新生儿缺氧缺血性脑病临床表现及分度

临床表现	轻度	中度	重度
意识	激惹	抑制、嗜睡	昏迷
肌张力	正常或增高	减弱	松软
拥抱反射	正常或活跃	减弱	消失
惊厥	无	半数有惊厥	频繁惊厥

（五）辅助检查

1. 影像学检查

（1）颅脑超声检查：HIE时可见普遍回声增强，脑室变窄或消失，提示脑水肿；散在的高回声区，提示散在的脑实质缺血；局限性高回声区，提示该部位有缺血性损害。

（2）磁共振成像（MRI）：MRI不仅能检出急性期HIE的存在、分布和严重性，而且能帮助判断预后，还能发现髓鞘形成是否延迟或异常，以判断神经发育情况。HIE急性期脑水肿比较明显，可能会掩盖脑细胞损伤，并且病情还在变化之中，所以早期影像学检查不能反映预后，须在2～4周后复查。

（3）头颅CT检查：轻度表现为散在、局灶性低密度影分布两个脑叶；中度表现为低密度影超过两个脑叶，白质与灰质的对比模糊；重度表现为大脑半球弥漫性低密度影，白质与灰质界限消失，侧脑室变窄。正常新生儿尤其是早产儿脑水分多，髓鞘发育不成熟，可存在广泛的低密度，因此HIE低密度的诊断CT值应在18单位以下（图4-7）。

2. 脑功能及脑血流检查

（1）脑电图（EEG）检查：表现为节律紊乱、低波幅背景波上的棘慢波爆发或持续弥漫性慢活动；重度HIE出现“爆发抑制”“低电压”甚至“电静息”。

（2）脑干诱发电位检查：表现为出波延迟、潜伏期延长、波幅变平。

（3）多普勒超声脑血流速度（CBV）测定：有助于了解脑灌注情况，高CBV提示存在脑血管麻痹和缺乏自主调节，低CBV提示存在广泛的脑坏死、低灌注、甚至无灌流。

3. 生化指标测定　神经烯醇化酶（NSE）、S-100蛋白（S-100）和脑型肌酸磷酸激酶（CK-BB）存在于神经组织的不同部位，HIE后6～72h它们在血液和脑脊液中的升高和脑损害程度呈正相关，能敏感地作为HIE早期诊断和评估预后的标志物。

（六）诊断

1. 缺氧缺血的病史　包括宫内、产时、产后所发生的缺氧缺血病史，仅凭Apgar评分判断是否发生缺氧是不够的。

2. 临床表现　要根据HIE的临床表现特点，如意识、肌张力、惊厥进行综合判断。

3. 影像学检查　病情危重者先检查头颅B超，病情稳定时可检查MRI，由于考虑CT放射损伤，在新生儿已逐渐少用。

4. 其他检查　对HIE患儿可做脑电图和脑干诱发电位检查，观察脑电功能变化。

根据以上几个方面结果，对病情严重程度进行判断，并对预后进行评价。

（七）治疗

HIE是一个多环节、多因素的病理生理过程，患儿对缺氧的耐受性差异很大，因此，HIE的治疗应当根据患者的特点，在缺氧缺血的不同阶段进行针对性的个体化联合治疗，才能提高疗效减少不良反应。

在HIE病例中，轻度占大多数，但轻度病例一般不需要治疗，只要密切观察病情变化，应避免过度治疗。治疗的重点应该是中度病例。重度病例

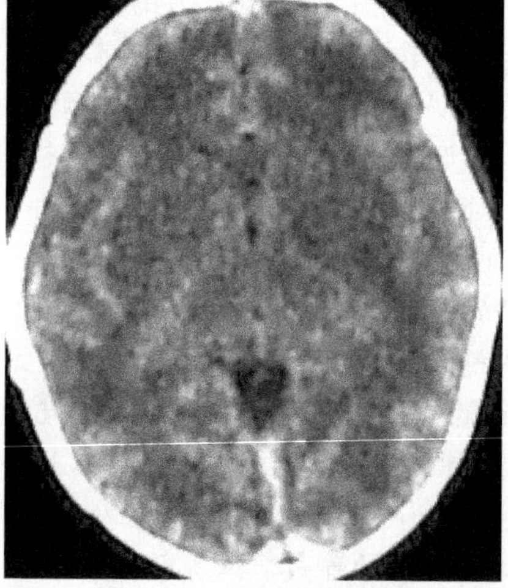

图 4-7　新生儿HIE头颅CT表现（脑实质广泛密度降低）

比较少见，多数伴有多脏器损伤，需要全身综合性治疗。

1. 监护　对HIE患儿应密切监护，不仅观察神经系统症状，还要监护各脏器损害情况。

2. 维持组织最佳的灌流　严重缺氧的新生儿出生时常有低血压，可给予多巴胺和多巴酚丁胺，维持收缩压在50mmHg以上，有利于改善肾脏的灌流和心肌收缩力。由于缺氧后脑血流自主调节功能障碍，应尽量避免血压的剧烈波动而致颅内出血。

3. 适当限制液体入量和控制脑水肿　对脑水肿的处理应从控制液体量入手，若有明显颅高压症状和体征，可给予甘露醇治疗，每次0.25g/kg，间隔6h，甘露醇可减轻脑水肿。

4. 控制惊厥　如出现惊厥或兴奋症状，选用苯巴比妥，苯巴比妥不仅可镇静止痉，且可降低脑代谢率，改善脑血流，减轻脑水肿，还有清除自由基的作用。苯巴比妥负荷量15～20mg/kg，缓慢静脉注射或肌内注射，如未能止痉，间隔30min加用5mg/kg，直至负荷量30mg/kg，给负荷量24h后给维持量每日5mg/kg，给1次。

5. 维持适当的血糖水平　动物实验证实低血糖会加重HIE，而高血糖能降低脑损害的程度。因此在新生儿缺氧时应维持血糖水平在正常水平(70～120mg/dl)。

6. 早期康复干预　0～2岁小儿脑处于快速发育的灵敏期，可塑性强，因此对HIE患儿尽早开始感知刺激和动作训练可促进脑结构和功能代偿，有利于患儿的恢复和减轻后遗症。

7. 其他治疗

(1)亚低温疗法：近年选择性头部亚低温(降低脑温2～4℃)对HIE的神经保护作用已引起了国内外学者的关注。其可能的作用机制是：降低脑组织的能量需求和耗氧量，减轻脑水肿，延迟继发性能量衰竭和细胞凋亡，延长治疗时间窗，与其他干预措施起协同的保护作用。

(2)神经营养因子：近年研究显示神经营养因子可改善细胞周围环境，促进受损神经细胞的修复和再生，其中研究较多的是碱性成纤维细胞生长因子(bFGF)和胰岛素样生长因子(IGF-1)。

(陈　超)

第九节　新生儿颅内出血

颅内出血(intracranial hemorrhage)是新生儿期常见的临床问题，出血部位包括硬膜下出血、蛛网膜下腔出血、脑室周围-脑室内出血、小脑出血和脑实质出血。近年由于产科技术的进步，产伤所致的硬膜下出血明显减少，而早产儿缺氧所致的脑室周围-脑室内出血已成为新生儿颅内出血最常见的类型。

(一)病因与发病机制

新生儿颅内出血的病因比较多，但主要有以下3方面，各种病因可以相互作用。

1. 产伤　多见于足月儿。产前、产时及产后各种损伤因素可致颅内出血，如胎儿头过大、头盆不称、急产、臀位产、高位产钳、吸引助产等，使胎儿头部受挤压，或局部压力不均匀，导致颅内出血。产伤性颅内出血主要部位是硬膜下出血、蛛网膜下腔出血、小脑出血。

硬膜下出血主要由小脑幕或大脑镰撕裂所致，多数为小脑幕轻度撕裂所致的幕上或幕下出血，出血也可发生在小脑幕的游离缘，特别是小脑幕和大脑镰的连接处，并向前进一步伸展到蛛网膜下腔或脑室系统。臀位产患儿，可因枕骨分离伴小脑幕和枕窦撕裂而引起颅后窝大量出血和小脑撕裂。大脑表面的桥静脉破裂也可引起大脑表面的硬膜下血肿。

2. 早产和缺氧　早产儿脑室周围室管膜下生发基质富含血管，这些血管在解剖学上为不成熟的毛细血管网，仅由一层内皮细胞组成，缺乏肌层和结缔组织支持，该区域对缺氧和高碳酸血症极为敏感，当缺氧致脑血流自我调节功能受损时，惊厥、气管吸引、扩容、静脉滴注高渗溶液或一些不恰当的护理等均可致血压波动而促发血管破裂出血。此外，生发基质的毛细血管网在引流入静脉系统时的血流方向呈独特的“U”字形，当胎头娩出困难、颅骨过度受压时可使该处发生出血。在36周时生发基质几乎完全退化，因此主要发生在胎龄小于33周的早产儿。在生发基质出血的病例中，80%的患儿血液可进入侧脑室，血凝块也可阻塞大脑导水管和蛛网膜绒毛而引起出血后脑积水和脑室周围出血性梗死。

3. 其他　快速输液、输注高渗液体、高血糖、机械通气、过多搬动、频繁吸引、气胸等可使血压急剧升高、脑血流突然变化，导致颅内出血。新生儿凝血因子不足、母亲患血小板减少性紫癜、母亲孕期用药(如苯妥英钠、利福平)等也可引起颅内出血。

(二)临床表现

颅内出血的临床表现与出血部位、出血量、胎龄和出生体重有关，足月儿颅内出血临床表现比较典型(表4-15)，早产儿临床表现非常不典型。

1. 硬膜下出血(subdural hemorrhage)

(1)小脑幕撕裂伴颅后窝硬膜下出血：常见于难产性臀位牵引，临床表现可有3个阶段：①出生数小时内可无任何症状。②随着血肿逐渐增大，颅内压增高，颅后窝脑脊液循环通路受阻，出现前囟饱满、激惹或嗜睡等症状。③随着病情进展，出现脑干受压的体征，如呼吸节律异常、眼动异常、斜视、面瘫和惊厥，严重者导致死亡。

(2)小脑幕撕裂伴大量幕下出血：出生时即可出现中脑及脑桥上部受压的症状，如木僵、斜视、瞳孔不等大和光反应迟钝、颈项强直和角弓反张等。如血块增大，可在数分钟至数小时出现脑干下部受压的体征，从木僵进入昏迷，瞳孔固定和散大、心动过缓和呼吸不规则，最终呼吸停止而死亡。

(3)大脑镰撕裂伴硬膜下出血：出生时即可出现双侧弥漫性脑损伤症状，如兴奋、激惹等，如血块伸展到小脑幕下时症状类似于小脑幕撕裂。

(4)大脑表面硬膜下出血：轻度出血可无明显的临床症状，或仅表现兴奋、激惹。局灶性脑定位体征常开始于生后第2天或第3天，表现为局灶性惊厥、偏瘫、眼向对侧偏斜，发生小脑幕切迹疝时可有瞳孔散大、对光反应减弱或消失等第3对脑神经受压的表现。

2. 脑室周围-脑室内出血(periventricular-intraventricular hemorrhage，PIVH)　是早产儿最常见的缺氧性颅内出血类型，近年随着新生儿医疗护理水平的改善，极低出生体重儿成活率的提高，PIVH已成为NICU早产儿的重要问题。PIVH主要见于围生期窒息和需机械通气的早产儿，50%的患儿出血开始于生后第1天，30%的出血发生在第2天，到生后72h头颅超声可发现90%的PIVH。

临床表现可有三种类型：急剧恶化型、断续进展型和临床寂静型。以寂静型最为常见，占PIVH病例的50%，无临床症状或体征，仅在超声或CT检查时发现。断续进展型其次，症状在数小时至数天内断续进展，神志异常或呆滞或激惹，肌张力低下，动作减少，呼吸不规则。急剧恶化型最为少见，但临床症状也最严重，患儿可在数分钟至数小时内迅速恶化，出现意识障碍，呼吸困难或暂停、抽搐、瞳孔光反射消失，四肢肌张力低下，前囟紧张，伴失血性贫血、血压下降、心动过缓。

3. 蛛网膜下腔出血(subarachnoid hemorrhage)　多见于早产儿，也可见于足月儿，前者主要与缺氧有关，后者则多由产伤所致。新生儿蛛网膜下腔出血起源于软脑膜丛的小静脉或蛛网膜下腔的桥静脉。轻度蛛网膜下腔出血可无症状或症状轻微。中度出血可引起惊厥，常开始于生后第2天，惊厥发作期间患儿情况良好。大量蛛网膜下腔出血可致患儿迅速恶化和死亡。

4. 小脑出血　原发性小脑出血在新生儿并不少见，在胎龄<32周和体重<1 500g的早产儿中发生率为15%～25%，在足月儿也可发生。小脑出血可表现为呼吸暂停、心动过缓和贫血，病情常急骤恶化。患儿通常有臀位难产史，临床症状大多开始于生后2d之内，以后很快出现脑干受压症状，如木僵、昏迷、脑神经异常、呼吸暂停、心动过缓或角弓反张等。

表4-15　新生儿颅内出血主要临床表现

临床表现	
意识改变	激惹，兴奋、淡漠、嗜睡、昏迷
颅内压增高表现	前囟隆起、惊厥、角弓反张、脑性尖叫
肌张力改变	增高、减弱、松软
眼部表现	凝视、斜视、震颤、眼球固定，瞳孔散大、不对称、对光反应迟钝或消失
呼吸改变	呼吸增快、减慢、不规则、抽泣样呼吸

(三)诊断

新生儿颅内出血的诊断主要依靠病史、临床表现及影像学检查。早产儿颅内出血的临床症状和体征较少,单凭临床表现很难诊断,影像学检查是主要诊断手段,要根据具体情况选择头颅 B 超或 CT 检查。

1. *头颅超声*　是诊断脑室周围-脑室内出血、脑实质出血的首选方法。床旁连续头颅超声对早产儿 PIVH 的开始时间、出血部位及严重程度提供可靠的信息,而且价廉方便,无放射线。极低出生体重儿是易发生 PIVH 的高危人群,应常规进行头颅超声的筛查。在生后 3d、1 周、2 周、1 个月时各查 1 次。

头颅超声可将 PIVH 分为 4 级。Ⅰ级:出血限于室管膜下,不伴脑室内出血。Ⅱ级:不伴脑室扩张的 PIVH。Ⅲ级:PIVH(＞50％脑室区域)伴脑室扩大。Ⅳ级:脑室内出血合并脑实质出血或脑室周围出血性梗死。

2. *CT 检查*　对硬膜下出血、颅后窝出血、蛛网膜下腔出血和某些脑实质的损害,CT 的诊断价值优于超声。CT 检查可确定出血的部位和程度,但 CT 不能床旁进行,还有使患儿暴露于放射线的缺点(图 4-8,图 4-9)。

3. *磁共振(MR)检查*　对颅后窝硬膜下出血和小脑出血,MR 的诊断价值优于 CT。

4. *脑脊液检查*　IVH 的脑脊液表现为出血早期脑脊液红细胞数量和蛋白含量增高,部分病例白细胞增高,然后脑脊液黄变和葡萄糖降低。但是有

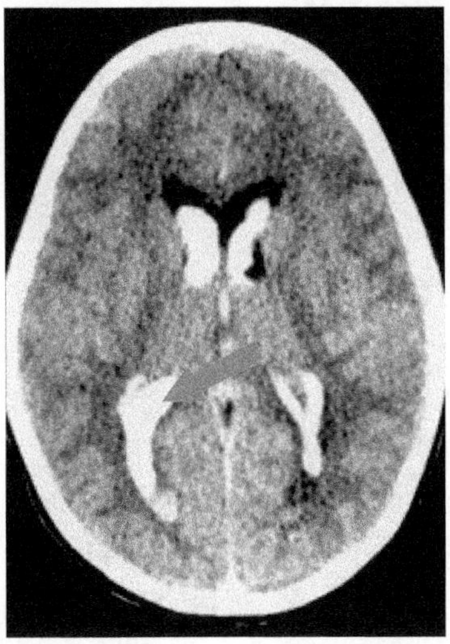

图 4-8　新生儿颅内出血 CT 表现(高密度)

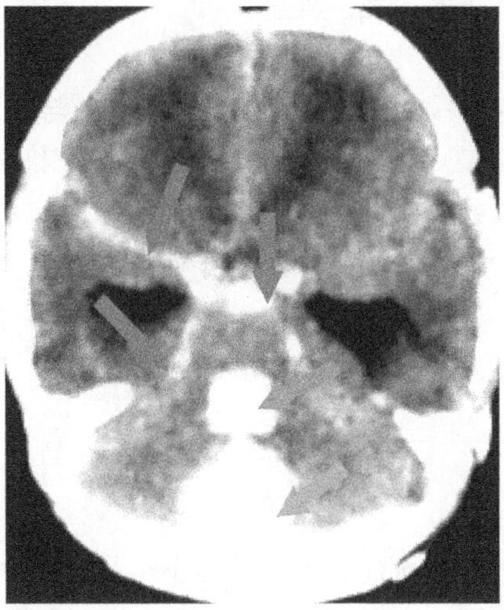

图 4-9　新生儿颅内出血 CT 表现

注:蓝箭为鞍上池、右侧裂池、环池内出血,红箭为第四脑室出血,黄箭为枕大池出血

些病例脑脊液不呈血性,因此不能将腰穿作为 IVH 的确诊手段。

血性脑脊液是提示蛛网膜下腔或脑室内出血的一个线索,但需与腰穿损伤鉴别。颅内出血的脑脊液特征为脑脊液黄变、红细胞数量增多和蛋白含量增高,脑脊液糖常常降低(＜30mg/dl),甚至可低达于 10mg/dl,并可持续数周甚至数月。

(四)治疗

1. *止血*　可用维生素 K_1、酚磺乙胺、氨甲苯酸等。

2. *降低颅内压*　如颅内压很高,瞳孔不等大、呼吸不规则,发生脑疝,可适当使用 20％甘露醇,每次 0.25～0.5g/kg,每天 2～3 次,静脉注射。

3. *抗惊厥*　出现惊厥者应及时止惊,可用地西泮或苯巴比妥。

4. *支持疗法*　维持正常的通气,维持水电解质和酸碱平衡,维持体温和正常代谢等。

5. *外科治疗*　急诊手术指征取决于出血病灶的大小、颅压增高的体征和是否存在脑疝。大脑表面硬膜下出血伴中线移位,特别是临床症状恶化伴小脑幕切迹疝时,均是急诊硬膜下穿刺或切开引流的指征。位于颅后窝的大量硬膜下出血也可外科手术。对于无明显症状的硬膜下出血患儿,外科手术并不能改善其远期预后。

6. *出血后脑积水的处理*　急性期过后,应随访颅脑超声检查评估脑室大小,根据超声检查脑室扩张的进展速率和严重程度,可进行脑室穿刺引流、

脑积水分流术等相应处理。

(五)预后

新生儿颅内出血的预后较难确定，与出血的原因、出血类型、严重程度及部位有关，如出血仅限于生发基质或伴少量IVH者预后较好，很少发生脑室扩张。中度出血者，病死率略为增高，存活者中20%～30%发生脑积水。严重出血病例病死率20%～30%，存活者常发生脑积水。重度IVH伴脑室周围出血性梗死者，病死率和脑积水发生率均较高，分别为40%和70%。

(六)预防

1. 预防早产，预防宫内窘迫。

2. 出生时要预防产伤，正确进行窒息复苏。

3. 避免使脑血流发生较大波动，避免快速过多补液，避免使用高渗液体。

(陈　超)

第十节　新生儿败血症

新生儿败血症(neonatal sepsis)是指新生儿期致病细菌侵入血循环并繁殖、产生毒素引起全身性症状，可导致全身炎症反应、感染性休克及多脏器功能不全综合征(MODS)。近年其他学科，将败血症的名称改为脓毒症，但新生儿专业还习惯称为败血症。仅血细菌培养阳性，无临床症状者则为菌血症。

(一)病因及发病机制

新生儿较易患败血症，主要与免疫功能不完善及围生期环境特点有关。

1. *新生儿免疫功能不完善*

(1)屏障功能差：如皮肤角化层和真皮层薄嫩，易损伤，通透性高，呼吸道、消化道的黏膜通透性高，分泌型IgA缺乏。

(2)多形核白细胞功能差：趋化性差，黏附、趋化能力弱，杀伤力弱。重症感染时易致中性白细胞减少。

(3)补体含量低：经典补体途径及替代补体途径部分成分含量低，使新生儿对细菌抗原的调理作用弱。

(4)免疫球蛋白水平低：IgG主要在孕最后3个月自母体经胎盘入胎儿，早产儿IgG水平较低，并且IgG半衰期短，生后水平迅速下降。IgM、IgA不能通过胎盘屏障。

(5)T细胞免疫功能较差：其介导的细胞因子产生水平、对B细胞的辅助功能均较低下，对特异性抗原反应较成年人差。NK细胞较少，且干扰素对其激活后作用较弱。

2. *围生期的环境*　新生儿败血症感染可以发生在宫内、产时或出生后。病原菌进入胎儿或新生儿的方式有4种。

(1)血流：某些细菌(如李斯特菌)可经母血流，通过胎盘入侵胎儿。

(2)宫颈或阴道：细菌在临分娩前通过羊膜(不论是否破膜)，引起羊膜炎或胎儿肺炎，早发型B族溶血性链球菌感染可经此方式感染。

(3)娩出时：经产道娩出时细菌定植于口腔、咽部、消化道等。大部分大肠埃希菌感染、晚发型B族溶血性链球菌感染与此有关。

(4)出生后环境：医院或家中若有衣着用具、医疗器械或护理人员等污染病原菌，可经皮肤黏膜、脐部、呼吸道及消化道引起发病。

3. *病原菌*　引起新生儿败血症的主要病原菌随不同地区、不同年代而有不同。在我国大部分地区大肠埃希菌和葡萄球菌为主要致病菌，但肺炎克雷伯杆菌、铜绿假单胞菌、不动杆菌、变形杆菌亦占重要地位。B族溶血性链球菌，是西方国家新生儿的重要病原菌，我国报告并不多。李斯特菌败血症在某些国家发病率较高，我国仅零星报告。厌氧菌、真菌亦能致新生儿败血症。

(二)临床表现

新生儿败血症临床表现不典型，部分患儿尤其是早产儿可无明显临床表现，一旦发现临床表现病情已非常危重。多数患儿表现为反应差，精神较萎靡，吃奶减少或不吃，皮肤颜色灰，体温异常(体温过低或体温波动)。随着病情加重，常出现病理性黄疸，腹胀(合并坏死性小肠结肠炎)，呼吸异常(急促、暂停、呻吟)。早产儿B族链球菌败血症有时主要表现为呼吸窘迫，酷似肺透明膜病。

若病情未有效控制可发展到感染性休克和多脏器功能不全，出现低血压、脑水肿、呼吸衰竭、肾功能不全、肝功能损害、骨髓抑制、凝血机制紊乱、皮肤花纹等，亦有少数患儿起病即表现全身情况急骤恶化，出现循环衰竭、重度酸中毒、弥散性血管内凝血、坏死性肠炎、硬肿症等。少数患儿则表现为重症黄疸并可致胆红素脑病。起病急骤、病情严重者大多为革兰阴性杆菌(大肠埃希菌、克雷伯肺炎杆菌、铜绿假单胞菌等)所致。

新生儿败血症较易并发化脓性脑膜炎，国外有报道败血症并发细菌性脑膜炎可达 25%～50%，其他并发症有肺炎、骨髓炎、肝脓肿等(图 4-10)。

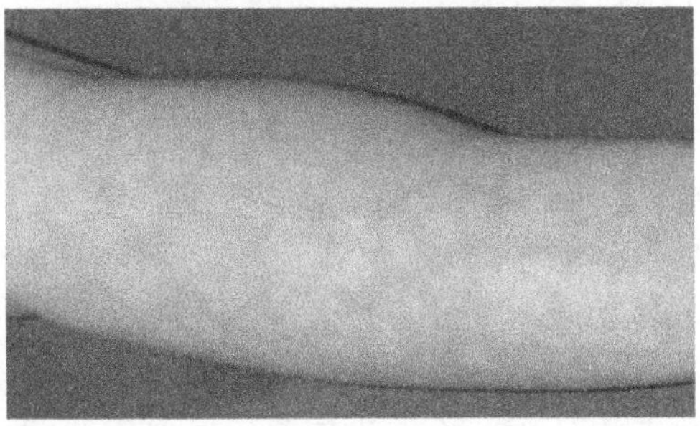

图 4-10　新生儿败血症出现皮肤花纹

(三)实验室检查

1. 血培养　对怀疑败血症的患儿，应做细菌学检查，抽血培养时，要严格无菌操作，最好同时做厌氧菌培养，尤其是母亲胎膜早破，伴羊膜炎，羊水有臭味或患儿有消化道穿孔者，若有其他病灶亦应做相应的培养(如尿、脓液)。影响血培养阳性率的因素较多，需注意避免。

2. 病原菌抗原检测　利用抗原抗体免疫反应，用已知抗体检测体液中相应病原菌抗原，主要用于流感杆菌、肺炎双球菌、B 族溶血性链球菌、大肠埃希菌的感染的诊断，但敏感性与特异性并不高。

3. 细菌 DNA 检测　用细菌 16S rRNA 高度保守区引物，PCR 检测有较高的敏感性与特异性，且 6h 内即可取得结果，但这只能说明是细菌感染，要明确细菌种类则需特异的引物。

4. 直接涂片找细菌　取血离心吸取白细胞层涂片找细菌，阳性者表明感染严重。

5. 外周血白细胞计数　新生儿败血症时外周血白细胞计数可以正常或升高亦可以减少，白细胞减少或未成熟白细胞(杆状核白细胞)与中性白细胞之比(I/T)≥0.2 提示存在感染对诊断有参考价值。白细胞计数减少常表明病情严重且多见于革兰阴性杆菌感染。

6. C 反应蛋白(CRP)　一般在感染后 12～24h 升高，2～3d 达峰值，但围生期窒息、脑室内出血等非感染性疾病亦可升高。

7. 前降钙素原(PCT)　是降钙素的前肽，正常人 PCT 水平极低(＜0.1ng/ml)，细菌全身感染时 PCT 明显升高。细菌引起局部感染时 PCT 水平并不增加或轻度增加。而全身性感染 PCT 增高的程度与感染的严重程度有关，PCT 是细菌感染引起全身炎症反应比较敏感的标志物。

(四)治疗

新生儿败血症的治疗措施视病情而异，应强调综合措施。基本治疗包括：

1. 抗生素治疗　对疑似新生儿败血症的患儿在抽血做培养等项检查后应即开始抗菌治疗，在细菌学结果未报告前，根据病史和临床特点，先开始经验治疗。考虑革兰阳性细菌感染，主要选用青霉素类和头孢第一、二代抗生素，对 B 族溶血性链球菌和肺炎球菌感染，可选用青霉素，但耐药率在上升，也可选用头孢唑林；对表皮葡萄球菌感染首选头孢唑林；对金黄色葡萄球菌可选用苯唑西林；对耐甲氧西林的金黄色葡萄球菌(MRSA)和耐药肺炎球菌的严重感染，则宜用万古霉素，对早产儿和肾功能不好者要慎重，需监测血药浓度。考虑革兰阴性细菌感染，主要抗生素有哌拉西林、阿莫西林、头孢第三代等，对铜绿假单胞菌感染选用头孢他啶。

近年由于抗生素的不合理使用，细菌耐药率增加，尤其是医院内感染，新生儿 ICU 获得的感染，细菌耐药率比较高，如克雷伯杆菌、大肠埃希菌、铜绿假单胞菌、不动杆菌、变形杆菌等革兰阴性细菌感染，可产生超广谱 β 内酰胺酶(ESBLs)，对青霉素类和头孢类抗生素的耐药率非常高，可选用碳青霉烯类，如亚胺培南、美洛培南、帕尼培南等。

一旦血培养得到阳性结果根据药物敏感试验及已有的治疗效果，决定是否调整抗生素。根据临床疗效及有无并发症决定抗菌药物的疗程：①若血培养阴性，其他实验室检查亦不提示感染，入院后症状很快消失则可停用抗菌药物；②血培养虽然阴性，但有感染的临床症状或其他实验室检查提示感染，抗菌治疗 7～10d；③血培养阳性并有其他感染灶或临床好转慢，抗菌治疗不应少于 14d，并发革兰阴性杆菌脑膜炎疗程应在 3 周以上。

2. 生物免疫治疗　对一些重症感染患儿，尤其是早产儿严重感染，除使用抗感染药物外，还可以使用免疫辅助治疗，以增强机体抗感染能力。可用人血静脉丙种球蛋白(IVIG)，每天 400mg/kg，静脉滴注，用 3d。一些严重革兰阴性杆菌感染患儿，中性粒细胞减少(＜1 500/mm^3)，可使用粒细胞集落刺激因子(G-CSF)，每天 5～10μg/kg，皮下注射，用1次，用2～3d。

3. *保持循环稳定* 维持正常血压，病情严重者往往需要抗休克治疗。

4. *保持机体酸碱、水、电解质平衡*

5. *对症治疗* 呼吸困难者给予呼吸支持，严重黄疸需光照疗法甚至换血，发生坏死性小肠结肠炎者给予相应治疗。

（陈　超）

第十一节　新生儿宫内感染

由于围生期各种环境因素及胎儿本身因素，母亲发生感染，容易导致胎儿宫内感染。目前宫内感染仍然比较常见，是我国围生儿死亡及致残的重要原因之一。宫内感染的病原有细菌、病毒、真菌、衣原体、支原体、梅毒螺旋体等。

一、巨细胞病毒感染

巨细胞病毒（cytomegalovirus，CMV）属疱疹病毒类，因细胞被病毒感染后体积增大且有核内皮胞质包涵体，而命名为巨细胞病毒。CMV可通过垂直传播、母乳、输血或血制品传播，新生儿CMV感染多为宫内感染所致，在美国1%活产新生儿有先天性CMV感染。孕妇原发性CMV感染者其胎儿宫内感染率为30%～40%，分娩时感染或生后获得性感染，因潜伏期>4周，故新生儿期不会出现症状。

（一）病因与发病机制

1. *病因* 巨细胞病毒（cytomegalovirus，CMV）属疱疹病毒科，球形，心为双链线形DNA。CMV有严格种属特异性，仅在人二倍体成纤维细胞中缓慢生成和传代，复制周期为48～72h，感染细胞病变需6～7d。因受感染细胞变圆增大，胞质与核内可见包涵体，而命名为巨细胞病毒。

2. *发病机制* CMV携带者是最广泛传播源。人感染后，CMV与细胞膜融合后或经吞饮作用进入宿主细胞，受感染细胞体积增大，细胞质内首先出现嗜碱性包涵体，继之在细胞核内出现嗜酸性包涵体，周围有一透亮晕与核膜分开，酷似猫头鹰眼，具特征性。CMV在体内通常呈潜隐状态，在免疫缺损情况下可活化，引起间质炎症或灶性坏死等病变，脑内可有坏死性肉芽肿及广泛钙化。

新生儿CMV感染可发生在整个孕期和围生期任何时候。CMV可通过垂直传播、唾液、尿液、母乳、输血或血制品传播。美国每年1%活产新生儿有先天性CMV感染，是导致神经性耳聋和发育迟缓的主要原因。孕妇原发性CMV感染者其胎儿宫内感染率为30%～40%。

（二）临床表现

先天性CMV感染有5%～10%在新生儿期出现症状，表现为肝脾大、黄疸、紫癜、头围小、小于胎龄儿、视网膜脉络膜炎、脑部钙化（多见于脑室周围）等。病死率20%～30%，存活者可能遗留发育异常及神经系统功能障碍：包括智力发育迟缓、听力减退、言语及学习困难，运动功能异常及视力障碍。新生儿期有症状，日后耳聋发生率可达60%～70%。宫内CMV感染新生儿期无症状者，也有5%～15%发生智力低下、耳聋、小头畸形及脑瘫等发育障碍（表4-16）。

（三）诊断

1. *病毒学检查*

（1）病毒分离：取羊水、尿、唾液、咽拭子、脑脊液或组织，在人成纤维细胞培养基中生长，分离出

表4-16　CMV感染新生儿的临床表现

受累脏器	临床表现
消化系统	黄疸、肝脾增大、肝炎、肝功能受损、消化器官溃疡或炎症
血液系统	溶血、贫血、血小板减少、紫癜、异常淋巴细胞
神经系统	脑炎、小头畸形、脑钙化、智力障碍、听力障碍、抽搐或脑瘫
眼	脉络膜视网膜炎、眼底神经萎缩、弱视、斜视或眼部畸形
心血管系统	心包炎、心肌炎、心脏扩大
泌尿系统	膀胱炎、肾炎
呼吸系统	间质性肺炎

CMV,需时间较长,如有典型细胞病变具特征性,有诊断价值。尿中CMV浓度较高,如存在CMV病毒,24～72h即可检测出。

(2)检测CMV抗原:应用单克隆抗体技术从受检细胞测CMV晚期抗原pp65,外周血细胞中pp65阳性,说明存在CMV抗原血症。

(3)巨细胞包涵体:在受检组织细胞中或尿离心后找巨细胞包涵体。

(4)PCR或分子杂交,从受检标本中检测CMV-DNA特异片段,提示CMV感染但不一定是活动性感染。

2. *血清抗体检测* CMV IgM阳性有意义,提示有活动性感染,但新生儿产生IgM能力较弱,可出现假阴性;CMV IgM阳性但CMV IgG阴性提示原发性感染;CMV IgG阳性而CMV IgM阴性很可能为经胎盘传来的抗体。如4周后随访抗体滴定下降更说明为胎传抗体,如滴定呈≥4倍增高,对诊断活动性感染有意义。

(四)治疗

目前常用更昔洛韦(ganciclovir,GCV),诱导治疗每天10mg/kg,每12h 1次,静脉注射(维持1h),2～3周后改为维持治疗,每天5mg/kg,每天1次,每周用5d,维持时间视病情而定,一般1～3个月。GCV主要不良反应有粒细胞和血小板减少。对GCV无效者可选用膦甲酸(foscarnet,PFA),每天180mg/kg,每8h 1次,静脉滴注(维持1h),2～3周后改为维持用药,每天80～100mg/kg,每天1次,但PFA不良反应较多,有肾毒性。干扰素对CMV感染疗效不好。

二、先天性风疹综合征

先天性风疹综合征(congenital rubella syndrome,CRS)1941年由Gregg首先报告,故又称Gregg综合征,是新生儿宫内感染最常见疾病之一。有报道妊娠早期风疹原发感染率为0.318%,原发感染后50%胎儿发生畸形。

(一)病因及发病机制

1. *病因* 风疹病毒(rubella virus,RV)为单链RNA病毒,只有一个血清型,只对人和猴有致病力,能在人胚组织中缓慢长期增殖。主要通过空气飞沫传播,可经胎盘感染胎儿。病后或隐性感染后可获持久免疫,偶见再感染。

2. *发病机制* 妊娠时体内肾上腺皮质激素增加,细胞免疫功能减低,病毒易感且容易在体内扩散,从而使孕妇风疹病毒的感染率比非妊娠妇女高,还可能发生风疹再感染。母婴间垂直感染有3条途径:宫内感染、产道感染和母乳感染。病原微生物造成胎儿异常经历3个阶段:感染母体,感染胎儿,胎儿发病。

3. *易感时间* 感染风疹的孕妇出疹前1周已有病毒血症,但母体风疹感染是否传递给胎儿,与母体发生感染时间迟早有关。据报道妊娠第4～8周感染风疹,其婴儿先天性畸形发病率最高可达100%,第2个月以后约40%,第3个月以后约10%,6个月以后仍可有4%,故胎龄越大,畸形发生越少。一般认为孕早期感染风疹胎儿易发生心脏畸形及眼、耳疾病,孕后期感染胎儿易发生听力及中枢神经系统病变。

(二)临床表现

孕妇感染风疹病毒后,可引起胎儿死亡、流产或新生儿先天性风疹综合征。先天性风疹综合征最主要临床表现是先天性白内障、耳聋和心血管系统缺陷,称为“先天性风疹综合征三联症”。风疹病毒感染可累及全身各系统的各种器官组织,临床表现有多种形式(表4-17),50%为低出生体重,迟发性损害有糖尿病、类似亚急性硬化性全脑炎。

(三)诊断

1. *病史* 实验室检查确诊患儿母亲在妊娠早期有风疹病毒感染史。

2. *临床特点* ①新生儿白内障/青光眼,先天性心脏病,听力缺损,色素性视网膜病,唇裂、腭裂,头小畸形,X线骨质异常。②紫癜、脾大、黄疸、精神性弛缓、脑膜脑炎。

3. *实验室检查* ①婴儿血清风疹IgM抗体阳性;②婴儿风疹IgG抗体水平持续存在,并超过母体被动获得的抗体水平(≥4倍);③婴儿咽拭子、血、尿、脑脊液或脏器活检标本分离到风疹病毒或检测到风疹病毒RNA;④血常规白细胞总数减少,淋巴细胞相对增多。

4. *病例分类* 疑似病例:临床特点①或②中任一条。临床诊断病例:具备临床特点①中任一条或伴②任一条,同时伴病史。确诊病例:临床诊断病例加实验室诊断中任一条。

(四)治疗

CRS无特殊治疗,主要为对症支持治疗。CRS发生率及死亡率均较高,预防及避免风疹感染尤为重要。

CRS预防关键在于防止妊娠期内,尤其妊娠早

表 4-17　新生儿 CRS 临床表现

受累器官	临床表现
眼	双侧，白内障最多见，色素沉着、视网膜病变、小眼睛、青光眼、眼角膜浑浊、黄斑变性、虹膜发育不良、斜视
耳	双侧感觉神经性耳聋或伴传导性障碍
心血管	动脉导管未闭、房(室)间隔缺损，肺动脉瓣狭窄
神经系统	神经发育迟缓，小头畸形、脑膜脑炎、神经运动性障碍
肝脾	肝脾大、肝炎、黄疸
血液系统	血小板减少性紫癜、溶血性贫血
肺	间质性肺炎
免疫系统	慢性风疹皮疹、胸腺发育不全、丙种球蛋白异常血症、免疫复合物病
骨骼	干骺端失矿物质

期发生风疹病毒感染，接种风疹减毒活疫苗是目前预防风疹和 CRS 最有效手段。应推行青春期女孩及非孕期青年女子风疹疫苗接种。风疹疫苗接种程序主要有 3 种方案。①儿童普种：目的是预防获得性风疹病毒在人群中的传染，达到间接保护妊娠妇女的作用。②对青春期前女孩和未免疫成年妇女进行免疫，直接保护育龄前妇女和育龄妇女，以控制和减少 CRS。③上述 2 种方案相结合，即对儿童普种，12～14 岁再复种，两种方案相结合被认为是目前较理想的方法。

三、单纯疱疹病毒感染

单纯疱疹病毒(herpes simplex virus，HSV)分Ⅰ型和Ⅱ型，Ⅰ型通常存在于口、鼻及口咽部，Ⅱ型常存在于生殖道黏膜。新生儿单纯疱疹感染主要为Ⅱ型，可发生在产前、产时或生后。母妊娠 20 周内患原发性生殖道疱疹可经胎盘或上行性感染累及胎儿。母生殖道 HSV 感染可引起产时感染，生后则因接触父母、医护人员口咽部排出 HSV 所致。

(一)病因及发病机制

1. *病因*　单纯疱疹病毒属疱疹病毒科，核心含双股 DNA，缠绕成纤丝卷轴。HSV-Ⅰ型侵犯生殖器以外皮肤黏膜(如口腔黏膜、角膜)，仅 10%左右具有临床表现。Ⅱ型常存在于生殖道黏膜，新生儿 80%单纯疱疹感染为Ⅱ型。

2. *发病机制*　人是单纯疱疹病毒唯一自然宿主，有 70%～90%成年人皆曾感染过。病毒经过口腔、呼吸道、生殖器及皮肤破损处侵入体内，潜居人体黏膜、血液、唾液、神经组织及多数器官内。HSV 感染新生儿可通过以下 3 个途径：①宫内感染，通过血行或阴道上行感染胎儿。②产道感染，分娩时胎儿通过产道时吸入被病毒污染分泌物。③出生后感染，护理人员在护理中密切接触患儿使婴儿感染，主要感染源为产母。母妊娠 20 周内患原发性生殖道疱疹可上行性感染累及胎儿，HSV 通过胎盘感染，影响胚胎细胞有丝分裂，易发生流产、造成胎儿畸形、智力低下等疾病。

(二)临床表现

妊娠前 8 周感染可使胎儿发生先天畸形，妊娠晚期感染胎儿表现与新生儿 HSV 感染相似，主要表现为小头、小眼、脉络膜视网膜炎、晶状体浑浊、颅内钙化、肢体异常如短指或短趾、癫痫发作、精神运动发育迟缓、胎儿宫内发育迟缓、脑发育不良、脑积水、肝脾大等，流产和早产也很常见。往往出生时或出生后 24～48h 内即有异常表现。

(三)诊断

1. *病史*　双亲有单纯疱疹病毒感染的病史，如皮肤或生殖道有疱疹。

2. *临床特点*　皮肤或黏膜疱疹、脉络膜视网膜炎、中枢神经系统感染等。

3. *实验室检查*

(1)病毒分离：采取病人唾液，脊髓液及口腔、宫颈、阴道分泌液，或角膜结膜刮取物等接种易感细胞中培养 1～2d，出现细胞肿胀，变圆，相互融合等病变，可做初步诊断。然后用免疫荧光法(IFA)，酶联免疫吸附试验(ELISA)进行鉴定，确诊 HSV。

(2)抗原检测：同上标本，用 IFA、ELISA 等方法直接检测细胞内或分泌液中抗原，快速诊断 HSV 感染。

(3)抗体检测：用补体结合试验，ELISA 检测病人血清中抗体，可用于原发感染诊断，但不能与复发感染区别，因人群 HSV 感染率高，广泛存在潜伏感染，血清中普遍含较高抗体水平，则复发感染时很难观察到抗体效价上升。脊髓液抗体，对神经系统 HSV 感染有重要意义。单纯疱疹病毒特异性 IgM 抗体，感染后 2 周才产生，因此抗体阴性不能排除病毒感染。

(4)脑脊液检查：细胞数可中度增高，淋巴为主，后期蛋白增加，糖一般正常。

(四)治疗

1. 碘苷、阿糖胞苷、阿糖腺苷等治疗疱疹性角膜炎有效，与干扰素合用可提高效力。国内用 HSV gC gD 单克隆抗体制成滴眼液，用于治疗疱疹性角膜炎，取得显著疗效。

2. 对于病毒分离阳性、有疱疹、神经系统改变并能排除细菌感染者，药物可首先选择阿昔洛韦(ACV)，剂量为每天 15～20mg/kg，分 5 次口服，疗程 5～7d。对中枢神经或全身多脏器受累者可静脉给药，每天 10～30mg/kg，每 8h 1 次，疗程 10～20d，最大剂量可达每天 60mg/kg。

3. 也可考虑应用更昔洛韦(GCV)治疗，每天5～15mg/kg，分 2～3 次静脉滴注，14～21d，注意血象和肝功能检测。

4. 免疫治疗：大剂量免疫球蛋白，400mg/(kg·d)，1 个疗程 5d，与抗病毒药物联合可明显提高疗效。

(五)预防

1. *母亲预防措施*　孕妇原发性 HSV 感染并不一定感染胎儿，因此如孕妇为原发感染，进行羊水检查，如羊水中病毒分离为阳性，则应考虑终止妊娠。为降低母体病变的活动程度和减少新生儿感染机会，孕母可从孕 36 周开始到分娩结束口服阿昔洛韦(Acyclovir，ACV)，400mg/d，分 3 次口服。母体在分娩时无生殖器活动性病变或活动性病变已得到有效控制，可考虑自然分娩；但若母体仍存在生殖器活动性病变，则主张剖宫产，特别是在破膜后 6h 内尽快剖宫产，并在分娩后 24h 内对新生儿进行鼻咽部病毒分离，以明确是否感染，出生后应立即给予 ACV 预防性治疗。

2. *新生儿预防*　新生儿一旦被疑诊或确诊为 HSV 感染，则应给予隔离；护理人员应严格洗手；有口唇疱疹的医护人员及亲友不宜与新生儿接触；产母有疱疹者停止哺乳。制备 HSV 疫苗是最有效措施。

四、先天性梅毒

先天性梅毒又称胎传梅毒，患梅毒的孕妇在孕期可经胎盘将本病传播给胎儿，胎传梅毒的临床表现多种多样，胎儿早期受累可致死产死胎，而在胎儿晚期感染症状出现时间可晚些。孕妇患第一、二期梅毒其传染性强，胎儿大多数受感染，但出现症状者仅 50%，孕妇若为早期隐性梅毒胎儿感染率约 40%，而孕妇为晚期隐性梅毒，胎儿感染率为 6%～14%。

(一)病因及发病机制

螺旋体经胎盘直接侵入胎儿，一般认为 16 孕周前螺旋体被胎盘绒毛膜的郎罕层阻断，较难进入胎儿体内，16 孕周后郎罕层逐渐萎缩，胎儿易被感染。

(二)临床表现

早期胎传梅毒是指 2 岁内发病，通常于生后 2～8 周出现症状，严重者生后即出现症状，而晚期胎传梅毒症状则发生在 2 岁后。临床表现(表 4-18)。胎传梅毒尚可表现为先天性隐性梅毒，无临床症状而血清反应阳性，亦分早期与晚期。

(三)诊断

1. *病史*　要了解母亲患梅毒的病史及治疗情况。

2. *临床表现*　皮疹和肝脾大是先天性梅毒的常见临床表现，但并非所有先天性梅毒的婴儿在新生儿期出现症状。

3. *影像检查*　骨干骺端 X 线片显示部分先天性梅毒患儿长骨干骺端出现线状低密度影，称“梅毒线”(图 4-12)

表 4-18　新生儿先天性梅毒的临床表现

早期先天性梅毒
①皮肤黏膜：斑疹、疱疹、掌(趾)大疱、脱皮、湿疣、瘀斑、鼻炎(图 4-11)
②肝脾：肝脾大，黄疸
③骨骼：骨软骨炎、骨膜炎、假性瘫痪
④血液：贫血、血小板减少、DIC
⑤胃肠道：肠炎
⑥肾：肾病或肾炎，水肿、腹水
⑦眼：葡萄膜炎、脉络膜视网膜炎、青光眼
⑧肺：肺炎
⑨中枢神经系统：无菌性脑膜炎
⑩小于胎龄儿、早产儿
晚期先天性梅毒
①皮肤：口周、肛门处皲裂、树胶肿、腭部穿孔
②骨骼：上颌短、腭弓高、马鞍鼻、军刀腿、舟状肩胛、Clutton 关节炎
③眼：间质性角膜炎、葡萄膜炎、青光眼
④牙：桑葚样牙、Hutchinson 齿、牙釉质不良
⑤神经系统：神经性耳聋、智力障碍、瘫痪、抽搐

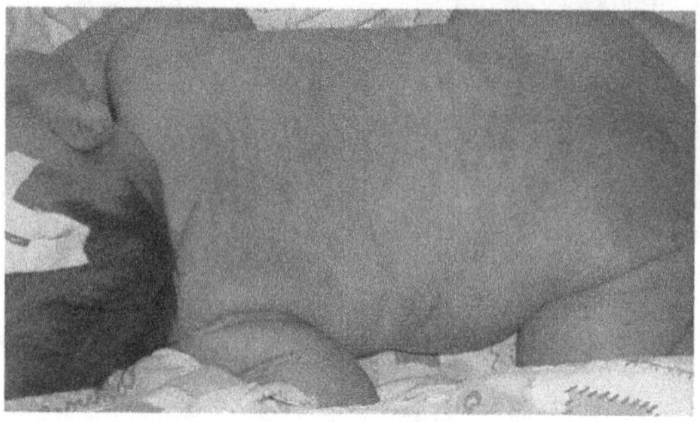

图 4-11 新生儿先天性梅毒皮疹表现

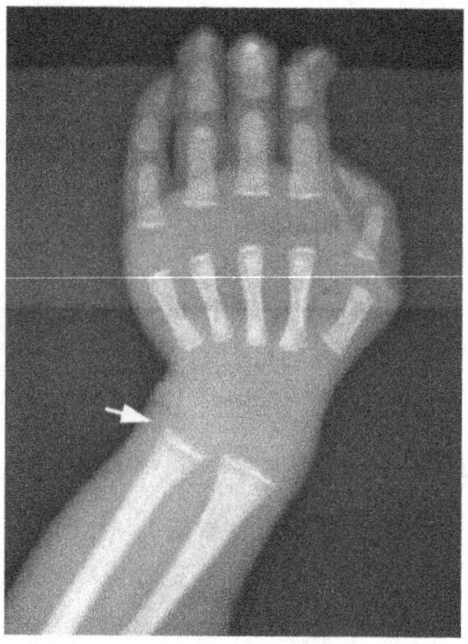

图 4-12 先天性梅毒骨骼表现(箭头所示为“梅毒线”)

4. 显微镜检 取皮疹刮片或渗液、鼻部分泌物等置暗视野显微镜检查螺旋体。

5. 血清学检查

(1)快速血浆反应素试验(rapid plasma reagin test,RPR):用于检测患者血清中有无抗类脂抗原(心磷脂)的抗体(反应素),可作为梅毒诊断的筛选试验。心磷脂不但存在于梅毒螺旋体内,也存在人体组织细胞,故不仅见于梅毒,病毒感染、结缔组织病、疟疾患者亦可阳性,属非特异性反应。

(2)梅毒螺旋体颗粒凝集试验(treponema pallidum particle agglutination test,TPPA):检测患者血清中有无抗梅毒螺旋体抗原的特异性抗体,TPPA 主要检测 IgG,阳性者提示母亲为梅毒患者。

(3)特异性 IgM:梅毒螺旋体 19SIgM 特异性较高,阳性者可诊断先天性梅毒,但阳性率比较低,阴性者不能除外诊断,需复查。

(三)治疗

青霉素仍是治疗梅毒的首选药物,除非是对青霉素过敏,不应选用其他抗生素。青霉素剂量不必很大,因青霉素血中浓度达到一定水平后再提高浓度并不能增强抑制梅毒螺旋体的作用,而延长青霉素与梅毒螺旋体接触时间能提高疗效。

血清学阳性并有临床表现者,水剂青霉素每次 5 万 U/kg,日龄≤7d 者,q12h,日龄 7～30d 者,q8h,>30d,q6h,静脉注射,疗程 2 周,对神经系统受累者疗程 3 周。血清学阳性但无临床表现者,亦应正规治疗。对患儿应定期(出生后 2、4、6、9、12 个月)随访,有效的治疗 RPR 滴度应于 6 个月内下降,但 TPHA 仍阳性,RPR 滴度不降或上升者应再给予治疗。对神经梅毒 6 个月时须再复查脑脊液。

(四)预防

对先天性梅毒应强调预防,对孕妇进行筛查,一旦发现,应在怀孕早期 3 个月内给予正规治疗,早期发现患梅毒的孕妇并给予治疗,能预防或治愈胎儿梅毒,美国疾病预防与控制中心推荐的孕期梅毒治疗方案是:Ⅰ期、Ⅱ期及早期潜伏梅毒,苄星青霉素 240 万 U,单次肌内注射,晚期潜伏梅毒苄星青霉素 240 万 U,每周肌内注射 1 次,共 3 次。采用此方案发生胎传梅毒 1.8%(6/340 例)。

五、先天性弓形虫病

(一)病因及发病机制

1. 病因 本病由弓形虫(toxoplasma,TOX)引起,属孢子虫纲球虫目,是一种分布广、危害大、双宿主寄生虫。猫科动物为其终宿主,中间宿主包括鸟类、哺乳类和人等。人对弓形虫普遍易感,孕妇弓形虫感染率为 6.25%～32.9%,通过胎盘感染胎儿,严重影响胎儿生长发育。

2. 发病机制 猫急性感染时粪便中可排出卵囊,孕妇如食入卵囊或未煮熟含弓形虫包囊肉类而发生感染,导致胎盘炎有可能进入胎儿引起感染。感染初期,弓形虫很快在宿主细胞内大量繁殖,形成速殖子,导致急性感染病变。

3. 感染时机 胎儿受染率与其母体初次感染孕期有关。在妊娠早、中、晚期胎儿受染率分别为 17%、25%和 65%。胎儿损伤程度与胎龄成相反关系,即感染越早,胎儿受损程度越严重。当感染发生在妊娠头 3 个月,多引起流产,也可发生死胎或生下无生活能力儿和发育缺陷儿,幸存者智力发育也受严重影响。妊娠中 3 个月感染,多出现死胎、早产和严重脑、眼疾病。妊娠晚期，因胎儿逐渐成熟，若此时母体受染，则胎儿可发育正常，亦可出现早产或出生后才发生症状，其表现轻重不等。

(二)临床表现

先天性弓形虫病临床表现差别很大，主要累及中枢神经系统、眼、淋巴结、心、肺、脾和骨骼肌。轻者可无临床症状，严重者可致死。20%以上无症状患儿视网膜病可渐发展，影响视力，亦有智力低下，精神运动发育落后，感音性耳聋等。80%～90%在出生时无症状而不易被发现，但在幼儿期、青少年期甚至成年期，组织包囊中缓殖子转化为速殖子，导致视网膜脉络膜炎等后期临床并发症或后遗症(表 4-19)。

(三)诊断

1. *病史*　孕产妇有接触生肉，食用肉、蛋、奶等食品未煮熟，生食未洗净的蔬菜、水果和玩猫弄狗等史；孕母有无法解释发热、淋巴结肿大，有流产、早产或死产史。

2. *临床特点*　新生儿有 4 大症状为视网膜脉络膜炎、脑积水、脑内钙化灶和精神-运动障碍，但实际上四征均具备的重症病例并不多见。隐性先天性感染病例多于青春期至 20 岁左右时期以视网膜脉络膜炎发病。

3. *实验室检查*

(1)血清特异性 IgM：根据使用抗原特点分成两大类：以完整虫体为抗原检测患者血清中的抗体；以虫体裂解后的胞浆成分作为抗原检测患者血清中的抗体。脐血 TOX-IgM 阳性表明先天感染；TOX-IgM 阳性，IgG 阴性，复查 IgM 持续增高，表明原发感染；只有 IgM 阳性表明胎传抗体。仅 1/3 先天性弓形虫患儿可检出 IgM，部分患儿由于母抗体存在而抑制其免疫反应，待被动输入母体抗体逐渐消失，患儿免疫系统开始出现反应，从而延迟产生特异性 IgM 及 IgG 水平升高，故对怀疑感染患儿应每隔 2 个月随访检测。

(2)直接涂片检查：阳性率较低。

(3)培养分离原虫：取血、脑脊液等标本做动物接种或组织培养分离原虫。

(4)DNA 杂交和 PCR 法：以弓形虫特异性序列为探针，通过分子杂交进行实验诊断的技术近来进展迅速，诊断准确率高，前景十分广阔。

(5)其他检查：应用影像(CT、MRI 及 X 线)检查确定脑积水和小脑畸形等具有重要价值。眼底检查等眼科系统检查确证斜视，并做定期复查随诊。周围血象发现嗜酸性粒细胞增多。脑脊液可见细胞数增多，淋巴为主，糖和蛋白正常。

(四)治疗

1. *预防*　先天性弓形虫病，预防应该放在首位。孕妇应该树立自我防范意识，加强自我保护。如少接触生肉；肉、蛋、奶等食品食用前要煮熟；防止猫、鼠、蝇、蟑螂等污染食物；蔬菜、水果生食时要洗净消毒；不玩猫弄狗等。如妊娠早期发现感染要终止妊娠，中晚期要积极治疗。

2. *治疗*　对于确诊弓形虫感染者均要治疗。首选乙胺嘧啶和磺胺嘧啶联合用药，具有协同作用。乙胺嘧啶第 1 天 0.5mg/kg，2/d 口服，第 2 天改为一次半量口服；磺胺嘧啶每日 50～100mg/kg，分 3～4 次口服，两药联合。乙胺嘧啶有骨髓抑制作用，应同时服叶酸 5mg，每周 3 次。因螺旋霉素在脏器和胎盘浓度高，无致畸作用，副作用小，可有效控制弓形虫胎盘传播。可 3 种药物合用，螺旋霉素每日 100mg/kg，分 3 次口服，共 3 周。继以磺胺嘧啶每日 50～100mg/kg，分 3～4 次口服，乙胺嘧啶每日 1mg/kg，分 2 次口服，3d 后，改为隔日 1mg/kg，同时服叶酸 5mg，每周 3 次。3 周后又改服螺旋霉素，如此轮流使用 1 年。

表 4-19　先天性弓形虫病临床表现

累及脏器	临床表现
神经系统	部分出生时有症状，后发病，重症患者出生时即有表现。脑膜炎、脑瘫、癫痫、精神-运动障碍、脑软化、脑钙化、脑室扩大、脑积水或小脑畸形等智力发育障碍
眼部	脉络膜视网膜炎、视网膜剥离、先天性双目失明、先天性瞳孔缺失、白内障、先天性高度近视、远视、斜视或小眼球畸形
消化系统	婴儿肝炎综合征：肝脾大、肝硬化腹水、黄疸和肝功能损害。消化系统畸形，如食管闭锁
泌尿生殖系统	尿道生殖道畸形、多囊肾、肾积水
心血管系统	先天心脏病、心律失常
呼吸系统	先天肺叶缺如、鼻正中裂、漏斗胸
其他表现	皮疹、发热、贫血、淋巴结肿大

六、获得性免疫缺陷综合征

据WHO资料，截止2002年底，全球儿童HIV感染者已达350万，其中90%是通过母婴传播被感染。非洲、美国和欧洲联合调查显示，HIV母婴传播感染率为13%～48%，其中2/3新生儿是在母亲妊娠和分娩过程中被感染，1/3是在哺乳期被感染。据统计全球每年有240万感染艾滋病病毒的妇女生育孩子，造成每年约80万新生儿感染艾滋病，使全球新生儿死亡率增加75%。

（一）病因及发病机制

1. *病因* 人类免疫缺陷病毒（HIV）是一种RNA反转录病毒，主要由RNA反转录酶及核心蛋白P_{24}构成。它侵犯T淋巴细胞导致获得性免疫缺陷综合征即艾滋病。

2. *发病机制* HIV感染人体后主要造成CD4+T细胞损伤和减少从而造成细胞免疫功能缺陷。新生儿HIV感染可因在宫内通过母婴垂直传播，亦可在娩出过程中污染母血或阴道分泌物传播，生后则可通过哺乳或输注血制品传播。

（1）宫内传播：HIV可直接感染绒毛膜细胞或通过破损缺口进入胎儿体内。母体中病毒载量越高，母婴传播概率越大。HIV病毒进入人体后，主要消耗CD4淋巴细胞，机体免疫力下降，易造成各种感染。母亲免疫状况，其CD4淋巴细胞的数量与垂直传播概率成反比，随CD4数量下降，母婴传播率几乎直线上升。

（2）分娩过程中传播：在分娩前和分娩时经母体-胎儿微循环血液传播，尤其在宫缩时被感染机会增大。此时婴儿头皮接触母体子宫阴道分泌物，特别是会阴切开术及阴道助产或人工破膜等，使胎儿皮肤或黏膜伤口接触母体的血液和产道分泌物。另外，可能经羊膜传播。母体感染时，体内白细胞可进入羊水，通过胎儿皮肤、黏膜、肠道和肺进入胎儿体内。胎膜早破时间是影响母婴传播率的独立因素。破膜时间越长，感染率越高。产程越长感染率越高。

（3）产后传播：产后哺乳可造成垂直传播。HIV感染孕妇哺乳可使新生儿感染危险高达14%～29%。如产后哺乳，乳汁内病毒可通过婴儿口腔或胃肠道造成新生儿感染。特别是混合喂养，更易增加HIV感染机会。原因可能与婴儿胃肠道的炎症反应有关，如腹泻、胃肠道功能紊乱等，炎症反应可增加感染机会。

（二）临床表现

多数病例出生时无症状，免疫系统正常，仅少数出现难治性鹅口疮、淋巴结及肝脾大。但HIV感染新生儿预后较差，约50%感染者在生后1年内发病，往往经历三个时期：潜伏期，新生儿生后6个月内无临床表现，仅CD4+T细胞减少；前驱期，出现HIV相关病征，如喂养困难，体重不增，腹泻和低热等；发作期，出现急性细菌感染和机会感染表现。

HIV感染新生儿的主要症状包括：①机会感染，如卡氏肺囊虫、念珠菌（持续性或复发性鹅口疮）、鸟形分枝杆菌、CMV、隐孢子虫感染或再发性单纯疱疹病毒感染。②反复细菌性感染和发热。③体重不增，生长发育障碍。④小头畸形，运动、认知及语言发育差，因脑损害智力进行性减退。⑤淋巴细胞性间质肺炎。⑥皮疹、慢性腹泻，血小板减少。⑦病理性黄疸，肝脾大。

反复肺炎是新生儿较突出表现，临床缺乏特异性，但X线胸片有特异性改变。持续性或复发性鹅口疮提示免疫功能缺陷。难以纠正的贫血为本病后期表现。各种皮疹及其他皮肤损害达30%以上。

（三）诊断

1. *病史* 父母HIV抗原或抗体阳性或为HIV感染高危人群。

2. *临床特点* 早产，小于胎龄儿，体重不增，腹泻或持续发热，肝脾大，难以治疗鹅口疮，反复感染和小头畸形等。

3. *实验室检查*

（1）HIV抗体：HIV阳性母亲的抗体IgG可以直接经过胎盘进入胎儿体内，使一部分新生儿出生后即带有HIV抗体，这些抗体一般需9～12个月逐渐消失，有的长达18个月。在婴儿出生后9～12个月采集静脉血1次进行HIV抗体检测，如阴性可排除HIV感染，如阳性不需用药，在出生后18个月做抗体确认试验，确认结果阳性视为婴儿HIV感染。

初筛实验：酶联免疫吸附实验ELISA，抗HIV-1/2ELISA，抗HIV-1PA实验。确认实验：蛋白印迹实验WB，抗HIV-1/2WB实验。

（2）HIV抗原：用ELISA方法检测P_{24}抗原。

（3）病毒培养：特异性高，但要求条件较高，临床较难做到。

（4）病毒核酸测定：HIV病毒载量测定，bDNA实验，使用杂交法，检测50～5 000 000拷贝/ml-

HIV-RNA，价格昂贵；也有使用 PCR 方法，但假阳性率较高。

(5)细胞学检测：外周血 CD_4 T 细胞计数。可以预见 HIV 感染状态和进展，与 HIV 患者死亡率相关，也是药物治疗的有效参考指标。采用流式细胞仪计数。

(四)治疗

1. 抗病毒治疗　根据病情轻重采用齐多夫定(zidovudine，ZDV)、奈韦拉平(nevirapina，NVP)单独或联合药物治疗。抗病毒药物治疗目的是降低血中 HIV 病毒的 RNA 水平，研究证实，新生儿生后 12h 内治疗是最有效，围生期预防使用药物主要为 ZDV 和 NVP。

2. 机会感染防治　鹅口疮患儿口服酮康唑，但停药后易复发；合并 HSV 感染可用丙氧鸟苷治疗。或应用静脉丙球，有一定疗效。

3. 预防接种指导　告知家长新生儿出生时已接受乙肝疫苗接种，在 1 个月及 6 个月时需再次接种。出生时因未排除 HIV 感染，暂时不接种卡介苗，但每 6 个月应做 1 次结核菌素试验。其他各项计划免疫预防接种均按常规到医院进行注射。

4. 家庭护理　告知家长新生儿各器官发育尚未完善，抵抗力低下，由于乳具消毒不严格或喂奶者手指污染所致感染，易引起鹅口疮及腹泻。家长在接触月经血、阴道分泌物后及时清洗双手，有皮肤伤口、溃疡、破损处及时包扎；接触新生儿时戴手套，防止再次暴露将病毒感染给新生儿，注意预防感染。

5. 正确喂养方式　因母乳喂养造成 HIV 母婴传播率为 25%～45%，人工喂养的 HIV 母婴传播为 15% ～ 25%，混合喂养婴儿 HIV 感染率 26.1%，对 HIV 感染产妇避免母乳喂养，绝不允许混合喂养。

6. 预防用药　美国疾病控制及预防中心主张 HIV 感染孕妇给予 ZDV，主张择期剖宫产及人工喂养。妊娠 14～34 周口服 ZDV 200mg，每日 3 次，整个妊娠期维持此治疗，分娩期给予静脉滴注，第 1 小时按 2mg/kg，后 1mg/kg，每小时 1 次到分娩。全程治疗可成功预防隐匿性残余感染，使母婴传播危险率明显降低。

(陈　超)

第十二节　新生儿破伤风

新生儿破伤风(tetanus neonatorum)是由于破伤风杆菌由脐部侵入引起的急性感染性疾病。一般在生后 7d 左右发病，俗称“七日风”。随着新法接生技术的推广，本病发生率已明显降低，但在农村山区及私人接生者仍有发病。

(一)病因

破伤风杆菌为革兰阳性厌氧菌，分布在泥土、粪便中，抵抗力强。接生时用未消毒的剪刀断脐，接生者的手和接生包未严格消毒，破伤风杆菌即可侵入。破伤风杆菌产生痉挛毒素，分布到中枢神经系统，引起全身肌肉强烈收缩和交感神经兴奋。

(二)临床表现

潜伏期一般 4～10d，潜伏期越短，病情越重。早期表现为喂奶困难，用压舌板检查口腔时，越用力张口越困难，甚至咬住压舌板，称为“锁口”。逐渐出现面肌抽动，苦笑面容，牙关紧闭，四肢肌张力增高，全身肌肉阵发性强直性痉挛，角弓反张。如给予声光刺激，诱发痉挛，严重者出现呼吸肌和喉肌痉挛，引起呼吸停止。在痉挛间歇期患儿神志清楚。

(三)治疗

1. 一般治疗　将患儿置于安静避光环境，尽量减少刺激，避免肌内注射。密切监护生命体征。用 3%过氧化氢或 1∶4 000 高锰酸钾清洗脐部，用碘酒涂抹。精制破伤风抗毒素(TAT)1 万～2 万 U 静脉注射。

2. 止痉　首选地西泮(安定)，初始剂量每次 0.3～0.5mg/kg，缓慢静脉注射，每 4～6h 1 次。如不能理想止痉，逐渐加量，地西泮剂量要个体化，根据病情严重程度摸索最适当剂量。也可使用苯巴比妥，负荷量 15～20mg/kg，静脉注射，维持量每天 5mg/kg。

3. 抗感染　常规使用甲硝唑，疗程 7～10d。由于反复惊厥及止痉药物的使用，破伤风患儿常继发肺部感染和败血症，需加强抗感染治疗。

4. 营养支持　病初需禁食，应加强营养支持，待痉挛缓解后试用胃管喂养。

(四)预防

普及新法接生，严格消毒。如接生时消毒不严格，须立即肌内注射 TAT 1 500～3 000U。

(陈　超)

第十三节　新生儿坏死性小肠结肠炎

新生儿坏死性小肠结肠炎(necrotizing enterocolitis,NEC)是新生儿较为严重的疾病,多见于早产儿。以腹胀便血为主要症状,腹部X线平片以部分肠壁囊样积气为特征,病理以回肠远端和结肠近端的坏死为特点,病死率高达20%～40%。

(一)病因与发病机制

尚未完全阐明,可能是由多种原因相互作用所致,其中以早产和感染最为重要。

1. *早产*　早产是NEC的重要发病因素,据统计,80%～90%的NEC病例发生在早产儿,在小于1 500g的极低出生体重儿,NEC发生率为6.5%,而足月儿NEC的发生率为0.2%。因早产儿免疫功能较差,易发生肠道感染。早产儿肠蠕动差,食物停留时间长,造成细菌生长的良好环境。早产儿出生时又易发生窒息,造成肠壁缺氧损伤,使细菌有机会侵入。

2. *感染*　是NEC的主要原因之一。NEC病例培养出的细菌大多为克雷伯杆菌、大肠埃希菌、铜绿假单胞菌等肠道细菌,过多细菌的生长及其毒素可使缺氧的肠壁发生炎症,炎症时组织释放的细胞因子,如血小板活化因子、肿瘤坏死因子、前列腺素等加重炎症反应,促使NEC的发生。克雷伯杆菌对食物中的乳糖有较强的发酵作用,产生的氢气使肠壁产生囊样积气。

3. *缺氧与再灌注损伤*　在新生儿窒息、呼吸疾病、休克等缺氧缺血情况时肠壁血管收缩,导致肠黏膜缺血缺氧发生坏死,随着恢复供氧,血管扩张充血,扩张时的再灌注会增加组织损伤。进食和交换输血都可增加肠壁的再灌注,成为诱发疾病的原因。

4. *喂养不当*　肠道喂养一直被认为是NEC的发病因素,牛乳渗透压较高,感染、窒息的早产儿过早过量喂牛乳,可加重肠壁黏膜损伤,诱发NEC。但喂养导致NEC的观点仍然存在争议,有报道延迟至2周开始喂养的早产儿NEC发生率反而高于早喂养者。

5. *其他*　脐动脉或静脉插管、换血疗法、红细胞增多症、动脉导管开放、低体温等情况时,NEC发生率较高。

(二)病理变化

NEC可累及整个小肠和结肠,但好发部位多在回肠远端和升结肠近端,轻症时坏死肠段只有数厘米,重症时可伸延至空肠和结肠部位,但一般不影响十二指肠。早期病变主要为肠黏膜及黏膜下层充血、水肿、出血、坏死。进展期病变范围扩大,累及肌层,严重者肠壁全层坏死,可并发肠穿孔和腹膜炎。

(三)临床表现

男婴多于女婴,以散发病例为主,无明显季节性。出生后胎粪正常,常在生后2～3周发病,以2～10d为高峰。在新生儿腹泻流行时NEC也可呈小流行,流行时无性别、年龄和季节的差别。

1. *全身症状*　NEC患儿常有反应差、神萎、拒食,严重病例面色苍白或青灰、四肢厥冷、休克、酸中毒、黄疸加重,早产儿易发生反复呼吸暂停、心率减慢。体温正常或有低热,或体温不升。

2. *腹胀和肠鸣音减弱*　患儿先有胃排空延迟、胃潴留,随后出现腹胀。轻者仅有腹胀,严重病例症状迅速加重,腹胀如鼓,肠鸣音减弱,甚至消失,早产儿NEC腹胀不典型。腹胀和肠鸣音减弱是NEC较早出现的症状,对高危患儿要随时观察腹胀和肠鸣音次数的变化。

3. *呕吐*　患儿常出现呕吐,呕吐物可呈咖啡样或带胆汁。部分患儿无呕吐,尤其是早产儿NEC,但胃内可抽出含咖啡或胆汁样胃内容物。

4. *腹泻和血便*　开始时为水样便,每天5次,1～2d后为血样便,可为鲜血、果酱样或黑粪。有些病例可无腹泻和肉眼血便,仅有大便隐血阳性。

如病情进展可并发败血症、多脏器功能不全、DIC、肠穿孔和腹膜炎,出现腹膜炎和腹水时腹壁外观发红、发亮、水肿,然后发绀。

根据临床表现对NEC的严重程度进行分期,通常采用Bell标准将NEC分为Ⅰ期(疑诊期)、Ⅱ期(确诊期)、Ⅲ期(严重期)(表4-20)。

(四)X线检查

腹部X线平片检查对诊断NEC有非常大的价值,要多次随访检查,观察动态变化。

1. *早期表现*　①小肠轻中度胀气,结肠可少气或胀气;②肠腔内可有小液平;③肠壁黏膜及肠间隙增厚;④肠管排列紊乱,外形僵硬,管腔不规则或狭窄变细。

2. *进展期变化*　①肠腔胀气加重,液平增多,

表 4-20　新生儿 NEC 严重程度分期(Bell 标准)

分期	全身症状和体征	肠道症状和体征	腹部X线片
Ⅰ期(疑诊期)	体温不稳定 呼吸暂停 神萎	胃残留奶增加 中腹部膨胀 呕吐胆汁或咖啡样物 大便隐血阳性	肠充气或正常 肠功能性梗阻(轻)
Ⅱ期(确诊期)	同上 轻度代谢性酸中毒 轻度血小板降低	同上 肠鸣音消失 无/有腹壁红肿 大便带血或黑色	肠胀气 肠功能性阻塞 肠壁囊样积气 无/有腹水
Ⅲ期(严重期)	同上 低血压,重度呼吸暂停,重度呼吸性或代谢性酸中毒,无/有 DIC	同上 腹膜炎体征 压痛明显 腹胀明显 无/有肠穿孔 大便黑色或鲜血	同上 可出现腹水 无/有气腹

呈阶梯状,提示病变累及肌层;②肠壁黏膜下层出现积气,表现为密集的小泡沫样透亮区,称肠壁囊样积气(pneumatosis intestinalis),浆膜下积气呈细条状、半弧形或环状透亮影;③肠壁积气时间较长,气体可从肠壁上升至肝门静脉,导致肝门静脉积气,在肝的门脉处呈现树枝样向上的透亮影,可在4小时内被吸收消失;④肠管固定;⑤腹腔积液,急性肠穿孔时出现气腹,如穿孔处被肠系膜覆盖封闭,逸出的气体被吸收后,X线片上可以不易显示。

(五)诊断

1. *病史和临床表现*　对有高危因素的早产儿,要密切观察腹胀和肠鸣音变化。

2. *腹部X线检查*　是诊断 NEC 的主要手段,对怀疑 NEC 者要及时摄腹部X线正侧位平片,并多次随访,观察动态变化。

3. *粪便检查*　外观色深,隐血阳性,镜检下有数量不等的白细胞和红细胞。大便细菌培养以大肠埃希菌、克雷伯杆菌和铜绿假单胞菌多见。

4. *血培养*　如培养出的细菌与粪培养一致,对诊断 NEC 的病因有意义。

5. *腹腔液培养*　手术时所取腹腔液做培养,阳性率高。

6. *周围血常规*　白细胞增高,分类左移,血小板减少。

7. *血气分析和电解质测定*　可了解电解质紊乱和酸中毒程度,指导液体和静脉营养液的治疗。

(六)预防

NEC 可能发生流行,应注意隔离,对直接或间接接触过的新生儿和早产儿需每天检查腹胀的出现和大便性质的改变。一旦出现腹胀应警惕 NEC 的发生。

(七)治疗

1. *禁食*　对有可能发生 NEC 的患儿可先禁食1～2d,观察病情的发展,计划下一步治疗。对确诊的患儿,症状轻者禁食5～7d,重者禁食7～10d,大部分患儿同时需要胃肠减压。禁食期间营养和液体主要从肠外营养液补充,可以从周围静脉滴注。待腹胀、呕吐消失、肠鸣音恢复、食欲恢复,才可开始喂奶,以新鲜母乳为宜。从少量开始(3～5ml/次),逐渐缓慢加量,如胃中有积乳则不加量或降至前一次量。加奶后如症状复发,需再次开始禁食。

2. *抗感染*　根据细菌学检查结果选用抗生素,在未报告前可用头孢第三代抗生素,如头孢噻肟或头孢曲松,剂量50～80mg/(kg·d),静脉滴注。

3. *纠正水电解质紊乱*　NEC 患儿常发生水电解质平衡紊乱,需及时补液、纠正酸中毒和电解质紊乱。

4. *益生菌治疗*　近年国内外开始使用益生菌防治 NEC 取得较好效果。

5. *改善循环功能*　NEC 患儿常发生休克,休克原因多为感染性、低血容量或多脏器功能衰竭所致。需扩容，应用多巴胺和多巴酚丁胺等。

6. *外科治疗* 肠穿孔和严重肠坏死需要外科手术治疗，切除坏死和穿孔的肠段。因此对高度拟诊NEC时即需与小儿外科医师密切联系，共同观察病情发展，及时手术。手术后可能发生回肠和结肠吻合部的狭窄或发生短肠综合征，术后需随访。

（陈　超）

第十四节　新生儿硬肿症与寒冷损伤综合征

新生儿硬肿症(neonatal scleredema)是指以皮肤、皮下脂肪变硬，并有水肿为特点的一组症候群，主要由寒冷、感染、窒息、早产等多种原因引起。由寒冷、体温过低引起者又称寒冷损伤综合征(cold injury syndrome)。硬肿症是新生儿期的危重急症，严重者发生多脏器功能衰竭。常发生在冬春寒冷季节，早产儿及生后不注意保暖者发病率较高。

(一)病因

1. *内在因素* 新生儿生理特殊性。

(1)新生儿体温调节功能不完善：新生儿体温调节中枢发育不成熟，体表面积大，易于散热。产热主要依靠棕色脂肪的氧化代谢，新生儿棕色脂肪较少，能量贮备(如糖原)少，产热不足，新生儿还缺乏寒战的物理产热。因此新生儿易发生低体温，早产儿、低出生体重儿更明显。

(2)皮下脂肪组成特点：新生儿皮下脂肪中缺少饱和脂肪酸转变为不饱和脂肪酸的酶，饱和脂肪酸含量比不饱和脂肪多，熔点比较高，当皮下脂肪温度降低到一定程度时，易发生硬化和“凝固”。

(3)新生儿红细胞相对较多，血液黏滞易引起微循环障碍。

2. *外在因素* 主要为寒冷、感染。

(1)寒冷：本症常发生在寒冷季节和地区。寒冷使末梢血管收缩，去甲肾上腺素分泌增多，促进棕色脂肪分解，随寒冷时间延长贮备耗竭，导致一系列生化和生理功能改变。寒冷刺激对新生儿的影响取决于多种因素，出生体重越低、胎龄越小、环境温度越低、暴露寒冷时间越长，越易发生硬肿症。

(2)感染：重症肺炎、败血症、腹泻等严重感染。

(3)其他：新生儿缺氧、低血糖会抑制棕色脂肪产热，易发生硬肿症。

(二)发病机制

1. *能量代谢障碍* 寒冷应激使热量丧失，葡萄糖代谢率下降，能源耗竭。丧失产热能力，即使保温，体温仍将继续下降。

2. *循环障碍* 寒冷使交感神经兴奋，儿茶酚胺增加，外周小血管收缩，皮肤血流量减少，皮肤温度降低，出现肢冷，微循环障碍。严重者引起毛细血管通透性增加，血浆蛋白渗出，组织水肿，导致有效循环血量不足，同时寒冷使窦房结抑制，心率缓慢，心排血量下降，进入休克状态。

3. *凝血机制障碍* 寒冷导致毛细血管壁受损，释放组织凝血活酶，血液浓缩，红细胞表面电荷减低导致红细胞聚集，血管内容易淤滞。同时AT-Ⅲ因子、Ⅶ因子、血小板的减少，易发生出血倾向和DIC。

4. *多脏器损害* 寒冷损伤随体温下降，时间延长肾血流量减少导致肾衰竭。消化腺分泌抑制，肠蠕动减弱，导致胃肠功能衰竭。免疫细胞活性下降易发生感染。严重硬肿症患儿常发生肺出血，可能与下列因素有关，低温、感染、缺氧致血管内皮损伤，急性心功能不全导致出血性肺水肿。

(三)临床表现

多发生在生后1周内，特别是早产儿，寒冷季节和地区易发生。硬肿也可发生在夏季及南方，多与感染因素有关。主要表现为不吃、不哭、低体温、皮肤硬肿、多脏器受累。

1. *低体温* 全身及肢端冰凉，体温常<35℃，严重者<30℃；可用肛温-腋温差、肛温-肢端温差判断产热情况及休克状况。产热衰竭时腋温低于肛温，如肛温-肢温差大于6℃提示发生休克。

2. *硬肿* 皮脂硬化，皮肤紧贴皮下组织，不易提起，严重时肢体僵硬不能活动犹如硬橡皮，皮肤呈紫红或蜡黄，有水肿者压之有轻度凹陷。硬肿常呈对称性，一般先累及下肢、臀部，然后是胸腹、背、上肢，最后累及面颊部。可按烧伤面积估算法估计硬肿面积，硬肿面积与脏器功能损伤程度关系密切。

3. *脏器功能损害* 本症开始常不吃、不哭、反应低下，随体温降低，硬肿加剧，常伴循环功能障碍、心功能不全、心肌损害、DIC、肺出血、急性肾衰竭、酸中毒等多脏器功能不全表现。肺出血是硬肿症的重要死亡原因，患儿突然呼吸困难，青紫加重，继而发生肺出血。

(四)诊断

根据病史和临床特点，硬肿症的诊断并不困难。但要仔细分析硬肿症的原因，不同原因导致的硬肿症，临床表现、严重程度有所不同，感染、窒息导致的硬肿症，低体温常不明显。同时要根据硬肿面积、脏器功能损害情况，评估硬肿症的严重程度(表4-21)。

(五)治疗

1. 复温　对低体温患儿复温是治疗的关键，如低温持续时间延长，病情易于恶化。对轻中度患儿，置预热至中性温度的温箱内，一般在6～12h使患儿恢复正常温度。对重度患儿，可先置于高于患儿体温1～2℃的暖箱温度(不超过34℃)开始复温，待患儿肛温恢复到35℃时，将暖箱调至适中环境温度。注意复温期间生命体征的监护，包括血压、心率、尿量、液量、呼吸等，预防复温中发生烫伤、肺出血。注意体温调节状态判断，以肛温为体温平衡指标，腋-肛温度为产热指标，密切观察复温后器官功能及电解质平衡。

2. 控制感染　对有感染病史和临床表现者，考虑硬肿症与感染有关，应加强抗感染治疗。

3. 改善循环功能　硬肿症患儿常发生微循环障碍或休克，在维持心功能前提下及时扩容、纠酸，使用血管活性药物，选用多巴胺每分钟3～5μg/kg或多巴酚丁胺每分钟5～10μg/kg，严重病例需使用654-2每次0.5～1mg/kg，30min重复1次。

4. 防治DIC　硬肿症患儿易发生DIC，在早期高凝状态即可使用肝素，每次20～30U/kg，每8h用1次，皮下注射，病情好转后逐步延长时间到停用。

5. 补充热量　产热和复温需要足够的能量，开始按每天209kJ(50kcal)/kg并迅速增至418.4～502.0kJ(100～120kcal)/kg，给予经口、部分或完全静脉营养。重症伴尿少，无尿或明显心肾功能损害，需严格限制输液速度和液量。

6. 防治脏器功能损害　急性肾衰竭、尿少或无尿者在循环量保证前提下给呋塞米1mg/kg。发生肺出血即给予气管插管，进行正压呼吸，同时给予巴曲酶，或凝血酶原复合物及纤维蛋白原。

7. 其他　可使用丹参、川芎嗪，加强活血化瘀，也可用维生素E。

(六)预防

新生儿出生后即应注意保暖，娩出后尽快擦干羊水，产房温度不应低于26℃，尽早母乳喂养补充热量，转运中应有足够保暖措施。在宫内和产时存在感染高危因素时应给予抗感染预防。

表4-21　新生儿硬肿症病情分度

分度	肛温(℃)	腋-肛温差	硬肿范围*	脏器功能改变
轻度	≥35	负值	<20%	无明显改变
中度	<35	0或负值	20%～50%	反应差、不吃不哭
重度	<35或30	负值	>50%	常发生休克、DIC、肺出血等

*硬肿范围按烧伤面积估计，头颈部20%，双上肢18%，前胸及腹部14%，背部及腰骶部14%，臀部8%，双下肢26%

(陈　超)

第十五节　新生儿低血糖症与高血糖症

一、新生儿低血糖症

不论胎龄、出生体重及日龄，新生儿血糖低于2.6mmol/L者，为低血糖症(hypoglycemia)。各种高危新生儿易发生低血糖症，反复发生的或持续性的严重低血糖症，会导致严重的脑损伤，预后不良，因此，对高危新生儿务必密切监测血糖。

(一)病因

1. 暂时性低血糖症　新生儿低血糖症多数为生后暂时性，主要病因有以下几种。

(1)糖摄入不足：早产儿、患病新生儿因喂养困难，糖摄入减少。

(2)糖消耗过多：患病的新生儿糖消耗增加，如新生儿窒息、感染、酸中毒、硬肿症等时常出现低血糖症。

(3)糖原储存不足：早产儿、小于胎龄儿糖原储存不足，并且糖原异生功能差，喂养困难，易发生低血糖症，极低出生体重儿低血糖症发生率可达

30%～50%。

(4)暂时性高胰岛素血症：出生后葡萄糖来源中断，而胰岛素水平较高，易发生低血糖症。多见于糖尿病母亲婴儿、大于胎龄儿和新生儿溶血病。

2. *持续性低血糖*　少数病例低血糖持续存在或反复发生，主要病因有：

(1)高胰岛素血症：Beckwith 综合征(表现为巨大儿、巨舌、脐疝和低血糖)、胰岛细胞瘤、胰岛细胞增生症等患儿因胰岛素水平较高，低血糖症持续时间较长。

(2)先天性代谢疾病：包括糖代谢障碍，如糖原贮积病、半乳糖血症等糖原分解减少；氨基酸代谢障碍，如枫糖尿病等；脂肪代谢紊乱，如肉毒碱代谢病等。

(3)内分泌疾病：垂体功能低下、肾上腺皮质功能低下、胰高血糖素缺乏症等。

(二)临床表现

新生儿低血糖症常为无症状型，尤其是早产儿。出现症状者主要表现为神萎、嗜睡、喂养困难、肌张力低下、呼吸暂停、心率减慢和阵发性青紫，也可表现为烦躁、震颤、惊厥。反复发生或持续性低血糖要考虑胰岛细胞瘤、胰岛细胞增生症、遗传代谢性疾病、Beckwith 综合征等。频繁发生低血糖者不论有无症状，均可引起脑细胞损伤，脑干诱发电位检查显示异常，少数病例可留后遗症。

(三)诊断

新生儿低血糖症的临床表现常不明显，诊断主要依靠对血糖的监测，对有可能发生和已发生低血糖症的新生儿都应进行血糖监测，每天 3～5 次或更多，以观察低血糖的发生次数和严重程度，直到血糖稳定。

对反复发生或持续性低血糖症要积极查找病因，做出病因诊断。要首先测定血清胰岛素水平，必须同一个血标本同时测血糖和血清胰岛素，如胰岛素水平绝对值不高者，要计算胰岛素/血糖比值，以确定是否存在高胰岛素血症。如胰岛素水平增高，要进一步检查胰腺疾病。如胰岛素水平不高，要进一步检查糖原代谢疾病和内分泌疾病。

(四)治疗

1. *早期喂养*　对可能发生低血糖症者生后 1h 即开始喂 10%葡萄糖，生后 2～3h 开始喂奶。对持续性低血糖症要增加喂养次数，每 1～2h 喂养 1 次。

2. *静脉滴注葡萄糖*　血糖低于 2.6mmol/L 不论有无症状，应给予 10%葡萄糖 6～8mg/(kg · min)静脉滴注，如血糖低于 1.6mmol/L 应给 10%葡萄糖 8～10mg/(kg · min)静脉滴注，维持血糖在正常范围。如发生惊厥应立即给予 25%葡萄糖2～4ml/kg(早产儿用 10%葡萄糖 2ml/kg)静脉滴注，速度为 1ml/min。

3. *激素*　如患儿需要 10%葡萄糖 12mg/(kg · min)以上的静脉滴注速度才能维持血糖>2.2mmol/L 时，可加用氢化可的松 5～8mg/(kg · d)静脉滴注，或泼尼松 1～2mg/(kg · d)口服。

4. *病因治疗*　对反复发生或顽固性低血糖症，应进行病因治疗。胰高血糖素缺乏症者用胰高血糖素 0.1～0.3mg/kg，肌内注射。高胰岛素血症者可用二氮嗪(diazoxide)，5～15mg/(kg · d)，分 3 次口服。胰岛细胞瘤、胰岛细胞增生症者，需外科手术治疗。

二、新生儿高血糖症

血糖超过 7mmol/L 时称为高血糖症(hyperglycemia)，早产儿糖代谢能力较差，易发生高血糖症，在极低出生体重儿高血糖症发生率可达 50%～60%。

(一)病因

1. *葡萄糖输注过多*　这是新生儿高血糖症最常见的原因，新生儿尤其是早产儿对糖的代谢能力较差，静脉给葡萄糖浓度过高、速度过快，易发生高血糖症。极低出生体重儿糖耐量更低，糖利用率只有 2～3mg/(kg · min)，更易发生高血糖症。

2. *应激性高血糖症*　重危疾病如严重感染、硬肿症、窒息缺氧等患儿，因儿茶酚胺分泌增加促使糖原分解加速、糖原异生作用增强、高血糖素和皮质醇分泌增加，常发生严重高血糖症。

3. *药物性高血糖症*　母亲分娩前或新生儿出生后用过激素、氨茶碱、咖啡因等药物，可发生高血糖症。

4. *先天性糖尿病*　非常少见，可表现为短暂性或持续性高血糖症。

(二)临床表现

血糖超过 7mmol/L 即可出现尿糖和渗透性利尿，甚至发生高渗性脱水，出现烦躁不安，脱水体征不明显。新生儿尤其是早产儿颅内血管壁发育较差，因高血糖症发生严重高渗血症可导致颅内出血。高血糖症还可引起呼吸暂停。危重疾病发生的应激性高血糖症，血糖越高，预后越差，病死率高。

(三)防治

新生儿出生数天要监测血糖，根据血糖水平调整葡萄糖输注量和速度，对早产儿、高危儿要严格根据血糖监测结果，控制葡萄糖滴入速度，稀释药物用5%葡萄糖。如血糖持续超过15mmol/L(270mg/dl)可应用胰岛素，皮下注射正规胰岛素0.1～0.2U/kg，每6～12h 1次，并密切随访血糖，防止发生低血糖症。

（陈　超）

第十六节　新生儿低钙血症

正常新生儿血清总钙2.25～2.75mmol/L，当血清总钙<2.0mmol/L或血清离子钙<0.9mmol/L称为低血钙症(hypocalcemia)，新生儿易发生低血钙症。

(一)病因

按起病时间分为早期和晚期低钙血症。

1. *早期低钙血症*　发生在出生后3d内。孕母在妊娠后期经胎盘输给胎儿的钙增加，胎儿血钙较高，可抑制甲状旁腺功能，出生后血钙来源中断，易发生低钙血症，新生儿早期降钙素分泌增多，也与低钙血症有关。早产儿因胎儿钙储存不足，出生时易发生低钙血症。窒息新生儿因缺氧使降钙素分泌增加可引起低血钙症。糖尿病母亲转给胎儿的钙比正常情况多，胎儿甲状旁腺功能更受抑制，出生后易发生低钙血症。

2. *晚期低钙血症*　发生在出生3d以后。多见于牛乳喂养的新生儿，因牛乳含磷量较高，摄入后抑制钙的吸收。碱中毒、换血时用枸橼酸钠作抗凝剂也可发生低钙血症。

3. *持续性低钙血症*　先天性甲状旁腺功能不全者可发生持续性、顽固性低钙血症，见于Di-George综合征，该征为X连锁性隐性遗传，胸腺和甲状旁腺发育不全，同时伴有免疫缺陷、小颌畸形、主动脉弓异常。

(二)临床表现

主要为神经肌肉兴奋性增高，出现不安、震颤、惊跳、手足抽搐、惊厥，严重者出现喉痉挛和窒息。早产儿低钙血症一般无惊厥，常表现为屏气、呼吸暂停、青紫，严重者可发生猝死。发作间期一般状况良好，但肌张力较高，腱反射增强。先天性甲状旁腺功能不全者低钙血症持续性存在，常发生频繁惊厥。心电图示Q-T间期延长，足月儿Q-T间期大于0.19s，早产儿大于0.20s。尿钙定性检查阴性。

(三)治疗

发生低钙血症者即给予10%葡萄糖酸钙1～2ml/kg，加5%葡萄糖1～2倍稀释缓慢静脉滴注，有症状者每8～12h 1次，症状控制后改为每天1次，静脉滴注，维持3d。如短时间内症状未能控制，应同时使用镇静止惊厥剂，钙剂静脉滴注过快可使心脏停搏致死，如心率<100/min应暂停注射，钙剂外溢至血管外可造成组织坏死。

对甲状旁腺功能不全者除补钙外，可口服维生素D_3 1万～2万U/d，疗程需数月，对先天性甲状旁腺功能不全者，需长期服用钙剂和维生素D_3。维生素D剂量应个体化，血浆维生素D_3水平降低时，给维生素D 2 000U/(kg・d)，正常后减量。使用维生素D时要监测血钙和尿钙，如出现高血钙症或高尿钙，要暂停维生素D制剂，待血钙和尿钙正常后，按原剂量减20%给予。1,25-二羟胆骨化醇[1,25$(OH)_2D_3$]的剂量为0.03～0.05μg/(kg・d)。

低血钙症伴低血镁症时，单纯补钙惊厥不易控制，甚至使血镁更低，应同时补镁。

（陈　超）

第十七节　早产儿视网膜病

早产儿视网膜病(retinopathy of prematurity，ROP)于1942年首次报道，但直到1980年后才引起特别关注，当时美国等发达国家由于呼吸机和肺表面活性物质的广泛应用，早产儿存活率明显提高，ROP的发生率随之显著增加，许多早产儿因发生ROP导致失明或严重视力障碍，造成灾难性后果。2000年后，中国等发展中国家由于同样原因，ROP发生率开始明显增加，但我国人口基数大，全国每年早产儿出生数达180万，其中每年有100万早产儿面临发生ROP的危险，其危害更为严重。目前ROP已成为世界范围内儿童致盲的重要原因，占儿童致盲原因的6%～18%，根据WHO估计全世界已有5万多名儿童因ROP导致失明。2004年卫生部将出生体重＜2 000g早产儿列为ROP高发对象，要求加强防治，因此加强对ROP的防治非常重要。

(一)流行病学特点

2000年10月开始，美国实施了一个多中心临床研究，ROP早期治疗研究(ETROP)，历时2年，共有26个NICU参与，筛查6 998例出生体重＞1 251g的早产儿，其中5 541例(68%)早产儿发生各类ROP，总的发生率与CRYO-ROP的研究结果相似，发生ROP的时间、严重ROP(阈值前ROP)发生的时间也几乎没有变化，而且，I区ROP和严重ROP的发生均有上升。英国Hameed等经过10年研究报道，在出生体重＞1250g的早产儿ROP的发生率上升，因此，尽管经过20年不懈努力，ROP的高发生率仍然是早产儿的重要威胁。美国每年约有37 000例新生儿出生体重不足1 500g，其中约8 000例(21.6%)发生各种类型ROP，这些患儿中2 100例(26.3%)因ROP而发生伴有视力障碍的眼病，500例(6.3%)最终成为法定盲。

(二)病因及高危因素

1. *早产低出生体重*　ROP的发病因素很多，但目前一致公认早产低出生体重是发生ROP的根本原因。胎龄越小，体重越低，视网膜发育越不成熟，ROP的发生率越高，病情越严重。CRYO-ROP小组研究显示，出生体重(BW)＜750g、750～999g、1 000～1 250g的早产儿ROP的发病率分别为90%、78.2%、46.9%，胎龄≤27周、28～31周、≥32周的早产儿ROP的发病率分别为83.4%、55.3%、29.5%。

2. *基因变异或个体差异*　研究显示，有些早产儿即使不吸氧也会发生ROP，而有些早产儿即使氧时间超过1个月甚至更长也没有发生ROP。这提示ROP的发生有明显个体差异，可能与特殊基因有关。

3. *吸氧*　早产低体重儿由于呼吸系统发育不成熟，通气和换气功能障碍，生后给予一定量的氧气吸入才能维持生命。多数学者认为吸氧与ROP存在一定关系，但有些早产儿不吸氧也可发生ROP，也有人提出相反的观点：适当的吸氧可延缓ROP的进展，因此，吸氧与ROP的关系非常复杂。吸氧是否会导致ROP取决于多个因素：吸氧浓度、吸氧时间、吸氧方式、动脉氧分压的波动及对氧的敏感性等。①吸氧浓度：吸氧浓度越高，ROP发生率越高。②吸氧时间：研究显示吸氧时间越长，ROP的发生率越高。③吸氧方式：有些早产儿不吸氧也可发生ROP，有些早产儿吸入较高浓度的氧气也不会发生ROP，提示ROP的发生可能与不同的吸氧方式有关。动脉氧分压的波动对ROP的进展起重要作用，研究发现动脉血氧分压波动越大(尤其是生后2周内)，ROP的发生率越高，程度越重。

4. *贫血和输血*　贫血及输血与ROP的发生发展可能有关，输血次数与ROP的发展有关($P=0.04$)，Cooke等研究发现体重＜1 500g早产儿中未发生ROP与发生ROP的早产儿输血次数明显不同(1 vs 7)，发生ROP Ⅰ～Ⅲ期与ROP阈值病变的早产儿输血次数不同(6:16)。

5. *代谢性酸中毒*　研究显示代谢性酸中毒是ROP的发病因素之一。研究发现酸中毒可引起新生鼠视网膜新生血管形成，酸中毒的持续时间越长，新生血管形成的发生率越高(酸中毒持续1、3、6d，新生血管形成的发生率分别为34%、38%、55%)，并且在酸中毒后的2～5d发生率最高。

6. *呼吸暂停*　研究显示，反复呼吸暂停早产儿ROP发生率较高，*OR*值4.739。

7. *感染*　有学者认为念珠菌败血症的发生与ROP的发生发展有关。

8. *动脉血二氧化碳分压($PaCO_2$)过低*　研究发现生后第2周ROP患儿$PaCO_2$为33±8mmHg，无ROP的早产儿$PaCO_2$为39±8mmHg，差异有显著意义，提示动脉血$PaCO_2$过低与ROP有关。

(三)发病机制

由于早产儿视网膜血管发育未成熟，在血管进一步成熟过程中，由于代谢需求增加导致局部视网膜缺氧，在各种高危因素作用下，使发育未成熟的视网膜血管收缩、阻塞，使视网膜血管发育停止，导致视网膜缺氧。视网膜缺氧可继发血管生长因子大量产生，从而刺激新生血管形成，最终导致ROP。因此，ROP的发生可分为两个阶段：第一阶段，视网膜血管阻塞或发育受阻、停止；第二阶段，视网膜缺氧继发新生血管形成，新生血管都伴有纤维组织增殖，纤维血管膜沿玻璃体前面生长，在晶状体后方形成晶体后纤维膜，膜的收缩将周边部视网膜拉向眼球中心，引起牵引性视网膜脱离，使视网膜结构遭到破坏，最后导致眼球萎缩、失明。

参与视网膜新生血管生成的因子：其中促进血管增生的因子有，血管内皮生长因子（VEGF）、胰岛素样生长因子-1（IGF-1）、碱性成纤维细胞生长因子（bFGF）、肝细胞生长因子（HGF）、表皮生长因子、血小板衍生的血管内皮生长因子（PDGF）、β-转化生长因子、血管促白细胞生长素等。抑制血管增生的因子有，色素上皮衍生因子（PEDF）及一氧化氮（NO）等。

（四）临床表现

1. *分期及表现*　按视网膜病变严重程度分为Ⅰ～Ⅴ期。

Ⅰ期：视网膜后极部有血管区与周边无血管区之间出现一条白色平坦的细分界线。

Ⅱ期：白色分界线进一步变宽且增高，形成高于视网膜表面的嵴形隆起。

Ⅲ期：嵴形隆起愈加显著，呈粉红色，此期伴纤维增殖，进入玻璃体。

Ⅳ期：部分视网膜脱离，根据是否累及黄斑可分为a、b两级。Ⅳa为周边视网膜脱离未累及黄斑，Ⅳb为视网膜脱离累及黄斑。

Ⅴ期：视网膜全脱离，常呈漏斗形，可分为宽漏斗、窄漏斗、前宽后窄、前窄后宽四种。此期有广泛结缔组织增生和机化膜形成，导致晶体后纤维膜。

2. *某些特定的病变*

（1）附加病变（Plus）：后极部视网膜血管怒张、扭曲，或前部虹膜血管高度扩张。附加病变是ROP活动期指征，一旦出现常意味预后不良。存在Plus时在病变分期的期数旁写“＋”，如Ⅲ期＋。

（2）阈值病变（threshold ROP）：是指Ⅲ期ROP，位于Ⅰ区或Ⅱ区，新生血管连续占据5个时钟范围，或病变虽不连续，但累计达8个时钟范围，同时伴Plus。此期是早期治疗的关键时期。

（3）阈值前病变（prethreshold ROP）：包括两种情况。若病变局限于Ⅰ区，ROP可为Ⅰ、Ⅱ、Ⅲ期。若病变位于Ⅱ区，则有三种可能：Ⅱ期ROP伴plus；Ⅲ期ROP不伴plus；Ⅲ期ROP伴plus，但新生血管占据不到连续5个时钟范围或不连续累计8个时钟范围。

（4）Rush病变：ROP局限于Ⅰ区，新生血管行径平直。Rush病变发展迅速，一旦发现应提高警惕。

（5）退行期：大多数患儿随年龄增长ROP自然停止，进入退行期。此期特征是嵴上血管往前面无血管区继续生长为正常视网膜毛细血管，嵴逐渐消退，周边视网膜逐渐透明。

（五）诊断及筛查

Ⅰ期和Ⅱ期ROP为疾病早期，一般不需要立即治疗，需严密观察。而Ⅳ期和Ⅴ期ROP为晚期，治愈成功率比较低，视力损害和致盲发生率均非常高。Ⅲ期为治疗的关键，如发现Ⅲ期病变即开始治疗，疗效比较好，大部分可以避免致盲，患儿预后大为改善。根据发达国家的经验，早期诊断ROP最好的办法就是开展筛查，因此，建立筛查制度，在合适的时机进行眼底检查，成为ROP早期诊断及治疗的关键。

1. *筛查对象和指征*　有效的筛查既要及时检测出阈值ROP，又要减少不必要的检查次数。由于ROP主要发生在较小的早产儿，国际上一般将出生体重小于1 500g或胎龄小于32周的所有早产儿，不管是否吸过氧都被列为筛查对象，对出生体重在1 500～2 000g或胎龄在32～34周的早产儿，如吸过氧或有严重并发症者，也列为筛查对象。

我国卫生部在2004年制定了现阶段我国的《早产儿治疗用氧和视网膜病变防治指南》（以下简称《指南》）。《指南》中明确了我国目前ROP的筛查对象是：①胎龄＜34周或出生体重＜2 000g的早产儿；②出生体重＞2 000g的新生儿，但病情危重曾经接受机械通气或CPAP辅助通气，吸氧时间较长者。

我国制定的ROP筛查指征虽然比国际上多数国家都要高，增加了筛查工作量，但是由于我国刚刚开始筛查，筛查制度还没有普遍建立，将筛查标准定得高一些，主要是为了减少漏诊和增强大家的筛查意识。

2. *筛查时间*　初次筛查的时间最好同时考虑生后日龄（CA）和矫正胎龄（PA），尤其是PA与严重ROP出现的时间更相关，急性ROP绝大部分出现于纠正胎龄（PA）35～41周（高峰期为38.6周），90%患者均在PA 44周以前出现。目前，大多数国家将首次筛查时间定在生后第4周或纠正胎龄32周。美国儿科学会和眼科学会在2006年对孕周、日龄、矫正胎龄和ROP初筛的关系有一很好的总结（表4-22）。我国的《指南》规定，首次筛查时间为出生后4～6周。

3. *检查方法* 一般用间接检眼镜或眼底数码相机检查。间接检眼镜检查有一定的主观性，可能存在漏诊，需要检查者有较高的技术。近年国际上越来越多的NICU中心采用先进的眼底数码相机进行检查，检查结果较客观，不同的眼科医生对结果判断的准确性、一致性和可靠性大大增加，检查结果可保存，有利于病情随访。

4. *随访方法* 根据第1次检查结果而定，随访频度应根据上一次检查的结果，由眼科医生决定，直至矫正胎龄足月，视网膜完全血管化（表4-23）。

表4-22 根据出生时的胎龄决定首次筛查的时机

胎龄（周）	首次检查的年龄（周）	
	矫正胎龄PA（周）	生后日龄CA（周）
22	31	9
23	31	8
24	31	7
25	31	6
26	31	5
27	31	4
28	32	4
29	33	4
30	34	4
31	35	4
32	36	4

表4-23 早产儿ROP眼底随访及处理措施

眼底检查发现	应采取的处理措施
无ROP病变	隔周随访1次，直至矫正胎龄44周
Ⅰ期病变位于Ⅱ～Ⅲ区	隔周随访1次，直至病变退行消失
Ⅱ期病变	每周随访1次，直至病变退行消失
Rush病变	每周随访1次，直至病变退行消失
阈值前病变	每周随访1次，考虑激光或冷凝治疗
Ⅲ期阈值病变	应在72h内行激光或冷凝治疗
Ⅳ期病变	玻璃体切割术，巩膜环扎术
Ⅴ期病变	玻璃体切割术

（六）预防

应针对ROP的发病因素，采取预防措施。在ROP的发病因素中，早产儿视网膜发育不成熟是公认的关键因素，而其他各种因素是相关高危因素，有些还存在较大的争议，但是在临床工作中针对各种相关高危因素采取综合预防措施，对降低ROP发生率具有重要作用。

1. *加强对早产儿各种并发症的防治* 早产儿并发症越多、病情越严重，如重症感染、呼吸衰竭、休克等，ROP的发生率越高，加强对早产儿各种并发症的治疗，使早产儿尽可能平稳度过危险期，减少吸氧机会，可以降低ROP的发生率。

2. *规范吸氧* 早产儿由于呼吸系统发育不成熟，通气和换气功能障碍，生后常依靠吸氧才能维持生命，在吸氧时要注意以下问题。①尽可能降低吸氧浓度；②缩短吸氧时间；③减少动脉血氧分压的波动。

3. *其他* 积极防治呼吸暂停，积极治疗代谢性酸中毒，积极预防贫血及减少输血，防治感染，防治动脉血二氧化碳分压（$PaCO_2$）过低。

ROP的致病因素众多，发病机制非常复杂，目前还没有单一的预防手段，应采取综合性的预防措施，尽可能使病情保持稳定。同时对高危病例进行规范的筛查，早期发现ROP病变，及时进行激光或手术治疗。

（七）治疗

在筛查过程中，一旦发现Ⅲ期病变，应及时开始治疗，目前国际上主要采用以下治疗方法。

1. *激光光凝治疗* 近年，随着间接检眼镜输出激光装置的问世，光凝治疗早期ROP取得良好效果。与冷凝治疗相比，光凝对Ⅰ区ROP疗效更好，对Ⅱ区病变疗效相似，且操作更精确，可减少玻璃体积血、术后球结膜水肿和眼内炎症。目前认为，对阈值ROP首选光凝治疗。

2. *冷凝治疗* 据CRYO-ROP小组研究表明，对阈值ROP进行视网膜周边无血管区的连续冷凝治疗，可使50%病例免于发展到黄斑部皱襞、后极部视网膜脱离、晶状体后纤维增殖等严重影响视力的后果。目前 ROP 冷凝治疗的短期疗效已得到肯定，但远期疗效还有待进一步确定。

3. *巩膜环扎术*　如果阈值 ROP 没有得到控制，发展至Ⅳ期或尚能看清眼底的Ⅴ期 ROP，采用巩膜环扎术可能取得良好效果。巩膜环扎术治疗 ROP 是为了解除视网膜牵引，促进视网膜下液吸收及视网膜复位，阻止病变进展至Ⅴ期。

4. *玻璃体切割手术*　巩膜环扎术失败及Ⅴ期患者，只有做复杂的玻璃体切割手术。但术后视网膜得到部分或完全解剖复位，患儿最终视功能的恢复极其有限，很少能恢复有用视力。

5. *内科治疗*　目前 ROP 的内科治疗仍在研究之中，还没有用于临床，目前正在研究的有 VEGF 抗体、PEDF 重组蛋白、IGF-1 替代治疗等方法。

（陈　超）

第十八节　新生儿常见先天性畸形

一、先天性食管闭锁

食管闭锁的发病率为 1/(3 000～4 000)，以食管上段闭锁，下段有瘘管与气管相通的类型最为常见，约占 86%。约 50%患者伴有其他先天性畸形，如先天性心脏病（包括室间隔缺损、动脉导管未闭、法洛四联症）达 29%，胃肠道畸形（包括肛门畸形、十二指肠闭锁、肠旋转不良）27%，各种泌尿系畸形 24%，染色体病 8%，脊柱及其他骨骼畸形。7%患儿合并多种以上畸形，包括脊柱、肛门、食管、肾脏和桡骨称之为 VATER 综合征。

（一）发病机制

食管气管共同起源于前肠，初级前肠的发育异常是导致食管、气管畸形的根本原因。在胚胎第 3～6 周食管发育过程中管腔贯通发生障碍，以及食管气管间分隔不全，形成食管闭锁及不同形态的食管气管瘘。

（二）临床表现

出生后口腔及咽部有大量黏稠泡沫不断向口鼻溢出。第一次喂水或奶，吸吮 1～2 口后即出现剧烈咳呛，发绀，呼吸困难甚至窒息，经吸引清除后方可缓解，再次喂食又出现同样症状。当伴有食管气管瘘时，由于酸性胃液经瘘管反流入气管、支气管，引起化学性肺炎或肺不张，然后继发细菌感染，出现气急、发绀，肺部湿性啰音。同时因大量气体随呼吸经瘘管进入胃肠道，腹部膨胀，叩诊鼓音。如系无瘘管者，气体不能经食管进入胃，则呈舟状腹。

（三）诊断

母亲常有羊水过多。经腹或经阴道超声检查，如探不到胃泡，提示食管闭锁。但伴食管气管瘘时，羊水可经瘘管进入胃内而无上述表现。羊膜腔穿刺造影，可发现造影剂未入胎儿胃肠道而进入呼吸道，显示气管、支气管及其分支，出生前即可确诊。

出生后见有唾液外溢，喂食后呛咳、发绀等症状，应怀疑食管闭锁。可经口或鼻孔插入 F8 号导管，若进入 10cm 左右时有受阻感，则提示导管达到食管盲端，如继续插入导管可从口腔回出，不能进入胃内。经导管注入空气 1～2ml，进行颈胸腹正侧位 X 线片，可清楚显示闭锁的食管盲端。胃肠道明显充气者表明有食管气管瘘，如无气体，则为食管闭锁而无瘘管，同时需注意心、肺、脊柱、肋骨的 X 线表现。

（四）治疗

诊断确立后，应置导管至食管盲端持续吸引，清除口咽分泌物。患儿置上体抬高 30°～40°体位，保暖，吸氧，静脉补液。如有呼吸窘迫，因面罩加压吸氧、持续呼吸道正压呼吸（CPAP）或气管内插管均可引起急性胃扩张，应同时做急症胃造口才能缓解。

体重超过 1 500g，无肺炎等情况应争取尽早做食管端端吻合术。如体重＜1 500g，伴有肺炎则应延期手术，可吸引盲端分泌物，应用抗生素，静脉营养（TPN），并做胃造口，待体重＞1 500g，肺炎吸收后再手术治疗。

术后发生胃食管反流、食管狭窄和气管软化等并发症者，应尽早认识和及时处理。如胃食管反流导致肺炎、不能维持正常生长发育，应早期行胃底折叠术。吻合口狭窄可采用气囊扩张术。

（五）预后

影响食管闭锁预后的危险因素有肺炎、严重的伴发畸形。现在，食管闭锁生存率均有明显提高，国外报道出生体重 1 500g 以上、无其他严重合并畸形者，治愈率可达 98%，国内一些儿科专科医院的治愈率亦可达 90%。

二、先天性膈疝

先天性膈疝(congenital diaphragmatic hernia,CDH)是新生儿期的严重疾病,出生后即出现呼吸困难、青紫、呼吸衰竭,病死率较高,需及时手术治疗,为新生儿常见急诊之一。发生率为1/(2 500～4 000)活产儿,若不紧急处理抢救,病死率可达70%以上。

(一)发病机制

为膈肌缺陷,腹部脏器进入胸腔所致,压迫肺和心脏,发生不同程度的肺发育不良和畸形。

(二)临床表现

CDH患儿出生时即可发生窒息、青紫、呼吸困难、胸部呼吸运动弱、胸壁饱满、叩诊浊音、听诊呼吸音消失、可听到肠鸣音、心尖冲动及气管向健侧移位、腹部平坦空虚等表现。如不及时抢救或抢救方法不正确,常在数小时内死亡,部分甚至死产。在复苏时通常气囊加压吸氧,使气体进入胃肠道,因为CDH患儿胃或肠道疝入胸腔,如胃肠道内气体越多,对肺的压迫就越严重,尤其在复苏效果不理想时就越会增加气囊加压吸氧,结果导致恶性循环,患儿很快死亡。如能做到产前诊断,在出生时就做好相应的准备,采取正确的抢救方法,可明显提高存活率。

(三)诊断

1. *产前诊断* CDH产前诊断主要依靠超声检查,如胎儿腹腔脏器疝入胸腔则可确定诊断,一般在胎龄15周即可检测到。产前超声检查发现羊水过多、纵隔偏移、腹腔内缺少胃泡等征象应予进一步详细检查是否有腹腔脏器疝入胸腔。产前鉴别诊断包括先天性腺瘤样囊肿畸形、肺叶隔离征、气管或支气管闭塞等。40%～60%的CDH患儿合并其他先天畸形,产前诊断还可及时发现其他先天畸形,经产前超声诊断的CDH患儿合并其他畸形及染色体异常的可能性大。

2. *出生后诊断* 仍有相当部分患儿不能做到产前B超检查,或因为超声检查技术问题即使做了B超检查,而未能做出产前诊断。对出生后即出现呼吸困难,怀疑CDH者,立即摄X线胸片,如X线胸片显示胸腔内有胃泡或肠曲影,肺组织受压,心脏和纵隔移位,可明确诊断。

(四)治疗

1. *出生时的急救处理* 对产前明确诊断为CDH的患儿应及时做围生期处理,出生时先插胃管,然后气囊加压吸氧,如复苏效果不理想,应尽快气管插管,机械通气。

2. *机械通气* 呼吸困难较明显,并有青紫者,一般需机械通气。在手术前,机械通气的主要目的是改善缺氧,尽可能使病情稳定,使 PaO_2、$PaCO_2$、pH、BE尽可能正常,创造手术条件。手术后的机械通气要根据术中肺发育状况而定,如肺压迫解除后,肺发育较好,机械通气比较容易,应尽可能短时间、低参数机械通气,过渡数天即可。如术中发现肺发育非常差,机械通气很棘手,参数较高常发生气漏,参数不高难以达到有效通气,很难维持正常血气。应同时采取其他综合治疗措施。

3. *高频机械通气* 对严重病例,常频机械通气效果不理想者,可改为高频机械通气,部分病例使用高频机械通气后可获得较好效果。

4. *吸入一氧化氮(NO)* 由于CDH患儿肺血管发育不良,肺血管阻力很高,常导致严重而顽固性的持续肺动脉高压(PPHN),发生持续性低氧血症,是导致死亡的主要原因之一。及时降低肺动脉高压是治疗CDH的关键环节,近年吸入一氧化氮应用的明显增加,从以往的30%增加到80%。由于CDH患儿PPHN压力高,持续时间较长,使用NO的剂量要相应增加,时间适当延长,避免反跳。

5. *体外膜肺(ECMO)* ECMO是抢救危重呼吸衰竭的最后手段,对一些危重CDH患儿通常需要ECMO挽救生命。但近年来由于高频机械通气和吸入一氧化氮的使用,严重CDH患儿使用ECMO概率在减少(75%对52%)。

6. *手术治疗* 长期以来都认为急症CDH患儿手术修补是抢救和治愈本病的唯一有效手段。现在认为在术前经呼吸支持等各种措施使新生儿状况稳定4～16h,纠正缺氧和低灌注可提高CDH患儿生存和减少潜在的肺动脉高压形成,手术修补时间并不影响肺发育不全的程度,注意力应放在术前改善肺功能及降低血管阻力的非手术治疗上。

(五)预后

重症CDH患儿病死率仍然很高,为50%～60%,预后主要取决于肺压缩及肺发育情况,如肺压缩严重、肺发育很差,病死率较高。产前诊断时间与预后相关,产前诊断时间越早,预后越差。发现诊断时间大于25周的预后良好。

三、先天性肥厚性幽门狭窄

先天性肥厚性幽门狭窄是新生儿期常见疾病,

是由于幽门环肌肥厚、增生，使幽门管腔狭窄而引起的机械性幽门梗阻。我国发病率约为1/1 000，男女之比为(4～5)∶1，多见于第一胎足月产儿。

(一)病因

尚无定论，可能与以下因素有关：

(1)遗传因素：本病有家族性发病倾向，可发生于同胞兄弟或孪生子。母亲如患此病，其子女的发病率为男孩19%、女孩7%，如父亲患病，其子女的发病率分别为5%和2.5%。目前认为可能是一种多基因病，但遗传基因尚未明确。

(2)神经细胞发育不良，做幽门神经节细胞组织化学检查、酶活性测定，发现胆碱酯酶和脱氧酶及神经特异性烯醇酶的活性降低，阻碍了神经节细胞的发育。

(3)胃肠激素：患儿术前有血清胃泌素增高，但究竟是病因还是幽门狭窄的结果尚有争议。有研究发现患儿血清及胃液中前列腺素(PGE_2)有明显升高，提示发病机制是幽门肌层局部激素浓度增高，使幽门处于持续痉挛而致继发性肥厚。

(4)局部生长因子异常：近年来较多报道提示幽门局部的生长因子异常与本病的相关性。

(二)病理

幽门肌层弥漫性明显增生肥厚，以环肌为主，达正常的3倍，使幽门区呈一细长管道，引起狭窄，甚至仅1mm直径。整个幽门成纺锤形肿块，质地坚硬，表面光滑，色泽苍白。肥厚的肌层凸出于幽门管内，近端向胃窦部移行逐渐趋向正常，远端肥厚肌肉突然终止，突出于十二指肠内。

(三)临床表现

1. *喷射性呕吐*　常于生后第2～3周出现。起初仅为溢奶或一般的呕吐，以后呕吐的程度及频度进行性加重，可在每次喂奶后短期内发生。呈喷射状、量多，为奶及奶块与胃液，不含胆汁，但可能带有咖啡色血液。呕吐后即饥饿欲食，但食后又再次发生呕吐。

2. *右上腹肿块*　上腹部可见胃蠕动波。触诊时在右上腹肝脏下缘腹直肌外侧可扪及橄榄大小质地坚硬的幽门肿块，此为本病特有的体征，对诊断有重要意义。

3. *营养不良、代谢紊乱*　随呕吐加剧、摄入不足，引起脱水、营养不良。大量胃液丢失，导致低氯性碱中毒及低钾血症。血中游离钙下降，可发生喉痉挛及手足搐搦。以后又可因酸性代谢产物潴留而致代谢性酸中毒。2%～9%患儿伴有黄疸，可能因肝细胞葡萄糖醛酸转移酶活力降低或因胆红素肝肠循环增加，亦可能在脱水时胆汁浓缩淤积而引起，黄疸于手术后72h内消退。

(四)诊断

根据反复的喷射性非胆汁性呕吐及右上腹扪及橄榄样肿块即可临床确诊。B超声显像示肥厚的幽门肌层呈实质性低回声区，幽门管长度增加≥18mm，肌层厚度增厚≥3mm，幽门指数(肌层厚度×2幽门直径×100%)>50%者，可诊断本病。

对临床症状不典型，腹部未扪及肿块的患儿，应做钡剂检查，以确定诊断。主要的X线片表现有：胃扩张，胃蠕动增强，幽门管延长(1～3.5cm)，管腔呈线形狭窄，幽门前区呈鸟喙状，十二指肠球底压迹呈蕈状阴影及胃排空延迟。检查后应放置胃管吸出钡剂，并用温盐水洗胃，以免呕吐发生钡剂吸入。

本病应与幽门痉挛、胃食管反流、食管裂孔疝以及肠梗阻、中枢神经系统疾病、全身或局部感染等鉴别。

(五)治疗

确诊后纠正失水和代谢失衡，尽早手术做幽门环肌切开术。

四、先天性肠旋转不良

先天性肠旋转不良是胚胎期肠管发育过程中，中肠以肠系膜上动脉为轴心的旋转运动不完全或异常，使肠道位置发生变异及肠系膜附着不全，引起肠梗阻或肠扭转。发病率约为1/6 000，男多于女。

(一)病理

1. *腹膜索带压迫十二指肠*　因盲肠与结肠襻旋转过程受阻，盲肠停顿于中上腹胃幽门部的下方，由盲肠和升结肠出发的片状腹膜索带附着于右侧后腹壁，跨越并压迫十二指肠而形成十二指肠梗阻。有些病例空肠第一段亦被腹膜组织所牵缠，使之扭曲而形成梗阻。

2. *肠扭转*　由于小肠系膜附着不全，仅在肠系膜上动脉根部有狭窄的系膜附着于后腹壁，全部小肠乃至右半结肠悬挂于该狭窄段的系膜根部，因而小肠极易环绕肠系膜根部发生顺时针方向的扭转(即中肠扭转)。从而造成间歇性或急性肠梗阻，甚至绞窄性肠梗阻，肠系膜上动脉栓塞，导致整个中肠坏死。

（二）临床表现

80%于新生儿期出现症状，少数于婴儿期或儿童期发病。患儿出生后有正常胎粪排出，一般在第3～5天出现胆汁性呕吐，腹部不胀，表现为十二指肠梗阻。若症状加重，呕吐咖啡样液体，出现血便，并有发热、腹胀、腹膜炎体征甚至休克，表明肠扭转引起绞窄性肠梗阻，以至广泛的肠段坏死、腹膜炎。婴儿及儿童多表现为十二指肠不全梗阻，呕吐呈间歇性发作，常能缓解，营养发育较差。

（三）诊断

凡新生儿有高位肠梗阻症状，且曾有正常胎粪排出者，应考虑肠旋转不良。腹部X线平片显示有十二指肠梗阻。做钡剂灌肠，见到盲肠和升结肠位于上腹部或中腹部，即可确诊。

（四）治疗

有肠梗阻症状者应尽早手术。术前做电解质测定、补液以纠正水电解质失衡和酸中毒、胃肠减压，必要时输血或血浆。

若无其他严重的先天性畸形并存，预后良好。肠旋转不良的最主要的死亡原因为肠扭转导致小肠广泛坏死，一旦发生，患儿常因严重的中毒性休克而死亡。

五、先天性巨结肠

先天性巨结肠是一种比较多见的因胃肠道发育畸形而引起的功能性肠梗阻，是新生儿结肠梗阻最常见的原因。发病率1/(2 000～5 000)。其发病的性别差异非常明显，男性较女性多3～4倍。有家族性发病倾向，不同的文献报道兄弟姐妹及后代的发病率高达1.5%～17.6%，为正常人群中男孩的130倍，女孩的360倍。可同时伴发21-三体综合征、室间隔缺损等其他先天性畸形。

（一）病因

从胚胎第6周到第12周，迷走神经嵴中的神经母细胞沿着从头端到尾端的方向逐步移行到消化道壁内，形成肌间神经丛中的神经节细胞。以后在胚胎第12～16周，肌间神经丛的神经母细胞通过肠壁环肌，亦是依从头到尾方向，移行到黏膜下与黏膜形成黏膜下神经节细胞。如果移行过程中发生停顿，则停顿开始部位的远端肠壁肌间神经丛和黏膜下神经丛中就缺乏神经节细胞。发育停顿愈早，无神经节细胞肠段愈长。尾端的直肠、乙状结肠最后形成神经节细胞，因而是最常见的病变部位。

近年，随着遗传病因学与分子生物学的进展，认为先天性巨结肠是性修饰多基因遗传。研究显示，导致肠段神经节细胞的缺失与原癌基因RET、血管内皮素-β受体基因（EDNRB）及血管内皮素3基因（EDN3）三种基因有关。胚胎发育时，若神经节细胞RET表达量减少50%，节细胞就不能移行到肠壁内，造成先天性巨结肠。

（二）病理

先天性巨结肠的病理变化可分为三部分。①扩张段：肠段异常扩大，较正常粗1～2倍，色泽略苍白，肠壁增厚，黏膜水肿，可有小的溃疡。肠腔内有大量粪便积潴，一般多为近端乙状结肠和部分降结肠。②狭窄段：在扩大肠管之远端，常为直肠和部分乙状结肠。肠壁无明显异常，但较狭窄，缺乏正常蠕动，呈痉挛状，故又称“痉挛段”。③移行段：在扩张段和狭窄段之间有一过渡的移行区，呈漏斗形，长3～8cm。

组织学检查变化　①狭窄段：肠壁内、肌层和黏膜下层神经丛的神经节细胞完全缺如，这是本病的基本病变，故先天性巨结肠又称“无神经节细胞症”。其次，在这些神经丛内，副交感神经的节前胆碱能神经纤维增多、增粗，紧密交织成束。②扩张段：肌层肥厚，黏膜呈卡他性炎症，但肌间神经丛内有正常的神经节细胞，副交感神经纤维无变化。③移行段：肠壁肌层可见少量发育不良的神经节细胞。

病变范围：在临床上最常见的无神经节细胞肠段从齿状线开始向上达乙状结肠中下段，约占80%。少数病变范围局限于直肠远端，称短段型。亦有病变范围广泛，包括降结肠、脾曲，称为长段型。极少数病例整个结肠甚至包括回肠末端受累，完全没有神经节细胞，称为全结肠或结肠－回肠无神经节细胞症。

（三）临床表现

新生儿出生后无胎粪排出，或每天仅有少量胎粪，3～5d尚未排净，同时出现明显的腹部膨胀，并可有呕吐，吐出物含有胆汁或粪汁，表现为急性低位肠梗阻的症状。直肠指检于取出手指时有较多的胎粪和气体冲出，放置肛管，又可排出大量胎粪和气体，腹胀改善，症状暂时缓解，但以后仍经常便秘，必须依靠开塞露或灌肠才能排出粪便。部分患儿于初生时排便基本正常，数周或数月后才出现便秘现象。由于便秘，食欲不佳，患儿有失水，体重下降、低蛋白血症、贫血。有些患儿可发生小肠结肠炎，表现为腹泻、排出大量黄色水样奇臭的粪便，高热，严重腹胀、失水、酸中毒，全身情况迅速恶化，严重者肠段坏死，穿孔，甚至死亡。

（四）诊断

在新生儿期典型的表现为胎粪排出障碍，腹胀及胆汁样呕吐，新生儿出现低位肠梗阻应怀疑先天性巨结肠。诊断方法包括钡剂灌肠、直肠肠壁组织学检查。钡剂灌肠可见无神经节细胞肠段与其近端结肠的口径差别，尤其在侧位片可见直肠及乙状结肠远端较细狭（狭窄段），随之为一锥形扩张（移行段），以后为扩大的近侧肠管（扩大段）。24h复查仍有钡剂滞留。新生儿由于近端肠段尚未扩张，不易做出对比，有20%～30%不能确诊。

经肛门于距齿状线2～3cm处吸取直肠壁进行组织学检查，如在黏膜下及肌间神经丛无神经节细胞，做组织化学检查见乙酰胆碱酯酶染色呈阳性可以肯定诊断，准确率达96%～100%。直肠肛管测压法因新生儿常缺乏正常的直肠反射，在新生儿期测试的准确性不高。

（五）治疗

一旦诊断确定立即需进行治疗，根据具体情况选择相应治疗：

1. *结肠灌洗*　适用于诊断尚未完全确定的病例，或已确诊作为术前准备，多用于病变段不超过乙状结肠远端的常见类型者。用温等渗盐水反复灌洗抽吸，直到流出液不含粪汁，腹部柔软不胀，保证扩大肠段内充分减压并使发生小肠结肠炎的危险性达到最小程度。

2. *结肠造口*　灌洗效果不满意或已有小肠结肠炎者，应及早做结肠造口。造口部位需选择在经术中冷冻切片证实已有神经节细胞的正常结肠部位。

3. *根治性手术*　诊断明确，全身情况良好者，不论任何年龄，均应尽早施行根治术。

（陈　超）

第十九节　新生儿出血症

新生儿出血症（hemorrhagic disease of the newborn，HDN）为维生素K依赖的凝血因子Ⅱ、Ⅶ、Ⅸ、Ⅹ减少而引起的出血，又名新生儿自然出血症、维生素K依赖性出血症、新生儿低凝血酶原血症。

（一）病因与发病机制

病因为维生素K缺乏，维生素K缺乏的原因有：①摄入不足，孕母维生素K只有10%可通过胎盘达到胎儿，胎儿维生素K贮量少，母乳中维生素K的含量（15μg/L）仅为牛奶（60μg/L）的1/4，初生母乳量又不足，母乳喂养者发病率较牛奶喂养多15～20倍。②合成不足，维生素K主要由正常肠道菌群合成，初生新生儿肠道菌群尚未建立，影响维生素K的合成。抗生素抑制肠道菌群，维生素K合成不足。

凝血因子Ⅱ、Ⅶ、Ⅸ、Ⅹ的谷氨酸残基需要羧化为γ-羧基谷氨酸，增加钙结合位点，才具有凝血活性。这一羧化过程需要维生素K的参与，如发生维生素K缺乏，这4种凝血因子就没有活性，发生凝血功能障碍，导致出血。

（二）临床表现

主要特点是突然发生出血，而其他情况并不严重，注射维生素K_1后出血可很快停止。根据发病日龄及并发症的不同，可分为3种类型。

1. *早发性出血*　比较少见，出生后24h内发病，与孕母用药有关，如抗凝药（双香豆素）、抗癫痫药（苯妥英钠、苯巴比妥）及抗结核药（利福平、异烟肼）等，这些药物可干扰胎儿维生素K的功能。出血程度轻重不一，出血部位除皮肤外，也可有颅内、胸腔或腹腔出血。

2. *典型的新生儿出血症*　近年已较少见，生后2～7d发病，早产儿可迟至2周，多见于母乳喂养儿。出血部位以胃肠道（便血和呕血）最常见，其他有脐带残端、皮肤、帽状腱膜下、颅内、注射部位或手术伤口的渗血等，早产儿可发生颅内出血。出血程度轻重不等，但有些轻度出血可为严重致命出血（如颅内出血）的前驱症状，少数病例可发生消化道或脐端大出血导致休克。

3. *晚发性维生素K缺乏出血*　生后2周至3个月发病，发生率为（4～10）/1万活产儿。多见于母乳喂养儿，母亲饮食中缺乏维生素K，如绿色蔬菜、豆类、肝及蛋等。此外，与肝胆疾病、腹泻、使用广谱抗生素（抑制肠道菌群）、长期禁食或静脉营养时未补充维生素K有关。出血部位主要为颅内出血，占60%～80%，患儿出现惊厥、嗜睡、昏迷、前囟隆起，严重者出现脑疝，瞳孔固定，不等大，病死率高，后遗症多。

（三）诊断与鉴别诊断

健康新生儿生后2～5d突然发生出血现象，血小板和出血时间正常，可考虑本病，若凝血酶原时间和部分凝血活酶时间延长、凝血时间正常或轻度延长，但出血时间正常，则可确诊。注射维生素 K_1 或新鲜血浆等治疗有效，可为辅助诊断。应与新生儿生后1周内其他原因所致的出血相鉴别。

1. *胃肠道出血* 应与咽下综合征、应激性溃疡、消化道畸形和感染引起的消化道出血鉴别，这些患儿无凝血障碍。咽下综合征是新生儿出生时咽下母亲产道的血液或带血的羊水等，于生后不久即发生呕吐，呕吐物呈棕色，也可有血便，但血量均微，洗胃后可止吐。另外，碱变性试验(Apt 试验)有助于鉴别母血及儿血，取1份呕吐物加水5份，混匀后离心，取上清液5份加1%氢氧化钠(0.25N)1份，混匀后静置2min，上清液仍为粉红色，说明血中含较多胎儿血红蛋白(FHb)，出血来自新生儿；如上清液转变为棕黄色，则是吞入的母血。因为新生儿 Hb 的80%～90%为 FHb，成年人的 Hb 97%为成人血红蛋白(AHb)，FHb 具有抗碱作用。

2. *产伤性出血* 多发生于分娩的先露部位，生后即出现。但需注意产伤偶可与本病同时并存，使出血加重。

3. *其他* 如脐部出血应与脐带结扎不紧、脐部感染或肉芽肿等所致出血鉴别。阴道出血应与“假月经”鉴别。遗传性毛细血管扩张症可在新生儿早期发生消化道出血。

(四)预防

出生后常规给予维生素 K_1 1mg 肌内注射1次，可有效防止本病的发生。母乳喂养者，哺乳母亲应多进食含维生素 K 丰富的食物，在生后2～3周再给新生儿注射维生素 K_1 5mg，以预防晚发性出血。孕母接受抗惊厥药物治疗者，应在妊娠末期3个月每日口服维生素 K_1 5mg，可防止婴儿生后发生本病。前几年曾认为注射维生素 K 会增加致癌概率，但经过临床对照研究这种观点已被否定。

(五)治疗

一旦怀疑本病，应立即给维生素 K_1 治疗，治疗量为每次1～5mg 缓慢静脉注射(1mg/min)，注射速度过快可引起面色潮红、支气管痉挛、心动过速及血压下降等不良反应，静脉注射奏效最快，一般在注射后4h内凝血酶原时间即可趋于正常。应避免采用肌内注射，因易引起注射部位大量出血。也可采用皮下注射，药物能被较快吸收，注射后可采用压迫止血。

出血量较多的患儿，会导致急性失血性贫血和失血性休克，应立即给予生理盐水纠正休克，同时根据患儿血红蛋白水平，给予输血，每次输新鲜血10～20ml/kg。轻者可输库存血浆以补充凝血因子。早产儿肝功能不成熟，肝脏不能合成凝血因子，虽用维生素 K_1 治疗，常不能迅速奏效，最好同时输新鲜血治疗。

对消化道出血者，要暂时禁食，从肠道外补充营养。脐部出血要做好包扎。穿刺部位出血要压迫止血。

(六)预后

与出血部位、程度及治疗是否及时有关。一般预后良好，多于生后10d内止血，不再复发。出血过多，治疗延误者可导致死亡，颅内出血者预后差，重者死亡，幸存者常留后遗症。

(陈　超)

第二十节　新生儿产伤

产伤是指在出生过程中机械性因素对胎儿或新生儿造成的损伤，包括产道挤压、牵拉、器械助产等因素，自然分娩和剖宫产都可以发生产伤，随着产前诊断、产程监护、手术方式的改进，本病发生率已明显减少。

一、头颅血肿

(一)病因

头颅血肿又称骨膜下血肿，常位于一侧或两侧顶骨部，局部皮肤不肿，不变色，由于骨膜下出血缓慢，血肿多在生后数小时或2～3d才明显，1周内达最大范围，以后渐吸收缩小。

(二)临床表现

血肿界限清楚，不越过骨缝，有波动感，局部皮肤颜色无改变，此可与头皮水肿及帽状腱膜下血肿鉴别，后两者的范围均可超越骨缝，头皮水肿出生时即发现，界限不分明，压之柔软且可凹陷，无波动感，局部皮肤可呈红或紫色。头颅血肿位于枕骨部位者，需与脑膜膨出鉴别，后者随呼吸有起伏感，头颅X线片可见局部颅骨有缺损，而头颅血肿颅骨完整，偶见颅骨有线样骨折。巨大头颅血肿可致失血性贫血及高胆红素血症。头颅血肿吸收较慢，因大小不同可在2周至3个月消退。吸收时先在血肿边缘形成隆起的骨化的硬边，中央凹陷，呈火山口样改变。

帽状腱膜下血肿：生后不久即见头皮局限性肿胀，出血可通过软组织扩散，出血量较少时血肿范围较局限，出血量多时，肿胀范围逐渐扩大，可累及整个头皮，甚至波及额、眼周、枕或颈背部。血肿有波动感，常使前囟不易扪清，所覆皮肤可呈青紫色。出血严重时可致贫血或低血容量休克，若不及时治疗可引起死亡。

（三）治疗

头颅血肿多可自行吸收，无需特殊治疗，出血较多引起贫血时，可适量输血；引起高胆红素血症时，需进行光疗。为避免感染不应抽吸血肿，若2个月后头颅血肿仍巨大，可手术清除之。可用维生素K_1治疗，以防止因发生新生儿出血症而引起出血加重。

二、内脏损伤出血

（一）病因

新生儿内脏出血主要发生在产时，常由产伤引起，在娩出过程中受到挤压。内脏损伤出生常发生在肝脾和肾上腺。

（二）临床表现

生后即发生贫血、失血性休克等严重临床表现，有时内脏出血不容易及时发现，导致死亡，应予以重视。

1. 肝脾破裂　生后患儿出现贫血、面色苍白，病情呈进行性加重，严重者出现失血性休克。肝脏出血约50％为包膜下出血，其余则包膜破裂至腹腔出血，此时病情突然恶化，出现腹胀、腹部叩诊有移动性浊音。

2. 肾上腺出血　患儿突然出现贫血、面色苍白、循环衰竭、青紫、呼吸不规则、黄疸、四肢肌张力降低。侧腹部触及包块。

（三）诊断

1. 病史　多有异常分娩史，出生后要严密观察面色、四肢循环、心率、呼吸及腹部体征。

2. 影像学检查　怀疑内脏出血者应及时做影像学检查。怀疑肝脾破裂或肾上腺出血，应立即查腹部B超或腹部X线片。

3. 判断出血部位　对出生后发生严重贫血者，要根据临床表现判断是否发生内脏出血，根据影像学检查判断出血部位。

4. 判断出血量及是否发生失血性休克　根据生命体征、血压、血红蛋白动态变化，及时做出判断。

（四）治疗

1. 止血　可用维生素K_1、酚磺乙胺、氨甲苯酸（PAMBA）等。

2. 纠正低血容量　如发生失血性休克，应立即给予生理盐水，先快速静脉滴注10～20ml/kg，然后根据病情继续维持。

3. 输血　出现严重贫血或失血性休克，应及时输血，每次10～20ml/kg，病情严重者需多次输血。

4. 手术　对肝脾破裂者应立即手术治疗。

5. 肾上腺出血者应给予糖皮质激素治疗，用氢化可的松，每天5～10mg/kg，静脉滴注。

（陈　超）

参考文献

[1] Sweet D, Carnielli V, Greisen G, European consensus guidelines on the management of NRDS in Preterm Infants—2010 Update. Neonatology, 2010, 97(4): 402-417.

[2] Goldenberg RL, Culhane JF, Iams JD. Epidemiology and causes of preterm birth. Lancet. 2008, 371(9606): 75-84.

[3] Hamrick SE, Hansmann G. Patent ductus arteriosus of the preterm infant. Pediatrics. 2010, 125(5): 1020-30.

[4] Aly H, Massaro AN, Hammad TA. Early nasal continuous positive airway pressure and necrotizing enterocolitis in preterm infants. Pediatrics. 2009 Jul, 124(1): 205-10.

[5] 中国新生儿复苏项目专家组. 中华围生医学杂志. 2007; 10(4): 219-223.

[6] 陈自励，何锐智，彭倩. 新生儿窒息诊断标准改进的临床研究. 中华儿科杂志. 2006, 44(3): 167-172.

[7] Ahanya SN, Lakshmanan J, Morgan BL, et al. Meconium passage in utero: mechanisms, consequences, and management. Obstet Gynecol Surv, 2005, 60: 45-56.

[8] Fraser WD, Hofmeyr J, Lede R, et al. Amnioinfusion for the prevention of the meconium aspiration syndrome. N Engl J Med, 2005, 353: 909-917.

[9] Velaphi S, Vidyasagar D. Intrapartum and post delivery management of infants born to mothers with meconium-stained amniotic fluid: evidence-based recommendations. Clin Perinatol, 2006, 33: 29-42.

[10] 新生儿呼吸疾病研究协作组. 猪肺表面活性物质治疗胎粪吸入综合征的多中心随机对照研究. 中华儿科杂志, 2005, 43: 354-359.

[11] Thomas Hansen and Anthony Corbet. Disorder of the transition. in: H Taeusch. Avery's Diseases of the Neoborn, 7th Edition1999, W. B. Saun-

ders. pp 602-629.

[12] Bhakta KY. Respiratory distress syndrome. In: Cloherty JP: Manual of Neonatal Care. 6th ed. Philadelphia. Wolters Kluwer, 2008: 323-330.

[13] Clarence W. Gowen Jr. SECTION XI Fetal and Neonatal Medicine. In: Kliegman RM: Nelson Essential of Pediatrics, 5th ed,. Elsevier, 2007: 305-312.

[14] Karen M Puopolo. Bacterial and fungal infections. In: Cloherty JP: Manual of Neonatal Care. 6th ed. Philadelphia. Wolters Kluwer, 2008, pp 274-300.

[15] 中华医学会儿科学分会新生儿学组. 新生儿肺出血的诊断与治疗方案. 中华儿科杂志 2001, 39(4): 248.

[16] Nicholas Olomu, Roshni Kulkarni, Marilyn Manco-Johnson. Treatment of Severe Pulmonary Hemorrhage With Activated Recombinant Factor Ⅶ (rFVIIa) in Very Low Birth Weight Infants. Journal of Perinatology, 2002, 22: 672-674.

[17] Ibara S, Ikenoue T, Sameshima H, et al. The perinatal risk factors of periventricular leukomalacia (PVL) in premature infants. Nippon Sanka Fujinka Gakkai Zasshi 1995 Nov, 47(11): 1243-7.

[18] Juliann M, Di Fiore, Marina K Arko, et al. Cardiorespiratory events in preterm infants refered for apnea monitoring studies. Pediatrics; 2001, 108: 1304-1308.

[19] 杜立中, 魏克伦, 孙眉月. 新生儿持续肺动脉高压诊疗常规. 中华儿科杂志, 2002, 40: 438-439.

[20] Steinhorn RH, Farrow KN. Pulmonary hypertension in the Neonate. NeoReview 2007, 8: e14-e21.

[21] 丁国芳, 张苏平, 姚丹, 等. 我国部分地区正常新生儿黄疸的流行病学调查. 中华儿科杂志, 2000, 38(10): 624-626.

[22] AAP Subcommittee on hyperbilirubinemia, Management of hyperbilirubinemia in the newborn infant 35 or more weeks of gestation. Pediatrics 2004, 114: 297-316.

[23] Taeusch HW, Ballard RA. Avery's Disease of the Newborn. 7th ed. Philadelphis: WB Saunders Co. 1998: 1057-1060, 1085-1087.

[24] Camilia R Martin and John P Cloherty. Neonatal hyperbilirubinemia. In: Cloherty JP: Manual of Neonatal Care. 6th ed. Philadelphia. Wolters Kluwer, 2008, 181-212.

[25] Gonzalez FF, Ferriero DM. Therapeutics for neonatal brain injurey. Phamacology and Therapeutics. 2008, 120: 43-53.

[26] 邵肖梅, 周文浩. 我国新生儿缺氧缺血性脑病诊疗存在的问题及建议. 中华儿科学杂志, 2008, 46(9): 641-643.

[27] Gupta SN, Kechli AM, Kanamalla US. Intracranial hemorrhage in term newborns Managements and outcomes. Pediatr Neurol. 2009, 40: 1-12.

[28] Whitelaw A, Odd D, Brion LP, et al. Intraventricular streptokainase after intraventricular hemorrhagen in newborn infants. Cochrane Datebase Systematic Reviews. 2007, 4: CD000498.

[29] Basaan H. Intracranial hemorrhage in the preterm infant: understanding it, preventing it. Clin Perinatol. 2009, 36: 737-762.

[30] Lahra MM, Beeby PJ, Jeffery HE, et al. Intrauterine inflammation, neonatal sepsis, and chronic lung disease: a 13-year hospital cohort study. Pediatrics. 2009, 123(5): 1314-9.

[31] Wirtschafter DD, Pettit J, Kurtin P, et al. A statewide quality improvement collaborative to reduce neonatal central line-associated blood stream infections. J Perinatol. 2010, 30(3): 170-81.

[32] Kaneko M, Sameshima H, Ikenoue T, et al. Clinical importance of cytomegalovirus antigenemia for intrauterine cytomegalovirus infection. Pediatr Int. 2009, 51(1): 1-4.

[33] 陈超. 先天性梅毒的早期诊断及防治. 中国实用儿科杂志, 2004, 19(4): 202-204.

[34] Lin P, Stoll B, Necrotizing Enterocolitis, Lancet 2006, 368: 1271-83.

[35] Deshpande G, Rao S, Patole S, Bulsara M. Updated meta-analysis of probiotics for preventing necrotizing enterocolitis in preterm neonates. Pediatrics. 2010, 125(5): 921-30.

[36] Tarnow-Mordi WO, Wilkinson D, Trivedi A, Brok J. Probiotics reduce all-cause mortality and necrotizing enterocolitis: it is time to change practice. Pediatrics. 2010, 125(5): 1068-70.

[37] Morowitz MJ, Poroyko V, Caplan M, Alverdy J, Liu DC. Redefining the role of intestinal microbes in the pathogenesis of necrotizing enterocolitis. Pediatrics. 2010; 125(4): 777-85.

[38] Aly H, Massaro AN, Hammad TA, Narang S, Essers J. Early nasal continuous positive airway pressure and necrotizing enterocolitis in preterm infants. Pediatrics. 2009; 124(1): 205-10.

[39] Vanhatalo T, Tammela O. Glucose infusions into peripheral veins in the management of neonatal hypoglycemia--20% instead of 15% Acta Paediatr. 2010; 99(3): 350-3.

[40] Vlasselaers D, Milants I, Desmet L, Wouters PJ, et al. Intensive insulin therapy for patients in paediatric intensive care: a prospective, randomised controlled study. Lancet. 2009; 373(9663): 547-56.

[41] Beardsall K, Vanhaesebrouck S, Ogilvy-Stuart AL. Early insulin therapy in very-low-birth-weight infants. N Engl J Med. 2008 Oct 30; 359(18): 1873-84.

[42] Beardsall K, Ogilvy-Stuart AL, Frystyk J, et al. Early elective insulin therapy can reduce hyperglycemia and increase insulin-like growth factor-I levels in very low birth weight infants. J Pediatr. 2007; 151(6): 611-7.

[43] 陈超. 切实加强对早产儿视网膜病的防治. 临床儿科杂志. 2008; 26(9): 735-739.

[44] 石文静. 进一步完善早产儿视网膜病的筛查制度. 临床儿科杂志. 2008, 26(9): 740-743.

[45] 石文静, 陈超, 王玉环, 等. 不同吸氧浓度和时间在新生大鼠视网膜病变发病中的作用. 中华儿科杂志, 2007, 45(1): 14-19.

[46] Gilbert C. Retinopathy of prematurity: A global perspective of the epidem-

ics, population of babies at risks and implications for control. Early Human Development. 2008, 84: 77-82.

[47] O`Keefe M, Kirwan C. Screening for retinopathy of prematurity. Early Human Development. 2008, 84: 89-94.

[48] The STOP-ROP Multicenter Study Group. Supplemental therapeutic oxygen for prethreshold retinopathy of prematurity (STOP-ROP), a randomized, controlled trial: I: Pimary outcomes. Pediatrics, 2000, 105(2): 295-310.

[49] Gaynon MW. Rethinking Stop-ROP: is it worthwhile trying to modulate excessive VEGF levels in prethreshold ROP eyes by systemic intervention: A Review of the Role of Oxygen, Light Adaptation, and Anemia in Prethreshold ROP. 2006, 26 (7) Supplement: S18-S23.

[50] Early treatment for retinopathy of prematurity cooperative group. The incidence and course of retinopathy of prematurity: findings from the early treatment of retinopathy of prematurity study. Pediatrics, 2005, 116: 15-23.

[51] Hameed B, Shyamanur K, Kotecha S, et al. Trends in the incidence of severe retinopathy of prematurity in a geographically defined population over a 10-year period. Pediatrics, 2004, 113: 1653-1657.

[52] Section on Ophthalmology, American Academy of Pediatrics, American Academy of Ophthalmology and American Association for Pediatric Ophthalmology and Srabismus, Screening examination of premature infants for retinopathy of prematurity. Pediatrics, 2006, 117: 572-576.

[53] Chao PH, Huang CB, Liu CA, et al. Congenital diaphragmatic hernia in the neonatal period: review of 21 years' experience. Pediatr Neonatol. 2010, 51 (2): 97-102.

[54] Kamath BD, Fashaw L, Kinsella JP. Adrenal insufficiency in newborns with congenital diaphragmatic hernia. J Pediatr. 2010, 156(3): 495-497.

[55] Hedrick HL. Management of prenatally diagnosed congenital diaphragmatic hernia. Semin Fetal Neonatal Med. 2010, 15(1): 21-7.

[56] Stevens TP, van Wijngaarden E, Ackerman KG, et al. Timing of delivery and survival rates for infants with prenatal diagnoses of congenital diaphragmatic hernia. Pediatrics. 2009, 123(2): 494-502.

[57] te Pas AB, Kamlin CO, Dawson JA, Ventilation and spontaneous breathing at birth of infants with congenital diaphragmatic hernia. J Pediatr. 2009, 154(3): 369-73.

[58] Avery GB, Fletcher MA, MacDonald MG. Neonatology, Pathophysiology and Management of the Newborn. 5th ed. Philadelphia: Lippincott Williams & Wilkins. 1999: 1045.

第5章

营养性疾病

第一节　蛋白质-能量营养不良

蛋白质-能量营养不良(protein-energy malnutrition,PEM)是由于缺乏能量和(或)蛋白质所致的一种营养缺乏症,主要见于3岁以下婴幼儿。临床上以体重明显减轻、皮下脂肪减少和皮下水肿为特征,常伴有各器官系统的功能紊乱。急性发病者常伴有水、电解质紊乱,慢性者常有多种营养素缺乏。临床常见三种类型:能量供应不足为主的消瘦型;以蛋白质供应不足为主的水肿型以及介于两者之间的消瘦-水肿型。临床表现形式取决于非蛋白质来源和蛋白质来源的能量之间的平衡。每一种形式又可分为轻度,中度和重度三级。

(一)病因

1. *长期摄入不足*　小儿处于生长发育的阶段,对营养素尤其是蛋白质的需要相对较多。喂养不当是导致营养不良的重要原因,如母乳不足而未及时添加其他富含蛋白质的食品;奶粉配制过稀;突然停奶而未及时添加辅食;长期以淀粉类食品(粥、米粉、奶糕)喂养等。较大小儿的营养不良多为婴儿期营养不良的继续,或因不良的饮食习惯如偏食、挑食、吃零食过多、不吃早餐等引起。

2. *消化吸收障碍*　消化系统解剖或功能上的异常如唇裂、腭裂、幽门梗阻、迁延性腹泻、过敏性肠炎、肠吸收不良综合征等均可影响食物的消化和吸收。

3. *需要量增加*　急、慢性传染病(如麻疹、伤寒、肝炎、结核)的恢复期、生长发育快速阶段等均可因需要量增多而造成营养相对缺乏;先天不足和生理功能低下如早产、双胎因追赶生长而需要量增加可引起营养不良。

4. *消耗量过大*　糖尿病、大量蛋白尿、急性发热性疾病、甲状腺功能亢进、恶性肿瘤等均可使营养素的消耗量增多。

上述因素的单独作用或共同组合均可引起蛋白质一热能营养不良。

(二)病理生理

1. *新陈代谢异常*

(1)蛋白质:由于蛋白质摄入不足或蛋白质丢失过多,使体内蛋白质代谢处于负平衡。当血清总蛋白浓度<40g/L、白蛋白<20g/L时,便可发生低蛋白性水肿。

(2)脂肪:能量摄入不足时,体内脂肪大量消耗以维持生命活动的需要,故血清胆固醇浓度下降。肝脏是脂肪代谢的主要器官,当体内脂肪消耗过多,超过肝脏的代谢能力时可造成肝脏脂肪浸润及变性。

(3)糖类:由于食入不足和消耗增多,故糖原不足和血糖偏低,轻度时症状并不明显,重者可引起低血糖昏迷甚至猝死。

(4)水、盐代谢:由于脂肪大量消耗,故细胞外液容量增加,低蛋白血症可进一步加剧而呈现水肿;PEM时ATP合成减少可影响细胞膜上钠-钾-ATP酶的运转,钠在细胞内潴留,细胞外液一般为低渗状态,易出现低渗性脱水、酸中毒、低钾、低钠、低钙和低镁血症。

(5)体温调节能力下降:营养不良儿体温偏低,可能与热能摄入不足;皮下脂肪菲薄,散热快;血糖降低;氧耗量低、脉率和周围血循环量减少等有关。

2. *各系统功能低下*

(1)消化系统:由于消化液和酶的分泌减少、酶活力降低,肠蠕动减弱,菌群失调,致消化功能低下，易发生腹泻。

(2)循环系统：心脏收缩力减弱，心搏血量减少，血压偏低，脉细弱。

(3)泌尿系统：肾小管重吸收功能减低，尿量增多而尿比重下降。

(4)神经系统：精神抑郁但时有烦躁不安、表情淡漠、反应迟钝、记忆力减退、条件反射不易建立。

(5)免疫功能：非特异性（如皮肤黏膜屏障功能、白细胞吞噬功能、补体功能）和特异性免疫功能均明显降低。患儿结核菌素等迟发性皮肤反应可呈阴性；常伴IgG亚类缺陷和T细胞亚群比例失调等。由于免疫功能全面低下，患儿极易并发各种感染。

(三)临床表现

体重不增是营养不良的早期表现。随营养失调日久加重，体重逐渐下降，患儿主要表现为消瘦，皮下脂肪逐渐减少以至消失，皮肤干燥、苍白、皮肤逐渐失去弹性、额部出现皱纹如老人状、肌张力逐渐降低、肌肉松弛、肌肉萎缩呈“皮包骨”时、四肢可有挛缩。皮下脂肪层消耗的顺序首先是腹部，其次为躯干、臀部、四肢、最后为面颊。皮下脂肪层厚度是判断营养不良程度的重要指标之一。营养不良初期，身高并无影响，但随着病情加重，骨骼生长减慢，身高亦低于正常。轻度营养不良，精神状态正常，但重度可有精神萎靡，反应差，体温偏低，脉细无力，无食欲，腹泻、便秘交替。合并血清白蛋白明显下降时，可有凹陷性水肿、皮肤发亮，严重时可破溃、感染形成慢性溃疡。重度营养不良可有重要脏器功能损害，如心脏功能下降，可有心音低钝，血压偏低，脉搏变缓，呼吸浅表等。

(四)并发症

1. 营养性贫血　以小细胞低色素性贫血最为常见。贫血与缺乏铁、叶酸、维生素B_{12}、蛋白质等造血原料有关。

2. 多种维生素缺乏　常见为维生素A缺乏，有时也有维生素B、维生素C、维生素D的不足。在营养不良时，维生素D缺乏的症状不明显，在恢复期生长发育加快时症状比较突出。

3. 感染　由于免疫功能低下，故易患各种感染，如上呼吸道感染、鹅口疮、肺炎、结核病、中耳炎、尿路感染等；特别是婴儿腹泻，常迁延不愈、加重营养不良、造成恶性循环。

4. 自发性低血糖　患儿可突然表现为面色灰白、神志不清、脉搏减慢、呼吸暂停、体温不升但无抽搐，若不及时诊治，可致死亡。

(五)实验室检查

1. 血清蛋白　血清白蛋白浓度降低是最为特征性改变，但由于其半衰期较长（19～21d），轻-中度营养不良变化不大，故不够灵敏。维生素A结合蛋白（半衰期10h）、转甲状腺素（transthyretin，半衰期12h）、前白蛋白（半衰期1.9d）、甲状腺素结合前白蛋白（半衰期2d）和转铁蛋白（半衰期8d）等代谢周期较短的血浆蛋白质水平降低具有早期诊断价值。胰岛素样生长因子I(IGF-I)水平反应灵敏，且不受肝功能的影响，是PEM早期诊断的灵敏可靠指标。

2. 血清氨基酸　血清必需氨基酸与非必需氨基酸之间比值降低，血清牛磺酸、支链氨基酸水平明显降低。重度PEM患儿，尿羟脯氨酸排泄减少，其排出量与生长速度有关，故通过计算尿羟脯氨酸指数可评价儿童的蛋白质能量营养状态。尿羟脯氨酸指数＝尿羟脯氨酸浓度(mmol/L)/尿肌酐浓度(mmol/L)×kg(体重)，正常学龄前儿童为2.0～5.0，生长缓慢者＜2.0。

3. 其他　血清淀粉酶、脂肪酶、胆碱酯酶、转氨酶、碱性磷酸酶、胰酶和黄嘌呤氧化酶等活性均下降，甚至丧失，经治疗后可迅速恢复至正常。血脂、血胆固醇、微量元素及电解质水平均有不同程度的下降，血糖水平减低，但糖耐量曲线与糖尿病患儿相同。

(六)诊断

根据小儿年龄及喂养史，有体重下降、皮下脂肪减少、全身各系统功能紊乱及其他营养素缺乏的临床症状和体征，典型病例的诊断并不困难。轻度患儿易被忽略，需通过定期生长监测、随访才能发现。

确诊后还需详细询问病史和进一步检查，以确定病因。5岁以下儿童营养不良的分型和分度如下。

1. 体重低下(underweight)　其体重低于同年龄、同性别参照人群均值的－2SD为体重低下，如低于同年龄、同性别参照人群均值的－2SD～－3SD为中度；低于－3SD为重度。该项指标主要反映慢性或急性营养不良。

2. 生长迟缓(stunting)　其身长低于同年龄、同性别参照人群均值的－2SD为生长迟缓，如低于同年龄、同性别参照人群均值的2SD～3SD为中度；低于－3SD为重度。此指标主要反映慢性长期营养不良。

3. 消瘦(wasting) 其体重低于同性别、同身高参照人群均值的－2SD，如低于同性别、同身高参照人群均值的－2SD～－3SD为中度；低于－3SD为重度。此项指标主要反映近期、急性营养不良。

临床常综合应用以上指标来判断患儿营养不良的类型和严重程度。以上三项判断营养不良的指标可以同时存在，也可仅符合其中一项。符合一项即可进行营养不良的诊断。

(七)治疗

要及早发现轻症，防止其发展为重症，其治疗原则是祛除病因、调整饮食、促进消化和治疗并发症。

1. 祛除病因 在查明病因的基础上，积极治疗原发病，如纠正消化道畸形，控制感染性疾病，根治各种消耗性疾病、改进喂养方法等。

2. 调整饮食及补充营养物质 营养不良患儿的消化道因长期摄入过少，已适应低营养的摄入，过快增加摄食量易出现消化不良、腹泻，故饮食调整的量和内容应根据实际的消化能力和病情逐步完成，不能操之过急。轻度营养不良可从每日250～330kJ/kg开始，中、重度可参考原来的饮食情况，从每日165～230kJ/kg开始，逐步少量增加；若消化吸收能力较好，可逐渐加到每日500～727kJ/kg，并按实际体重计算热能需要。母乳喂养儿可根据患儿的食欲哺乳，按需哺喂；人工喂养儿从给予稀释奶开始，适应后逐渐增加奶量和浓度。除乳制品外，可给予蛋类、肝泥、肉末、鱼粉等高蛋白食物，必要时也可添加酪蛋白水解物、氨基酸混合液或要素饮食。蛋白质摄入量从每日1.5～2.0g/kg开始，逐步增加到3.0～4.5g/kg，过早给予高蛋白食物、可引起腹胀和肝大。食物中应含有丰富的维生素和微量元素。

3. 药物治疗 给予各种消化酶以助消化，补充缺乏的维生素和微量元素(如维生素A、维生素B、维生素C，锌、铁等)。为促进体内蛋白质合成，可肌内注射苯丙酸诺龙，每次肌内注射0.5～1.0mg/kg，每周1～2次，连续2～3周。对食欲极差者可试用胰岛素葡萄糖疗法，肌内注射正规胰岛素2～3U，每日1次，注射之前先服20～30g葡萄糖，1～2周为1个疗程。

4. 处理并发症 严重营养不良常发生危及生命的并发症，如腹泻时的严重脱水和电解质紊乱、酸中毒、休克、肾衰竭、自发性低血糖、继发感染及维生素A缺乏所致的眼部损害等。营养不良的患儿多有伴随感染，最常见的是胃肠道、呼吸道和皮肤感染，败血症也很常见。均需要用适当的抗生素治疗。有真菌感染的患儿，除积极给予支持治疗外，要及时进行抗真菌治疗及其他相应的处理。

5. 其他 病情严重、伴明显低蛋白血症或严重贫血者，可考虑输成分血。轻、中度贫血可用铁剂治疗，2～3mg/(kg·d)，疗程3个月。静脉滴注高能量脂肪乳剂、多种氨基酸、葡萄糖等也可酌情选用。此外，充足的睡眠、适当的户外活动、纠正不良的饮食习惯和良好的护理亦极为重要。中药参苓白术散能调整脾胃功能，改善食欲；针灸、推拿、抚触、捏脊等也有一定疗效。

(八)预后和预防

预后取决于营养不良的发生年龄、持续时间及其程度，其中尤以发病年龄最为重要，年龄愈小，其远期影响愈大，尤其是认知能力和抽象思维能力易发生缺陷。如果患儿生长发育广泛受损，智力及体格发育迟缓可能是永久性的。

本病的预防应采取综合措施。

1. 合理喂养 大力提倡母乳喂养，对母乳不足或不宜母乳喂养者应及时给予指导，采用混合喂养或人工喂养并及时添加辅助食品；纠正偏食、挑食、吃零食的不良习惯，小学生早餐要吃饱，午餐应保证供给足够的能量和蛋白质。

2. 合理安排生活作息制度 坚持户外活动，保证充足睡眠，纠正不良的卫生习惯。

3. 防治传染病和先天畸形 按时进行预防接种；对患有唇裂、腭裂及幽门狭窄等先天畸形者应及时手术治疗。

4. 推广应用生长发育监测图 定期测量体重，并将体重值标在生长发育监测图上，如发现体重增长缓慢或不增，应尽快查明原因，及时予以纠正。

(毛　萌)

第二节　维生素D缺乏性佝偻病

维生素D缺乏性佝偻病是由于儿童体内维生素D不足使钙磷代谢紊乱，产生的一种以骨骼病变为特征的全身慢性营养性疾病。典型的表现是生长着的长骨干骺端和骨组织矿化不全，表现为骨软化或畸形。婴幼儿特别是小婴儿是高危人群，北方佝偻病患病率高于南方。

（一）维生素D的正常代谢、生理功能和调节

1. 正常代谢　维生素D是具有生物活性的脂溶性类固醇衍生物，在肝细胞先经25-羟化酶作用，使其转变为25-羟维生素D_3[25-(OH)D_3]，其在血浆含量较多且稳定，可代表机体维生素D的储备，常作为测定维生素D营养状态的指标。血中正常值为11～60ng/ml。25-(OH)D_3再经肾脏近曲小管细胞内1-羟化酶作用，进一步变为具有很强生物活性的1,25-二羟维生素D_3[1,25-$(OH)_2D_3$]。

2. 主要生理功能

(1)1,25-$(OH)_2D_3$是维持钙、磷代谢平衡的主要激素之一。其被维生素D结合蛋白转运，与小肠、骨、肾远端曲管细胞及一些其他器官与组织（皮肤、胰岛、脑、乳腺上皮等细胞与造血组织等）的受体结合而发挥作用。

(2)促进钙、磷自小肠黏膜吸收。

(3)促进肾小管对钙、磷的重吸收。

(4)促进成骨细胞和破骨细胞的成熟，直接作用于骨的矿物质代谢（沉积与重吸收）。

3. 调节作用

(1)自身反馈作用：正常情况下维生素D的合成与分泌是据机体需要受血中25-(OH)D_3的浓度自行调节，即生成的1-25-(OH)D_3量达到一定水平时，可抑制25-(OH)D_3在肝内的羟化、1,25-$(OH)_2D_3$在肾羟化过程。

(2)血清钙、磷浓度及甲状旁腺素（parathyroid hormone，PTH）、降钙素的调节：肾生成1-25-$(OH)_2D_3$间接受血钙浓度调节。当血钙过低时，PTH分泌增加，刺激1,25-$(OH)_2D_3$合成增多；PTH与1,25-$(OH)_2D_3$共同作用于骨组织，使破骨细胞活性增加，降低成骨细胞活性，骨重吸收增加，骨钙释放入血，使血钙升高，以维持正常生理功能。血钙过高时，降钙素分泌，抑制肾小管羟化生成1,25-$(OH)_2D_3$。血磷降低可直接促进的1,25-$(OH)_2D_3$增加，高血磷则抑制其合成。

（二）病因

1. 维生素D摄入不足及日照缺乏　人体维生素D的来源有二：一是内源性，由日光中的紫外线直接照射皮肤合成。二是外源性，通过膳食或药物制剂获得。每日的天然食物所含维生素D常不能满足人体需要，主要靠日光照射合成。

2. 先天维生素D储备不足及生长过快　北方冬、春季所生小儿、早产儿和低出生体重儿易患佝偻病；青春期生长加速，如日照减少，可有晚发性佝偻病。

3. 胃肠道或肝、肾疾病

4. 药物影响　如长期服用抗惊厥药物及糖皮质激素。

5. 钙摄入量不足　天然食物中乳类含钙量最丰富。谷类常含较多植酸，可与钙结合影响吸收。钙磷比例不当也减少吸收，如母乳中钙磷比例为2∶1，最适于吸收；牛乳中含磷过多，虽含钙量超过人乳，但钙的吸收率则不及人乳。

（三）发病机制

维生素D缺乏性佝偻病可以看成是机体为维持血钙水平而对骨骼造成的损害。长期严重维生素D缺乏造成肠道吸收钙、磷减少和低血钙症，以致甲状旁腺功能代偿性亢进，PTH分泌增加以动员骨钙释出使血清钙浓度维持在正常或接近正常的水平；但PTH同时也抑制肾小管重吸收磷，继发机体严重钙、磷代谢失调，特别是严重低血磷的结果（图5-1）。

（四）病理变化

骨的正常生长有软骨成骨和膜性成骨。软骨成骨使长骨增长；膜性成骨使骨增厚、增粗。维生素D缺乏时，钙、磷代谢紊乱，排列成行的软骨细胞增殖过度，凋亡减少，钙化管（由退化的软骨细胞坏死形成的管道）排列不规则、稀少或消失，所以钙化线模糊或消失。成骨细胞代偿性增殖过度，分泌的骨基质也增多，但却不能矿化，因此造成骨样组织的堆积。如果骨样组织堆积在长骨干骺端，受重力压迫则向两侧膨出，形成临床上的手、足镯、肋串珠；在扁骨如颅骨则形成方颅。同样，膜性成骨也受影响，在骨干造成骨质疏松，在扁骨如颅骨则形成颅骨软化。

（五）临床表现

多见于婴幼儿，特别是小婴儿，母孕期缺乏维生素D者发病较早。主要表现为生长最快部位的骨骼改变，并可影响肌肉发育及神经兴奋性的改变。年龄不同，临床表现不同。本病在临床表现上可分期如下：

1. 初期（早期）　多见于6个月以内，特别是3个月以内小婴儿。多为神经兴奋性增高的表现，如易激惹、烦闹、汗多刺激头皮而摇头等。但这些并

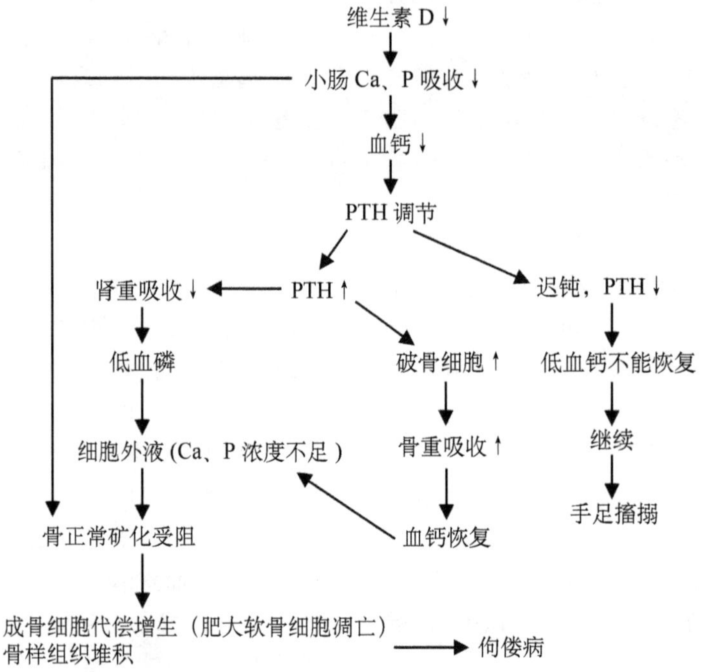

图 5-1　维生素 D 缺乏性佝偻病和手足抽搐症的发病机制

非佝偻病的特异症状，仅作为临床早期诊断的参考依据。血生化改变：25-(OH)D_3、血钙、血磷降低，PTH 升高，碱性磷酸酶活性正常或稍高。骨骼 X 线可正常或钙化线稍模糊。

2. *活动期(激期)*　早期维生素 D 缺乏的婴儿未经治疗，继续加重，出现 PTH 功能亢进和钙、磷代谢失常的典型骨骼改变。6 个月龄以内小儿头颅(扁骨)生长快，故以颅骨病变为主，主要表现为颅骨软化(前囟边软、乒乓头)。囟门较大且关闭晚。6 个月龄以后颅骨软化消失，主要表现在以下方面。

(1)头部：额骨和顶骨中心部分常常逐渐增厚，变成“方盒样”头型即方颅(从上向下看)，头围也较正常增大。

(2)胸部：①肋串珠，沿肋骨方向于肋骨与肋软骨交界处可扪及圆形隆起，从上至下如串珠样突起，称肋骨串珠，以第 7～10 肋骨最明显。②鸡胸或漏斗胸，1 岁左右小儿可见到胸廓畸形。胸骨柄和邻近的软骨向前突起，形成鸡胸；胸骨下缘内陷形成漏斗胸。③郝氏沟，见于严重佝偻病患儿，因肋骨变软，膈肌附着处牵引致小儿肋下缘形成一水平凹陷，即肋软沟或郝氏沟。

(3)脊柱：重症可有脊柱后弯或侧弯。

(4)骨盆：脊柱弯曲可伴有骨盆畸形，入口变小，前后径缩短，女孩长大可致难产。

(5)四肢：①手、足镯，手腕、足踝部亦可形成钝圆形环状隆起，称手、足镯；②“O”、“X”、“K”形腿，由于骨质软化与肌肉关节松弛，小儿开始站立与行走后双下肢负重，可出现股骨、胫骨、腓骨弯曲，形成严重膝内翻(“O”形)或膝外翻(“X”形)，有时有“K”形样下肢畸形。活动性佝偻病可有肢体疼痛，并易骨折。脊柱、骨盆及下肢畸形可致身高变矮，开始坐、立、走的时间延迟，并可有异常步态。

(6)其他：重症佝偻病儿常韧带松弛、肌张力、肌力下降，伴有营养不良及贫血，并可有肝脾大。

血生化改变：除血钙稍低或正常外，其余指标改变更加显著。骨骼 X 线：长骨钙化带消失，干骺端呈毛刷状、杯口状改变；骨骺软骨盘增宽(＞2mm)；骨质疏松，骨皮质变薄；可有骨干弯曲畸形或青枝骨折，骨折可无临床症状。

3. *恢复期*　以上任何期经日光照射或治疗后，临床症状和体征逐渐减轻或消失。血生化改变：25-(OH)D_3、血钙、血磷、PTH 逐渐恢复正常，碱性磷酸酶需 1～2 个月降至正常水平。骨骼 X 线：治疗 2～3 周后出现不规则的钙化线。

4. *后遗症期*　多见于 2 岁以后的儿童。因婴幼儿期严重佝偻病，残留不同程度的骨骼畸形。无任何临床症状，血生化正常，X 线检查骨骼干骺端病变消失。

（六）诊断

首先应详询是否有缺乏日照与摄入维生素 D 不足的历史，新生儿及数月的小婴儿还应询问母孕期日照及维生素 D 与钙的摄入史和是否有缺钙的临床症状。确诊的“金标准”是血生化及骨骼 X 线检查，其中 25-(OH)D_3最可靠，出现变化最早。根据病史和血清 25-(OH)D_3降低等指标可诊断维生素 D 缺乏，但大部分医院仅能检测血钙、磷、碱性磷酸酶，很少的医院可常规检测血清 25-(OH)D_3水平，因此诊断佝偻病必须有临床资料与 X 线的骨改变。

（七）鉴别诊断

1. 与佝偻病的体征鉴别

(1)头围大：与脑积水鉴别。

(2)骨骼畸形：与黏多糖病、软骨发育不良鉴别。

2. 与佝偻病体征相同但病因不同的鉴别

(1)抗维生素 D 佝偻病：低血磷抗维生素 D 佝偻病多为性连锁遗传，为肾小管重吸收磷及肠道吸收磷的原发性缺陷所致。多为 1 岁以后发病，2～3 岁后仍有活动性佝偻病表现；常有明显下肢畸形，血钙多正常，血磷明显降低，尿磷增加。常规剂量的维生素 D 治疗无效。

(2)远端肾小管酸中毒：远曲小管泌氢不足，尿中丢失大量钠、钾、钙，继发甲状旁腺功能亢进，骨质脱钙，出现佝偻病体征。患儿有骨痛、骨折，骨骼畸形严重，身材矮小，除低血钙、低血磷外，有代谢性酸中毒及低钾、高氯血症，尿呈碱性($pH>6$)。

(3)维生素 D 依赖性佝偻病：为常染色体隐性遗传，可分两型，Ⅰ型为肾脏 1-羟化酶缺陷，使 25-(OH)D_3转变为 1,25-$(OH)_2D_3$发生障碍，血中 25-(OH)D_3浓度正常；Ⅱ型为靶器官 1,25-$(OH)_2D_3$受体缺陷，血中 1,25-$(OH)_2D_3$浓度增高。两型均有严重的佝偻病症状。除血钙、血磷降低，碱性磷酸酶增高外，Ⅰ型可有高氨基酸尿症，Ⅱ型的一个重要特征为脱发。

(4)肾性佝偻病：各种肾脏疾病所致肾功能障碍导致 25-(OH)D_3转变为 1,25-$(OH)_2D_3$减少，出现钙磷代谢紊乱，血钙低而血磷高，继发性甲状旁腺功能亢进，骨质普遍脱钙，骨骼呈佝偻病变。多于幼儿后期症状逐渐明显，形成侏儒状态。

(5)肝性佝偻病：肝功能不良可使 25-(OH)D_3形成减少，伴有胆道阻塞时，肠道吸收维生素 D 及钙也降低，出现低血钙、抽搐和佝偻病体征。

(6)药物所致佝偻病：如抗癫痫药苯妥英钠、苯巴比妥等可加速维生素 D 在体内的代谢，即使服常规维生素 D 剂量，仍可发生佝偻病，需适当增加用量以预防。

（八）治疗

1. 目的　控制活动期，防止骨骼畸形。

2. 原则　维生素 D 应以一般剂量口服为主。

3. 剂量　一般剂量为 2 000～4 000U/d，疗程为 1 个月，1 个月后改预防剂量 400U/d。当重症佝偻病有并发症或无法口服者可一次性大剂量肌内注射维生素 D 20 万～30 万 U，3 个月后改预防剂量。治疗 1 个月后应复查效果，如临床表现、血生化与骨骼 X 线改变无恢复征象，应与抗维生素 D 佝偻病鉴别。

除采用维生素 D 治疗外，应注意加强营养，保证足够奶量以提供优质蛋白质和钙，及时添加辅食，坚持每日户外活动。

（九）预防

维生素 D 缺乏性佝偻病是自限性疾病，一旦婴儿有足够的户外活动，可以自愈。儿童每日获得足够阳光照射是预防的关键。

1. 围生期　孕母应多户外活动，食用富含钙、磷、维生素 D 以及其他营养素的食物。妊娠后期适量补充维生素 D(800U/d)有益于胎儿储存充足维生素 D，以满足生后一段时间生长发育的需要。

2. 婴幼儿期　预防的关键在日光浴与适量维生素 D 的补充。出生 1 个月后保证每日 1～2h 户外活动。

足月儿生后 2 周开始补充维生素 D 每日推荐摄入量 400U/d，早产儿、低出生体重儿、双胎儿生后 1 周开始补充维生素 D 800U/d，3 个月后改为预防量；均补充至 2 岁。夏季阳光充足，可在上午和傍晚户外活动，暂停或减量服用维生素 D。

（李廷玉）

第三节　维生素 D 缺乏性手足抽搐症

维生素 D 缺乏性手足抽搐症是维生素 D 缺乏性佝偻病的伴随症状之一，多见于 6 个月以内的小儿。目前因预防维生素 D 缺乏工作的普遍开展，维生素 D 缺乏性手足搐搦症已较少发生。

(一)病因和发病机制

1. 病因　维生素D缺乏，血清钙离子降低是本症的直接原因。

2. 发病机制　维生素D缺乏时，血钙降低而甲状旁腺不能代偿性分泌增加；血钙继续降低，当总钙低于1.75～1.8mmol/L，或离子钙低于1.0mmol/L时，可引起神经肌肉兴奋性增高，出现抽搐。血钙降低时，甲状旁腺受到刺激而显示继发性功能亢进，分泌较多的甲状旁腺激素，使尿内磷的排泄增加，并使骨骼脱钙患儿补充血钙的不足。在甲状旁腺代偿功能不全时，血钙即不能维持正常水平。推测当婴儿体内钙营养状况较差时，维生素D缺乏的早期甲状旁腺急剧代偿分泌增加以维持血钙正常，当维生素D继续缺乏，甲状旁腺功能反应过度而疲惫，以致出现血钙降低，因此维生素D缺乏性手足抽搐症的患儿，同时存在甲状旁腺功能亢进所产生的佝偻病的表现和甲状旁腺功能减退的低血钙所致的临床表现。

(二)临床表现

主要为惊厥、喉痉挛和手足搐搦，并有程度不等的活动期佝偻病的表现。

1. 典型发作　血清钙低于1.75mmol/L时可出现惊厥、喉痉挛和手足搐搦。三种症状以无热惊厥最为常见。

(1)惊厥：是婴儿期最常见的症状。其特点是患儿没有发热，也无其他原因，而突然发生四肢抽动、两眼上窜、面肌颤动、神志不清，发作时间为数秒至半小时，每日发作1～20次。不发作时，患儿神情几乎正常。

(2)手足抽搐：可见于较大婴儿、幼儿，突发手足痉挛呈弓状，双手呈腕部屈曲状，手指伸直，拇指内收掌心，强直痉挛；足部踝关节伸直，足趾同时向下弯曲。

(3)喉痉挛：婴儿多见，喉部肌肉及声门突发痉挛，呼吸困难，有时可突然发生窒息，严重缺氧甚至死亡。

2. 隐匿型　血清钙多在1.75～1.88mmol/L，没有典型发作的症状，但可通过刺激肌肉而引出下列体征。① 面神经征(chvostek sign)：以手指尖或叩诊锤骤击患儿颧弓与口角间的面颊部(第7脑神经孔处)，引起眼睑和口角抽动为面神经征阳性，新生儿可呈假阳性。② 腓反射(peroneal sign)：以叩诊锤击膝下外侧腓骨小头上腓神经处，引起足向外侧收缩者为腓反射阳性。③特鲁索征(Trousseau sign)：以血压计袖带包裹上臂，使血压维持在收缩压与舒张压之间，5min之内该手出现痉挛状者为阳性。

(三)诊断与鉴别诊断

突发无热惊厥，可反复发作，发作后神志清醒而无神经系统体征，同时有佝偻病存在，总血钙低于1.75～1.88mmol/L，离子钙低于1.0mmol/L。应与以下疾病鉴别：

1. 其他无热惊厥性疾病

(1)低血糖症：常发生于清晨空腹时，有进食不足或腹泻史，重症病例惊厥后转入昏迷，一般口服或静脉注射葡萄糖液后立即恢复，血糖常低于2.2mmol/L。

(2)低镁血症：常见于新生儿或年幼婴儿，常有触觉、听觉过敏，引起肌肉颤动，甚至惊厥、手足抽搐，血镁常低于0.58mmol/L。

(3)婴儿痉挛症：为癫痫的一种表现。起病于1岁内，呈突然发作，头及躯干、上肢均屈曲，手握拳，下肢弯曲至腹部，呈点头哈腰状抽搐和意识障碍，发作数秒至数十秒自停，伴智能异常，脑电图有特征性的高幅异常节律波出现。

(4)原发性甲状旁腺功能减退：表现为间歇性惊厥或手足搐搦，间隔几天或数周发作1次，血磷升高＞3.2mmol/L，血钙降低至1.75mmol/L以下，碱性磷酸酶正常或稍低，颅骨X线可见基底核钙化灶。

2. 中枢神经系统感染　脑膜炎、脑炎、脑脓肿等大多伴有发热和感染中毒症状，精神萎靡，食欲差等。体弱年幼儿反应差，有时可不发热。有颅内压增高体征及脑脊液改变。

3. 急性喉炎　大多伴有上呼吸道感染症状，也可突然发作，声音嘶哑伴犬吠样咳嗽及吸气困难，无低钙症状，钙剂治疗无效。

(四)治疗

1. 急救处理

(1)氧气吸入：惊厥期应立即吸氧，喉痉挛者须立即将舌头拉出口外，并进行口对口呼吸或加压给氧，必要时做气管插管以保证呼吸道通畅。

(2)迅速控制惊厥或喉痉挛：立即肌注苯巴比妥钠，约8mg/kg；或副醛1ml/岁，一次最大量不超过5ml；或用10%水合氯醛，每次4～10ml保留灌肠。

2. 钙剂治疗　尽快给予10%葡萄糖酸钙5～10ml加入10%葡萄糖液5～20ml中，缓慢静脉注射或滴注，迅速提高血钙浓度，一般新生儿用5%溶液，每次5～10ml，较大婴儿用10%溶液，每次5～10ml，每日1～3次，必要时连续2～3d。惊厥停止后口服钙剂，不可皮下注射或肌内注射钙剂，以免造成局部坏死。

3. *维生素D治疗* 急诊情况控制后，按维生素D缺乏性佝偻病给予维生素D治疗。

（李廷玉）

第四节 维生素D中毒

(一)病因

1. 短期内多次注射大剂量维生素D治疗佝偻病。

2. 预防剂量过大，每日摄入维生素D过多，或大剂量维生素D数月内反复肌内注射。

3. 误将其他骨骼代谢性疾病或内分泌疾病诊为佝偻病而长期大剂量摄入维生素D。

(二)中毒剂量

个体差异大。一般小儿每日服用2万～5万U(500～1 250μg)，或每日2 000U/kg(50μg/kg)，连续数周或数月即可发生中毒。敏感小儿每日4 000 U(100μg)，连续1～3个月即可中毒。

(三)发病机制

当机体大量摄入维生素D，使体内维生素D反馈作用失调，血清1,25-$(OH)_2D_3$的浓度增加，肠吸收钙与磷增加，血钙浓度过高，降钙素调节使血钙沉积于骨与其他器官组织，影响其功能。如钙盐沉积于肾脏可产生肾小管坏死和肾钙化，严重时可发生肾萎缩、慢性肾功能损害；钙盐沉积于小支气管与肺泡，损坏呼吸道上皮细胞引起溃疡或钙化灶；如在中枢神经系统、心血管等重要器官组织出现较多钙化灶，可产生不可逆的严重损害。

(四)临床表现

早期症状为厌食、恶心、倦怠、烦躁不安、低热、呕吐、顽固性便秘，体重下降。重症可出现惊厥、血压升高、心律失常、烦渴、尿频、夜尿，甚至脱水、酸中毒；尿中出现蛋白质、红细胞、管型等改变，继而发生慢性肾衰竭。

(五)诊断

1. *病史* 维生素D过量的病史是关键。因早期症状无特异性，且与早期佝偻病的症状有重叠，如烦躁不安、多汗等，应仔细询问病史加以鉴别。

2. *实验室检查*

(1)血钙：早期可升高>3mmol/L，后期往往血钙下降至正常或略高。

(2)尿钙：强阳性(Sulkowitch反应)。

(3)尿常规：尿蛋白阳性，严重时可见红细胞、白细胞、管型。

(4)X线：长骨干骺端钙化带增宽(>1mm)，致密，骨干皮质增厚，骨质疏松或骨硬化；颅骨增厚，呈现环形密度增深带。

3. *其他* 重症时大脑、心、肾、大血管、皮肤有钙化灶。可出现氮质血症、脱水和电解质紊乱。肾B超示肾萎缩。

(六)治疗

1. 疑维生素D过量中毒即立即停服维生素D。

2. 限制钙的摄入，包括减少富含钙的食物摄入。

3. 减少肠钙的吸收，加速钙的排泄，口服氢氧化铝、依地酸二钠、泼尼松、降钙素。

4. 注意保持水及电解质的平衡。

（李廷玉）

第五节 小儿肥胖症

近年来，随着经济的发展，肥胖已在全球呈流行态势，低龄化趋势也日益明显。欧美发达国家中，肥胖症的发病率高达40%左右。我国儿童肥胖率呈持续上升趋势。儿童期肥胖不但影响生长发育，还与成年期代谢综合征密切相关，它既是代谢综合征的表现之一，又在代谢综合征形成中起重要作用。因此儿童单纯性肥胖极大危害儿童身心的健康成长，已经成为儿童保健领域最需重视的问题之一。

(一)概念

肥胖是机体能量摄入超过消耗，多余的能量以脂肪的形式储存于组织，造成体内脂肪过多堆积、体重超常的疾病。单纯性肥胖是指排除某些先天遗传性疾病、代谢性疾病及神经内分泌疾病等病理因素而单纯由生活行为、环境因素所造成的肥胖。儿童肥胖症 95%属于单纯性肥胖。

(二)分类

1. *按照病理改变分类* 分为增生性肥胖和肥大性肥胖。增生性肥胖不仅脂肪细胞体积变大，而且数目也有所增多；肥大性肥胖则仅有脂肪细胞体积变大，而数目变化不大。

2. *按照发病年龄分类* 分为幼年起病型肥胖、青春期起病型肥胖和成年起病型肥胖。幼年起病型肥胖都是增生性肥胖，患儿脂肪细胞的数量一生都难以减少；青春期起病的青少年多为增生肥大性肥胖，他们的脂肪细胞数量多，体积又大；成年起病型肥胖则以肥大性肥胖为主，也有一少部分是增生性肥胖。

3. *按照脂肪在身体不同部位的分布分类* 分为腹部型肥胖和臀部型肥胖。腹部型肥胖又称向心性肥胖、男性型肥胖、内脏型肥胖、苹果形肥胖，这种类型肥胖脂肪主要沉积在腹部皮下以及腹腔内，四肢则相对较细；臀部型肥胖又称非向心性肥胖、女性型肥胖或梨形肥胖，脂肪主要沉积在臀部以及腿部。腹部型肥胖并发代谢综合征的危险要比臀部型肥胖大得多。

(三)流行病学

美国是儿童青少年肥胖流行最严重的国家，其流行病学调查资料也最全面。许多国家在分析本国的肥胖流行现状和发展动向时都以美国的资料为参照。

美国儿童青少年肥胖 1963—1970 年开始流行，当时 6～11 岁肥胖率男生为 4.0%，女生为 4.5%，12～19 岁肥胖率男生为 4.5%，女生为 4.7%。之后肥胖开始加速蔓延，1975 年美国儿童肥胖迅猛增长，6～11 岁肥胖率男性 6.6%，女性 6.4%，12～19 岁肥胖率男性为 4.8%，女性为 5.3%，1988—1994 年是美国儿童青少年肥胖第 2 增长高峰期，多数年龄段肥胖率增长约 1 倍，该阶段特点是肥胖增速超过超重，超重与肥胖之比从 2∶1 逐步变为 1∶1，而且越是社会经济低下的家庭儿童青少年肥胖检出率越高，至此儿童青少年肥胖被意识到已成为美国重要的社会和公共卫生问题。之后，肥胖率继续上升，2003 年底美国 6～19 岁学龄儿童青少年的“超重+肥胖检出率”，白种人接近 35%，黑人接近 40%，拉丁裔(尤其女青少年)甚至接近 45%。

我国对儿童单纯性肥胖流行病学的调查始于 20 世纪 80 年代中后期。根据 1996 年的报道，我国 0～7 岁儿童肥胖和超重的检出率分别为 2.0%和 4.2%，6～12 岁学龄儿童单纯性肥胖症患病率为 6.8%～14.05%，其中男性儿童为 9.1%～15.7%，女性儿童为 4.2%～12.3%，较 0～7 岁幼儿的患病率有明显上升。

(四)病因

1. *遗传因素* 大多认定为“多因子遗传”，父母的体质遗传给子女时，并不是由一个遗传因子，而是由多数的遗传因子来决定子女的体质，所以称为多因子遗传。父母中有一人肥胖，则子女有 40%肥胖的概率，如果父母双方皆肥胖，子女可能肥胖的概率升高至 70%～80%，父母皆瘦，子女发生肥胖的概率约为 14%。

2. *饮食因素* 摄入过度是肥胖的物质基础。摄入过度使过剩的能量转化为脂肪储存体内造成肥胖。另外，不良的饮食习惯，如偏爱荤食、油腻、甜食等可导致肥胖。

3. *社会环境的因素* 社会、家庭的文化、经济和生活习惯都会影响肥胖的发生。如摄入过多糖类容易引起肥胖。

4. *与运动有关的因素* 运动有助消耗脂肪，在日常生活之中，随着交通工具的发达，工作的机械化，家务量减轻等，使得人体消耗热量的机会更少，另一方面因为摄取的能量并未减少，而形成肥胖。

(五)临床表现

皮下脂肪多，分布相对比较均匀。面部脂肪堆积，形成双下颏，口、鼻相对变小，躯干脂肪以双乳、腹部、肩部堆积较多。乳房脂肪堆积易被误认为乳房发育，男童因为阴阜脂肪组织堆积，阴茎陷于阴阜易被误认为小阴茎(图 5-2)。重度肥胖者腹部、臀部和大腿皮肤常出现粉红或紫红色条纹。部分肥胖儿童皮肤会有棕色或褐色色素沉着，表皮增厚，以颈项部、腋下或肘部好发，称为“黑棘皮”(图 5-3)，伴黑棘皮的肥胖儿童约 1/3 伴有内分泌障碍。肥胖儿童体格发育常较同龄儿童快，身高多高于同龄儿童，骨龄正常或提前，但是青春期可能提前，身高可能偏矮。智力和性发育正常。

重度肥胖的儿童可能因肥胖行动不便，易被同伴取笑，出现自卑、孤独、胆怯等心理障碍。

(六)判断方法和判断标准

1. *身高体重法* 即体重超过同性别同年龄的身高一体重标准的百分数，计算方法为(实测体重一标准体重)/标准体重(100%)。中华医学会儿科

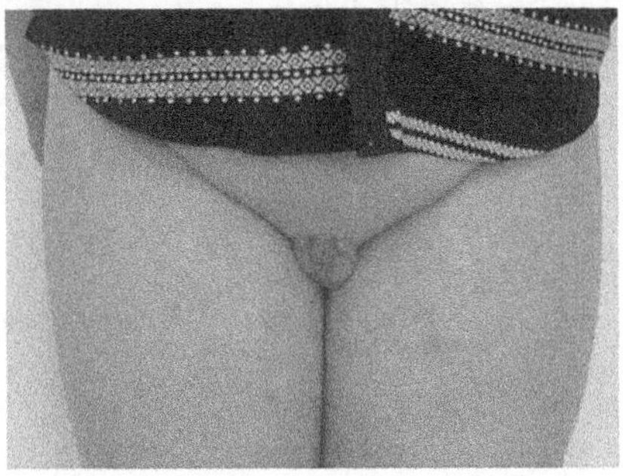

图 5-2　肥胖伴隐匿性阴茎(11岁,男,单纯性肥胖)

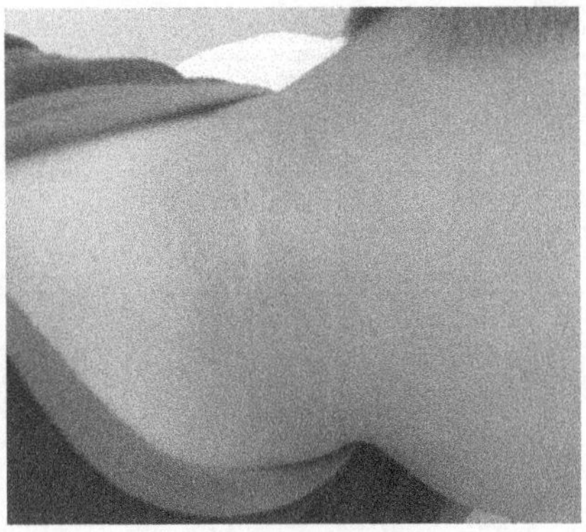

图 5-3　胰岛素抵抗伴颈部黑棘皮征(12岁,男,单纯性肥胖)

学分会儿童保健学组1999年制定的“儿童单纯肥胖症防治常规”中将身高和体重超过参考人群同年龄同性别10%～19%为超重,20%～39%为轻度肥胖,40%～49%中度肥胖,>50%为重度肥胖。此参照人群为世界卫生组织推荐的美国国家卫生统计中心-美国疾病控制中心制定的身高和体重标准。

2. *体重指数(body mass index, BMI)法*　BMI=体重(kg)/身高(m)^2。近年来,为使儿童超重和肥胖的评价指标和标准与成人有一定连续性,尤其是便于国际间比较,WHO及较多研究人员推荐使用BMI作为儿童肥胖的评价指标,但是因为儿童BMI随着年龄的增长而增加,BMI诊断切点尚不能统一。

中国肥胖问题工作组(working group on obesity of china,WGOC)2003年选择“2000年全国学生体质健康调研”资料作为参考人群,制定了“中国学龄儿童超重、肥胖BMI筛查分类”参考标准。WGOC的标准中18岁BMI超重和肥胖界值点分别定在24 kg/m^{2}和28 kg/m^2。

WHO根据美国国立卫生统计中心(National Center for Health Statistics,NCHS)的生长指标参考值,建立了NCHS/WHO标准,推荐10岁以下儿童使用身高和体重(weight for height,WFH)评价肥胖,10～24岁青少年采用BMI评价肥胖。其18岁BMI超重肥胖标准分别为25 kg/m^{2}和30 kg/m^2。

国际肥胖问题工作组织(International Obesity Taskforce,IOTF)根据来自英国、巴西、荷兰、中国香港、新加坡和美国的资料,确定了2～18岁儿童青少年BMI标准,其18岁超重肥胖标准也分别为25 kg/m^{2}和30 kg/m^2。

超重和肥胖BMI标准见表5-1、表5-2、表5-3。

(七)诊断及鉴别诊断

诊断儿童单纯肥胖症必须首先排除众多病理因素导致的肥胖。继发性肥胖可由遗传和神经内分泌因素引起,鉴别诊断如下。

1. *皮质醇增多症*　又称库欣综合征(Cushing's syndrome),分促肾上腺皮质激素(adrenocorticotropic hormone,ACTH)依赖性和非依赖性两大类。前者如下丘脑/垂体或垂体外的肿瘤组织分泌过量的ACTH或促肾上腺皮质激素释放激素(corticotropin releasing hormone,CRH),导致肾上腺皮质增生并分泌过多皮质醇;后者由肾上腺皮质肿瘤或增生、分泌过量皮质醇引起。临床表现为向心性肥胖,常伴高血压、皮肤紫纹。女孩可能会因肾上腺皮质产生过多雄激素(如某些分泌雄激素的肾上腺皮质肿瘤)出现多毛、痤疮和不同程度男性化体征。体检注意腹部有无包块(如肾上腺皮质肿瘤),皮肤有无色素加深(如垂体分泌ACTH增多,ACTH含促黑素细胞活性的肽段),有无视野缺损(垂体肿瘤压迫视交叉)。如患者肥胖伴多毛、痤疮等体征应高度怀疑此病。实验室检查血皮质醇水平升高,昼夜节律消失,或虽有变化但基础值较高支持此皮质醇增多症,或者测定24h尿皮质醇含量,这是诊断皮质醇增多症最直接和可靠的指标,腹部和垂体CT和MRI可帮助诊断。

2. *肥胖生殖无能综合征*(frohlich syndrome)　幼儿及学龄期男孩多见,多数由脑炎、脑外伤或下丘脑肿瘤(如颅咽管瘤)引起。临床以肥胖伴性发育障碍为主要表现,可能伴颅内高压表现、尿崩症。肥胖常在短期内迅速出现,脂肪分布以乳房、下腹部和阴阜明显,面部和四肢相对较瘦,第二性

表 5-1　7～18 岁儿童青少年超重和肥胖的 WHO/NCHS 标准(BMI 值)

年龄(岁)	超重		肥胖	
	男	女	男	女
7～	17.37	17.17	19.18	18.93
8～	18.11	18.18	20.33	20.36
9～	18.810	19.19	21.47	21.78
10～	19.60	20.19	22.60	23.20
11～	20.35	21.18	23.73	24.59
12～	21.12	22.17	24.89	25.95
13～	21.93	23.08	25.93	27.07
14～	22.77	23.88	26.93	27.97
15～	23.63	24.29	27.76	28.51
16～	24.45	24.74	28.53	29.10
17～	25.28	25.23	29.32	29.72
18～	25.92	25.56	30.02	30.22

表 5-2　2～18 岁儿童青少年超重和肥胖的国际 BMI 切点(IOTF)

年龄(岁)	超重		肥胖	
	男	女	男	女
2	18.41	18.02	20.09	19.81
2.5	18.13	17.76	19.80	19.55
3	17.89	17.56	19.57	19.36
3.5	17.69	17.40	19.39	19.23
4	17.55	17.28	19.29	19.15
4.5	17.47	17.19	19.26	19.12
5	17.42	17.15	19.30	19.17
5.5	17.45	17.20	19.47	19.34
6	17.55	17.34	19.78	19.65
6.5	17.71	17.53	20.23	20.08
7	17.92	17.75	20.63	20.51
7.5	18.16	18.03	21.09	21.01
8	18.44	18.35	21.60	21.57
8.5	18.76	18.69	22.17	22.18
9	19.10	19.07	22.77	22.81
9.5	19.46	19.45	23.39	23.46
10	19.84	19.86	24.00	24.11
10.5	20.20	20.29	24.57	24.77
11	20.55	20.74	25.10	25.42
11.5	20.89	21.20	25.58	26.05
12	21.22	21.68	26.02	26.67
12.5	21.56	22.14	26.43	27.24
13	21.91	22.58	26.84	27.76
13.5	22.27	22.98	27.25	28.20
14	22.62	23.34	27.63	28.57
14.5	22.96	23.66	27.98	28.87
15	23.29	23.94	28.30	29.11
15.5	23.60	24.17	28.60	29.29
16	23.90	24.37	28.88	29.43
16.5	24.19	24.54	29.14	29.56
17	24.46	24.70	29.41	29.69
17.5	24.73	24.85	29.70	29.84
18	25	25	30	30

表 5-3　中国学龄儿童青少年超重、肥胖筛查 MBI 标准(WGOC)

年龄(岁)	超重		肥胖	
	男	女	男	女
7～	17.4	17.2	19.2	18.9
8～	18.1	18.1	20.3	19.9
9～	18.9	19.0	21.4	21.0
10～	19.6	20.0	22.5	22.1
11～	20.3	21.1	23.6	23.3
12～	21.0	21.9	24.7	24.5
13～	21.9	22.6	25.7	25.6
14～	22.6	23.0	26.4	26.3
15～	23.1	23.4	26.9	26.9
16～	23.5	23.7	27.4	27.4
17～	23.8	23.8	27.8	27.7
18～	24.0	24.0	28.0	28.0

征推迟或不发育，睾丸小或不下降，身高增长迟缓，骨龄延迟。男孩患者，出现肥胖伴性发育障碍者尤其有颅内高压者高度怀疑此病。实验室检查促性腺激素黄体生成素(LH)和卵泡刺激素(FSH)和性激素(睾酮)水平降低支持此病，头颅 CT 和 MRI 有助于诊断。

3. *劳-伦斯-比德尔综合征*(Laurence-Moon-Biedl syndrome)　又称性幼稚色素性视网膜炎多指畸形综合征，为罕见的先天性家族性疾病，常染色体隐性遗传病，可能为下丘脑功能先天缺陷所致。临床特征为肥胖、智能低下、性器官发育不全、视网膜色素变性、多指(趾)或并指(趾)畸形，还可伴有其他先天性异常。实验室检查血浆 LH、FSH 和性激素水平下降支持诊断，少数病人有糖尿病、胰岛素抵抗和肾小球功能受损。

4. *多囊卵巢综合征*(Stein-Leventhal's syndrome)　女性常见的内分泌紊乱性疾病，因为下丘脑-垂体-卵巢轴功能紊乱，初潮后月经量少甚至闭经，无排卵，长大的卵泡在卵巢皮质内形成多发性囊肿。临床主要表现为月经少甚至闭经、不孕、多毛、肥胖以及一系列内分泌激素改变如高雄激素、LH 与 FSH 比值升高、胰岛素抵抗、高胰岛素血症等。多囊卵巢综合征临床及内分泌特征、病理生理变化以及卵巢形态学改变均呈多样性，存在极大的种族差异，就个体而言也会因时而异。女孩肥胖伴月经紊乱应怀疑此病，盆腔 B 超卵巢内出现直径 2～9 mm 的卵泡，数量多于 12 个和(或)卵巢容积增大＞10ml 支持诊断。

5. *普威综合征*(Prader-Willi syndrome)　是一种涉及基因组印迹(genomic imprinting)的显性遗传性疾病，是一个复杂的多系统异常的疾病。临床主要特征为新生儿期和婴儿期严重肌张力低下及喂养困难；儿童期食欲过盛而明显肥胖、不同程度的智能障碍、行为异常；常伴身材矮小、手足异常(手足小)、特殊外貌(如颅盖高、眼小)及性腺发育落后。对临床肥胖患者有这种病情进展特征者高度怀疑此综合征，可以应用甲基化特异性 PCR(MSPCR)及荧光原位杂交(FISH)技术进行基因分析。

(八)治疗

儿童肥胖的治疗不同于成人肥胖，任何治疗措施首先都不应妨碍儿童正常的生长发育，因此成人期可以使用的手术去脂、药物减肥、饥饿疗法、禁食等，在儿童时期是不宜使用的。目前国内外公认儿童肥胖的治疗方法是包括行为矫正、饮食调整和运动的综合治疗方案。总的说来，低能量饮食结合运动疗法和行为矫正是有效的。

1. *饮食调整*　饮食治疗的原则是在保证儿童生长发育所需营养的前提下，控制每天的热量摄入，采用低热量、低脂肪、低糖、高蛋白的饮食，提供适量的维生素和微量元素。开始控制饮食时，不能使儿童体重急剧下降，而应以体重不增加为目标，再根据体重情况逐渐减少热量摄入。

热量控制一般原则为：5 岁以下 2 510～3 347kJ/d，5～10 岁 3 347～4 184kJ/d，10～14 岁 4 184～5 020kcal/d，三大营养物质的比例大约为糖类∶蛋白质∶脂肪＝45∶35∶20。

2. *运动疗法*　运动可消耗热量，使脂肪细胞释放游离脂肪酸，脂肪细胞体积变小，还能消耗多余的糖类，使其不转变为脂肪，同时也能增强肌肉，使身体强壮。目前运动疗法主要包括有氧运动、力量训练、日常活动的增加和减少静坐行为。

3. *心理行为治疗* Epstein的研究认为行为干预是肥胖症治疗成功的关键。行为调整包括很多方面，尤其是饮食行为和生活行为的调整极为重要。进食定时定量，餐具采用浅碗和小盘子，进食速度要慢些，进食完毕后应立即端走剩余的饭菜，以免继续进食。生活方式的调整则要改变孩子不喜欢活动的习惯。

4. *药物治疗* 目前成年人减肥药物种类繁多，有一些药物正在进行对儿童和青少年肥胖的有效性测试。有研究表明，对肥胖伴高胰岛素血症的儿童可以使用二甲双胍，目的在于改善胰岛素敏感性，增加葡萄糖氧化，减少肝糖输出，从而起到减肥的作用。（毛　萌　余　涛）

第六节　维生素A缺乏症

维生素A缺乏症是因体内缺乏维生素A(即视黄醇)所致的全身性疾病。首先因免疫功能下降而易患各种感染，其主要临床表现为皮肤黏膜改变以及因暗适应力降低而患夜盲症，可有毛囊角化，结膜、角膜干燥即干眼症，严重者角膜软化并可致盲。为第三世界儿童多发病及致盲最常见的原因。目前我国严重病例虽已少见，但亚临床及轻症病例仍常见，尤以边远农村地区为多。

(一)维生素A的代谢

维生素A包括视黄醇、视黄醛、视黄酸及视黄酯等存在动物性食物中，如肝、鱼肝油、蛋黄、奶油、母乳、牛奶中含量较多。全反式视黄醇(维生素A_1)是维生素A类物质最基本的形式，存在于高等动物与海鱼；3,4-双脱氢视黄醇(维生素A_2)主要存在于淡水鱼中。棕榈酸视黄酯是视黄醇的主要储存形式；视黄醛作用于视觉；视黄酸作用于细胞增生与分化。维生素A原类胡萝卜素为类胡萝卜素中有β-胡萝卜素活性的衍生物，以β-胡萝卜素为代表，主要存在于植物性食物中，以深绿色及橙黄色蔬菜与水果中含量较多，在人体内能转换为视黄醇，转化率为(12～20)∶1。

维生素A和β-胡萝卜素皆为脂溶性，耐热及一般烹调。经人体摄入后，与其他脂类聚合，在小肠经胆汁和胰脂酶的作用，通过小肠黏膜上皮细胞被吸收。在肠黏膜酯化成棕榈酸视黄酯后与乳糜微粒结合通过淋巴系统入血后转运并储存于肝。需要时再水解成视黄醇，与视黄醇结合蛋白和前清蛋白结合，转运至全身，此转运需要锌的帮助。β-胡萝卜素则储于所有脂肪组织，肝储量较少。1视黄醇当量(RE)=1μg视黄醇=3.33U维生素A。

(二)生理功能和病理改变

1.维持暗光下的视功能。视网膜上对暗光敏感的杆状细胞含有11-顺式视黄醛与视蛋白结合而成的弱感光物质视紫红质，为暗视觉的必需物质。经光照漂白后，11-顺式视黄醛又返回为全反式视黄醛并与视蛋白分离。此过程产生电能刺激视神经形成视觉。全反式视黄醛经还原为全反式视黄醇，再经酶的作用重新转化为11-顺式视黄醛，可在暗光下与视蛋白结合再次形成视紫红质。在此过程中，除了消耗能量和酶外，还有部分视黄醛变成视黄醇被排泄，所以必须不断地补充维生素A。

2. 保持细胞膜的稳定性，使皮肤和黏膜等上皮组织维持正常。维生素A缺乏的初期病理改变是上皮组织的干燥，继而使正常的柱状上皮细胞转变为角状的复层扁平上皮，使上皮组织角化过度及腺体分泌减少。最早受影响的是眼睛的结膜和角膜，表现为Bitot's spots或角膜软化甚至穿孔，以及泪腺分泌减少。皮肤改变则为毛囊角化，皮脂腺、汗腺萎缩。

3. 促进细胞的增生、分化，骨骼代谢和机体的生长发育。

4. 维持和促进人体的免疫功能。视黄酸受体对基因的调控作用可以促进机体的免疫功能。维生素A缺乏时，免疫细胞内视黄酸受体的表达相应下降，影响机体的免疫功能。

5. 维持生殖功能。维生素A对精子的生成、胚胎与胎盘发育都是必需的。

6. 改善铁营养状况。可改善铁的吸收，促进储存铁的转运，增进造血功能。β-胡萝卜素也可促进铁的吸收。

7. 维生素A原类胡萝卜素有清除氧自由基的抗氧化作用。

8.β-胡萝卜素对红细胞生成性卟啉病可减轻其光敏性。

(三)病因

1. 摄入不足　主要是因为动物性食物摄入过少。新生儿更易发生维生素A缺乏，维生素A和胡萝卜素都很难通过胎盘进入胎儿体内，因此新生儿肝中含维生素A很少，同时新生儿的血浆视黄醇结合蛋白只有成年人的一半左右，以致血浆中维生素A含量相对较少。

2. 吸收不良　如慢性痢疾、慢性肝炎、肠炎等慢性胃肠道疾病。或膳食脂肪过低影响维生素A及β-胡萝卜素的吸收。

3. 消耗过多　如慢性感染性疾病、泌尿道疾病、癌症等。

4. 蛋白质及锌缺乏　携带维生素A的蛋白质-视黄醇结合蛋白和前清蛋白缺乏及转运障碍，以致血浆维生素A降低。

5. 维生素A原转换障碍　肝病、糖尿病、甲状腺功能低下、先天性维生素A原转化酶缺乏等病皆可使维生素A原转换为维生素A的机制发生障碍。

(四)临床表现

维生素A缺乏早期可表现为反复的急性呼吸道感染、消化道感染及缺铁样贫血等非特异性症状，即“亚临床状态维生素A缺乏”。测血相对剂量反应试验可证明肝脏储存维生素A减少，血浆(清)维生素A处于正常低值或略低于正常。继续发展则表现如下。

1. 眼部症状　进展缓慢，首先是暗适应迟缓，随后暗光下视力减退，逐渐发展成夜盲症；其后，出现干眼症的表现，球结膜及角膜干燥，失去光泽，眼泪减少，眼干，眨眼及畏光。眼部检查可见结膜近角膜边缘处干燥起皱褶，角化上皮堆积形成泡沫状白斑，称比托斑(Bitot’s spots)。继以角膜的起皱及模糊即角膜软化，严重者角膜穿孔、虹膜脱出而致盲。这些表现多见于小年龄儿童罹患消耗性感染性疾病如麻疹、疟疾等之后，多数为双侧同时发病。

2. 皮肤症状　皮肤干燥，毛发干枯、脱发，口角炎，指甲多纹、失去光泽、易折裂，毛囊角化，尤以肩、臀、四肢伸侧皮肤多见，呈鸡皮疙瘩样的毛囊丘疹。会阴上皮也可角化。年长儿多见皮肤症状，眼部症状较少。

3. 免疫功能降低　维生素A缺乏使上皮细胞角化增生，影响了黏膜上皮的完整性和致密度，增加了感染的可能性。呼吸系统易患上感、支气管炎、肺炎；消化系统易发生腹泻；泌尿系统可致脓尿及血尿。临床资料证明反复感染儿童血清维生素A含量明显低于健康儿童，及时补充维生素A可减少感染发生，反之，增加其严重度及病死率。

4. 其他表现　常合并迁延性腹泻及营养不良，体格生长及智力发育落后，贫血，有或无肝脾大。动物实验维生素A缺乏可致不孕、流产、胎儿畸形与死亡。

(五)诊断

结合喂养史、病史、症状与体征不难诊断。对维生素A及β-胡萝卜素入量不足，并有各种消化道疾病或慢性消耗性疾病史，急性传染病史等应高度警惕维生素A缺乏病。实验室及临床检查有助于诊断早期可疑病例及亚临床维生素A缺乏。

1. 相对剂量反应试验(relative-dose-response test，RDR test)　可测知肝维生素A储备。晨起空腹测血清维生素A浓度(A_0)，口服维生素A 450μg，早餐低维生素A饮食，5h后午餐前再取血测血清维生素A浓度(A_5)，按公式 $RDR=(A_5-A_0)/A_5\times100$ 计算，如RDR值大于20%为阳性，表示体内维生素A储存缺乏。为减少采血次数，设计了改良相对剂量反应试验，用维生素A_2代替视黄醇。因通常维生素A_2不存在于人血中，也可与RBP结合，空腹可不采血，于服药后5h采血1次即可。

2. 血浆视黄醇浓度　为评价维生素A营养状况常用指标。血清维生素A 0.7～2.56μmol/L为正常水平；血清维生素A 0.7～1.05μmol/L为可疑亚临床维生素A缺乏(边缘型维生素A缺乏)；血清维生素A<0.7μmol/L分为临床型和亚临床维生素A缺乏，临床型维生素A缺乏：血清维生素A≤0.35μmol/L，伴眼部和皮肤的临床表现，而亚临床维生素A缺乏：血清维生素A为0.35～0.70μmol/L不伴典型临床表现。但血浆视黄醇浓度仅在肝维生素A近于耗竭时才明显下降，短期大量摄入维生素A时明显上升，并受蛋白质及锌缺乏、妊娠、肝肾疾病等的影响，不能反映肝脏储存情况。

3. 血浆视黄醇结合蛋白(RBP)浓度　能比较敏感地反映体内维生素A的营养状态，正常血浆RBP浓度为23.1mg/L，低于此值有维生素A缺乏可能。感染、蛋白质能量营养不良、寄生虫病时RBP亦可降低。

4. 视觉功能检查　暗适应测定常用于亚临床

维生素A缺乏,但不适用于婴幼儿,且不能排除其他营养因素和生理因素的影响。锌与蛋白质缺乏暗适应时间也可延长。

5. *眼结合膜印迹细胞学方法* 用于检查学龄前儿童和中小学维生素A的营养状况,较简便适用。经采样、固定、染色,显微镜下区分细胞种类、大小、形态,以判定维生素A营养状况,结果与血清维生素A浓度呈正相关。

6. *尿液脱落细胞检查* 加1%甲紫于新鲜中段尿中,摇匀计数尿中上皮细胞,如无泌尿道感染,超过3个/mm^2为异常,有助于维生素A缺乏诊断,找到角化上皮细胞具有诊断意义。

(六)预防

小儿、孕妇与乳母每日膳食中的维生素A量应达到膳食营养素参考摄入量(dietary reference intakes,DRIs)的要求:婴幼儿400μg视黄醇当量(RE),>5岁750μg RE,少年和成人800μg RE,孕妇1 000μg RE,乳母1200μg RE(1U维生素A=0.3μg RE=6μg β-胡萝卜素)。

1. *改善母亲维生素A营养状况* 高危地区6个月以下婴儿的母亲应在产后8周内补充20万U的维生素A以提高母乳中的维生素A浓度;或直接给婴儿补充维生素A。

2. *膳食补充* 婴儿应母乳喂养。婴幼儿、儿童、孕妇与乳母皆应每日适量食用富含维生素A与β-胡萝卜素的食物,如乳类、蛋类、动物内脏和深绿色与橙黄色蔬菜与水果等。动物肝脏不可每日食用,量不可多,以防维生素A中毒。

3. *维生素A补充* 未成熟儿吸收脂肪及维生素A的能力较差,生后宜及早按参考摄入量喂哺维生素A。对维生素A摄入不足及已查出维生素A亚临床缺乏的小儿,在医师指导下,除改善饮食及医治原有疾病外,每日服用维生素A 450~600μg。在维生素A缺乏的高发地区,可以采取每隔6个月给予一次口服维生素A的预防措施,大于1岁儿童每次66 000μg RE,6~12个月的婴儿每次33 000μgRE,小于6个月的小婴儿每次17 000μg RE,至血清维生素A保持正常,在此期间不再摄入其他维生素A制剂,以防维生素A过量或中毒。对患感染性疾病(如麻疹、疟疾和结核病等)、慢性消耗性疾病的患者应及早补充维生素A制剂。有慢性腹泻等维生素A吸收不良者可短期内肌注维生素A,数日后再改为口服,或采用水溶性维生素A制剂。

(七)治疗

1. *一般治疗* 改善饮食以增加膳食中维生素A及β-胡萝卜素的摄入。积极治疗原有营养缺乏病及其他慢性疾病如营养不良、迁延性腹泻、肝胆疾病等,以增进对维生素A及β-胡萝卜素的吸收。

2. *维生素A治疗* 婴幼儿轻症维生素A缺乏可每日服维生素A 3 000μg,如吸收正常,症状很快消失,血清维生素A水平达到正常。重症有角膜软化者,每日以维生素A15 000~25 000μg分3次口服,症状减轻后逐渐减少用量。一般眼部症状数日减轻,皮肤症状消退较慢,需1个月或更长。如有腹泻或肝脏疾病等影响吸收者,可肌内注射水剂维生素A,每日1次,剂量如上,症状减轻改口服。痊愈后改预防量。

3. *眼部治疗* 服用维生素A的同时,加强眼部的护理。用油剂维生素A滴眼以保护角膜与结膜,用抗生素眼药如红霉素或金霉素眼膏等控制感染,并可滴1%阿托品扩瞳,以防虹膜脱出及粘连。

(李廷玉)

第七节 维生素A中毒

人体摄入过量维生素A可引起一系列全身中毒症状称为维生素A中毒。

(一)临床表现

1. *急性型* 一次或短时间内连续数次摄入超大剂量的维生素A,如婴幼儿一次食入或注射维生素A 100 000μg可致急性中毒。临床表现在1至数日内突然发生,主要有颅压增高的症状如:恶心、呕吐、头痛、烦躁或嗜睡,前囟凸起、颅缝裂开、视盘水肿、复视、脑神经麻痹等。停用维生素A后,数日内迅速好转。此型较少见。

2. *慢性型* 较急性型多见。连续每日摄入(多为口服)过量维生素A数周或数月可致慢性中毒。如婴幼儿每日摄入维生素A 450μg/kg或以上,儿童日摄入3 600μg或以上,成人日摄入7 500μg或以上,长期可致慢性中毒,主要表现有:

(1)全身症状:厌食、体重不增或反降,可有低热、多汗、烦躁、易激惹等。

(2)皮肤黏膜:干燥、鳞片样脱屑、瘙痒、皮疹、手掌及足底脱皮、毛发干枯、脱发、口唇皲裂、牙龈红肿、鼻出血等。

(3)骨骼、肌肉：骨骼、肌肉疼痛，以四肢长骨为主，可有局部软组织及关节肿胀、压痛，但不红、不热，活动受限。幼儿骨骼生长过速，变脆，易折。如下肢股骨、胫骨受累，可有骨骺包埋，干骺早期愈合，致身材矮小及两侧肢体不等长畸形与跛行。颅骨如有颞、枕部肿痛，可有假性颅骨软化。

(4)神经系统：颅压高的症状如头痛、呕吐、眩晕、视觉模糊及脑神经受压等，较急性型少见。

(5)其他：严重病例可有肝、脾大，肝纤维化及肝硬化，门脉压增高，脾功能亢进致贫血及全血细胞降低，出血，肝功能衰竭可致死。

(二)诊断及鉴别诊断

1. 详细询问维生素A摄入史及每日膳食，以了解维生素A摄入过多的历史。

2. 骨X线检查：对诊断有重要价值。管状骨骨干周围骨膜下新骨形成是最主要的征象，常有软组织肿胀；骨质吸收，骨干变细，干骺端骨质稀疏；干骺相嵌，如包埋状。颅骨在婴儿时期常可见颅缝分离、增宽、囟门扩大，颅缝周围骨质硬化，密度明显增高。

3. 化验检查：血清维生素A浓度明显增高，可达正常数倍乃至20倍以上。血清碱性磷酸酶也常有增高。脑脊液压力可增高，化验多正常。

根据维生素A摄入史、症状与体征不难诊断，如有典型骨X线表现及血清维生素A浓度的增高，更可确诊。慢性维生素A中毒的早期临床表现不典型容易误诊，应注意同佝偻病、维生素C缺乏症等病鉴别。

(三)治疗及预后

诊断成立应立即停服含维生素A的制剂与富含维生素A的食物，如强化维生素A的食品与动物肝脏等。高颅压引起的反复呕吐以及因此发生的水电解质紊乱应给予对症治疗。临床症状短时间内迅速好转，血清维生素A维持较高水平可达数月，骨骼病变恢复则需数月至1年余，干骺包埋者可能后遗肢体畸形。个别病程长、病情严重者可留下身材矮小后遗症。

(四)预防

各年龄小儿、孕妇与乳母服维生素A制剂时，应计算每日饮食中维生素A总量不可超过“参考摄入量”。用大剂量维生素A防治疾病时，要在医生指导、观察下进行，不可超过最高安全量，即每日可耐受最高摄入量。食动物肝要适量，不可每日吃，以防维生素A摄入过多。β-胡萝卜素是维生素A的安全来源，一般不致成维生素A中毒，但摄入过多可产生β-胡萝卜素血症，血中β-胡萝卜素浓度增高，皮肤、掌心黄染，但眼巩膜及尿不黄染，无其他症状。曾见于连续大量进食胡萝卜、西红柿或柑橘的正常儿童，停止进食后，黄染迅速消退。

(李廷玉)

第八节 维生素缺乏

一、维生素B_1缺乏症(脚气病)

维生素B_1缺乏症(vitamin B_1 deficiency)是由于维生素B_1缺乏而引起的一组营养性疾病。维生素B_1(硫胺素)是一种水溶性维生素，最初是由于缺乏导致脚气病被发现的。1890年Ejikman发现给鸡食用精白米可引起类似人类脚气病的表现，1911年Dr. Casimir Fun使用米糠浓集物治愈了鸟的脚气病，1926年Jansen和Donath分离提纯了维生素B_1，1936年Williams和他的同事们人工合成了维生素B_1。维生素B_1在碱性环境中容易被破坏，能够短时间耐受100℃，所以煮沸时并不会被完全破坏。维生素B_1广泛存在于谷类、豆类、坚果、酵母、猪肉、肝脏中，谷类中的维生素B_1 80%存在于外皮和胚芽中，过度碾磨可使之大量丢失。

(一)病理生理

维生素B_1在体内为重要生物催化剂，以辅酶形式参与多种酶系统活动，尤其在糖类氧化产能过程中起重要作用。

维生素B_1在小肠内吸收，在肝、肾等组织中经磷酸化作用转为焦磷酸硫胺素(thiamine pyrophosphate，TPP)，即辅羧酶，参与糖代谢过程中α-酮酸的氧化脱羧反应，使丙酮酸和乳酸进一步分解为水和二氧化碳，产生能量并促进肝内糖原合成。

维生素B_1缺乏，主要引起糖代谢障碍，能量生成不足，导致血中丙酮酸和乳酸堆积，使主要由葡萄糖供能的神经、心脏、脑组织结构和功能发生改变，出现相应的症状和体征，血中丙酮酸和乳酸浓度增高，可引起周围小动脉扩张，舒张压下降，脉压增大，静脉回流量增多，加重心脏负担。

维生素 B_1 尚可抑制胆碱酯酶对乙酰胆碱的水解作用，故维生素 B_1 缺乏时，乙酰胆碱水解加速，使神经传导障碍，胃肠蠕动减慢，消化液分泌减少等消化系统症状。

（二）病因

1. *摄入不足* 膳食中维生素 B_1 含量不足为常见原因。人乳维生素 B_1 含量明显较牛乳低，但足够供给生长需要。当乳母膳食中缺乏维生素 B_1，且单纯母乳喂养未加辅食，婴儿即可患病；长期食用精制米面，洗米、煮饭、煮菜过程中维生素 B_1 丧失、破坏，某些鱼类、贝类含有破坏维生素 B_1 的酶，长期喜食生鱼、贝类者易患本病。

2. *吸收障碍* 慢性消化紊乱、长期腹泻等引起吸收障碍，导致缺乏。

3. *需要量增加* 小儿生长发育迅速，需要量相对较多；长期发热、感染、手术后、甲状腺功能亢进等，因代谢旺盛、消耗增加，对维生素 B_1 需要量亦增加，若不及时补充，易引起缺乏。

（三）临床表现

婴儿多为急性发病，以神经系统为主者称脑型脚气病；出现心功能不全者称心型（冲心型）脚气病；以水肿症状显著者称水肿型脚气病。亦可数型症状同时出现。

年长儿则以水肿和多发性周围神经炎为主要表现。

1. *消化系统症状* 以3～6个月婴儿最多见，多为母乳中维生素 B_1 不足所致。常有厌食、呕吐、腹胀、腹泻或便秘、体重减轻等。

2. *神经系统症状* 婴儿可表现为神经麻痹和中枢神经系统症状。早期有烦躁、夜啼、因喉返神经麻痹所致声音嘶哑甚至失音为本病的特征。继而神志淡漠、喂食呛咳、吸乳无力、眼睑下垂、全身软弱无力、深浅反射减弱、甚至消失，嗜睡、严重者惊厥、昏迷，可引起死亡。

年长儿以多发性周围神经炎为主，先有双下肢对称性感觉异常、腓肠肌触痛、进而感觉减退，以至消失，病情进展可出现上行性弛缓性瘫痪。

3. *心血管系统症状* 婴幼儿常突发心力衰竭，多见于哺乳后或睡觉将醒时突然发生。表现为气促、烦躁、尖叫、呛咳、出冷汗、发绀、心率速，出现奔马律、心音低钝、心脏扩大、双肺布满湿啰音、肝大、重症迅速死亡。心电图呈低电压、ST段压低、T波低平、倒置等改变。

4. *水肿与浆液渗出* 年长儿可于早期出现下肢踝部水肿，甚至延及全身或伴发心包、胸腔、腹腔积液。

（四）诊断与鉴别诊断

因临床表现复杂、多样化，且婴儿常突发重症，故必须尽早确诊及时抢救。根据喂养史、乳母膳食史、临床表现，以及结合流行病史，可做出诊断。

疑有本病者，应立即给予维生素 B_1 试验性治疗。本病在治疗后迅速好转，可作为确诊的有力依据。

测定血中维生素 B_1 浓度可明确诊断，但由于测定技术复杂，临床不易推广。

亦可采用维生素 B_1 负荷试验，若尿中维生素 B_1 排出量减少，可协助诊断。

此外，检测全血丙酮酸和乳酸含量明显增高、红细胞转酮酶活性降低，均有助于诊断。

诊断上应注意与有类似症状的疾病相鉴别，如有呛咳、气急时与吸入性肺炎；初发症状有呕吐时与肥厚性幽门狭窄；脑型脚气病与中枢神经系统感染如脑炎、脑膜炎等；心脏型脚气病与引起急性心力衰竭的各种疾病如心内膜弹性纤维增生症、先天性心脏病等；周围性神经炎与多发性神经根炎、脊髓灰质炎等疾病相鉴别。

若临床上符合维生素 B_1 缺乏症，经维生素 B_1 治疗后好转，但停药后复发，应考虑遗传性丙酮酸羧化酶缺陷所致的维生素 B_1 依赖症。

（五）预防

孕、乳母饮食应多样化，不宜以精米、精面为主食。改进烹调方法，减少维生素 B_1 损失。人工喂养儿应按时添加辅食。患感染或消化紊乱疾病时应补充维生素 B_1。小儿每日维生素 B_1 需要量为0.5～1.5mg，乳母为3～4mg。

（六）治疗

应同时给患儿及乳母维生素 B_1 治疗。轻症每日小儿15～30mg，乳母60mg，分3次口服。重症或消化道功能紊乱者应肌内注射或静脉注射维生素 B_1，每日50～100mg。应避免用葡萄糖液稀释，以免血中丙酮酸及乳酸含量增高，加重病情。一般治疗后2～3d症状明显好转或消失，仍需继续口服维生素 B_1，每日5～10mg，疗程1个月。

因血中丙酮酸、乳酸增加，故纠正酸中毒也很重要。

本病常伴有其他B族维生素缺乏，应同时予以适当补充。由于肾上腺皮质激素能对抗维生素 B_1 作用，过量叶酸及烟酸能影响维生素 B_1 磷酸化作用，故在治疗时应予注意。

二、维生素 B_2 缺乏症(核黄素缺乏症)

维生素 B_2 缺乏症(vitamin B_2 deficiency)又名核黄素缺乏症，是一种由于体内维生素 B_2 缺乏，以阴囊炎、唇炎、舌炎和口角炎为主要表现的临床综合征。维生素 B_2 又称核黄素，为耐热的水溶性 B 族维生素，在人体内是许多呼吸酶系统的组成部分。

(一)发病机制

人体内维生素 B_2 是许多酶系统的重要辅基的组成成分，黄素腺嘌呤二核苷酸及黄素单核苷酸均为维生素 B_2 形成的辅基，它们与各种酶蛋白结合形成各种黄素蛋白，具有促生长的特性，是人与微生物生长发育、组织修复过程中必需的，若机体缺乏维生素 B_2，细胞内的氧化、还原作用减少，物质和能量代谢紊乱将出现多种缺乏症状。

(二)病因

1. *摄入不足* 维生素 B_2 存在于奶类，肉，蛋，豆类，谷类，根茎与绿叶蔬菜中。儿童每日需求量为 0.4～1.8mg，运动量增强，能量消耗多时，需求量随之加大。如摄入动物性蛋白质与新鲜绿叶蔬菜不足，可致维生素 B_2 营养不足。维生素 B_2 对光敏感，在紫外线照射下可迅速导致不可逆的分解破坏。故瓶装牛奶等食品避光可保存维生素 B_2 的生物活性。光线疗法治疗高胆红素血症的新生婴儿时，可导致部分维生素 B_2 解体。此外，维生素 B_2 为水溶性维生素，可因洗淘过度或随菜汤流失。维生素 B_2 在碱性环境中易破坏，如烹调时为保持蔬菜的绿色添加碳酸氢钠，可破坏维生素 B_2 的生物活性。

2. *吸收障碍* 某些疾病如严重慢性腹泻，小肠病变大部手术切除者，可致维生素 B_2 吸收不良。此外，嗜酒者也因肠道吸收减少与生物利用度降低致维生素 B_2 不足。

3. *药物与金属影响* 某些影响精神的药物，与各种抗疟疾药物，许多金属及其他物质都可影响维生素 B_2 的生物活性。

4. *激素失调* 如甲状腺功能减退等。

5. *排泄增加* 当负氮平衡时，包括糖尿病，停用胰岛素后，或者在用某些药后，如硼酸，或长期服用维生素 B_1 制剂，也可出现维生素 B_2 排泄增加的现象。在高热，禁食等情况下，也可使排泄量反应性升高。

(三)临床表现

维生素 B_2 缺乏症的临床症状多为非特异性，但维生素 B_2 缺乏所致的症状常有群体患病的特点。

轻微的维生素 B_2 缺乏可无任何临床症状，维生素 B_2 缺乏达一定程度后可出现一系列临床症状。

1. *阴囊症状* 阴囊瘙痒为初发的自觉症状，夜间尤为剧烈，重者影响睡眠。阴囊皮损大致分为 3 种类型。

(1)红斑型：表现为阴囊两侧对称分布的片状红斑，大小不等，直径一般在 2～3cm，红斑发亮，有黏着性灰白色鳞屑、痂皮、无皱纹、无浸润，略高出皮面，故与周围皮肤分界清楚。病程较长者红斑呈暗红色。同样病变可见于包皮末端，即在龟头处包皮上有棕黑色而富黏着性厚痂，边缘明显而整齐。红斑型改变约占阴囊皮炎患者的 2/3。

(2)湿疹型：其症状与一般湿疹无法区别。皮损的特点为干燥、脱屑、结痂并有浸润、肥厚、皱纹深。严重的有渗液、糜烂、裂隙或化脓。以手摸之，其硬度似橡皮，边缘为弥漫性或局限性。皮损范围有的仅占阴囊的 1/3，有的累及阴囊及会阴。

(3)丘疹型：皮损特点为散在或密集成群的绿豆至黄豆大的红色扁平丘疹，不对称地分布于阴囊两侧，上覆盖发亮磷屑。少数表现为苔藓样皮损。

2. *口腔症状* 包括唇干裂、口角炎、舌炎等。唇早期为红肿，纵裂纹加深，后则干燥、皱裂及色素沉着，主要见于下唇。有的唇内口腔黏膜有潜在性溃疡。口角有糜烂、裂隙和湿白斑，多为双侧对称，因有裂隙，张口则感疼痛，重者有出血。结痂和小脓疱也常发生。舌自觉疼痛，尤以进食酸、辣、热的食物为甚。重者全舌呈紫红色或红、紫相间的地图样改变。蕈状乳头充血肥大，先在舌尖部，后波及其他部位。丝状乳头充血者少见。重者伴有咽炎、喉炎，声嘶或吞咽困难。

3. *眼部症状* 有球结膜充血，角膜周围血管形成并侵入角膜。角、结膜相连处可发生水疱。严重维生素 B_2 缺乏时，角膜下部有溃疡，眼睑边缘糜烂及角膜浑浊等。自觉怕光、流泪、烧灼感。视物模糊并容易疲劳。

4. *脂溢性皮炎* 多见于皮脂分泌旺盛处，如鼻唇沟、下颌、两眉间、眼外眦及耳后，可见到脂性堆积物位于暗红色基底之上。

(四)诊断

维生素 B_2 缺乏往往是伴随其他维生素 B 族缺乏共同存在的，根据膳食缺乏病史、临床表现和实验室检验结果，诊断并不困难。

诊断性治疗，由于维生素 B_2 的临床症状缺乏特异性，故很难脱离实验而确诊为该病，但在一些缺乏实验条件的基层医疗单位，对疑有维生素 B_2 缺乏的个体或群体，可试用维生素 B_2 进行诊断性治疗，有效者可确诊。口服维生素 B_2 剂量为 15～30mg/d，阴囊皮炎症状一般可在 1～2 周缓解或消失，而口腔症状改善则需 2～4 周。

（五）实验室检查

血浆中游离维生素 B_2、黄素腺嘌呤二核苷酸和黄素单核苷酸都较恒定，测定无诊断价值。常以测定尿中维生素 B_2 排出量作为诊断依据。由于收集 24h 尿液比较困难，目前常采用尿维生素 B_2/肌酐测定和尿排泄负荷试验两种方法。此外，红细胞谷胱甘肽还原酶的活性系数测定因其灵敏、准确和简便的优点已广泛用于临床。

1. *尿维生素 B_2/肌酐测定* 收集任意尿样，用每克肌酐相对量表示尿中维生素 B_2 的排出量。结果＜27μg/g 肌酐者为缺乏，27～79μg/g 肌酐者为不足。

2. *尿排泄负荷试验* 口服维生素 B_2 5mg 后，收集 4h 尿液测定排出量。结果＜400μg/4h 尿者为缺乏，400～799μg/4h 尿者为不足。

3. *红细胞谷胱甘肽还原酶（EGR）的活性系数测定* EGR 是一个以 FDA 为辅基的黄素蛋白，维生素 B_2 缺乏时活性下降，如在体外把 FDA 加入含 EGR 的红细胞溶血液中，可使活性回升。回升后的活性与原有活性的比值即为 EGR 的活性系数 AC。AC 值＞1.20 者为缺乏。

（六）治疗

维生素 B_2 制剂是治疗该病的有效药物，儿童口服 5mg/次，每天 2 次，一般坚持服用至症状完全消失。经治疗后，阴囊瘙痒等自觉症状 3d 内便可减轻或消失，阴囊炎在 1～2 周大多数可痊愈。口腔症状所需时间较长，一般需 2～4 周，如与烟酸或复合维生素 B 合用则效果更好。个别不能口服用药的病例，可改肌内注射，5～10mg/d。阴囊炎局部治疗亦很重要。局部干燥者，可涂抹保护性软膏；有渗液、流黄水者，可用 1% 硼酸液湿敷。对久治不愈的阴囊炎应考虑是否合并真菌感染。

三、维生素 B_6 缺乏症

维生素 B_6 在自然界食物中分布很广，很少因其缺乏而致病，轻度缺乏时有发生，不过通常是和其他 B 族维生素缺乏同时存在。维生素 B_6 在体内以辅酶形式参与所有氨基酸代谢，以及糖原、肾上腺素、神经递质等的代谢。对免疫功能、神经系统亦有影响。

维生素 B_6 缺乏对儿童的影响较成人大，可表现为皮炎、抽搐、周围神经炎和贫血。皮肤损害包括唇舌炎，眼周、鼻和唇周皮脂溢出。婴儿可表现为生长发育迟缓，神经兴奋性增高，小婴儿可因抽搐频繁导致智力和感觉发育障碍。还可出现免疫力降低，易发生感染。

由于维生素 B_6 缺乏表现的口角炎，舌炎等与维生素 B_2 或烟酸缺乏者不易鉴别，又常与其他 B 族维生素缺乏同时存在，所以诊断有一定困难，可做一些实验室检查，如 24h 尿维生素 B_6 含量测定等，也可用维生素 B_6 试验治疗。平衡膳食可以预防缺乏。婴儿维生素 B_6 的预防剂量是每日摄入 0.3～0.5mg 的维生素 B_6，儿童是 0.5～1.5mg，成人是 1.5～2.0mg。由于维生素 B_6 缺乏所致的小婴儿抽搐，肌内注射维生素 B_6 100mg 几乎可使痉挛立即停止。对于长期用异烟肼治疗结核病者，要注意补充维生素 B_6。

四、烟酸缺乏症

烟酸在体内参与葡萄糖酵解、脂肪、氨基酸、蛋白质及嘌呤等代谢。烟酸的主要食物来源是肝、瘦肉、家禽、鱼、花生、豆类等，本病流行于以玉米为主食的国家或地区。患者在早期临床表现可不明显，往往有食欲减退、倦怠乏力、体重下降、腹痛不适、消化不良、容易兴奋、注意力不集中、失眠等非特异性症状。当病情进展时，临床主要表现为皮疹、消化系统及神经系统症状。皮炎为本病最典型症状，常在肢体暴露部位对称出现，皮损初起时颜色绯红发痒，甚似晒斑，但与周围皮肤有一清晰界线，边缘略高起，中心部病损较著；其后肤色迅速转变为红褐色，有明显水肿，可伴有疱疹及表皮破裂，形成渗出创面，易诱发继发性感染。消化系统表现以舌炎及腹泻最为显著。神经系统早期症状较轻，可有头晕、眼花、烦躁、焦虑、抑郁、健忘、失眠及感觉异常等表现。

烟酸缺乏主要依靠膳食史和临床表现做出诊断。饮食治疗是通过增加膳食中的肝、瘦肉、家禽、乳类、蛋类及豆制品类。严重病例可给予烟酸 150mg/d 或烟酰胺 30～75mg/d，分 3 次口服，2～4 周为 1 个疗程。对皮肤损伤部位，应加强护理，避免日光照射，注意口腔卫生，补充 B 族维生素。腹泻者止泻，给易消化的食物，有精神症状者对症治疗。

五、叶酸缺乏症

叶酸缺乏症是指由于叶酸摄入不足或吸收不良引起的以巨幼红细胞性贫血为特征的临床综合征。

营养不良、偏食、挑食或喂养不当、慢性腹泻的婴幼儿容易出现叶酸缺乏。某些抗惊厥药、抗肿瘤药物可影响叶酸的吸收和代谢。妊娠时尤其是最初 3 个月，叶酸需要量可增加 5～10 倍，此外，乳母、婴幼儿、感染、发热、甲状腺功能亢进、白血病、溶血性贫血恶性肿瘤和血液透析时叶酸需要量也增高，若不增加叶酸的摄入量则引起缺乏。

叶酸缺乏可引起巨幼细胞性贫血，白细胞和血小板减少以及消化道症状，如食欲减退、腹胀、腹泻及舌炎等，还可引起情感改变，但补充叶酸即可消失。

血清叶酸含量可反映近期膳食叶酸摄入情况。小于 3ng/ml 为缺乏。根据中国营养学会 2000 年出版的《中国居民膳食营养素参考摄入量》一书中提出的叶酸参考摄入量为：<6 个月 65μg/d；6～12 个月，80μg/d；1～3 岁，150μg/d；4～10 岁，200μg/d；11～13 岁，300μg/d；14 岁后为 400μg/d；乳母和孕妇为 500～600μg/d。治疗主要补充叶酸 5～10mg/d，口服，视病情确定治疗时间和剂量。同时口服维生素 C 有助叶酸的吸收。

（毛　萌）

第九节　坏　血　病

坏血病（scurvy）是由于长期缺乏维生素 C 所致的全身性疾病。维生素 C（Vitamin C）是一种水溶性维生素，人体不能合成维生素 C，必须从饮食中摄取。新鲜的水果、蔬菜、乳制品中都含维生素 C。食物中的维生素 C 在人体小肠上段吸收，吸收后即分布到体内所有的水溶性结构中。

（一）病理生理

胶原蛋白的合成需要维生素 C 参加，所以维生素 C 缺乏导致胶原蛋白合成障碍。血管壁的强度和维生素 C 有很大关系。微血管是所有血管中最细小的，其强度、弹性是由负责连接细胞具有胶泥作用的胶原蛋白所决定。当体内维生素 C 不足，微血管容易破裂，如在皮肤表面则产生淤血、紫斑；在体内发生则引起疼痛和关节胀痛。严重情况下在胃、肠道、鼻、肾及骨膜下均可有出血现象。维生素 C 是一种强有力的抗氧化剂，能防止自由基对人体的伤害。维生素 C 缺乏可降低中性粒细胞的趋化性和变形能力，致杀菌能力减弱。维生素 C 可使难以吸收利用的三价铁还原成二价铁，促进肠道对铁的吸收，提高肝对铁的利用率，缺乏时可合并缺铁性贫血。

（二）临床表现

表现为倦怠、全身乏力，精神抑郁、虚弱、厌食、营养不良，面色苍白等。牙龈肿胀、出血，并可因牙龈及齿槽坏死而致牙齿松动、脱落；皮肤瘀点、瘀斑；毛囊过度角化、周围出血；小儿可因骨膜下出血而致下肢假性瘫痪、髋关节外展，膝关节半屈，呈蛙样姿势。

（三）诊断

喂养史对于坏血病的诊断非常重要。乳母饮食缺乏新鲜蔬菜水果或人工喂养儿未添加含维生素 C 的辅食等都可作为早期诊断的线索。

四肢长骨的 X 线检查具有特异性。长骨钙化带增厚增宽，向两旁突出形成骨刺，钙化带下方出现局灶性或带状密度减低区，称坏血病区或坏血病线。骨质疏松，骨皮质变薄，骨小梁细小稀少，甚至消失呈毛玻璃状，严重时引起骨折及骨骺分离和移位。长骨骨骺区因骨膜下出血，可使松弛的骨皮质与骨膜分离。

白细胞维生素 C 含量为反映机体维生素 C 营养状况有价值的指标，如含量低于正常 1/4，提示维生素 C 不足。血清与血浆维生素 C 浓度与临床症状可不符合，其含量低于正常不能作为维生素 C 缺乏的诊断指标。用维生素 C 治疗有效可协助诊断。

（四）治疗

对轻症患儿给予维生素 C，每日 3 次，每次口服 100～150mg。对重症患者及有呕吐、腹泻或内脏出血症状者，应改为静脉注射，每日 1 次。同时供给富含维生素 C 的食物。骨骼病变明显的患儿，应安静少动，以防止骨折及骨骺脱位。有牙龈出血者应注意口腔清洁。有并发症者应针对病因和症状予以适当的处理。

（毛　萌）

第十节　晚发性维生素K缺乏性出血病

晚发性维生素K缺乏性出血病是指婴儿晚期（出生1个月）到乳儿期因缺乏维生素K而引起的出血性疾病。维生素K缺乏引起人体肝脏内合成的维生素K依赖因子（Ⅱ、Ⅶ、Ⅸ、X）的γ-谷氨酸残基羧基化障碍，导致这些因子无生物活性的前体堆积，引起内源性和外源性凝血系统的障碍，临床上出现出血倾向。近年报道日趋增多，是临床最常见的婴儿期出血性疾病。

（一）病因

1. 肝脏储存量低　孕母的维生素K只有10%可通过胎盘达到胎儿，胎儿维生素K储存量少。孕妇长期应用一些抗癫痫药、抗结核药和抗凝血药等干扰维生素K的储存和功能。

2. 维生素K摄入不足　母乳中维生素K的含量（15μg/L）为牛奶的1/4，母亲饮食中缺乏维生素K，如绿叶蔬菜、豆类、肝及蛋类等，其患儿及长期禁食或静脉营养时未补充维生素K患儿易患本病，多发生在农村。

3. 维生素K合成不足　维生素K可由肠道正常菌群合成，使用广谱抗生素抑制或杀灭肠道正常菌群，使维生素K合成减少。

4. 维生素K吸收减少　慢性腹泻、营养不良、阻塞性黄疸等先天性肝胆疾病可影响维生素K吸收，肝脏本身疾病导致维生素K利用障碍易诱发本病。

（二）临床表现

生后1～3个月发病。发生率为4～10/万活产儿。以颅内出血最常见，占60%～80%，常表现为硬膜下出血和（或）蛛网膜下腔出血，也可为脑实质及脑室内出血，其次是皮下、胃肠道和黏膜下出血。多发生在农村。发病过程隐匿，在发生出血之前，几乎无任何症状，患儿突然发病，往往以突发性颅内出血为首发症状。小婴儿可出现惊厥、脑性尖叫、拒乳吐乳、精神萎靡或烦躁等。消化道出血表现为呕血或便血，其他症状视出血量而定，有时尚有皮肤、口腔黏膜等部位的出血。

（三）实验室检查

凝血酶原时间延长为临床首要诊断依据，部分凝血活酶时间延长，凝血时间正常或轻度延长，血小板正常。有条件者可测定凝血因子，Ⅱ、Ⅶ、Ⅸ、X因子水平下降和前体蛋白PIV-KA（protein induced by VK antagonists）增高。

（四）诊断

健康婴儿发生自然出血现象，血小板和出血时间正常，结合相关危险因素，可考虑本病，若凝血酶原时间延长则可确诊本病。临床经维生素K或新鲜血浆等治疗有效可辅助诊断。

（五）鉴别诊断

1. 弥散性血管内凝血　多见于早产儿、合并低氧血症、酸中毒、败血症及休克等的危重病儿并发的一种病理过程，常发生弥漫性出血，实验室检查示多种凝血异常，本病则多见于健康新生儿。

2. 遗传性凝血因子缺乏　除Ⅷ因子（血友病A）及Ⅸ因子（血友病B）外，其他各种遗传性凝血因子缺乏均罕见，通常不引起明显出血，在新生儿期有出血症状者仅占3%～35%。维生素K治疗无效，凝血酶原时间正常，部分凝血活酶时间延长。

（六）预后

与出血部位、程度及治疗是否及时有关。出血过多，治疗延误者可致命，颅内出血预后差，重者死亡，幸存者常留有神经系统后遗症。

（七）预防

新生儿每日维生素K需要量为1～5μg/kg，出生后常规1次肌内注射维生素K_1 1mg（早产儿连用3d），可有效防止本病发生。母孕期服用干扰维生素K代谢的药物者，应在妊娠最后3个月内及分娩前各肌内注射1次维生素K_1 10mg。纯母乳喂养者，母亲应口服维生素K_1 20mg/次，每周2次。早产儿、有肝胆疾病、慢性腹泻、长期全静脉营养等高危儿应每周静脉注射1次维生素K_1 0.5～1mg。

（八）治疗

新生儿采用维生素K_1治疗，每次1～5mg缓慢静脉注射（1mg/min），过快可引起面色潮红、支气管痉挛、心动过速及血压下降等过敏反应，静脉注射奏效最快，一般在注射后4h内凝血酶原时间即可趋于正常。可采用皮下注射，因药物能被较快吸收，注射后可采用压迫止血。消化道出血需暂时禁食，从肠道外补充营养。

遇出血较多的患儿，应根据出血量每次输新鲜血10～30ml/kg。轻者可输库存血浆以补充凝血因子，也可输入凝血酶原复合物，能加速止血及纠正贫血。早产儿肝功能不成熟，肝脏不能合成凝血因子，经维生素 K_1 治疗常不能迅速奏效，最好同时输新鲜血治疗。

（李廷玉）

第十一节　维生素 E 缺乏病

维生素 E 是生育酚类和三烯生育酚类的总称，以 α-生育酚为代表。不能正常吸收脂肪的早产儿和出生极低体重儿可能发生维生素 E 缺乏。近年来证明维生素 E 有抗氧化性，可保护神经系统、骨骼肌和视网膜等组织免受氧化损伤。

(一)病因

维生素 E 在自然界中普遍存在，故人类由于维生素 E 摄入不足而产生缺乏症者少见。维生素 E 为脂溶性，当小儿肠道对膳食脂肪的吸收发生障碍时，易致维生素 E 吸收不良，继而发生缺乏和不足。

1. 新生儿体内维生素 E 基本上是孕末 2 个月从母体获得，故早产儿体内维生素 E 的储备低于正常新生儿。极低体重的早产儿对脂肪及脂溶性维生素吸收较差，维生素 E 更易缺乏。

2. 母乳中维生素 E 的含量与不饱和脂肪酸量的比例适宜，其比例系数在 0.5 左右。配方奶中如多不饱和脂肪酸含量过高，当比例系数小于 0.4 时，临床上出现维生素 E 缺乏症状。所以人工喂养儿更易出现维生素 E 缺乏。

3. 在胆汁流出受到障碍或肠内脂蛋白合成有缺陷时，可能发生严重的维生素 E 吸收不良。患胆道闭锁、胆汁淤积性肝病的患儿，在婴儿期可发生重度维生素 E 缺乏，若不用维生素 E 治疗，则可迅速发生神经方面的症状，因发育中的神经系统对维生素 E 缺乏更为敏感。

4. 患地中海贫血、镰状细胞贫血及葡萄糖 6-磷酸脱氢酶缺乏等疾病时，由于红细胞破裂或缺乏其他抗氧化途径而可能引起维生素 E 利用过度，而导致缺乏。

5. 早产儿铁剂摄入量过大，相应地对维生素 E 的需要量加大，以保护细胞膜的类脂质免于氧化。如过早使用铁剂治疗早产儿贫血，则破坏胃肠道中的维生素 E，阻止其吸收，加重其缺乏。

(二)临床表现

1. *神经系统改变*　震动和位感受损、平衡与协调改变、深层腱反射减弱或消失、肌无力、视野障碍、眼移动障碍（眼肌麻痹），对幼儿的认知能力和运动发育具有不良影响。

2. *贫血*　多发生在出生体重小于 1 500g 的早产儿，发病多在 4～6 周出现溶血性贫血，服维生素 E 后溶血即可停止。

3. *水肿*　全身水肿以下肢为主，早产儿易发生新生儿硬肿症，用维生素 E 3d 后大多可缓解。母亲妊娠期缺乏维生素 E，新生儿患颅内和内脏出血的可能性较大。

(三)诊断

有早产、脂肪吸收不良等上述病史与临床表现及下列化验室所见：

1. 血浆中维生素 E 浓度低于 12μmol/L 时可以确诊（表 5-4）。因为血脂水平对维生素 E 的血浆浓度有直接影响，如婴儿维生素 E 与血脂比值小于 0.6mg∶1g，可认为维生素 E 缺乏。

2. 近年来根据维生素 E 的抗氧化功能，对红细胞抗过氧化物溶血实验有多方面的报道，仅供临床参考（表 5-4）。

3. 血红蛋白多在 60～100g/L，网织红细胞轻度升高，周围血涂片可见棘形和固缩红细胞，血小板可增高，骨髓象可见多核的幼红细胞。

(四)预防

1. 平衡膳食是预防营养缺乏病最好的方法。

2. 对非母乳喂养儿，投服维生素 E 0.5～1.5mg/d，以预防缺乏。

3. 体重低于 1 500g 的早产儿和脂肪吸收不良的病儿，最好用水溶性维生素 E 5mg/d，以预防缺乏。

4. 正常婴儿每日维生素 E 适宜摄入量为 3mg/d。

(五)治疗

口服维生素 E 10mg/d(10～30mg/d)，血象改善后可改为 5mg/d 维持量。对于慢性脂肪吸收不良或胆汁淤滞症应采用水溶性维生素 E 口服或肌内注射。剂量不宜过大，若每日量大于 15mg/kg，可造成血清肌酸酶活性增高，尿肌酸排泄量增多，病人自感肌肉无力。

维生素 E 与其他脂溶性维生素相比，口服维生素 E 毒性较低，摄入大剂量维生素 E 可能干扰维生素A和维生素K的吸收。维生素E大剂量静脉注射曾引起早产儿细菌性和真菌性脓毒血症的危险性增高，很可能抑制正常嗜中性白细胞杀伤细菌和真菌的能力。具有高渗透性的维生素E口服制剂被认为与增高早产儿患坏死性小肠炎危险性有关，这可能归因于配方的渗透性所致。

（李廷玉）

表5-4 维生素E营养评价指标

	血浆维生素E浓度(μmol/L)	红细胞 H_2O_2 溶血(%)
缺乏	<12	>20
低	12～16.8	10～20
可接受水平	>16.8	<10

摘自：顾景范，邵继智．临床营养学．上海：上海科学技术出版社，1990：100

第十二节 锌缺乏病

锌缺乏症(zinc deficiency)是由于锌摄入量减少引起的一组营养性疾病。锌作为人体必需的微量元素之一，参与体内多种酶的组成，对人体尤其是胎儿和儿童的生长发育有着重要的生理意义。但与其他营养素相比，人们对锌的发现和对其功能的认识却相对较晚，直到1509年才确定了这种元素的存在。1934年Todd等用实验动物模型首先发现了大鼠的锌缺乏症。一直到1955年以前，由于锌在食物中广泛存在，人们普遍认为人体不可能出现锌缺乏。对人的锌缺乏认识始自1961年Prasad等报道的"伊朗乡村病"，通过对伊朗地区的儿童身材矮小、生殖器发育不良、缺铁性贫血、肝脾大、精神不振、嗜土等症进行流行病学分析后，并发现锌治疗有良效，从而证明了"伊朗乡村病"是由锌缺乏引起的。而后Moynahan证实了肠病性肢端皮炎(acrodermatitis enteropathica)是一种锌代谢异常的遗传病。自此以后，锌在临床和公共健康方面的意义才受到越来越多的专家学者的注意。

(一)锌的生理功能

人体内含锌2～2.5g，主要存在于肌肉、骨骼和皮肤。锌在体内有广泛的生理功能。首先，锌可以促进生长和发育，通过调节机体代谢、DNA复制、转录等过程所需酶的活性而调节蛋白和核酸的合成，因此也就影响到细胞生长和分化等基本生命过程。大量研究证明，充足的锌对胚胎和胎儿的生长发育及儿童性器官的发育和性功能的成熟都是必需的。锌可以促进食欲和增进味觉，这与锌参与构成一种含锌的唾液蛋白即味觉素有关。锌对免疫系统的功能也有促进作用，参与维护、保持免疫反应细胞的复制。锌还可以参与组织的再生和上皮的生长，增加胶原的合成和交联，促进角质的生成，从而维护肌肤的健康和完整性。锌对儿童的智力和行为的发育也是很关键的，还可影响视力的发育和胃肠系统的功能。

(二)病因

1. *摄入不足* 婴儿自母体带来的锌储备很少，出生后几乎依赖食物中的锌维持需要。肉、鱼、蛋等动物性食物不仅含锌丰富而且易于吸收，谷类等植物性食物含锌量较动物性食物少，故辅食添加不当、素食者或不喜食动物性食物者容易缺锌。全胃肠道外营养如未加锌或加锌不足也可致严重缺锌。

2. *吸收障碍* 各种原因导致的胃肠功能紊乱皆可妨碍锌的吸收，尤以慢性腹泻明显。

3. *需要量增加* 生长发育迅速阶段，组织修复过程，营养不良恢复期、急性感染等皆可出现相对性的锌需要量显著增多，如得不到适当补充，可能发生锌缺乏症。

4. *丢失过多* 反复出血、溶血、长期多汗、大面积灼伤、烧伤皆可使大量锌随体液丢失；肝硬化、慢性尿毒症等因低蛋白血症所致高锌尿症；长期应用金属螯合剂(如青霉胺等)及反复静脉滴注谷氨酸盐，与锌结合自尿排出，皆可致锌缺乏。

5. *遗传缺陷* 如肠病性肢端皮炎为一种少见的常染色体隐性遗传病，表现为肢端皮肤损害，顽固性腹泻，秃发及生长发育障碍，免疫力降低而易患感染，因小肠吸收锌的功能缺陷，致体内含锌量减少。

6. 其他　如铅中毒及被动吸烟所致镉污染严重者等原因，影响锌的吸收，可能加重锌的缺乏。

（三）病理

锌缺乏会影响蛋白质和核酸的合成，以及细胞的分化和增殖，并妨碍生长激素轴功能以及性腺轴的成熟，从而引起生长发育障碍、性发育延迟。同时还会影响味蕾细胞的更新和许多消化酶的合成，造成消化能力下降，食欲下降。缺锌还可引起免疫活性细胞数量减少，某些淋巴因子活性降低，淋巴细胞表面受体发生改变等变化，导致免疫能力下降。

（四）临床表现

锌缺乏病是导致多种系统功能紊乱的全身性疾病。临床症状常表现为食欲下降、厌食、异嗜癖、味觉减退、生长发育停滞、体格矮小、智能发育迟缓、容易发生感染，年长儿可出现性发育延迟。查体可见毛发稀疏脱落、暗适应能力差、地图舌、反复口腔溃疡、创伤愈合迟缓、贫血、皮炎等表现。然而这些症状和体征都缺乏特异性，因此往往需要进行实验室检查以进一步确诊。

（五）实验室检查

1. 血清锌测定　能反映体内近期的锌营养状态，且测定结果很少受外界因素的干扰，故常用于临床的辅助诊断。正常小儿血清锌浓度不应低于11.47μmol/L。

2. 餐后血清锌浓度反应试验（PICR）　>15%提示缺锌，因临床操作繁琐故很少用于临床诊断。

3. 发锌测定　因无法彻底去除标本所受环境影响，难以反映近期体内的锌营养状况，所以也很少用于临床诊断。

（六）诊断

根据缺锌的病史，详细了解喂养史如饮食中含锌量如何，是否有慢性腹泻等，结合生长发育情况及临床表现、体征，血清锌<11.47μmol/L，锌剂治疗有效即可做出诊断。

（七）治疗

1. 针对病因　治疗原发病。

2. 饮食治疗　鼓励多进食富含锌的动物性食物如肝、鱼、瘦肉、禽蛋等。

3. 补充锌剂　缺锌的治疗常用口服锌制剂，每日剂量为锌元素0.5～1.0mg/kg，疗程一般为2～3个月。如锌缺乏高危因素长期存在，则治疗2个月后改为小剂量，元素锌10mg/d，可长期口服。不能口服治疗时，可经静脉补充，每日锌用量为：早产儿0.3mg/kg，足月儿至5岁0.1mg/kg，>5岁2.5～4.0mg/d。

锌剂的毒性较小，但剂量过大也可引起恶心、呕吐、胃部不适等消化道刺激症状，甚至脱水和电解质紊乱。

（八）预防

儿童是锌缺乏的高发人群，儿童锌摄入量不足在全世界范围内包括发达国家都普遍存在。如在美国，10%～15%的美国婴儿由于不能接受母乳喂养，食用大豆配方粉而导致锌缺乏。在发展中国家，锌缺乏症是导致疾病负担加重和高死亡率的10大因素之一。在2002年的世界卫生报告中锌缺乏症的问题很突出，因此要求补锌和在食物中增加锌含量的呼声正在增加，并提出补锌可帮助降低63%的全球儿童死亡率。锌的每日供给量应达到0～6个月3mg，7～12个月5mg，1～10岁10mg，>10岁15mg。平时应提倡平衡膳食，戒绝挑食、偏食、吃零食的习惯。对可能发生缺锌的情况如早产儿、人工喂养者、营养不良儿、长期腹泻、大面积烧伤等，均应适当补锌。虽然提高膳食中的锌摄入量是改变锌营养状况的理想措施，但限于经济水平和膳食习惯的不同，此方法很难达到预期的效果。锌强化食品或相应的营养素补充剂可以成为改善我国人民锌营养状况的一种简便、经济、有效的手段。

（毛　萌　熊　飞）

第十三节　碘缺乏病

碘缺乏病（iodine deficiency disorder，IDD）是指由于自然环境碘缺乏而造成胚胎发育到成人期由于摄入碘不足所引起的一组疾病的总称。它包括地方性甲状腺肿、地方性克汀病、地方性亚临床克汀病、单纯性聋哑、流产、早产、死胎、先天性畸形等。

本病分布广，全世界约有110个国家都有此病的流行。据估计全球受碘缺乏威胁的人群约为16亿。我国除上海外全国各省市、自治区都有不同程度的流行区，估计约有7亿多人群居住在缺碘地区。

每年的5月15日为全国碘缺乏病防治日。

(一)病因

食物和饮水中缺碘是本病的根本原因。人体的碘主要来自食物,少量来自水和空气,虽然人体从饮食用水中摄入碘仅占总摄入量的10%~20%,但水中碘可反映环境碘的含量,故在无外来碘食物条件下,常以水碘含量来衡量当地居民的摄入量。一般当饮水中碘含量低于5~10μg/L或每日摄入量低于40μg时往往有本病的发生。而发病的程度与人体所处发育时期,以及碘缺乏程度,持续时间等因素有关。一般认为胚胎期与出生后早期缺碘可引起克汀病、单纯性聋哑病;而生后长期缺碘,则引起甲状腺肿大,甲状腺功能减退,生殖衰退、性发育落后等。

(二)发病机制

碘是人体必需的微量元素之一,甲状腺利用碘和酪氨酸合成甲状腺激素,故碘的生理作用是通过甲状腺激素完成的。成年人每人每日需碘量为100~150μg,WHO推荐为140μg。当碘缺乏时,甲状腺激素合成障碍,从而影响机体糖、脂肪、蛋白质、水、盐、维生素及能量的代谢,从而引起生长发育障碍。

(三)临床表现

取决于缺碘的程度、持续时间以及患病的年龄。

1. 胎儿期缺碘可致死胎、早产、先天畸形及流产。

2. 儿童和青春期则引起地方性甲状腺肿、地方性甲状腺功能减退症。

(1)地方性甲状腺肿:主要病因是缺碘,多见于离海较远,海拔较高的山区;甲状腺功能正常或基本正常。早期除甲状腺腺体肿大外,一般无自觉症状,或自觉颈部胀满感,甲状腺呈均匀弥漫性肿大,质软,无压痛,极少数明显肿大可压迫气管引起憋气、喘鸣、吞咽困难或压迫喉返神经引起声音嘶哑。约5%并发地方性克汀病,可影响智力、生长发育迟缓,并出现甲状腺功能减退。

(2)地方性甲状腺功能减退症即地方性克汀病:多出现在严重的地方性甲状腺肿流行区。本病是胚胎时期和出生后早期碘缺乏与甲状腺功能低下所造成的大脑与中枢神经系统发育分化障碍结果。分三型:神经型、黏液性水肿型及混合型,大多数为混合型。①神经型:身高低于正常,15.3%有甲状腺肿(多数为轻度肿大),80.6%中-重度智力减退,表情淡漠,聋哑,有精神缺陷、痉挛性瘫痪,眼多斜视,膝关节屈曲,膝反射亢进,可出现病理反射,临床没有明显的甲状腺功能减退表现。②黏液性水肿型:有严重的甲状腺功能减退表现,可有典型的克汀病面容,便秘及黏液性水肿较突出,轻度智力减低,有的能说话,侏儒状态明显,生长迟缓,28%伴有甲状腺肿大,性发育显著迟滞。③混合型:有前两型临床表现。

(3)儿童长期轻度缺碘:可出现亚临床型甲状腺功能减退症,常伴有体格生长落后。

(四)实验室检查

血清总T_3、T_4或游离T_3、T_4明显降低,TSH增高;尿碘<25μg/dl肌酐,是判断个体缺碘的有力证据。

(五)诊断及鉴别诊断

1. *地方性甲状腺肿*　一是甲状腺肿的地区性,二是患儿缺碘表现,流行地区内具有甲状腺肿大且甲状腺功能基本正常,吸^{131}I率可高于正常,尿碘往往在15μg/d左右,血T_3增高或正常,T_4正常低限或低于正常,血TSH增高或正常。

常需与下列疾病鉴别:

(1)结节性甲状腺肿及甲状腺功能亢进症。

(2)耳聋-甲状腺肿综合征(Pendred综合征)。

(3)散发性甲状腺肿。

(4)家族性酶缺陷克汀病。

(5)慢性淋巴细胞性甲状腺炎。

2. *地方性克汀病*　典型克汀病依靠临床表现就可确诊,经过治疗后面容改变,可与原来面目全非。应争取早期诊断早期治疗,不典型病例应结合化验、X线检查,必要时进行诊断性治疗用以确诊。

常需与下列疾病鉴别:

(1)先天愚型

(2)脑发育不全

(3)垂体性侏儒

(4)软骨营养不良

(5)肾性佝偻病

(6)黏多糖病

(7)苯丙酮尿症

3. *亚临床型甲状腺功能减退症*

(1)必备条件

①出生后居住在低碘地方性甲状腺肿病流行区。

②有智能发育障碍,主要表现为轻度智能迟

缓。

(2)辅助条件

①神经系统障碍：主要表现为轻度听力障碍（电测听高频或低频异常）；极轻度语言障碍；精神运动发育障碍。

②甲状腺功能障碍：主要表现为极轻度体格发育障碍；极轻度骨龄发育落后；甲状腺功能减退（血T_3、T_4降低，TSH增高）。

具备上述必备条件，及辅助条件中神经系统障碍或甲状腺功能障碍任何一项及以上；并排除其他原因如营养不良、锌缺乏、中耳炎等可做出诊断。

常需与下列疾病鉴别：

(1)结节性甲状腺肿及甲状腺功能亢进症。

(2)耳聋-甲状腺肿综合征（Pendred综合征）。

(3)散发性甲状腺肿。

(4)家族性酶缺陷克汀病。

(六)治疗

采用碘剂和甲状腺素制剂。

(七)预防

补碘最基本的方法是食盐加碘；平时应鼓励多吃海带、紫菜、淡菜等富含碘的食物；碘油等其他手段只能起到补充作用。

（毛 萌 唐章荟）

参考文献

[1] 中华儿科杂志编辑委员会，中华医学会儿科学分会儿童保健学组. 儿童单纯肥胖症防治常规[J]. 中华儿科杂志，2000，38(9)：568-570.

[2] 中国肥胖问题工作组. 中国学龄儿童青少年超重、肥胖筛查体重指数值分类标准[J]. 中华流行病学杂志，2004，25：97-102.

[3] World Health Organization. Physical status：the Use and Interpretation of Anthropometry[A]. Report of a WHO Expert Committee. Technical Report Series No. 854 [R]. Geneva：WHO，1995：165-271.

[4] Cole TJ，Bellizzi MC，Flegal KM，et al. Establishing a standard definition for child overweight and obesity worldwide：international survey [J]. BMJ，2003，320：1240-1243.

[5] 余涛，毛萌. 儿童单纯性肥胖的诊断和治疗[J]. 实用儿科临床杂志，2007，22(11)：874-876.

[6] Nicholls RD，Saitoh S，Horsthemke B. Imprinting in Prader-Willi and Angelman Syndrome[J]. Trends Genet，1998，14：194-200.

[7] 吴晓燕，宋红梅. Prader-Willi综合征的诊断与治疗进展[J]. 中华儿科杂志，2006，44(9)：666-668.

[8] 沈旻倩，张宇燕，叶纹. 垂体瘤患者视野缺损与视野检查浅析[J]. 国际眼科纵览，2006，30(4)：245-247.

[9] Carmina E. Dignosis of polycystic ovary syndrome：from NIH criteria to ESHRE-ASRM guidelines[J]. Minerva Ginecol，2004，56：126.

[10] Capkova C P，Vrtel R，Santava A，et al. Molecular genetic study of causes of the Prader-Willi and Angelman syndrome [J]. Cas Lek Cesk，2005，144(2)：113-118.

[11] 徐勇，谭琪. 我国儿童青少年肥胖的现状及发展趋势研究[J]. 中国卫生事业管理，2003，19(3)：166-168.

[12] 陈芳芳，米杰. 儿童肥胖的评价标准及流行现状[J]. 实用儿科临床杂志，2007，22(23)：1827-1840.

[13] Ogden CL，Flegal KM，Carroll MD，et al. Prevalence and trend in overweight among US children and adolescents. JAMA，2002，288(14)：1728-1732.

[14] 季成叶. 全球学龄儿童青少年超重与肥胖的流行现状和趋势. 中国学校卫生 2006，27(8)：648-650.

[15] 胡亚美，江载芳. 诸福棠实用儿科学. 7版. 北京：人民卫生出版社，2002. 536-548.

[16] 黎海芪，毛萌. 儿童保健学. 2版. 北京：人民卫生出版社，2009. 160-175.

[17] 沈晓明，王卫平. 儿科学. 7版. 北京：人民卫生出版社，2008：65-72.

[18] RoherMt. K liegmaMn，D. NELSON TEXTBOOK OF PEDIATRICS，l8th EDITION. 2007：34-37.

[19] 张会丰，王卫平. 认识和警惕晚发性维生素缺乏性出血. 中华儿科杂志，2003，41(1)：5-6.

[20] 金汉珍，黄德珉，官希吉主编. 实用新生儿学. 2版. 北京：人民卫生出版社，1997：557-558.

[21] 冯泽康，余宇熙，曾振锚，杨执庸主编. 中华新生儿学. 江西：江西科学技术出版社，1998：567-569.

[22] 唐建华，陈林军，周慈发. 小儿营养性疾病. 上海：上海科学普及出版社，2004：127-132.

第6章

消化系统疾病

第一节 儿童消化系统的解剖生理特点

消化系统由消化管和消化腺组成。消化管为肌性管道,包括口腔、咽、食管、胃、小肠和大肠等。消化腺可分为大、小两种类型。小消化腺位于消化管壁内,如食管腺、贲门腺、胃底腺、幽门腺、小肠腺、十二指肠腺和大肠腺等,管壁上皮内还有单细胞腺和杯状细胞。大型消化腺是单独存在的腺器官,在管壁之外,如唾液腺(腮腺、颌下腺、舌下腺)、肝脏和胰腺等。此外,消化系统还散布大量内分泌细胞。

(一)口腔

口腔是消化道的起端,包括牙齿、舌、唇、颊、颌骨和唾液腺等。口腔黏膜为复层鳞状上皮,黏膜下为骨骼肌。以牙弓(牙槽突、牙龈和牙列)为界,将口腔分为前庭和固有口腔。口腔的功能为吸吮、咀嚼、消化、感觉和语言等。小儿口腔处在发育阶段,相对较狭小。新生儿腭弓和口底部比较浅,黏膜薄而柔嫩,血管丰富,且唾液少,比较干燥而容易受损伤和并发溃疡。小儿在出生以后,舌和咀嚼肌已发育较好,颊部还有脂肪垫协助唇部密哑,故出生后便能有力地吸吮。小儿吸吮和吞咽动作能协调并与呼吸同时进行。

(二)咽

咽分为3部分:软腭以上为鼻咽部;软腭至会厌中下部水平为口咽部,约相当于第2和第3颈椎上部;再向下至环状软骨水平为喉咽部,相当于第4～6颈椎水平。口咽部和喉咽部是进食的必经之路,也是气管与食管的分叉处,使食物和液体进入食管。早产婴吸吮和吞咽不协调,30周以下的早产婴不能直接经口喂养。

(三)食管

食管是肌性管道,连接咽与胃,约于第6颈椎水平与咽相接,在后纵隔内沿脊柱前方下行,在第10胸椎处通过膈肌裂孔,腹部食管仅1.25cm,下端在第11胸椎水平与胃贲门相接。食管在出生前已基本发育完成,长度约10cm。新生儿食管入口在第3和4颈椎椎间盘水平,下端相当于第9胸椎处;2岁时位于4～5颈椎;12岁在6～7颈椎。抬头时,食管上界提高半个椎体。食管的长度随年龄而增长,幼儿期食管长度与身长的比例比较稳定,约为1∶5,门牙到贲门的距离y(cm)＝0.2×身长(cm)＋6.3。食管口径随年龄而增大,新生儿管腔直径为5mm,6个月小儿8～10mm,1岁时12mm,3～6岁时13～15mm,15岁时18～19mm。食管的主要功能是推进食物和液体由口咽入胃,防止胃内容物反流;婴幼儿的食管下括约肌比成年人短(为0.5～2.5cm),张力低,因而胃内容物容易反流入食管而引起胃食管反流。

(四)胃

胃是消化管中最膨大的部分,其形态、大小和位置因年龄、性别、体形、胃内容物的多少及体位的不同而异。胃上方通过贲门与食管相连,下方以幽门连接于十二指肠。食管左缘与大弯起始处形成的锐角称为His角,角度变钝时易发生胃食管反流。胃容量可随年龄而增长,出生时为7ml,4d为40～50ml,10d后为80ml,以后每月增加25ml。1岁末为250～300ml,3岁为400～600ml,4岁以后增加缓慢,10～12岁增至1 300～1 500ml。1岁以内喂养量的计算公式为:$V=30\text{ml}+30\text{ml}\times n$($V$为食物容量,$n$为出生后月数)。早产儿胃容量小,可以根据体重推断胃容量以便指导喂奶量(表6-1)。

表 6-1　早产儿胃容量与体重关系

体重 (g)	最小胃容量 (ml)	平均胃容量 (ml)	最大胃容量 (ml)
500	2	3	4
1 000	5	5	8
1 500	6	9	14
2 000	10	15	25
2 500	20	30	45

胃壁组织分为 4 层：黏膜、黏膜下层、肌层和浆膜层。婴儿胃平滑肌发育未完善，充满液体食物后易使胃扩张。胃排空时间随食物种类不同而异，水的排空时间为 1.5～2h，母乳 2～3h，牛乳 3～4h；早产儿胃排空更慢，易发生胃潴留。

(五)肠

肠管是消化管中最长的部分，上端起自胃幽门，下至肛门，全长 6.5～9m。小儿肠管的长度随年龄增长而增长，其长度相对较成年人长，这有利于消化和吸收。成年人肠管长度约为身长的 5.4 倍，新生儿为 8.3 倍，1 岁为 7.6 倍，16 岁为 6.6 倍。小肠肠腔呈圆柱状，出生后 7d 内容积为 85ml(40～144ml)，成年人为 3.3×103ml。肠黏膜向肠腔凸出形成环形皱褶，使肠黏膜的面积增加到 3 倍；光学显微镜可见肠黏膜形成的许多向肠腔的突起，即肠绒毛，其将肠的内表面积增加到 10 倍；电镜下可见每一个肠绒毛的柱状上皮的腔面细胞膜上，有1 700余细长、密集的微绒毛，小肠的吸收面积因而增加到 14～20 倍。小肠又分为十二指肠、空肠和回肠 3 部分。

婴儿期小肠系膜较长，活动度大，容易发生肠扭转、疝和肠套叠等。新生儿勉强可见结肠带，而结肠袋和肠脂垂暂缺，到 6 个月以后方可出现，4 岁以后接近于成年人。小儿乙状结肠和直肠相对较长，乙状结肠 1 岁时为 20～28cm，5 岁时为 28～30cm，10 岁时为 30～38cm，这是小儿容易发生习惯性便秘的原因之一。直肠下端和肛管周围有肌肉环绕，控制肛门的关闭，称为肛门括约肌。内括约肌为环肌，受自主神经支配，对肛门无自主收缩、舒张作用，协助排便。

(六)肝

年龄越小，肝相对越大；婴儿肝结缔组织发育不完善，而肝细胞的再生能力强，出生时肝重 120～130g，占体重的 4%～5%，出生后肝的重量增长较体重增长慢；肝主要功能是胆汁合成和排泌、蛋白质代谢、糖类代谢、脂肪代谢、维生素和微量元素代谢；消化道摄取的食物及体内代谢中产生的各种生物活性物质等，均由肝的生物转化作用解毒或减毒后排出体外，亦有经转化后增加毒性的。婴幼儿时期胆汁分泌较少，对脂肪的消化吸收能力相对较差。

(七)胰腺

胰腺位于腹膜后第 2～3 腰椎水平，出生时重 2～3.5g，长 4～5cm，厚约 1.2cm，1 岁时重约 10g，10～12 岁时重约 30g，成年人重 65～100g；胰腺有内分泌和外分泌两种细胞，前者分泌胰岛素控制糖代谢；后者分泌胰腺液，内含各种消化酶，与胆盐和小肠内分泌物部分相互作用，共同参与蛋白质、脂肪和糖类的消化。婴幼儿时期胰腺液及消化酶分泌易受炎热气候的影响，常引起消化不良。

(八)肠道正常菌群

胎儿和新生儿消化道内无细菌，出生后细菌很快从口、鼻、肛门上下两端侵入，其种类和数量迅速增加，至出生后第 3 天已接近高峰，以后变化不大。肠道内菌群在正常情况下，数量多并且比较恒定，但婴儿期在一定程度上受食物成分的影响，单纯用母乳喂养者，双歧杆菌占优势，因人乳中的乙型乳糖能促进双歧杆菌的生长，而抑制大肠埃希菌的生长，有少量肠球菌、大肠埃希菌、变形杆菌等。人工喂养者，大肠埃希菌占优势，因牛乳中含有甲型乳糖，能促进大肠埃希菌的生长。正常情况下，胃及十二指肠内几乎无细菌；从回肠末端开始细菌数量开始增多，到结肠时达到最大量，大肠内的细菌种类很多，所占百分比各不相同，以厌氧菌为主，如革兰阴性厌氧杆菌、梭形杆菌、乳酸杆菌等；革兰阳性厌氧芽胞杆菌类、多种厌氧球菌。患消化道疾病时，细菌可大量繁殖，并进入小肠，甚至进入胃内，使食物过度分解而引起一系列中毒症状。

(黄　海　龚四堂)

第二节　小儿腹泻

腹泻病是一组由多病原，多因素引起的以大便次数增多和大便形状改变为特点的儿童常见病；成年人大便量＜200g/d，婴幼儿排便 5～10g/(kg·d)；当病因未明，通称“腹泻病”，若病因明确，改称其他病名，如轮状病毒性肠炎等。

一、概　述

(一)流行病学

1. *发病季节*　我国幅员辽阔，地域广大，各地腹泻发病季节有所差异。陕西、四川、山西及北京市在7月，福建在6月，云南在5月，广东在11月；七省一市各季节发病率分别是第1季度平均月发病率为17.06%，第2季度为17.81%，第3季度为20.76%，第4季度为11.57%，以第3季度发病率最高。

2. *地区差别*　陕西发病率最高，北京市最低，这与经济、文化、卫生水平差异有关。

3. *发病年龄差别*　1岁以内最高，其次是1～2岁组；2岁以内腹泻患儿构成比示范县占70.94%；北京市占78.12%。以后随着年龄增长，腹泻发病率降低。

4. *性别差异*　七省示范县腹泻发病率男孩均高于女孩，男女比例为1.2∶1，这可能与农村男孩卫生差有关；北京市各年龄组男、女发病率无显著差异。

5. *发病与气候*　腹泻发病率与气温、湿度、降雨量等气象因素的关系，经多元回归分析显示，福建莆田县、云南路南县、四川仁寿县、太原南郊区呈正相关，即腹泻发病率随气温、湿度、降雨量的升高而增高。而广东新会县则呈负相关，类似香港地区，这与轮状病毒肠炎发病率相对增高相关。陕西临潼县及北京市作气象单因素分析，结果显示腹泻发病率与气温呈正相关。

6. *主要病原*　七省一市腹泻病科研协作组于1986年全年监测主要病原。我国小儿感染性腹泻病主要病原在农村，依次为致泻性大肠埃希菌；轮状病毒；志贺菌；空肠弯曲菌；沙门菌。而在城市有所不同，依次为轮状病毒；致泻性大肠埃希菌；志贺菌；沙门菌；气单胞菌。

近年来细菌性感染所致腹泻显著下降，而非伤寒沙门菌感染却有增多趋势。由于检测技术的提高，隐孢子虫的报道日渐增多。因为感染性腹泻病原都带有传染性且不断变化，一些平时不被重视的病原可突然引起暴发或流行，如耶尔森菌肠炎。另外还有新病原的发现，如香港海鸥样细菌。广东最近研究表明3岁以下儿童腹泻的主要病原是病毒，依次为轮状病毒；肠道腺病毒40型和41型；诺如病毒；札如病毒和星状病毒。各地可能存在差异。

(二)解剖学

消化系统由消化管和消化腺组成，主要对食物进行病理性和化学性消化，将大分子物质分解成小分子的氨基酸、单糖、甘油酯等，吸收后供机体生长和代谢的需要。消化管是从口腔至肛门的连续性管道，依次分为口腔、咽、食管、胃、小肠和大肠。这些器官的管壁结构具有某些共同的分层规律，又各具有与其功能相适应的特点(详见本章第一节)。

(三)分子生物学

1. *轮状病毒*　轮状病毒基因组分11个双链RNA片段。轮状病毒11个基因组片段，由每个基因片段编码1个多肽并合成1种病毒蛋白(VP)，共有核心蛋白3个(VP_1、VP_2、VP_3)，内衣壳蛋白1个(VP_6)，外衣壳蛋白2个(VP_4和VP_7)，非结构蛋白5个($NSP_{1\sim5}$)。根据内衣壳多肽编码蛋白(VP_6)抗原的不同，可将轮状病毒分为A～G 7个组，A、B、C组和人类致病有关，D组、E组、F组和G组与动物致病有关。A组轮状病毒根据外衣壳多肽编码蛋白VP_7和VP_4抗原性的不同可将A组轮状病毒分成G和P 2种血清型，G血清型目前所知分为14个血清亚型，以G_1型、G_2型、G_3型和G_4型为主要血清型，尤其以G_1和G_3血清型为婴幼儿轮状病毒腹泻病的最常见流行血清型，近年有G_9型流行。P血清型至少分44个血清亚型。

2. *肠道腺病毒*　引起腹泻的常见肠道腺病毒是40型和41型，病毒仅含有核酸和蛋白质，核酸为不分节段的双股DNA，长35kb左右。1985年Allard发现肠道腺病毒基因单位(mU)1.5～3.3区为其特有，相当于腺病毒DNA的5'末端E1A区部分，可利用这段序列设计引物来检测肠道腺病毒。

3. *诺如病毒*　诺如病毒基因组是单股正链RNA，全长约7 642bp，包括3个开放阅读框(ORF)。ORF1编码包括保守的具有RNA多聚酶在内的非结构蛋白；ORF2编码分子量约为56kD的衣壳蛋白；ORF3编码一种分子量约为22.5kD的强碱性微小结构蛋白。

4. *星状病毒*　病毒基因组为单股正链RNA，约6 800bp。病毒RNA基因组有3个ORF(ORF1a、ORF1b和ORF2)，ORF1a和ORF1b位于基因组5'末端，编码非结构蛋白，ORF2在3'端编码一个病毒结构蛋白，有一个polyA尾巴。

5. *柯萨奇病毒与艾柯病毒*　病毒颗粒由蛋白质和核酸组成。核酸约占病毒的30%，为单链核糖核酸。蛋白质占病毒颗粒的70%,蛋白质中绝大部分由4个多肽组成。

6. 冠状病毒 病毒基因组为单股正链RNA病毒,具有感染性,其长度为2.7～3.0kb。它是自然界中已知最大的、稳定的RNA,病毒RNA复制困难,合成时会出现高错配率(可达1/10 000)因此,病毒会出现不同的变种,对人类造成更大的危害。

(四)病因病理

1. 病因

(1)体质因素

①婴幼儿胃肠道发育不够成熟,酶的活性较低,但营养需要相对较多,胃肠道负担重。

②婴幼儿时期神经、内分泌、循环系统及肝、肾功能发育均未成熟,调节功能较差。

③婴幼儿免疫功能也不完善,血清大肠埃希菌抗体滴度以初生至2周岁最低,以后渐升高,因而婴幼儿易患大肠埃希菌肠炎。

④婴幼儿体液分布和成年人不同,细胞外液占比例较高,且水分代谢旺盛,调节功能又差,较易发生体液、电解质紊乱。婴儿易患佝偻病和营养不良,易致消化功能紊乱,此时,肠道分泌型IgA不足,腹泻后易迁延。

(2)感染因素

①消化道内感染:致病微生物可随污染的食物或水进入小儿消化道,因而易发生在人工喂养的婴幼儿;病毒也可通过呼吸道或水源感染婴幼儿,其次是由成年人带菌(毒)者的传染。

②消化道外感染:消化道外的器官、组织受到感染也可引起腹泻,常见于中耳炎、咽炎、肺炎、泌尿道感染和皮肤感染等。

③滥用抗生素:所致的肠道菌群紊乱。

(3)消化功能紊乱

①饮食因素:喂养不当常引起腹泻,如人工喂养时蛋白质缺乏,糖类过多,易引起肠内发酵过程增加而大便过稀;食物过多、过少,喂养不定时、过早地喂食大量淀粉类或脂肪类食物以及食物性质的突然改变等,都可引起消化功能紊乱。

②糖类不耐受:因先天性或继发性小肠绒毛上的双糖酶的缺乏或活性降低,摄入的双糖不能分解成单糖而吸收引起腹泻,如轮状病毒感染所致乳糖酶活性下降引起的腹泻。

③食物过敏:主要为牛奶过敏。

④药物影响:如新霉素口服可引起吸收不良综合征而致腹泻。

⑤其他因素:如不清洁的环境、户外活动过少,生活规律的突然改变、气候的突变等,也易引起婴儿腹泻。

2. 病理 病理改变与临床症状不成比例,病理改变较轻。大体所见主要是肠管胀气、小肠黏膜充血及卡他性炎症。少数病例在回肠下段和盲肠黏膜下层出现肠壁囊样积气,个别病例在回肠下段可见1、2个帽针头大小的浅溃疡,有时肠腔内有血样大便,但多不能找到出血部位。镜下除充血、白细胞浸润和偶见小溃疡外,无其他特殊所见。迁延性腹泻患儿易发生营养不良,多见肝脂肪浸润,偶有脑静脉窦血栓形成;合并症有支气管肺炎和中耳、肾盂等处的化脓灶。

(五)临床分期

1. 病程分类

(1)急性腹泻病:病程在2周以内。

(2)迁延性腹泻病:病程在2周至2个月。

(3)慢性腹泻病:病程在2个月以上。

2. 病情分类

(1)轻型:无脱水,无电解质平衡紊乱和酸碱失衡症状。

(2)中型:轻至中度脱水或有轻度电解质平衡紊乱或酸碱失衡症状。

(3)重型:重度脱水或有明显酸碱失衡症状(烦躁、精神委靡、嗜睡、面色苍白、体温不升、白细胞计数明显增高)。

3. 病因分类

(1)感染性腹泻:病毒、细菌、真菌和寄生虫感染所致腹泻。

(2)非感染性腹泻:食饵性(饮食性)腹泻、症状性腹泻、过敏性腹泻、其他腹泻。

(六)临床表现

1. 一般症状

(1)轻型腹泻:主要是大便次数增多,每日数次至10余次。大便稀,有时有少量水,呈黄色或黄绿色,混有少量黏液。每次量不多,常见白色或淡黄色小块,系钙、镁与脂肪酸化合的皂块。偶有小量呕吐或溢乳,食欲减退,体温正常或偶有低热,面色稍苍白,精神尚好,无其他周身症状,体重不增或稍降。体液丢失在50ml/kg以下,临床脱水症状不明显。病程3～7d,预后较好。有佝偻病或营养不良患儿,每日3～7次,色黄,常有黏液,有恶臭;大便检查可见少量白细胞。迁延日久并营养不良,常继发泌尿道、中耳或其他部位感染。

（2）中型腹泻：介于轻型和重型之间，除腹泻外还伴有轻到中度脱水或轻度的电解质平衡紊乱和酸碱失衡症状。

（3）重型腹泻：每日大便10次至数十次，水分增多，偶有黏液，呈黄色或黄绿色，有腥臭味，呈酸性反应。换尿布不及时者，常腐蚀臀部皮肤，表皮剥脱而发红。随病情加重和摄入食物减少，大便臭味减轻，粪块消失而呈水样或蛋花汤样，色变浅，主要成分是肠液和少量黏液，呈碱性反应。大便量增至每次10～30ml，多者可达50ml。患儿食欲低下，常伴呕吐，多有不规则低热，重者高热，体重迅速降低，明显消瘦。如不及时补液，纠正脱水和酸中毒，可危及患儿生命。近十余年来，由于能提早就诊，严重的重型腹泻已明显减少。

2. 脱水和电解质紊乱

（1）脱水：患儿较快地消瘦、体重减轻，精神委靡，皮肤苍白甚至发灰、弹性差，前囟和眼窝下陷，黏膜干燥，腹部凹陷，脉细数，血压降低和尿量减少。脱水分为轻、中、重3度：①轻度脱水，体液丢失占体重的5%以下，患儿精神稍差，面色略苍白，皮肤稍干但弹性尚好，眼窝稍差，面色略苍白，皮肤稍干但弹性尚好，眼窝稍陷，小便较平时略少。②中度脱水，体液丢失占体重的5%～10%。患儿委靡、烦躁，皮肤苍白发灰、干燥、松弛、弹性差，捏起后不能立即展平，前囟和眼窝明显下陷，唇及黏膜干燥，心音钝，腹部凹，四肢发凉，小便明显减少。③重度脱水，体液丢失占体重的10%～15%，患儿精神委靡、淡漠，皮肤苍灰，弹性极差，捏起后不易平复，前囟与眼窝深陷，眼不闭，结膜干涩，哭无泪，角膜无光，口唇发绀，黏膜干燥，血压不易测出，腹深陷，四肢厥冷，尿极少或无尿。

估计脱水程度时，应重视眼窝、前囟凹陷程度。低渗性脱水易出现皮肤弹性减低，而营养不良的婴幼儿平时弹性差，应予注意。不同脱水类型，临床症状存在差异，低渗性脱水时因细胞外液丢失多，患儿脱水症状出现早且较重，但口渴较轻，而精神委靡较重。高渗性脱水时，细胞外液相对丢失较少，患儿口渴明显、发热、烦躁、肌张力增高，偶有惊厥；眼窝、前囟凹陷较轻，手足较温暖，脉搏可触及。

（2）酸中毒：精神委靡，呼吸深长，呈叹息状。严重者呼吸增快，甚至昏迷。新生儿或小婴儿无或较晚出现呼吸深长，表现为嗜睡、面色苍白、拒食、衰弱等。

（3）低钾血症：营养不良者出现较早、较重，患儿输入不含钾的液体后，随脱水、酸中毒的纠正，逐渐出现低钾症状，精神委靡、肌张力低、第一心音钝；重者则出现腹胀、肠鸣音减弱或消失、腱反射减弱；血清钾在3.5mmol/L以下多出现低钾症状。

（4）低钙血症：营养不良、佝偻病或迁慢性腹泻患儿，在输液后出现烦躁不安、手足搐搦甚至惊厥等，考虑是否为低钙血症，检查可见佛斯特氏和腓反射阳性。

（5）低镁血症：少数患儿纠正脱水、酸中毒及补钙后出现手足搐搦，表现为手足震颤、搐搦、哭闹、易受刺激、不能入睡，个别患儿在额部或皮肤皱褶处出现红晕。

（七）辅助检查

1. 实验室检查

（1）粪便常规检查：大便显微镜检查，注意有无脓细胞、白细胞、红细胞与吞噬细胞，有无虫卵、寄生虫、真菌孢子和菌丝，有时需多次检查才能发现病原，有助于腹泻病的病因和病原学诊断。

（2）大便培养：对确定腹泻病原有重要意义，一次粪便培养阳性率较低，需多次培养，新鲜标本立即培养可提高阳性检出率。

（3）大便乳胶凝集试验：对某些病毒性肠炎有诊断价值，如轮状病毒、肠道腺病毒等，有较好敏感性和特异性，对空肠弯曲菌肠炎的诊断有帮助。

（4）酶联免疫吸附试验：敏感性和特异性均较高，可诊断轮状病毒肠炎和其他病毒性肠炎。

（5）粪便还原糖检查：双糖消化吸收不良时，粪便还原糖呈阳性，pH＜6.0，还原糖检查可用改良斑氏试剂或clinitest试纸比色；继发性双糖酶缺乏远较原发性多见，原发性者以蔗糖-异麦芽糖酶缺乏最常见。

（6）粪便电镜检查：对某些病毒性肠炎有诊断价值，如轮状病毒性肠炎、诺沃克病毒性肠炎等。

（7）血白细胞计数和分类：病毒性肠炎白细胞总数一般不增高，细菌性肠炎白细胞总数可增高或不增高，50%以上的患儿有杆状核增高，杆状核＞10%，有助于细菌感染的诊断。

（8）血培养：对细菌性痢疾、大肠埃希菌和沙门菌等细菌性肠炎有诊断意义，血液细菌培养阳性者有助于诊断。

（9）血生化检查：对腹泻较重的患儿，应及时检查血pH、二氧化碳结合力、碳酸氢根、血钠、血钾、血氯、血渗透压，对于诊断及治疗均有重要意义。

(10)其他：对迁延性和慢性腹泻者，必要时做乳糖、蔗糖或葡萄糖耐量试验，呼气氢试验，也可做结肠镜检查。

2. 影像学诊断

(1)X线检查：X线钡餐、钡灌肠检查和腹部平片可显示胃肠道病变、运动功能状态、胆石、胰腺或淋巴结钙化。选择性血管造影和CT对诊断消化系统肿瘤尤有价值。

(2)B型超声扫描：为无创性和无放射性检查方法，应优先采用。

(3)内镜检查：结肠镜检查和活检可诊断全结肠和末端回肠的病变。小肠镜可观察十二指肠和空肠近段病变并做活检，但操作较复杂。怀疑胆道和胰腺病变时，ERCP有重要价值。

(八)诊断

1. 诊断　可根据腹泻病程、大便性状、大便的肉眼和镜检所见、发病季节、发病年龄及流行情况，作出最可能的诊断。如急性水样便腹泻，多为病毒或产毒素细菌感染，2岁以内婴幼儿，腹泻发生在秋冬季，以轮状病毒肠炎可能性大；发生在夏季以产毒性大肠埃希菌肠炎可能性大；水样便或米汤样便，腹泻不止伴呕吐，迅速出现严重脱水，结合疫情要考虑霍乱。

病人粪便为黏液脓便或脓血便要考虑细菌性痢疾；如血多脓少，呈果酱样，多为阿米巴痢疾。此外，要考虑其他侵袭性细菌感染，如侵袭性大肠埃希菌肠炎，空肠弯曲菌肠炎或沙门菌肠炎等。不同病原所致腹泻临床表现不同。

2. 致病性大肠埃希菌肠炎　与腹泻有关的大肠埃希菌可分为5大类，各类致泻性大肠埃希菌肠炎的临床表现如下。

(1)产毒素大肠埃希菌肠炎(enterotoxignic escherichia coli enteritis，ETEC)：是婴幼儿腹泻的主要病原之一，流行于夏季。该菌产生肠毒素，作用于肠壁，刺激肠壁细胞使分泌功能亢进，向肠腔分泌大量的水和电解质，引起水样便。临床表现有发热、呕吐、频繁多次水样便，多伴有脱水酸中毒。确诊需要依据粪便培养及血清学鉴定。

(2)致病性大肠埃希菌肠炎(enteropathogenic escherichia coli enteritis，EPEC)：有一部分也可产生肠毒素。近年来常在3个月以下的小婴儿或新生儿病房发生EPEC的小暴发。由于耐药菌株增多病情容易迁延。临床症状基本同ETEC。

(3)侵袭性大肠埃希菌肠炎(enteroinvasive Escherichia coli enteritis，EIEC)：一般不产生肠毒素，但对肠黏膜有侵入性，可引起小肠和结肠黏膜炎症性变化，产生脓血便。其临床表现类似细菌性痢疾。

(4)吸附性大肠埃希菌肠炎(enteradherent escherichia coli enteritis，EAEC)：特征是能吸附在肠黏膜刷状缘上。EAEC有3种：①局部吸附型；②弥散吸附型；③自动聚集吸附型。局部吸附型大肠埃希菌曾被确定是迁延性腹泻的病原，在小肠繁殖，可引起特殊的黏膜改变(刷状缘消失，基底变平)。弥散吸附型在迁延性中的致病作用不清楚。自动聚集吸附型在肠壁聚集成团和链，不仅吸附在细胞表面而且互相吸附，引起迁延性腹泻。

(5)出血性大肠埃希菌肠炎(enterohemorrhage escherichia coli enteritis，EHEC)：能引起出血性肠炎，有O_{157}：H_7、O_{26}：H_{11}和O_{111} 3个血清型，而O_{157}：H_7占绝大部分。

O_{157}：H_7感染临床表现有健康带菌者(约占5%)，轻型病人(指仅有水样便腹泻)，典型病人(指血性腹泻)与重型病人(合并溶血性尿毒综合征或血栓性血小板减少性紫癜)。临床表现有3大特征：①痉挛性腹痛；②血性粪便(血水便或脓血便)；③低热或不发热。

O_{157}：H_7肠炎好发于夏秋暖季，各年龄均可得病，但以儿童和老人为多。O_{157}：H_7传播途径似沙门菌，可通过食物、水源及接触传播，常以食物传播为主。本病是自限性疾病，自然病程5～7d，大多数患者只需对症治疗。

3. 沙门菌感染　沙门菌感染在食物中毒及急性胃肠炎中占重要位置；其中以鼠伤寒沙门菌和婴儿沙门菌在婴儿中最常见，常在医院内发生严重交叉感染。多侵犯1岁以内久病体弱的婴儿。

4. 空肠弯曲菌肠炎　临床表现主要有发热、腹泻、粪便初期呈水样便，继而呈痢疾样黏液脓血便。确诊需粪便细菌培养。

5. 耶氏菌肠炎　耶氏菌是一种人畜共患疾病的病原菌。临床主要表现为小肠结肠炎。主要症状有发热、腹痛、腹泻。腹泻可持续1～2周。大便呈水样、黏液样或胆汁样。镜检有多形核白细胞。由于严重腹泻，病儿可发生低蛋白血症和低钾血症。耶氏菌肠炎可合并肠系膜淋巴结炎及末端回肠炎，常伴有严重腹痛，有时误诊为阑尾炎。确诊依据细菌培养。

6. 嗜水气单胞菌肠炎　临床分为①急性胃肠

炎型，低热或不发热，脐周腹痛，腹泻水样便，个别呈霍乱样重度腹泻，少数为脓血便，大部分病人2～5d自愈，少数小儿腹泻可迁延不愈；②败血症型，气单胞菌可由伤口或肠道侵入血流，引起败血症；③伤口因接触感染轻者局部溃疡，重者可发生蜂窝织炎。

7. 抗生素相关肠炎　由于滥用抗生素，引起肠道菌群紊乱，微生态失衡，一些条件致病菌则会诱发肠炎。

(1)金黄色葡萄球菌肠炎：发生于较长时间应用广谱抗生素的患儿，临床表现为高热中毒症状，稀水黏液便，量极多呈海蓝色，可见脱落的肠黏膜；初诊依据粪便涂片镜检，可见大量革兰阳性球菌；常合并败血症，确诊依据粪便及血培养葡萄球菌阳性。

(2)假膜性肠炎：病原为难辨梭菌，引起小肠及结肠黏膜急性坏死性炎症，并有假膜形成；腹泻常发生在抗生素治疗后的第2～9天或手术后5～20d。临床表现有高热、中毒症状重(嗜睡、委靡、谵妄)，腹泻粪便为黄稀水便或黏液便，可见脱落的假膜，少数为血便，可伴痉挛性腹痛，有时有压痛和反跳痛，需与急腹症鉴别；严重者并发脱水、急性肾衰竭、休克或弥散性血管内凝血等。确诊依据粪便做厌氧菌培养，分离出难辨梭菌，并证明其为产毒菌株。

(3)铜绿假单胞菌肠炎：该菌原在肠道寄生，一般不致病，但因滥用抗生素引起微生态失衡，则可诱发肠炎，也可在一些体弱小婴儿中散发或在新生儿室引起暴发。临床表现为腹泻，开始为水样便，后为黏液或脓血便；感染中毒症状明显，多数伴有脱水酸中毒；严重者可致休克。确诊依据大便培养。

(4)真菌性肠炎：腹泻病程迁延，有滥用抗生素史，常伴有鹅口疮，肛门周围可见黄白色假膜，假膜及粪便涂片可见真菌及菌丝，即可确诊。临床表现为腹泻，呈带泡沫豆渣样稀便，易迁延。

8. 隐孢子虫肠炎　本病为人畜共患疾病。人体感染隐孢子虫后，寄生在小肠黏膜，破坏微绒毛，致小肠吸收障碍及双糖酶活性下降或缺乏，引起渗透性腹泻。病程短者几天，长者2年，平均2个月。症状表现发热、腹泻，呈黏液稀水便，有恶臭味，伴腹痛。本病对有免疫缺陷者易感染，为艾滋病患者的重要致死原因。诊断依据粪便、呕吐物及痰中找到隐孢子虫卵囊。

9. 其他细菌　有变形杆菌、产气荚膜杆菌、蜡样芽胞杆菌、克雷伯菌等条件致病菌，多在久病体弱或滥用抗生素造成肠道菌群紊乱的情况下发病。

10. 病毒性肠炎　是婴幼儿水样便的主要病原。

(1)轮状病毒肠炎：好发生在6个月至2岁婴幼儿，发生在秋冬寒冷季节。临床表现为腹泻，呈水样便，每日5～10次至10多次，发热和呕吐常发生在发病前1～2d，随后出现腹泻。严重者伴有脱水酸中毒。

轮状病毒肠炎一般预后良好，近年来的研究发现轮状病毒不单纯是肠道感染，也可引起全身性感染，可侵犯多个脏器，40%～50%的患儿伴有咳嗽等呼吸道症状。曾报道从患儿肺组织、脑脊液、胸腔积液、腹水中检出了轮状病毒，发现有50%左右患儿血清心肌酶异常，可并发心肌炎。

(2)肠道腺病毒肠炎：引起腹泻的是肠道腺病毒40型和41型，是婴幼儿病毒性肠炎的主要病原之一，临床表现和症状类似轮状病毒肠炎，但较轻，全年发病，没有明显的季节性。

(3)诺如病毒肠炎：以散发为主，在人群聚集地亦可引起暴发流行。患者为传染源，主要通过水源、食物经消化道传播；近来研究表明，诺如病毒是婴幼儿病毒性肠炎的主要病原之一，症状类似轮状病毒肠炎，但感染无季节性，症状轻，自限，自然病程1～6d。确诊依据病毒学检查。

(4)星状病毒肠炎：电镜检查腹泻病人粪便中发现了呈星芒状的小病毒，是婴幼儿病毒肠炎的病原之一，占病毒性肠炎5%～10%，全年发病，无季节性，症状较轻。

(5)冠状病毒肠炎：冠状病毒具有独特的皇冠形，既往报道引起呼吸道感染。近年来有报道在人的粪便中发现有冠状病毒，认为与小儿腹泻病有关，一般症状较轻。

(九)治疗

治疗原则是预防脱水、纠正脱水、继续合理饮食、合理药物治疗。

1. 预防脱水　从患儿腹泻的一开始，就给口服足够的液体以预防脱水。母乳喂养婴儿应继续母乳喂养，并且增加喂养的频次及延长单次喂养的时间；混合喂养的婴儿，应在母乳喂养基础上给予低渗ORS或其他清洁饮用水；人工喂养婴儿，应选择ORS或食物基础的液体，如汤汁、米汤、酸乳或清洁饮用水。建议在每次稀便后给予补充一定量的液体，2 岁以下患儿给予 50～100ml，2 岁以上 100～200ml，少量多次喂，直到腹泻停止。如果患儿呕吐，停 10min 后再喂，且要喂得慢些。

2. 纠正脱水

(1)口服补液法：适用于轻至中度脱水，采用低渗 ORS 液。轻度脱水 50ml/kg，中度脱水 80～100ml/kg，治疗时间为 4～6h；4h 后根据患儿脱水纠正情况确定补液方案。重度脱水时，如无静脉输液条件，可以用鼻饲滴注方法进行补液；以 20ml/(kg・h)的速度补充，如患儿反复呕吐或腹胀，应放慢鼻饲滴注速度，总量不超过 120ml/kg；每 1～2 小时评估 1 次患儿脱水情况。

(2)静脉补液：适用于严重呕吐、腹泻，伴中、重度脱水的患儿。在静脉补液的实施过程中需做到三定(定量、定性、定速)，三先(先盐后糖、先浓后淡、先快后慢)及两补(见尿补钾、惊跳补钙)。

小儿急性腹泻第 1 天液体疗法有以下几个方面。

①输液总量：包括补充累积损失量、继续损失量和生理需要量。第 1 天补液总量轻度脱水为 90～120ml/kg，中度脱水为 120～150ml/kg，重度脱水为 150～180ml/kg。先按 1/2～2/3 量给予，余量视病情决定。营养不良小儿(在估计脱水程度时易偏高)，肺炎，心、肾功能损害者，学龄期小儿(其体液组成已接近成年人)，补液总量应酌减 1/4～1/3。

②输液种类：原则为先浓后淡。低渗性脱水补给 2/3 张液，等渗性脱水补给 1/2 张液，高渗性脱水补给 1/3～1/5 张液。若临床上判断脱水性质有困难时，可按等渗脱水补给。脱水一旦纠正，电解质正常后不必将原计划张力的液体全部输完，应当及时修正补液方案，改为 1/4～1/5 张液。

③定输液速度：原则为先快后慢。补液总量的 1/2 应在头 8～12h 内补完，输入速度为 8～12ml/(kg・h)。重度脱水时用 2∶1液或生理盐水先行扩容(表 6-2)。扩容所用的液体和电解质包括在前 8～12h 的补液内。余下液体于 12～16h 内补完，约每小时 5ml/kg。若吐泻缓解，可酌情减少补液量或改为口服补液。

④纠正酸中毒：因输入的混合液体中含有碱性溶液，脱水纠正后，循环和肾功能改善，酸中毒可随之纠正，对仍有酸中毒者，根据血测定结果另加碱性溶液纠正。

⑤纠正低钾：有尿或来院前 6h 内有尿者即应及时补钾。轻症患儿可口服氯化钾每天 200～300mg/kg，重度低钾血症需静脉补钾，每天总量一般为 100～300mg/kg。应均匀分配于全日静脉输液中，浓度不应超过 0.3%，每日补钾时间不应＜8h。治疗低钾血症须持续补钾 4～6d 或以上。病情好转可由静脉补钾改为口服补钾，当饮食恢复至正常饮食 1/2 时，可停止补钾。

⑥纠正低钙：出现低钙症状，如惊跳、手足搐搦时可用 10%葡萄糖酸钙，每次 1～2ml/kg(最大量为每次 10ml)，用葡萄糖液稀释后静脉滴注。心力衰竭患儿在用洋地黄制剂时应慎用。

⑦纠正低镁：在补钙后手足搐搦不见好转反而加重时要考虑低镁血症，可测定血镁浓度。同时用 25%硫酸镁，每次 0.2～0.4ml/kg，深部肌内注射，每日 2～3 次，症状消失后停用。

第 2 天及以后的补液：经第 1 天补液后，脱水和电解质紊乱已基本纠正，第 2 天及以后一般只需补充继续损失量和生理需要量，继续补钾，一般可改为口服补液。

3. 继续饮食　继续饮食，满足生理需求，补充疾病消耗，选择适应患儿消化吸收功能的饮食并注意平时饮食习惯，适当补充微量元素和维生素。

(1)急性腹泻病：继续饮食，满足生理需要，补充疾病消耗，如患儿连续 3d 营养未能达到生理需要则行肠内和(或)肠外营养。①母乳喂养儿继续母乳喂养，人工喂养患儿调整饮食，保证足够热能；②用已习惯的平常饮食，如选用稠粥、面条，并加植物油、蔬菜、肉末或鱼末等，可喂配方奶，脱水严重且呕吐频繁的患儿，先纠正水和电解质紊乱，病情好转后恢复喂养；③病毒感染所致腹泻选用去乳糖配方。

表 6-2　重度脱水静脉输液方法(2∶1液或生理盐水)

年龄	第一阶段(等张液 20ml/kg)	第二阶段(2/3 张液或 1/2 张液 80ml/kg)
1 岁以内	1h	6h
1 岁以上	1h	8h

(2)迁延性或慢性腹泻病合并营养不良：根据病情以及可能的病因选择饮食类型，尽早进行营养治疗，必要时行肠内营养(和)或肠外营养。①母乳喂养患儿继续母乳喂养，人工喂养儿应调整饮食，选择合适配方；②感染后、先天性或继发性乳糖酶缺乏导致腹泻，选用去乳糖配方；③牛奶过敏所致腹泻可选用水解配方或氨基酸配方；④如不能耐受可选用半要素或要素配方。

4. *药物治疗* 急性水样便腹泻多为病毒或产肠毒素性细菌感染不用抗生素，如分离出特异病原的感染患儿，根据药物敏感试验选用。可选用微生态调节剂和肠黏膜保护剂，补充维生素和微量元素；选用中药和中医治疗。

(十)并发症

腹泻常导致营养不良、多种维生素缺乏和继发感染。

1. *消化道外感染* 消化道外感染可能是腹泻的病因，但也常因腹泻后全身抵抗力低下而被感染，常见的有皮肤化脓性感染、鹅口疮、泌尿道感染、中耳炎、上呼吸道感染、支气管炎、肺炎、静脉炎和败血症，病毒性肠炎偶有并发心肌炎。

2. *营养不良和维生素缺乏* 腹泻迁延者或反复多次禁食，长期热量供给不足，易导致营养不良、贫血和维生素A缺乏。

3. *其他* 脱水重时可并发急性肾衰竭，此外有中毒性肠麻痹、肠出血、肠穿孔、肠套叠和胃扩张等。

4. *预后* 急性腹泻病预后较好，慢性腹泻病出现并发症者预后稍差，我国现在因单纯腹泻病而致死者少见。

二、婴幼儿粪便的特点

婴幼儿大便的次数和性质常反映其胃肠道的生理与病理状态，故检查粪便极其重要。正常大便含水分80%，其余主要是食物残渣，包括一定量的中性脂肪、脂肪酸、未完全消化的蛋白质、糖类和以钙盐为主的矿物质。还有大量共生细菌，也可带少量黏液。

(一)正常粪便

1. *胎便* 新生儿出生3d内排胎粪，性黏稠，色墨绿或深绿、无臭，是由脱落的上皮细胞、浓缩的消化液及胎儿时期吞入的羊水所组成，若喂乳充分2～3d后即转为正常婴儿大便。

2. *人乳喂养儿的粪便* 未加辅食的人乳喂养婴儿的粪便是黄色或金黄色，均匀呈膏状或带少许黄色粪便颗粒，偶尔稍稀而略带绿色，不臭、有酸味呈酸性反应(pH4.7～5.1)，每日排便2～4次，一般在逐渐增加固体食物后大便次数减少，1周岁后减至每日1次。

3. *人工喂养婴幼儿的粪便* 配方奶喂养婴儿粪便为淡黄色、较干稠、呈中性或碱性反应(pH6～8)，大便每日1～2次；鲜牛、羊乳喂养的婴儿粪便内易混有白色酪蛋白凝块。

4. *混合喂养婴幼儿的粪便* 人奶加配方奶喂养婴幼儿粪便与配方奶喂养者相似，但较软、黄；若同时加喂淀粉类食物，则大便增多，稠度稍减呈暗褐色，臭味加重；若增加蔬菜、水果等固体食物，大便外观即近似成年人。

(二)粪便肉眼检查

根据上述情况可知，经肉眼检查粪便，可大致了解小儿的消化情况，如有臭味表示蛋白质消化不良；带酸味、多泡沫表示糖类消化不良；如外观似奶油状，表示脂肪消化不良；粪便中的奶瓣(即乳凝块)，多是未消化的脂肪与钙或镁化合成的皂块，如量不多无临床意义。

粪便的颜色和其中所含胆汁的化学改变有关，小肠上部胆汁含胆红素及胆绿素，使大便呈黄绿色，到结肠时胆绿素被其中菌群还原成胆红色，大便变黄色。人乳喂养时粪便偏酸性，可因氧化性细菌作用，氧化为胆绿素，使大便略带绿色，配方奶喂养时大便偏碱，可使胆红素还原为无色的粪胆原，故大便色较淡。如配方奶喂养儿排绿色大便，表示肠蠕动加快或肠道有炎症，是腹泻将至的象征。如胆道有梗阻则大便呈灰白色。大便呈黑色为上部胃肠道有出血或服用铁剂所致。大便正常或稍干表面带血丝，多系肛门裂或直肠息肉引起。若血液量多，呈果酱样，同时有阵发性哭闹常为肠套叠。若为黏液、脓血便则应考虑痢疾。此外，小婴儿尿布上有时沾染橙红色的尿酸盐，不可误为血液。

三、脂肪泻

脂肪泻(steatorrhea)是由于脂肪的消化和吸收不良引起的腹泻，可在多种疾病中见到。

(一)脂肪吸收生理

食物中脂肪多为三酰甘油，当其与蛋白质等一起进入十二指肠后，可促使消化道激素胆囊收缩素释放，后者促进胰腺分泌、胆囊收缩及Oddi括约肌开放，脂肪经胆盐乳化后，易于被水溶性胰脂肪酶所催化使其分解为单酰甘油及游离脂肪酸。胆盐分子具有亲水及亲脂两个极，数个胆盐分子围在一起，亲水端向外，亲脂端向内，可将单酰甘油及游离脂肪酸包围，形成水溶性，直径约5nm的微粒，借水溶性特性，微粒中的脂肪通过被动扩散，被黏膜上皮细胞刷状缘所吸收，胆盐仍被留在肠腔，最终大部分由回肠末段吸收，进入肠肝循环，可重新被利用，进入上皮细胞的单酰甘油，在细胞内分解为脂肪酸，脂肪酸在内质网内重新合成三酰甘油，并与细胞合成的磷脂胆固醇及蛋白质一起组成较稳定的乳糜粒，进入乳糜淋巴管及血循环。

(二)病因

脂肪吸收过程中任何一环节发生障碍，均可引起吸收不良导致腹泻。较多见于各种梗阻性黄疸，包括先天性胆道梗阻及感染中毒性肝炎等，由于此类患儿肠内缺乏胆汁，脂肪不能被乳化；其次见于肠道疾病，如各种肠道感染、局限性回肠炎、溃疡性结肠炎、乳糜泻、肠瘘、肠管大部分切除以及肠道淋巴梗阻(如霍奇金病、淋巴肉瘤、肠结核等)；因缺乏胰酶所致的脂肪泻，见于先天性囊性纤维性变；代谢异常及其他原因所致的肠吸收不良综合征亦可引起脂肪泻。

(三)临床表现

主要表现为腹泻，典型粪便色淡、油状、量多、恶臭、能漂浮于水面，伴腹痛、腹胀等；腹部胀满由于肠内储存不消化食物，同时肠肌软弱使肠腔积气所致；食欲缺乏，发育落后，身材矮小，营养不良；病程迁延常引起脂溶性维生素缺乏，如维生素A缺乏性眼病，维生素D缺乏致佝偻病，维生素E缺乏致近端肌肉萎缩，维生素K缺乏致出血性倾向；因肠道广泛吸收不良，常继发多种微量元素缺乏，营养不良性水肿及贫血。

(四)实验室检查

粪脂肪酸测定：将粪标本置于玻璃片上，先加几滴冰醋酸使脂肪酸皂分解，再加苏丹Ⅲ95%乙醇饱和溶液混合，盖上盖玻片，加热至沸，趁温热时在低倍镜下观察，高倍镜鉴定，见到橘红色小圆球，即为阳性。

粪脂肪定量试验：是用标准试餐做脂肪平衡试验，对怀疑吸收不良的患者，粪脂肪定量试验是脂肪吸收试验“金标准”。

受试者每日摄入含一定量的脂肪饮食，热卡占总热卡的35%，共5d，后3d每日收集全部粪便，进行脂肪定量测定，并计算脂肪吸收率。

$$\text{脂肪吸收率}=\frac{\text{摄入脂肪量}-\text{粪内脂肪量}}{\text{摄入脂肪量}}\times 100\%$$

24h粪脂肪量<6g(20mmol)或吸收率>90%为正常；粪脂肪量>6g或吸收率<90%，提示脂肪吸收不良。本方法可以显示脂肪吸收不良的严重程度，但不能区别吸收不良产生的原因是脂肪消化、吸收或运送障碍，也不能提示病因诊断。此外，受试者饮食中摄入中链三酰甘油或矿物油，会使粪脂肪测定发生误差。

(五)治疗

1. *病因治疗* 如能去除引起本病的病因，则能很快治愈。脂肪吸收不良可分为原发性与继发性两类。

(1)原发性脂肪吸收不良综合征：又称乳糜泻，为一种由免疫系统介导的全身性疾病，小儿摄入麸质食物后，出现呕吐、腹泻、腹胀、腹痛等，有时伴发1型糖尿病和自身免疫性甲状腺炎。乳糜泻是终身性疾病，一旦诊断明确，应严格限制进食含麸质饮食，如小麦、大麦、裸麦等食物制品，面粉中的面筋去除后可以食用。患儿经过饮食治疗，一般临床症状和实验室检查1～2周明显好转，4周内体重可明显增加，而小肠黏膜的形态学改变一般需数月至1年以上才能明显改善或恢复正常，部分患者小肠黏膜不能完全恢复。

(2)继发性脂肪吸收不良综合征：很多疾病均可引起，原发病不同所采用的治疗方法也各异。如胰腺分泌减少及胰酶活性减低，有先天性囊性纤维变，可补充胰酶或胰脂酶治疗。肠内胆盐减少，如先天性胆道闭锁需外科手术治疗，病毒性肝炎、婴儿肝炎综合征等有胆汁淤积时，可用考来烯胺利胆，此药为一种不能被消化吸收的阴离子交换树脂，可与胆盐结合自粪便排出，促进肝合成胆酸，增加胆汁以利于消化脂肪，儿童剂量为0.25g/(kg·d)，分2～4次进食时服用，本药有引起便秘及加重脂溶性维生素缺乏的不良反应。由于胆盐缺乏引起脂肪吸收不良，可于食物中加入中链脂肪可改善患儿营养状况。因中链脂肪不需通过胆盐作用，即能直接被小肠吸收。由于细菌作用也可影响小肠脂肪吸收，如小肠污染综合征，即小肠上部细菌过度繁殖。热带口炎性腹泻是由于细菌及其代谢产物损害小肠的吸收功能。梨形鞭毛虫感染是引起脂肪吸收不良的较常见病因，可用甲硝唑(灭滴灵)治疗。

2. *对症治疗* 当患儿有脱水、电解质紊乱时，应立即予以纠正，如小肠病变广泛，腹泻严重难以控制时，可予以禁食，采用全静脉营养，也可采用要素饮食以维持营养需要。重症乳糜泻出现危象时，静脉滴注肾上腺皮质激素，一般用药1周后逐渐减量至停用，待病情稳定后宜采用高热能、高蛋白、正常脂肪饮食。急性期乳糖也应限制，并应注意氨基酸及脂肪酸质量，采用含碳原子8～10个的中链脂肪酸，在无胆盐及胰酶情况下也能被吸收。

此外，应注意脂溶性维生素及其他营养成分的补充，如肌内注射维生素A、维生素D、维生素K及维生素B_{12}等。根据病情适当补充铁、钙、叶酸及微量元素。

四、肠吸收不良综合征

肠吸收不良综合征(malabsorption syndrome)是指由于各种疾病引起的多种或某种营养成分在小肠内吸收不足，包括脂肪、糖类、蛋白质、维生素和矿物质在粪内过量丢失所造成的一组临床症状，常以脂肪吸收不良最为突出。消化不良(maldigestion)是指小肠内消化酶缺乏，造成营养成分不能被消化为适合肠黏膜吸收的小分子物，营养成分也在粪内过量丢失，出现吸收不良症状。

消化和吸收的生理过程十分复杂，吸收不良的病因和发展机制多种多样。多种疾病可损害消化和吸收过程中的3个时期(腔内期、黏膜期和运送期)中某个或几个环节，影响营养成分的消化和吸收。

(一)病因

1. 腔内原因

(1)胰腺外分泌缺乏：慢性胰腺炎、胰腺癌、囊性纤维化、胰腺切除。

(2)胃酸过多致胰酶失活：胃泌素瘤等。

(3)食物与消化酶混合不匀：胃大部分切除尤以毕氏Ⅱ式术后。

(4)胆盐不足影响脂肪吸收：严重肝病，小肠细菌过度孳生，末段回肠疾病或切除，药物(考来烯胺、新霉素、秋水仙碱)。

2. 黏膜异常

(1)小肠吸收面积不足：大段小肠切除、旁路(肠瘘、短路手术)。

(2)小肠黏膜吸收障碍：原发性或继发性双糖酶缺乏、乳糜泻、热带脂肪泻、肠寄生虫病(蓝氏贾第鞭毛虫病)、克罗恩病、嗜酸细胞性肠炎、放射性肠炎、Whipple病、淀粉样变、疱疹样皮炎、系统性肥大细胞增多症、低丙种球蛋白血症、无β脂蛋白血症、Hartnup病、胱氨酸尿症、先天性维生素B_{12}和叶酸缺乏症。

3. 运送障碍

(1)肠淋巴系统回流受阻：肠淋巴管扩张症、新生物或浸润病变阻塞肠系膜、乳糜池、胸导管的淋巴回流。

(2)肠血供障碍：肠系膜动脉粥样硬化、肠系膜血管炎。

4. 系统性疾病伴吸收不良　其他的疾病导致吸收不良，如糖尿病、甲状腺功能亢进、甲状旁腺功能减退、肾上腺皮质功能减退、系统性硬化病、红斑狼疮、结节性多动脉炎、血管炎等。

(二)临床表现

吸收不良的临床表现可呈现下述3种情况：①典型的吸收不良症状和体征，常发生在严重和长期的吸收不良患者；②亚临床的吸收不良症状，症状和体征都轻微，多数是肠道外表现；③无症状和体征的吸收不良。少数疾病为某种或部分营养成分吸收不良，如乳糖酶缺乏、无β脂蛋白血症等；大多数疾病是全面营养成分吸收不良，其主要症状是慢性腹泻和营养不良。

1. 慢性腹泻　典型的脂肪泻为浅色水样或糊状便，容量大，恶臭味，油脂状，含气多，漂浮于水面。低钾血症亦导致腹胀和食欲缺乏，但有些胰腺外分泌功能不全或肠切除术者却食欲很好。腹痛并不常见，可见于乳糖酶缺乏者饮奶后、慢性胰腺炎、肠梗阻或肠缺血患者。水分吸收缓慢，可导致夜尿增多。

2. 全身表现　体重减轻、疲乏、水肿，有些疾病伴失蛋白性肠病。

3. 维生素和矿物质缺乏

(1)贫血：与铁、叶酸、维生素B_{12}吸收不足有关。

(2)出血倾向：表现为瘀斑，由于维生素K吸收不良所致。

(3)骨痛和手足抽搦：由于长期维生素D、钙、镁和蛋白质吸收不足，造成骨质疏松和骨质软化。

(4)周围神经炎、舌炎、口角炎：继发于B族维生素缺乏。

(5)夜盲、毛囊角化：继发于维生素A缺乏。

(三)辅助检查

1. 实验室检查

(1)血液检查:血常规检查可了解有无贫血,血清铁、维生素 B_{12}、叶酸及红细胞叶酸测定,可了解是什么性质的贫血,寻找潜在的原因。叶酸缺乏常见于乳糜泻、热带性脂肪泻和其他广泛影响近段小肠黏膜的疾病。维生素 B_{12} 缺乏提示恶性贫血、胃大部切除、小肠细菌过度孳生。血涂片中见到 Howell-Jolly 小体提示乳糜泻。棘红细胞增多症提示无 β 脂蛋白血症。

如无明显肝病,低血清清蛋白提示蛋白吸收不良或失蛋白性肠病,如小肠淋巴管扩张和 Whipple 病。

(2)粪便检查:除了多次粪便常规、隐血检查外,粪寄生虫查到贾第鞭毛虫包囊有助于诊断蓝氏贾第鞭毛虫感染。

2. 胃肠 X 线检查　全消化道造影可有小肠吸收不良的表现,包括钡剂在肠腔内聚集、分节、雪片样改变,黏膜皱襞增粗,部分肠腔扩张和钡影稀释。全消化道造影的另一目的是发现肠道器质性病变。小肠襻扩张常见于乳糜泻与硬皮病。皱襞结节样增厚常见于小肠淋巴瘤、Whipple 病、淀粉样变和肉芽肿性疾病。黏膜指压痕应考虑小肠淋巴瘤。发现空肠多发憩室、手术造成盲襻、小肠假性肠梗阻,提示易发生小肠细菌过度孳生。发现跳跃式病变伴深溃疡、鹅卵石征、单发或多发肠狭窄或肠瘘是克罗恩病的征象,有时也难与肠结核区别,必要时做小肠气钡灌肠造影。

3. 腔镜　胃镜、结肠镜、小肠镜可以到达全消化道,观察黏膜病变,近年放大内镜的使用,不仅观察到小肠绒毛的形态、长短及病变,还可发现微小病变;另外可取组织检查,行小肠黏膜上酶活性检测等。内镜逆行胰胆管检查(ERCP)可行胰胆管造影,了解胰胆管是否通畅,并行相应治疗。

4. CT 和 MR　肝、胆、胰腺等疾病均可行 CT 或 MR 检查,三维重建技术的发展,CT 和 MR 重建各种管道,显示结构,基本无创。

5. 小肠吸收功能检查

(1)脂肪吸收试验:参阅脂肪泻章节中实验室检查。

(2)糖类吸收试验

①右旋木糖(D-木糖)吸收试验:摄入的 D-木糖 50%被小肠吸收,大约吸收的 50%在体内代谢,摄入的 D-木糖的 25%原型由尿排出。因此,口服一定量的 D-木糖后,测定 5h 尿中排出量,可以间接反映小肠吸收功能,广泛用来估计小肠黏膜表面吸收功能的完整性。本试验在区别正常人与黏膜吸收不良患者的敏感性为 91%,特异性为 98%。

②氢呼气试验:可检测小肠对糖类的消化吸收不良,空腹时给受试者口服一定量的双糖(如乳糖、蔗糖)或单糖(如葡萄糖)正常是在小肠中完全被消化吸收,呼气中无或仅有极微量的氢气。若呼气中氢气增多,说明小肠内有双糖或单糖吸收不良,这些糖到达结肠,被结肠菌群发酵产氢,其中 14%～21%的氢气弥散入血,循环至肺而呼出。

③乳糖耐量试验:本试验需多次抽血,有一定的损伤性,在单糖吸收不良时也可出现曲线低平,特异性不强,现在多被简便而敏感的乳糖氢呼气试验所取代。

④其他:近来有研究报道,将粪便用近红外线反射分析是测定糖类吸收不良的可靠而准确的试验。

(3)蛋白质吸收试验:即氮平衡试验操作方法复杂,故临床上很少用蛋白质吸收试验来诊断吸收不良。临床上所见大量蛋白在粪便中丢失常见于蛋白丢失性肠病或胰源性脂肪泻。失蛋白性胃肠病的检测方法主要有 ^{51}Cr-清蛋白清除试验、α_1 抗胰蛋白酶清除试验等。

(4)维生素 B_{12} 吸收试验:维生素 B_{12} 是含钴的维生素,又称钴胺素。维生素 B_{12} 的吸收主要在回肠远端进行。维生素 B_{12} 吸收试验最初是在 1953 年由 Schilling 报道,此后经过几次修改而完善。回肠远端病变或回肠远端切除术后、恶性贫血、小肠细菌过度孳生者都可以出现异常。故 Schilling 试验并无特异性诊断意义。

(5)胆盐吸收试验:人的肝将胆固醇合成胆汁酸,胆汁酸多由甘氨胆酸或牛磺酸的结合形式从胆道分泌到十二指肠。它们有抵抗所有消化酶的作用。胆盐在空肠中与脂肪水解产物形成混合微胶粒,协助脂肪消化产物吸收。大多数胆汁酸不在空肠吸收,而是到达回肠远端以主动方式吸收。吸收的胆汁酸经门脉系统再回到肝,形成胆酸的肠-肝循环。胆汁酸在肠内约有 95%被重吸收,其余约 5%进入结肠,随粪便排出。

①^{13}C 甘氨胆酸呼气试验:正常人口服 ^{13}C 标记的甘氨胆酸后,以上述途径进入胆酸的肠-肝循环,仅很少一部分排入结肠,其中部分随粪便排出,另一部分被结肠中细菌分解为胆酸和 ^{13}C-甘氨酸,后者被肠内细菌酶进一步代谢或被肠吸收,在组织内经组织酶代谢产生 $^{13}CO_2$,$^{13}CO_2$ 进入血液,从肺呼

出。在回肠远端病变、回肠远端切除术后、小肠旁路手术或患空-结肠瘘时，胆酸失去吸收的部位，大量的^{13}C-甘氨胆酸进入结肠，结肠内大量细菌使之去结合，呼气中$^{13}CO_2$和粪便中排出^{13}C都增加。在小肠细菌过度孳生时，^{13}C-甘氨胆酸在小肠中被细菌脱结合，在小肠中吸收，代谢产生$^{13}CO_2$，$^{13}CO_2$迅速在呼气中增加并提前呼出，但粪便中^{13}C量并不增加。

正常人服用^{13}C-甘氨胆酸盐后6h内呼出$^{13}CO_2$很少。回肠远端病损或小肠细菌过度孳生者则$^{13}CO_2$呼出均较正常人明显增多，单用本法难以区别。若同时测定^{13}C在粪便中的含量则可加以鉴别，使特异性增加。

成年人检查多用^{14}C标记甘氨胆酸盐做试验，有放射性，价格便宜。

②^{75}Se(硒)-同型牛磺胆酸(^{75}Se-HCAT)试验：试验方法为受试者空腹口服一定量^{75}Se同型牛磺胆酸后，连续数日给受试者进行一系列γ照相机扫描，正常人24h体内存留80%，72h存留50%，7d存留19%。慢性胆酸吸收不良者往往体内存留不到5%，在服用考来烯胺后腹泻症状有所改善。

本试验操作简便易行，临床应用较普遍。但可能受肝病影响，且^{75}Se-HCAT半衰期为180d，限制了其广泛应用。

6. 小肠黏膜活检　正常小肠上段黏膜在显微镜下所见绒毛呈指状突起，绒毛细长，高0.5～1.0mm，表面覆以高柱状吸收细胞，管腔面有微绒毛构成刷状缘，绒毛核心含动脉、静脉、毛细血管、中心淋巴管或乳糜管；绒毛底部的上皮延续为小肠腺或称李氏隐窝，绒毛上皮功能主要为吸收，而肠腺功能为更新和分泌，正常时绒毛高达隐窝的数倍。

吸收不良患者的小肠黏膜可呈现不同程度的绒毛萎缩，表现为绒毛高度变低，隐窝加深，基层和上皮内淋巴细胞和浆细胞浸润；严重的病变可显示黏膜表面平坦或无绒毛，表面柱状细胞扁平，刷状缘稀少和不规则，隐窝深度明显增加，基质和上皮内大量淋巴细胞和浆细胞浸润。

小肠黏膜不同程度萎缩应考虑鉴别的疾病有乳糜泻、疱疹样皮炎、热带脂肪泻、小肠细菌过度孳生、免疫缺陷性疾病、瘢痕形成性克罗恩病、反射性肠炎、缺血性肠炎、胃泌素瘤等。

7. 胰外分泌功能检查

(1)试餐试验(Lundh试验)：属间接刺激胰腺分泌试验，本试验的原理为试验餐刺激十二指肠和上段空肠黏膜后，产生促胰液素和促胰酶素，引起胰液的分泌。在胰腺外分泌功能正常时，服试餐剂2h后，肠液内胰酶浓度可有2次高峰。第1次在最初30min内，出现明显上升，接着又有一次缓慢上升。十二指肠液内胰蛋白酶平均浓度为310μg/ml(161～612μg/ml肠液)。在慢性胰腺炎时，则无2次高峰出现，并且其胰蛋白酶浓度低于正常值。

(2)N-苯甲酸-酪氨酸-对氨基苯甲酸(NBT-PABA)胰腺外分泌功能试验：此试验属间接刺激胰腺分泌试验，空腹时口服5% NBT-PABA0.5g，并饮水300ml后，NBT-PABA在小肠内被糜蛋白酶分解为对氨基苯甲酸(PABA)和苯甲酰-酪氨酸。PABA被小肠吸收，经血液循环从尿中排出。因此，连续收集6h尿液，测定尿中PABA的回收率，可反映胰腺分泌糜蛋白酶的能力。当胰腺外分泌功能障碍时，因糜蛋白酶分泌减少，故尿中PABA的回收率降低。胰腺功能正常时，尿中PABA为63.52%±10.53%，而慢性胰腺炎时，常低于此值。

(四)诊断

1. 症状和体征　腹泻、消瘦、乏力、水肿、维生素和矿物质缺乏的表现。

2. 实验室检查　血常规示贫血，粪常规隐血阴性，粪中可能查到蓝氏贾第鞭毛虫包囊。血清总蛋白、清蛋白减低，血清铁、维生素B_{12}、叶酸或红细胞叶酸、25(OH)D_3、钙、凝血酶原时间等减低。

3. 胃肠X线检查　小肠吸收不良表现，也可能发现胃肠道解剖异常或器质性病变。

4. 粪脂肪测定　粪脂肪定性试验(粪苏丹Ⅲ染色)发现粪中有脂肪球，进一步做粪脂肪定量试验(脂肪平衡试验)，可以诊断脂肪吸收不良。

5. D-木糖试验　检测小肠黏膜的完整性，小肠黏膜受损时应做病因学检查。

6. 小肠黏膜活检　可发现小肠绒毛萎缩或部分萎缩的病理表现及可能提供病因学诊断。

7. 胰腺外分泌功能检查及胰腺影像学检查　明确有无胰源性吸收不良。

8. 氢呼气试验　检测双糖酶缺乏及小肠细菌过度孳生。

9. 小肠细菌过度孳生检查　见后述。

(五)鉴别诊断

1. 乳糜泻　见脂肪泻内容。

2. 热带脂肪泻　见脂肪泻内容。

3. 小肠细菌过度孳生　小肠细菌过度孳生又

称小肠污染综合征或盲襻综合征，是由于小肠内厌氧菌过度孳生而表现为吸收不良、腹泻、腹胀和大细胞性贫血的临床综合征。

正常人小肠上段只有很少细菌（$<10^3$ CFU/ml）。这是由于胃酸的杀菌作用和正常的小肠运动有清除细菌的作用。许多因素可造成小肠厌氧菌过度孳生。

(1)病因

①小肠淤滞：解剖因素，如 Billroth Ⅱ式大部胃切除术后的输入襻过长，十二指肠或空肠多发憩室，手术造成的盲襻或再循环，梗阻、瘘管、回盲襻切除等；动力因素，如硬皮病、特发性假性肠梗阻、糖尿病性自主神经病、消化间期"移动复合波"缺陷等。

②抑菌机制障碍：胃酸缺乏，如慢性萎缩性胃炎，强抑酸药物治疗溃疡或手术引起的持续低酸；免疫缺陷综合征。

(2)临床表现：小肠细菌过度孳生的临床表现主要是脂肪泻伴腹部不适和胀气腹痛，维生素 B_{12} 缺乏引起的大细胞性贫血，可引起神经病变，有的体重减轻，低蛋白性水肿，临床的表现常因病因不同而有很大差异。原发病症可能会掩盖细菌过度孳生的表现。

(3)小肠细菌过度孳生的试验。

①小肠液细菌检查：是检查小肠细菌过度孳生最直接的方法。检查前停用抗菌药物 2 周以上，空腹 8h 以上，在无菌技术下通过小肠插管取得小肠液，无氧条件下进行细菌培养，菌落计数，若厌氧菌 $>10^5$ CFU/ml，就可诊断为小肠细菌过度孳生。此法被认为是"金标准"，但远段小肠或憩室内细菌孳生可呈假阴性。

②葡萄糖氢呼气试验：正常时葡萄糖在小肠上端吸收迅速完全，不会到达结肠，故服葡萄糖后无氢产生。若口服葡萄糖 80g 后呼气中氢明显上升，说明小肠上端有细菌过度孳生。

③乳果糖氢呼气试验：乳果糖是一种不能消化吸收的糖。正常人口服 10g 乳果糖，被结肠菌群酵解产生氢，呼气氢升高(即结肠峰)。如有小肠细菌过度孳生，此糖在到达结肠前，呼气中氢升高提前出现(即小肠峰)。两者时间顺序的差异不难区分，有时可出现双峰。

④^{13}C-木糖呼气试验：木糖主要在近端小肠吸收，污染小肠的细菌使木糖分解增加。本试验敏感性和特异性接近 90%，是诊断小肠细菌过度孳生较理想的呼气试验。

4. 短肠综合征　是由于多种原因做了大段小肠切除手术或短路手术以及小肠的广泛病变而造成小肠有效吸收面积减少，从而引起吸收不良和营养缺乏的一系列症状，包括腹泻、体重减轻、低蛋白血症、多种维生素和微量元素缺乏等。

正常情况下，脂肪、蛋白质、糖类、矿物质、维生素的消化吸收都在十二指肠和空肠中进行。胆汁酸和维生素 B_{12} 在远端回肠吸收。正常小肠吸收潜力很大，广泛小肠切除后，剩余小肠代偿能力很强。一般切除 40%～50%也不会发生明显的营养障碍。切除中等长度小肠或空肠的患者较切除十二指肠或末端回肠者有较好的耐受力，但究竟切除多少肠管才会产生短肠综合征尚无准确数字。此病的临床严重程度与保留肠管的长度、部位，是否保留回盲瓣和剩余小肠的适应能力有关。

5. 小肠结肠瘘　小肠结肠瘘发生的病因为小肠炎症，如克罗恩病、肠结核、小肠憩室炎的并发症；肠道恶性肿瘤浸润、放射治疗或化疗后并发肠瘘；手术中误伤肠管，手术后吻合口及腹部感染，形成吻合口瘘及吻合口溃疡穿透结肠；外伤损伤肠道。

小肠结肠瘘依照肠瘘的部分不同，其病理生理变化也不同。十二指肠或空肠结肠瘘为高位肠瘘，引起营养不良严重。回肠结肠瘘为低位肠瘘，症状较轻。瘘之间被旷置的肠段部分和长度，与相应的短肠综合征的病理生理变化相似。

高位肠瘘常有腹泻、脂肪泻、消瘦、营养不良、水与电解质紊乱等吸收不良综合征的表现。低位肠瘘腹泻与营养不良症状较轻。慢性炎症或肿瘤的自发性肠瘘发展较慢，有原发病的临床表现，腹部可有脓肿形成。发生于手术后吻合口感染或外伤性肠瘘，开始时有发热、腹痛、局部脓肿形成。

(六)案例分析

患儿：女，9 个月。

主诉：发热、排水样便 3d。

现病史：患儿于 2d 前开始发热，体温 38～38.5℃，无寒战，轻咳，无声嘶，自服解热药后体温可暂时下降，几小时后又升高。发热后出现腹泻，开始每天排水样便 3～4 次，量少，伴呕吐胃内容物 5 次，进食或饮水后即呕吐，非喷射性，无腹胀、阵发性哭闹，昨天起排黄色蛋花汤样便，每天 10 余次，无黏液血丝便，在诊所诊治，服小檗碱、阿莫西林等治疗，今天无呕吐，体温降至 37.5℃，大便性状、排便次数无改善，尿量减少，精神欠佳。

既往史：平素体健，无湿疹史、过敏史，无反复腹泻病史，无长期应用抗生素史。

个人史：足月顺产儿，生长发育正常，母乳喂养，3个月前添加固体食物。

家族史：家庭成员体健，近期家中无腹泻患者。

体格检查：体温37.5℃，呼吸30/min，脉搏130/min，血压55/90mmHg，体重9kg。急性面容，精神差，烦躁不安，皮肤弹性较差，前囟、眼窝凹陷，哭时泪少，口唇黏膜干燥，双肺呼吸音清，无干、湿性啰音，心率130/min，律齐，心音有力，无杂音。腹平软，全腹按压无哭闹，无异常包块，肝肋下2cm，质软，脾未触及，肠鸣音活跃，8/min。肛周稍潮红，无溃烂。肢端稍凉，CRT 2s。四肢肌力、肌张力正常，双膝腱反射正常，无减弱，双巴氏征阴性。

实验室检查：血常规白细胞计数 $8\times10^9/L$，中性粒细胞比率40%，红细胞计数 $3.7\times10^{12}/L$，血红蛋白115g/L，血小板计数 $250\times10^9/L$。大便常规，黏液(—)，红细胞(—)，白细胞(—)，隐血OB(—)。血气电解质pH7.30、K^+ 4.0mmol/L、Na^+ 140mmol/L、HCO_3^- 10mmol/L、BE－12mmol/L。大便ELISA法检测病毒抗原，轮状病毒抗原阳性。

特殊检查：X线胸片示心肺未见异常。心电图示窦性心律，未见ST段、T波改变。腹部超声未见异常包块。

诊断与诊断依据

轮状病毒肠炎：9个月婴儿，秋季发病，排蛋花汤样大便并脱水、酸中毒，大便常规无异常，大便轮状病毒抗原检测阳性。

中度等渗性脱水：皮肤干燥、弹性较差，前囟、眼窝明显凹陷，哭时泪少，口唇黏膜干燥，肢端稍凉，伴少尿；Na^+ 140mmol/L。

失代偿性代谢性酸中毒：精神差，烦躁不安，pH7.30，HCO_3^- 10mmol/L，BE－12mmol/L。

诊断思路：9个月婴儿，秋季急性起病，伴上呼吸道感染症状，主要表现为腹泻、发热，病初伴呕吐，大便为蛋花汤样，无腥臭味，并发脱水及酸中毒，大便镜检无异常，根据上述发病年龄、季节、病程特点及大便性状，以轮状病毒肠炎可能性大，进一步查大便轮状病毒抗原确诊。小儿腹泻最重要的是要进一步评估有无脱水、酸中毒及电解质紊乱情况。患儿尿少，有脱水体征，血钠正常，为等渗性脱水；精神差，pH7.30，HCO_3^- 10mmol/L，BE－12mmol/L，为失代偿性代谢性酸中毒。

鉴别诊断

致病性大肠埃希菌肠炎：大便多呈蛋花汤样，色淡黄，有时黏液较多，偶见血丝，有腥臭味。可行大便培养排除。

空肠弯曲菌肠炎：大便初期呈水稀样，继而呈痢疾样黏液脓血便。可行大便细菌培养(微需氧技术培养)排除。

耶氏菌肠炎：大便呈水样、黏液样或胆汁样，镜检有多形核白细胞，常伴有严重腹痛。行大便细菌培养排除。

嗜水气单胞菌肠炎：腹泻呈水样便，个别呈霍乱样重度腹泻，少数为脓血便。

非感染性腹泻(饮食不当或气候骤变)：此类腹泻诱因较明确，临床表现较轻，除腹泻外，常有食欲缺乏、偶伴呕吐，无明显脱水、中毒症状，调整饮食后腹泻可治愈。

治疗原则：预防脱水；纠正脱水；继续饮食；合理用药。

(陈佩瑜　龚四堂)

第三节　小儿胃炎和幽门螺杆菌感染

胃炎(gastritis)是指由各种物理性、化学性或生物性有害因素引起的胃黏膜或胃壁炎性病变。根据病程分为急性和慢性两种，后者发病率高。

(一)病因和发病机制

1. 急性胃炎　可由严重感染、休克、缺血缺氧、颅内损伤、严重烧伤、呼吸衰竭和其他危重疾病所致的应激反应引起；误服毒性物质和腐蚀剂所致消化道损伤，常伴有口腔和食管的损伤，严重程度较胃炎更重；摄入由细菌及其毒素污染的食物几小时后出现呕吐、腹痛，有时会腹泻，病毒感染也可引起急性胃炎；服用对胃黏膜有损伤的药物(如阿司匹林与非甾体类抗炎药)引起胃黏膜的急性损伤；食物过敏，情绪波动、精神紧张和各种因素所致的变态反应等均能引起胃黏膜的急性炎症。

2. 慢性胃炎　是有害因子反复长期作用于胃黏膜引起损伤的结果，儿童慢性胃炎中浅表性胃炎最常见，占90%～95%，萎缩性胃炎极少，病因迄今尚未完全明确，可能与下列因素有关。

(1)感染：已证实幽门螺杆菌(Helicobacter pylori，H. pylori)所致的胃内感染是胃炎的主要病因，在活动性，重度胃炎中H. pylori检出率较高。慢性胃炎的家族聚集倾向也表明了H. pylori在家族成员间的传播。

(2)胆汁反流：各种原因引起的胃肠动力异常，胃窦内容物滞留或十二指肠胃反流，反流的胆汁盐刺激降低了胃黏膜对离子通透的屏障功能，使得胃液中氢离子得以反弥散进入胃黏膜引起炎症。

(3)长期食刺激性食物或服用药物：如粗糙、过硬、过冷、过热、过辣的食品，经常暴饮、暴食、饮浓茶、咖啡等，服用阿司匹林等非甾体抗炎药物及类固醇激素类药物等均会损伤胃黏膜。

(4)精神神经因素：持续精神紧张、压力过大，可使消化道激素分泌异常损伤胃黏膜。

(5)全身慢性疾病：如慢性肾炎、尿毒症、重症糖尿病、肝胆系统疾病、类风湿关节炎、系统性红斑狼疮等均导致胃黏膜损伤。

(6)其他因素：如环境、遗传、免疫、营养等因素均与发病有关。

(二)临床表现

1. 急性胃炎　发病急骤，轻者仅有食欲缺乏，腹痛、恶心、呕吐，严重者可出现呕血、黑粪、脱水、电解质以及酸碱平衡紊乱。有感染者常伴有发热等全身中毒症状。

2. 慢性胃炎　常见症状为反复发作、无规律性的腹痛，疼痛经常出现于进食过程中或餐后，多数位于上腹部、脐周，部分患儿部位不固定，轻者为间歇性隐痛或钝痛，严重者胃剧烈绞痛，常伴有食欲缺乏、恶心、呕吐、腹胀，继而影响营养状况及生长发育，胃黏膜糜烂出血者伴呕血、黑粪。

(三)辅助检查

1. 胃镜检查　为最有价值、安全、可靠的诊断手段。可直接观察胃黏膜病变及其程度，镜下可见黏膜广泛充血，水肿、糜烂、出血，有时可见黏膜表面的黏液斑或反流胆汁。H. pylori感染所致胃炎，可见胃黏膜微小结节形成(又称胃窦小结节或淋巴细胞样小结节增生)。同时可取病变部位组织进行幽门螺杆菌和病理学检查。①急性胃炎光镜下观察到上皮细胞变性、坏死，固有层大量中性粒细胞浸润，无或极少淋巴细胞、浆细胞，腺体细胞呈不同程度变性坏死。②慢性胃炎中浅表性胃炎见上皮细胞变性，小凹上皮细胞增生，固有层炎症细胞主要为淋巴细胞、浆细胞浸润；萎缩性胃炎主要为固有腺体萎缩、肠腺化生及炎症细胞浸润。

2. 幽门螺杆菌检测　目前诊断幽门螺杆菌感染的方法包括侵入性和非侵入性。侵入性指通过胃镜获取胃黏膜，可行胃黏膜H. pylori细菌培养、组织染色镜检、快速尿素酶试验；非侵入性方法有尿素呼气试验、粪便H. pylori抗原检测和血清H. pylori抗体检测。

(1)细菌培养：细菌培养作为诊断H. pylori感染的金标准，敏感性70%～90%，特异性100%。可进行药物敏感试验，提供敏感性药物指导临床治疗。H. pylori培养阳性率除受培养气体、温度、湿度、环境、培养基选择等影响因素外，标本取样前用药、标本转运、处理方式均可直接影响培养的结果。

(2)组织学检查：组织染色检查H. pylori的敏感性>95%，特异性100%。其可靠性则依赖活检部位、标本大小、数量及病理改变，甚至染色方法、染色处理及细菌观察技术均直接影响阳性率。新方法Genta染色和El-Zimaity染色能同时观察细菌、胃炎的组织学特征及肠化等病理改变，有助于提高H. pylori诊断的准确性。

(3)尿素酶试验

①快速尿素酶试验：敏感性93%～97%，特异性95%。由于尿素酶分解尿素使周围组织中pH升高，通过pH指示剂变色显示结果，是一种快速、较为准确的方法，临床上常用。

②^{13}C呼吸试验：敏感性95%～100%，特异性91%～98%。利用H. pylori中尿素酶分解尿素产生CO_2和氨，通过摄入一定量的^{13}C标记尿素入胃内，然后用质谱仪检测生成$^{13}CO_2$，由此判断H. pylori感染状况，是H. pylori感染检测一种准确、安全、敏感的方法，是H. pylori治疗后观察疗效最理想的指标，但其极易受检查前用药影响，如抗生素、胃酸抑制药、铋剂等，均可造成假阴性结果。^{14}C具有放射性，不在儿童中使用。

(4)血清学检测：敏感性85%，特异性79%。用酶联免疫吸附试验检测血中H. pylori-IgG、IgA抗体，是一种间接方法，不能单纯作为H. pylori感染的最初诊断标准，最好与其他方法联合应用，多用于流行病学调查以及对治疗结果的评价。

(5)H. pylori核酸检测：PCR是检测H. pylori感染的一种敏感特异的方法，可以检测胃黏膜、唾液、牙斑、胃液、粪便中的H. pylori-DNA；如果消毒操作不严，易导致DNA污染，出现假阳性，目前多作为研究使用。原位杂交检测 H. pylori-DNA，操作复杂，仅作为研究使用。

(6)大便 H. pylori 抗原检测：其敏感性和特异性与^{13}C尿素呼气试验相仿，大便 H. pylori 抗原检测易受各种因素尤其是药物的影响。

(四)诊断与鉴别诊断

1. 胃炎的诊断和鉴别诊断　根据病史、体格检查、临床表现、胃镜和病理学检查可以确诊。由于引起儿童腹痛的病因很多，急性发作的腹痛必须注意与外科急腹症、肝、胆、胰、脾、肠等腹内脏器的器质性疾病以及腹型过敏性紫癜相鉴别。慢性反复发作的腹痛应与肠道寄生虫、肠痉挛等疾病相鉴别。

(1)肠蛔虫病：常有不固定的腹痛、偏食、异食癖、恶心、呕吐等消化功能紊乱症状，有时出现全身过敏症状，驱虫治疗有效等可协助诊断。有吐或排虫史，粪便查找虫卵可以确诊。我国随着卫生条件的改善，儿童蛔虫感染率明显下降。

(2)肠痉挛：婴儿多见，可出现反复发作的阵发性腹痛，腹部无异常体征，排气、排便可以缓解。

(3)功能性腹痛：是一种常见的儿童期身心疾病，与情绪改变、生活紧张、家庭成员过度焦虑等有关。表现为发作性腹痛，持续数十分钟或数小时而自行缓解，可伴恶心呕吐等症状。临床与辅助检查没有阳性发现。

2. H. pylori 感染的诊断

(1)H. pylori 感染的临床诊断标准：①细菌培养阳性；②组织切片染色见大量细菌；③组织切片染色(未见大量细菌)、尿素酶、呼气试验、血清学、PCR 任向二项阳性。符合以上一项即可临床诊断为 H. pylori 感染。

(2)H. pylori 感染的科研诊断标准：①细菌培养阳性；②细菌培养阴性、组织切片染色见大量典型细菌；③细菌培养阴性、组织切片染色见少量典型细菌或大量不典型的细菌，合并呼气试验、尿素酶、PCR 及血清学任向一项阳性；④呼气试验、尿素酶、PCR、血清任二项阳性；⑤原位杂交技术任向一项阳性，合并组织切片染色、尿素酶、血清学、PCR 任向一项阳性。符合以上一项即可作为 H. pylori 感染的科研诊断。

(五)治疗

1. 急性胃炎　去除病因，积极治疗原发病，避免服用一切刺激性食物和药物，及时纠正水、电解质紊乱，有上消化道出血者应卧床休息，保持安静，监测生命体征及呕吐与黑粪情况，静脉滴注 H_2 受体拮抗药或质子泵抑制药，口服胃黏膜保护药，可用局部黏膜止血方法，细菌感染者应用抗生素。

2. 慢性胃炎

(1)去除病因，积极治疗原发病。

(2)养成良好的饮食习惯和生活规律，饮食定时定量，避免服用刺激性食品和对胃黏膜有损害的药物。

3. 药物治疗

(1)黏膜保护药：如复方谷氨酰胺、硫糖铝、蒙脱石粉等。

(2)H_2受体拮抗药：常用西咪替丁、雷尼替丁、法莫替丁。

(3)质子泵抑制药：奥美拉唑等。

(4)胃动力药：腹胀、呕吐或胆汁反流者加多潘立酮、红霉素。

(5)H. pylori 根除治疗：儿童常用药物有克拉霉素 15～20mg/(kg·d)、阿莫西林克拉维酸 30～50mg/(kg·d)、甲硝唑 15～20mg/(kg·d)、质子泵抑制药 0.8～1mg/(kg·d)，均分 2 次口服；多选用克拉霉素、阿莫西林克拉维酸、质子泵抑制药联合用药，根据疗程分为 7d、10d 和 14d 疗法，由于幽门螺杆菌对克拉霉素、阿莫西林克拉维酸和甲硝唑的耐药性增加，7d 和 10d 疗法根除率＜80%，14d 疗法因用药时间长，儿童中顺应性低，近来 10d 序贯疗法根除率与 14d 三联疗法相近，约为 90%，其顺应性和经济性优于 14d 三联疗法；10d 序贯疗法前 5d 阿莫西林克拉维酸和质子泵抑制药，后 5d 克拉霉素、甲硝唑、质子泵抑制药。

(六)并发症

H. pylori 感染者可出现贫血，近来研究表明还可致过敏性紫癜；急、慢性胃炎可并发胃出血。

(七)案例分析

患儿：女，5 岁。

主诉：腹痛半年。

现病史：患儿于半年前无明显诱因出现腹痛，剑突下疼痛为主，呈阵发性痛，持续十余分钟后可自行缓解，疼痛与进食无明显关系，无呕吐、呕血、黑粪。至我院诊治，拟“腹痛查因：胃十二指肠疾病”收入院。起病以来，精神好，食欲一般，无腹泻，饭后有嗳气，偶有反酸，无发热，体重无明显下降，无特殊饮食史及用药史。

既往史：无特殊。

个人史：无特殊。

家族史：患儿父亲患"慢性浅表性胃炎"。

体格检查：体温36℃，呼吸25/min，脉搏89/min，血压90/60mmHg，体重20kg，发育正常，营养良好，神志清楚，面色无苍白，自动体位，查体合作，全身皮肤无苍白，出血，皮疹及黄染，全身浅表淋巴结未触及，头颅五官无畸形，双眼睑无水肿，巩膜无黄染，双侧瞳孔等大等圆，对光反射灵敏，耳鼻无异常，咽无充血，双侧扁桃体无肿大，颈软，气管居中，双肺呼吸运动对称，语颤对称，叩诊清音，双肺呼吸音清，未闻及干、湿啰音，心率89/min，律齐，心音有力，未闻及杂音。腹软，剑突下压痛，无反跳痛，未扪及包块，肝、脾肋下未及，肠鸣音正常。四肢关节及神经系统检查无异常。

实验室检查：血常规，白细胞计数8.0×10^9/L，中性粒细胞比率60%，淋巴细胞比率40%，红细胞计数3.3×10^{12}/L，血红蛋白120g/L，血小板计数150×10^9/L。C反应蛋白3mg/L，大便常规：外观黄褐色，隐血阴性。^{13}C呼气试验阳性。

特殊检查：胃镜检查，镜下改变符合慢性浅表性胃炎，快速尿素酶试验阳性，腹部B超肝、胆、脾、胰、肠道未见异常。X线胸片和心电图正常。

诊断：慢性浅表性胃炎（H. pylori感染），诊断依据为患儿5岁，腹痛半年，剑突下疼痛为主，其父亲有"胃炎"，家中进餐无分公用筷子。查体剑突下压痛。^{13}C呼气试验阳性，胃镜检查，镜下改变符合慢性浅表性胃炎，快速尿素酶试验阳性。

诊断思路：引起腹痛的原因，可由腹腔内脏器的器质性或功能性病变引起，也可由腹外器官的病变所致。腹内病变所致腹痛包括①感染（炎症）：腹膜，空腔脏器，实质脏器，盆腔脏器，肠系膜等炎症引起腹痛；②阻塞、狭窄等机械性因素或血管因素：肠套叠，肠梗阻，胆道结石，肠寄生虫病等；③功能性：如胃肠痉挛，身心疾病引起的胃肠功能紊乱等。腹外病变所致腹痛包括①全身系统疾病：如过敏性紫癜，腹型癫痫，白血病，风湿热等；②腹外脏器炎症：肺炎，胸膜炎，心包炎等。从主诉，血常规，既往史和家族史来看，腹外病变所致腹痛可能性不大，主要考虑腹内病变引起的。儿童腹痛的最主要原因有感染和梗阻。本患儿病程较长，疼痛不剧烈，可自行缓解，腹部B超无异常，可排除梗阻性腹痛。感染因素又以幽门螺杆菌和寄生虫感染多见，患儿父亲有胃炎，而幽门螺杆菌可通过日常共同进餐相互传播，^{13}C呼气试验阳性，快速尿素酶试验阳性，考虑幽门螺杆菌感染可能性大，可待胃窦黏膜病理活检结果回报明确诊断。

鉴别诊断

肠道寄生虫病：患儿腹痛半年，可行大便寄生虫卵查找，血清寄生虫抗体检测鉴别。

慢性胰腺炎：腹痛半年，可行腹部CT检查鉴别，血和尿淀粉酶，脂肪酶等生化指标检测。

治疗：主要包括去除病因，保护胃黏膜，合理饮食，对症处理4方面。

饮食治疗：养成良好的饮食习惯和生活规律，避免生冷及刺激性食物等。

药物治疗：①对症药物有餐后腹胀、恶心、呕吐者可用多潘立酮；腹痛明显者，给予抗胆碱能药。②胃黏膜保护药，如复方谷氨酰胺颗粒，硫糖铝等。③抗酸药，如H_2受体拮抗药，如西咪替丁和雷尼替丁，质子泵抑制药，能缓解胃酸，促进糜烂愈合。④抗H. pylori治疗，10d序贯疗法。

预后：根除H. pylori治疗后2周，腹痛消失，4周后^{13}C呼气试验阴性。

（何婉儿　龚四堂）

第四节　消化性溃疡

消化性溃疡（peptic ulcer）是指病变侵犯胃及十二指肠黏膜及其深层组织所导致的一种局部缺损，分别称为胃溃疡或十二指肠溃疡。也可发生于与酸性胃液相接触的其他胃肠道部位，如食管下段、胃空肠吻合口附近及Meckel憩室等。儿童任何年龄均可发病，学龄儿童多见。婴幼儿多为继发性溃疡，常有明确的原发疾病，胃溃疡和十二指肠溃疡发病率相近；学龄前和学龄儿童多为原发性溃疡，以十二肠溃疡多见，男孩多于女孩。

（一）病因及发病机制

消化性溃疡的病因尚未完全清楚，与多种因素有关，是攻击因子与防御因子失衡的结果。①攻击因子增强：如胃酸、幽门螺杆菌（Helicobacter Pylori，H. pylori）感染、药物（非甾体类解热镇痛药等）、胃蛋白酶、胆汁反流等。②防御因子减弱：如黏液-重碳酸氢盐减少、黏膜屏障功能减弱、内生前列腺素减少、黏膜血供不足等。③易感因素参与：如遗传、性别、心理素质、饮食习惯等。

（二）临床表现

由于溃疡在各年龄阶段的好发部位、类型和演变过程不同，临床症状和体征也有所不同，年龄愈小，症状愈不典型，不同年龄患者的临床表现有一定特点。

1. *新生儿期*　多为继发性溃疡，常继发于新生儿各种疾病，尤其是新生儿窒息，败血症等。主要表现为急性起病，以呕血、便血、腹胀及腹膜炎为主，可突发上消化道出血和穿孔，易被误诊。

2. *婴幼儿期*　起病可急可缓，急性起病者为应激性溃疡，其临床特点与新生儿期相似；慢性起病者表现为脐周不规则腹痛，呈间歇性发作，与饮食关系不明确，恶心、反复呕吐、厌食、体重增长缓慢等。胃溃疡与十二指肠溃疡发病率无显著差异。

3. *学龄前期*　原发性溃疡逐渐增多，十二指肠溃疡多于胃溃疡，表现为腹部不适，腹痛（位于上腹部或因定位不准确而指全腹或脐周）或伴恶心、呕吐，食欲缺乏及上消化道出血，与饮食关系不明显。

4. *学龄期*　随着年龄递增临床表现与成年人接近。主要表现为反复发作性上腹痛或脐周痛或夜间痛，部分有周期性、季节性特点，与饮食有关，但不如成年人明显。可伴有唾液分泌增多、胃灼热、反胃、反酸、嗳气、恶心、呕吐等。部分病程较长患儿可出现营养不良、慢性贫血等表现。近年来，随着胃镜在儿童中的应用，大多数患儿得到早期治疗，因此，突发呕血、便血甚至休克病例逐渐减少。

（三）实验室检查

1. *粪便隐血试验*　素食 3d 后检查，阳性者提示溃疡有活动性。

2. *胃液分析*　用五肽胃泌素法观察基础酸排量和酸的最大分泌量，十二指肠溃疡患儿明显增高，有家族史和反复发作者也增高。十二指肠溃疡患儿在标准蛋白饮食后 1～2h 测血清胃泌素，均较胃溃疡患儿高。

3. *H. pylori 检测*（见本章第三节）

4. *胃肠 X 线钡剂造影*　小儿溃疡检出率 45% 左右，钡剂充盈于溃疡的凹陷处形成龛影，为诊断溃疡的直接征象，可以确诊。由于瘢痕形成和肌肉痉挛可使胃和十二指肠球腔局部变形，胃大弯似痉挛性切迹，十二指肠球部激惹，充盈不佳、畸形等为间接征象，只能提示但不能确诊为溃疡。气钡双重造影可提高溃疡的检出率，但小儿常不配合难以完成。

5. *内镜检查*　胃镜检查是当前公认诊断消化性溃疡准确率最高的方法，检出率可达到 95%。内镜观察不仅能准确诊断溃疡，亦可估计溃疡灶大小、溃疡周围炎症轻重、溃疡表面有无血管暴露和评估药物治疗效果，还可以进行黏膜活检做病理组织学和细菌学检查。溃疡在胃镜下为圆形或椭圆形，部分为线形，边界清楚，上有灰白色苔，周边黏膜轻微隆起或在同一平面，根据胃镜下病变的不同，溃疡分为 3 期。①活动期：溃疡基底部覆有白色或黄色厚苔，边缘整齐，周边黏膜充血水肿，有较多分泌物，如在一片充血的黏膜上覆盖散在的、细微的小白斑或小白苔，形如下过霜一样，称霜斑样溃疡。②愈合期：溃疡变浅，周围黏膜充血水肿消失，基底出现薄苔。③瘢痕期：溃疡基底白苔消失，中央充血呈红色，称红色瘢痕，中央充血消退，变为白色瘢痕，四周有黏膜纹辐射，表示溃疡已完全愈合。

（四）诊断和鉴别诊断

由于儿童消化性溃疡的症状和体征不如成年人典型，常易误诊和漏诊。如果出现剑突下烧灼感或饥饿痛；反复发作、进食后缓解的上腹痛，夜间及清晨症状明显，而无寄生虫感染者；与饮食有关的呕吐；粪便隐血试验阳性的贫血患儿；反复胃肠不适，且有胃溃疡尤其是十二指肠溃疡的家族史者；原因不明的呕血、便血、穿孔等，均应警惕消化性溃疡的可能性，应及时进行胃镜检查，尽早明确诊断，应与以下疾病鉴别。

1. *腹痛*　应与肠痉挛、蛔虫病、腹腔内脏器感染、结石等鉴别。

2. *呕血*　新生儿与小婴儿呕血可见于新生儿自然出血症、食管裂孔疝、败血症等；年长儿需与肝硬化所致食管静脉曲张破裂及全身出血性疾病鉴别。

3. *便血*　消化性溃疡出血多为柏油样便；鲜血便仅见于大量出血者；均应与肠套叠、憩室、息肉、腹型过敏性紫癜及血液病所致的出血鉴别。

（五）治疗

治疗目的是缓解症状，促进溃疡愈合，预防复发，防止并发症。对合并 H. pylori 感染者给予根除 H. pylori 治疗。

1. *一般治疗*　培养良好的生活习惯，避免过度疲劳及精神紧张。改变睡前进食习惯，饮食规律，定时适当，避免过硬、过冷、过酸、粗糙食物和对胃黏膜有损害的药物。

2. *药物治疗*　消化性溃疡的药物治疗包括 3

方面。①抑制胃酸分泌；②强化黏膜防御能力；③根除 H. pylori 治疗。

(1)抑制胃酸分泌：抑制胃酸治疗是消除侵袭因素的主要途径。

①H_2受体阻滞药：阻断组胺与壁细胞膜上 H_2 受体结合，抑制基础胃酸和食物刺激的胃酸分泌，是治疗消化性溃疡的基础用药。目前该类药有西咪替丁(Cimetidine)10～15mg/(kg·d)，12h 1 次或睡前一次服用，疗程 4～8 周。雷尼替丁(Ranitidine)3～5mg/(kg·d)；12h 1 次或睡前一次服用，疗程 4～8 周。法莫替丁(Famotidine)0.9mg/(kg·d)，睡前一次服用，疗程 2～4 周。尼扎替丁(Nizatidine)3mg/(kg·d)，分 2 次口服，疗程 6～8 周。药物抑制胃酸效果各不相同，上述 3 种药中以雷尼替丁最好，此类药物在儿童中应用较为安全，常见不良反应有腹泻、便秘、头痛、头晕、嗜睡、疲劳、肌痛、皮疹，少见男性乳房发育、中性粒细胞减少、贫血、血小板减少，肝肾功能受损及心动过缓。

②质子泵抑制药(PPI)：目前用于临床的质子泵抑制药有奥美拉唑、埃索拉唑、兰索拉唑、雷贝拉唑和泮托拉唑等，主要抑制壁细胞分泌膜内质子泵 K^+/Na^+-ATP 酶活性，从而阻止胃酸的分泌。它们的共同特点有发下几种。a. 在酸性胃液中很不稳定，与胃酸接触易于破坏，故口服制剂必须外裹保护膜后方可服用。b. 均从肠道中吸收，与食物同服会影响药物吸收速度。c. 小肠吸收后在肝内代谢，由尿中排泄。d. 对 H. pylori 有抑制作用，可能与其改变了幽门螺杆菌生存的内环境而增强了抗菌药物的杀菌作用有关。奥美拉唑，首个儿科质子泵抑制药，适用于 1 个月到 16 岁人群，剂量为 0.6～0.8mg/(kg·d)，清晨顿服，疗程 4～6 周。不良反应有头晕、口干、恶心、腹胀。

③中和胃酸的药物：抗酸药比较常用的是氢氧化铝凝胶、复方氢氧化铝片(胃舒平)、铝碳酸镁(胃达喜)、复方碳酸钙等，饭后 1 h 服用。起缓解症状和促进溃疡愈合的作用。片剂嚼(或研)碎后服用。

④前列腺素：具有细胞保护作用，其抗溃疡作用主要是抑制胃酸分泌，增强胃黏膜防御功能。此类药不良反应多，不作常规使用。临床上应用前列腺素拟似品米索前列醇(Misoprostol，又名喜克溃)，几乎未见小儿应用的报道。

(2)增强胃黏膜防御功能：对于低胃酸者主要选择黏膜保护药。

①硫糖铝：是硫酸化二糖和氢氧化铝的复合物，在酸性胃液的溃疡表面形成保护膜阻止胃酸、胃蛋白酶对溃疡面的侵袭，对胃溃疡有较好的疗效，剂量 10～25mg/(kg·d)，分 4 次口服，疗程4～8 周。不良反应有恶心、便秘，长期服用对肾功能不全者会引起铝中毒。

②胶体铋剂：取隔离作用，保护黏膜，促进前列腺素分泌，与表皮生长因子形成复合物，促进上皮再生和溃疡愈合。在众多的胃药中，它是唯一能杀灭 H. pylori 的药物，剂量 6～8mg/(kg·d)，分 2～3 次口服，疗程 4～6 周。其主要优点是能减少溃疡复发率。该药常规剂量是安全的，主要不良反应是药物过量可引起急性肾衰竭及神经系统不可逆损害，因此，用此药时必须做血铋浓度监测。

(3)其他药物：如复方谷氨酰胺颗粒、硅酸铝盐等通过增加黏液厚度及加强黏膜屏障功能，作为消化性溃疡的辅助用药，促进溃疡愈合。

(4)抗幽门螺杆菌治疗(见本章第三节)

3. *手术治疗* 消化性溃疡合并严重的并发症时考虑手术治疗，手术指征有以下几种。①溃疡合并大出血经内科治疗无效或难以控制；②溃疡穿孔或瘢痕缩窄所致的持续性梗阻；③经内科治疗后疼痛仍持续无好转，影响小儿生活和营养发育的慢性溃疡者(该条指征应严格掌握)。

(六)并发症

主要有出血、穿孔和幽门梗阻，50%以上病例有呕血、黑粪，重症可出现失血性休克，少数只出现粪便隐血试验阳性。

(七)预后

由于儿童修复能力强，消化性溃疡的一般经过比成年人轻，多数患者内科治疗即能很快治愈，预后较好。小婴儿急性溃疡合并出血及穿孔，年龄越小越严重，尤以新生儿期最危险。

(八)案例分析

患儿：女，11 岁。

主诉：上腹部疼痛 1 年。

现病史：患儿 1 年前起无明显诱因出现上腹部胀痛，间歇性，伴有反酸，烧灼感，间有恶心，疼痛进食后可缓解，常有夜间疼痛，疼痛反复发作，无发热，无呕血，无颜面苍白，无特殊饮食史，精神可，胃纳一般，大小便正常，无柏油样便。

既往史、个人史、家族史：均无异常。

体格检查：体温 36.8℃，呼吸 20/min，心率 80/min，血压 60/90mmHg，体重 30kg，发育正常，营养良好，神志清楚，面色无苍白，自动体位，检查合作，全身皮肤无苍白、出血及皮疹，全身浅表淋巴结未触及，双侧瞳孔等大等圆，对光反射灵敏，双侧扁桃体不大，颈软，双肺呼吸运动对称，语颤对称，叩清音，双肺呼吸音清，未闻及干、湿性啰音，心界不大，心率 80/min，律齐，心音有力，未闻及杂音，腹软，剑突下压痛，无反跳痛及肌紧张，未扪及包块，肝、脾肋下未触及，肠鸣音正常，四肢关节及神经系统检查无异常，四肢暖。

实验室检查：血常规，白细胞计数 8.5×10^9/L，中性粒细胞比率 56%，红细胞计数 5.5×10^9/L，血红蛋白 100g/L，血小板计数 195×10^9/L，大便常规和隐血未见异常，心、肝、肾功能正常，血 H. pylori 抗体阴性，^{13}C 呼气试验阴性。

特殊检查：上消化道钡剂可见十二指肠激惹，充盈不佳；胃镜直视下可见十二指肠球部溃疡，椭圆形，中心覆盖白苔，周围潮红，有炎症性水肿，黏膜活检快速尿素酶试验阴性；黏膜病理学检查幽门螺杆菌阴性。

诊断：十二指肠溃疡活动期。依据病史包括上腹部胀痛，反酸、烧灼感；餐后缓解，常有夜间痛；查体剑突下压痛；上消化道钡剂可见十二指肠激惹，充盈不佳；胃镜检查可见十二指肠溃疡。

鉴别诊断：腹痛应与反流性食管炎、胃炎、十二指肠炎、肠系膜淋巴结炎、蛔虫病等疾病鉴别。

治疗

一般治疗：培养良好的生活习惯，饮食定时定量，避免过度疲劳及精神紧张，避免食用具有刺激性、对胃黏膜有损害的食品及药物。

药物治疗：初期治疗，奥美拉唑 20mg，晨起顿服，硫糖铝每次 150mg，每日 4 次，共 4 周。维持治疗，雷尼替丁 150mg 睡前 1 次服用，复方谷氨酰胺颗粒每次 0.66g，每日 2 次，共 4 周。

随诊：患儿服药 4 周后，腹痛等症状消失，8 周后复查胃镜，溃疡愈合。

（杨　敏　龚四堂）

第五节　胃食管反流

胃食管反流（Gastroesophageal Reflux，GER）是指胃内容物包括从十二指肠流入胃的胆盐和胰酶，反流入食管。可分为病理性和生理性，生理性反流可发生在正常的儿童，多见 6 个月以下婴儿，生后 1～4 个月为好发年龄，表现主要为溢乳，常发生在日间餐时和餐后，空腹及睡眠时基本不发生，生长发育不受影响，症状随年龄增长逐渐减轻，至 12～18 个月时会自行好转，常不需治疗。病理性反流是指反流频繁或持续发作，引起了一系列症状及并发症，如食管炎、吸入性肺炎、窒息等，称为胃食道反流病（Gastroesophageal Reflux Disease，GERD）。参照成年人 GERD 的分类，根据食管内镜下食管黏膜的表现，GERD 可分为非糜烂性反流病（NERD）、反流性食管炎（RE）、Barrett 食管（BE）。

（一）流行病学

胃食管反流是儿科常见的临床问题，各个年龄段的儿童均可发生，但以新生儿和婴幼儿发病最多，约占 50%；GERD 的发生≤3 岁者约占 75%，≤1 岁者约占 62.5%；无性别差异。

（二）病因

引起儿童 GERD 的原因较多，目前多认为是抗反流机制下降和反流物对食管黏膜攻击等多种因素共同作用的结果。

1. 解剖结构的异常　包括食管腹腔段过短、食管裂孔疝、胃食管角（His 角）过钝、贲门部黏膜皱褶的抗反流作用减低等；食管腹腔段的长度随着年龄的增长而增长，3 岁以后发生 GER 减少。

2. 食管下段括约肌压力降低和一过性松弛　食管下段括约肌（lower esophageal sphincter pressure，LES）位于横膈食管裂孔处，连接了食管和胃，由内、外环的平滑肌组成，形成静息高压带，使食管下端关闭，构成抗反流屏障。目前认为，一过性的 LES 松弛（transient lower esophageal sphincter relaxation，TLESR）是导致儿童 GER 更为重要的病因之一。TLESR 受迷走神经反射调节，胃扩张（如餐后、胃排空异常、空气吞入等）是引发 TLESR 的主要刺激因素。

3. 食管黏膜的屏障功能破坏　正常的食管黏膜屏障可阻挡胃蛋白酶的消化作用，中和反流物中的胃酸，上皮细胞间的紧密连接使反流物难以通过。但当食管黏膜屏障防御机制受损时，黏膜抵抗力减弱，胃酸和胃蛋白酶及十二指肠反流物，如胆酸、胰酶等刺激食管，损伤黏膜，引起反流性食管炎等。

4. 食管廓清能力降低　正常情况时，大部分反流物由于其自身重力和食管有效地蠕动而被迅速清除，当食管蠕动振幅减弱或消失或出现病理性蠕动时，食管的廓清能力下降。睡眠时身体往往处于平卧位，重力对食管内物质的移动作用几乎消失，再加上唾液分泌减少和食管蠕动减弱，食管的廓清能力下降易发生反流。

5. *胃排空延迟*　胃排空延迟使胃容量和压力增加，当胃内压增高超过 LES 压力时，LES 开放导致 GER 的发生。

（三）临床表现

儿童 GER 临床症状多样且复杂，除引起消化道症状外，还有消化道外症状，这与患儿年龄及食管的病理变化相关。

1. *呕吐与反流有着密切关系*　婴幼儿反流以呕吐为首发症状就诊，但有相当部分婴幼儿反流不出现呕吐，表现为溢乳、反刍。年长患儿有时会自诉反酸或餐后及平卧时有酸性液体反流至口腔；也可表现为反胃、嗳气、胸骨后或剑突下烧灼感。随着年龄增长症状与成年人相似，大部分患儿不出现呕吐，主要为反流性食道炎的表现。

2. *反流性食管炎表现*　①烧灼感，年长患儿诉胸骨下端有烧灼感，进食酸性饮料可使症状加重。②咽下疼痛或咽下困难，严重病例食道炎较明显时，可出现进食困难，小婴儿拒食、烦躁；炎症早期出现食道痉挛时，发生暂时性咽下困难，晚期食管瘢痕性狭窄，则出现持续咽下困难。③食管炎严重而发生糜烂或溃疡时甚至可导致呕血、黑粪。④Barrett's 食管是指食管下端的鳞状上皮被增生的柱状上皮取代，我国发生率较低，儿童罕见。

3. *消化道外表现*　为全身和呼吸系统及其他系统的症状，严重的反流还可导致营养不良，体重不增或降低，生长发育迟缓，伴有反流性食管炎时可致蛋白丢失而引起低蛋白血症，也可导致慢性贫血，甚至可导致窒息或婴儿猝死综合征。呼吸系统表现为慢性咳嗽、难治性哮喘、反复发作的肺炎等。可并发喘息、声音嘶哑、慢性咽喉炎、中耳炎、鼻窦炎、口腔溃疡等。另外，某些神经精神症状也可能与 GER 有一定关系，如应激性增高（婴儿哭吵综合征）、婴儿鬼脸、肌力障碍（Sandifer's 综合征）等。

（四）辅助检查

目前任何单一的辅助检查方法均难以确诊，必须采用综合诊断技术。临床上可采用的检查方法多数针对以下几个方面。反流，食管炎，食管动力功能，食管解剖学和形态学评估。

1. *食管 pH 动态监测*　24h 食管下端 pH 测定是将 pH 电极放置于食管下括约肌上 3cm 左右处，测定该部位 pH，并记录反流的频率、时间。监测指标有：①总酸暴露的时间（24h 站、立位和卧位时食管 pH＜4 的时间占总监测时间的百分比）；②酸暴露的频率（食管 pH＜4 的次数）；③连续酸暴露的持续时间（反流持续＞5min 的次数和最长反流持续时间）。将此数据进行分析，根据不同时间、年龄情况判断出是否存在胃食道反流，是目前诊断反流的首选方法。

食管近端和远端各放置一个电极时则为双通道 pH 监测，可用于以食管外症状为主的 GERD 的诊断，如慢性咳嗽、喘鸣和哮喘。当近端食管酸暴露的时间占总监测时间的 1%以上即可诊断。如 2 个电极分别放置于食管下段及胃底区，即为胃食管双 pH 电极 24h 动态监测，可测得不同的 pH，使其诊断准确率达 90%以上。

2. *食管胆红素监测*　是根据胆汁内天然的胆汁标记物——胆红素在 450 nm 处存在特异吸收峰的特点，利用分光光度计原理设计而成。食管黏膜损伤多见于混合反流，其次为酸反流，胆汁反流少见。由于不少 GERD 患儿无酸反流而存在十二指肠内容物反流，有反流症状而 pH 监测正常，因此，联合监测食管 pH 与胆红素更具诊断价值。单用食管 pH 监测诊断 GERD 的敏感性为 56%，特异性为 69%，而联合胆红素监测敏感性可增加到 79%，特异性可达 83%。

3. *食管阻抗测定*　多通道食管腔内阻抗（multi-channel intra-luminal impedance，MII）是根据物质传导性不同，阻抗也不同的原理，通过测定反流物的阻抗来分析反流物中气体、液体的组成。与 pH 同步监测能提高反流检出率，区分反流成分，判断酸或非酸反流，监测食管的蠕动情况，并可辅助了解反流与症状相关性。

4. *胃食管放射性核素闪烁扫描*　胃食管放射性核素闪烁扫描具有无创、简便、符合生理状态等特点，可观察食管功能，动态反映 GER 的情况，测出食管反流量，记录反流次数、频率，量化 GER 的严重程度。同时，该方法对诊断胃排空有特殊价值，可测定胃排空率，了解胃排空与 GER 之间的关系，是检测胃排空的“金标准”。

5. *胃镜检查*　胃镜检查是一种安全可靠的方法，可以准确地判断反流所导致的食管损伤，如糜烂、溃疡等，最后狭窄的程度以及 Barrett's 食管，并可鉴别上消化道其他疾病。另外，还可进行活检，了解其病理改变。虽然反流性食管炎是支持反流存在的有力证据，但内镜检查不能证实GER的存在，不能反映GER的严重程度；放大内镜、色素内镜和聚焦内镜等新兴的成像技术来检测微小病变在成年人中已应用于临床，对GERD的诊断有一定的意义，但儿童中尚未开展。

6. *食管测压* 食管测压可以测定，①胃内压；②LES静息压、长度、松弛情况；③TLESR；④食管和胃蠕动的频率和幅度；⑤LES静息压、长度、松弛情况。而LESP的测定是LES对胃液反流阻抗力量的一种定量检测方法。若婴幼儿LESP低于1.33 kPa(10 mmHg)或LES功能不全均可导致GER；当LESP超过2 kPa(15 mmHg)时为正常情况。对于LESP测定的临床意义，目前还存有争议。

7. *食管胃钡剂X线造影* 食管胃钡剂X线造影可观察食管的形态、运动状况，显示胃食管连接处及胃肠道的解剖结构异常。对有呕吐和吞咽困难的患儿，可排除GER以外的上消化道疾病，如食管裂孔疝、食管狭窄、贲门失弛症、胃扭转、幽门狭窄、肠旋转不良、环状胰腺等。钡剂反流进入食管部位的高度及频率对诊断有参考价值。其诊断GER的敏感性低于其他检查手段，且不能确定食管炎的存在与否。但因该方法简便、安全、常用，依然可作为诊断GER的初筛手段之一，排除食管、胃的器质性疾病，特别适用于小儿及基层医院。

8. *B超检查* 实时超声显像为食管裂孔疝和GER的诊断提供了一种符合生理的无创性检查手段，可用于测量试餐前后胃窦的宽度，测定胃容量和胃排空，观察食管腹腔部分和贲门的形态和生理功能。喂牛乳或水后至少有半段食管充盈，且在下端食管有液体来回运动可认为是阳性结果。也可利用测定腹内段食管长度辅助诊断。

(五)诊断标准

GER临床表现复杂且缺乏特异性，但GER诊断的关键是区分是生理性还是病理性，前者无需特殊处理，后者则要根据病情进行治疗；临床上仅凭临床症状和体征难以区分生理性或病理性GER，根据辅助检查综合判断，诊断依据如下。

①有反流症状。②24h食管pH监测，Boix-Ochoa综合评分≥11.99。③胃食管放射性核素闪烁扫描：a. 阅片法发现食管部位有放射性积聚；b. 胃食管反流指数(RI)≥3.5%。④食管内镜，黏膜充血、糜烂、溃疡，活检组织病理检查有嗜酸性粒细胞浸润。⑤食管钡剂造影，5min内有3次以上反流。⑥食管动力功能检查，LES压力低下、长度短缩，短暂性LES松弛。⑦超声检查，腹段食管长度缩短、黏膜纹理紊乱。⑧伴食管炎症状、食管外症状或全身症状。

诊断评价：功能性GER诊断标准：符合①，Boix-Ochoa综合评分＜11.99。病理性GER诊断标准：符合①，并符合②、③b中任何1条。病理性GER疑诊标准：符合①，并符合③a、⑤、⑥、⑦中任何1条。GERD诊断标准：在病理性GER诊断基础上，符合④或⑧。

(六)治疗

凡诊断为GERD的患儿，需及时进行治疗。治疗目的是缓解症状，预防复发。治疗方法包括一般治疗、内科药物和外科手术治疗。

1. *生活方式调整*

(1)体位：经过多种体位的对比研究，婴幼儿最佳体位是俯卧位，这种体位能够减少反流，促进胃排空，减少能量消耗，减少反流的吸入，对呼吸系统疾病有较好的作用，但俯卧位能明显增加发生婴儿猝死综合征的概率，因此，轻度GERD一般不用此体位，减少婴幼儿哭闹和减少可能增加腹部压力的动作和行为，增加睡眠时间，对减少反流有益。年长患儿清醒时最好的体位是站立和坐位，睡眠时取俯卧位，如果保持头高脚低俯卧位则效果会更好(床头抬高10～15cm)。

(2)食物：将米粉加入牛奶，提高食物黏稠度(以能通过橡胶奶头吸出为宜)；另外，少量多次喂养，尽量减小胃的容量，进食的间隔不少于1h。营养状况正常的儿童，睡前2～3h应禁食，应避免食用高脂肪、高酸性的食物及酸性饮料(如橘子汁、番茄汁等)、刺激性强的饮料(咖啡、含酒精饮料、辛辣饮料)，因为，酸饮料可以降低LES的张力和增加胃酸的分泌，低渗透压的食物可以减少反流。适当控制体重，肥胖者应进行减肥治疗。

(3)其他治疗：尽可能穿宽松衣服，减慢进食速度，避免被动吸烟，非必要情况下禁用增加反流的药物。

2. *药物治疗* 药物治疗包括制酸和抗酸药、黏膜保护药和促动力药。各种药物的应用根据诊断结果而定，成年人研究表明，PPIs对缓解胃灼热和食管炎的其他症状明显优于H_2RAs、抗酸药和黏膜保护药，这在年长患儿的研究中也得到相同的结果。“升级”或“降级”策略用药，“升级”则是先用 H_2RAs，后升用到 PPIs；“降级”则相反，研究表明“降级”能较好地控制症状。部分患儿观察到白天用 PPIs，晚上用 H_2RAs，1 周后出现了对 H_2RAs 的耐药；部分患儿用 PPIs 不能缓解症状，要考虑以下的原因。①诊断是否正确；②用药方式是否正确；③个体基因变异，肝脏细胞色素 C(P-450-2C19)能快速代谢 PPIs。儿童不应用 PPIs 的胶囊而用微粒剂，这样可到达肠道溶解吸收。

(1)制酸药和抗酸药：①制酸药：疗程 4～8 周，常用的药物有 2 类：一类是 PPIs，奥美拉唑(Omeprazol)，0.8～1mg/(kg·d)，早餐前半小时顿服；兰索拉唑(lansoprazole)，0.5～1.0mg/(kg·d)，顿服。另一类 H_2RAs，西咪替丁，剂量为 20～40mg/(kg·d)，分 4 次口服，餐前服用；法莫替丁(famotidine)，1～1.2mg/(kg·d)，每 12 小时 1 次或睡前 1 次服用，每日最大剂量 40mg；雷尼替丁(ranitidine)，5 小时 10mg/(kg·d)，每 12 小时 1 次或睡前 1 次服用。②抗酸药：疗程 2～4 周；铝碳酸镁，6 岁以下每次 0.25，6 岁以上每次 0.5，每日 3 次，饭后 1 h 嚼服；碳酸钙混悬液，体重 11～22kg，每次 5ml，＞22kg，每次 10ml，每日 3 次，饭后 1 h 口服。

(2)胃肠动力药：常用胃肠动力药分别有多潘立酮(domperidone)，即吗丁啉、红霉素。吗丁啉，0.6～0.9mg/(kg·d)，分 3 次于饭前 15～30min 服用，1 岁以下婴儿需慎用，是一种外周多巴胺受体阻滞药，在儿童中可引起血清泌乳素升高。红霉素能与胃动素受体结合，刺激胃窦部收缩而促进胃排空，剂量 3～6mg/(kg·d)，分 3 次，餐前 30min 口服，但易产生耐药的细菌。

(3)黏膜保护：硫糖铝是一种常用的黏膜保护药，40～80mg/(kg·d)，分 3 次于餐前和睡前服；谷氨酰胺，＜3 岁，0.67g 分 2 次口服，＞3 岁，每次 0.67g，每日 2 次。

3. 外科治疗　早期诊断，及时采取非药物手段，必要时加用药物治疗，大多数 GERD 患儿症状能明显改善，一般不需手术治疗。3 岁以下婴幼儿尽量避免手术治疗。抗反流手术的适应证如下。

(1)反流症状严重，合并食管狭窄、溃疡、出血或严重影响生长发育，药物治疗 2～3 个疗程难以治愈；Barrett's 综合征。

(2)GERD 伴有严重的反复呼吸道感染者，如吸入性肺炎、难治性哮喘，甚至窒息(经药物治疗未缓解)。

(3)解剖异常，如食管裂孔疝伴反复呕吐、上消化道出血。

(4)神经系统功能障碍 GERD，由于处于仰卧位，躯干痉挛等，使腹压增加，出现顽固性反流者，神经系统障碍伴咽部反射功能失调 GERD 者。该手术目前国内开展尚少，经验不多，国外报道术后 90％患儿减少或消除反流。近年来国内外学者利用腹腔镜进行该手术，吴晔明等用腹腔镜下 Rosetti's 和 Thal's 胃底折叠术治疗 8 例儿童胃食管反流性病获得较好的临床效果，且创伤小，但尚需积累经验。

(七)案例分析

患儿：男，1 岁 6 个月。

主诉：反复呕吐 1 个月，加重 1 周。

现病史：患儿 1 个月前无明显诱因出现呕吐胃内容物，非喷射样，无咖啡色样物，多在进食后 1h 出现。每天呕吐 3～4 次，无伴腹泻、发热，改为少量多餐喂养后症状稍有缓解，呕吐症状约每天 1 次。1 周前呕吐症状加重，呕吐黄色胆汁样物，每天呕吐 4～5 次，来院门诊求诊，拟呕吐查因收治入院。患儿起病以来，无咳嗽、气促、发绀，无腹胀、哭闹不安、腹部包块，精神睡眠正常，胃纳一般，大小便正常，体重无明显改变。

既往史、个人史、家族史：无特殊。

体格检查：体温 36.8℃；呼吸 25/min；脉搏：110/min；血压 60/85mmHg；体重 11kg。体型正常，神清，精神正常，反应好，呼吸顺，双肺呼吸音清，未闻及干、湿性啰音，心音有力，心率 110/min，律齐，未闻及杂音，腹平软，压之无哭闹不安，未及包块，肝、脾肋下未及，肠鸣音正常。四肢暖。

实验室检查：血常规，白细胞计数 6×10^9/L，中性粒细胞比率 35％，血红蛋白 126g/L，血小板计数 259×10^9/L；大便常规未见异常，呕吐物隐血阴性，肝肾功能未见异常，血气、电解质正常。

特殊检查：胸腹 X 线平片未见异常；心电图示正常心电图；B 超检查胃肠及肝、胆脾胰未见异常；上消化道钡剂示胃食管反流Ⅲ级；胃镜示胆汁反流性胃炎；24h 食管 pH 监测，Boix-Ochoa 综合评分 15.3。

诊断：胃食管反流(病理性)。

诊断依据：患儿，男，1 岁 6 个月大，病程 1 个月。反复呕吐 1 个月，加重 1 周，患儿呕吐特点为进食后出现，予少量多餐喂养后可缓解，呕吐物初为胃内容物，后见黄色胆汁样物。无伴腹泻、腹胀、腹部包块，大便正常。查体腹平软，压之无哭闹不安，未及包块，肝脾肋下未及，肠鸣音正常。24h食管pH监测，Boix-Ochoa综合评分15.3。上消化道钡剂示胃食管反流Ⅲ级；胃镜示胆汁反流性胃炎。

鉴别诊断

胃扭转：支持点患儿以呕吐为主要表现，不支持点起病缓慢，呕吐物见黄色胆汁样物，腹部查体平软，腹部X线平片未见异常，可排除。

肠梗阻：支持点患儿以呕吐为主要表现，不支持点患儿无哭闹不安，大便正常，体检腹部平软，肠鸣音正常，腹部X线平片未见异常，可排除。

治疗

体位治疗：患儿体位以前倾俯卧30°位最佳（包括睡眠时间）。

饮食治疗：可采用黏稠厚糊状食物，少量、多餐以高蛋白低脂肪餐为主能改善症状或减少呕吐次数，避免应用刺激性调味品。

药物治疗：吗丁啉混悬液每次3ml，每天3次餐前半小时口服；奥美拉唑7.5mg，每天1次，晨起顿服。

随诊：治疗后1周，呕吐每天1～2次，3周后无呕吐，8周后停用药物，注意饮食和体位，10周无呕吐。

（龚四堂）

第六节　炎症性肠病

炎症性肠病（Inflammatory bowel disease，IBD）包括溃疡性结肠炎（Ulcerative Colitis，UC）和克罗恩病（Crohn's disease，CD）。这一概念也包括了某些难于或无法区分是UC还是CD的结肠炎患者，即所谓的不确定型结肠炎（indeterminate type of colitis，IC），UC是结肠黏膜的慢性炎症和溃疡性病变。CD是一种肠道慢性透壁性炎症性疾病，又称局限性肠炎、节段性肠炎，也有称为肉芽肿性结肠炎。鉴于CD和UC有许多相同或相似的表现特征，故统称为IBD。UC与CD是同一疾病的不同表现或是根本不同的两个疾病存在着争议，这种争议至今尚无结论。

（一）流行病学

炎症性肠病主要好发于欧、美地区（特别是犹太人）20～30岁的青壮年，亚洲及我国也并非少见。国外的文献报道，20岁以下溃疡性结肠炎和克罗恩病患儿占炎症性肠病总数的25%～30%；近年来文献报道，小儿IBD发病率有明显增加趋势，来自英国和爱尔兰一组739例IBD患儿所进行的研究显示，CD发病率从30年前的每年每10万中的0.1上升到2003年的4.6，UC的发病率则从0.5上升至3.2。近10年来国内有关儿童IBD的病例报道逐渐增多，但尚无儿童IBD患病率、发病率的研究报道。

（二）病因及发病机制

UC与CD的病因和发病机制几乎完全相同，尽管IBD的病因和发病机制均不十分清楚，但目前大多数研究认为，炎症性肠病与种族、遗传、肠道免疫紊乱以及生活环境、饮食嗜好、精神、情绪等诸多因素有相关性。欧美地区、犹太人、青壮年以及有IBD家族史和患IBD单卵同胞兄妹较双卵同胞兄妹更容易发生IBD，这说明IBD发生与种族、遗传有相关性；喜饮可乐饮料、嗜好巧克力食品、吸烟者、牛奶过敏者，经常使用口服避孕药者，经济贫困以及高度焦虑、情绪紧张者相对容易发生IBD或加重其IBD病情，这些因素与IBD发生也有相关性。

IBD的发生机制：目前绝大多数研究者的共识是众多外界和内在因素（特别是肠道各种感染、肠黏膜上皮细胞损伤、肠道微生态紊乱、食物以及代谢影响等）共同作用和相互影响，导致肠壁炎症介质、细胞因子、氧自由基不断释放与堆积，从而导致肠道免疫功能紊乱（包括细胞免疫、体液免疫以及一些非特异免疫）。免疫紊乱与细胞因子、炎症介质等相互作用，互为因果，由此，在有患IBD易感背景以及许多相关因素共同参与下的促成作用，最终导致IBD发生和发展。各种原因导致的肠壁损伤、炎症介质、细胞因子释放和免疫紊乱在IBD的发病机制中起到至关重要作用。近年研究发现在IBD病灶中有肠道菌群易位和肠道微生态紊乱存在，因此，认为肠道微生态紊乱在IBD发病机制中也起到不容忽视的作用。

（三）临床表现

1. UC的临床表现

（1）消化道：腹泻、黏液脓血便（占90%以上）及排便时腹下区痉挛性疼痛（50%～70%为左下腹和脐周）是特征性表现，少数有肛裂、直肠脱垂和肛旁脓肿。腹泻次数和粪便性状取决于病变程度和范围,病重者可并脱水、电解质和酸碱失衡。全结肠受累时有需结肠切除的危险性,儿童较成年人更高。

(2)全身症状:发热、乏力、厌食、贫血、低蛋白血症、体质量不增或减轻、生长发育迟缓、青春期延迟,肠外表现较少见,可有关节痛、关节炎、结节性红斑、慢性活动性肝炎等。

2.CD的临床表现

(1)消化道症状:早期症状常不明显,腹痛为最常见症状,占79%～97%。早期陈述包括饱满感、恶心、咽下困难、呕吐和腹上区痛。症状常提示病变部位,上消化道病变症状与胃炎和溃疡病相似,下消化道病变为肠痉挛痛。58%～78%患儿有腹泻及排便规律改变。少数可表现为急腹症,突发呕血、便血、腹胀、肠穿孔、肠梗阻、失血性休克等。

(2)全身和肠外表现:体质量降低(占51%～88%),生长发育停滞(占40%)如骨龄落后、青春期延迟等。常伴发热、食欲缺乏、腹部不适、肛门皮赘、肛裂、肛瘘和脓肿,口腔可出现口唇肿胀、牙龈增生和阿弗他溃疡。部分患儿有肠外表现,如关节炎、结节性红斑、坏疽性脓皮病、虹膜炎和胆管炎。一般认为CD的肠外表现多于UC。

(四)辅助检查

1.实验室检查 血液检查包括全血细胞计数、血沉、C反应蛋白、血清肌酐和尿素氮、血清清蛋白、免疫电泳、肝功能。若血红蛋白降低、炎症指标升高(血沉加快、C反应蛋白增高)、血小板计数增加、血清清蛋白降低,则提示IBD。但是某些UC患儿,血沉、血红蛋白和血小板计数也可正常。如血小板计数升高基本上可排除以血便为主要表现的感染性腹泻。最近研究提示,在疑似IBD患儿,贫血并血小板增多症诊断IBD的阳性预测值为90%,阴性预测值为81%。血清标志物如抗酿酒酵母抗体(ASCA)或抗中性粒细胞胞质抗体(pANCA)阳性有助于CD或UC的诊断,其敏感性为60%～80%;pANCA对UC特异性为92%,ASCA对CD的特异性为95%～100%。通过大便培养(沙门菌、志贺菌、耶尔森菌、空肠弯曲菌、难辨梭状芽胞杆菌),大便检测(难辨梭状芽胞杆菌毒素A和B、蓝氏贾第鞭毛虫)等,可排除引起肠炎或结肠炎的感染因素。对一些严重的血便患者,如到过阿米巴痢疾疫区者要检查溶组织阿米巴(包括寄生虫、包囊、虫卵和滋养体)。病原学检查对于IBD诊断并非必需的,因为IBD初次发作一般是在肠道感染以后。由于儿童易感染结核,必须要与结核病进行鉴别诊断。

2.内镜和组织学检查

(1)结肠镜检查时要插入回肠末端,并对各部位黏膜进行多点活检(如回肠、盲肠、升结肠、横结肠、降结肠、乙状结肠和直肠),这对于鉴别CD和UC、确定发病部位和炎症程度是非常重要的。在行结肠镜检查时尽量插入回肠末端,并进行回肠末端黏膜的活检,因为孤立的回肠黏膜炎症而结肠黏膜正常者,约占CD患儿的9%。若不通过回、结肠镜检查仅行小肠造影是不够的,回肠炎症病变较轻微,放射学检查结果很可能是阴性的。另外,回肠镜下表现和活检对全结肠炎患儿的鉴别诊断至关重要。而直肠乙状结肠镜检查也是不够的,因为近端结肠病变只能通过全结肠镜检查来发现。无论有无上消化道症状,胃镜检查值得在所有疑诊患儿中进行。不仅能诊断胃和十二指肠病变,如溃疡,还可进行活检。通过上消化道组织学检查,如发现特异的病变,如巨细胞肉芽肿或阿弗他溃疡则可确诊CD,而临床漏诊率可达11%～29%。通常被认为是CD征象的孤立性病灶,如局部重症胃炎,对于IBD的诊断来说既不敏感,也不特异。与早期观点相反,高达75%的UC患儿可伴有上消化道非特异性炎症。儿童内镜检查最好在全麻或深度镇静状态下进行。

(2)UC和CD内镜和组织学的不同表现(表6-3)。UC病变位于结肠,炎症可从直肠逐渐累及到近端结肠。但有学者最近报道了在未经治疗的UC患儿中病变也可不累及直肠。CD病变可见于全胃肠道,但直肠一般不累及。未定型结肠炎(IC)只能在完成全部检查程序后方可诊断,如回、结肠镜、胃镜检查和小肠造影。若组织学显示急、慢性炎症,伴有局限于结肠的结构变化,不提示淋巴细胞性或过敏性结肠炎,也不提示CD,小肠造影或气钡双重造影正常,组织学上难以区分CD或UC者均可考虑IC。在排除小肠部位的狭窄后,胶囊内镜检查可用于鉴别小肠病变,但不能代替内镜,因为组织学检查是诊断IBD必需的。

表 6-3 炎症性肠病的内镜和组织学表现

	UC	CD
内镜 （胃镜/肠镜）	溃疡 红斑 血管纹理模糊 质脆 自发性出血 假性息肉 连续性病变 （从直肠到近端结肠）	溃疡（阿弗他、线形、裂隙状） 鹅卵石样改变 狭窄 瘘管 口腔或肛周病变 跳跃性病变 节段性分布
组织学	黏膜层累及 隐窝扭曲、变形 隐窝脓肿 杯状细胞减少 黏液性肉芽肿（罕见） 连续性分布	黏膜下层累及（活检标本） 或全层累及（手术切除标本） 隐窝扭曲、变形 隐窝脓肿 溃疡 肉芽肿（非干酪性、非黏液性） 局部病变、灶性分布（活检标本）

CD 和 UC 的组织学共同表现：急、慢性炎症，伴有结构变化、腺体的丢失、隐窝的增生；CD 的病变还包括口腔部位有口唇肿胀、牙龈增生和阿弗他溃疡；肛周皮赘、肛裂、肛瘘和脓肿。

3. *放射学检查* 内镜下如回肠末端黏膜正常，并不意味着放射学检查是多余的。因为回肠末端正常并不能排除整个小肠段没有病变。另外，小肠造影或气钡双重造影，即插管到十二指肠进行钡剂对比造影可能会发现 CD 病变累及小肠的一些并发症，如狭窄、僵硬和内瘘。小肠狭窄会影响到治疗措施的选择，如短段的小肠狭窄，处于非活动性期则需要手术切除。放射学征象可提示 CD 处于活动期，如黏膜呈鹅卵石样改变、溃疡、小肠襻分离，病变呈跳跃性节段性分布。由于狭窄，结肠镜则无法检查全部结肠，钡剂灌肠是有用的检查方法。

4. *其他* 经腹部超声是非侵入性检查，能提示小肠或结肠壁的厚度或浸润情况，但不能显示细小的炎症性病变。白细胞闪烁扫描也是非侵入性检查，但诊断 IBD 的敏感性不高。钆增强的磁共振或磁共振双重造影被认为诊断 CD 具有更高的敏感性和特异性，但应用于儿童尚需要做更多的工作。

（五）诊断和鉴别诊断

1. IBD 的诊断 UC 和 CD 诊断除根据病史和临床表现外，更强调内镜、活检和钡剂 X 线检查，特别是内镜检查具有十分重要的价值。同时，在对 IBD 作出诊断之前要有充分理由排除相关的其他疾病。对 IBD 诊断同时，要确立病情（轻、中、重）、病期（静止期、活动期）、病程（初发、复发）。

（1）UC 的诊断

①病史和体征中特别强调：腹痛以左下腹和全腹隐痛为主；大便呈黏液或脓血伴里急后重；腹泻后腹痛可暂时缓解。

②钡剂 X 线显示：结肠黏膜粗糙紊乱或成细颗粒样改变；病灶处可能出现小龛影或大小不等充盈缺损；结肠袋消失或肠管僵硬。

③内镜显示：乙状结肠，甚至直肠和全结肠黏膜充血水肿，血管模糊；病变肠段黏膜脆，碰之即出血；病变肠壁有浅表性溃疡或假性肉芽肿形成。

④组织病理特征：广泛炎症改变，黏膜层充血、水肿、糜烂、溃疡；隐窝处有炎症细胞浸润和小脓肿形成；肠壁杯状细胞明显减少。

（2）UC 的临床分期及分型

①按临床经过 UC 分初发型、慢性暴发型、慢性复发型、慢性持续型。所谓初发型指无既往史的首次发作；急性暴发型症状严重伴全身中毒性症状，可伴中毒性结肠扩张、肠穿孔、败血症等并发症。除暴发型外，各型均有不同程度分级及相互转化。

②按病情程度判断轻度、中度、重度。轻度：患者腹泻每日 4 次以下，便血轻或无，无发热、脉搏加快、贫血，血沉正常；中度：介于轻度与重度之间；重度：腹泻每日 6 次以上，明显黏液血便，体温在

37.5℃以上，脉搏加快，血红蛋白＜100g/L，血沉＞30 mm/h。

③按病变活动程度分为活动期、缓解期。活动期病人有临床表现，结肠镜下黏膜成炎症性改变，病理学检查显示黏膜呈炎症性反应，隐窝变形，淋巴细胞、多核细胞、浆细胞浸润到固有膜，杯状细胞减少，隐窝脓肿形成，脓肿破溃形成溃疡；缓解期临床表现缓解，结肠黏膜肠上皮增生，腺上皮萎缩。

(3)CD的诊断

①在病史和体格检查中特别强调，大便次数不一定很多，大便性质多为黏液或似豆腐渣样大便；腹痛以阵发性锐痛为主，且多位于右下腹，此外，特别注意有无口腔黏膜糜烂以及肛周病变。

②CD钡剂X线检查特征：病损肠壁呈节段性分布；病变部位有结节状增生呈鹅卵石样表现（卵石征）；受损肠壁可能出现裂隙状溃疡，甚至管壁有瘘管形成或脓肿形成。

③CD内镜特征：受损肠壁呈跳跃式（节段性）分布；受损肠壁可见卵石征或有纵行溃疡，且溃疡周围黏膜显示正常；肠壁有脓肿或瘘管形成。

④CD组织病理特征：呈节段分布的全层性炎症，可见结节状真性肉芽肿；病变处有大量淋巴细胞聚集和淋巴组织增生。

(4)CD的临床分期及分型

①根据病变范围：分为小肠型、回结肠型、结肠型。病变范围参考影像及内镜结果确定。

②根据病变性质：分为炎症型、狭窄型、瘘管型。

③根据临床严重程度：分轻、中、重度，但分度不似UC那么明确。无全身症状、腹部压痛、包块，梗阻为轻度；明显的全身症状，如高热、消瘦伴严重的腹痛、压痛、吐泻、痛性包块或肠梗阻为重度；介于两者之间为中度。

2.IBD的鉴别诊断　IBD应与诸多肠道疾病相鉴别。鉴别的方法和要点除各自疾病的病史和相应的临床表现特征之外，还要充分利用细菌学、影像学、组织病理学等检测方法。

(1)UC应与以下疾病相鉴别

①感染性肠炎：很多感染性肠炎，如沙门菌、志贺氏菌、大肠埃希菌、耶尔森菌、阿米巴原虫和难辨梭状芽胞杆菌所致肠炎表现为急性起病的黏液脓血便、血便，结肠镜下所见及组织学改变，如黏膜血管纹理模糊、紊乱，充血、水肿、易脆、出血、糜烂、溃疡，急性或慢性炎症细胞浸润，与早期或不典型UC相似。因此，UC应与上述疾病相鉴别。UC与多数细菌性肠炎的主要区别在于症状持续时间。UC所致血便、黏液脓血便常常持续数周至数月不等，而细菌性肠炎的血性腹泻则持续较短。由沙门菌、志贺菌、弯曲菌感染引起的肠炎虽然症状类似于UC，但血便一般在3～5 d后即可得到缓解。耶尔森菌感染性肠炎症状持续14～17d。细菌性肠炎大便培养可阳性。UC与感染性肠炎另一个重要区别在于病理改变，UC常有隐窝结构的改变，呈不规则扭曲和分叉状，数量减少，黏液分泌缺失及隐窝扩张。难辨梭状芽胞杆菌性肠炎，亦称假膜性肠炎，腹泻可持续数周至数月，但该病患儿在发病前多有服用抗生素史，水样便多见，血便少见，大便中可有大小不等的假膜，结肠镜下可见肠壁上附有典型的圆形或椭圆形黄色假膜有助于与UC相鉴别。必要时做难辨梭状芽胞杆菌毒素测定。溶组织阿米巴肠炎，症状持续数周至数月，大便呈暗红色果酱样，重者可为全血便，结肠镜下表现为灶性、出血性溃疡，中央开口下陷，呈烧瓶样，病灶之间黏膜正常。而UC呈弥漫性改变。有条件者应做阿米巴血清学试验。

②缺血性结肠炎：发病年龄大，多为老年人，结肠镜下主要表现为水肿、红斑和溃疡形成，病变以结肠脾曲、降结肠和乙状结肠为主，直肠很少受累。

③放射性结肠炎：是盆腔或腹部放射治疗后发生的并发症，以累及直肠、乙状结肠多见。放射线对肠管的损伤作用，主要是抑制上皮细胞有丝分裂和引起黏膜下小动脉闭塞性炎症和静脉内膜炎导致肠壁缺血性改变。临床放疗后出现腹泻，多为黏液血便。结肠镜下可见受累肠段呈弥漫性充血水肿，并有红斑及颗粒样改变，易脆，糜烂、溃疡；晚期黏膜苍白，黏膜下血管异常扩张，肠管狭窄，肠壁增厚。结肠病理改变为炎症细胞浸润和黏膜下小血管炎或毛细血管扩张。

(2)CD应与以下疾病相鉴别

①阑尾炎：回盲部的CD常常容易与急性阑尾炎混淆。阑尾炎常急性起病，腹痛严重伴肌紧张，而CD在发病前常有一段时间的腹泻史。影像学表现可帮助鉴别。

②肠结核：肠结核与CD在临床表现和病理学方面极为相似，因为肠结核最常见的部位是回盲部。如果患儿同时有肺结核，那么肠结核的诊断不难。但肠结核可在无肺结核的情况下发生。如有生殖系结核或伴其他器官结核，血中腺苷酸脱氨酶

(ADA)活性增高，多考虑肠结核。肠结核的肠壁病变活检可有干酪样坏死、黏膜下层闭锁。如有肠瘘、肠壁或器官脓肿、肛门直肠周围病变、活动性便血、肠穿孔等并发症或病变切除后复发等，应多考虑 CD。CD 病理活检可见结节病样肉芽肿、裂隙状溃疡、淋巴细胞聚集，但无干酪样坏死。重要的是勿将肠结核误诊为 CD，因为激素的应用会使肠结核恶化。鉴别有困难者建议先行抗结核治疗。有手术适应证者行手术探查，除做切除的病变肠段的病理检查外，还要取多个肠系膜淋巴结做病理检查。

③小肠淋巴瘤：部分症状与 CD 也颇为相似，如发热、体重下降、腹泻、腹痛等。影像学检查有助于鉴别诊断。小肠淋巴瘤多为肠壁弥漫性受累伴肠壁块影，而 CD 的病变往往局限于回肠，表现为肠壁的溃疡形成和肠腔狭窄。

(3)UC 和 CD 鉴别：UC 与 CD 的临床表现有所不同。UC 以血便为主，而 CD 患儿少见血便，以慢性腹痛为主，有时在回盲部可及一触痛、质软的炎性肿块。CD 常合并肠瘘。两者的另一主要区别在于病变的分布。UC 常由直肠开始，向近段延伸累及结肠某一部位而停止，病变呈连续性，往往仅累及结肠。而 CD 则可以累及全胃肠道的任何部位，其最常见的病变部位为回肠末段和近段结肠，病变呈节段性，病灶之间黏膜正常。内镜下表现和病理组织学检查，两者各有特点。根据 CD 和 UD 各自相应临床特点结合钡剂 X 线检查，内镜检查与活组织检查绝大多数情况下可进行鉴别，个别病例鉴别比较困难。鉴别诊断困难的病例，经治疗和较长期的随访观察以及影像学、病理等复查，终有结论。

(六)治疗

IBD 治疗目的包括控制胃肠道症状，保持最佳营养状态，缓解肠外症状及减低疾病影响。目前关于治疗选择尚有争论，一项国际调查显示，北美医师大多数(71%)对轻、中度活动性病症在营养治疗或布地奈德前用常规类固醇和硫唑嘌呤；西欧则用营养治疗或布地奈德，避免常规皮质类固醇。

1. *营养疗法*　因儿童处于不断生长发育阶段，营养和热量的保障更具重要意义。营养疗法包括经肠成分营养、经肠半营养态物营养及中心静脉营养。它可使肠道休息、补充能量、避免食物抗原作用。推荐热能量按千克体质量基础值高于正常儿童[292.88～418.40kJ/(kg · d)]，因病人体质量常偏低。推荐蛋白摄入量与正常儿童相同。其长期应用可产生负面影响包括患者生活质量降低、微量元素缺乏、肠道生理功能退化。

2. *药物疗法*

(1)皮质类固醇和硫氮磺胺吡啶(SASP)：轻度活动性 UC 儿童一般口服 SASP 或 5-氨基水杨酸(5-ASA)，可单用或合并每夜激素或美沙拉嗪(mesalamine)灌肠。为减少不良反应最初 SASP 剂量是 25～40mg/(kg · d)，可增至 50～75mg/(kg · d)(最大 4g/d)。SASP 无效或过敏者，5-ASA 可能有效。中、重度患儿(显著腹部痉挛痛、频繁血便、贫血和低清蛋白血症)可口服皮质类固醇，也可用甲泼尼龙和氢化可的松静脉内冲击治疗。皮质醇类每天给药至痛性痉挛和便血减轻后减量，还可用隔日清晨一次给药法。CD 治疗应根据不同症状、部位、受累肠管范围及并肠外表现而个体化。研究表明，泼尼松诱导 CD 缓解较 SASP 更快且持久。SASP 能减少 CD 小肠病变症状，在结肠和回、结肠病中也非常有效。激素隔日疗法既能抑制 UC 和 CD 患儿慢性活动性症状，又可避免对生长的抑制。新的皮质醇制剂布地奈德对下丘脑-垂体-肾上腺轴的抑制作用较常规皮质醇低，从而减少生长受阻及骨质疏松等严重不良反应。一项前瞻、随机、对照研究，CD 轻、中度患儿(平均年龄 14.3 岁)分 2 组分别用布地奈德 9mg 和泼尼松 40mg 治疗 12 周，缓解率为 47%和 50%($P>0.05$)；但不良反应发生率为 32%、71%($P<0.05$)，布地奈德组明显低于常规激素组。

(2)硫唑嘌呤(AZA)、6-巯基嘌呤(6-MP)和甲氨蝶呤(MTX)：硫唑嘌呤或 6-MP 能抑制 70%激素依赖和病情顽固患儿疾病的活动性，从而减少或停用激素。推荐剂量 6-MP1.0～1.5mg/(kg · d)及硫唑嘌呤 1.5～2.0mg/(kg · d)。研究表明，激素加 6-MP 较单用激素缓解快。近期报道，对以上药物不耐受和无效的活动性 CD 用 MTX 16～24 周病情缓解，维持每周 15mg，65%患者在 40 周保持缓解，而安慰剂对照组为 39%。环孢素(cyclosporine)已在少数严重 UC 患儿中应用，但长期效果还不肯定。

(3)英夫利昔(infliximab)：研究发现在活动性 UC 和 CD 病人胃肠黏膜中，肿瘤坏死因子(TNF)和前炎性细胞因子浓度增加，中和 TNF 可减低成年人 CD 患者肠道炎症。近年来 infliximab(TNF 单克隆抗体)在儿科 CD 患者中的应用在国外已有较多报道，剂量为 5～10mg/(kg・d)。Cezard 等在一组 21 例对激素依赖、耐药、接受肠外营养的严重患儿中应用，19 例在 1.5 个月时完全缓解，14 例于 3 个月时停激素，全部肛瘘于 3 个月时闭合，认为在重症 CD 中可考虑应用该药。其不良反应为输注反应和个别患者严重感染。

(4)手术治疗：对于 IBD 患儿，适时的外科手术可减少合并症。文献报道，主要手术指征是病情顽固、难治性生长受阻、中毒性巨结肠、可疑肠穿孔、脓肿、肠梗阻、出血和癌症预防。

(七)并发症

UC 和 CD 都可能发生相同或相似并发症，其并发症包括：①肠狭窄、肠梗阻、肠出血、肠穿孔；②肠壁脓肿、肠瘘，甚至并发腹腔脓肿；③肠吸收不良综合征，营养不良，贫血；④肠壁癌变、息肉；⑤关节炎、眼色素膜炎、口炎或口腔黏膜溃烂、强直性脊柱炎、胆管炎、肝损害等；⑥严重者可出现血栓性栓塞、中毒性巨结肠。

(八)随访

儿童克罗恩病活动指数(PCDAI)是监测疾病活动度的有效指标，以计分的方式客观的反映疾病的活动度以及对治疗的反应，具体计分方式见表 6-4。结果的判断：1～10 分疾病无活动；11～30 分疾病轻至中度；30 分以上疾病中至重度。应注意青春期发育情况和营养评估。对使用皮质类固醇的患儿，应每年进行人体测量。对长期使用皮质类固醇的患儿，除了膳食补充维生素 D 和钙剂以预防骨质减少和骨质疏松症外，使用双能 X-线吸收仪(DEXA)进行常规的骨密度检测是必需的。

表 6-4　儿童克罗恩疾病活动评分

病史(回顾 1 周)	评分
腹痛	
无	0
轻度(短，不影响活动)	5
中度(每天的，持续时间较长的，夜间的，影响活动)	10
大便(每天)	
0～1 次(稀，无血)	0
1～2 次(半成形，带少量血)或 2～5 次(稀便)	5
≥6 次(稀或明显带血或夜间腹泻)	10
患者功能，大体舒适度(回顾 1 周)	
活动不受限，很好	0
进行与年龄适当的活动时，偶有困难	5
经常性活动受限	10
实验室检查	
血细胞比容(%)	
<10 岁	
值　≥33	0
28～32	2.5
<28	5
11～19 岁女孩	
值　≥34	0
29～33	2.5
<29	5
11～14 岁男孩	
值　≥35	0
30～34	2.5
<30	5

（续 表）

病史(回顾1周)	评分
15～19岁男孩	
值 ≥37	0
32～36	2.5
<32	5
ESR(mm/h)	
<20	0
20～50	2.5
>50	5
清蛋白(g/dl)	
≥3.5	0
3.1～3.4	2.5
≤3.0	5

(九)预后

10年前资料反映CD预后差，发病年龄越小，预后越差，70%需手术治疗，再手术率高，死亡率高。UC癌变风险大，国外报道直、结肠癌并发率可达10%，国内为1.1%。近年来随着对IBD的肠道免疫和炎症机制基础研究深入开展，TNF抗体、IL22抗体、CD4抗体、白细胞去除疗法等生物治疗的应用，已取得可喜的临床效果。在不久的将来，有望改善儿童IBD的预后。

(十)案例分析

患儿：男，11岁。

主诉：发热腹痛1个半月，加重2周。

现病史：1个半月前患儿无明显诱因出现发热，体温波动于37.5～38.5℃，伴阵发性脐周痛，有时剧烈呈针刺样，疼痛无明显时间规律，每天数次，每次持续10分钟至1h不等，伴大便改变，呈稀糊样或烂便，有时可见黏液血丝，2～3/d。曾在当地医院按“肠炎”予抗感染及对症治疗，未见好转。2周前开始发热常达39℃以上，腹痛较前频繁。发病后胃纳明显减退，体重减轻4kg，口腔黏膜反复有小溃疡；小便正常，无咳嗽、气促、胸闷，无皮疹关节痛。

既往史、个人史、家族史无特殊。

体格检查：体温39℃，脉搏110/min，呼吸24/min，血压50/90mmHg，体重27kg。口唇稍苍白，口腔黏膜散在阿弗他溃疡。心率110/min，律齐。双肺呼吸音清。腹软，脐周压痛，无反跳痛，肠鸣音3～4/min。脊柱四肢、外生殖器未见异常，肛周未见病变。

实验室检查：血常规示，血红蛋白103g/L，大便常规，红细胞“++”、白细胞“+++”、隐血阳性，血电解质 Na^+ 130mmol/L，K^+ 3.1mmol/L，ESR 90mm/h，CRP 70mg/L。大便培养大肠埃希菌、沙门菌、志贺菌、空肠弯曲菌均阴性。

特殊检查：结核菌素试验阴性。腹部B超提示腹部右侧肠管呈节段性改变。胸腹X线平片未见异常。胃镜示慢性浅表性胃炎；十二指肠球炎。肠镜示回肠末端散在阿弗他溃疡，黏膜呈结节样改变，回盲部及升结肠肠腔狭窄，黏膜呈卵石样改变，见数处黏膜桥，局部见纵形溃疡和匐行性溃疡，余横、降、乙状结肠黏膜大致正常。肠镜病理示回肠末端、回盲部、升结肠黏膜灶性糜烂，黏膜固有层大量淋巴细胞、浆细胞、中性粒细胞浸润，见少许非干酪样肉芽肿形成，抗酸杆菌染色阴性。胃镜病理示胃、十二指肠黏膜固有层较多淋巴细胞、浆细胞、中性粒细胞浸润。

诊断：克罗恩病(回肠末端+右半结肠型，活动期)

诊断分析：①患儿男，11岁，发热腹痛，脐周痛，伴大便次数增多，性状变稀，体重减轻，反复口腔溃疡，病程1个半月，查体脐周压痛，无反跳痛，大便常规见红、白细胞，ESR、CRP明显升高，提示肠道慢性炎症病变。②腹部B超示右侧肠管节段性改变，提示病变部位很可能在右半结肠。③肠镜见回肠末端及右半结肠病变严重，肠腔狭窄，黏膜呈卵石样增生，见数处黏膜桥，局部有纵形溃疡和匐行性溃疡，符合克罗恩病改变。④黏膜病理见肠黏膜炎性改变，可见克罗恩病特有的非干酪样肉芽肿，更加支持该病的诊断。

鉴别诊断：①肠结肠。支持点：患儿以回肠末端和右半结肠病变为主，要注意本病。不支持点：患儿接种过卡介苗，有卡瘢，既往无结核病史，否认结核接触史，无咳嗽胸闷气促，X线胸片未见异常，PPD阴性。肠黏膜病理可见非干酪样肉芽肿，抗酸杆菌染色阴性，故基本上可排除本病。②肠淋巴瘤。支持点：患儿以回肠末端和右半结肠病变为主，要注意本病。不支持点：肠黏膜病理未见淋巴瘤样改变，肠黏膜病理可见非干酪样肉芽肿，不符合本病改变。③白塞病。支持点：患儿口腔黏膜反复溃疡，以回肠末端和右半结肠病变为主，要注意本病。不支持点：该病累及肠道者少见，该患儿无白塞病典型眼-口-生殖器三联征，病理倾向于克罗恩病的诊断。④感染性肠炎。支持点：患儿有腹痛、腹泻，大便见红白细胞。不支持点：大便细菌培养阴性，抗感染治疗未能控制病情。

治疗：①营养支持，首选肠内营养，予高蛋白、高能量、低渣、易消化之饮食，口服不能补充足够热能情况下，可予部分静脉营养。②急性期使用针对革兰阴性菌作用较强的抗生素，如阿莫西林类或三代头孢菌素抗感染治疗。③静脉使用地塞米松0.3mg/(kg·d)控制病情，体温稳定、腹痛及大便改善后改为泼尼松口服1～2mg/(kg·d)，儿童总量一般不超过40mg/d，4周后复查炎症指标ESR、CRP正常后开始减量，最好3个月内停药。④6-巯嘌呤1～1.5mg/(kg·d)，睡前顿服，不能与牛奶同服，2～3个月后起效，用于激素减停后的维持治疗。⑤5-氨基水杨酸20～40mg/(kg·d)，用于急性期及维持治疗。

随诊：1周后体温正常，3周后大便成形，无黏液和脓血，并加用6-巯嘌呤，4周复查ESR和CRP均正常，泼尼松减量。

（耿岚岚　龚四堂）

第七节　贲门失弛缓症

贲门失弛缓症（achalasia）是一种食管动力障碍性疾病，亦称为巨食管症或贲门痉挛。其特点是食管缺乏正常蠕动性收缩，食物吞咽后下食管括约肌（lower esophageal sphincter，LES）松弛障碍，食物排空入胃受阻，造成吞咽困难、呕吐、餐后反流，夜间呛咳、胸骨后不适或疼痛等症状。

（一）流行病学

本病在成年人的发病率为(0.5～1)/10万，男女发病率基本相同，各年龄组均可能发病。儿童发病不到全部病例的5%，其中20%在1岁以内。

（二）病因病理

贲门失弛缓症的病因还不十分清楚，目前人们广泛接受的是神经源性学说，但研究发现可能与遗传、感染及免疫等因素有关。研究发现部分病例的食管神经或肌肉有明确病变，可见食管壁内迷走神经及背核、食管壁肌间神经丛中神经节细胞发生变性或减少甚至完全消失等改变，生长发育过程中LES高压带Cajal间质细胞网络缺陷对平滑肌电生理活性改变起关键作用。食管远端（包括LES）主要由胆碱能神经元及非肾上腺能非胆碱能神经元支配，胆碱能神经元释放乙酰胆碱兴奋环行和纵行平滑肌引起收缩，非胆碱能神经元由氮能和肽能神经元构成，分别释放的一氧化氮（NO）及血管活性肠肽（vasoactive intestinal peptide，VIP）和降钙素相关肽抑制环行肌层收缩。由于调节LES的抑制性神经，尤其是含NOS的神经元受损，导致抑制性神经递质VIP、NO减少，使调节LES的兴奋性和抑制性神经失衡，LES失去抑制作用而张力增高，最终导致一系列的临床表现。

有文献报道，在同一家庭中有多人同患本病，偶同卵双生同患本病者，但本病的发生是否有遗传背景，尚不能肯定，至今未发现引起本病的缺陷或突变基因。部分贲门失弛缓症患者标本中脊髓灰质炎病毒、水痘-带状疱疹病毒阳性，因此，病毒感染可能是本病的病因之一。检测原发性贲门失弛缓症的下食管标本，发现平滑肌细胞间质存在由嗜酸细胞脱颗粒产生的嗜酸性细胞阳离子蛋白，它具有高细胞毒性和神经毒性，但为什么大多数患者只出现食管症状，而其他神经肌肉正常，有待进一步研究。

（三）临床表现

1. 呕吐　婴幼儿多数表现为呕吐和喂养困难，呕吐物为未凝固的奶，常被误认为胃食管反流。

2. 吞咽困难　是儿童期患者最早及最常见的症状，疾病早期可仅表现为进食慢，症状时轻时重或间断发生，患者进食后有堵塞感，并因吞咽困难而减少进食。

3. 餐后反流和吸入性肺疾病　疾病早期，食管未扩张，食管内潴留物不多，反流较少。随病情进展食管扩张，食管内潴留物增多而发生反流。反流物吸入呼吸道导致呛咳、反复呼吸道感染及哮喘发作。

4. 胸骨后疼痛或不适　病程长的年长患儿可陈述胸痛、胸骨后不适及胃灼热感。疼痛大多发生在进食时，位于胸骨后、剑突下或胸骨下端，可放射到肩、颈及心前区，为针刺样或烧灼样，隐痛或挤压痛。

5. 其他　由于呕吐、吞咽困难、喂养困难等导致摄入不足，可出现贫血、营养不良和生长发育迟缓，严重者可因食管黏膜炎症、糜烂、溃疡、出血而出现血性呕吐物。

(四)诊断及鉴别诊断

根据临床表现疑诊贲门失弛缓症时，X线食管钡剂造影、食管测压、内镜检查是进行诊断和鉴别诊断的关键手段。对贲门或LES部位环形增厚的病例进行超声内镜、病理等检查有重要的鉴别意义。

1. 放射学检查　对于吞咽困难的患者，首选的检查方法是食管钡剂及X线检查。早期患者钡剂尚能通过食管，但减慢，食管无扩张。失代偿期患者，LES间断开放，但LES的松弛与吞咽动作无时序关系。当吞下足够多的钡剂后，可见到贲门失弛缓症的典型放射学表现，食管扩张，远端扩张显著，钡柱末端逐渐变细，其尖端即为紧闭的下食管括约肌处呈“鸟喙”征。直立位时，如见到食管内钡剂潴留的液气平面，有助于明确诊断。

2. 食管测压　正常人吞咽后LES可完全松弛，吞咽后松弛障碍是贲门失弛缓症的特征性改变。食管动力学检查显示：①LES基础压力增高，食管内压力高于正常，正常食管下段括约肌压力＜2.6kPa(20mmHg)，而贲门失弛缓症患者多为5.3～8.0kPa(40～60mmHg)；②食管体部的静息压高于胃内的静息压；③吞咽时LES松弛障碍，吞咽动作也不能使压力下降。吞咽时食管蠕动收缩消失，整个食管可出现微弱的同时发生的重复收缩波，无正常的蠕动波，食管各部的压力微弱升高，食管下端括约肌无松弛反射。部分患儿表现为食管弥散性痉挛，即在吞咽动作后出现有力、重复而非蠕动性的食管收缩，对此种表现命名为有力的食管贲门失弛缓。

3. 内镜检查　对于贲门失弛缓症患者，内镜检查是必需的。主要目的是排除器质性狭窄、某些临床及X线表现与本病相似，评估治疗前的食管黏膜。内镜下表现为食管扩张、食管体部张力降低、食管下端缩拢或关闭，对关闭的贲门稍用力推进镜身即可通过、进入胃腔。由于食管内长期存留食物及液体，部分病例的食管黏膜水肿、糜烂或溃疡，亦可发生白色念珠菌食管炎。超声内镜检查可以获得消化道壁及邻近脏器的高分辨率图像，对鉴别由肿瘤导致的假性贲门失弛缓症和原发性贲门失弛缓症具有实用价值。

(五)鉴别诊断

1. 胃食管反流　胃食管反流患者食管测压可见LES压力正常或降低，食管体部测压正常。

2. 胡桃夹食管　临床表现为非心源性胸痛，伴或不伴吞咽困难。其特点是食管下段发生高振幅(＞180mmHg)，长时限的蠕动性收缩，但LES功能正常，吞咽时可以松弛。

3. 弥漫性食管痉挛　多见于老年人，临床表现为发作性吞咽困难和剧烈胸痛，发作时的X线检查可发现食管收缩呈螺旋状或串珠状。食管测压检查发现食管体部出现高波幅、非推进性的蠕动波，LES测压及松弛正常。

(六)治疗

目前对于本症尚无可以逆转受损的LES的方法，使之恢复松弛和蠕动。治疗的目的是降低LES压力，增强廓清能力，减少食管张力，预防并发症。目前的治疗方法主要包括药物治疗、括约肌内肉毒杆菌毒素(Botulilluln toxin，BTX)局部注射、内镜下球囊扩张术和食管支架置入术、外科食管下段肌层切开术等。

1. 药物治疗　早期食管尚无明显扩张的轻症患者，可给予内科治疗，包括心理治疗、调整饮食成分、减慢进食速度，增加饮水量等。如症状明显可适当选用镇静药、解痉药或钙离子拮抗药等药物，如地西泮、阿托品、颠茄类、硝苯地平、硫氮唑酮等，这些药物在短期内对缓解症状有帮助。经食管镜行贲门括约肌内肉毒素注射治疗，有一定疗效，但其疗效维持时间短，但其远期疗效及安全性尚不确切，故仅作为手术禁忌证患者的一种治疗选择。

2. 内镜下球囊扩张术及食管支架置入术　国内外研究证实，内镜下球囊扩张术是6岁以上儿童贲门失弛缓症的首选治疗方法之一，该方法在胃镜直视下进行，强行用外力扩张失弛缓的括约肌，使部分平滑肌松弛失去张力或使其部分肌纤维断裂，以达到治疗目的。步骤：①胃镜检查了解食管贲门的紧张度；②经内镜活检孔道置入导丝；③在导丝引导下插入球囊扩张器；④调整球囊位置使球囊中部位于贲门，胃镜直视下监测扩张过程。其有效率可达 80%～90%，疗效确切、操作较容易、患者痛苦小、并发症少、复发率低的特点。并发症有食管穿孔、血肿、反流性食管炎、发热等。

食管支架置入术是治疗难治性食管狭窄的方法之一。早在 1996 年 De Palma 就尝试用可取出自扩张金属支架治疗贲门失弛缓症，但当时的金属支架没有可取出结构的设计导致取出困难，且支架具有较大的扩张力、质硬、柔韧性差、容易造成对消化道管壁的过度压迫，引发局部组织缺血坏死、穿孔或组织增生再狭窄。因此，该方法在治疗食管良性狭窄方面受到限制。近年来，国内外学者采用可取出式全覆膜抗反流金属支架，通过个体化设计策略，成功地避免了支架长期置入后严重并发症（如穿孔、瘘及组织增生再狭窄等）的发生，取出方便，已成功用于难治性食管良性狭窄的治疗。其近期疗效好，远期疗效有待进一步观察，疗效和安全性尚待大样本的临床研究加以评估。

3. 外科手术　食管下段贲门肌层切开术，改良 Heller 手术是目前治疗贲门失弛缓较为成功的手术方式，即在食管下端前壁纵行切开环形肌层至黏膜下，使黏膜膨出。其优点是食管下端暴露充分，尤适用于病变重，合并食管炎及食管周围炎者，修补食管裂孔也较方便。经腹途径适用于年龄较小患者、病史短、无食管硬化或食管周围炎者，手术主要合并症是食管穿破、胃食管反流、切开不彻底症状复发和食管裂孔疝等。内镜下行食管肌层切开术，包括腹腔镜和胸腔镜，但尚有待积累经验。

（七）并发症

1. 吸入性呼吸道感染　食管反流物被吸入气道引起支气管和肺部感染，尤其在熟睡时更易发生。约 1/3 患者可出现夜间阵发性呛咳或反复呼吸道感染。

2. 食管本身的并发症　本病可继发食管炎、食管黏膜糜烂、溃疡和出血、憩室形成、食管-气管瘘、自发性食管破裂等。

3. 食管癌或贲门癌　发生率为 3.5%。原因可能为食管黏膜长期受到潴留物刺激，发生溃疡、黏膜上皮增生恶变等。

（八）案例分析

患儿：女，3 岁。

主诉：反复呕吐 2 年余，发热、咳嗽 1d。

现病史：患儿 2 年前（生后 4 个月时）出现呕吐，呕吐物为胃内容物，无胆汁及咖啡渣样物，无臭味，量中等，非喷射性，每日数次，于进食后尤甚。无阵发性哭闹，无腹泻、黑粪。偶伴轻咳，曾在多家医院诊治，予对症处理（具体不详）后患儿仍反复呕吐。1d 前，患儿受凉后出现发热，中低热为主，伴阵发性连声咳嗽，无鼻塞、流涕，无寒战、抽搐，无皮疹。来我院就诊，门诊以“呕吐查因；急性上呼吸道感染”收入院。起病以来，患儿呕吐频繁，营养差，精神运动发育较同龄儿落后，现仅能讲简单称谓语。睡眠一般，大小便正常。

体格检查：体温 37.5℃，呼吸 28/min，脉搏 110/min，血压 95/60mmHg，体重 10.5kg，神清，营养不良貌，呼吸平顺，皮下脂肪薄，咽部充血，双侧扁桃体不大。双肺呼吸音粗糙，可闻及痰鸣音。心律齐，心音有力，未闻及杂音。腹部平软，无压痛及反跳痛，肝、脾肋下未及，未扪及包块。四肢肌力肌张力正常。

实验室检查及物理检查：①血常规，白细胞计数 10.4×10^9/L，血红蛋白 106g/L，中性粒细胞比率 62%，血小板计数 108×10^9/L，CRP＜2mg/L。②大小便常规：未见异常。③血气、电解质分析：pH 7.37，PaO_2 96mmHg，PCO_2 38mmHg，BE +1.4mmol/L，K^+ 3.62mmol/L，Na^+ 136mmol/L，Cl^- 97mmol/L。④生化：GS、BUN、Cr 正常，TP 45.7g/L，ALB 23.8g/L。⑤X 线胸片：支气管炎。⑥电子胃镜：先天性贲门失弛缓症待排。

诊断及依据：①贲门失弛缓症。3 岁幼儿，反复呕吐 2 年余，呈非喷射性吐，于进食后尤甚，呕吐物无胆汁及咖啡渣样物。营养不良貌，皮下脂肪薄。腹部平软，未扪及包块。②急性支气管炎。1d 前，患儿受凉后出现发热，中低热为主，伴阵发性连声咳嗽，体检双肺呼吸音粗糙，可闻及痰鸣音。X 线胸片提示支气管炎。③蛋白质热能营养不良。患儿反复呕吐 2 年余，体重 10.5kg，营养不良貌，皮下脂肪薄，血清总蛋白 50.7g/L，血清清蛋白 23.8g/L。

诊疗分析：患儿，男，3 岁，反复呕吐 2 年余，呈非喷射性吐，进食后尤甚，呕吐物无胆汁及咖啡渣样物，偶伴轻咳。体检见营养不良貌，皮下脂肪薄。腹部平软，未扪及包块。患儿呕吐频繁，营养差，精神运动发育较同龄儿落后。本病尚需与以下疾病鉴别：①胃食管反流。X 线钡剂检查、食管 24h pH 监测、食管测压可确诊。体位（前倾俯卧位）和稠厚食物喂养治疗可减轻呕吐。②胡桃夹食管。临床表现为非心源性胸痛，伴或不伴吞咽困难。其特点是食管下段发生高振幅(＞180mmHg)、长时限的蠕动性收缩,但下食道括约肌功能正常,吞咽时可以松弛。食管测压可助鉴别。

进一步检查:①上消化道钡剂检查。食道下段与贲门交界处管腔变窄,呈“鸟喙”征,钡剂通过受阻,管壁尚柔软,光滑,病灶上方管腔扩张,未见龛影。胃、十二指肠未见器质性病变,余未见异常。②心电图窦性心动过速,大致正常心电图。③咽拭子培养未见致病性球杆菌生长,凝血四项、输血前四项均未见异常。

确定诊断:贲门失弛缓症;急性支气管炎。

治疗方案:①患儿入院后给予抗感染,雾化吸入对症及营养支持治疗,患儿热退,咳嗽缓解。复查X线胸片提示支气管炎较前吸收。②向家属解释病情,并征求家长同意。于2008-04-24及2008-05-26先后2次在全麻下行贲门球囊扩张术。扩张前见狭窄段内径约8mm,长约2cm。第1次分别予直径13.5mm、15mm、15mm三级球囊扩张,第2次分别予直径16.5mm、18mm、18mm三级球囊扩张,每次持续及间隔时间为3min,扩张后贲门直径约12mm。术后随访2年患儿进食好,无呕吐。

热点探讨:国内外研究证实内镜下球囊扩张术是儿童贲门失弛缓症的一线治疗方法之一,该方法在胃镜直视下进行,强行用外力扩张失弛缓的括约肌,使部分平滑肌松弛失去张力或使其部分肌纤维断裂,以达到治疗目的。其有效率可达80%～90%,疗效确切、操作较容易、患者痛苦小、并发症少、复发率低的特点。并发症有食管穿孔、血肿、反流性食管炎、发热等。

食管支架置入术是治疗难治性食管狭窄的方法之一。近年来,国内外学者采用可取出式全覆膜抗反流金属支架,通过个体化设计策略,成功地避免了支架长期置入后严重并发症(如穿孔、瘘及组织增生再狭窄等)的发生,取出方便,已成功用于难治性食管良性狭窄的治疗。其近期疗效好,远期疗效有待进一步观察,疗效和安全性尚待大样本的临床研究加以评估。

(杨　敏　龚四堂)

第八节　先天性肥厚性幽门狭窄

先天性肥厚性幽门狭窄(congenital hypertrophic pyloric stenosis)为新生儿期常见的消化道疾病,位居消化道畸形的第3位。由于新生儿幽门环肌肥厚增生,幽门管狭窄导致的机械性梗阻。

(一)流行病学

本病的发病率因地区和人种而异。白种人约为黑色人种的2.5倍,国外统计显示为2‰～5‰,国内的发病率0.3‰～1‰。男多于女,为(4～8):1,50%～60%为第一胎,少数病例有家族史。

(二)病因病理

1.病因　本病确切的病因尚不清楚,研究结果表明幽门肌肥厚的原因相当复杂,并非为单一因素引发,可能涉及幽门肌层发育、幽门神经发育及神经递质释放、生长因子以及遗传因素等诸多问题,但目前尚无定论。

(1)幽门肌层发育异常:多数人认为幽门肥厚是先天性的,即在胚胎早期,幽门发育过程中肌肉发育过度,尤其是环状肌,致使幽门肌肥厚而引起梗阻。此发育异常出生时已存在,但因出生后摄入量少,乳汁尚能通过,故生后并不出现症状,随着小儿奶量增加,胃蠕动增强,刺激幽门部黏膜水肿,使幽门管更加细小,而逐渐出现梗阻症状。

(2)幽门神经发育及神经递质释放异常:研究证实,肥厚的幽门肌层中内在神经节细胞发育异常、数目减少或退行性变,幽门括约肌神经调控失衡,长期处于痉挛状态的幽门肥厚、增生,幽门管腔狭窄而形成梗阻。近年研究表明,幽门肌层的神经分布及神经递质状态有以下几种。①肽能神经,幽门平滑肌松弛机制似乎依赖于由神经肽介导的非肾上腺素非胆碱能的抑制性神经分布,肽能神经所释放的肽类物质包括P物质、神经肽Y、血管活性肠肽、脑啡肽以及胃泌素释放肽活性减低或缺失;②氮能神经,一氧化氮(NO)近来被认为是非胆碱能抑制神经的有效介导剂,它能调节哺乳动物消化道平滑肌的松弛,现已证实在肥厚的幽门环肌中一氧化氮合成酶活性显著降低;③胆碱能和肾上腺素能神经,研究发现,肥厚肌层中胆碱能神经纤维显著减少,相反的是肌间神经丛中许多神经纤维和神经节细胞的乙酰胆碱酯酶阳性。药理学上乙酰胆碱对增强幽门肌紧张性有作用。

(3)生长因子释放:平滑肌细胞的生长受若干生长因子的调节,如类胰岛素生长因子-1和血小板源性生长因子BB亚型协同刺激平滑肌细胞增生,最近研究结果提示,局部的类胰岛素生长因子-1和

PD血小板源性生长因子BB系统的上调在幽门肌肥厚中可能起一定作用。转化生长因子α也是广泛存在于胚胎和成年组织的生长调节多肽,它对血管和内脏平滑肌细胞有生长促进作用。有学者证实,在幽门肥厚标本中环纵肌平滑肌细胞中转化生长因子α免疫反应性和mRNA表达均显著增加,提示由幽门平滑肌细胞产生的局部转化生长因子α合成增加也是导致幽门肌层肥厚的原因之一。

(4)遗传因素:临床发现该病有一定的家族史,说明可能与遗传因素有关。有人认为本病为多基因遗传,发生于同胞兄弟的机会为3%～6%,同卵双生儿为22%,母患病子女风险率为19%和7%,父患病子女风险率为5.5%和2.4%。

2. 病理　病理改变是以环肌为主的幽门肌层肥厚、增生。幽门增大形成橄榄形肿块、质地坚韧,长2～3cm,直径1.5～2cm,肌层厚达0.4～0.6cm。胃扩张,胃窦肥厚。肥厚的幽门肌层压迫幽门管,使其变细变长,肥厚肌层中的血管受压以致幽门部色泽苍白,幽门管横切面上可见幽门管黏膜皱缩,管腔缩小。纵切面可见肥厚的肌层凸出于幽门管内,远端肥厚的环肌突出于十二指肠球部形,如子宫颈状。显微镜下见肌层增生肥厚,肌纤维排列紊乱或有少量肌纤维结构破坏,肌间神经丛减少或缺如,黏膜层可有充血和水肿。

(三)临床表现

1. 呕吐　生后早期常无症状,多于生后2～4周出现呕吐,偶有生后1周内或4周以上发病者,呕吐出现的早晚与幽门肌肥厚增生的轻重以及幽门管腔狭窄的程度有关。开始表现为溢奶,随胃扩张及胃壁肥厚逐渐发展为喷射性呕吐,呈进行性加重。呕吐发生于进食后10～30min,呕吐物为奶汁和乳凝块,量多有酸臭味,不含胆汁,吐后食欲强,有饥饿感,吃奶迅速有力。少数呕吐严重、病程长且合并胃炎或食管炎的患者,由于食管或胃黏膜损伤,可出现呕吐咖啡色液或鲜血。

2. 脱水、电解质紊乱、酸碱失衡和营养不良　长时间频繁呕吐及入量不足可导致脱水,出现皮肤干燥、前囟及眼窝凹陷。长期剧烈呕吐可使胃液中的H^+和Cl^-离子大量丧失,出现电解质紊乱,表现为低钾、低氯性碱中毒。晚期脱水加重可出现肾功能损害、酸性代谢产物潴留,可表现为代谢性酸中毒。患者呕吐、热量摄入不足,可出现营养不良、进行性消瘦、体重下降,大小便量少。

3. 胃蠕动波及腹部肿物　体格检查可发现上腹部饱满,90%患者有胃型及左向右推进的蠕动波,喂奶后或以手轻拍腹壁后更明显。安静时70%患者可在右上腹肋缘下与右侧腹肌间触到一表面光滑、可移动的橄榄样肿物,即肥厚的幽门。呕吐后,因腹肌放松更易触到。

(四)诊断

根据呕吐病史、胃蠕动波及腹部肿块体征,诊断不困难。少数诊断困难者可借助X线、B超和内镜检查确诊。

1. X线检查　直立位腹部平片可见典型的单泡征。钡剂检查见胃腔扩大、胃蠕动增强。幽门管呈线性狭窄(<0.2cm),变长(>1.0cm)。肥厚的幽门环肌压迫胃窦,显示"肩征"。幽门管不充钡,仅幽门入口充钡,呈现"鸟喙"征。胃排空时间延长,正常婴儿胃排空时间为1～3h,幽门狭窄时延长至6～10h,有时24h后仍可见大量钡剂潴留。

2. 超声检查　B超检查与X线钡剂检查同样具有确诊价值,具有简便、无创伤、易接受等优点,为诊断的首选方法。肥厚的幽门环肌显示低密度回声,相应的黏膜层为高密度回声,幽门管长径≥16mm,厚度≥4mm,直径≥15mm,确诊率81%～93%。

3. 内镜检查　可见幽门管呈菜花样狭窄,内镜不能通过幽门管,有胃潴留,确诊率97%。

(五)鉴别诊断

1. 幽门痉挛　是最易与本病相混淆的疾病,常在出生后即出现呕吐,为非喷射状、间歇性、不规则的呕吐,幽门部不能触及橄榄状肿块,钡剂检查幽门管无狭窄。超声影像检查无肥厚性幽门狭窄、幽门管增长和肌壁肥厚表现。

2. 幽门前瓣膜　为极少见畸形,瓣膜可为完全性或孔状不完全性。前者出生后即出现完全梗阻症状,后者多在新生儿期出现症状,临床上与肥厚性幽门狭窄极为相似。可通过幽门部触诊和X线钡剂鉴别。

3. 幽门闭锁　多见于早产儿,出生后即有频繁呕吐,不含胆汁,上腹部饱满,常见胃蠕动波,但右上腹无橄榄样肿。钡剂检查见胃腔扩大,有大的液平面,而肠腔内无气体。

4. 新生儿胃扭转　发病可早可晚,出现溢奶和呕吐,多在喂奶后,尤其是移动体位后出现非喷射性呕吐,呕吐物为奶汁,不含胆汁。腹部无阳性体征,钡餐检查可见食管黏膜与胃黏膜有交叉现象,胃大弯位于胃小弯之上,幽门窦位置高于十二指肠球部。体位治疗可缓解症状。

5. 喂养不当　常有呕吐，无阳性体征，调整喂养后呕吐很快好转，即可排除。

本病呕吐物不含胆汁，应除外各种原因引起的高位不全梗阻，如肠狭窄、肠旋转不良及肠重复畸形等。

（六）治疗

由于肥厚性幽门狭窄患者入院时一般都有不同程度的脱水和营养不良，予纠正水、电解质失衡及贫血，改善全身状况，进行充分的术前准备。

1. 非手术治疗　近年来一些学者提倡重新评估药物治疗，包括静脉注射及口服阿托品，其中日本的不少研究也证实了静脉注射阿托品治疗本病的有效率为86%～96%，而幽门肌切开术治疗的成功率接近100%。因此，药物治疗不能完全代替手术治疗，可作为手术禁忌证患者的治疗方法之一。

2. 内镜治疗　国内外采用胃镜下幽门环肌切开术治疗先天性肥厚性幽门狭窄，具有近期有效率高、操作相对简单、并发症轻微、费用低，避免了外科手术，患者家长易于接受的优点，但其安全性、远期疗效有待大样本的进一步评估。

3. 手术治疗　小儿外科至今仍采用开腹幽门环肌切开术为标准术式。随着微创外科的发展，腹腔镜手术治疗先天性肥厚性幽门狭窄在国内外已有较多病例报道，具有创伤小、痛苦少、恢复快等优点。但近期一项有关腹腔镜幽门环肌切开术和开腹手术比较的前瞻性随机研究，显示两种手术方式有着相近的治疗效果及手术并发症。因此，腹腔镜手术的微创优势在此项手术中未见明显显现，但对于治疗先天性肥厚性幽门狭窄的临床效果仍然优良，外科医生可依据本单位条件及手术经验选择腹腔镜幽门环肌切开术或开腹的幽门环肌切开术。

（七）预后

若能早期诊断、早期治疗，先天性肥厚性幽门狭窄在欧美国家病死率已降至0.4%以下，中国在1%左右。但延误治疗者则较高。

（八）病例分析

患儿：男，34d。

主诉：反复呕吐2周，进行性加重1周。

现病史：患儿于2周前出现呕吐，初始主要为溢奶，间有呕奶，进食即呕或进食后数分钟至半小时出现，家长给予拍背等处理无好转。1周前患儿呕吐进行性加重，表现为每次进食后喷射性呕吐，呕吐物带乳凝块，无胆汁。外院门诊给予吗丁啉口服，效果不佳。为明确诊治来院以"呕吐查因：幽门梗阻待排"收入院。患儿精神好，大便3～4/d，量一般，小便正常。

出生史：患儿为G1P1，足月剖宫产。出生体重3.5kg，混合喂养。

体格检查：体温37.2℃，呼吸38/min，脉搏152/min，血压45/78mmHg，体重4.5kg，身长50cm，头围43cm，神志清，精神好，呼吸平顺，哭声响亮。全身皮肤巩膜无黄染，未见出血点及瘀斑。皮肤弹性好，口唇红润，前囟平软，口腔黏膜光滑，双肺呼吸音清晰，心音有力，律齐，各瓣膜未闻及杂音，腹部软，见胃型及蠕动波，肝、脾肋下未触及，右上腹部扪及"橄榄样"包块，肠鸣音正常。神经系统检查无异常。

实验室检查及特殊检查：①血常规，白细胞计数$5.8\times10^9/L$，血红蛋白96g/L，中性粒细胞比率46%，血小板计数$108\times10^9/L$，CRP<2mg/L。②大便常规，未见异常。③血气、电解质分析，pH 7.37，PaO_2 96mmHg，PCO_2 35mmHg，BE +2.1 mmol/L，K^+ 3.02mmol/L，Na^+ 136mmol/L，Cl^- 98mmol/L。④生化，GS，BUN，Cr，TP，ALB均在正常范围。

诊断及依据：①先天性肥厚性幽门梗阻。患儿出生后20d出现喷射性呕吐，不含胆汁，呈进行性加重，体查见胃蠕动波和右上腹肿块。②低钾血症。患儿呕吐，血气分析提示K^+ 3.02mmol/L。

诊疗分析：患儿为出生34d，男婴，足月产，混合喂养。出生后20d出现喷射性呕吐，无胆汁，呈进行性加重，体检见胃蠕动波，右上腹部扪及橄榄状包块。符合肥厚性幽门狭窄诊断。本病尚需与以下疾病鉴别。

幽门痉挛：是最易与本病相混淆的疾病，常在出生后即出现呕吐，为非喷射状、间歇性、不规则的呕吐，右上腹部不能触及橄榄状肿块，钡剂检查幽门管无狭窄。超声影像检查显示幽门管径正常，管腔内可见内容物通过。

胃食道反流：呕吐为非喷射性，上腹部无蠕动波，无"橄榄样"肿块触及。X线钡剂检查、食管24h pH监测、食管动力功能检查可确诊。体位(前倾俯卧位)和稠厚食物喂养治疗可减轻呕吐。

胃扭转：发病可早可晚，出现溢奶和呕吐，多在喂奶后，尤其是移动体位后出现非喷射性呕吐，呕吐物为奶汁，不含胆汁。腹部无阳性体征，钡剂检查可见食管黏膜与胃黏膜有交叉现象，胃大弯位于胃小弯之上，幽门窦位置高于十二指肠球部。体位治疗可缓解症状。

喂养不当：常有呕吐，无阳性体征，调整喂养后呕吐很快好转，可排除。

进一步检查：①腹部B超，幽门管长径19mm，幽门肌厚度7mm，幽门管直径>18mm。幽门环肌呈实质性低回声团块，轮廓清晰，边界清，幽门管中央黏膜层呈强回声，幽门管腔呈线状无声。当胃蠕动强烈时可见少量液体通过幽门管。②钡餐检查，幽门管腔1.5cm，呈线样狭窄，透视下见幽门前区呈"鸟嘴样"突出，幽门管细长呈"线样征"。胃窦及胃腔扩大，胃内充满内容物及液性暗区回声，可见胃蠕动增强及逆蠕动波，胃排空延迟。

确定诊断：先天性肥厚性幽门狭窄；低钾血症。

治疗：①纠正水、电解质失衡，改善全身状况，进行充分的术前准备。②外科幽门环肌切开术。

（杨　敏　龚四堂）

第九节　消化道重复症

消化道重复症是指附着于消化道系膜侧的，具有与消化道相同特性的球形或管形空腔肿物，是一种比较少见的先天性畸形。可发生在消化道的任何部位，以回肠最多见，约占50%，其次为空肠、盲肠、食管，胃、十二指肠、结肠很少发生，位于胸腔内者约占21.5%。每个脏器的好发部位有一定规律，食管好发于右后纵隔，胃好发于大弯侧，十二指肠好发于内侧或后侧，空、回肠好发于系膜侧，结肠好发于内侧，直肠好发于后侧等。可伴发其他系统的畸形，如胸腔内重复畸形多合并半椎体、脊柱裂等脊柱畸形，重复肠道可合并泌尿生殖系畸形等。

文献上曾有不同的名称，如肠内囊肿、肠源性囊肿、胃肠道巨大憩室、不典型Meckel憩室及重复回肠等。

（一）分类

临床上可分为球状型和管状型两类。

1. 球状型　约占80%，为一种球形或椭圆形囊肿，大小不定，紧密附着消化道的一侧，内有分泌物积聚，并随分泌的增多而逐渐增大。球状型又分为肠管内型和肠管外型。肠管内型位于肠壁肌层内或黏膜下，向肠腔内突出，多见于回盲瓣附近，早期即可发生肠腔内梗阻。肠管外型贴附在肠壁上向外突出，早期无梗阻症状，随着囊性肿块的增长而压迫肠管或引起肠扭转时，也可发生肠梗阻。

2. 管状型　肠道呈并列的双腔管道，其长度可自数厘米至数十厘米，甚至伸延整个结肠。多数与附着的肠道有交通口相通，以远端居多，如只有近端与正常肠管相通，则远端肠腔常积液而膨大；亦有呈囊袋状与肠腔不相通者；亦有呈长憩室状，可从肠系膜内向外伸向任何部位；亦有少数管状型具有独自的肠系膜和血液供应；另有一种起源于十二指肠或空肠，经腹腔穿过横膈伸入胸腔，甚至可达颈部，称胸腹腔内重复畸形。

（二）流行病学

消化道重复畸形是一种少见的先天性畸形，见于新生儿和小儿时期。

（三）病因

本病是胚胎发育的畸形，但形成畸形的因素较多，被认为是多源性的。不同部位与形态的畸形，可能由不同的病因引起。

1. 胚胎时期肠管腔化异常　在胚胎早期肠管腔化期间，腔内空泡融合，如有一部分空泡未与肠腔完全融合，可发展成为重复肠道，从小肠到结肠均可形成。

2. 胎儿期肠憩室残留　在胚胎早期消化道出现许多憩室样外袋，以小肠的远端最多见，正常时憩室逐渐退化而消失，如发育过程中未退化或有残留，则发展成囊状物的重复畸形。

3. 脊索的发育障碍学说　胚胎第3周形成脊索时，因内胚层与外胚层间发生粘连，致使神经管与肠管分离障碍，由于内胚层被牵拉而发生憩室状突起，当内胚层发育为肠管时，此突起发展为各种形态的重复消化道。

4. 尾端孪生畸形　少数病例有与全结肠和直肠平行的长管状重复畸形，且常伴有泌尿生殖器官的重复畸形，如双子宫、双阴道、双膀胱、双尿道、双外生殖器等。

5. 喉气管沟与前肠分离不良　胚胎第4周出现喉气管沟逐渐闭合成管与食管分离。如部分未闭合形成呼吸道前肠间瘘。此瘘在胚胎期如部分退化，可形成食管重复畸形。

6. 血管学说　近年来有许多学者支持此学说，认为是胎儿肠道发育完成后，发生缺血性梗死病变，而导致肠闭锁、肠狭窄及短肠。坏死残留的肠管断片由于经受附近血管的营养，再自身发育可形成肠重复畸形。临床上亦支持此解释，肠重复症伴有肠闭锁或狭窄、短肠的病例。

(四)病理学

重复消化道的管壁在组织学上与正常消化道结构相似，具有完整的平滑肌层和黏膜，性质与邻近的消化道相同，但不一定与同一水平部位的相同。肠壁紧密附着在消化道的一侧，与正常的肠壁有共同的浆膜层，具有共同的血液供应，因而不能剥离。约20%黏膜可以是迷生的消化道黏膜，若为胃黏膜或胰腺组织时，则易引起消化道溃疡而有出血及穿孔的倾向。

(五)临床表现

由于重复畸形发生的部位、形态、体积、并发症及合并其他畸形等因素不同，其临床症状表现不一。

一般可终身无症状，发生消化道梗阻、消化道出血等合并症时才出现症状，症状可出现于任何年龄，多数在新生儿和小婴儿时期发现。主要症状包括肠梗阻、消化道出血、腹痛及腹部肿块。肠梗阻以小肠梗阻的症状最为常见，表现为反复呕吐、腹胀、腹痛、呕血、便血等。

1. *胸腔内消化道重复畸形*　可压迫呼吸道引起呼吸窘迫，压迫食管产生梗阻症状，腔内衬有胃黏膜时，因受胃酸及消化酶的腐蚀，使邻近的食管及肺组织发生炎症，甚至发生穿孔和出血，出现呕血、便血或脓胸。

2. *胃重复畸形*　上腹部有饱胀感，呕吐不含胆汁，右上腹肋缘下可扪及囊性肿块。

3. *十二指肠重复畸形*　巨大囊肿造成肠管压迫，出现完全性或不完全性十二指肠梗阻症状，有时还出现黄疸。

4. *小肠重复畸形*　大的球形囊肿压迫肠道引起肠梗阻，腹部可扪及圆形或椭圆形、光滑的囊性肿块，有一定的活动度，囊腔内积液增多致使囊壁紧张时出现疼痛及压痛，肠壁肌层内小的球形囊肿常导致肠套叠。有些重复畸形可使附着的肠段发生肠扭转而致肠坏死。管状畸形与肠道相通者，因腔内积液可经肠道排出，故不易扪到肿块。当其内衬胃黏膜时，常产生溃疡，出现呕血或便血，溃疡穿孔时出现腹膜炎症状。

5. *结肠重复畸形*　临床症状较轻，压迫肠管可发生低位肠梗阻症状，伴出血时呈鲜红色血便。常伴发重复输尿管、膀胱、阴道、尿道及直肠肛门畸形等。

6. *直肠重复畸形*　早期即出现排便困难，排便时有肿块从直肠内脱出者，为直肠球状重复畸形的特征，直肠指检时于直肠后可扪及囊性肿块。

本病可出现肠梗阻、消化道出血、肠套叠、肠穿孔、呼吸窘迫等并发症

(六)辅助检查

X线检查：较大的重复畸形腹部X线检查可显示密度均匀的囊肿阴影，钡剂检查对诊断十二指肠重复畸形较有价值，可见十二指肠被内侧或后侧的囊性肿物压迫变形或梗阻。小肠造影检查见到钡剂充盈缺损、受压、小肠外管状或憩室状钡剂充盈对诊断有重要价值。钡灌肠协助结肠重复畸形的诊断。

磁共振或CT检查：对于确定有无脊柱内神经管原肠囊状有价值。

腹部B超检查：超声检查可检出囊性或肠管状肿物，类似内充液体的扩张肠管，管(囊)可见“双环圈征”，部分囊壁可局限性增厚。

脊髓腔造影：如发现脊柱畸形，行脊髓腔造影确定有无机组内神经管原肠畸形

^{99m}Tc核素扫描检查：对含有异位胃黏膜的重复畸形有较好的诊断价值。

(七)诊断和鉴别诊断

术前诊断不易，往往因并发症行急诊剖腹手术方获确诊。临床上遇到2岁以下小儿不明原因的腹痛、便血、肠梗阻，尤其腹部扪及囊性肿块影考虑到肠重复畸形。进行钡剂造影、腹部B超、CT、磁共振、核素扫描和脊髓造影以明确诊断。

脊柱内神经管原肠囊肿的壁层为肠道肌层包绕，B超检查时显示厚壁囊肿，可与薄壁的肠系膜囊肿鉴别。

肠壁内囊肿型畸形，因为囊肿体积较小，诊断最困难。B超检查时受肠气或肠腔内液图像的干扰不易确诊。由本型诱发的肠套叠于空气灌肠复位过程中显示以下特点：肠套叠肿块常位于右腹部，套入升结肠的肠段不长却不易复位，即使灌肠复位，肠梗阻症状并未缓解，此时应想到可能是肠壁内囊肿诱发的肠套叠。

美克耳憩室：^{99m}Tc核素扫描检查对含有异位胃黏膜的重复畸形有较好的诊断价值。回肠重复畸形与美克耳憩室不易鉴别。

(八)治疗

诊断一旦确立后，均需手术治疗，手术中要避免遗漏多发重复畸形，手术方法视畸形的解剖情况而不同。①单纯重复畸形切除术，适用于与食管不

相通又无粘连的食管重复畸形或少数来自后腹膜或悬挂于分离的肠系膜上的球形畸形。②重复肠管与其依附的正常肠管切除术，适用于大部分小肠、结肠重复畸形及部分胃重复畸形。因为重复畸形常与消化道有共同的肌层及同一来源的血液供应，不易分离，需切除畸形及局部胃或肠壁，再做吻合术。③开窗式内引流术，适用于十二指肠重复畸形，即将重复畸形与相邻的十二指肠壁部分切除，使两者互相沟通，简单易行，效果满意。④中隔部分切除术，适用于管状重复畸形及部分胃重复使双腔变为单腔，有利于肠腔内容物通畅排出。

（九）总结

消化道重复症是指附着于消化道系膜侧，具有与消化道相同特性的球形或管型空腔肿物，是一种比较少见的先天性畸形，可发生在消化道任何部位。以回肠发病最多。由于部位、大小、性质以及有无胃黏膜，临床表现不一。可出现肠梗阻、肠套叠、消化道出血等并发症，诊断确立后，均应立即手术。

（陈　洁）

第十节　急性坏死性肠炎

急性坏死性肠炎（acute necrotizing enteritis）是以小肠急性广泛性、出血性、坏死性炎症为特征的消化系统急症，又称急性出血性坏死性肠炎、急性坏死性小肠结肠炎或节段性肠炎。临床上以突然起病、腹痛、腹泻、便血为主要特征，起病急，病情变化快，多数患儿症状严重，常伴发休克，病死率极高。如延误诊断或治疗不当，患儿可于数天内死亡。本症痊愈后一般不转为慢性。

（一）流行病学

任何年龄均可发病，多见于3～12岁儿童，但近年来儿童期发病明显减少，而对于婴幼儿、新生儿尤其是未成熟儿，NEC仍然是早期死亡的重要原因。本病发病无明显季节性，但以夏秋季发病为多。

根据流行病学研究，本病可散发，亦可呈流行性。

（二）病因

迄今尚未完全明确，可能与感染、肠壁血循环障碍、饮食不当、免疫功能低下等多种因素综合损伤有关。

1．肠黏膜缺血缺氧性损伤

（1）新生儿窒息、肺透明膜病、严重败血症、休克等危重病症时，为保证心脑等重要脏器的血液供应，血流重新分配，肠管血流量明显减少。在新生儿窒息缺氧时，肠壁血流量可减至正常的35%～50%，导致肠黏膜缺血坏死。

（2）新生儿红细胞增多症、早产儿、低体重儿容易发生血液浓缩，血黏稠度增高而致心排血量减少，进而发生肠黏膜微循环障碍。

（3）人工喂养儿，奶液配制过浓（渗透压＞460mOsm/L）及高渗药物溶液在肠道内需吸收大量水分而转化成等渗液，可直接影响到血容量和肠系膜的血液灌注。有报道认为早产儿配方奶渗透压＞400mOsm/L即可导致肠黏膜损伤。

（4）各年龄组的重症肺炎、休克、低血压等合并心、肺衰竭，大的动脉导管未闭有左向右分流等，均可影响体循环血量而使内脏血液灌注不足。

（5）心脏手术后、栓塞性疾病、脉管性疾病和血栓形成性疾病也可因肠系膜缺氧而发展成NEC。

2．感染　鉴于本病起病急，发热，中毒症状明显，白细胞增高，核左移有中毒颗粒，常合并菌血症等，不少学者认为与细菌感染有关，目前已分离出多种致病菌，如侵袭性大肠埃希菌、难辨梭状芽胞杆菌、沙门菌、凝固酶阴性的葡萄球菌、克雷伯菌等。病菌可直接侵入肠黏膜，大量繁殖发酵使肠腔内大量积气和肠壁积气，肠腔扩张而影响黏膜血液供应。目前仍不能确定其因果关系。特别应提及的是C型产气荚膜杆菌，是一专性厌氧菌，能产生耐热的β毒素，可致肠壁组织坏死。发现本病患者粪便厌氧培养，此菌检出率及其β毒素血清抗体阳性率均显著高于正常人群。将此菌菌液注入豚鼠小肠，可使其肠道发生出血性病变而死亡。β毒素易被肠内胰蛋白酶分解。因此，当有营养不良，长期蛋白质摄入不足，消化酶合成减少；或进食大量番薯、大豆、花生、桑椹等含有胰蛋白酶抑制药的食物；或严重蛔虫感染（蛔虫可分泌胰蛋白酶抑制物）等均可成为发病的诱因。

3．肠功能失调　感染、窒息、休克等多种原因极易导致肠功能紊乱和梗阻，毒素和代谢产物排泄受阻，肠管扩张，压力增加，更加重肠黏膜缺血性损害。

4．免疫功能低下　婴幼儿，尤其是新生儿、早产儿、低体重儿，免疫功能低下，IgA，IgM 和局部分泌型 IgA 均分泌不足，胃肠道屏障功能薄弱，极易发生感染。

（三）病理学

肠道病变范围可局限或较广泛，甚至累及全消化道，但多发生在空肠下段和回肠上段。病变肠管呈节段性分布，可局限于一段或呈多发。受累肠段充血水肿，扩张，肠壁有不同程度囊样积气，以黏膜和黏膜下层为重，肠腔内有血性内容物，严重者可见肠壁片状或整段坏死，甚至穿孔。镜下见黏膜呈凝固性坏死，黏膜下层弥散性出血或坏死，血管壁较多炎性细胞浸润，血栓形成和纤维素样坏死。严重者病变深达肌层和浆膜层，引起肠壁全层坏死、穿孔和腹膜炎。

（四）临床表现

一般无前驱症状，起病急，症状多样，有腹部症状和一系列全身中毒表现。主要表现为腹胀、腹痛、呕吐、腹泻、血便、发热，不少患儿在 1～2d 内出现严重中毒症状，甚至休克。腹痛为持续性，伴阵发性加剧。常为全腹痛，也可局限于病变部位。发病后不久即出现呕吐、腹泻。大便初为水样含黏液，随即变为血便。部分病儿无腹泻，腹痛 1～2d 后即开始便血，便血量不等，大量便血者均为暗红色，伴有腐败腥臭味，呈洗肉水或红果酱样，有些患儿于发病数小时后即出现血便。发热在 38℃左右，中毒严重者体温可高达 39～40℃或以上或低于正常。婴幼儿症状多不典型，脱水、酸中毒症状明显，有些可先出现肠道外症状，如黄疸、咳喘、肝脾大及惊厥等。

1. 新生儿 NEC 主要表现　多见于早产儿、低体重儿，男婴较女婴多，生后 2～3 周发病。有报道散发性 NEC 的两个发病高峰，一是＞34 周的早产儿平均在生后 5d 发病，二是＜30 周胎龄的早产儿在生后 20d 发病。临床以腹胀、呕吐和便血三大症状为主要表现。

（1）腹胀：常为首发症状。先有拒乳、哭闹、腹胀、胃潴留，进而腹胀严重，肠鸣音减弱或消失。并发腹膜炎时，腹壁发红、发亮，压痛，腹腔有渗出液体。肠管坏死、穿孔则有气腹。

（2）呕吐：为胃内容物，可带有咖啡样物或胆汁，因腹胀而胃肠减压患儿可从胃管中抽出。

（3）血便：一般最初为水样便，发病 1～2d 或数日后可排果酱样便、鲜血便或大便隐血试验阳性。

（4）中毒症状：病情进展快，感染中毒症状严重，精神委靡，体温不升，呼吸暂停，酸中毒，面色青灰，四肢厥冷，皮肤发花等。严重者有休克、DIC。

2. 年长儿 NEC 主要表现

（1）腹痛：常以突发性腹痛起病，出现早，以脐周或下腹明显，持续性疼痛伴阵发性加剧，病初腹痛部位常与病变部位相应。婴幼儿可表现为哭闹不安，四肢屈曲紧张，腹部拒按等。

（2）呕吐：常于腹痛后出现恶心、呕吐，一般不严重，多为胃内容物或伴胆汁及咖啡样物。

（3）腹泻和便血：腹痛后即有排便，初为水样便、黏液便，继之出现血水样便或果酱样便，常有特殊腥臭味。次数多少不一，可由每日数次至数十次。后期因中毒症状严重，发生麻痹性肠梗阻，大便次数减少，甚至不排便，但指检多能发现血便，无里急后重和脓血便。

（4）腹胀：轻症者腹胀多为轻度或中等度，重者则腹胀明显并伴有压痛。肠鸣音早期可有亢进，随病情发展可逐渐减少以至消失。当有肠坏死或穿孔时，则出现压痛、反跳痛、肌紧张、肺肝浊音界消失、气腹等腹膜炎征象。

（5）其他：轻症者体温多正常；重者多有高热或体温不稳定，偶有体温低下或不升，精神委靡或烦躁。并迅速出现中毒性休克症状，面色青灰、表情淡漠，皮肤发花，四肢发凉，脉搏细弱、血压下降甚至测不出。亦可由于大量体液和血液渗入肠腔和腹腔，出现严重脱水、低钠、低钾和酸中毒等。有报道如有血清胆红素和肝酶的增高，则提示从坏死的肠段细菌移位增加，可进一步导致菌血症、肝脓肿、败血症等。

（五）辅助检查

1. 实验室检查

（1）粪便检查

①镜检可见大量红细胞，隐血试验多呈强阳性。

②涂片染色检查可见较多革兰阳性粗短杆菌。

③细菌培养以产气荚膜杆菌、大肠埃希菌、克雷伯菌等多见，偶可培养出痢疾杆菌、沙门菌。

④粪便胰蛋白酶活性显著降低。

（2）血常规检查：白细胞总数及中性粒细胞增高，可有核左移，中毒颗粒。重症病例常有血小板减少。

（3）凝血机制检查：常有凝血时间延长，凝血酶原时间延长，血浆鱼精蛋白副凝试验阳性，并可有凝血因子不同程度的减少。

(4)水、电解质与酸碱平衡紊乱：血 pH 和碱剩余(BE 值)降低，血钠、血钾、血氯降低。如发生休克、肠麻痹、呼吸窘迫综合征等则电解质和酸碱失衡更加严重。

(5)腹腔镜检查：常可确定病变范围和坏死肠段。

(6)腹水涂片或培养：多为杆菌。

(7)红细胞膜表面的隐性抗原：阳性者有助于早期诊断。

2. 影像学检查　腹部 X 线立位平片检查对诊断意义极大，必要时应多次摄片，动态观察病情变化。禁忌钡剂和钡灌肠检查，以免引起肠穿孔和梗阻。肠壁积气是新生儿 NEC 的主要 X 线表现，而年长患儿小肠肠壁积气更加预示病情严重。

早期可见胃泡胀气有潴留液。小肠轻中度充气扩张，排列紊乱，肠黏膜及肠间隙增厚、模糊，部分肠管外型僵硬、分节、管腔不规则。有学者认为肠间隙增宽(>5cm 有诊断意义)，肠黏膜变粗甚至有深锯齿样改变，在年长患儿较为突出。随病情进展，黏膜下可见小囊泡或串珠状积气；浆膜下呈线状、半弧状、环状积气透亮区；有肠坏死时黏膜下和浆膜下均可见积气征象。也有学者提出，早产儿生活能力低下，吞咽困难，咽下气体少，肠气少，因此，很难见到肠壁积气，而肠管排列紊乱则较多见。有时可见门静脉积气，从肝门向肝内呈树枝状透亮区，该积气征象常在 4h 内消失。肠坏死穿孔有气腹，腹水影。

腹部 B 超检查有时可见肝实质和门脉内间歇出现微小气泡。

(六)诊断和鉴别诊断

主要依据典型的临床表现，包括病史、体征和辅助检查。凡突发起病，有剧烈腹痛、腹胀、呕吐、血便，中毒症状明显或伴休克者，均应考虑到本病的可能性。尤其是新生儿、早产儿、足月小于胎龄儿，围生期有明显缺氧窒息史者应更加高度警惕。临床上应做相应的检查，尤其动态观察 X 线平片变化更有诊断意义。

1. 诊断要点

(1)突发性腹痛、腹泻及血便、呕吐、腹胀严重者出现休克及 DIC。

(2)腹部压痛，重症出现麻痹性肠梗阻等。

(3)腹部 X 线平片有特征性改变。

(4)血白细胞及中性粒细胞增高，大便隐血强阳性。

根据以上要点，一般可确立诊断。为争取早期诊断，除提高对本病的警惕外，肛门指检发现腥臭血便及大便隐血试验阳性，有助于早期发现。

2. 诊断分期　根据病情轻重不等，Walsh 等提出将急性坏死性肠炎分为 6 期。

ⅠA 期：粪便隐血试验阳性。

ⅠB 期：肉眼血便，X 线表现只示肠胀气。

ⅡA 期：典型的腹痛、腹胀、呕吐、便血与中毒症状，并具有典型的坏死性肠炎的肠壁积气、门脉积气等 X 线表现。

ⅡB 期：典型的症状和 X 线表现较ⅡA 更为严重。

ⅢA 期：有广泛性腹膜炎及腹水征。

ⅢB 期：有肠穿孔及气腹征。

ⅠA、ⅠB 期为高度疑似诊断；ⅡA、ⅡB 期为典型急性坏死性小肠结肠炎，ⅡA 为轻度，ⅡB 为中度；ⅢA、ⅢB 期为重症急性坏死性小肠结肠炎，病死率较高。

3. 鉴别诊断

(1)急性细菌性痢疾：为脓血便、黏液多，次数频繁，有里急后重，大便培养可发现痢疾杆菌。

(2)肠炎：如鼠伤寒沙门菌，致病性大肠埃希菌等肠炎，婴儿期发病，大便培养可发现致病菌。

(3)腹型过敏性紫癜：有反复出血及皮肤紫癜，往往有明显腹痛但无腹泻。

(4)急性肠套叠：婴幼儿多见，腹部可摸到肿物钡或气灌肠可以确诊和复位。

(5)绞窄性机械性肠梗阻：为完全性肠梗阻，X 线立位平片见有高张力肠积气的液平面及结肠无气，与肠炎的 X 线征不同。

(6)克罗恩病：为消化道慢性复发性炎症，病理变化除有嗜酸性粒细胞、浆细胞、淋巴细胞浸润外，并出现肉芽肿样改变，可形成肠腔狭窄，内瘘及粘连。

(七)治疗

主要针对防止病变肠管的发生进一步损害，加强全身支持疗法和减少并发症。

1. 禁食　禁食和胃肠减压是治疗本病的重要措施，从高度疑诊 NEC 时即应采用。禁食时间视病情发展而定。轻症一般为 5～6d，重症需要 10～15d 或更长。在禁食期间不禁药。中、重度腹胀者应尽早进行胃肠减压，经鼻插管行胃肠减压。待腹胀消失，粪便隐血转阴，才可开始恢复饮食。进食从少量流质、半流质、少渣饮食逐渐过渡到普通饮食。此过程中如再次出现腹胀、呕吐和(或)便血，应立即再次禁食，直至症状消失。新生儿可从先试喂1次开水开始，再试喂5%糖水2次，每次3～5ml，如无症状出现，再试喂母乳或1∶1稀释牛奶。奶量也从3～5ml开始，每次增加2ml，不要增奶过快，切忌用高渗配方奶。

2. *维持水电解质和酸碱平衡* 禁食期间由静脉供给液体、电解质和各种营养物质，以维持正常生理需要。并根据血电解质和血气检测结果纠正低钠血症、低钾血症和酸中毒等。因禁食时间较长，因此，必须精确地计算出入量及热量，根据患儿年龄给予维持生理的需要量，并补足累积损失和继续损失量。新生儿和小婴儿一般情况每日补液量需120～150ml/kg，年长儿酌减。

3. *营养治疗* 在禁食期间应提供基础热量，必要时给予小量多次血浆或输全血、肠道外营养支持疗法，补充机体必需的物质，并可使肠道充分休息从而提高治愈率。每天提供基础热量167.4～251.0kJ/kg(40～60kcal/kg)，在败血症等控制后，可适当采用静脉营养，一般为10%脂肪乳0.5～3g/(kg·d)，复方氨基酸0.5～2.5g/(kg·d)，均由小剂量开始逐渐增加，葡萄糖浓度为8%～10%，同时适量补充电解质、多种维生素和微量元素。在应用静脉高营养时，应定期监测肝肾功能、血脂、血糖和胆红素等。

4. *抗感染* 针对肠道杆菌常选用氨苄西林和第三代头孢菌素，厌氧菌可选用甲硝唑或根据培养和药敏选择抗生素。一般认为抗生素以静脉给药为宜，因为口服抗生素可干扰和抑制肠道正常菌群的生长。

5. *肾上腺皮质激素* 为抑制变态反应，减轻中毒症状，对重症及休克患儿应早期应用，用药不超过3～5d。氢化可的松(hydrocortisone)每次4～8mg/kg或地塞米松(dexamethasone)每天0.25～0.5mg/kg，静脉滴注。如应用时间过长(>1周)，有促进肠坏死、诱发出血和肠穿孔的危险。

6. *微生态治疗* 是近年来提倡的方法，采用双歧杆菌、乳酸杆菌等益生菌制剂，通过补充肠道正常菌群，重建肠道微生态平衡，恢复天然生物屏障功能。

7. *对症治疗* 如出现休克时应迅速扩容，补充有效循环量，改善微循环，纠正酸中毒。除快速应用等张含钠液外，必要时可用低分子右旋糖酐、血浆、清蛋白。有全身出血表现或血小板<10×10^9/L时可输血小板。腹胀肠麻痹严重时可静脉滴注酚妥拉明，改善肠道微循环。

8. *中医治疗* 早期以清热解毒、活血化瘀为主，恢复期益气健脾、滋阴养血。

9. *外科手术指征* ①气腹；②有腹膜炎表现，腹膜刺激症状明显，腹壁明显红肿，考虑有严重肠坏死或有脓肿发生；③完全性肠梗阻，腹胀严重；④大量便血，内科治疗不能控制；⑤经内科积极非手术治疗，病情继续恶化，休克、酸中毒等不能纠正；⑥病情重，症状不典型，与其他急腹症不能鉴别时应考虑剖腹探查。

(八)总结

急性坏死性小肠炎起病急，病情变化快，症状严重，病死率高。病因尚未完全明了，与C型产气荚膜梭状杆菌β毒素可能有关。临床上以突然起病、腹痛、腹泻、便血为主要特征，根据临床表现和腹部X线平片可作出诊断，治疗包括禁食、抗感染、营养支持治疗。病情较轻的，如能及时对症治疗，多于7～14d逐渐恢复健康。重症患者发生中毒性休克、肠穿孔及腹膜炎，须积极抢救，包括手术探查。若能度过极期于2～5d后休克症状消失，腹胀逐渐减轻，血便也消失。本病患儿病死率很高。

（陈　洁）

第十一节　急性胰腺炎

急性胰腺炎是胰腺的急性炎症过程，在不同的病理阶段，可不同程度地波及邻近组织和其他脏器系统。临床症状常表现为急性发作的上腹部剧痛伴恶心、呕吐及血、尿淀粉酶增高，病程最初常易被漏诊或误诊。在临床上根据其严重程度，可分为轻型急性胰腺炎和重症急性胰腺炎两大类。轻型急性胰腺炎多见，仅有轻度的胰腺功能障碍，去除发作的病因后多不会再有发作，病情多呈自限性，一般病程在1～2周，胰腺的形态和功能亦恢复正常。重症急性胰腺炎少见，病情急重，有脏器功能衰竭或胰腺坏死、脓肿、假性囊肿等局部并发症存在，病死率高，并可后遗局限性脓肿和假性胰腺囊肿。轻型胰腺炎可以发展为重症胰腺炎。

(一)流行病学

小儿急性胰腺炎较成年人少见，但近年来有增多趋势，其发病原因多种多样，至少50%以上是由腮腺炎病毒或上腹部钝伤引起，仍有30%病例找不到病因。

(二)病因

儿童胰腺炎的病因与成年人显著不同。成年人急性胰腺炎的病因主要是胆石症及酗酒。儿童的常见病因是病毒感染、胰胆管系统的先天畸形、胆道梗阻、外伤等。另外尚有约30%的患儿病因不明。

1. *感染* 流行性腮腺炎病毒、麻疹病毒、风疹病毒、柯萨奇病毒、埃可病毒、甲型和乙型肝炎病毒、巨细胞病毒等都可引起急性胰腺炎。其中流行性腮腺炎病毒引起的胰腺炎较常见。在小儿患流行性腮腺炎时，约50%患儿的胰腺受到不同程度的影响。先天性风疹病毒感染可引起白内障、耳聋、中枢神经系统损伤、腭裂、心脏畸形等。近年报道，间质性胰腺炎是风疹病毒感染的又一种表现。

在亚洲地区，寄生虫感染也是一种多见的原因，如蛔虫、肝吸虫引起的上行性感染、梗阻可导致急性胰腺炎的发生。细菌感染，如沙门菌、痢疾杆菌、弯曲杆菌、钩端螺旋体感染可伴急性胰腺炎，但多是由于其毒素引起。另外，支原体感染也可引起急性胰腺炎，而且胰腺炎可以是支原体感染的首发表现。

2. *先天畸形* 儿童胰腺炎中有10%～16%是由先天性胰胆管异常引起的。胆总管囊肿、胰腺分裂症所伴发的常为复发性胰腺炎，患儿的胰腺体尾部及部分头部由较小的副胰管引流，其相对狭窄可使胰液排泄不畅。

3. *胆道梗阻* 胆石症是成人急性胰腺炎的常见病因，在儿童中不多见。儿童中多见的梗阻性原因是胆道蛔虫病。胆道蛔虫嵌顿于共同通道，阻塞胰液的排出而致胰腺炎。

4. *外伤* 急性胰腺炎可由于各种腹部钝挫伤引起，常见于自行车碰撞、车祸等。在儿童胰腺炎病因统计中，外伤原因占13%～30%。胰管中段跨越脊柱，特别容易受伤、折断。轻者仅为血肿，无实质性损伤；重者可有胰导管破裂，胰液外溢再加血供障碍及感染等因素可导致急性出血坏死性胰腺炎。

5. *全身性疾病* 如过敏性紫癜、系统性红斑狼疮、皮肤黏膜淋巴结综合征、溶血性尿毒综合征及炎症性肠病等都可伴发胰腺炎。此类疾病因血管炎累及胰腺和其他脏器的血管，引起血管壁的炎症、坏死、血栓形成而致坏死性胰腺炎。

6. *药物和毒素* 如左旋门冬酰胺酶、噻嗪类药物、磺胺类药物、硫唑嘌呤、四环素、类固醇激素、丙戊酸、雌激素、乙醇等可诱发胰腺炎的发生。

7. *内分泌和代谢性疾病* 在儿童中此类病因少见。

(1)高钙血症：刺激胰酶的分泌，活化胰蛋白酶及形成胰管结石，从而引起急性胰腺炎。全胃肠道外营养(TPN)时偶见高钙血症所致的胰腺炎。

(2)高脂血症：引起胰腺炎的最早期损伤是在胰腺的小血管。三酰甘油受脂酶的作用，释放出游离脂肪酸，作用于胰腺小血管的内皮，引起血管损伤及血栓形成。

(3)营养不良：低蛋白饮食可导致胰腺萎缩、纤维化及结石形成。

(4)代谢性疾病：如乳酸血症、丙酸血症、糖原贮积病Ⅰ型、同源性胱氨酸尿等。其发病机制未明，有些患儿的原发病未获诊断而在发作时常被诊断为特发性胰腺炎。

(5)糖尿病：在儿童的1型糖尿病及酮症酸中毒时由于唾液淀粉酶增高而出现淀粉酶血症。伴发急性胰腺炎少见。

8. *遗传性胰腺炎* 遗传性胰腺炎是一种常染色体显性遗传性疾病，发病有家族性，多见于白色人种。患者常在幼年开始发生典型的急性胰腺炎，以后转为慢性反复发作，逐渐导致胰腺的钙化、糖尿病和脂肪泻。

(三)病理生理

1. *胰腺酶原被过早激活* 急性胰腺炎的病理生理主要是胰腺酶原被过早激活为有活性的消化酶，并同时伴有胰酶向肠腔的排泌受阻。胰蛋白酶原首先在腺泡细胞内被提前激活为胰蛋白酶。然后，胰蛋白酶再将多种酶原转变为活性酶，包括磷脂酶A2、弹性酶及羧肽酶等，溢入胞质后通过基侧膜渗漏至间质组织引起自身消化过程。胰蛋白酶同时可激活补体和激肽系统。在实验性胰腺炎中，激活的胰酶中最具毒性的是脂肪酶，其次是弹性蛋白酶和磷脂酶A2，胰蛋白酶的毒性最低。脂肪酶导致胰周脂肪坏死。损伤的脂肪细胞可产生有害因子，更加重周边腺泡细胞的损伤。弹性蛋白酶可使血管壁弹性纤维溶解，致胰血管破裂、出血和坏死。胰舒血管素能催化激肽原为缓激肽，两者引起血管扩张，血管壁通透性增加，白细胞渗出和疼痛。胰蛋白酶和糜蛋白酶能引起组织水肿、出血和坏死。磷脂酶A2使卵磷脂变成具有细胞毒性的溶血卵磷脂，引起胰腺组织坏死，并可破坏肺泡表面卵磷脂致肺损伤。

急性胰腺炎时胰酶被激活的原因主要有以下几方面。

(1)十二指肠壶腹部的阻塞引起胆汁反流(biliaryreflux)：胆总管和胰管共同开口于十二指肠壶腹部，反流的胆汁可进入胰管(共道说)，将无活性的胰蛋白酶原激活成胰蛋白酶，再诱发前述一系列酶反应引起胰腺的出血、坏死。引起十二指肠壶腹部阻塞的原因有胆石、蛔虫、暴饮暴食引起的壶腹括约肌痉挛及十二指肠乳头水肿等。后2种原因也可使十二指肠液进入胰内。

(2)胰液分泌亢进使胰管内压升高：暴饮暴食，乙醇的刺激使胃酸及十二指肠促胰液素(secretin)分泌增多，进而促进胰液分泌增多，造成胰管内压增高。重者可导致胰腺小导管及腺泡破裂，放出内生性活素，激活胰蛋白酶原等，从而引起胰腺组织的出血坏死。

在急性胰腺炎的实际发病上很可能是上述两种因素的综合作用，即胰液分泌亢进和不全阻塞并存。近年又注意到受细菌感染的胆汁可破坏胰管表面被覆的黏液屏障，强调了胆道感染在本病发生上的重要性。

2. 白细胞系统过度激活　目前认为，无论是胆源性、胆汁反流还是其他原因造成的胰腺炎都有嗜中性白细胞过度激活。胰腺炎时胰酶大量释放，胰腺坏死产物迅速诱导氧自由基释放、活化核转录因子κB(NF-κB)并随之产生大量促炎细胞因子，如肿瘤坏死因子(TNF-α)、白介素(IL)、转录生长因子(TGF)等，进而促发炎性介质瀑布样级联反应，并最终导致重症患者发生全身炎症反应综合征和多器官功能不全综合征。有研究表明，TNF-α具有多种生物活性，与胰腺炎症程度及细胞凋亡密切相关。大量的TNF-α诱导IL-6及IL-8等的表达，使细胞因子过度激活引起胰腺细胞损伤坏死，最终导致胰腺及胰腺外组织的损伤，且有报道血清IL-6、IL-8水平与胰腺炎的严重程度相关。

(四)病理学

1. 轻型急性胰腺炎　此型最常见，占80%～90%。整个或局部胰腺水肿、肿胀，胰组织周围可有少量脂肪坏死。组织学检查有间质水肿、充血和炎症细胞浸润，但无腺泡坏死，血管变化不明显。

2. 重症急性胰腺炎　占10%～20%。腺泡及脂肪组织坏死，血管坏死出血为本型的特点。胰管扩张，动脉血栓形成，有大量坏死渗出物。胰腺呈深红色或紫黑色，也可见新鲜出血。胰腺周围组织如网膜、肠系膜及腹膜后组织被波及易引起继发感染。治愈后可有纤维组织增生、假性囊肿形成和钙化等。

(五)临床表现

急性胰腺炎的小儿有持续的中上腹和脐周剧烈腹痛、呕吐，且常有发热。患儿很少主诉背痛或束腰样痛。进食会使腹痛和呕吐加重。患儿呈急性病容，且烦躁不安，取弯腰蜷腿体位。可以有轻度黄疸和心动过速。肠鸣音减弱甚至消失。腹胀，且有腹部压痛，腹痛在24～48h持续加重。在此期间，呕吐亦趋频繁，往往需要住院输液治疗。轻型急性胰腺炎通常呈自限性，预后一般较好。

重症急性胰腺炎在儿童少见。多呈急性发病，表现为剧烈的上腹部疼痛以及顽固性的恶心、呕吐，也可伴有腹泻，偶见血便。患儿上腹部疼痛迅速扩散到全腹，早期出现腹胀及腹膜刺激征。查体显示上腹部压痛，压痛部位多在上腹中部，但也可偏左或偏右或在脐周，伴明显肌紧张，肠鸣音稀少而弱。少数皮下毛细血管破裂出血，则局部皮肤呈青紫色，有的可融合成大片状，可在两侧腹壁(Grey-Turner征)，亦可在脐周出现(Cullen征)。患儿可出现黄疸、腹水以及胸腔积液，同时有明显的水、电解质及酸碱平衡紊乱、中毒性、低血容量性休克或出现中枢神经系统障碍和心、肺、肾等脏器衰竭表现。

除此之外，急性胰腺炎还可伴有以下全身并发症：低血压、休克、肺不张、胸腔积液、呼吸衰竭、少尿、急性肾衰竭以及耳鸣、复视、谵妄、语言障碍、肢体僵硬乃至昏迷等胰性脑病表现。有研究表明，胸腔积液的出现与急性胰腺炎严重程度密切相关并提示预后不良。急性胰腺炎的全身并发症可发生于起病后早期，也可发生于疾病恢复期。

(六)辅助检查

1. 实验室检查

(1)淀粉酶的测定：血和尿淀粉酶增高。急性胰腺炎患者血清淀粉酶一般在症状发作后6～12h即增高，24h最高峰，48～72h逐渐恢复正常；尿淀粉酶在发病后12～24h升高，持续3～5d。临床检测淀粉酶作诊断时需注意以下几个方面。①淀粉酶增高程度与病情常不成正比。②血清淀粉酶正常并不能排除急性胰腺炎,10%重症胰腺炎病人的血清淀粉酶可始终在正常范围内。③胸腔积液、腹水中淀粉酶显著增高可作为急性胰腺炎的诊断依据,但需与消化道穿孔、胆石症、胆囊炎、肠梗阻等所致的胸腔积液、腹水中淀粉酶增高鉴别。

(2)血清脂肪酶的测定:急性胰腺炎时血清脂肪酶增高。血清脂肪酶增高3倍以上更有特异性。脂肪酶由肾小球滤过,肾小管重吸收。脂肪酶在发病后几小时即增高,72~96h达高峰,持续时间长达8~14d。在发病24h以后,血清脂肪酶比淀粉酶对于诊断胰腺炎有更高的敏感性。

(3)白细胞的测定:计数增高,并可出现核左移现象。

(4)血细胞比容的测定:增高(未进行大量输液前)。

(5)生化检查:轻度的暂时性血糖增高常见,多见于病程早期,其发生与胰高血糖素过度分泌有关。低钙血症可见于30%~50%的患者,多发生于疾病早期,一般没有伴发症状而无需治疗,因为急性胰腺炎时并发的甲状旁腺亢进可使血钙恢复正常。血清碱性磷酸酶、血清谷草转氨酶亦可增高。轻度的胆红素增高可能继发于胰管部分的受压。显著的胆红素或碱性磷酸酶升高应怀疑胆道的梗阻。可出现低蛋白血症和低球蛋白血症,尤其在静脉输液扩容以后更加明显。高三酰甘油血症可能与胰腺炎时脂肪代谢紊乱有关。

(6)其他:目前,用于预测急性胰腺炎的严重程度及预后的检查方法包括C反应蛋白(CRP)、血清磷脂酶A_2、α_1-抗胰蛋白酶、α_2-巨球蛋白、核糖核酸酶等。其中CRP的应用最广泛,CRP>100mg/L时检出重症胰腺炎的阳性率为95%,CRP>140mg/L时检出敏感度为100%。

(7)凝血测定:发生弥散性血管内凝血(DIC)时,各种凝血实验异常。

2. 影像学检查

(1)心电图:有心肌缺血或损伤的表现,系坏死的胰腺组织释放的心肌抑制因子以及电解质紊乱引起。

(2)X线检查:腹部平片可见横结肠明显充气,十二指肠或小肠节段性麻痹性扩张,腰大肌线模糊或消失,胃气泡变形,胃与结肠间距增大或者是结肠切割征表现。

(3)B型超声检查:由于其直观性及无创性,已成为儿科诊断胰腺炎的常用手段。胰腺炎的超声检查结果包括弥漫性或局部胰腺肿大,胰腺边界不清,组织回声减弱,胰管扩张或假性囊肿。20%~30%的胰腺炎患儿的超声检查结果可能正常或者由于肠道气体的影响而使胰腺显像不清。另外,对胰腺炎是否合并胆系结石及胆道梗阻的诊断亦有价值。

(4)CT检查:作为诊断急性胰腺炎的标准影像学方法。必要时行增强CT(CE-CT)或动态增强CT检查。CT可以显示损伤的存在、弥漫性胰腺肿大、胰腺肿块、胰内或胰外积液、脓肿以及出血性胰腺炎等。CT增强扫描可见到胰腺坏死区呈现明显的低密度透亮区。值得注意的是20%以上的急性胰腺炎患儿的CT结果为正常,所以,CT正常并不能排除胰腺炎的诊断。

CT对急性胰腺炎的严重程度分级为A~E级。

A级:正常胰腺。

B级:胰腺实质改变。包括局部或弥漫的腺体增大。

C级:胰腺实质及周围炎症改变,胰周轻度渗出。

D级:除C级外,胰周渗出显著,胰腺实质内或胰周单个液体积聚。

E级:广泛的胰腺内、外积液,包括胰腺和脂肪坏死,胰腺脓肿。

A~C级:临床上为轻型急性胰腺炎;D~E级:临床上为重症急性胰腺炎。

(5)磁共振胰胆管造影(MRCP):磁共振(MRT)也能提供CT所显示的信息。大量的研究表明,MRCP对原发或手术创伤等所造成的胰胆管解剖异常及胰胆管梗阻等疾病的诊断价值与ERCP相似。若MRCP正常即可以免去ERCP和肝胆胰管造影术等有创检查。

(6)逆行胰胆管造影术(ERCP):已被接受为诊断和治疗小儿胰腺炎。ERCP特别适用于诊断复发性胰腺炎疑有胰管异常及胰腺分裂症。目前ERCP更多应用于治疗。儿童行ERCP的并发症和成年人一样,包括胰腺炎、疼痛、胆管炎、肠麻痹、发热等。

(七)诊断

轻型急性胰腺炎的诊断并不困难,根据临床上剧烈腹痛、恶心、呕吐、发热等和血、尿淀粉酶测定来诊断。但儿科病人尤其是婴幼儿临床表现不典型，故实验室检查和影像学检查显得更为重要。重要的是如何及早作出重症胰腺炎的诊断。小儿重症急性胰腺炎临床表现不典型。剧烈腹痛是胰腺炎的主要症状，但小儿有时仅表现为阵发性哭闹，而小婴儿可无腹痛，仅有反应差、面色发灰等表现。典型胰腺炎往往左上腹痛，而小儿腹痛常为全腹性甚至伴明显肌紧张，易并发腹膜炎。

急性胰腺炎如具有以下症状之一者即应拟诊重症急性胰腺炎。①急性胰腺炎经内科治疗 24～72h，病情无改善或加重，表现为高热、末梢血白细胞计数明显增高，脏器衰竭（肾衰竭、休克肺等）。②腹胀明显，肠鸣音减弱或出现麻痹性肠梗阻。③出现腹水，尤其是血性腹水，其淀粉酶升高。④发生休克。对于原因不明的发热、腹痛、腹胀、呕吐者，尤其有腹膜炎或肠梗阻表现者，常规行腹腔穿刺及腹水淀粉酶测定，能提高早期诊断率。

1996 年我国颁布了成年人急性胰腺炎临床诊断及分级标准，但此标准尚未应用在儿童胰腺炎。Debanto 等提出了有关儿童胰腺炎的评分系统，该评分系统包括 4 个入院时参数和 4 个 48h 后的参数，每个参数各代表 1 分。4 个入院时的参数分别是年龄＜7 岁、体重＜23kg、血白细胞＞18.5×10^9/L、LDH＞2 000U/L。4 个 48h 后的参数包括钙浓度＜8.3mf/dl、清蛋白＜2.6mg/dl、BUN＞5mg/dl、腹腔分离液 48h＞75ml/kg。评分超过 3 分预示病情严重，此评分系统诊断灵敏度为 70%，特异度达 79%。此评分系统用于评价儿童急性胰腺炎危险系数优于现存的成年人评分系统。

（八）治疗

1. *内科治疗*　治疗的主要原则是尽量停止胰腺的自身消化，即通过禁食、胃肠减压及应用酶的抑制药等减少胰腺酶的分泌，此外防止继发感染、缓解疼痛、纠正电解质紊乱、维持主要脏器功能也极重要。

（1）禁食：急性胰腺炎的患儿应绝对禁食，直到腹痛消失可开始进少量流质。进食可引起胰液分泌增加，从而可加重胰腺及其周围组织的损伤。

（2）胃肠减压：胃酸进入十二指肠可刺激肠黏膜分泌肠激素并激活肠道中的胰酶，故恶心、呕吐较明显时需做胃肠减压。

（3）缓解疼痛：疼痛常是急性胰腺炎患儿就诊的主要原因，缓解疼痛在治疗上极其重要。剧烈的腹痛可产生或加重休克，加重 Oddi 括约肌痉挛，使胰腺分泌增加。一般首选抗胆碱能药物，具有解痉镇痛、抑制胰腺分泌作用，常用者有阿托品。亦可用哌替啶镇痛。

（4）维持血容量及电解质的平衡：由于胰腺周围、腹腔以及腹膜后的渗出、呕吐、麻痹性肠梗阻等因素，急性胰腺炎，尤其是重症胰腺炎，每日丢失大量体液和电解质，导致酸碱失衡。根据中心静脉压的高低和尿量、尿比重的变化进行输液。为改善微循环，可适量输入低分子右旋糖酐，并给予扩张微血管的药物，如山莨菪碱等。为扩充血容量并减少炎性渗出，输入清蛋白。此外，根据血生化和血气结果，补充钾、钙等离子和纠正酸碱失衡。

（5）抗感染治疗：抗生素应用的目的是预防性用药、治疗导致胰腺炎发生的感染因素及对急性胰腺炎合并周围组织感染的治疗。尤其对于胆源性轻症急性胰腺炎或重症急性胰腺炎应常规使用抗生素。胰腺感染的致病菌主要为革兰阴性菌和厌氧菌等肠道常驻菌。抗生素的应用应遵循：抗菌谱为革兰阴性菌和厌氧菌为主、脂溶性强、有效通过血胰屏障等三大原则。故推荐甲硝唑联合喹诺酮类药物为一线用药，疗效不佳时改用伊木匹能或根据药敏结果，疗程为 7～14d，特殊情况下可延长应用。要注意胰外器官继发细菌感染的诊断，根据药敏选用抗生素。要注意真菌感染的诊断，临床上无法用细菌感染来解释发热等表现时，应考虑到真菌感染的可能，可经验性应用抗真菌药，同时进行血液或体液真菌培养。

（6）抑制胰酶药物

①抑肽酶：是临床常用的抑制胰酶分泌的药物。但仅在早期使用有一定效果。其药理机制为抑制胰蛋白酶；抑制纤维蛋白溶解，可预防和治疗各种纤维蛋白溶解引起的急性出血；抑制血管舒缓素从而阻断休克发生中的血管活性因子作用。

②生长抑素合成衍生物：主要有十四肽的生长抑素施他宁（stilamin）及八肽的奥曲肽（善得定 sandostatin）。目前在临床上均有应用，其效果明显优于抑肽酶，尤其是用于治疗急性重症胰腺炎取得了良好的效果。其作用机制有：抑制胰液、胃液的分泌；抑制胰腺外分泌；抑制胰腺的促分泌素；阻止血小板活化因子产生后引起的毛细血管渗漏综合征；刺激肝、脾及网状内皮细胞系统活性；松弛 Oddi 括约肌。由于天然生长抑素为十四肽，故施

他宁在成人重症胰腺炎应用较多，方法为首剂250μg加入生理盐水或5%葡萄糖溶液10ml在3～5min缓慢静脉推注，以后持续静脉滴注12h，按250μg/h的剂量（500ml液中加施他宁3mg），如此治疗5～7d或至病情稳定。

（7）营养支持治疗：轻症急性胰腺炎患者，只需短期禁食，故不需肠内或肠外营养。重症急性胰腺炎患者常先施行肠外营养，一般7～10d，待病情趋向缓解，则考虑实施肠内营养。将鼻空肠喂养管放置Treitz韧带以下开始肠内营养，能量密度为4.187J/ml，如能耐受则逐步加量。应注意补充谷氨酚胺制剂。先给予要素饮食，从小剂量开始，20～30ml/h，如果能量不足，可辅以肠外营养，并观察患儿的反应，如能耐受，则逐渐加大剂量，最大可达100ml/h。进行肠内营养时，应注意患者的腹痛、肠麻痹、腹部压痛等胰腺炎症状体征是否加重，并定期复查电解质、血脂、血糖、总胆红素、血清清蛋白水平、血常规及肾功能等，以评价机体代谢状况，调整肠内营养的剂量。

（8）并发症的处理：ARDS是急性胰腺炎的严重并发症，处理包括机械通气和大剂量、短程糖皮质激素的应用，如泼尼龙龙，必要时行气管镜下肺泡灌洗术。急性肾衰竭主要是支持治疗，稳定血流动力学参数，必要时透析。低血压与高动力循环相关，处理包括密切的血流动力学监测，静脉补液，必要时使用血管活性药物。弥散性血管内凝血（DIC）时应使用肝素。急性胰腺炎有胰液积聚者，部分会发展为假性囊肿。对于胰腺假性囊肿应密切观察，部分会自行吸收，若假性囊肿直径>6cm，且有压迫现象和临床表现，可行穿刺引流或外科手术引流。胰腺脓肿是外科手术干预的绝对指征。上消化道出血，可应用制酸剂，如H_2受体阻断药、质子泵抑制药。

2. *急性胆源性胰腺炎的内镜处理*　对于怀疑或已经证实的ABP，如果符合重症指标和（或）有胆管炎、黄疸、胆总管扩张或最初判断是单纯型胰腺炎，但在非手术治疗中病情恶化的，应ERCP下行鼻胆管引流或EST。

3. *外科治疗*　手术指征为：①与外科急腹症（如肠梗阻和胃穿孔等）鉴别有困难者，需剖腹探查；②有腹腔内渗出和肠麻痹，内科治疗无好转可做腹膜后或腹腔引流；③有胰腺脓肿形成应及时行引流排脓；④黄疸加深，合并胆总管结石梗阻和胆道化脓性感染者。

在成人重症急性胰腺炎的治疗中，许多专家学者强调要晚期手术，但国内儿科较多主张一旦确诊为重症急性胰腺炎时，即应手术治疗。因为小儿机体代偿能力有限，早期病变相对局限，全身中毒症状轻，对手术耐受性相对较好。手术方式有腹腔灌洗引流术、坏死组织清除术、胰包膜切开减压术、规则性胰腺切除术等。

（九）总结

急性胰腺炎的病因并未十分明了。国内现有的临床诊断标准和分级标准只在成年人中应用，尚未得到儿科临床医生的认同。儿童急性胰腺炎的诊断仍然沿用血、尿淀粉酶和脂肪酶测定。应积极预示预后的指标，如CRP的检测，CT应作为急性胰腺炎的常规诊断方法，可以标准判断病情严重程度，必要时行MRCP的检查，ERCP的诊断作用正在不断下降而在治疗方面作用在增强，然而国内儿童急性胰腺炎ERCP经验优先，报道较少。儿童急性胰腺炎以非手术治疗为主，采用禁食、胃肠减压、抑制胰酶和抗生素应用等治疗方法。对于感染性坏死性胰腺炎，应采用外科手术的治疗。Debanto等提出的适用于儿童评分标准尚未应用于临床，有待于进一步研究和改进。

（陈　洁）

第十二节　功能性消化不良

消化不良（dyspepsia）是一组极为常见的临床症候群，是一种间断或持续的、集中于上腹部的疼痛或不适感，证候的发生可以与进食有关也可以无关，具体包括上腹痛或不适、餐后饱胀、腹部胀气、嗳气、早饱、厌食、恶心、呕吐、胃灼热、反胃。

功能性消化不良（Functional dyspepsia，FD）是指那些具有上述消化不良症状，并持续4周以上，经进一步检查未能发现局部或全身器质性疾病的患者，曾经也称非溃疡性消化不良（Non-ulcer dyspepsia，NUD）。

根据症状将FD分为4种主要类型。①运动障碍样型（motility-like，ML）：主要症状为腹胀、早饱、嗳气、恶心、呕吐；②溃疡样型（ulcer-like，UL）：主要症状为规律性上腹痛、空腹痛或夜间痛，进食与服抗酸药能缓解；③非特异型：不能归于以上各型者；④FD 反流样型（reflux-like，RL）：主要症状为胸骨后不适、反酸、胃灼热、食物反流。RL 型中可能包含部分实际属于胃食管反流病（GERD）的患儿，因此，FD 中应排除那些只具有反流样症状或反流样症状为其突出表现的患儿。不少患儿同时具有以上两种或两种以上类型的症状，称之混合型。值得注意的是上述症状型别并不能可靠地反映其相应的病理生理。FD 症状也常见与肠易激综合征、GERD 同时存在，反映某些致病因素对全消化道的整体作用。

（一）流行病学

虽然儿科无确切发病率，功能性消化不良在学龄期儿童（6～13 岁）非常常见。据统计，儿童功能性消化不良占儿科门诊的 8%，小儿胃肠专科门诊的 30%。

（二）病因

功能性消化不良的病因不明，目前认为是多种因素综合作用的结果。这些因素包括了饮食和环境、胃酸分泌、幽门螺杆菌感染、消化道运动功能异常、心理因素以及一些其他胃肠功能紊乱性疾病，如胃食管反流性疾病（GERD）、吞气症、肠易激综合征等。

（三）发病机制

其发病机制尚不清楚，与下述机制有关。

1. 饮食与环境因素　功能性消化不良患儿的症状往往与饮食有关，许多患儿常常主诉一些含气饮料、咖啡、柠檬或其他水果以及油炸类食物会加重消化不良。虽然双盲法食物诱发试验对食物诱因的意义提出了质疑，但许多患儿仍在避免上述食物并平衡了膳食结构后感到症状有所减轻。

2. 胃酸　部分功能性消化不良的患儿会出现溃疡样症状，如饥饿痛，在进食后渐缓解，腹部有指点压痛，当给予制酸药或抑酸药物症状可在短期内缓解。这些都提示这类患儿的发病与胃酸有关。然而绝大多数研究证实，功能性消化不良患儿，基础胃酸和最大胃酸分泌量没有增加，胃酸分泌与溃疡样症状无关，症状程度与最大胃酸分泌也无相关性。所以，胃酸在功能性消化不良发病中的作用仍需进一步研究。

3. 慢性胃炎与十二指肠炎　功能性消化不良患儿中有 30%～50%经组织学检查证实为胃窦胃炎，欧洲不少国家将慢性胃炎视为功能性消化不良，认为慢性胃炎可能通过神经、体液因素影响胃的运动功能，也有作者认为非糜烂性十二指肠炎也属于功能性消化不良。应当指出的是功能性消化不良症状的轻重，并不与胃黏膜炎症病变相互平行。

4. 幽门螺杆菌（helicobacter pylori，Hp）感染　儿童中的研究发现功能性消化不良的 Hp 感染率明显高于健康儿童（$P<0.01$），经抗 Hp 治疗者消化不良症状可以消失。但成年人中功能性消化不良患者 Hp 的阳性检出率为 40%～70%，与人群流行病学结果相近。严格的对照研究未证实功能性消化不良患者 Hp 感染率高于正常健康人。Hp 阳性和 Hp 阴性者的胃肠运动和胃排空功能无明显差异。且 Hp 阳性的功能性消化不良患者经根除 Hp 治疗后其消化不良症状并不一定随之消失。最近的一项研究提出，根治幽门螺杆菌从长期来说，可能对症状缓解有益，但不能立即生效。因此，Hp 在功能性消化不良中的作用还需作进一步的研究。

5. 胃肠运动功能　现在许多的研究都认为功能性消化不良其实是胃肠道功能紊乱的一种，与其他胃肠功能紊乱性疾病有着相似的发病机制。在长期的对功能性消化不良患者的研究中发现，约 50%功能性消化不良患者存在餐后胃排空延迟，可以是液体和（或）固体排空障碍。小儿功能性消化不良中有 61.53%胃排空迟缓。胃内压力测定发现，25%功能性消化不良胃窦运动功能减弱，尤其餐后明显低于健康人，甚至胃窦无收缩。儿童中，FD 患儿胃窦收缩幅度明显低于健康儿。胃容量-压力关系曲线和电子恒压器检查发现患者胃近端容纳舒张功能受损，胃顺应性降低，近端胃壁张力下降。部分功能性消化不良患者有小肠运动障碍，以近端小肠为主，胃窦-十二指肠测压发现胃窦-十二指肠运动不协调，主要是十二指肠运动紊乱，约有 1/3 的 FD 存在肠易激综合征。除了胃与小肠，功能性消化不良患者还可能存在着其他方面的动力学异常。Margio 等应用超声波检测发现，有 30.7%的患儿存在胆道排空延迟。国内学者对 FD 儿童进行超声胃排空及餐后胆囊排空的检测发现，约 25%的 FD 患儿在胃排空障碍的同时也存在餐后胆囊排空延迟。肛内测压发现肛管静息压明显高于正常对照组，这表明功能性消化不良患者可能并非仅为胃部功能障碍，而是整个消化道平滑肌功能异常。

6. 内脏感觉异常 许多功能性消化不良的患儿对生理或轻微有害刺激的感受异常或过于敏感，内脏感觉的异常在功能性消化不良中可能起到了一定作用。内脏感觉异常的基础尚不清楚，初步研究证实功能性消化不良患者，存在两种内脏传入功能障碍，一种是不被察觉的反射传入信号，另一种为感知信号。两种异常可单独存在，也可以同时出现于同一患者。当胃肠道机械感受器感受扩张刺激后，受试者会因扩张容量的逐渐增加，而产生感知、不适、疼痛，从而获得不同状态的扩张容量，功能性消化不良患者感知阀明显低于正常人，表明患儿感觉过敏。

7. 心理社会因素 是否与功能性消化不良的发病有关一直存在着争议。有学者认为FD的发生与焦虑、抑郁有较明显的关系。但目前尚无确切的证据表明功能性消化不良症状，与精神异常或慢性应激有关。功能性消化不良病人重大生活应激事件的数量也不一定高于其他人群，但很可能这些患者对应激的感受程度要更高。所以，作为医生，要了解患者的疾病就需要了解患者的性格特征、生活习惯等，这可能对治疗非常重要。

(四)临床表现

临床症状主要包括上腹痛、腹胀、早饱、嗳气、厌食、胃灼热、反酸、恶心和呕吐。病程多在2年内，症状可反复发作，也可在相当一段时间内无症状。可以某一症状为主，也可有多个症状的叠加。多数难以明确引起或加重病情的诱因。FD可分为反流样消化不良(reflux-like dyspepsia)、运动障碍样消化不良(dysmotility-like dyspepsia)、溃疡样消化不良(ulcer-like dyspepsia)、特发性消化不良(idiopathic dyspepsia)。

1. 运动障碍样消化不良 此型患者的表现以腹胀、早饱、嗳气为主。症状多在进食后加重。过饱时会出现腹痛、恶心，甚至呕吐。动力学检查50%～60%患者存在胃近端和远端收缩和舒张障碍。

2. 反流样消化不良 突出的表现是胸骨后痛，胃灼热，反流。内镜检查未发现食管炎，但24h pH监测可发现部分患者有胃食管酸反流。对于无酸反流者出现此类症状，认为与食管对酸敏感性增加有关。

3. 溃疡样消化不良 主要表现与十二指肠溃疡特点相同，夜间痛，饥饿痛，进食或服抗酸药能缓解，可伴有反酸，少数患儿伴胃灼热，症状呈慢性周期性。内镜检查未发现溃疡和糜烂性炎症。

4. 特发性消化不良 消化不良表现不能归入上述类型者，常合并肠易激综合征。

但是，除了反流样消化不良，其他几种分类并无重要的临床意义。许多患儿并不止归入一个亚型，而且这种分类与病理生理学紊乱和临床疗效无关。例如，动力障碍样消化不良患儿，胃轻瘫的发生率并不比其他亚型高，促动力药对他们的疗效也并不一定好于其他亚型患儿。然而，反流样消化不良患儿胃食管反流的发生率，确实要高于其他亚型患儿，且抗反流治疗效果更好。

(五)辅助检查

血常规、肝肾功能、血糖、甲状腺功能、粪隐血试验和胃食管24h pH监测。常规检查常无异常发现，有的可有轻度贫血。排除糖尿病、结缔组织病、甲状腺功能障碍和肝、肾、胰等疾病。

上消化道内镜，肝、胆、胰超声，胸部X检查。超声或放射性核素胃排空检查、胃肠道压力测定等多种胃肠道动力检查手段，在FD的诊断与鉴别诊断上起到了十分重要的作用。内镜检查主要除外食管、胃、十二指肠炎症、溃疡、糜烂、肿瘤等器质性病变。超声检查除外肝、胆、胰、肾等病变。

(六)诊断

对于功能性消化不良的诊断，首先应排除器质性消化不良。除了仔细询问病史及全面体检外，应进行相应的辅助检查及实验室检查。多数根据第一线检查即可基本确定功能性消化不良的诊断。此外，许多原因不明的腹痛、恶心、呕吐患者往往经胃肠道压力检查找到了病因。

1. 功能性消化不良通用的诊断标准

(1)临床表现，慢性上腹痛、腹胀、早饱、嗳气、反酸、胃灼热、恶心、呕吐、喂养困难等上消化道症状，持续至少4周。

(2)辅助检查，内镜检查未发现胃、十二指肠溃疡、糜烂、肿瘤等器质性病变，未发现食管炎，也无上述疾病史。B超、X线检查，排除肝、胆、胰疾病。

(3)实验室检查，排除肝、胆、胰疾病。

(4)无糖尿病史，结缔组织病，肾病及精神病。

(5)无腹部手术史。

2. 罗马Ⅲ诊断标准 儿童功能性消化不良罗马Ⅲ诊断标准如下。

必须包括以下各项，至少每周发作1次，8周以上才能诊断。

(1)上腹部持续性或复发性疼痛或不适感。

(2)排便后不缓解,大便的次数及形状无改变。

(3)不能以炎症、肿瘤、解剖异常和代谢异常解释患儿症状。

(七)鉴别诊断

1. *胃食管反流*　胃食管反流性疾病和功能性消化不良中的反流亚型鉴别困难,胃食管反流性疾病具有典型或不典型反流症状,内镜证实有不同程度的食管炎症改变,24h 食管 pH 监测有酸反应,无内镜下食管炎表现的患者属于反流样消化不良或胃食管反流性疾病不易确定,但两者在治疗上是相同的。

2. *消化性溃疡*　具有溃疡样症状的器质性消化不良包括十二指肠溃疡,十二指肠炎,幽门管溃疡,幽门前区溃疡,糜烂性胃窦炎。在诊断功能性消化不良溃疡亚型前必须进行内镜检查以排除以上器质性病变。

3. *胃轻瘫*　许多全身性的或消化道疾病均可引起胃排空功能的障碍,造成胃轻瘫。较常见的原因有糖尿病、尿毒症、结缔组织病。在诊断功能性消化不良运动障碍亚型时,应仔细排除其他原因所致的胃轻瘫。

4. *慢性难治性腹痛(CIPA)*　CIPA 患者 70% 为女性,多有身体或心理创伤史。患者常常主诉有长期腹痛(超过 6 个月),且腹痛弥漫,多伴有腹部以外的症状。大多数患者经过广泛的检查而结果均为阴性。这类患者多数有严重的潜在的心理疾病,包括抑郁、焦虑和躯体形态的紊乱。他们常坚持自己有严重的疾病并要求进一步检查。对这类患者应提供多种方式的心理、行为和药物联合治疗。

(八)治疗

1. *一般治疗*　治疗中最重要的是在医生和患儿之间建立一种牢固的治疗关系。医生应通过详细询问病史和全面细致的体格检查取得患儿的信赖,同时向他们进行宣教、消除疑虑,抑制“过分检查”的趋势,将重点从寻找症状的原因转移到帮助患儿克服这些症状。

2. *药物治疗*　对于功能性消化不良,药物治疗的效果不太令人满意。目前为止没有任何一种特效的药物可以使症状完全缓解。而且,症状的改善也可能与自然病程中症状的时轻时重有关,或者是安慰剂的作用。所以,治疗的重点应放在生活习惯的改变和采取积极的克服策略上,而非一味地依赖于药物。在症状加重时,药物治疗可能会有帮助,但应尽量减少用量,只有在有明确益处时才可长期使用。

常用药物有以下几种。

(1)抗酸药和抗分泌药:抗酸药是应用广泛,抗酸药(碳酸氢钠,氢氧化铝,氧化镁,三硅酸镁)在我国常用的有罗内,复方氢氧化铝(胃舒平),胃得乐(乐得胃),铝碳酸镁(胃达喜),复方铝酸铋。这类药物对于缓解饥饿痛,反酸,胃灼热等症状有较明显效果。但药物作用时间短,须多次服用,而长期服用易引起不良反应。

(2)抗分泌药:主要指 H_2 受体拮抗药和质子泵抑制药。H_2 受体拮抗药治疗功能性消化不良的报道很多,药物的疗效在统计学上显著优于安慰剂。主要有西咪替丁,20～30mg/(kg·d),分 2 次口服;雷尼替丁,5～7mg/(kg·d),分 2 次口服;法莫替丁,0.6～1mg/(kg·d),分 2 次口服等。质子泵抑制药奥美拉唑,0.6～0.8mg/(kg·d),1/d 口服,可抑制壁细胞 H^+-K^+-ATP 酶,抑制酸分泌作用强,持续时间长,适用于 H_2 受体拮抗药治疗无效的患儿。

(3)促动力药物:根据有对照组的临床验证,现已肯定甲氧氯普胺(胃复安)、多潘立酮(吗丁啉)及消除功能性消化不良诸症状确有疗效。儿科多潘立酮(吗丁啉)应用较多。

①多潘立酮(吗丁啉):为外周多巴胺受体阻抗药,可促进固体和液体胃排空,抑制胃容纳舒张,协调胃窦-十二指肠运动,松弛幽门,从而缓解消化不良症状。儿童剂量每次 0.3mg/kg,3～4d,餐前 15～30min 服用。1 岁以下儿童由于血脑屏障功能发育尚未完全,故不宜服用。

②甲氧氯普胺(胃复安):有抗中枢和外周多巴胺作用,同时兴奋 5-HT4 受体,促进内源性乙酰胆碱释放,增加胃窦-十二指肠协调运动,促进胃排空。儿童剂量每次 0.2mg/kg,3～4d,餐前 15～20min 服用。因不良反应较多,故临床应用逐渐减少。

③红霉素:虽为抗生素,也是胃动素受体激动药,可增加胃近端和远端收缩活力,促进胃推进性蠕动,加速空腹和餐后胃排空,可用于 FD 小儿。

(4)胃黏膜保护药:这类药物主要有胶体铋,硫糖铝,米索前列醇,恩前列素,双八面体蒙脱石(思密达)等。临床上这类药物的应用主要是由于功能性消化不良的发病可能与慢性胃炎有关，患者可能存在胃黏膜屏障功能的减弱。

(5)5-HT3受体拮抗药和阿片类受体激动药：这两类药物促进胃排空的作用很弱，用于治疗功能性消化不良患者的原理是调节内脏感觉阈。但此类药在儿科中尚无用药经验。

(6)抗焦虑药：国内有人使用小剂量多塞平和多潘立酮结合心理疏导治疗功能性消化不良患儿，发现对上腹痛及嗳气等症状有明显的缓解作用，较之不使用多塞平的患者有明显提高。因此，在对FD的治疗中，利用药物对心理障碍进行治疗有一定的临床意义。

(九)总结

儿童功能性消化不良临床上常见，特征为长期反复腹痛、腹胀、食欲缺乏、胃灼热、嗳气、呕吐、上腹部不适等。病因、发病机制未完全明确，可能与胃排空时间长、胃肠动力下降有关。诊断功能性消化不良首先确定有无胃肠道器质性疾病，排除胃肠、肝、胆、胰器质性疾病，才能确诊为功能性消化不良。一旦确诊为功能性消化不良，治疗的重点改善症状，避免“过度检查”，可选择抑酸、保护胃黏膜等药物治疗。

（陈　洁）

第十三节　乳　糜　腹

乳糜腹(chyloperitoneum)是腹腔内淋巴系统中的乳糜液异常漏出导致的腹腔内乳糜液积聚。乳糜腹为少见病，与乳糜胸及纵隔乳糜肿、颈部乳糜肿、下肢乳糜漏等同属乳糜回流障碍性疾病，是因胸导管堵塞、损伤、断裂或其他原因导致乳糜液漏出或积存至其他部位，所引起的疾病。发病原因复杂，可是先天性发育障碍所为，亦可由创伤所致。根据临床表现，本病可分为急性腹膜炎型和慢性腹膜炎型。有文献报道，乳糜腹的致病原因中以先天性为多见，占39%，其次为特发性31%，继发于腹内感染者15%，外伤性者12%，肿瘤3%。本病对患者的营养发育影响较大，但经及时正确的治疗，多数能治愈，近、远期疗效良好，很少有复发者。国内的统计资料显示，病死率以特发性为高，所有死亡的患儿均与没有接受特殊治疗或仅进行腹腔穿刺、剖腹手术，没有供给低脂肪高蛋白饮食等有关。

(一)流行病学

此病少见，患者多为小年龄儿童特别是1岁以内的幼儿占有较大的比例。

(二)病因

乳糜腹的病因复杂，有先天性乳糜腹和后天性乳糜腹两类。

1. *先天性乳糜腹*　是腹腔淋巴管先天性异常所致，即胸导管、肠系膜淋巴总干或乳糜池等处发育不全、缺如、狭窄等致使肠淋巴管内压增高，扩张及破裂或有先天性裂隙。

2. *后天性乳糜腹*　可因外伤或手术损伤了淋巴干管导致乳糜腹的发生；腹腔内的感染，特别是肠系膜淋巴结结核或结核性腹膜炎后可继发乳糜腹；肿瘤或纤维束带压迫可使淋巴管阻塞，远侧淋巴管淤滞扩张、破裂，形成乳糜腹。

(三)发病机制

食物中的脂肪经过消化作用被分解为脂肪酸和单酰甘油，它们由小肠黏膜上皮细胞吸收后被机体合成三酰甘油，然后以乳糜微粒形式进入淋巴管，构成乳糜液的主要成分。乳糜液通过肠系膜淋巴管流入乳糜池，再汇入胸导管然后进入颈部无名静脉故小肠淋巴管、乳糜池及胸导管中的淋巴液呈白色乳状液、无臭，呈碱性反应，比重为1.010～1.021，静置后可分3层，上层乳状，中层水样，下层为白色沉淀。白细胞计数约为5×10^9/L，以淋巴细胞为主，培养无细菌生长。

乳糜液漏出进入腹腔刺激腹膜发生无菌性化学性炎症改变，腹膜及肠系膜充血、水肿、肥厚，肠壁浆膜下布满白色细小弯曲的乳糜管条纹，肠管苍白。组织学检查：腹膜增厚，纤维组织增生，被覆一层炎性渗出物血管扩张充血、出血，并散在慢性炎症细胞浸润，肉芽组织形成，呈慢性增生性腹膜炎改变。

(四)临床表现

1. *急性腹膜炎型*　临床上少见，多发生于大量进食特别是脂肪餐后4～6h发病，为乳糜液突然急速进入腹腔导致的急性化学性腹膜炎。表现为急性腹痛，最初腹痛范围广泛位置不定有时为绞痛，并逐渐加剧。伴有恶心、呕吐，腹部膨胀全腹压痛或局限性压痛，常表现为右下腹或左下腹局限性压痛和肌紧张。早期肠鸣音亢进晚期肠鸣音减弱。常易误诊为急性阑尾炎或溃疡病穿孔。

2. 慢性腹膜炎型　乳糜液缓慢漏入腹腔，对腹膜刺激较轻炎症反应也较轻，无明显腹膜刺激症状。表现为腹部逐渐膨隆体重下降或不增，乳糜性腹泻，低蛋白血症及营养不良，严重者可影响呼吸、循环功能。腹部检查可见腹胀、腹壁静脉怒张，腹部叩诊有移动性浊音，液体震颤感阳性。有的可见阴囊积液或阴囊及下肢水肿。

3. 并发症　乳糜液含有丰富的营养长时间地大量丢失会致机体低蛋白血症，并易继发细菌感染。

（五）辅助检查

1. 实验室检查　腹腔穿刺抽取乳糜样腹水进行检查。腹水性质呈乳白色，碱性，比重 1.010～1.021，静置后分层；苏丹脂肪染色呈阳性反应，脂蛋白电泳具有厚而宽的乳糜微粒带。腹水白细胞计数约为 5×10^9/L，细胞分类以淋巴细胞为主。细菌学检查无细菌生长。

2. 影像学检查　可以协助诊断。腹部 B 超发现大量腹水。淋巴管造影不但可以确定病因还可确定淋巴漏孔的部位和范围，但是国内少有单位开展。

（六）诊断和鉴别诊断

诊断比较简单。对具有腹部肿胀、腹痛、腹水征等临床表现的患儿，进行腹腔穿刺，抽出乳糜样腹水是最简单可靠的诊断方法。根据腹水性质、白细胞计数、细菌学检查等的特点可与假性乳糜腹水及漏出性腹水相鉴别。

注意查找原发疾病，如腹腔淋巴结结核、丝虫病、淋巴瘤、纤维束带压迫。

（七）治疗

1. 非手术治疗　对于有原发疾病，如腹腔淋巴结结核、丝虫病、淋巴瘤的患者应积极治疗原发病。应用中链三酰甘油（MCT）饮食疗法，辅助补充蛋白质及淋巴细胞，可取得较好的疗效。必要时禁食，改为肠道外营养。辅助以利尿、纠正电解质紊乱，奥曲肽抑制脂肪泻。

（1）营养疗法：供给中链脂肪酸饮食（高热量、高蛋白、低钠、低脂肪、多维生素），尽量减少长链脂肪酸的摄入。因脂肪饮食可促进乳糜液的漏出率，不利于漏口的愈合。乳糜液基础流率平均为 1ml/(kg·h)，脂肪餐后流出率可高达 200ml/h。MCT 由小肠黏膜吸收后，可以不经过肠淋巴系统输送，而直接进入门静脉。故中链脂肪酸不但可以补充营养，而且可以减少乳糜液的漏出。近年来有人对损伤性乳糜腹，采用禁食和静脉高营养疗法，取得良好效果。禁食后腹腔淋巴液流量减少，有利于破裂的淋巴干修复愈合。

（2）抽液疗法：腹腔穿刺抽液疗法，是缓解呼吸困难和减轻腹膜刺激的重要措施。穿刺时应尽量抽出乳糜液，根据乳糜液渗出的快慢，一般 1～2 周抽液 1 次，有的病例腹水逐渐减少而治愈。

（3）支持治疗：补充清蛋白、淋巴细胞。

（4）奥曲肽：对抑制脂肪泻有效，但疗效未肯定。儿科没有临床应用经验。

2. 手术治疗　手术的目的是解除病因，缝扎淋巴管漏或行分流手术对急性乳糜腹、外伤性乳糜腹有明显的疗效。对于有明显的原发病者，如肿瘤所致乳糜腹以及经非手术治疗 3～4 周无效或病情加重者，均应尽早手术治疗。

（1）解除病因的手术：乳糜腹可能因炎症、肿瘤或纤维束带压迫淋巴总干引起。手术应切除肿瘤松解束带解除压迫。

（2）缝扎乳糜漏孔：部分病例术中可见腹后壁肠系膜根部附近有裂孔，淋巴液不断自漏孔溢出，应将裂孔缝合结扎，并放置腹腔引流。

（3）分流手术：对术中找不到病因和裂孔者，可行分流手术。最常用分流手术有腹腔大隐静脉分流术、腹腔静脉分流术、淋巴结静脉分流术。仅做腹腔引流者，术后继续采用非手术治疗，能够获得治愈。

（八）总结

乳糜腹是腹腔内淋巴系统中的乳糜液异常露出导致的腹腔内乳糜积聚。此病少见但发病原因复杂，可以是先天性发育障碍所为，也可由创伤、结核感染所致。本病对营养发育影响较大，及时诊治预后较好。

（陈　洁）

第十四节　婴幼儿胆汁淤积症

婴儿胆汁淤积（cholestasis）是指因肝细胞损伤及（或）肝内、外胆管阻塞所致的婴儿胆汁排泌持久减少。临床主要表现为高结合胆红素血症[即血直接胆红素＞25.5μmol/L（1.5mg/dl）或直/总胆之比>20%]，肝脾大、肝功能异常及脂肪吸收不良。有人将本症称为婴儿肝炎综合征，由于所包括的病例，并不都具有肝炎的病理改变，故这一名称值得进一步商榷。此处主要讨论发病在出生后 3 个月内的胆汁淤积。

(一)流行病学

婴儿胆汁淤积(胆汁排泄减少)可产生于肝内或肝外原因。尽管已经发现很多肝内胆汁淤积的特殊原因，但只占该病例的 25%。肝外胆汁淤积一般是由于解剖上的缺陷，其发生尚无已知的特殊原因。85%的病例可通过临床特征划分为此两大类黄疸。经皮肝组织活检将诊断的准确性提高到 95%以上。

肝外胆管闭锁：在高加索人中，新生儿肝外胆管闭锁的发生率为 1∶13 000～1∶8 000，两性发生的概率相等。而在亚洲发生率更高，女孩发病是男孩的 2 倍。这种疾病最常见的是所有的肝外胆组织完全闭锁，有证据表明，在围生期胆管结构受到损伤，出生后可发展形成此病但特有的原因尚不清楚。虽然病因表现为感染性的，但在这些病例中未发现有关的感染源，早期的研究表明，C 族轮状病毒与此病有关。胆总管囊肿占新生儿肝外性胆汁淤积的 2%～5%；亚洲人的发病率还要高一些。

(二)病因

婴儿胆汁淤积症病因很多，主要可分为肝细胞损害、肝内胆管及肝外胆管疾病三大类仅就其中一些主要病因分述如下。

1. *病毒性肝炎*　至今尚无甲肝病毒(HAV)经胎盘引起婴儿宫内感染的报道。乙型肝炎(HBV)及 HBsAg 携带者可通过产时、宫内及产后发生母婴传播，以产时感染为主要途径，母婴感染率为 20%～50%，母 HBeAg 阳性者，感染率更高，但被感染婴儿多在生后 3 个月起，HBsAg 陆续开始阳转，其中少数伴 ALT 轻度增高。HBV 宫内感染率一般报告为 2.5%～7.7%，但近年通过脐血淋巴细胞和(或)血清 HBV DNA 测定，证实宫内感染率可高达 22%。HBV 宫内感染，除极个别曾报道引起暴发肝炎外，一般均表现为 HBsAg 持续或一过性阳性，罕见引起胆汁淤积症状。HBV 产后感染，发病多在 3 个月以后，因此，3 个月以内发病的胆汁淤积，由 HBV 引起者，实际并不多见，尤其母 HBsAg 等阴性者。近年已证实丙肝病毒可通过母婴传播，婴儿多在生后 3～12 周发病。

2. *巨细胞病毒*(CMV)　在我国 CMV 是引起婴幼儿胆汁淤积最主要病原，一般报道占 25%左右。我国孕母 CMV IgG 抗体阳性率达 94.6%，但婴儿中胆汁淤积发生率远没这么高，这是因为母 CMV IgG 抗体可通过胎盘，使婴儿获一定保护，婴儿产时或宫内感染 CMV 后，90%以上并无症状，有症状者部分有胆汁淤积症状，且预后良好。CMV 产后感染多引起呼吸道症状，罕见引起胆汁淤积。

3. *弓形虫病*(toxoplasmosis)　国内人群感染率地区差别较大，报道占 1.4%～38.6%，一般<8%，农村显著高于城市。先天弓形虫感染可引起流产、早产及死产；存活病例可为隐性感染，也可出现症状，后者主要表现为中枢神经及眼的病变，部分病儿可引起胆汁淤积。

4. *静脉高营养*　新生儿采用静脉营养 2 周以上，20%～35%小儿可发生胆汁淤积，早产儿可达 30%～50%。已证实主要与氨基酸有关。停用静脉营养 1～4 个月，肝功能及肝脏病理变化一般均可恢复。

5. *α_1-抗胰蛋白酶*(α_1-AT)*缺乏*　α_1-AT 是一种糖蛋白，由肝脏合成，具有较强蛋白酶抑制作用，缺乏时引起肝损害的确切机制尚不详。本病属常染色体共显性遗传，根据基因凝胶电泳，人群中至少有 24 种蛋白抑制物(Pi)等位基因。正常人为 PiMM，由 α_1-AT 缺乏所致胆汁淤积患儿均为 PiZZ 型。西方人中 PiZZ 占(1/1 600～2 000)活产儿，其中仅 11%～20%发生胆汁淤积，7%仅有肝功能异常，余均无症状。欧美文献中，胆汁淤积由 α_1 AT 缺乏引起者占 5%～18%，日本有少数病例。近年人群调查我国 99%以上人为 PiMM 型，尚未发现有 PiZZ 基因。

6. *Zellweger 综合征*　又称脑-肝-肾综合征。其特点是智能低下、特殊面容(前额突出、前囟大、眼距远、有内眦赘皮)、严重肌张力低下、多发性骨骼畸形，如软骨钙化，股骨骺脱离。肾皮质囊肿多无症状。本病系胆酸代谢异常所致。病儿多在 6 个月以内死亡。

7. *肝内胆管发育不良*　本症可分两型。①Alagille-Watson 综合征，又名动脉肝脏发育不良(arterio-hepatic dysplasia)。此型预后良好，很少发展为肝硬化。②无症状型，无上述表现，临床难与胆道闭锁及特发婴儿肝炎区分。预后差，进行性发展为肝硬化。诊断主要依靠肝活检。

8. *胆汁黏稠综合征*(inspissated bile syn-

drome）一般都发生在新生儿严重溶血症后。新生儿肝葡萄糖醛酸转移酶活性低，当溶血产生大量游离胆红素时，结合胆红素多数以葡萄糖醛酸胆红素被排至胆道，该结合胆红素溶解度低，容易形成沉淀而阻塞胆管。

9. 其他罕见的肝内胆管疾病　Byler 病仅发生在 Amish 家族成员，后期多发展为肝硬化。Caroli 病，又名肝内胆管囊性扩张。其特点是肝内胆管呈节段性扩张，易并发结石、炎症及肝脓肿，无肝硬化表现，肾小管亦有扩张。本病可借 X 线胆管造影、B 超、CT 等诊断。病变范围较局限者可外科治疗。

10. 良性复发性胆汁淤积　婴儿期开始反复发作胆汁淤积每次发作持续 3～4 个月，缓解期肝功能及肝活检均恢复正常血胆酸可仍增高。多次发作不引起慢性肝病，预后良好。

11. 先天性胆道闭锁　发生率为 1/(8 000～20 000)活产儿，黄种人更多见。女多于男，约为 2∶1。目前认为本病并非先天畸形，而是局部炎症病变的结果。闭锁可分为①肝管、胆囊、胆总管完全闭锁。②仅胆囊积液，其余胆管闭锁。③肝管闭锁，胆囊与十二指肠相通。④肝外胆管正常，肝内胆管闭锁。⑤肝管及胆囊正常，胆总管闭锁。⑥胆囊及胆总管闭锁。

12. 其他肝外胆管疾病　胆总管囊肿：大小各异，5～300ml，可引起胆总管完全梗阻，临床表现似胆道闭锁。胆石症：长时间采用静脉高营养婴儿，及新生儿溶血症患儿，胆石症发生率增加。超声检查有助于诊断。

（三）病理生理

胆汁淤积时可引起以下病理生理改变及临床后果。

1. 正常通过胆汁排泄的物质，被潴留或反流至体内，使其血浓度升高，并产生相应的临床表现。如高结合胆红素血症，引起黄疸；高胆酸血症，可致皮肤瘙痒；高胆固醇血症，严重时可致黄色瘤。血清磷脂、脂蛋白 X 均增高。对某些药物、造影剂，如磺溴酞钠(BSP)，^{131}I 玫瑰红等的排泄也发生障碍。

2. 肠道内胆汁减少或缺如、结合胆红素减少时，引起粪色淡或呈灰白色；胆酸减少，导致脂肪及脂溶性维生素吸收障碍，患儿可发生脂肪泻，营养不良，生长发育停滞及脂溶性维生素缺乏症。维生素 A 缺乏可出现毕脱斑，皮肤、黏膜角化；维生素 D 缺乏引起佝偻病、手足搐搦症；维生素 E 缺乏可致神经肌肉退行性变、近端肌萎缩；维生素 K 缺乏可引起颅内、胃肠道等出血，血凝血酶原时间延长。

3. 原发疾病所致的肝细胞损伤和（或）胆管内胆汁淤滞，常可引起肝有局灶性坏死、肝细胞巨形变、肝脾大及肝功能异常，如谷丙转氨酶(ALT)、谷草转氨酶(AST)、碱性磷酸酶、5-核苷酸酶及甲胎蛋白升高，清蛋白及凝血因子合成障碍。临床多数患儿可顺利恢复。但部分患儿病变进展，可发展为胆汁性肝硬化，最终引起门脉高压症和（或）肝衰竭。

（四）临床表现

1. 一般症状与体征

(1)黄疸：为新生儿肝炎最突出的表现，大部分患儿因黄疸就诊。新生儿肝炎起病常缓慢而隐匿，多数患儿出生后第 1 周即出现新生儿黄疸，并持续 2 周以上时间或生理黄疸消退后而又再度出现黄疸。大部分患儿治疗 1 个月后黄疸消退。

(2)肝脾大：肝脾均可触及，肝一般为中度肿大。肝增大，触诊光滑，边缘稍钝，脾增大不显著。轻症经一般处理后，就逐步好转，大便首先变黄，皮肤及巩膜黄疸逐渐消退，肝缩小到正常范围，生长及发育亦良好，整个病程 4～6 周。

(3)粪便：出生时大便颜色正常，以后渐转为淡黄色或灰白色大便，往往不是持续性，有时有少许淡黄色或绿色大便。

(4)尿：大部分患儿有浓茶样小便，可染黄尿布。这是因为结合胆红素可以从小便中排出。

(5)其他：常伴随少许呕吐、厌食、体重不增等。

部分患儿因疾病发展缓慢，一般又无发热、厌食、呕吐等，且黄疸及大便色泽变淡亦未引起家长注意，直到满月或更晚才被发觉，以后逐渐发展为重型，也有一开始就表现严重症状者，重症者黄疸日趋严重，大便呈陶土色，肝增大（可达肋下 5～7cm），质偏硬，脾亦增大（可达肋下 6～7cm），腹壁静脉怒张，腹水征，会阴及下肢水肿，可发展到肝性脑病等；或发生大出血、脓毒症等并发症而死亡。

2. 常见病因临床特点

(1)巨细胞病毒肝炎（congenital cytomegalic inclusion hepatitis）：CMV 属疱疹病毒属，是婴儿胆汁淤积综合征的主要病原之一。

临床表现特点宫内感染者，在新生儿期内出现临床症状，表现为突出的黄疸、肝脾大等肝炎的症状。出生时获得感染者，其肝炎的临床表现一般出现在生后 4 个月左右，少数还有呼吸道感染症状、贫血、血小板减少及单核细胞增多症的表现。脑损害可表现为小头畸形、癫痫、耳聋、智力障碍、脉络膜炎等。

(2)新生儿乙型肝炎(neonatal hepatitis B):乙型肝炎表面抗原(HBsAg)阳性的人群分布具有家庭聚集现象,这种现象与它的水平传播和垂直传播有关。慢性HBsAg携带的母亲,其新生婴儿HBsAg发生率高,这些婴儿发展为HBsAg慢性携带者的比率较低(约为16%),并认为新生儿时期感染的婴儿能够主动消除乙型肝炎病毒。

大多数HBsAg感染婴儿呈亚临床过程,无黄疸,仅有轻度的肝功能损害,除持久的HBsAg阳性和氨基转移酶增高外,无其他征象,肝大少见。

氨基转移酶波动可迁延达1~2年之久。往往发展为慢性HBsAg携带状态。少数发生黄疸者恢复迅速,分别于病后第6~9个月HBsAg转阴,且出现HBsAb,表明新生儿乙型肝炎与成年人相似。

少数可表现为暴发型或重症型,病情危重,从黄疸出现到急性肝衰竭的时间平均10d(2~15d),常见肝性脑病、出血,血氨可达10mg/L以上(正常值0.9~1.5mg/L)。近期预后极差,病死率达60%左右,死亡原因多为败血症、肺出血、肝性脑病伴脓毒血症等。但其远期预后较好,存活者肝组织恢复良好。

(3)先天性胆管闭锁(biliary atresia):初生时无黄疸,胎粪颜色正常,在1~2周出现黄疸并逐渐加重,严重时眼泪与唾液均呈黄色。肝明显增大,晚期可出现腹水,有时可触及脾。初时营养状况良好,但逐渐出现软弱、委靡,可有鼻出血等维生素缺乏的表现。尿色深黄,含大量胆红素,但无尿胆原。大便呈灰白色,严重病例的肠黏膜上皮细胞可渗出胆红素,使大便表面呈黄色,而中间仍为白色。胆管闭锁3个月后肝开始硬化,6个月到2岁内常因肝衰竭而死亡。所以,诊断明确后应争取在2个月内手术。自肝移植技术发展以来,胆管闭锁的预后得以大为改善。

(4)胆汁浓缩综合征:这种情况是由于一些溶血性疾病(Rh、ABO)的新生儿和一些接受全静脉营养的婴儿,其胆汁积聚在小胆管或中等大小的胆管中。胆汁淤积可以是完全性的,伴有白便。直接胆红素水平增高。如果胆汁浓缩发生在肝外胆管,与胆管闭锁的鉴别比较困难。可行利胆药(考来烯胺、苯巴比妥、)试验治疗。一旦大便颜色转为正常或^{99m}Tc-DIDA扫描见到胆汁排泄到十二指肠,则可确定肝外胆管是开放的。对于持续2周以上的完全性胆汁淤积仍需要进行进一步检查(超声、DIDA扫描、肝活检),可能时行剖腹探查肝外胆管。必要时行胆总管冲洗以去除梗阻的浓缩胆汁物质。

(5)肝内胆管发育不良:其特点是持续黄疸,可出现无胆汁粪便,血中胆酸、胆固醇明显增高,后者可高达14.3~26.0mmol/L(550~1 000mg/dl),皮肤瘙痒,可出现黄色瘤。ALT轻度升高,碱性磷酸酶增高十分显著。肝组织学改变为小叶间胆小管明显稀少。本症可分两型。

①Alagille-Watson综合征:又名动脉肝发育不良(arterio-hepatic dysplasia)。表现为胆汁淤积外,尚有特殊面容(前额宽、下巴尖、眼下陷、眼距宽),眼有青年角膜弓,脊椎骨常有畸形,如蝶状椎骨、半椎骨及前弓未融合等。心血管异常中以肺动脉末梢狭窄最常见,偶见主动脉缩窄。此型预后良好,很少发展为肝硬化。

②无症状型:无上述表现,临床难与胆道闭锁及特发婴儿肝炎区分。预后差,进行性发展为肝硬化。诊断主要依靠肝活检。

(6)胆汁黏稠综合征(inspissated bilesyndrome):胆管被黏稠的黏液或胆汁所阻塞。一般都发生在新生儿严重溶血症后。症状难与胆道闭锁区分。部分患儿可自然缓解或用苯巴比妥治疗后缓解。部分需手术灌洗治疗。

(五)辅助检查

1. 实验室检查

(1)血、尿胆红素:结合和未结合胆红素均升高,且多以直接胆红素增高为主。尿胆红素阳性。

(2)酶学改变:谷丙转氨酶(ALT)升高程度不一,低者可仅略高出正常值,高者可>200U,多数临床好转后,ALT下降,部分患儿则临床好转而ALT反比原来升高,然后再下降。

(3)甲胎球蛋白测定:正常新生儿甲胎蛋白阳性,约至生后1个月时转阴,如用定量法,则仍在正常值以上,新生儿肝炎患婴则满月甲胎蛋白仍阳性(可能为新生肝细胞的作用),且可持续达5~6个月之久,如用定量法动态观察之,则可见其随着病情的好转而下降,若甲胎蛋白不下降,临床症状缓解,可能为肝严重损害到不能再生的程度,示病情严重。

(4)病原学检测:对患儿胎粪、外耳道、结膜、鼻咽或羊水取标本涂片,革兰染色找细菌。血液乙型肝炎病毒标志、CMV、单纯疱疹、风疹、弓形虫抗体

(IgG 和 IgM)及 2 周后血清对比。其他如尿液细菌培养、CMV 培养、母亲“TORCH”抗体检查等。

2. 辅助检查　肝胆超声影像,对有淡黄色或土色粪行胆道闪烁扫描,十二指肠液分析,肝穿刺活检组织学检查。

(六)诊断和鉴别诊断

根据临床表现和实验室检查即可确诊,但须同时明确病因诊断。须详细询问病史,包括母亲妊娠史、生产史、喂养史等,详细体检,选择实验室检查和辅助检查,尽早明确病因诊断。

鉴别诊断:凡出生后 2 个月内,以黄疸发病,表现为肝内胆汁淤积性肝炎,大便颜色灰白,尿色深黄,持续 1 个月以上,而且原因不明者即可诊断为狭义的婴儿肝炎综合征,病因明确后,则可进行相应的命名,如巨细胞病毒肝炎、新生儿乙型肝炎等。

感染所致新生儿肝炎,必须仔细区分肝内感染性胆汁淤积和遗传性、代谢性原因(先天异常),因为其临床表现十分相似。应及时进行有关半乳糖血症、先天性果糖不耐受和酪氨酸血症的检查,因为可实行特殊的饮食疗法。还应该考虑 citrin 蛋白缺乏和新生儿铁储存异常性疾病。当考虑 Alagille 或 Zellweger 综合征时,特殊的体格特点有助于诊断。

当怀疑是特发性婴儿肝炎时(没有感染的、代谢的和中毒的原因),应证实胆管存在而不是肝外的“外科性”疾病。DIDA 扫描和超声波检查可能有助于诊断。肝活组织检查所见常具有诊断意义,特别是对 6~8 周或以上的婴儿,然而,活组织检查可能对 4 周以下的婴儿产生误导。若没能检查出胆管树的开放时,肝活组织检查无诊断此病的典型所见时或是持续性完全胆汁淤积者,提示需要有经验的外科医生做小型剖腹探查术及手术中的胆管造影术或腹腔镜下胆管造影术偶尔显示出小的但未闭合的肝外胆管树(发育不全),它很可能是胆汁流减少的结果,而非原因,不必再重建发育不全的胆管。

肝外胆道闭锁与婴儿特发肝炎临床区分有时较困难,但却很重要。如果将婴儿肝炎误认为胆道闭锁而行麻醉、手术,无疑会对病儿造成伤害,反之胆道闭锁在生后 2 个月以内手术治疗,成功率可达 80%左右,3 个月后才手术者,多数失败。至今没有一种实验室检查能完全将胆道闭锁与婴儿肝炎纯然分开,诊断有赖于对病史、体检及实验室检查进行综合分析,有时尚须进行动态观察。如伴有多发性畸形者,本病可能性很大。早产儿、低于胎龄儿多考虑为新生儿肝炎。如粪便色很黄或绿色,则可除外本病。肝炎及代谢异常,新生儿早期肝、脾大,而本病早期肝大较轻,以后才进行性增大,且常涉及肝左右两叶;数周后多数病儿脾才逐渐增大。动态观察血胆红素对鉴别也有一定帮助,如逐渐下降,应考虑为肝炎。B 超检查时如发现胆囊缺如或发育不良,应考虑为本病。两者区分困难时,可采用十二指肠引流液测定、核素检查、肝活检等,正确率可达 95%左右。

如果在出生 60d 以前不能排除胆管闭锁则需要外科检查。剖腹探查术应包括肝的活组织检查,如果胆囊存在,还要做胆管造影。在胆囊中有黄色胆汁,说明肝外胆管系统近端无闭锁。造影时如看到在十二指肠中的造影剂,就可以排除远端肝外胆管有阻塞。

(七)治疗

1. 一般治疗

(1)护肝退黄

①中药茵栀黄(茵陈、栀子、黄芩苷)口服:该药有利胆退黄和使肝脾缩小作用。以每次 5~10ml,1 日 3 次。

②中药大黄:有利胆退黄作用,以 0.5g/kg,洗净后用开水浸泡,每日分次喂服。

③熊去氧胆酸:该药口服后迅速吸收,从门静脉进入肝内,与甘氨酸或牛磺酸结合,随胆汁排至胆系。因其为无毒性的亲水性胆汁酸,可置换胆汁中有毒性的胆汁酸盐,以缓解胆汁淤积的致病作用。小儿用量为 10~20mg/kg,均分 2~3 次口服。

④清蛋白按每次 1g/kg 静脉滴注,每 1~2 天 1 次,以促进肝细胞再生和纠正低清蛋白血症。

(2)降低丙氨酸转氨酶:可应用联苯双酯、甘草单胺、还原性谷胱甘肽等。

(3)出血倾向防治:可先用维生素 K、新鲜血静脉滴注或凝酶原复合物(凝血因子Ⅱ、Ⅶ、Ⅸ、Ⅹ)溶于 5ml 注射用水中静脉滴注。

(4)营养

①适当的营养供给对肝的修复极其重要,若营养供给过多与不足都对肝不利。在无肝性脑病时,必须给予足量的蛋白质和热量。

②补充适量脂溶性维生素对淤胆型者尤为必要,维生素 K_1 10mg,每 2 周静脉滴注 1 次;维生素 E 10mg/kg(总量不超过 200mg),每 2 周 1 次肌内

注射;维生素A 10万U,每2个月1次肌内注射;维生素D30万~60万U,每月1次肌内注射。

2. 病因治疗

(1)若为CMV感染,可试用更昔洛韦,每次5mg/kg静脉滴注(1h以上),每日2次,每次间隔12h,一般疗程2~4周,注意骨髓抑制等不良反应。

(2)其他感染,根据病原,给予相应的有效治疗。

(3)遗传性代谢缺陷病的治疗,如半乳糖血症应停用一切奶类和奶类制品,改用豆浆及蔗糖喂养。酪氨酸血症给予低苯丙氨酸、低酪氨酸饮食。详见遗传代谢病章。

(4)肝移植,对遗传代谢性、肝纤维化等引起者有条件时可予以肝移植治疗。

(八)总结

婴儿胆汁淤积是指生后3个月内因肝细胞损伤和(或)肝内、外胆管阻塞所致的婴儿胆汁排泌持久减少。临床主要表现为高结合胆红素血症[即血直接胆红素>25.5μmol/L(1.5mg/dl)或直/总胆之比>20%],肝脾大,肝功能异常及脂肪吸收不良。最常见原因是婴儿肝炎和胆道闭锁。病原以CMV感染最普遍。婴儿胆汁淤积需要较快诊断以达到较好的治疗效果,改善患儿预后。临床医生要对患儿保持警觉,及时发现黄疸,结合实际病情,选择合适节省时间的诊断方法,以得到明确的诊断和及时的治疗。

(陈 洁)

第十五节 门静脉高压症

门脉高压症发生在门静脉血流受阻、血液淤滞时。在儿科,门静脉高压症(portal hypertension)又称慢性充血性脾大(chronic congestive splenomegaly)或班替综合征(Bantis syndrome),1898年由Banti首先描述,1940年Thompson认为肝内与肝外各种病理,能长期使脾静脉血压增高的都可发生Banti病。本症是小儿疾病中常见而重要的腹部病症之一,常由各种原因致门静脉发生梗阻引起的充血性慢性进行性疾病,多见于年长儿。门静脉高压症引起慢性充血性脾大,临床特点以慢性进行性脾大、进行性贫血、白细胞及血小板减少和消化道出血为主要表现,晚期出现腹水、黄疸、肝功能障碍和肝硬化等征象。但目前认为脾大与脾功能亢进并非只是由于充血所致,因门脉减压之后仍可继续有脾大及脾功能亢进存在。

小儿正常门静脉压0.49~1.47kPa,平均血流6~11.4cm/s。

(一)流行病学

我国成人门静脉高压症的主要原因为肝硬化,肝炎后肝内型肝硬化占到绝大多数。小儿与成年人不同,肝外型门静脉高压症比例较高,国内有文献报道占45%,而肝炎后肝内型占55%。

(二)病因

小儿时期门静脉高压症常由各种原因致门静脉发生梗阻引起,最常见是门静脉和脾静脉栓塞可能与新生儿脐炎、新生儿败血症、脐静脉插管并发症、门静脉海绵状瘤、先天性脾血管畸形、腹部肿块压迫等有关。

门脉高压症可分为肝外和肝内两型。

1. 肝外型门脉高压症　指不伴有肝硬化的门静脉系统高压症,临床上又分为肝前性和肝后性。肝前性门脉高压的原因主要为门静脉先天畸形、海绵状病及门静脉梗阻和血栓。脾静脉可因先天瓣膜畸形而发生梗阻或由于新生儿脐炎、败血症、脐静脉插管术而发生脾静脉炎及血栓形成。肝后性即布加综合征。

2. 肝内型门脉高压症　见于慢性肝炎、先天性胆道狭窄或闭锁、血吸虫病、半乳糖血症、肝豆状核变性(Wilson病)、先天性肝纤维化。

(三)病理学

脾静脉属于门静脉系统。正常人70%的脾静脉血汇入门静脉。如果门静脉发生梗阻,脾的回血障碍,可出现充血性脾大。当充血的原因去除,增大的脾可回缩。晚期病例由于纤维组织及网状内皮组织增生,即使去除病因,脾大也无明显回缩。目前认为此征并不是一个独立的疾病,而是由于慢性门静脉阻塞或肝硬化所引起的门脉高压、高度脾大、贫血与脾功能亢进的一组病症。有3方面的病理生理可以形成门脉高压症:①门静脉梗阻;②肝硬化;③静脉炎或血栓形成。脾大可继发脾功能亢进,往往出现全血细胞减少、皮肤黏膜出血、骨髓增生等脾功能亢进的表现。肝内和肝外两型门脉高压的共同特点为呕血(上消化道出血)、脾大和腹水。

(四)临床表现

本病多发生在较大儿童,发病缓慢,常因偶然发现脾大而引起家长注意。小儿一般状态较好,无肝病体征。有的患儿早期以腹部不适、消化不良、乏力、苍白、扪及左上腹肿块(脾大)为主要表现。脾大是小儿门静脉高压症的主要体征。脾多呈中等度肿大,其硬度主要取决于门静脉高压持续的时间。门静脉发生高压后,产生侧支循环,以保证血液回流入心脏。在上部侧支循环形成食管下段和胃底静脉曲张,在下部形成中、下痔静脉曲张。这些曲张的血管经常受食物、粪块摩擦,容易破裂,引起呕血和便血。食管静脉曲张破裂出血是门静脉高压症的一个危险因素,呕血可发生于小儿任何年龄,但2岁内者少见。呕血可呈突发性并有再发倾向出血常发生在腹部不适或上感发热并发支气管炎或肺炎之后。因咳嗽频繁而引起食管静脉曲张破裂出血。一次呕血量多在80～200ml,大量出血脾可有一定程度回缩,然而出血停止后48h内脾大可再复原状。

并发症:引起食管静脉曲张、破裂出血、晚期常发生肝硬化的症状,如腹水、黄疸、重度营养不良、下肢水肿以及胸、腹部皮下静脉扩张(侧支循环)、呕血、便血等。腹水一般不见于肝外型门静脉高压症。

(五)辅助检查

1. 实验室检查

(1)血象检查:呈现不同程度的贫血,白细胞减少,血小板正常或轻度减少,血块收缩不良及束臂试验阳性。典型病例可见明显的全血细胞减少在发病初期,贫血为正色性,多次失血后转为小细胞低色性。失血后网织红细胞、白细胞均可暂时增多。脾越大,白细胞越低,常在$(1.5\sim4)\times10^9/L$。

(2)骨髓象检查:早期无异常改变,有时呈增生现象,可见有核红细胞及巨核细胞增多,并见细胞成熟障碍。中期粒细胞及巨核细胞的成熟可受限制,晚期红细胞成熟受到影响。

(3)肝功能检查:在肝硬化之前,肝功能测验多正常。

(4)凝血因子的改变:早期仅有脾大而无肝功能不良者,各种凝血因子无明显差异,晚期肝硬化时各种凝血因子与正常对照有显著不同。

2. 其他辅助检查

(1)X线、超声波检查脾:脾大在肋弓下不能触及者,可借助X线、超声检查以确定脾大小、位置、性质,确定肿块是否为脾。同时,超声检查对探查脾大小和有无腹水及腹水量多少有一定价值。

(2)食管胃肠钡剂检查、肾盂造影:通过食管钡剂检查可观察食管静脉曲张,以了解有无门脉高压。而通过胃肠钡剂检查,肾盂造影等有助于鉴别腹部肿块的性质。

(3)穿刺及活体组织检查:可直接了解病变的性质。在上述检查仍不能确诊时选用此项检查。

①肝穿刺活检:有助于脂肪肝、糖原代谢病、成肝细胞瘤、肝硬化、黏多糖代谢病致肝、脾大的鉴别。

②脾穿刺检查:脾穿刺危险性大,尤其是显著脾大,因纤维组织增生,质地变硬而脆,容易破裂出血,故脾穿刺不宜轻易采用,在小儿更不常采用。在外科剖腹探查或施行脾切除术后,可做病理检查,提供诊断依据。

(4)胶体金肝血流量测定:帮助鉴别慢性肝炎、门脉性肝硬化所致脾大。

(5)放射性核素扫描:脾闪烁照相应用^{99m}Tc或^{113}In胶体注射后脾区扫描有助于脾大小形态的估计。

(6)脾内溶血指标:^{51}Cr红细胞寿命测定,可确定红细胞破坏场所是否位于脾,提供脾切除术指征。

(7)脾门静脉造影:有助于了解脾静脉有无畸形、脾静脉的阻塞部位,协助充血性脾大的诊断。

(六)诊断和鉴别诊断

1. 门静脉高压症(portal hypertension)

(1)肝外型门静脉高压症:本病出现上消化道症状(呕血及黑粪)较早;腹水较少见且易消退;脾显著增大伴脾功能亢进,可有新生儿败血症、脐患病史或有脐静脉插管史,而无肝炎病史。

(2)肝内型门静脉高压症:常见于慢性肝炎后肝硬化、坏死后性肝硬化、晚期血吸虫病肝硬化、先天性胆管狭窄等。呕血、便血及其他消化道症状出现较肝外型。本病好发于2～12岁,消化道出血的同时常伴有营养不良。多有顽固性腹水肝功能异常伴凝血功能障碍,肝大或缩小,质地硬可扪及结节;显著脾大常伴有脾功能亢进。门静脉造影是诊断本病的主要方法。个别诊断困难的病例,需经剖腹探查才确定诊断。

2. 慢性充血性心力衰竭(chronic congestive heart failure)　多见于学龄儿,长期静脉淤血致心源性肝硬化可导致脾大,但较罕见。

3．缩窄性心包炎(constrictive pericarditis)　慢性缩窄性心包炎的病例 85%有脾大，多为轻度。

4．门静脉血栓形成(portal thrombosis)　十分罕见，可分为急性和慢性两型，两型都有脾大。急性型常继发于脾切除术、门静脉手术、门静脉感染或创伤之后。其主要临床表现为急性腹痛、腹胀、呕吐、呕血和便血。慢性门静脉血栓形成比急性者多见，常见于肝硬化，其次为肝癌或腹腔内其他脏器压迫、侵蚀门静脉患儿可有腹水、脾大和脾功能亢进。本病肝极少增大，以脾大为明显特点，此点可与肝静脉阻塞相区别，脾门静脉造影是诊断本病的主要方法。部分患儿经手术探查方能确诊。

(七)治疗

对于没有黄疸、没有明显腹水的患儿发生大出血，应争取即时手术。手术分为两类：分流手术、断流手术。分流手术指征如下。①小儿年龄在 6 岁以上，吻合血管直径最好在 0.6cm 以上。②小儿一般状态良好，血浆蛋白总量在 6g 以上，清蛋白在 3g 以上者。③病史中有 2 次以上出血者，或 1 次出血并伴脾大，脾功能亢进者。④有明显食管静脉曲张。

对于有黄疸大量腹水肝功能严重受损发生大出血者，如果进行外科手术，病死率高。对这种病人尽量采用非手术治疗，重点是输血、应用药物(生长抑素和垂体加压素)、双气囊三腔管压迫止血。近年来开展内镜下曲张静脉硬化剂注射，但再出血率高。

(八)总结

门静脉高压症在儿科临床并不常见。与成年人大多为肝炎后肝硬化性门静脉高压症不同，儿童门静脉高压症中肝外型占较大比例，主要因门静脉阻塞导致。对于肝内型门静脉高压以非手术治疗，而对于肝外型门静脉高压应积极手术治疗，其中肝前性预后较好。

(陈　洁)

第十六节　食物过敏性胃肠疾病

食物过敏性胃肠炎(allergic gastroenteritis)也称为食物变态反应或消化系统变态反应或食物过敏等，是由于某种食物或食品添加剂等引起的 IgE 介导和非 IgE 介导的免疫反应，而导致消化系统内或全身性的变态反应。表 6-5 列举了常见的食物过敏性胃肠病相应的免疫介导途径。

近 10～15 年过敏性疾病的发病率不断增加，食物过敏也受到了大家的关注。就不同年龄的人群而言，婴幼儿及儿童的发病率高于成年人，0～6 个月龄婴儿的食物过敏患病率最高，随年龄的增长发病率逐渐降低，这是因为大多数患儿到了 2～3 岁就对该食物产生耐受，症状随之消失。对人类健康构成威胁的食物过敏原主要来自食物中含有致敏蛋白质、食品加工储存中使用的食品添加剂和含有过敏原的转基因食品。临床上＞90%的过敏反应由以下 8 类高致敏性食物导致：蛋、鱼、贝类、奶、花生、大豆、坚果和小麦。食物过敏在婴幼儿及儿童的发病率高于成年人，随年龄的增长发病率逐渐降低。

表 6-5　常见食物过敏性胃肠疾病

免疫介导途径	疾　病
IgE 途径介导	胃肠道过敏症
	花粉热
IgE 途径和非 IgE 途径共同介导型	嗜酸细胞性食管炎
	嗜酸细胞性胃炎
	嗜酸细胞性胃肠炎
非 IgE 途径介导	食物蛋白性小肠结肠炎
	食物蛋白性肠病
	食物蛋白性直肠炎
	乳糜泻

(一)流行病学

儿童食物过敏反应的患病率6%～8%，而牛乳是最常见的过敏食物，占其中的3%～7.5%，以1岁以内的婴幼儿多见。随着年龄的增长，食物过敏症的发病率明显下降。有食物过敏的患者常伴有支气管哮喘，发病率6.8%～17%，而对牛奶过敏的儿童，哮喘的发病率则可高达26%。

(二)病因

1. 食物诱发过敏的途径　诱发小儿过敏的途径有胃肠道食入、呼吸道吸入、皮肤接触或注射、通过人乳和胎盘进入。

2. 食物变应原　指的是能引起免疫反应的食物抗原分子。几乎所有食物变应原都是蛋白质，大多数为水溶性糖蛋白，分子量10万～60万，每种食物蛋白质可能含几种不同的变应原。

3. 遗传因素食物变态反应与遗传基因有关　父母中一方有食物过敏史者其子女的患病率为30%双亲均患本病者，则子女患病率高达60%。

4. 解剖因素　人体胃肠道的非特异性和特异性黏膜屏障系统可以限制完整的蛋白质抗原侵入，而进入肠道的食物抗原与分泌型IgA(SIgA)结合，形成抗原抗体复合物，限制了肠道对食物抗原的吸收，从而直接或间接地减轻对食物蛋白的免疫反应。小儿消化道黏膜柔嫩、血管通透性高，消化道屏障功能差，各种食物过敏原易通过肠黏膜入血，引起变态反应。3个月以下的婴儿IgA水平较低，黏膜固有层产生SIgA的浆细胞数较少。当消化、吸收过程及黏膜免疫异常时，均造成各种食物的过敏原易通过肠黏膜入血而发生过敏性胃肠炎。

其他因素消化道炎症是肠道过敏症发病率增高的原因之一。这是由于消化道炎症致胃肠黏膜损伤，增加了胃肠黏膜的通透性，使过多的食物抗原被吸收，而发生变态反应。

(三)发病机制

致敏抗原激活肠固有膜的IgE浆细胞产生大量的IgE抗体，并与肥大细胞结合，固定在这些细胞的表面。当食物中的致敏原再次进入体内与胃肠黏膜肥大细胞表面的IgE相结合，使肥大细胞激活脱颗粒释放一系列参与过敏反应的炎症介质，使血管通透性增加，引起Ⅰ型变态反应部分抗原物质也可选择性地与浆细胞IgG、IgM、IgA或T细胞结合，形成免疫复合物，从而引起局部和(或)全身性的Ⅲ型或Ⅳ型变态反应，而年龄、食物的消化过程、胃肠道的通透性、食物抗原的结构遗传因素等，可影响食物过敏反应的发生。食物变态反应在出生后最初几年最常见，大多数患儿到了2～3岁就对该食物产生耐受，症状随之消失。IgE介导者可能持续时间较长。开始的严重性与以后临床症状消失与否无关，但由于避食食物变应原不彻底，特别是十几岁的儿童，致使其敏感性持续存在。

(四)临床表现

牛奶蛋白是食物过敏中最常见的过敏原，有50%～60%牛奶蛋白过敏可累及消化道。牛奶蛋白过敏所致的消化道症状可表现为多种多样，包括腹痛、腹泻、腹胀、便秘、消化道出血、恶心、呕吐、拒奶、溢乳、喂养困难、肛瘘以及上述症状迁延不愈而造成的生长发育受限、缺铁性贫血、低蛋白血症、水肿等症状。这些消化道症状均为非特异性表现。

1. IgE途径介导的食物过敏性胃肠病过敏

(1)速发性胃肠道过敏症(gastrointestinal anaphylaxis)：急性起病，患儿在进食某种食物后数分钟至2h起病，出现恶心、呕吐、腹痛、腹泻等症状，通常伴随皮肤过敏和哮喘甚至过敏性休克的表现。常见的过敏原为牛奶、鸡蛋、大豆、花生、海鲜等。

(2)花粉热：也称口腔(黏膜)变态反应综合征(oral allergy syndrome，OAS)，患儿在进食某种或几种水果或蔬菜几分钟后，口咽部，如唇、舌上腭和喉发痒和肿胀，少数患儿出现全身过敏症状。多为水果或蔬菜花粉过敏。

2. IgE途径和非IgE途径共同介导型食物过敏性胃肠病　主要为嗜酸细胞性食管炎、胃炎、胃肠炎(eosinophilic esophagitis，gastritis，gastroenteritis)，本病常累及6～18个月的婴儿。

(1)过敏性嗜酸性粒细胞性食管炎(Allergic Eosinophilic Esophagitis，AEE)：是由IgE介导或非IgE介导或二者均参与介导的食物过敏反应。患儿常表现为拒食、溢乳、喂养困难、反流/呕吐、生长缓慢、消化不良、吞咽困难、胸腹痛、睡眠不安、易激惹等症状。

(2)过敏性嗜酸性粒细胞性胃肠炎(Allergic Eosinophilic Gastroenteritis，AEG)：是指嗜酸性粒细胞浸润胃及小肠的嗜酸性粒细胞性疾病，根据累及部位不同可分为3型：黏膜型、肌型、浆膜型。各型的临床表现可有所差异，黏膜型主要表现为恶心、呕吐、腹痛、腹泻，甚至血便、缺铁性贫血、生长缓慢及蛋白丢失；肌型主要表现为梗阻性症状，类似于幽门梗阻的临床症状；而浆膜型主要表现为嗜酸细胞性腹水及腹痛腹胀。病变主要累及胃窦部及十二指肠，食管亦可同时受累，诊断时需排除其他引起嗜酸性细胞增高的疾病，如高嗜酸性粒细胞综合征等。

(3)过敏性嗜酸性粒细胞性结肠炎(Allergic Eosinophilic Colitis，AEC)：是指嗜酸性粒细胞浸润主要累及结肠，是过敏性嗜酸性粒细胞性消化道疾病中最少见的一种疾病。牛奶蛋白和大豆为主要的食物过敏原，临床表现与过敏性嗜酸性粒细胞性胃肠炎基本相似。

3. 非IgE途径介导的食物过敏性胃肠病　包括食物蛋白性小肠结肠炎(dietary protein enteritis)、食物蛋白性肠病(dietary protein enteropathy)、食物蛋白性直肠炎(dietary protein proctitis)。这类胃肠道过敏症症状限于胃肠道，临床过程呈亚急性或慢性，过敏原最常见为牛奶蛋白、大豆蛋白和谷物，自然病程1～3年。

(1)食物蛋白性小肠结肠炎：表现反复腹泻、呕吐、精神软，常伴生长迟缓，过敏食物回避后再接触则在2h内重新出现呕吐、腹泻、甚至有低血压。

(2)食物蛋白性肠病：表现为慢性腹泻、生长迟缓、低蛋白性水肿、吸收不良。

(3)食物蛋白性直肠炎：婴儿少量血便，其余正常，过敏原为牛奶蛋白，可见于人工喂养儿，也可见于母乳喂养儿，临床预后良好。

4. 乳糜泻(celiac disease)　也称慢性麸质过敏性肠病，过敏原为麸质醇溶性蛋白过敏，表现为脂肪泻、腹胀、恶心、呕吐、吸收不良，病理学见肠绒毛广泛萎缩，HLA-DQ2及HLA-DQ8的表达与CD的发病有关，用于CD的筛查。过去一向认为乳糜泻在国人中罕见。

5. 婴儿肠绞痛　表现为婴儿阵发性烦躁不安，极度痛苦喊叫，腿蜷缩，腹膨胀，排气多，一般于生后2～4周发病，到3～4个月痊愈。诊断依靠剔除激发试验。

6. 牛奶蛋白过敏性胃食管反流　是1岁以内婴儿的常见疾病，且两者临床表现可类似。研究表明，有20%～40%的胃食道反流婴儿与牛奶蛋白过敏有关。其临床表现常为呕吐，溢乳，喂养困难，生长发育受限，缺铁性贫血，哭闹，易激惹等，可伴有反流性食管炎。免疫学检查的阳性结果及餐后食管pH缓慢进行性下降常支持牛奶蛋白过敏性胃食道反流。

(五)辅助检查

1. 常规检查　血常规、粪便常规、血清蛋白、血IgE。嗜酸细胞性胃肠炎嗜酸细胞性食管炎患儿外周血嗜酸性粒细胞升高，血清IgE正常或升高。

2. 过敏原抗体IgE和皮肤点刺试验　提示IgE型食物过敏。

3. 内镜检查结合组织学检查　对于食物过敏性的胃肠病，行内镜检查，能发现特异性的表现。嗜酸细胞性食管炎可见食管黏膜白色斑点附着、“同心圆改变”“裂隙状、皱褶样或气管样食管”。嗜酸细胞性胃肠炎组织活检证实胃肠道一处或多处组织嗜酸细胞浸润≥20Eos/HPF，病变主要累及胃窦部及十二指肠，食管亦可同时受累，诊断时需排除其他引起嗜酸性细胞增高的疾病。嗜酸细胞性结肠直肠炎肠镜检查可见局部红斑，糜烂以及乙状结肠淋巴组织增生，部分患儿在内镜下可表现为嗜酸性隐窝炎。由于正常结肠活检中亦可看到约3%嗜酸细胞浸润甚至更高比例，因此，该病的诊断更为困难。一般认为，若病理检查结果提示黏膜下层及肌层存在水肿及脱颗粒表现，隐窝上皮有嗜酸细胞浸润更加支持过敏性嗜酸性粒细胞性结肠炎的诊断，同时多点活检可提高诊断率。直肠及乙状结肠活检可见黏膜层及固有层嗜酸细胞浸润(6～10Eos/PHF)。

(六)诊断和鉴别诊断

食物变态反应的诊断，首先根据详细的病史、皮肤试验或RAST的结果判定。如果疑为IgE介导，应排除有关食物必要时做盲攻击，但病史中有过严重过敏反应者或诊断明确者不做。疑为非IgE介导的食物所致胃肠道疾病，其诊断在攻击前和攻击后需做活检，无条件时应做食物的排除和攻击试验。根据病史和(或)皮肤试验疑为IgE介导的疾病或食物诱发的小肠结肠炎，应排除可疑食物1～2周。其他胃肠变态反应疾病排除可疑食物可长达12周。如果症状未改善，则不大可能是食物变态反应。不能仅根据皮肤试验或RAST作出Ⅰ型食物变态反应的诊断。许多患者据此被误诊为某种食物所致的食物变态反应，而避免了他们不该禁食的食物，因此，病史和食物的盲攻击对病因的诊断很重要。临床还注意到，IgE型和非IgE型可同时存在或相互转化以及患者随时可能对新的食物变应原过敏。

食物过敏引起的症状具有多样性和非特异性，应与非变态反应所引起的消化道和全身性疾病鉴别，如各种原因引起的消化不良、胆石症、炎症性肠病等。进食某些食物后引起的不良反应，如食物中毒、食物不耐受、药理样食物反应、假性食物过敏等，不能都认为是食物过敏。临床上应注意区分，尤其应避免将食物过敏误诊为食物的不良反应或食物不耐受。

（七）治疗

1\. *避免变应原* 一旦确定了变应原应严格避免再进食，这是最有效的防治手段。但“避”应有的放矢，如鸡蛋最容易过敏的部分为蛋清，可食蛋黄部分一般6～12个月后小儿对大部分食物抗原的敏感性消失，此外，烹调或加热使大多数食物抗原失去变应原性。

0～6个月的婴幼儿食物过敏大多为牛奶蛋白过敏所致，部分为大豆蛋白过敏，建议用深度水解蛋白配方奶或氨基酸配方奶喂养至6个月或直到9～12个月龄时。

2\. *药物治疗* 可用的药物包括激素、白三烯受体拮抗药、抗组胺药等。不主张长期应用。

（1）激素：治疗对非IgE介导的胃肠道疾病（如过敏性嗜酸性粒细胞性食管炎、胃肠炎、结肠炎）有效。全身应用激素一般推荐用于改善急性期症状，如吞咽困难并由此导致脱水和营养不良等，目前对激素使用疗程还不确定，一般认为口服甲泼尼龙1～2mg/(kg·d)，每日2次，最大剂量不超过60mg/d，逐渐增量并持续治疗8周后再逐渐减量可有效。口服丙酸氟替卡松凝胶880mmol/d，每日2次，持续服用3个月，对治疗嗜酸性粒细胞性食管炎有效。对反复发作或激素及配方奶治疗后复发的嗜酸性粒细胞性食管炎予以口服布地奈德悬液500μg/d，每日2次，持续服用3个月激素治疗是嗜酸性粒细胞性胃肠道疾病的主要治疗方法，但停止使用激素后原有症状可再现，因此，还需要长期的后续治疗。

（2）白三烯受体拮抗药：病例研究和病例报道显示，孟鲁司特10～40mg/d，每日1次，持续服用14～20个月对嗜酸性粒细胞性食管炎、胃肠炎有效，并且可保证患者无需小剂量激素维持治疗，减少复发。

（八）总结

食物过敏性胃肠病在婴幼儿是常见的疾病，临床表现多样，儿科医生应该高度重视，在儿童胃肠道疾病尤其是婴幼儿慢性胃肠疾病的鉴别诊断中注意食物过敏因素。皮肤点刺试验和特异性IgE检测对IgE介导食物过敏诊断有重要意义，但由于食物过敏胃肠病发病机制大多为非IgE介导，因此，需要借助内镜和组织学检查以及食物回避/激发试验以明确诊断，早期诊断并给予正确的营养指导，可以防止早期诊断能防止严重的并发症，并降低其再发生率。对食物过敏的研究将更多的关注在明确食物过敏的发病关键基因、建立有预测性的诊断方法和免疫治疗。

（陈　洁）

参考文献

[1] 陆星华，钱家鸣. 消化系疾病诊断与诊断评析. 上海：上海科学技术出版社，2006：169-173.

[2] 张瑛. 三联疗法治疗幽门螺杆菌感染的疗效分析. 中国实用医刊，2009，36(7)：55-58.

[3] 苏林，许春娣，陈舜年. 三联疗法治疗幽门螺杆菌的疗效. 实用儿科临床杂志，2005，20(9)：847-849.

[4] Nayeb-Hashemi H，Kaunitz JD. Gastroduodenal mucosal defense. Curr Opin Gastroenterol，2009，25(6)：537-43.

[5] Mu Kadder Ayse，Se Limoglu. Celiac disease：prevention and treatment. Journal of clinical gastroenterology，2010，44：4-8.

[6] Kohanteb J，Bazargani A，Saberi-Firoozi M，Mobasser A. Antimicrobial susceptibility testing of Helicobacter pylori to selected agents by agar dilution method in Shiraz-Iran. Indian J Med Microbiol，2007，25(4)：374-7.

[7] 龚四堂. 小儿胃食管反流病的治疗. 临床儿科杂志，2007，25(05)：329-331.

[8] 陈洁，许春娣. 小儿慢性胃炎、消化性溃疡诊断治疗推荐方案. 中华儿科杂志，2000，38(4)：201-202.

[9] Huang SC，Sheu BS，Lee SC，Yang HB，Yang YJ. Etiology and treatment of childhood peptic ulcer disease in Taiwan：a single center 9-year experience. J Formos Med Assoc，2010，109(1)：75-81.

[10] Sabbi T，De Angelis P，Dall'Oglio L. Helicobacter pylori infection in children：management and pharmacotherapy. Expert Opin Pharmacother，2008，9(4)：577-585.

[11] Ables AZ，Simon I，Melton ER. Update on Helicobacter pylori treatment. Am Fam Physician，2007，75(3)：351-358.

[12] Chey WD，Wong BC；Practice Parameters Committee of the American College of Gastroenterology. American College of Gastroenterology guideline on the management of Helicobacter pylori infection. Am J Gastroenterol，2007，102(8)：1808-1825.

[13] 中华儿科杂志编辑委员会，中华医学会儿科学分会消化学组. 小儿胃食管反流病诊断治疗方案（试行）. 中华儿科杂志，2006，44(2)：97.

[14] 龚四堂.小儿消化系统疾病诊治进展.中国实用儿科杂志,2005,20(05):261-163.

[15] Nelson SP, Chen EH, Syniar GM, et al. Prevalence of symptoms of gastroesophageal reflux during childhood: a pediatric practice-based survey. Pediatric Practice Research Group. Arch Pediatr Adolesc Med, 2000, 154: 150-154.

[16] El-Serag HB, Gilger M, Kuebeler M, et al. Extraesophageal associations of gastroesophageal reflux disease in children without neurologic defects. Gastroenterology, 2001, 121: 1294-1299.

[17] Kahn A, Rebuffat E, Sottiaux M, et al. Sleep apneas and acid esophageal reflux in control infants and in infants with an apparent life-threatening event. Biol Neonate, 1990, 57: 144-149.

[18] Havemann B, Henderson CA, El-Serag HB. The association between gastroesophageal reflux disease and asthma: a systematic review. Gut, 2007, 56: 1654-1664.

[19] Blondeau K, Dupont LJ, Mertens V, et al. Improved diagnosis of gastro-esophageal reflux in patients with unexplained chronic cough. Aliment Pharmacol Ther, 2007, 25: 723-732.

[20] Condino AA, Sondheimer J, Pan Z, et al. Evaluation of infantile acid and non-acid gastroesophageal reflux using combined pH monitoring and impedance measurement. J Pediatr Gastroenterol Nutr, 2006, 42(1): 16-21.

[21] Des Varannes SB, Mion F, Ducrotte P, et al. Simultaneous recordings of esophageal acid exposure with conventional pH monitoring and a wireless system(Bravo). Gut, 2005, 54(12): 1682-1686.

[22] Argon M, Duygun U, Daglioz G, et al. Relationship between gastric emptying and gastroesophageal reflux in infants and children. Clin Nucl Med, 2006, 31(5): 262-326.

[23] Di Ciaula A, Portincasa P, Di Terlizzi L, et al. Ultrasonographic study of postcibal gastro-esophageal reflux and gastric emptying in infants with recurrent respiratory disease. World J Gastroenterol, 2005, 11: 7296-7301.

[24] 吴晔明,严志龙,洪莉.腹腔镜下Rosetti's和Thal's胃底折叠术治疗婴幼儿胃食管反流[J].中华小儿外科杂志,2005,26(6):308-310.

[25] 董梅.小儿炎症性肠病.实用儿科临床杂志,2005,20(3):197-199.

[26] 江米足.青少年儿童炎症性肠病诊断指南(波尔图标准).实用儿科临床杂志[J],2006,21(7):443-445.

[27] Cezard JP, Nouaili N, Talbotec C, et al. A prospective study of efficacy and tolerance of a chimeric antibody to tumor necrosis factors (remicade) in severe pediatric crohn disease[J]. J Pediatr Gastroenterol Nutr, 2003, 36: 632-636.

[28] Guandalini S. Textbook of Pediatric Gastroenterology and Nutrition. 1st ed. United Kindom: Taylor & Francis, 2004: 371-372.

[29] 周吕,柯美云.神经胃肠病学与动力基础与临床.北京:科学出版社,2005:679-685.

[30] Chumpitazi BP, Fishman SJ, Nurko S. Long-term clinical outcome after botulinum toxin injection in children with nonrelaxing internal anal sphincter. Am J Gastroenterol, 2009, 104(4): 976-983.

[31] Jung C, Michaud L, Mougenot JF, et al. Treatments for pediatric achalasia: Heller myotomy or pneumatic dilatation? Gastroenterol Clin Biol, 2010, 34(3): 202-208.

[32] Chuah SK, Wu KL, Hu TH, et al. Changchien CS. Endoscope-guided pneumatic dilation for treatment of esophageal achalasia. World J Gastroenterol, 2010, 28, 16(4): 411-417.

[33] 黄红丽,沙卫红.先天性肥厚性幽门狭窄的诊治进展.中国消化内镜,2008,(2)4:33-36.

[34] Sola JE, Neville HL. Laparoscopic vs open pyloromyotomy: a systematic review and meta-analysis. J Pediatr Surg, 2009, 44(8): 1631-1637.

[35] Kleiman RE, Goulet O, Mierli-vergali G, et al. Walker's pediatric gastrointestinal disease: physiology, diagnosis, management. 5th ed. BC Becker Inc. Hamilton Ontario, 2008.

[36] 陈洁,许春娣,黄志华.儿童胃肠肝胆胰疾病.北京:中国医药科技出版社,2006.

[37] 胡亚美,江载芳.诸福堂实用儿科学.7版,北京:人民卫生版社,2002.

[38] The Harriet Lane Sercice & The Johns Hopikis Hospital. A manual for pediatric House Office, 12thed. Mosby Elesvier, 2007.

[39] 陈洁.小儿急性胰腺炎的诊断和非手术治疗.小儿急救医学,2003,10:349-351.

[40] Leena K, Mark E. LOWE. Etiology and Outcome of Acute Pancreatitis in Infants and Toddlers. J Pediatr, 2008, 152: 106-110.

[41] McGrogan PJ, Hodges S. Management and outcome of portal hypertension in children. Current Paediatics, 2001, 11: 90-95.

[42] 吴继东,汪忠镐,王仕华,等.儿童肝外门脉高压症的诊治.中国现代手术学,2003,7:373-377.

[43] Olthof E, Blankenstejin J, Akkerskijk G. Chyloperitoneum following abdminal arotic srugery. Vascular, 2008, 16: 258-262.

[44] 余金丹,陈洁.儿童和青少年功能性胃肠病罗马Ⅲ诊断标准.临床胃肠病杂志,2007,19;279-284.

[45] Moyer V, Freese DK, Whitington PF, et al Guideline for the evaluation of cholestatic jaundice in infant: recommendations of th North Amecican Society for Pediatiric Gastroenterolgy, Hepatology and Nutrition. J Pediatr Gastrol & Nutri, 2004, 39: 115-128.

[46] Gareaga M, Kerner J. Gasttointestinal manifesstation of food allergies in pediatric patients. Nutr Clin Pract, 2005, 20: 526-535.

[47] Shifflet A, Forouhar F, Wu G. Eosinophylic digestive diseases: eosinophilic esophatitis, gastroenteritis, and coitis. J Formos Med Assoc, 2009, 108(1): 834-843.

第7章

呼吸系统疾病

第一节　小儿呼吸系统解剖生理特点

(一)解剖特点

呼吸系统以环状软骨为界分为上、下呼吸道。

1. 上呼吸道　婴幼儿无鼻毛,鼻腔狭窄,黏膜柔嫩,血管丰富,易于感染,而且炎症时容易堵塞造成呼吸与吸吮困难。后鼻腔黏膜与鼻窦黏膜连续,且鼻窦口相对较大,故急性鼻炎时易患鼻窦炎。咽鼓管较宽、直、短、呈水平位,因而鼻咽部炎症易波及中耳,引起中耳炎。咽扁桃体至1岁末逐渐增大,4～10岁达发育高峰,14～15岁时逐渐退化,故婴儿少见扁桃体炎。喉部呈漏斗状,喉腔狭窄,黏膜下组织疏松且富含血管及淋巴管,发生炎症时易引起声音嘶哑和呼吸困难。

2. 下呼吸道　婴幼儿的气管、支气管较成年人狭窄;软骨柔软,缺乏弹力组织而支撑作用差;黏膜柔嫩,血管丰富;含有丰富的黏液腺;左支气管细长,由气管侧方伸出,而右支气管短粗,为气管直接延伸,故异物较易进入右支气管。

肺泡数量较少,足月新生儿肺泡数目约2 500万个,8岁接近成年人水平约3亿个;弹性纤维发育较差,血管丰富,间质发育旺盛,致肺含血量多而含气量少,易于感染。2岁后才出现肺泡间的Kohn孔,故新生儿及婴儿无侧支通气。

3. 胸廓　婴幼儿胸廓前后径与横径几乎相等,呈桶状;肋骨水平位,肋间肌欠发达,主要靠横膈肌呼吸;而横膈位置较高,心脏略呈横位,在胸腔中所占的比例相对较大,因此,不能在深吸气时增加胸廓的扩展。婴幼儿胸腔小而肺相对较大,呼吸肌发育差,故呼吸时肺不能充分扩张,影响通气和换气。婴幼儿膈肌中耐疲劳的肌纤维数量少,呼吸肌易于疲劳。小儿纵隔相对较大,周围组织疏松,在胸腔积液或气胸时易出现纵隔移位。

(二)生理特点

1. 呼吸频率、节律与呼吸类型　小儿年龄越小,呼吸频率越快。婴儿期呼吸中枢调节能力差,易出现呼吸节律不齐,甚至呼吸暂停,尤以早产儿明显。婴幼儿为腹式呼吸,随着年龄增长,横膈下降,逐渐转变为胸腹式呼吸。

2. 呼吸功能　婴幼儿的呼吸功能呈现“二小、一大”的特点,即肺活量小,为50～70ml/kg,按体表面积计算成年人是小儿的3倍,说明其潜力差,呼吸功能储备较低,易发生呼吸衰竭;潮气量小,不仅绝对值小,而且按体表面积计算亦小于成年人;由于气道管径细小,呼吸道阻力大于成年人。

3. 呼吸道免疫特点　小儿呼吸道的非特异性和特异性免疫功能均较差。新生儿、婴幼儿咳嗽反射弱,柱状上皮细胞纤毛运动功能差,难以有效清除吸入的尘埃和异物颗粒;肺泡巨噬细胞功能不足;婴幼儿的SIgA、IgA、IgM、IgG和IgG亚类含量均低,乳铁蛋白、溶菌酶、干扰素、补体等的量和活性不足,故易患呼吸道感染。

(农光民)

第二节 急性上呼吸道感染

急性上呼吸道感染(acute upper respiratory infection,AURI)简称"上感",是小儿最常见的疾病,主要是鼻、鼻咽和咽部黏膜的炎症,导致急性鼻咽炎、急性咽炎、急性扁桃体炎等,常统称上呼吸道感染。

(一)病因

各种病毒和细菌均可引起上感,但90%以上为病毒,主要有鼻病毒、呼吸道合胞病毒、流感病毒、副流感病毒、腺病毒、肠道病毒等。少数为细菌感染所致,常见的有溶血性链球菌,其次为肺炎球菌、流感嗜血杆菌等,近年来肺炎支原体亦不少见。

婴幼儿时期由于上呼吸道的解剖和免疫特点易患本病。若患有营养性疾病,如维生素D缺乏性佝偻病、营养不良、维生素A缺乏、锌缺乏症或护理不当、气候变化等因素,则易发生反复上呼吸道感染。

(二)临床表现

本病症状轻重不一,与病原、年龄和机体抵抗力不同有关,年长患儿症状较轻,而婴幼儿较重。

1. 一般类型上感

(1)局部症状:鼻塞、喷嚏、流涕、轻咳、咽部不适或咽痛等。

(2)全身症状:发热、乏力、头痛、全身酸痛、食欲缺乏、恶心、呕吐、腹泻、腹痛,腹痛多为阵发性脐周疼痛,无压痛,与肠痉挛或肠系膜淋巴结炎有关。婴幼儿局部症状不显著而全身症状重,多骤然起病,6个月至3岁的部分患儿可发生热性惊厥。年长患儿以局部症状为主,全身症状较轻。

体检可见咽部充血,扁桃体肿大,颌下和颈部淋巴结肿大、触痛等,肺部听诊正常。肠道病毒感染可有不同形态的皮疹。

一般病程3~5d,为自限性疾病。

2. 两种特殊类型上感

(1)疱疹性咽峡炎(herpangina):系柯萨奇A组病毒所致,好发于夏秋季。起病急,表现高热、咽痛、流涎、厌食、呕吐等。体检可见咽部充血,咽腭弓、悬雍垂、软腭处有直径2~4 mm的疱疹,周围有红晕,破溃后形成小溃疡。病程1周左右。

(2)咽-结合膜热(pharyngo-conjunctival fever):由腺病毒3、7型所致,好发于春夏季,可在儿童集体机构中流行。以发热、咽炎、结膜炎为特征。多呈高热、咽痛、眼部刺痛、咽部充血、一侧或两侧滤泡性眼结膜炎,颈部、耳后淋巴结肿大。病程1~2周。

(三)并发症

本病多数预后良好,但是如果处理不妥可能出现并发症,婴幼儿多见。可波及邻近器官或向下蔓延,引起中耳炎、鼻窦炎、咽后壁脓肿、颈淋巴结炎、喉炎、气管炎、支气管肺炎等。年长儿若因链球菌感染可引起急性肾炎、风湿热等。

(四)实验室检查

病毒感染者外周血白细胞计数正常或偏低,细菌感染者外周血白细胞计数及中性粒细胞增高,链球菌感染者血中ASO滴度增高。一般不需做病原学检测。

(五)诊断和鉴别诊断

本病根据临床表现不难诊断,但需与以下疾病鉴别。

1. 急性传染病早期　各种传染病的前驱症状类似上感,如麻疹、流行性脑脊髓膜炎、百日咳、猩红热、脊髓灰质炎等,应结合流行病学史、临床表现及实验室资料综合分析,并观察病情演变加以鉴别。

2. 流行性感冒　系流感病毒、副流感病毒所致,有明显流行病学史。全身症状重,如发热、头痛、咽痛、肌肉酸痛等。上呼吸道卡他症状可不明显。

3. 急性阑尾炎　上感伴腹痛者应与本病鉴别。急性阑尾炎腹痛常先于发热,以右下腹为主,呈持续性,固定压痛点、反跳痛及腹肌紧张、腰大肌试验阳性等体征,外周血白细胞及中性粒细胞增高。

(六)治疗

1. 一般治疗　休息、多饮水。注意呼吸道隔离,预防并发症。

2. 对症治疗　高热可服解热镇痛药,亦可用冷敷、温湿敷或乙醇擦浴降温;热性惊厥应予镇静、止惊等处理;鼻塞明显可局部滴入减轻充血药;咽痛可含服咽喉片。

3. 病因治疗　一般抗病毒药物无特异性,可用利巴韦林(病毒唑,virazole)10~15mg/(kg·d),口服或静脉滴注,疗程3~5d。若病情重、有继发细菌感染或有并发症可加用抗菌药物,常用青霉素类、一代头孢菌素类、大环内酯类等，疗程3～5d。如证实为溶血性链球菌感染或既往有风湿热、肾炎病史者，青霉素应用至10～14d。病毒性结合膜炎可用0.1%阿昔洛韦滴眼。

（农光民）

第三节　急性支气管炎

急性支气管炎（acute bronchitis）指支气管黏膜发生炎症，多继发于上呼吸道感染之后，气管常同时受累，婴幼儿多见。

（一）病因

能引起上呼吸道感染的病原体都可引起支气管炎，病毒、细菌混合感染较常见。

（二）临床表现

大多先有上呼吸道感染症状，3～4d后出现咳嗽，初为干咳，以后有痰，小婴儿常将痰吞咽；婴幼儿症状较重，常有发热、呕吐、腹泻，呕吐物中常有痰液。体格检查，双肺呼吸音粗糙，可闻及不固定的干性啰音和（或）中湿啰音，一般无气促、发绀。

哮喘性支气管炎：见于3岁以下小儿，多为特应性体质，咳喘，体格检查示呼气性呼吸困难，呼气延长，双肺可闻及哮鸣音，反复发作。

（三）X线检查

胸片正常或肺纹理增粗、肺门阴影增浓。

（四）治疗

1. *一般治疗*　同上呼吸道感染，适当的气道湿化，以利于呼吸道分泌物排出。

2. *抗生素治疗*　有发热、黄痰、白细胞增多时，应考虑细菌感染，可适当选用抗生素。

3. *对症治疗*　一般不用镇咳或镇静药，以免抑制咳嗽反射，影响黏痰咳出。①化痰止咳：刺激性咳嗽可用复方甘草合剂等，痰稠时可用氨溴索等。②喘憋严重可使用支气管舒张药，如沙丁胺醇等β_2受体激动药雾化吸入，也可口服氨茶碱。喘息严重时可加用泼尼松，1～3d。

（农光民）

第四节　毛细支气管炎

毛细支气管炎（bronchiolitis）是2岁以下婴幼儿特有的呼吸道感染性疾病，以喘憋、呼吸急促、三凹征为主要临床表现，国内又称之为喘息性肺炎。

（一）病因及流行病学

本病50%以上的病例由呼吸道合胞病毒（respiratory syncytial virus，RSV）引起，副流感病毒、腺病毒、流感病毒、肺炎支原体、鼻病毒、人类偏肺病毒（human meta-pneumovirus，hMPV）亦可引起。呼吸道合胞病毒引起的毛细支气管炎在我国北方多见于冬季和初春，广东、广西则以夏秋季为多。

（二）病理及发病机制

毛细支气管炎的病理改变主要在直径为75～300μm的小气道。早期即出现毛细支气管上皮细胞坏死、黏膜下水肿、管壁淋巴细胞浸润、平滑肌痉挛，细胞碎片及纤维素全部或部分阻塞毛细支气管。出现广泛肺气肿及斑点状肺不张。

发病机制目前尚未完全明了，一般认为与免疫学机制有关。

（三）临床表现

本病仅发生于2岁以下，多数在6个月左右的婴儿。患儿常在上感后2～3d出现持续性干咳和发作性喘憋。咳喘同时发生为本病特点。症状轻重不等，可无热或低热至中度发热。体格检查的突出特点为胸部叩诊呈鼓音，常伴呼气相呼吸音延长，呼气性喘鸣。呼吸浅快，伴鼻翼扇动和三凹征。重症患儿面色苍白或发绀。当毛细支气管接近完全梗阻时，呼吸音明显减低。在喘憋严重时往往听不到湿啰音；当喘憋稍缓解，可闻及弥漫性中细湿啰音。重者可发展成心力衰竭及呼吸衰竭。

本病最危险的时期是发病后48～72h，病死率为1%。病程一般5～15d，平均10d。

（四）X线检查

可见有不同程度的肺气肿，肺纹理增粗。部分患儿有散在小实变影（肺不张或肺泡炎症）。

（五）实验室检查

白细胞总数及分类多在正常范围。血气分析可了解患儿低氧血症、CO_2潴留及酸碱失衡。用免疫荧光技术、酶标抗体染色法或ELISA等方法可进行病毒快速诊断，以明确病原。

(六)诊断及鉴别诊断

患者年龄偏小，病初即呈明显的发作性喘憋，与其他急性肺炎较易区别。体检及X线检查，在初期即有明显肺气肿，也有助诊断。

鉴别诊断包括以下几种。

1. *婴幼儿哮喘* 婴儿的第一次感染性喘息发作，多为毛细支气管炎，若反复多次发作，亲属有变态反应病史，则考虑为婴幼儿哮喘。

2. *其他疾病* 如百日咳、充血性心力衰竭、哮喘性支气管炎、吸入异物，也可发生喘憋，须予鉴别。

(七)治疗

轻症患者可在家治疗观察，补充足够液体即可。有中、重度呼吸困难的患儿需住院治疗。目前的治疗主要是对症处理。

1. *支持治疗* ①氧疗，除轻症患儿外均应吸氧，采取不同的给氧方式；②补充液体；③雾化治疗，拍背吸痰；④适当镇静。

2. *平喘治疗* ①支气管舒张药，如0.5%沙丁胺醇雾化吸入；②糖皮质激素可用于严重喘憋的患儿，琥珀酸氢化可的松5～10mg/(kg·d)或甲泼尼龙1～2mg/(kg·d)静脉滴注，一般1个疗程3～5d。

3. *抗病原治疗* 利巴韦林对RSV有一定疗效，静脉滴注或雾化吸入。考虑支原体感染者可应用大环内酯类抗生素。病毒病因诊断明确者不推荐使用抗生素。但若缺乏RSV或其他病毒感染证据时，小婴儿或病情较重者可使用抗生素。

4. *治疗并发症* 如酸中毒、心力衰竭及呼吸衰竭。

(八)预后

目前认为在住院的毛细支气管炎患儿中有1/2以后可发生哮喘。其危险因素包括特应质、哮喘家族史、抗RSV-IgE阳性、先天小气道等。部分患儿肺功能异常持续数月至数年。

（农光民）

第五节 肺 炎

肺炎(pneumonia)是由不同病原体或其他因素(如吸入羊水、胎粪、油脂类、有毒气体等)所致的肺部炎症，以发热、咳嗽、气促、呼吸困难及肺部固定的中小湿啰音为共同临床表现。肺炎是儿童时期重要的常见病，是5岁以下小儿死亡的首位原因。

小儿肺炎常用分类方法有以下几种。

1. *病理分类* 支气管肺炎、大叶性肺炎、间质性肺炎。

2. *病因分类*

(1)细菌性肺炎：肺炎链球菌、链球菌、葡萄球菌、革兰阴性杆菌(流感嗜血杆菌、肺炎杆菌、大肠埃希菌、铜绿假单胞菌)等。

(2)病毒性肺炎：呼吸道合胞病毒、腺病毒、流感病毒、副流感病毒、肠道病毒、巨细胞病毒等。

(3)支原体肺炎：由肺炎支原体所致。

(4)衣原体肺炎：由沙眼衣原体、肺炎衣原体所致。

(5)真菌性肺炎：白色念珠菌、曲菌、隐球菌、组织胞质菌、毛霉菌、球孢子菌等。

(6)原虫性肺炎：以卡氏肺囊虫为主。

(7)非感染病因引起的肺炎：吸入性肺炎、坠积性肺炎、嗜酸细胞性肺炎等。

3. *病程分类* 病程＜1个月者，为急性；1～3个月者为迁延性；＞3个月者为慢性。

4. *病情分类*

(1)轻症：呼吸系统症状为主，无全身中毒症状。

(2)重症：除呼吸系统受累外，其他系统亦同时受累，且全身中毒症状明显。

5. *根据临床表现是否典型分类*

(1)典型性肺炎：肺炎链球菌、流感嗜血杆菌、金黄色葡萄球菌、革兰阴性杆菌性肺炎。

(2)非典型性肺炎：肺炎支原体、衣原体、军团菌、新型冠状病毒等引起的肺炎。

6. *按住院48h前、后发生的肺炎分类*

(1)社区获得性肺炎：指无明显免疫抑制的患儿在院外或住院48h内发生的肺炎。

(2)院内获得性肺炎：指住院48h后发生的肺炎。

一、支气管肺炎

支气管肺炎(bronchopneumonia)是婴幼儿最常见的肺炎。营养不良、先天性心脏病、低出生体重、免疫缺陷者更易发生。

(一)病因

支气管肺炎最常见的病原微生物为细菌、病毒,近年来肺炎支原体感染呈上升趋势。病原体常由呼吸道侵入,少数经血进入肺。

(二)病理

不同病原体引起的肺炎病理改变有所不同。细菌性肺炎以肺实质受累为主;而病毒性肺炎则以间质受累为主,亦可累及肺泡。

(三)病理生理

支气管肺炎的主要病理生理包括低氧血症和高碳酸血症。低氧血症、高碳酸血症和毒血症可导致机体代谢及器官功能障碍,如循环系统,常见心肌炎、心力衰竭及微循环障碍等;中枢神经系统,常见中毒性脑病、脑膜炎;消化系统,常见中毒性肠麻痹和消化道出血;代谢性酸中毒、呼吸性酸中毒或混合性酸中毒、稀释性低钠血症等。

(四)临床表现

轻症肺炎仅以呼吸系统表现为主,多数起病较急,发病前常有数日上呼吸道感染。

1. 呼吸系统　①发热,早产儿、重度营养不良患儿可表现为体温不升。②咳嗽,有痰,新生儿、早产儿则表现为口吐白沫。③呼吸加快,并有鼻翼扇动、三凹征,重者呈点头状呼吸。④唇周、鼻旁、甚至指(趾)端发绀。⑤肺部听诊可闻及固定的中、细湿啰音,以肺底部和脊柱旁较多,于吸气末明显,叩诊多正常。

重症肺炎除呼吸系统外,还可累及循环、神经和消化系统,出现相应临床表现。

2. 循环系统　轻度缺氧可致心率增快,重症肺炎可合并心肌炎和心力衰竭。前者表现面色苍白、心动过速、心音低钝、心律失常,心电图示 ST 段下移和 T 波低平、倒置。心力衰竭表现为:①呼吸突然加快,>60/min。②心率突然加快,>180/min。③突然极度烦躁不安,明显发绀,面色苍灰,指(趾)甲微血管充盈时间延长。④心音低钝和(或)奔马律。⑤肝迅速增大。⑥尿少或无尿,颜面眼睑或双下肢水肿。具有前 5 项即可诊断为心力衰竭。

3. 神经系统　轻度缺氧表现烦躁、嗜睡;脑水肿时出现不同程度的意识障碍,重者出现惊厥、呼吸不规则、前囟隆起,瞳孔对光反应迟钝或消失。

4. 消化系统　轻症常有食欲缺乏、吐泻等。重症可引起中毒性肠麻痹,肠鸣音消失;消化道出血可呕吐咖啡样物,大便隐血阳性或排柏油样便。

(五)并发症

本病早期合理治疗并发症少见。若延误诊断或病原体致病力强可引起并发症。在治疗过程中,中毒症状或呼吸困难突然加重,体温持续不退或退而复升,均应考虑有并发症可能。

1. 脓胸(empyema)　常由葡萄球菌引起,革兰阴性杆菌次之。患儿表现为呼吸困难加重,患侧呼吸运动受限,语颤减弱,叩诊浊音,听诊呼吸音减弱或消失。当积液较多时,纵隔、气管移向对侧。

2. 脓气胸(pyopneumothorax)　肺边缘脓肿破裂与肺泡或小支气管相通即造成脓气胸。患儿病情突然加重,咳嗽剧烈、烦躁不安、呼吸困难、面色发绀。胸部叩诊在积液上方为鼓音,下方为浊音,呼吸音明显减弱或消失。若支气管胸膜瘘的裂口处形成活瓣,空气只进不出,即形成张力性气胸。

3. 肺大疱(pneumatocele)　多为金黄色葡萄球菌感染。细支气管管腔因炎性肿胀狭窄,渗出物黏稠,形成活瓣阻塞,空气能吸入而不易呼出,导致肺泡扩大、破裂而形成肺大疱。其大小取决于肺泡内压力和破裂肺泡的多少。体积小者,可无症状;体积大者引起急性呼吸困难。

(六)实验室检查

1. 外周血检查

(1)白细胞检查:细菌性肺炎白细胞总数和中性粒细胞多增高,可见核左移。病毒性肺炎白细胞总数正常或降低。

(2)C 反应蛋白(CRP):细菌感染时,血清 CRP 增高。

2. 病原学检查

(1)细菌培养:采集血、痰、气管吸出物、胸腔穿刺液、肺活检组织等进行细菌培养,可明确病原菌。但常规培养需时较长,且在应用抗生素后阳性率较低。

(2)病毒分离和鉴定:应于发病 7d 内取鼻咽或气管分泌物标本做病毒分离,阳性率高,但需时亦长,不能用作早期诊断。

(3)其他病原体的分离培养:肺炎支原体、沙眼衣原体、真菌等均可通过特殊分离培养方法获得相应病原诊断。

(4)病原特异性抗原检测:检测到某种病原体的特异抗原即可作为相应病原体感染的证据。常用的方法有免疫荧光技术、酶联免疫吸附试验(ELISA)、对流免疫电泳、乳胶凝集试验和放射免疫测定等,均较简单快速。目前国内有部分病毒抗原检测试剂盒出售。

(5)病原特异性抗体检测:急性期与恢复期双份血清特异性 IgG 有 4 倍升高,对诊断有重要意义。急性期特异性 IgM 测定有早期诊断价值。

(6)聚合酶链反应(PCR)或特异性基因探针检测病原体 DNA:此法特异、敏感,但试剂和仪器昂贵。

(7)其他:冷凝集试验可用于肺炎支原体感染的初筛试验。

3. *胸部X线平片*　出现小斑片状阴影,以双肺中下野、内中带居多。若发生并发症,则有相应的影像学改变。

(七)诊断

典型支气管肺炎一般有发热、咳嗽、气促或呼吸困难,肺部有固定的中细湿啰音,据此可诊断。X线胸片有肺炎改变可确诊。确诊后,须判断病情轻重,有无并发症,有条件的做病原学检查,以指导治疗。

(八)鉴别诊断

1. *急性支气管炎*　以咳嗽为主,一般无发热或仅有低热,肺部听诊呼吸音粗糙或有易变性的干性啰音和(或)中湿啰音。重症支气管炎有时与早期肺炎不易区分,应按肺炎处理。

2. *肺结核*　婴幼儿活动性肺结核的症状及X线胸片改变与支气管肺炎有相似之处,但肺部啰音常不明显。应根据结核接触史、结核菌素试验和抗生素治疗后的反应等加以鉴别。

3. *支气管异物*　吸入异物可致支气管部分或完全阻塞而致肺气肿或肺不张,且易继发感染引起肺部炎症。但多有异物吸入,突然出现呛咳病史,胸部X线检查,特别是透视可助鉴别,必要时行支气管镜检查。

(九)治疗

应采取综合措施,积极控制炎症,改善肺的通气功能,防治并发症。

1. *一般治疗*　保持室内空气流通,室温以18～20℃,相对湿度60%为宜。勤翻身,多叩背,以利于痰液排出。

2. *病原治疗*　按不同病原体选择药物。

(1)抗生素:明确由细菌感染或在病毒感染的基础上合并细菌感染者需用抗生素治疗。

使用原则:根据病原菌选用敏感药物,早期治疗,联合用药,选用渗入下呼吸道浓度高的药物,足量、足疗程。

根据病原选择抗生素:①肺炎链球菌,青霉素敏感者首选青霉素或阿莫西林(羟氨苄青霉素);青霉素低中度敏感者仍首选青霉素,但要加大剂量。②金黄色葡萄球菌,甲氧西林敏感者首选苯唑西林或氯唑西林,耐药者选用万古霉素。③流感嗜血杆菌,首选阿莫西林加β-内酰胺酶抑制药。④大肠埃希菌和肺炎杆菌首选头孢曲松,铜绿假单胞菌首选头孢哌酮加β-内酰胺酶抑制药。⑤肺炎支原体和衣原体,首选大环内酯类,如红霉素、罗红霉素、阿奇霉素等。

用药时间:疗程应持续至体温正常后5～7d,临床症状基本消失后3d。支原体肺炎至少用药2～3周,以免复发。葡萄球菌肺炎易复发及产生并发症,疗程宜长,体温正常后继续用药2周,一般总疗程≥6周。

(2)抗病毒治疗:目前尚无理想的抗病毒药物,常用于临床的有以下两种。

利巴韦林:10～15mg/(kg·d),肌内注射或静脉滴注,亦可超声雾化吸入,对呼吸道合胞病毒、腺病毒有效。

α-干扰素:治疗病毒性肺炎有效。雾化吸入较肌内注射疗效更佳。疗程3～5d。

3. *对症治疗*

(1)氧疗:凡有呼吸困难、喘憋、口唇发绀、面色苍灰应立即给氧。鼻前庭给氧流量为0.5～1L/min,氧浓度不超过40%。缺氧明显者可用面罩或头罩给氧,氧流量2～4L/min,氧浓度50%～60%,若出现呼吸衰竭,则应使用机械通气。氧气应湿化,以免损伤气道上皮细胞纤毛。

(2)保持呼吸道通畅:使用去痰药、雾化吸入,喘憋严重者可选用支气管舒张药,保证液体摄入量,有利于痰液排出。

(3)治疗心力衰竭:除镇静、给氧外,要增强心肌收缩力,减慢心率,增加心搏出量;减轻体内水钠潴留,减轻心脏负荷(详见第8章第四节)。

(4)腹胀的治疗:伴低钾血症者及时补钾。如系中毒性肠麻痹,应禁食、胃肠减压,亦可使用酚妥拉明及每次0.3～0.5mg/kg,加5%葡萄糖液20ml静脉滴注。

(5)感染性休克、脑水肿、呼吸衰竭的治疗。

(6)纠正水、电解质与酸碱平衡。

4. *糖皮质激素的应用*　适用于中毒症状明显、严重喘憋、胸膜腔有渗出、伴中毒性脑病、感染性休克、呼吸衰竭者。常用琥珀酸氢化可的松4～10mg/(kg·d)或用地塞米松0.2～0.3mg/(kg·d),疗程3～5d。

5. *并存症和并发症的治疗* 对并存佝偻病、营养不良者，应给予相应治疗。并发脓胸、脓气胸应及时进行穿刺引流。若脓液黏稠，经反复穿刺抽脓不畅者或张力性气胸者，考虑胸腔闭式引流。

6. *其他* 静脉注射丙种球蛋白(IVIG)可用于重症肺炎患儿。

二、几种不同病原体所致肺炎的特点

以下几种肺炎各具有其较明显的临床特点，逐一介绍。

(一)腺病毒肺炎

腺病毒肺炎(adenovirus pneumonia)主要由腺病毒3、7型所致。临床特点为①多见于6个月至2岁的婴幼儿；②起病急，中毒症状重，表现稽留热，委靡嗜睡；③咳嗽较剧烈，频咳或阵咳，可出现喘憋、呼吸困难、发绀，但肺部体征出现较晚，发热4～5d后始闻及湿啰音；④肺部病变易发生融合；⑤易引起肺功能损害和其他系统功能障碍，主要为循环和神经系统，表现为急性心力衰竭和中毒性脑病；⑥病灶吸收缓慢，需数周至数月。

(二)葡萄球菌肺炎

金黄色葡萄球菌肺炎(staphylococcal aureus pneumonia)临床特点为①起病急，病情重，进展凶险，中毒症状明显，常呈弛张热；②病程中，易发生脓气胸、肺大疱、纵隔积气、皮下气肿等；③炎症易扩散至其他部位(如心包、脑、肝、皮下组织、骨髓等处)，引起迁徙化脓病变；④部分患儿出现多形性皮疹，猩红热样或麻疹样；⑤外周血白细胞增多，中性粒细胞增高。

(三)革兰阴性杆菌肺炎

近年来发病有上升趋势，以流感嗜血杆菌、肺炎杆菌、大肠埃希菌及铜绿假单胞菌为多。临床特点为①<4岁小儿多见，亚急性起病，全身中毒症状重；②易并发脓胸、脑膜炎、败血症、休克、心包炎等；③X线胸片表现多样，可为支气管肺炎、大叶性肺炎或肺段实变，常伴胸腔积液征；④外周血白细胞增多。

(四)肺炎支原体肺炎

肺炎支原体肺炎(mycoplasma pneumonia, mp)常年皆可发生，流行周期为4～6年。①年长儿以刺激性咳嗽为突出表现，持续时间较长，但肺部体征轻或无；②婴幼儿则以呼吸困难、喘憋和双肺哮鸣音突出，可闻及湿啰音；③部分患儿有多系统受累，如心肌炎、心包炎、溶血性贫血、血小板减少、脑膜炎、吉兰-巴雷综合征、肾炎等，部分病例以肺外表现起病；④X线胸片表现多样，如以肺门阴影增浓为主、支气管肺炎、间质性肺炎、均一的肺实变；⑤血清支原体IgM抗体检测有诊断意义，大环内酯类抗生素治疗有效。

(五)衣原体肺炎

衣原体肺炎(chlamydial pneumonia)主要是由沙眼衣原体(CT)和肺炎衣原体(CP)引起的肺炎。

1. *沙眼衣原体肺炎* ①见于<6个月婴儿，起病隐匿，无发热；②肺部闻及湿啰音，50%患儿可伴结膜炎；③胸部X线表现为弥漫性间质性改变和过度通气改变或有片状阴影。

2. *肺炎衣原体肺炎* ①常见于5岁以上儿童，起病隐匿，无发热；②咳嗽可持续1～2个月，肺部闻及干、湿啰音；③X线胸片显示肺部浸润病灶，也可为单侧或双侧。

(农光民)

第六节　胸　膜　炎

胸膜是介于胸壁和胸内脏器之间的浆膜组织。胸膜炎是致病因素刺激胸膜所导致的胸膜炎症。胸腔内可有液体积聚(渗出性胸膜炎)或无液体积聚(干性胸膜炎)。以胸痛、气促、咳嗽、呼吸困难、胸膜摩擦音和或胸腔积液为共同临床表现，感染性胸膜炎可伴有畏寒、发热。胸膜炎的病因相当复杂，如感染、风湿性疾病、恶性肿瘤、理化因素等，感染是儿童胸膜炎最常见的病因。多数胸膜炎症消退后，胸膜可恢复正常，未及时诊断治疗者可发生气胸、胸膜肥厚粘连。

(一)病因

1. *感染* 为小儿胸膜炎最常见病因。因病原菌感染肺部、胸膜所致，如结核杆菌所致结核性胸膜炎，金黄色葡萄球菌、肺炎链球菌、革兰阴性杆菌所致化脓性胸膜炎，肺炎支原体、病毒、立克次体、放线菌及白色念珠菌等真菌、阿米巴病、丝虫病和肺吸虫等寄生虫所致胸膜炎等。

2. *风湿性疾病* 如风湿性胸膜炎、幼年特发性关节炎、系统性红斑狼疮胸膜炎、结节性多动脉炎等。

3. 恶性肿瘤　如原发性胸膜间皮瘤、恶性淋巴瘤、白血病、胸膜肿瘤及胸膜转移瘤等。

4. 反应性胸膜炎　如膈下脓肿、病毒性肺炎、急性胰腺炎等。

5. 胆固醇性胸膜炎　见于结核病、糖尿病、肺吸虫病等。

6. 血管栓塞　如肺梗死。

7. 外伤性胸膜炎　见于胸壁各种损伤、开放性肋骨骨折、爆炸伤；新生儿产伤、新生儿窒息和呼吸暂停进行人工呼吸及体外心脏按压，胸导管破裂；心胸手术引起的医源性损伤等。

8. 乳糜胸　为胸液中含淋巴乳糜，多因肿瘤、淋巴结结核、丝虫病肉芽肿压迫或损伤胸导管和乳糜池所致。

(二)病理分型

胸膜炎症通常分为3型：干性(或成形性胸膜炎)、浆液纤维素性(或浆液渗出性胸膜炎)和化脓性胸膜炎(或脓胸)。

一、干性胸膜炎

干性胸膜炎，又称纤维素性胸膜炎，大多由于肺部感染侵及胸膜所致，细菌性肺炎或肺结核均可并发此症。病变多局限于脏层胸膜，胸膜表面粗糙而无光泽，一般无渗出液或很少有渗出液，迅速吸收后，留存纤维素层，形成粘连，可能逐渐吸收。

(一)临床表现及诊断

主要症状为胸痛。胸痛常突然出现，程度差异较大，可仅在患者深呼吸或咳嗽时出现，亦可持续存在并因深呼吸或咳嗽而加剧，呼吸运动受限。胸痛通常出现于正对炎症部位的胸壁，亦可为放射至腹部、颈部或肩部的牵涉痛。婴幼儿可喜患侧卧，由于深呼吸可致疼痛，故常引起呼吸浅快。胸部体征为呼吸运动受限制，呼吸音减弱及胸膜摩擦音。X线检查可见患侧膈呼吸运动减弱，肋膈角变钝，同时要注意肺部有无肺炎或结核病的病变。

(二)治疗

对原发病进行治疗。可给予镇痛药止痛。如非肺炎病例，宜用宽大胶布条紧缠患部以减少其呼吸运动或给镇咳药抑制咳嗽。

二、浆液性胸膜炎

浆液性胸膜炎，又称渗出性或浆液纤维素性胸膜炎，大多为结核性，亦发生于病毒性肺炎(如腺病毒肺炎)、真菌性肺炎和支原体肺炎的过程中，少数与肿瘤、风湿性疾病、血管栓塞等有关。有时为多发性浆膜炎的一部分。渗出液或清亮或浑浊，视所含纤维素及白细胞的多少而异。恶性肿瘤和肺梗死时积液多血性。一般限于单侧，可迅速产生大量积液，也可逐渐吸收；吸收缓慢时，常致胸膜肥厚，使叩诊浊音长期存在。

(一)临床表现

初发病时症状与干性胸膜炎相仿，数天后即出现胸腔积液。如积液量较大，咳嗽和胸痛减轻，而呼吸困难加重，甚至发生青紫及端坐呼吸。如积液聚集较慢，起病时可无明显症状，可致诊断延迟。

阳性体征为：①患侧肋间隙饱满，呼吸运动减弱。②气管、纵隔及心脏向对侧移位。③语颤减弱或消失。④叩诊可呈实音或浊音。⑤听诊呼吸音减弱或消失。⑥积液如在右侧，可使肝向下方移位；但积液不多或位于两肺叶间隙时，体征多不明显。

(二)辅助检查

1. X线检查　可见密度均匀的阴影，在正位片上中等量积液表现为外高内低的弧形阴影，空气进入胸腔后出现气液接触的水平面，大量积液时可见一侧肺呈致密暗影，患侧肋间隙增大，气管、心脏向健侧移位及膈肌下降。局限性胸腔积液或包裹性积液表现为自胸壁向肺野突出的半圆形或梭形致密影，密度均匀，边缘光滑锐利；叶间积液在后前位可见水平裂增宽，略呈梭状影，边缘模糊，侧位可见典型三棱状阴影。

2. 超声检查　可发现透声良好的液性暗区，可提示穿刺的范围、部位、深度。

3. 胸腔穿刺检查　渗出液特点为外观淡黄、黄绿或粉红色，略浑浊，较黏稠，易凝固，比重多>1.016，细胞数多>0.5×10^9/L，蛋白定量常>25～39g/L，胸腔积液蛋白与血清蛋白之比多>0.5，糖定量常低于血糖，乳酸脱氢酶(LDH)多>200U，胸腔积液LDH∶血清LDH>0.6，胸腔积液黏蛋白定性试验阳性。结核性胸膜炎腺苷脱氨酶(ADA)增高。

(三)诊断与鉴别诊断

根据病史、体检，结合影像学检查结果较易作出胸腔积液的诊断。关键是确定积液的性质，一般胸腔穿刺抽液检查才能确定。如为浆液性，首先应考虑结核性，可结合病史、结核菌素试验、X线肺门阴影、胸腔积液ADA增高及其他所见，与风湿性疾病鉴别，如能从积液中找到结核菌，则可确诊为结核。胸腔积液查癌胚抗原、肿瘤细胞有助于恶性肿瘤的诊断。

在鉴别胸腔积液的性质时，还要考虑其他情况。①漏出液：外观色淡黄，清。稀薄，不凝，比重多<1.016，白细胞数少<0.1×10^9/L，蛋白质定量<25～30g/L，胸腔积液蛋白与血清蛋白之比多<0.5，糖定量约与血糖相等，LDH<200U，胸腔积液LDH：血清LDH<0.6，胸腔积液黏蛋白定性试验阴性。多见于心力衰竭、心包炎、肾病、肝硬化、营养不良、低蛋白血症，同时常见于全身性水肿，胸腔积液常于双侧出现。②血性胸腔积液：可见于结核病或脓胸，由于血管破溃所致。肺和胸膜恶性肿瘤多见，又可见于风湿性疾病。③乳糜性胸腔积液：小儿时期少见，一般限于一侧，与胸导管的先天性畸形及胸部淋巴结或肿瘤压迫胸导管有关。

(四)治疗及预后

治疗决定于原发病的诊断。在抗菌治疗基础上可加用皮质激素和穿刺抽液。预后较好。

三、化脓性胸膜炎

化脓性胸膜炎是胸膜腔积脓，又称脓胸，在婴幼儿最多见。一般胸腔穿刺液在试管内静置24h后，1/10～1/2应为固体成分，<1/10则称为胸腔积液。

(一)病因

许多化脓菌都能引起脓胸，但最常见的是金黄色葡萄球菌所致的脓胸，此外革兰阴性杆菌混合感染、肺炎链球菌、链球菌也可引起脓胸。

病原菌侵入胸膜的途径：①最主要的途径是由于肺内感染灶中的病原菌直接侵袭胸膜或淋巴组织而引起。由肺炎发展而来的占最多数。②纵隔炎、膈下脓肿、胸部创伤、手术或穿刺等操作直接污染。

(二)病理

金黄色葡萄球菌的凝固酶促使纤维蛋白从渗出液中释出，凝结并沉积，脓液的黏稠度因此增加，再加上坏死组织则将末梢小气管堵塞，呼吸时能进气而出气不畅。可造成肺大疱、纵隔气肿、脓气胸等。

发生脓胸后，胸膜也很易产生粘连，往往较早形成包裹性或多房性脓胸。无肺内病灶的原发性化脓性胸膜炎非常罕见。

(三)临床表现

脓胸多数在肺炎的基础上发生，其最初的症状是肺炎的症状，在肺炎一度好转后出现高热不退；可出现较重的中毒症状，呼吸困难加重，伴有咳嗽、胸痛；张力性脓气胸发生时，突然出现呼吸急促，发绀、烦躁、持续性咳嗽、甚至呼吸暂停。新生儿脓胸的临床表现缺少特征性，有呼吸困难、发绀时都应仔细检查肺部，叩诊出现浊音，提示肺有实变或胸腔积液，须进一步行X线检查。新生儿对炎症的局限能力很差，易并发败血症、胸壁感染，甚至呼吸衰竭。

(四)并发症

1. 支气管胸膜瘘。

2. 心包炎、腹膜炎、化脓性脑膜炎、化脓性关节炎和骨髓炎。

3. 营养不良、贫血，常见于慢性脓胸。

(五)诊断

根据严重的中毒症状，呼吸困难，气管和心浊音界向对侧移位，病侧叩诊大片浊音，伴呼吸音明显降低，可拟诊脓胸。结合胸部影像学检查，确定有无胸腔积液。脓胸的确诊必须根据胸腔穿刺抽得脓液。从脓液的外观，可初步推测病原菌的类别。黄色脓液多为葡萄球菌，黄绿色脓液多为肺炎球菌，淡黄色稀薄脓液为链球菌，绿色伴有臭味脓液常为厌氧菌。脓液应做培养并做药物敏感试验，为选用抗生素提供依据。

(六)鉴别诊断

1. 大范围肺萎陷或肺炎　脓胸肋间隙增宽，气管向对侧偏移；而肺萎陷肋间缩窄，气管向患侧偏移，穿刺无脓液。

2. 巨大肺大疱及肺脓肿　特别是新生儿，一侧肺全部被压缩，较难鉴别。但脓胸其肺组织集中压迫在肺门，而肺大疱则外围有肺组织张开，并出现呼吸音。

3. 膈疝　膈疝X线上可见多发气液影或大液平面，易被误诊为脓气胸。但膈疝患儿腹部凹陷，患侧肺部可闻及肠鸣音，穿刺液为浑浊液、黏液、粪汁。

4. 巨大膈下脓肿　胸腔也产生反应性积液，但很少有肺组织病变。B超有助于脓肿的定位。

5. 风湿性疾病合并胸膜炎　临床表现类似败血症并发脓胸。但胸腔积液外观似渗出液或稀薄脓液，白细胞主要为多形核中性粒细胞，胸腔积液涂片及培养无病原菌，多数用肾上腺皮质激素治疗后很快吸收。

(七)治疗

采取综合治疗，原则是排除脓液解除胸腔压迫，控制感染，改善全身情况。

1. *一般治疗*　卧床休息；给予高热量、富含蛋白质、维生素的饮食；高热、剧咳、缺氧等对症处理。

2. *胸腔穿刺疗法*　病初为确定胸腔积液性质，应做诊断性穿刺抽脓送检；若胸腔积液量多、有呼吸困难等压迫症状，应做穿刺放液减压；脓液稀薄者，3d内可每日用粗针穿刺抽脓使肺复张；任何时间脓液增多或有张力时，均应先穿刺再考虑引流；若效果不明显，可闭式胸腔引流。必要时胸腔内注射、抗感染药物；若治疗不顺利诊断可疑，应重复胸穿送化验检查。

3. *引流疗法*

(1)插管引流：3d内反复穿刺，分泌物增加快、多、稠，宜在3～7d插管行闭式胸腔引流。引流1～2周一般肺可张开，2周不愈者，引流口将漏气，可考虑拔管。

(2)胸腔镜引流：插管引流3d后肺不能张开，宜早行胸腔镜探查并清除纤维蛋白沉积，松解粘连，并给予正压使肺膨胀，再继续引流。

(3)胸腔切开探查式引流：慢性脓胸、长期脓液不减少，高热不退疑有异物、坏死组织、脓块粘连成分者，宜切开胸腔清除病变，分离粘连，置管引流。

(4)开放引流：脓腔缩小而固定，但脓液量仍大，支气管胸膜瘘形成。

4. *抗感染*　应选用对病原微生物敏感的抗菌药物，静脉给药。根据药敏试验选用抗生素，未获得培养结果之前，根据经验选择敏感的药物。金黄色葡萄球菌选用苯唑西林，甲氧西林耐药者选用万古霉素或联用利福平；肺炎链球菌和链球菌性脓胸用大剂量青霉素；革兰阴性菌选用氨苄西林、第三代头孢抗生素，如头孢曲松。葡萄球菌一般需持续给药3～4周。为防止脓胸复发，在体温正常后应再给药2～3周。

5. *手术治疗*　支气管胸膜瘘行开放引流一般情况好转后可行胸膜肺切除术。胸廓畸形不能自愈者行胸膜剥脱手术。

(八)预后

早期得到适当治疗者预后较好。由金黄色葡萄球菌或混合性感染引起者预后较差。如同时有严重肺炎、佝偻病或营养不良及其他严重并发症时，预后也较差。

(农光民)

第七节　反复呼吸道感染

小儿反复呼吸道感染(recurrent respiratory tract infections，RRTIs)多见于婴幼儿，是儿科常见的一种临床现象。临床特点为反复发作的上、下呼吸道感染，影响儿童的生长发育。1987年中华医学会儿科学分会呼吸学组制定了《反复呼吸道感染诊断参考标准》，近年来随着儿科医学的不断发展以及病原学、免疫学、影像学及内腔镜技术等诊断技术的不断提高，部分RRTIs患儿已能明确地作出最终的疾病诊断，但仍有部分RRTIs患儿不能作出明确的定位和定性诊断。因此，根据众多儿科医师和多学科专家的共识，保留“反复呼吸道感染”这一名称来认识儿科临床的常见现象，将反复呼吸道感染的病名诊断理解为临床概念，将反复呼吸道感染诊断参考标准修改为反复呼吸道感染判断条件，以逐步提高诊治水平，促进儿童的健康成长。

(一)定义

反复呼吸道感染指1年以内发生上、下呼吸道感染的次数频繁，超出正常范围。

(二)判断条件

根据年龄、潜在的原因及部位不同，将反复呼吸道感染分为反复上呼吸道感染和反复下呼吸道感染，后者又可分为反复气管、支气管炎和反复肺炎。感染部位的具体化有利于分析病因并采取相应的治疗措施，而强调反复上、下呼吸道感染，特别是反复气管、支气管炎，反复肺炎是要将感染性炎症与变应性炎症区分开来，见表7-1。

表 7-1　反复呼吸道感染判断条件

年龄(岁)	反复上呼吸道感染(次/年)	反复下呼吸道感染(次/年)	
		反复气管、支气管炎	反复肺炎
0～2	7	3	2
～5	6	2	2
～14	5	2	2

注:1.2 次感染间隔时间至少 7d 以上。2. 若上呼吸道感染次数不够,可以将上、下呼吸道感染次数相加,反之则不能。但若反复感染是以下呼吸道为主,则应定义为反复下呼吸道感染。3. 确定次数需连续随访 1 年。4. 反复肺炎指 1 年内反复患肺炎≥2 次,肺炎须由肺部体征和影像学证实,2 次肺炎诊断期间肺炎体征和影像学改变应完全消失

一、反复上呼吸道感染

(一)病因

以反复上呼吸道感染为主的婴幼儿和学龄前儿童,其反复感染多与护理不当、入托幼机构起始阶段、缺乏锻炼、迁移住地、被动吸入烟雾、环境污染、微量元素缺乏等因素有关;部分与鼻咽部慢性病灶有关,如鼻炎、鼻窦炎、扁桃体肥大、慢性扁桃体炎等。

(二)处理原则

1. 寻找致病因素并给予相应处理。对鼻咽部慢性病灶,必要时请耳鼻喉科协助诊断。由于大部分上呼吸道感染系病毒感染,故不应滥用抗菌药物。

2. 注意营养,指导饮食习惯,增强体质。

3. 护理恰当。

4. 养成良好的卫生习惯、预防交叉感染。

5. 必要时给予针对性的免疫调节剂。

二、反复下呼吸道感染

(一)病因

多由于反复上呼吸道感染治疗不当,使病情向下蔓延所致。大多也是致病微生物引起,少数与原发免疫功能缺陷及气道畸形有关。

(二)处理原则

1. 寻找致病因素并给予相应处理。

2. 注意与支气管哮喘等鉴别。

3. 抗感染药物治疗。需根据病原学结果和机体的免疫状态而定,合理应用抗生素。

4. 对症治疗,同反复肺炎。

三、反复肺炎

(一)病因

对于反复肺炎,除必须考虑何种致病微生物外,更重要的是认真寻找导致反复肺炎的基础疾病。

1. *原发性免疫缺陷病*

2. *先天性肺实质、肺血管发育异常*　先天性肺实质发育异常的患儿,如肺隔离症、肺囊肿等,易发生反复肺炎或慢性肺炎。肺血管发育异常导致肺淤血或缺血,易合并感染,引起反复肺炎。

3. *先天性气道发育异常*　如气管-支气管狭窄、气管-支气管软化、气管-支气管桥,这些畸形常引起气道分泌物阻塞,反复发生肺炎。

4. *先天性心脏畸形*

5. *原发性纤毛运动障碍*

6. *囊性纤维性变*　在西方国家,囊性纤维性变是儿童反复肺炎最常见的原因。黄色人种罕见,我国大陆及台湾地区曾报道了个别儿童病例,提示我国儿童有可能存在本病。

7. *气道内阻塞或管外压迫*　最常见疾病为支气管异物,其次是结核性肉芽肿和干酪样物质阻塞,偶见气管和支气管原发肿瘤。气道管外压迫的原因多为纵隔、气管支气管淋巴结结核、肿瘤、血管畸形。

8. *支气管扩张*

9. *反复吸入*　吞咽功能障碍患儿,如智力低下、环咽肌肉发育延迟、神经肌肉疾病以及胃食管反流患儿,由于反复吸入,导致反复肺炎。

(二)鉴别诊断

肺结核、特发性肺含铁血黄素沉着症、哮喘、闭塞性细支气管炎并机化性肺炎(BOOP)、嗜酸细胞性肺炎、过敏性肺泡炎、特发性间质性肺炎等疾病需要与反复肺炎鉴别。

(三)病因分析思路

病因分析思路如图 7-1。

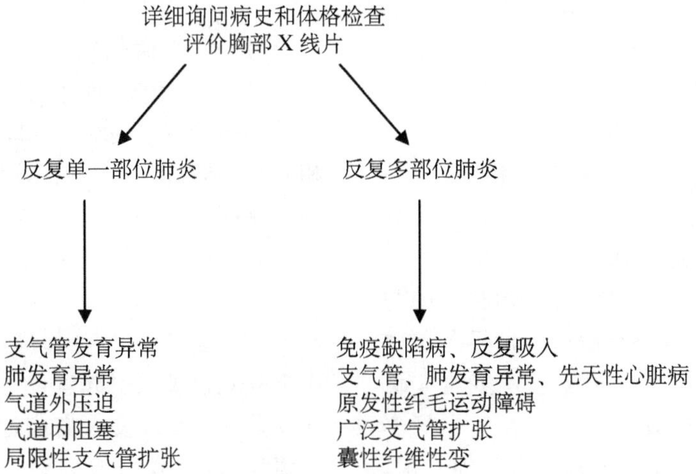

图 7-1　反复肺炎病因分析思路

（四）辅助检查

1. 耳鼻喉科检查　可发现某些先天性发育异常和急、慢性感染灶。

2. 病原微生物检测　应进行多病原联合检测，以了解致病微生物。

3. 肺部 CT 和气道、血管重建显影　可提示支气管扩张、气道狭窄（腔内阻塞和管外压迫）、气道发育畸形、肺发育异常、血管压迫等。

4. 免疫功能测定　有助于发现原发、继发免疫缺陷病。包括体液免疫、细胞免疫、补体、吞噬功能等检查，也应注意有无顽固湿疹、血小板减少、共济失调、毛细血管扩张等异常。

5. 支气管镜检查　可诊断异物、支气管扩张、气道腔内阻塞和管外压迫、气道发育畸形等。

6. 肺功能测定　通气功能测定和必要时进行的支气管激发试验、支气管舒张试验，有助于鉴别变态反应性下呼吸道疾病；换气功能和弥散功能测定可利于鉴别某些间质性肺疾病。

7. 特殊检查　怀疑患有原发性纤毛运动障碍时，可行呼吸道（鼻、支气管）黏膜活检观察纤毛结构、功能；疑有囊性纤维性变时，可进行汗液氯化钠测定和 CFRT 基因检查；疑有反复吸入时，可进行环咽肌功能检查或 24h pH 测定。

（五）处理原则

1. 寻找病因、针对基础病处理　如清除异物、手术切除气管、支气管肺畸形等。

2. 抗感染治疗　主张基于循证基础上的经验性选择抗感染药物和针对病原体检查和药敏试验结果的目标性用药。强调高度疑似病毒感染者不滥用抗生素。

3. 对症处理　根据不同年龄和病情，正确地选择应用去痰药物，平喘、镇咳药物，雾化治疗，肺部体位引流和肺部物理治疗等。

（六）病情严重提示

1. 持续或反复发热。
2. 生长发育受阻、体重不增或消瘦。
3. 持续或反复咳脓性痰、反复咯血或大咯血。
4. 持续呼吸增快或喘憋、活动不耐受。
5. 持续或反复肺浸润、持续或反复肺部啰音。
6. 持续肺不张或肺气肿。
7. 低氧血症和（或）高碳酸血症。
8. 杵状指（趾）。
9. 持续肺功能异常。
10. 家族中遗传肺疾病者。

（农光民）

第八节　支气管哮喘

支气管哮喘(asthma)简称哮喘，是小儿时期最常见的慢性呼吸道疾病，是多种细胞，如嗜酸性粒细胞、肥大细胞、T 淋巴细胞、中性粒细胞、气道上皮细胞等及其组分参与的气道慢性炎症性疾病。气道炎症及气道高反应性是哮喘的基本特征，可导致广泛而可逆性的呼吸道阻塞。临床以反复发作性喘息、呼吸困难、胸闷或咳嗽为特点，常在夜间与清晨发作，症状可经治疗或自行缓解。世界范围内哮喘发病率呈上升趋势，全球哮喘患者多达 3 亿人，2000 年我国儿童哮喘流行病学调查其患病率为 1.54%。70%～80%的儿童哮喘于 5 岁前发病。

(一)病因及发病机制

哮喘的发病机制复杂，与免疫、遗传背景、神经精神和内分泌密切相关(图 7-2)。其确切发病机制尚不清楚。

(二)支气管哮喘加重的诱因

1. *过敏原*　室内的尘螨、动物毛屑及排泄物、蟑螂、真菌，室外的花粉、真菌。

2. *感染*　呼吸道病毒及支原体等感染。

3. *其他*　如强烈情绪变化、运动、冷空气、烟、药物(如阿司匹林)、职业粉尘及气体等。

(三)临床表现

1. *典型表现*　为咳嗽、胸闷、喘息及呼吸困难，上述症状反复出现并常于夜间或清晨加重。婴幼儿发病前，往往有 1～2d 上呼吸道感染，以后表现喘息。严重病例往往不能平卧，呈端坐呼吸，大汗淋漓，惶恐不安，面色苍灰。

体格检查可见桶状胸，叩诊两肺呈鼓音，呼气相延长，肺部满布哮鸣音，严重者气道广泛阻塞，两肺几乎听不到呼吸音，哮鸣音反而消失，称闭锁肺(silent lung)，是支气管哮喘最危险的体征。发作间歇期可能无体征。

临床表现也因引起哮喘发作的变应原而异。由上呼吸道感染引起者，胸部常可闻及干、湿啰音，伴发热等。若为吸入变应原引起者，多先有鼻痒、流清涕、打喷嚏、干咳，然后出现喘息。对食物高度敏感者，除发生哮喘症状外，常有口唇水肿、呕吐、腹痛、腹泻及皮疹等，多于进食后数分钟出现。

2. *咳嗽变异性哮喘*(cough variant asthma，CVA)　仅表现为慢性或反复咳嗽，无喘息症状。常于夜间和清晨发作，运动后加重。部分患儿发展为典型哮喘。

3. *哮喘的分期与病情的评价*

(1)哮喘的分期：根据临床表现哮喘可分为发作期(急性发作期和非急性发作期)及缓解期。缓解期指经过治疗或未经治疗哮喘症状、体征消失，儿童肺功能恢复到 FEV_1 或 PEF≥80%预计值，并维持 3 个月以上。

(2)哮喘病情的评价：哮喘急性发作严重程度的评价，见表 7-2。

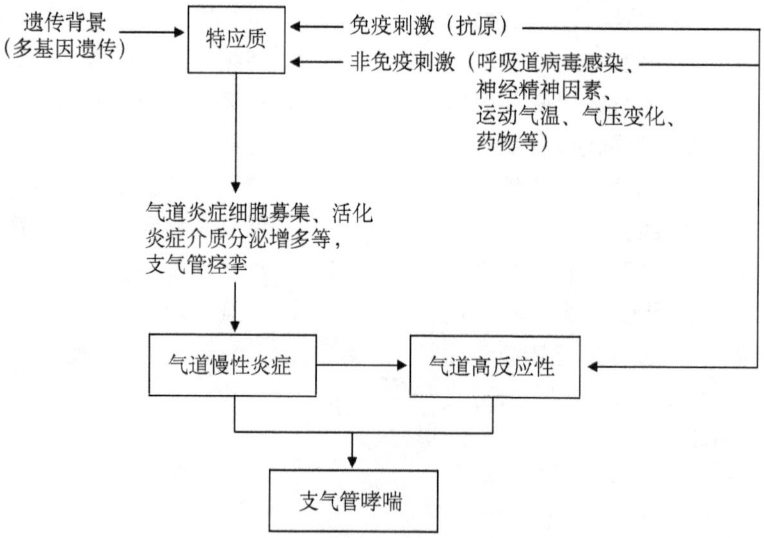

图 7-2　支气管哮喘发病机制

表 7-2 哮喘急性发作期分度的诊断标准

临床特点	轻度	中度	重度	急性呼吸暂停
呼吸急促	走路时	稍事活动时	休息时	
体位	可以平卧	喜坐位	前躬位	
谈话	能成句	成短语	单字	难以说话
精神意识	可	时有焦虑、烦躁	焦虑、烦躁	嗜睡，意识模糊
出汗	无	轻微	大汗淋漓	
呼吸频率	轻度增快	增快	明显增快	减缓或暂停
三凹征	一般没有	通常有	通常有	胸腹矛盾呼吸
哮鸣音	散在，常仅在呼气末出现	响亮、弥漫	响亮、弥漫	减弱乃至消失
脉搏(次/分)(>8岁)	<100	100～120	>120	变慢，不规则
吸入支气管舒张药后PEF占预计值或个人最佳值的百分比(%)	>80	60～80	<60或β_2受体激动药作用持续时间<2h	
PaO_2(吸入空气，kPa)	正常	>8.00	<8.00，可能有呼吸衰竭	
$PaCO_2$(kPa)	<6.00	<6.00	>6.00	
SaO_2(吸入空气，%)	>95	91～95	<90	
pH				降低

只需有几个严重度参数而无需全部，就可表示发作的基本分级程度

注：①清醒儿童的呼吸频率指标：<2个月，<60/min；2～12个月，<50/min；～5岁，<40/min；～8岁，<30/min。②儿童的正常脉搏频率范围：2～12个月，<160/min；～2岁，<120/min；～8岁，<110/min

(四)辅助检查

1. *胸部X线检查* 哮喘急性发作时胸片可正常或有肺气肿、支气管周围间质浸润及肺不张。偶见气胸、纵隔气肿。胸部X线片可除外肺实质病变、先天异常、气道异物等。

2. *变态反应状态的测试* 用致敏变应原做皮肤试验是诊断变态反应的主要手段。但需注意的是，测试结果可受患儿年龄、药物等因素影响。血清特异性IgE测定也有价值。血清总IgE对诊断变态反应没有价值。

3. *肺功能检查* 主要用1s用力呼气容积/用力肺活量(FEV_1/FVC)或呼气峰流速(peak expiratory flow，PEF)两种方法测定气流受限是否存在及其程度，适用于5岁以上患儿。FEV_1/FVC低于70%～75%提示气流受限，在吸入支气管舒张药15～20min后FEV_1/FVC增加15%或更多，表明为可逆性气流受限，是诊断支气管哮喘的有利依据。24h PEF变异率>20%是支气管哮喘的特点。

4. *气道高反应性* 可通过使用支气管舒张药后气流受阻的可逆性、激发试验等来反映。肺功能在正常范围时，可用激发试验(乙酰甲胆碱、组胺或运动试验)观察气道高反应性。

(五)诊断

1. *儿童哮喘诊断标准*

(1)反复发作的喘息、气促、胸闷或咳嗽，多与接触变应原、冷空气、物理或化学性刺激、病毒性上、下呼吸道感染、运动等有关。

(2)发作时双肺可闻及散在或弥漫性以呼气相为主的哮鸣音，呼气相延长。

(3)支气管舒张药有显著疗效。

(4)除外其他疾病所引起的喘息、气促、胸闷或咳嗽。

(5)对于症状不典型的患儿，同时在肺部闻及哮鸣音者，可酌情采用以下任何1项支气管舒张试验协助诊断，若阳性可诊断为哮喘。①速效β_2受体激动药雾化溶液或气雾剂吸入；②以0.1%肾上腺素0.01 ml/kg皮下注射(最大不超过每次0.3ml)。在进行以上任何1种试验后的15～30 min，如果喘息明显缓解，哮鸣音明显减少者为阳性。5岁以上患儿若有条件可在治疗前后测PEF或FEV_1，治疗后上升≥15%者为阳性。如果肺部未闻及哮鸣音，且FEV_1>75%者，可做支气管激发试验，若阳性可诊断为哮喘。

2. *咳嗽变异型哮喘*(cough variant asthma)

①持续咳嗽>1个月,常在夜间和(或)清晨发作,运动、遇冷空气或嗅到特殊气味后加重,痰少,临床上无感染征象或经较长时间抗生素治疗无效;②抗哮喘诊断性治疗可使咳嗽发作缓解(基本诊断条件);③有个人或家族过敏史、家族哮喘病史,过敏原(变应原)检测阳性可作辅助诊断;④排除其他原因引起的慢性咳嗽。

(六)鉴别诊断

1. *毛细支气管炎* 此病多见于1岁内小婴儿,冬春两季发病较多。有呼吸困难和喘鸣音,但起病较缓,支气管舒张药无显著疗效。病原主要为呼吸道合胞病毒。

2. *气管、支气管异物* 有突然剧烈呛咳病史,可出现持久或间断的哮喘样呼吸困难,并随体位变换加重或减轻。异物若在一侧气管内,喘鸣音仅限于患侧,有时可闻及特殊拍击音,既往无喘息反复发作病史。经X线胸透可见纵隔摆动,支气管镜检查不但可明确诊断,还可取出异物。

3. *其他* 先天畸形包括心血管、气管、食管畸形,各种引起下呼吸道阻塞的疾病。

(七)治疗

1. *治疗原则* 坚持长期、持续、规范、个体化的治疗原则。①发作期,快速缓解症状、抗炎、平喘;②缓解期,长期控制症状,抗炎,降低气道高反应性,避免诱发因素。

2. *治疗哮喘的常用药物*

(1)糖皮质激素:糖皮质激素是目前最有效的抗炎药物。

吸入用药:常用的糖皮质激素吸入药有丙酸倍氯米松、布地奈德、丙酸氟替卡松,用于哮喘的预防,轻至中度以上的哮喘需长期吸入糖皮质激素治疗。严重发作患儿剂量为每日600~800μg,中度发作患儿剂量为每日400~600μg,轻度发作患儿剂量为每日200~400μg。3岁以下患儿辅以储雾器吸入药物。

每3个月审核1次治疗方案,若哮喘控制3个月以上时,可逐步降级治疗。若未能控制,要升级治疗。以最小而有效、随病情而变化的剂量进行长期治疗,此即哮喘的阶梯治疗方案。

糖皮质激素吸入治疗的局部不良反应为口咽部念珠菌感染、声音嘶哑、上呼吸道不适。加用储雾器、吸药后清水漱口可减轻局部不良反应和胃肠吸收。

口服用药:急性发作病情较重的患儿应早期给予泼尼松1~7d,1~2mg/(kg·d),分2~3次服。一般不主张长期使用口服糖皮质激素治疗哮喘。

静脉用药:严重哮喘发作时应及早通过静脉给予琥珀酸氢化可的松,每次5~10mg/kg或甲泼尼龙每次1~2mg/kg,每天2~3次。待病情缓解后逐渐减量,改口服给药,一般用1~7d。

(2)支气管舒张药

β_2受体激动药:可舒张气道平滑肌,增加纤毛清除功能。吸入用短效β_2受体激动药,如沙丁胺醇(salbutamol)和特布他林(terbutaline),通过气雾剂吸入,5~10min即可见效,维持4~6h。多用于治疗哮喘急性发作或预防运动性哮喘,应按需使用。新一代长效β_2激动药沙美特罗(salmeterol)和福莫特罗(formoterol),吸入后药物作用持续8~12h。急性发作患儿因呼吸困难不能有效使用气雾剂时,可用溶液以氧气或空气压缩泵为动力,雾化吸入给药。口服短效β_2受体激动药在服药后15~30min起效,其控释型制剂疗效维持时间较长,用于防治夜间哮喘发作。

茶碱:具有舒张支气管平滑肌作用,还具有一定的抗炎和免疫调节作用。常用的有氨茶碱和控释型茶碱,控释型茶碱昼夜血液浓度稳定,作用持久,适用于控制夜间哮喘发作。茶碱与糖皮质激素,抗胆碱药合用具有协同作用。但需慎与口服β_2受体激动药联合应用,可诱发心律失常,如欲两药合用应适当减少剂量。

溴化异丙托品:吸入抗胆碱药物,如溴化异丙托品,其舒张支气管的作用较β_2受体激动药弱,起效也较缓慢,可与β_2受体激动药联合吸入。

(3)白三烯受体拮抗药:是新一代非糖皮质激素类抗炎药物,如孟鲁斯特、扎鲁斯特,适用于哮喘的预防治疗。

(4)肥大细胞膜稳定药:如色甘酸钠(disodiumcromoglycate)吸入用药用于预防哮喘发作,也可预防运动、冷空气等引起的急性气道收缩及季节性哮喘发作。

(5)特异性免疫治疗:在无法避免接触过敏源时,可考虑针对过敏原进行特异性免疫治疗。如用花粉或尘螨提取物作脱敏治疗。

(6)免疫调节药:因反复呼吸道感染诱发喘息发作者可酌情加用。

(7)中药治疗:急性发作期要辨证施治。缓解期用健脾、补肾等扶正。

3. *哮喘危重状态的治疗* 保持患儿安静,给予面罩吸氧，氧流量 4～5L/min。同时雾化吸入 β_2 受体激动药，第 1 个小时可每 20 分钟吸入 1 次，以后每 4～6 小时重复吸入。必要时进行机械辅助通气。静脉滴注甲泼尼龙，亦可静脉滴注氨茶碱。也可用 0.1% 肾上腺素每次 0.01ml/kg 皮下注射。补充液体和纠正酸中毒。

4. 缓解期的处理　应继续吸入维持量糖皮质激素，6 个月至 2 年或更长时间。尽量避免接触过敏源。鼓励患儿坚持每日测量 PEF，记录哮喘日记，监测病情变化。

（农光民）

第九节　气管、支气管异物

（一）病因

气管、支气管异物的发生主要是由于小儿臼齿未萌出，咀嚼功能差；喉头保护性反射功能不良；进食时爱哭笑打闹；学龄前儿童喜欢将一些小玩具、笔帽、珠子等含于口中玩耍，当受到惊吓、哭闹或深吸气时极易将异物吸入呼吸道。重症或昏迷的患儿，由于吞咽反射减弱或消失，会将呕吐物、食物或牙齿呛入气道；临床也有昏迷患儿消化道蛔虫上行进入呼吸道者。

（二）病理

异物进入呼吸道后首先刺激产生反射性的咳嗽，如果异物未被咳出而进入深部支气管，将嵌入与其大小相匹配的管径的支气管中，造成局部支气管黏膜肿胀，糜烂，肉芽组织增生包裹。管腔部分阻塞时形成远端限局性肺气肿，若管腔完全阻塞，导致远端肺含气不良，继发感染、支气管扩张等。

（三）临床表现

气道异物根据病程临床可分为吸入期、安静期、症状期及并发症期。

吸入期：异物误吸通过声门进入气管时，因黏膜受到刺激产生剧烈的刺激性呛咳合并憋气，部分病例异物被咳出。如异物嵌于声门区可发生严重呼吸困难，甚至窒息死亡。安静期：异物被吸入支气管后，可滞留于与异物大小及形状相应的气管或支气管内，此时可不出现症状。症状期及并发症期：异物吸入气管或支气管后，会引起局部刺激及继发炎症，部分或全部阻塞支气管而引起相应部位病变，临床上可出现反复发热、咳嗽、脓性痰、呼吸困难、胸痛、咯血及身体消瘦等。由于部分气管内的异物会随呼吸运动和体位变化而移动，引起剧烈的阵发性咳嗽，睡眠时咳嗽和呼吸困难均减轻。呼吸困难多为吸气性的，但如果异物较大而嵌在气管隆突之上，则表现为混合性呼吸困难，并伴有呼气相喘鸣音，极似支气管哮喘，应注意鉴别。一般气管异物有以下 3 个典型特征：气喘哮鸣——因空气经过异物阻塞的狭窄处而产生，于张口呼吸时更清楚；气管拍击音—异物随呼出气流拍击声门下而产生，以咳嗽时更明显，异物固定后无此音；气管撞击感——触诊气管可有撞击感。

（四）并发症

喉梗阻、气胸、纵隔气肿、呼吸衰竭、肺炎、肺脓肿、支气管扩张。

（五）诊断

对急性期典型病例，根据病史、症状、体征即可诊断。支气管异物慢性病例往往误诊为肺炎，必要时可做胸部 X 线透视或 CT 及支气管镜检查。

1. 误吸异物的病史　病史为诊断呼吸道异物的重要依据，一般家长多能详述。少数家长事后遗忘或未目睹，需反复询问。

2. 胸部体征　因病例不同，须视梗阻的部位及性质而定。活动于气管的异物，除咳嗽时可闻及拍击音之外，两肺有不同程度的呼吸音降低及痰鸣。若异物梗阻一侧支气管，可表现一侧或某叶肺不张或肺气肿的体征，患侧肺部叩诊或浊音或鼓音，视肺部病变而异，但呼吸音均减低，如有继发感染则可闻痰鸣或喘鸣音。由于脂酸性异物所致的支气管炎，取出异物后，则可闻及中小水泡音，这是因潴留的分泌物排出所致。一般术前多不易听到。

3. 影像学检查　对不透 X 线的异物，如金属，胸片即可确定其部位、大小及形状。对于透光的异物胸部透视可见气管异物表现为随呼吸心影反常大小，支气管异物可见纵隔摆动。螺旋 CT 和三维重建的仿真支气管镜显示出异物所在的部位及大小。

4. 支气管镜检查　是确诊气管、支气管异物的最直接准确的方法。

（六）鉴别诊断

1. 支气管哮喘　常有喘息发作史。有喘鸣性呼气性呼吸困难，重者端坐呼吸。经氨茶碱或激素治疗后，症状大都在短时期内即可缓解。此类药物对呼吸道异物所致的呼吸困难则无效。

2. 支气管炎及肺炎　支气管异物并发感染极易误诊为单纯肺炎，但肺炎常有上呼吸道感染史，无异物吸入史。小儿相同部位反复肺炎则应注意异物的可能。

3. 支气管内膜结核　气管、支气管淋巴结结核感染后，由于压迫、浸润和腐蚀可引起穿孔。穿孔较大者，有大块干酪样组织或肉芽突入气管或支气管阻塞气道。通过患者有结核接触史、结核菌素实验阳性、结核中毒症状、胸部X线表现、痰液和支气管灌洗液的结核菌培养等诊断，支气管镜检查是确诊的关键。

(七)治疗

异物已进入气管或支气管，自然咳出的概率只有1%左右，因此，必须设法将异物取出。

1. 急性期异物

(1)气管和支气管镜治疗：气管、支气管镜检查是非常有效的即刻诊断，又有治疗意义的方法。手术可以采用全身麻醉、局部表面麻醉或无麻。对于体积较大，位置在气管和左右主支气管的异物，像笔帽、骨片、铁钉等特殊类型的气管、支气管异物应在全身麻醉下进行，并选择尽量大号的硬式气管镜取出，这样可以较好地保护异物顺利出声门。

(2)气管切开：对于像图钉、大块橡皮等异物从声门取出时容易被声带刮脱引起窒息，应考虑做气管切开，从气管切开口处取出。

(3)开胸切开气管、支气管　像玻璃球和某些大的光滑的玩具在气管镜下难以钳出，可以开胸切开气管、支气管取出。

2. 迁延性或慢性支气管异物

(1)支气管镜：对化脓性局部进行冲洗、消炎，清理管壁及炎性肉芽以暴露及确定异物的形态及确切位置；根据异物的性质确定取异物的方法，并将异物取出；异物取出后要继续治疗异物远端支气管、肺的化脓性感染、闭塞或不张。

(2)手术治疗：对于异物位置深，嵌塞时间长，局部肉芽增生包裹明显，周围局部支气管压迫严重的情况，采用气管镜取异物难度大，容易造成支气管的撕裂，大出血等危险，此时应采取胸科手术治疗。

(八)预后

此病非常危险，当异物嵌顿于声门或气管而致完全性梗阻时，可突然死亡。及时顺利取出预后良好，若诊断不及时，拖延了治疗时间，可致支气管肺严重并发症。

(马渝燕　申昆玲)

第十节　原发性纤毛运动障碍

原发性纤毛运动障碍(primary ciliary dyskinesia，PCD)是一组基因遗传性疾病，包括Kartagener综合征、不动纤毛综合征、纤毛运动方向缺陷。由于纤毛功能异常引起一系列临床表现，包括慢性鼻窦炎、慢性中耳炎、反复性或慢性支气管炎、反复肺炎，最后导致支气管扩张。此外男性患儿可发生不孕。约50%患儿出现内脏转位，即Kartagener综合征。全内脏转位即右位心、右肺2叶，左肺3叶及肝、脾、胃异位，部分转位只有右位心。

(一)病因及发病机制

纤毛广泛存在于人体的呼吸道、生殖道和消化道等，是细胞重要的附属结构。纤毛外被细胞膜，包裹纤毛的核心结构——轴丝。纤毛轴丝由9个二联外周微管和2个独立的中心微管组成。横断面电镜观察纤毛轴丝的超微结构，呈典型的“9＋2”结构。上呼吸道黏膜为假复层纤毛柱状上皮，主要由纤毛上皮细胞组成。每个纤毛细胞表面有100～200根纤毛，细胞间相互紧密连接，构成完整的机械性防御屏障。纤毛上有一层黏液被称为纤毛黏液毯，它具有机械、化学和生物屏障作用。黏膜纤毛清除率(mucociliary clearance，MCC)是通过纤毛摆动实现的。正常的纤毛运动有周期性、节律性、方向性、同步性、协调性和异相性。纤毛在呼吸道对黏液、吸入颗粒、病原微生物的清除方面具有重要作用。正常纤毛的摆动频率是12.5±1.8Hz。纤毛超微结构异常影响纤毛的功能。

PCD患儿存在纤毛结构异常，造成纤毛的摆动频率降低，波形异常。目前一般认为PCD是常染色体遗传性疾病，已在人类证实与PCD相关的基因有3个：DNAI1、DNAH11、DNAH5。由于PCD患儿中存在多种结构异常，多部位变异，引起这一疾病的遗传及分子学机制至今未能明确阐述。

(二)临床表现

PCD发病年龄可自新生儿至成年，但以学龄儿童及青年为多。诊断时平均年龄4.4岁。PCD患儿的临床表现多样，许多表现与囊性纤维化相似。

症状有随年龄增长而加重的反复上、下呼吸道感染，包括复发性中耳炎、鼻炎、鼻窦炎、支气管炎和肺炎，以致支气管扩张症状。常见耳道流脓、鼻腔脓性分泌物、咳嗽、咳痰和咯血，严重时喘憋。常易误诊为一般慢性支气管炎、慢性肺炎、哮喘和肺结核。有时可伴听力损害、男性不育症等。部分患儿可在新生儿期出现症状，包括呼吸急促、咳嗽、咳痰等，甚至可以出现呼吸窘迫综合征。多数患儿运动耐受正常，但在年长儿或成年人，由于气道阻塞可出现运动不耐受。50%的患者合并右位心，甚至全内脏转位。支气管镜检查可发现左、右支气管转位。

Kartagener综合征由下列三联症组成：①支气管扩张；②鼻窦炎或鼻息肉；③内脏转位（主要为右位心）。如只具备内脏转位及支气管扩张两项则为不全性Kartagener综合征。Kartagener综合征还常和其他先天性畸形同时存在，最多见的是先天性心脏病、脑积水、腭裂、双侧颈肋、肛门闭锁、尿道下裂和复肾等。

PCD的其他表现包括胃食管反流、食管或肝外胆管闭锁、肠旋转不良、脾发育异常（无脾、脾发育不全、多脾）、肾发育不全。

体征变化很大，一些患儿可出现肺底啰湿音，用力咳嗽后部分患儿肺底湿啰音可消失。伴支气管扩张的年长儿可出现杵状指，喘鸣音相对少见。有时可伴肺不张和肺气肿的体征。约50%患儿可有右位心或全内脏转位。慢性鼻充血较为常见，通常从婴幼儿开始，没有季节性，1/3患儿有鼻息肉，存在鼻窦炎时可出现副鼻窦区压痛。几乎所有患儿存在不同程度的慢性中耳炎，多数患儿存在慢性骨膜穿孔、或渗出性中耳炎。

（三）辅助检查

1. 电镜检查　纤毛结构异常，包括动力臂缺失、变短或数目减少、放射辐缺失或变短、微管转位、中央鞘缺失、纤毛方向障碍等。其中最常见的结构异常是外动力臂缺失。纤毛方向（ciliary orientation，COR）可辅助诊断PCD。COR是在纤毛的横断面上测量两个中心微管连线与显微照片垂直轴的夹角，在$-90°\sim+90°$。一般认为COR的正常值是$<20°$，$20°\sim35°$提示纤毛方向紊乱，$>35°$提示纤毛方向随机化。

2. 纤毛摆动频率　下降、摆动方式异常。

3. 黏膜纤毛清除功能检查　方法包括糖精筛查试验、放射性气溶胶吸入肺扫描、纤支镜结合γ照相技术测支气管黏液转运速度。糖精试验是PCD的筛查试验，适用于10岁以上儿童及成年人。把一直径1～2mm的糖精颗粒放在患儿下鼻甲处，距鼻头1cm，患儿安静坐位，头向前低，记录患儿感觉到甜味的时间。此期间患儿不能用鼻吸气，不能打喷嚏、咳嗽、进食或饮水。如>60min仍不能感觉到甜味，则临床高度怀疑PCD。

4. 影像学表现　胸部X线和CT检查可见肺气肿、支气管壁增厚、节段性肺不张或实变、支气管扩张和内脏转位。

（四）诊断

典型的临床表现：慢性、反复的呼吸道感染，可伴有支气管扩张的表现，同时可有鼻窦炎、中耳炎、男性不育等；纤毛摆动频率和摆动方式异常；黏液纤毛清除功能异常；电镜检查（诊断PCD的金标准）证实纤毛数目及结构异常；伴内脏转位时，应考虑Kartagener综合征。

临床检查联合纤毛功能和超微结构检查对诊断PCD有高度精确性。

（五）鉴别诊断

1. 继发性纤毛功能障碍（secondary ciliary dyskinesia，SCD）　表现为非特异性纤毛超微结构异常，如复合纤毛、外周微管增加或减少、轴丝紊乱、轴丝膜不连续等。但一些患儿可能不能根据一次超微结构异常区分原发性纤毛运动障碍和继发性纤毛功能障碍，需要长期随诊和重复纤毛电镜检查。

2. 囊性纤维化　PCD的许多临床表现与囊性纤维化重叠，但PCD患儿咳痰更明显，新生儿期出现呼吸道症状，可有内脏转位、慢性中耳炎、脑积水等有助于鉴别。

（六）治疗

到目前为止尚无特效治疗方法。

主要治疗方法包括增加黏液清除、预防呼吸道感染、治疗细菌性呼吸道感染、鼻窦炎、中耳炎。体位引流和咳嗽训练可辅助痰液排出，支气管扩张药缓解喘息及气道梗阻，避免使用镇咳药物。

PCD患儿应接受全程预防接种。

一些情况下可进行手术干预，如骨膜造孔术、鼻息肉切除术、鼻窦引流术，局限性支气管扩张症或肺不张患儿可进行肺叶切除术。然而上述治疗均应慎重进行。

在终末肺病患儿有成功进行肺移植或心肺移植的报道。

（七）预后

本病如能早期诊断，采取适当防治措施，延缓支气管扩张的发生，预防反复呼吸道感染，预后尚好。

（徐保平　申昆玲）

第十一节　特发性肺含铁血黄素沉着症

特发性肺含铁血黄素沉着症（Idiopathic Pulmonary haemosiderosis，IPH）是一种严重的甚至可能危及生命的疾病，主要发生在婴幼儿及儿童，以肺泡毛细血管出血为主要病理特征，常反复发作。

（一）病因

本病的病因还不十分清楚。病因可能是多元的。①抗原－抗体复合物介导的肺泡自身免疫性损伤，导致肺泡毛细血管通透性增加，引起肺泡出血。②牛奶过敏引起的肺泡出血（Heiner's 综合征）也可能是由于免疫复合物沉积在肺内所致。③遗传因素。

（二）病理

当肺泡毛细血管的出血进入到肺组织，红细胞中的血红蛋白即转化为含铁血黄素。含铁血黄素被巨噬细胞吞噬而成为含铁血黄素细胞。这些巨噬细胞还会产生前炎症分子，如果出血反复发生，则导致肺部慢性炎症和纤维化。肺部失血和铁的沉积导致患儿出现缺铁性贫血。

IPH 的病理变化按临床病程可分为急性期、慢性反复发作期和后遗症期。

1. *急性期*　病理学改变为肺泡和细支气管腔内的出血，肺泡上皮细胞肿胀、变性、脱落，肺泡腔内可见红细胞和含铁血黄素巨噬细胞，肺泡毛细血管扩张、扭曲，肺泡壁可见弹性纤维变性，毛细血管增生，基底膜增厚。电子显微镜下可见弥漫性毛细血管损害、内皮细胞肿胀、Ⅱ型肺泡上皮局部增生、基底膜失去正常结构呈灶性断裂，蛋白沉积于基底膜上。

2. *慢性期*　肺泡间质大量含铁血黄素沉着，肺泡间质纤维组织增生，肺泡壁及小叶间隔增厚。肺内纤维化可形成肺高压而继发左心或右心肥大，甚至有肺心病。部分患儿并发肝、脾、周围淋巴结内出血及肿大。

3. *后遗症期*　病理上为肺间质纤维化，电镜显示肺泡毛细血管失去正常结构，呈灶性破裂，并有胶原纤维沉积。

（三）临床表现

IPH 在婴儿期或儿童早期起病。但也可见于年龄较大的儿童。发病情况可分两类。一类可表现为暴发性起病，出现反复咳嗽、气促等急性呼吸道症状伴咯血，病情很快进展，出现呼吸窘迫，因而需要重症监护；另一类则以呕血起病，这是由于幼儿常常不能把血咯出，而是吞咽到胃肠道，因而表现为不明原因的贫血，如果详细询问病史，患儿病程中多有不同程度的咳嗽、腹痛、低热等不适，还可有大便隐血阳性，为吞咽肺部出血所致。而发生在夜间的呕血可能被误认为是鼻出血。此外，本病也可以隐匿起病，患儿以贫血伴嗜睡、衰弱而来诊，这些患儿因呼吸系统的症状、体征不明显而被忽视，因而贫血成了首先被发现的体征。患儿的临床症状可反复发作，并与自发缓解相交替。在急性出血期呼吸系统症状以气促、呼吸窘迫为特征，而一般不表现为三凹征。肺部听诊时，可听到吸气末啰音。在明显出血时可有发热。长期反复发作的患儿可有心脏扩大、心脏杂音、肝脾大、杵状指（趾）等改变。由于肺泡出血反复发作，可逐渐出现肺间质纤维化、肺动脉高压、肺心病及呼吸衰竭。

（四）并发症

缺铁性贫血、肺动脉高压、肺源性心脏病、肺间质纤维化。

（五）诊断

如果临床出现咯血/呕血、贫血和肺部浸润影的三联症，并在痰液、胃液或支气管－肺泡灌洗液中或肺活检找到含铁血黄素细胞，则可临床确诊。肺部影像表现因病变所处的时期和程度不同而异。急性出血期典型的 IPH 患儿肺部 X 线表现常被描述为"蝴蝶征"或"蝙蝠翼征"，即肺部呈双侧对称、倾斜向上直至两侧胸壁的浸润阴影。也可表现为两肺野透亮度普遍减低，呈毛玻璃样改变。慢性反复发作期可见双肺纹理增粗增重，肺内可见边界不清的细网状影。后遗症期可见肺野呈粗网样改变、弥漫结节状阴影或粗条索影及小囊状透亮区，也可表现为弥漫性肺间质纤维化、肺气肿、肺动脉高压、间质性肺水肿和肺心病等相应改变。

（六）鉴别诊断

1. *肺炎*　大叶性肺炎或支气管肺炎可出现不同程度的咯血或痰中带血，而 IPH 急性期肺部可闻及湿啰音，X 线胸片可呈浸润样改变，应予鉴别。

但肺炎有明确感染征象，发热、咳嗽、咳痰明显，无贫血表现，可资鉴别。

2. *支气管扩张* 有反复咯血，但伴有慢性咳嗽，大量脓痰，体检肺部可闻及固定性湿啰音，胸部X线片、CT尤其是胸部高分辨CT可发现扩张的支气管，据此可鉴别。

3. *血行播散性肺结核* 本病X线胸片也有弥漫性结节，阴影以两上肺野多。有结核中毒症状，很少咯血，也无贫血。痰含铁血黄素细胞阴性，抗结核治疗有效。

4. *继发性肺含铁血黄素沉着症* 常见于心脏病，尤其是二尖瓣狭窄和各种原因引起的慢性左心衰竭。由于肺淤血，肺内毛细血管压长期增高，血液外渗及出血，患儿可反复咯血，含铁血黄素沉积于肺内，巨噬细胞吞噬，可见含铁血黄素的吞噬细胞（又称心力衰竭细胞）。根据心脏病史，心脏体征和超声心动图检查，一般不难诊断。

5. *抗肾小球基底膜抗体病（Goodpasture 综合征）* 临床特点是肺出血、反复咯血、胸部X线片显示肺浸润性阴影、贫血和急进性肾小球肾炎。本综合征和IPH的关系至今不明。临床最主要的区别在于本病有肾小球肾炎的改变，常为急进性或亚急性；血清中抗基底膜抗体阳性。

6. *其他原因所致的肺泡出血性疾病* 如系统性红斑狼疮、韦格纳肉芽肿、结节性多动脉炎、过敏性紫癜、特发性冷球蛋白血症等，均可致肺泡出血。但这些疾病均有其原发病的特征，除肺泡出血外，还有其他系统损害和临床症状，组织病理学也有所不同，不难作出正确诊断。

（七）治疗

1. *急性出血期的治疗* IPH急性发作时应卧床休息、吸氧，床边备好吸痰器以防咯血窒息。严重贫血者可少量多次输血。合并感染时给予抗感染治疗。

在多数患儿，免疫抑制药联合激素[泼尼松龙2mg/(kg·d)]可以有效治疗急性发作。如果治疗效果不佳，可使用甲泼尼龙冲击[30mg/(kg·d)，连续3d]或者环磷酰胺[2～3mg/(kg·d)]。如果出血严重影响了肺通气，应使用硬式支气管镜去除呼吸道的血凝块。研究证实，在严重急性肺出血，当传统的机械通气治疗失败时，体外膜肺氧合是有效的。

2. *长期维持治疗* 急性期大剂量激素后减为小剂量激素长期维持可能对患儿有益。可予口服泼尼松1.5～2mg/(kg·d)，维持时间一般是3～6个月，症状重，X线病变未静止或减药过程中有反复的患儿，疗程应延长至1年，甚或2年。激素的剂量要足、疗程要长，以控制肺出血的反复发作，保护其呼吸功能。此外，同时加吸入激素（布地奈德400μg×2/d）可能对缓解病情有效，并可以避免口服肾上腺皮质激素的全身不良反应。国内外有报道，在IPH急性期后采用与小剂量口服激素联合应用或单独使用长期吸入激素治疗，已取得较好疗效，并减少了全身应用激素的不良反应。但据儿童IPH流行病学观察，糖皮质激素并不能改变IPH的长期病程和预后。

在有些对糖皮质激素治疗的患儿，可考虑使用其他免疫抑制药，如氯喹、硫唑嘌呤等。激素和免疫抑制药可以单独使用，也可以联合应用，有研究证实，激素和环磷酰胺等免疫抑制药联合应用可以增加IPH的缓解率。

3. *慢性反复发作期的其他治疗* 除用小量肾上腺激素作为维持治疗外，可试用中药活血化瘀及促进免疫功能的方剂。输血和铁剂虽能改善贫血，但由于可能增加肺内铁沉积，应慎用。铁络合剂可防止过多的铁损伤肺组织，阻止肺纤维化的发展，但因IPH患儿血液多呈缺铁状态，且铁络合剂毒性作用明显，故国内外文献对此类药物评价不一。血浆置换适用于对其他治疗都无效的患儿，本法可去除血液中的免疫复合物，从而中止患儿肺部的免疫性损伤而使患儿病情改善。

（八）预后

本病的预后取决于肺出血程度及持续时间，早期诊断，及时的免疫抑制药治疗能够显著改善IPH的预后，少数病例可自行缓解。

（许志飞　申昆玲）

第十二节　儿童阻塞性睡眠呼吸暂停低通气综合征

儿童阻塞性睡眠呼吸暂停低通气综合征（obstructive sleep apnea hypopnoea syndrome，OSAHS）是指由于睡眠过程中频繁的部分或全部上气道阻塞，扰乱睡眠过程中的正常通气和睡眠结构而引起的一系列病理生理变化。

(一)病因

临床上引起儿童 OSAHS 的常见原因,主要是由于各种因素引起的解剖结构异常、神经肌肉调控异常因而导致上气道梗阻、阻力增高和顺应性改变。其中,引起儿童 OSAHS 最常见的病因是腺样体和扁桃体肥大所致上气道梗阻。其他,如面部发育不良,小下颌,肥胖以及各种伴有颅面畸形、神经肌肉调节障碍的先天综合征或遗传代谢病等,均可发生 OSAHS。

(二)临床表现

儿童睡眠呼吸暂停主要临床表现为睡眠打鼾、张口呼吸、憋气、反复惊醒、遗尿、多汗、多动等。白天可发生嗜睡,但较少见,而以活动增多为主要表现。其他白天症状有张口呼吸,晨起头痛或易激惹;学龄儿童则表现为上课精力不集中、乏力,学习成绩下降。

体征包括呼吸困难,鼻扇、肋间和锁骨上凹陷,吸气时胸腹矛盾运动。有些颅面特征往往提示睡眠呼吸障碍的存在,如小下颌、下颌平面过陡、下颌骨后移、长脸、高硬腭和(或)长软腭。家长可能注意到患儿睡眠中出现呼吸停止,典型睡眠姿势为俯卧位,头转向一侧,颈部过度伸展伴张口呼吸。

(三)并发症

OSAHS 儿童可出现语言缺陷、食欲降低和吞咽困难,并有非特异性行为异常,如不正常的害羞、反叛和攻击行为等。严重的病例可发生认知缺陷,记忆力下降,学习困难。长期未经治疗的患儿可出现呼吸系统、心血管系统并发症,如高血压、肺水肿、肺心病、心律失常、充血性心力衰竭、呼吸衰竭。

(四)辅助检查

夜间多导睡眠仪(polysomnogruphy,PSG)是目前诊断睡眠呼吸疾病的标准方法,任何年龄的患儿均可实施。没有条件行 PSG 检查的患儿,可参考病史、体格检查、X 线鼻咽部侧位摄片、鼻咽喉内镜、鼾声录音、录像、脉氧仪等手段协助诊断。鼻咽侧位 X 线片或 CT 有助于气道阻塞部位的确定,鼻咽喉内镜可动态观察上气道狭窄情况。

标准的多导睡眠监测应在夜间连续监测 6~7h 或以上,包括脑电图、眼动电图、下颏肌电图、腿动图和心电图,同时应监测血氧饱和度、胸腹壁运动、口鼻气流、鼾声等。

(五)诊断

OSAHS 的诊断应结合临床表现、体检及多导睡眠监测仪检查的结果。病史应特别注意睡眠方面的情况,如睡眠的环境、时间、姿势、深睡状态、憋醒、打鼾、喘息等,体检时应注意颅面部结构、鼻咽部气道的通畅情况、舌、软硬腭的位置、悬雍垂的大小、长度等。

关于儿童 OSAHS 的 PSG 诊断标准,国际上尚未完全统一。我国目前儿童 OSAHS 的多导睡眠仪诊断标准为每夜睡眠过程中呼吸暂停/低通气指数(index of apnea/hypopnea,AHI)>5 或阻塞性呼吸暂停指数(index of obstructive apnea,OAI)>1。低氧血症是指最低血氧饱和度(lowest oxygen saturation,$LSaO_2$)<92%。其中,阻塞性睡眠呼吸暂停(obstructive sleep apnea,OSA)是指睡眠时口和鼻气流停止,但胸、腹式呼吸仍存在。低通气(hypopnea)是指口鼻气流幅度较基线降低 30% 以上,并伴有 3%以上血氧饱和度下降和(或)觉醒。在成年人,每次呼吸暂停或低通气持续的时间需>10s 方能认为是 1 次呼吸事件,但儿童呼吸频率较成年人快,且不同年龄呼吸频率不同,因而在儿童,较为通用的时间标准是持续大于或等于两个呼吸周期为一次呼吸事件。

(六)鉴别诊断

1. *原发鼾症* 患儿夜间打鼾但没有呼吸暂停和低通气,不伴血氧下降及觉醒;中枢性呼吸障碍胸腹运动和口鼻气流同时停止或减低。

2. *发作性睡病* 发作性睡病白天嗜睡明显,病史中有发作性猝倒、睡瘫、睡眠幻觉等,多次小睡潜伏期试验有助于嗜睡程度的判断以及发现异常的快眼动睡眠。根据临床病史、体格检查及多导睡眠监测仪可资鉴别。

(七)治疗

治疗原则:早诊断、早治疗,解除上气道梗阻因素,预防和治疗并发症。

1. *外科治疗*

(1)腺样体切除术和扁桃体切除术:由于儿童 OSAHS 多伴有腺样体、扁桃体肥大,因此,扁桃体及腺样体切除术是治疗儿童 OSAHS 的主要有效方法。当扁桃体和腺样体都肥大时,单纯腺样体或单纯扁桃体切除是不够的。大多数肥胖儿童可通过腺样体、扁桃体切除术得到有效的治疗。扁桃体、腺样体肥大的重度 OSAHS 婴幼儿,非手术治疗无效,应该采取手术治疗。

(2)其他外科治疗:包括颅面正颌手术适用于部分颅面发育畸形的患儿、悬雍垂腭咽成形术、下鼻甲减容术，严重的病例可行气管切开术。但悬雍垂腭咽成形术、下鼻甲减容术、气管切开术等治疗可能影响儿童的生长发育及生活质量，应非常慎重。

所有患儿在最初治疗后应进行临床随访。建议外科手术后8周对患儿进行手术评估。术后6个月以上进行OSAHS相关临床症状的随访和PSG复查。

2. *持续气道正压通气治疗*（Continuous positive airway pressure，CPAP） 是治疗OSAHS的有效方法，已被广泛应用于成年患者，对儿童的研究同样显示其有效性，可适用于各年龄段儿童。对于有外科手术禁忌证，腺样体扁桃体不大，腺样体扁桃体切除后仍然存在OSAHS以及选择非手术治疗的患儿，可以选择CPAP治疗。不能耐受CPAP压力者，可试用双水平正压通气治疗（Bi-level positive airway pressure，BiPAP）。CPAP/BiPAP的压力滴定必须在睡眠实验室完成，并且需要定期调整。

3. *其他治疗* 包括体位治疗、肥胖患者减肥、吸氧、药物治疗等。部分儿童OSAHS是由于发育异常所致。口腔矫治器治疗适用轻至中度OSAHS，不能手术或不能耐受CPAP治疗的部分患儿。有研究表明口腔矫治器治疗咬合不正的儿童OSAHS效果良好。有报道对于小下颌和下颌僵直的患儿进行下颌前移和（或）上颌前移可以成功治疗儿童难治性OSAHS。对由于过敏性鼻炎、鼻窦炎等鼻部疾病导致上气道阻塞者，应系统、规范地对症治疗。

虽然OSAHS研究取得了一定的进步，但在诊断上仍有许多问题，有些OSAHS治疗的远期效果也不尽如人意。相信随着OSAHS病因学及发病机制的深入研究，检查、确诊OSAHS的手段会更准确客观，并能与主观症状有很好的相关性，治疗上会有并发症更少、远期效果更佳的方法。

（许志飞　申昆玲）

第十三节　先天性肺发育畸形

一、先天性肺囊肿

先天性肺囊肿为先天性肺囊性变的一种，在小儿并不少见，也可见于新生儿。

（一）病因

肺囊肿是因胚胎发育过程中一段支气管从主支气管芽分隔出，其远端支气管分泌黏液聚积而成。囊肿可为单个或多个，如仅一支气管芽隔断，即形成一孤立性囊肿；若几个支气管芽同时隔断，即形成多发性囊肿。

（二）病理

病理可分为支气管源性、肺泡源性和混合型肺囊肿3种。支气管源性囊肿多位于纵隔，肺泡性肺囊肿则多位于肺周围部分，位于肺实质内。约5%合并其他肺畸形，最常见者为隔离肺。

（三）临床表现

临床表现悬殊，小的囊肿可没有任何症状和体征，只有在X线检查时才被发现；较大囊肿多于继发感染或突然胀大压迫周围组织时才出现不同症状体征。如压迫支气管可产生喘鸣、干咳和不同程度的呼吸困难，甚至发绀。压迫食管可致吞咽困难。并发感染时可出现发热、咳嗽、咳痰甚至咯血，肺部可闻及湿性啰音等。较大的液性囊肿叩诊可有局部实音，而较大的气性囊肿叩诊有局部鼓音，听诊时局部呼吸音减弱或消失。张力性含气囊肿多见于新生儿及婴儿，有呼吸及心率加快、呼吸窘迫、喘鸣及发绀，叩诊过清音或鼓音，呼吸音消失，伴纵隔与心脏移位，容易合并张力性气胸。

（四）并发症

肺炎、反复呼吸道感染、张力性气胸。

（五）诊断

小的囊肿可没有任何症状，只有在X线检查时才被发现。较大囊肿多于继发感染或突然胀大压迫周围组织时才出现不同症状体征。胸部X线检查，孤立性液性囊肿呈一界限清晰的圆形致密阴影。孤立性含气囊肿呈一圆形或椭圆形薄壁的透亮空洞阴影，大者可占据半个胸腔。其周围肺组织无浸润，可见正常含气的肺或无气的肺不张阴影。如囊肿与支气管沟通，则可见薄壁而含有气-液平面的囊肿影。如系多发性囊肿，可见多个环形空腔或蜂窝状阴影分布在一个肺叶内。胸部CT可以确定囊肿的部位、大小、数目以及鉴别诊断均具有重要意义。还可观察囊壁的厚度，囊肿的边界情况。如肺囊肿位于后纵隔，出现食管压迫症状，吞咽困难时需做钡剂检查以了解肿物与食管的关系，并可鉴别膈疝。

(六)鉴别诊断

1. *肺炎后肺大疱* 属后天性肺囊肿,多见于金黄色葡萄球菌等肺炎后,其特点为空腔大小及形状短期内多变,其出现及消失均较迅速,与先天性肺囊肿长期存在截然不同。

2. *肺脓肿* 症状与肺囊肿继发感染者相同,但X线表现不同处为肺脓肿壁较厚,周围肺组织多有浸润和纤维性变。

3. *肺内良性肿物* 如肺结核球、假性炎症性肿瘤、肺包虫病、肺吸虫病、肺动静脉瘘等皆可在肺部出现球形病灶,应与孤立性液性肺囊肿鉴别。

4. *大叶性肺气肿* 见于新生儿期,多以急性呼吸窘迫起病,但亦可起病缓慢,于生后2~3个月以后症状明显,和巨大张力性含气囊肿不易区分,二者均需手术切除。

5. *肺成熟障碍综合征* 又称 Wilson Mikity 综合征:见于早产儿,可于生后1~2周逐渐起病,呈进行性呼吸困难及肺功能不全,X线见两肺弥漫囊状影像,与多发性肺囊肿之环形空腔多局限于一叶不同。存活者X线变化可于4个月至2年恢复正常。

6. *先天性囊性腺瘤样畸形* 与多发性肺囊肿鉴别困难,二者均需手术切除治疗。

7. *气胸* 如果肺囊肿有通道与支气管沟通,此通道因不完全阻塞产生活瓣作用致空气进入而不出,可形成巨大张力性含气囊肿,占据一侧胸腔,并将纵隔推向对侧,此时须与气胸鉴别。其主要区别是气胸为空气在胸膜腔,肺组织被推向肺门,而肺囊肿的含气是在肺实质内,肺尖、肺底和肋膈角仍可有含气或萎陷的肺组织。

8. *横膈疝* 可似多发性含气肺囊肿,亦是位于一侧,症状相似,胃肠钡造影可资鉴别。

(七)治疗

不论年龄大小,应在控制感染及准备输血的情况下做手术治疗。否则易发生反复感染,以致严重胸膜粘连。肺叶边缘的囊肿可做囊肿剥离术;肺叶中部的囊肿则需做肺叶切除术,一般效果良好。

二、肺隔离症

肺隔离症是一种先天畸形,指没有功能的胚胎性及囊肿性肺组织。血液供应来自主动脉小分支,静脉回流入奇静脉。

(一)病因

胚胎期部分肺组织与主体肺分离单独发育,形成囊性肿块,接受体循环供血,但不具有肺的功能。隔离肺组织内支气管若与机体支气管系统相通,则会发生反复的局部感染。

(二)病理

分为叶内型和叶外型。叶内型较常见,其从同叶肺分离出来,与周围正常的肺组织有共同的胸膜包裹,血液供应来自主动脉大分支,静脉回流入肺静脉;叶外型位于脏层胸膜外,也可视为副肺叶,是从其他肺叶分离出来,常位于左肺下叶与膈肌之间或膈下,有单独的胸膜包裹,血液供应来自主动脉小分支,静脉回流入奇静脉。

(三)临床表现

一般于继发感染后才有症状,尤以叶内型多表现为反复性或持续性进行性肺部感染。多数患儿自幼发生反复呼吸道感染。咳嗽、咳痰、咯血,可伴发热、寒战、体重减轻。叶外型多无临床症状。多于尸检或影像学检查时发现。

(四)并发症

肺炎、反复呼吸道感染。

(五)诊断

根据反复相同部位的肺部感染及胸部影像所见可提供诊断的线索。可见一个或多个囊腔的囊肿型,合并感染时周围有炎性浸润,囊内有液平。也可为肿块型,边缘清楚,类似良性肿瘤。胸部增强CT能显示异常的供血动脉,更清晰地显示实质改变,成为诊断本病的重要方法。对诊断不清的病例手术切除后做病理学检查,可确定诊断。

(六)鉴别诊断

1. *先天性肺囊肿* 发生部位不固定,70%在肺内,30%在纵隔。支气管造影检查时可见多量造影剂进入囊内,无异常血管供血。而90%的肺隔离症发生在左肺下叶后基底段与横膈间,支气管造影时造影剂不易进入囊腔,血管造影及手术时可发现有异常血管通向病变区域。

2. *肺脓肿* 症状与肺隔离症继发感染相同,但肺脓肿的影像学改变壁较厚,周围肺组织多有浸润和纤维性变,经抗感染治疗脓肿有吸收好转的变化,可与本病鉴别。

3. *肺部肿瘤* 叶外型肺隔离症需与肺部肿瘤相鉴别。肺部影像学及病理学检查可资鉴别。

4. *横膈疝* 肺隔离症与膈疝可并存。支气管造影或主动脉造影有助于鉴别。

（七）治疗

对常合并反复感染者感染控制后可做手术切除。对叶内型，应做肺叶切除。叶外型可直接切除隔离肺叶而保全其余肺叶。如无症状者并非必须手术切除。

三、先天性大叶性肺气肿

先天性大叶性肺气肿（congenital lobar emphysema），也可称先天性肺叶气肿，肺叶过度充气扩张而基本不伴有肺泡间隔的破坏，属于全小叶性肺气肿和梗阻性肺气肿范畴。

（一）病因

支气管不完全阻塞是导致叶性肺气肿的最常见原因，推测引起支气管阻塞的原因包括支气管软骨原发性发育不良或缺如；管腔内黏稠的分泌物被吸入阻塞支气管；支气管因缺乏软骨以致支气管内膜下垂形成活瓣；肺内异常血管或肿物压迫支气管；少数病例系肺泡数量增多所致。

（二）病理

肺体积增大，病变肺充满空气。镜下仅有肺泡扩张，肺间隔正常。分为以下3型：①肺泡过度充气型，肺泡数量正常；②肺泡数量增多型；③肺泡发育不全型。

（三）临床表现

症状与肺气肿发生的迟早和进展程度有关，1/3～1/4患儿出生后即出现症状，新生儿期迅速出现呼吸困难、喘息或喘鸣，负荷性发绀或持续性发绀，刺激性咳嗽，进而出现呼吸窘迫，甚至危及生命。稍迟发病者，除上述表现外，尚有进食及喂养困难，呼吸、心率增速。查体气管及心脏向健侧移位。病侧的胸廓稍隆起，叩诊呈鼓音，呼吸音降低，可有哮鸣音及啰音。心尖冲动移位，偶有呈现休克体征者。

（四）并发症

肺炎、呼吸衰竭、休克。

（五）诊断

根据新生儿期迅速出现呼吸困难、喘息或喘鸣，负荷性发绀或持续性发绀，刺激性咳嗽，进而出现呼吸窘迫，查体气管及心脏向健侧移位。病侧的胸廓稍隆起，叩诊呈鼓音，呼吸音降低，可有哮鸣音及啰音。结合胸部影像学检查所见肺叶过度膨胀，体积增大，透亮度增加，内可见稀少纤细肺纹理。同时相邻肺叶受压致压迫性肺不张。纵隔心脏向健侧推移，有纵隔疝形成。心脏超声、增强CT有助于显示压迫支气管的异常肺动静脉以及先天性心脏病。

（六）鉴别诊断

1. *张力性气胸* 以肺野透亮度增加、透亮区内无肺纹理且全肺向肺门区压缩为鉴别要点，数字化胸部摄片要比普通X线平片更易看清透亮区内有无肺纹理。

2. *先天性肺囊肿* 常为单个或多个囊腔聚集，一般壁较光滑。继发感染的概率较本病高，因此，多含气-液面。随访中形态变化少，在临床实践中鉴别较困难。

3. *单侧透明肺* 胸部X线片显示一侧或1～2叶肺野透亮度增加，但患侧肺容积正常或缩小，肺血管纹理稀少为其鉴别点。

4. *肺炎后肺大疱* 多见于化脓性细菌感染，常伴有胸膜病变，病变在抗感染治疗后明显吸收好转，临床上多见于婴幼儿且有明显感染史者。

（七）治疗

一旦确诊须急症手术治疗，切除气肿的肺叶。尽管手术的危险性较大，但切除后恢复较快，效果较好。伴有先天性心脏病或严重呼吸道症状，不应当视为手术禁忌。胸腔穿刺排气可以为手术争取时间。手术病死率低于5%。

（胡英惠 申昆玲）

参考文献

[1] 胡亚美，江载芳．诸福棠实用儿科学．7版．北京：人民卫生出版社，2002．

[2] 中华医学会儿科学分会呼吸学组，反复呼吸道感染的临床概念和处理原则．中华儿科杂志，2008，46(2)：108-110．

[3] 张沪生．呼吸系统疾病比较诊断学．郑州：郑州大学出版社，2003．

[4] Behrman RE，et al. Textbook of Pediatrics. 16 th ed. Philadelphia：W. B. Saunders Co，2000.

[5] Zitelli B J，Davis H W. Atlas of Pediatric Physical. Diagnosia. Mosby，Inc，1997.

[6] McIntosh K，et al. Community-acquired pneumonia in chidren. N Engl J Med，2002. 346(6)：429-437.

[7] Chernick V，Boat T F，and Kendg E L. Kendig's Disorders of the Respiratory Tract in Children. 6th ed. Philadelphia：W B. Saunders Co，1998.

[8] 中华医学会儿科学分会呼吸学组．儿童支气管哮喘诊断与防治指南．中华儿科杂志，2008，46(10)：745-753.

[9] Applegate KE, Dardinger JT, Lieber ML, et al. Spiral CT scanning technique in the detection of aspiration of LEGO foreign bodies. Pediatr Radiol, 2001,31(12).

[10] 曾其毅，刘大波，罗仁忠，等. 儿童塑型性支气管炎的诊断与治疗. 中国实用儿科杂志，2004,19(2).

[11] 洪兴和，宁博，李玉，等. 螺旋CT虚拟内诊镜在小儿气管支气管异物诊断中的应用. 中国实用儿科杂志，2006,21(4).

[12] 刘玺诚. 气道异物引起喘息的特点和诊治. 中国实用儿科杂志，2006,21(4):254-256.

[13] 王智楠，徐忠强，魏幼华，等. 小儿支气管镜检查及肺泡灌洗对内生性支气管异物的临床应用. J Clin Otorhinolaryngol (China), Feb2006, Vol20, No3:122-124.

[14] 周珉，任彦，陈方，等. 小儿气道异物的影像诊断. 中国临床医学影像杂志，2006,17(12).

[15] 张亚梅，张振英. 特殊类型的小儿气管支气管异物的处理. 中华耳鼻咽喉科杂志，2001,36(3):231-234.

[16] Coren ME, Meeks M, Morrison I, et al. Primary ciliary dyskinesia: age at diagnosis and symptom history. Acta Paediatr, 2002,91:667-669.

[17] Chodhari R, Mitchison HM, Meeks M. Cilia, primary ciliary dyskinesia and molecular genetics. Paediatr Respir Rev, 2004,5:69-76.

[18] Pifferi M, Cangiotti AM, Ragazzo V, et al. Primary ciliary dyskinesia: diagnosis in children with inconclusive ultrastructural evaluation. Pediatr Allergy Immunol, 2001,12:274-282.

[19] 胡亚美，江载芳. 诸福棠实用儿科学. 北京：人民卫生出版社，2002,1237-1238.

[20] Nuesslein TG. Pulmonary haemosiderosis in infants and children. Paediatric respiratory reviews, 2006,7:45-48.

[21] Yao TC, Huang IL, Wong KS, et al. Idiopathic pulmonary haemosiderosis: an Oriental experience. Journal of Paediatrics and Child Health, 2003,39:27-30.

[22] Brooks MA. Imaging of Immunologic Diseases of the Lung. Contempo diagno radiol, 2005,19:1-6.

[23] 龙昉，胡茂清，倪国汉，等. 儿童特发性肺含铁血黄素沉着症的影像学诊断. 放射学实践，2006,21:393-396.

[24] American Academy of Pediatrics, Section on Pediatric Pulmonology, Subcommittee on Obstructive Sleep Apnea Syndrome. Clinical practiceguideline: diagnosis and management of childhood obstructive sleep apnea syndrome. Pediatrics, 2002,109:704-712.

[25] Guilleminault C, Lee JH, Chan A. Pediatric obstructive sleep apnea syndrome. Arch Pediatr Adolesc Med, 2005,159:775-785.

[26] American Thoracic Society. Standards and indications for cardiopulmonarysleep studies in children. Am J Respir Crit Care Med, 1996,153:866-878.

[27] 中华医学会耳鼻咽喉科学分会，中华耳鼻咽喉科杂志编委会. 儿童阻塞性睡眠呼吸暂停低通气综合征诊疗指南草案. 中华耳鼻咽喉科杂志，2007,42:83-84.

[28] American academy of sleep medicine. International classification of sleep disorders, 2nd ed.: Diagnostic and coding manual. Westchester, Illinois: American Academy of sleep medicine, 2005.

[29] Priest JR, Williams GM, Hill DA, Dehner LP, Jaffé A. Pulmonary cysts in early childhood and the risk of malignancy. Pediatr Pulmonol, 2009, Jan;44(1):14-30.

[30] Stocker JT. Cystic lung disease in infants and children. Fetal Pediatr Pathol, 2009,28(4):155-84.

[31] 胡亚美，江载芳. 诸福棠实用儿科学. 北京：人民卫生出版社，2002:1238-1239.

[32] Hashemzadeh S, Aslanabadi S, Jafari Rouhi AH, Azhough R, Kaleibar NA Congenital malformations of the lung. Indian J Pediatr, 2007, Feb; 74(2):192-194.

[33] Vieira J, Rego A, Oliveira A, et al, Bronchopulmonary sequestration--a 12-year experience. Rev Port Pneumol, 2006 Sep-Oct, 12(5):489-501.

[34] 胡亚美，江载芳. 诸福棠实用儿科学. 北京：人民卫生出版社，2002:1240-1241.

[35] Nicolai T. Management of the upper airway and congenital cystic lung diseases in neonates. Semin Fetal Neonatal Med, 2009, Feb, 14(1):56-60.

第8章

循环系统疾病

第一节 概　　述

一、心脏的发育

人类胚胎早期在22d左右形成原始心管。在胎龄22～24d，由头至尾，形成了动脉干、心球、心室、心房与静脉窦等结构，至胚胎29d左右，心脏外形基本形成。房和室的划分为房室交界的背面和腹面长出心内膜垫(endocardial cushion)，将房室分隔开。心房的左右之分起始于第3周末，在心房腔的前背部长出第一房间隔，其下缘向心内膜垫生长，暂时未长合时所留孔道名第一房间孔(ostium primum)。在第一房间孔未闭合前，第一房间隔的上部形成另一孔，名第二房间孔(ostium secundum)，这样使左、右心房仍保持相通。至第5、6周，于第一房间隔右侧又长出一镰状隔，名第二房间隔，其游离缘留下一孔道，名卵圆孔，此孔与第一房间隔的第二房间孔上下相对。随着心脏继续成长，第一房间隔与第二房间隔渐渐接近而粘合，第二房间孔被第二房间隔完全掩盖，即卵圆孔处第一房间隔紧贴着作为此孔的帘膜，血流可由右侧推开帘膜流向左侧，反向时帘膜遮盖卵圆孔(foramen ovale)而阻止血液自左心房流向右心房。

心室间隔的形成有3个来源：①肌膈，由原始心室底壁向上生长，部分地将左右二室分开；②心内膜垫向下生长与肌膈相合，完成室间隔；③小部分为动脉总干及心球分化成主动脉与肺动脉时的中隔向下延伸的部分。后两部分形成室间隔的膜部。

原始的心脏出口是一根动脉总干，在总干的内层对侧各长出一纵嵴，两者在中央轴相连，将总干分为主动脉与肺动脉。该纵隔自总干分支处成螺旋形向心室生长，使肺动脉向前、向右旋转与右心室连接，主动脉向左、向后旋转与左心室连接。如该纵隔发育遇障碍，分隔发生偏差或扭转不全，则可造成主动脉骑跨或大动脉错位等畸形。

原始心脏于胚胎第2周开始形成，约于第4周起有循环作用，至第8周房室间隔已完全长成，即成为四腔心脏。先天性心脏畸形的形成主要就是在这一时期。

二、胎儿循环

胎儿时期的营养和气体代谢是通过脐血管和胎盘与母体之间通过弥散方式而进行交换的。由胎盘来的动脉血经脐静脉(umbilical vein)约50%血流入肝与门静脉血流汇合，另一部分经静脉导管入下腔静脉，与来自下半身的静脉血混合，共同流入右心房。由于下腔静脉(inferior vena cava)瓣的阻隔，使来自下腔静脉的混合血(以动脉血为主)入右心房后，约1/3经卵圆孔入左心房，再经左心室流入升主动脉，主要供应心脏、脑及上肢；其余的流入右心室。从上腔静脉(superior vena cava)回流的，来自上半身的静脉血，入右心房后绝大部分流入右心室，与来自下腔静脉的血一起进入肺动脉。由于胎儿肺处于压缩状态，故肺动脉的血只有少量流入肺经肺静脉回到左心房，而约80%的血液经动脉导管与来自升主动脉的血汇合后，进入降主动脉(以静脉血为主)，供应腹腔器官及下肢，同时经过脐动脉回至胎盘，换取营养及氧气。故胎儿期供应脑、心、肝及上肢的血氧量远远较下半身为高。

出生后脐血管被阻断，呼吸建立，肺泡扩张，肺小动脉管壁肌层逐渐退化，管壁变薄并扩张，肺循环压力下降；从右心经肺动脉流入肺的血液增多，使肺静脉回流至左心房的血量也增多，左心房压力因而增高。当左心房压力超过右心房时，卵圆孔瓣膜先在功能上关闭，到出生后5～7个月，解剖上大多闭合。自主呼吸使血氧增高，动脉导管壁平滑肌受到刺激后收缩，同时，低阻力的胎盘循环由于脐带结扎而终止，体循环阻力增高，动脉导管处逆转为左向右分流，高的动脉氧分压加上出生后体内前列腺素的减少，使导管逐渐收缩、闭塞，最后血流停止，成为动脉韧带。足月儿约80%在出生后24h形成功能性关闭。约80%婴儿于出生后3个月、95%婴儿于出生后1年内形成解剖上关闭。若动脉导管持续未闭，可认为有畸形存在。脐血管则在血流停止后6～8周完全闭锁，形成韧带。

三、儿童时期心血管解剖生理特点

心脏的形态及大小随心脏的收缩和舒张而变化，亦随年龄、体型的不同而变化。小儿时期心脏血管有其自身的解剖特点。

1. *心脏位置与形态*　小儿心脏的位置随年龄增长而发生变化。2岁以下幼儿心脏多呈横位，2岁以后心脏由横位逐渐转为斜位。婴幼儿期心脏形状为球形、圆锥形或椭圆形；6岁以后心脏形状接近成年人，为长椭圆形。

2. *心脏重量*　新生儿心脏重量20～25g，占体重的0.8%，而成年人只占0.5%。1～2岁达60g，相当于新生儿的2倍，5岁时为4倍，9岁时为6倍，青春后期增至12～14倍，达到成年人水平。除青春早期外，各年龄男孩的心脏均比女孩重。

3. *心腔的大小和容积*　小儿心脏的长径、横径和前后径在不同年龄期有不同的增长率，生后第1年增长最快。自出生至成人4个心腔容积发展的速度是不均衡的。出生时心腔容积为20～22ml，7岁时增加5倍，为100～120ml，青春期为140ml，18～20岁达240～250ml。

4. *房室增长速度*　出生后第1年心房增长速度比心室快，10岁之后心室生长超过心房。左、右心室增长也不相同。胎儿期右心室负荷大，左心室负荷小而右心占优势。新生儿期左、右心室壁厚度为1∶1，约为0.5cm。随着年龄的增长，体循环量日趋增大，左心室负荷明显增加，左心室壁厚度增长较快。6岁时，左心室壁厚度达1cm，右心室则为0.6cm，即1.6∶1(成年人为2.6∶1)。15岁时左心室壁厚度增长到出生时的2.5倍，但右心室仅增长1/3。

5. *血管*　小儿的动脉相对较粗，如新生儿的动、静脉内径之比为1∶1，而成年人为1∶2；冠状动脉也相对较粗，以充分保证心肌供血。大血管方面，10～12岁肺动脉比主动脉粗，之后则相反。此外，婴儿期肺、肾、肠及皮肤的微血管也相对较粗，故对这些器官的血液供应较好。

6. *血压*　出生时收缩期血压(收缩压)为60～70mmHg，2岁以内为70～80mmHg，2岁以后可按以下公式来计算：收缩压(mmHg)＝年龄×2＋80。舒张期血压(又称舒张压)约为收缩压的2/3。下肢血压比上肢血压高20mmHg左右。

7. *心率*　儿童的心率随年龄增长而减慢。新生儿心率为120～140/min，1岁以内为110～130/min，2～3岁为100～120/min，4～7岁为80～100/min，8～14岁为70～90/min。

四、小儿先天性心脏病概况

先天性心脏病是指胎儿时期心脏血管发育异常而致的心血管畸形，是小儿最常见的心脏病。流行病学统计，1 000个出生存活的婴儿中，有6～8名患有先天性心脏病。

先天性心脏病病因研究近年来有了重大进展。心血管畸形的发生主要由遗传和环境因素及其相互作用所至。据目前了解，由单基因和染色体异常所导致的各类先天性心脏病占总数的15%左右。但多数先天性心脏病目前仍认为由多基因和环境因素共同作用所致，与心血管畸形相关性较强的因素主要为：①早期宫内感染，如风疹、流行性感冒、腮腺炎和柯萨奇病毒感染等；②孕母有与大剂量的放射线接触和服用药物史(抗癌药、甲糖宁、抗癫痫药物等)；③孕妇的营养、代谢紊乱性疾病(糖尿病、高钙血症等)；④引起子宫内缺氧的慢性疾病等；⑤妊娠早期酗酒、吸食毒品等不良习惯；⑥环境因素，如大气、水质、毒物及放射性元素等。

五、先天性心脏病的分类

先天性心脏病种类很多，临床上根据心脏左、右两侧及大血管之间有无血液分流分为3大类，见表8-1。

表 8-1　几种常见先天性心脏病的鉴别表

		房间隔缺损	室间隔缺损	动脉导管未闭	肺动脉瓣狭窄	法洛四联症
分类		左向右分流型			无分流型	右向左分流型
症状		一般发育落后,乏力,活动后心悸、咳嗽、气短,晚期出现肺动脉高压时有发绀	同左	同左	轻者可无症状,重者活动后心悸、气短、发绀	发育落后,乏力,发绀(吃奶、哭叫时加重),蹲踞,可有阵发性昏厥
心脏体征	杂音部位	第 2、3 肋间	第 3、4 肋间	第 2 肋间	第 2 肋间	第 2、3 肋间
	杂音性质和响度	Ⅱ～Ⅲ级收缩期吹风样杂音,传导范围较小	Ⅱ～Ⅴ级粗糙全收缩期杂音,传导范围广	Ⅱ～Ⅳ级连续性机器样杂音,向颈部传导	Ⅲ～Ⅴ级喷射性收缩期杂音,向颈部传导	Ⅱ～Ⅳ级喷射性收缩期杂音,传导范围较广
	震颤	无	有	有	有	可有
	P_2	亢进,分裂固定	亢进	亢进	减低,分裂	减低
X线表现	房室增大	右心房、右心室大	左、右心室大,左心房可大	左心室大,左心房可大	右心室大,右心房可大	右心室大,心尖上翘呈靴形
	肺动脉段	凸出	凸出	凸出	明显凸出	凹陷
	肺野	充血	充血	充血	清晰	清晰
	肺门“舞蹈”	有	有	有	无	无
心电图		不完全性右束支传导阻滞,右心室肥大	正常,左心室或左、右心室肥大	左心室肥大,左心房可肥大	右心室、右心房肥大	右心室肥大

1. *左向右分流型(潜在发绀型)*　最为多见,主要表现为心脏间隔的缺损畸形和主动脉与肺动脉之间的异常交通。由于心脏收缩时左半心的压力高于右半心,所以,一般情况下左半心血液通过缺损流入右半心,而右半心的血液不会流入左半心,因而不会出现发绀症状。但是,当出现哭闹、活动或屏气时,右半心的压力可增高,当超过左半心的压力时,静脉血就会从右半心流入左半心,而出现暂时性的发绀。如果没有得到及时治疗,右半心的压力可能会不断增高,当超过左半心的压力时,便会发生反向分流,导致持续发绀症状,这种情况才称为“艾森曼格综合征”。如室间隔缺损、动脉导管未闭和房间隔缺损等。

2. *右向左分流型(发绀型)*　某些原因致使右心压力增高并超过左心,使血流经常从右向左分流。或者因大动脉起源异常,使大量静脉血流入体循环,均可出现持续性发绀。此型中常见者有法洛四联症和大动脉错位等。

3. *无分流型(无发绀型)*　主要表现为心脏血管内某一部位的狭窄性病变,如肺动脉瓣狭窄和主动脉瓣狭窄等。这一类患儿因左半心和右半心之间不存在异常交通,故不会出现发绀症状。

（桂永浩）

第二节　儿童心血管病检查方法

一、病史和体格检查

(一)病史询问

小儿时期,尤其是 3 岁以内婴幼儿的心血管疾病以先天性心脏病(先心病)最常见。心脏杂音、发绀及心功能不全是先心病患者最常见的就诊原因,其出现时间及演变对疾病的诊断、治疗决策、预后判断有重要意义。反复的肺炎、心功能不全、生长发育迟缓是大量左向右分流的证据;左心房或肺动脉扩张压迫喉返神经可引起声音嘶哑。婴幼儿的心功能不全以呼吸浅促、喂养困难、易出汗更突出。有发绀者应注意排除呼吸系统疾病，还要询问有无蹲踞、缺氧发作。川崎病主要见于3岁以下，临床表现独特。风湿性心脏病多见于年长患儿，应注意询问有无咽痛、游走性关节痛、舞蹈病病史。对胸闷、心悸、心前区疼痛者应注意心律失常、心肌疾病。病史询问中还要注意母孕早期有无病毒感染、放射线接触、有害药物应用史及有无家族遗传病史。许多先心病与遗传性疾病有关，肥厚性心肌病常有阳性家族史。

(二)体格检查

1. 全身检查　评价生长发育，注意特殊面容及全身合并畸形、精神状态、体位和呼吸频率。检查口唇、鼻尖、指(趾)端等毛细血管丰富部位有无发绀，发绀6个月至1年后，可出现杵状指(趾)。皮肤黏膜淤点是感染性心内膜炎血管栓塞的表现；皮下小结、环形红斑是风湿热的主要表现之一。注意颈动脉搏动，肝颈回流征，肝脾大小、质地及有无触痛，下肢有无水肿。

2. 心脏检查

(1)望诊：心前区有无隆起，心尖冲动的位置、强弱及范围。心前区隆起者多示有心脏扩大，应注意与佝偻病引起的鸡胸相鉴别。正常＜2岁的小儿，心尖冲动见于左侧第4肋间，其左侧最远点可达锁骨中线外1cm，5～6岁时在左侧第5肋间，锁骨中线上。正常的心尖冲动范围不超过$2\sim3cm^2$，若心尖冲动强烈、范围扩大提示心室肥大。左心室肥大时，心尖冲动最强点向左下偏移；右心室肥大时，心尖冲动弥散，有时扩散至剑突下。心尖冲动减弱见于心包积液和心肌收缩力减弱。右位心的心尖冲动则见于右侧。消瘦者心尖冲动易见，而肥胖者相反。

(2)触诊：进一步确定心尖冲动的位置、强弱及范围，心前区有无抬举冲动感及震颤。左第5～6肋间锁骨中线外的抬举感为左心室肥大的佐证，胸骨左缘第3～4肋间和剑突下的抬举感提示右心室肥大。震颤的位置有助于判断杂音的来源。

(3)叩诊：可粗略估计心脏的位置及大小。

(4)听诊：注意心率的快慢、节律是否整齐，第一、二心音的强弱，是亢进、减弱还是消失，有无分裂，特别是肺动脉瓣区第二音(P_2)意义更大。P_2亢进提示肺动脉高压，而减弱则支持肺动脉狭窄的诊断；正常儿童在吸气时可有生理性P_2分裂，P_2固定性分裂是房间隔缺损的独特体征。杂音对鉴别先天性心脏病的类型有重要意义，需注意其位置、性质、响度、时相及传导方向。

3. 周围血管征　比较四肢脉搏及血压，如股动脉搏动减弱或消失，下肢血压低于上肢，提示主动脉缩窄。脉压增宽，伴有毛细血管搏动和股动脉枪击音，提示动脉导管未闭或主动脉瓣关闭不全等。

二、特殊检查

(一)普通X线检查

包括透视和摄片，透视可动态地观察心脏和大血管的搏动、位置、形态以及肺血管的粗细、分布，但不能观察细微病变。摄片可弥补这一缺点，并留下永久记录，常规拍摄正位片，必要时辅以心脏侧位片。分析心脏病X线片时，应注意以下几点。

1. 摄片质量要求，理想的X线胸片应为吸气相拍摄，显示肺纹理清晰，对比良好，心影轮廓清晰，心影后的胸椎及椎间隙可见。

2. 测量心胸比值，年长患儿应＜50%，婴幼儿＜55%，呼气相及卧位时心胸比值增大。

3. 肺血管阴影，是充血还是缺血，有无侧支血管形成。

4. 心脏的形态、位置及各房室有无增大，血管有无异位，肺动脉段是突出还是凹陷，主动脉结是增大还是缩小。

5. 确定有无内脏异位症，注意肝、胃泡及横膈的位置，必要时可摄增高电压(100～140KV)的高KV胸片，观察支气管的形态。

(二)心电图

心电图对心脏病的诊断有一定的帮助，特别对各种心律失常，心电图是确诊的手段。对心室肥厚、心房扩大、心腔位置及心肌病变有重要参考价值，24h动态心电图及各种负荷心电图可提供更多的信息。有些先天性心脏病有特征性的心电图，如房间隔缺损的V_1导联常呈不完全性右束支阻滞。在分析小儿心电图时应注意年龄的影响。

1. 年龄越小，心率愈快，各间期及各波时限较短，有些指标的正常值与成年人有差别。

2. QRS综合波以右心室占优势，尤其在新生儿及婴幼儿，随着年龄增长逐渐转为左心室占优势。

3. 右胸前导联的T波在不同年龄有一定改变，如出生后第1天，V_1导联T波直立，4～5d后转为倒置或双向。

(三)超声心动图

超声心动图是一种无创检查技术,不仅可以提供详细的心脏解剖结构信息,还能提供心脏功能及部分血流动力学信息,有以下几种。

1. *M 型超声心动图*　能显示心脏各层结构,特别是瓣膜的活动,常用于测量心腔、血管内径,结合同步记录的心电图和心音图可计算多种心功能指标。

2. *二维超声心动图*　是目前各种超声心动图的基础,可实时地显示心脏和大血管各解剖结构的活动情况以及它们的空间毗邻关系。经食管超声使解剖结构显示更清晰,已用于心脏手术和介入性导管术中,进行监护及评估手术效果。

3. *多普勒超声*　有脉冲波多普勒、连续波多普勒及彩色多普勒血流显像 3 种,可以检测血流的方向及速度,并换算成压力阶差,可用于评估瓣膜、血管的狭窄程度,估算分流量及肺动脉压力,评价心功能等。

4. *三维超声心动图*　成像直观、立体感强、易于识别,较二维超声心动图可提供更多的解剖学信息;还可对图像进行任意切割,充分显示感兴趣区,为外科医师模拟手术进程与切口途径选择提供了丰富的信息,显示了极大的临床应用价值与前景。

(四)心导管检查

心导管检查是先天性心脏病进一步明确诊断和决定手术前的一项重要检查方法之一,根据检查部位不同分为右心导管、左心导管检查两种。右心导管检查系经皮穿刺股静脉,插入不透 X 线的导管,经下腔静脉、右心房、右心室至肺动脉;左心导管检查时,导管经股动脉、降主动脉逆行至左心室。检查时可探查异常通道,测定不同部位的心腔、大血管的血氧饱和度、压力,进一步计算心排血量、分流量及血管阻力。通过肺小动脉楔入压测定可以评价肺高压患儿的肺血管床状态,对左心房入口及出口病变、左心室功能等有一定意义。连续压力测定可评价瓣膜或血管等狭窄的部位、类型、程度。此外经心导管还可进行心内膜活检、电生理测定。

(五)心血管造影

心导管检查时,根据诊断需要将导管顶端送到选择的心腔或大血管,并根据观察不同部位病损的要求,采用轴向(成角)造影,同时进行快速摄片或电影摄影,以明确心血管的解剖畸形,尤其对复杂性先天性心脏病及血管畸形,心血管造影仍是主要检查手段。数字减影造影技术(DSA)的发展及新一代造影剂的出现降低了心血管造影对人体的伤害,使诊断更精确。

(六)放射性核素心血管造影

常用的放射性核素为 99m-锝,静脉注射后,应用 γ 闪烁照相机将放射性核素释放的 γ 射线最终转换为点脉冲,所有的数据均由计算机记录、存储,并进行图像重组及分析。常用的心脏造影有初次循环心脏造影及平衡心脏血池造影。主要用于左向右分流及心功能检查。

(七)磁共振成像

磁共振成像(MRI)具有无电离辐射损伤、多剖面成像能力等特点,有多种技术选择,包括自旋回波技术(SE)、电影 MRI、磁共振血管造影(MRA)及磁共振三维成像技术等。常用于诊断主动脉弓等血管病变,可很好地显示肺血管发育情况。

(八)计算机断层扫描

电子束计算机断层扫描(EBCT)和螺旋形 CT 已应用于心血管领域。对下列心脏疾病有较高的诊断价值:大血管及其分支的病变;心脏瓣膜、心包和血管壁钙化,心腔内血栓和肿块;心包缩窄、心肌病等。

(桂永浩)

第三节　常见先天性心脏病

一、房间隔缺损

房间隔缺损(Atrial septal defect)占先天性心脏病发病总数的 10%左右,是成年人时期最常见的先天性心脏病。根据解剖病变部位的不同,可分为 4 种类型:第一孔型(原发孔)缺损、第二孔型(继发孔)缺损、静脉窦型缺损和冠状静脉窦型房缺。房间隔缺损可单独存在,也可合并其他畸形,较常见的为肺静脉异位引流、肺动脉瓣狭窄及二尖瓣裂缺等。

(一)病理生理

房间隔缺损时左向右分流量取决于缺损的大小、两侧心室的相对顺应性和体、肺循环的相对阻力。新生儿及婴儿早期,由于左、右两侧心室充盈压相似,通过房间隔缺损的分流量受到限制,随着体循环压力的增高,肺阻力及右心室压力的降低,心房水平自左向右的分流增加。小型房间隔缺损，两心房压相差无几，分流量小；大型房间隔缺损时，左心房水平大量含氧量高的血流向右心房分流，右心房接受腔静脉回流血量加上左房分流的血量，导致右心室舒张期容量负荷过重，肺循环血流量可为体循环的2～4倍。小部分病例当分流量已超过肺血管床容量的限度，可产生动力性肺高压。

(二)临床表现

1. 症状　房间隔缺损的症状随缺损大小而有区别。婴儿期房间隔缺损大多无症状。一般由常规体格检查或闻及杂音而发现此病。儿童期可表现为乏力，活动后气促易患呼吸道感染。大分流量病例可引体循环血量不足而影响发育，患儿体格较小、消瘦、乏力、多汗和活动后气促，并因肺循环充血而易患支气管肺炎。当哭闹、患肺炎或心力衰竭时，心房压力可超过左心房，出现暂时性右向左分流而呈现发绀。在成年人可能发生心力衰竭和持续发绀。

2. 体征　心前区较饱满，右心搏动增强，心浊音界扩大。第一心音正常或分裂，主要由于二尖瓣关闭音增强所致。通过肺动脉瓣的血流增加，造成肺动脉瓣相对狭窄，胸骨左缘第2、3肋间产生收缩中期Ⅱ～Ⅲ级喷射性杂音。肺动脉瓣延迟关闭，产生肺动脉瓣区第二心音固定分裂(fixed splitting of the 2nd heart sound)，即不受呼吸的影响。分流量大时，通过三尖瓣的血流量增多，造成三尖瓣相对狭窄，胸骨左缘下方可闻及舒张期隆隆样杂音。肺动脉扩张明显或有肺动脉高压者，可在肺动脉瓣区听到第二心音亢进和收缩早期喀喇音(early systolic click)。如同时合并二尖瓣脱垂，心尖可闻及全收缩期或收缩晚期杂音，并向腋下传导。

(三)辅助检查

1. 心电图　电轴右偏，显示右心室肥大，右侧心前区联可有不完全右束支传导阻滞，为rsR'型，P-R间期可延长，可能为室上嵴肥厚和右心室扩张所致。少数可有P波高尖。如果电轴左偏，提示原发孔型房间隔缺损。

2. X线检查　心脏外形轻至中度增大，以右心房及右心室为主，心胸比值>0.5。肺脉段突出，肺叶充血明显，主动脉影缩小。透视下可见肺动脉总干及分支随心脏搏动而一明一暗的“肺门舞蹈”征，心影略呈梨形。原发孔型房缺伴二尖瓣裂缺者，左心房及左心室增大。

3. 超声心动图　右心房、右心室、右室流出道扩大，室间隔与左心室后壁呈矛盾运动或室间隔于收缩期呈异常向前运动，均系右心室舒张期容量负荷过重所至。二维超声心动图可直接探测到房间隔缺损的部位及大小，通过叠加脉冲和彩色多普勒观察血流特点进一步明确诊断。大多数单纯房间隔缺损经超声心动图诊断后，无需心导管检查而可直接行矫治手术。

4. 心导管检查　一般不需要做心导管检查和心血管造影，当临床资料与诊断不一致或怀疑有肺动脉高压、肺动脉瓣狭窄或肺静脉异位引流时，需做心导管检查。右心导管可发现右心房血氧含量较上、下腔静脉平均血氧高。导管可通过缺损经右心房进入左心房，还能了解肺动脉压力、阻力及分流大小。

5. 心血管造影　一般不做心血管造影。造影剂注入右上肺静脉，可见其通过房缺迅速由左心房进入右心房。

(四)预后和并发症

部分继发孔型房间隔缺损在婴儿期可自然闭合。继发孔型房间隔缺损在儿童时都能较好地被耐受，通常到20岁左右才有症状。肺动脉高压、房性心律失常、三尖瓣或二尖瓣的关闭不全及心力衰竭是晚期的表现。感染性心内膜炎(infective endocarditis)较少见。

(五)治疗原则

单纯性房间隔缺损有明显临床症状或无症状，但即肺循环血流量为体循环血流量的1倍以上者，均应在2～6岁行手术修补治疗。婴儿症状明显或并发心力衰竭者可早期施行手术治疗。部分病人可通过心导管置入扣式双盘堵塞装置(sideris)、蚌状伞(cardio seal)或蘑菇伞(amplazer)关闭继发孔型房间隔缺损，其近期效果良好，长期疗效有待随访观察。

二、室间隔缺损

室间隔缺损(Ventricular septal defect)是先天性心脏病中最常见的类型，占总数的25%左右。室间隔缺损可单独存在，其他近2/3的先天性心脏病合并室间隔缺损，本缺损可发生在室间隔任何部位，如膜周型，占60%～70%(位于主动脉下，由膜部向与之接触的3个区域，流入道、流出道或小梁肌部延伸而成)。流出道型、心内膜垫型和肌部型。

(一)病理生理

由于左心室的收缩压显著高于右心室，因此，室间隔缺损时，分流方向为左心室到右心室，造成肺循环血流量增加。室间隔缺损的血流动力学改变与缺损大小及肺血管床状况有关。缺损＜0.5cm或缺损面积＜0.5cm^2/m^2 体表面积时，左向右分流量很小，可以无功能上的紊乱；中等大小的室间隔缺损(0.5～1cm)或缺损面积 0.5～1.0cm^2/m^2 体表面积时，有明显的左向右分流，肺循环流量超过正常 2～3 倍，肺动脉压正常或轻度升高；大型的室间隔缺损，缺损达 1cm 以上或缺损面积＞1.0cm^2/m^2 体表面积，肺循环的血流量可为体循环的 3～5 倍，则分流量很大。随着病程进展，肺循环量持续增加，很高的压力冲向肺循环，使肺小动脉痉挛，产生动力型肺动脉高压，以后，渐渐引起继发性肺小动脉内膜增厚及硬化，形成阻力型肺动脉高压。此时，左向右分流量显著减少，继而呈现双向分流，甚至反向分流，临床上出现发绀，发展成为艾森-曼格(Eisenmenger)综合征。

(二)临床表现

1. *症状*　室间隔缺损的临床表现取决于缺损的大小、肺动脉血流量和肺动脉压力。小型缺损可无症状，一般活动不受限制，生长发育不受影响。仅体检听到全收缩期杂音。中型及大型室间隔缺损在新生儿后期及婴儿期即可出现症状。如喂养困难、吮乳时气急、苍白、多汗、体重不增、反复呼吸道感染，出生后半年内常发生充血性心力衰竭。大型缺损伴有明显肺动脉高压时(多见于儿童或青少年期)，右心室压力显著升高，逆转为右向左分流，出现青紫，并可逐渐加重。

2. *体征*　体检发现胸骨左缘下方响亮粗糙的全收缩期吹风样杂音，向心前区及后背传导，并有震颤，心尖部伴随较短的舒张期隆隆样杂音(反映分流量较大所致相对性二尖瓣狭窄)。随年龄增长，肺动脉第二心音增强，提示肺动脉高压。当有明显肺动脉高压或艾森-曼格综合征时，临床出现发绀，并逐渐加重，此时心脏杂音往往减轻，肺动脉第二心音显著亢进。

(三)辅助检查

1. *心电图*　小型室间隔缺损心电图属正常范围，而大型缺损为左、右心室合并肥大。

2. *X 线检查*　小型室间隔缺损心肺 X 线检查无明显改变。大型室间隔缺损心影呈中度或中度以上增大，肺动脉段明显突出，肺血管影增粗，搏动强烈，左、右心室增大，左心房也大，主动脉影正常或较小，肺动脉高压(pulmonary hypertension)者以右心室增大为主。出现艾森-曼格综合征时，则原来扩大的心影缩小，而肺动脉段显著扩张，肺门血管影增粗更加明显，但周围肺血管纹理反而减少。

3. *超声心动图二维超声心动图*　可以准确地探查室间隔缺损的部位、大小和数目，有助于识别膜周型、流出道(双动脉瓣下)和肌部等类型的室间隔缺损，结合叠加彩色多普勒心动图还可以明确分流方向、速度。在无肺动脉口狭窄的病例，尚可利用多普勒技术无创性估测肺动脉压力。

4. *心导管检查及选择性左心室造影*　单纯性室间隔缺损者不需施行创伤性心导管检查。如有重度肺动脉高压、主动脉瓣脱垂、继发性右心室漏斗部狭窄或合并其他心脏畸形时，才需要做心导管检查。右心导管检查可以发现右心室血氧含量高于右心房，并可测定肺动脉压力及推算肺小动脉阻力情况。当合并下列情况可以做左心室选择性造影。①重度肺动脉高压，需要与同时合并动脉导管未闭鉴别；②明确多个室间隔缺损的部位及大小；③了解主动脉瓣脱垂情况，可做逆行主动脉根部造影。

(四)预后和并发症

室间隔缺损于出生后第 1 年可能逐渐变小或自然愈合(spontaneous closure)，20%～40%室间隔缺损可能在 3～4 岁自行关闭。小型室间隔缺损、膜周部、肌部缺损容易自然愈合。大型室间隔缺损者，在出生后 2～3 周内即可因急性左心衰竭、肺水肿而死亡。部分存活者，因肺血管阻力严重升高，出现艾森-曼格综合征而失去手术机会。心内膜炎、充血性心力衰竭和继发性肺动脉漏斗部狭窄是常见的并发症。

(五)治疗原则

婴儿期间发生的心力衰竭，应用洋地黄、利尿药、扩血管药物等内科治疗。任何年龄的大型缺损内科治疗无效；婴儿期已出现肺动脉高压，肺、体循环比例＞2:1以及嵴上型室间隔缺损等均有外科手术指征。小型室间隔缺损因有感染性心内膜炎的危险因素，也应在学龄前手术修补。如出现艾森-曼格综合征则无手术指征。对有龋齿、扁桃体炎等的患儿应积极治疗，清除可能诱发心内膜炎的一切因素。部分膜周部或肌部室间隔缺损适用介入封堵术治疗。

三、动脉导管未闭

动脉导管未闭(Patent ductus arteriosus)，占

先天性心脏病发病总数的15%。胎儿期动脉导管被动开放是血液循环的重要通道，出生后，若动脉导管持续开放，并产生病理、生理改变，即称动脉导管未闭。根据形状，大致可分为：管状；漏斗状；窗状；哑铃状；动脉瘤状，罕见。

(一)病理生理

分流量的大小与导管的粗细及主、肺动脉的压差有关。由于主动脉在收缩期和舒张期的压力均超过肺动脉，因而通过未闭动脉导管的左向右分流的血液连续不断，使肺循环及左半心血流量明显增加，其排血量达正常时的2～4倍，部分患儿左心室搏出量的70%可通过大型动脉导管进入肺动脉，导致左心房扩大，左心室肥厚扩大，甚至发生充血性心力衰竭。长期大量血流向肺循环的冲击，肺小动脉可有反应性痉挛，形成动力性肺动脉高压；继之管壁增厚、硬化、导致梗阻性肺动脉高压，此时右心室收缩期负荷过重，右心室肥厚甚至衰竭。当肺动脉压力超过主动脉压时，左向右分流明显减少或停止，产生肺动脉血流逆向分流入主动脉，患儿呈现差异性发绀(differential cyanosis)(下半身发绀)，左上肢有轻度发绀，右上肢正常。

动脉导管未闭大都单独存在，但有10%的病例合并其他心脏畸形，如主动脉缩窄、室间隔缺损、肺动脉狭窄。

(二)临床表现

1. *症状* 动脉导管细小者临床上可无症状。导管粗大者可有咳嗽、气急、喂养困难及生长发育落后等。易患上呼吸道感染、肺炎等。早产儿由于肺小动脉平滑肌较少，血管阻力较早下降，故于第1周即可有症状，往往出现气促、心动过速和呼吸困难等，于哺乳时更为明显。

2. *体征* 胸骨左缘上方有一连续性“机器”样杂音(continuous machinery murmur)，占整个收缩期与舒张期，于收缩末期最响，杂音向左锁骨下、颈部和背部传导，当肺血管阻力增高时，杂音的舒张期成分可能减弱或消失。分流量大者因相对性二尖瓣狭窄而在心尖部可闻及较短的舒张期杂音。肺动脉瓣区第二心音增强，婴幼儿期因肺动脉压力较高，主、肺动脉压力差在舒张期不显著，因而往往仅听到收缩期杂音，当合并肺动脉高压或心力衰竭时，多仅有收缩期杂音。由于舒张压降低，脉压差增宽，并可出现周围血管体征，如水冲脉、指甲床毛细血管搏动等。

早产儿动脉导管未闭时，出现周围动脉搏动洪大，锁骨下或肩胛间闻及收缩期杂音(偶闻及连续性杂音)，心前区搏动明显，肝增大。

(三)辅助检查

1. *心电图* 分流量大者可有不同程度的左心室肥大，偶有左心房肥大，显著肺动脉高压者，左、右心室肥厚，严重者甚至仅见右心室肥厚。

2. *X线检查* 动脉导管细者心血管影可正常。分流量大者示心胸比率增大，左心室增大，心尖向下扩张，左心房亦轻度增大。肺血增多，肺动脉段突出，肺门血管影增粗。当婴儿有心力衰竭时，可见肺淤血表现，透视下左心室和主动脉搏动增强。肺动脉高压时，肺门处肺动脉总干及其分支扩大，而远端肺野肺小动脉狭小，左心室有扩大肥厚征象。主动脉结正常或凸出。

3. *超声心动图* 对诊断极有帮助。二维超声心动图可以直接探查到未闭合的动脉导管。脉冲多普勒在动脉导管开口处可也探测到典型的收缩期与舒张期连续性湍流频谱。叠加彩色多普勒可见红色流柱出自降主动脉，通过未闭导管沿肺动脉外测壁流动；在重度肺功脉高压时，当肺动脉压超过主动脉时，可见蓝色流柱自肺动脉经未闭导管进入降主动脉。

4. *心导管检查* 当肺血管阻力增加或疑有其他合并畸形时有必要施行心导管检查，它可发现肺动脉血氧含量较有心室为高。有时心导管可以从肺动脉通过未闭导管插入降主动脉。

5. *心血管造影* 逆行主动脉造影对复杂病例的诊断有重要价值，在主动脉根部注入造影剂可见主动脉与肺动脉同时显影，未闭动脉导管也能显影。

(四)预后和并发症

感染性动脉炎、充血性心力衰竭、心内膜炎等是常见的并发症。动脉导管未闭，如分流量大，未经治疗第1年有30%死于左心衰竭。早产儿动脉导管未闭者，常同时伴有呼吸窘迫综合征、坏死性小肠结肠炎、颅内出血、肾功能不全等，动脉导管的存在可进一步加重病情。

(五)治疗原则

为防止心内膜炎，有效治疗和控制心功能不全和肺动脉高压，不同年龄、不同大小的动脉导管均应手术或经介入方法予以关闭。早产儿动脉导管未闭的处理视分流大小、呼吸窘迫综合征情况而定。症状明显者，需抗心力衰竭治疗，生后1周内使用吲哚美辛治疗，仍有10%的患儿需手术治疗。

对于不合并需外科手术的心血管畸形者可选择介入治疗；对于合并其他可进行介入治疗的心血管畸形者，可根据情况采取同期或分期行介入治疗。

四、肺动脉狭窄

肺动脉狭窄(Pulmonary Stenosis)按狭窄部位不同，可分为肺动脉瓣狭窄、肺动脉瓣下(即漏斗部)狭窄、肺动脉瓣上狭窄及肺动脉分支狭窄，其中以肺动脉瓣狭窄最常见。肺动脉瓣狭窄是单纯右心室梗阻最常见的类型，其发病率约占先天性心脏病的7%。

(一)病理生理

胎儿时期的肺动脉狭窄对血液循环并无多大影响。出生后由于肺动脉狭窄的存在，使右心室排血受阻，收缩期负荷加重因而右心室压力升高，右心室肥厚。此时因肺动脉压力降低，右心室与肺动脉之间出现不同程度的压力阶差。

临床表现取决于肺动脉口狭窄的程度以及右心室和右心室流出道的发育情况。极其严重的肺动脉瓣口狭窄，临床可出现发绀，这是由于右心房压力升高，通过未闭卵圆孔所致的右向左分流。单纯性肺动脉瓣狭窄，因室间隔完整，右心室收缩压逐渐增高。长期右心室收缩期负荷增加引起右心室肥厚，致使右心室腔缩小，随之继发右心室流出道梗阻，进一步加重排血困难及右心室压力增高，最后右心室失代偿，发生右心衰竭。在儿童期由于血流从高压的右心室通过狭窄的瓣口进入压力骤降的肺动脉内产生喷射性湍流，使肺动脉主干常形成狭窄后扩张，这种扩张主要见于瓣膜型狭窄。

(二)临床表现

1. *症状*　轻度狭窄可完全无症状；中度狭窄在2、3岁内无症状，但年长后劳力时即感易疲劳及气促；狭窄程度越重者症状也越重。主要为活动后气急、心悸、胸痛及生长发育落后。婴儿期重症肺动脉瓣狭窄即可发生发绀及右心衰竭。发绀主要由通过未闭卵圆孔的右向左分流所致。新生儿极重型肺动脉瓣狭窄可出现低氧血症及代谢性酸中毒。儿童轻度肺动脉狭窄一般无症状，只有在体检时才发现。

2. *体征*　患儿在出现心功能不全以前，发育尚可。心脏检查可见心前区隆起，胸骨左缘下方搏动较强，胸骨左缘上方可扪及收缩期震颤；第一心音正常，随后可闻及响亮的收缩早期喀喇音(系狭窄瓣膜突然打开所致)，以呼气时显著，同时可听到响亮的喷射性杂音，向颈部传导。杂音的响度与狭窄的程度有关，轻、中度者为Ⅱ～Ⅲ级，重度狭窄杂音可达Ⅴ级，但如为极重度狭窄，杂音反而减轻。大多数患儿肺动脉瓣关闭音延迟、减低或消失，肺动脉第二心音呈不同程度的分裂。如右心室失代偿而扩大时，可闻及因三尖瓣关闭不全产生的收缩期吹风样杂音，同时可有颈静脉怒张、肝大、下肢水肿。

(三)辅助检查

1. *心电图*　对于评估右心室搏出的梗阻程度有一定帮助。轻者心电图常在正常范围内。中、重度狭窄者均有电轴右偏及右心室肥厚，右侧心前区呈现高的QR波；伴T波倒置及ST段压低者反映重度狭窄。V_1导联呈现rSR'型时较单纯性R波为多见，Ⅱ导联及V_1联出现P波高尖者，指示右心房肥大，瓣膜狭窄严重。

2. *X线检查*　轻至中度肺动脉狭窄者心脏不大，肺血流在正常范围。瓣膜型肺动脉狭窄者可有狭窄后肺动脉及左肺动脉扩张，漏斗部型和混合型肺动脉段多平直。重度狭窄者右心室甚至右心房增大，肺血流减少。重度狭窄时如有心衰，心脏则明显增大，主要为右心室和右心房扩大。

3. *超声心动图*　二维超声心动图可以精确评估梗阻的部位及其严重程度。可显示肺动脉瓣的厚度、收缩时的开启情况及狭窄后的扩张。多普勒超声可检查心房水平有无分流，更重要的是较可靠地估测肺动脉瓣狭窄的严重程度。

4. *心导管检查及选择性右心室造影*　根据右心室收缩压和跨肺动脉瓣压力阶差可对本症进行分级。压力阶差10～30mmHg为轻度，30～60mmHg为中度，＞60mmHg则为重度。将导管自肺动脉拉回右心室的同时连续测压，则可记录到肺动脉和右心室之间的压力阶差，连续压力曲线还有助于狭窄类型鉴别，根据压力曲线图形变化和有无出现第3种类型曲线，可判断肺动脉狭窄部位位于瓣膜或漏斗部或二者兼而有之。右心室造影显示在肺动脉瓣部位造影剂排出受阻，瓣膜融合呈圆顶状突入肺动脉腔内，造影剂经狭小的瓣口喷射入肺动脉后呈扇状散开，是为肺动脉瓣狭窄；如果是漏斗部狭窄，则可在右心室流出道呈现狭长的造影剂影像。

(四)预后和并发症

轻度肺动脉瓣狭窄很少出现症状，病情进展缓慢，当狭窄非常严重时，由经卵圆孔的右向左分流使患儿出现发绀。轻度和中度狭窄时，患儿能从事正常生活，未经治疗的严重病例病情可随右心室功能障碍和心力衰竭而突然加重。新生儿重度肺动脉瓣狭窄可表现为进行性加重的低氧血症、酸中毒和心力衰竭，约15%在出生后1个月内死亡。

(五)治疗原则

中、重度肺动脉瓣狭窄需解除梗阻，对大多数患儿首选方法是球囊扩张肺动脉瓣成形术，且效果良好。在球囊瓣膜成形术后早期，由于肌性漏斗部狭窄，可能仍有轻至中度的残留性压力阶差，但随时间推移，几乎都会消失。当肺动脉瓣膜增厚、合并有其他心脏结构异常则宜采用外科手术治疗方法。儿童期轻度肺动脉瓣狭窄者需预防心内膜炎的发生。新生儿期重度肺动脉瓣狭窄，采用球囊瓣膜成形术或外科瓣膜切开是十分必要的。

五、法洛四联症

法洛四联症(Tetralogy of Fallot)是1岁以后小儿最常见的发绀型先天性心脏病，发病率占所有先天性心脏病的10%。法洛四联症由4个畸形组成：室间隔缺损；右心室流出道梗阻；主动脉骑跨；右心室肥厚。法洛四联症常见的合并畸形为房间隔缺损和卵圆孔未闭，其次为右位主动脉弓和永存左上腔静脉，少数合并动脉导管未闭、右位心、完全性房室隔缺损、冠状动静脉瘘等。

(一)病理生理

其基本畸形是由于室间隔漏斗部(infundibulum)的前移所致。室间隔缺损通常很大，接近主动脉口的直径，且位置甚高，恰于主动脉右冠瓣下方。主动脉根部骑跨于室间隔之上。主动脉骑跨系继发性，因室间隔缺损位于主动脉瓣下所致。右位主动脉的发生率为20%。

临床症状出现的时间，发绀的严重性和右心室肥厚程度取决于肺动脉血流梗阻的程度。梗阻部位各异，50%病例为漏斗部狭窄，20%～25%同时伴有肺动脉瓣狭窄，少数病例为肺动脉瓣上及周围肺动脉狭窄或一侧(通常左侧)肺动脉缺如。肺部血供常来自支气管动脉、动脉导管或其他侧支循环。将近40%病例合并心内畸形，20%～30%病例伴有心外畸形。血流动力学变化主要取决于心室灌注主动脉及灌注肺血管阻力的关系。因此右心室流出道的梗阻具有决定性意义。当右心室流出道梗阻严重时，肺动脉血流显著减少，大量未氧合的体静脉血流通过室间隔缺损产生右向左的分流，临床呈现严重发绀及红细胞增多，体循环呈现不同程度的缺氧。

(二)临床表现

1. *症状* 大多数病例于出生后或1岁以内出现发绀。多见于毛细血管丰富的浅表部位，如唇、指(趾)甲床、球结膜部等。因血氧含量下降，活动耐力差，稍一活动，如哭闹、情绪激动、体力劳动、寒冷等，即可出现气急及发绀加重。肺动脉流出道狭窄或闭锁者，可导致早期发生低氧血症。运动后有蹲踞症状，蹲踞时下肢屈曲，使静脉回心血量减少，减轻了心脏负荷，同时下肢动脉受压，体循环阻力增加，使右向左分流量减少，从而缺氧症状暂时得以缓解。婴儿期发绀者喜采用胸膝卧位。2～9个月的婴儿，如有突然增加的静脉至主动脉的分流及肺血流量减少会导致缺氧发作(anoxic spell)，严重者甚至发生昏厥、抽搐、脑血管意外。这是由于在肺动脉漏斗部狭窄的基础上，突然发生该处肌部痉挛，引起一时性肺动脉梗阻。此外因红细胞增多，血黏稠度高，血流变慢，而引起脑血栓，若为细菌性血栓，则易形成脑脓肿。

2. *体征* 患儿呈现不同程度的发绀及体格发育落后，1岁以后杵状指(趾)可持续存在。心界不大，搏动不强烈。胸骨左缘常扪及右心室的搏动及收缩期震颤。而右心室流出道梗阻引起的典型收缩期喷射性杂音，常在胸骨左缘第2～4肋间闻及。第二心音单一，很少闻及肺动脉成分。收缩期喷射性杂音，由血流通过狭窄的右心室流出道或肺功脉瓣所致。极重度的流出道狭窄或动脉闭锁者可能听不到杂音或仅有短而柔和的杂音。杂音的强度和时间因梗阻的程度而异。

(三)辅助检查

1. *心电图* 常显示右心室肥大，其次右心房肥大。早期常呈双室肥厚，随着发绀的发展右心室呈进行性肥厚。

2. *X线检查* 心影大小属正常范围，呈“靴形”。肺血管影显著减少，主动脉弓可能位于右侧，升主动脉通常扩大，侧支循环丰富者两肺呈网状肺纹理。

3. *超声心动图* M型超声心动图可发现主动脉增宽，主动脉前壁与室间隔连续中断。二维超声心动图显示右心室流出道狭窄，肺动脉及其分支中、重度发育不良，大型室间隔缺损一般位于三尖瓣下及主动脉瓣下。彩色多普勒血流显像可见室间隔水平呈双向分流，右心室将血流直接注入骑跨的主动脉。

4. 心导管检查及选择性右心室造影　法洛四联症患者需进一步做心导管检查及选择性右心室造影以评估右向左分流，提供右心室流出道、肺动脉瓣、瓣环的结构、肺动脉及其主要分支内径的情况以及分析冠状动脉情况。心导管检查可发现：①右心室压力明显增高，导管自肺动脉逐渐拉出时的压力曲线，可以提示狭窄为漏斗形或瓣膜型；②左、右心室和主动脉收缩压基本相同；③导管可由右心室直接插入主动脉，证明主动脉骑跨；④主动脉血氧饱和度明显降低。

5. 血液检查　周围血红细胞计数和血红蛋白浓度明显增高，血细胞比容也增高。血小板降低，凝血酶原时间延长。

（四）预后和并发症

法洛四联症患者易发生以下几种并发症。由红细胞增多引起的栓塞，其中尤以脑栓塞多见，2岁以上者可发生脑脓肿。细菌性心内膜炎多发生在右心室漏斗部、肺动脉瓣或主动脉瓣。法洛四联症未治疗者预后差，40%于3岁以内、70%于10岁以内死亡；合并肺动脉闭锁或无肺动脉瓣者有50%死于1岁以内。

（五）治疗原则

法洛四联症治疗取决于右心室流出道梗阻程度。严重四联症在新生儿期就需要内、外科的治疗，包括纠正代谢性酸中毒，用前列腺素维持动脉导管的开放。平时应经常饮水，预防感染，及时补液，防治脱水和并发症。婴幼儿则需特别注意阵发性缺氧发作。如发作时，置小儿于胸膝位，并吸氧，严重者皮下或静脉注射吗啡0.1～0.2mg/kg或普萘洛尔0.05～0.1mg/kg，可缓解或解除缺氧发作。年龄过小的婴幼儿可先行姑息分流手术，对重症患儿也宜先行姑息手术，俟年长后一般情况改善，肺血管发育好转后，再做根治术。目前常用的姑息手术有锁骨下动脉-肺动脉吻合术（Blalock-Taussig手术），上腔静脉-右肺动脉吻合术（Glenn手术）等。当肺动脉有足够大而且没有其他并发的大血管畸形，完整的矫正手术是最佳选择。但手术后可能出现术后早期的心功能不全、心脏传导阻滞和残余左向右分流等。

六、完全性大动脉转位

完全性大动脉转位（Complete Transposition of the Great Arteries）是新生儿期及婴儿期常见并严重的发绀型先天性心脏病，主要畸形为主动脉出自于解剖右心室，肺动脉出自于解剖左心室，主动脉与二尖瓣间的纤维连续中断。其发病率占先天性心脏病的5%。完全性大动脉换位时主动脉位于肺动脉的右前方，故又称右型大动脉换位。出生后两个循环之间必有交通方能生存，2/3病例有动脉导管未闭，1/2伴有室间隔缺损，其他合并畸形包括肺动脉瓣狭窄、右心室流出道狭窄、冠状动脉起源及走行异常等。若不及时治疗，30%死于出生后1周，90%死于1岁以内。

（一）病理生理

完全性大动脉转位若不伴其他畸形，则形成两个并行循环。患者必须依靠心内交通（卵圆孔未闭、房间隔缺损、室间隔缺损）或心外交通（动脉导管未闭、侧支血管）进行血流混合。本病血流动力学改变取决于是否伴同其他畸形，左右心血液沟通混合程度及肺动脉是否狭窄。根据是否合并室间隔缺损及肺动脉狭窄可将完全性大动脉转位分为3大类。

1. 完全性大动脉转位并室间隔完整　右心室负荷增加而扩大肥厚，随正常的肺血管阻力下降，左心室压力降低，室间隔常偏向左心室。二者仅靠未闭的卵圆孔及动脉导管沟通混合，故发绀、缺氧严重。

2. 完全性大动脉转位合并室间隔缺损　可使左右心血液沟通混合较多，使发绀减轻，但肺血流量增加可导致心力衰竭。

3. 完全性大动脉转位合并室间隔缺损及肺动脉狭窄　血流动力学改变类似法洛四联症。

动脉血氧饱和度主要取决于两个循环间存在的分流量大小。不论体、肺循环间的交通何处有分流，血液的积聚总偏于一侧。例如，向左分流的血仍回到左心，向右分流者仍回到右心，使该侧心腔容量增大，压力增高；而当压力增高后，血液分流方向即发生改变，血又逐渐积聚于另一侧。这样周而复始使，临床上发生左、右心室周期性扩大和缩小现象，引起两心室的扩张和肥厚，终因缺氧和心力衰竭而死亡。

（二）临床表现

取决于组织缺氧程度、心室功能、伴随畸形及肺血管床发育状态。出生体重往往大于正常。主要为出生后即有发绀、气急、进行性低氧血症以及充血性心力衰竭。发绀出现早，50%于出生时即存在，绝大部分始于1个月以内。发绀的程度取决于是否有其他畸形合并存在。发绀的分布一般为全身性，但如同时有动脉导管未闭，左心室的动脉血经肺动脉通过动脉导管流入降主动脉，因此，下肢发绀可较上肢为轻。新生儿后期的临床表现取决于两循环间的混合状态。重度发绀及低氧血症者常见于仅有小的卵圆孔未闭或动脉导管未闭以及室间隔完整者，或是由于左心室流出道狭窄所致肺血流量相对减少者。如有粗大的动脉导管未闭或大型室间隔缺损者，发绀可不严重，而心力衰竭则为主要问题。新生儿完全性大动脉转位，虽50%存有动脉导管未闭，但几乎都有可能在生后不久即发生功能性或解剖性关闭。

30%～50%完全性大动脉转位及室间隔完整(intact ventricular septum)的婴儿，听不到心脏杂音，仅有50%以下大型动脉导管未闭呈连续性杂音。伴有大型室间隔缺损者在生后1～10d通常有全收缩期杂音。新生儿大动脉转位伴有重度肺动脉狭窄或闭锁者临床表现与法洛四联症很相似。

(三)辅助检查

1. *心电图* 呈现电轴右偏，右心房扩大，右心室肥厚，都反映右心成为体循环的泵室。伴有大型室间隔缺损，且肺血量增多者可能呈现双室肥厚。单纯右心室肥厚者很少见，仅见于室间隔缺损及右心室发育不良及跨坐式三尖瓣者。

2. *X线检查* 出生后第1天，尤其是室间隔完整者，胸片可以表现为正常。随后X线检查常常高度提示本病的诊断，包括婴儿早期进行性的心脏扩大；前后位显示心脏的轮廓呈蛋形，由于主、肺动脉干呈前后排列，大血管阴影狭小；肺血管影增加。

3. *超声心动图* 二维超声心动图对诊断完全性大动脉转位很有价值。大血管水平短轴可显示主动脉与肺动脉的前后关系，多切面的探查可以辨认两大动脉的起源，右前位的主动脉出自右心室，左后位的肺动脉出自左心室，超声心动图还可以发现伴随畸形，诸如室间隔，缺损的位置及大小，主动脉瓣下肺动脉瓣下梗阻情况以及左心室流出道梗阻的病因。

4. *心导管* 在新生儿期心导管检查术主要用于姑息性球囊导管房间隔撕裂术(balloon atrial septostomy)，以期扩大心房之间的交通，改善血氧饱和度。测得的股动脉血氧含量低，肺动脉血氧含量高于主动脉。血流动力学变化还包括右心室压力与主动脉相仿，而左心室压力的高低则取决于肺动脉血流、肺血管阻力及左心室流出道梗阻存在与否等因素。

5. *选择性心血管造影* 可用于显示前位的主动脉出自于右心室、后位的肺动脉与二尖瓣相连并出自于左心室、动脉导管的状况及室间隔缺损的大小。此外尚可观察左心室流出道梗阻的情况及冠状动脉的型别。

(四)治疗原则

诊断后首先应纠正低氧血症和代谢性酸中毒等。室间隔完整的大动脉转位应立即给予前列腺素E_1，以维持动脉导管的开放。如仍持续严重低氧血症和代谢性酸中毒，球囊导管房间隔撕裂术可改善病情。出生2周内可施行解剖性根治术(aterial switch operation)。存活率高且长期随访结果满意。

1. *姑息性治疗方法*

(1)球囊房隔成形术(Rashkind procedure)：缺氧严重而又不能进行根治手术时可行球囊房隔造瘘或房缺扩大术，使血液在心房水平大量混合，提高动脉血氧饱和度，使患儿存活至适合根治手术。

(2)肺动脉环缩术：完全性大动脉转位伴大型室间隔缺损者，可在6个月内做肺动脉环缩术，预防充血性心力衰竭及肺动脉高压引起的肺血管病变。

2. *根治性手术*

(1)生理纠治术(Senning或Mustard手术)：可在生后1～12个月进行，即用心包膜及心房壁在心房内建成板障，将体循环的静脉血导向二尖瓣口而入左心室，并将肺静脉的回流血导向三尖瓣口而入右心室，形成房室连接不一致及心室大血管连接不一致，以达到生理上的纠治。

(2)解剖纠正手术(switch手术)：可在生后4周内进行，即主动脉与肺动脉互换及冠状动脉再植，达到解剖关系上的纠正。手术条件为左/右心室压力比值＞0.85，左心室射血分数＞0.45，左心室舒张末期容量＞正常的90%，左心室后壁厚度＞4～4.5mm，室壁张力＜12 000达因/cm。

(桂永浩)

第四节 心律失常

正常心脏冲动起源于窦房结，以一定的频率发出冲动，并按顺序激动心房、房室交界区、房室结、房室束、房室束分支、浦肯野纤维，最后到达心室肌使心室除极。心律失常（cardiac arrhythmia）是指心脏激动的起源、频率、节律、传导速度和传导顺序的异常。小儿心律失常可以是先天性的，也可以是获得性的。严重的心律失常会导致心搏出量的降低，从而引起晕厥（syncope）或猝死。大多数心律失常常无症状，如单纯房性、室性期前收缩可在正常儿童中持续多年，远期预后良好。并非所有的心律失常均需要治疗，只有影响血流动力学或者患者预后的心律失常需及时积极治疗。

（一）病因和诱因

1. 生理情况　健康人的一生都会发生心律失常，如发热时出现窦性心动过速等。不会导致明显血流动力学改变。

2. 器质性心脏病　是最常见病因。包括先天性心脏病、心肌炎、心肌病、风湿性心脏瓣膜病、心力衰竭等。近年遗传性心律失常（原发性心脏离子通道病）日益被人们认识，如长Q-T综合征、Brugada综合征等。

3. 非心源性疾病　如慢性阻塞性肺部疾病、脑血管病等。其原因为致病微生物及其毒素对心肌细胞的损害，心肌细胞的缺血、缺氧和心脏自主神经功能异常等。

4. 电解质紊乱和酸碱平衡失调　心肌细胞的膜电位发生改变，以致自律性、兴奋性和传导性发生异常而引发心律失常。

5. 物理和化学因素的作用与中毒　中毒、放射线、毒物、药物（如洋地黄、肾上腺素等）均可引起心律失常。

（二）发生机制

1. 心脏冲动形成异常

（1）窦性冲动异常：窦房结的自律性异常增高、减低或者不规则时，分别产生窦性心动过速、窦性心动过缓和窦性心律不齐。

（2）异位冲动异常：心房肌细胞和心室肌细胞等具有自律性的心肌细胞，在病理状态下异常自律性超过了窦房结，发出异位冲动，产生期前收缩、异位性心动过速或者逸搏、逸搏心律等心律失常。

（3）触发性冲动异常：是由一次正常的动作电位所触发的后除极。若后除极的振幅增高并达阈值，便可引起发放激动，产生心律失常。见于局部出现儿茶酚胺浓度增高、低血钾、高血钙及洋地黄中毒时。

2. 心脏冲动传导异常

（1）折返激动：当冲动从某处循一条径路传出后，又从另一条径路返回原处，使该处再次发生激动的现象称为折返激动。折返是所有快速心律失常最常见的发生机制。折返最常发生的部位是房室结和房室旁路共同参与的房室折返；其次是房室结折返；心房内折返和窦房折返在小儿较少见。

形成折返的3个必备条件是：①解剖上或功能上存在至少2条连接近端和远端而形成传导环路的潜在通路；②上述通路之一存在单向阻滞；③无阻滞的通路传导缓慢，允许阻滞的通路有足够的时间恢复应激。当2个通道的传导延缓和不应期适当时，一个持续向前循环电激动便产生了，导致心动过速。

（2）传导阻滞：冲动传导到某处心肌细胞，如适逢生理性不应期，可形成生理性传导阻滞或者干扰现象。如传导阻滞发生于病理性延长的不应期时，可形成病理性传导阻滞。如窦房、房室、室内传导阻滞。

3. 基因突变　现已证实，很多心律失常发生与基因突变所致离子通道蛋白的功能或结构改变有关。大多数原发性心电疾病均是由于编码各主要离子通道亚基的基因突变引起，如长Q-T间期综合征至少已发现了KCNQ1、KCNH2、KCNE1等10余种基因突变。这些基因突变造成调控K^+外流和Na^+内流的离子通道发生功能变化，使K^+外流减少或Na^+内流增多，导致心肌细胞复极过程延长因而心电图表现为Q-T间期延长。

（三）分类

1. 按发生机制和发生部位分类

（1）心脏冲动形成异常

窦性心律失常：窦性心动过速，窦性心动过缓，窦性心律不齐，窦性停搏。

房性心律失常：房性期前收缩，房性心动过速，心房颤动，心房扑动，房性逸搏和逸搏心律。

房室交界区性心律失常：交界区期前收缩、交界区心动过速（阵发性和非阵发性）、交界区逸搏和逸搏心律。

室性心律失常：室性期前收缩、室性心动过速、室性逸搏和逸搏心律、心室扑动、心室颤动。

(2)心脏冲动传导异常

折返：预激综合征与房室折返性心动过速，房室结双径路与房室结折返性心动过速。

心脏传导阻滞：窦房传导阻滞，房内传导阻滞，房室传导阻滞(一度、二度、三度)，室内传导阻滞(左、右束支及分支阻滞)。

(3)心脏冲动形成异常与传导异常

并行心律：房性并行心律，房室交界性并行心律，室性并行心律。

异位节律伴外出阻滞。

2. 按心率快慢分类

(1)快速心律失常：期前收缩：房性，房室交界区性，室性；心动过速：窦性，室上性，室性；扑动：心房扑动，心室扑动；颤动：心房颤动，心室颤动。

(2)缓慢心律失常：窦房结功能障碍；房室传导阻滞。

(四)诊断方法

1. 病史　常见症状包括心悸、乏力、头晕、气短等。轻者可无任何症状。重者可发生晕厥、心力衰竭、心源性休克，甚至猝死。病史中还可提供既往心脏病史、病因及诱因、家族史等信息。

2. 体格检查　能发现心律失常相关病因的体征。脉搏和心脏听诊可了解心率快慢、心律是否规整以及心音的改变(如第一心音强弱不等)。

3. 辅助检查

(1)常规心电图：是诊断心律失常最简便、有效的检查方法。由于多数心律失常都是发作性的，发作间期心电图常常正常，因此，对于发作不频繁、持续时间较短的心律失常的诊断价值有限。

(2)动态心电图：也称 Holter 心电图，记录器由患者随身携带，能连续记录 24h 以上，有更多机会记录到心律失常发作。

(3)心电图运动试验：常采用活动平板和踏车试验。运动试验可激发或改变某些心律失常，协助心律失常的诊断及药物效果的判断。

(4)电生理检查：包括心内电生理和经食管调搏电生理检查。通过按一定程序进行的电刺激和心电图记录可疑诱发患者发生心律失常，了解心脏传导系统的电生理特性，明确心律失常的起源部位和发生机制，确定心律失常的治疗方案，预测抗心律失常药物的疗效并判断患者预后。

(五)治疗

1. 病因治疗和去除诱因　这是治疗心律失常的关键。即使对于不能完全根治的病因，有效的对因治疗对心律失常的控制也大有帮助。

2. 药物治疗

(1)抗快速心律失常的药物：通过影响心肌除极或复极而起到控制心律失常的作用。目前临床应用改良的 Vaughan Williams 分类法，将药物分为以下几类。

Ⅰ类：钠通道阻滞药。根据钠通道阻滞强度分为以下 3 类。①Ⅰa 类：中等程度钠通道阻滞药物，代表药物奎尼丁、普鲁卡因胺、丙吡胺。能延长心房、心室肌以及房室旁路的传导时间和有效不应期，长期口服可治疗快速室上性和室性心动过速。②Ⅰb 类：钠通道阻滞作用最弱，代表药物利多卡因，美西律。对窦房结和房室结作用微弱，因此，对室上性心律失常无效，主要用于快速室性心律失常。③Ⅰc 类：钠通道阻滞作用最强，代表药物普罗帕酮、氟卡尼。对室上性和室性心律失常都有效。

Ⅱ类：β 受体阻滞药。代表药物美托洛尔、普萘洛尔、艾司洛尔等。能减慢窦性心率和房室传导，因此，可用于控制房颤、房扑的心率，但不能使其转为窦性心律。由于能减慢房室结传导，可能会加速预激综合征的旁路前传，因此，预激综合征伴房颤、房扑时禁用。静脉用药可终止折返性室上速。

Ⅲ类：钾通道阻滞药，延长动作电位时间。代表药物为胺碘酮和索他洛尔。胺碘酮是Ⅲ类抗心律失常药物，也同时具有Ⅰ、Ⅱ和Ⅳ类抗心律失常药物的性质，可广泛用于快速室上性和室性心律失常。优点为不影响心功能，而且致心律失常发生率低，目前是器质性心脏病或心功能不全伴潜在恶性或恶性快速心律失常的首选药物。

Ⅳ类：钙通道阻滞药。代表药物为维拉帕米和地尔硫䓬。由于其负性肌力作用，在儿童应用受限，1 岁以下儿童禁用。

其他：腺苷可减慢窦性心律和房室传导，静脉快速给药可以终止房室结参与折返的室上速。地高辛通过增加迷走神经张力的作用减慢窦性心律和房室传导，临床上用于控制房颤的心室率，也可治疗房室结参与折返的室上速，但是预激综合征伴房颤、房扑时禁用。

(2)抗缓慢心律失常的药物

阿托品：为副交感神经阻滞药，可加速窦房结或心房节律，加快心房传导。适用于严重窦性心动过缓、窦性停搏、窦房阻滞和房室传导阻滞等。静脉剂量为 0.02mg/kg，最小剂量 0.1mg，最大剂量儿童 0.5mg，青少年 1mg。5min 后可重复使用 1 次。

异丙肾上腺素：是 β 受体兴奋药，能增加心率、房室传导、心肌收缩力和心肌耗氧量，还可引起外周血管扩张周围血管阻力下降。主要用于传导阻滞引起的血流动力学明显改变的心动过缓。静脉持续输注速率一般为 0.1～1μg/(kg·min)，从小剂量开始，根据心率反应调整剂量。

肾上腺素：具有 α 和 β 受体兴奋作用，可增加心肌收缩力和加快心率。是心肺复苏时救治心脏停搏、电机械分离和无脉室颤的主要药物。静脉内用药 0.01mg/kg(1∶10 000 溶液，0.1ml/kg)，无效 3～5min 可重复。气管内给药剂量为 0.1mg/kg (1∶1 000溶液，0.1ml/kg)。静脉持续输注速率 0.1～1μg/(kg·min)，最大剂量 5μg/(kg·min)。

3. 非药物治疗

(1)刺激迷走神经的方法：用于终止阵发性折返性室上性心动过速，见相关章节。

(2)电复律：心脏电复律是利用较强的脉冲电流在瞬间通过心肌，使各部分心肌细胞同时除极以终止异位快速心率，促使窦性心律恢复的一种方法，具有简便、快速、疗效高、相对安全等特点。任何引起血流动力学异常的快速心律失常或药物难治性快速心律失常均可通过电复律的方式恢复窦律。终止室颤和无脉室速不需与 QRS 同步，称为除颤。终止室上速、房扑、室速需与 QRS 同步电击，称为同步电复律。埋藏式心脏复律除颤器(ICD)是一种能有效终止恶性心律失常的多功能、多程控参数的电子装置，置入体内后可以在患者发生恶性室性心律失常时自动放电而拯救患者的生命，已成为治疗恶性室性心律失常及防治心源性猝死最有效的方法。

(3)经导管射频消融(radiofrequency current catheter ablation)：是经导管应用射频电流使产生心律失常的关键部位心肌发生凝固性坏死，从而根治快速心律失常的一种治疗方法。目前，对房室折返性心动过速和房室结折返性心动过速的根治率已＞95%。也可用于房速、房扑、房颤、室性期前收缩和室性心动过速的治疗，成功率低于前者。

(4)人工心脏起搏：是通过用心脏起搏器发放电脉冲刺激心脏，使心脏激动和收缩，主要用于治疗严重的缓慢性心律失常。包括临时起搏器和永久起搏器，临时起搏用于治疗可复性原因导致的心动过缓，永久起搏治疗不可复性原因导致的心动过缓。

一、期 前 收 缩

期前收缩(extrasystole)也称过早搏动(premature beat)，是小儿时期最常见的心律失常，由心脏异位兴奋灶发放的冲动所引起，是异位起搏点自律性增高的一种表现。异位起搏点可位于心房、房室交界或心室组织，分别引起房性、交界区性及室性期前收缩，其中以室性期前收缩为多见。既可见于有器质性心脏病的患儿，也可存在于健康儿童。

(一)病因

常见于无明显器质性心脏病的小儿，可由疲劳、精神紧张、自主神经功能不稳定等所引起，但也可发生于心肌炎、先天性心脏病、心肌病或风湿性心脏病等器质性心脏病。另外，拟交感胺类、洋地黄、奎尼丁等药物中毒以及缺氧、酸碱平衡失调、电解质紊乱，或者心导管检查、心脏手术等均可引起期前收缩。健康学龄儿童中 1%～2%有期前收缩。

(二)临床表现

小儿症状较成年人为轻，常无明显症状。少数年长患儿可有心悸、胸闷等不适。听诊心律失常，在提前的心搏后常有一定时间的代偿间歇。期前收缩次数因人而异，同一患儿在不同时间期前收缩次数也可有较大出入。观察运动前后期前收缩次数的变化非常重要，如果运动后心率增快时期前收缩增多，则有病理意义，提示合并器质性心脏病的可能。

(三)心电图检查

为了明确诊断，了解期前收缩的性质，必须做心电图检查。根据心电图有无 P 波的存在、P 波的形态、P-R 间期的长短以及 QRS 波的形态来判断期前收缩属于何种类型。

1. 房性期前收缩的心电图特征

(1)P 波提前出现，形态与窦性 P 波不同，可与前一心动的 T 波重叠。

(2)P-R 间期在正常范围或者延长。

(3)期前收缩后代偿间歇不完全。

(4)QRS 波群形态与窦性 QRS 波群相同。如异位 P 波过早发生，其后无 QRS 波，为房性期前收缩未下传。如房性期前收缩后伴有变形的 QRS 波则为室内差异性传导所致。

2. 交界区性期前收缩的心电图特征

(1)P 波为逆行性(Ⅱ、Ⅲ、aVF 导联 P 波倒置,aVR 导联 P 波直立),位于:①QRS 波之前,P-R 间期<0.10s;②QRS 波之后,P-R 间期<0.20s;③QRS 波群前后无 P 波,P 波与 QRS 波重叠。

(2)提前出现 QRS 波群的形态与正常窦性基本相同。发生室内差异性传导时,QRS 波群形态可有变化。

(3)期前收缩后代偿间歇多为完全性。

3. 室性期前收缩的心电图特征

(1)QRS 波群提前出现,其前无相关 P 波。

(2)QRS 波群形态异常、宽大、畸形(婴儿>0.08s,儿童>0.10s),T 波与主波方向相反。

(3)期前收缩后多伴有完全代偿间歇。

(4)不同类型室性期前收缩的心电图表现如下。

间位性:在两个正常窦性心律之间,插入一个室性期前收缩,其后无代偿间期。

联律性:呈二联律、三联律或四联律。室性期前收缩与正常搏动交替或每隔 2 次、3 次正常搏动出现 1 次期前收缩。

多形性:同一导联出现形态不一的室性期前收缩,但其联律间期固定。由一个异位起搏点发生,但激动途径有差异。

多源性:同一导联出现形态不一、联律间期不等的室性期前收缩。

连发性:连续发生 2 个室性期前收缩。一过性 3 个或 3 个以上连发称短阵室性心动过速。

RonT 现象:提前出现的室性期前收缩,可落在正常窦性搏动的 T 波顶峰附近。此处为心室的易损期,易发展成阵发性室性心动过速或心室颤动。

(四)治疗

1. 室上性期前收缩的治疗　室上性期前收缩多数无需治疗,除非诱发了室上性心动过速或有下传阻滞引起严重心动过缓,尤其在婴幼儿。需要治疗时,首先要去除引起期前收缩的原发病和诱因。当出现不能耐受的症状或者引发室上性心动过速时,药物治疗可选择口服普罗帕酮、地高辛或 β_1 受体阻滞药。

2. 室性期前收缩的治疗　应包括去除病因或诱因及抗心律失常治疗两方面。

无器质性心脏病的室性心律失常大多预后良好,通常无需抗心律失常药物治疗。对部分期前收缩频发、自觉症状严重的患儿,首先要去除诱发或加重期前收缩的因素,同时应消除患儿及家长的紧张焦虑情绪。若症状仍明显,可短期应用 β_1 受体阻滞药、普罗帕酮或抗焦虑药物。此时用药目的是缓解症状,而非减少期前收缩。

伴器质性心脏病的室性心律失常有发展成恶性心律失常的可能,而且频发的室性期前收缩本身也会对血流动力学产生不良影响,必须引起足够的重视。首先应尽快找出期前收缩的病因及诱因,给予相应治疗。如期前收缩仅为偶发,对血流动力学影响不大,可暂时观察。若频繁发作、成联律、连发等应积极控制。血流动力学稳定者可选择口服药物,首选 β 受体阻滞药口服,心功能正常者也可选用口服普罗帕酮。普罗帕酮不能用于心力衰竭患儿,因此药有明显的负性肌力作用。假如患儿合并较严重的心力衰竭,应选用胺碘酮。血流动力学不稳定者应紧急静脉用药,静脉应用利多卡因或胺碘酮等。

二、阵发性室上性心动过速

阵发性室上性心动过速(supraventricular tachycardia)是小儿最常见的异位快速心律失常,是指异位激动在希氏束以上的心动过速。主要由折返机制造成,绝大多数为房室折返性心动过速和房室结折返性心动过速。患者一般不伴有器质性心脏病,射频消融对多数病例已成为有效的根治方法。房室旁路介导的房室折返性心动过速最易发生在婴儿期,1 岁之内 60%~90%心动过速自然消失。然而,婴儿期消失的心动过速约 1/3 在以后会复发,复发常发生在 4~6 岁。房室结折返性心动过速发病率随着年龄的增长而增加。

(一)病因

可在先天性心脏病(Ebstein 畸形、矫正性大动脉转位)、预激综合征、心肌炎、心内膜弹性纤维增生症等疾病基础上发生。但多数患儿无器质性心脏疾病,房室折返性心动过速由房室结区和房室旁路组成的环路中发生连续的折返激动所致。房室结折返性心动过速由房室交界区传导速度快慢不同的双径路形成连续的折返激动所致。感染为常见诱因,也可因疲劳、精神紧张、过度换气、心脏手术、心导管检查等诱发。

(二)临床表现

阵发性发作,突发突止,发作时心率突然增快,通常超过 180/min(婴幼儿 230/min,儿童 180/min),偶尔可达 300/min。主诉可能仅感到心率快,也可突然烦躁不安,面色青灰,皮肤湿冷,呼吸增快，脉搏细弱常伴有干咳，有时呕吐。年长儿还可自诉心悸、心前区不适、头晕等。发作可由急性感染所诱发，一次发作可持续数秒钟至数日。如果心率过快或者持续时间过久，则可引发心力衰竭，小婴儿更容易发生心力衰竭。

听诊时第一心音强度完全一致，发作时心率较固定而规则等为本病的特征。

（三）心电图检查

1. 房室折返性心动过速

（1）心率180～300/min（婴幼儿230/min，儿童180/min），节律规则。

（2）QRS波群形态与时限正常时，为顺传型房室折返性心动过速。QRS波群宽大畸形和有delta波时，为逆传型房室折返性心动过速。

（3）可见逆行P波，R-P间期一般＞110ms。

（4）心动过速中止后体表心电图可有显性预激的表现，即短P-R间期、△波和QRS波增宽。如果中止后无显性预激表现，则说明房室旁道无前传功能，为隐匿旁道。

2. 房室结折返性心动过速

（1）心率180～300/min（婴幼儿230/min，儿童180/min），节律规则。

（2）QRS波群形态与时限正常，但如发生室内差异性传导或者原有束支阻滞时，QRS波群可宽大畸形。

（3）可见逆行P波，常重叠于QRS波群内或者位于其终末部分，P波与QRS波群保持固定关系，R-P间期一般＜70ms。

（4）起始突然，通常由一个房性期前收缩触发，其下传的P-R间期显著延长，随之引起心动过速发作。

（四）治疗

1. 兴奋迷走神经终止发作　对无器质性心脏病，无明显心衰者可先用此方法。

（1）冰毛巾敷面法：适用于6个月以下婴儿，每次10～15s。

（2）刺激咽部：以压舌板或手指刺激患儿咽部使之产生恶心、呕吐。

（3）按摩颈动脉窦法：患儿仰卧位，先右侧，无效再左侧，每次5～10s，切忌两侧同时按摩。

（4）Valsalva动作：深呼吸后屏气，再用力做呼气动作，适用于较大儿童。

2. 药物治疗　物理方法无效或当即有效但很快复发时，可考虑药物治疗。

（1）腺苷或三磷腺苷：首选药物。剂量为0.2～0.4mg/kg，从小剂量开始。不稀释原液从近心静脉处快速“弹丸式”推注，作用迅速。

（2）普罗帕酮：1～1.5mg/kg，以等倍葡萄糖溶液稀释后静脉推注，无效20min后可重复。禁用于心功能低下的患者。

（3）洋地黄类药物：适用于病情较重，发作持续24h以上，有心力衰竭表现者。常用地高辛快速饱和法，缺点是起效缓慢。

（4）β受体阻滞药：可试用普萘洛尔静脉注射。

（5）维拉帕米（异搏定）：可能会减少心排血量引起低血压和心脏停搏，1岁以内婴儿禁用。诊断明确的年长患儿可选用。

（6）胺碘酮：对于左室功能不全或有心力衰竭征象或者持续发作其他药物无效者可考虑静脉应用胺碘酮终止发作。

对于逆传型房室折返性心动过速，应避免使用刺激迷走神经的方法和洋地黄、维拉帕米等药物，因它们可使房室结不应期延长和旁道不应期缩短，当发展成心房扑动、心房颤动时易诱发致命性室性心律失常。可选用普罗帕酮、胺碘酮等药物。

3. 同步电复律　当患儿出现血流动力学不稳定表现时，同步直流电转复是唯一的治疗选择，若心动过速终止后反复发作，需要药物维持。药物疗效不佳者，除洋地黄中毒外也可考虑用直流电同步电击复律。有条件者，也可选择经食管心房调搏终止心动过速发作。

4. 射频消融术　药物治疗无效或长期服药不能耐受、发作频繁、症状明显者可考虑使用此方法。自1991年开始在国内外广泛应用，因其成功率高（可达95%以上）、创伤性小、安全可靠、并发症少、复发率低等特点，目前已成为儿童室上性心动过速主要的根治手段。射频消融需丰富的经验和良好的设备，在儿科尤其要严格掌握适应证。

（五）预防

心动过速频繁发作但尚不能行射频消融的患儿，需长期口服用药防止心动过速的发作。可用地高辛和普萘洛尔预防发作。也可长期口服普罗帕酮。

三、室性心动过速

室性心动过速（ventricular tachycardia，简称室速）是由连续3个或3个以上源自心室的搏动构成的快速性心律失常，冲动起源于希氏束以下。多见于有器质性心脏病患儿，少数儿童可无器质性心脏病变。

(一)病因

室速常发生于各种器质性心脏病患儿。可由先天性心脏病、严重心肌炎、心肌病、心力衰竭、心脏手术或心导管检查、缺氧、电解质紊乱、药物中毒等原因引起。近年来，遗传性室性心律失常的研究进展迅速。其中先天性长 Q-T 综合征、Bragada 综合征、短 Q-T 综合征、儿茶酚胺敏感性室速等均由编码心肌细胞各主要离子通道亚单位的基因突变引起，易发生多形性室速、尖端扭转性室速、室扑、室颤，甚至猝死。

部分室速不合并器质性心脏病并且未发现明确病因，称特发性室速。右心室流出道和左心室中后间隔是特发性室速常见的起源部位。

此外，低钾血症、高钾血症、低镁血症及酸中毒常常为室速的诱因。洋地黄毒性反应、拟交感神经药物过量以及抗心律失常药物、抗生素和三环类抗抑郁药导致的继发性 Q-T 间期延长均可诱发室速。低温麻醉、心肺手术或心导管的机械性刺激也可引起室速发作。

(二)临床表现

室速的临床症状取决于心室率的快慢、持续时间的长短和有无器质性心脏疾病等。发作时间短暂者症状轻微，发作时间长的持续性室速常伴随明显血流动力学障碍。小儿烦躁不安、苍白、呼吸急促。年长儿可主诉心悸、心前区疼痛。严重病例可有晕厥、休克、充血性心力衰竭等，甚至导致心源性猝死。体检发现心率增快，常在 150/min 以上，节律整齐，心音可有强弱不等现象。特发性室速常常血流动力学改变轻微。

(三)心电图检查

1. 心电图特征

(1)心室率常在 150～250/min，心律规则或略不规则；

(2)QRS 波宽大畸形，时限增宽，T 波方向与 QRS 主波方向相反；

(3)P 波与 QRS 波之间无固定关系，形成室房分离，心房率较心室率缓慢；

(4)有时可见到室性融合波或心室夺获。

2. 鉴别诊断　室性心动过速有时与室上性心动过速伴室内差异传导、室上性心动过速伴束支传导阻滞、逆传型房室折返性心动过速等的鉴别比较困难，必须综合临床病史、体检、心电图特点、对治疗措施的反应等仔细加以区别。一般来讲。如果存在室房分离或者窦性夺获，可肯定为室速。心前区导联 QRS 波群方向成同向性也支持室速诊断。如果患者曾有窄 QRS 心动过速的病史和心电图记录，宽 QRS 心动过速的频率快于窄 QRS，则室上速伴差异性传导的可能性大。如果窦性心律有预激综合征，心动过速时 QRS 波形态与预激综合征的形态一致，则逆传型房室折返性室上性心动过速可能性大。

(四)治疗

1. 去除病因和诱因　积极治疗基础疾病，去除室速的诱发因素，是能否终止室速和预防复发的关键。

2. 药物治疗　持续性室速无论是否合并器质性心脏病均应积极治疗。有器质性心脏病者宜选用利多卡因、胺碘酮和 β 受体阻滞药等，心功能不全者不宜应用普罗帕酮。对于无器质性心脏病的室速(特发性室速)，若室速起源于右心室流出道(QRS 波群呈左束支传导阻滞伴电轴右偏)首选 β 受体阻滞药或维拉帕米，也可用普罗帕酮，若室速起源于左心室(QRS 波群呈右束支传导阻滞伴电轴左偏)首选维拉帕米。室速被终止后，应逐渐过渡到口服抗心律失常药物维持。

3. 心脏电复律　对室速伴严重血流动力学障碍者应选电复律治疗。对血流动力学尚稳定但药物治疗无效的持续性室速亦应选择电复律。

4. 介入治疗和手术治疗　对反复发作而药物治疗无效的患者，尤其对于遗传性室性心律失常、有心脏骤停或晕厥等病史的患儿，可置入埋藏式自动除颤器(ICD)，预防猝死。对特发性室速可行射频消融术。

四、房室传导阻滞

房室传导阻滞(atrioventricular block)是指由于房室交界区不应期异常延长，所引起的房室之间传导缓慢或者部分甚至全部不能下传的现象。在一度房室传导阻滞，所有激动均可下传但传导缓慢。二度房室传导阻滞，部分激动下传而部分激动被阻滞不能下传。三度房室传导阻滞则心房的激动完全被阻滞不能下传到心室。

(一)病因

1. 一度房室传导阻滞　在小儿中比较常见。部分正常健康儿童静卧后出现一度房室传导阻滞，而直立、运动或者用阿托品后 P-R 间期可恢复正常，说明 P-R 间期的延长与迷走神经张力过高有关。也可发生于风湿性心脏炎、病毒性心肌炎、先天性心脏病、心导管检查和心脏手术后以及应用抗心律失常药物等情况。

2. *二度房室传导阻滞* 产生原因有风湿性心脏病、各种原因引起的心肌炎、严重缺氧、心脏手术后及先天性心脏病以及应用抗心律失常药物等。二度Ⅰ型房室传导阻滞可见于正常健康人，与迷走神经张力增高有关。

3. *三度房室传导阻滞* 又称完全性房室传导阻滞。病因可分为先天性与后天获得性两大类。前者因房室结等传导系统在胚胎期发育不良、变性或者损伤等所致，部分患儿合并先天性心脏病，母亲患系统性红斑狼疮等结缔组织病者的新生儿发病率高，可能与血清中SSA/Ro或者SSB/La抗体通过胎盘造成胎儿传导系统的损伤有关。获得性的病因包括心肌炎、心脏手术损伤、药物因素、电解质紊乱等。

(二)临床表现

除病因相关临床表现外，一度房室传导阻滞常无症状，对血流动力学也无影响，心脏听诊时常有第一心音减弱。

二度房室传导阻滞患儿可有胸闷、心悸、乏力等不适。心脏听诊时，二度Ⅰ型房室传导阻滞的第一心音强度逐渐减弱并有心搏脱漏，二度Ⅱ型房室传导阻滞也有间歇性心搏脱漏，但第一心音强度恒定。

三度房室传导阻滞的临床表现取决于心室率的快慢和伴随疾病。部分小儿并无主诉，尤其先天性房室传导阻滞的患儿症状一般较轻。后天获得性的患儿病情较重，因心搏出量减少患儿常自觉乏力、头晕、活动时气短，严重者表现为阿-斯综合征发作，意识丧失，抽搐，甚至死亡。部分小儿可表现为心力衰竭以及对应激状态的耐受能力降低。体格检查时，心率缓慢而规则。第一心音强弱不一或闻及响亮清晰的大炮音，心底部可听到Ⅰ～Ⅱ级喷射性杂音，为心脏每次搏出量增加引起的半月瓣相对狭窄所致。可有心脏扩大、心力衰竭等体征。

(三)心电图特征

1. *一度房室传导阻滞* P-R间期超过正常范围，但每个心房激动都能下传到心室。

2. *二度房室传导阻滞* 通常分为Ⅰ型和Ⅱ型两型。

(1)Ⅰ型：又称为文氏现象，表现为：①P-R间期进行性延长，直至1个P波不能下传心室，P波后不出现QRS波；②在P-R间期延长的同时，R-R间期进行性缩短，直至1个P波不能下传心室；③脱落前后2个R波的距离小于最短的R-R间期的2倍。

(2)Ⅱ型：P-R间期固定不变，心房搏动部分不能下传到心室。房室间可呈固定或不固定的2∶1或3∶2等下传。

3. *三度房室传导阻滞* 心电图表现为：①P-P间期与R-R间期各自相等，P波与QRS波群无关；②心室率慢于心房率；③QRS波群形态和心室率视阻滞部位的不同而有所差异。阻滞部位较高，逸搏点在希氏束分叉部位以上，则心室率较快且QRS波群形态和时限正常；阻滞部位较低，则心室率较慢，而且QRS波群形态宽大畸形。

(四)治疗

1. *病因治疗* 对于新发生的传导阻滞，患者应积极寻找病因并对其进行治疗。药物引发的传导阻滞立即停用相关药物。新近发生的心肌炎、风湿热或手术损伤引起者，可给予肾上腺皮质激素，消除局部水肿，恢复传导功能。特别是三度房室传导阻滞在应用异丙肾上腺素或安装临时起搏器维持有效心率的同时，应尽早足量应用，以促进患儿心脏房室传导功能的恢复。

2. *药物治疗* 一度房室传导阻滞和二度Ⅰ型房室传导阻滞多心室率不太慢，无需特殊治疗。对于二度Ⅱ型房室传导阻滞和三度房室传导阻滞，当心室率过缓或有胸闷、乏力、头晕等症状者可应用加快心率的药物治疗，如阿托品和异丙肾上腺素。阿托品可提高房室阻滞的心率，适用于阻滞在房室结的患者。异丙肾上腺素适用于任何部位的房室传导阻滞。但应注意，房室传导阻滞发生在希氏束内或其远端时，QRS波常常表现为形宽大畸形，心室率一般在40/min以下，这部分患儿对药物反应不敏感，且大剂量应用时还可导致室性心律失常，所以，对此类患儿应早期行心脏起搏器治疗。药物使用数天往往效果不佳且容易发生严重不良反应，仅适于无心脏起搏条件的应急情况。

3. *人工起搏治疗* 三度房室传导阻滞和二度Ⅱ型房室传导阻滞，可视病情进行临时性或者永久性心脏起搏治疗。静息时心室率慢、有阿-斯综合征发作、伴有心脏扩大或者心力衰竭，阻滞部位在希氏束以下伴有室性心律失常，对运动不耐受等均为安装起搏器的指征。对于急性心肌炎、心脏手术后所致的高位房室传导阻滞，可先安装临时起搏器，经临床治疗可望恢复正常，若持续不恢复则考虑安装永久起搏器。目前指南认为，符合下列条件者必须行永久起搏器治疗。①进展性二度或三度AVB，合并心动过缓引起的临床不适及心功能障碍或低心排血量；②窦房结功能障碍伴与年龄相对应的心动过缓；③手术后出现的进展性二度或三度房室传导阻滞，预期不能恢复者或持续时间>7d；④先天性三度房室传导阻滞，伴有宽QRS波逸搏心律或室性逸搏心律或合并心功能不全；⑤先天性三度房室传导阻滞婴儿心室率<55bpm，如伴有其他先天性心脏病心室率<70bpm。

（齐建光　杜军保）

第五节　心力衰竭

心力衰竭（heart failure，简称心衰）是指心脏工作能力（心肌收缩或舒张功能）下降使心排血量绝对或相对不足，不能满足全身组织代谢需要，出现肺循环和（或）体循环淤血的病理生理状态。《成人慢性心力衰竭诊断和治疗指南》（2005年，ACC/AHA）中定义心力衰竭为由于心脏器质性或功能性疾病损害心室充盈和射血能力而引起的临床综合征。由于并非所有患者在就诊时即有容量负荷过重，因此，主张使用“心力衰竭”这一术语替代旧的术语“充血性心力衰竭”。心力衰竭是小儿时期危重症之一，特别是急性心衰，起病急，进展快，如不早期诊断及处理，则严重威胁小儿的生命。

（一）病因

引起小儿心衰的病因很多，根据血流动力学及病理生理改变可大致分为以下几种。①心肌收缩功能障碍（心肌衰竭）包括各种原因所致的心肌炎、扩张性心肌病等。②心室前负荷过重（容量负荷过重）包括左向右分流型先天性心脏病、瓣膜反流性疾病、输液过多过快等。③心室后负荷过重（压力负荷过重）左室压力负荷过重见于高血压、主动脉瓣狭窄、主动脉缩窄等；右心室压力负荷过重见于肺动脉高压、肺动脉瓣狭窄等。④心室充盈障碍包括缩窄性心包炎、限制性心肌病或肥厚性心肌病等。

另外，支气管肺炎、贫血、营养不良、电解质紊乱和缺氧等都是儿童心衰发生的诱因。

（二）发病机制

心力衰竭的发病机制比较复杂，不同原因所致的心衰以及心衰发展的不同阶段其机制都有所不同，但其基本机制多为心肌收缩和心肌舒张功能障碍。心衰时由于心排血量下降，组织氧供不足，机体动用各种储备力量进行代偿。这些代偿机制初始对机体是有益的，使心功能维持在正常水平，但是长期维持最终发生失代偿，并且代偿机制也有负性效应，最终发生心力衰竭。心衰的发生不仅由于血流动力学的障碍，同时还有神经体液因素的参与，并且心肌重构在其发生中起重要作用。

1. 血流动力学机制　心排血量主要根据以下因素进行控制和调节：前负荷；后负荷；心肌收缩力；心率。

（1）前负荷：按照Frank-Starling定律，心脏前负荷的增加使回心血量增加，心室舒张末期容积增加，心肌纤维拉长，从而增加心肌收缩力和心排血量。若容量过度增加，心肌牵张超过一定的长度，心排血量反而下降。

（2）后负荷：心脏后负荷的增加常以心肌肥厚作为主要的代偿机制，使心排血量在相当长时间内维持正常。随着疾病发展，心肌细胞结构和功能进一步破坏，使心功能下降，心衰随之发生。

2. 神经内分泌体液机制　心力衰竭时，体内出现一系列的神经内分泌和体液因子的变化进行代偿。神经内分泌的长期慢性激活促进心肌重构，加重心肌损伤和心功能恶化，又进一步激活神经内分泌系统和细胞因子等形成恶性循环。

（1）交感肾上腺素能系统：心力衰竭时，交感神经兴奋性增高，大量去甲肾上腺素和肾上腺素释放入血，血中儿茶酚胺水平增高，借以增强心肌收缩力、加快心率、收缩外周血管和维持血压起代偿作用。但这种交感神经兴奋增高及儿茶酚胺持续增高对机体是有害的。①直接心肌毒性作用；②心肌细胞β肾上腺素能受体密度下调（重度心衰可减少50%）和β肾上腺素能受体对β肾上腺素能受体激动药的反应性明显降低，降低心肌收缩力；③交感神经兴奋并刺激肾素-血管紧张素-醛固酮系统（rennin angiotensin aldosterone system，RAAS），导致外周血管阻力增高，水钠潴留，心肌氧耗加大；④损害舒张功能。

（2）肾素-血管紧张素-醛固酮系统：心力衰竭时RAAS激活，血中肾素、血管紧张素Ⅰ、Ⅱ及醛固酮水平均明显增高，导致外周血管阻力增加、水钠潴留及血容量增加，前后负荷增加，对心力衰竭起代偿作用。同时，血管紧张素Ⅱ及醛固酮的分泌增加，使心脏、血管平滑肌细胞和内皮细胞发生了一系列改变，结构发生重构，促进心衰恶化。近年来通过生物化学分子生物学技术的发展，发现在肾外组织尤其是脑和心血管系统，还存在局部组织的RAAS。心衰时心脏局部组织RAAS活性增高，通过细胞自分泌、旁分泌产生的 血管紧张素Ⅱ也参与心肌收缩性及血管收缩性的调节，并有促生长作用引起心室肥厚及血管平滑肌生长（心室和血管重构）。

(3)利钠肽类：对心力衰竭发病机制中神经内分泌变化，也注意到具有血管扩张、利尿和排钠作用的心脏保护因子，如利钠肽类、前列腺素、血管内皮舒张因子和肾上腺髓质素等。已证实有3种利钠肽，即心房利钠肽、脑利钠肽（brain natriuretic peptide，BNP）和C-利钠肽。BNP具有利尿、排钠和扩张血管的作用，并且有抑制肾素、醛固酮和交感神经系统作用。心力衰竭时，由于心室扩张、容量负荷过重导致心室壁应力增加，刺激心室肌细胞合成和分泌BNP，其增高程度与心衰严重程度呈正相关。因此，血浆BNP水平可作为评定心衰进程和判断预后的指标。

(4)其他：研究表明许多炎症细胞因子参与了心力衰竭的发生和发展，如肿瘤坏死因子、白细胞介素、单核细胞趋化蛋白等。此外，内皮素、血管加压素和生长激素等多种血管活性物质可能参与了心力衰竭的发生。

3. *心肌重构*　心肌重构是由于一系列复杂的分子和细胞机制导致心肌结构、功能和表型的变化，包括心肌细胞肥大、凋亡，胚胎基因和蛋白的再表达，心肌细胞外基质的量和组成的变化等。在初始的心肌损伤以后，有各种不同的继发性介导因素直接或间接作用于心肌而促进心室重构，形成恶性循环，心力衰竭进行性恶化。

(三)临床表现

年长患儿心力衰竭的临床表现与成年人相似，而婴幼儿时期则不完全相同。其特点分述如下。

1. *年长患儿心衰*

(1)心肌功能障碍的表现

①心脏扩大：由于心肌收缩功能减低，导致心室腔扩张或肥厚。但急性心肌炎、快速性心律失常、肺静脉阻塞等的早期心功能减低时，心脏扩大常不明显。

②心动过速：心衰时由于心排血量绝对或相对减少，通过反射引起交感神经兴奋及迷走神经抑制，引起代偿性心率增快。

③心音改变：心音低钝，重者常出现奔马律，舒张期奔马律常为心衰的重要体征。

④可见脉压小，少部分患儿可出现交替脉，四肢末端发凉。

(2)肺淤血的表现

①呼吸急促：呼吸频率增快（间质性肺水肿所致），如心衰进展导致肺泡和支气管水肿，则呼吸频率更加增快，重者可有呼吸困难与发绀。

②肺部啰音：肺泡水肿可出现湿啰音。支气管黏膜水肿或肺动脉和左房扩大（尤其是左向右大分流量型先天性心脏病）压迫支气管可出现哮鸣音。

③咳泡沫血痰：肺泡和支气管黏膜淤血所致。

(3)体循环淤血的表现

①肝增大：肝由于淤血肿大伴触痛。肝大小常表示容量负荷过重的程度。

②颈静脉怒张：可见颈外静脉膨胀（半坐位）。压迫肿大肝时，颈静脉充盈更明显（肝颈静脉回流征阳性）。

③水肿。

2. *婴幼儿心衰*　婴幼儿心衰最显著的临床表现是呼吸急促，尤其是在哺乳时更加明显。喂养困难，多表现为食量减少及进食时间延长，但哺喂困难缺乏特异性。常伴有显著多汗（可能与交感神经兴奋有关），体重增长缓慢。正常婴幼儿的肝虽可于肋下可触到1～2 cm，但如肿大超过此范围，尤其是短期内改变，更有临床意义。婴幼儿容量血管床相对较大，极少表现周围性水肿，婴儿眼睑轻度水肿较常见。婴幼儿心衰少见咳泡沫血痰。婴儿由于颈部较短，皮下脂肪较丰满，颈静脉怒张常不明显。

(四)辅助检查

1. *X线检查*　心脏扩大，可见心搏动减弱（透视下），肺淤血（上叶肺静脉扩张，肺纹理增多、模糊，肺野透光度降低，肺门阴影增宽模糊）或肺水肿（以肺门为中心的对称性分布的大片状阴影）表现。

2. *超声心动图*　超声心动图测定心功能和血流动力学监测是非创伤技术，它具有无创、操作简单、可重复性等优点。

(1)射血分数（ejection fraction，EF）：为心脏每搏量与左心室舒张末期容量之比，即左心室舒张期末容量与左心室收缩期末容量之差，除以左心室舒张期末容量。是反映左心室泵血功能敏感的指标，是应用最广泛的左心室收缩功能指标之一。EF正常值为56%～78%。按照美国超声心动图学会制定的指南，以二维超声心动图检测的EF＜55%为不正常，中度及重度异常分别为44%及30%。

(2)短轴缩短率(fractional short，FS)：为左心室收缩时缩短的百分率，即左室舒张期末内径与左室收缩期末内径之差，除以左室舒张期末内径。其意义与EF相同。左心室收缩不完全同步或对称、室壁增厚、运动差异、室隔平坦均可影响FS的检测。FS正常值为28%～38%，心衰时FS降低(＜25%)。

(3)心肌做功指数：亦称Tei指数，是用于评价心室整体功能(收缩功能和舒张功能)的指标。多采用脉冲多普勒检测血流的方法，亦可应用TDI技术测定Tei指数。测量方法简便、重复性强，且不受心率、心室几何形态和压力影响。根据脉冲多普勒二尖瓣口血流图和左心室流出道血流图计算Tei指数。按照下列公式计算，Tei指数＝(ICT＋IRT)/ET。其中ICT为等容积收缩时间，IRT(IVRT)为等容舒张时间，ET为射血时间。Tei指数从出生至3岁之间有所下降，但3岁以后至成人阶段保持相对稳定。心力衰竭患者Tei指数明显延长。

(4)脉冲多普勒超声心动图：测定心室舒张功能，正常的二尖瓣、三尖瓣流速曲线呈正向双峰。第1峰较高，出现在心室快速充盈期，称E峰。第2峰较低，出现在心房收缩期，称A峰。E波的峰值流速，舒张功能异常者常有E峰减低。A波的峰值流速，舒张功能异常者A峰增高。E峰/A峰的血流速度的比值，是敏感反映心室舒张功能的指标，舒张功能异常者E/A减低。二尖瓣血流E波减速时间(DT)正常值为(193±23)ms。舒张功能异常DT延长，可用于评价快速充盈率。

(5)组织多普勒显像(tissue Doppler imagin，TDI)：是采用特殊滤波装置将高频率和低振幅的血流信号删除而保留低频率和高振幅的室壁运动信号，并以色彩、频谱或曲线选择性地显示室壁运动的频率或振幅信息的显像技术。TDI可反映心肌局部收缩和舒张功能。

3. 有创性血流动力学测定　目前主要采用Swan-Ganz气囊漂浮导管和温度稀释法。气囊漂浮导管可进行心脏血管内压力(肺动脉压力，肺动脉楔压)测定，结合热稀释法测每分钟心排血量，并计算出血流动力学参数。①每搏输出量和心排血指数：每搏输出量即心脏在单位时间内泵出的血量。因为每搏量受体表面积影响大，故以单位体表面积的每搏输出量即心排血指数来估价心排血功能更为正确。②外周血管阻力和肺血管阻力：可代表左、右心室后负荷，小儿患者常按体表面积计算，即外周血管阻力指数及肺血管阻力指数。③心室每搏做功指数：可反映心室的容量和压力做功。心肌收缩性能是决定心排血量的重要因素。左、右心室每搏做功指数是衡量心室收缩性能的指标。

一般来讲，肺小动脉楔压反映左心前负荷，肺动脉楔压增高(正常值为2～14mmHg)，提示肺淤血或肺水肿。而中心静脉压反映右心前负荷。

4. 脑利钠肽　脑利钠肽(BNP)是心肌分泌的重要肽类激素，心力衰竭时由于室壁应力增加，导致其分泌和释放增加。BNP循环水平升高与心室容量负荷过重、心室功能和血流动力学密切相关。心力衰竭时，患者循环中BNP水平升高，并与心力衰竭的严重程度呈正相关，可作为辅助诊断心衰的客观生化标记物。BNP水平有助于心衰病情轻重程度和心功能的判断以及心衰治疗的监测。BNP和NT-pro BNP两者以1∶1比例存在，故均可作为诊断标记物。NT-pro BNP具有更高的血浆浓度稳定性(半衰期为60～120min，生理活性相对稳定，冻存－70℃活性可保存数月；BNP半衰期为20min)。美国FDA已批准检测血浆BNP作为辅助诊断心力衰竭的方法。欧洲心力衰竭指南(2001年)建议以血浆BNP的检测作为筛选诊断心衰的指标，以鉴别心源性和非心源性呼吸急促。

(五)诊断

1. 心力衰竭诊断　心力衰竭的诊断是综合病因、病史、症状、体征及客观检查而作出的。首先应有明确的器质性心脏病的诊断或具有引起心力衰竭的病因，其次心力衰竭的症状和体征是诊断心力衰竭的重要依据(参见临床表现)。

2. 心力衰竭类型的判断

(1)急性心力衰竭和慢性心力衰竭：依据心衰发生速度、发展过程及机体是否具有充分时间发挥其代偿机制，将心力衰竭分为急性和慢性。

①急性心力衰竭：是由于突然发生心脏结构或功能异常，导致短期内心排血量明显下降，器官灌注不良和静脉急性淤血。急性心力衰竭可表现为急性肺水肿或心源性休克。见于心脏手术后低心排血量综合征、暴发性心肌炎和川崎病合并心肌梗

死。

②慢性心力衰竭：是逐渐发生的心脏结构和功能异常或急性心力衰竭渐变所致。一般均有代偿性心脏扩大或肥厚及其他代偿机制参与，心室重构是其特征。稳定的慢性心力衰竭患儿在多种因素作用下（如感染、心律失常、中断治疗等）可促发突然出现急性加重表现，又称慢性心力衰竭急性失代偿期（急性发作）。

（2）左侧心力衰竭、右侧心力衰竭和全心力衰竭

①左侧心力衰竭：指左心室代偿功能不全引起，临床上以肺循环淤血及心排血量降低表现为主。

②右侧心力衰竭：指右心室代偿功能不全引起，临床上以体循环淤血表现为主。单纯右侧心力衰竭主要见于肺源性心脏病、肺动脉瓣狭窄及肺动脉高压等。

③全心力衰竭：左、右心室同时受累，左侧与右侧心力衰竭同时出现；或者左侧心力衰竭后肺动脉压力增高，使右心负荷加重，经长期后右心衰竭相继出现。

（3）收缩性心力衰竭和舒张性心力衰竭

①收缩性心力衰竭：是由于心室收缩功能障碍导致心脏泵血功能低下并有静脉淤血的表现。临床特点为左心室扩大、左心室收缩期末容量增大和射血分数降低（LVEF≤40%）。

②舒张性心力衰竭：是由于心室舒张期松弛和充盈障碍导致心室接受血液能力受损，表现为左心室充盈压增高并有静脉淤血的表现。临床通常采用多普勒超声心动图记录的二尖瓣和肺静脉血流频谱估测左室舒张功能。

（4）低心排血量型心力衰竭和高心排血量型心力衰竭

①低心排血量型心力衰竭：指心排血量降低，有外周循环异常的临床表现，如外周血管收缩、发冷、苍白等。

②高心排血量型心力衰竭：由于容量负荷过重导致的心力衰竭，心排血量正常或高于正常。主要见于左向右分流型先心病、急性肾小球肾炎的循环充血、甲状腺功能亢进、严重贫血、脚气病、体动-静脉瘘等。

3. *心力衰竭临床状况评估*　纽约心脏病学会（NYHA）提出一项小儿心脏病患者心功能分级方案来评价心力衰竭的程度，主要根据患者自觉的活动能力分为 4 级。Ⅰ级：体力活动不受限制。学龄期儿童能够参加体育课并且能和同龄儿童一样参加活动。Ⅱ级：体力活动轻度受限。休息时无任何不适，但一般活动可引起疲乏、心悸或呼吸困难。学龄期儿童能够参加体育课，但是能参加的活动量比同龄儿童小。可能存在继发性生长障碍。Ⅲ级：体力活动明显受限。少于平时一般活动即可引起症状，例如步行 15min，就可感到疲乏、心悸或呼吸困难。学龄期儿童不能参加体育，存在继发性生长障碍。Ⅳ级：不能从事任何体力活动，休息时亦有心力衰竭症状、并在活动后加重。存在继发性生长障碍。以上的心功能分级适用于儿童。

婴儿可按 Ross 等提出的心力衰竭分级，见表 8-2。

表 8-2　婴儿心力衰竭 Ross 分级评分法

	评分		
	0	1	2
喂养情况			
奶量（ml/次）	＞100	60～100	＜60
时间（ml/次）	＜40	＞40	-
体格检查			
呼吸频率（次/min）	＜50	50～60	＞60
心率（次/min）	＜160	160～170	＞170
呼吸型	正常	异常	
外周灌注	正常	减少	-
S_3 或舒张期隆隆样杂音	无	存在	-
肝肋下缘（cm）	＜2	2～3	＞3

S_3：第三心音；舒张期隆隆样杂音示左向右分流型先心病婴儿提示分流量大，肺动脉血流量显著增加

注：0～2 分心衰：3～6 分轻度心衰；7～9 分中度心衰；10～12 分重度心衰

（六）治疗

急性心衰以循环重建和挽救生命为目的。慢性心衰的治疗目标为改善症状，提高运动耐量，改善生活质量，降低病死率。目前慢性心衰的治疗已从过去短期应用改善血流动力学药物（如利尿药、正性肌力药和血管扩张药）的治疗转为长期应用神经内分泌拮抗药（如血管紧张素转化酶抑制药和 β 受体阻滞药）修复性的治疗策略，以改善衰竭心脏的功能。

1. *病因治疗*　急性风湿热需用抗风湿药物，如肾上腺皮质激素、阿司匹林等。先天性心脏病需介入或手术矫治，内科抗心衰治疗往往是术前准备，术后也需继续治疗一个时期。如心衰由重度贫血、

甲亢以及病毒性心肌炎引起，需及时治疗原发疾病。

积极防治心衰的诱发因素，如控制感染和心律失常，纠正水、电解质酸碱平衡失调。

2. *一般治疗*

(1)休息和镇静：休息可减轻心脏负荷。应尽量避免患儿烦躁，必要时适当应用镇静药。

(2)限盐限水：控制钠盐摄入，限制液体入量，一般控制在 60～80ml/kg。

(3)吸氧：对于呼吸急促和发绀的患儿及时给予吸氧。

3. *药物治疗*

(1)正性肌力药物

①洋地黄类药物：洋地黄(digitalis)作用于心肌细胞膜上的 Na^+-K^+-ATP 酶抑制其活性，使细胞内 Na^+ 浓度升高，通过 Na^+-Ca^{2+} 交换使细胞内 Ca^{2+} 升高，增强心肌收缩。除正性肌力作用外，洋地黄还具有负性传导作用(减慢房室结传导)及负性频率作用。此外，心力衰竭时，洋地黄可改善压力感受器的敏感性和功能，直接抑制过度的神经内分泌活性(主要是交感活性)。

洋地黄对左心瓣膜反流、心内膜弹性纤维增生症、扩张性心肌病和某些先天性心脏病等所致的充血性心力衰竭均有益。迄今为止洋地黄类药物仍是儿科临床上应用广泛的强心药物之一。

强心苷的治疗量与正性肌力作用呈线性关系，即小剂量有小作用，随剂量递增正性肌力作用亦见加强，直到出现中毒为止。儿科最常应用的洋地黄制剂为地高辛，可口服和静脉注射。地高辛的负荷量为 0.03～0.04mg/kg，首次给总量的 1/2，余量分 2 次，隔 6～8h 给予。负荷后 12h 给维持量，每天维持量为负荷量的 1/5，分 2 次给予，疗程据病情而定。心肌炎和心肌病的患儿对洋地黄耐受性差，一般在常规剂量的基础上减 1/3～1/2。

在用药过程中注意心率和心律的变化，如出现心律失常要考虑洋地黄中毒的可能，常见的心律失常类型包括室性期前收缩、房室传导阻滞和阵发性心动过速等。此外，洋地黄中毒常常还有胃肠道和神经系统的症状。洋地黄中毒时应立即停用洋地黄和利尿药，同时补充钾盐，并针对心律失常进行治疗。

②非洋地黄类正性肌力药：通过增加心肌细胞内环磷酸腺苷含量等机制，增加细胞 Ca^{2+} 浓度或通过增加心肌肌钙蛋白对 Ca^{2+} 的敏感性发挥正性肌力作用。

常用药物包括以下两种。

β 肾上腺素能受体激动药：主要药物有多巴胺和多巴酚丁胺，多用于紧急情况的急性心衰，危重难治性心衰和心源性休克患儿。联合应用常取得较好疗效。但是只能通过静脉滴注用药，并具有正性变速作用及致心律失常作用，且使心肌氧耗量增加，临床应用受到限制。

多巴胺的生物学效应与剂量大小有关，小剂量 2～5μg/(kg·min)主要兴奋多巴胺受体，增加肾血流量，尿量增多；中等剂量 5～15μg/(kg·min)主要兴奋 β_1 肾上腺素能受体，增加心肌收缩力及肾血流量；大剂量＞15μg/(kg·min)主要兴奋 α_1 肾上腺素能受体，使肾血流量减少，可引起外周血管阻力和肺血管阻力增加及心率加快，从而更增加心肌氧耗量。中等剂量对小儿较为适宜。急性心衰伴有心源性休克或低血压以及少尿者宜选用多巴胺，但肺血管阻力升高者宜慎用。多巴胺的正性变速性作用及心肌氧耗量增加为其缺点，使用时避免漏出血管外(局部坏死)，禁与碱性药伍用(失活)。

多巴酚丁胺主要作用于 β_1 肾上腺素能受体，亦作用于 β_2 肾上腺素能受体。本药适用于不伴有低血压的急性心衰，尤其是手术后低心排血量综合征宜选用。其血流动力学效应优于多巴胺，但增加心排血量的作用与剂量和年龄呈正相关，即新生儿及婴儿较儿童效果差。易产生耐药性，一般用药不超过 24～72h。

多巴胺和多巴酚丁胺联合应用，常取得较好疗效。对心源性休克患儿各 7.5μg/(kg·min)，肺动脉楔压不升高，心排血量增高，血压上升。

磷酸二酯酶抑制药：此类药物具有正性肌力及血管扩张作用，能明显改善心衰患儿的血流动力学，不影响心率，也不影响心肌氧耗量。适用于心脏手术后心力衰竭或持续肺动脉高压者。长期治疗不良反应多，对长期生存率可能有不利影响，故多用于急性心力衰竭或难治性心力衰竭的短期治疗，治疗持续时间多不超过 1 周。常用药物包括氨力农和米力农。米力农静脉首次剂量 50μg/kg (10～15min)，维持量以 0.25～0.5μg/(kg·min) 静脉滴注维持。

(2)利尿药：通过抑制肾小管的不同部位，阻止钠和水的再吸收产生利尿作用，从而直接减轻水肿，减轻前负荷，缓解心衰症状。

①襻利尿药：主要作用于 Henle 襻上升支，能

可逆性地抑制 Na^+、K^+、Cl^- 的转运，抑制钠、氯的再吸收。由于钠钾交换，故尿内排钠、氯及钾。利尿作用强大迅速，用于急性心衰伴有肺水肿或重症及难治性心衰患儿。此类药包括呋塞米（速尿）、布美他尼等。

②噻嗪类利尿药：主要作用在远端肾曲小管，抑制钠的再吸收，远端钠与钾的交换增多，亦促进钾的排出。此类药包括氢氯噻嗪（双氢克尿塞）等，用于轻、中度水肿患儿。

③保钾利尿药：包括螺内酯、氨苯蝶啶及阿米洛利等。螺内酯主要作用于远端肾曲小管和集合管，竞争性抑制醛固酮的作用，并可抑制醛固酮引起的心肌间质纤维化。目前一般在 NYAH 心功能Ⅲ级和Ⅳ级的患者在常规治疗基础上可加用小剂量螺内酯治疗。如出现高血钾或肾功能不全，螺内酯应适当减量或停用。

同类的利尿药一般无协同作用，尚可增加不良反应，不主张合用。保钾和排钾利尿药合用是常用的联合方式，有明显协同作用，并防止低钾，可不必补钾。肾功能不全者禁用保钾利尿药。在用药过程中注意体液或电解质紊乱情况，如低钠血症、低钾血症、低血容量等。心衰症状控制后，不能将利尿药作为单一治疗，应与 ACEI 和 β 受体阻滞药联合应用。

（3）血管扩张药：血管扩张药对心衰的血流动力学影响，可因患儿的临床情况而异，对左心室充盈压增高者，血管扩张药可使心排血量增加；反之，对左室充盈压降低或正常者，则可使心排血量减少。故应用血管扩张药时，应预先了解患者的左心室充盈压情况（常以肺动脉楔压为指标），并在治疗中进行必要的监测。对于依赖升高的左心室充盈压来维持心排血量的阻塞性心瓣膜病（如二尖瓣狭窄、主动脉瓣狭窄及左心室流出道梗阻）的患儿不宜应用强效血管扩张药。

选用血管扩张药应按患儿血流动力学变化特征与药物作用及其效应而定，前负荷过度者，宜选用扩张静脉药；后负荷过度者，宜选用扩张小动脉药；前后负荷均过度者，宜选用均衡扩张小动脉和静脉药。但上述原则，必须结合具体病情而选用。

常用药物包括以下几种。

①硝普钠：能释放一氧化氮，使环磷酸鸟苷升高而松弛血管平滑肌。直接扩张小动脉、静脉的血管平滑肌，具有作用强、生效快和持续时间短的特点。硝普钠对急性心衰（尤其是左心衰竭与肺水肿）伴有外周血管阻力明显增加者效果显著，在婴幼儿心脏手术出现的低心排血量综合征，常与多巴胺或多巴酚丁胺联合应用。本药需静脉滴注给药，应临时配制并且避光使用，开始量宜小，递增到有效剂量。静滴过程中应密切注意低血压或氰化物中毒（头痛、呕吐、呼吸急促、心动过速及意识改变），必要时测血硫氰酸盐（thiocyanate）水平（应＜5mg％）。

②硝酸甘油：有较强的直接扩张静脉血管平滑肌的作用。对心室充盈压增高及急性肺水肿者，可静脉滴注硝酸甘油。前负荷降低时不宜使用，以免使心排血量减少加重。本药治疗常可产生耐药性。为防止耐药性发生，可采用最小有效剂量，间歇用药，补充巯基供体（如 N-乙酰半胱胺酸或蛋氨酸），加用卡托普利等方法。可从 0.25～0.5μg/（kg・min），每天 6 小时静脉滴注开始，每天递增 0.25～0.5μg/（kg・min），疗程多不超过 7d。

③酚妥拉明：主要阻滞 α_1、α_2 肾上腺素能受体，扩张小动脉，降低后负荷。但因可增加去甲肾上腺素的释放，因而有增快心率的不良反应。目前临床应用逐渐减少。

④血管紧张素转化酶抑制药：治疗心衰疗效突出，已超越单独的血管扩张作用，目前已广泛用于临床（见下文）。

（4）血管紧张素转化酶抑制药及血管紧张素Ⅱ受体拮抗药：血管紧张素转化酶抑制药（angiotensin converting enzyme inhibitor，ACEI）不仅能缓解心力衰竭的症状，还可降低患儿的死亡率并改善长期预后。ACEI 能够防止心室重构，包括无症状的心衰患者，被誉为慢性心力衰竭治疗的“基石”，成为能使顽固性充血性心衰患者延长寿命的少数药物之一。

ACEI 作用机制主要包括以下几方面。①血流动力学效应：扩张小动脉和静脉，降低心脏前、后负荷，使心肌氧耗量减少及减少冠状血管阻力、增加冠状动脉血流、增加心肌供氧、保护心肌；②抑制 RAAS：阻断循环或心脏组织血管紧张素Ⅱ的生物效应，防治心脏重构从而保护心肌；③抗自由基：含有巯基的 ACEI 具有清除氧自由基，防止脂质过氧化，保护心肌；④作用于缓激肽系统：使缓激肽的降解减少，加强内源性缓激肽作用，激活 β_2 受体，产生一氧化氮与前列腺素，发挥扩张小动脉和保护细胞的作用。

小儿先天性心脏病合并心力衰竭、心内膜弹性纤维增生症和扩张性心肌病常选用此药。目前主张只要没有应用禁忌，心衰患者应尽早开始并坚持长期 ACEI 治疗。儿科临床上应用最多的是卡托普利和依那普利。应从小剂量开始，如果耐受逐渐增加剂量，直到最大耐受剂量或靶剂量（目标剂量），而不按症状改善与否及程度来调节剂量。ACEI 不宜用于严重肾功能不全、高钾血症、双侧肾动脉狭窄及明显主动脉瓣及二尖瓣狭窄等疾病。不良反应有低血压、肾功能恶化、高血钾、咳嗽和血管性水肿等。

血管紧张素受体拮抗药（angiotensin receptor blocker，ARB）可同时阻断血管紧张素转化酶和非血管紧张素转化酶介导的血管紧张素Ⅱ生成效应，理论上其阻断血管紧张素 II 的作用更完全。目前已有资料尚不足以证明 ARB 治疗心衰的疗效与 ACEI 相当或更佳，故仍以 ACEI 为治疗首选。ARB 不影响缓激肽降解和前列腺素合成，无 ACEI 常见不良反应（咳嗽、血管神经性水肿），因此，常用于不能耐受 ACEI 不良反应患者的替代治疗。

（5）β 受体阻滞药：β 受体阻滞药主要通过阻断内源性神经激素，抑制交感神经系统而发挥作用。①保护心脏：阻止儿茶酚胺毒性对心肌的损害，减少去甲肾上腺素引起的心肌细胞内钙负荷过重，减少儿茶酚胺代谢过程中产生的氧自由基。②β 肾上腺素受体上调：可使 β 受体数量及密度增加，恢复 β 受体正常的敏感性。③减慢过快心率，减少氧的消耗及增加心肌能量的贮备。④降低前、后负荷：通过抑制儿茶酚胺直接对血管的收缩作用；间接改变 RAAS，扩张血管，减轻水钠潴留。⑤改善心肌舒张功能。

儿童 β 受体阻滞药治疗经验有限。使用时应注意以下几点。①目前主要用于扩张性心肌病引起的心衰。对血流动力学稳定（未静脉应用血管活性药物）的左心室收缩功能不全的Ⅱ级和Ⅲ级心衰患儿，在 ACEI、利尿药和洋地黄类药物应用的基础上可谨慎使用。②宜用选择性 β_1 受体阻滞药（如美托洛尔和比索洛尔）和非选择性 β_1、β_2 和 α_1 受体阻滞药（如卡维地洛）。③部分患者使用 β 受体阻滞药后病情恶化或不能耐受而停止治疗，故剂量宜从小量开始，严密观察下缓慢增加剂量，美托洛尔初始剂量为 0.5mg/（kg・d），分 2 次服，2～3 周逐渐增加剂量可达 2mg/（kg・d）。卡维地洛剂量初始为 0.05～0.1mg/（kg・d），分 2 次口服，每 1～2 周递增 1 次，每次增加 0.1mg/（kg・d），最大耐受量 0.3～0.5mg（kg・d），在第 1 次用药和每次加剂量后需观察 2h，注意心动过缓或者低血压。④不适用于急性心衰，因其起效常需 2～6 个月。

（6）心肌代谢赋活药：能量代谢障碍可作为引起心力衰竭的原因，也可作为心力衰竭的继发后果。近年来多推荐应用辅酶 Q10、1，6 二磷酸果糖和磷酸肌酸等心肌代谢赋活药物。

4. *舒张性心力衰竭的治疗* 目前关于舒张功能衰竭的治疗仍是经验性和对症的。首先寻找和治疗基本病因，如通过介入或者外科手术治疗主动脉缩窄、主动脉瓣狭窄、左心室流出道梗阻，缩窄性心包炎行心包切除术，积极控制高血压等。其次，需改善心室的顺应性，增加心室的充盈，从而改善心室舒张功能。主要药物包括以下几种①β 受体阻滞药：可减慢心率，降低心肌收缩力，延长心室充盈时间，从而改善心室舒张功能。肥厚性心肌病，尤其是梗阻性肥厚性心肌病，β 受体阻滞药常为首选药物。②钙通道阻滞药：可改善心室舒张功能，阻滞钙通道，使进入细胞内 Ca^{2+} 减少，改善心肌的去收缩活动；且具有一定的负性肌力作用，而改善心室的舒张、增加充盈率和充盈度。常选用维拉帕米、地尔硫䓬等药物。③ACEI：抑制血管紧张素Ⅱ的产生，从而抑制心室肥厚；改善舒张期的心肌伸展性和降低室壁应力。④利尿药或静脉扩张药：急性期或急剧恶化期，临床表现为肺淤血或水肿者应采用利尿药（襻利尿药）或静脉扩张药（硝酸酯类）。

5. *难治性心衰的治疗* 心力衰竭的患者，经常规合理的最佳治疗方法，效果不满意，仍不能改善症状或症状持续恶化，称难治性心衰。难治性心衰的治疗需注意以下几方面。

（1）针对病因和诱因进行治疗：仔细分析造成难治性心力衰竭的病因和诱因并采取相应的治疗措施予以纠正。

（2）控制液体潴留：难治性心衰患者肾灌注减少常使肾对利尿药的反应减弱，常需要两种利尿药联用或大剂量静脉利尿药或与能够增加肾血流的药物，如多巴胺静脉滴注合用。经以上治疗水肿仍难以消退，也可考虑透析疗法（超滤或血滤）。

（3）合理使用神经体液拮抗药：难治性心衰患者使用 ACEI 易出现低血压和肾功能不全，β 受体阻滞药易使心衰恶化。故这两类药物只能耐受小剂量或者不能耐受。对于低血压及周围低灌注者，不能使用这两类药物。有明显液体潴留者不能应用 β 受体阻滞药。

(4)血管活性药物联合应用：联合使用血管扩张药(硝普钠或硝酸甘油)和正性肌力药物(多巴胺、多巴酚丁胺或米力农)常有相加作用，改善心功能、利尿，稳定临床状况。有条件者应采用球囊漂浮(Swan-Ganz)导管监测血流动力学指标以指导临床用药。

(5)机械辅助治疗：应用常规疗法强化治疗无效时可酌情选用以下机械辅助疗法。

①主动脉内球囊反搏：将一根带气囊导管置于降主动脉近端，气囊导管(根据气囊充气量多少，有4～40ml等不同容积，供不同体重儿童选用)连接在压力泵上，用心电图控制气泵的节律，在心室舒张时快速气囊充气，以提高主动脉内舒张压从而提高冠状动脉灌注压，心肌供血增加；心室收缩前，气囊快速排气，减少左室射血阻力，降低后负荷从而改善心功能。

②左心机械辅助循环：是将左心室的血引入主动脉，以减轻左心室做功，同时保障体内重要脏器的供血。适应证为心脏移植患者的过度治疗；心源性休克(心脏手术后低心排综合征、暴发型心肌炎)经治疗无效者。

③心脏再同步化治疗(cardiac resynchronization therapy，CRT)：指通过置入右心室及左心室电极，同时起搏左右心室，通过多部位起搏恢复心室同步收缩。临床研究证实，对于药物治疗无效并伴有左心室收缩不同步的重度心力衰竭患者，CRT可以改善心功能，并可减少进行性心力衰竭导致的死亡。

2006年中华医学会心电生理和起搏分会心脏再同步治疗慢性心力衰竭的建议中认为，凡是符合以下条件的慢性心力衰竭患者，除非有禁忌证，均应接受CRT：LVEF≤35%；窦性心律；左心室舒张末期内径≥55mm；使用优化药物治疗，仍为NYHA 3～4级；心脏不同步(QRS≥120ms)。

(6)心脏移植：心肌病终末期心力衰竭和对于药物治疗和外科干预无效的复杂先天性心脏病晚期心力衰竭患者，心脏移植作为一种治疗手段被逐渐接受。发达国家心脏移植术后5年存活率为65%左右。除了供体心脏短缺外，心脏移植的主要问题是移植排异，也是术后死亡的主要原因。

6. 研究中的治疗方法

(1)药物治疗：包括内皮素受体拮抗药、肾上腺髓质素、生长激素、肿瘤坏死因子单克隆抗体等都是研究中有治疗前景的药物。

(2)心衰的细胞移植：近年来，采用自体骨髓源性干细胞移植修复心肌细胞的再生已成为研究的热点。自体骨髓来源的干细胞具有取材方便、无免疫源性、具有多向分化潜能、合乎伦理学要求等特点。细胞移植所采用的途径主要经冠状动脉注入、开胸手术时注入心外膜下和经导管注入心内膜下3种。自体骨髓干细胞移植治疗心衰是很有前途的新方法，临床研究已开始进行，但要广泛应用于临床尚有许多问题待解决，而目前还没有促使干细胞对心肌组织特异性靶向趋化的有效方法，干细胞在损伤心肌中的生存条件还需要进一步阐明。

(3)基因治疗：是在分子水平上纠正致病基因的结构或表达缺陷。心衰的基因治疗，目前仍在实验阶段尚未应用于临床。但近年由于分子生物学理论和技术的进展，分子心血管病学的研究亦取得了飞速的进展，对心衰的治疗展示了良好的发展前景。

(齐建光　杜军保)

第六节　病毒性心肌炎

心肌炎(myocarditis)是指心肌局灶性或弥漫性炎性病变，其特征为间质炎性细胞浸润以及心肌细胞的变性和坏死。炎症可累及心肌细胞、间质组织、血管成分及心包。心肌炎可由多种病因引起，感染性心肌炎最常见，其中最主要的病原为病毒感染，其他如细菌、支原体、寄生虫、真菌、衣原体等病原的感染也可导致心肌炎。此外，免疫介导疾病、中毒和过敏等因素也可引起心肌炎。本章介绍病毒性心肌炎。

病毒性心肌炎(viral myocarditis)是指病毒感染心肌后，通过对心肌细胞产生直接损伤和(或)通过自身免疫反应引起的心肌细胞坏死、变性和间质炎性细胞及纤维素渗出过程。有时病变也可累及心内膜或心包。临床可呈暴发性、急性和慢性过程。大多预后良好，少数可转为慢性，发展为扩张性心肌病。

(一)流行病学

儿童期病毒性心肌炎的发病率尚不确切，由于到目前为止没有统一的病毒性心肌炎临床诊断标准，而病理组织学检查敏感性又有不同，病毒性心肌炎的发病率的统计差异很大。并且由于心肌炎临床表现差异很大，许多患者隐匿起病，甚至临床没有表现，故临床检出的心肌炎和病理诊断的心肌炎发病率差异很大。国外资料显示，对因意外事故死亡的年轻人进行尸检心肌炎的检出率为4%～5%，6%～21%猝死儿童尸检有心肌炎表现。有研究者认为临床诊断的心肌炎发病率约0.012%。柯萨奇病毒感染后心肌炎在男性比女性更常见。

(二)病因

许多病毒都可以引起病毒性心肌炎，其中肠道病毒是最常见的病毒，尤其是柯萨奇病毒 $B_{1\sim6}$ 型多见。最近研究资料表明，腺病毒也是病毒性心肌炎的主要病因之一。其他还包括细小病毒 B19、人类疱疹病毒 6、呼吸道流感病毒、巨细胞病毒、EB 病毒、轮状病毒、丙型肝炎病毒、HIV 等。近年，日本学者连续报道，感染在心肌炎中也起重要作用。此外的感染与心肌疾病的发生也有关联。

(三)发病机制

病毒性心肌炎的发病机制尚未完全阐明。目前认为病毒性心肌炎的发病机制主要包括病毒直接损伤心肌；病毒触发机体免疫反应损伤心肌细胞；可能与遗传有关。

1. *病毒心肌的直接损伤作用*　病毒与心肌细胞膜上的病毒受体结合，进入心肌细胞进行复制，通过损伤心肌细胞膜功能、干扰心肌代谢等导致心肌细胞溶解。此外，柯萨奇病毒还能够产生蛋白酶溶解细胞一细胞间或者细胞一基质间连接，导致心肌细胞完整性破坏，促进病毒进入宿主心肌细胞进行复制，也促进病毒从心肌细胞释放，并导致心肌细胞损伤。

2. *病毒对心肌的间接免疫损伤作用*　病毒感染后触发的自身免疫反应是把“双刃剑”。一方面，免疫系统的适当激活可增强机体清除病毒的能力，病毒感染后 NK 细胞和巨噬细胞被激活，清除病毒感染的心肌细胞并且抑制病毒复制；另一方面，免疫系统过度激活能够导致炎症浸润，反而破坏心肌细胞。

(1)体液免疫：目前研究已从病毒性心肌炎患者和动物体内检测出多种抗心肌成分的自身抗体，包括抗肌球蛋白抗体、抗心磷脂抗体、抗肌凝蛋白抗体等。目前一般认为抗心肌肌凝蛋白等自身抗体的产生可能主要通过抗原模拟机制，即病毒与心肌肌凝蛋白等有相同的抗原表位，病毒感染刺激产生的抗病毒抗体也可作用于肌凝蛋白等自身抗原，从而造成心肌损伤。

(2)细胞免疫：在病毒性心肌炎发病中具有重要作用。T 细胞过度激活，CD4/CD8 T 细胞比例失调、Th1/Th2 细胞比例失调。细胞毒性 T 细胞通过穿孔素-颗粒酶介导的细胞毒作用和 Fas/FasL 途径介导的细胞毒作用损伤心肌细胞。

(3)细胞因子：由巨噬细胞、NK 细胞和 T 细胞等分泌的细胞因子是体液免疫和细胞免疫的介质，研究证实肿瘤坏死因子、白介素和干扰素等多种细胞因子在病毒诱发的炎症和感染后免疫反应的产生及进展过程中起重要作用。此外，激活的免疫细胞产生细胞因子，引起诱导型 NO 合成酶产生 NO 增加，促进心肌损伤。

3. *遗传因素*　具有遗传易感性的患者容易发生心肌炎。不同研究发现 HLA－DR4、DR12、DR15 和 DQ8 阳性可能与心肌炎发生相关。此外，具有特殊遗传背景的心肌炎患者易发生 DCM，如 CD45 和编码心肌蛋白的基因可能也与慢性心肌炎/扩张性心肌病的发生有关。

(四)病理

心脏可显示不同程度的扩大，心肌苍白松弛。心肌纤维之间和血管周围的结缔组织中有单核细胞、淋巴细胞等炎性细胞浸润。心肌纤维不同程度变性、横纹消失、肌浆溶解，呈小灶性、斑点性或大片状坏死。可伴浆液纤维素性心包炎和心内膜炎。慢性病例晚期除心肌纤维变性坏死外，可见纤维细胞增生，胶原纤维增多，瘢痕形成。

(五)临床表现

病毒性心肌炎的临床表现轻重不一，有无任何临床表现隐性发病者，也有重症暴发起病者，还有猝死者。取决于病变的范围和严重程度。起病前常有呼吸道感染或消化道感染等前驱病毒感染史。

症状轻重相差悬殊。轻型可无自觉症状或表现为心悸、胸痛、胸闷、心前区不适、乏力、多汗、气短、头晕、面色苍白、腹痛、、恶心、呕吐等。体检心脏大小正常或轻微扩大，常有窦性心动过速、第一心音低钝，时有奔马律或各种心律失常(以期前收缩多见)。

重型起病较急，可表现为①心力衰竭：呼吸急促，呼吸困难，肺底部可闻及细湿啰音，肝脏增大，水肿。②心源性休克：四肢发冷，脉搏细弱，血压下降，面色青灰。③严重心律失常：听诊心动过缓(完全性房室传导阻滞或病态窦房结综合征)或心动过速(室上性心动过速或室性心动过速)。临床常表现为突然晕厥,重者意识完全丧失,面色苍白,常伴有抽搐及大、小便失禁,阿-斯综合征发作。也可发生猝死。

部分患儿呈慢性过程,演变为扩张性心肌病,临床表现为心脏扩大、心力衰竭和心功能减低等。

新生儿病毒性心肌炎病情严重,进展迅猛,死亡率高,预后差,易有流行倾向。多在生后10d内发病,部分患儿起病前可先有发热、腹泻、呕吐和拒食等前驱症状。临床表现多为非特异症状,病情进展很快发展为心力衰竭和心源性休克。并累及多个脏器,累及神经系统引起惊厥和昏迷,累及肝引起肝增大、肝功能损害和黄疸,累及肺引起肺炎和呼吸衰竭。还可出现类似重症败血症的表现。新生儿心肌炎易有流行倾向,多个国家报道过柯萨奇B病毒引起新生儿心肌炎的流行。

(六)辅助检查

1. *X线胸片*　心脏大小正常或不同程度增大。有心力衰竭时心脏明显增大,肺淤血,心脏搏动减弱。

2. *心电图*　急性期心电图多有异常改变,①窦性心动过速:很常见。②ST-T改变:ST段偏移,T波平坦、双向或倒置。有时ST-T形成单向曲线,酷似急性心肌梗死。③心律失常:期前收缩常见,尤其室性期前收缩最常见。亦可见室上性及室性心动过速、心房扑动和颤动等。传导阻滞可为窦房阻滞、房室传导阻滞、左或右束支阻滞、双束支阻滞甚至3束支阻滞,其中以三度房室传导阻滞最重要。④其他:尚可见QRS波群低电压(新生儿除外),Q-T间期延长及异常Q波等。

但是心电图改变缺乏特异性,强调动态观察的重要性。

3. *超声心动图*　超声心动图检测不能特异性诊断心肌炎,但可除外先天性心脏病和瓣膜性心脏病、心脏肿瘤等心脏结构改变。急性心肌炎超声心动图最常见的表现是非特异性的节段性室壁运动异常。可因室壁水肿而表现一过性心室壁肥厚,但与肥厚性心肌病不同,心肌肥厚于数周或数月内恢复。可有少量心包积液和瓣膜关闭不全。慢性心肌炎可表现为类似扩张性心肌病改变,心腔扩大,心室收缩功能减低。

4. *心肌损伤的血清生化指标*

(1)心肌酶谱:心肌受损时,血清中有十余种酶的活力可以增高,临床用于诊断病毒性心肌炎的酶主要为肌酸激酶(creatine kinase,CK)及其同工酶CK-MB。CK主要存在于骨骼肌、心肌及脑组织中。心肌受损时,一般在起病3～6h CK即可出现升高,2～5d达高峰,多数病例在2周内恢复正常。现已知CK有4种同工酶,即CK-MM(骨骼肌型)、CK-MB(心肌型)、CK-BB(脑型)和线粒体同工酶Mt。CK-MB主要来源于心肌,对早期诊断心肌炎价值较大。由于血清总CK活力值、CK-MB活力值与小儿年龄相关,因此,一般以血清CK-MB活性与CK总活性之比≥6%作为心肌损伤的特异性指标(正常人血清中CK-MB占CK总活性的5%以下)。CK-MB的定量分析(CK-MB质量,单位ng/ml)较活力分析(单位为U/ml)更为精确,且小儿正常参考值不受年龄因素的影响,≥5ng/ml为阳性,提示心肌损伤。

(2)心肌肌钙蛋白(cardiac troponin,cTn):是心肌收缩和舒张过程中的一种调节蛋白,由3种亚单位(cTnT、cTnI和cTnC)组成。当心肌细胞受损时,cTnT(或cTnI)易透过细胞膜释放入血,使血中cTnT(或cTnI)明显升高。近年来发现,cTn这种非酶类蛋白血清标志物对于评价心肌损伤具有高度特异性和敏感性,并且出现早,持续时间长。

5. *抗心脏抗体*　以免疫荧光或者Western等方法检测外周血或者心肌活检标本中的心脏抗体,如抗肌球蛋白抗体、抗肌凝蛋白抗体、抗线粒体腺苷酸转移酶抗体、抗心肌G蛋白耦联受体抗体、抗β_1受体抗体、抗热休克蛋白抗体等,如阳性支持心肌炎的诊断。如心脏抗体持续滴度升高,高度提示发展成扩张性心肌病(炎症性心肌病,慢性心肌炎)的可能。

6. *放射性核素心肌显像*

(1)^{67}镓-心肌炎症显像:^{67}镓(^{67}Ga)具有被心肌炎症细胞(T淋巴细胞及巨噬细胞等)摄取的性能,^{67}Ga以离子或转铁蛋白结合形式易聚集到炎症部位(血管通透性增强)而显影。^{67}Ga心肌显像对心肌炎有较高的诊断价值,特异性高,但敏感性差。

(2)^{111}铟-抗肌球蛋白抗体心肌坏死灶显像:心肌细胞坏死时,肌球蛋白轻链释放血循环中,而重链仍残留心肌细胞内。^{111}铟(^{111}In)标记的单克隆抗肌球蛋白抗体可与重链特异性结合使心肌坏死灶显像。结合量多少与坏死灶大小及程度成正比,与局部心肌血流量成反比。研究显示^{111}In-抗肌球蛋白显像对心肌炎的特异性较高为86%,敏感性为66%。但需注射后48h后延迟显像,放射性核素暴露时间长。

(3)^{99m}锝-MIBI(甲氧基异丁基异腈)心肌灌注显像:^{99m}锝(Tc)-MIBI 静脉注射后能被正常心肌细胞摄取使心肌显影。心肌聚集放射性药物的量与该区冠状动脉血流灌注量呈正相关。心肌炎时,由于炎性细胞浸润,间质纤维组织增生,退行性变等,致使心肌缺血,正常心肌细胞减少,故核素心肌显像呈正常与减淡相间的放射性分布(呈花斑样改变),可作出心肌炎倾向性诊断,但特异性差。

7. *心脏磁共振显像* 近十余年来,心脏磁共振显像(cardiac magnetic resonance imaging,CMR)以其安全、无创、准确、全面等优点在心血管系统疾病诊断中的应用越来越广泛。CMR 除能显示心脏的形态(心腔大小、室壁厚度、心包积液)和心脏功能(收缩功能和舒张功能)外,还能显示心肌损伤的组织病理学特征改变。CMR 显示心肌炎的组织病理学特征主要有 3 种表现。①水肿信号:炎症细胞损伤的重要特征是细胞膜通透性的增加,从而导致细胞内水肿。T_2 加权像对于组织水肿很敏感,水肿部位呈现高信号。②早期增强(充血和毛细血管渗漏):血管扩张是组织炎症的特征。由于炎症部位血容量增加,注射轧喷酸葡胺(Gd-DTPA)增强造影剂后在早期血管期(增强 T_1 像)其摄取增加。造影剂快速分布到间质,故早期增强仅持续几分钟。③晚期增强(坏死和纤维化):晚期增强反映心肌坏死和纤维化等不可逆心肌损伤,可用于心肌梗死不可逆心肌损伤的诊断。晚期增强对于心肌炎的诊断特异性也很高。但是心肌梗死和心肌炎二者 CMR 显示的损伤部位不同:缺血损伤(心肌梗死)主要位于心内膜下;非缺血损伤(心肌炎)主要位于心外膜下,并且心室外侧游离壁更为常见。CMR 早期增强、晚期增强和水肿信号相结合,对心肌炎诊断的敏感性、特异性和准确性大大提高,可清楚显示炎症的位置、范围及严重程度,并且可长期随访观察严重的活动变化情况。

8. *心内膜心肌活检* 心内膜心肌活检目前仍为病毒性心肌炎诊断的金标准。但由于炎症可呈局灶分布,取样部位的局限性使阳性率不高,而假阴性率高。并且心内膜心肌活检系有创性检查,有一定的危险性,在国内很难作为常规检查项目。美国心脏病学会推荐 11 种临床情况可以考虑行心内膜心肌活检,主要包括以下 2 种情况。①近 2 周内新出现的心力衰竭,伴左心室大小正常或扩张,血流动力学稳定;②近 2 周至 3 个月内新出现的心力衰竭,左室扩张,出现新的室性心律失常,二～三度房室传导阻滞或经 1～2 周常规治疗反应差者。

心内膜心肌活检主要包括 3 项。

(1)病理组织学诊断:目前仍沿用 1984 年 Dallas 病理组织学诊断标准,拟定心肌炎形态学的定义为:心肌炎性细胞浸润,并伴邻近心肌细胞坏死和(或)退行性病变。可分成以下 3 种。

①活动性心肌炎:炎性细胞浸润和邻近心肌细胞不同程度损害和坏死。

②临界心肌炎:有炎性细胞浸润,但无心肌细胞损害或坏死。需要心内膜心肌活检复查确认。

③无心肌炎:组织学正常。

病理组织学诊断心肌炎阳性率很低,约 10%,而且病理观察容易受主观因素影响。

(2)免疫组织学诊断:近年来免疫组织学检查已成功应用于心肌炎的诊断。免疫组织学法是应用各种特异免疫组织学标志物的单克隆抗体来检测心肌组织中的炎症浸润淋巴细胞。由于炎症免疫组织学标记物分布于整个心肌,不易出现假阴性,因此,明显提高了诊断阳性率(50%以上)。并且有助于分辨炎症浸润细胞(T 细胞,B 细胞和巨噬细胞等)的类型和活性。免疫组织标记物包括主要组织相容性复合体(MHC)、人类白细胞抗原(HLA)、细胞黏附分子和 CD2、CD3、CD4 和 CD8 等。

采用特异单克隆抗体直接结合人淋巴细胞细胞表面抗原对心肌组织浸润炎症细胞做定量分析。淋巴细胞数＞2.0/高倍视野(×400),即相当于淋巴细胞数＞14.0/mm^2 为阳性。

(3)病毒检测:目前应用最多的为病毒基因检测,即应用原位杂交或 PCR 法检测病毒核酸,从而明确有无病毒感染和感染病毒的类型。

9. *病毒学检查*

(1)病毒分离:在急性期从心内膜心肌活检或心包穿刺液中可分离出病毒,但检出率极低。

(2)病毒基因检测:应用原位杂交或 PCR 法检测病毒核酸,从而明确有无病毒感染和感染病毒的类型,意义最大,应用最多。

(3)血清学检查:病程早期血清特异性病毒 IgM 阳性或者恢复期血清抗体滴度较急性期升高 4 倍以上有意义,但只能说明近期有该型病毒感染,而不能将其定位在心脏。

(七)诊断

病毒性心肌炎缺乏特异性诊断方法，主要依靠综合临床资料，并须排除其他疾病。心内膜心肌活检的病理组织学及免疫组织学诊断，提供了可靠的病理诊断依据，但系创伤性检查，一般不作为常规检查。目前国际上没有统一的诊断标准。

中华医学会儿科学分会心血管学组修订的病毒性心肌炎诊断标准供临床诊断参考。

（齐建光　杜军保）

附：病毒性心肌炎诊断标准(修订草案)

中华医学会儿科学会心血管学组
中华儿科杂志编辑委员会
1999 年 9 月，昆明

(一)临床诊断依据

1. 心功能不全、心源性休克或心脑综合征。

2. 心脏扩大(X 线、超声心动检查具有表现之一)。

3. 心电图显示以 R 波为主的 2 个或 2 个以上主要导联(Ⅰ、Ⅱ、aVF、V_5)的 ST-T 改变持续 4 天以上伴动态变化，窦房传导阻滞、房室传导阻滞、完全性右或左束支阻滞，成联律、多形、多源、成对或并行性早搏，非房室结及房室折返引起的异位心动过速，低电压(新生儿除外)及异常 Q 波。

4. CK-MB 升高或心肌肌钙蛋白(cTnI 和 cTnT)阳性。

(二)病原学诊断依据

1. *确诊指标*　自患儿心内膜、心肌、心包(活检、病理)或心包穿刺液检查，发现以下之一者可确定心肌炎由病毒引起。

(1)分离出病毒。

(2)用病毒核酸探针查到病毒核酸。

(3)特异性病毒抗体阳性。

2. *参考依据*　有以下之一者结合临床可考虑心肌炎系病毒引起。

(1)自患儿粪便、咽拭子或血液中分离到病毒，且恢复期血清同型抗体滴度较第一份血清升高或降低 4 倍以上。

(2)病毒早期患儿血中特异性 IgM 抗体阳性。

(3)用病毒核酸探针自患儿血中查到病毒核酸。

(三)确诊依据

1. 具备临床诊断依据 2 项，可临床诊断为心肌炎。发病同时或发病前 1～3 周有病毒感染的证据更支持诊断。

2. 同时具备病原学确诊依据之一，可确诊为病毒性心肌炎。具备病原学参考依据之一，可临床诊断为病毒性心肌炎。

3. 凡不具备确诊依据，应给予必要的治疗或随诊，根据病情变化，确诊或除外心肌炎。

4. 应除外风湿性心肌炎、中毒性心肌炎、先天性心脏病、结缔组织病以及代谢性疾病的心肌损害、甲状腺功能亢进症、原发性心肌病、原发性心内膜弹性纤维增生症、先天性房室传导阻滞、心脏自主神经功能异常、β 受体功能亢进及药物引起的心电图改变。

(四)分期

1. *急性期*　新发病，症状及检查阳性发现明显且多变，一般病程在半年以内。

2. *迁延期*　临床症状反复出现，客观检查指标迁延不愈，病程多在半年以上。

3. *慢性期*　进行性心脏增大，反复心力衰竭或心律失常，病情时轻时重，病程在 1 年以上。

(五)鉴别诊断

病毒性心肌炎主要需与以下疾病进行鉴别。

1. *扩张性心肌病*　多隐匿起病，临床上主要表现心脏扩大、心力衰竭和心律失常，超声心动图显示为左心扩大为主的全心扩大，心脏收缩功能下降。心脏扩大和心脏收缩功能下降的程度较病毒性心肌炎严重。心肌酶谱多正常。多预后不良。但应注意病毒性心肌炎如不能痊愈后期将表现扩张性心肌病，即炎症性心肌病(表 8-3)。

2. *风湿性心脏病*　多有发热、关节炎等风湿热的病史，心脏表现以心脏瓣膜、尤其二尖瓣和主动脉瓣受累为主，心电图 P-R 间期延长最常见，ASO 多升高。

3. *冠状动脉性心脏病*　儿童少见，在儿童多为川崎病合并冠状动脉损害，少数为遗传性高胆固醇血症导致的冠状动脉粥样硬化性心脏病和先天性冠状动脉发育异常。心电图上具有异常 Q 波的病毒性心肌炎尤其需注意鉴别诊断。通过超声心动图、冠状动脉 CT，必要时冠状动脉造影可确诊。

表 8-3 扩张性心肌病与病毒性心肌炎的鉴别

	病毒性心肌炎	扩张性心肌病
起病	急	缓慢或者隐匿
临床症状	相对重(相对于其心脏大小和心功能情况)	相对轻
心电图	多变,易变	比较稳定的改变,多表现窦性心动过速伴 ST-T 改变
胸片	心脏正常或者轻微增大	心脏明显增大
超声心电图	心功能正常或者轻度下降	心功能多明显下降
心肌酶谱	多明显升高	多正常或者轻度升高
病程及预后	多在短时间内明显恢复	多不能恢复,进行性恶化

4. 心包炎　心电图会显示肢导低电压,超声心动图发现中到大量心包积液。

5. 先天性心脏病　多出生后即发现器质性心脏杂音和(或)发绀,超声心动图可发现心脏结构改变。

6. 功能性心血管疾病　包括β受体功能亢进和血管迷走性晕厥、体位性心动过速综合征等直立不耐受在内的一类疾病。这类疾病以学龄期儿童最常见,女孩多见,常常可以出现胸痛、胸闷、乏力、头晕、头痛等非特异症状,多有长时间直立、情绪激动、闷热环境等诱因。体检常常无阳性发现。心电图、超声心动图和生化心肌酶电解质等检查常常无阳性发现。部分β受体功能亢进症的儿童心电图可表现T波倒置,运动后或者给予普萘洛尔可使T波直立。直立试验或者直立倾斜试验有助于诊断,确诊前需除外器质性疾病。

(六)治疗

本病目前尚无特效治疗,应结合患儿病情采取有效的综合措施,可使大部分患儿痊愈或好转。

1. 休息　卧床休息是心肌炎最重要的治疗。卧床休息可以减轻心脏负荷及减少心肌氧耗量。动物实验证实,运动可使病毒感染力增强,加重心肌损害。急性期至少卧床休息3~4周。有心功能不全或心脏扩大者更应强调绝对卧床休息3个月。恢复期也要避免剧烈运动。

2. 抗病毒治疗　对处于病毒血症阶段的早期患儿或者心肌活检证实有病毒复制的患儿,可选用抗病毒治疗。但病毒感染存在与否以及感染病毒的类型临床有时很难确定。干扰素(INF)对病毒性心肌炎有较好的疗效,它可以选择性抑制病毒mRNA与宿主细胞核蛋白体的结合,阻断病毒的复制,同时可抑制抗心肌抗体的产生,增强巨噬细胞的功能,调节机体免疫。利巴韦林与INF-α合用是HCV感染的标准治疗方案,并且对柯萨奇病毒感染有效。巨细胞病毒也是引起心肌炎的常见病毒,更昔洛韦对此病毒有效。pleconaril是一种能够与柯萨奇病毒B直接结合,并阻止其与靶细胞结合并感染靶细胞的药物,早期的小样本研究疗效满意,大规模临床研究正在进行。

3. 改善心肌营养与代谢药物

(1)大剂量维生素C:缓慢静脉推注,对促进心肌病变的恢复、改善心肌代谢、减轻症状和纠正心源性休克有一定疗效。研究表明,大剂量维生素C治疗心肌炎的机制可能与清除自由基有关。用法每次100~200mg/kg,1/d,2~4周1个疗程。

(2)辅酶Q10:参与氧化磷酸化及能量的生成过程,并有抗氧自由基及膜稳定作用,改善心肌的收缩力,保护缺血心肌。

(3)1,6二磷酸果糖:可改善心肌细胞线粒体能量代谢,能稳定细胞膜和溶酶体膜,抑制氧自由基生成,减轻组织损伤,保护心肌。

(4)磷酸肌酸:能够更直接地提供能量,改善心肌代谢。

4. 免疫抑制药　一直以来,应用免疫抑制药治疗病毒性心肌炎是有争议的,免疫抑制药对于心肌炎的疗效还没有定论。免疫抑制药一方面可以抑制病毒诱导的对心肌组织造成损伤的自身免疫反应,但另一方面也会抑制机体对病毒的免疫反应,引起机体免疫力下降及病毒扩散,不恰当的使用有可能会加剧病情。因此,应把握好时间和剂量,不可盲目滥用。

一般病例不宜常规应用,主要用于暴发起病有心力衰竭、心源性休克或高度房室传导阻滞、室性心动过速、室颤等严重心律失常的危重患者,或者慢性持续性心功能不全、心肌活检证实慢性心肌炎伴免疫激活而病毒检测阴性的患者。

免疫抑制药常用甲泼尼龙或泼尼松,少数病例加用硫唑嘌呤。泼尼松开始剂量1~2mg/(kg·

d)，分3次口服，2～4周后逐渐减量，至8周左右减至0.3mg/(kg·d)，维持2～3个月后再逐渐减量停药，总疗程根据病人具体情况确定，约半年左右。硫唑嘌呤2mg/(kg·d)，分2次口服，疗程同前。对于危重病例可采用冲击疗法，甲泼尼龙10～30mg/(kg·d)，于1～2h内静脉滴注，连用3d，然后渐减量改为口服泼尼松。

5. 大剂量丙种球蛋白　疗效还没有定论，但多数研究显示静脉注射大剂量丙种球蛋白用于急性病毒性心肌炎有良好疗效。目前多用于急性起病有心力衰竭、心源性休克或高度房室传导阻滞和室性心动过速等严重心律失常的重症患儿，对于慢性心肌炎心肌活检证实伴免疫激活的患儿也可试用。总剂量为2g/kg，于2～3d内静脉滴注。治疗机制可能为：①直接提供针对病毒的中和抗体；②阻断了IgFc段与心肌细胞上的病毒抗原FcR结合可改变免疫反应；③抑制炎症性细胞因子的产生，减轻补体介导的组织损伤；④影响细胞凋亡及调节细胞周期。

6. 对症治疗

(1)控制心力衰竭：心肌炎使心肌应激性增高，对强心苷耐受性差，易出现中毒而发生心律失常。一般病例用地高辛口服，饱和量用常规的2/3量。心力衰竭不重，发展不快者，可用每日口服维持量法。

(2)抢救心源性休克：及时应用血管活性药物，如多巴胺、多巴酚丁胺、氨力农、米力农等加强心肌收缩力，维持血压及改善微循环。必要时使用体外模式氧合。

(3)心律失常的治疗：仅有期前收缩而无明显症状者，可先观察而不一定给予抗心律失常药物治疗。快速型心律失常可选用抗心律失常药物，要注意选择对心肌收缩力影响不大的药物。室上性心动过速无血流动力学障碍者可静脉注射腺苷，血流动力学不稳定者应直接电转复。室性心动过速者应用胺碘酮临床有效并且提高了存活率。但对心率缓慢的三度房室传导阻滞，QRS宽或出现阿-斯综合征者需要安装临时人工心脏起搏器，如心脏阻滞2周不恢复可考虑安装永久起搏器。

7. 中医中药　黄芪、麦冬、人参等具有抗病毒和调节免疫功能的作用，临床上可根据病情选择应用。

(七)预后

绝大多数患者预后良好，经适当治疗后可痊愈。少数患儿可发展成扩张性心肌病。极少数暴发起病者由于心肌弥漫性炎症和坏死，发生心力衰竭、心源性休克或者严重心律失常，在早期死亡。暴发起病者如能存活，多数预后良好，很少会发展成扩张性心肌病。新生儿病毒性心肌炎往往病情重，死亡率可高达75%。

第七节　心源性休克

心源性休克(cardiac shock)是指各种原因所致的心脏泵血功能障碍，导致心排血量减少，从而引起周围循环衰竭和组织器官灌注不足而出现的一种临床综合征。与其他休克一样，其共同特征是有效循环量不足，组织和细胞的血液灌注虽经代偿仍受到严重的限制，从而引起全身组织和器官的血液灌注不良，导致组织缺氧、微循环淤滞、脏器功能障碍和细胞代谢功能异常等一系列病理生理改变。该病病情凶险，如不及时抢救，常危及生命。

(一)病因

引起小儿心源性休克的主要病因根据其机制的不同可分为以下几类。

1. 心肌收缩功能障碍　急性暴发性心肌炎、扩张型心肌病终末期、冠状动脉起源异常、川崎病合并心肌梗死、先天性左心发育不良综合征、心脏手术后低心排综合征等均可引起心肌收缩功能障碍，心排血量减少，造成心源性休克。以暴发性心肌炎最常见。

2. 心室的压力负荷(后负荷)过重　严重心室流出道狭窄甚至梗阻(如肥厚性心肌病)，主动脉瓣和肺动脉瓣狭窄，高血压和肺动脉高压等，使心室射血时阻力增高，急剧增加时会使心排血量急剧下降，引起心源性休克。

3. 心室的容量负荷(前负荷)过重　瓣膜关闭不全、急性主动脉瓣反流和二尖瓣反流，心脏外伤、穿孔，主动脉窦瘤破裂入心腔等。

4. 心脏舒张充盈障碍　大量心包积液，缩窄性心包炎，限制性心肌病，严重二、三尖瓣狭窄，张力性气胸，急性肺栓塞，心内肿瘤或球形血栓嵌顿在房室口等，可使心室充盈急剧下降进而心排血量急剧下降，导致心源性休克。

5. 严重心律失常　严重的心动过缓(三度房室

传导阻滞和窦房结功能障碍）和心动过速（室上性/室性心动过速，心房/心室扑动，心房/心室颤动等）均可使心排血量严重降低，引起心源性休克。

6. *全身因素* 缺氧、缺血、酸碱电解质代谢紊乱、药物中毒（洋地黄过量）等，可继发严重的心律失常和（或）心肌收缩力下降，引起心排血量下降，发生心源性休克。

（二）病理生理机制

心源性休克的病理生理机制，主要是由于心排血量急剧减少使有效循环血量不足，导致微循环障碍和组织器官灌注不足，进而发生代谢障碍、酸碱平衡紊乱和细胞毒性物质生成堆积，导致弥散性血管内凝血和全身多器官衰竭。其发病机制复杂，涉及神经、体液、内分泌、免疫和凝血等多个系统。

休克早期，心排血量的减少导致组织血供减少，组织缺氧。交感神经兴奋、肾素-血管紧张素-醛固酮系统的激活和抗利尿激素分泌增多等一系列代偿机制发挥作用以保证血压和组织血液灌注。血液在体内重新分配，以保证足够的血流供氧心、脑、肾等重要生命器官，有助于维持血容量和血压。休克晚期，代偿机制不足以维持主要组织器官的血流灌注，将出现心脏、肺、肾、脑、肝和胃肠道等各脏器衰竭。组织缺血、缺氧使无氧酵解增加，乳酸增多，酸性产物大量堆积，出现代谢性酸中毒，造成微动脉、毛细血管前括约肌松弛，毛细血管大量开放，此时微静脉、小静脉由于对缺氧和酸中毒的耐受性较高仍处于收缩状态，从而使毛细血管内血液淤滞，回心血量更加减少，全身组织器官严重灌注不良，出现各脏器衰竭。组织缺血、缺氧同时启动了多种炎症损伤介质的产生和释放，包括白介素、肿瘤坏死因子、干扰素、白三烯、组胺等，也参与了休克的病理生理过程。在休克的发展过程中，微循环的缺血、缺氧与组胺等的作用，使微血管通透性升高，血小板聚集，纤维蛋白在血管内沉积，形成微血栓，大量消耗血液中的凝血因子，并且大量纤维蛋白溶解产物释放入血，最终导致弥散性血管内凝血的发生。

（三）临床表现

首先，心源性休克患者具有原发病自身的临床表现。室上性心动过速者，既往有反复心动过速的病史，并有典型的心电图改变；急性心脏压塞者，有心包炎的病史，并有颈静脉怒张、奇脉及心音遥远等体征。

心源性休克一般进展迅速，根据其发生、发展的病理生理学特征，临床上可分为3期：

1. *休克早期（代偿期）* 患儿神志清楚，但是烦躁不安、易激惹，可伴畏寒、面色苍白、恶心、呕吐，尿量正常或者稍减少。四肢湿冷，心率加快，脉搏尚有力，血压正常或者稍低，脉压减小。

2. *休克期（失代偿期）* 患儿神志尚清楚，但反应迟钝，意识模糊，尿量减少或者无尿。皮肤湿冷呈大理石样花纹，毛细血管再充盈时间延长（>2s），呼吸增快，心率更快，脉细而速，心音低钝，血压低至正常水平的70%以下。

3. *休克晚期（不可逆期）* 患儿昏迷，肢冷发绀。呼吸急促或缓慢，心率更加频数或转为缓慢，脉搏微弱或者不能触及，血压进一步下降甚至测不出。最后出现弥散性血管内凝血和呼吸衰竭、肾衰竭等多脏器衰竭，甚至死亡。

（四）辅助检查

1. *血常规* 大多白细胞增多并且中性粒细胞增多。并发DIC时血小板减少。

2. *尿常规* 可出现蛋白尿，红、白细胞尿和管型。

3. *血生化检查* 可有血糖、血钾、尿素氮和肌酐增高，心肌酶谱可升高，乳酸水平可升高。

4. *血气分析* 早期为代谢性酸中毒和呼吸性碱中毒，中、晚期为代谢性酸中毒合并呼吸性酸中毒。氧分压及血氧饱和度降低。

5. *凝血功能* 并发DIC时，可有凝血酶原时间延长，纤维蛋白原降低，凝血因子减少，FDP和D-二聚体升高。

6. *胸部X线检查* 观察肺淤血的表现，同时提供胸腔积液及心包积液的证据。

7. *心电图* 除原发病的改变外，还可出现ST-T、传导阻滞和心律失常等。

8. *超声心动图* 对诊断原发疾病有益。

9. *微循环灌注情况检查* 皮温低于肛温1℃以上表示休克严重。眼底检查可见小动脉痉挛和小静脉扩张、视网膜水肿。甲皱微血管的管襻数目显著减少，可有微血栓形成。

10. *血流动力学监测* 包括有创动脉血压测定、中心静脉压、肺毛细血管楔压和心排血量等的测定。因其为有创性监测手段，不常规应用，多用于心脏手术后或休克治疗不顺利者。

（五）诊断和鉴别诊断

心源性休克的诊断应包括两方面。一方面为休克的诊断，诊断依据包括：①有急性发作或急性加重的心肌疾病。②动脉收缩压降至基础血压的70%以下。③意识异常。④四肢湿冷，皮肤花纹，黏膜苍白或发绀，毛细血管再充盈时间>2s。⑤心率快，脉搏细速或不可及。⑥少尿或无尿。另一方面需结合病史、临床和实验室检查资料对心源性休克的病因作出诊断。

需与其他类型的休克进行鉴别。

1. 低血容量性休克　主要见于出血、外科手术、创伤等情况，会有贫血，血红蛋白急剧下降，病史对于诊断很有意义。

2. 感染性休克　由各种严重感染引起。在早期可表现为末梢循环温暖，即"暖休克"，直到休克的晚期方可出血末梢不良，成为所谓的"冷休克"。

(六)治疗

对于心源性休克的患儿，应分秒必争积极进行治疗，早期治疗是成功的关键。

1. 一般治疗

(1)保持正确体位：取仰卧位，头部放低，下肢抬高。如同时有心力衰竭不能平卧，可半卧位。注意保暖和安静，尽量不要搬动。

(2)吸氧和保持呼吸道通畅：一般用非创伤性鼻导管或者面罩给氧，维持动脉氧分压在70mmHg以上，血氧饱和度在90%以上。如不能维持，可采取持续性气道正压吸氧(CPAP)或气管插管人工呼吸机辅助呼吸。

(3)镇静：如患儿烦躁不安可给予镇静治疗。常用地西泮0.1～0.3mg/kg缓慢推注，或者水合氯醛灌肠，或者苯巴比妥钠肌内注射。必要时可用吗啡0.1mg/kg皮下注射。

(4)观察生命体征：观察神志、呼吸、心率、血压等的变化，观察尿量，建立静脉通道。

2. 原发病的治疗　作出病因诊断后，应针对原发病进行治疗。对于重症暴发性心肌炎，可给予甲泼尼龙或者地塞米松静脉注射。对于急性心脏压塞，应行心包穿刺引流减压，对于快速心律失常，应给予药物或者同步直流电复律，电复律是治疗的首选。对于缓慢心律失常，应尽快安装临时起搏器。严重瓣膜异常需行心脏矫治手术。

3. 抗休克治疗

(1)扩容补液：心源性休克主要因心脏收缩功能障碍导致血容量减少常不显著，大量或快速补液反而会导致急性心力衰竭和肺水肿的发生，使病情恶化，因此，补液需谨慎。首组扩容液体可给予2∶1等张含钠液或者低分子右旋糖酐，5～10ml/kg，于30～60min内静脉滴注。如休克状态无改善可重复1次。如患儿血压回升、四肢转暖、尿量增加，可减慢补液速度。在扩容输液观察中，最好建立中心静脉通路，有漂浮导管监测，根据中心静脉压及肺毛细血管楔压确定补液量。在患儿无呕吐、腹泻或其他体液丢失的情况下，每日入量宜控制在1 000～1 200ml/m^2。

(2)纠正酸碱电解质失衡：休克常伴随代谢性酸中毒，根据血气情况适度静脉给予碳酸氢钠。休克纠正过程中轻度酸中毒常可自然消失，无需过度使用碱性药物。电解质紊乱是心律失常的促发因素，有可能使休克加重，应积极加以纠正。

(3)拟交感药物和正性肌力药物：用于持续性低血压及低心排血量。

①多巴胺：可直接作用于α、β受体和多巴胺受体。小剂量2～5μg/(kg·min)主要兴奋多巴胺受体，可以扩张肾血管，尿量增多。中等剂量5～15μg/(kg·min)主要兴奋β_1肾上腺素能受体，增加心肌收缩力及肾和内脏血流量；大剂量>15μg/(kg·min)主要兴奋α_1肾上腺素能受体，使肾血流量减少，可引起外周血管阻力和肺血管阻力增加及心率加快，从而更增加心肌氧耗量，减少了肾血流。儿童常用中等剂量。

②多巴酚丁胺：主要兴奋β_1受体，增加心肌收缩力，对周围血管的影响较多巴胺小。但不适合有明显低血压的患儿。静脉应用剂量为2.5～10μg/(kg·min)。

③肾上腺素：小剂量[0.05～0.3μg/(kg·min)]以兴奋β受体为主，心率增加，心肌收缩力增加，周围血管扩张。大剂量[0.3～2μg/(kg·min)]对α受体兴奋作用占优势，周围血管收缩。病情极为严重，对多巴胺类药物反应不良者，可小剂量使用。用药后血压上升，但末梢循环不好转者，可加用扩血管药物。

④异丙肾上腺素：激动β受体，有很强的正性肌力作用，增强心肌收缩力，扩张血管(皮肤和骨骼肌血管为主)，增加心率。心率增快将增加心肌耗氧量，皮肤骨骼肌血管扩张将减少重要脏器血液供应。心源性休克一般不用，仅用于严重房室传导阻滞不能立即安装起搏器时。需注意室性心律失常的发生。

⑤磷酸二酯酶抑制药：氨力农和米力农为非儿茶酚胺类、非洋地黄类正性肌力药物，增加心肌收缩力及扩张血管。多用于治疗心脏手术后的低心

排和急性心源性休克。可与儿茶酚胺类药物联合应用。米力农负荷量 25～50μg/kg,15s 内缓慢注射,维持量为 0.25～0.5μg/(kg・min)。

⑥洋地黄类药物:对于心源性休克的初始治疗不起作用,且有效剂量与中毒剂量接近,对于心源性休克患者不常规应用。对于阵发性室上性心动过速和房颤患者可酌情选用。

(4)血管扩张药:在应用正性肌力药物的同时,血管扩张药可减轻心脏前后负荷,提高心排血量。应从小剂量开始,逐渐调整剂量。常用药物包括硝普钠和硝酸甘油。硝普钠能扩张小动脉和静脉血管,常与多巴胺联合应用,增加冠状动脉灌注压,提高血压改善末梢循环,剂量 1～10μg/(kg・min)。硝酸甘油可扩张静脉系统,减轻前负荷,增加心排血量,剂量 0.25～5μg/(kg・min)。

(5)利尿药:可减轻心脏前负荷,改善肺淤血。应给予快速利尿药,如呋塞米 1mg/kg 静脉注射。需注意过度利尿可造成有效循环血量不足。

(6)体位机械辅助循环:包括体外膜氧合(ECMO)、主动脉内气囊反搏(IABP)、心室辅助装置(VAD)等。辅助装置的应用可使各种难治性休克得到暂时缓解,但是其价格昂贵,操作复杂,易发生并发症。

4. 并发症的治疗 抽搐者给予止惊治疗,使用甘露醇降颅压;肾衰竭者量出为入,纠正电解质紊乱,必要时透析治疗;弥散性血管内凝血者输新鲜血、血小板,补充凝血因子,如无出血可用小剂量肝素。

(齐建光 杜军保)

第八节 感染性心内膜炎

感染性心内膜炎(infective endocarditis)是由病原微生物循血行途径引起的心内膜、心瓣膜或邻近大动脉内膜的感染并伴赘生物的形成。儿童感染性心内膜炎发病率有明显的增加趋势,据国外报道,20 世纪 30 年代,每年住院儿童中感染性心内膜炎占 1/4 500,而在 20 世纪 80 年代占 1/1 280。这种增加与小儿先天性心脏病的成活率较前明显增加、危重新生儿及婴儿的静脉内置管术应用增多等因素有关。

(一)病因及发病机制

1. 病原微生物 不同种类的细菌、真菌、立克次体和衣原体均可引起感染性心内膜炎,以细菌性最常见,约占 95%。儿童感染性心内膜炎的病原微生物近年已有明显变化。既往,草绿色链球菌、肠球菌及金黄色葡萄球菌占感染性心内膜炎患儿的 90%的病例。但是最近几年,这 3 大细菌仅占感染性心内膜炎患儿的 50%～60%。而由真菌和 HACEK 菌(一组难以生长的非肠道革兰阴性菌,包括嗜血杆菌、放线杆菌、人类心杆菌、埃肯菌和金氏杆菌等)导致的感染性心内膜炎的发生率有明显增高,占 17%～30%,尤其在新生儿和存在免疫缺损的患儿。

患有龋齿和牙周病或牙科手术的患儿发生感染性心内膜炎最常见的致病菌为草绿色链球菌。进行过泌尿生殖系或胃肠道手术或操作的患儿发生感染性心内膜炎时最常见的致病菌为肠球菌。手术后发生的感染性心内膜炎最常见的致病菌为葡萄球菌。真菌性感染性心内膜炎(预后很差)常见于新生儿、长时间应用抗生素患儿、应用糖皮质激素患儿或进行开胸手术患儿,尤以念珠菌和曲霉菌最常见。

2. 易感因素 大多数感染性心内膜炎发生于器质性心脏病的患儿。主要为先天性心脏病,如法洛四联症、室间隔缺损、主动脉瓣疾病、大动脉转位和体肺动脉分流术后等,而房间隔缺损很少发生感染性心内膜炎。有些先天性心脏病可能在患儿发生了感染性心内膜炎后才得到诊断,如二瓣主动脉瓣畸形。其次为风湿性心脏瓣膜病(二尖瓣关闭不全和主动脉瓣关闭不全)。此外,伴有二尖瓣反流的二尖瓣脱垂及肥厚型梗阻性心脏疾病患儿也易发生感染性心内膜炎。心脏内置入人工瓣膜或人工材料的患儿是发生感染性心内膜炎高危因素。

近年来无器质性心脏病者发生感染性心内膜炎呈明显增加趋势,可能与各种内镜检查、持续性静脉导管留置等经血管的创伤性检查和治疗增多以及消毒者使用未经消毒的注射器等有关。此外,新生儿、免疫缺陷患者以及应用免疫抑制药发生感染性心内膜炎的患者常无器质性心脏疾病。

3. 发病机制 正常情况下,自不同途径进入血液循环的致病微生物可被机体的防御机制所清除,而完整的心内膜不容易形成血凝块和细菌的黏附。

因此，在感染性心内膜炎发病过程中 2 个因素起关键作用：①心内膜损伤；②菌血症。

当器质性心脏病存在时，血液从高压腔分流至低压腔，形成明显的压力阶差，并且血流由正常的层流变为湍流，使受血流冲击处的内膜损伤，内层胶原暴露，血小板在该处聚集，形成血小板微血栓和纤维蛋白沉着，成为结节性无菌性赘生物，为病原微生物的侵入创造了条件。赘生物常位于血流从高压腔经病变瓣口或先天缺损至低压腔创伤湍流的下游，即低压腔，可能与这些部位的侧压下降和内膜灌注减少，利于微生物沉积和生长有关。例如，动脉导管未闭发生感染性心内膜炎时赘生物存在于肺动脉内，二尖瓣关闭不全时赘生物存在于二尖瓣的心房侧。

任何局部的感染，如脓肿、骨髓炎或肾盂肾炎以及细菌寄居的皮肤黏膜损伤，均可导致暂时性菌血症，尤以口腔黏膜，特别是牙龈感染或创伤最常见。用患龋齿或牙龈病的牙齿咀嚼是最常见导致菌血症的原因。细菌在非细菌性血栓性内膜表面寄居后迅速繁殖，促进了血小板进一步聚集和纤维蛋白沉积，感染赘生物逐渐增大。并且赘生物成为细菌的庇护处，其内的细菌受到保护，不受宿主防御机制的作用。赘生物碎片脱落可导致远处栓塞或血源性种植。反复菌血症激活细胞和体液介导的免疫系统，引起脾大、关节炎、血管炎等。

（二）病理

赘生物形成是本病的特征性病理改变，由纤维蛋白、血小板、红细胞、白细胞及细菌构成。赘生物外观呈绿色、黄色或粉红色，愈合后变为灰色，愈合时间长者可发生钙化。赘生物可造成瓣膜破坏、穿孔、腱索断裂以及心肌脓肿。

赘生物受血流冲击，可发生栓子脱落，造成体循环和肺循环的栓塞。可导致组织缺血和坏死，栓塞附件组织形成局部脓肿，血管壁受损形成细菌性动脉瘤。

（三）临床表现

根据病情和病程，感染性心内膜炎可分为急性和亚急性。急性者以金黄色葡萄球菌感染最常见，起病急，全身中毒症状严重，进展迅速，未经治疗的可在数天至数周内死亡。亚急性者以草绿色链球菌感染最常见，起病缓慢，中毒症状轻，进展缓慢，病程较长。两者常有重叠或互相转化。临床主要有以下 4 方面的表现。

1. *全身感染表现*　发热是最常见的症状，热型不规则，急性者高热，亚急性者一般为低、中度热。10%～15%病例体温正常。伴乏力、多汗、肌肉关节酸痛、疲劳、食欲减退、面色苍白和体重减轻等表现。

2. *心脏受累表现*

（1）心脏杂音：特征性具有诊断意义的是出现新出现的病理性杂音或原有杂音的明显改变，如变粗糙、响亮或呈音乐样。

（2）心功能不全：很常见。主动脉瓣受损者最常发生，高于二尖瓣和三尖瓣受损者。心功能逐渐减退或者原有心功能不全加重。主要由瓣膜损害、腱束断裂引起。心力衰竭是对患儿预后影响最大的因素，与诊断后 6 个月患者死亡率高度相关。

3. *血管损害表现*　动脉栓塞是感染性心内膜炎常见的临床表现。依栓塞部位不同症状不同。肺动脉栓塞导致急性右心衰竭或肺梗死症状（突然胸部剧痛、气急、咯血等）。脾栓塞可有左上腹疼痛、左肩疼痛等。肾栓塞可引起腰痛和血尿等。脑栓塞多发生在大脑中动脉供血范围，可引起偏瘫、失语、惊厥等表现。肢体栓塞可有相应部位的缺血和疼痛。肠系膜动脉栓塞常伴腹痛、肠绞痛和便血等。

皮肤黏膜可见到瘀点和瘀斑，多见于口腔黏膜、眼球结膜、前胸及四肢皮肤。手掌或脚掌上可出现无痛性小结节或瘀点状出血损害，称 Janeway 斑，在儿童少见。指（趾）甲下可有线状条纹状出血。以上多由于皮肤微血栓导致。

4. *免疫反应表现*　Osler 结节是在手指或脚趾末端腹面出现的紫红色小结节，有压痛，儿童少见。Roth 斑是眼底视网膜视盘周围卵圆形的出血灶伴有中心发白。可有脾大，关节炎，肾小球肾炎的表现。这些对感染性心内膜炎的诊断不具特异性，但有一定意义。慢性病例可有杵状指（趾）。

（四）辅助检查

1. *细菌培养*　由于感染性心内膜炎患者的菌血症是持续性的，因此，不用根据患儿发热周期进行取血。但是对于小儿患者重要的是要获得合适的培养血量，在小儿一般达不到成年人感染性心内膜炎患者所要求的血量（每次 10ml），婴幼儿 1～3ml 及年龄大的患儿 5～7ml 一般来讲是比较合适的血量。可疑患儿第 1 天要从不同的静脉穿刺部位取 3 次血，每次之间至少间隔 1h。如果接种第 2 天没有细菌生长，再取血 2 次，一般没有必要在 2d 内对患儿取血超过 5 次。如果患儿病情不十分严重，而其血培养结果为阴性，可将抗生素撤掉 48h 以上再取血。可同时做需氧、厌氧和真菌的培养，必要时培养基内补充特殊营养或采用特殊培养计数检测少见病原菌感染。培养阳性者应做药物敏感试验，为抗生素的应用提供依据。

2. 血常规　白细胞增多并伴核左移。进行性贫血是本病的特点，多为轻中度正细胞正色素贫血。

3. 尿常规　50％患者有蛋白尿和镜下血尿。

4. 超声心动图　发现摆动性心内赘生物、瓣周脓肿、人工瓣部分裂开及新的瓣膜反流是目前诊断感染性心内膜炎的主要指标。目前主张对于所有临床怀疑感染性心内膜炎的患儿均应当及时(＜12h)行超声心动图检查。超声心动图能够发现赘生物的位置、大小、数目和形态，瓣膜损伤的程度以及评价心脏形态和功能。并能发现伴随表现，如心包积液、心肌脓肿等。在一般认为经胸超声心动图(transthoracic echocardiography，TTE)即可获得满意的诊断信息。但是对于肥胖儿童、手术后患儿及存在肺部过度通气(如肺炎)的患儿，往往还需要经食管超声心动图(transesophageal echocardiography，TEE)辅助 TTE 进行诊断。对于小的赘生物，TTE 优于 TEE。

需要注意的是，超声心动图在诊断感染性心内膜炎时存在一些假阴性及假阳性。超声心动图没有发现赘生物不能排除感染性心内膜炎。超声心动图发现心脏内肿物可能是心脏黏液瘤、无菌性血栓或正常心脏结构变异，因此，在诊断时应综合考虑患儿情况。

5. 其他　大多数患儿血沉增快、CRP 增高。部分患者免疫学指标阳性，30％～50％类风湿因子阳性，80％循环免疫复合物阳性。心电图可检查各种心律失常。如心肌受累发生心肌炎，心电图上可表现非特异性 ST-T 改变。

(五)诊断

感染性心内膜炎诊断的“金标准”是心脏瓣膜或者其他心内膜表面培养出致病病原菌，这对于临床早期诊断不可行。如何从临床上早期作出感染性心内膜炎的诊断，以期改善其病程和预后非常重要。临床上典型的感染性心内膜炎诊断并不困难。但是近年来随着抗生素的广泛应用，病原学的改变，使得感染性心内膜炎临床表现多样化，不典型，给早期准确及时的诊断带来一定困难。临床上凡遇到下列表现的患儿应怀疑本病的可能①器质性心脏病患儿出现原因不明的发热 1 周以上；②新出现的心脏杂音，或原有杂音性质发生明显改变；③动脉栓塞而无原因解释；④原因不明的心力衰竭；⑤心脏手术后伴持续性发热超过 1 周。

改良 Duke 标准是目前应用最广泛的感染性心内膜炎诊断标准，见表 8-4。其敏感性和特异性分别为 76％～100％和 88％～100％，阴性预测值至少 92％。

国内有专家认为，对于曾应用过抗生素治疗，有典型心内膜受累的超声心动图表现，另具备 Duke 标准中 2 项临床次要指标，血培养阴性的患儿可确诊 IE，可提高 Duke 标准诊断 IE 的敏感性。因此，国内专家根据国内小儿 IE 的研究成果，于 2001 年由中华医学会儿科学分会心血管组及中华儿科杂志编辑委员会提出了我国的小儿感染性心内膜炎的诊断标准(试行)，见表 8-5。

表 8-4　感染性心内膜炎诊断标准(改良 Duke 标准)

主要指标
1. 血培养阳性
(1)分别 2 次血培养有相同的典型致感染性心内膜炎的微生物：草绿色链球菌、牛链球菌、HACEK 菌群，金黄色葡萄球菌或社区获得的或肠球菌而无原发灶
(2)或者任意微生物的持续菌血症：≥2 次间隔 12h 以上的血培养阳性或 3 次全部或≥4 次血培养(间隔 1h 以上)多数阳性
(3)或者 1 次伯纳特立克次体培养阳性或抗 I 型 IgG 抗体滴度≥1∶800
2. 心内膜受累证据
(1)超声心动图检查阳性征象
①瓣膜或支持组织上，或血流反流途径、或置入人工材料上有摆动的心内团块，而不能用结构变异解释者；
②或者心内脓肿；
③或者瓣膜穿孔、人工瓣膜或缺损补片新的部分裂开

（续　表）

(2)新的瓣膜反流
次要指标
1. 易感条件　基础心脏病、心脏手术、心导管术、中心静脉插管或静脉滥用药物
2. 发热　体温＞38℃
3. 血管征象　大动脉栓死，感染性肺梗死，感染性动脉瘤，颅内出血，结膜出血，Janeway 斑
4. 免疫学征象　肾小球肾炎，Osler 结节，Roth 斑，或类风湿因子阳性
5. 微生物学证据　血培养阳性但未符合主要指标中的要求或存在与感染性心内膜炎相符的活动性微生物感染的血清学证据
6. 超声心动图　有感染性心内膜炎的表现但不符合主要指标
诊断依据
1. 确诊感染性心内膜炎
(1)病理学确诊：在赘生物、栓塞性赘生物或心肌脓肿经培养或组织学检查证实病原微生物，或者赘生物或心肌脓肿经组织学检查证实有活动性心内膜炎的病理损伤
(2)临床标准：2 项主要指标；或 1 项主要指标及 3 项次要指标；或 5 项次要指标
2. 可能感染性心内膜炎　1 项主要指标和 1 项次要指标；3 项次要指标
3. 排除感染性心内膜炎　有明确的其他诊断解释临床表现；或经抗生素治疗≤4d 临床表现消失；或抗生素治疗≤4d 手术或尸解无感染性心内膜炎的病理证据

表 8-5　我国小儿感染性心内膜炎诊断标准(试行)

1. 临床指标
1.1　主要指标
1.1.1　血培养阳性：分别 2 次血培养有相同的感染性心内膜炎常见的微生物(如草绿色链球菌，金黄色葡萄球菌，肠球菌等)
1.1.2　心内膜受累证据：应用超声心动图检查心内膜受累证据，有以下超声心动图征象之一：①附着于瓣膜或瓣膜装置，或心脏、大血管内膜，或置入人工材料上的赘生物；②心内脓肿；③瓣膜穿孔、人工瓣膜或缺损补片有新的部分裂开
1.1.3　血管征象：重要动脉栓塞，脓毒性肺梗死或感染性动脉瘤
1.2　次要指标
1.2.1　易感染条件：基础心脏疾病，心脏手术，心导管术或中心静脉内插管
1.2.2　较长时间的发热(≥38 ℃)，伴贫血
1.2.3　原有心脏杂音加重，出现新的反流杂音或心功能不全
1.2.4　血管征象：瘀斑，脾大，颅内出血，结膜出血，镜下血尿或 Janeway 斑
1.2.5　免疫学征象：肾小球肾炎，Osler 结，Roth 斑或类风湿因子阳性
1.2.6　微生物学证据：血培养阳性，但未符合主要指际中的要求
2　病理学指标
2.1　赘生物(包括已形成的栓塞)或心内脓肿经培养或镜检发现微生物
2.2　存在赘生物或心内脓肿，并经病理检查证实伴活动性心内膜炎
3　诊断依据
3.1　具备以下(1)～(5)项任何之一者可诊断为感染性心内膜炎
(1)临床主要指标 2 项
(2)临床主要指标 1 项和次要指标 3 项
(3)心内膜受累证据和临床次要指标 2 项
(4)临床次要指标 5 项
(5)病理学指标 1 项
3.2　有以下情况时可排除感染性心内膜炎诊断：有明确的其他诊断解释临床表现；经抗生素治疗≤4d 临床表现消除；抗生素治疗≤4d 手术或尸检无感染性心内膜的病理证据
3.3　临床考虑感染性心内膜炎，但不具备确诊依据时仍应进行治疗，根据临床观察及进一步的检查结果确诊或排除感染性心内膜炎

需要说明的是，国内外的诊断指南均指出，该诊断标准仅是疾病诊断时的指导，不能代替临床判断。临床医生不能完全根据患儿是否符合或不符合感染性心内膜炎诊断标准来决定是否给患儿相应的治疗。考虑到在主要指标中，微生物学证据往往需要等较长时间才出结果，临床超声心动图指标在早期诊断中的意义就非常重要，因此，对所有临床怀疑感染性心内膜炎的患者应尽快地进行超声心动图的检查。

感染性心内膜炎的临床表现多样化、缺少特异性，其鉴别诊断较为复杂。需与败血症、风湿热、结核、左心房黏液瘤、系统性红斑狼疮、淋巴瘤和肾小球肾炎鉴别。

(六)治疗

1. *抗微生物药物治疗* 合理使用抗微生物药物(主要是抗生素)治疗，有效控制感染是治疗的关键。

(1)治疗原则

①用药要早：早诊断、早治疗可明显降低合并症的发生率和病死率。一旦有证据提示感染性心内膜炎，在连续3～5次血培养后，开始经验性治疗。

②选择杀菌药：选择可能穿透赘生物、杀灭隐藏于深部病原体，并且长期应用无严重毒性作用的杀菌药。抑菌药不能杀灭细菌，停药后受抑制的细菌可重新繁殖。可联合用药，联合应用的抗生素应同时给予或尽量间隔短的时间给予，以达到最大的联合杀菌效果。

③剂量要足：由于病原体隐藏在有纤维覆盖的赘生物中且处于代谢休眠状态，不易被杀死。如需赘生物内达到有效抗生素浓度，必须有高的血清浓度。有条件可监测抗生素血药浓度，应达血清最低杀菌浓度8倍以上或者对致病菌最低抑制浓度(MIC)5～20倍或以上。

④疗程要长：一般疗程需4～6周。停药过早易导致反复。根据临床情况，部分患儿用药可能需要8周或者更长时间。

(2)治疗方案：在等待血培养的结果的过程中可按照以下的原则进行经验性的抗生素治疗。a. 常用半合成青霉素(如萘夫西林、苯唑西林或甲氧西林)联合一种氨基糖苷类抗生素(如庆大霉素)进行经验性初始治疗。这种组合覆盖了草绿色链球菌、金黄色葡萄球菌及革兰阴性菌。有些专家再加上青霉素，以进一步覆盖草绿色链球菌。b. 如果怀疑存在耐甲氧西林金黄色葡萄球菌感染的感染性心内膜炎，在上述方案中就应当用万古霉素替代半合成青霉素。c. 对于青霉素过敏的患儿，也可用万古霉素替代青霉素和半合成青霉素。

最终抗生素的选择要依赖血培养及药敏试验的结果进行，疗程取决于患儿的基础心脏情况和细菌耐药情况等。下面分别说明各种常见情况下的抗生素治疗方案。

①链球菌(草绿色链球菌，牛链球菌)性心内膜炎

自然瓣膜感染：青霉素敏感性链球菌感染(MIC≤0.1μg/ml)：a. 青霉素，20万U/(kg·d)，分4～6次静脉注射，疗程4周。b. 头孢曲松，100mg/(kg·d)，每日1次静脉注射，疗程4周。c. 青霉素或头孢曲松联合庆大霉素，庆大霉素3mg/(kg·d)，每日分3次静脉注射，疗程2周。此方案不推荐使用于感染性心内膜炎症状已经持续达3个月以上的病例或同时具有心脏外感染灶或感染性动脉瘤的患者。d. 万古霉素30～40mg/(kg·d)，分2～3次静脉注射，疗程4周，用于青霉素及头孢菌素过敏的患者。

青霉素敏感性差的链球菌感染(0.1μg/ml<MIC≤0.5μg/ml)：青霉素、或氨苄西林、或头孢曲松，4周，在最初治疗2周内联合应用庆大霉素。β内酰胺类过敏者可用万古霉素替代。对青霉素耐药的链球菌感染：推荐应用抗肠球菌性感染性心内膜炎的治疗方案。

人工瓣膜或其他人工移植物感染：青霉素敏感链球菌感染，6周的青霉素或头孢曲松，联合最初2周的庆大霉素。青霉素耐药链球菌感染，青霉素或头孢曲松同时联合庆大霉素治疗6周。青霉素过敏的患儿，6周的万古霉素联合最初2周的庆大霉素。

②葡萄球菌性心内膜炎

自然瓣膜感染：甲氧西林敏感菌株感染。a. 萘夫西林或苯唑西林200mg/(kg·d)，分为4～6次静脉注射，6周，最初3～5d联合应用庆大霉素。b. 头孢唑林100mg/(kg·d)或其他第一代头孢菌素，分3～4次静脉注射，6周，最初3～5d联合应用庆大霉素。c. β内酰胺类过敏者可用万古霉素，30～40mg/(kg·d)，分2～3次静脉注射，疗程6周。

耐甲氧西林菌株感染：万古霉素，30～40mg/

(kg·d)，分 2～3 次静脉注射，疗程 6 周。

人工移植物感染：甲氧西林敏感菌株感染，萘夫西林或苯唑西林 200mg/(kg·d)，分为 4～6 次静脉注射，至少 6 周；联合利福平，20mg/(kg·d)，分为 3 次口服，至少 6 周；再联合庆大霉素注射 2 周。可以第一代头孢菌素代替萘夫西林。对 β 内酰胺类过敏患者可用万古霉素替代。

甲氧西林耐药菌株感染，万古霉素，30～40mg/(kg·d)，分 2～3 次静脉注射，疗程 6 周，再联合上述疗程及剂量的利福平及庆大霉素。

③肠球菌性心内膜炎：对青霉素敏感性差，需合用氨基糖苷类抗生素，且疗程长。由于庆大霉素的疗程较长，因此，应当根据其血药浓度调整药物剂量。此外，肠球菌往往对头孢曲松及其他头孢菌素耐药，因此，对肠球菌感染性心内膜炎不能选择头孢类抗生素。可采用青霉素 30 万 U/(kg·d)或者氨苄西林 300mg/(kg·d)，分 4～6 次静脉注射，联合庆大霉素，3mg/(kg·d)，分 3 次静脉注射。自然瓣膜感染时，对于治疗前病史≤3 个月的患者疗程 4 周，对于病史＞3 个月者疗程 6 周。人工移植物感染时，氨苄西林或青霉素联合庆大霉素，疗程不少于 6 周。对青霉素过敏的患者，用万古霉素来替代青霉素或氨苄西林，不管病史长短疗程均为 6 周。

④HACEK 菌导致的感染性心内膜炎：该组细菌对三代头孢较敏感。治疗推荐单独使用头孢曲松或其他三代或四代头孢菌素 4 周或氨苄西林联合庆大霉素治疗 4 周。

⑤真菌性感染性心内膜炎：导致真菌性感染性心内膜炎主要是念珠菌和曲霉菌，而念珠菌比曲霉菌更常见。念珠菌常用氟康唑、5-氟胞嘧啶和两性霉素 B 进行治疗。曲霉菌应选用伏立康唑、伊曲康唑等进行治疗。真菌性感染性心内膜炎往往是手术或药物治疗的并发症，预后很差，单用抗真菌药物通常难以治愈，应在药物治疗 1～2 周手术清除病灶和瓣膜置换，术后继续用药 2～3 个月。

2. 手术治疗　已成为感染性心内膜炎治疗的重要手段。及时的外科治疗联合内科治疗使死亡率明显降低。目前越来越强调积极的外科干预治疗。

外科手术的指征包括：内科治疗不能控制的心力衰竭；反复发生栓塞；真菌性心内膜炎；大剂量抗生素合用感染仍未能控制，血培养持续阳性；巨大赘生物(＞1cm)，或者经有效抗生素治疗后赘生物仍继续增大；出现内科治疗不可能改善的合并症，如主动脉瓣受累导致房室传导阻滞或束支传导阻滞，室间隔脓肿形成或破裂，腱索或乳头肌断裂，主动脉窦破裂，瓣膜穿孔、裂开或破裂，瓣膜瘘，心肌脓肿等。

术后仍应继续抗生素治疗，与术前用药时间相加至少达到 1 个完整疗程。

3. 并发症治疗

(1)心力衰竭：可急性出现也可隐匿性出现。常见于主动脉瓣病变。可按心力衰竭的常规治疗。中到重度内科不能控制的心力衰竭需手术治疗，能明显提高生存率和保护心脏功能。

(2)栓塞：体循环栓塞出现在 22%～50%的感染性心内膜炎患者，其中有 65%的栓塞事件发生在中枢神经系统。栓塞最易发生于金黄色葡萄球菌、念珠菌、HACEK 等病原体感染主动脉瓣或二尖瓣时发生。发生体循环血栓后仍持续存在赘生物及最初 2 周的抗生素治疗期间发生≥1 次的栓塞事件均为手术治疗指征。尽量停用或不用抗凝药物。如有肺栓塞等必须抗凝治疗时，需在充分监测下短期应用。

(3)肾衰竭：可考虑透析治疗，使患者度过抗生素应用和免疫机制所致的肾损害阶段。

(4)感染性动脉瘤：在感染性心内膜炎患者中不常见。最常见于颅内动脉，其次是腹部动脉及上下肢动脉。微小动脉瘤在有效抗生素治疗后可消失。在大多数情况下，发生动脉瘤即是手术治疗的指征。

(七)预后

在小儿感染性心内膜炎患者整体的治愈率为 80%～85%。预后与年龄和体质、原有心脏疾患和心功能、病原体种类和毒力、有无栓塞合并症等因素有关。基础心脏病为先天性心脏病者预后较风湿性心脏病为好。心力衰竭者预后极差，本病的死因 60%为心力衰竭。不同病原菌引起的心内膜炎患者的病死率从高到低排序为链球菌＞肠球菌＞葡萄球菌＞革兰阴性杆菌＞真菌。

(八)预防

建议存在下列高危因素时，进行涉及牙龈、牙根尖周或口腔黏膜破溃部位的口腔科治疗操作以及涉及呼吸道或受感染皮肤、皮肤结构、肌肉骨骼组织的治疗操作时，均应进行抗生素预防性治疗。①人工心脏瓣膜。②既往感染性心内膜炎。③先天性心脏病，未修补发绀型先天性心脏病，包括姑息性分流术与造口术；牙科操作后6个月内，经手术或介入采用假体或机械装置完全修补的先天性心脏缺陷；已修补的先天性心脏病，但在补片、器械装置（可阻碍内皮化）置入处或其毗邻部位有残留缺损。④心脏移植受体发生心脏瓣膜病。

预防应用抗生素，口服制剂在操作前1h给予，静脉制剂在操作前30min给予。不要在操作前几天前就给予抗生素预防。可选用阿莫西林（50mg/kg口服），氨苄西林（50mg/kg肌内注射或静脉注射），青霉素过敏者可选用克林霉素（20mg/kg），阿奇霉素（15mg/kg口服），庆大霉素（1.5mg/kg，肌内注射或静脉注射）或万古霉素（20mg/kg，静脉注射）。

由于日常活动（如咀嚼食物、刷牙、牙线清洁、牙签剔牙、液体灌洗和其他活动等）引起的菌血症比牙科操作相关菌血症更易导致感染性心内膜炎，并且仅有极少数感染性心内膜炎病例可通过抗生素应用预防，因此，目前预防感染性心内膜炎的重点，应从牙科操作中抗生素的预防，转到提高口腔护理普及的程度以及改善易感或高危人群的口腔健康。

（齐建光　杜军保）

第九节　心　肌　病

（一）定义和分类

1957年首次提出心肌病（cardiomyopathy）的名称。此后50年来随着人们对于心肌病病因及病理生理机制认识的深入，国际上心肌病的定义和分类几经修订。

1995年世界卫生组织/国际心脏病学会联合会（WHO/ISFC）将心肌病定义为伴心功能不全的心肌疾病，分为原发性心肌病（简称心肌病）和特异性心肌病两大类。原发性心肌病包括扩张性心肌病、肥厚性心肌病、限制性心肌病、致心律失常性右心室心肌病和和未分类心肌病（心内膜弹性纤维增生症和心肌致密化不全等）5类。特异性心肌病是伴随特异心脏疾病或者全身系统疾病的心肌疾病，包括缺血性心肌病、瓣膜性心肌病、高血压心肌病、炎症性心肌病、代谢性心肌病、内分泌性、结缔组织病、神经肌肉病变、肌营养不良、过敏、药物及中毒反应以及围生期心肌病等。这是目前临床应用最广泛的分类方法。

随着分子遗传学的迅速进展，对心肌疾病发病机制的认识不断深入，1995年WHO/ISFC心肌病定义和分类法的缺陷逐渐被认识。2006年美国心脏病学会（AHA）组织有关专家对心肌病进行重新定义和分类，提出了“当代心肌病定义和分类”。将心肌病定义为心肌病是一组由一系列病因（遗传因素多见）引起的，以心肌机械和（或）心电异常为表现的心肌异质性疾病，可伴心肌不适当肥厚或心腔扩张，可局限于心脏，亦可为全身性疾病的一部分，常导致进行性心力衰竭或心血管死亡。根据主要器官的受累情况，将心肌病分类为原发性和继发性两大类（表8-6和表8-7）。强调以遗传和基因为基础，将原发性心肌病分为遗传性、混合性和继发性。

表8-6　原发性心肌病

遗传性原发性心肌病
肥厚型心肌病（HCM）
致心律失常性右心室心肌病/发育不良（AVRC/D）
左心室心肌致密化不全（NVM）
糖原贮积病（PRKAG2，Danon）
传导系统缺陷
线粒体肌病
离子通道病
长Q-T综合征（LQTS）
Brugada综合征
短Q-T综合征（SQTS）
儿茶酚胺性多形性室性心动过速（CPVT）
突然不明原因夜间死亡综合征（SUNDS）
混合性（遗传性及非遗传性）原发性心肌病
扩张型心肌病（DCM）
限制型心肌病（非肥厚非扩张型，RCM）
获得性原发性心肌病
炎症性心肌病（慢性心肌炎）
应激诱发的心肌病（“Tako-Tsubo”心肌病）
围生期心肌病
心动过速性心肌病
胰岛素依赖性糖尿病母亲的婴儿

表 8-7　继发性心肌病

浸润性心肌病
淀粉样变(原发性、家族性常染色体显性遗传性、老年性、继发性)
Gaucher 病
Hurler's 病
Hunter's 病
贮积性疾病
血色病
Fabry's 病
糖原贮积病(2 型、Pompe 病)
Niemann-Pick 病
中毒
药物、重金属、化学物品
心内膜疾病
心内膜心肌纤维化
高嗜酸性粒细胞综合征(Loeffler's 心肌炎)
炎症性(肉芽肿性)
结节病
内分泌疾病
糖尿病
甲状腺功能亢进症
甲状腺功能减退症
甲状旁腺功能亢进症
嗜铬细胞瘤
肢端肥大症
心面综合征(cardiofacial)
Noonan 综合征
着色斑病
神经肌肉性/神经性疾病
弗里德赖希共济失调(Friedreich's ataxia)
Duchenne－Becker 肌营养不良
Emery－Dreifuss 肌营养不良
强直性肌营养不良
神经纤维瘤病
结节性硬化症
营养缺乏症
脚气病(硫胺缺乏症)、糙皮病、坏血病、硒缺乏症、肉毒碱缺乏症
自身免疫病/胶原疾病
系统性红斑狼疮
皮肌炎
类风湿关节炎
硬皮病
结节性多动脉炎
电解质紊乱
抗肿瘤治疗所致
蒽环类抗生素:阿霉素、柔红霉素
环磷酰胺
放射治疗

AHA 定义首次将能够引起致命性心律失常的原发心电异常疾病,即心肌离子通道病,如遗传性长 Q-T 综合征、Brugada 综合征等,归于心肌病的范畴。并且明确提出其他心血管疾病引起的心肌异常不包括在心肌病范围内,如瓣膜性心脏病、高血压、先天性心脏病导致的心肌损害以及冠状动脉动脉粥样硬化性心脏病导致的缺血性心肌病变。因此,专家们不主张使用"缺血性心肌病"这个名称。

2007 年欧洲心脏病协会(ESC)将心肌病定义为心肌结构和功能异常的心肌疾病。2007 年 ESC 分类是在 WHO/ISFC(1995 年)分类的基础上,进一步将心肌病分为家族/遗传性(包括未明确基因缺陷和明确基因突变的疾病亚型)和非家族非遗传性(包括特发性和明确病因的疾病亚型)。该分类不采用原发性和继发性心肌病两类,不包括离子通道病和传导性疾病。

2007 年在中华医学会心血管病学分会、中华心血管病杂志编辑委员会领导下,中国心肌病诊断与治疗建议工作组在关注国外分类动向和致病基因研究现状的基础上,从临床实用出发,建议还是采用表型分类法,将原发性心肌病为扩张性心肌病、肥厚性心肌病、限制性心肌病、致心律失常性右心室心肌病和未分类心肌病 5 类。有心电紊乱和重构尚无明显心脏结构和形态改变,如遗传背景明显的 WPW 综合征、长 Q-T 综合征、Brugada 综合征等离子通道病暂不列入原发性心肌病分类。

(二)流行病学

心肌病发病率近年有增高趋势。美国和澳大利亚两项多中心研究,对儿科心肌病流行病学进行调查,发现儿科心肌病年发病率在 1.13/100 000～1.24/100 000,其中扩张性心肌病占 51%～58%,肥厚性心肌病占 25%,其他为限制性心肌病、致心律失常性右心室心肌病和未分类型心肌病。

一、扩张性心肌病

扩张性心肌病(dilated cardiomyopathy)是最常见的心肌病类型,以心脏室腔扩大和心脏收缩功能减低为特征。临床主要表现为充血性心力衰竭、心律失常和血栓形成。美国成年人扩张性心肌病每年发病率为 5～8/10 万,儿童发病率低于成年人,美国和加拿大报道年发病率 0.57/10 万,澳大利亚<21 岁的儿童扩张性心肌病年发病率 0.65/10 万,芬兰<11 岁的儿童扩张性心肌病年发病率

1.09/10 万。我国尚没有大规模流行病学研究。

（一）病因

多数扩张性心肌病病因仍不清楚，为特发性。已明确的病因包括家族遗传、感染/免疫、中毒、神经肌肉病或代谢缺陷病伴发、内分泌病或结缔组织病伴发、营养障碍等。

1. 家族遗传因素　近 10 年以来，遗传因素在扩张性心肌病发病中的作用日益受到关注（表 8-8）。国外最新的证据显示，家族性扩张性心肌病的比例高达 20%～30%。家族性扩张性心肌病的遗传特点主要表现为：①遗传异质性。不同基因的多种突变均可引起扩张性心肌病，至今已发现了 20 余种致病基因和 4 个染色体位点参与扩张性心肌病的发病，编码细胞骨架、收缩蛋白、Z 盘相关蛋白、核膜相关蛋白、离子通道和钙循环蛋白。②基因突变不全外显。外显性多随年龄增长而增大，而且存在无症状的致病基因携带者。③遗传方式多样性。多数为常染色体显性遗传，少部分为常染色体隐性遗传、X 连锁遗传和线粒体遗传。

由于扩张性心肌病的遗传异质性和缺乏常见扩张性心肌病基因突变的证据，常规对扩张性心肌病行遗传检查目前并不可行。

2. 感染/炎症性　多种病原体（如病毒、细菌、立克次体、真菌、寄生虫等）感染引起的心肌炎可通过感染直接损害和感染后免疫损伤机制转变为扩张性心肌病。以下方面可提供证据：成功的动物模型证据；扩张性心肌病患者心肌活检证实存在炎症浸润；患者心肌组织检测到病毒柯萨奇病毒、流感病毒、腺病毒、巨细胞病毒、人类免疫缺陷病毒等 RNA 的持续表达；随访到心肌炎自然进展到心肌病阶段等。

表 8-8　家族性扩张型心肌病与基因突变

染色体位点	基因	蛋白
Xp21.1	DYS	抗肌萎缩蛋白
Xq28	G4.5	Tafazzin
1q21	LMNA	核纤层蛋白 A/C
1q32	TNNT2	肌钙蛋白 T T
1q42-43	ACTN	α-肌动蛋白
2q31	TTN	肌联蛋白
2q35	DES	结蛋白
5q33	SGCD	δ—肌聚糖
6q22.1	PLN	Phospholamban
10q22.3-23.2	ZASP/cipher	ZASP
10q22-q23	VCL	间黏着斑蛋白
11p11	MYBPC3	肌球结合蛋白 C
11p15.1	MLP	肌肉 LIM 蛋白
14q12	MYH7	β-肌球蛋白重链
15q14	ACTC	肌动蛋白
15q22	TPM1	α-原肌球蛋白

3. 中毒性　长时间暴露于有毒环境，如乙醇、化疗药物（以蒽环类药物最常见）、放射线等，均会发生扩张性心肌病。

4. 神经肌肉疾病　Duchenne 型和 Becker 型肌营养不良等神经肌肉病均会在不同时期合并不同程度的扩张性心肌病。

5. 先天性代谢缺陷病　脂肪酸代谢异常、糖原贮积和线粒体病等先天性代谢缺陷病均可累及心脏，表现扩张性心肌病或者肥厚性心肌病。

6. 其他　自身免疫性疾病，如系统性红斑狼疮、胶原血管病等；内分泌疾病，如嗜铬细胞瘤、甲状腺疾病等；营养性疾病，如硒缺乏等均可累及心脏，表现扩张性心肌病。

（二）病理

心脏呈球形扩大，重量增加。各心腔均扩大，以左心室扩大尤为显著。心腔中可见附壁血栓形成。心内膜变薄，心肌苍白，可见局灶性硬化灶。

光镜下可见心肌细胞肥大、变性，心肌纤维稀少，间质纤维增生，可有少量淋巴细胞聚集。电镜下线粒体数量增多，肿胀，嵴断裂甚至消失，肌浆网扩张，肌原纤维断裂、崩解、丧失等。

（三）病理生理

由于心肌病变和纤维组织增生，心脏收缩功能减低，心排血量减少，心室舒张期容量增加，肺循环和体循环回流受阻，导致体肺循环淤血。心排血量的下降将导致器官供血不足，造成终末器官损害。心室的扩张使房室瓣环扩大，造成二尖瓣和三尖瓣关闭不全。

心肌病变累及传导系统，重建和纤维化所致的心肌不稳定以及心腔持续扩张促进了心肌电生理的不稳定，会导致心律失常的发生。

（四）临床表现

各年龄儿童均可发病。多起病隐匿，早期多无明显症状，随病情进展临床主要表现为慢性充血性心力衰竭，但也有以急性心力衰竭或心律失常起病。小婴儿常常表现为喂养困难、体重不增、多汗、易激惹或者气促。年长患儿主要表现为乏力、纳差、胸闷、运动不耐受、水肿、少尿、呼吸困难，最初是劳累后呼吸困难，后来在安静休息时也出现呼吸困难，甚至端坐呼吸。少数患儿还可出现晕厥。猝死也会发生，认为与快速性室性心律失常或者严重的过缓性心律失常有关。如果出现栓塞将有相应临床表现，如脑栓塞(出现偏瘫、失语等)，下肢栓塞(如足发凉、坏死等)，肺栓塞(咯血等)。

患儿常常面色苍白，呼吸和心率增快，脉搏细弱，血压正常或者偏低，四肢末端易发凉。心前区膨隆，心尖冲动向左下移位，心界向左下扩大，第一心音减弱，常有奔马律，心尖部可闻及收缩期反流性杂音，为心脏扩大、二尖瓣关闭不全所致。体循环淤血可出现颈静脉怒张、肝大和下肢颜面水肿，肺循环淤血可出现肺底细湿啰音。

(五)辅助检查

1. *X线检查*　心脏扩大，心胸比例增加，以左心室扩大为主或普遍性扩大。肺淤血，肺水肿，可有少量胸腔积液，由于心脏扩大支气管受压也可见节段性肺不张。透视下心脏搏动明显减弱。

2. *心电图*　最常见的心电图表现是窦性心动过速。左心室肥厚，左心房扩大和ST-T改变也很常见。其他还可见QRS低电压，异常Q波。心律失常常见，以异位心律和传导阻滞为主。异位心律可来自心房、房室交界处或者心室，由期前收缩逐步演变为心动过速，甚至扑动和颤动。传导阻滞表现为房室传导阻滞(二～三度)，室内束支及分支阻滞。

3. *超声心动图*　对于扩张性心肌病的诊断很有意义。各心腔均增大，以左心房左心室扩大最为明显。室间隔和左心室后壁运动幅度弥漫性减低。二尖瓣前后叶开放幅度小，舒张期开口小，多普勒检查提示二尖瓣关闭不全。心室射血分数和短轴缩短率明显下降。

4. *心导管检查和心内膜心肌活检*　不常规进行心导管检查。心导管检查可监测血流动力学改变，测定肺动脉压力、肺毛细血管楔压，显示瓣膜反流情况。心内膜心肌活检显示不同程度心肌肥大、变性，间质纤维化，对扩张性心肌病诊断无特异性。如果对心内膜心肌活检标本行病毒核酸PCR和原位杂交，再结合免疫组织化学方法检测炎症指标，将有助于扩张性心肌病炎症性的病因诊断。

5. *磁共振*　可显示心房、心室扩大，室壁变薄，心脏收缩功能降低，心肌纤维化。心肌水肿、早期增强和晚期强化提示炎症病因。

6. *血液、代谢和分子遗传学检测*　主要有助于病因的明确。血、尿有机酸和氨基酸分析有助于检出线粒体或者代谢疾病，如男性尿中3-甲基戊烯二酸尿症升高并且伴随粒细胞减少，应考虑Barth综合征的可能。血浆肌酸激酶的显著升高应注意进行性肌营养不良，可进一步行肌活检或行dystrophin基因检测。分子遗传学检查有助于确定突变基因。

(六)诊断和鉴别诊断

临床上表现心脏扩大、心功能不全和心律失常的患者，超声心动图示左心扩大为主的全心扩大和左心室收缩功能障碍，应考虑扩张性心脏病的诊断。

进一步需确定病因。对于符合扩张性心肌病的诊断标准，并且家系中包括先证者在内有2个或2个以上扩张性心肌病患者，或在扩张性心肌病患者的一级亲属中有不明原因的35岁以下猝死者，应考虑家族遗传性扩张性心肌病的诊断。对于有心肌炎病史或心肌活检证实存在炎症浸润、检测到病毒RNA的持续表达，血清免疫标志物抗心肌抗体阳性的扩张性心肌病，应考虑感染/炎症性因素(炎症性心肌病)。

(七)治疗

扩张性心肌病治疗的目标是阻止基础病因介导的心肌损害，有效的控制心力衰竭和心律失常，预防猝死和栓塞，减慢疾病进展，提高患者的生活质量和生存率。

1. *病因治疗*　对于不明原因的扩张性心肌病要积极寻找病因，针对可能的病因给予积极的治疗。如已考虑为炎症性心肌病(感染/免疫性扩张性心肌病)，可试用以下治疗。①免疫调节治疗，大剂量免疫球蛋白等。②免疫抑制治疗，如心内膜心肌活检证实有免疫激活而没有病毒复制，效果最佳，可应用泼尼松或与硫唑嘌呤或环孢素合用。③免疫吸附抗体和抑制抗心肌抗体的产生。④抗病毒治疗，对于心肌活检证实有病毒复制者可考虑应用抗病毒药物治疗，如干扰素。

2. *心力衰竭的治疗*　扩张性心肌病患者大多存在不同程度的心功能不全，针对心功能不全治疗的进展明显改善了患者的预后。详见心力衰竭章节。

心力衰竭不同阶段的治疗也有所不同。早期无临床表现但是有心脏结构改变的患者，应积极给予早期药物干预，包括β受体阻滞药和血管紧张素转化酶抑制药(angiotensin converting enzyme inhibitor，ACEI)，可减少心肌损伤和延缓病变发展。中期患者具有典型心力衰竭的临床表现后，应休息、限盐、口服药物强心、利尿和扩血管，如口服地高辛强心，氢氯噻嗪和螺内酯利尿，应用ACEI和β

受体阻滞药，延缓病变发展，提高生存率。晚期患者顽固性终末期心力衰竭时，需在上述治疗的基础上镇静，吸氧，短期静脉应用利尿药，如呋塞米，强心药物，如多巴胺、多巴酚丁胺和磷酸二酯酶抑制药米力农，扩血管药物，如硝酸甘油等。其中，ACEI和β受体阻滞药由于能够明显改善患者症状，提高患者生存率和生活质量，已成为治疗扩张性心肌病合并心力衰竭的基石。

3. *栓塞的预防和治疗*　相对来讲，儿童血栓和栓塞的发生率低于成年人，但也难以完全避免。对于有心房颤动或发生栓塞性疾病风险且没有禁忌证的患者可口服阿司匹林，预防附壁血栓形成。对于已经有附壁血栓形成和发生血栓栓塞的患者必须长期抗凝治疗，口服华法林，调节剂量使国际化标准比值(INR)保持在2.0～2.5。栓塞形成时可用肝素或者尿激酶治疗。

4. *心律失常的治疗*　对无症状、非持续性室性和室上性心律失常不主张积极的抗心律失常药物治疗。但对于严重心律失常，持续性室性心动过速、心室扑动/颤动或室上性心律失常伴血流动力学不稳定者，应积极给予药物(如胺碘酮)或电复律治疗。

对于少数伴随窦房结功能不良或者严重房室传导阻滞的扩张性心肌病患者，安装心脏起搏器有助于提高心率，增加心搏出量，改善临床症状。

5. *改善心肌代谢*　改善心肌代谢的药物可促进心肌能量代谢。可应用辅酶Q10、1,6二磷酸果糖和磷酸肌酸等。

6. *外科治疗*　心脏移植是晚期内科治疗无效的难治性重症扩张性心肌病的唯一有效治疗方法。在欧美相当多国家，心脏移植作为终末期心脏病的治疗手段，技术日益完善。国外有报道在儿童，扩张性心肌病占5岁以上行心脏移植患者的50%。但心脏移植仍存在供体缺乏、费用昂贵及术后需终身免疫抑制治疗等一系列问题。在我国心脏移植治疗扩张性心肌病尚处于起步阶段。其他如左心室减容手术的长期疗效并不肯定。

7. *中药治疗*　中医药疗法(生脉饮、真武汤、黄芪等)和中西医结合疗法治疗扩张性心肌病有一定希望。

(八)预后

扩张性心肌病总体预后不良。2007年的一篇荟萃研究结果显示，20个研究报道1年存活率41%～90%，18个研究报道5年存活率20%～83%。预后不良因素为发病年龄>5岁，有家族史，发病时射血分数低，治疗后射血分数恢复不明显。近年来扩张性心肌病的预后较以往有好转，生存率的改善可能与ACEI和β阻滞药应用的增加和抗心律失常药物应用的减少有关。

二、肥厚性心肌病

肥厚性心肌病(hypertrophy cardiomyopathy)以左心室及室间隔心肌对称性或非对称性肥厚、心室腔变小、左心室舒张期充盈受限、室壁顺应性下降为特征。是导致青少年猝死的常见原因。肥厚性心肌病根据左心室流出道有无梗阻可分为非梗阻性与梗阻性。

(一)病因及发病机制

目前认为遗传因素是主要病因。肥厚性心肌病是常染色体显性遗传性疾病，最近资料显示20余个基因450多种变异与肥厚性心肌病临床发病相关，具体基因、位点变异与临床表型和进程关系密切。其中组成肌小节的蛋白基因突变最常见，全部基因变异分析发现5个最频发的变异基因是β-肌球蛋白重链基因(MYH7)、肌球蛋白结合蛋白C基因(MYBPC3)、心肌肌钙蛋白T基因(TNNT2)、心肌肌钙蛋白I基因(TNNI3)和α-原肌球蛋白基因(TPM1)。其他还包括肌球蛋白轻链基因(MYL3和MYL2)、α-心肌肌动蛋白基因(ACTC)和心肌肌钙蛋白C基因(TNNC1)等。对于合并预激综合征的肥厚性心肌病，应注意PRKAG2基因(一种非肌小节基因)的突变。

关于肌小节蛋白相关基因突变导致肥厚性心肌病的机制，目前较为公认的是低收缩状态假说：基因突变引起蛋白结构缺陷，导致细胞功能损害，肌小节紊乱，而肥厚和纤维化增加是功能受损的继发性表现，这就是低收缩状态假说。最近有人提出了高收缩状态假说：由于肌小节不能有效地利用ATP，肌细胞被迫产生更多的能量以适应肌小节舒缩的需要，肌细胞亚单位的超负荷运转导致了肌细胞功能失调，由此产生心肌肥厚。

不同基因突变所致肥厚性心肌病的严重程度及预后明显不同：如MYH7突变，大部分患者首次发作年龄<40岁且预后较差，而MYBPC3突变患者首次发作年龄大部分在40～50岁，且无严重的临床症状。TNNT2基因突变患者具有最轻程度的心肌肥厚，但猝死率却最高。其次，具有相同的致病基因但突变位点不同的F肥厚性心肌病患者，其

临床表型也存在明显差异：MYH7恶性突变，如R403Q、R719W的家系成员室间隔均重度肥厚并梗阻，45岁以前50%发生猝死，家族成员预期寿命仅38岁，而MYH7基因良性突变，如V606M、L908V的病例心肌肥厚及梗阻程度明显较轻，且猝死发生率低，对患者寿命无明显影响。

此外，糖原累积病(Pompe病)、溶酶体病、脂肪酸代谢紊乱、线粒体病等代谢性疾病也可表现肥厚性心肌病。一些综合征，如Noonan's综合征、LEOPARD综合征等常常合并有肥厚性心肌病。

(二)病理

心脏重量增加。左心室肥厚，多为不对称性肥厚，室间隔肥厚严重，致左心室流出道狭窄，少数患儿肥厚限于心室特定部位，如心尖、乳头肌。心室腔大小正常或狭窄变形。常伴二尖瓣叶增厚。

组织学上可见心肌纤维粗大、排列紊乱，心肌细胞肥大，间质纤维化。

(三)病理生理

肥厚性心肌病病理生理改变包括舒张功能障碍、左心室流出道梗阻和心肌缺血。

1. *舒张功能障碍* 肥厚的心肌顺应性下降，心室扩张受限，造成舒张功能障碍，使左心室舒张期充盈障碍，导致左心房血容量增多，肺静脉血回心受阻，出现呼吸困难和端坐呼吸等肺循环充血的临床表现。舒张期充盈障碍导致舒张期容量减少，使心排血量减少，体循环供血不足。

2. *左心室流出道梗阻* 心肌的肥厚使左心室流出道狭窄，在梗阻型更明显。此外，由于室间隔明显增厚和心肌细胞内高钙，使心肌对儿茶酚胺反应性增强，引起心室肌高动力性收缩，收缩早期射血速度加快，血流快速通过流出道，使该处产生负压效应(Venturi效应)，吸引二尖瓣前叶明显前移靠近室间隔，引起左心室流出道狭窄与二尖瓣关闭不全，在收缩期左心室流出道与左心室之间形成压力阶差。这种梗阻是动力学的，在静息状态梗阻很轻或者不存在梗阻，随着心室收缩力增加或者左心室扩张减轻梗阻更明显。如正性肌力药物、血容量减少、外周阻力降低可加重梗阻，而负性肌力药物、输血、外周阻力增加可减轻梗阻。左心室流出道梗阻可以使心排血量减少，导致低血压和晕厥等。

3. *心肌缺血* 舒张功能障碍和左心室流出道梗阻都可影响冠状动脉血供，使心肌需氧超过了供氧，心肌缺血，临床可表现类似心绞痛的症状。

(四)临床表现

肥厚性心肌病可在各个年龄阶段发病，最常见是青少年和青年发病。临床表现变化很大，可无症状或表现心悸、胸痛、呼吸困难等，重者甚至晕厥和猝死。症状的严重程度与年龄和病情进展过程有关。1岁以内的婴儿大多起病早，病情严重，进展快，很快发生充血性心力衰竭，死亡率高。1岁以上的儿童起病常无明显临床症状，并且进展缓慢常因心脏杂音或家族史就诊，但可发生猝死。

典型症状包括：①呼吸困难，主要是劳力性呼吸困难。②胸痛，多在劳累后出现，似心绞痛，但不典型，静息时也可出现。是由于肥厚的心肌需氧增加而冠状动脉供血相对不足所致。③晕厥，20%患者曾有过晕厥，部分患者可有头晕或者黑矇。与左心室流出道梗阻、心排血量减少和严重心律失常等有关。④猝死，肥厚性心肌病是青少年和运动员猝死的主要原因之一。猝死的发生率在儿童4%～6%，在成年人是1%～4%。在12～35岁的年轻运动员中，肥厚性心肌病是最常见的猝死病因。

体格检查可见脉搏短促，心尖冲动呈抬举性，第二心音可呈反常分裂，是由于左心室流出道梗阻、主动脉瓣关闭延迟所致。胸骨左缘下段及心尖部可闻及收缩中、晚期喷射性杂音，凡增加心肌收缩力、增加心脏负荷的措施，如运动、站立、正性肌力药物，使杂音增强，而减弱心肌收缩力、减轻心脏负荷的措施，如下蹲或者应用β受体阻滞药等，使杂音减弱。

(五)辅助检查

1. *X线胸片* 心影正常或轻度左心室扩大，婴幼儿心脏扩大明显，可有肺淤血。

2. *心电图* 心电图改变没有特异性。可显示ST-T改变，异常Q波，左心房肥大和左心室肥厚。部分患儿合并预激综合征。可见各种心律失常，包括房室传导阻滞、室上性和室性心律失常等。

3. *超声心动图* 对诊断有重要意义。可监测到以下改变。①室间隔和(或)心室壁肥厚，心室腔缩小，舒张期室间隔厚度/左心室后壁厚度>1.3～1.5。②收缩期二尖瓣前叶向前运动，向室间隔靠拢。③可伴左心室流出道梗阻。根据左心室流出道与主动脉压力阶差，判断肥厚性心肌病是否伴左心室流出道梗阻。安静时压力阶差超过30mmHg为梗阻性；负荷运动压差超过30mmHg为隐匿型梗阻性；安静或负荷时压力阶差低于30mmHg为无梗阻性。④左心室舒张及收缩功能障碍。

4. *心导管和心血管造影* 一般不需行心导管检查。心导管可测定血流动力学参数和压力阶差，显示心室舒张末压增高，左心室流出道梗阻者在左心室流出道与左心室腔之间的收缩期压力阶差增大。心血管造影可明确左心室流出道狭窄和心室肥厚的部位和程度，瓣膜反流情况。

5. *磁共振* 可以准确显示心肌肥厚的部位和程度，计算心肌的质量，对于心尖等特殊部位心肌壁肥厚更有诊断价值。梗阻型心肌病还可以在左心室流入-流出层面观察到左心室流出道或中部的闭塞部血流喷射现象。除外形态显示和功能测量，肥厚性心肌病也可表现心肌的延迟强化，这种延迟强化出现在肥厚心肌的中央而非心内膜下。

6. *遗传学检查* 进行家族史的调查。有条件者行遗传学检查，明确基因突变类型。

（六）诊断及鉴别诊断

典型的肥厚性心肌病患者有劳力性胸痛、呼吸困难和晕厥等症状，体检胸骨左缘下段心尖内侧闻及心脏杂音，再结合超声心动图显示左心室壁和(或)室间隔肥厚、室间隔厚度/左心室后壁厚度＞1.3～1.5，即可作出诊断。

病因方面，肥厚性心肌病多数为家族/遗传性，进一步的基因检测有助于明确病因。家族性肥厚性心肌病的诊断依据为符合以下3条中的任何1条。①依据临床表现、超声诊断的肥厚性心肌病患者，除本人(先证者)以外，三代直系亲属中有2个或以上被确定为肥厚性心肌病或肥厚性心肌病致猝死患者。②肥厚性心肌病患者家族中，2个或以上的成员发现同一基因、同一位点突变，室间隔或左心室壁超过13mm，青少年成员11～14mm。③肥厚性心肌病患者及三代亲属中有与先证者相同基因突变位点，伴或不伴心电图、超声心动图异常者。

此外，糖原贮积病、线粒体病等代谢性疾病以及Noonan综合征和LEOPARD综合征等临床也可表现肥厚性心肌病，需注意鉴别诊断。Pompe病，即糖原累积症Ⅱ型，可有心室肥厚，表现为肥厚性心肌病，此外患儿舌大、肌力肌张力低下、肝大、肝功异常，心电图可有P-R缩短和QRS波高电压，骨骼肌活检或行酶学检查可确诊。糖尿病患儿，可有心肌肥厚，但多在生后数月自行缓解。

高血压、先天性主动脉缩窄及主动脉瓣狭窄可表现心肌肥厚，需注意鉴别诊断。

（七）治疗

治疗目的在于改善症状，预防并发症，减少猝死危险。肥厚性梗阻性心肌病的治疗原则为减轻左心室流出道梗阻，弛缓肥厚心肌，减慢心率，抗心律失常。

1. *一般治疗* 注意休息，避免情绪激动和剧烈运动，禁忌参加竞赛性运动。

2. *药物治疗* 主要的治疗药物包括β受体阻滞药、苯烷胺类钙通道阻滞药(维拉帕米)和丙吡胺。对于无症状的肥厚性心肌病是否需治疗目前观点不一，但有明确猝死家族史或严重心室肥厚的患者，多数主张药物治疗。

(1)β受体阻滞药：是一线治疗药物。通过减慢心率，降低心肌收缩力，增加心肌顺应性，减轻流出道梗阻，从而改善症状。在初始用药时有效率可达60%～80%，可明显改善心绞痛、呼吸困难和晕厥等症状。可预防应激状态下流出道梗阻的加重，但对静息状态下流出道压差影响不大。尚无证据表明β受体阻滞药能够预防患者猝死，但有研究发现大剂量的β受体阻滞药可降低青少年肥厚性心肌病患者的死亡危险度。

使用β受体阻滞药通常以小剂量开始，再根据心室率、流出道压差水平逐渐调整到最大耐受剂量。常用普萘洛尔或者美托洛尔。普萘洛尔开始剂量0.2～0.5mg/(kg·d)，分2～3次口服，以后每3～5天增加1次剂量，可达剂量2～5mg/(kg·d)。有必要强调的是，使用β受体阻滞药的目标心率一般应控制在成人60/min左右，儿童80～100/min，在无明显不良反应情况下应坚持长期甚至终身服药，须避免突然停药。

(2)钙通道阻滞剂：是β受体阻滞药的替代选择，若β受体阻滞药治疗无效或不能耐受时，改用维拉帕米通常能够较好的缓解症状。作用机制是：阻断心肌细胞钙离子通道，降低心肌收缩力，降低左心室流出道收缩压差和增加舒张充盈，改善心室舒张功能，甚至可减少心肌肥厚程度。以胸痛为主要症状的梗阻性肥厚性心肌病，建议使用维拉帕米，这可能与维拉帕米能够扩张冠状动脉有关。合并哮喘时首选维拉帕米。由于钙通道阻滞药能够扩张血管，具有严重肺动脉高压或者重度左心室流出道梗阻的患者，在使用该药物初期可能会发生包括猝死在内的严重不良反应，如必须使用应在用药初期进行住院观察。维拉帕米(异搏定)剂量为4～6mg/(kg·d)，分3次服。1岁以内婴幼儿不宜应用。

(3)丙吡胺：对于不能耐受β受体阻滞药或维拉帕米的患者，可以使用丙吡胺。丙吡胺是一种具有较强负性肌力作用的Ia类抗心律失常药物，其作用机制是：减弱心肌收缩力，提高周围血管阻力，对于并发的心律失常亦有治疗作用。其不良反应包括：Q-T间期延长；口干、眼干、尿潴留等抗胆碱能副作用；降低心排血量，在合并心力衰竭时应慎用。

(4)抗心律失常药物：用于控制快速室性心律失常和心房颤动，多用胺碘酮，通常不与丙吡胺合用。

(5)其他：利尿药、ACE I和地高辛仅适用于晚期合并终末心力衰竭的患者。对于不伴心力衰竭的患者慎用或禁用以上3类药物，因为利尿药能够降低前负荷，ACE I则通过其降压作用使左心室充盈压减低，后负荷降低，洋地黄能增加心肌收缩力，进一步加重左心室流出道梗阻。

3. *非药物治疗*　药物治疗后症状不能改善，并出现以下危险因素中1条，如心搏骤停、持续性室性心动过速、流出道压差超过30mmHg、心室壁厚超过30mm等，属于药物难治性患者。药物难治性肥厚性心肌病只占总数的5%左右，他们是肥厚性心肌病患者中高危人群，其中大部分发生心源性猝死、心力衰竭及卒中等生命终点事件。对于这些患者需积极采取其他治疗措施。

(1)临时或埋藏式双腔起搏：对于发生急性呼吸困难、胸痛、超声证实流出道压力阶差>30mmHg患者，双腔起搏能降低压力阶差。但永久起搏，其缓解梗阻的效果与安慰组相同。不鼓励置入双腔起搏器作为药物难治性肥厚性心肌病患者的首选方案。

(2)外科手术：切除最肥厚部分心肌，解除机械梗阻，修复二尖瓣反流，能有效降低压力阶差，明显解除或缓解心力衰竭，延长寿命，是有效的治疗方案。但由于手术难度大，死亡率高，需严格控制适应证。对于流出道压力阶差>50mmHg(青少年>75～100mmHg)有明显心功能不全者入选。远期疗效有待研究。

(3)乙醇消融：通过冠状动脉导管，进入间隔分支，在分支内注入100%乙醇1～3ml，造成该血供区间隔心肌坏死，达到减缓和解除流出道压差。其主要并发症为即刻发生三度房室传导阻滞和由瘢痕引起的室性心律失常。乙醇消融适应证与外科手术相同。下列患者不建议做消融治疗：40岁以下，室间隔厚度30mm以下，左心室流出道压力阶差低于50mmHg，无心力衰竭的患者。儿童应用经验有限。

(4)ICD置入：资料显示肥厚性心肌病猝死高危患者，尤其青少年和竞赛运动员，其恶性室性心律失常是主要猝死原因。置入ICD能有效终止致命性室性心律失常，恢复窦性心律，使25%肥厚性心肌病高危患者生存。并且能有效改善心功能，缓解流出道梗阻。但ICD十分昂贵，青少年ICD置入后的长期监护和随访是另一个新问题。

(5)心脏移植：是其他治疗无效后最后的选择。受供体不足、经费过高、排异反应等制约，不能普遍开展。

(6)基因治疗：目前正在试验阶段，相信在不久的将来，将获得突破性发展。

(八)预后

肥厚性心肌病发病年龄和临床表现差异很大，预后也很不同。婴儿期表现充血性心力衰竭或者发绀者，大多在1岁以内死亡。少数患者终身没有症状。多数患者病情可稳定多年，自然病程可以很长，出现症状后病情逐渐恶化。心力衰竭和猝死是主要的死亡原因。年死亡率成年人2%，儿童青少年4%～6%。预后差的高危因素包括发病年龄小(尤其发病年龄<1岁)，左心室壁肥厚严重，恶性家族史(家族中多个成员猝死)，室性心动过速，以往有晕厥或者心脏停搏史。

三、限制性心肌病

限制性心肌病(restrictive cardiomyopathy)以心室舒张功能障碍为特征，是由于心内膜和(或)心肌病变(如纤维化)导致心室充盈受限和心室舒张功能障碍，引起心室舒张末压增高和心房扩大，而心室大小、室壁厚度和心室收缩功能大致正常的一类心肌病。临床相对少见，仅占心肌疾病的5%左右。但是在所有类型心肌病中，其预后最差，50%患者在2年左右死亡。

(一)病因

本病病因未明。可继发于全身系统疾病，但在儿童大多为原发性(包括特发性和心内膜心肌纤维化)。

1. *遗传因素*　特发性限制性心肌病部分与遗传因素有关。最常见的遗传方式是常染色体显性遗传，也可常染色体隐性遗传。已报道与限制性心肌病相关的突变基因包括结蛋白基因(DES)、心肌肌钙蛋白I基因(TNNI3)、心肌肌钙蛋白T基因

(TNNT2)、β-肌球蛋白重链基因(MYH7)。

2. *心内膜心肌纤维化* 在热带和亚热带常见，有学者认为病毒或者寄生虫感染后继发的自身免疫反应，引起嗜酸细胞浸润，最终导致心内膜心肌纤维化。可表现嗜酸细胞性心内膜炎和心内膜心肌纤维化。早期外周血和心内膜心肌内嗜酸细胞增多，心内膜和心肌发生坏死，随病情进展血栓形成，晚期坏死的心内膜心肌机化，大量纤维组织增生，形成心内膜心肌纤维化。

3. *全身疾病合并心肌浸润性病变* 心肌浸润性病变继发于全身疾病，如淀粉样变性、类肉瘤病、血色病、糖原贮积症、黏多糖病、色素沉着症、硬皮病、类癌病综合征、癌转移、放射性损伤等。

(二)病理

心室大小基本正常或者缩小，心房明显扩大，心室僵硬。

心内膜心肌纤维化早期可见嗜酸细胞浸润，心内膜增厚，晚期主要表现心内膜显著纤维化与增厚，房室瓣常常受累牵拉变形。可见附壁血栓。组织学检查可见心内膜为玻璃样变性的纤维组织和胶原纤维层，下面的心肌纤维化，其间可有钙化灶。病变主要累及心尖和流入道，心腔可以闭塞，流出道不受累反而扩张，可累及乳头肌、腱索和房室瓣。双室均可受累，但以右心室病变为著。

而特发性限制性心肌病心内膜受累不显著，心肌细胞溶解、变性、肥厚和间质纤维化均为非特异性改变，炎症细胞浸润不明显。浸润性病变导致的限制性心肌病可见异常物质沉积。

(三)病理生理

与缩窄性心包炎的病理生理相似。心内膜和(或)心肌病变(纤维化)使心室顺应性下降，心室充盈和心室舒张功能发生障碍，心房血量增多导致心房明显扩大，静脉回流障碍导致体循环和肺循环淤血，心室舒张期血量减少使心排血量也减少。疾病晚期心肌收缩功能也会减退，并且合并肺动脉高压。房室瓣受累也可导致二、三尖瓣关闭不全。

(四)临床表现

常起病隐匿，主要表现心力衰竭(静脉回流障碍)和心排血量减少的症状和体征。右心病变主要为水肿、少尿、颈静脉怒张、肝大、腹水等体循环回流障碍的表现。左心病变主要表现为呼吸困难、咳嗽、咯血和肺底细湿啰音等。还可有乏力、气促、活动耐力减退等表现，体格发育缓慢也常见。偶尔也会发生晕厥，甚至猝死，也可见栓塞表现。

体检心前区可膨隆，心尖冲动弱，心界轻度扩大，心率快，心音低钝，可有奔马律，多数无杂音，也可有收缩期房室瓣关闭不全的杂音。血压偏低，脉压小，脉搏细弱。

(五)辅助检查

1. *X线检查* 心脏轻到中度扩大，以左右心房扩大为主。肺血增加。由于心房扩大可发生肺不张。

2. *心电图* 主要表现为心房扩大，ST-T改变，低电压。可见房性期前收缩、房性心动过速等房性心律失常。也可见房室和束支传导阻滞以及异常Q波。

3. *超声心动图* 对诊断很有帮助。以左右心房明显增大，心室大小正常或者减小为主要特征。收缩功能常正常，EF、FS正常。但是舒张功能常有明显异常，二尖瓣血流频谱示限制型充盈障碍，二尖瓣舒张早期充盈速度增加，而心房充盈速度降低，即E峰高尖、A峰减低，E/A比值>2。心内膜可增厚，回声异常，心尖部心腔闭塞。二尖瓣和三尖瓣反流很常见。可有少量心包积液。组织多普勒显示二尖瓣舒张早期峰值速度(Ea)降低。

4. *心导管及心血管造影* 腔静脉和心房压增高，心室舒张末压升高。心室舒张压在早期明显下降后很快上升到较高水平，压力曲线呈现先下陷后高原平台形的“平方根”压力图形。肺动脉压和肺血管阻力可升高。心血管造影可见房室瓣反流，心尖部闭塞，流入道收缩变形，流出道扩张，心房扩大。冠状动脉造影和收缩功能常正常。

5. *心内膜心肌活检* 心内膜心肌纤维化早期心内膜心肌活检可见血管周围嗜酸细胞浸润、空泡样或脱颗粒改变，心肌细胞溶解、变性，心内膜上有血栓覆盖。晚期心内膜心肌纤维化或瘢痕形成，纤维化的内膜广泛增厚，房室瓣常常受累牵拉变形。特发性限制性心肌病的典型表现是斑片状心内膜和心肌间质纤维化，心肌细胞溶解、变性、肥厚，但无心肌纤维排列紊乱或其他浸润性心肌疾病的表现。浸润性病变导致的限制性心肌病在儿童少见，可见异常物质沉积。

(六)诊断与鉴别诊断

临床上以心力衰竭为主要表现，尤其右心心力衰竭为主，超声心动图发现心房明显扩大，心室大小正常或者缩小，收缩功能正常而舒张功能障碍时，应考虑限制性心肌病的可能。

主要与缩窄性心包炎进行鉴别。两者不但临床表现相似，而且血流动力学改变也相同。有急性心包炎病史、X 线示心包钙化、CT 或 MRI 示心包增厚，支持缩窄性心包炎诊断。而房室和心室内传导阻滞、心房明显扩大、房室瓣关闭不全、二尖瓣血流不随呼吸运动而改变、二尖瓣环 Ea 显著降低、肺动脉压力升高、血清脑利钠肽水平增高支持限制性心肌病的诊断。鉴别诊断具体见表 8-9。

（七）治疗

1. *病因治疗*　如为全身疾病继发的心肌浸润性病变，需治疗原发疾病。

2. *内科治疗*　以控制心力衰竭对症治疗为主。

（1）利尿药：用于有腹水和水肿的患者，可减轻前负荷，缓解循环淤血。应避免循环血量过度减少，引起心室充盈压下降，从而出现心排血量减少和低血压。

（2）洋地黄类：因心脏收缩功能正常，一般不用。有房颤和心力衰竭时可考虑使用。

（3）扩血管药物：应用时应注意不可使心室充盈压下降过多而影响心功能。卡托普利的治疗效果尚不肯定。急性血流动力学试验显示，卡托普利不能使心排血量增加，反而能够降低动脉血压，无有益作用。

（4）抗凝治疗：限制性心肌病部分患者会发生心房血栓，栓塞会增加患者的死亡率。可给予阿司匹林抗血小板聚积或者华法林抗凝治疗。

（5）抗心律失常治疗：有严重房室传导阻滞者需安装永久起搏器。抗心律失常药物和 ICD 可以防止高危儿童发生心律失常性猝死。

3. *外科治疗*　内科治疗并不能明显改善限制性心肌病的总体预后，对于限制性心肌病的患者可考虑行心脏移植。国外研究显示心脏移植能够明显提高生存率，2 年生存率从 50%提高到 80%。选择合适的时机进行心脏移植很重要。限制性心肌病后期会出现肺血管阻力升高，当肺血管阻力明显升高后再进行心脏移植，会明显增加移植后死亡的危险性。与扩张性心肌病相比，儿童限制性心肌病病情进展更快，会在更短的时间内发生肺血管疾病，因此，需在更小的年龄进行心脏移植。需定期随诊，当发现肺血管阻力进行性增加，症状逐渐恶化时，尽早行心脏移植。

对于心内膜心肌纤维化晚期内科治疗无效时，可考虑心内膜剥离术。若有瓣膜病变，可同时做瓣膜置换术。儿童报道少。

表 8-9　限制性心肌病和缩窄性心包炎的鉴别诊断

	缩窄性心包炎	限制性心肌病
既往史	以往有急性心包炎、放疗等病史	无上述病史
体征		
心尖搏动	常不明显	常扪及
奇脉	常有	无
二、三尖瓣关闭不全杂音	无	常有
心电图	P 波增宽，房室和心室内传导阻滞少见	P 波增宽并高大，常有房室和室内传导阻滞
超声心动图		
心房扩大	轻到中度扩大	心房明显扩大
室间隔切迹 notch	舒张早期室间隔突然快速移动	少见
室间隔随呼吸摆动	吸气时移向左心室	摆动小
二、三尖瓣血流速率随呼吸变化情况	大多数＞25%	多＜15%
TDI：二尖瓣舒张早期峰值速度（Ea）	高（常≥8cm/s）	低（常＜8cm/s）
Ea/E 指数	高（常＞0.11）	低（常＜0.11）
其他	心包增厚，回声增强	心内膜增厚，回声强
心导管		
左、右心室舒张末期压	相差＜5mmHg	相差＞5mmHg
右心室收缩压	＜50mmHg	＞50mmHg
X 线胸片	可见心包钙化（20%～30%）	无心包钙化
CT 或者 MRI	可有心包增厚，＞4mm	多心包正常
脑利钠肽（BNP）	正常	升高
心内膜心肌活检	正常，或者非特异改变	异常
预后	可治，手术效果好	难治，需心脏移植

（八）预后

限制性心肌病预后不良，平均存活率1年左右，2年存活率低于50%，预后不良因素包括：①心脏扩大，左心房严重扩大，左心室舒张末压重度增高；②年龄＜5岁；③血栓栓塞形成；④肺血管阻力增加或者进行性增加，肺动脉高压；⑤肺静脉淤血；⑥确诊时有晕厥或者胸痛。

四、心内膜弹性纤维增生症

心内膜弹力纤维增生症（endocardial fibroelastosis）以心内膜弹性纤维增生、弥漫性增厚为主要病理特征，病变以左心室为主。多数于1岁以内发病，临床上表现心脏扩大和心功能的减低。可以是原发性的，没有明显瓣膜损害和其他先天性心脏畸形，也可以继发性于主动脉瓣狭窄和主动脉缩窄等有明显左心梗阻的先天性心脏病。

（一）病因

病因尚不清楚，以下因素可能参与了其发病。

1. *病毒感染*　既往认为与胎儿期病毒感染有关。流行病学调查显示，病毒尤其是柯萨奇病毒流行与心内膜弹性纤维增生症发生率有一定的相关性。心肌组织检查也发现有柯萨奇病毒和间质性心肌炎症的存在。

2. *遗传因素*　10%病例呈家族性发病，遗传方式可能为常染色体遗传，近年也有研究显示可能存在X性连锁遗传。

3. *血流动力学异常*　心腔内血流紊乱，心脏扩大，室壁应力增加，刺激心内膜纤维增生。

（二）病理和病理生理

病理改变为心内膜明显增厚，心内膜和内膜下弹性纤维和胶原纤维增生，心内膜下心肌变性和空泡形成，其他部分心肌细胞肥大。主要累及左心室，其次为左心房。

心内膜的弥漫性增厚使心脏收缩功能减低，射血分数下降，心排血量减少，左心室增大。同时增厚的心内膜可使心室僵硬度增加，顺应性下降，舒张期血流由心房进入心室充盈受阻，左心房增大，肺静脉淤血，肺动脉压力增高。

（三）临床表现

多在1岁以内起病，主要表现为充血性心力衰竭。喂养哭闹、呼吸急促、多汗、易激惹、苍白和生长发育落后等。起病可呈暴发性，亦可呈慢性过程。多因感染诱发心力衰竭，亦可无明显诱因突然出现充血性心力衰竭和心源性休克。

体征包括呼吸急促，心脏呈中、重度增大，第一心音低钝，心动过速，可有奔马律，杂音常不明显。如合并二尖瓣关闭不全，心前区可听到收缩期反流性杂音。心力衰竭时常有肝大。

根据发病年龄、起病急缓和临床过程分为3型。

1. *暴发型*　常发生于6周以下婴儿，起病急骤，突然发生充血性心力衰竭或者心源性休克，重者在数小时内死亡。

2. *急性型*　多在生后6周至6个月之间发病。起病较快，很快发展为严重充血性心力衰竭。呼吸困难在1～2周加重，如不治疗2～3周死亡。

3. *慢性型*　发病年龄多在6个月以上。症状逐渐加重，迁延3个月至数年不等。也有开始以急性型发病，经过治疗演变为慢性型。

（四）辅助检查

1. *X线胸片*　心脏呈球形增大或普大形，左心缘搏动多减弱，左心衰竭时可见肺淤血或肺水肿。

2. *心电图*　左心室肥厚伴随ST-T改变是主要心电图改变，偶可出现双室增大、心肌梗死样图形、心律失常和不同程度的房室传导阻滞。

3. *超声心动图*　左心室腔明显增大，心肌收缩力减弱，射血分数降低。心室舒张功能异常。心内膜增厚，回声增强。

（五）诊断与鉴别诊断

1岁以内小儿突然出现充血性心力衰竭，心脏增大，听诊心脏无杂音，心电图示左心室肥厚，超声心动图示左心扩大、射血分数降低、心内膜回声增强，临床应考虑心内膜弹性纤维增生症。应注意和以下疾病进行鉴别。

1. *病毒性心肌炎*　可发生于任何年龄，多有前驱感染病史，心电图表现以心律失常、低电压、ST-T改变为主，一般无显著心室肥厚。心肌酶谱增高。以心力衰竭起病者为暴发性心肌炎，病情重，进展迅速，而一旦心力衰竭得到控制，增大的心脏迅速缩小。

2. *扩张性心肌病*　发病年龄多较大，但也有1岁左右发病者。临床表现心脏扩大和充血性心力衰竭。心电图示ST-T改变，心律失常。超声心动图表现以左心房、左心室扩大为主的全心扩大，心脏收缩功能减低，但一般无心内膜回声增强。

3. *糖原贮积病*　典型累及心脏的糖原贮积病是Ⅱ型，又称Pompe病。表现为肌张力低下、巨舌和心脏扩大，多在生后2～3个月出现充血性心力衰竭。心电图表现为 P-R 间期缩短，显著左心室肥厚。超声心动图示显著心肌肥厚。通过肌肉或肝活检，检测 α-1,4 葡萄糖苷酶活性可证实此病。

4. *左冠状动脉起源于肺动脉* 又称 Bland-White-Garland 综合征。一般在生后 2～6 个月出现充血性心力衰竭和间歇性发绀、呼吸增快、多汗、苍白等表现。心脏扩大以左心室为主。心电图上有类似前壁或前侧壁心肌梗死的图形(Ⅰ,aVL,V_5，V_6 导联有异常 Q 波和 ST 段偏移，T 波倒置)。超声心动图可检出左冠状动脉异常开口以及冠状动脉内双向血流及异常开口处的血流。必要时行超高速 CT 和冠状动脉造影确定诊断。

5. *心肌致密化不全* 临床表现心力衰竭、心律失常和心内膜血栓伴栓塞。超声心动图在心室腔内可探及许多突出增大的肌小梁，小梁间有大小不等深陷的隐窝，隐窝内有血流和心腔相通，致密化不全内层/致密化外层的比值＞2.0。

(六)治疗

1. *洋地黄类药物* 需长期服用地高辛维持量，至少应 2～3 年，至心脏大小和心电图恢复正常，可考虑停药。过早停药，可导致疾病复发。

2. *利尿药* 心力衰竭症状明显时，应用利尿药可减轻前负荷，缓解症状。

3. *血管紧张素转化酶抑制药* 除有血管扩张作用外，还可延缓心室重构，是心力衰竭的基础治疗，可长期应用。

4. *β受体阻滞药* 有研究发现非选择性β受体阻滞药卡维地洛能够使部分患者症状减轻，心功能改善。

5. *免疫抑制药* 临床使用存在争议。国内有作者主张应用皮质激素治疗，认为可降低病死率，控制心力衰竭，预防瓣膜受累，建议应用 1 年左右。可根据病情慎用。

(七)预后

一般认为心内膜弹性纤维增生症患儿，约 1/3 可完全恢复，1/3 能够存活，但心力衰竭症状持续存在，1/3 患儿病情恶化死于顽固性充血性心力衰竭。近年来早期应用洋地黄类等药物治疗，并长期坚持用药，病死率有所下降。

(齐建光　杜军保)

第十节　心　包　炎

心包由脏层心包及壁层心包两层结构组成，这两层心包结构之间为心包腔，正常情况下心包腔内有 10～25ml 液体。心包液内含有磷脂，起到润滑作用，减少心脏搏动时脏层与壁层心包之间的摩擦。心包固定心脏在胸腔内的位置，对于心脏有机械保护的作用，限制心脏的急性扩张，并且可防止邻近器官的病变扩散。

心包疾病的病因主要包括感染(病毒、细菌等)、继发于代谢病、结缔组织病、血液病、尿毒症等全身性疾病、肿瘤、外伤、心包切开、放疗以及先天异常等。也可病因不明，为特发性。儿科以急性心包炎和缩窄性心包炎常见。

一、急性心包炎

(一)病因

急性心包炎可单独存在，也可作为全身性疾病的一部分。急性心包炎的病因包括感染，自身免疫性疾病、代谢病、血液病、尿毒症等全身疾病，外伤，心包切开以及放疗等(表 8-10)。也可病因不明，为特发性。

(二)病理生理

急性心包炎多数情况下可以出现心包腔内液体增多，心包积液的性质随病因的不同而不同，可呈浆液性、纤维蛋白性、脓性或血性。炎症常累及心包膜下的表层心肌，并可导致心包增厚及粘连，迁延不愈可引起心包缩窄。

急性心包炎对血流动力学的影响，主要取决于心包渗液的容量和速度，也取决于心肌功能状况和心包的顺应性。如心肌正常，心包渗液缓慢发生，即使心包积液达数百毫升，血流动力学改变也可不明显。反之，如心肌功能不好，即使渗液量不多，仅 100～200ml，但如果渗液发生迅速，心包膜不能相应扩张，也会引起严重的循环障碍。

当心包渗液快速发生或大量心包积液时，心包腔内压力会快速急剧上升，使心室在舒张期不能充分舒张，心室充盈不足，导致心排血量减少，收缩压下降，脉压变小。同时心包内压力增加，使静脉回流受阻，引起体循环和肺循环淤血的表现。如大量心包积液快速发生，可发生急性心脏压塞，心排血量急剧减少，血压下降，可发生心源性休克。如渗液积聚较慢，引起亚急性或慢性心脏压塞，主要表现颈静脉怒张、肝大、水肿等体、肺循环淤血的表现及奇脉等。

(三)临床表现

1. 症状

(1)胸痛:常突然发生,呈心前区或胸骨后锐痛、刺痛,可放射至颈、背、左肩及臂,也可延展至锁骨上和斜方肌区域,患儿因此常拍打左肩及背部。疼痛可以在吸气、活动、仰卧位及咳嗽时加重,坐位尤其是躯干前倾时减轻。年长儿可自述,婴幼儿表现为烦躁不安。胸痛常常是急性心包炎的第一个也是最重要的临床症状,尤其在早期纤维蛋白渗出较多而积液量较少时明显,积液增多后疼痛反而减轻。

(2)气促:发生心脏压塞者可伴随明显气促和呼吸困难,单纯胸痛也可限制深呼吸导致气促。

(3)其他:常有发热、疲乏、肌痛、咳嗽,腹痛,呕吐等症状,年幼患儿常以这些非特异性症状为主要表现,胸痛不易被发现。其他器官的症状体征主要与心包炎的原发病因有关。

2. 体征　体征与积液量的多少有关。患儿心率常常快而规则,而心包摩擦音、奇脉是其特征性表现。

(1)心包摩擦音:对于心包炎的诊断很特异。85%急性心包炎患者在病程中能够闻及心包摩擦音,其存在和强度随时间会发生变化,因此,对怀疑为心包炎的患者应反复听诊。常于病程早期积液量较少时出现,由于心包壁层与脏层之间产生大量纤维蛋白,心脏收缩时两层之间发生摩擦而产生,声音粗糙,如皮革摩擦声,收缩期和舒张期均存在,与心音一致而与呼吸无关。部位常在心前区,胸骨左缘下端最为明显。

(2)奇脉:是心脏压塞的重要体征之一,即吸气时脉搏减弱或消失,而当呼气时脉搏又恢复正常。可用血压测定来判断,血压计加压超过收缩压大约20mmHg,缓慢降低袖带压力,直到部分心跳时听到声音,读数记录为呼气时血压,继续降低袖带压力,直到所有心动周期均听到声音,读数记录为吸气时血压。正常吸气时血压下降应<10mmHg,>20mmHg提示奇脉,10~20mmHg表示可疑奇脉。需注意的是严重呼吸困难、阻塞性肺疾病(如肺气肿或哮喘)、肥胖或正压通气时由于胸内压显著增加也可能出现奇脉。

(3)其他:心尖搏动微弱或消失,心界扩大。听诊心率快,心音遥远、低钝。心包积液量多者在背部左肩胛下与胸椎之间,语颤增强,叩诊浊音,闻及管状呼吸音(Ewart征),因左肺下叶受压肺不张所致。急性心脏压塞时呼吸困难,端坐呼吸,收缩压下降,脉压变小,脉搏细速,甚至发生心源性休克。如心包积液缓慢发生,静脉回流障碍的体征明显,如肝大、水肿、腹水、肝颈回流征阳性。

(四)辅助检查

1. 胸部X线　心影增大,心缘各弓消失。心影形状可随体位改变,平卧时心底部增宽,站立时心底部变窄如烧瓶。透视下心脏搏动减弱或消失。肺野清晰。

2. 心电图　80%心包炎患者心电图异常,表现可多种多样。窦性心动过速常见。ST段和T波的动态变化是急性心包炎特征性的心电图改变,主要由于心外膜下心肌暂时性缺血损伤所致。典型的心电图变化过程分4个阶段。

Ⅰ期:多数导联(除aVR、V_1导联)弥漫性ST段弓背向下抬高,T波直立。心包炎时深层心肌无损伤,故ST-T改变幅度小,ST段抬高一般不超过0.5 mV,不出现病理性Q波。同期甚至早于ST段的改变还可以出现P-R段压低,可能与心房肌损伤有关。持续数小时或数天。

表8-10　急性心包炎的病因

1. 特发性
2. 感染性
(1)病毒:柯萨奇病毒,EB病毒,腺病毒、流感病毒等
(2)细菌:链球菌,肺炎球菌,葡萄球菌,脑膜炎球菌,结核菌,流感嗜血杆菌等
(3)真菌:组织胞质菌,放射菌等
(4)其他:支原体,弓形虫,立克次体、阿米巴原虫等
3. 自身免疫性疾病　风湿热,幼年特发性关节炎,系统性红斑狼疮,硬皮病等
4. 内分泌、代谢病　尿毒症,甲状腺功能减退等
5. 血液、肿瘤　出血性,肿瘤(原发和继发)
6. 物理因素　外伤,心导管、心脏术后,心包切开术后,放射线、药物过敏等

Ⅱ期:ST段回到等电位线,T波低平。

Ⅲ期:以出现倒置T波为标志,可以在几天内恢复正常,但经常倒置数周或数月。

Ⅳ期:T波恢复正常。

约50%急性心包炎呈典型4个阶段顺序演变,另50%则不典型,可能与心外膜下心肌炎较轻有关。由于心包积液的衰减作用,心包炎做心电图还可以出现QRS波群低电压。

3. *超声心动图* 是诊断心包积液最有价值的无创检查手段。心包积液的患儿,在心包脏层和壁层之间可以记录到清晰的无回声区。后方存在少量渗出而前方无积液,提示心包积液为少量。前侧及后侧积液均可探及常提示为大量积液。房室隔运动变平及舒张期右室流出道塌陷和异常二尖瓣、三尖瓣活动,是心脏压塞的征象。

超声心动图除可确定积液量外,还可明确心包积液有无包裹和分隔,并为心包穿刺定位引导正确穿刺部位以及与其他心脏疾病进行鉴别诊断。

4. *心脏CT及CMR* 越来越多地被用于心包炎的诊断,对于检测弥漫或者局限的心包积液非常敏感,并且可以测定心包厚度。正常情况下心包<2mm,>4mm为异常。急性心包炎患者心包厚度增加,但是这对于心包炎的诊断并不特异。诊断心包炎最敏感的指标是CMR心包延迟增强。

5. *血清学检查*

(1)血常规及血生化检查:有助于病因确定,如化脓性心包炎、尿毒症、白血病等。

(2)心肌酶及肌钙蛋白:由于心外膜炎症或其邻近的心肌损伤,心包炎患者常见到CK或CK-MB升高,部分患者可有cTNI升高。

(3)脑利钠肽(BNP):有利于区分心包炎及心肌病,BNP水平升高提示心肌病可能性大。

(4)抗心肌抗体:如抗肌纤维膜抗体等有助于自身免疫性心包炎的诊断,在心包切开综合征也可以出现抗心肌抗体的升高。

(5)免疫学检查:自身免疫性疾病时血沉增快,C反应蛋白增高,ANA阳性。

6. *心包穿刺* 可明确心包积液性质,心包积液常规、生化、病原学等方面的检查有助于心包炎的病因诊断。当发生心脏压塞时心包穿刺减压对于缓解症状非常有效。对于化脓性心包炎,如脓液黏稠、引流不畅或者渗液反复出现,必要时可行心包闭式引流。为避免损伤心肌,心包穿刺可在超声心动图引导下进行。

(五)诊断与鉴别诊断

根据典型症状、体征、心电图和超声心动图检查结果,急性心包炎诊断并不难。以下4条中至少符合2条可作出急性心包炎的诊断:①典型的胸痛;②心包摩擦音;③特征性的心电图改变;④新出现的或者逐渐加重的心包积液。临床上有时急性心包炎和急性心肌炎的鉴别比较困难,如出现心包摩擦音及奇脉有利于急性心包炎的诊断。而心肌酶谱显著增高、左心室收缩功能降低、心律失常等则考虑急性心肌炎的诊断。但应注意,临床上二者常常共同存在,互相包含。

确诊急性心包炎后还须进一步行病因诊断。

1. *化脓性心包炎* 国内报道化脓性心包炎在小儿急性心包炎中最常见。常继发于身体其他部位的感染,如败血症、肺炎、脓胸等,通过邻近部位感染或血行播散。最常见的病原体是金黄色葡萄球菌,其次为肺炎链球菌、流感嗜血杆菌和脑膜炎双球菌。起病急,患者常常有高热、寒战、精神差等全身感染中毒症状,一般合并原发感染的症状及体征。外周血象可以有白细胞明显增高,核左移,部分细胞内可见中毒颗粒。心包积液呈黄色浑浊或脓性,有大量多核白细胞和脓细胞,蛋白含量增高,糖降低,涂片和培养可明确病原菌。化脓性心包炎诊治如果不及时,常为暴发性合并急性心脏压塞可致死。

2. *结核性心包炎* 在我国发病率仅次于化脓性心包炎。常源于气管、支气管周围或纵隔淋巴结逆性播散或原发感染血行播散所致。临床表现为结核中毒症状及相对缓慢进展的心包炎表现。心包积液呈草黄色浑浊或血性,蛋白含量高,腺苷脱氢酶活性增高。心包液或心包活检分离出抗酸结核杆菌或出现干酪样肉芽肿可以确诊。PPD强阳性,其他部位(如肺部)同时存在结核感染也支持诊断。结核性心包炎容易发展为缩窄性心包炎。

3. *病毒性心包炎* 常与心肌炎同时存在,其发病与病毒直接作用和机体免疫反应有关。大部分病例轻微,可在数周内自限。少数病例很重,甚至出现心脏压塞。极少数患儿可以出现慢性反复,病程迁延数月到1～2年,但极少形成缩窄性心包炎。心包积液呈黄色,白细胞以淋巴细胞为主,但找不到病原菌。特异性病毒抗体的血清学检查有助于协助诊断,从心包积液及心包组织中以培养或者分子生物学的方法检测到病原菌可确诊。

4. *自身免疫性疾病相关心包炎* 急性风湿热

时心包炎可作为全心炎的一部分出现。心包炎是系统性红斑狼疮最常见的心脏损害，当系统性红斑狼疮患者出现胸痛、呼吸困难、心包摩擦音、心电图呈低电压和T波复极异常时应怀疑心包炎。心包炎是儿童特发性关节炎的常见表现，多发生在疾病的活动期，偶尔也可以是唯一表现并先于关节炎出现前数月甚至数年发生，一般为良性和自限过程。自身免疫性疾病相关的心包炎会同时具有原发疾病的临床表现，并且很少出现心脏压塞和缩窄性心包炎。

5. *心包切开术后综合征*　常在切开心包做心脏手术后1～2周或数周后出现，临床表现为发热以及胸痛、胸膜摩擦音、心包积液等心包炎的表现，但导致心脏压塞者不常见。本病可出现于10%～40%的术后病人，目前认为可能与心包及心外膜对损伤的非特异性高敏反应和自身免疫反应有关。有研究证实患者血清中出现高滴度的抗心脏抗体（如抗肌纤维膜抗体、抗纤维抗体）。轻者自然吸收不需治疗，可反复复发，但发生缩窄性心包炎者少见。

（六）治疗

1. *一般治疗*　卧床休息，限制活动，增加能量，全身支持治疗，物理治疗或者口服镇痛药物减轻胸痛。

2. *病因治疗*

(1)化脓性心包炎：尽早针对不同病因菌静脉应用抗生素，足量，疗程足够。必要时外科引流、清除粘连并心包置管，以免发生粘连和缩窄。

(2)结核性心包炎：原则上与活动性肺结核治疗类似。急性期异烟肼、利福平和吡嗪酰胺三联强化治疗，2～3个月后改为异烟肼和利福平二联治疗，总疗程至少1年。在有效抗结核治疗的基础上短期应用糖皮质激素，可促进心包积液吸收，并且防止心包粘连缩窄。

(3)病毒性心包炎：以对症治疗为主。非甾体抗炎药可缓解胸痛，促进炎症吸收。近年来研究显示，秋水仙碱能够有效地缓解患儿的疼痛，并且预防复发。对于非甾体抗炎药治疗1周疗效欠佳者可考虑应用秋水仙碱治疗4～6周。糖皮质激素虽然能迅速控制症状，但早期应用可能增加了复发的危险性，因此，一般不用糖皮质激素治疗。但对于严重持续胸痛、高热、超过7～10d，对其他药物耐药并已排除结核的心包炎患儿可以考虑应用皮质激素。足量一般至少2～4周，至疼痛、发热或大量积液缓解，然后逐渐减量，4～6周减完。

(4)自身免疫性疾病并发的心包炎：针对原发疾病的治疗均能迅速缓解心包炎。

(5)心包切开术后综合征：可应用非甾体抗炎药或秋水仙碱对症治疗。难治者可口服糖皮质激素。

3. *心包穿刺*　当有心脏压塞时需行心包穿刺。在超声引导下定位，常用部位为：①剑突下区，患儿取45°半坐位，在剑突与左肋缘相交的尖角处进针，使针与胸壁呈45°角斜面，针头向上，略向后，紧贴胸骨后推进，感到穿进一层坚硬的包膜时可试抽。②心尖区，在左侧第5肋间，心浊音界内侧1～2cm进针，针头向内向后，往脊柱方向推进穿过坚硬的包膜，此部位易触及左心尖，但不会污染纵隔。大量积液时，一次穿刺引流量不宜过多过快，穿刺后监护24h，并行超声复查，警惕心脏压塞复发。

二、慢性缩窄性心包炎

慢性缩窄性心包炎（chronic constrictive pericarditis）多由急性心包炎发展而来。急性心包炎经过一个迁延过程后，最后发生心包粘连增厚，纤维组织增生，导致心包纤维化、钙化、瘢痕形成，形成缩窄性心包炎。心脏被僵硬的心包包围，不能充分舒张，心室不能正常充盈，从而影响了心脏的收缩和舒张功能。临床上主要为循环淤血和心排血量降低的表现，常与限制性心肌病鉴别诊断困难。与限制性心肌病不同，本病确诊后如能尽早手术，预后良好。

（一）病因

在我国小儿时期缩窄性心包炎最常见的病因为结核性和化脓性。在发达国家，最常见的病因为特发性和心脏外科术后，其次为感染和纵隔放疗。其他导致缩窄性心包炎少见的病因还包括结缔组织病、肿瘤、外伤、药物、结节病、尿毒症等。

（二）病理生理

缩窄性心包炎时，增厚而失去弹性的心包限制了心脏舒张和静脉回流，主要影响心脏舒张功能。心脏充盈受限，心室舒张期血量减少使心排血量也减少，外周循环灌注不足，患者出现易疲乏、运动能力下降的表现。静脉回流障碍导致体循环和肺循环淤血。心室充盈和心室舒张功能发生障碍，心房血量增多还可导致心房明显扩大。疾病晚期心脏收缩功能也会减退。与限制性心肌病不同，缩窄性心包炎时心肌顺应性良好。

(三)临床表现

多隐匿起病,病情进展缓慢,部分既往有急性心包炎的病史。临床表现主要与心脏舒张功能障碍、静脉回流障碍和心排血量降低有关。可表现为乏力、气短、心悸、活动耐力减退,水肿、颈静脉怒张、肝大、腹水、少尿。心尖冲动减弱或消失、心率增快、心音遥远,部分可闻及心包叩击音,可出现奇脉。

(四)辅助检查

1. *胸部X线* 心影正常或轻度增大,心脏搏动减弱或者消失。心包钙化是缩窄性心包炎特征性改变。但是仅有25%～50%的患者在胸片上显示心包钙化。

2. *心电图* 为非特异性改变。ST-T改变很常见,其他可表现QRS低电压、窦性心动过速、心房肥大,晚期可出现房颤。

3. *超声心动图* 超声心动图以其简便、经济、准确、无创目前在临床广泛应用。可表现为:①心包增厚,但是部分患者心包厚度正常;②室间隔运动异常,舒张期矛盾运动;③下腔静脉、肝静脉扩张,塌陷减弱;④二尖瓣、三尖瓣血流速度随呼吸变化,吸气时降低超过25%;⑤二尖瓣舒张早期峰值速度(Ea)增高,常>8cm/s;⑥心房增大而心室不大。

4. *CT和CMR* CT对于缩窄性心包炎的诊断很有帮助,可显示心包增厚(>4mm)和心包钙化,下腔静脉扩张、心室变形、室间隔变直。心包增厚强烈提示缩窄性心包炎可能,然而正常心包厚度并不能除外缩窄性心包炎的诊断。CMR也可显示心包增厚和下腔静脉的扩张。

5. *心导管检查* 可以显示心房压增高,双侧心腔同时舒张期充盈压升高,心室舒张压在早期明显下降后很快上升到较高水平,压力曲线呈现先下陷后高原平台形的"平方根"压力图形。右心室收缩压增高,但很少超过50mmHg。若右心室收缩压增高超过50mmHg或者左右心室舒张末压相差超过5mmHg时,更支持限制性心肌病。

(五)诊断及鉴别诊断

急性心包炎后逐渐缓慢进展,部分起病隐匿无明确既往心包炎病史,临床表现为水肿、颈静脉怒张、肝大、腹水、少尿等静脉回流障碍表现和乏力、气短、心悸、活动耐力减退等心排血量降低的表现,影像学检查显示心包增厚或心包钙化,则考虑缩窄性心包炎的诊断。

慢性缩窄性心包炎主要需与限制性心肌病相鉴别。两者均以静脉压增高及心排血量降低为临床特点,其鉴别需结合临床症状、心电图、超声心动图、CT或CMR等影像学检查,必要时辅以心导管及心内膜活检,甚至手术探查才能明确诊断。有急性心包炎病史、X线示心包钙化、CT或MRI示心包增厚,支持缩窄性心包炎诊断。而房室和心室内传导阻滞、心房明显扩大、房室瓣关闭不全、二尖瓣血流不随呼吸运动而改变、二尖瓣环Ea显著降低、肺动脉压力升高、血清脑利钠肽水平增高支持限制性心肌病的诊断。

此外,缩窄性心包炎还须与肝硬化、结核性腹膜炎以及慢性心力衰竭等疾病进行鉴别。

(六)治疗

施行心包剥离术并切除部分增厚的心包是缩窄性心包炎唯一有效的治疗方法,诊断一旦明确,应及早手术。手术死亡率高于6%。术后预后不良的因素包括年龄大、心功能NYHA分级差、肾功能不全、肺动脉高压、左心室功能障碍等。

做好术前准备,改善患者的营养状况,间歇使用利尿药减轻水肿和腹水。疑为结核性心包炎者须在术前应用一段时期的抗结核治疗以控制结核活动。

(齐建光 杜军保)

第十一节 原发性高血压

高血压(hypertension)是一种以体循环动脉压升高为主要特点的临床综合征,是全球发病率最高、并发症最多、病死率较高的心血管疾病。高血压临床上可分为原发性和继发性两大类,儿童时期的高血压多为继发性高血压,占75%～80%。随年龄的增长,原发性高血压所占比例逐渐增高。

(一)流行病学

流行病学的研究显示,成年人原发性高血压可能起始于儿童期,儿童青少年期高血压与成年后心血管疾病的发病率和病死率之间存在相关,因此,在生命早期对儿童高血压患者早期识别、早期诊断、早期干预,能够预防成年人高血压及其并发症的发生。近年来儿童青少年高血压的发病率也在逐年增加，这可能与儿童肥胖的流行有关。国内外资料显示，儿童高血压总体发病率为1%～3%。我国地域辽阔，民族众多，各民族的生存环境、生活及饮食习惯有很大不同，各地区、各民族儿童高血压发病率有很大差异。

（二）病因与发病机制

原发性高血压的发病机制至今未明。目前认为本病是在一定的遗传背景下由于多种后天环境因素作用使血压的调节机制失代偿所致。

1. 遗传因素　遗传因素对人类血压的影响目前已经被国内外学者广泛地接受，且多倾向于多基因遗传的观点。儿童原发性高血压显示出强烈的家族性倾向，有很强的遗传学影响，这在婴幼儿期即可被察觉，而且这种影响在其他危险因素存在的情况下可以被增强。养父母与其子女之间血压的相关性显著低于亲生父母与其子女之间血压的相关性。双亲无高血压、一方有高血压或双亲均有高血压，其子女高血压发生概率分别为3%、28%和46%。高血压儿童其兄弟姐妹的血压显著高于那些血压低儿童的兄弟姐妹。

此外，有少数几种综合征伴随的严重高血压与单基因遗传有关。这些基因均参与了肾钠盐再吸收途径，基因突变会导致远端肾单位钠盐再吸收增加，血容量增加，从而导致高血压的发生。

2. 环境因素

（1）肥胖：作为心脑血管疾病的重要危险因素已经被各国学者普遍认同。国内外大量的研究成果表明，肥胖是引起儿童血压升高及儿童高血压病的危险因素。肥胖儿童患高血压的危险性是非肥胖儿童的3倍。

（2）母亲妊娠期的情况：妊娠期母亲的血压与后代血压呈正相关。一项研究发现，母亲在妊娠期患有高血压而且在产后仍持续有高血压者，她们的后代在青少年时期的血压就显著高于母亲在妊娠期及产后血压都正常的后代。母亲妊娠期吸烟，后代血压偏高。胎儿宫内发育迟缓和出生时相对较低的体重都被认为是发展为高血压的危险因素。大量流行病学研究证实血压值与出生体重之间呈反比关系。出生体重每增加1kg，血压下降1.5～2.0mmHg。

（3）膳食与营养：早期母乳喂养对于心血管系统的健康是很有益处的。循证医学的研究确认，母乳喂养时间越长，儿童和成年后血压越低。早期饮食中钠的摄入量对于以后的血压水平可有影响。饮食补充钙可能对高血压患儿收缩压的降低有一定作用。镁和钾摄入与舒张压和收缩压之间可能存在负相关关系。在出生后早期添加长链不饱和脂肪酸对于降低血压是有益的。纤维素的摄入与舒张压负相关。热能摄入量与血压呈正相关，维生素E的摄入量与收缩压呈正相关。

（4）心理与行为：国内外研究报道成年人的A型性格与高血压的发生密切相关。有研究证实，当人处于压抑、焦虑状态，感情不能表达时，交感神经兴奋，心排血量和动脉外周阻力增加，从而使血压升高。有研究显示，血压偏高儿童倾向于内向型、稳定型个性。急性精神创伤或紧张状态产生血压生理性升高。紧张度过高、睡眠时间偏少等因素与儿童血压增高有关。

（5）其他：吸烟、饮酒过度也易患高血压。社会经济状况、家庭收入、父母受教育程度、居住城市等均可影响儿童血压。

3. 病理生理机制

（1）肾素-血管紧张素-醛固酮系统平衡失调：RAAS系统的激活在高血压的发生发展、靶器官的组织重构以及出现并发症等诸多环节都有重要作用。体内存在两种RAAS，即循环RAAS和局部RAAS。肾素由肾小球旁细胞分泌，可激活肝脏产生的血管紧张素原而生成血管紧张素Ⅰ，血管紧张素Ⅰ在肺血管内皮细胞中被血管紧张素转化酶（angiotensin-converting enzyme，ACE）转变为血管紧张素Ⅱ，后者在氨基肽酶作用下转变为活性较弱的血管紧张素Ⅲ，并进而被水解为无活性的片断。血管紧张素Ⅱ是RAAS系统最重要的活性成分，可直接收缩血管，刺激醛固酮分泌从而使水钠潴留，增加交感神经活力，促进儿茶酚胺释放，从而使血压升高。

（2）交感神经活性亢进：原发性高血压患者中约40%循环中儿茶酚胺水平升高。交感神经兴奋，儿茶酚胺增多，引起小动脉和小静脉收缩，心排血量增加，还可改变正常的肾脏-容量关系，使血压升高。

（3）胰岛素抵抗：是指机体对一定量的胰岛素的生物学反应低于预计正常水平的一种现象，血胰岛素水平可正常或高于正常，但它与胰岛素受体的结合能力以及受体后的效应均减弱。约50%的高血压病患者存在胰岛素抵抗和代偿性高胰岛素血症。胰岛素抵抗及代偿性高胰岛素血症引起血压增高的可能机制，目前认为有下列几个方面。①引起交感神经兴奋，从而使心排血量和外周血管阻力增加。②促进肾小管增加对钠的重吸收，导致水钠潴留、外周循环容量增加。③影响RAAS调节血压。④直接或间接通过胰岛素样生长因子刺激动脉壁平滑肌细胞增生或肥大，促进血管平滑肌细胞从血管中层向内膜迁移，使动脉内膜增厚，管壁硬化，阻力增加。⑤胰岛素抵抗时，胰岛素对 Na^+-K^+-ATP 酶的激活作用减弱，造成细胞内高钠，导致细胞水肿，平滑肌肿胀。同时 Ca^{2+}-ATP 酶活性降低，细胞内钙浓度增加，能够提高小动脉血管平滑肌对血管加压物质的反应，利于血管收缩，使外周血管阻力增加。⑥内皮细胞依赖的血管扩张功能减退。

(4)血管内皮功能障碍：内皮细胞不仅是一种屏障结构，还具有调节血管舒缩功能、血流稳定性和血管重构的重要作用。内皮细胞分泌多种血管活性物质，在维持血管张力、调节血压中具有重要作用。包括前列环素、一氧化氮等舒血管物质和内皮素、血栓素等缩血管物质。这些血管活性物质的失衡，促进了内皮功能紊乱，通过增加外周阻力和促增殖作用促进高血压及其并发症的发生发展。

(三)病理

高血压的主要病理改变是动脉病变和左心室肥厚。随病程进展，心、脑、肾等重要器官均可受累。

1. 动脉　早期全身小动脉痉挛，长期反复的痉挛使小动脉内膜因压力负荷增加、缺血缺氧出现玻璃样变，中膜平滑肌细胞增殖、肥大，中膜增厚，血管壁结构重构，最后管壁纤维化、管腔狭窄呈现不可逆病变。大动脉逐渐硬化，顺应性下降。

2. 心脏　左心室肥厚是最特征性的心脏改变。心肌细胞体积增大和间质增生，左心室体积和重量增加，导致左心室肥厚。

3. 脑　脑部小动脉也可出现从痉挛到硬化的一系列改变，长期高血压时脑小动脉有微动脉瘤形成，破裂可导致脑出血。在小动脉硬化基础上有利于血栓形成而产生脑梗死。

4. 肾　肾小动脉病变最明显。病变血管管腔变窄甚至闭塞，造成肾实质缺血、肾小球纤维化、肾小管萎缩和肾间质纤维化，早期肾外观无改变，晚期肾萎缩变小，肾硬化，最终肾衰竭。

5. 视网膜　视网膜小动脉在本病初期发生痉挛，以后逐渐出现硬化，严重时发生视网膜出血和渗出，以后视神经水肿。

(四)临床表现与并发症

多隐匿起病，无症状，体检或者因其他疾病就诊时发现。临床症状无特异性，持续的高血压会表现头晕、头痛、乏力、颜面潮红、恶心、呕吐、后颈部疼痛、后枕部或者颞部搏动感等。

严重高血压或者长期存在的高血压出现心、脑、肾等靶器官损害或者合并症时，可有相应临床表现。高血压合并症的发生取决于高血压的严重性、持续时间和病因。合并症主要包括以下几方面。

1. 心脏　最初表现左心室肥厚，体检可扪及抬举性心尖冲动，心尖搏动明显增强。搏动范围扩大以及搏动左移则提示左心室增大。主动脉瓣区第二心音可增强，带有金属音调。晚期会发生心力衰竭。如合并冠心病会发生心绞痛、心肌梗死和猝死等。

2. 脑　早期可有短暂性脑缺血发作，还可发生脑出血、脑血栓、脑栓塞和高血压脑病等，表现惊厥、偏瘫、失语、昏迷等。如病变仅累及一侧大脑半球，对侧肢体出现无力或瘫痪；如病变累及大脑皮质，可出现失语和癫痫样发作；病变累及脑干和小脑，可有双侧肢体无力、感觉缺失、小脑性共济失调、眼球震颤和复视等。

3. 肾　肾病变可以是高血压的原因，也可以是高血压肾损害的结果。长期高血压导致进行性肾硬化，表现为夜尿增多、蛋白尿，严重时发生肾衰竭。

4. 眼　视力进行性减退，发生视网膜血管病变。

(五)辅助检查

高血压的诊断有赖于血压的正确测量。实验室辅助检查主要用于鉴别诊断区别高血压的病因以及了解伴随靶器官损害的程度。

1. 儿童血压的测量

(1)血压测量方法：水银柱式血压计与柯氏音听诊法一起组成了目前临床测量血压的标准方法。目前血压的标准都是基于这些测量方法建立的。在测量中应该注意以下几方面。

①测量以前应该避免刺激性的药物或食物，静坐5min。

②尽量坐位下测量右上肢血压，最好坐靠背椅，保证右上肢得到支撑，肘部与心脏在同一水平。临床上儿童常取坐位，婴幼儿取仰卧位。不论采用

何种姿势，在测量血压时手臂必须得到支撑，尤其是肘部。只要肘部与心脏在同一水平，姿势的选择不会导致严重的误差。对于选择哪个手臂的问题尚有争议。合理的手段是在检查开始时同时测量两侧手臂血压，若差异大则需行进一步检查。

③袖带的大小对于血压的准确测量很重要。通常根据被测儿童的上臂大小选择合适的袖带：袖带充气囊宽度至少是鹰嘴和肩峰中间上臂周长的40%，长度应为上臂周长的80%～100%，气囊宽度与长度的比值大约是1∶2。不同年龄儿童应采用的袖带标准尺寸见表8-11。袖带过小测得血压偏高，过大测得血压偏低。如果袖带太小，应使用大一号袖带。

④将袖带紧贴缚在被测者上臂，袖带下缘应在肘窝上2cm，将钟式听诊器胸件放在肘窝肱动脉处。采用柯氏音法，柯氏音开始出现时(第一时相)为收缩压，柯氏音消失时(第五时相)定为舒张压。在一些儿童，柯氏音在0mmHg仍能够被听到。在这种情况下，应减轻对听诊器的按压，重复测量血压。如果第5柯氏音(声音消失)仍然很低，应将柯氏第4音(声音变弱变沉闷)记录为舒张压。柯氏音在5岁以下，尤其是1岁以下婴幼儿很难听到，这种情况下就不能使用传统的血压计，可使用自动装置，使用示波的方法测量收缩压和平均动脉压，然后计算出舒张压。

⑤应间隔2min重复测量，取2次读数的平均值记录。如果2次测量的收缩压或者舒张压读数相差>5mmHg，则间隔2min后再次测量，然后取3次读数的平均值。

(2)评价血压水平的方法

①诊所偶测血压：由医务人员在标准条件下按统一规范测量，是目前诊断高血压和分级的标准方法。

②自测血压：在家中或其他环境中患者给自己测量血压，称为自测血压。自测血压常低于偶测血压，可在接近日常生活的情况下获得多次测量值，在评价血压水平和指导降压治疗方面已成为偶测血压的重要补充，对于诊断白大衣高血压(即单纯诊所高血压，指在诊室或者医院内由医师或护士测量的血压始终增高，而在诊室以外环境和动态血压监测的血压正常)和改善治疗依从性很有裨益。

(3)动态血压监测：是指在特定的时间里(经常是24h)，定时进行血压测量和记录(一般测量频率白昼为20～30min 1次，夜间30～60min 1次)，从而了解一段时间内血压的总体情况，可全面反映昼夜血压波动情况并可避免测量人员和环境因素造成的误差，以便估计靶器官损害与预后以及指导治疗，并能够明确白大衣高血压和在隐匿性高血压(在诊室以传统血压测量方法测定的血压正常，而动态血压监测下白天血压或者清醒血压升高)的诊断。

2. *尿液检测* 明显的蛋白尿和血尿需注意肾病。尿比重降低，尿呈碱性需注意原发性醛固酮增多症。尿中儿茶酚胺及其代谢产物香草基苦仁酸(VMA)水平升高提示嗜铬细胞瘤，尿中17-羟、17-酮类固醇水平增高提示库欣综合征。

3. *血生化* 测定电解质、尿素、肌酐、尿酸、血糖、血脂等。还需选择性检测一些项目，如血浆肾素活性，血浆中血管紧张素和醛固酮水平、血皮质醇节律、甲状腺功能等。

4. *心电图* 可发现高血压患者是否合并左心室肥厚、左心房肥大以及心律失常等。

5. *超声检查* 超声心动图能更可靠地诊断左心室肥厚，其敏感性较心电图高7～10倍。测定计算所得的左室质量指数是一项反映左心室肥厚及其程度的较为准确的指标。目前推荐，对于确诊的高血压儿童患者，应在诊断以及以后的治疗中定期行超声心动检查，测定左室质量，评估有无左心室肥厚，评价高血压患儿靶器官损害的情况。

左心室质量(g)＝0.80［1.04(室间隔厚度＋左心室舒张末内径＋左心室后壁厚度)^3－(左心室舒张末内径)^3］＋0.6

由于心脏大小与体格大小密切相关，因此，要对左心室质量进行矫正：左心室质量指数＝左室质量(g)/体表面积(m^2)。一般以左室质量指数为51g/m^2作为是否存在左心室肥厚的分界值。

表8-11　血压测量袖带推荐尺寸

年龄范围	宽度(cm)	长度(cm)	最大上臂周长(cm)
新生儿	4	8	10
婴儿	6	12	15
儿童	9	18	22
体格小的成年人	10	24	26
成年人	13	30	34
体格大的成年人	16	38	44
下肢	20	42	52

超声心动图还可评估高血压患者的心脏功能，明确有无动脉导管未闭、主动脉缩窄等先天性心脏病。如疑有颈动脉、股动脉、肾动脉、其他外周动脉和主动脉病变，应做血管超声检查。疑有肾病者，应行肾超声。

6. 影像学检查　X线胸片可显示心脏大小。对于怀疑有嗜铬细胞瘤、肾素瘤者需行腹部CT和MRI。怀疑肾动脉狭窄或其他大血管病变者可行血管CT和磁共振血管成像(MRA)。

7. 眼底检查　可发现眼底的血管病变和视网膜病变。高血压眼底病变分为4级。Ⅰ级：视网膜动脉痉挛；Ⅱ级：视网膜动脉硬化；Ⅲ级：Ⅱ级加视网膜病变(出血或渗出)；Ⅳ级：Ⅲ级加视盘水肿。

8. 血管造影　数字减影血管造影是诊断肾动脉狭窄等血管病变的金标准，可明确狭窄的程度和范围。

(六)诊断

1. 诊断标准及其分期　血压超过正常范围，即可诊断高血压。但是，迄今为止，尚无一个公认的、统一的儿童高血压的诊断标准。儿科学规定，学龄前儿童血压>80/120mmHg，学龄儿童血压>90/130mmHg，即可诊断高血压。百分位法是目前国内外最多采用的方法，一般认为儿童血压超过同年龄、性别组血压的95百分位数值即可诊断高血压。

2004年，美国国家高血压教育项目(NHB-PEP)儿童青少年工作组发布了儿童青少年高血压诊断、评估和治疗的第4次报告。在这个报告中，将儿童高血压的定义为3次或者3次以上平均收缩压和(或)舒张压大于等于同性别、年龄和身高儿童血压的第95百分位。建议采用百分位法，按照以下标准将儿童血压区分为正常血压、高血压前期和高血压。①正常血压：收缩压和舒张压小于同性别、年龄和身高儿童血压的第90百分位(<90th)；②高血压前期：平均收缩压和(或)舒张压水平在90和95百分位之间。此外，当儿童青少年血压水平高于80/120mmHg但是低于95百分位时，也被认为是高血压前期；③高血压：平均收缩压和(或)舒张压大于等于同性别、年龄和身高儿童血压的第95百分位(≥95th)，并且至少测量3次。

如果经过3次或3次以上测量，证实确实患有高血压，应进一步进行分期，高血压1期：95百分位到99百分位+5mmHg；高血压2期：高于99百分位+5mmHg。

2. 靶器官损害　高血压常伴随5个靶器官的受累：血管、脑、眼睛、肾和心脏。高血压伴随的靶器官损害临床很常见，甚至血压轻度升高的儿童也会发生靶器官损害。Daniels等评估了收缩压和舒张压>90^{th}的儿童，发现36%有左心室肥厚，49%肾小球高滤过，50%视网膜血管病变。

高血压靶器官损害的早期标志包括：①血管异常：血管顺应性降低，血管内中膜厚度增加；②脑：CT和MRI异常表现；③眼睛：视网膜病；④肾：微量蛋白尿，肾小球滤过率降低，肾功能轻度降低；⑤心脏异常：左心室肥厚，舒张功能失调。

左心室肥厚是高血压导致儿童靶器官损害最突出的表现。超声发现，34%～38%轻度未治疗的高血压儿童LVH增加。目前推荐，对于确诊的高血压儿童患者，应在诊断以及以后的治疗中定期行超声心动检查，测定左室质量，评估有无左心室肥厚，评价高血压患儿靶器官损害的情况。确定左心室肥厚对于临床决策很有帮助，左心室肥厚的存在是开始抗高血压药物治疗的适应证。

(七)鉴别诊断

原发性高血压主要需与其他各种类型的继发性高血压进行鉴别诊断。儿童继发性高血压主要包括以下5大类病因：肾性、心血管性、内分泌性、神经性和药物毒物等。

1. 肾性高血压　分为肾实质性和肾血管性。

(1)肾实质性：最常见，占所有继发高血压80%左右。由于高血压也可导致肾损害，因此，需注意鉴别诊断。主要包括急慢性肾小球肾炎、肾盂肾炎、溶血尿毒综合征、狼疮肾炎、间质性肾炎、遗传性肾炎、先天肾发育异常等。这些疾病大多在早期即有明显肾病变的临床表现，如肉眼血尿，尿中泡沫增多，尿频、尿急、尿痛等尿路刺激症状等。后期出现高血压。尿常规发现血尿、蛋白尿及管型尿有助于诊断，血肌酐和尿素氮可升高。

(2)肾血管性：以肾动脉狭窄最常见，可由于先天肾动脉纤维肌性发育不良、脐静脉插管伴随血栓形成和多发性大动脉炎等导致。肾动脉狭窄使肾血流量减少，激活RAAS系统，导致交感神经激活、水钠潴留、前列环素和一氧化氮水平降低，从而发生高血压。临床上，肾动脉狭窄导致的血压增高较其他类型高血压明显，舒张压多>110mmHg，可无症状，只是在常规体检中发现高血压或因头痛、眩晕、急躁、过度兴奋不安、体重不增或疲乏而就医。25%的病例以高血压脑病起病。体检时在肋椎角或腹部听到血管性杂音有诊断价值，约50%患儿有此杂音，用钟形听诊器在接近上腹部中线肋骨缘处逐渐移到患侧季肋部听诊。肾血管B超检查及彩色多普勒血流和血浆肾素活性（PRA）升高是定性筛选检查。肾动脉造影是确诊检查。核素显像、血管CT、磁共振血管成像也有助于诊断。

2. *血管性高血压* 包括动脉导管未闭、先天性主动脉缩窄、主动脉瓣关闭不全、大动脉炎等。

（1）先天性主动脉缩窄：主动脉缩窄造成血流阻力增大，缩窄近端血压升高，远端血供减少，血压降低。婴儿常伴有左心衰的表现，年长患儿可无明显症状或者仅表现头晕、头痛等高血压相应的症状。典型体征是上肢血压增高显著，下肢血压明显降低，甚至测不到，股动脉及足背动脉搏动减弱或消失。若缩窄发生于左锁骨下动脉，左侧脉搏较右侧明显减弱。心尖冲动强烈，心界向下扩大，在胸骨左缘第2～3肋间有收缩中期喷射性杂音。超声心动图可显示缩窄部位及其长度，多普勒可记录收缩期湍流图形。主动脉造影可明确狭窄段范围及周围有无动脉瘤形成。CT和MRA也有助于明确诊断。

（2）多发性大动脉炎：是主动脉及其主要分支及肺动脉的慢性进行性非特异性炎症，引起不同部位血管腔狭窄或闭塞为主要病变，可致动脉扩张或者动脉瘤。病因未明，一般认为与感染引起的自身免疫反应、内分泌异常及遗传因素有关。在疾病活动期可表现为发热、关节痛、乏力、体重下降等，并有动脉受累的相应症状。体征上，根据血管受累部位不同，可出现颈动脉、桡动脉和股动脉减弱或消失。上肢血压升高，下肢血压降低。在脐上部闻及收缩期杂音或者血管杂音。辅助检查上，在活动期有贫血、白细胞增高、血沉增快、C反应蛋白增高、球蛋白升高。超声检查可探及主动脉及其分支的狭窄。CT、MRA及动脉造影等均能确定病变的部位、范围和程度。

3. *内分泌性高血压* 包括嗜铬细胞瘤、库欣综合征、原发性醛固酮增多症、甲状腺功能亢进、先天性肾上腺皮质增生、甲状旁腺功能亢进症等。

（1）嗜铬细胞瘤：是儿茶酚胺分泌肿瘤，通过过度分泌儿茶酚胺，包括多巴胺、去甲肾上腺素和肾上腺素，作用于心脏和外周血管，导致高血压。临床表现为“5H”，即：高血压（hypertension）、头痛（headache）、高代谢（high-metabolism）、高糖（hyperglycemia）和多汗（hypersweat）。但是与成年患者不同，儿童患者症状较多样，头痛、呕吐或恶心、体重减轻和视力障碍、腹痛和便秘的发生明显多于成年人，并且高血压90%呈持续性，可达成年人发作水平，高达160～260/110～210mmHg。24h尿中儿茶酚胺（去甲肾上腺素和肾上腺素）或其代谢产物香草基苦仁酸（VMA）水平明显增高即有诊断价值。对肾上腺内的嗜铬细胞瘤通过B超、CT或者MRI扫描大多能明确定位，对肾上腺外异位肿瘤可通过^{131}I-MIBG核素扫描确诊。

（2）库欣综合征：即肾上腺皮质醇增多症，使用肾上腺皮质激素做治疗时亦可引起医源性库欣综合征。由于肾上腺糖皮质激素分泌过多，可出现满月脸、水牛背、向心性肥胖、多血质、紫纹、皮肤色素沉着等，可因骨质疏松而引起背痛。50%～80%患儿有高血压，主要由于皮质醇分泌增多，引起水钠潴留，血容量增加所致。高血压一般较轻，易控制，但个别严重。实验室检查，早上血清皮质醇水平增高伴昼夜节律紊乱，尿中17-羟、17-酮类固醇水平增高，24h尿内游离皮质醇增高。

（3）原发性醛固酮增多症：肾上腺肿瘤或皮质增生导致醛固酮分泌增多，水钠潴留，血容量增多，并且肾素-血管紧张素系统受抑制，而醛固酮的过度分泌不受肾素-血管紧张素系统的调控。临床上除高血压引起的症状外，低血钾会导致多饮、多尿、夜尿增多、尿比重低、碱性尿、肌肉软弱无力，偶有间歇性或周期性麻痹及手足搐搦。实验室检查，发现高钠性碱中毒，血钾减低、血及尿醛固酮增高，血浆肾素活性降低。

（4）甲状腺功能亢进：血压增高以收缩压增高明显，脉压增宽，常无高血压自觉症状，但有情绪不稳定、易激惹、多动和注意力不集中、食欲增加而体重下降、怕热、多汗等甲亢症状。如有甲状腺肿大、突眼体征存在，鉴别多无困难。检测血清甲状腺素水平，如总T4和游离T4增高而TSH水平低下可确诊。

4. *神经性高血压* 脑外伤、脑血管意外、脑积水、脑肿瘤、脑炎脑膜炎等均可引起短暂性高血压，可伴随前囟膨隆、颅骨缝裂开、头大、心率减慢及中枢性呼吸衰竭等颅内压增高症的表现。其他还包括家族性自主神经功能障碍、急性卟啉病、睡眠呼吸暂停等。

5. *药物和毒物等外源性病因* 包括可卡因、口服避孕药、拟交感药物、安非他明、皮质醇激素、环孢素、维生素D中毒等药物，铅、汞、铊、镉等毒物和过度输液等。

(八)治疗

儿童高血压治疗的目的是用最简单有效的方法控制血压在正常范围内,一般控制在同性别、年龄和身高儿童血压的第95%以下,减少不良反应,防止高血压远期并发症的发生。

1. *非药物治疗* 适用于高血压前期和所有高血压患儿,包括应用药物治疗的患儿。鼓励以家庭为基础进行干预。

(1)控制体重:体重减轻可以使血压下降。控制体重不仅能够降低血压,而且可以减低血压对于盐的敏感性,降低其他心血管危险因素的发生。控制体重可以避免药物治疗或者推迟药物治疗开始时间。

(2)鼓励体育锻炼,限制静坐时间:定期进行体育活动对于心血管系统很有好处,推荐规律的有氧体育活动,每天30~60min中度体育活动。鼓励自我监测静坐时间,包括看电视录相、玩电脑游戏等,将静坐时间限制到每天2h以下。目前认为规律体育活动和限制静坐时间可预防肥胖、高血压和其他心血管危险因素的发生。但是在2期高血压未被控制时,应限制竞争性体育活动。

(3)调整饮食结构:减少含糖饮料和高能量零食的摄入;减少脂肪胆固醇的摄入;增加新鲜水果蔬菜、纤维素和不饱和脂肪酸的摄入;减少盐的摄取,推荐每天盐的摄入量为4~8岁儿童每天低于1.2g,年龄大些儿童每天低于1.5g。

2. *药物治疗* 对于非药物治疗无效、症状性高血压、严重高血压和伴随靶器官损害的高血压,则应考虑药物治疗。2004年美国儿童血压控制工作组第4次报告中提出,儿童抗高血压药物治疗的适应证包括:症状性高血压,继发性高血压,高血压合并靶器官损害,1型糖尿病和(或)高脂血症合并高血压,非药物治疗的降血压效果不理想等。并且提出,对于无合并症以及无靶器官损害的原发性高血压儿童,血压控制目标是降低到同性别、年龄和身高儿童血压的95%以下。但是对于有肾病、糖尿病或者高血压靶器官损害的儿童,血压控制目标是降低到同性别、年龄和身高儿童血压的90%以下。

(1)常用降血压药物:根据作用部位和作用机制不同,目前治疗儿童青少年高血压的药物包括以下种类。

①血管紧张素转化酶抑制药(angiotensin converting enzyme inhibitor,ACEI):可抑制循环和组织中RAAS,减少肾上腺素、内皮素释放,抑制缓激肽降解,并可保护靶器官。可用于充血性心力衰竭、左心室肥厚、糖尿病/糖尿病肾病、轻中度肾功能不全、合并高脂血症的患者。其中卡托普利在儿童应用的研究最多,降低血压的作用显著,安全性强。其他包括贝那普利、福辛普利、喹那普利、赖诺普利和依那普利等,半衰期较卡托普利长,每天1次用药。而且贝那普利、福辛普利和雷米普利是肾和肝胆双通道排泄的药物,用于肾病尤其伴随肾功能损害的患者会更安全。临床最常见的不良反应是干咳,由于抑制缓激肽降解所致,成年人更为常见,可达6%~20%。其他不良反应包括高血钾,血管神经性水肿,低血压,肾小球滤过率下降、在严重肾功能不全患者会加重肾衰竭。

ACEI对出球小动脉的扩张作用强于入球小动脉,可降低肾小球内压力,减少清蛋白滤过,对于高血压合并蛋白尿的患儿效果较好。但是在肾动脉狭窄患儿应用的安全性有争议。对单侧肾动脉狭窄,可应用ACEI,但是服用后应监测肾功能变化。对于双侧肾血管疾病或者一侧肾动脉严重狭窄的患儿,应用ACEI后可导致急性肾衰竭,绝对禁忌。其他禁忌证包括合并高钾血症、严重肾衰竭、主动脉瓣狭窄和梗阻肥厚性心肌病。

②血管紧张素受体拮抗药(angiotensin-receptor blocker,ARB):通过阻断血管紧张素Ⅱ与其受体的结合,从而降低血压。ARB的适应证和禁忌证与ACEI相同。因不会导致咳嗽,现主要用于ACEI治疗后发生干咳的患儿。包括氯沙坦和伊贝沙坦等。在儿科还没有广泛应用,有报道单独应用氯沙坦或者氯沙坦与氢氯噻嗪合用,能够有效降低血压。

③钙通道拮抗药(calcium channel bocker,CCB):借助平滑肌细胞膜上的L型电压依赖慢通道,抑制钙内流,降低胞质钙浓度,导致血管舒张,使外周血管阻力、心率和心排血量下降,从而降低血压。CCB不影响血脂和血糖水平,能够保护靶器官,对于高血压合并高脂血症的患儿是首选治疗。儿科常用的CCB包括硝苯地平、氨氯地平、非洛地平。在成年人,短效硝苯地平有增加心血管不良反应的危险,应用是有争议的。但是在儿童硝苯地平疗效显著,并且能够被很好地耐受,尚未发现以下不良反应。CCB不良反应包括疲乏、头痛、头晕、外周水肿、潮红、腹痛、胸痛、恶心、呕吐等。

④利尿药:通过抑制肾水钠再吸收,促进排尿

降低血容量，从而降低血压。适用于低肾素型高血容量的轻、中度高血压，尤其肥胖以及并发心力衰竭者。其中噻嗪类利尿药应用最多，如氢氯噻嗪。由于药物必须在肾小球腔内发挥利尿作用，因此，其有效性与肌酐清除率有关，对于肌酐清除率＞50％的儿童有效，而对肌酐清除率＜30％的患者无效，并且增加剂量和频率作用不能改善。但是有研究认为，长期应用噻嗪类利尿药对于脂类代谢和骨骼生长有影响，因此，在儿童青少年长期应用应谨慎。不良反应包括疲乏、恶心、肌肉抽搐、低血钾、低血钠和代谢性酸中毒等。

⑤β受体阻滞药：可降低心率、心肌收缩力和心排血量，抑制肾素分泌和活性。在成年人是高血压治疗的一线药物，尤其适用于合并心绞痛、心肌梗死、充血性心力衰竭、快速心律失常的患者。儿童青少年常用的β受体阻滞药是普萘洛尔、美托洛尔和阿替洛尔。对于哮喘、慢性肺疾病、糖尿病患者（低血糖反应增加，掩盖了低血糖的症状和体征，如心动过速、心悸和饥饿）和运动员（降低心排血量和运动储备）禁忌。不良反应包括心动过缓、疲乏、抑郁、高血钾、血浆三酰甘油水平增高和高密度脂蛋白水平降低。

⑥其他药物：α阻滞药（如哌唑嗪），中枢性降血压药（如可乐定），血管扩张药（如米诺地尔、肼屈嗪和硝普钠等），在儿童不能作为一线药物治疗慢性高血压。在处理高血压危象时可酌情应用。

（2）降血压药物的选择：高血压的治疗应采取个体化的治疗原则。所有抗高血压药物都应该从最低推荐剂量开始，剂量逐渐增加，直到血压控制满意。单药治疗达到最高推荐剂量后血压仍控制不满意或者药物不良反应太大，应添加另外一种类型的药物。联合应用降血压药是大家公认的一种有效降血压方法。针对不同发病机制的药物联合应用，治疗作用协同或者相加，疗效互补，不良反应可以相互抵消，明显减轻，至少不叠加，并且可以加强对靶器官的保护作用。在联合用药时要注意考虑药物的互补作用，现认为比较合理的配伍为ACEI与利尿药。CCB与β受体阻滞药，ACEI与CCB，利尿药与β受体阻滞药，利尿药与CCB等。

应根据作用部位和作用机制选择用药。对于伴随RAAS过度激活的高血压，可应用β受体阻滞药、ACEI、ARB或者醛固酮拮抗药（如螺内酯）。ACEI可用于肾血管或者肾实质疾病继发的高肾素性高血压或者高肾素的原发性高血压。在一些特殊情况下，应该使用特殊类型的抗高血压药物，如糖尿病和蛋白尿儿童可应用ACEI或者ARB；偏头痛儿童可使用β受体阻滞药和CCB；高血压伴随室上速或者肥厚性心肌病的儿童可应用β受体阻滞药。

（齐建光　杜军保）

参考文献

[1] 周爱卿，蒋世良．先天性心脏病经导管介入治疗指南．中华儿科杂志，2004，42(3)：234-239.

[2] 卫生部办公厅关于印发儿童先天性心脏病4个病种临床路径的通知．中国医药生物技术，2010，5(4)：30.

[3] 胡亚美，江载芳．诸福棠实用儿科学．7版．北京：人民卫生出版社，2009.

[4] Park MK.，译者：桂永浩，刘芳．实用小儿心脏病学．5版．北京：人民军医出版社，2009.

[5] Braunwald E，Perloff K：Physical examination of the heart and circulation. Heart Disease，6th ed. Philadelphia，WB Saunders，2001，pp：45-81.

[6] Radzik D，Davignon A，Van Doesburg N，et al：predictive facters for spontaneous closure of atrial septal defect diagnosed in the first 3 months of life. J Am Coll Cardiol，1993，22：851-853.

[7] Hoffman JI：Natural history of congenital heart disease. Problems in its assessment with special reference to ventricular septal defects. Circulation，1968，37：97-125.

[8] Varvarigou A，Bardin CL，Beharry K，et al：Early ibuprofen administration to prevent ductus arteriosus in premature new born infants. JAMA，1996，275：539-544.

[9] Nugent EW，Freedom RM，Nora JJ，et al：Clinical course in pulmonic stenosis. Circulation，1997，56：15-20.

[10] Blume ED，Altman K，Mayer JE，et al：Evolution of risk factors influencing early mortality of arterial switch operation. J Am Coll Cardiol，1999，33：1702-1709.

[11] Kirklin JW，Blackstone EH，Jonas RA，et al：Morphologic and surgical determinant of outcome events after repair of tetralogy of Fallot and pulmonary stenosis：A two-institution study. J Thorac Cardiovasc Surg，1992，103：706-723.

[12] Blomström-Lundqvist C，Scheinman MM，Aliot EM，et al. ACC/AHA/ESC guidelines for the management of patients with supraventricular arrhythmias--executive summary. a report of the American college of cardiology/American heart association task force on practice guidelines and the European society of cardiology committee for practice guidelines(writing committee to develop guidelines for the management of patients with supraventricular arrhythmias) developed in collaboration with NASPE-Heart Rhythm Society. J Am Coll Cardiol，2003，42(8)：

1493-1531.

[13] 中国生物医学工程学会心脏起搏与电生理分会，中华医学会心电生理和起搏分会，《中国心脏起搏与心电生理杂志》编辑部. 射频导管消融治疗快速心律失常指南(修订版). 中国心脏起搏与心电生理杂志，2002，02：16(2)：81-95.

[14] European Heart Rhythm Association; Heart Rhythm Society, Zipes DP, et al. ACC/AHA/ESC 2006 guidelines for management of patients with ventricular arrhythmias and the prevention of sudden cardiac deat^{h}: a report of the American College of Cardiology/American Heart Association Task Force and the European Society of Cardiology Committee for Practice Guidelines (Writing Committee to Develop Guidelines for Management of Patients With Ventricular Arrhythmias and the Prevention of Sudden Cardiac Death). J Am Coll Cardiol, 2006, 48(5): e247-346.

[15] Epstein AE, DiMarco JP, Ellenbogen KA, et al. ACC/AHA/HRS 2008 Guidelines for Device-Based Therapy of Cardiac Rhythm Abnormalities: a report of the American College of Cardiology/American Heart Association Task Force on Practice Guidelines (Writing Committee to Revise the ACC/AHA/NASPE 2002 Guideline Update for Implantation of Cardiac Pacemakers and Antiarrhythmia Devices) developed in collaboration with the American Association for Thoracic Surgery and Society of Thoracic Surgeons. J Am Coll Cardiol, 2008, 51(21): e1-62.

[16] Wolf CM, Berul CI. Molecular mechanisms of inherited arrhythmias. Current Genomics, 2008, 9: 160-168.

[17] 吴希如，李万镇. 临床儿科学. 北京：科学出版社，2005：1477-1568.

[18] 李小梅. 小儿心律失常学. 北京：科学出版社，2004.

[19] 陈树宝，李万镇，马沛然，钱永如. 小儿心力衰竭. 北京：人民卫生出版社，2008.

[20] Hunt SA, Abraham WT, Chin MH, et al. ACC/AHA 2005 Guideline Update for the Diagnosis and Management of Chronic Heart Failure in the Adult: a report of the American College of Cardiology/American Heart Association Task Force on Practice Guidelines (Writing Committee to Update the 2001 Guidelines for the Evaluation and Management of Heart Failure): developed in collaboration with the American College of Chest Physicians and the International Society for Heart and Lung Transplantation: endorsed by the Heart Rhythm Society. Circulation, 2005, 112(12): e154-235.

[21] Finlay A. McAlister; Justin Ezekowitz; Nicola Hooton, et al. Cardiac resynchronization therapy for patients with left ventricular systolic dysfunction: a systematic review. JAMA, 2007, 297(22): 2502-2514.

[22] McMurray JJ, Pfeffer MA. Heart failure. Lancet, 2005, 365(9474): 1877-1889.

[23] Fenton M, Burch M. Understanding chronic heart failure. Arch Dis Child, 2007, 92(9): 812-816.

[24] Jessup M, Abraham WT, Casey DE et al. 2009 focused update: ACCF/AHA Guidelines for the Diagnosis and Management of Heart Failure in Adults: a report of the American College of Cardiology Foundation/American Heart Association Task Force on Practice Guidelines: developed in collaboration with the International Society for Heart and Lung Transplantation. Circulation, 2009, 119(14): 1977-2016.

[25] Picchio FM, Formigari R, Balducci A. Pediatric heart failure. Minerva Cardioangiol, 2008, 56(3): 311-319.

[26] Webber SA. New-onset heart failure in children in the absence of structural congenital heart disease. Circulation, 2008, 117: 11-12.

[27] Knowlton KU. CVB infection and mechanisms of viral cardiomyopathy. Curr Top Microbiol Immunol, 2008, 323: 315-335.

[28] Uhl TL. Viral myocarditis in children. Crit Care Nurse, 2008, 28(1): 42-63.

[29] Frishman WH, Zeidner J, Naseer N. Diagnosis and management of viral myocarditis. Curr Treat Options Cardiovasc Med, 2007, 9(6): 450-464.

[30] Brunetti L, DeSantis ER. Treatment of viral myocarditis caused by coxsackievirus B. Am J Health Syst Pharm, 2008, 65(2): 132-137.

[31] Li HS, Ligons DL, Rose NR. Genetic complexity of autoimmune myocarditis. Autoimmun Rev, 2008, 7(3): 168-173.

[32] Gutberlet M, Spors B, Thoma T, et al. Suspected chronic myocarditis at cardiac MR: diagnostic accuracy and association with immunohistologically detected inflammation and viral persistence. Radiology, 2008, 246(2): 401-409.

[33] Schulz-Menger J, Maisch B, Abdel-Aty H, et al. Integrated biomarkers in cardiomyopathies: cardiovascular magnetic resonance imaging combined with molecular and immunologic markers--a stepwise approach for diagnosis and treatment. Herz, 2007, 32(6): 458-472.

[34] Kallwellis-Opara A, D rner A, Poller WC, et al. Autoimmunological features in inflammatory cardiomyopathy. Clin Res Cardiol, 2007, 96(7): 469-480.

[35] Caforio AL, Calabrese F, Angelini A, et al. A prospective study of biopsy-proven myocarditis: prognostic relevance of clinical and aetiopathogenetic features at diagnosis. Eur Heart J, 2007, 28(11): 1326-1333.

[36] Amabile N, Fraisse A, Bouvenot J, et al. Outcome of acute fulminant myocarditis in children. Heart, 2006, 92(9): 1269-1973.

[37] Jeserich M, Konstantinides S, Pavlik G, et al. Non-invasive imaging in the diagnosis of acute viral myocarditis. Clin Res Cardiol, 2009, 98: 753-763.

[38] Olimulder MAGM, van Es J, Galjee MA. The importance of cardiac MRI as a diagnostic tool in viral myocarditis-induced cardiomyopathy. Neth Heart J, 2009, 17: 481-486.

[39] 马沛然，黄磊. 心源性休克的急救治疗. 中国小儿急救医学，2006，13(3)：195-197.

[40] 杨思源. 小儿心脏病学. 2版. 北京：人

民卫生出版社,2003.546-550.
[41] Chatterjee K, McGlothlin D, Michaels A. Analytic reviews: cardiogenic shock with preserved systolic function: a reminder. J Intensive Care Med, 2008, 23(6):355-366.
[42] Josephson L. Cardiogenic shock. Dimens Crit Care Nurs, 2008, 27(4): 160-170.
[43] Mann HJ, Nolan PE Jr. Update on the management of cardiogenic shock. Curr Opin Crit Care, 2006, 12(5):431-436.
[44] Reynolds HR, Hochman JS. Cardiogenic shock: current concepts and improving outcomes. Circulation, 2008, 117(5):686-697.
[45] Baddour LM, Wilson WR, Bayer AS, et al. Infective endocarditis: Diagnosis, antimicrobial therapy, and management of complications, a statement for healthcare professionals from the committee on rheumatic fever, endocarditis, and Kawasaki disease, Council on cardiovascular disease in the young, and the Council cardiology, stroke, and cardiovascular surgery and anesthesia, American Heart Association, Circulation, 2005, 111: e394-e433.
[46] Park MK, Troxler RG. Pediatric Cardiology for Practitioners, 4th Edition, Mosby, Phidelphia, 2002, 281-286.
[47] Ferrieri P, Gewitz MH, Gerber MA, et al. Unique features of infective endocarditis in childhood, Circulation, 2002, 105:2115-2127.
[48] Dieter H, Follath F, Gutschik E, et al. Guidelines on prevention, diagnosis and treatment of infective endocarditis. Eur Heart J, 2004, 25:267-276.
[49] 中华医学会儿科学分会心血管组,中华儿科杂志编辑委员会. 小儿感染性心内膜炎的诊断标准(试行). 中华儿科杂志,2001,37:310.
[50] Tissieres P, Gervaix A, Beghetti M, et al. Value and limitation of the Von Reyn, and modified Duke criteria for the diagnosis of infective endocarditis in children. Pediatrics, 2003, 112:467-471.
[51] Wilson W, Taubert KA, Gewitz M, et al. Prevention of infective endocarditis: guidelines from the American Heart Association: a guideline from the American Heart Association Rheumatic Fever, Endocarditis, and Kawasaki Disease Committee, Council on Cardiovascular Disease in the Young, and the Council on Clinical Cardiology, Council on Cardiovascular Surgery and Anesthesia, and the Quality of Care and Outcomes Research Interdisciplinary Working Group. Circulation, 2007, 116(15):1736-54.
[52] Maisch B. Dilated cardiomyopathy--a syndrome, not a homogeneous disease. Herz, 2007, 32(6):444-445.
[53] de Groote P, Delour P, Mouquet F, et al. The effects of beta-blockers in patients with stable chronic heart failure. Predictors of left ventricular ejection fraction improvement and impact on prognosis. Am Heart J, 2007, 154(3):589-595.
[54] Kärkkäinen S, Peuhkurinen K. Genetics of dilated cardiomyopathy. Ann Med, 2007, 39(2):91-107.
[55] Daubeney PE, Nugent AW, Chondros P, Carlin JB, Colan SD, Cheung M, Davis AM, Chow CW, Weintraub RG; National Australian Childhood Cardiomyopathy Study. Clinical features and outcomes of childhood dilated cardiomyopathy: results from a national population-based study. Circulation, 2006, 114(24):2671-2678.
[56] Bostan OM, Cil E. Dilated cardiomyopathy in childhood: prognostic features and outcome. Acta Cardiol, 2006, 61(2):169-174.
[57] Kubo T, Gimeno JR, Bahl A, et al. Prevalence, clinical significance, and genetic basis of hypertrophic cardiomyopathy with restrictive phenotype. J Am Coll Cardiol, 2007, 49(25):2419-2426.
[58] Fifer MA, Vlahakes GJ. Circulation. Management of symptoms in hypertrophic cardiomyopathy, 2008, 117(3):429-439.
[59] Jurynec J. Hypertrophic cardiomyopathy: a review of etiology and treatment. J Cardiovasc Nurs, 2007, 22(1):65-73.
[60] van Spaendonck-Zwarts KY, van den Berg MP, van Tintelen JP. DNA analysis in inherited cardiomyopathies: current status and clinical relevance. Pacing Clin Electrophysiol, 2008, 31(Suppl 1):S46-S49.
[61] 中华医学会心血管病学分会,中华心血管病杂志编辑委员会,中国心肌病诊断与治疗建议工作组. 心肌病诊断与治疗建议. 中华心血管病杂志, 2007,35(1):5-16.
[62] Colan SD. Classification of the cardiomyopathies. Prog Pediatr Cardiol, 2007, 23:5-15.
[63] Kaski JP, Elliott P. The classification concept of the ESC working group on myocardial and pericardial diseases for dilated cardiomyopathy. Herz, 2007, 32:446-451.
[64] Shaddy RE, Wernovsky G. Pediatric heart failure. USA: Taylor & Francis Group, 137-170, 241-370, 665-738.
[65] Hagège AA, Desnos M. New trends in treatment of hypertrophic cardiomyopathy. Arch Cardiovasc Dis, 2009, 102(5):441-447.
[66] Paul M, Zumhagen S, Stallmeyer B, et al. Genes causing inherited forms of cardiomyopathies. A current compendium. Herz, 2009, 34(2):98-109.
[67] Towbin JA, Lowe AM, Colan SD. Incidence, causes, and outcomes of dilated cardiomyopathy in children. JAMA, 2006, 296:1867-1876.
[68] The task force on the diagnosis and management of pericardial diseases of the European society of cardiology. Guidelines on the diagnosis and management of pericardial diseases executive summary. Eur Heart J, 2004(25):587-610.
[69] Khandaker MH, Espinosa RE, Nishimura RA, et al. Pericardial diseases: diagnosis and management. Mayo Clin Proc, 2010, 85(6):572-593.
[70] Imazio M, Brucato A, Trinchero R, et al. Individualized therapy for pericarditis. Expert Rev Cardiovasc Ther, 2009, 7(8):965-975.
[71] PR Reddy, RS Dieter, RP Das, et al. Utility of BNP in differentiating constric-

tive pericarditis from restrictive cardiomyopathy in patients with renal insufficiency. J Cardiac Fail, 2007, 13 (8):668-671.
[72] 杨思源. 小儿心脏病学. 3 版. 北京:人民卫生出版社,2005:429-438.
[73] Chen X, Wang Y. Tracking of blood pressure from childhood to adulthood: a systematic review and meta-regression analysis. Circulation, 2008, 117 (25):3171-3180.
[74] Tullus K, Brennan E, Hamilton G, et al. Renovascular hypertension in children. Lancet, 2008, 371(9622):1453-1463.
[75] Nguyen M, Mitsnefes M. Evaluation of hypertension by the general pediatrician. Curr Opin Pediatr, 2007, 19(2): 165-169.
[76] Feld LG, Corey H. Hypertension in childhood. Pediatr Rev, 2007, 28(8): 283-298.
[77] Varda NM, Gregoric A. A diagnostic approach for the child with hypertension. Pediatr Nephrol, 2005, 20: 499-506.
[78] Robinson RF, Nahata MC, Batisky DL, et al. Pharmacologic treatment of chronic pediatric hypertension. Pediatr Drugs, 2005, 7(1):27-40.
[79] National High Blood Pressure Education Program Working Group on High Blood Pressure in Children and Adolescents. The fourth report on the diagnosis, evaluation, and treatment of high blood pressure in children and adolescents. Pediatrics, 2004, 114: 555-576.
[80] Baum M. Etiology, evaluation and therapy of hypertension in children. Curr Opin Pediatr, 2007, 19: 163-164.
[81] Mouin G. Hypertension in children: an update on treatment strategies. Curr Opin Pediatr, 2007, 19: 170-177.
[82] 齐建光,杜军保. 美国儿童青少年高血压最新诊治指南. 实用儿科临床杂志, 2006, 21(1):57-60.

第9章

血液系统疾病

第一节 贫血性疾病

一、小儿贫血概论

贫血(anemia)是指单位体积外周血内红细胞数(RBC)、血红蛋白(Hb)量和血细胞比容(Hct)低于正常值或其中一项明显低于正常,称为贫血。由于婴儿和儿童的红细胞数、血红蛋白和血细胞比容因年龄不同而有差异,因此,临床诊断儿童贫血时必须参照不同年龄的正常值。目前国内临床诊断都按外周血内血红蛋白含量(Hb/L)作为判断贫血的标准。根据世界卫生组织(WHO,1972)的资料,在海平面地区,Hb的正常低限值为6个月至6岁为110g/L,6～14岁为120g/L,海拔每增高1 000m,Hb增加4%。小儿贫血的诊断标准,见表9-1。

表9-1 小儿贫血的诊断标准(WHO,1972)

年龄	Hb(g/L)
6个月至6岁	>110
6～14岁	>120

(一)分类

1. *贫血程度分类* 国内临床判断贫血的程度可根据血红蛋白的含量分为轻、中、重和极重4度,见表9-2。

表9-2 小儿贫血程度的诊断标准

贫血的程度	Hb(g/L)
轻度	90～110*
中度	60～90
重度	30～60
极重度	<30

注*:6～14岁轻度贫血的标准为Hb 90～120/L

2. *病因分类* 根据引起贫血的病因不同将其分为红细胞或血红蛋白生成不足、溶血性和失血性3类,见表9-3。

3. *形态分类* 这种分类的基础是根据检测红细胞数、血红蛋白量和红细胞压积计算红细胞平均容积(MCV)、红细胞平均血红蛋白量(MCH)和红细胞平均血红蛋白浓度(MCHC)的结果而将贫血分为4类,见表9-4。除了使用血红蛋白这个指标判断贫血外,还要参考红细胞数量,如二者比例失调,则需进一步参考MCV、MCH、MCHC,并结合红细胞体积分布宽度(RDW,参考值<14.5%),对不同病因引起的贫血有重要的参考价值,见表9-5,表9-6。

(二)临床表现

小儿贫血的临床表现与其年龄、病因、贫血发生的速度、血液总量的改变和贫血的程度等因素有关。贫血的临床表现,主要是由组织缺氧所致,因此,缺氧的程度和组织对缺氧的代偿能力决定临床症状的轻重。急性大失血时或急性溶血时,血液总量急剧减少或导致严重缺氧,可引起严重的循环衰竭甚至休克。慢性贫血时,由于早期机体代偿功能尚好、组织逐渐适应,虽有明显的贫血,但症状可不太明显;当代偿功能不全时逐渐出现贫血的一系列症状。一般表现为皮肤、黏膜及甲床的苍白,重度贫血时皮肤可呈蜡黄色,如合并黄疸、发绀或其他皮肤色素沉着时可掩盖患儿苍白的表现。病程较长的患儿可表现易疲劳乏力、毛发干枯、营养不良、体格发育迟缓等。婴幼儿重度贫血时可出现髓外造血的表现(再生障碍性贫血除外),如肝、脾、淋巴结肿大,外周血中可见有核红细胞、幼稚粒细胞。

表 9-3　贫血的病因与小儿常见疾病

1. 红细胞和血红蛋白生成不足	
(1)造血物质缺乏	营养性缺铁性贫血、营养性巨幼细胞性贫血、维生素 B_6 缺乏性贫血及维生素 C 缺乏、铜缺乏、蛋白质缺乏等
(2)骨髓造血功能障碍	再生障碍性贫血、单纯红细胞再生障碍性贫血等
(3)感染性及炎症性疾贫血	慢性感染、儿童类风湿病、系统性红斑狼疮等
(4)骨髓浸润伴发的贫血	白血病、恶性淋巴瘤、骨髓转移瘤等
(5)慢性肾炎、铅中毒等	
2. 溶血性贫血	
(1)红细胞内在缺陷	
①红细胞膜结构性缺陷	遗传性球形红细胞增多症、遗传性椭圆形红细胞增多症、遗传性口形红细胞增多症、阵发性睡眠性血红蛋白尿、棘形细胞增多症、靴刺形细胞增多症等
②红细胞内酶缺乏	a. 糖的无氧酵解通路酶的缺陷，如丙酮酸激酶(PK)缺乏、葡萄糖磷酸异构酶(GPI)缺乏、己糖激酶(HK)缺乏、磷酸果糖激酶(PFK)缺乏等 b. 磷酸戊糖旁路有关的酶缺乏和谷胱甘肽合成酶缺陷，如葡萄糖-6-磷酸脱氢酶(G6PD)缺乏，谷胱甘肽合成酶(GSHsyn)缺乏，谷胱甘肽还原酶(GR)缺乏等 c. 核苷酸代谢途径酶缺乏，如嘧啶5’核苷酸酶(P5’N)缺乏
③血红蛋白合成与结构异常	a. 珠蛋白肽链量的异常，如地中海贫血 b. 珠蛋白肽链异常：血红蛋白 S、C、D、E 等
(2)红细胞外的异常	
①免疫因素	体内存在破坏红细胞的抗体，如新生儿溶血症、自身免疫性溶血性贫血、药物所致的免疫性溶血性贫血等
②感染因素	如细菌的溶血素或疟原虫对红细胞的破坏
③物理化学因素	如烧伤、蛇毒、重金属等可直接破坏红细胞
④其他	如脾功能亢进、DIC 等
3. 失血性贫血	
(1)急性失血	如创伤性大出血、出血性疾病等
(2)慢性失血	如溃疡病、肠道畸形、鲜牛乳过敏、钩虫病、特发性肺含铁血黄素沉着症

表 9-4　贫血的细胞形态学分类标准*

	MCV(fl)	MCH(pg)	MCHC(g/L)
正常值*	80～94	28～32	320～380
正细胞性	80～94	28～32	320～380
大细胞性	＞94	＞32	320～360
单纯小细胞性	＜80	＜28	320～360
小细胞低色素性	＜80	＜28	＜320

注*：以血细胞分析仪法为准

表 9-5　形态分类与病因分析

形态分类	常见病因
正细胞性贫血	急性失血性贫血；免疫性溶血性贫血；遗传因素导致的溶血性贫血；微血管病性溶血；再生障碍性贫血；骨髓浸润等
小细胞低色素性贫血	缺铁性贫血、铁粒幼红细胞性贫血、肺含铁血黄素沉着症、铅中毒、慢性疾病、维生素 B_6 缺乏症、铜缺乏症性贫血等
大细胞性贫血	营养性巨幼细胞贫血、骨髓增生异常综合征、慢性肝病、再生障碍性贫血(部分)、维生素 B_1 缺乏、网织红细胞增多症、正常新生儿等

表 9-6 红细胞 MCV、RDW 参数与贫血鉴别诊断

RDW/MCV	形态分类	常见疾病
RDW 正常 MCV 降低	小细胞均一性贫血	轻型地中海贫血、慢性疾病(感染、炎症、肿瘤)等
RDW 升高 MCV 降低	小细胞非均一性贫血	缺铁性贫血、β-地中海贫血、血红蛋白 H 病、血红蛋白 S 病
RDW 正常 MCV 正常	正常细胞均一性贫血	急性失血、慢性淋巴细胞白细胞、慢性粒细胞白血病、化疗后等情况
RDW 升高 MCV 正常	正常细胞非均一性贫血	早期或混合性营养缺乏、血红蛋白异常的贫血症、铁粒幼细胞性贫血、骨髓纤维化等
RDW 正常 MCV 升高	大细胞均一性贫血	骨髓增生异常综合征、再生障碍性贫血、化疗、乙醇中毒、冷凝集素升高等
RDW 升高 MCV 升高	大细胞非均一性贫血	叶酸或维生素 B_{12} 缺乏导致的巨幼细胞性贫血、部分镰状细胞性贫血

除上述一般的贫血表现和造血器官的表现外，贫血常出现各系统的症状，如循环和呼吸系统表现为心率增快、呼吸加速、脉搏加强、脉压增大，有时可见毛细血管搏动。重度贫血时，则可出现心脏扩大，心前区可闻及收缩期杂音，心电图可出现 ST 段下降，T 波低平或倒置，可发生充血性心力衰竭；消化系统可表现为食欲减退、恶心、腹胀、腹泻或便秘等；神经系统可表现为注意力不集中，情绪易激动，学习成绩下降等，年长患儿可述头痛、头晕、耳鸣和眼前发黑等。

(三)诊断要点

1. *病史*　发病年龄与贫血的诊断十分密切，新生儿期的贫血合并黄疸者多为新生儿溶血症或经胎盘输血给母体或分娩前后的出血；婴幼儿期贫血者多要考虑营养缺乏性贫血、遗传性溶血性贫血；年长儿贫血除营养缺乏性贫血外，还要考虑慢性出血性贫血、再生障碍性贫血、其他全身性疾病等。

小儿出生后建立自主呼吸，血氧饱和度由胎儿时期的 45%升至 95%，血氧含量增加，红细胞生成素明显减少，骨髓造血功能暂时性下降，网织细胞减少；胎儿红细胞的寿命短，生后逐渐破坏(胎儿红细胞寿命为 45～70d，生后制造的红细胞平均寿命为 120d)；生后体重迅速增长，血容量增加，红细胞被稀释。以上因素导致新生儿至生后 2～3 个月时，外周血 Hb 可降至 100g/L 左右，RBC 降至 $3.0\times10^{12}/L$ 左右(早产儿贫血出现早且较明显)，出现轻度贫血，此称为小儿生理性贫血，呈自限性，无需治疗。

必须详细询问贫血的发展过程和伴随症状，起病急、病程短者，提示急性溶血或急性失血；起病缓慢者，提示营养性贫血、慢性失血、慢性再生障碍性贫血、慢性溶血等。如伴有黄疸和血红蛋白尿提示溶血；伴有神经和精神症状，如嗜睡、震颤等提示维生素 B_{12} 缺乏引起的巨幼红细胞性贫血；如合并出血，应考虑免疫性血小板减少性紫癜、血友病、急性失血等，其贫血的程度和出血的量相一致，而再生障碍性贫血、急性白血病、噬血细胞综合征等，其贫血的程度和出血的量不一致。其次，婴幼儿喂养史、既往史、药物史和家族史等，对小儿贫血的诊断都十分重要，见表 9-7。

2. *体格检查*　全面而细致的体格检查对贫血的诊断十分重要。除皮肤、黏膜苍白外，应着重检查有无黄疸、出血及肝脾淋巴结肿大情况。黄疸提示溶血、肝浸润、胆道受阻等；婴儿贫血伴肝脾轻度肿大多提示髓外造血；肝、脾明显肿大以脾大为主者，多提示溶血；肝、脾淋巴结同时肿大应考虑白血病。

3. *辅助检查*

(1)血象：除红细胞计数和血红蛋白定量外，红细胞形态对贫血的诊断有重要的提示作用，应注意红细胞的大小、形态及色素充盈情况等。小细胞低色素性提示缺铁性贫血或维生素 B_6 缺乏症，小细胞低色素伴异形、靶形和红细胞碎片提示珠蛋白生成障碍性贫血(地中海贫血)；红细胞形态正常多见于急性溶血、急性失血性贫血；球形红细胞增多提示遗传性球形红细胞增多症或自身免疫性溶血性贫血。网织红细胞计数反映骨髓造红细胞的功能，增多提示造血功能活跃，见于急、慢性溶血或失血性贫血；减少提示造血功能低下，见于再生障碍性

表 9-7 病史与小儿贫血的诊断

病史	贫血诊断线索
年龄	足月产婴儿出生后6个月内或早产儿在体重增加2倍之前,一般不诊断缺铁性贫血,但如有慢性失血则例外;新生儿贫血出现网织细胞增多提示溶血症;β-地中海贫血和镰状细胞性贫血在多发生在HbF消失后(4～8个月)
营养史	1岁内单纯母乳喂养未及时添加辅食或牛奶过敏常导致铁缺乏;乳母素食导致维生素B_{12}缺乏;羊奶喂养导致叶酸缺乏;异食癖见于铁缺乏症和铅中毒
家族史和遗传学原因	G6PD缺乏为X连锁不完全显性遗传,遗传性球形红细胞增多症为常染色体显性(少数隐性)遗传,Fanconi贫血和镰状细胞为常染色体隐性遗传,地中海贫血有明显的地区性
药物史	伯氨喹型药物诱发G6PD;药物免疫介导溶血性贫血;苯妥英钠诱发营养性巨幼红细胞贫血;细胞毒药物导致骨髓抑制等
慢性腹泻	慢性腹泻导致铁、维生素B_{12}、维生素E等吸收障碍;牛奶蛋白过敏导致慢性失血等
感染	贾第鞭毛虫导致铁吸收障碍;EB病毒、巨细胞病毒和人类细小病毒B19等导致骨髓抑制;疟原虫、支原体感染导致溶血;病毒性肝炎导致再生障碍性贫血等

贫血等。在贫血治疗过程中定期检查网织红细胞,有助于判断疗效。此外白细胞和血小板计数可协助贫血的诊断,并初步排除造血系统其他疾病(如白血病)及感染性疾病所致的贫血。

(2)骨髓检查:涂片检查配合骨髓活检可直接了解骨髓造血细胞质和量的变化,可提高骨髓增生异常性疾病诊断的准确率,对某些贫血的诊断具有确定性的价值(如白血病、再生障碍性贫血、巨幼红细胞性贫血、MDS等)。

(3)特殊检查:根据临床需要,做相应的一些特殊检查,如Coombs试验、红细胞渗透脆性试验、血红蛋白电泳、血清铁及铁代谢检查、放射性核素检查、流式细胞术及基因检测等,对贫血的诊断与鉴别诊断有重要的价值。

二、营养性缺铁性贫血

营养性缺铁性贫血(nutrtitional iron deficiency anemia,NIDA)是由于从食物中摄取的铁不能满足生理需要导致体内储铁减少、血红蛋白合成减少的一种贫血。临床上以小细胞低色素性贫血、血清铁蛋白减少和铁剂治疗有效为特点。营养性缺铁性贫血是小儿最常见的一种贫血,以6～24个月婴幼儿发病率最高。据WHO(2001)资料,发展中国家5岁以下小儿铁缺乏症患病率为39%,其中半数以上为缺铁性贫血。我国卫生部报道儿童贫血发生率为10.6%～38.3%(2006),对小儿健康危害很大,被中国政府列为重点防治的儿童"四大疾病"之一。由《中华儿科杂志》编辑委员会、中华医学会儿科学分会血液学组、中华医学会儿科学分会儿童保健学组共同组织起草了《儿童缺铁和缺铁性贫血防治建议》(2008),旨在积极推动我国儿童铁缺乏症和缺铁性贫血的防治。

(一)铁的代谢

铁是合成血红素、肌红蛋白和多种含铁酶的重要物质。体内总铁量正常成人男性约为50mg/kg,女性约为35mg/kg,新生儿约为75mg/kg。体内总铁量的60%～70%用于合成血红蛋白,3%～5%合成肌红蛋白,0.5%以含铁酶形式存在,25%～30%为储存铁,主要以铁蛋白和含铁血黄素的形式存在于肝、脾和骨髓中。铁的来源主要为衰老红细胞破坏释放的铁,这部分铁+储存铁称为内源性铁;少部分自食物中摄取吸收,称为外源性铁。成人合成血红蛋白的铁95%来自内源性铁,婴儿合成血红蛋白的铁仅70%来自内源性铁,30%靠外源性铁。小儿由于生长发育的需要,铁的需要量相对较成人为多。成熟儿自生后4个月至3岁每天需铁0.5～1.5mg;早产儿需铁较多,约为2mg;各年龄小儿每天摄入总量不宜超过15mg。

进入肠黏膜细胞内的铁,一部分与细胞内的去铁蛋白(apoferritin)结合形成铁蛋白(ferritin)暂时保存在肠黏膜细胞中;另一部分与细胞浆中载体蛋白结合后移出细胞外,与血浆转铁蛋白(transferrin,Tf)结合,在血浆中被输送至需铁组织,主要是骨髓内的幼红细胞。能与血浆铁相结合的转铁蛋白总量为总铁结合力。正常情况下血浆中转铁蛋白仅约1/3与铁结合(即1/3饱和),称为血清铁,其余 2/3 的转铁蛋白尚未与铁结合者，称为未饱和铁结合力。血清铁与未饱和铁结合力之和称为血清总铁结合力(total iron binding capacity，TIBC)。血清铁在总铁结合力中所占的比例称为转铁蛋白饱和度(transferin saturation，TS)。

由于人体内的铁绝大多数存在于细胞内，仅少量存于细胞外，故正常情况下，每日仅有极少量的铁排出体外，主要从粪、尿、汗、胆汁和脱落的上皮细胞排出，所以，铁的代谢基本是在一个闭合的循环中进行的。

(二)病因与发病机制

1. *先天储铁不足* 妊娠期孕妇的铁逆浓度梯度跨胎盘主动转运至胎儿。尤其在妊娠晚期母-胎铁转运量最大。因此，早产、双胎或多胎、胎儿失血和孕妇严重缺铁均可导致胎儿先天储铁减少。另一方面，孕妇早期缺铁性贫血与早产和低出生体重密切相关，而孕期补铁有可能降低早产和低出生体重儿发生率。

2. *铁摄入量不足* 母乳尽管铁吸收率高，但含铁量低，长期单纯母乳喂养而未及时添加富含铁的食物或人工喂养未使用铁强化配方乳，是儿童铁缺乏症的重要原因。

3. *肠道铁吸收障碍* 不合理的饮食搭配和胃肠疾病均可影响铁的吸收。

4. *生长发育旺盛，铁的需求量增加* 婴儿和青春期儿童生长发育快，对铁的需求量大，未及时添加富铁食物，易于发生铁缺乏症。

5. *铁丢失增多* 体内任何部位的长期慢性失血均可导致缺铁，临床较常见的病因是消化道出血和青春期月经增多。

缺铁乏的病理生理改变可分为以下 3 个阶段：①铁减少期(iron depletion，ID)，此期仅机体储存铁水平降低，但供红细胞合成血红蛋白的铁尚未减少，临床上无贫血。②红细胞生成缺铁期(iron deficient erythropoiesis，IDE)，此期储存铁进一步降低或耗竭，血清转铁蛋白饱和度降低，血清铁转运至骨髓幼红细胞参与 Hb 合成减少，红细胞游离原卟啉(free erythrocyte protoporphorin，FEP)水平增高，但循环中血红蛋白的量尚未减少，临床仍无贫血表现。铁减少期和红细胞生成缺铁期也被统称为“不伴贫血的铁缺乏症”(iron deficiency without anemia)，但非造血系统的临床表现可比较明显。③缺铁性贫血期(iron deficiency anemia，IDA)，此期由于幼红细胞增殖分化受到影响，血红蛋白合成不足，出现典型的小细胞低色素性贫血，非造血系统的症状进一步加重。

缺铁可影响肌红蛋白的合成。人体内有多种酶(如多种细胞色素酶、过氧化氢酶、单胺氧化酶、核糖核苷酸还原酶、琥珀酸脱氢酶等)均含有与蛋白质结合的铁，这些含铁酶与生物氧化、组织呼吸、神经介质分解与合成有关，当铁缺乏时，这些含铁酶的活性减低，造成细胞功能紊乱，尤其是单胺氧化酶的活性降低，造成重要的神经介质，如 5-羟色胺、去甲肾上腺素、肾上腺素及多巴胺发生明显变化，不能正常发挥功能，因而产生一些非造血系统的表现，如体力减弱、易疲劳、表情淡漠、注意力难于集中、注意力减退和智力减低等。缺铁还可引起组织器官的异常，如口腔黏膜异常角化、舌炎、胃酸分泌减少，脂肪吸收不良和反甲等。此外，缺铁还可引起细胞免疫功能降低，对感染的易感染性增高。目前已有大量研究表明，婴幼儿严重缺铁影响认知、学习能力和行为发育，甚至不能被补铁所逆转。因此，对铁缺乏症的早期诊断、及时干预对预防缺铁导致的儿童健康损害具有十分重要的意义。

(三)临床表现

本病可发生于任何年龄，以 6 个月至 2 岁最多见，青春期亦易发病。起病缓慢，其临床表现随病情轻重而有不同。

1. *一般表现* 皮肤黏膜逐渐苍白，以唇、口腔黏膜及甲床较明显。易疲乏，不爱活动。年长患儿可诉头晕、眼前发黑、耳鸣等。

2. *非造血系统表现*

(1)消化系统症状：食欲减退，少数有异食癖(如嗜食泥土、墙皮、煤渣等)；可有呕吐、腹泻；可出现口腔炎、舌炎或舌乳头萎缩；重者可出现萎缩性胃炎或吸收不良综合征。

(2)神经系统症状：表现为烦躁不安或萎靡不振，精神不集中、记忆力减退，智力多数低于同龄儿。由此影响到儿童之间的交往以及模仿和学习成人的语言和思维活动的能力，以致影响心理的正常发育。

(3)心血管系统症状：明显贫血时心率增快，心脏扩大，重者可发生心力衰竭。

(4)其他：因细胞免疫功能降低，常合并感染。可因上皮组织异常而出现反甲。

3. *髓外造血表现* 由于骨髓外造血反应，肝、脾可轻度大；年龄愈小、病程愈久、贫血愈重，肝、脾肿大愈明显，外周血中可见幼稚红细胞。

(四)诊断标准

《儿童缺铁和缺铁性贫血防治建议》将铁减少期和红细胞生成缺铁期统一命名为"缺铁"。并将临床表现和辅助检查相结合,明确提出了缺铁和缺铁性贫血的诊断标准。

1. 缺铁

(1)具有导致缺铁的危险因素,如喂养不当、生长发育过快、胃肠疾病和慢性失血等。

(2)血清铁蛋白<15μg/L,伴或不伴血清转铁蛋白饱和度降低(<15%)。

(3)Hb 正常,且外周血成熟红细胞形态正常。

2. 缺铁性贫血的诊断标准

(1)Hb 降低,符合 WHO 儿童贫血诊断标准,即 6 个月至 6 岁<110g/L;6~14 岁<120g/L。由于海拔高度对 Hb 值的影响,海拔每升高 1 000 米,Hb 上升约 4%。

(2)外周血红细胞呈小细胞低色素性改变:平均红细胞容积(MCV)<80fl,平均红细胞血红蛋白含量(MCH)<27pg。平均红细胞血红蛋白浓度(MCHC)<310g/L。

(3)具有明确的缺铁原因:如铁供给不足、吸收障碍、需求增多或慢性失血等。

(4)铁剂治疗有效:铁剂治疗 4 周后 Hb 应上升 20g/L 以上。

(5)铁代谢检查指标符合 IDA 诊断标准:下述 4 项中至少满足 2 项,但应注意血清铁和转铁蛋白饱和度易受感染和进食等因素影响,并存在一定程度的昼夜变化。①SF 降低(<15μg/L),建议最好同时检测血清 CRP,尽可能排除感染和炎症对血清铁蛋白水平的影响;②SI<10.7μmol/L(60μg/dl);③TIBC>62.7μmol/L(350μg/dl);④TS<15%。

(6)骨髓穿刺涂片和铁染色:骨髓可染色铁显著减少甚至消失、骨髓细胞外铁明显减少(0~±)(正常值:+~卌)、铁粒幼细胞比例<15%仍被认为是诊断 IDA 的金标准;但由于为侵入性检查,一般情况下不需要进行该项检查。对于诊断困难或诊断后铁剂治疗效果不理想的患儿,有条件的单位可以考虑进行,以明确或排除诊断。

(7)排除其他小细胞低色素性贫血:注意鉴别慢性病贫血、肺含铁血黄素沉着症等,尤其应与轻型地中海贫血鉴别。

凡符合上述诊断标准中的第 1 和第 2 项,即存在小细胞低色素性贫血者,结合病史和相关检查排除其他小细胞低色素性贫血,可拟诊为 IDA。如铁代谢检查指标同时符合 IDA 诊断标准,则可确诊为 IDA。基层单位,如无相关实验室检查条件可直接开始诊断性治疗,铁剂治疗有效可诊断为 IDA。骨髓穿刺涂片和铁染色为侵入性检查,不作为 IDA 常规诊断手段,在诊断困难和治疗无效情况时可考虑进行。

(五)治疗

1. 一般治疗　加强护理,避免感染,合理喂养,给予富含铁的食物,注意休息。

2. 病因治疗　尽可能查找导致缺铁的原因和基础疾病,并采取相应措施去除病因。如纠正偏食等不良饮食习惯、治疗慢性失血性疾病等。

3. 尽量给予铁剂口服治疗

(1)在不能进行铁代谢检测的基层医疗单位,如患儿符合贫血诊断标准,红细胞形态呈典型小细胞低色素性改变,并具有引起 IDA 的明确原因,可拟诊为 IDA,开始诊断性补铁治疗。在有条件的医疗单位,应尽可能开展铁代谢指标检查明确诊断。

(2)口服铁剂治疗:应采用亚铁制剂口服补铁,利于铁的吸收。多种亚铁制剂可供选择,应按元素铁计算补铁剂量,即每日补充元素铁 2~6mg/kg,餐间服用,每日 2~3 次。可同时口服维生素 C 促进铁吸收。应在 Hb 正常后继续补铁 2 个月,恢复机体储铁水平。必要时可同时补充其他维生素和微量元素,如叶酸和维生素 B_{12}。循证医学资料表明,间断补充元素每次铁 1~2mg/kg,每周 1~2 次或每日 1 次,疗程 2~3 个月,亦可达到补铁的效果。

4. 细胞输注　贫血在中度以下者,不必输血。其输血指征为贫血严重,尤其发生心力衰竭者;合并感染者;急需外科手术者。每次输血应在 5~10ml/kg,贫血愈重,每次输血量应愈少。

(六)疗效标准

铁剂治疗后反应:口服铁剂 12~24h 后,细胞内含铁酶开始恢复,烦躁等精神症状减轻,食欲和全身情况应有好转。补铁 3~4d 后网织红细胞开始升高,7~10d 达高峰,2~3 周后降至正常。补铁 2 周后血红蛋白量开始上升,4 周后 Hb 应上升 20g/L 以上。补铁后如未出现预期的治疗效果,应考虑诊断是否正确,患儿是否按医嘱服药,是否存在影响铁吸收或导致铁继续丢失的原因,应进一步检查或转专科诊治。

(七)缺铁和 IDA 的预防

1. 健康教育　指导合理喂养和饮食搭配。

2. 孕期预防　加强营养，摄入富铁食物。从妊娠第3个月开始，按元素铁60mg/d口服补铁，必要时可延续至产后；同时补充小剂量叶酸（400μg/d）及其他维生素和矿物质。

3. 早产儿和低出生体重儿　提倡母乳喂养。纯母乳喂养者应从2～4周龄开始补铁，剂量1～2mg/(kg·d)元素铁，直至1周岁。不能母乳喂养的婴儿人工喂养者应采用铁强化配方乳，一般无需额外补铁。牛乳含铁量和吸收率低，1岁以内不宜采用单纯牛乳喂养。

4. 足月儿　由于母乳铁生物利用度高，应尽量母乳喂养4～6个月；此后如继续纯母乳喂养，应及时添加富含铁的食物，必要时可按每日剂量1mg/kg元素铁补铁。未采用母乳喂养、母乳喂养后改为混合部分母乳喂养或不能母乳喂养的人工喂养婴儿，应采用铁强化配方乳，并及时添加富含铁的食物。1岁以内应尽量避免单纯牛乳喂养。

5. 幼儿　注意食物的均衡和营养，纠正厌食和偏食等不良习惯；鼓励进食蔬菜和水果，促进肠道铁吸收；尽量采用铁强化配方乳，不建议单纯牛乳喂养。

6. 青春期儿童　尤其是女孩往往由于偏食、厌食和月经增多等原因易于发生缺铁甚至IDA；应注重青春期心理健康和咨询，加强营养，合理搭配饮食；鼓励进食蔬菜水果等，促进铁的吸收。一般无需额外补充铁剂，对拟诊为缺铁或IDA的青春期女孩，可口服补充铁剂，剂量30～60mg/d元素铁。

7. 筛查　IDA是婴幼儿最常见的贫血类型，因此，Hb测定是筛查儿童IDA最简单易行的指标，并被广泛采用。美国预防服务工作小组（US Preventive Service Task Force，USPSTF）调查认为，尚无证据支持对6～12个月无贫血健康儿童进行IDA筛查。根据我国现阶段的社会经济现状，建议仅对缺铁的高危儿童进行筛查，包括早产儿、低出生体重儿，生后4～6个月仍纯母乳喂养（未添加富含铁的食物、未采用铁强化配方乳补授），不能母乳喂养的人工喂养婴儿以及单纯牛乳喂养婴儿。早产儿和低出生体重儿建议在生后3～6个月进行Hb检测，其他儿童可在9～12个月时检查Hb。具有缺铁高危因素的幼儿，建议每年检查Hb 1次。青春期儿童，尤其是女孩应常规定期进行Hb检测。

三、营养性巨幼细胞贫血

营养性巨幼细胞贫血（nutritional megaloblastic anemia）是由于体内缺乏叶酸和（或）维生素B_{12}所致的脱氧核糖核酸（DNA）合成障碍所引起的一组贫血。主要临床特点是贫血、神经精神症状、红细胞的胞体变大、骨髓中出现巨幼红细胞系列。细胞形态的巨型改变也见于粒细胞、巨核细胞系列。用维生素B_{12}和（或）叶酸治疗有效。随着人民生活的提高，其发病率已明显减少，目前在我国某些地区仍属较常见。

（一）病因与发病机制

叶酸缺乏的原因有：①摄入量不足。羊乳含叶酸量低，牛乳中的叶酸经加热后也多遭破坏。②药物作用。长期应用广谱抗菌药物、抗叶酸代谢药物、抗癫痫药物等。③维生素C缺乏。维生素C能促进叶酸变为四氢叶酸，其缺乏时可导致叶酸缺乏。④其他原因，如慢性腹泻和肝疾病导致吸收不良和代谢障碍等。维生素B_{12}缺乏的原因有：①储存和摄入量不足。维生素B_{12}存在于动物性食物中，植物性食物含量极少，孕妇和哺乳期母亲长期素食，婴儿又未及时添加辅食或年长儿以素食为主易导致维生素B_{12}缺乏。②需要量增加。婴幼儿生长发育迅速，需要量增加。③吸收和运输障碍。回肠是维生素B_{12}吸收部位，其发生病变可导致维生素B_{12}缺乏；维生素B_{12}必须与胃壁细胞分泌的糖蛋白即"内因子"结合后才能被小肠吸收，当先天性（后天性，如胃大部切除术）内因子缺乏时引起维生素B_{12}吸收障碍可导致恶性贫血（pernicious anemia）。

维生素B_{12}和叶酸为细胞核发育所必需的物质。叶酸经叶酸还原酶及维生素C的作用下转变为四氢叶酸，四氢叶酸是DNA合成过程中必需的辅酶，维生素B_{12}在叶酸转变成四氢叶酸过程中起催化作用。两者缺乏均可导致四氢叶酸减少，进而引起DNA合成减少。由于幼稚红细胞内DNA合成障碍，细胞核增殖和分裂时间延长，但细胞质发育不受影响，导致核浆发育不平衡（核幼浆老），细胞体积增大，形成巨幼红细胞。该巨幼红细胞易在骨髓内破坏，出现无效红细胞生成。DNA合成障碍同样可致骨髓中粒细胞系列和巨核细胞系列的核浆发育失衡而呈巨幼样变，同时外周血可见巨大红细胞、巨杆状核粒细胞和粒细胞核过分叶现象。血小板也可生成障碍，可见巨大和形态不规则的血小板。维生素 B_{12} 能促使脂肪代谢中 L-甲基丙二酸辅酶 A 转变成琥珀酸辅酶 A 而参与三羧酸循环，此过程与神经髓鞘的脂蛋白形成及保持神经纤维髓鞘功能的完整性密切相关。当维生素 B_{12} 缺乏时，可导致中枢和周围神经髓鞘受损而出现神经和精神症状。

(二)临床表现

多见于 6 个月至 2 岁婴幼儿，起病缓慢。

1. *一般表现*　多呈虚胖或额面轻度水肿，毛发纤细稀疏、黄色，疲乏无力，严重者皮肤有出现血点或瘀斑。皮肤常呈现蜡黄色，睑结膜、口唇、指甲等处苍白，偶有轻度黄疸；消化系统可表现厌食、恶心、呕吐、腹泻和舌炎等。

2. *精神神经症状*　可出现烦躁不安、易怒等症状。维生素 B_{12} 缺乏者表现为表情呆滞，对周围反应迟钝，嗜睡，不认亲人，少哭不笑，智力、动作发育落后，甚至倒退。重症病例可出现不规则性震颤，手足无意识运动，甚至抽搐、感觉异常、共济失调、肌张力增强和病理征阳性等。叶酸缺乏不发生神经系统症状，但可导致神经精神异常。

3. *髓外造血表现*　常伴有肝、脾轻度肿大；浅表淋巴结肿大可不明显。

(三)辅助检查

1. *血象*　呈大细胞性贫血，MCV＞94fl，MCH＞32pg。血涂片可见红细胞大小不等，以大细胞为多，易见嗜多色性和嗜碱点彩红细胞，可见巨幼变的有核红细胞、巨杆状粒细胞，中性粒细胞呈过分叶现象。网织红细胞、白细胞、血小板计数常减少。

2. *骨髓象*　增生明显活跃，以红细胞系增生为主，各阶段幼红细胞均呈巨幼变，胞体变大、核染色质疏松、胞质多，核浆发育不平衡(核幼浆老)。中性粒细胞胞质空泡形成，核分叶过多。巨核细胞核有过分叶现象。骨髓检查有确诊价值，但必须在叶酸和维生素 B_{12} 治疗前进行，因有效的治疗可使巨幼变细胞在数小时内发生改变并逐渐消失。

3. *血清维生素 B_{12} 和叶酸测定*　血清维生素 B_{12} 正常值为 200～800ng/L，＜100ng/L 为缺乏。血清叶酸水平正常值为 5～6μg/L，＜3μg/L 为缺乏。

4. *其他*　血清乳酸脱氧酶(LDH)水平明显升高。维生素 B_{12} 缺乏者血清胆红素水平中等度升高；尿甲基丙二酸含量增高，正常人尿中仅排出微量(0～3.5mg/24h)。

(四)诊断与鉴别诊断

根据患儿的年龄、病史、临床表现和血象，结合骨髓象的特点可诊断巨幼细胞性贫血。营养性贫血有面色蜡黄、面部水肿及紫癜者应考虑本病。有明显神经系统症状时可考虑维生素 B_{12} 缺乏。有条件可检测血清叶酸和维生素 B_{12} 含量进一步鉴别诊断，亦可做诊断性治疗。见表 9-8。

本病应与骨髓细胞图片表现为巨幼样变的疾病相鉴别，如骨髓增生异常综合征(MDS)、红血病、溶血性贫血及肝病等。神经系统症状突出者，应与脑性瘫痪和遗传代谢性疾病导致的脑损害相鉴别。

(五)治疗

1. *一般治疗*　去除病因，对引起维生素 B_{12} 和叶酸缺乏的原因应予去除。注意营养，及时添加辅食；加强护理，防止感染；震颤明显不能进食者可用鼻饲数天。

2. *药物治疗*　病因明确为维生素 B_{12} 或叶酸缺乏者，可给予相应的治疗。有精神神经症状而未经证实系单一维生素 B_{12} 缺乏时，应以两药合用为宜。因病因不明确而单用一种有可能使另一种缺乏加重，反有加重症状的可能。

(1)维生素 B_{12}：每次肌内注射 100μg，每周 2～3次，连用数周，直至临床症状好转，血象恢复正常

表 9-8　维生素 B_{12} 和叶酸缺乏鉴别诊断

	维生素 B_{12} 缺乏	叶酸缺乏
病史	胃肠道疾病、胃肠道手术后	营养不良、偏食、溶血性贫血等
神经系统症状体征	较多见	少见、末梢神经炎
血清叶酸值	正常	＜6.81nmol/L(3ng/ml)
血清维生素 B_{12} 值	＜74pmol/L(100pg/ml)	正常
维生素 B_{12} 吸收实验	尿内排出量减少	正常
治疗试验：叶酸	无效	有效
治疗试验：维生素 B_{12}	有效	无效

为止或 500～1 000μg 一次肌内注射；当有神经系统受累表现时，可予每日 1mg，连续肌内注射 2 周以上；由于维生素 B_{12} 吸收缺陷所致的患者，每日肌内注射 1mg，长期应用。用维生素 B_{12} 治疗后 6～72h 骨髓内巨幼红细胞可转为正常幼红细胞；精神症状 2～4d 后好转；网织红细胞 2～4d 开始增加，6～7d 达高峰，2 周后降至正常；精神神经症状恢复较慢。

(2)叶酸：口服剂量为 5mg，每日 3 次，连续数周至临床症状好转，血象恢复正常为止。同时口服维生素 C 有助叶酸的吸收。服叶酸后 1～2d 食欲好转，骨髓中巨幼红细胞转为正常；2～4d 网织红细胞增加，4～7d 达高峰；2～6 周红细胞和血红蛋白恢复正常。因使用抗叶酸代谢药物而致病患，可用亚叶酸钙(calc leucovorin)治疗。先天性叶酸吸收障碍者，口服叶酸剂量应增至每日 15～50mg 才有效。

(3)铁剂：血象恢复过程中应加用铁剂，以弥补造血旺盛后铁的不足。

(4)氯化钾：重症患儿由于心肌处于缺氧状态，在治疗开始后 48h 内，红细胞生成迅速增加，可致血钾下降而猝死，故重症患儿应加用氯化钾。

3. 红细胞输注　重度贫血者可输注红细胞。

(六)预防

改善哺乳母亲的营养，婴儿应及时添加辅食，注意饮食均衡，及时治疗肠道疾病，注意合理应用抗叶酸代谢药物。

四、再生障碍性贫血

再生障碍性贫血(aplastic anemia，AA，简称再障)是由于骨髓造血组织(造血干细胞、骨髓微环境等)受多种致病因素损伤，造成骨髓造血功能下降或衰竭而引起全血细胞减少的一组临床综合征，以贫血、感染、出血等相应证候为主要表现。部分病例骨髓造血功能障碍仅限于某一系造血细胞，如纯红细胞再生障碍性贫血(简称纯红再障)。再障的年发病率约 1/10 万，在儿童属少见病。

(一)分类

根据受累造血细胞范围不同分为全血细胞减少性再生障碍性贫血(再障)和病变仅限于红系造血抑制的纯红细胞再生障碍性贫血(纯红再障)。根据发病时间二者又可分为先天遗传性与后天获得性两种类型，后者根据病因是否明确又可分为原发性(病因不明)和继发性(病因明确)再障(表 9-9)。

(二)发病机制

由于再生障碍性贫血是由多病因引起的临床综合征，因此，其发病机制并未完全阐明，目前认为其发病主要涉及以下 3 个方面。①造血干细胞缺陷：这可能是某些先天性再障的主要发病原因，如范可尼贫血存在高达十余种致病基因的缺陷，造成染色体的稳定性改变，造血干细胞损伤后不容易修复，对这类病例药物治疗很难奏效，须采用造血干细胞移植治疗才有可能治愈。②造血微环境不良：作为造血干细胞发育的土壤，造血微环境不良显然与再障的发生密切相关，这可能是某些中药、雄激素、各种造血因子对部分再障治疗有效的基础。③免疫调节功能紊乱：近年来越来越多的研究确定了免疫紊乱在再障发生中所处的重要作用。对 T 淋巴细胞亚群的检测显示再障患者常有辅助性 T 淋巴细胞减低、抑制性 T 淋巴细胞数量增多，常有 CD4/CD8 比例倒置、NK 细胞活性降低、干扰素功能增强等免疫紊乱现象，这也是联合免疫抑制治疗临床有效的发病学基础。

表 9-9　再生障碍性贫血的分类

病因/类型	再生障碍性贫血	纯红再障
先天性	范可尼贫血(Fanconi anemia，FA)，Schwachman 综合征 Estren-Dameshek 综合征	Diamond-Blackfan anemia，DBA
获得性	原发性：原因不明 继发性：药物、化学毒物、射线、病毒及细菌等感染	原发性：原因不明 继发性：病毒感染、自身免疫病、胸腺瘤、恶性肿瘤、化学和药物中毒等

（三）临床分型

根据外周血象三系减少程度，再障可分为重型(severe aplastic anemia，SAA)和非重型再障(non-severe aplastic anemia，NSAA)。血象达到下列3项中的2项时为重型再障：粒细胞$<0.5\times10^9/L$；网织红细胞<1%或绝对值$<15\times10^9/L$；血小板$<20\times10^9/L$。若中性粒细胞$<0.2\times10^9/L$则为极重型再障。

我国根据国情于1987年修订了再障诊断和分型标准，包括急性再障(acute aplastic anemia，AAA)、慢性再障(Chronic aplastic anemia，CAA)和慢性重型再障；急性再障为重型再障Ⅰ型(SAA-Ⅰ)，慢性重型再障为重型再障Ⅱ型(SAA-Ⅱ)。

（四）临床表现

再障的主要临床表现是贫血、出血、感染等相关的症候，通常没有肝、脾、淋巴结肿大。根据起病急缓及病情轻重，临床表现差异极大且预后迥异。

1．急性再障或重型再障Ⅰ型(SAA-Ⅰ)　起病急，进行性贫血，常伴严重感染、内脏等多部位出血，病情凶险，预后较差，尤其其中的极重型再障预后凶险。骨髓象呈多部位增生减低，三系造血明显减低，非造血细胞明显增多，如骨髓增生活跃有淋巴细胞增多(>70%)，骨髓小粒非造血细胞明显增多。

2．慢性再障(CAA)　起病缓，病程进展慢，通常以贫血起病并作为主要证候，贫血轻中度，感染和出血均较轻。骨髓象显示至少有1个部位骨髓增生不良，2～3系细胞增生减低，若骨髓增生活跃必须有巨核细胞减少，淋巴细胞增多(>30%)。

3．慢性重型再障(SAA-Ⅱ)　以慢性再障起病但病情加重，血、骨髓象达到重型再障标准者，通常病程进展相对较SAA-Ⅰ缓慢，预后也相对较好。

4．肝炎后再障　是再障的一种特殊类型，在罹患传染性肝炎后发生，又称病毒性肝炎相关性再障(HAAA)。其所患肝炎多为非甲非乙型肝炎，少数为乙型肝炎。临床表现为肝炎后突发贫血、出血、发热等感染症状，起病急、进展快、病情重，多为急性再障，预后差。

（五）实验室检查

1．血象　全血细胞减少，贫血为正细胞正色素性。

2．骨髓象　急性型呈多部位增生减低或重度减低，三系造血细胞明显减少，非造血细胞增多。慢性型不同部位穿刺骨髓象不一致，可以增生不良到增生活跃，但至少要有一个部位增生不良；如增生良好，须有巨核细胞减少。

3．骨髓活组织检查(活检)　骨髓活检可提高再障诊断的正确性，显示造血组织出现不同程度的萎缩，造血细胞/脂肪细胞比例下降，巨核细胞减少。

4．放射性核素骨髓扫描　可反映全身功能性骨髓分布，显示正常骨髓部位的放射性摄取低下甚至消失。

5．其他　造血祖细胞培养，集落形成减少；$CD34^+$细胞，流式细胞仪检测显示该类细胞明显减少。

（六）诊断及鉴别诊断

1．诊断标准　1987年第四届全国再障学术会议修订的再障诊断标准如下。①全血细胞减少，网织红细胞绝对值减少。②一般无脾大。③骨髓检查显示至少一个部位增生减低或者重度减低[如增生活跃，须有红系中晚幼红(炭核)比例增高，巨核细胞明显减少]，骨髓小粒非造血细胞增多及脂肪细胞增加(有条件者做骨髓活检等检查，显示造血组织减少，脂肪组织增加)。④能除外引起全血细胞减少的其他疾病，如阵发性睡眠性血红蛋白尿症，骨髓增生异常综合征中的难治性贫血、急性造血功能停滞、骨髓纤维化、急性白血病、恶性组织细胞增生症等。⑤一般抗贫血药物治疗无效。

2．鉴别诊断

(1)阵发性睡眠性血红蛋白尿(PNH)：为红细胞膜获得性缺陷，在补体介导下引起慢性血管内溶血，但无血红蛋白尿发作者极易误诊为再障。本病出血和感染较少见，网织红细胞绝对值增高，尿中含铁血黄素细胞、糖水试验及Ham试验呈阳性反应，红细胞补体溶血敏感实验可检出PNH红细胞，流式细胞仪检测$CD55^-$、$CD59^-$细胞增高。

(2)骨髓增生异常综合征(MDS)：其中难治性贫血(RA)与再障鉴别较困难。RA虽有全血细胞减少，但骨髓病态造血明显，骨髓活检可见不成熟早期造血细胞异位(ALIP)现象，染色体核型异常发生率较高。

(3)低增生性急性白血病(AL)：病程进展缓慢，肝、脾、淋巴结一般不肿大，外周血全血细胞减少，未见或偶见少量原始细胞，骨髓灶性增生减低，但原始细胞百分比达白血病诊断标准。

（七）治疗

1．治疗原则　早诊断、早治疗，分型治疗，重点防治出血和感染，维持血红蛋白在一定水平。

2. 治疗方案

(1)急性再障(重型再障-Ⅰ型)：进展快，死亡率高，免疫抑制治疗或同种异体骨髓移植治疗作为首选方案，可以挽救约60%的患儿。

(2)慢性再障：进展较缓，主要治疗方案是积极的支持治疗，雄性激素使用，中医、中药治疗，病情加重时试用免疫抑制治疗。

(3)慢性重型再障(重型再障-Ⅱ型)：治疗选择参照急性再障。

3. 免疫抑制治疗　多种免疫抑制药的联合应用，疗效与造血干细胞移植相当。常用免疫制药包括抗淋巴细胞球蛋白(或抗胸腺细胞球蛋白)、环孢霉素A、大剂量丙种球蛋白、大剂量甲泼尼龙、大剂量环磷酰胺等。

(1)抗胸腺细胞球蛋白(Antithymocyte Globulin，ATG)/抗淋巴细胞球蛋白(Antilymphocyte Globulin，ALG)：国内目前常用的ATG/ALG制剂及应用剂量，①国产猪-ATG(P-ATG)(武汉生物制品研究所)，20～25mg/(kg·d)；②兔-ATG(R-ATG)(法国Merieux，德国Fresenius)，2.5～5mg/(kg·d)；马-ALG(H-ALG)(法国Merieux)，10～20mg/(kg·d)。以上药物均应用生理盐水稀释后缓慢静脉滴注，连用5d为1个疗程。ATG/ALG治疗SAA疗效可达50%～70%。若首次应用ATG/ALG无效，可改用另一剂型再次治疗，但同一病人不能再次接受同一动物来源的ATG/ALG，以免发生极其严重的过敏反应甚至死亡。作为异种蛋白，ATG/ALG的主要不良反应为类过敏反应、血清病、免疫损伤血小板、抑制免疫功能。

(2)环孢菌素A(Cyclosporin A，CSA)：疗效确切而不良反应相对较轻，常用制剂为CSA溶液(50mg/ml)或胶囊(25mg、50mg)，剂量为5～8mg/(kg·d)，分早、晚2次口服。疗程不少于3～6个月。用药过程中需监测血药浓度，使全血谷浓度(服药前)150～200ng/ml、全血峰浓度(服药后4h)300～500ng/ml或血清峰浓度200～400ng/ml。以上检测结果意义基本相同，取其一作为有效与安全的指标。CSA治疗总有效率50%～60%，主要不良反应包括可逆性肝、肾损害，高血压，多毛症，齿龈肿胀，颤抖等。

(3)大剂量甲泼尼龙(high-dose methylprednisolone，HDMP)：因疗效较差而不良反应明显，目前已较少使用。剂量20～30mg/(kg·d)，静脉输注，每连用3d减量一半，疗程21～30d。主要不良反应包括，感染倾向加重；水钠潴留和高血压，甚至高血压脑病；心动过缓；胃黏膜损伤；钙磷代谢异常和骨质脱钙；体型改变显著等。

(4)大剂量免疫球蛋白(High-dose Immunoglobulin，HDIG)：有肯定疗效，剂量1.0g/(kg·d)(首剂可加倍)，静脉点滴，每3～4周1次，共6次。与CSA、ATG/ALG等联合使用，除有免疫协同作用外，尚能提供免疫保护，是组成联合免疫抑制治疗的基本药物。HDIG治疗中偶见过敏反应，尚未见治疗再障时出现其他明显不良反应。

(5)联合免疫抑制治疗：2种以上药物的联合免疫抑制治疗疗效优于单药治疗，以下治疗组合CSA＋ATG＋HDMP、ATG＋CSA、ATG＋CSA＋HDIG对重症再障的有效率均达到70%以上，显示联合免疫抑制治疗有下列优点。①扩大作用范围；②相互协同作用；③相互保护作用。

(6)其他免疫抑制治疗：①抗T细胞单克隆抗体(McAb-T)。常用抗-CD3和抗-CD8单克隆抗体，用药剂量5mg/(kg·d)，静脉点滴连续5d。②大剂量环磷酰胺(HD-CTX)。CTX 45mg/(kg·d)＋CSA 5mg/(kg·d)或CTX 45mg/(kg·d)，静脉点滴连续4d；或CTX 50mg/(kg·d)，静脉点滴连续5d。③他克莫司(Tacrolimus，FK506)。新近资料显示部分不能耐受环孢菌素A或环孢菌素A治疗失败的病例用他克莫司取得良效。

4. 同种异体造血干细胞移植(Allo-SCT)　是治疗重型再障的首选方案之一，前提是尽可能找到与患儿组织相容性抗原(HLA)相合的供体。Allo-SCT具体实施方案等可查阅相关专著，总体有效率70%以上。

5. 其他支持或传统治疗方法

(1)造血生长因子：可以刺激再障患者体内残存的造血干细胞生长，是可选用的积极治疗药物，如粒系集落刺激因子(G-CSF)、粒单集落刺激因子(GM-CSF)、促红细胞生成素(EPO)、促血小板生成因子(TPO)等，因疗效不能持久且价格昂贵，主要作为上述治疗的辅助和支持治疗。

(2)雄性激素：有刺激造血的作用。可选用的药物有安特尔、美雄酮、司坦唑醇、丙酸睾酮等。此类药物起效慢，主要不良反应为肝损害、多毛、声音变粗等男性化表现。主要用于慢性再障，也可作为急性再障联合应用药物之一。

(3)中医中药：与雄性激素等药物联用进行长

期治疗，对慢性再障有一定疗效。急性再障病情改善或趋于慢性化后，也可联用中医中药以争取更满意和更巩固的疗效。

(八)疗效标准

1. 基本治愈　贫血、出血症状消失，血象上升达到血红蛋白男>120g/L，女>110g/L，白细胞>4×10^9/L，血小板>80×10^9/L，随访 1 年以上无复发。

2. 缓解　贫血、出血症状消失，血红蛋白达治愈指标，白细胞>3.5×10^9/L，血小板有一定程度恢复，随访 3 个月病情稳定或继续进步者。

3. 明显进步　贫血、出血症状明显好转，不输血，血红蛋白比治疗前 1 个月内常见值上升>30g/L，维持 3 个月不下降。评定疗效时应 3 个月未输血。

4. 无效　经充分治疗后，症状和血象不能达到明显进步者。

(九)预后

与疾病分型及治疗方法选择密切相关。慢性再障预后较好，合理治疗后大多数病人可以获得明显疗效。急性重型再障预后最差，但积极治疗有望改善预后。及早诊断，尽早进行免疫抑制治疗或造血干细胞移植治疗对提高重型再障的治愈率至关重要。

五、溶血性贫血

因红细胞破坏加速而骨髓造血功能代偿不足所引起的一类贫血即为溶血性贫血，根据红细胞破坏的场所分为血管内溶血和血管外溶血两种类型。血管内溶血一般呈急性过程，起病急，可突发寒战、高热、面色苍白、腰酸背痛、气促、烦躁、恶心、呕吐、腹痛等，快速出现黄疸及血红蛋白尿，尿色如浓红茶或酱油样。血管外溶血一般呈慢性过程，起病较缓慢，主要表现一般的贫血症状和体征以及不同程度的黄疸，肝大、脾大。

(一)遗传性球形红细胞增多症

遗传性球形红细胞增多症(Hereditary spherocytosis，HS)是一种先天性红细胞膜缺陷性慢性溶血性疾病。具有遗传性膜内在缺陷的红细胞在脾被破坏，出现贫血、黄疸、不同程度的脾肿大、外周血球形红细胞增多、红细胞渗透脆性增高，切脾治疗效果显著。

1. 遗传特点　常染色体显性遗传，偶为常染色体隐性遗传，部分病例没有阳性家族史。男女发病概率相同，致病基因位于 8 号染色体短臂上。

2. 发病机制　由于调控红细胞膜蛋白的基因发生突变，造成红细胞膜上主要的骨架蛋白单独或联合缺陷。①锚蛋白(ankrin)缺乏；②带 3 蛋白(band 3)缺乏；③带 4.2 蛋白(band 4.2)缺乏；④血影蛋白(spectrin)缺乏。这些缺陷使红细胞膜脂质不稳定而丢失，红细胞膜表面积减少，受累红细胞的钠离子通透性增强，钠离子大量进入细胞并吸引水分进入细胞增加，使红细胞由双凹盘形变成球形，形成本症红细胞的特征形态。因“离子泵”活动是耗能过程，导致 ATP 消耗增加，ATP 的相对缺乏使红细胞膜钙-ATP 酶受到抑制，钙沉积于膜上、使膜变硬，其变形性和柔韧性降低，僵硬的球形红细胞通过脾窦时被滞留、破坏。由于脾是破坏红细胞的主要器官，因此，切脾后尽管本症的细胞生化及形态学异常依然存在，但溶血程度可明显减轻。

3. 临床表现　婴儿及儿童期发病。起病缓，贫血、黄疸、脾大是本病三大主征，在慢性溶血过程中可出现急性溶血发作。发病年龄越小、症状越重。新生儿期起病者表现为急性溶血和高胆红素血症，婴儿和儿童患者贫血程度差异较大，多为轻至中度贫血。

(1)症状：①贫血，同一家族中患者贫血程度相似，婴儿和儿童患者贫血严重程度变化很大。②黄疸，常较轻，但可因受惊、劳累、情绪紧张或感染等因素诱发“溶血危象”，使贫血和黄疸突然加重，出现发热、寒战、呕吐、肝脾疼痛等。③再生障碍危象，与微小病毒感染相关的严重并发症。表现为以红系受抑为主的骨髓造血功能暂时性抑制，贫血严重，可有不同程度的白细胞、血小板减少，呈自限性，持续数天或 1～2 周自然缓解。

(2)体征：皮肤苍白或苍黄，巩膜黄染、脾大，随年龄增长更显。

4. 实验室检查

(1)血象：贫血呈正细胞性，多为轻中度，网织红细胞大多升至 5%～20%。外周血涂片中球形红细胞增多(可占红细胞的 0.20～0.40，多在 0.10 以上)，白细胞及血小板多正常。

(2)骨髓象：红系明显增生，以中、晚幼红细胞居多，可占有核细胞的 25%～60%，有丝分裂象多见，通常有球形红细胞增多现象。

(3)血清间接胆红素：在溶血时增高。

(4)红细胞渗透脆性试验：增高，温育后渗透脆性增加更显著，此有助于轻症病例的诊断。

(5)红细胞自溶试验：阳性，加入葡萄糖或ATP可以不完全纠正，此对HS的诊断有一定价值。

(6)其他：酸化甘油试验阳性。SDS聚丙烯酰胺凝胶电泳或放射免疫法测定膜蛋白含量有助于判断膜蛋白的缺陷。分子生物学检测可以确定基因突变位点。红细胞生存时间明显缩短，脾区表面放射性增高，表明脾内红细胞破坏增多。

5. *诊断及鉴别诊断*

(1)诊断标准

①慢性溶血性贫血的临床表现(贫血、黄疸、脾大)及实验室检查结果。②小球形红细胞>20%，网织红细胞增加，骨髓呈增生性贫血，血象中MCHC增高。③红细胞盐水渗透脆性(或孵育脆性)增高或自身溶血试验阳性(加入葡萄糖或ATP可有不完全纠正)。④家族史阳性。

在有以上第④项的基础上，同时具有前3项中任何2项可确诊。如具有前3项，在排除其他溶血性贫血后可确诊本病。

(2)诊断分型：根据病情轻重分为轻型、中间型、重型3型。①轻型，多见于儿童，约占全部病例的1/4，由于骨髓代偿功能好，可无或仅有轻度贫血及脾大；②中间型，约占全部病例的2/3，多成年发病，有轻及中度贫血及脾大；③重型，少见，贫血严重，常依赖输血，生长迟缓，面部骨结构改变类似地中海贫血，偶尔或1年内数次出现溶血性或再生障碍性危象。

(3)鉴别诊断：①自身免疫性溶血性贫血。婴儿期可发病，表现为急性或慢性溶血。多有肝、脾大，脾大较明显。Coombs试验阳性。②新生儿ABO溶血症。新生儿早期发病，有母子血型不合，母亲血型多为O型，新生儿A型或B型，血清特异性血型抗体检查有助于诊断。③葡萄糖-6-磷酸脱氢酶(G-6-PD)缺乏症。性联不完全显性遗传，发作性溶血，多能找到诱因，红细胞G-6-PD减低。④不稳定血红蛋白病。常染色体显性遗传，慢性溶血反复发作，热不稳定试验阳性，珠蛋白小体生成试验阳性，血红蛋白电泳可以确诊。

6. *治疗*

(1)减少发作诱因：防治感染、避免情绪紧张和劳累。

(2)防治核黄疸：新生儿期发病出现高胆红素血症时应防治核黄疸。

(3)药物治疗：目前无有效治疗药物。

(4)手术：是本病最有效的治疗方法，可以消除黄疸和贫血等症状，使红细胞寿命延长，但本治疗不能根除红细胞膜的先天缺陷，球形红细胞依然存在，红细胞渗透脆性仍然增高。

(5)其他治疗：①口服叶酸，在溶血、贫血严重时可选用。②输血，重度贫血或发生再生障碍危象、溶血危象和术前准备时可选用。

7. *预后* 绝大部分病例预后良好，死亡率较低，部分病例可能影响生长发育并出现身材矮小等征候。

(二)红细胞葡萄糖-6-磷酸脱氢酶缺乏症

红细胞葡萄糖-6-磷酸脱氢酶缺乏症(glucose-6-phosphate dehydrogenase，G-6-PD)属遗传性急性溶血性疾病，俗称“蚕豆黄”，在进食蚕豆或伯氨喹类药物后突发贫血、黄疸、血红蛋白尿，可因休克或急性肾衰竭引起死亡。

1. *流行病学* 世界范围内的常见遗传病，全世界约有2亿人存在G-6-PD遗传缺陷，不同地区、不同民族发病率差异很大。高发地区包括地中海沿岸国家和我国长江流域及其以南各省，以四川、广东、广西、云南、福建、海南等省(自治区)的发病率较高。

2. *遗传特点* 为X连锁不完全显性遗传，已发现G-6-PD基因突变120余种，中国人(包括海外华裔)的主要基因突变型有17种，同一地区不同民族基因突变型相似，而不同地区同一民族基因突变型差异很大，显示基因突变与生活环境密切相关。男性杂合子和女性纯合子均发病，患者多为男性，女性罕见。按世界卫生组织标准化酶生化检测方法，迄今已发现G-6-PD变异型400多种，约20多种能发生溶血，其余酶活力正常但无临床症状。我国发现的G-6-PD变异型有40多种，根据酶活性和临床表现分为5类。①酶活性严重缺乏伴代偿性慢性溶血：酶活性几为0，无诱因时也发生慢性溶血(先天性非球形细胞溶血性贫血)，香港型属此类；②酶活性严重缺乏(<正常的10%)：食蚕豆或服伯氨喹类药物可诱发溶血，台湾型属此类；③酶活性轻度至中度缺乏(正常的10%～60%)：伯氨喹药物可致溶血，广州型属此类；④酶活性轻度降低或正常(正常的60%～100%)，一般无溶血；⑤酶活性增高，极罕见，无症状。

3. *发病机制* 尚不完全清楚。伯氨喹类氧化性药物诱发溶血的可能机制为作为红细胞葡萄糖酸戊糖旁路代谢中必需的脱氢酶G-6-PD可使6-磷

酸葡萄糖释出 H^+，后者使辅酶Ⅱ(NADP)还原成还原型辅酶Ⅱ(NADPH)。NADPH 能使红细胞内的氧化型谷胱甘肽(GSSG)还原成还原型谷胱甘肽(GSH)并维持过氧化氢酶(Cat)活性。GSH 可以①保护红细胞内含硫氢基(-SH)的血红蛋白、酶蛋白和膜蛋白的完整性，避免过氧化氢(H_2O_2)对含-SH 基物质的氧化；②与谷胱甘肽过氧化酶(GSH-Px)共同作用使 H_2O_2 还原成水。若 G-6-PD 缺陷，NADPH、GSH 和 Cat 减少，机体受氧化性物质侵害时氧化产生的 H_2O_2 不能被及时还原成水，过多的 H_2O_2 作用于血红蛋白的-SH 基，使血红蛋白氧化成高铁血红蛋白和血红蛋白二硫化合物(Hb-SSG)，导致血红蛋白变性、沉淀，形成不溶的变性珠蛋白小体沉积于红细胞膜上，改变了红细胞膜的电荷、形态及变形性；过多的 H_2O_2 也可作用于含-SH 基的膜蛋白和酶蛋白，使膜脂质成分发生变化。以上作用最终造成红细胞膜的氧化损伤和溶血。溶血过程呈自限性，因新生红细胞 G-6-PD 活性较高，对氧化剂药物抵抗力较强，溶血后新生红细胞代偿性增加使溶血自行终止。蚕豆诱发溶血的机理不明，蚕豆浸液中含有多巴、蚕豆嘧啶类等氧化性物质，此可能与蚕豆病的发病有关。

4．临床分型及临床表现

(1)伯氨喹型药物性溶血性贫血：服用具有氧化特性的药物引起的急性溶血。此类药物包括抗疟药(伯氨喹、奎宁等)，解热镇痛药(安替比林、非那西汀)，磺胺、砜类药(氨苯砜等)，硝基呋喃类(呋喃西林、呋喃唑酮)，萘，苯胺，脂溶性维生素 K_3、维生素 K_4，奎尼丁，丙磺舒等。常于服药后 1～3d 出现急性溶血，有头晕、恶心、呕吐、厌食、疲乏等征候，很快出现皮肤苍白(黄)、黄疸、血红蛋白尿，严重者出现少尿、无尿、酸中毒和急性肾衰竭。轻症溶血持续 1～2d 或 1 周左右，临床症状逐渐改善而自愈。通常溶血程度与酶缺陷严重度及药物剂量有关，如药物剂量不断增加，可发生二次溶血。感染、糖尿病酸中毒等可诱发或加重溶血。

(2)蚕豆病：主要见于男性，多 10 岁以下发病，3 岁以上儿童约占病例的 70%。可在蚕豆成熟季节流行，进食蚕豆或蚕豆制品(如粉丝)均可致病，乳母进食蚕豆后可使受哺婴儿发病。多于进食蚕豆或其制品 24～48h 内发病，表现为急性溶血，临床表现与伯氨喹型药物性溶血相似。需要指出同一地区 G-6-PD 缺乏者仅部分人发病，患者也并非每年食蚕豆都发病，且病情轻重与食用蚕豆量并不一定成比例，说明蚕豆病还有其他未知的发病机制。

(3)新生儿溶血：我国广东、香港等南方地区因 G-6-PD 引起的新生儿溶血并不少见。缺氧、感染、乳母服用氧化剂药物或新生儿接触有樟脑丸气味的衣物等均可诱发，但不少病例无诱因可查。主要症状为苍白、黄疸，多于出生后 2～4d 达高峰，半数病例可有肝大、脾大。贫血多为轻至中度，血清胆红素增高，重症可引起胆红素脑病。

(4)感染诱发的溶血：细菌、病毒感染，如细菌性肺炎、病毒性肝炎和传染性单核细胞增多症等可诱导 G-6-PD 发生溶血，多于感染后数天内突发溶血，程度大多较轻，黄疸多不显著。

(5)先天性非球形细胞性溶血性贫血(CNSHA)：分为 2 型，磷酸己糖旁路代谢酶缺陷者为Ⅰ型，以 G-6-PD 较为常见；糖无氧酵解通路中酶缺乏者称为Ⅱ型，以丙酮酸激酶缺乏较为常见。Ⅰ型自幼年起出现慢性溶血性贫血，表现为贫血、黄疸、脾肿大，可因感染或服药而诱发急性溶血。

5．实验室检查

(1)血象：正细胞正色素性贫血，网织红细胞计数明显升高，外周血涂片可见红细胞碎片或幼红细胞，白细胞计数可能升高，血小板一般正常或升高，也可降低(可能存在弥散性血管内凝血)。

(2)红细胞 G-6-PD 筛选试验：①高铁血红蛋白还原试验。正常值＞0.75；中间型为 0.74～0.31；显著缺乏者＜0.30。②荧光斑点试验。在波长 340nm 紫外线激发下荧光减弱或不发生荧光，系红细胞内 NADPH 减少所致。③硝基四氮唑蓝(NBT)纸片法。正常滤纸片呈紫蓝色，中间型呈淡蓝色，显著缺乏者呈红色。

(3)红细胞 G-6-PD 活性测定：特异性的直接诊断法，正常值因测定方法而异。①WHO 推荐的 Zinkham 法为 12.1±2.09IU/gHb；②国际血液学标准化委员会(SICSH)推荐的 Clock 与 Mclean 法为 8.34±1.59IU/gHb；③NBT 定量法为 13.1～30.0 单位。

(4)变性珠蛋白小体生成试验：溶血时阳性细胞＞0.05，溶血停止后呈阴性。不稳定血红蛋白病患者此试验亦可为阳性。

(5)其他：①骨髓象增生活跃或明显活跃，红系、粒系均增生，以红系增生为主。②血生化，血清间接胆红素增高，血清结合珠蛋白减少或消失，血浆游离血红蛋白增高。③基因突变分析，有条件并有明确家族史的病例可以选做。

6. *诊断及鉴别诊断*

(1)诊断依据:贫血、黄疸及血红蛋白尿的基础上,加上以下任何1项即可确定诊断。①上述3项红细胞G-6-PD的筛选试验中2项阳性。②红细胞G-6-PD筛选试验1项阳性加变性珠蛋白小体生成试验阳性,并排除其他原因所致溶血性贫血。③红细胞G-6-PD筛选试验1项阳性,并有明确的家族史。④红细胞G-6-PD定量测定活性降低。⑤红细胞G-6-PD活性正常而高度怀疑为红细胞G-6-PD缺陷者可进行变异型鉴定,证实有红细胞G-6-PD性质异常。

(2)鉴别诊断:①新生儿ABO溶血症。血型不合,母亲血型多为O型,新生儿A或B型,血清特异性血型抗体检查有助于诊断。②红细胞丙酮酸激酶(PK)缺陷。常染色体隐性遗传,PK筛选试验(荧光斑点试验)阳性,PK定量测定活性降低。③自身免疫性溶血性贫血。男女患病概率相同,无阳性家族史,红细胞G-6-PD活性正常或高铁血红蛋白还原试验正常,Coombs试验多为阳性。④阵发性睡眠性血红蛋白尿。发作性夜间血红蛋白尿,红细胞G-6-PD活性正常或高铁血红蛋白还原试验正常,酸、热、糖水试验异常,流式细胞仪检测有特殊的红细胞膜单克隆抗体表达异常。

7. *治疗*　无特效治疗药物,重点在保持红细胞膜的稳定性(使用皮质激素)、疏通微循环、碱化尿液、防止急性肾衰竭。

(1)去除诱因:贫血较轻者在去除诱因后溶血于1周内自行停止而不需特殊治疗。

(2)维持水、电解质平衡,碱化尿液:供给足够水分、碳酸氢钠碱化尿液、低分子右旋醣酐疏通微循环,有急性肾衰竭者及时采取相应措施。

(3)皮质激素:疗效存在争议,可能具有稳定红细胞膜的作用,重症病例可以大剂量短程使用。

(4)输血治疗:对进展快速的重症溶血性贫血可输给G-6-PD正常的红细胞。

(5)新生儿黄疸:可用蓝光治疗,严重者应考虑换血疗法。

8. *预后*　经及时有效的治疗,绝大部分病例可很快痊愈,患者以后要避免进食蚕豆类食品并忌服氧化剂药物;在G-6-PD缺陷高发地区,应进行群体G-6-PD缺乏症的普查,加强宣教工作并加强对各种感染的防治。

(三)珠蛋白生成障碍性贫血

又称地中海贫血、海洋性贫血(thalassemia),是一组遗传性溶血性贫血。共同特点是珠蛋白基因缺陷造成血红蛋白珠蛋白肽链中一种或几种异常,使血红蛋白组成发生改变。因人类珠蛋白由α、β、γ、δ4种肽链组成,相应肽链编码基因的缺失或点突变将引起各自肽链的合成障碍,由此将地中海贫血分为α、β、δβ、γ等类型,其中以α和β地中海贫血较常见。临床表现主要是贫血、黄疸、肝脾大等慢性溶血现象,病情轻重不一,以地中海沿岸国家和东南亚地区多见,我国华南、西南地区多见。

1. *β-地中海贫血*　(简称β地贫)系调控β珠蛋白的基因缺陷,使β珠蛋白合成障碍而引起的慢性溶血性贫血。

(1)病因和发病机制:人类β珠蛋白基因位于第11号染色体短臂1区2带(11p1.2)。主要由于β珠蛋白基因的点突变,少数因该基因缺失导致β地贫的发生。由于基因缺失或点突变使β链生成完全受抑制者为β^0地贫,某些点突变仅使β链生成部分受抑制则为β^+地贫。迄今已发现β地贫基因突变200多种,中国人已发现34种突变,5种热点突变CD41/42(-TCTT)、IVS-2-654(C→T)、CD17(A→T)、TATA box28(A→G)和CD71/72(+A)约占突变基因的90%。世界上约1.5%的人口携带本病基因,每年至少有20万纯合子/双重杂合子基因型的新生儿出生。

染色体上的二个等位基因突变点相同者称为纯合子;同源染色体上只有一个突变点者称为杂合子;等位基因的突变点不同者称为双重杂合子。重型β地贫基因型为纯合子或双重杂合子状态。

根据β^0或β^+地贫基因的组合以及病情的严重程度,可将β-地中海贫血分为以下3型。①重型:为β^0基因的纯合子(β^0/β^0)、部分β^+基因的纯合子(β^+/β^+)及部分β^0和β^+基因的双重杂合子(β^0/β^+),呈慢性进行性溶血性贫血,严重威胁患儿生命和生存质量,是临床关注的重点。②中间型:少数β^0/β^0,部分β^+/β^+、β^0/β^+以及非典型β地贫杂合子、重型β地贫合并α或δβ地贫及某些变异型β地贫的杂合子等,多于幼童期出现中度贫血,但严重度不及重型;③轻型:是β^0、β^+、δβ地贫的杂合子,一般无症状或轻度贫血,易被忽略,多在家系调查时被筛查发现。

重型β地贫患者β链生成显著减少或消失,使含β链的HbA合成减少或消失,多余的α链与γ

链结合形成 HbF($\alpha_2\gamma_2$)，导致 HbF 明显增加。因 HbF 氧亲和力强，造成患者组织缺氧。过剩的 α 链沉积于幼红细胞和红细胞中形成包涵体，附着于红细胞膜使其变僵硬和通透性异常，导致红细胞寿命缩短，造成慢性溶血性贫血。贫血和缺氧刺激红细胞生成素分泌增加，促使骨髓造血增生，引起骨骼改变而出现特殊面容。贫血时肠道铁吸收增加，加上治疗过程中的反复输血，使大量的铁在组织中储存，导致含铁血黄素沉着症，引起器官功能障碍，这是导致患者死亡的主要原因。中间型 β 地贫的基因缺陷使珠蛋白合成受到部分抑制，有部分 β 珠蛋白生成，其病理生理改变与重型基本相似但较轻，临床表现也较轻，发病年龄迟于重型。轻型 β 地贫 β 珠蛋白合成仅轻度减少，病理生理改变极轻微。

(2)临床表现：①重型。又称 Cooley 贫血。患儿出生时无症状，多于婴儿期发病，出生后 6 个月内发病者占 50%，偶有新生儿期发病者。发病年龄越早，病情越重。呈严重的慢性进行性贫血，患儿面色苍白。有特殊面容：头大、额部突起、两颧略高、鼻梁低陷、眼距增宽、眼睑水肿。肝、脾日渐肿大，以脾大明显，可达盆腔，存在食欲缺乏，生长发育停滞，易合并感染或下肢溃疡；当并发含铁血黄素沉着症时，因过多的铁沉着于心肌和其他脏器，如肝、胰腺、脑垂体等而引起该脏器损害的相应症状，皮肤斑状色素沉着，其中最严重的是心力衰竭，它是贫血和铁沉着造成心肌损害的结果，是导致患儿死亡的重要原因之一。本病需依赖输血维持生命，如不治疗多于 5 岁前死亡。②轻型。无症状或轻度贫血，脾不大或轻度肿大，病程经过良好，易被忽略，多在重型患者家系调查时被发现，HbA_2升高是本型特点。③中间型。多于幼童期出现症状、临床表现介于轻型和重型之间。常呈中度贫血，脾轻或中度肿大，黄疸可有可无，骨骼改变较轻，生长发育障碍较轻。

(3)实验室检查：①血象。除轻型无贫血或轻度贫血外，中、重型患者贫血为小细胞低色素性。网织红细胞正常或增高。外周血细胞涂片染色示红细胞大小不等，中央浅染色区扩大，出现异型、靶形、碎片红细胞和有核红细胞、点彩红细胞、嗜多染性红细胞、豪-周小体等。②骨髓象。增生明显活跃，红系增生为主，以中、晚幼红细胞占多数，成熟红细胞形态改变与外周血相同。③血液生化。间接胆红素正常或升高，游离血红蛋白升高，结合珠蛋白降低或消失。④X 线检查。对 1 岁后患儿行颅骨 X 线照片可见颅骨内外板变薄，板障增宽，在骨皮质间出现垂直短发样骨刺。⑤红细胞渗透脆性试验。中、重型患者明显减低，轻型患者正常或减低。⑥血红蛋白电泳或抗碱试验。中间型和重型患者 HbF 升高，以重型更显著，轻型 HbF 多正常。HbA_2升高是轻型患者的重要特点，中间型患者 HbA_2正常或增高。⑦珠蛋白肽链分析。β/α 比值下降，重型患者＜0.1，中间型＜0.5。⑧基因分析。采用分子生物学方法可以确定基因突变的位点或缺失。

(4)诊断和鉴别诊断：根据临床特点和实验室检查，结合阳性家族史可作出临床诊断，经基因诊断确诊。常用基因诊断方法包括限制性内切酶片段长度多态性(RFLP)连锁分析、PCR-限制酶切法、PCR-ASO 点杂交、反向点杂交(RDB)和 DNA 测序等。

需与本病鉴别的疾病有如下几种。①缺铁性贫血。多有缺铁病因，无溶血证据，红细胞游离原卟啉(FEP)升高及血清铁降低，铁剂治疗有良好反应。②红细胞 G-6-PD 缺乏所致先天性非球形细胞性溶血性贫血(CNSHA)。在感染和(或)使用氧化性药物时可加重贫血，红细胞 Heinz 小体阳性，HbF 含量正常，G-6-PD 活性降低。③遗传性球形红细胞增多症。外周血涂片红细胞呈小球形，红细胞渗透脆性及孵育渗透脆性增加。④慢性自身免疫性贫血。由于机体出现抗自身红细胞膜的免疫抗体，使红细胞破坏所致溶血，Coomb's 试验阳性。

(5)治疗：轻型无需特殊治疗，中间型采用不定期输血，重型 β 地贫需接受规范性长期输血和去铁治疗，有 HLA 相合的同胞供者可接受造血干细胞移植，若输血及去铁疗效不佳者可考虑脾切除。

①一般治疗。适当注意休息和营养，积极预防感染。

②输血和去铁治疗。输血目的在于维持患儿血红蛋白浓度接近正常水平，保证机体氧气携带能力，抑制患儿自身骨髓中缺陷红细胞的产生。输血计划：维持 Hb＞90～105g/L 才能基本保证患儿正常生长发育，允许正常的日常活动，抑制骨髓及髓外造血，并将铁负荷控制在最低限度。对重型 β 地贫患儿，推荐 Hb＜90g/L 时启动输血计划；每 2～5 周输血 1 次，每次输浓缩红细胞 0.5～1 单位/10kg(以 200ml 全血提取浓缩红细胞为 1 单位)，每次输血时间＞3～4h；输血后 Hb 维持在 90～120g/L。去铁治疗：输血次数达 10～20 次或血清铁蛋白

>1 000μg/L 时使用，目前临床上应用的铁螯合剂主要包括去铁胺（Desferrioxamine，DFO）、去铁酮（Deferiprone，DFP，L1）和地拉罗司（Deferasirox，DFX，ICL670）。去铁胺为三价铁离子螯合剂，能与三价铁离子结合成铁胺复合物。用药方法为配成10%的浓度，输液泵皮下注射，晚上睡觉时使用，每次时间 8～12h 以上；剂量为每日 20～40mg/kg，每周应用 5～7d；维生素 C 与螯合剂联合应用可加强去铁胺从尿中排铁的作用，睡前口服维生素 C，剂量 2～3mg/(kg・d)。去铁酮为二齿状突起的口服铁螯合剂。用药方法为每日 75mg/kg，分 3 次口服，每日最大量不超过 100mg/kg；适用于 6 岁以上的儿童，安全性较好，对心脏铁沉积有较强的保护作用；如单纯应用去铁胺或去铁酮疗效不佳时，可联合应用去铁胺及去铁酮。地拉罗司为新型的三价铁螯合剂。用药方法为每日 10～30mg/kg，根据铁负荷量调整；适用于 2 岁以上儿童，每日 1 次，餐前口服。

③造血干细胞移植。造血干细胞移植（HSCT）是目前重型 β 地贫临床治愈的惟一方法，如有 HLA 相配的造血干细胞供者，应作为治疗重型 β 地贫的首选方法。根据干细胞来源分为骨髓移植（BMT）、外周血干细胞移植（PBSCT）和脐血移植（UCBT）。

④脾切除：脾切除可改善贫血症状或减少输血，对中间型 β 地贫部分有效，对重型 β 地贫大多无效。脾切除指征：依赖输血量明显增多，如维持 Hb>90～105g/L，每年红细胞输注量>200ml/kg 者；此外还须评估铁负荷，对有效去铁治疗的患儿，尽管输血量增加，脾切除也暂不考虑，而对于经过规则的去铁治疗而铁负荷仍增加的患儿可考虑脾切除；脾功能亢进；巨脾引起压迫症状者，如患儿出现明显左上腹疼痛或易饱感；年龄在 5 岁或以上。

⑤基因调控治疗。应用化学药物增加 γ 基因表达或减少 α 基因的表达有可能改善 β 地贫的症状。已报道的药物包括羟基脲、5-氮杂胞苷（5-AZC）、阿糖胞苷、长春新碱、白消安、异烟肼等，目前仍在探索之中。

（6）预防：本病是遗传性疾病，开展人群普查和遗传咨询、做好婚前指导以避免同型地贫基因携带者之间联姻，对预防本病有重要意义。采用基因分析法进行产前诊断，可在妊娠早期对重型 β 地贫胎儿作出诊断并及时终止妊娠，以避免重型 β 地贫患儿出生，是目前预防本病行之有效的方法。

2. α-地中海贫血 α-地中海贫血（简称 α 地贫）是因 α 珠蛋白基因缺失或功能缺陷引起 α 珠蛋白合成障碍的一组溶血性贫血。

（1）病因和发病机制：人类 α 珠蛋白基因簇位于 16pter-p13.3。每条染色体的基因组 DNA 从 5 端到 3 端排列着 α_2、α_1 2 个珠蛋白基因，人类 2 条同源染色体共有 4 个 α 珠蛋白基因（αα/αα）。基因缺失是 α 地贫的主要病因，如果 1 条染色体上 2 个 α 珠蛋白基因均缺失而导致 α 链合成完全缺乏者，称为 α^0 地贫（基因型为--/αα）。如果 1 条染色体上仅 1 个 α 珠蛋白基因缺失，还有少量 α 链合成，称为 α^+ 地贫（基因型为-α/αα），若缺失的是 α_2 基因（4.2kb 基因片段），称为左侧缺失（$\alpha^{4.2}$）；若缺失的是 α_2 基因的 3'端和 α_1 基因的 5'端，形成 α_2 的 5'端与 α_1 的 3'端构成的融合基因（3.7kb 片段），称为右侧缺失（$\alpha^{3.7}$）。我国两广地区以右侧缺失为主，湖北、江西等地左侧缺失较多。

α 珠蛋白基因点突变可引起非缺失型 α 地贫（α^T），国内发现的突变主要是 HbCS（Hb Constant Spring，α^{cs}）和 Hb QS（Hb Quong S_{ze}，α^{QS}）。

α^0 与 α^+ 地贫缺陷基因的不同组合可产生几种 α 地贫类型。①静止型：只有 1 个 α 珠蛋白基因缺失或缺陷，属 α^+ 地贫基因杂合子，没有临床症状；②轻型：有 2 个 α 珠蛋白基因缺失或缺陷，属 α^0 地贫基因杂合子或 α^+ 地贫基因双重杂合子，临床无症状或仅轻度贫血；③中间型：有 3 个 α 珠蛋白基因缺失或缺陷，属 α^0 和 α^+ 地贫双重杂合子，又称血红蛋白 H 病（HbH），占 α 地贫的 35%～60%，有慢性溶血性贫血表现；④重型：4 个 α 珠蛋白基因均缺失，是 α^0 地贫基因纯合子，患儿不能存活，又称 Hb Barts 胎儿水肿综合征。

HbH 病由于有 3 个 α 珠蛋白基因缺失或缺陷，α 珠蛋白合成严重受抑，大量未结合 α 珠蛋白的 β 珠蛋白聚合成四聚体（β_4，即 HbH），后者氧亲和力高，造成组织缺氧；HbH 还易形成红细胞内包涵体并附着于红细胞膜上，使红细胞膜僵硬并易在脾中破坏。

HbBarts 胎儿水肿综合征 4 个 α 珠蛋白基因全部缺失，不能合成 α 链，患者体内大量 γ 链聚合成四聚体（γ_4，Hb Barts），后者氧亲和力极高，释放给组织的氧极少，胎儿期即可因严重缺氧、水肿造成死胎或娩出后即死亡。

（2）临床表现：①静止型，无症状。②轻型，基本无症状或轻度小细胞低色素性贫血。③ HbH 病，出生时无明显症状，婴儿期后逐渐出现慢性溶血症状，较大患儿可出现类似重型β-地中海贫血的特殊面容。合并感染或服用氧化性药物可诱发急性溶血，甚至发生溶血危象。④Hb Barts 胎儿水肿综合征。胎儿多于妊娠 30～40 周时流产、死胎或娩出后 30min 内死亡，外观重度贫血、黄疸、水肿、肝脾大、腹水、胸水，胎盘巨大质脆。

(3)实验室检查：①血象根据病情轻重可以正常，轻至重度小细胞低色素贫血，网织红细胞正常或增高，外周血细胞涂片染色示红细胞大小不等、中央染色浅、异型等。②骨髓象与β地贫类似。③血液生化与β地贫类似。④X 线检查，年长 HbH 病儿童颅骨 X 线照片可类似重型β地贫。⑤红细胞渗透脆性试验减低，包涵体生成试验可以阳性。⑥血红蛋白电泳，出生时脐血中 Hb Barts 含量为 0.01～0.25 不等，静止型与轻型病例生后 6 个月前消失，HbH 病生后随 HbH 增高而降低。HbA_2 及 HbF 含量正常，HbH 病可以检出 HbH。⑦基因分析，采用分子生物学方法可以确定基因缺失类型及突变情况。

(4)诊断与鉴别诊断：根据临床特点和实验室检查，血红蛋白电泳有以下两者之一。①出生时脐血检查出现 Hb Barts，存活者则以后无或出现 HbH 区带；②如出生时未查脐血，则出生 6 个月后仅能在外周血检出 HbH 区带。家系中可有 HbH 病患者，一般可作出诊断，基因检测可以确诊。须鉴别疾病与β地贫类似。

(5)治疗：静止型和轻型病例无需特殊治疗。重型α地贫多在胎儿期或娩出后死亡，目前无治疗方法。HbH 病治疗方法基本与重型β地贫相同，但贫血程度通常较重型β地贫轻，故输血量和输血频率均较重型β地贫少，发生铁超负荷也较少，一般不必用铁螯合剂。而脾切除是目前治疗 HbH 病的重要方法之一，能明显改善贫血症状和减少输血。

(6)预防：同β地中海贫血。通过婚前指导避免α地贫基因携带者联姻，产前诊断并及时终止妊娠，是目前预防中间型以上病例行之有效的方法。

（盛光耀　金润铭）

第二节　出血性疾病

一、自身免疫性血小板减少性紫癜

自身免疫性血小板减少性紫癜(immune thrombocytopenic purpura，ITP)又称特发性血小板减少性紫癜(idiopathic thrombocytopenic purpura，ITP)，是小儿最常见的出血性疾病。其主要临床特点是皮肤、黏膜自发性出血和束臂试验阳性，血小板减少、出血时间延长和血块收缩不良。

(一)病因与发病机制

患儿在发病前常有病毒感染史。目前认为病毒感染不是导致血小板减少的直接原因，而是由于病毒感染后使机体产生相应的抗体，这类抗体可与血小板膜发生交叉反应，使血小板受到损伤而被单核-巨噬细胞系统所清除；此外，病毒感染后，体内形成的抗原-抗体复合物可附着于血小板表面，使血小板易被单核-巨噬细胞系统吞噬和破坏，使血小板的寿命缩短，导致血小板减少。患者血清中血小板相关抗体(PAIgG)含量多增高。研究证实，辅助性 T 细胞(Th)和细胞毒 T 细胞(CTL)的活化及其相关细胞因子紊乱是导致本病慢性化过程的重要原因。现已知道，血小板和巨核细胞有共同抗原性，抗血小板抗体同样作用于骨髓中巨核细胞，导致巨核细胞成熟障碍，巨核细胞生成和释放均受到严重影响，使血小板进一步减少。

(二)临床表现

本病见于小儿各年龄时期，多见于 1～5 岁小儿，男女发病率无差异，春季发病数较高。急性型患儿于发病前 1～3 周常有急性病毒感染史，如上呼吸道感染、流行性腮腺炎、水痘、风疹、麻疹、传染性单核细胞增多症等，偶亦见于免疫接种之后。大多数患儿发疹前无任何症状，部分可有发热。患儿以自发性皮肤和黏膜出血为突出表现，多为针尖大小的皮内或皮下出血点或为瘀斑和紫癜，少见皮肤出血斑和血肿。皮疹分布不均，通常以四肢为多，在易于碰撞的部位更多见。常伴有鼻出血或齿龈出血，胃肠道大出血少见，偶见肉眼血尿。青春期女性患者可有月经过多。少数患者可有结膜下和视网膜出血。颅内出血少见，如一旦发生，则预后不良。出血严重者可致贫血，肝、脾偶见轻度肿大，淋巴结不肿大。

80%～90%的患儿于发病后 1～6 个月内痊愈，10%～20%的患儿呈慢性病程，其中部分患者经正规糖皮质激素、切脾和一般免疫抑制药治疗无效者称为难治性 ITP。病死率为 0.5%～1%，主要致死原因为颅内出血。

(三)实验室检查

1. *外周血象* 血小板计数＜100×10^9/L，出血轻重与血小板数多少有关，血小板＜50×10^9/L 时可见自发性出血，＜20×10^9/L 时出血明显，＜10×10^9/L 时出血严重。慢性型者可见血小板大小不等，染色较浅。失血较多时可致贫血，白细胞数正常。出血时间延长，凝血时间正常，血块收缩不良。血清凝血酶原消耗不良。

2. *骨髓象* 急性病例骨髓巨核细胞数增多或正常。慢性者巨核细胞显著增多；幼稚巨核细胞增多，核分叶减少，核-浆发育不平衡，产生血小板的巨核细胞明显减少，其胞质中有空泡形成、颗粒减少和胞质量少等现象。

3. *血小板抗体测定* 主要是 PAIgG 增高，但 PAIgG 增高并非 ITP 的特异性改变，其他免疫性疾病亦可增高；如同时检测 PAIgM 和 PAIgA 以及测定结合在血小板表面的糖蛋白、血小板内的抗 GPⅡb/Ⅲa 自身抗体和 GPIb/Ⅸ 自身抗体等可提高临床诊断的敏感性和特异性。

4. *血小板寿命测定* 经同位素^{51}Gr 或^{111}In 标记血小板测定其寿命，发现病人血小板存活时间明显缩短，甚至只有数小时(正常为 8～10d)，一般不作为常规检查。

5. *其他* 束臂试验阳性，慢性 ITP 患者的血小板黏附和聚集功能可以异常。

(四)诊断与鉴别诊断

根据病史、临床表现和实验室检查，即可作出诊断。临床上主要根据病程的长短将本症分为两型：≤6 个月为急性型，＞6 个月为慢性型，两者的鉴别见表 9-10。

本症还需与下列疾病相鉴别。

1. *急性白血病* 外周血白细胞不增高的急性白血病易与 ITP 相混淆，通过血涂片和骨髓检查见到白血病细胞即可确诊。

2. *再生障碍性贫血* 患者表现为发热、贫血和出血，肝、脾和淋巴结不肿大，与 ITP 合并贫血者相似。但再障时贫血较重，外周血白细胞数和中性粒细胞数减少，骨髓造血功能减低，巨核细胞减少有助于诊断。

3. *继发性血小板减少性紫癜* 严重细菌感染和病毒血症均可引起血小板减少，化学药物、脾功能亢进、部分自身免疫性疾病(如系统性红斑狼疮等)、血小板型 vWD、恶性肿瘤侵犯骨髓和某些溶血性贫血等均可导致血小板减少，应注意鉴别。

(五)治疗

1. *一般治疗* 在急性出血期间以住院治疗为宜，尽量减少活动，避免外伤，明显出血时应卧床休息。应积极预防及控制感染，避免服用影响血小板功能的药物(如阿司匹林)等。必须告诉患儿或家长，ITP 在绝大多数情况下是良性过程，不必强调把慢性型患儿的血小板数量提升到正常值范围内。

2. *糖皮质激素* 其主要药理作用是降低毛细血管通透性；抑制血小板抗体产生；抑制单核-巨噬细胞系统破坏有抗体吸附的血小板。常用泼尼松，剂量为每日 1.5～2mg/kg，分 3 次口服。出血严重者可用冲击疗法：地塞米松每日 0.5～2mg/kg 或甲泼尼龙每日 20～30mg/kg，静脉滴注，连用 3d，症状缓解后改服泼尼松。用药至血小板数回升至接近正常水平即可逐渐减量，疗程一般不超过 4 周。停药后如有复发，可再用泼尼松治疗。长期服用糖皮质激素的不良反应会导致生长发育障碍、骨质疏松和糖尿病等。

3. *大剂量静脉丙种球蛋白* 其主要作用是：①封闭巨噬细胞受体，抑制巨噬细胞对血小板的结合与吞噬，从而干扰单核-巨噬细胞吞噬血小板的作

表 9-10 急性与慢性特发性血小板减少性紫癜的鉴别

	急性型	慢性型
发病年龄	1～5 岁多见	学龄期多见
起病	较急	较缓
出血程度	较重	较轻
病程	≤6 个月	＞6 个月
血小板数	大多＜20×10^9/L	一般$(30\sim80)\times10^9$/L
骨髓巨核细胞	计数正常或增多，胞体大小不一，以小型为多，幼稚巨核细胞比例正常或稍高，产血小板巨核细胞减少	计数明显增多，核浆发育不平衡，胞质出现空泡变性，产血小板巨核细胞明显减少

用；②在血小板上形成保护膜抑制血浆中的 IgG 或免疫复合物与血小板结合，从而使血小板上避免被吞噬细胞所破坏；③抑制自身免疫反应，使抗血小板抗体减少。单独应用大剂量静脉滴注丙种球蛋白的升血小板效果与激素相似，常用剂量为每日 0.5g/kg，连续 5d 静脉滴注；或每次 1g/kg 静脉滴注，必要时次日可再用 1 次，以后每 3～4 周 1 次。不良反应较少，有头痛、呕吐和无菌性脑膜炎报告。

4. *血小板输注*　因患儿血循环中含有大量抗血小板抗体，输入血小板很快被破坏，故通常不主张输血小板，只有在发生颅内出血或急性内脏大出血，危及生命时才输注血小板，并需同时予以大剂量肾上腺上激素，以减少输入血小板被破坏。

5. *抗-D 免疫球蛋白*（anti-D immunoglobulin）　又称抗 Rh 球蛋白，其作用机制尚未完全清楚，主要作用是封闭网状内皮细胞的 Fc 受体。其升高血小板作用较激素和大剂量丙种球蛋白慢，但持续时间长。常用剂量为每日 50～75μg/kg，静脉注射。治疗的患儿应是 Rh(+)，Rh(-)无效，主要不良反应是轻度溶血性反应。

6. *脾切除*　有效率约 70%，适用于病程超过 1 年，血小板持续 $<50\times10^9$/L（尤其是 $<20\times10^9$/L），有较严重的出血症状，内科治疗效果不好者，手术宜在 6 岁以后进行。10 岁以内发病的患者，其 5 年自然缓解机会较大，尽可能不做脾切除。术前必须做骨髓检查，巨核细胞数减少者不宜做脾切除。术前 PAIgG 极度增高者，脾切除的疗效亦较差。

7. *部分性脾栓塞术*　选择性插导管至脾门部脾动脉，经导管向脾动脉内注入直径 300～550μm 的聚乙烯微粒，阻断脾外周皮质的供血动脉，保留脾中心部的髓质供血动脉，使脾皮质缺血、坏死、液化并逐渐吸收，达到部分切除脾之目的。部分性脾栓塞术后 2h，血小板即可明显升高。由于保留了脾的髓质即保留了脾的免疫功能，部分性脾栓塞术尤适应于儿童期激素治疗无效的 ITP。

8. *免疫抑制药*　目前主要用于治疗慢性型 ITP。环孢素 A 3～5mg/(kg·d)，分 2 次口服，开始治疗剂量可稍大，应根据血药浓度调整剂量，疗程 3～4 个月，主要不良反应是肝、肾功能损害。另外，对儿童慢性 ITP 应用细胞毒药物治疗一定要慎重，对其利弊要做综合评价。

9. *其他*　达那唑(danazol)是一种合成的雄性激素，对部分病例有效，剂量为每日 10～15mg/kg，分次口服，连用 2～4 个月。干扰素-α2b 对部分顽固病例有效，剂量为每次 5 万～10 万 U/kg，皮下或肌内注射，每周 3 次，连用 3 个月。

二、血　友　病

血友病(hemophilia)是一组性联隐性遗传性凝血障碍的出血性疾病，①血友病 A，即因子Ⅷ(又称血友病球蛋白，AHG)缺乏症。②血友病 B，即因子Ⅸ(又称血浆凝血活酶成分，PTC)缺乏症；其发病率为 5～10/10 万，以血友病 A 较为常见，占80%～85%，血友病 B 占 15%～20%。临床上，关节、肌肉、内脏和深部组织自发性或轻微外伤后出血难止为其共同特征。曾将临床少见的因子Ⅺ(又称血浆凝血活酶前质，PTA)缺乏称为血友病 C，因其是常染色体隐性遗传，现改称为凝血因子Ⅺ缺乏症。

(一)病因和发病机制

血友病 A 和 B 为 X-连锁隐性遗传，女性为携带者，男性发病。血友病 A 患者配偶为正常女性，其女儿均为携带者，其儿子均为正常人；携带者女性配偶为正常男性，其儿子有 50%的概率为血友病 A 患者，其女儿有 50%的概率为血友病 A 携带者(杂合子)。大多数患者有家族史，但有 30%的病例并无家族史，可为基因突变所致。

FⅧ基因位于 X 染色体长臂末端(Xq28)包含 186kb，约占 X 染色体全长的 0.1%；FⅨ基因亦位于 X 染色体长臂末端(Xq27)，包含 34kb。因子Ⅷ和因子Ⅸ缺乏均可使凝血过程的第一阶段中的凝血活酶生成减少，引起血液凝固障碍，导致出血倾向。因子Ⅷ是血浆中的一种球蛋白(其抗原为Ⅷ:Ag，功能部分称为Ⅷ:C)，它与 von Willebrand Factor(vWF)以非共价形式结合成复合物存在于血浆中。因子Ⅷ和 vWF 是由不同基因编码、性质和功能完全不同的两种蛋白质。Ⅷ:C 仅占复合物的1%，水溶性，80%由肝合成，余 20%由脾、肾和单核-巨噬细胞等合成，其活性易被破坏，在 37℃储存 24h 后可丧失 50%。vWF 由血管内皮细胞合成，其功能主要有：①作为因子Ⅷ的载体而对因子Ⅷ起稳定作用；②参与血小板黏附和聚集功能。vWF 缺乏时，可引起出血和因子Ⅷ缺乏。因子Ⅸ是一种由肝合成的糖蛋白，在其合成过程中需要维生素 K 的参与。

(二)临床表现

出血症状的轻重及发病的早晚与凝血因子活性水平相关。大多在 2 岁时发病，亦可在新生儿期即发病。血友病 B 的出血症状与血友病 A 相似，患者多为轻型，出血症状较轻。

1. 皮肤、黏膜出血　由于皮下组织、口腔、齿龈黏膜易于受伤，为出血好发部位。幼儿亦常见于头部碰撞后出血和血肿。

2. 关节积血　是血友病最常见的临床表现之一，多见于膝关节，其次为踝、髋、肘、肩关节等处。关节出血可以分为 3 期。①急性期：关节腔内及周围组织出血，引起局部红肿、热痛和功能障碍。由于肌肉痉挛，关节多处于屈曲位置。②关节炎期：因反复出血、血液不能完全被吸收，刺激关节组织，形成慢性炎症，滑膜增厚。③后期：关节纤维化、强硬、畸形、肌肉萎缩、骨质破坏，导致功能丧失。膝关节反复出血，常引起膝屈曲、外翻、腓骨半脱位，形成特征性的血友病步态。

3. 肌肉出血和血肿　重型血友病常发生肌肉出血和血肿，多发生在创伤或活动过久后，多见于用力的肌群。深部肌肉出血时可形成血肿，导致局部肿痛和活动受限，可引起局部缺血性损伤和纤维变性。在前臂可引起手挛缩，小腿可引起跟腱缩短，腰肌痉挛可引起下腹部疼痛。

4. 创伤或手术后出血　不同程度的创伤、小手术，如拔牙、扁桃体摘除、脓肿切牙、肌内注射或针灸等，均可以引起严重的出血。

5. 其他部位的出血　如鼻出血、咯血、呕血、黑便和血尿等；也可发生颅内出血，是最常见的致死原因之一。

（三）实验室检查

实验检查可为血友病 A/B 患者的诊断、鉴别诊断和替代治疗提供客观依据，非常重要。

1. 筛查试验　首选检查为活化的部分凝血活酶时间（APTT）和血浆凝血酶原时间（PT）。检测结果 APTT 延长而 PT 正常，提示内源性凝血途径异常。但 APTT 延长不能鉴别血友病 A 和 B。患者其他检测，如血小板计数（PLT）、出血时间（BT）、凝血酶时间（TT）、纤维蛋白原含量（Fbg）等均正常。

2. 确诊试验　血浆 FⅧ:C 减少或极少，辅以 FⅧ抗原（FⅧ:Ag）可确诊血友病 A；血浆 FIX:C 减少或极少，辅以 FIX 抗原（FIX:Ag）可确诊血友病 B。血管性血友病因子抗原（vWF:Ag）正常。

3. FⅧ/FIX 抑制物检测　临床上有反复应用血制品病史且对血制品治疗无效的血友病 A/B 患者，需高度怀疑是否出现 FⅧ/FIX 抑制物。首选进行 APTT 纠正试验，若结果呈阳性，再用 Bethesda 法或改良的 Bethesda 法（Nijmegen 法）测定。

4. 基因分析　通过对基因位点和基因测序分析，基本可得出正确诊断。基因分析对于产前诊断和携带者诊出尤为重要，对于优生优育亦具有重要的意义。

（四）诊断和鉴别诊断

根据病史、出血症状和家族史，即可考虑为血友病，进一步确诊须做有关实验室检查。有条件应进行家系调查，约有 30% 患儿没有家族史。根据患者出血的严重程度及其血浆 FⅧ:C/ FIX:C 活性的水平，国内将血友病 A/B 分为 4 型（表 9-11）。血友病须与血管性血友病鉴别，后者出血时间延长、阿司匹林耐量试验阳性、血小板黏附率降低、血小板对瑞斯托霉素无凝集反应、血浆 vWF 减少或缺乏，血浆Ⅷ:C 减少或正常；此外，血管性血友病（vWD）为常染色体显性遗传，家族调查亦有助于鉴别。

（五）治疗

1. 预防出血　告知患儿家长和老师有关本病出血的防治知识十分重要。注意口腔卫生，预防龋齿。平时应避免剧烈活动和外伤，终身避免肌内注射。如因疾病需做手术治疗，应注意在术前、术中和术后补充所缺乏的凝血因子。遵守当地的疫苗接种计划，皮下注射而不能深入至肌肉，注射后局部应较长时间的压迫以防止出血。

2. 替代疗法　本疗法的目的是将患者所缺乏的因子提高到止血水平，以治疗或预防出血。开始

表 9-11　血友病 A/B 的临床分型

分型	FⅧ:C/ FIX:C(%)	临床出血特点
重型	<1	关节、肌肉、深部组织出血，关节畸形，假血肿
中型	2～5	可有关节、肌肉、深部组织出血、关节畸形，但较轻
轻型	6～25	关节、肌肉出血很少，无关节畸形
亚临床型	26～45	仅在严重创伤或手术后出血

治疗越早越好，最好在症状出现2h以内，治疗越早，患者痛苦越小，凝血因子制品所需剂量越少，康复越快，花费越低。因此，应积极鼓励开展家庭治疗和自我注射，以赢得宝贵的治疗时间。常用制品使用剂量根据患者的出血程度和FⅧ:C/FⅨ:C实测水平，使用FⅧ/FⅨ制品的剂量，见表9-12，特殊部位出血可将FⅧ/FⅨ水平提高至50%以上。

表9-12 血友病A/B出血使用血浆制品的剂量和疗程

出血程度	欲达FⅧ:C/Ⅸ:C水平(%)	剂量(U/kg)×次/天	(疗程)天
重度	40～50	(30～40)×3	7～10
中度	30～40	(20～30)×2	5～7
轻度	20～30	(15～20)×2	3～4

注：以APTT和FⅧ:C/Ⅸ:C活性测定作为调节剂量的参考

常用制品有如下几种。

(1)凝血因子Ⅷ浓缩物(抗血友病球蛋白，AHG)：由新鲜血浆(FP)或新鲜冰冻血浆分离、纯化而得，每毫升含FⅧ15～40U，其适用范围为血友病A患者的各种出血/手术；血友病A患者的预防治疗以及血友病A抑制物/获得性血友病。

(2)rh FⅧ制品：基因重组人凝血因子Ⅷ，大大降低了使用者感染血液传播疾病的风险。含FⅧ>4 000U/mg蛋白。适用范围同AHG。

(3)冷沉淀(cryoprecipitate)：每袋由200ml新鲜冰冻血浆在2～40℃下解冻离心后所得的白色絮状物，每袋20ml血浆含FⅧ80～120U、纤维蛋白原250mg。适用于血友病A、血管性血友病和纤维蛋白原缺乏症。室温下放1h活性即丧失50%，故应于1h之内输完。输用时要与受血者ABO血型相同。

(4)凝血酶原复合物浓缩剂(PCC)：由新鲜血浆分离纯化而得。含FII、FⅦ、FIX和FX 4个凝血因子。其适用范围为遗传性凝血因子Ⅱ、Ⅶ、Ⅸ、X缺乏症；FⅧ、FⅨ抑制物和依赖维生素K凝血因子缺乏症等。

(5)凝血因子Ⅸ浓缩物/rhFIX制品：分别由新鲜血浆/基因工程技术制备所得。其适用范围为血友病B出血/手术和血友病B抑制物等。

(6)新鲜冷冻血浆(FFP)：由新鲜血浆冷冻制备，含除血小板和组织因子(TF)以外的所有血浆凝血因子，含血浆蛋白60～80g/L，纤维蛋白原2～4g/L，其他凝血因子0.7～1U/ml，适用于遗传性凝血因子缺乏症等。输用时要与受血者ABO血型相同。

3. *预防性(替代)治疗* 通过定期预防性输注凝血因子制品。使患者体内凝血因子(FⅧ:C/FIX:C)水平长期维持在1%以上，以防止或减少出血的发生，使重型患者尽可能保持相对健康状态。①初级预防：指幼婴儿在确诊后第1～2次出血时，即开始实施预防治疗。②次级预防：指患儿有明显的关节出血/关节损害后，才开始预防治疗。对于血友病患儿的预防治疗方案，目前尚无公认的意见。而血友病患者的预防治疗多适用于发达国家，在发展中国家难以实施。具体方案：血友病A每次25～40U/kg，至少每周3次；血友病B每次25～40U/kg，每周1～2次。预防性替代治疗可减轻患者的痛苦，减少其出血频率.减缓关节畸形。但是其增加了抑制物产生概率；血浆源性制品有增加输血传染病危险，且增加了经费负担。绝大多数患者需要终身替代治疗，期盼通过生物工程技术，获得在体内的半衰期更长、疗效更好、免疫原更低和较廉价的FⅧ/FⅨ新品种。

10%～20%的血友病A患者和1%～3%的血友病B患者，在其病程中可出现相应的FⅧ/FⅨ抑制物。两种抑制物属同种免疫抗体。此时需作出准确的诊断和合理的处理。对这些患儿治疗方法是：①增加因子Ⅷ剂量达原剂量1倍以上，其中部分用于中和抗体，余下部分发挥止血作用；②活化因子Ⅶ(Ⅶa)或活化凝血酶原复合物，因Ⅶa可直接与组织因子共同作用活化因子X(Xa)，从而促使凝血活酶的形成；③大剂量丙种球蛋白静脉输注；④免疫抑制药，如环磷酰胺；⑤用链球菌蛋白A吸附抗体。因子Ⅸ抗体发生率低，如发生时，可加大因子Ⅸ剂量，即达到止血目的。

4. *局部处理* 急性出血的辅助治疗措施(RICE)：①即同时执行休息(rest)、冷敷(ice)、压迫(compression)和抬高(elevation)等4项基本措施。②局部止血用明胶海绵、纤维蛋白凝胶、凝血酶等填塞鼻腔，敷贴出血创面、拔牙后出血等；也可行外科缝合止血。③对于慢性关节滑膜炎伴反复关节出血的患儿，向关节腔内注射适量放射性核素胶体，通过释放β和(或)γ射线引起关节滑膜、滑膜下静脉丛和滑膜下结缔组织发生纤维化，部分滑膜静脉闭塞，从而可减少其关节出血，一般以3～15岁为宜。患者严重关节畸形可用手术矫形治疗。④

物理与运动疗法对改善和恢复血友病关节、肌肉、肢体功能失常有重要作用，建议推广使用。

5. *药物治疗*

(1)1-脱氧-8-精氨酸加压素(DDAVP)：有提高血浆因子Ⅷ活性和抗利尿作用，常用于治疗轻型血友病 A 患者，可减轻其出血症状，剂量为 0.2～0.3μg/kg，溶于 20ml 生理盐水中缓慢静注，此药能激活纤溶系统，故需与 6-氨基已酸或氨甲环酸联用，如用滴鼻剂(100μg/ml)，每次 0.25ml，作用相同。

(2)性激素：雄性化激素达那唑(danazol)和女性避孕药复方炔诺酮均有减少血友病甲患者的出血作用，但其疗效均逊于替代疗法。

(3)其他药物：止痛药物，止痛可选用乙酰氨基酚(百服宁)和吗啡类(可待因)等药物；但禁用阿司匹林类、非甾体类、吲哚美辛等。肾上腺皮质激素，其可减轻患者出血引起的疼痛和炎症反应，适用于无激素禁忌证的口腔出血、拔牙出血、鼻出血、关节、肌肉出血、泌尿道出血等。使用时间以 5～10d 为宜。

6. *基因治疗*　血友病 B 的基因治疗已有成功的报告。随着研究的不断深入，基因治疗可能成为治愈血友病的有效手段。

三、血管性血友病

血管性血友病(von Willebrand disease，vWD)为常染色体显性或隐性遗传的先天性出血性疾病，由 von Willebrand factor(vWF)缺乏或功能异常所致。在遗传性出血性疾病中，其发病率可能仅次于血友病为 4～10/10 万，男女患病均等。目前我国缺乏本病较详尽的流行病学资料。临床特点是自幼发生的出血倾向、出血时间延长、血小板黏附性降低、瑞斯托霉素诱导的血小板聚集缺陷及血浆 vWF Ag 缺乏或结构异常。

(一)病因与发病机制

vWF 为一大分子糖蛋白，在内皮细胞与巨核细胞中合成。存在于血浆与血小板中。vWF 的主要功能有二：其一，介导内皮下胶原与血小板黏附，促进血小板血栓形成，致使其在小血管损伤后产生止血功能；其二，结合并运输 FⅧ，使后者稳定不被破坏。vWF 基因位于 12 号染色体短臂末端，首先有一前体多肽(pre--vWF)经修饰形成成熟 vWF(mature vWF)，两个 vWF 单体通过双硫键联结形成二聚体和多聚体。循环中的 vWF 多聚体由 vWF 裂解蛋白酶(ADAMTS13/vWF-cp)清除。当 vWF 基因缺陷时，vWF 生成减少或功能异常，伴有 FⅧ：C 中度减低，血小板黏附、聚集功能障碍。

vWD 各型发病机制不同：1 型是 vWF 基因发生错义突变、无义突变，引起 vWF 蛋白水平下降；2A 型是 vWF 分子上 28 外显子发生错义突变；2B 型因 vWF 分子上与 GPIb 结合的位点发生错义突变，vWF 大多聚体与之结合增强，在血浆中易被清除；3 型为常染色体隐性遗传，患者异常的 vWF 基因来自于父母双方，突变方式为无义突变、基因缺失或 mRNA 表达缺陷。血浆及血小板中很少或几乎没有 vWF 蛋白。

(二)临床表现

多数患儿没有症状或症状很轻，出血倾向和出血严重程度与疾病的类型、vWF 质或量的异常有关。其临床有以下特点：①出血以皮肤黏膜为主，如鼻出血、牙龈出血、瘀斑等，大量出血可发生于外伤或小手术；②男女均可发病，女性青春期患者可有月经过多及分娩后大出血；③出血症状可随年龄增长而减轻，此可能与随着年龄增长而 vWF 活性增高有关；④自发性关节、肌肉出血相对少见，由此致残者亦少。

(三)实验室检查

1. 血小板计数和形态正常。

2. 出血时间(Ivy 法)延长或阿司匹林耐量试验阳性(小儿慎用)。

3. 血小板黏附率降低或正常。

4. 活化的部分凝血活酶时间(APTT)延长或正常。

5. FⅧ：C 降低或正常。

6. vWF：Ag 减低或正常(正常者应检查是否为变异)。

7. 必须排除血小板功能缺陷性疾病。

8. 实验室分型检查，包括瑞士托霉素(Ristocetin)诱导的血小板聚集反应(RIPA)、vWF 交叉免疫电泳和血浆及血小板中 vWF：Ag 多聚体的分析等。

(四)分型

根据遗传学特点及临床和实验室检查结果，国际血栓与止血协会 vWD 小组(vWF Subcommittee of the ISTH)将 vWD 分为如下类型，见表 9-13。vWD 的诊断完全依赖实验室检测去完成，不仅确诊，而且需要分型。实验室检测的项目主要包括两大类：①筛选试验；②确诊与分型试验，见表 9-14。

表 9-13　vWD 分型与特点

分型	特点
1型	vWF 量的不同程度减少，常染色体显性遗传，轻至中度的出血倾向，占70%～80%
2型	vWF 质的缺陷
-2A 型	血小板功能减低，伴选择性大分子多聚体 vWF 减少，常染色体显性或隐性遗传，多为中度出血倾向，占10%～15%
-2B 型	vWF 对血小板膜糖蛋白 Ib(GPIb)亲和力增加，常染色体显性遗传，多为中度出血倾向，占5%
-2M 型	血小板功能减低，伴非选择性大分子多聚体 vWF 减少，常染色体显性或隐性遗传，多为中度出血倾向，罕见
-2N 型	vWF 与 FⅧ亲和力减弱，常染色体显性遗传，多为中度出血倾向，罕见
3型	vWF 几乎完全缺乏，常染色体显性遗传，严重出血，罕见

摘编自：*J Thromb Haemost* 2006 Oct;4(10):2103-2114

表 9-14　vWD 实验诊断项目

项目		结果	诠释
筛选试验	止血时间	延长	结果正常者可加做 Aspirin 试验
	凝血时间	正常	
	血小板计数	多为正常	2B型 VWD 与假型 vWD 可减少
	终止时间	延长	
	血小板黏附试验	降低	
	vWF:Ag	减少	3型 vWD 时缺乏
	FⅧ:C	降低	异常率70%
确诊、分型试验	vWF:RCO*	降低	2M型 vWD 正常降低
	RIPA	正常或降低	2B型 vWD 在低浓度 RIPA 时有反应
	vWF:CB*	降低	
	vWF:FⅧ:B*	2N 降低	
	交叉免疫电泳多聚体分析	以大、小多聚体图形作分析	2A型：大分子多聚体缺乏 2M型：大分子多聚体存在

注*. vWF:RCO:vWF 瑞斯托霉素辅因子；vWF:CB:vWF:酶标测定胶原结合试验；vWF:FVⅢ:B*:酶标测定 vWF 与 FVⅢ结合

（五）鉴别诊断

本病尚需与下列疾病相鉴别。

1. *血小板型 vWD（又称假性血管性血友病，Pseudo-vWD）*　因血小板 GPIb 受体异常与 vWF 结合力增强，使血浆中 vWF 减少。有中等程度的血小板计数减少，出血时间延长，FⅧ及 vWF:Ag 减少，大分子多聚体 vWF 缺乏，RIPA 增强。此型与2B型 vWD 相似，但后者血小板计数正常。

2. *获得性 vWD*　小儿少见，多继发于淋巴系统增生性疾病、获得性单株γ球蛋白及其他免疫失调性疾病，无出血家族史。患者血中产生了中和 vWF 活性的抗体并有出血倾向，vWF 的 Ristocetin 辅因子活性（vWF:RcoF）、vWF:Ag 及 FVⅢ活性降低，出血时间延长。常有原发病的症状。抑制物常为 IgG，也有 IgA 或 IgM. 此类患者常表现为严重的出血，并出现类似3型 vWD 的临床表现。糖皮质激素或免疫抑制药治疗可能有效。

3. *血友病甲*　为 X-连锁隐性遗传，以肌肉关节出血为主，出血时间正常，凝血时间多延长。FⅧ:C下降，vWF:Ag 正常。与 vWD 的鉴别需依靠实验室检查。

4. *巨血小板综合征*　因血小板膜 GPIb 缺乏，血小板减少伴外周血涂片血小板巨大为其特点，vWF:Ag 正常，出血时间延长。

（六）治疗

治疗目的是提高血浆中 vWF 和 FⅧ水平，纠正出凝血异常。

1. *一般治疗*　患儿需加强护理，避免外伤，禁用阿司匹林、双嘧达莫等抗血小板药物，慎用抗凝药及溶栓类药物。发热时可用对乙酰氨基酚(扑热息痛)。

2. *局部止血* 体表局部出血可压迫止血或配合冷敷。鼻出血或创伤性出血时，可用吸收性明胶海绵或蘸有新鲜血浆的纱布压迫或填塞出血部位。

3. *替代治疗* 首选冷沉淀物，常用的还有新鲜血浆及新鲜冰冻血浆。这些血液制品都含有vWF和因子Ⅷ，具有相同的止血效果。冷沉淀物10U/kg或新鲜血浆每天10ml/kg，可同时纠正出血时间及Ⅷ：C的减少。vWF半衰期36h，轻症出血者通常输注1次即可控制出血，重症出血者1/d，维持3～4d，维持剂量减半。手术前、后应输新鲜血浆或冷沉淀物。手术前2～4h输血浆10ml/kg可使FⅧ保持在30%以上，以后1/d，每次5ml/kg，连用10d或输冷沉淀物，每天10U/kg，直至伤口愈合。新型因子Ⅷ浓缩制品，如Humate-P，因含有高分子量的vWF多聚物，可替代冷沉淀物，剂量20～50U/kg。而不含vWF的因子Ⅷ浓缩剂仅能提高因子Ⅷ的水平，不能纠正出血时间，一般不作为首选制剂，每天15～20U/kg。本疗法适用于对DDAVP无反应者、2B型及3型vWD患者。

4. DDAVP(*1-脱氨-8-精氨酸加压素*) 可增加vWF从内皮细胞释放入血的量，但不能纠正多聚物结构的异常，只能缩短出血时间，故在拔牙、大手术时须用冷沉淀物。2B型患者忌用，因可引起血小板减少使出血加重。3型患者因vWF缺乏，使用DDAVP无效。剂量为0.2～0.3μg/kg加入30ml生理盐水中静脉滴注，15～20min滴完，每8～12h 1次或鼻腔内滴注0.25ml(1 300μg/ml)2/d。可配合氨基己酸、氨甲环酸等抗纤溶药物使用。不良反应有轻微心率加快，颜面潮红，DDAVP易导致水潴留引起低钠血症和脑水肿，使用时需注意液体出入量平衡。

5. *vWF抗体抑制药* 约10%的3型vWD患者在输入含vWF的血浆制品后会产生vWF抗体。大剂量的人血丙种球蛋白静脉输注有效，FⅧ和vWF活性增加。剂量为1.0/kg，1/d，连用2d。

6. *其他* 抗纤溶药物有氨基己酸、氨甲环酸，适用于黏膜出血、内脏出血，也用于月经过多、拔牙等小手术。该类药物可单纯使用或与DDAVP合用。口服避孕药用于治疗月经过多。肾上腺皮质激素对产生vWF抗体者更为有效。因慢性缺铁引起缺铁性贫血者，应给予铁剂治疗。

(七)预后

轻型vWD出血症状轻，较少发生严重出血，预后较好。通过对vWD的准确诊断，对患儿及其家长进行宣传教育，严重出血已比较少见，患儿可以过相对正常的生活。而3型vWD患者出血严重，少数发生颅内出血可危及生命。

(八)预防

同遗传病防治方法。加强异常染色体、基因携带者的检测，对有患者家族中的孕妇进行产前诊断，以确定其中病人和携带者，并对他们进行有关本组疾病的遗传咨询，了解遗传规律。对家族中的孕妇要采用基因分析法进行产前诊断，如确定胎儿为患者，可及时判断预后和正确给予处理。预防出血应自幼养成安静生活习惯，以减少和避免外伤出血，尽可能避免肌内注射，如因患外科疾病需做手术治疗，应注意在术前、术中和术后补充所缺乏的凝血因子。

(盛光耀)

第三节 白 血 病

一、急性白血病

急性白血病是儿童时期最常见的恶性肿瘤，起源于造血系统的恶性增生，人群发病率为3～5/10万，是儿童的主要病死原因之一。在儿童急性白血病中急性淋巴细胞白血病(ALL)占75%，急性非淋巴细胞白血病(ANLL)占25%，男性发病率高于女性，以学龄前期和学龄期发病数最多但包括新生儿在内的任何年龄均可罹患。

病因尚不明了，可能相关因素包括以下几种。

1. *病毒因素* 已经证实一种RNA反转录病毒即人类T细胞白血病病毒(HTLV)可引起人类T淋巴细胞白血病。

2. *理化因素* 电离辐射能引起白血病已在核污染地区得到验证，苯及其衍生物、某些药物，如保泰松和细胞毒药物均可诱发急性白血病。

3. *遗传因素* 白血病不是遗传性疾病，但有家族肿瘤易感性。某些遗传性疾病，如21-三体综合征、范可尼贫血等罹患白血病的比例增高，同卵双生子中一个患急性白血病，另一个患病概率高达20%，提示白血病的发生与遗传素质有关。

发病机制未完全明了，可能与癌基因激活和抑癌基因失活有关，但不同类型白血病涉及的基因种类并不相同。癌基因（oncogene）是人体内的保守基因，正常情况下的主要功能是控制细胞的生长和分化，在致癌物质和某些病毒感染的作用下，癌基因发生畸变，导致功能异常而引起细胞癌变。

(一)急性淋巴细胞性白血病

急性淋巴细胞白血病（Acute Lymphoblastic Leukemia，ALL）是儿童最常见的白血病类型，也是治疗效果相对较好的儿童恶性肿瘤，目前在条件较好的医疗单位经化疗后总体治愈率在80%左右，因此，被认为是可以治愈的慢性疾病之一。

1. 临床分类

(1)形态学分类（FAB 分型）：根据原始淋巴细胞形态学不同，分为 3 型。①L1 型（ALL-L1）最多见，占 80% 以上，以小细胞为主，其平均直径为 6.6μm，核染色质均匀，核形规则，核仁很小，一个或无，胞质少，胞质空泡不明显。②L2 型（ALL-L2）以大细胞为主，大小不一，其平均直径为 8.7μm，核染色质不均匀，核形不规则，核仁一个或数个，较大，胞质量中等，胞质空泡不定。③L3 型（ALL-L3）最少见，占 4%以下，以大细胞为主，细胞大小一致，核染色质细点状，均匀，核形规则，核仁一个或多个，胞质量中等，胞质空泡明显。

(2)免疫学分类：根据淋巴细胞表面抗原标记、目前采用流式细胞仪检测技术将 ALL 分为 B 细胞系（B-ALL）和 T 细胞系（T-ALL）两大类。儿童以 B 系 ALL 为主，占 80%，B 系 ALL 进一步分为前体 B-ALL 和成熟 B-ALL，前者表达 $HLA\text{-}DR^+$、$CD19^+$、$CD20^+$、$CD10^+$，后者除以上标记外，还表达 Sm Ig^+（细胞膜表面免疫球蛋白）。T-ALL 约占 15%，具有阳性的 T 淋巴细胞标志，如 $CD2^+$、$CD3^+$、$CD4^+$、$CD5^+$、$CD7^+$、$CD8^+$ 和 TdT（末端脱氧核糖核酸转换酶），预后较差。部分 ALL 除淋巴系特异抗原外尚伴有个别、次要的髓系特异抗原标志，如 $CD13^+$、$CD33^+$、$CD14^+$，称为伴髓系标志的 ALL（My^+-ALL），预后与一般 ALL 相同。

(3)遗传学分类：根据染色体众数及结构改变分为以下两种。①染色体数目异常。亚二倍体≤45 条染色体，超二倍体≥47 条染色体；超二倍体约占 ALL 的 1/4，增加的染色体以 4、6、10、14、17、18、20、21 及 X 染色体最常见，预后相对较好；亚二倍体较少见，占 ALL 的 3%～8%，以 45 条染色体居多，缺失 20 号染色体最常见。②染色体结构异常。属于假二倍体染色体异常，常有染色体易位及相应基因转移。儿童 ALL 已发现近 40 种非随机染色体结构异常，其中约 50%为染色体易位，多数已明确基因定位。儿童 ALL 中比较重要和常见的有 t(12;21)(p13;q22)，产生 TEL/AML 融合基因，预后良好；t(1;19)(q23;p13)，产生 E2A/PBX1 融合基因，多见于儿童前体 B-ALL；t(9;22)(q34;q11)，见于 3%～5%的儿童 ALL，预后差；涉及 MLL 基因的染色体畸变包括 t(1;11)、t(4;11)、t(6;11)、t(9;11)、t(10;11)、t(11;17)、t(x;11)等，多见于婴儿白血病，ALL 常见的染色体异常及涉及的相关基因，见表 9-15。

表 9-15 ALL 常见的染色体异常及标志基因

类型	发生率(%)	染色体异常	靶基因
前 B-ALL	3～5	t(9;22)(q34;q11)	BCR/ABL
	5～8	t(1;19)(q23;p13)	E2A/PBX1
	10	t(4;11)(q21;q23)	MLL/AF4
	1	t(9;11)(p22;q23)	HRX/AF9
	2	t(11;19)(q23;p13)	HRX/ENL
	18～22	t(12;21)(q12;q22)	TEL/AML1
	15～20		TAL 1 缺失
T-ALL	1～3	t(1;14)(p34;q11)	TAL 1/TCRδ
T-ALL	1～3	t(10;14)(q24;q11)	TAL 1/TCRδ
	5～10	t(11;14)(p14;q11)	TTG2/TCRα

2. 临床分型　合理规范的治疗依赖于初诊时的精确诊断分型，在初诊时一定要完善骨髓形态学（morphology，M）、免疫学（immunology，I）、细胞遗传学（cytogenetics，C）和分子生物学（molecular，M）检查，即 MICM 分型，以指导合理的临床危险度分型和有效的分层治疗。在 MICM 分型基础上，结合临床特征，将儿童 ALL 分成标危、中危和高危 3 型。

(1)标危型 ALL：必须符合以下全部条件。①初诊时白细胞数$<50\times10^9$/L；②泼尼松反应良好，第 8d 外周血白血病细胞$<1.0\times10^9$/L；③年龄≥1 岁且<10 岁；④非 T-ALL 或非成熟 B-ALL；⑤无 t(9;22)易位或 BCR/ABL 融合基因；⑥无 t(4;11)易位或 MLL/AF4 融合基因；⑦无 t(1;19)易位或 E2A/PBX1 融合基因；⑧治疗第 15 天骨髓呈 M1 或 M2，治疗第 33 天骨髓象完全缓解。

(2)中危型 ALL:中危患儿必须同时满足以下条件。①无 t(9;22)易位或 BCR/ABL 融合基因。②无 t(4;11)易位或 MLL/AF4 融合基因或其他 MLL 基因重排。③泼尼松反应良好,第 8 天外周血白血病细胞<1.0×10^9/L。④标危诱导缓解治疗第 15 天骨髓呈 M3,或中危诱导缓解治疗第 15 天骨髓呈 M1/M2。⑤如有条件进行微小残留病(MRD)检测,则第 33 天 MRD<10^{-2}。⑥同时至少符合以下条件之一:初诊时为 CNS3(没有其他高危因素);初诊时白细胞≥50×10^9/L;年龄≥10 岁;T-ALL;t(1;19)或 E2A/PBX1 融合基因阳性;年龄<1 岁且无 MLL 基因重排;不符合标危和高危的患者。

(3)高危型 ALL:高危患儿必须满足以下条件。①t(9;22)易位或 BCR/ABL 融合基因阳性。②t(4;11)易位或 MLL/AF4 融合基因或其他 MLL 基因重排阳性。③泼尼松反应不良:第 8 天外周血白血病细胞>1×10^9/L。④中危诱导缓解治疗第 15 天骨髓呈 M3。⑤诱导缓解治疗第 33 天骨髓形态学未缓解(>5%),呈 M2/M3。

3. *临床表现* 起病多较急,常于数日至 2 个月内出现明显临床症候,发热、贫血、出血是最常见的三大表现。

(1)发热:常为首发症状,热型不定但多为低热,发热主因是恶性增生的白血病细胞代谢旺盛,也可因继发感染所致。

(2)贫血:进行性加重,有贫血的常见表现如乏力、苍白、气促、纳差等。查体见甲床、眼睑结膜、口唇及面色苍白。

(3)出血:常见的早期症状之一,皮肤黏膜出血多见,表现为出血点或瘀斑、口腔黏膜出血及鼻出血,也可有消化道出血、泌尿道出血等;严重者发生颅内出血而危及生命。出血的主要原因是骨髓被白血病细胞浸润,巨核细胞受抑制使血小板的生成减少。此外血小板功能不足及凝血功能异常也是出血的常见原因。

(4)白血病细胞浸润表现:①肝、脾、淋巴结肿大,有 70%~80%的病例出现不同程度的肿大。②骨、关节疼痛及胸骨压痛,约 25%患儿以四肢长骨、肩、膝、腕、踝等关节疼痛为首发症状,其中部分呈游走性关节痛,局部红肿现象多不明显。③皮肤结节、肿块、斑丘疹等,少见。④中枢神经系统白血病,早期通常仅在脑脊液中发现白血病细胞,晚期出现颅内压增高、脑膜刺激征、脑神经麻痹、脑脊髓运动神经受损等表现,出现头痛、呕吐、嗜睡、惊厥、昏迷、偏瘫、截瘫等症状。⑤睾丸白血病(testic leukemia,TL),单侧或双侧,局部肿硬、触痛,阴囊皮肤可呈红黑色。常见于病情完全缓解时,是白血病复发的重要原因之一。⑥其他器官浸润。心脏浸润可引起心脏扩大、传导阻滞、心包积液和心力衰竭等;消化系统浸润可引起食欲缺乏、腹痛、腹泻等;肾浸润可引起肾肿大、蛋白尿、管型尿等;腮腺浸润导致腮腺肿大等。

4. *实验室检查*

(1)血常规检查:外周血白细胞计数多增高,但也可正常或降低,通常涂片可见原始及幼稚细胞,血红蛋白及红细胞降低,血小板数呈不同程度降低。

(2)骨髓检查:多见骨髓增生活跃至极度活跃,也可见骨髓增生减低,骨髓中某一系的白血病细胞恶性增生,原始及幼稚细胞≥25%,高者达 90%以上,其他系明显减少或缺如。

(3)细胞组织化学染色:可帮助鉴别白血病细胞类型,常规做过氧化酶、糖原染色、氟化钠抑制等。

(4)免疫分型:采用流式细胞仪检测,可分 B 细胞系和 T 细胞系两大类(前述)。

(5)细胞遗传学及基因检测(前述)

5. *诊断及鉴别诊断*

(1)白血病诊断:①骨髓象中原始及幼稚淋巴细胞≥25%,有或无白血病的临床症状及血液学特点。②根据 MICM 结果确定 ALL 类型,结合临床特点确定临床危险度分型。③中枢神经系统白血病,脑脊液中找到肿瘤细胞或脑神经损伤或脑组织受累,除外其他中枢神经系统疾病。④睾丸白血病,有白血病细胞浸润的临床表现,单侧或双侧睾丸增大,睾丸 B 超有协诊价值,睾丸活检确诊。

(2)骨髓缓解状态分级

M1:幼稚细胞<5%

M2:5%≤幼稚细胞<25%

M3:幼稚细胞>25%

(3)脑脊液分级:主要依据临床表现、影像学改变,和(或)脑脊液细胞计数及细胞形态学。

CNS1:无中枢神经系统疾病的临床及影像学(CT/MRI)异常证据,眼底无异常,脑脊液中无肿瘤细胞,也无其他中枢神经系统白血病的证据。

CNS2:①脑脊液见到明确的肿瘤细胞;脑脊液细胞计数≤5/μl 时,红细胞:白细胞≤100:1;脑脊液不混血，腰穿无损伤。②脑脊液见到淋巴细胞；红细胞∶白细胞≥100∶1；腰穿有损伤，脑脊液混血。③腰穿损伤（血性脑脊液），同时诊断时白细胞计数$\geq 50\times 10^9/L$。

CNS3：①CT/MRI脑实质肿物和（或）脑膜病变。②无其他明确病因的颅神经麻痹，即使脑脊液未见肿瘤细胞、MRI/CT未见限局性占位病变。③单纯视网膜受累，脑脊液无肿瘤细胞，MRI/CT无占位病变。④腰穿无损伤，脑脊液细胞计数>5/μl，肿瘤细胞为主。⑤如果不能明确脑脊液是否混血，诊断中枢神经系统受累则需要满足以下2条。a.脑脊液细胞计数>5/μl+肿瘤细胞为主+红细胞∶白细胞≤100∶1.b.脑脊液细胞计数>5/μl+脑脊液肿瘤细胞比例高于末梢血。

注：对于CNS2、CNS3患者，应进行有序的治疗性腰穿至脑脊液肿瘤细胞消失。对于脑脊液诊断有疑问者，建议2周后复查。

（4）复发：骨髓复发，完全缓解后骨髓中又出现幼稚细胞≥25%。

脑膜白血病复发：①初诊时无CNS受累或初诊时为脑膜白血病，在CSF转阴后的病人再次发现CSF中有肿瘤细胞。②完全缓解后出现脑神经损伤或脑组织受累，除外其他中枢神经系统疾病。

睾丸白血病复发：组织学标本提示幼稚细胞浸润。器官复发：需要组织学依据。联合复发：髓外复发同时骨髓幼稚细胞≥25%。

（5）鉴别诊断

类白血病反应：可有肝脾大、血小板减少。末梢血象中偶见中晚幼粒及有核红细胞，为幼儿髓外代偿表现。往往存在慢性感染，骨髓呈感染性骨髓象。

传染性单核细胞增多症：为EB病毒感染所致，可有发热，肝、脾、淋巴结肿大，血清嗜异凝集试验阳性，EBV阳性，白细胞增高并出现异型淋巴细胞，血红蛋白及血小板计数多正常，骨髓检查无白血病改变。

再生障碍性贫血：贫血、出血、发热及全血细胞减少与低增生白血病表现类似，但通常无肝、脾、淋巴结肿大，骨髓中无幼稚细胞。

风湿及类风湿关节炎：常有发热，关节痛为游走多发性，建议在诊断前常规骨髓检查以排除以关节痛为首发症状而血液学表现不典型的白血病。

6. *治疗*　以化疗为主的综合治疗，其原则是要早期诊断、早期治疗。根据ALL类型选用不同强度的化疗方案，同时要早期防治中枢神经系统白血病和睾丸白血病，注意支持疗法。对于预后极差的病例，如Ph^+-ALL，在条件允许时尽可能实施骨髓移植治疗。

（1）支持疗法

防治感染：在化疗等骨髓抑制阶段，保护性环境隔离对防止外源性感染效果较好，因此，改善病房住院条件至关重要，对出现感染的病例要根据可能的病原体给予及时治疗。

输血和成分输血：重度贫血可输给红细胞，血小板过低并有出血者可输浓缩血小板，酌情静脉输注丙种球蛋白。

集落刺激因子：化疗期间，如骨髓抑制明显者，可给予G-CSF、GM-CSF等集落刺激因子。

高尿酸血症的防治：治疗早期，因大量白血病细胞破坏分解而引起高尿酸血症，易导致尿酸性肾病或急性肾衰竭，故注意多补充水分并可口服别嘌醇、用碳酸氢钠碱化尿液。

其他：治疗过程中注意营养补充。有发热、出血时应卧床休息。加强口腔卫生，防止感染和黏膜损伤。对治疗中出现的症状给予及时的相应处置。

（2）化学药物治疗：目的是杀灭白血病细胞，解除白血病细胞浸润引起的症状，使病情缓解以至治愈。目前对急性淋巴细胞性白血病的化疗常用方案及次序如下。

诱导缓解：是治疗是否成功的关键，联合数种化疗药物在短时期内最大限度地杀灭白血病细胞，尽快达到完全缓解（CR）。目前公认较好的联合化疗方案是采用4种药物的DVLP（柔红霉素，DNR；长春新碱，VCR；左旋门冬酰胺酶，L-ASP；泼尼松，P或地塞米松，D）方案。

缓解后巩固治疗：强力的缓解后治疗是在缓解状态下最大限度地杀灭残存的白血病细胞及庇护所肿瘤细胞的有力措施，可有效地防止早期复发和髓外白血病复发。目前多用CAM方案［环磷酰胺（C）、Ara-c（A）及6-巯基嘌呤（M）］后采用大剂量甲氨蝶呤+6-巯基嘌呤+四氢叶酸钙（mM+CF）方案，配合甲氨蝶呤（MTX）单药（低危）或MTX、Ara-c和地塞米松（Dex）三联药物（中高危）鞘内注射。

延迟强化及维持治疗：为了巩固疗效、达到长期缓解或治愈的目的，须在完成上述疗程后继续强化、维持治疗以及定期的加强治疗。目前延迟强化治疗是将诱导缓解与巩固治疗方案再度实施并略加改进，维持治疗采用6-巯基嘌呤(6-MP)或6-硫鸟嘌呤(6-TG)+MTX方案，维持期间需根据疾病危险度选用不同的强化治疗方案，总疗程2.0～2.5年。

(3)中枢经系统白血病(CNSL)的防治：CNSL是造成ALL复发或死亡的重要原因之一，在治疗过程中一定要倍加关注。

预防性治疗：依据ALL危险度不同治疗选择略有差异。①鞘内注射法。常用甲氨蝶呤、阿糖胞苷、地塞米松3种药物，单一或联合鞘内注射(药物参考剂量见表9-16)。②mM+CF方案。每10～14d 1疗程。每疗程MTX剂量为2～5g/m^2(剂量根据分型而定)，其中1/6量(<500mg)作为突击量，在30min内快速静脉滴入，余量于24h内匀速滴入；突击量MTX滴入后2h内行鞘内注射1次；开始滴注MTX 36h后开始CF解救，剂量为每次15mg/m^2，首剂静脉注射，以后每6h口服或肌内注射，根据MTX血药浓度决定CF解救次数，一般4～8次。HDMTX治疗前后碱化、水化尿液；在用HDMTX同时，每天口服6-MP25mg/m^2。③颅脑放射治疗。仅适用于高危ALL，如诊断时白细胞数>100×10^9/L、或有t(9;22)或t(4;11)核型异常、或有CNSL、或因种种原因不宜做HDMTX-CF治疗者，目前已倾向于不用。实施病例在完全缓解后6个月进行，放射总剂量为18Gy，分15次于3周内完成或总剂量为12Gy，分10次于2周内完成。

表9-16 鞘内注射药物剂量

年龄(月)	MTX(mg)	Ara-c(mg)	DEX(mg)
<12	6	15	2.5
12～36	9	25	2.5
≥36	12.5	35	5

确诊后治疗：初诊时已发生CNSL者，照常进行诱导治疗，同时给予三联鞘内注射，第1周3次，第2和第3周各2次，第4周1次，共8次。一般在鞘内注射化疗2～3次后CSF转为阴性。在完成诱导缓解、巩固、髓外白血病防治和早期强化后，做颅脑放射治疗，剂量同上。颅脑放疗后不再用HD-MTX-CF治疗，但三联鞘内注射必须每8周1次，直到治疗终止。完全缓解后在维持巩固期发生CNSL者，也可按上述方法进行，但在完成第5次三联鞘注后，必须做全身强化治疗以免骨髓复发，然后继续完成余下的3次鞘内注射。紧接全身强化治疗之后应做颅脑放射治疗。此后每8周三联鞘内注射1次，直到终止治疗。

(4)睾丸白血病(TL)治疗：初诊时已发生TL者，先诱导治疗达完全缓解；维持治疗期发生TL者同时采用全身强化疗再诱导或巩固。双侧TL者作双侧睾丸放射治疗，总剂量为24～30Gy，分6～8d完成；单侧者可行切除术，亦可做双侧睾丸放射治疗(一般不做单侧放疗)。

(5)造血干细胞移植：可选用外周血造血干细胞移植和脐带血造血干细胞移植。造血干细胞移植法不仅可提高患儿的长期生存率，而且还可能根治白血病。随着化疗效果的不断提高，目前造血干细胞移植仅用于部分高危型急性淋巴细胞白血病(如Ph^+-ALL)或化疗后复发的病例，标危型ALL不推荐使用。

7. 预后和随访　经合理的规范性化疗，目前ALL的治愈率已达到80%左右。对于复发或高危、难治性病例，部分病人可能通过造血干细胞移植治疗达到治愈。建议对停止治疗的病例进行随访。①停药第1年，每1～2个月行血常规检查及全面体格检查，重点检查淋巴结、肝、脾及睾丸。停药满1年时，建议行胸片、腹部B超、免疫功能检查。如果免疫功能恢复，以后不再行免疫功能检查，康复儿童可以做疫苗接种。②停药第2年，每2～3个月做血常规及全面体格检查，重点检查淋巴结、肝、脾及睾丸。停药满2年时，建议行胸片、腹部B超或免疫功能检查。③停药第3年，每3个月行血常规及全面体格检查，重点检查淋巴结、肝、脾及睾丸。停药满3年时，建议行胸片、腹部B超或免疫功能检查。

(二)急性非淋巴细胞性白血病(ANLL)

又称急性髓细胞性白血病(Acute Myeloid Leukemia，AML)，也是儿童常见的白血病类型，目前总体化疗治愈率40%～50%，但其中急性早幼粒细胞白血病(APL)的治愈率可以高达80%～90%，是可以治愈的恶性肿瘤之一。本病病因、发病机制、临床表现等均与ALL类似。

1. 分类

(1)形态学分类(M，FAB分型)：按照FAB分型标准分为Mo-M7，共8个亚型。

微小分化急性髓系白血病(M0型)：1998年国际血液病会议新增加的类型，属原粒细胞白血病的一种特殊亚型，形态学类似ALL-L2，但淋系标志阴性，原始细胞对髓过氧化物酶(POX)染色无反应(一)，不能见到Auer小体，但MPO、CD13、CD33、CD34-Ab阳性，不良核型包括5q-、7q-，多药耐药糖蛋白p170表达升高，预后差。

急性原始粒细胞白血病未分化型(M1)：骨髓中原粒细胞≥90%，早幼粒细胞很少，中幼粒以下各阶段细胞极少见，可见Auer小体。

急性原始粒细胞白血病部分分化型(M2)：骨髓中原粒和早幼粒细胞共占50%以上，可见多少不一的中幼粒、晚幼粒和成熟粒细胞，可见Auer小体；M2b型即以往命名的亚急性粒细胞白血病，骨髓中有较多的核、浆发育不平衡的中幼粒细胞。

急性早幼粒细胞白血病(M3)：骨髓中颗粒增多的异常早幼粒细胞占30%以上，胞质多少不一，胞质中的颗粒形态分为粗大密集和细小密集两类，据此又可分为两型，即粗颗粒型(M_3a)和细颗粒型(M_3b)。

急性粒-单核细胞型白血病(M4)：骨髓中幼稚的粒细胞和单核细胞同时增生，原始及幼稚粒细胞>20%；原始、幼稚单核和单核细胞≥20%；或原始、幼稚和成熟单核细胞>30%，原粒和早幼粒细胞>10%。除以上特点外，骨髓中异常嗜酸粒细胞增多。

急性单核细胞白血病(M5)：骨髓中以原始、幼稚单核细胞为主。可分为两型：①未分化型(M5a)，原始单核细胞为主>80%；②部分分化型(M5b)，骨髓中原始及幼稚单核细胞>30%，原始单核细胞<80%。

急性红白血病(M6)：骨髓中有核红细胞>50%，以原始及早幼红细胞为主，且常有巨幼样变；原粒及早幼粒细胞>30%。外周血可见幼红及幼粒细胞；粒细胞中可见Auer小体。

急性巨核细胞白血病(M7型)：骨髓中原始巨核细胞>30%；外周血有原始巨核细胞。

(2)免疫学分类(I)：根据髓系免疫标志，如CD13、CD33、CD14、CD15、CD11、CD45、MPO等可初步确定粒系或单核细胞白血病类型；根据红系免疫标志CD71、血型糖蛋白并结合粒系标志可确定红白血病的诊断；而巨核系免疫标志CD41、CD42、CD68、血小板膜糖蛋白Ⅱb/Ⅲa(PGP-Ⅱb/Ⅲa)是巨核细胞白血病的诊断依据。若伴有淋系抗原表达，如CD7、CD19等，则诊断为伴有淋系标记的AML(Lm^+-AML)。

(3)细胞遗传(C)与分子遗传学分型(M)：与ALL类似，常见染色体异常及基因改变见表9-17，其中最具特异性的是见于AML-M3的t(15;17)(q22;q12)易位，涉及PML/RARα基因重排。

表9-17 AML常见染色体异常及标志基因

类型	发生率(%)	染色体异常	靶基因
M0	10～18	del(5),-7或del(7)	
		t(10;11)(p12;p23)	CALM/AF10
M1	10～18	11三体	MLL部分复制
M2	27～29	t(8;21)(q22;q22)	AML1/ETO
		t(6;9)(q23;q34)	DEK/CAN
M3	5～10	t(15;17)(q22;q12)	PML/RARα
M4	16～25	t(9;11)(p22;q23)	HRX/AF9
		t(11;19)(q23;p13.1)	HRX/ENL
		t(10;11)(p12;p23)	CALM/AF10
M4EO		inv(16)(p13;q22)	CBFβ/MYH11
		t(16;16)(p13;q22)	CBFβ/MYH11
		t(9;11)(p22;q23)	HRX/AF9
M5	13～22	t(11;19)(q23;p13.1)	HRX/ENL
		t(10;11)(p12;p23)	CALM/AF10
M6	1～3	t(3;5)	NPM/MLF1
M7	4～8	t(1;22)(p13;q13)	

2.临床分型

(1)儿童AML预后相关的危险因素：诊断时WBC>100×10^9/L；染色体核型-7；MDS-AML；标准方案1个疗程不缓解；急性单核细胞白血病(AML～M5)、微小分化急性髓系白血病(AML～M0)。

(2)临床危险度分型

低危AML(LR-AML)：APL(M3)，M2b，M4-inv16。

中危AML(MR-AML)：非低危型以及不存在上述危险因素者。

高危AML(HR-AML)：存在上述危险因素中任何1项。

APL(M3)因预后较好，为便于治疗又单独分为①高危型：初诊用药前WBC>10×10^9/L；②低危型：初诊用药前WBC<10×10^9/L。

3.临床表现、实验室检查、诊断及鉴别诊断

均与ALL类似，但AML更易出现齿龈和口腔黏膜肿胀及溃疡(AML-M5多见)、眼球突出或皮下包块(绿色瘤，AML-M1、M2多见)、广泛性皮肤黏膜出血或凝血障碍(AML-M3)，而肝、脾与淋巴结肿大，纵隔侵犯及颅内浸润，睾丸浸润相对ALL轻

或少见。确诊时相应类型的骨髓幼稚比率均在25%以上,需要鉴别的病种与ALL相同,初诊时需要做的相关实验室检查,如头胸部CT、腹部B超或CT、常规与血生化检查等与ALL相同。

4. *治疗*　原则和方法与ALL类似,但除AML-M3外化疗强度更高、化疗时间更短、化疗方案更不统一,髓外白血病防治重要性相对较低,预后相对更差(AML-M3除外),需要接受干细胞移植治疗以获得长期治愈的病例数更多。

(1)支持治疗:参见ALL治疗。

(2)化学治疗

诱导缓解方案(参考):低中危型可首选DA、HA、DAE、HAE、MA等方案,但AML-M3首选维A酸(ATRA)或联合使用柔红霉素(DNR)或联合使用三氧化二砷(ATO),也有单独使用三氧化二砷的并证实长期应用ATO并不会造成慢性中毒等远期不良反应;高危型可首选IA、IAE,经济条件较差的也可选用以上DA、HA、DAE等方案,争取达到1个疗程即进入缓解期。

缓解后治疗:在缓解后可用原诱导方案1个疗程,然后采用中、大剂量阿糖胞苷为主导的强烈化疗至少2～3个疗程(如ID/HD-Ara-c＋DNR、VP16),而AML-M3化疗强度较弱,可选DA、MA、HA方案或单用DNR联用ATRA和(或)ATO方案3个疗程,此后采用ATO、ATRA、6-巯基嘌呤(6-MP)＋甲氨蝶呤(MTX)或6-TG＋Ara-C方案序贯治疗,共5周期,总疗程2年。

(3)异基因造血干细胞移植:接受移植指征为HR-AML、复发的AML-CR2时以及有充足条件的MR-AML-CR1(CCR6个月时),APL治疗1年后融合基因持续阳性也可考虑。移植方法包括Allo-BMT;Allo-PBSCT;Allo-CBT。

(4)CNSL预防性治疗:AML各亚型(除M4、M5外)在诱导治疗期和CR后各作“三联”鞘注1次即可,M4、M5患儿诱导化疗期做“三联”鞘注3～4次,CR后每3个月“三联”鞘注1次,直至终止治疗,“三联”药物及剂量参照ALL。

(5)CNSL的治疗:参照ALL发生CNSL的治疗。

5. *预后及随访*　除AML-M3外,绝大部分AML预后较差,接受干细胞移植的机会较高。建议对停止治疗的病例进行随访。①停药第1年,每月体检,重点为肝、脾、淋巴结和睾丸,同时检查血常规;②停药第2年,每2～3个月体检,重点为肝、脾、淋巴结和睾丸,同时检查血常规;③停药第3年,每3～6个月体检,重点为肝、脾、淋巴结和睾丸,同时检查血常规;④必要时进行骨髓穿刺检查,同时可检查PML-RARα、AML/ETO等融合基因。

(三)其他特殊类型白血病

1. *急性混合细胞白血病(MAL)*　主要见于儿童,存在特征性的来自于11q23易位的MLL基因表达,同时累及髓系和淋巴细胞系的一组急性白血病。综合形态学包括超微结构、免疫学、遗传学、分子生物学等多方面检测,又可分为①双表型:白血病细胞比较均一,同时表达髓系和淋系特征;②双克隆型:白血病细胞不均一,部分表达髓细胞系特征,另一部分则表达淋巴细胞系特征,这2种细胞来源于各自的多能干细胞;③双系列型:与双克隆型类似,但这两部分白血病细胞来源于同一多能干细胞。对MAL的诊断必须慎重,临床主要依据细胞分化抗原检测确定,多采用积分法作出诊断判断。

MAL的治疗需要根据抗原表达的情况,确定化疗方案的选择,兼顾髓系、淋巴系的特点,目前尚没有统一的治疗方案。预后与治疗方法的选择有关,但通常比淋巴细胞白血病差。

2. *少见类型白血病*

(1)急性未分化型白血病(AUL):原始细胞缺乏任何的特异性标志,TdT也阴性。

(2)多毛细胞白血病、浆细胞白血病、嗜酸粒细胞白血病等:均罕见,根据相应的形态、超微病理、免疫特点、基因改变确定诊断。

治疗预后相对较差,需要进一步的临床资料作出认证。

二、慢性髓细胞性白血病

慢性髓细胞性白血病(chronic myelogenous leukemia,CML)是一种起源于多能造血干细胞的恶性克隆增殖性疾病,常见的临床症状包括疲劳、体重减轻、多汗和由于脾增大引起的腹部不适等,多因不经意的腹部触摸被发现。患者白细胞计数明显升高,遗传学检查发现存在特异的费城染色体(Ph),后者因9号与22号染色体长臂部分片段发生相互易位所致。

(一)流行病学

CML发病存在地域差异,中国CML发病率约为0.36/10万,国外报道为1/10万,多见于成人,在各类白血病中发病率占第3位;儿童少见,发病率占所有儿童白血病的5%以内，男女发病比率约为1.6∶1，以21～40岁发病率最高。

（二）病因与发病机制

病因仍不清楚，放射线损伤是重要的致病因素，某些化疗药物（如烷化剂、蒽环类抗生素、丙卡巴肼、拓扑异构酶Ⅱ抑制剂等）也可能诱发CML。目前已知CML是起源于多能造血干细胞的恶性克隆增殖性疾病，费城染色体（Philadelphia Chromosome，Ph）是其特征性的细胞遗传学改变，该染色体是9号与22号染色体长臂部分片段相互易位所致[t(9;22)(q34;q11)]，造成位于9号染色体上的原癌基因abl迁移至22号染色体断裂点集簇区bcr基因的5'端，产生一个新的异常融合基因bcr/abl，后者高表达具有酪氨酸激酶（PTK）活性的蛋白质（P210、P190、P230），从而介导致癌信号的传递，诱发造血干细胞发生恶性转变。目前研究发现ras和JAK-STAT途径（酪氨酸蛋白激酶-信号传导子和转录活化子）参与了CML的发生、发展过程；而抑癌基因p53、p16、Rb基因等以及促癌基因c-myc、Evi-1等也参与了CML的发生、发展与急性转变过程。

（三）临床分期、分型

1. 临床分期　根据临床表现和疾病进程，分为慢性期、进展期、急变期。

2. 基因分型　根据染色体与基因检测结果，分为Ph^+/bcr^+、Ph^-/bcr^+、Ph^-/bcr^- 3个临床亚型。前两者具有相同的临床和血液学特征，属典型CML；而Ph^-/bcr^- CML与CMML相似，可能属于CMML的1个亚型。

（四）临床表现

粒细胞增多、脾大和贫血是CML的主要临床表现，部分病例通过不经意的体查发现脾大并经血液学检查得到确诊。

1. 慢性期　最早的自觉症状是乏力、头晕、腹部不适等，可有全身不适、恶心、怕热、多汗、低热、体重减轻、心悸和精神紧张等症状，常有面色苍白。脾大是最常见的体征，可以出现肝大但比脾大轻，40%～70%的患者初诊时脾在肋下10cm左右，质地坚硬，可触及脾切迹，通常无触痛。出现脾栓塞和脾周围炎时可有局部剧烈腹痛和压痛，部分病例因外伤后脾破裂手术后确诊。

胸骨压痛是常见的体征，对病情发展有重要意义。压痛常局限于胸骨体，50%以上的患者胸骨压痛是复发或者病情进展的标志。

2. 加速期、急变期　不明原因的低热、乏力、纳差、盗汗、消瘦及贫血加重为加速期特点，伴有与白细胞不成比例的脾迅速肿大及压痛，淋巴结突然肿大、胸骨压痛明显。进入急变期后除上述症状外还表现出全身骨痛，髓外浸润表现如皮肤结节、睾丸肿胀、阴茎异常勃起、眼眶浸润等，发热持续时间更长，出现皮肤黏膜出血等急性白血病证候。加速期与急变期很难截然分开，部分病例直接从慢性期进入急变期。加速期和急变期常伴有不同程度的骨髓纤维化，发生率可达80%，典型特征是进行性贫血、脾进行性肿大和骨髓干抽，需要通过骨髓活检确诊。

（五）实验室检查

1. 血象　白细胞数明显增加，诊断时常超过$50\times10^9/L$，约50%达$(100\sim600)\times10^9/L$，少数达$1\,000\times10^9/L$。白细胞增加是CML的特征性变化，与脾肿大呈正相关性。细胞形态学分类见各阶段的中性粒细胞占白细胞总数的90%以上，以中晚幼粒细胞为主，急变时原始细胞可以超过10%；嗜酸性和嗜碱性粒细胞也有不同程度的增加。红细胞和血红蛋白早期可正常，随疾病发展而逐渐降低，血片中可见少量有核红细胞，网织红细胞正常或偏高。贫血为正细胞正色素性，急变期迅速加重。血小板计数在早中期可正常或升高，常升高达$(500\sim800)\times10^9/L$，少数超过$1\,000\times10^9/L$，增高程度与白细胞数改变无相关性。血小板形态正常但功能多异常，较少形成血栓，急变期血小板常减少。持续血小板增高或减少提示预后不良。

2. 骨髓象　增生极度活跃或者明显活跃。粒细胞明显增生，核左移现象比外周血更显著，慢性期多为中幼和晚幼粒细胞，原始粒细胞和早幼粒细胞比例<15%，原始粒细胞（Ⅰ型+Ⅱ型）≤10%，嗜酸性粒细胞和嗜碱性粒细胞明显增多；红细胞系增生活跃，但因粒细胞系增生极度旺盛，红细胞系相对比例减少，各阶段幼稚红细胞均可见到；巨核细胞数可增高或者正常，骨髓可见Ferrata细胞和类Gaucher细胞。急变期根据急变类型有相应的骨髓细胞形态学改变。

3. 血生化　α球蛋白、维生素B_{12}、血尿酸、血清乳酸脱氢酶常明显升高，中性粒细胞碱性磷酸酶（NAP）活性常显著减低。

4. 遗传学检查　细胞遗传学检出Ph染色体[t(9;22)(q34;q11)]，新的核型异常，如双Ph、+8、i(17q)、+19、+21等的出现提示疾病进入加速期或急变期。常规染色体制备与显带分析、FISH 等技术用于染色体检测，而分子生物学技术如 RT-PCR、定量 RT-PCR(QPCR)等用于 bcr/abl 基因的检出。

(六)诊断及鉴别诊断

根据临床表现和实验室检查易于作出 CML 的诊断。

1. 分期诊断标准

(1)慢性期：①临床表现无症状或有低热、乏力、多汗、体重减轻等症状。②血象白细胞计数明显增高，以中性中幼、晚幼粒细胞和杆状核粒细胞为主。原始细胞(Ⅰ型＋Ⅱ型)＜5%～10%，嗜酸性和嗜碱性粒细胞增多，可见少量有核红细胞。③骨髓象增生明显至极度活跃，以粒系增生为主，中性中幼、晚幼粒细胞和杆状核粒细胞增多明显，原始细胞(Ⅰ型＋Ⅱ型)＜10%。④遗传学检查，检出 Ph 染色体与 bcr/abl 基因。⑤粒、单祖细胞培养，集落和簇较正常明显增加。

(2)加速期：根据 NCCN(National Comprehensive Cancer Network)2006 版指南中的定义，有以下不同标准。

Sokal 标准：外周血或骨髓原始细胞≥5%；嗜碱性粒细胞＞20%；血小板计数≥1 000×10^9/L；克隆演变；常见 Pelger-Huet 样中性粒细胞、有核红细胞和巨核细胞碎片；骨髓中有明显的胶原纤维增生；非治疗引起的贫血或血小板减少；脾进行性肿大；白细胞倍增时间＜5d；不明原因的发热。

国际骨髓移植登记处(International Bone Marrow Transplant Registry)：羟基脲或者白消安难以控制白细胞计数；快速白细胞倍增时间(＜5d)；外周血或骨髓原始细胞≥10%；外周血或骨髓原始细胞和早幼粒细胞≥20%；外周血嗜碱性粒细胞和嗜酸性粒细胞≥20%；对羟基脲或白消安反应无效的贫血或血小板减少；持续性血小板减少；克隆演变；进行性脾增大；进行性骨髓纤维化。

M. D Anderson 癌症治疗中心(Criteria Used at M. D. Anderson Cancer Center)：外周血原始细胞≥15%；外周血原始细胞和早幼粒细胞≥30%；外周血嗜碱性粒细胞≥20%。

非治疗引起的血小板计数≤100×10^9/L；克隆演变。

WHO：外周血和(或)骨髓有核细胞中原始细胞占白细胞比例的 10%～19%；外周血嗜碱性粒细胞≥20%；非治疗相关的持续性血小板减少(＜100×10^9/L)或者非治疗相关的血小板增多(＞1 000×10^9/L)；非治疗引起的进行性脾大和持续性白细胞计数增加；有克隆演变的细胞遗传学表现。

(3)急变期：根据 NCCN2006 版指南中的定义，有以下不同标准。

WHO：外周血白细胞或骨髓有核细胞中原始细胞≥20%；髓外原始细胞浸润；骨髓活检中发现较大簇或者聚集大量原始细胞。

国际骨髓移植登记处：外周血和(或)骨髓中原始细胞≥30%；髓外白血病细胞浸润。

2. 染色体分期　Ph 染色体是 CML 的细胞遗传学特征性标志，根据 Ph 染色体数量和是否伴有额外核型改变可将 CML 分为 5 期。

Ⅰ期：无 Ph 染色体，全部为正常核型；

Ⅱ期：Ph 染色体占总细胞数的一定比例，部分为正常核型，部分为 Ph 染色体；

Ⅲ期：全部为 Ph 染色体；

Ⅳ期：Ph 染色体阳性伴有某些中期细胞染色体核型异常；

Ⅴ期：全部为 Ph 染色体阳性，同时出现其他异常的染色体，如-Y、＋Ph、del(16)、del(13)、t(11;12)、＋8、I(17q)等。

3. NCCN2009 版指南中将细胞遗传学检测 Ph 染色体、定量 PCR(QPCR)检测 bcr/abl-mRNA 作为 CML 诊断时的必需项目，在骨髓采样困难时建议采用 bcr/abl 2 个探针取外周血做 FISH 检查，而且上述检查在格列卫治疗期间作为疗效的主要评估方法。

4. 鉴别诊断

(1)类白血病反应：多因严重感染、中毒、其他恶性肿瘤、大出血、过敏性休克和服用某些药物等引起，白细胞总数增高、外周血中出现幼稚细胞、脾肿大等与 CML 类似，主要鉴别要点为：①原发病治愈后，类白血病反应会消失，白细胞数恢复正常；②无胸骨压痛，脾不大或仅轻度肿大；③通常无贫血和血小板减少；④白细胞数可超过 50×10^9/L，一般在 100×10^9/L 以内，罕见超过 200×10^9/L；⑤幼粒细胞百分率不高，原粒少见，嗜酸性粒细胞低于正常；⑥骨髓变化程度一般比 CML 轻，以成熟粒细胞增生为主；⑦胞质中明显可见中毒颗粒和空泡，缺乏白血病中的细胞异型及核浆发育不平衡；⑧NAP 积分增高，而 CML 此项积分为零；⑨无 Ph 染色体，也无 bcr/abl 基因重排。

(2)骨髓纤维化：多见于 40 岁以上的成人。

肝、脾明显肿大，脾大程度与白细胞数不成比例，即脾大显著而白细胞仅轻度增多，脾功能亢进时白细胞数反而减少。白细胞总数增高但很少超过$50\times10^9/L$，外周血中可见幼稚粒细胞及有核红细胞，原始细胞及各阶段幼粒细胞甚至比骨髓中的比例还多。成熟红细胞形态显著异常，呈泪滴样、月牙形、盔甲形或者梨形改变。中性粒细胞碱性磷酸酶积分明显升高，Ph染色体阴性，骨髓常有"干抽"现象，骨髓活检可见纤维化病变，X线检查可见骨髓密度增加。

(3)真性红细胞增多症：起病缓慢，病程长，脾中、重度肿大，血红蛋白和红细胞数明显增加，红细胞容量绝对值增加，血细胞比容增高，血容量和血液黏滞度增加，出现皮肤、黏膜红紫、结膜充血、面色潮红等。白细胞数可达$50\times10^9/L$，嗜酸性粒细胞和嗜碱性粒细胞增加，粒细胞80%以上为分叶核细胞，中性粒细胞碱性磷酸酶增高，血小板亦显著增高，Ph染色体阴性。

(4)红白血病：有急性白血病的临床表现，血和骨髓中可见大量类巨幼样变的原红和早幼红细胞，幼红细胞糖原染色(PAS)阳性，粒细胞和血小板均减少。

(5)原发性血小板增多症：与CML较难鉴别，但脾肿大通常较CML轻，血小板升高更显著[常>$(800\sim1\,000)\times10^9/L$]，常有皮肤栓塞症状，一般Ph染色体阴性。

(七)治疗

1. 慢性期　目前主要采用酪氨酸激酶抑制药(格列卫，imatinib)及造血干细胞移植治疗。

(1)格列卫：特异性酪氨酸激酶抑制药，通过竞争性结合bcr/abl蛋白上的ATP位点，阻断abl酪氨酸激酶及其下游分子的持续磷酸化，诱导CML细胞凋亡。可使98%新诊断的慢性期患者获得完全血液学缓解(CHR)，86%的患者获得完全细胞遗传学反应(CCR)，目前是公认的一线治疗药物，成人使用起始剂量400mg/d，儿童剂量200～300mg/(m^2·d)，成人可耐受的最大使用剂量是800mg/d。

(2)羟基脲：已经替代白消安成为缓解症状的重要药物，作为周期特异性抑制药能选择性阻止DNA合成，杀伤S期细胞。服用后起效快但维持时间短，使用剂量50mg/(kg·d)。

(3)阿糖胞苷(Ara-C)：主要用于急性白血病的治疗，也可用于CML慢性期，使用剂量为20mg/d，连用14d；同时使用IFN-α，剂量为3 MIU/(m^2·d)。

(4)砷剂：包括氧化砷(As_2O_3)和硫化砷(As_2S_3和As_4S_4)，目前有研究发现As_2O_3与格列卫联用对CML细胞株的生长抑制和诱导凋亡有协同作用，因此，As_2O_3与格列卫联用的临床研究正在进行中。

(5)干扰素：干扰素α(IFN-α)用于CML治疗已有20余年历史，曾作为不能进行异基因造血干细胞移植的Ph^+CML的一线治疗药物。虽然IFN-α治疗现有被新疗法取代的趋势，但仍是部分CML病人的主要治疗手段，使用剂量5MIU/(m^2·d)，可同用Ara-C20mg/(m^2·d)，后者每月使用10d，与IFN-α联用3个月。

(6)造血干细胞移植：是目前认为根治CML的唯一方法，使用的方法主要是异基因造血干细胞移植(allo-HSCT)。

2. 加速期和急变期

(1)加速期病情不稳定，常对慢性期有效的药物不再奏效，因此，需更改治疗方案①在病人能耐受的情况下增加格列卫剂量至600～800mg，无效时改用新型酪氨酸激酶抑制药Dasatinib(BMS-354825)或Nilotinib(AMN107)；②联用羟基脲和6-MP；③进入临床试验；④实施HSCT。

(2)急变期：需要完善骨髓细胞学、组织化学(POX、TdT染色)、流式细胞术、细胞遗传学等检测以确定急变类型，然后给予相应处理。

①CML急淋变(CML-ALL)。根据急变ALL类型选用相应化疗方案+Dasatinib，如可能随后做HSCT或进入临床试验；也可先用Dasatinib，如有机会随后做HSCT或进入临床试验。

②CML急粒变(CML-AML)。根据急变AML类型选用相应化疗方案+Dasatinib，如可能随后做HSCT或进入临床试验；也可先用Dasatinib，如有机会随后做HSCT或进入临床试验。

(八)疗效标准

1. 细胞遗传学缓解标准(FISH检测)

(1)完全细胞遗传学缓解(CCR)：没有ph阳性细胞。

(2)主要细胞遗传学缓解=完全细胞遗传学缓解+部分细胞遗传学缓解(存在0～35% Ph+细胞)。

(3)部分细胞遗传学缓解(PCR)：存在1%～34% Ph+细胞。

(4)微小细胞遗传学缓解(MCR):存在35%~90% Ph+细胞。

2. 完全血液学缓解标准

(1)外周血细胞计数完全正常,白细胞<10×10^9/L。

(2)血小板计数<450×10^9/L。

(3)外周血没有幼稚细胞,如中幼粒细胞、早幼粒细胞、原始细胞。

(4)无疾病的症状、体征,可触及的脾大已消失。

3. 部分血液学缓解标准　与完全血液学缓解相同但有以下情况。

(1)外周血存在幼稚细胞。

(2)血小板计数<治疗前的50%但>450×10^9/L。

(3)持续脾大但脾大程度<治疗前的50%。

4. 分子学反应标准

(1)完全分子学反应:RT-PCR不能检出bcr-abl mRNA。

(2)部分分子学反应:bcr-abl mRNA降低3个对数级。

5. 格列卫耐药指征

(1)使用3个月未达到血液学缓解或血液学复发——不推荐增加格列卫剂量,选择新药或移植。

(2)使用6个月未达到CCR——对达到部分或微小细胞遗传学缓解的推荐增加格列卫剂量,对未达到细胞遗传学缓解或细胞遗传学复发的推荐增加格列卫剂量或服用新药或移植。

(3)使用12个月达到部分细胞遗传学缓解的推荐增加格列卫剂量或维持原剂量,仅有微小细胞遗传学缓解或无缓解或细胞遗传学复发的推荐新药或移植。

(4)使用18个月未达到CCR——推荐增加格列卫剂量或服用新药或移植。

(5)任何时间进展到加速期——推荐先采用新药治疗后再移植。

(6)任何时间进展到急变期——推荐先采用新药治疗后再移植或先采用所有形式的化疗后再移植(一旦急变或加速都必须移植,无论药物的初期缓解情况多么好都不持久)。

(九)预后

已报道的CML病例存活时间长短差距显著,虽有存活20余年的个案报道,但绝大部分病例经过3~5年的慢性期即进入加速期而后急变,此后自然存活寿命仅6个月至1年。近年随着治疗方式的改进,尤其是格列卫的应用,患者中位数生存期已从过去的36个月增加到60~65个月,5年生存率也从原来的20%上升到50%~60%。

影响CML预后的因素很多,患者年龄、白细胞总数、嗜酸性粒细胞计数、嗜碱性粒细胞计数、血小板计数、肝脾大小、贫血程度等与预后密切相关。在这些因素中,脾大小是影响CML预后的主要因素之一。脾肿大严重程度越高,患者生存期越短;另外白细胞计数越高患者生存期越短。外周嗜碱性粒细胞计数也是CML预后的重要因素,计数越高预后越差。外周血和骨髓中原始粒细胞和早幼粒细胞比例升高者预后也较差。

allo-HSCT是目前唯一能彻底治愈CML的方法,其他方法都不能完全清除Ph染色体达到治愈CML的目的。随着格列卫的使用以及更多不同作用机制的激酶抑制剂的开发利用,CML的预后已有显著改观,相信新的靶向药物的开发以及各种治疗手段的联合,更多的CML患者将能得到彻底治愈。

(金润铭)

第四节　恶性淋巴瘤

恶性淋巴瘤(malignant lymphoma)是原发于淋巴结和结外淋巴组织的恶性肿瘤,世界范围内均常见,在中国南方是儿童常见的恶性肿瘤,发病率仅次于白血病,中国北方仅次于白血病和神经母细胞瘤。根据瘤细胞的特点和瘤组织的结构成分,可分为霍奇金淋巴瘤(Hodgkin lymphoma,HL)和非霍奇金淋巴瘤(non-Hodgkin lymphoma,NHL)两大类。

一、霍奇金淋巴瘤

是恶性淋巴瘤的一个独特类型,具有以下特点:①病变往往从1个或1组淋巴结开始,逐渐由邻近淋巴结向远处扩散,原发于淋巴结外淋巴组织者较少;②瘤组织成分多样,但都有一种独特的巨细胞样瘤细胞即Reed-Sternberg细胞,瘤组织内常有多种炎症细胞浸润;③预后相对较好,欧美发病率较高,国人发病率占恶性淋巴瘤的10%~20%。

（一）病理

病变主要发生于淋巴结，以颈部和锁骨上淋巴结最常见，其次是纵隔、腹膜后、主动脉旁淋巴结。病变早期多为单发并常从1个或1组淋巴结开始，以后逐渐播散到全身。病变早期肿大淋巴结无粘连、可活动，以后侵入邻近组织并相互粘连、不易推动，形成结节状巨大肿块。病理检查显示瘤组织中有一种独特的多核瘤巨细胞，称为Reed-Sternberg细胞（R-S细胞），是诊断HD的重要依据。

（二）发病机制

不明。

（三）病理分型

按2008WHO的分类标准分如下。

1. 结节性淋巴细胞为主型霍奇金淋巴瘤。

2. 经典霍奇金淋巴瘤：结节硬化型经典霍奇金淋巴瘤；富于淋巴细胞的经典霍奇金淋巴瘤；混合细胞型经典霍奇金淋巴瘤；淋巴细胞减少型经典霍奇金淋巴瘤。

（四）临床分期

Ⅰ期：1个淋巴结区或结外病变。

Ⅱ期：横膈同侧2个或2个以上淋巴结区或1个结外病变伴局部淋巴结浸润。

Ⅲ期：横膈二侧淋巴结区，可同时伴局部的结外病变、肝浸润或二者均存在。

Ⅳ期：1个或多个结外部位的多病灶病变，伴或不伴淋巴结转移。结外病变伴远处淋巴结转移。

（五）临床表现

主要表现是无痛性淋巴结肿大。早期多无其他症状，晚期常有发热、盗汗、体重减轻、乏力、皮肤瘙痒、贫血等全身症状，并常因免疫功能低下并发各种感染，而感染与肿瘤广泛扩散是因病致死的主要原因。部分患儿存在以下症状之一（B症状）：①无其他原因，体重减少＞10％；②反复无原因发热＞39.0℃；③夜间盗汗。部分患儿存在巨大肿块：①单个肿块或融合肿块≥8cm；②纵隔肿块在横膈顶上方12～15cm处纵隔宽度＞1/3胸腔。具有B症状和巨大肿块的病例预后较差。

（六）实验室检查

确诊依据病理检查，其他影像学检查等主要用于临床分期。

（七）诊断及鉴别诊断

根据无痛性淋巴结肿大，尤其好发于颈部者经病理活检方能确诊，部分有发热、深部淋巴结肿大的病例确诊困难，可能需要多次病理活检才能得出正确诊断。需要鉴别的疾病包括非霍奇金淋巴瘤、块状巨大淋巴结病、淋巴结核、传染性单核细胞增多症等，主要的鉴别诊断依据是病理活检。

（八）治疗

采用以化疗为主的综合治疗，部分病例结合放疗或自体干细胞移植治疗，同时加强支持治疗及感染防治。

1. *支持治疗及感染防治*　参照白血病一节。

2. *化疗*　根据疾病分期及有无B症状选择化疗方案，常用方案包括COPP/ABV、MDAra-C＋Vp16、CHOP等方案组合。

3. *放疗*　对有巨大肿块的病例或化疗效差的病例常需要结合放疗，根据病变部位和疾病严重程度确定放疗计划。

4. *自体干细胞移植*　对放化疗仍不能治愈的病例可考虑实施。

（九）疗效标准

1. CR　全身影像学检查正常，临床无症状及体征。

2. PR　肿瘤缩小≥50％。

3. *治疗失败*　肿瘤缩小＜50％。

（十）预后

与病期、病理类型及有无B症状密切相关。Ⅰ～Ⅱ期、无B症状、淋巴细胞为主型或结节硬化型预后较好，80％～90％可以痊愈，但进展期（Ⅲ～Ⅳ期）患儿预后较差。

二、非霍奇金淋巴瘤

非霍奇金淋巴瘤（NHL，简称淋巴瘤）多发生于表浅淋巴结，颈部最多见，可累及纵隔、肠系膜和腹膜后等深部淋巴结。近1/3淋巴瘤发生于淋巴结外的淋巴组织，如咽淋巴环、扁桃体、胃肠和皮肤等。病变可从1个或1组淋巴结开始，逐渐侵犯其他淋巴结，也可开始即为多发性，易向其他淋巴结和全身其他组织和器官，如脾、肝、骨髓等扩散，有时很难与白血病侵犯淋巴结相区别。非霍奇金淋巴瘤组织成分单一，以一种细胞类型为主，鉴别瘤细胞来源是NHL分类的组织学基础。

（一）病理、免疫及遗传学分型

1. *组织病理形态分型*　是NHL最基本也是最重要的诊断手段，有多个分类系统，目前多采用2008WHO分类方案。

2. *免疫分型*　免疫表型对恶性淋巴瘤的诊断至关重要。可选用病理石蜡切片免疫组织化学染色法，对骨髓或体液标本可采用活细胞流式细胞术分析法。常用的标记包括 LCA(CD45)、CD79a、TdT、Ki-67、CD10、CD19、CD20、CD22、CD34、κ 轻链、λ 轻链、SmIgM 以及 UCHL1(CD45RO)、CD1、CD2、CD3、CD4、CD5、CD7、CD8、CD56。CD30、ALK、MPO。

3. *遗传学特点* 细胞遗传学及分子生物学检查对诊断和预后判断非常重要。Burkitt 淋巴瘤常有染色体易位：t(8;14)、t(2;8)或 t(8;22)。间变型大细胞性淋巴瘤常有 t(2;5)并产生 ALK/NPM 融合基因。

(二)临床分期

Ⅰ期：单个肿块(结外)或除纵隔以外的单个解剖区淋巴结病变。

Ⅱ期：单个结外肿块伴有局部淋巴结浸润。横膈同侧≥2 个淋巴结区受累。横膈同侧≥2 个结外病变，伴或不伴局部淋巴结浸润。原发于胃肠道(常在回盲部)，伴或不伴肠系膜淋巴结浸润，基本完全切除。

Ⅲ期：横膈两侧≥2 个淋巴结区受累。横膈两侧≥2 个结外病变。原发性胸腔内肿块(纵隔、胸腺、胸膜)。所有广泛的腹腔内病变。脊柱旁或硬膜外肿瘤。

Ⅳ期：有中枢浸润或骨髓浸润者。

(三)临床表现

复杂多样，有时确诊非常困难。多数起病缓慢，早期多无症状或症状不典型，主要表现为无痛性淋巴结肿大，若累及其他器官可根据受累器官的不同引起相应症状，儿童发生于淋巴结外器官较多见，易见纵隔肿块并常伴急性淋巴细胞性白血病，预后很差。Burkitt 淋巴瘤常见，肿瘤常发生于颌骨、颅面骨、腹腔器官和中枢神经系统等，一般不累及外周淋巴结和脾，也很少发生白血病。颌骨和眼眶的肿瘤在局部生长，侵蚀破坏附近组织，造成面部畸形。肿瘤发生于腹腔，常形成巨大肿块，并可累及腹膜后淋巴结、肾、肝等。累及中枢神经系统的肿瘤可侵犯脑膜或压迫脊髓。

(四)诊断及鉴别诊断

根据临床表现，对疑诊病例首选快速、简便并可能明确诊断的检查，如骨髓涂片、体液(如胸腹腔积液等)肿瘤细胞形态学检查及免疫分型检查。如不能明确形态及免疫分型应及时做病理活检，尽量争取获得组织标本以明确病理诊断及分型。确诊前尽量避免使用激素及化疗类药物，需要鉴别的疾病同霍奇金淋巴瘤，但因常有白血病样表现，因此，需要与不同类型的白血病进行鉴别。

(五)治疗

采用以化疗为主的综合治疗，个别病例结合放疗或自体干细胞移植治疗，同时加强支持治疗及感染防治。

1. *支持治疗及感染防治* 参照白血病一节。

2. *化疗* 根据不同亚型和分期采用不同的联合化疗方案，通常根据免疫分型(T-NHL 或 B-NHL)结果选择不同的化疗计划。T-NHL 因进展快，常伴有急性淋巴细胞白血病样表现，通常可借鉴 ALL 的治疗方案，对非进展期病例(Ⅰ～Ⅱ期)也可采用 CHOP 或 CHOP-E 方案。对于 B-NHL，根据疾病分期选用以 CTX、Ifos、Vp-16、MTX、VCR、Adr、Ara-C、Prednison 等组成的联合方案，采用大剂量、短疗程的治疗计划。由于化疗效果显著，很少需要放疗。

3. *放疗* 对化疗效差的病例可考虑使用。

4. *干细胞移植* 对放、化疗仍不能治愈的病例可考虑实施。

(六)预后

与病变范围和肿瘤的组织类型有关，病变局限在一个部位者预后较好。因儿童 NHL 对化疗大多较敏感，因此，预后相对较好，约 80%的病例可能治愈。分期较早，定位在局部的淋巴瘤有 90%以上的治愈机会。

(金润铭)

第五节 其　　他

一、骨髓增生异常综合征

儿童骨髓增生异常综合征(myelodysplastic syndromes，MDS)是一组起源于造血干细胞的获得性克隆性疾患，其特征性病理生理改变是病态造血、不同程度的外周血细胞减少以及恶性转化为白血病的危险性增高。血细胞发育异常的形态学改变是儿童 MDS 最基本的特点，但其本质是造血功能异常，2001 年 WHO 专家组明确 MDS 是源于克隆性造血干、祖细胞发育异常（dysplasia）的疾病，将 MDS 归入造血系统肿瘤性疾病，国际儿童肿瘤组织在 2005 年将儿童骨髓增生异常/骨髓增殖性疾病划入肿瘤类疾病。儿童 MDS 是一种少见疾病，占儿童造血系统肿瘤的比例不足 5%，确切发病率尚不明确。

（一）临床分类

根据 2008 年 WHO 新的分类建议，目前 MDS 的分类及发病比例如下（表 9-18）。

（二）临床分型

根据发病年龄、血细胞减少程度、骨髓原始细胞多少、染色体核型改变等指标进行评分，目前国际上有几种评分系统，新近美国安得森癌症中心根据得分多少将 MDS 分为低危（0～4 分）、中危-1（5～6 分）、中危-2（7～8 分）、高危（9～15 分）4 型。

（三）发病机制

尚不清楚，可能与染色体异常、基因改变、某些药物、放射损伤、某些遗传性疾病有关。

（四）临床表现

与成人比较发病相对较急，常以全血细胞减少、难治性贫血为主要表现，发热、乏力、出血、肝脾淋巴结肿大等为常见临床表现，但缺乏特异性。

（五）实验室检查

1. 血象　血常规提示 1～3 系血细胞减少，外周血细胞形态中可出现原始细胞。

2. 血生化检查　胎儿血红蛋白含量及血清铁蛋白可能升高。

3. 骨髓检查

（1）形态学：骨髓增生可活跃或低下，可能存在原始细胞比例增高并出现 Auer 小体。具有 1～3 系病态造血现象且各系形态异常的细胞比例≥10%：①红系计数 100 个有核红细胞，巨幼样变、核出芽、多核细胞和核碎裂细胞≥10%；②粒系计数 100 个中性粒细胞，胞质内无颗粒或少颗粒、假 Pelger-Hüet 异常和高分叶核细胞≥10%；③巨核系计数至少 25 个巨核细胞，≥10%的细胞为小巨核细胞。

（2）免疫表型分析：多参数流式细胞仪分析可检出异常克隆，常可检出 1～3 系免疫表型异常的干细胞克隆。

（3）染色体检查：可采用常规染色体核型分析技术和荧光原位杂交（FISH）检查，染色体检查对 MDS 诊断具有重要的甚至是决定性的作用，常见染色体异常包括-7/7q-、+8、-21 和-5/5q-，染色体异常也是 MDS 危险度的重要标志（表 9-19）。

（4）骨髓活检：造血细胞空间定位异常（ALIP），有簇状幼稚细胞。

表 9-18　MDS 的分类及主要临床特征

命名	病名（简称）	主要特征	病例比例
伴单系造血异常的难治性血细胞减少	难治性贫血（RA） 难治性中性粒细胞减少（RN） 难治性血小板减少（RT）	贫血及红系造血异常 中性粒细胞减少及粒系造血异常 血小板减少及巨核系造血异常	10% <1% <1%
伴环形铁粒幼细胞增多的难治性贫血	RARS	骨髓环形铁粒幼细胞≥15%	5%
5q-综合征	Del(5q)	孤立的染色体 5q31 缺失，贫血，骨髓巨核细胞分叶过少	5%
伴多系造血异常的难治性血细胞减少	RCMD	具有一系以上的骨髓多系造血异常，伴或不伴有环形铁粒幼细胞	20%
伴原始细胞增多的难治性贫血 1 型	RAEB-1	骨髓中原始细胞增多达 5%～9%	20%
伴原始细胞增多的难治性贫血 2 型	RAEB-2	骨髓中原始细胞增多达 10%～19%，有或无 Auer 小体	20%
未分类的 MDS	MDS-U	不适合其他类型	10%
儿童 MDS	RCC	常见骨髓增生低下，全血减少	少见

(5)造血干、祖细胞培养：①CFU-GEMM、BFU-E、CFU-E、CFU-GM、CFU-MK集落减少或无生长；②CFU-GM集簇增多；③CFU-GM集落内细胞分化成熟障碍，主要由原始细胞组成；④对造血刺激因子反应异常；⑤在Dexter长期培养体系中不能形成健康的黏附层。

(6)基因检查：采用基因芯片或其他分子生物学方法可以检出至少十余种基因突变或重排(表9-20)。

(六)诊断及鉴别诊断

MDS尚没有完善的诊断标准，需要根据临床表现并结合骨髓细胞形态学、病理学、细胞遗传学、免疫学、基因分析以及临床随访结果作出综合判断，同时要排除其他相关疾病。2003年Hasle等提出儿童MDS的最低诊断标准，认为至少符合以下4项中的任何2项。①持续不可解释的血细胞减少(中性粒细胞减少、血小板减少或贫血)；②至少二系有发育不良的形态学特征；③造血细胞存在获得性克隆性细胞遗传学异常；④原始细胞增高(≥5%)。需要鉴别的主要疾病包括以下几种。

1. *再生障碍性贫血(AA)* 骨髓增生多低下，若增生活跃须有巨核细胞减少，病态造血现象少见且轻微，CD34细胞比例更低，骨髓活检没有造血细胞空间定位异常(ALIP)，没有染色体异常。

2. *阵发性睡眠性血红蛋白尿(PNH)* 流式细胞仪检测骨髓细胞具有CD55、CD59缺陷，血液生化显示酸、热、糖水试验阳性。

3. *低增生性白血病* 骨髓原始细胞比例达白血病诊断标准，病态造血现象少。

(七)治疗

尚缺乏特异性治疗方法。MDS是高度异质性的疾病，各个病例的自然病程和转归差异很大，应

表9-19 MDS中较新的细胞遗传学预后资料

危险组	核型(22组)	中间存活期(月)	25%的病人转变为AML的时间(月)
预后良好组	5q-,12p-,20q-,-Y,11q-,t[11(q23)],正常,包括5q-的任何2种核型异常	51	71.9
中间-1型组	+1q,3q21/q26,+8,t(7q),+19,-21,任何其他单一染色体异常,不包括5q或7号染色体的任何2种染色体异常	29	16
中间-2型组	-X,-7或7q-,任何伴有-7或7q-的2种染色体异常,3种染色体异常的复杂核型	15.6	6
预后不良组	3种以上染色体异常的复杂核型	5.9	2.8

表9-20 MDS常见基因突变或重排

基因	染色体定位	总体预计发病率	说明
TET2	4q24	25%	迄今MDS中最常见突变
RUNX1	21q22	7%～15%	继发性MDS中更常见
TP53	17p13	5%～15%	继发性MDS中更常见
ASXL1	20q11.1	11%	多齿状组
CSF1R	5q33-q35	8%	A.K.A,c-FMS,CD115
NRAS	1p13.2	5%	继发性MDS中更常见
JAK2	9p24	<5%	在MPN/MDS重合时更常见,即RARS-T
MDS1-EVI1	3q26	1%～3%	有许多变异体,与血小板增多有关
ATRX	Xq13.1-q21.1	不常见	α地贫表型/MCV降低
NUP98	11p15.5	不常见	NUP98-HOX13小鼠发生MDS
IER3	6p21.3	不常见	表达异常较突变更常见

摘自David P. Steensma. MDS education session. 2009 ASH Meeting,New Orleans,USA

针对不同亚型采用个性化的治疗方案。规范化治疗方案选择应考虑以下3点。①危险度分组；②患者年龄；③患者身体基本情况。

1. *单纯支持治疗* 低危和(或)中危患者主要或唯一的治疗手段，治疗过程中应避免过度治疗。

(1)临床监测、心理支持、生活质量评估。

(2)输血治疗：贫血严重时使用红细胞(去除白细胞)输注，因血小板减少出血则输注血小板。

(3)抗生素：合并感染时合理选用。

(4)止血药：血小板输注无效或显著血小板减少的患者可考虑使用，如溶纤维蛋白酶抑制药。

(5)细胞因子：常用制剂包括促红细胞生成素(EPO)、粒细胞集落刺激因子(G-CSF)、粒-巨噬细胞集落刺激因子(GM-CSF)、白细胞介素-11(IL-11)、促血小板生成因子(TPO)等。

2. *去铁治疗* 代表药物为祛铁胺(deferoxamine)、祛铁酮与祛铁斯若或地拉罗司(deferasirox，ICL670)。用药指征是低危和(或)中危患者，预计存活期较长、已累计输红细胞≥20单位或血清铁蛋白＞1 500μg/L。使用方法参见重型β地贫治疗。

3. *免疫抑制剂* 代表药物为抗胸腺细胞球蛋白(ATG)、抗淋巴细胞球蛋白(ALG)与环孢素A(CsA)，使用方法参加重症再障。

4. *免疫调节治疗* 代表药物为沙利度胺(反应停，Thalidomide)与雷利度胺。沙利度胺具有抗血管增生、抑制肿瘤坏死因子功能以及T细胞的共刺激作用。雷利度胺是沙利度胺的类似物，其抗肿瘤及免疫调节作用比沙利度胺更强，无沙利度胺的神经毒性与致畸性，该药2005年被FDA批准用于5q-或不伴细胞遗传学异常的低危或中低危MDS，起始治疗剂量为10mg/d，根据血象调节。

5. *DNA甲基化抑制剂* 代表药物为5-氮杂胞苷(5-azacytidine)与5-氮-2-脱氧胞苷(地西他宾)。5-氮杂胞苷可用于所有MDS患者，尤其是年龄＜75岁，且不适合化疗或干细胞移植的中高危患者，用法为75mg/(m^2·d)皮下注射，连用7d，28d为1个疗程，至少连续使用4个疗程。地西他宾在2006年被美国FDA批准用于治疗MDS，包括初治和已接受其他治疗的MDS、所有FAB亚型的原发或继发MDS以及中高危MDS患者。推荐治疗方案为45mg/(m^2·d)，每日分3次(每8h1次)静脉滴注，滴注时间在3h以上，连续治疗3d(总剂量为135mg/m^2)，每6周为1个疗程，至少治疗4个疗程。

6. *法尼基转移酶抑制药(FTI)* 代表性药物Tipifarnib(R115777)和lonafarnib(SCH66336)，目前仍处于临床研究中。

7. *造血干细胞移植* 是目前可使MDS得到彻底治愈的唯一方法，包括异基因造血干细胞移植(allo-HSCT)、自体造血干细胞移植(auto-HSCT)、非清髓性异基因造血干细胞移植等。

(八)预后

与临床类型及发病年龄有关，中、高危病例易转变为白血病，预后差。

二、噬血细胞综合征

噬血细胞综合征(hemophagocytic syndromes，HS)又称噬血细胞性淋巴组织细胞增生征(hemophagocytic lymphohistiocytosis，HLH)，是一种严重的反应性高炎症血症，临床上主要表现为长期发热、肝脾大、全血细胞减少以及噬血细胞侵袭症状，肝功能异常、高三酰甘油、高血清铁蛋白以及低纤维蛋白原血症是常见的血生化异常，本征属单核-巨噬细胞系统反应性增生疾病，儿童多见，若不及时治疗常导致病人死亡。

(一)分类

1. *遗传性或原发性噬血细胞综合征* 又称家族性噬血细胞综合征，常染色体隐性遗传。

2. *获得性或继发性噬血细胞综合征* 主要包括以下3方面。

(1)感染相关性噬血细胞综合征(infection-associated hemophagocytic syndrome，IAHS)：多由病毒引起，称为病毒相关噬血细胞综合征(VAHS)，也可由细菌、真菌、原虫(尤其利什曼原虫)等引起。

(2)肿瘤相关性噬血细胞综合征(malignancy—associated hemophagocytic syndrome，MAHS)：尤与恶性淋巴瘤相关(LAHS)，最多见的淋巴瘤是T/NK细胞淋巴瘤。

(3)巨噬细胞活化综合征(Macrophage-activation syndrome，MAS)：目前认为是HLH的一种特殊类型，见于存在自身免疫性疾病(幼年性类风湿关节炎、系统性红斑狼疮等)的患者。

(二)发病机制

原发性噬血细胞综合征多为常染色体隐性遗传病，个别呈X连锁隐性遗传，发病和病情加剧常与感染有关，部分病例无明确家族史。目前发现的基因缺陷及染色体定位如下(表9-21)。

穿孔素基因产生与T细胞、NK细胞杀伤靶细胞有关的细胞蛋白质。穿孔素相关基因缺陷引起细胞毒T细胞和巨噬细胞增殖与活化，而杀伤T细胞和NK细胞功能缺陷，细胞毒T细胞和巨噬细胞凋亡受阻，相应细胞大量聚集，形成细胞因子风暴，产生高炎症细胞因子血症，如IFN-γ、IL-10、TNF-α、slL-2R、IL-6和IL-1等，细胞因子引起的损伤导致相应临床征候及实验室检查特点(图9-1)。

继发性噬血细胞综合征与家族性噬血细胞综合征一样，其造成的损伤也与细胞因子风暴形成有关，但具体了解甚少。

(三)临床表现

起病通常较急，症状无特异性。

1. 发热最常见，早期出现并持续较长时间，热型不规则或呈稽留、弛张热型。

2. 肝脾肿大明显并呈进行性增大，约有50%患者有淋巴结肿大，可出现一过性皮疹，因肝功能损伤可出现黄疸、腹水等，因凝血异常及血小板减少常有出血症状。

3. 中枢神经系统症状，儿童相对少见，多在病程晚期出现，表现为兴奋、抽搐、颈强直、脑神经麻痹、共济失调、偏瘫或全瘫、意识障碍、颅内压增高等。

4. 其他，可有寒战、乏力、厌食、体重下降、胃肠道症状、呼吸系统症状等。

(四)实验室检查

1. *血象*　多为全血细胞减少，以血小板计数减少最为明显。观察血小板计数变化可作为本病活动性的一个指征。

2. *血液生化*　三酰甘油、血清铁蛋白增高，血清转氨酶、胆红素、LDH、低蛋白血症等肝功能异常较常见。可能有抗核抗体、ENA多项结果异常(MAS)。

3. *凝血功能*　疾病活动期血浆纤维蛋白原减低，可有纤维蛋白降解产物增多、部分凝血活酶时间延长、凝血酶原时间延长等多项DIC检测项目异常。

4. *骨髓检查*　早期为增生性骨髓象，噬血细胞现象不明显，常表现为反应性组织细胞增生。极期除组织细胞显著增生外，红系、粒系及巨噬细胞系均减少，可有明显的吞噬血细胞现象。

5. *脑脊液检查*　细胞数增多，主要为淋巴细胞，可能有个别单核细胞，一般无噬血细胞，蛋白质轻度增高，脑脊液亦可正常。

6. *免疫学检查*　抗核抗体(ANA)和抗人球蛋白试验(Coombs试验)可呈阳性。在疾病活动期IFN-γ水平增高，IL-10浓度增高，自然杀伤细胞及T细胞活性多降低。

7. *病理学检查*　受累器官病理活检显示良性淋巴组织细胞浸润，组织细胞出现吞噬现象，以红细胞被吞噬最多，有时也吞噬血小板和白细胞(图9-2)。

(五)诊断及鉴别诊断

1. 由于缺乏特异性的临床和实验室诊断方法，诊断相对困难，易造成误诊和漏诊。家族性HLH 70%～80%在1岁内发病，因此，婴儿期的HLH多为FHLH。

2. 临床诊断标准：至少具有以下指标5项以上异常。

(1)发热。

(2)脾大。

表9-21　FHLH的遗传缺陷

疾病	染色体定位	相关基因	基因功能	发生率及临床表现
FHLH-1	9q21.3-22	不明	不明	不明，仅HLH表现
FHLH-2	10q21-22	PFR1	诱导凋亡	13%～50%，仅HLH表现
FHLH-3	17q25	UNC13D	穿孔素引导子	17%～30%，仅HLH表现
FHLH-4	6q24	STX11	穿孔素转导子	见于土耳其人，仅HLH表现
GS-2#	15q21	RAB27A	穿孔素剪切	罕见，HLH及免疫缺陷
CHS-1*	1q42.1-42.2	LYST	穿孔素转导子	罕见，HLH及免疫缺陷
XLP$	Xq25	SH2D1A	信号传导及淋巴细胞激活	罕见，HLH及免疫缺陷

参照Gritta E. Janka，Hemophagocytic syndromes，Blood Reviews(2007)21，245-253，部分修改

#：Griscelli综合征2型；*：Che′diak-Higashi综合征1型；$：X连锁增殖综合征

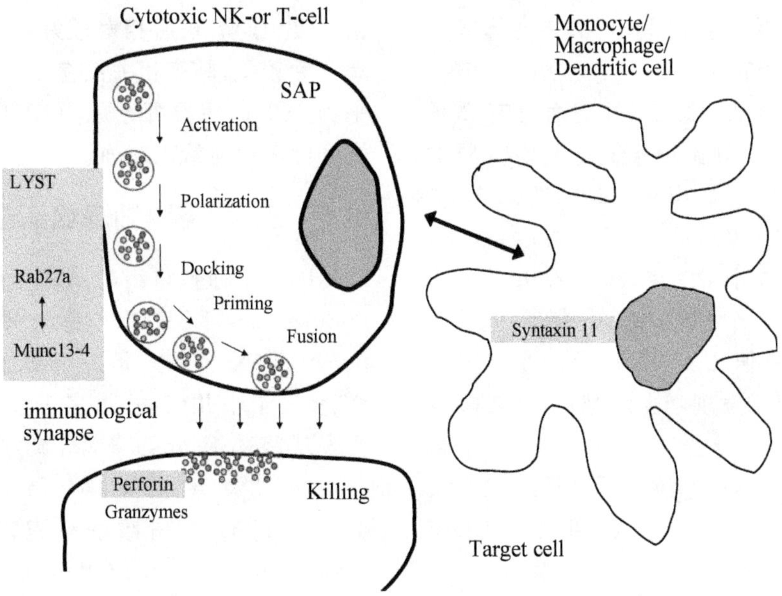

图 9-1　FHLH 与临床特征相关的基因缺陷及分子机制

根据 FHLH、GS-2、CHS 临床特征相关的遗传缺陷推定的分子机制。细胞毒颗粒内吞过程涉及 Rab27a/Munc13-4 复合体和其他许多未知的蛋白质。Perforin 和 granzymes(颗粒酶)被分泌到免疫突触(immunological synapse)并导致靶细胞(target cell)凋亡。LYST 和 syntaxin 11 蛋白的确切功能尚不清楚;通过未知的机制 syntaxin 11 蛋白、单核细胞(monocytes)或巨噬细胞/树突状细胞(macrophages/dendritic cells)可能与细胞毒细胞(cytotoxic cells,NK/T)相互作用并导致靶细胞凋亡。

摘自 Gritta E. Janka,Hemophagocytic syndromes,Blood Reviews(2007)21,245-253

注:SAP 蛋白由 SH2D1A 突变基因编码,损伤信号转导子并激活(activation)淋巴细胞。内吞颗粒迁移过程:激活(Activation)→多极化(Polarization)→再分布(Docking)→引导(Priming)→融合(Fusion)→Perforin 和 granzymes 进入免疫突触→靶细胞(target cell)凋亡

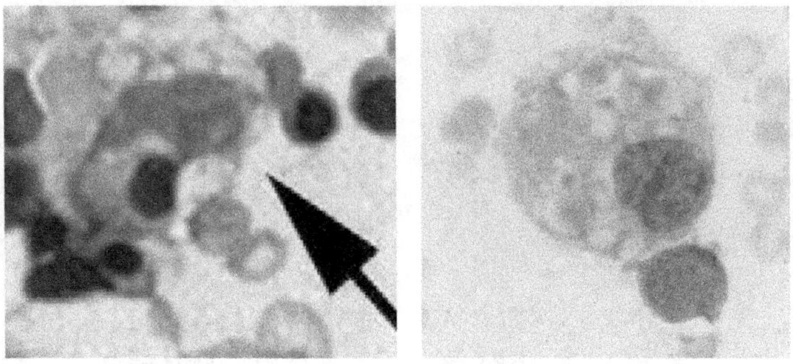

图 9-2　吞噬红细胞、淋巴细胞、血小板的组织细胞

(3)至少有二系血细胞减少,血红蛋白<90g/L;血小板<100×10^9/L;中性粒细胞<1×10^9/L。

(4)高三酰甘油(>3mmol/L 或>265mg/dl)血症和(或)低纤维蛋白原(<1.5g/L)血症。

(5)骨髓、脾脏或淋巴结中检出噬血细胞增多。

(6)NK 细胞活性减低或缺如(特异性实验室检查)。

(7)血清铁蛋白升高(>500μg/L)。

(8)可溶性 CD25(可溶性白介素-2 受体)水平升高(>2 400U/ml,特异性实验室检查)。

3. 国际组织细胞协会诊断指南(2004 年):符合以下标准中 1 项可作出 HLH 的诊断。

(1)分子生物学诊断符合 HLH。

(2)符合以下诊断标准 8 条中的 5 条(A 和 B)。

A. 初诊标准

临床标准：①发热，持续时间≥7d，最高体温≥38.5℃②脾大(肋下≥3cm)。

实验室标准：①血细胞减少(外周血可有2系或3系受累)，不是由于骨髓增生减低或增生异常所致，血红蛋白<90g/L；血小板<100×10⁹/L；中性粒细胞<1×10⁹/L。②高三酰甘油血症和(或)低纤维蛋白血症，三酰甘油(空腹)≥2.0mmol/L或增高≥正常值±3个标准差，纤维蛋白原≤1.59/L或降低≤正常值±3个标准差。③组织病理学骨髓或脾或淋巴结发现噬血细胞存在(增多)，无恶性病变证据。

B. 新诊断标准：①NK细胞活性降低或完全缺少。②血清铁蛋白≥500μg/L。③可溶性CD25(IL-2受体)>2 400U/ml。

(注：诊断FHLH必须符合诊断条件，并且有阳性家族史，父母近亲婚配作为支持诊断的条件。)

4. 鉴别诊断

(1)急性白血病：骨髓原始/幼稚白血病细胞增多可鉴别。

(2)朗格罕组织细胞增多症：有特异性皮疹、骨缺损、不会侵犯脑膜等可鉴别。

(3)遗传代谢病：婴儿期可有肝脾大、肝功能异常和高三酰甘油血症，但没有进行性全血细胞减少、长期发热等可资鉴别。

(六)治疗

治疗方法的选择依据HLH的临床类型。

1. *病因治疗*　继发性HS应以治疗基础病及免疫抑制并重。病毒或细菌感染常可诱发并加重病情，因此，抗生素、抗病毒药物的正确应用是必要的。对于肿瘤相关性HS，则主要的治疗是抗肿瘤。

2. *化学疗法*　可选用皮质激素、长春碱类、鬼臼毒素(VP16或VM26)为主的化疗方案。

3. *免疫治疗*　大剂量丙种球蛋白、环孢菌素A等可取得满意效果，选用抗胸腺细胞球蛋白(ATG)、抗CD25单克隆抗体亦可能有效。

4. *化学与免疫抑制联合治疗*　HLH-2004方案是国际组织细胞协会2004年推出的治疗措施，可使高达50%的病例取得满意疗效。

5. *造血干细胞移植*　是根治原发性HS的唯一治疗方法，应在疾病基本缓解后尽早进行异基因骨髓移植。

(七)预后

预后多不良。家族性HS病程短、预后差，只有通过异基因造血干细胞移植才可能治愈。由细菌感染引起者预后相对较好，而EB病毒感染所致者预后较差，肿瘤相关性噬血细胞综合征死亡率几乎为100%，主要死亡原因有出血、感染、多脏器衰竭和弥散性血管内凝血。

三、朗格罕细胞组织细胞增生症

郎格罕细胞组织细胞增生症(Langerhans cell histiocytosis，LCH)以前称组织细胞增生症X(histiocytosis X，1953)，是一组病因不明、临床表现多样、多发于小儿疾病，男多于女。过去根据临床主要表现将本症分为3型：勒-雪病(Letterer-Siwe disease，LS)、韩-薛-柯病(Hand-Schuller-Christian disease，HSC)和骨嗜酸细胞肉芽肿(eosinophilic granuloma of bone，EGB)，但各型之间临床表现又可相互重叠而出现中间型。其共同的组织特点是郎格罕细胞增生、浸润，并伴有嗜酸细胞、单核-巨噬细胞和淋巴细胞等不同程度的增生。目前多认为它们是一组与免疫功能异常有关的反应性增殖性疾病。国际组织细胞协会(Histocyte Society，1997)最近将原组织细胞疾病3类分法重新命名，即树突状细胞疾病(dendritic cell disorders)，巨噬细胞相关性疾病(macrophage-related disorders)和恶性组织细胞疾病(malignant histiocytic disorders)。把朗格罕细胞组织细胞增生症归为树突状细胞疾病，以便与后两者相区别。

(一)病理

朗格罕细胞(LC)是一种正常散在分布于皮肤、口腔、阴道、食管黏膜的树突状细胞。也存在于淋巴结、胸腺和脾等处。其直径约12μm，胞核不规则，核仁明显，胞质丰富，电镜下胞浆内含分散的呈网球拍状或棒状的细胞器，称为Birbeck颗粒。LC表达HLA-DR、CD1a和S-100蛋白，是一种抗原呈递细胞(antigen presenting cell)。各种病理改变中，LC增生最具特征性。病变可只限于单个器官或为孤立病灶，也可同时侵犯多个器官，其中以肺、肝、淋巴结、骨骼、皮肤、垂体等处病变最为显著。原有组织结构因出血、坏死而遭到破坏，同一病变器官同时出现增生、纤维化或坏死等不同阶段的病灶。尸检材料观察同一病人的不同器官或同一器官的不同部位，其组织学改变不同。显微镜下除组织细胞外，还可见到嗜酸细胞、巨噬细胞、淋巴细胞、多核巨细胞和充脂性组织细胞(即泡沫细胞)等，但不见分化极差的恶性组织细胞。病变久者可见大量充脂性组织细胞和嗜酸细胞形成肉芽肿。

(二)临床表现

由于受累器官、部位以及年龄不同而有较大差异。一般年龄愈小，病情愈重，随年龄增长而病变愈局限，症状也愈轻。传统上分型方法已不能满足临床需要，现根据有关资料分如下5型。

1. 勒-雪病(Letterer-Siwe disease，LS)

(1)发病年龄：多在1岁以内发病起病急，病情重，病变广泛，可侵犯全身多个系统器官。

(2)发热：热型不规则，高热与中毒症状不一致。

(3)皮疹：出现较早，多分布于躯体、头皮发际部，四肢较少；为红色或棕黄色斑丘疹，继而呈出血性，亦可呈湿疹样、脂溢性皮疹，以后结痂，脱痂后留有白斑或色素沉着。各期皮疹可同时存在，常成批发生。

(4)肝脾和淋巴结肿大：肝、脾中到重度大，脾大较为明显，常有肝功能异常和黄疸，多有淋巴结肿大。

(5)呼吸道症状：常有咳嗽、气促、青紫，但肺部体征不明显。可合并肺大疱或自发性气胸等。可有喘憋症状，甚至导致呼吸衰竭而死亡。

(6)其他：有贫血、中耳炎、腹泻和营养不良等。

2. 韩-薛-柯病(Hand-Schuller-Christian disease，HSC)

(1)发病年龄：多见于2～4岁，5岁后减少。起病缓慢，骨和软组织器官均可损害。

(2)骨质缺损：最早、最常见为颅内缺损，病变开始为头皮组织表面隆起，硬而有轻压痛；病变蚀穿颅骨外板后肿物变软，触之有波动感，缺损边缘锐利、分界清楚；此后肿物渐被吸收，局部凹陷。除颅骨外，可见颌骨破坏，牙齿松动、脱落，齿槽脓肿等；骨盆、脊柱、肋骨、肩胛骨和乳突等亦常受累。

(3)突眼：由于眶骨破坏而表现为眼球凸出和眼睑下垂，多为单侧。

(4)尿崩：垂体和下丘脑组织受浸润所致，个别患儿可见蝶鞍破坏。

(5)其他：有孤立、稀疏的黄色丘疹，呈黄色瘤状；久病者可导致发育迟缓。

3. 骨嗜酸细胞肉芽肿(eosinophilic granuloma of bone，EGB)

(1)发病年龄：见于各年龄组，多于4～7岁发病。

(2)骨骼破坏：本型的主要表现为单发病灶，常无软组织和器官的损害。病变局部肿胀而微痛，无红热，有时可见病理性骨折。任何骨均可受累，但以扁平骨较多见。颅骨最常见，其他有下颌骨、四肢骨、骨盆骨和脊椎等。椎骨受累可出现脊髓压迫症状。

(3)其他：多发病灶者或伴有发热、厌食、体重减轻等；偶有肺嗜酸细胞肉芽肿。

4. 混合型　多于1～2岁起病，其临床表现相当于LS和HSC的联合表现，主要为发热、贫血、耳溢脓、肺部浸润，肝、脾肿大等。重者除有LS的典型皮疹和肺部改变外，同时又具有HSC的尿崩、突眼和骨质缺损；轻者可无皮疹或皮疹不典型，但多有骨骼破坏。

5. 单一器官损害型　各年龄组都有报道，可单独发生于肺、肝、脾、淋巴结、皮肤等器官，而不伴其他器官损害。临床表现取决于所累及的器官和损害的程度。

(三)辅助检查

1. 血液学检查　LS患者常呈不同程度的贫血；白细胞数正常、减少或增多；血小板数正常或减少。HSC血象改变较LS少而轻。EGB多无血象变化。10%～15%患者骨髓可见组织细胞增多，偶见巨核细胞减少。

2. X线检查　对诊断很有帮助，不少病例系由X线检查最先发现。

(1)胸部：肺部是最易受累的器官之一。典型改变为肺野透亮度减低呈毛玻璃状，两肺弥散的网状或网点状阴影或在网点状基础上有局限或弥散的颗粒阴影，须与粟粒性结核鉴别。严重者可见弥散性小囊肿、肺气肿、气胸、纵隔气肿或皮下气肿等。婴幼儿常见胸腺肿大。

(2)骨骼：病变部位呈虫蚀样改变至巨大缺损，为溶骨性凿穿样损害，形状不规则，呈圆或椭圆形。脊椎多表现为椎体破坏，偶见椎旁脓肿。下颌骨浸润时牙槽硬板及支持骨破坏，出现漂浮齿征象。

3. 病理检查　皮疹压片和病灶活检发现LC是诊断的重要依据。皮疹压片法检查操作简便，病人痛苦小，阳性率高；可做皮疹、淋巴结、齿龈和肿物的活检或病灶局部穿刺物或刮出物的病理检查。有条件时应做电镜检查。病理切片发现CD31/S-100、CD1a、CD40/CD40和趋化因子CCR6及其配体CCL20/MIP$_{3}$α表达增加。

4. 其他　α-D甘露糖酶试验阳性，花生凝集素结合试验阳性。

(四)诊断

凡原因不明的发热、皮疹、贫血、耳溢脓、反复肺部感染,肝、脾、淋巴结肿大,眼球凸出,尿崩,颅骨缺损,头部肿物等均应考虑本病。诊断需临床、X线和病理3方面结合。病理检查是本病诊断最可靠的依据,尤其是电镜下找到Birbeck颗粒的LC,结合临床即可确诊。1987年国际组织细胞协会订出了病理诊断标准如下。

1. *初诊* 压片、皮肤活检、淋巴结、肿物穿刺或手术标本发现组织细胞浸润。

2. *诊断* 初诊的基础上,且具下述4项指标的2项或2项以上:①ATP酶阳性;②CD31/S-100阳性表达;③α-D甘露糖酶阳性;④花生凝集素结合试验阳性。

3. *确诊* 电镜在病变细胞内发现Birbeck颗粒和(或)CD_1a抗原阳性。

1987年Lavin和Osband根据影响预后的3大因素,即发病年龄、受累器官数目及有无功能损害积分,将本症分为4级(0分:Ⅰ级,1分:Ⅱ级,2分:Ⅲ级,3分:Ⅳ级),对指导治疗、判断预后有较大的意义,详见表9-22。

表9-22 LCH的临床评分及分级

项目	年龄		受累器官		器官功能损害*	
评分条件	>2岁	≤2岁	<4个	≥4个	无	有
评分	0	1	0	1	0	1

*注:肝功能有下列1项异常者:如①低蛋白血症,总蛋白<55g/L或清蛋白<25g/L;②胆红素>25.7μmol/L(1.5mg/dl);③水肿或腹水。呼吸功能在无感染的情况下,有下列1项损害者,如呼吸困难、发绀、胸水或气胸等。造血功能损害。出现下列1项异常者,如血红蛋白<100g/L(除外缺铁性贫血),白细胞<4×10^9/L和血小板<100×10^9/L

(五)治疗

由于本病变化多样、轻重悬殊,治疗方案应根据临床分型和分级而定。

1. *药物治疗* 近年来,由于化学药物等综合治疗措施进展,本症,尤其是重症患者的预后大为改观。本病不是恶性细胞浸润,目前多不主张强化疗方案,以避免严重的不良反应。

(1)化学治疗:常用的药物有泼尼松、长春新碱、足叶乙苷(VP-16)、环磷酰胺等。VP方案:泼尼松,每日40~60mg/m²,分次口服;长春新碱每次1.5~2mg/m²,每周静脉注射1次,一般用8~10周。VP方案可使多数Ⅰ级或Ⅱ级患者获得缓解。VCP方案为上述方案加环磷酰胺(CTX):VP同上,CTX每次200mg/m²,静脉滴注,每周1次,共6~8周。此后可用6-MP和MTX维持或定期用原方案。总疗程根据病情而定,轻者半年,重者可长达2年。近年来主张采用足叶乙苷150mg/m²,静脉滴注,或300mg/m²,口服,连用3d,每3~4周为1个疗程,共用6个月;该药对其他化疗药物耐药者效果明显。

(2)免疫治疗:病情严重的Ⅲ~Ⅳ级病儿,在化疗的同时,可加用胸腺素每次1~2mg,肌内注射,隔日1次。亦可试用α-干扰素和环孢素A,对于减少化疗的不良反应,改善免疫功能有一定作用。

(3)其他:对于单纯骨损害者,可试用吲哚美辛(indomethacin),每日1~2.5mg/kg,平均疗程6周,有一定的疗效。尿崩症可用鞣酸加压素或去氨加压素(DDAVP)治疗。生长发育障碍者可试用生长激素。

2. *放射治疗* 小剂量(4-6Gy)局部照射可控制局限性损害,也适于病变广泛或病变部位不能手术者。

3. *手术治疗* 局部EGB可手术刮除。<5岁者可采用手术加化疗或单用化疗。

4. *其他* 控制感染,加强支持治疗。

(六)预后

本病预后与发病年龄,受累器官多少,器官功能损害及初期治疗反应有关。年龄愈小,受累器官愈多,预后愈差;年龄>5岁,单纯骨损害多可自愈;肺、肝、脾、骨髓等受侵犯且对初期治疗反应较差者预后差;痊愈患儿中少数可有尿崩、智力低下、发育迟缓、颌骨发育不良等后遗症。

(金润铭 盛光耀)

参考文献

[1] Audino AN, Blatt J, Carcamo B et al. High-dose cyclophosphamide treatment for refractory severe aplastic anemia in children. Pediatr Blood Cancer. 2010;54(2):269-72.

[2] Robert A. B, Allen R. C, Donna D, et al. High-dose cyclophosphamide for severe aplastic anemia: long-term follow-up. BLOOD, 2010; 115(11):2136-

2141.
[3] Guinan EC, Acquired aplastic anemia in childhood. Hematol Oncol Clin North Am. 2009;23(2):171-91.
[4] Barriga C F, Wietstruck P A, Becker K A, et al. Treatment of acquired severe aplastic anemia in pediatric patients with immunosuppression and allogeneic stem cell hematopoietic transplant, Rev Med Chil. 2007; 135(11): 1421-8.
[5] Dokal I, Vulliamy T. Inherited aplastic anaemias/bone marrow failure syndromes Blood Rev. 2008;22(3): 141-53.
[6] Bhatnagar SK, Chandra J, Narayan S, et al. Pancytopenia in children: etiological profile. J Trop Pediatr. 2005;51(4):236-9.
[7] Vichinsky EP. Changing patterns of thalassemia worldwide. Ann N Y Acad Sci, 2005, 1054: 18-24.
[8] 方建培,黄绍良. 珠蛋白生成障碍性贫血. //黄绍良. 小儿血液病临床手册. 北京:人民卫生出版社. 2000: 312-332.
[9] Forget BG, Cohen AR. Thalassemia syndromes. In: Hoffman R, Benz EJ, Shattil SS, et al. Hematology: Basic Principles and Practice. 4th ed. Philadelphia, Pa: Elsevier Churchill Livingstone. 2005: chap 35.
[10] Debaun MR, Vichinsky E. Hemoglobinopathies. In: Kliegman RM, Behrman RE, Jenson HB, et al. Nelson Textbook of Pediatrics. 18th ed. Philadelphia, Pa: Saunders Elsevier; 2007: chap. 462.
[11] Rund D, Rachmilewitz E. Beta-thalassemia. N Engl J Med. 2005, 353(11): 1135-1146.
[12] Cazzola M, Borgna-Pignatti C, Locatelli F, et al. A moderate transfusion regimen may reduce iron loading in beta-thalassaemia major without producing excessive expansion of erythropoiesis. Transfusion, 1997, 37: 135-140.
[13] Rund D, Rachmilewitz E. Beta-thalassemia. N Engl J Med, 2005, 353: 1135-1146.
[14] Schrier SL, Angelucci E. New strategies in the treatment of the thalassemias. Annu Rev Med, 2005, 56: 157-171.
[15] Deborah Chirnomas S, Geukes-Foppen M, Barry K, et al. Practical implications of liver and heart iron load assessment by T2 *-MRI in children and adults with transfusion-dependent anemias. Am J Hematol, 2008, 83: 781-783.
[16] Pennell DJ, Berdoukas V, Karagiorga M, et al. Randomized controlled trial of deferiprone or deferoxamine in beta-thalassemia major patients with asymptomatic myocardial siderosis. Blood, 2006, 107: 3738-3744.
[17] Cohen AR, Glimm E, Porter JB. Effect of transfusional iron intake on response to chelation therapy in beta-thalassemia major. Blood, 2008, 111: 583-587.
[18] Lucarelli G, Galimberti M, Polchi P, et al. Bone marrow transplantation in patients with thalassemia. N Engl J Med, 1990, 15; 322(7): 417-421.
[19] Lucarelli G, Gaziev J. Advances in the allogeneic transplantation for thalassemia. Blood Rev, 2008, 22(2): 53-63.
[20] 中华医学会儿科学分会血液学组,《中华儿科杂志》编辑委员会:重型地中海贫血的诊断和治疗指南,中华儿科杂志, 2010, 48(3).
[21] Vendtti A, Maurillo L, Buccisano F, et al. Multidimensional flow cytometry for detection of minimal residual disease in acute myeloid leukemia. Leukemia & Lymphoma, 2003, 44(3): 445-450.
[22] 宋善俊. 白血病. 武汉:湖北科学技术出版社, 2004: 376-381.
[23] Pui CH, Cheng C, Leung W, et al. Extended follow-up of long-term survivors of childhood acute lymphoblastic leukemia. N Engl J Med, 2003, 349: 640-649.
[24] Pui CH, Sandlund JT, Pei, et al. Improved outcome for children with acute lymphoblastic leukemia: results of Total Therapy Study XIIIB at St Jude Children's Research Hospital. Blood, 2004, 104(9): 2690-2696.
[25] Slany RK. The molecular biology of mixed lineage leukemia. Haematologica. 2009 Jul; 94(7): 984-93.
[26] D'Antonio J. Chronic myelogenous leukemia [J]. Cin J Oncol Nurs. 2005 Oct, 9(5): 535-8.
[27] 宋善俊,陆道培,郝玉书,等. 白血病. 武汉:湖北科学技术出版社, 2004.
[28] Kantarjian H, Giles F, Wunderle L, et al. Nilotinib in imatinib-resistant CML and Philadelphia chromosome-positive ALL [J]. N Engl J Med, 2006 Jun 15; 354(24): 2542-51.
[29] Tauchi T, Ohyashiki K. The second generation of BCR-ABL tyrosine kinase inhibitors [J]. Int J Hematol, 2006 May; 83(4): 294-300.
[30] Talpaz M, Shah N P, Kantarjian H, et al. Dasatinib in imatinib-resistant Philadelphia chromosome-positive leukemias [J]. N Engl J Med, 2006 Jun 15; 354(24): 2531-41.
[31] NCCN Clinical Practice Guidelines in Oncology™-Chronic Myelogenous Leukemia V2. 2009 from www.nccn.org.
[32] Mittal R, Khalifa NM, Khalifa SO, et al. Outcome of children with Hodgkin's disease. A 10-year experience from a single institution in Kuwait. Saudi Med J. 2010; 31(1): 69-73.
[33] Hochberg J, Cairo MS. Childhood and adolescent lymphoblastic lymphoma: end of the beginning and future directions. Pediatr Blood Cancer. 2009 Dec; 53(6): 917-9.
[34] Hochberg J, Waxman IM, Kelly KM, et al. Adolescent non-Hodgkin lymphoma and Hodgkin lymphoma: state of the science. Br J Haematol. 2009; 144(1): 24-40.
[35] Abromowitch M, Sposto R, Perkins S, et al. Shortened intensified multi-agent chemotherapy and non-cross resistant maintenance therapy for advanced lymphoblastic lymphoma in children and adolescents: report from the Children's Oncology Group. Br J Haematol. 2008; 143(2): 261-7.
[36] Reiter A. Diagnosis and treatment of childhood non-hodgkin lymphoma. Hematology Am Soc Hematol Educ Program. 2007: 285-96.
[37] Jadersten M, Montgomery SM, Dybedal I, et al. Long-term outcome of treatment of anemia in MDS with erythro-

poietin and G-CSF. Blood 2005; 106: 803-11.

[38] Musto P, Lanza F, Balleari E et al. Darbepoetin alpha for the treatment of anaemia in low-intermediate risk myelodysplastic syndromes. Br J Haematol 2005; 128: 204-9.

[39] Broliden PA, Dahl IM, Hast R et al. Antithymocyte globulin and cyclosporine A as combination therapy for low-risk non-sideroblastic myelodysplastic syndromes. Haematologica 2006; 91: 667-70.

[40] List A, Kurtin S, Roe DJ et al. Efficacy of lenalidomide in myelodysplastic syndromes. N Engl J Med 2005; 352: 549-57.

[41] Carl E Allen and Kenneth L McClain: Hemophagocytic lymphohistiocytosis, Paediatrics and child health, 2008, 18 (3), 136-140.

[42] Gritta E. Janka: Hemophagocytic syndromes, Blood Reviews, 2007, 21, 245-253.

[43] Henter JI, Horne A, Arico M, et al. HLH-2004: Diagnostic and therapeutic guidelines for hemophagocytic lymphohistiocytosis. Pediatr Blood Cancer 2006.

[44] 张之南，沈悌. 血液病诊断及疗效标准. 3 版，北京：科学出版社，2007：4-15.

[45] 胡亚美，江载芳. 诸福棠儿科学，7 版，北京：人民卫生出版社，2007：1714-1726.

[46] 沈晓明，王卫平. 儿科学，7 版，北京：人民卫生出版社，2008.

[47] 朱宗涵，申昆玲，任晓旭. 儿科疾病临床诊疗规范教程，北京：北京大学医学出版社，2008：384-399.

[48] 中华儿科杂志编辑委员会，中华医学会儿科学分会血液学组，中华医学会儿科学分会儿童保健学组《儿童缺铁和缺铁性贫血防治建议》，中华儿科杂志，2008，46(7)：502-504.

[49] 王鸿利，王学锋. 血友病诊断和治疗的专家共识. 诊断学理论与实践，2008，7(5)：483-491.

[50] Yesim D & Claude N: Haemophilia therapies, Expert Opin Biol Ther, 2007, 7(5): 651-663.

[51] Elizabeth KS and Whitney A. H: Langerhans Cell Histiocytosis: A Review of the Current Recommendations of the Histiocyte Society, Pediatric Dermatology, 2008, 25(3)291-295.

[52] Favara BE, Feller AC, Pauli M, Contermporary classification of histiocytic disorders, Med Pediatr Oncol, 1997, 29: 157.

第10章

泌尿系统疾病

第一节　小儿泌尿系统解剖生理特点

（一）解剖学

1. 肾　在胚胎期发育过程中，肾始于生肾中胚层，经历了原肾、中肾和后肾3个阶段。足月后出生时肾的长轴约6cm，重24g，约为体重的1/125。成人肾长12cm，重150g，约为体重的1/220，故与成年人相比，新生儿的肾相对大而重。其表面可呈分叶状，至2～4岁时消失。婴儿肾位置较低，上极平第12胸椎，下极平第4腰椎，其下极可低至髂嵴以下，2岁以后始达髂嵴以上。右肾位置稍低于左肾。2岁以内健康小儿腹部触诊时容易扪及肾。新生儿肾小管相对较短，尤以近端肾小管为甚，且肾单位具不均一性，即同一水平肾单位的近端肾小管长度不一。

2. 输尿管　婴幼儿输尿管长而弯曲，管壁肌肉和弹力纤维发育不良，容易受压及扭曲而导致梗阻，输尿管与膀胱连接部的结构发育不成熟，易发生尿潴留而诱发感染。

3. 膀胱　婴儿膀胱位置相对高，尿液充盈时，膀胱顶部常在耻骨联合之上，可于腹部扪及，随年龄增长而降入盆腔。

4. 尿道　新生女婴尿道长仅1cm（性成熟期3～5cm），且外口暴露而又接近肛门，易发生上行感染。男婴尿道虽较长，但常有包茎或包皮过长，包皮与阴茎头间多未完全游离，而呈生理性粘连，随年龄增长及阴茎发育，粘连逐渐分离吸收，一般10岁时2%～3%仍有包茎。

（二）生理特点

成年人肾通过肾小球滤过，肾小管重吸收和排泄形成尿液，从而清除代谢终末产物，调节水、电解质及酸碱平衡，维持内环境稳定。胚胎12周由于近曲小管刷状缘的分化及小管上皮细胞开始运转，已开始形成尿液，但胎儿期代谢产物的排泄及内环境稳定是通过胎盘血循环而进行，出生后胎盘循环中断，肾必须实现其全部功能，在胎龄36周时肾单位数量已达成年人水平（每肾85万～100万），虽可满足一般情况的生理需要，但储备不足，调节机制不成熟，呈一动态成熟过程，一般1～1.5岁时达成年人水平。

1. 肾小球滤过功能　新生儿出生时肾小球率过滤（GFR）平均约20ml/（min·1.73m^2），1周达成年人的1/4，早产儿更低，3～6个月达成年人1/2，6～12个月达成年人3/4，2岁达成年人水平，故不能有效地排出过多的水分和溶质。新生儿GFR低下的原因：①入球和出球小动脉阻力高，肾小球毛细血管内压低。②心搏出量小，血压低。③肾小球毛细血管通透性低，滤过面积小。

2. 肾小管重吸收和排泌功能　新生儿葡萄糖肾阈较成年人低，静脉输入或大量口服葡萄糖时易出现糖尿。氨基酸和磷的肾阈也较成年人低。新生儿血浆中醛固酮浓度较高，但新生儿近端肾小管回吸收钠较少，远端肾小管回吸收钠相应增加，生后数周近端肾小管功能发育成熟，大部分钠在近端肾小管回吸收，此时醛固酮分泌也相应减少。新生儿排钠能力较差，如输入过多钠，容易发生钠潴留和水肿。低体重儿排钠较多，如输入不足，可出现钠负平衡而致低钠血症。出生后头10d的新生儿，钾排泄能力较差，故血钾偏高。在调节酸碱平衡方面，因婴幼儿碳酸氢钠的肾阈值低（19～21mmol/L），泌氢及产铵能力差，尿中排磷酸盐量少，排出可滴定酸的能力受限，故血浆碳酸氢钠水平低，缓冲酸的能力有限，易发生酸中毒。

3. *肾对尿液的浓缩和稀释功能* 新生儿及婴幼儿由于髓襻短、尿素形成量少、髓质血流高故间质浓度梯度不易建立，且肾小管对于抗利尿激素的反应差，使浓缩尿液功能不足。婴儿每由尿中排出1mmol 溶质时需水分 1.4～2.4ml，成年人仅需0.7ml。脱水时幼婴尿渗透压最高不超过700mmol/L，而成年人可达 1 400mmol/L，故入量不足时易发生脱水甚至诱发急性肾功能不全。此期稀释功能接近成年人，可将尿稀释至 40mmol/L，但因 GFR 较低，大量水负荷或输液过快时易出现水肿。

4. *肾的内分泌功能* 新生儿的肾已具有内分泌功能，其血浆肾素、血管紧张素和醛固酮均等于或高于成年人，生后数周内逐渐降低。新生儿肾血流量低，因而前列腺素合成速率较低。由于胎儿血氧分压较低，故胚肾合成促红细胞生成素较多，生后随着血氧分压的增高，促红细胞生成素合成减少。

(三)肾功能临床检查及评估

1. *排尿* 胎儿 12 周已形成尿液，为羊水来源之一，故羊水的量和质可反映胎肾功能。胎儿无肾、肾发育不全或尿路梗阻时则羊水量少，而持久、严重的羊水过少可导致肺发育低下，并由于宫内压迫而出现特殊的面容(Potter's 面)、肢体畸形和宫内生长迟缓。正常时 97%的小儿出生后 24h 内已排尿，但最初数日内因摄入少每日可排尿仅 4～5 次。一般于 1 周后随进水量增加、代谢旺盛、膀胱容量小而每日排尿可达 20～25 次，1 岁时每日排尿 11～16 次，3 岁后可减至每日 6～7 次。

2. *尿的性质* 生后数日内含尿酸盐较多，放置后可析出红褐色尿酸盐结晶。尿液常呈强酸性。新生儿尿蛋白量相对较高。

3. *血尿素氮与血肌酐* 血尿素氮常受多种因素影响，如饮食中的蛋白含量、组织分解代谢状态(如创伤、感染、药物，如糖皮质激素的应用)、肝功能、尿量等的影响。其正常值因年龄而异，新生儿 1.8～6.4mmol/L，婴儿和儿童 2.5～6.4mmol/L。肌酐是骨骼肌代谢产物并经肾排出，新生儿出生时与母体水平相近，2～4 周时降至 8.8～17.7μmol/L，后随年龄增长肌肉逐渐发育再逐步达成年人水平。儿童血肌酐水平(表 10-1)。

表 10-1 儿童血肌酐值

年龄(岁)	血浆肌酐(μmol/L)	mg/dl
<2	35～40	0.4～0.5
2～8	40～60	0.5～0.7
9～18	50～80	0.6～0.9

4. *肾功能评估* 评估肾功能的最好方法是 GFR，并且可以反映肾病的严重程度。

(1)内生肌酐清除率(Ccr)测定：应注意留取尿量要准确，计标 Ccr 需以体表面积校正。计算公式如下：

Ccr＝尿肌酐浓度×尿流量(ml/min)/ 血肌酐浓度

依体表面积校正＝Ccr×1.73÷小儿体表面积(m^2)

(2)用血肌酐和身高估计肌酐清除率：Schwartz's 公式：Ccr＝k×身高(cm)/血肌酐

各年龄组 k 值(表 10-2)。

表 10-2 血肌酐各年龄组 k 值

	不同血肌酐单位 k 值(μmol/L)	mg/dl
低出生体重儿<2.5kg	29	0.33
正常婴儿 0～18 个月	40	0.45
女孩 2～16 岁	49	0.55
男孩 2～13 岁	49	0.55
男孩 13～16 岁	62	0.70

(3)胱抑素 C：是所有有核细胞产生的一种蛋白，通过肾小球滤过而从血循环中清除，其血清浓度的倒数与 CFR 呈线性关系，目前有研究提出以胱抑素 C 为基础的公式评价 GFR，更为敏感、简便。

(四)小儿肾小球疾病的临床分类

中华医学会儿科分会肾脏病学组于 2000 年 11 月珠海会议对 1981 年修订的关于小儿肾小球疾病临床分类再次修订如下。

1. *原发性肾小球疾病*(primary glomerular diseases)

(1)肾小球肾炎(glomerulonephritis)

①急性肾小球肾炎(acute glomerulonephritis，AGN)：急性起病，多有前驱感染，以血尿为主，伴不同程度蛋白尿，可有水肿、高血压或肾功能不全，病程多在 1 年内。可分为：急性链球菌感染后肾小

球肾炎（acute poststreptococcal glomerulonephritis，APSGN），有链球菌感染的血清学证据，起病6～8周内有血补体低下。非链球菌感染后肾小球肾炎（nonpoststreptococcal glomerulonephritis）。

②急进性肾小球肾炎（rapidly progressive glomerulonephritis，RPGN）：起病急，有尿改变（血尿、蛋白尿、管型尿）、高血压、水肿，并常有持续性少尿或无尿，进行性肾功能减退。若缺乏积极有效的治疗措施，预后严重。

③迁延性肾小球肾炎（persistent glomerulonephritis）：有明确急性肾炎病史，血尿和（或）蛋白尿迁延达1年以上或没有明确急性肾炎病史，但血尿和蛋白尿超过半年，不伴肾功能不全或高血压。

④慢性肾小球肾炎（chronic glomerulonephritis）：病程超过1年或隐匿起病，有不同程度的肾功能不全或肾性高血压的肾小球肾炎。

（2）肾病综合征（nephrotic syndrome，NS）诊断标准：大量蛋白尿（尿蛋白卌～卌；1周内3次，24h尿蛋白定量≥50mg/kg）；血浆清蛋白低于30g/L；血浆胆固醇＞5.7mmol/L；不同程度的水肿。以上4项中以大量蛋白尿和低白蛋白血症为必要条件。

①依临床表现分为两型：单纯型肾病（simple type NS）和肾炎型肾病（nephritic type NS）。

凡具有以下4项中1项或多项者属于肾炎型肾病。a. 2周内分别3次以上离心尿检查RBC≥10个/HPF，并证实为肾小球源性血尿者；b. 反复或持续高血压，学龄儿童≥130/90mmHg，学龄前儿童≥120/80mmHg，并除外糖皮质激素等原因所致；c. 肾功能不全，并排除由于血容量不足等所致；d. 持续低补体血症。

②按糖皮质激素反应分为：a. 激素敏感型肾病（steroid-responsive NS）：以泼尼松足量治疗≤8周尿蛋白转阴者；b. 激素耐药型肾病（steroid-resistant NS）：以泼尼松足量治疗8周尿蛋白仍阳性者；c. 激素依赖型肾病（steroid-dependent NS）：对激素敏感，但减量或停药1个月内复发，重复2次以上者；d. 肾病复发与频复发（relaps and frequently relaps）：复发（包括反复）是指尿蛋白由阴转阳＞2周。频复发是指肾病病程中半年内复发≥2次或1年内复发≥3次。

（3）孤立性血尿或蛋白尿（isolated haematuria or proteinuria）：指仅有血尿或蛋白尿，而无其他临床症状，化验改变及肾功能改变者。

①孤立性血尿（isolated haematuria）：指肾小球源性血尿，分为持续性（persistent）和再发性（recurrent）。

②孤立性蛋白尿（isolated proteinuria）：分为体位性（orthostatic）和非体位性（nonorthostatic）。

2. 继发性肾小球疾病（secondary glomerulardiseases）

（1）紫癜性肾炎。

（2）狼疮性肾炎。

（3）乙肝病毒相关性肾炎（HBV-associated glomerulonephritis）。

（4）其他：毒物、药物中毒或其他全身性疾患所致的肾炎及相关性肾炎。

3. 遗传性肾小球疾病（hereditary glomerulardiseases）

（1）先天性肾病综合征（congenitary nephroticsyndrome）：指出生后3个月内发病，临床表现符合肾病综合征，可除外继发所致者（如TORCH或先天性梅毒等），分为以下两种

①遗传性：芬兰型，法国型（弥漫性系膜硬化，DMS）。

②原发性：指出生后早期发生的原发性肾病综合征。

（2）遗传性进行性肾炎（Alport综合征）。

（3）家族性再发性血尿（familial recurrent haematuria）。

（4）其他：如甲-膑综合征。

（沈　颖）

第二节　血　　尿

血尿（haematuria）是指尿液中红细胞排泄超过正常，通常提示有泌尿系统疾病，临床上需进行定位（判定尿中红细胞来自哪一解剖部位）、定性（判定是机械损伤、炎症或其他因素所致）分析，以便给予正确的诊治。

离心尿高倍镜下红细胞＞3个/HPF或尿沉渣红细胞计数＞8 000个/ml称为镜下血尿；一般当离心尿，沉渣镜检红细胞＞50个/HPF时，肉眼即

可发现尿色异常出现肉眼血尿。目前常用尿液分析仪(试纸法)检测血尿,其原理是利用血红蛋白的氧化性与试纸的呈色反应来进行半定量分析,但当尿中存在还原物质可呈假阴性,而尿中存在游离血红蛋白、肌红蛋白和过氧化酶等物质时可呈假阳性。健康儿童尿分析可有隐血阳性,且尿隐血与镜检往往不平行,诊断血尿应以镜检为准。

(一)发病机制

1. 肾小球滤过膜异常　肾小球基底膜是尿液滤过的主要屏障,分为内疏层、致密层和外疏层,其主要成分是胶原、板层蛋白、巢蛋白、肝素硫酸糖蛋白、纤维蛋白、BM-40 和 SPARC 等。基底膜裂孔隔膜的宽度为 20～50nm,nephrin 是其蛋白成分。儿童基底膜的厚度约在 110nm 以上。正常情况下红细胞的直径远大于滤过膜上的各个孔道的直径,一般难以通过肾小球滤过膜,只有当滤过膜损伤时才可以导致肾小球性血尿。常见的肾小球滤过膜损伤包括免疫复合物引起的肾小球基底膜损伤和基底膜的先天异常,前者如临床常见的各种免疫复合物性肾小球肾炎,后者以薄基底膜肾病和 Alport 综合征最为常见。

2. 非滤过膜损伤引起的血尿

(1)组织血管的直接损伤:临床常见的尿钙晶体、肿瘤、感染、创伤及药物等对肾小管间质、尿路等组织血管的直接破坏。

(2)肾血流动力学的异常:临床常见的左肾静脉受压综合征、肾动脉硬化、肾静脉血栓形成等。

(3)全身出血性疾病:临床常见白血病、血小板减少性紫癜、急性再生障碍性贫血、弥散性血管内凝血等疾病。

3. 红细胞本身异常

(1)红细胞表面的电荷性质改变:正常红细胞表面带负电荷,而基底膜也带负电荷,因此,由于电荷排斥导致正常状况下红细胞很难从基底膜漏出,肾小球肾炎中存在红细胞膜负电荷减少,与血尿发生有一定关系。

(2)红细胞的变性能力增强:红细胞保持其正常形态和变性能力主要取决于其膜蛋白的组成及结构,其膜蛋白的组成及结构发生改变可使红细胞的变性能力增强,穿过基底膜形成血尿。

(二)病因

1. 泌尿系统疾病

(1)肾实质病变

①肾小球疾病:原发性肾小球疾病,如急性肾小球肾炎、急进性肾小球肾炎、慢性肾小球肾炎、IgA 肾病等;继发性肾小球疾病,如狼疮性肾炎、紫癜性肾炎、乙型肝炎病毒相关性肾炎;遗传性疾病,如薄基膜肾病、Alport 综合征。

②肾小管间质病变:感染如细菌性肾盂肾炎、结核;代谢如肾钙化、高钙尿症、高草酸尿、高尿酸尿症;药物如镇痛药、抗生素。

③肾血管病变:畸形栓塞。

④肿瘤:肾母细胞瘤、血管瘤。

⑤发育异常:单纯囊肿、多囊肾病、髓质海绵肾。

(2)肾盂病变:血管异常(畸形、乳头坏死)、肾盂积水、外伤。

(3)输尿管病变:感染、结石。

(4)膀胱:感染、梗阻、结石、肿瘤、创伤、药物。

(5)尿道:感染、创伤。

(6)前列腺:感染、肿瘤。

2. 全身性疾病

(1)血液病:血小板减少、血友病。

(2)感染:感染性心内膜炎。

(3)营养性疾病:维生素 K、维生素 C 缺乏。

3. 邻近器官疾病　阑尾炎、盆腔炎、结肠炎等。

4. 功能性　剧烈运动、肾下垂、左肾静脉受压综合征(胡桃夹现象)。

(三)临床诊断步骤

1. 鉴别是否为真性血尿　假性血尿可见于:非泌尿道出血混入,如外阴炎、消化道或阴道出血等。

血红蛋白尿,可见于:①多种病因导致的溶血性贫血、溶血尿毒综合征、败血症、阵发性夜间血红蛋白尿症等。②食物、药物、化学品,如绵马(aspidium)、β-萘酚、石炭酸、一氧化碳、氯仿、蚕豆、蘑菇、萘、苯肼、奎宁、磺胺、蛇毒等。③其他如溺水、体外循环、错型输血等。

2. 尿液检查区别尿中红细胞来源

(1)肉眼观察:暗红色来自肾实质或肾盂,鲜红色或带血块来自下尿路,滴血来自尿道。

(2)尿三杯试验:第一杯红细胞增多为前尿道出血;第三杯红细胞增多则为膀胱基底部、前列腺、后尿道或精囊出血;第三杯均有出血,则为膀胱颈以上部位出血。

(3)尿中是否伴蛋白:单纯镜下血尿,如不伴肾小球滤过膜对蛋白通透性的增加,则尿蛋白阴性或痕迹;肉眼血尿离心后蛋白测定一般不超过++,24h

定量≤1g，超过此量则应考虑肾小球疾病存在。

(4)尿中有无红细胞管型：有则提示来自肾实质。

(5)尿中红细胞形态检查：可利用相差显微镜、扫描电镜或沉渣固定后油镜检查，当尿中红细胞呈多种形态并伴严重变形者即呈芽胞状穿孔或环状时提示为肾源性者。

3. 根据病史及体格检查判断血尿来源及性质

(1)年龄特点

①新生儿：新生儿出血症、严重缺氧窒息、败血症、泌尿系畸形、肾静脉血栓形成等。

②婴幼儿：畸形、胚胎瘤、溶血尿毒综合征等。

③儿童：急性肾炎、紫癜性肾炎、狼疮性肾炎、IgA肾病、外伤、泌尿系感染、家族遗传病、血液病等。

(2)病史：起病情况，发病前有无感染或其他诱因，如运动及既往有无类似发作，有无紫癜、皮疹病史，家族中有无类似疾病，有无耳聋、肾衰竭患者等。

(3)伴随症状及体征

①水肿、高血压：原发或继发肾实质疾病。

②疼痛：膀胱区并伴尿频、尿急、尿痛(如泌尿系感染、膀胱结石、出血性膀胱炎)，肾区叩痛(各种肾炎、肾盂肾炎、结石等)，隐痛(各种肾炎)，绞痛(结石)。

③肿块：肿瘤、积水。

4. 其他实验室辅助检查　经上述病史、体检、尿液相关检查，大多血尿可分为肾小球性或非肾小球性两大类。

(1)肾小球性血尿：尿蛋白定量、抗链球菌溶血素O滴度、血补体测定，必要时查抗核抗体、乙型肝炎相关抗原等检测，并需检测血生化、肾功能。当肾小球性血尿伴蛋白尿、高血压、氮质血症而原发病因不详或持续镜下血尿半年以上，且有肉眼血尿发作或逐渐出现蛋白尿者或持续低补体血症者常需进行肾穿刺活组织检查以明确肾病理改变，选择恰当治疗。

(2)非肾小球性血尿：尿钙、尿细菌学检查，对怀疑结石者行腹部平片、超声检查，可检出肾大小、结构、结石、畸形、肿物、胡桃夹现象、肾血管有无血栓形成等。静脉肾盂造影及膀胱逆行造影视需要选用，数字减影血管造影可明确血管病变，有时尚需CT检查以除外占位性病变。

(四)胡桃夹现象

胡桃夹现象(nutcracker phenomenon)又称左肾静脉受压综合征，是指左肾静脉受到挤压而引起的临床症状，1972年Schepper报道可由此引起左肾出血。

1. 解剖学　左肾静脉穿行经腹主动脉与肠系膜上动脉所形呈的夹角，跨越腹主动脉前方注入下腔静脉。正常时主动脉与肠系膜上动脉所形成45°～60°的夹角，其间被肠系膜脂肪、淋巴及腹膜所充填，使左肾静脉不致受压。但青春期身高迅速增长、椎体过度伸展、体型急剧变化等情况下，左肾静脉受压引起血流改变及相应临床表现。

2. 临床表现　一侧性(左侧)非肾小球性血尿；生殖静脉综合征；男性左侧精索静脉曲张；其他，如蛋白尿、偶发十二指肠受肠系膜上动脉压迫发生梗阻等。

3. 辅助检查及诊断　肾血管造影术可直接观察到左肾静脉受压或由侧支循环的扩张、纡曲及逆流而推断出左肾静脉高压而诊断。超声为本病提供了无创、简便的检测方法，Bushi认为扩张部血管直径，如达狭窄部直径的2倍即可诊断，小板桥等测定左肾静脉最小直径b和扩张部最大直径a，其b/a达0.33以下可作为诊断依据。田绍荣等认为仰卧位时左肾静脉狭窄前扩张部近端内径比狭窄部内径宽2倍以上，脊柱后伸位20min后宽4倍以上即可诊断。

4. 治疗　对于无症状血尿及直立性蛋白尿表现的患者无需特殊治疗，只需随访，一般随患儿年龄增长、肠系膜上动脉与腹主动脉夹角处脂肪和结缔组织的增加或侧支循环建立，淤血状态得以改善而症状缓解。有学者认为大量血尿及疼痛是手术治疗的指征，近年还有以狭窄处置以支架治疗者。

(五)特发性高尿钙症

特发性高尿钙症(idiopathic hypercalciuria)是指血钙正常、尿钙排出增高而未发现原发病者而言。

1. 病因　多种原因可导致尿钙升高。

(1)伴血钙正常：常见于特发性高尿钙症、制动术、呋塞米及依他尼酸治疗、皮质激素、Cushing综合征、抗利尿激素分泌过多综合征、远端肾小管酸中毒、肝豆状核变性、铅中毒、结节病、髓质海绵肾、青年类风湿关节炎、Bartter综合征、Fanconi综合征、糖尿病等。

(2)伴血钙升高：维生素D中毒、钙剂治疗、甲状旁腺功能亢进、婴儿特发性高钙血症、新生皮下脂肪坏死等。

2. 临床表现　血尿是常见表现，镜下血尿常系唯一表现，肉眼血尿多为一过性，尿中红细胞形态属非肾小球性者。尿频、尿急也是常见表现，还可有遗尿、腹部不适、轻到中度蛋白尿、反复泌尿系感染等，病久者可体格短小、骨质稀疏、多尿、尿浓缩差。

3. 辅助检查及诊断　尿钙/尿肌酐可作为诊断筛选方法，随机一次尿测尿钙/尿肌酐比值，以mg/mg时>0.2视为阳性，注意<3个月的婴儿及新生儿不适用于上述比值。确诊高尿钙通常以24h尿钙定量≥4mg/kg为准。

4. 治疗

(1)一般疗法：液体入量充分。限制钠、磷酸盐的摄入，食物中钙盐一般不严格限制，饮食中不宜过多摄入蛋白质和高脂饮食。

(2)药物治疗：常用噻嗪类利尿药，如氢氯噻嗪，每天1～2mg/kg，疗程有主张6周者，亦有主张长期应用。口服无机磷(钠或钾盐)每天1～3g，尤对低血磷患者有效。近年有报道用加工的麸能使患者中80%尿钙减少，其中近半数尿钙达正常水平。

(沈　颖)

第三节　蛋　白　尿

蛋白尿(proteinuria)是指尿中有超过正常量的蛋白排出。正常人尿中可有少量蛋白，但常规尿检多呈阴性。多种肾小球疾病有不同程度的尿蛋白，且部分蛋白尿本身可并无临床症状，易被忽视，近年来的研究表明持续蛋白尿本身即可能造成进行性肾损害。儿童期24h尿蛋白的正常排泄与年龄有关，2～12个月<155mg，1～4岁<140mg，4～10岁<190mg，10～16岁<250mg。无论婴儿或儿童若尿蛋白浓度>200～300mg/L或24h尿蛋白定量>150～200mg可以初诊为蛋白尿。

(一)发病机制

1. 肾小球滤过增加

(1)肾小球基底膜(滤过膜)的通透性增加：当肾小球疾病时，由于抗原抗体反应产生的免疫复合物沉积在基底膜上，激活补体，而使肾小球基底膜受损害，孔隙变大，不但清蛋白滤过增多，大分子的球蛋白亦漏出。当滤过超过肾小管回吸收能力的限度时(3 000mg/L)，即产生肾小球性蛋白尿。仅清蛋白及小分子蛋白(分子量≤150 000)漏出者称为选择性蛋白尿，大分子球蛋白(分子量>150 000)也漏出者为非选择性蛋白尿。

1998年以来，随着对足细胞及裂孔膈膜的认识从超微结构跃升到细胞分子水平，目前认为“足细胞分子”nephrin、CD2-AP、podocin、α-actinin-4等是发生蛋白尿的关键分子。

(2)肾小球滤过膜静电屏障作用减弱：肾小球滤过膜微孔壁正常带有负电荷(如涎蛋白多聚阴离子)，它与带有静电的蛋白质分子之间相斥作用构成了约束蛋白质分子滤过的作用。当肾小球疾病时，肾小球毛细血管壁上的固定负电荷减少，从而减弱了滤过膜的静电屏障作用，使血液中的中等大小的阴离子，如清蛋白通过滤过膜进入球囊腔，超过肾小管重吸收能力而形成蛋白尿。

(3)某些肾病时：肾血流动力学发生改变，如肾血流量的减少和血液在肾小球内的重新分布，增加了肾小球毛细血管内蛋白质浓度和渗透压或使有效滤过面积增加等均使血浆蛋白通过肾小球的滤过增加。

2. 肾小管对蛋白质的重吸收减少　肾小管对肾小球滤出的蛋白质有很强的吸收能力，几乎可将滤液中的低分子蛋白全部重吸收。当先天性酶代谢缺陷或后天性病变时，出现肾小管功能不全，对正常由肾小球滤过的低分子蛋白质不能重吸收，而产生肾小管性蛋白尿。

(二)病因

1. 肾小球性蛋白尿　由于肾小球滤过膜通透性增加或血流动力学改变致蛋白漏出增加，常见于原发性肾小球疾病，继发性肾小球疾病，功能性蛋白尿(发热、运动后、体位性)。其特征为每日尿蛋白的排泄量不一(范围0.2～20g/d)；尿蛋白的分子量为5万～100万。

2. 肾小管蛋白尿　因肾小管病变对蛋白重吸收下降所致，常见于：①毒素及药物，如汞、铅、镉、过期四环素、氨基糖苷类抗生素、两性霉素B、环孢霉素A、维生素D、精氨酸或赖氨酸输注。②肾小管间质性病变，如系统性红斑狼疮、间质性肾炎等。③先天性疾病，如Bartter综合征、Fanconi综合征、Dent病。其特征为每日尿蛋白的排泄量不多，一般＜1g/d；尿蛋白绝大部分的分子量为 1 500～40 000；β_2-微球蛋白及视网膜结合蛋白为肾小管蛋白尿所特有。

3. 溢出性蛋白尿　血浆中异常蛋白过多，经肾小球滤出而溢于尿中，如血红蛋白尿、肌红蛋白尿、多发性骨髓瘤、轻链淀粉样变等。

4. 分泌性蛋白尿　尿中所含蛋白是由肾组织本身分泌及生成的，如 Tamm-Horstfall 蛋白、SIgA 等。

5. 组织性蛋白尿　肾或其他组织结构成分从尿中丢失引起的蛋白尿，如尿路急性感染、尿路上皮肿瘤等。

（三）诊断

1. 尿蛋白的检查

（1）尿蛋白定性：临床常用的 3 种尿蛋白定性检查方法。

①干化学试纸法：灵敏度为 0.15～0.3g/L，主要对清蛋白起反应，对球蛋白的敏感性为清蛋白的 1/50～1/100，且 pH＞9.0 的碱性尿可呈假阳性。此外尚可受其他因素影响，如革兰阴性菌、去污剂、含氨盐的皮肤清洁剂或尿液过分浓缩。

②磺基水杨酸法：敏感度高，可检出 0.05～0.1g/L 的蛋白尿，对清蛋白、球蛋白、本-周蛋白均可发生反应，对清蛋白的敏感度约为球蛋白的 2 倍，但当尿中有高尿酸、草酸盐、黏蛋白或青霉素钾盐≥4 万 U/ml，SMZ≥200g/L、PAS≥50g/L、有机碘造影剂时可致明显浑浊反应。

③加热乙酸法：灵敏度 0.15g/L，除本-周蛋白外所有蛋白均沉淀，准确性好。

（2）尿蛋白定量：当确定为蛋白尿后应进行 24h 尿蛋白定量检查，常见方法有：双缩脲法；沉淀法；浊度法；折射法；凯氏定氮法；自动分析仪测定法等。当尿蛋白定量＞4mg/(m^2·h)或＞100mg/(m^2·d)，或尿蛋白定量＞150mg/d 为异常，如尿蛋白定量＞4mg/(m^2·h)或＞50mg/(m^2·d)则为肾病水平蛋白尿。

（3）尿蛋白/尿肌酐比值的测定：临床上常采用尿蛋白/尿肌酐浓度比值代替 24h 尿蛋白定量，以尿蛋白(mg)/尿肌酐(mg)≥0.2 为诊断蛋白尿标准，尿蛋白(mg)/尿肌酐(mg)≥1.5 为诊断大量蛋白尿标准。

（4）尿蛋白选择性：临床常用 SPI 法，SPI＞0.2 表示选择性差，见于增殖性肾炎，膜性及膜增殖性肾病，对激素反应差；SPI 0.1～0.2 表示选择性一般；SPI＜0.1 表示选择性好，见于微小病变型肾病，对激素敏感，预后较好。

2. 病史采集　注意有无肾小球或肾小管疾病史，如水肿、头痛、多饮、多尿、尿频、尿痛、关节痛、皮疹、视力或听力障碍等。既往有无新生儿期羊水过多或过少、生长发育情况等。家族史有无严重肾病、肾衰竭病史等。

3. 体格检查　注意一般情况、生命体征（尤其是血压），患儿身高、体重应标注于正常生长曲线的表格上，进行评价，有时还应注意眼底检查。

4. 病因分析（见前）　多种疾病或于某一病期表现为单纯性蛋白尿，为探讨病因，应结合病史、体检、尿液分析、肾功能及必要的辅助检查等综合分析。有些肾小球性及某些肾小管间质疾病需进行肾活检以明确病因，指导治疗。

肾活检的指征：尿蛋白达肾病水平或随访过程中逐步升高者；由体位性发展至持续性者；在随访过程中又发生血尿、水肿、高血压等症状者；逐步发生肾功能改变者。

（四）临床几种常见的蛋白尿

1. 功能性蛋白尿　往往为良性、暂时性蛋白尿，肾本身没有器质性病变。此种尿蛋白量较少，通常＜1g/d，且以清蛋白为主。常见于发热、剧烈运动、冷水浴后、心力衰竭的患儿。通常于致病诱因去除后，蛋白尿亦随之消失。其发病机制可能是肾小球血流动力学改变或伴有肾小球滤过膜通透性暂时可逆性增高而致。

2. 直立性蛋白尿　又称体位性蛋白尿，指平卧位时尿蛋白阴性，而取直立位时则出现蛋白尿。多见于青春期前后，发病率 2%～5%，多无临床症状，而于体检时发现。既往无肾病史，也无和肾病有关的全身性疾病，临床上多见于瘦长体型的儿童，无血尿、水肿、高血压，除直立性蛋白尿外，肾功能、血生化检查未见异常。其发病机制可能是由于直立位时肾静脉或淋巴回流受阻，致血流动力学改变、蛋白滤过增加而致。如见于肾下垂或左肾静脉受压综合征者。预后良好，大多于数年后尿蛋白消失，但少数可转为持续性蛋白尿，故应定期随访，必要时行肾活检排除器质性肾病可能。

3. 孤立性蛋白尿　尿中除仅有逾量蛋白排出外，无其他异常。临床上应尽量查找可能的病因，对病因诊断困难者应行密切随访，有些病例于随访过程中逐渐出现某些具有病因诊断的线索，如出现血尿、高血压、蛋白量进行性增加或肾功能改变等，必要时行肾活检以明确诊断。

4. 微量清蛋白尿　主要指常规检查未能测出，但白蛋白已增多的情况，通常于成年人中指尿中白蛋白 24h 排出 30～300mg 者，也可界定为尿中清蛋白排出 30～200mg/g 肌酐。此最早用于监测糖尿病早期肾小球功能受损（如糖尿病、高血压肾受累）及肾毒性药物的监测。儿科已有报道“肥胖相关性肾小球病”中早期即呈现微量清蛋白增高。

（五）预后

预后依基础病因而异，在病因不能确定者中尿蛋白间断出现者优于持续性者，体位性蛋白尿优于固定性者，此外尿蛋白的量也与预后密切相关，有研究显示，尿蛋白量越多，肾小球滤过率下降越快，肾存活率越低。蛋白尿由多种因素决定，既反映了肾小球结构和通透屏障的改变，也反映了肾小球血流动力学的改变。肾小球高压能使滤过膜上大孔隙增多，蛋白漏出增加，尿蛋白增加，故在当肾小球内压下降时，尿蛋白减少，而此时尿蛋白减少并不一定意味着病情好转，应参考血压、肾小球滤过率等其他肾功能检查加以判定。

（沈　颖）

第四节　急性肾小球肾炎

急性肾小球肾炎（acute glomerulonephritis，AGN）简称急性肾炎，广义上包括了一组以急性起病，表现为血尿和（或）蛋白尿、高血压、水肿，并常伴有少尿为特点的肾小球疾病，所以，又称之为急性肾炎综合征。在儿童时期绝大多数属急性链球菌感染后肾小球肾炎（acute poststreptococcal glomerulonephritis，APSGN）。

本病为儿科最常见的肾小球疾病，居我国儿童泌尿系统疾病住院患儿的首位。但近年国内外流行病学资料均呈现发病率下降的趋势，北美、西欧等地报道 1979－1988 年内较 1961－1970 年减少 2/3，我国亦呈类似改变，1982 年6 947例泌尿系住院患儿中本病占 53.7%，1992 年则占11 531例泌尿系住院患儿的 37.1%。

（一）病因

概括而言可分为感染性和非感染性两大类。

1. 感染性

（1）急性链球菌感染后肾小球肾炎：本病是由 A 族 β 溶血性链球菌感染后引起的免疫性肾小球肾炎。链球菌中仅部分“致肾炎菌株”感染后引发肾炎，继发于呼吸道、咽部感染者常由 2、49、50、55、60 型引起，继发于皮肤感染者常由 1、3、4、12、25、49 型引起。

（2）非链球菌感染后肾小球肾炎

①细菌性感染：葡萄球菌、肺炎球菌、感染性心内膜炎、伤寒等。

②病毒感染：乙型肝炎、巨细胞病毒、水痘、EB 病毒等。

③其他：梅毒、毒浆病、疟疾等。

2. 非感染性

（1）多系统疾病：系统性红斑狼疮、过敏性紫癜、血管炎、肺出血肾炎综合征等。

（2）原发性肾小球疾病：IgA 肾病、系膜增生性肾炎、膜增生性肾炎等。

（二）发病机制

有关急性链球菌感染后肾小球肾炎的发病机制，目前认为所有链球菌致肾炎菌株均有共同的致肾炎抗原性，机体对链球菌的某些抗原成分（包括菌壁上的 M 蛋白内链球菌素和“肾炎菌株协同蛋白”）产生抗体，抗原抗体复合物引起肾小球毛细血管炎症病变，包括循环免疫复合物和原位免疫复合物形成学说。此外，某些链球菌株可通过神经氨酸苷酶的作用或其产物，如某些菌株产生的唾液酸酶，与机体的免疫球蛋白结合，改变其免疫原性，产生自身抗体和免疫复合物而致病。另有人认为链球菌抗原与肾小球基膜糖蛋白间具有交叉抗原性，可使少数病例呈现抗肾抗体型肾炎。

（三）病理

在疾病早期，肾病变典型，呈毛细血管内增生性肾小球肾炎改变。光镜下肾小球表现为程度不等的弥漫性增生性炎症及渗出性病变。部分病人中可见到新月体。肾小管病变较轻，呈上皮细胞变性，间质水肿及炎症细胞浸润。电镜检查可见电子致密物在上皮细胞下沉积，呈散在的圆顶状驼峰样分布。免疫荧光检查在急性期可见 IgG、C3 于肾小球基膜及系膜区颗粒状沉积，有时还伴有 IgM、IgA 沉积，此多见于重度蛋白尿者。

（四）临床表现

90%例有链球菌的前驱感染，以呼吸道及皮肤感染为主。在前驱感染后经 1～3 周无症状的间歇期而急性起病。咽炎为诱因者病前6～12d(平均10d)多有发热、颈淋巴结大及咽部渗出。皮肤感染见于病前14～28d(平均20d)。

1. 典型表现 急性期常有全身不适、乏力、食欲缺乏、发热、头痛、头晕、咳嗽、气急、恶心、呕吐、腹痛及鼻出血等。50%～70%患儿为肉眼血尿,持续1～2周即转镜下血尿,肉眼血尿严重者可伴有排尿困难。蛋白尿程度不等,约20%达肾病水平。70%患儿有非凹陷性水肿,通常累及眼睑、颜面,偶及全身。30%～80%有血压升高,主因水钠潴留、血容量过大所致。通常尿量减少,但真正达少尿者不多。大部分患儿2～4周利尿消肿,血压也恢复正常。轻症临床表现不明显,仅表现为镜下血尿,重症则可呈急进性肾炎经过,短期内出现肾功能不全。

2. 非典型表现

(1)亚临床病例:既无临床表现的病例,多见于致肾炎链球菌菌株感染患儿的密切接触者,对流行病学有意义。患儿临床无症状,但呈现血补体下降或轻度尿改变或二者兼具。肾活检有轻度局灶增生病变或弥漫性典型病变。

(2)肾外症状性急性肾炎:易于误诊,临床有水肿、高血压,甚至有严重循环充血及高血压脑病,但尿改变轻微或尿常规检查正常,有链球菌前驱感染和血中补体于6～8周内呈典型的下降继而恢复的过程。

(3)尿中蛋白排出明显:少数病儿以急性肾炎起病,但水肿和蛋白尿突出,伴轻度高胆固醇血症和低白蛋白血症,临床表现似肾病综合征,占儿童肾炎的5%,其恢复过程也较典型表现者迟缓,少数进入慢性肾炎过程。

3. 急性期并发症

(1)严重循环充血:常发生在起病1周内,由于水、钠潴留,血浆容量增加而出现循环充血。当肾炎患儿出现呼吸急促和肺部出现湿啰音时,应警惕循环充血的可能性,严重者可出现呼吸困难、端坐呼吸、颈静脉怒张、频咳、吐粉红色泡沫痰、两肺满布湿啰音、心脏扩大、甚至出现奔马律、肝大而硬、水肿加剧。此与经典的因心肌泵功能减退的充血性心力衰竭不同。

(2)高血压脑病:此指由于血压急剧增高时伴发神经系统症状而言。常发生在疾病早期,血压突然上升之后,血压往往在150～160/100～110mmHg。年长患儿会主诉剧烈头痛、呕吐、复视或一过性失明,严重者突然出现惊厥、昏迷。

(3)急性肾功能不全:急性肾炎早期相当一部分患儿有不同程度的尿量减少及氮质血症,但真正发生急性肾衰竭者仅为少数。常发生于疾病初期,出现尿少、严重氮质血症、电解质紊乱(高钾、高磷、低钠、低钙血症)、水潴留、代谢性酸中毒等症状,一般持续3～5d,不超过10d。

(五)实验室检查

1. 尿液检查 血尿见于所有的患儿,早期多为肉眼血尿,后转为镜下血尿。60%～85%的患儿尿中可检到红细胞管型,其他尚可有透明或颗粒管型。疾病早期可见较多的白细胞和上皮细胞,并非感染,一般于数日内消失。尿蛋白可为+～卌,且与血尿的程度相平行,仅少数达肾病水平,蛋白尿一般属非选择性者。

2. 血常规检查 外周血白细胞一般轻度升高或正常,此与原发感染灶是否存在有关。轻度贫血常见,此与血容量增大血液稀释有关。血沉大多加快。

3. 血生化及肾功能 肾小球滤过率降低,但一般不低于50%。部分患儿有短暂的血尿素氮、肌酐升高。尿浓缩功能完好,可有轻度的高氯酸血症和轻度的高血钾,因血液稀释可有低钠血症。

4. 链球菌感染的细菌免疫学检查 患儿肾炎起病时,前驱的链球菌感染多已经过抗菌治疗,故病灶处细菌培养阳性率不高。在链球菌感染后机体对菌体的抗原物质常产生抗体反应,咽炎病例抗链球菌溶血素O(ASO)往往增加,10～14d开始升高,3～5周达高峰,3～6个月恢复正常。另外咽炎后APSGN者抗双磷酸吡啶核苷酸酶(ADPNase)滴度升高。皮肤感染后APSGN者ASO升高者不多,抗链球菌DNA酶(ADNAse-1)和抗透明质酸酶(AHase)滴度升高。上述血清学检查在急性期经有效抗感染治疗后阳性率低。

5. 血补体测定 90%以上的患儿病程早期血中总补体和血清C3显著下降,94%的病例至第8周恢复正常,补体下降程度虽与疾病严重性及预后无关,但持续低下6～8周尚不恢复常提示为非链球菌感染后肾小球疾患,应注意查找导致补体低下的病因。

(六)诊断及鉴别诊断

典型病例往往起病1～3周前有链球菌感染史,出现血尿、水肿、血压高,尿液检查有肾小球源性血尿,不同程度的蛋白尿,血清有链球菌感染的免疫学改变及动态的血补体变化(早期下降,6～8周恢复)即可诊断为急性链球菌感染后肾炎。

应与下列情况鉴别:

1. 注意肾炎的不典型表现,避免漏诊或误诊,尤其注意以循环充血、高血压脑病为首发症状或突出表现者应及时尿检以免误诊。

2. 急性链球菌感染后肾炎注意和非链球菌感染后肾炎相鉴别。

3. 与以急性肾炎综合征为表现的其他原发性肾小球疾病或全身性疾病相鉴别,前者如IgA肾病、膜增生性肾炎等,后者如狼疮性肾炎、过敏性紫癜性肾炎、血管炎等。

4. 与慢性肾炎病程中因某些诱因(如感染)呈急性发作者相鉴别。

5. 本病中尿蛋白显著者常需与肾病综合征鉴别。

一般情况下急性链球菌感染后肾炎不需行肾活检,下列情况可视为肾活检指征:①不典型表现,如严重蛋白尿、显著氮质血症、少尿持续存在但无链球菌感染证据;②显著血压增高,肉眼血尿持续2～3周以上或持续蛋白尿伴或不伴血尿持续6个月以上;③持续低补体血症。

(七)治疗

本病主要为对症治疗,治疗原则为纠正病理生理变化及生化异常,防治急性期并发症,保护肾功能,以利其恢复。

1. *一般治疗*　急性期需卧床2～3周,直到肉眼血尿消失,水肿减退,血压正常。对有水肿高血压者应限盐及水,有氮质血症者应限蛋白。

2. *抗感染治疗*　有感染灶时用青霉素10～14d。

3. *对症治疗*

(1)利尿:经控制水盐入量仍水肿、高血压、少尿者可予利尿药。一般口服氢氯噻嗪,无效时需用呋塞米口服或注射,呋塞米静脉注射剂量过大时可有一过性耳聋。

(2)降压:凡经休息,控制水盐摄入、利尿而血压仍高者均应给予降压药。常选硝苯地平,在成年人此药有增加心肌梗死发生率和死亡率的危险,一般不单独使用。还可选用血管紧张素转化酶抑制药(如卡托普利),与硝苯地平交替使用降压效果更佳,但肾功能下降者慎用。

4. *严重循环充血的治疗*　纠正水钠潴留,恢复正常血容量,可使用呋塞米注射。表现有肺水肿者除一般对症治疗外可加用硝普钠。对难治病例可采用腹膜透析或血液滤过治疗。

5. *高血压脑病的治疗*　原则为选用降压效力强而迅速的药物。首选硝普钠,有惊厥者应及时止痉,对有脑水肿者需脱水、供氧。

(八)预后

急性肾炎的预后与病因有关。病毒所致者预后良好,多数随感染痊愈而愈;95%急性链球菌感染后肾炎的患儿预后良好,可完全康复,及时控制严重症状可显著降低急性期死亡率。

(沈　颖)

第五节　原发性肾病综合征

肾病综合征(nephrotic syndrome,NS)是一组由多种原因引起的肾小球滤过膜通透性增加,导致血浆内大量蛋白质从尿中丢失的临床综合征。临床有以下4大特点:①大量蛋白尿;②低清蛋白血症;③高脂血症;④明显水肿。以上第①、②两项为必备条件。

肾病综合征在儿童肾病中的发病率仅次于急性肾炎。1982年我国的调查结果显示,肾病综合征占同期住院泌尿系疾病患儿的21%。男女比例为(1.5～3.7)∶1。发病年龄多为学龄前儿童,3～5岁为发病高峰,单纯型发病偏早,肾炎型偏迟。按病因可分为原发性、继发性和先天性3种类型。本节主要叙述原发性肾病综合征(primary nephrotic syndrome,PNS)。

(一)病因及发病机制

原发性肾病综合征约占儿童时期肾病综合征总数的90%,目前病因尚未明确。微小病变者主要是滤过膜电荷屏障的丧失,致分子量较小、带负电荷的清蛋白自尿中丢失,表现为高选择性蛋白尿,可能与T细胞功能紊乱有关。非微小病变者可能还有滤过膜结构屏障的改变,在非微小病变者的肾组织内常可检到免疫球蛋白和(或)补体成分的沉着,故提示有免疫复合物,局部免疫病理过程而损伤滤过膜的结构屏障而引发蛋白漏出。

近年发现肾病综合征的发病具有遗传基础。国内报道,糖皮质激素敏感患儿HLA-DR7抗原频率高达38%，频复发患儿则与HLA-DR9相关。另外还有家族性表现，且绝大多数是同胞患病。在流行病学调查发现，黑人症状表现重，对糖皮质激素反应差，提示发病与人种及环境有关。

自1998年以来，对足细胞及裂孔膈膜的认识从超微结构跃升到细胞分子水平提示"足细胞分子"nephrin、CD2-AP、podocin、α-actinin-4等是肾病综合征发生蛋白尿的关键分子。

(二)病理生理

1. 大量蛋白尿　此为本病最基本的病理生理改变，是导致本病其他三大临床特点的基本原因，也是诊断本病的必需条件。当肾小球滤过膜受免疫或其他病因损伤后，其电荷屏障和(或)结构屏障减弱，血浆蛋白漏入尿中，蛋白尿的直接后果是低清蛋白血症。此外其他蛋白的丢失也可造成相应的后果。患儿体液免疫功能降低与血清IgG和补体系统B、D因子从尿中大量丢失有关，也与T淋巴细胞抑制B淋巴细胞IgG合成转换有关。抗凝血酶Ⅲ丢失，而Ⅳ、Ⅴ、Ⅶ因子和纤维蛋白原增多，使患儿处于高凝状态。由于钙结合蛋白降低，血清结合钙可以降低；当25(OH)D_3结合蛋白同时丢失时，使游离钙也降低。另一些结合蛋白降低，可使结合型甲状腺素(T_3、T_4)、血清铁、锌和铜等微量元素降低；转铁蛋白减少则可发生低色素小细胞性贫血。

2. 低蛋白血症　血浆蛋白由尿中大量丢失和从肾小球滤出后被肾小管吸收分解是造成低蛋白血症的主要原因；肝合成蛋白的速度和蛋白分解代谢率的改变也使血浆蛋白降低。患儿胃肠道也可有少量蛋白丢失，但并非低蛋白血症的主要原因。

3. 高脂血症　患儿血清总胆固醇、三酰甘油和低密度、极低密度脂蛋白增高，其主要机制是低蛋白血症促进肝合成脂蛋白增加，其中的大分子脂蛋白难以从肾排出而蓄积于体内，加之脂蛋白清除率下降，如脂蛋白脂酶活性下降30%～60%、卵磷脂转酰酶活性降低且酶自尿中丢失，导致了高脂血症。血中胆固醇和低密度脂蛋白，尤其脂蛋白持续升高，而高密度脂蛋白却正常或降低，促进了动脉硬化的形成；持续高脂血症，脂质从肾小球滤出，可导致以下不利影响：肾小球滤出的脂蛋白对系膜细胞具有毒性作用，可能导致肾小球硬化；增加血小板的聚集，促发高凝及血栓栓塞；产生动脉粥样硬化性冠心病的可能性。

4. 水肿　水肿的产生机制主要有两种理论。

(1)充盈不足学说：大量蛋白尿导致血浆白蛋白下降、血浆胶体渗透压下降，血浆中的水分自血管内区转入组织间隙，直接造成局部水肿。血浆容量下降通过容量和压力感受器使肾保留水钠有关的神经体液因子活化，如抗利尿激素增加、肾素-血管紧张素-醛固酮系统活化、交感神经活性增强等，从而引起水钠潴留，导致全身水肿。

(2)过度充盈学说：有些研究注意到患者并不都伴有血容量下降，血浆肾素-血管紧张素水平亦不一定升高，故提出本病中存在肾原发的水钠潴留，由于原发水钠潴留甚至可见血容量扩张。

(三)病理

原发性肾病综合征可见于各种病理类型。

1. 微小病变(MCNS)　光镜下无改变或极轻微病变，电镜示弥漫性肾小球脏层上皮细胞足突融合，免疫荧光阴性。临床男孩多见，发病高峰为3～4岁，多表现为单纯型肾病、激素敏感。

2. 系膜性增生性肾小球肾炎(MsPGN)　系膜细胞和(或)系膜基质弥漫增生，光镜下基膜正常，系膜区有Ig(IgG、IgM)和(或)补体沉积。我国患儿常见此改变，多具有血尿，部分伴血压增高，1/2～2/3对激素治疗不敏感，但延长隔日用药疗程，又有一部分获得缓解。当肾病状态持续并逐渐出现肾功能减退时，再次活检时常又兼有局灶节段性硬化。

3. 局灶节段性肾小球硬化(FSGS)　以始自近髓肾单位肾小球局灶节段性玻璃样变和硬化为特点，硬化处有大块电子致密物(IgM、C3)沉积。临床常见两种情况：一是肾病起病即非选择性蛋白尿，常有镜下血尿及血压高，激素耐药，常呈持续肾病状态及逐渐进展的肾功能减退。二是起病类似MCNS，但多次反复后发展为典型的FSGS。

4. 膜增生性肾小球肾炎(MPGN)　系膜细胞和其基质重度弥漫性增生，广泛的系膜内皮下插入，基膜增厚及双轨形成。免疫荧光可见IgG、C3沿毛细血管壁及系膜区粗颗粒沉积。临床以伴有低补体血症为特点，常以急性肾炎综合征起病，肾功能受损较多，且常呈慢性进展过程。

5. 膜性肾病　以不连续的颗粒状上皮下沉积物、基膜弥漫增厚、钉突改变为特点，免疫荧光以IgG、C3沿毛细血管襻细颗粒状沉积为特点。儿童原发性者少见，多继发于狼疮肾或乙肝肾。

6. 其他　如毛细血管内增生性肾小球肾炎、IgA肾病、IgM肾病等也可表现为肾病综合征。

(四)临床表现

一般起病隐匿,常无明显诱因。约30%有病毒感染或细菌感染发病史,70%肾病复发与病毒感染有关。水肿最常见,开始见于眼睑,以后逐渐遍及全身,呈凹陷,男孩常有阴囊水肿,水肿重者可出现体腔积液即腹水、胸腔积液或心包积液。常伴有尿量减少,颜色变深,无并发症的病人无肉眼血尿,而短暂的镜下血尿可见于约15%的病人。大多数血压正常,但轻度高血压也见于约15%的病人,约30%病例因血容量减少而出现短暂肌酐清除率下降,一般肾功能正常,急性肾衰竭少见。部分晚期病例可有肾小管功能障碍,出现低血磷性佝偻病、肾性糖尿、氨基酸尿和酸中毒等。由于长期蛋白自尿中丢失,患儿可有蛋白质营养不良。病程久或反复发作、长期应用皮质激素者还有生长落后。

(五)实验室检查

1. *尿液分析* 大量蛋白尿为本病主要化验所见,24h尿蛋白定量超过每平方米体表面积40mg/h或>50mg/kg为肾病范围的蛋白尿,尿蛋白/尿肌酐(mg/mg),正常儿童上限为0.2,肾病>3.5。尿沉渣可见透明管型、颗粒管型和卵圆脂肪小体。

2. *血常规检查* 可见血红蛋白和血细胞比容增加,此常见于初发或复发时或循环血容量下降的患儿。长期慢性过程的患儿有时可见小细胞性贫血,此可能由尿中丢失转铁蛋白所致。血小板往往增加。

3. *其他检查* 血浆总蛋白含量降低,清蛋白降低尤为显著,并伴有清蛋白、球蛋白比值倒置。α_2、β球蛋白浓度增高,IgG减低,IgM、IgE可增加,纤维蛋白原增高。血脂增高,胆固醇增高显著,在清蛋白显著下降者三酰甘油也可明显升高。LDL和VLDL增高,HDL多正常。电解质一般正常,有时可见低钠血症,血钙有下降趋势。肾功能常在正常范围,但也可因低血容量而肾小球滤过率下降,或因肾小球足突融合滤过面积减少和(或)对水和小的溶质的通透性改变而出现BUN增高,但多属暂时性。晚期患儿可有肾小管功能损害。MCNS或单纯型患儿血清补体水平正常,肾炎型患儿补体可下降。

肾活检指征:①对糖皮质激素治疗耐药或频繁复发者;②对临床或实验室证据支持肾炎型肾病或慢性肾小球肾炎者。

(六)并发症

1. *感染* 最常见的并发症,也是本病死亡的主要原因。本病易发感染的原因如下:①体液免疫功能低下;②常有细胞免疫功能异常;③补体系统改变,尤其是B因子自尿中丢失而影响调理功能;④转铁蛋白和锌结合蛋白自尿中丢失而影响免疫调节及淋巴细胞功能改变;⑤蛋白质营养不良;⑥水肿致局部循环障碍,易发生皮肤感染;⑦应用糖皮质激素和免疫抑制药。

2. *电解质紊乱和低血容量* 常见的电解质紊乱有低钠、低钾、低钙血症。由于低蛋白血症、血浆胶体渗透压下降、显著水肿,而常有血容量不足,尤在各种诱因引起低钠血症时易出现低血容量性休克。由于清蛋白下降致总钙水平下降,而血中维生素D结合蛋白自尿中漏出,体内维生素D不足,还可造成游离钙下降。

3. *高凝状态及血栓、栓塞* 高凝状态易致各种动、静脉血栓形成,以肾静脉血栓形成常见,表现为突发腰痛、出现血尿或血尿加重,少尿甚至发生肾衰竭。但临床以不同部位血管血栓形成的亚临床型则更多见。并发此类合并症是由于:①肝合成有关凝血的物质增加;②抗凝血酶Ⅲ自尿中丢失;③血浆纤溶酶原活性下降;④血液黏稠度增加,血小板聚集加强;⑤应用糖皮质激素促进高凝;⑥应用利尿药使血液浓缩。

4. *肾功能不全* 急性肾功能不全可由以下原因引起:①急性间质性肾炎;②部分MCNS可因严重的肾间质水肿和(或)大量蛋白管型阻于亨利襻导致近端肾小管和鲍氏囊中静水压力增高、肾小球滤过压下降而致;③原病理改变基础上又附加了严重的肾小球病变;④血容量减少致肾前性氮质血症或合并肾静脉血栓形成而导致短期内肾功能减退。

慢性肾功能不全伴有或不伴有高血压时,应考虑为FSGS或原病变基础上向FSGS或增生硬化性转变或合并间质、血管病变。

(七)诊断

中华医学会儿科学分会肾脏病学组于2009年制定了我国儿童常见肾病诊治循证指南,其中确定了原发性肾病综合征的诊断标准和临床分型。凡临床表现符合前述肾病综合征四大特点者,即可诊断为肾病综合征。再结合病史、体检、辅助检查除外继发者即诊为原发性肾病综合征。根据临床表现可分为单纯型肾病和肾炎型肾病。按糖皮质激素反应可分为激素敏感型、激素耐药型和激素依赖型肾病。2009年指南中有关激素敏感性的界定是以泼尼松足量[2mg/(kg·d)或60mg/(m²·d)],治疗≤4周尿蛋白是否转阴为标准,但在判定时要注意激素用量是否为足量、是否存在干扰激素治疗的因素(如合并感染、严重高凝状态、血栓形成及其他药物影响等)。2009年指南中有关激素依赖型肾病的定义是对激素敏感,但连续2次减量或停药2周内复发者。2009年指南中肾病综合征的复发是指连续3d,晨尿蛋白由阴性转为(卌)或(卌)或24h尿蛋白定量≥50mg/kg或尿蛋白/尿肌酐(mg/mg)≥2.0。转归的判定:①临床治愈是指完全缓解,停止治疗>3年无复发;②完全缓解是指血生化及尿检查完全正常;③部分缓解是指尿蛋白阳性<(卌);④未缓解是指尿蛋白>(卌)。

(八)治疗

1. *初发肾病综合征的治疗*　以激素治疗为主,分2阶段用药。

①诱导缓解阶段:足量泼尼松(泼尼松龙)60mg/(m²·d)或2mg/(kg·d)(按身高的标准体重计算),最大剂量80mg/d,先分次口服,尿蛋白转阴后改为每晨顿服,疗程6周。

②巩固维持阶段:隔日晨顿服1.5mg/kg或40mg/m²(最大剂量60mg/d),共6周,然后逐渐减量。

应用激素时注意以下几方面:a.激素治疗须足量和足够疗程,足量和足够的疗程是初治的关键,可降低发病后1~2年复发率;b.激素用量有性别和年龄的差异,初始的大剂量泼尼松对>4岁的男童更有效,男童最大剂量可用至80mg/d;c.对<4岁的初发患儿,每日泼尼松60mg/m² 4周,然后改为隔日60mg/m² 4周,以后每4周减10mg/m²至停药,此种长隔日疗法比每日60mg/m² 6周,然后改为隔日40mg/m² 6周的方法能减少患儿的复发率;d.不建议初治时采用甲泼尼龙冲击治疗;e.对部分年龄<7岁、发病时血清总蛋白<44g/L的患儿可考虑采用3个月泼尼松加2个月环孢素(CsA)的疗法。

2. *非频复发肾病综合征的治疗*　积极寻找复发诱因,积极控制感染,少数患儿控制感染后可自发缓解。激素治疗:①重新诱导缓解直至尿蛋白连续转阴3d后改40mg/m²或1.5mg/kg或隔日晨顿服4周,然后用4周以上的时间逐渐减量;②在感染时增加激素维持量,可降低复发率。

3. *频复发和激素依赖型肾病综合征的治疗*

(1)激素的使用

①拖尾疗法:同上诱导缓解后泼尼松每4周减量0.25mg/kg,给予能维持缓解的最小有效激素量(0.5~0.25mg/kg),隔日口服,连用9~18个月。

②在感染时增加激素维持量。

③改善肾上腺皮质功能。

④更换激素种类。

(2)免疫抑制药治疗

①环磷酰胺(CTX):2~3mg/(kg·d)分次口服8周或8~12mg/(kg·d)静脉冲击疗法,每2周连用2d,总剂量≤200mg/kg或每月1次静脉注射,每次500mg/m²,共6次。治疗时患儿的年龄>5.5岁效果较好,缓解率为34%,而<5.5岁患儿的缓解率为9%。频复发治疗效果好于激素依赖型肾病。

②环孢素A(CsA):3~7mg/(kg·d)或100~150mg/(m²·d),调整剂量使血药谷浓度维持在80~120ng/ml,疗程1~2年。CsA治疗时间>36个月、CsA治疗时患儿年龄<5岁及大量蛋白尿的持续时间(>30d)是CsA肾毒性发生的独立危险因素,应对连续长时间使用CsA的患儿进行有规律监测。

③其他:如霉酚酸酯(MMF)、他克莫司(FK506)、利妥昔布(RTX)及长春新碱(VCR)等。

4. *激素耐药型肾病综合征的治疗*　需要结合患儿的肾病理改变、药物治疗反应、药物不良反应、个体差异以及经济状况等多方面因素选择免疫抑制药,严格掌握适应证,避免过度用药以及因药物治疗带来的不良反应。

在缺乏肾病理检查的情况下,推荐采用激素序贯疗法与CTX冲击治疗。因为患儿病理类型不同,对各种免疫抑制药的治疗反应不同,预后有很大差异,故明确激素耐药型肾病综合征患儿的病理类型非常必要。

不同病理类型的免疫抑制药选择如下

(1)MCNS:CTX为首选药物,静脉冲击较口服效果更佳。

(2)FSGS:目前认为儿童FSGS 25%~30% 5年后进展至慢性肾衰竭,蛋白尿是FSGS进展的重要因素,药物治疗的目的在于控制蛋白尿,目前CsA是首选药物,他克莫司更为安全、有效但价格昂贵。

(3)MsPGN:目前缺乏有效的治疗方案,可参考选用静脉CTX、CsA等治疗。

(4)MPGN:可进展至终末期肾小球疾病,治疗选用大剂量甲泼尼龙(MP)冲击序贯泼尼松和CTX冲击。MP冲击剂量为每次15～30mg/kg(最大量≤1g),3d为1个疗程,间隔1周可重复使用,一般应用1～3个疗程。

(5)MN:目前缺乏儿童治疗经验,成年人首选ACEI和(或)ARB类药物。

(九)预后

肾病综合征的预后转归与其病理变化关系密切。微小病变型预后最好,局灶节段性肾小球硬化和膜增生性肾小球肾炎预后最差。微小病变型发展成尿毒症者极少,可死于感染或糖皮质激素严重不良反应。

(沈　颖)

第六节　IgA肾病

IgA肾病(IgA nephropathy)又称Berger病,其特点是肾组织免疫病理检查在肾小球系膜区有显著、广泛的IgA沉着,也可伴IgG、IgM及C3沉积,临床以血尿最常见,但有多种类型,近年来其发病率有上升趋势。我国33家医院儿科报道1995年1月至2004年12月间诊断14岁以内IgA肾病患儿1 349例,占同期泌尿系统疾病住院患儿的1.37%,占肾穿刺活检患儿的11.18%,6岁以上儿童占84.46%,男女比例为2.07∶1。IgA肾病患儿的亲属中尿检异常的发病率较高,目前认为家族性IgA肾病约占全部IgA肾病的10%。2005年中华医学会儿科分会肾脏病学组调查了我国1995－2004年1 203例儿童原发性IgA肾病中,9.31%有阳性肾小球疾病家族史。

(一)病因及发病机制

本病是含IgA的免疫复合物在肾内沉积而致病,发病机制尚未完全阐明,可能与多种因素有关。在IgA肾病时血浆为多聚IgA1增高,肾小球内的IgA也属多聚IgA1,这一现象提示有IgA合成增多和(或)其清除下降。IgA1的CH2和CH3部分的绞链区带有糖基化的位点,其O型糖基化异常,故末端链结的半乳糖减少,一方面影响其与肝细胞受体结合,肝对之清除下降,另一方面使之与系膜及其基质的结合加强,可直接沉积于系膜。IgA1的这种糖基化异常与B细胞β-1,3半乳糖基转移酶缺陷有关。本病中活化的辅助T细胞亚类增多,抑制T细胞减少,故导致其对B细胞的调节改变、IgA合成增加。本病中肝和单核-巨噬系统对含IgA的复合物清除下降,也致IgA复合物在肾内沉积。同时由于本病肠道和呼吸道黏膜通透性增加而使抗原易于通过黏膜屏障进入体内。

(二)病理

IgA在系膜区的沉积是本病最显著的免疫病理所见,也是本病诊断必需的必备条件。IgA肾病的病理类型呈现多样化改变。光镜下特征性改变是系膜增生,以局灶性系膜增生性肾小球肾炎为最多见,其次为肾小球轻微病变,少数呈弥漫性增生性肾炎伴局灶性新月体形成。具体如下:①轻微肾小球病变,大多数肾小球光镜下显示正常,只有少数肾小球有轻度系膜基质增生,每个系膜区系膜细胞不超过3个。某些患者可见局灶性肾小管萎缩和间质淋巴细胞浸润。②局灶性系膜增生,不到80%肾小球显示中等或严重的系膜细胞增生,即每个系膜区超过3个系膜细胞。在肾小球中及其每个节段中系膜细胞增生程度的变化较大,细胞性或纤维细胞性新月体可在不到20%的肾小球中见到,常伴有囊壁粘连。少量肾小球可出现球性硬化,也可见到肾小管萎缩、间质纤维化和淋巴细胞浸润,但病变不广泛。③弥漫性系膜增生,80%以上肾小球显示中等或严重系膜细胞增生,往往伴有系膜基质增多,约10%的患者可见细胞性或纤维细胞性新月体,但不超过50%肾小球。无新月体的肾小球常可见囊壁粘连。10%的患者可见广泛的肾小管萎缩、间质纤维化和淋巴细胞浸润。

(三)临床表现

多见于儿童和青年,起病前1～2d常有呼吸道或胃肠道感染作为诱因,典型病例为发作性肉眼血尿,70%患儿以此种形式起病,即感染后1～2d内突发肉眼血尿,一般持续1～3d血尿消失,但其后可多次发作,发作间歇期尿检可正常或持续镜下血尿。一般不伴水肿、高血压,年长患儿可诉腰痛。部分患儿隐匿起病,往往在尿常规检查中因血尿而发现。患儿还可有以下表现:无症状镜下血尿和蛋白尿;急性肾炎综合征;肾病综合征;偶见急进性肾炎综合征或慢性肾炎改变者。2000年全国儿科肾脏珠海会议标准将IgA肾病临床表现分为7型:孤立性血尿型、孤立性蛋白尿型、血尿蛋白尿型、急性肾炎综合征型、肾病综合征型、急进性肾炎综合征型和慢性肾炎综合征型。大多数患者在确诊10～20年后最终发展为终末期肾病。

(四)实验室检查

尿检大多数为镜下血尿；蛋白尿伴有或不伴有镜下血尿。21%～70%患儿血中IgA增高，部分患儿可检出循环免疫复合物。皮肤活检20%～50%可于血管壁上检出IgA、C3沉积。肾活检如前病理所述。

(五)诊断及鉴别诊断

学龄儿童于上呼吸道感染后1～3d或同时发生肉眼血尿，1～2d后肉眼血尿消失或反复发作肉眼血尿，而不伴水肿、高血压或其他肾功能异常时，应考虑本病的可能性。血中IgA及其复合物检测和皮肤活检可供参考。确诊有赖于肾穿刺活检。

IgA肾病免疫病理学诊断标准是肾小球系膜区出现单纯的IgA或以IgA为主的免疫球蛋白沉积。免疫病理分型可分为4型，分型与预后有关：单纯IgA沉积型，IgA+IgG沉积型，IgA+IgM沉积型，IgA+IgG+IgM沉积型。IgA沉积通常延伸到系膜毛细血管连接处的毛细血管壁，沉积物为IgA1和IgA2，但以IgA1最多见。沉积物中也含有J链。在同一标本中也可有IgG和(或)IgM沉着，但出现的强度和频度均较少。C3沉积常较少，C4和C1q常缺乏。纤维蛋白抗原在25%～70%的弥漫性系膜增生患儿中发现，是肾小球损伤的因素之一。电镜检查显示呈不同程度系膜细胞和基质增生，伴有团块状电子致密沉积物。儿童IgA肾病的系膜改变有3种类型。①系膜细胞增生比系膜基质增多更显著。往往见于病初肾活检标本，提示系膜细胞增生为主是儿童IgA肾病的早期特征。②系膜细胞增生与系膜基质增多平行。③系膜基质增多比系膜细胞增生更明显，肾小球硬化发生率较高，多见于病程较长的患者。这些改变提示IgA肾病的进展会导致增生的系膜细胞逐渐消散，系膜基质逐渐增多，继之发生肾小球硬化。

注意和有明确病因的可致IgA系膜沉积的疾病(继发的IgA肾病)相鉴别：①全身性多系统疾病，如过敏性紫癜、系统性红斑狼疮、慢性肝病等；②感染，如支原体、弓形虫、肝炎病毒、HIV等。

(六)治疗

IgA肾病无特异治疗，应根据患儿不同的临床表现及病理改变采用不同的治疗方案。治疗原则是预防、控制感染，保护肾功能，减慢病情进展。

1. 反复发作肉眼血尿型的治疗 关键在于积极寻找及根除诱发血尿的原因，如反复发作性扁桃体炎、鼻窦炎、胆囊炎及慢性肠胃炎等。若无明显疾病诱因，则可以择期切除扁桃体，往往可减少肉眼血尿发生，并可能对肾功能有保护作用。

2. 孤立性蛋白尿型及血尿和蛋白尿型的治疗

(1)伴轻度蛋白尿(蛋白≥0.5g/d而<1.0g/d)：可予血管紧张素Ⅱ转换酶抑制药(ACEI)或血管紧张素Ⅱ受体阻滞药(ARB)服用。对于出现高血压的患者，ACEI是首选的药物，还能降低蛋白尿及减缓疾病的进展。ACEI联合抗凝药物使用效果明显优于单用ACEI，长期使用抗凝药物可以显著减缓IgA肾病患儿肾功能的减退，减少终末期肾病的发生。

(2)伴中度蛋白尿(尿蛋白1.0～3.5g/d)：可给予糖皮质激素治疗6个月(1个疗程)并联合ACEI或ARB，可减少尿蛋白并稳定肾功能。当患儿存在中度蛋白尿时，长期使用糖皮质激素可以改善患儿的肾功能，降低尿蛋白。

(3)伴重度蛋白尿(尿蛋白≥3.5g/d)：早期应用糖皮质激素治疗，但因IgA肾病伴重度蛋白尿者对单用激素疗效不好，建议初始治疗即可联合激素和免疫抑制药治疗。免疫抑制药，如环磷酰胺可以降低IgA肾病患儿的尿蛋白，改善血尿，通常与激素、抗凝药物联合使用，需注意其不良反应。另外如环孢素A对IgA肾病患儿尿蛋白的下降有明显效应，但应注意其肾毒性，严格控制治疗剂量和疗程。

3. 急性肾炎型的治疗 可参照一般急性肾炎的治疗措施。

4. 肾病综合征型的治疗 可参照原发性肾病综合征的治疗措施，根据具体情况制定适合不同个体的治疗方案。

5. 急进性肾炎型的治疗 临床上表现为急进性肾衰竭的IgA肾病患者，治疗原则上同急进性肾炎。

6. 慢性肾炎型的治疗 此型多为无明显临床血尿，又未进行常规尿检而被忽略的患儿，部分IgA肾病患儿是在上述临床表现迁延不愈后进入慢性肾衰竭，还有部分IgA肾病患儿首诊时已有肾功能受损和高血压。此型小儿IgA肾病治疗原则同一般慢性肾炎，主要目标是保护及稳定肾功能，降低血肌酐及尿素水平，延缓病情的进展，延迟患儿开始透析的时间。

(七)预后

本病不完全是良性肾小球疾病,成年人中有约1/3的患者在10～20年进入终末期肾病。影响预后的因素有:①年龄,儿童优于成年人;②临床表现为重度蛋白尿、高血压者预后差;③肾组织学上增生明显、有新月体形成者预后较差;④起病早期干预有可能改善预后。

(沈　颖)

第七节　溶血尿毒综合征

溶血尿毒综合征(hemolytic uremic syndrome, HUS)是由多种病因引起血管内溶血的微血管病,临床以溶血性贫血、血小板减少和急性肾衰竭为特点。本病可发生于各种年龄,主要见于婴幼儿及学龄儿童,是小儿急性肾衰竭常见的原因之一。本病可分为典型(腹泻后HUS,D^+ HUS)和非典型(无腹泻HUS,D^- HUS)两型。典型病例常有前驱胃肠道症状,儿童多见;非典型病例多有家族史,且易复发。该病尚无特殊疗法,死亡率高,近年采用早期腹膜透析等综合治疗,病死率已明显下降。

(一)病因及分型

D^+ HUS占全部病例的90%左右,与感染有关,特别是与能产生志贺菌样毒素(SLT)的大肠埃希菌O157:H7、志贺痢疾杆菌Ⅰ型有关,也可由其他细菌(如肺炎球菌、伤寒杆菌等)及病毒(如流感、EB、柯萨奇、艾柯、人类免疫缺陷和黏病毒等)引起。D^- HUS约占10%,与遗传、H因子缺乏等因素有关。

各种有害因素(包括SLT、神经氨酸酶、前列环素、内毒素及炎性细胞因子、细胞黏附因子、活性氧反应物质等)造成肾小球毛细血管内皮细胞损伤,血小板在肾小球毛细血管内皮细胞损伤处聚积,继而纤维蛋白沉积,形成纤维素血栓沉积,微血管血栓形成,导致肾局部微血管性溶血及血管内凝血。由于内皮细胞肿胀及广泛肾内微血管栓塞,肾内血循环障碍、肾小球滤过率下降,而出现肾功能损害,重者可发生肾皮质坏死,而致急性肾衰竭。另一方面,由于红细胞通过病变部位时受机械变形作用发生溶血性贫血。

(二)病理

主要病理改变位于肾。光镜下急性期肾呈微血管病变,表现为广泛的纤维蛋白沉积,形成纤维素性血栓,毛细血管腔栓塞,内皮细胞肿胀,并不同程度地与基底膜分离,系膜增生,偶有新月体形成。严重者可见系膜溶解,小动脉血栓形成及纤维素样坏死、肾皮质坏死。缓解及治愈时内膜纤维增生闭塞、中层纤维化、轻至中度肾小管间质病变,晚期可见肾小球硬化、玻璃样变、肾小管萎缩及间质纤维化。免疫荧光检查可见纤维蛋白原、凝血因子Ⅷ及血小板膜抗原沿肾小球毛细血管壁及系膜区沉积,也可见IgM、补体沉积。电镜下可见内皮细胞增生、肿胀,内皮和基底膜之间分离形成内皮下间隙,其间充以细微纤维、脂质红细胞碎片、血小板,沿内皮细胞侧可见新形成的薄层基底膜,上皮细胞足突融合。除肾受累外,尚可累及中枢神经系统、胃肠道、肺、心脏及其他器官,亦可见到微血管血栓形成及纤维素样坏死性病变。上述病理改变可为局灶性,重者可呈广泛的肾小球及血管血栓形成伴肾皮质坏死。

(三)临床表现

主要发生于婴幼儿和儿童,男性多见。散发多见,少数地区呈暴发流行,国内以晚春及初夏为高峰。典型临床表现有以下几方面。

1. *前驱症状*　近80%的患者有前驱症状,大多为胃肠炎表现,如腹痛、腹泻、呕吐及食欲缺乏,伴中度发热。腹泻可为严重血便,极似溃疡性结肠炎,约1/3病例以呼吸道感染症状为前驱症。前驱期约持续数天至2周,其后常有一无症状间歇期。

2. *溶血性贫血*　此期多在前驱期后数日或数周突然发病,以溶血性贫血和出血为突出表现。患儿突然面色苍白、黄疸(占15%～30%),头晕乏力,皮肤黏膜出血、呕血、便血或血尿,常有部分病人出现贫血性心力衰竭及水肿,可有肝脾大,皮肤瘀斑及皮下血肿等症。

3. *急性肾衰竭*　与贫血几乎同时发生,少尿或无尿,水肿,血压增高,出现尿毒症症状、水电解质紊乱和酸中毒。

4. *其他*　尚可有中枢神经系统症状,如头痛、嗜睡、性格异常、抽搐、昏迷、共济失调等。

(四)实验室检查

1. *血液检查*　血红蛋白下降明显,可低至30～50g/L,网织红细胞明显增高,血涂片可见红细胞形态异常,呈三角形、芒刺形、盔甲形及红细胞碎片等。白细胞数大多增高,可达$(20\sim30)\times10^9/L$,血小板减少见于90%的病人，可低至10×10^9/L，持续1～2周后逐渐升高。骨髓检查见巨核细胞数目增多、形态正常，未能测出血小板抗体，Coombs试验阴性。凝血与纤溶早期纤维蛋白原稍降低、纤维蛋白降解产物增加，因子Ⅱ、Ⅷ、Ⅸ及Ⅹ减少，凝血酶原时间延长，一般数天内恢复正常，后期纤维蛋白原略升高。弥散性血管内凝血表现者罕见。血清总胆红素增高，以间接胆红素升高为主，血浆结合珠蛋白降低，血浆乳酸脱氢酶及其同工酶均升高。少尿期有血尿素氮、肌酐增高，血钾增高等电解质紊乱及代谢性酸中毒，血尿酸增高。

2. *尿液检查* 尿常规可见不同程度的血尿、红细胞碎片，严重溶血者可有血红蛋白尿，还可有不同程度的蛋白尿、管型尿。

3. *大便检查* 对有腹泻的患儿均应行大便培养，检测有无致病菌并进行分型。

4. *肾组织活检* 肾活检是确诊的依据并可估计预后，有人主张在急性期过后病情缓解时进行，因为急性期有血小板减少和出血倾向。

（五）诊断和鉴别诊断

典型HUS病例诊断不难，凡有前驱症状后突然出现溶血性贫血、血小板减少及急性肾衰竭三大特征者应考虑本病的诊断。确诊需行肾活检。本症应与血栓性血小板减少性紫癜（TTP）相鉴别。HUS伴有发热及中枢神经系统症状者不易与TTP相鉴别，后者中枢神经系统损害较HUS多见且较重，而肾损害较HUS轻，TTP主要见于成年人，而HUS主要见于小儿，特别是婴幼儿。另外，还需与免疫性溶血性贫血、特发性血小板减少症、败血症、阵发性睡眠性血红蛋白尿（PNH）、急性肾小球肾炎、各种原因所致的急性肾衰竭等相鉴别。

（六）治疗

本病无特殊治疗，主要是早期诊断，及时纠正水、电解质平衡紊乱，控制高血压，尽早进行血液净化治疗是治疗的关键。

急性肾衰竭的治疗原则与方法与一般急性肾衰竭治疗相似，除强调严格控制入水量、积极治疗高血压及补充营养、维持水电解质平衡外，提倡尽早进行透析治疗。

纠正贫血一般主张尽可能少输血，以免加重微血管内凝血。如贫血严重，血红蛋白在60g/L以下应予输血，最好应用新鲜洗涤红细胞，每次2.5～5ml/kg缓慢输注。一般不主张输血小板。输注新鲜冰冻血浆以补充PGI_2生成刺激因子及其他抑制血小板聚集因子，也可用血浆置换来补充上述因子。但由肺炎球菌所致的HUS患者禁输血浆。

治疗上需注意以下问题：对于D^+ HUS患儿，应视肠道感染轻重决定是否应用抗生素，注意选用肾毒性小的药物；由于本病有微血栓形成又兼有血小板减少，抗凝药物的应用常不易掌握，目前多数学者同意病程早期高凝状态时在密切观察下可予肝素和抗血小板聚集药物；糖皮质激素因有加重高凝状态的可能，故多不主张常规应用，但近年也有报道对溶血严重者，仍可短期应用，有助于缓解溶血。

（七）预后

近几年随着治疗方法的改进，病死率可降至5%～10%。HUS的预后主要取决于肾损伤的程度，偶可由于神经系统严重损害或因少尿、严重贫血、电解质紊乱、高血压诱发充血性心力衰竭、心搏骤停而致死。影响预后的因素包括以下几方面。①年龄及性别：婴幼儿预后好，男性较女性预后好；②类型：流行型较散发型为好；③肾损害重者预后差；④伴中枢神经系统受累者预后差；⑤反复发作者及有家族倾向者预后差；⑥Hb和WBC数：高Hb水平（约100g/L），WBC数$>20.0\times10^9$/L者预后不佳；⑦治疗方法：早期诊断，正确治疗、及早进行透析治疗是降低急性期HUS病死率的关键。HUS患者可在病情缓解后部分演变为慢性肾功能不全甚至需长期透析维持生命。

（沈　颖）

第八节　泌尿系感染及膀胱输尿管反流

一、泌尿系感染

泌尿系感染（urinary tract infection，UTI）是指病原体侵入泌尿系统而引起的炎症，是儿童时期常见的感染性疾病。上泌尿系感染全身症状明显，发热、寒战、可伴腰痛及肾区叩击痛，同时可伴有下尿路刺激症状。下泌尿系感染以膀胱及尿路刺激症状为主，但婴幼儿期临床症状多不典型易延误诊断和治疗。儿童泌尿系感染具有以下特点。①新生儿期：70%～80%为男童，非特异性表现为主，60%患儿可有生长发育停滞，部分患儿有抽搐、嗜睡、易激惹，故对新生儿原因不明的发热不退、可疑败血症者应尽早查尿。②婴儿期：仍以全身症状为主，发热、烦躁、喂养困难及腹泻等，排尿时哭闹、尿布疹。③儿童期：典型的尿路刺激症状，可伴腹痛及一过性血尿，慢性者可有高血压及肾功能不全。在<6岁的儿童中，女童的累积发病率为6.6%，男童为1.8%，其中平均年发病率女童为0.9%～1.4%，男童为0.1%～0.2%；6～16岁年龄组中，女童发病率为0.7%～2.3%，男童为0.04%～0.12%。发热原因不明的婴儿和<2岁儿童中，泌尿系感染占5%，其中女童高于男童2倍以上，但新生儿期及婴儿早期，男童的发病率高于女童。

(一)病因及发病机制

1. *病原体*　根据病原体的种类可分为特异性和非特异性泌尿系感染。前者系指由真菌、病毒、结核菌、淋球菌、支原体、衣原体及寄生虫等所致的感染；后者指由一般细菌所引起的感染，主要为革兰阴性杆菌感染，其中最常见的是大肠埃希菌，占60%～80%，其次为变形杆菌、肺炎克雷伯杆菌及副大肠埃希菌等，尤其是存在泌尿系畸形的患儿中，非大肠埃希菌的培养阳性比例增高。近年来革兰阳性球菌感染呈上升趋势，特别是在新生儿中，B族链球菌所致的泌尿系感染明显高于其他年龄组。有时由于应用抗生素或机体本身抗菌物质（如补体、抗体、溶菌酶）等的作用，细菌产生变化，即组织中的细菌细胞壁形成障碍，成为球浆体，成为L型细菌。此时其毒力虽然较原菌弱，但可在肾髓质高渗环境下存活，当宿主防御力下降时又可致病，这种L型细菌常为慢性泌尿系感染源之一。

2. *感染途径*　上行感染最多见，致病菌从尿道口上行并进入膀胱，引起膀胱炎，膀胱内的致病菌再经输尿管移行至肾，引起肾盂肾炎。其次是血行感染，经血源途径侵袭尿路的致病菌主要是金黄色葡萄球菌，多见于新生儿、婴儿。结肠内的细菌和盆腔感染可通过淋巴管感染肾，肾周围邻近器官和组织的感染也可直接蔓延。此外还可由于泌尿系器械检查、留置导尿而引起。

3. *儿童易发生泌尿系感染的因素*　女婴尿道短；男婴常有包茎或包皮过长。婴儿期使用尿布，尿道口易为粪便污染。儿童时期产生抗体能力差或IgA产生不足利于细菌侵入。儿童较成年人有更多的泌尿系梗阻的解剖和功能异常（如膀胱输尿管反流、不稳定膀胱等），故易发生尿潴留或残留尿，而利于细菌生长，可导致肾瘢痕形成，不仅影响肾的正常生长发育，且其后可致高血压，少数可发展为终末期肾病。

(二)临床分型

目前临床分类尚无统一标准，根据临床诊断及治疗的实用性常分为以下类型。①根据感染部位分为上泌尿系感染和下泌尿系感染，前者主要为肾盂肾炎，后者主要为膀胱炎和尿道炎。②根据临床症状的有无分为有症状和无症状泌尿系感染。③根据临床起病急缓分为急性和慢性泌尿系感染。急性泌尿系感染是指病程6个月以内者。慢性泌尿系感染是指病程6个月以上，病情迁延者。④根据尿路有无解剖和功能异常分为复杂性和非复杂性泌尿系感染。⑤根据病程分为初发和再发性泌尿系感染，后者又可分为复发和重新泌尿系感染。

(三)临床表现

1. *急性泌尿系感染*

(1)新生儿：临床症状极不典型，多以全身症状为主，如发热或体温不升、苍白、吃奶差、呕吐、腹泻等。许多患儿有生长发育停滞，体重增长缓慢或不增，伴有黄疸者较多见。部分患儿可有嗜睡、烦躁甚至惊厥等神经系统症状。常伴有败血症，但其局部排尿刺激症状多不明显。

(2)婴幼儿：临床症状也不典型，常以发热最突出。拒食、呕吐、腹泻等全身症状也较明显。局部排尿刺激症状可不明显，但细心观察可发现有排尿时哭闹不安，尿布有臭味和顽固性尿布疹等。

(3)年长儿：以发热、寒战、腹痛等全身症状突出，常伴有腰痛和肾区叩击痛，肋脊角压痛等。同时尿路刺激症状明显，患儿可出现尿频、尿急、尿痛、尿液浑浊，偶见肉眼血尿。

2. *慢性泌尿系感染*　症状轻重不一，病程迁延或反复发作伴有贫血、消瘦、生长迟缓、高血压或肾功能不全。此类应注意有无反流或先天尿路结构的异常。

(四)实验室检查

1. *尿液检查*　不离心尿（清洁中段尿）白细胞>5个/HPF，尿沉渣白细胞>10个/HPF。肾实质受累还可有蛋白尿，部分患儿尿中有红细胞。

尿亚硝酸盐检测，含有硝酸盐还原酶的细菌在尿中增殖时，可将尿中硝酸盐还原为亚硝酸盐，后者与试带中对氨苯砷酸发生重氮反应而显色。大肠埃希菌和克雷伯菌感染呈阳性反应;而不含该酶的病原体(如球菌、真菌、支原体等)感染则呈阴性反应。

白细胞含有特异的酯酶,可作用于试带之吲哚酚酯产生吲哚,后者与重氮盐发生颜色反应,从而测知尿中有白细胞,当尿中白细胞 25/μl,镜下 0～4 个/HPF 时即呈阳性,但应注意尿中大量蛋白可呈假阳性反应,服用呋喃妥因可呈假阳性反应。

2. *尿液细菌学检查* 尿细菌培养及菌落计数是诊断尿路感染的主要依据。通常认为中段尿培养菌落数≥10^5/ml 可确诊,10^4～10^5/ml 为可疑,<10^4/ml 系污染。但结果分析应结合患儿性别、有无症状、细菌种类及繁殖力综合评价临床意义。临床高度怀疑而尿普通细菌培养阴性的,应作 L 型细菌和厌氧菌培养。

3. *其他检查* 新生儿、婴儿应做血培养。婴幼儿(尤其男婴)患儿应做以下检查:B 超了解肾大小、形态、有无积水、结石、畸形;X 线检查包括腹部平片、静脉肾盂造影、排泄性膀胱尿道造影,了解肾大小、形态、有无尿路梗阻、结石、积水、瘢痕、有无膀胱输尿管反流;核素检查了解分肾功能,判断尿路梗阻,二巯基琥珀酸扫描(DMSA)对肾瘢痕有诊断价值。反复或慢性患儿应做有关肾实质损伤的检查。

(五)诊断

年长患儿多有尿频、尿急、尿痛等尿路刺激症状,结合尿液检查,诊断较容易。但对于婴幼儿特别是新生儿,由于尿路刺激症状不明显或缺如,而常以全身表现较为突出,如表现为不明原因的发热或体温不升、苍白、黄疸、呕吐、腹泻、易激惹难于安抚等,还有部分儿童无任何症状,但存在着有意义的菌尿,因此,实验室检查成为诊断的重要依据。故对原因不明的发热患儿均应反复行尿液检查,争取在抗生素使用之前进行尿细菌培养及药敏试验。

凡符合下列条件者可确诊:①女童清洁中段尿培养菌落计数≥10^5/ml、男童≥10^4/ml,无论性别经导尿获得的尿标本菌落计数≥10^4/ml。②未离心尿沉渣白细胞>5 个/HPF 或离心尿沉渣白细胞>10 个/HPF 或有泌尿系感染症状。具备以上 2 条可确诊,如无第②条,应再行培养菌落计数,仍≥10^5/ml,且 2 次细菌相同者可确诊。若为粪链球菌,菌落数≥10^3/ml 即可诊断。伴严重尿路刺激症状的女童,如尿中有较多白细胞,清洁中段尿培养菌落计数≥10^2/ml,且致病菌为大肠埃希菌类或腐物寄生球菌等,也可诊断。③耻骨上膀胱穿刺,只要有革兰阴性细菌生长即可确诊,但对于阳性球菌菌落计数>10^3/ml 考虑感染存在。④离心尿沉渣涂片革兰染色找菌,若细菌>1 个/HPF,结合临床症状亦可确诊。

完整的诊断除了评定泌尿系被细菌感染外,还应该包括以下内容:①确定致病菌类型,并行药敏试验;②本次感染是初发、复发或再感染;③是急性或慢性感染;④是症状性或无症状性感染;⑤是单纯性或复杂性感染,如有膀胱输尿管反流,还需进一步了解反流的严重程度和有无肾瘢痕形成;⑥感染的定位诊断,即上泌尿系感染或下泌尿系感染,一般而言上泌尿系感染时尿中白细胞管型、尿酶增高,尿浓缩功能可减退,并常有炎症的全身性反应,如发热、血沉快、CRP 增高、血中前降钙素增高等,此外核素等检查也可提供参考。

(六)治疗

治疗目的是及时积极控制感染,去除诱发因素,防止肾瘢痕形成,预防再发。

1. *一般治疗* 保证足够液量,注意外阴清洁,保持大便通畅。对尿路刺激症状明显者,可用阿托品、山莨菪碱等抗胆碱药物治疗或口服碳酸氢钠碱化尿液。

2. *抗菌治疗* 应根据尿培养及药敏试验结果,同时结合临床疗效合理选用抗生素。经验性选择抗生素时不仅要考虑可能感染细菌的种类、细菌对药物的敏感性,同时要考虑抗生素在体内的分布和在不同组织中的水平,并结合当地细菌谱的变化及耐药情况综合分析。单纯性上泌尿系感染应选择血药浓度高的药物,伴结构和功能异常者应选择血和肾组织药物浓度均高的药物。下泌尿系感染应选择尿药物浓度高的药物。如治疗 2～3d 症状无好转或菌尿持续存在,应及时根据尿培养及药敏的结果调整,必要时可两种药物联合应用。

近年来药物敏感性分析显示,氨苄西林、磺胺类药物和第一代头孢菌素的耐药性在国内外均达 50%以上,提示这 3 类药物已不能作为治疗泌尿系感染的首选药物。

呋喃妥因对革兰阳性和阴性菌的敏感性均较高,尿中浓度高,不良反应少,可作为治疗较大儿童下泌尿系感染的首选药物,5～10mg/(kg・d)分次口服,但要慎用于有发热的婴幼儿患儿,此外该药还有胃肠道反应。

儿童常见病原菌对第三代头孢菌素总耐药性不高,可作为临床首选用药之一,如头孢曲松、头孢噻肟等，长期应用需注意菌群失调。有研究分析了第四代头孢菌素头孢吡肟经验性治疗严重泌尿系感染或肾盂肾炎患儿的疗效，结果显示其临床有效率为96.2%，细菌清除率为97.4%，认为头孢吡肟可作为严重病例尤其是伴尿路畸形或需尿路器械操作患儿首选的经验性用药，剂量为每次10mg/kg，8h 1次。

一般而言，上泌尿系感染尤其是婴幼儿常联合两种抗生素，静脉用药，一般疗程10～14d。反复发作者则于急性症状控制后采用有效药物中的一种，给予小剂量(往往为原量的1/3)每晚睡前1次顿服，每2～3周后换用另一种有效药物，如此数种药物轮换治疗，疗程应用3个月至1年。

(七)预后

急性患儿经合理抗菌治疗，多数于数日内症状消失、治愈，但有近50%的患儿可复发或再感染，故急性期治疗后每月随访，至少3个月。反复发作者，每3个月复查，至少2年。再发病例多伴有尿路畸形，其中以膀胱输尿管反流(VUR)最常见，VUR与肾瘢痕关系密切，肾瘢痕的形成是影响儿童预后的最重要因素，肾瘢痕在学龄期儿童最易形成，10岁后进展不明显，一旦引起高血压如不能被有效控制，最终发展至慢性肾衰竭。

二、膀胱输尿管反流

膀胱输尿管反流(vesicoureteric reflux，VUR)是指排尿时尿液从膀胱反流至输尿管和肾盂，是婴幼儿反复泌尿道感染的常见原因。部分VUR患儿可自行缓解，但是也有部分VUR患儿可引起反流性肾病。反流性肾病(reflux nephropathy，RN)是由于VUR和肾内反流伴反复尿路感染，导致肾形成瘢痕，肾生长迟缓，肾功能异常的综合征，如不及时治疗和纠正可发展到终末期肾病。VUR不仅发生在小儿，而且在反复泌尿系感染的基础上持续到成年，导致肾功能损害。

(一)病因及发病机制

导致VUR的主要机制是膀胱输尿管连接部异常。按发生原因可分以下两类：

1. 原发性　最常见，为先天性膀胱输尿管瓣膜机制不全，包括先天性膀胱黏膜下输尿管过短或水平位、输尿管开口异常、膀胱三角肌组织变薄、无力，Waldeyer's鞘先天异常等，是先天的不伴有梗阻的反流。正常时输尿管以斜角穿透膀胱壁，此膀胱壁内输尿管长度为输尿管直径的4～5倍，新生儿期输尿管走行于膀胱内黏膜下的长度为0.5～0.7cm(VUR患儿仅为0～0.1cm)，并以裂缝状开口于膀胱三角(VUR患儿开口较高且呈高尔夫球洞状)，且输尿管穿越膀胱处有充分的逼尿肌支撑。以上结构阻止尿液自膀胱反流入输尿管，因而当膀胱内压力升高时，以斜角经膀胱壁进入膀胱的输尿管受到膀胱内压与逼尿肌的夹紧而产生瓣膜作用，使输尿管内腔关闭，阻止尿液反流。VUR患儿由于这种膀胱输尿管连接处的瓣膜作用不全，故产生反流。VUR有家庭聚集性发生现象，有研究认为本病为常染色体显性遗传，伴不完全外显率，部分患儿存在PAXZ基因突变。当有肾盂向集合系统重度反流的肾内反流时，若合并感染则会发生肾瘢痕形成反流性肾病。

2. 继发性　指由于下尿路梗阻导致膀胱内压上升而引起反流。导致下尿路梗阻的因素包括Waldeyer's鞘功能紊乱、后尿道瓣膜、尿道狭窄、创伤、妊娠等。儿童泌尿系感染可致Waldeyer's鞘功能紊乱，并发反流者高达30%～50%，膀胱输尿管段因炎症、肿胀、变形而失去正常瓣膜作用，泌尿系感染的主要病原菌中伞状大肠埃希菌易与尿道上皮细胞结合而削弱输尿管的蠕动功能，使其产生反流，控制感染后反流可渐消失，若炎症迁延反复，则反流持续不易消除。尿路畸形合并反流者占40%～70%。此外膀胱输尿管功能不全，如原发性神经脊髓闭合不全，包括脑脊膜膨出等，约有19%病例发生VUR。

(二)病理

有反流的乳头管、集合管明显扩张，管壁周围间质充血水肿，淋巴细胞及中性粒细胞浸润，继之肾小管萎缩，局灶性及肾小球周围纤维化。肾盏、肾盂扩张、肾实质变薄，重度VUR伴反复泌尿系感染者瘢痕广泛，一般肾上、下极突出，小动脉可有增厚狭窄。

(三)临床表现

因反流程度、有无感染、病程久暂而异。膀胱刺激症状仅在伴发泌尿系感染的急性期出现，重度反流伴肾盂肾炎时可有发热、寒战、肾区痛、腰痛及重复排尿等。病程久可有夜尿、多尿、遗尿。当有反流性肾病时，蛋白尿往往为首发症状，还可出现高血压、肾功能减退。其他较常见的临床表现还有发育不良、尿路结石、肾衰竭及肉眼血尿等，个别病人可有肾小管酸中毒。

(四)辅助检查

本病除常有泌尿系感染及后期肾功能改变的有关检测外，主要是影像学检查。

1. *超声检查*　通过 B 超可估计膀胱输尿管连接部功能，观察输尿管扩张、蠕动及膀胱基底部的连续性，观察肾盂、肾形态及实质改变情况。彩色多普勒超声观测连接部功能及输尿管开口位置。但 B 超对上极瘢痕探测具有局限性，对 VUR 不能作分级。

2. *X 线检查*

(1)排泄性膀胱尿路造影：此为常用的确诊 VUR 的基本方法及分级的“金标准”，通过插入导尿管，将造影剂直接注入膀胱使之充盈，嘱患儿用力排尿，在 X 线下观察反流及其程度，并显示膀胱尿道精确的解剖细节。需注意插入导尿管增加了泌尿系感染的机会。

(2)静脉肾盂造影：即经静脉注入造影剂并在 X 线下观察肾大小、形态、有无畸形及积水，待造影剂于膀胱集中后，嘱患儿用力排尿以观察有无膀胱输尿管反流，可进一步确诊有无肾萎缩及肾瘢痕形成。近年认为大剂量静脉肾盂造影加 X 线断层照片更能显示瘢痕。

3. *放射性核素检查*

(1)放射性核素膀胱显像：分直接测定法和间接测定法，用于测定 VUR。

(2)DMSA 扫描技术：用于尿无菌的病人，对诊断儿童反流性肾病是唯一的“金标准”，特别是 5 岁以上儿童。Coldraich 根据 DMSA 扫描摄影征象将肾瘢痕分成 4 级：Ⅰ级：一处或两处瘢痕；Ⅱ级：两处以上的瘢痕，但瘢痕之间肾实质正常；Ⅲ级：整个肾弥漫性损害，类似阻梗性肾病表现，即全肾萎缩，肾轮廓有或无瘢痕；Ⅳ级：终末期、萎缩肾，几乎无或根本无 DMSA 摄取(小于全肾功能的 10%)。

(五)诊断

由于临床诊断 VUR 时症状多不明显或仅有非特异性表现，故确诊需依赖影像学检查，诊断标准按国际反流性肾病协会提出的五级分类法：Ⅰ级：尿反流只限于输尿管；Ⅱ级：尿反流至输尿管、肾盂，但无扩张，肾盏穹窿正常；Ⅲ级：输尿管轻、中度扩张和(或)扭曲，肾盂中度扩张，穹窿无(或)轻度变钝；Ⅳ级：输尿管中度扩张和扭曲，肾盂、肾盏中度扩张，穹窿角完全消失，大多数肾盏保持乳头压迹；Ⅴ级：输尿管严重扩张和扭曲，肾盂、肾盏严重扩张，大多数肾盏不显乳头压迹。

下列情况应考虑反流存在可能性：①反复复发和迁延的泌尿系感染；②长期尿频、尿淋漓或遗尿；③年龄较小(＜2 岁)和(或)男童泌尿系感染；④中段尿培养持续阳性；⑤泌尿系感染伴尿路畸形；⑥家族一级亲属有 VUR、RN 患者；⑦胎儿或婴儿期肾盂积水；⑧孕期母亲超声检查，如有胎儿肾积水者，新生儿生后 72h 应超声复查，并随访管理，3 个月后有中度、重度肾盂积水，应列入反流检查对象。

(六)治疗

主要是制止尿液反流和控制感染，防止肾功能进一步损害。

1. *内科治疗*　在急性泌尿系感染控制后，应给予持续小剂量抗菌药物以防复发保持尿液无菌状态，以阻止反流导致肾实质损伤。抗菌药物选择病原体敏感，原型主要通过尿路排泄，尿中浓度较高者，且口服生物利用度高，不良反应少，价格便宜者，常选用呋喃妥因、头孢克洛、阿莫西林克拉维酸。预防量为其常规全日量的 1/3，睡前顿服，可一种持续或数种轮换。

2. *外科治疗*　一般而言 VUR 常呈一自限性过程，随年龄增长，部分患儿自发缓解。外科治疗方法多为整形手术。手术指征为：①Ⅳ级以上反流；②Ⅲ级以下先予内科观察治疗，有持续反流和新瘢痕形成则应手术；③反复泌尿道感染经积极治疗 6 个月反流无改善者；④并有尿路梗阻者。

(七)预后

原发性 VUR 为先天性疾病，是小儿发育不成熟的一部分，随着年龄逐渐增大和发育的逐渐成熟，VUR 逐渐消失。很多生长中的小儿Ⅰ～Ⅲ级反流可自愈，Ⅴ级则难自愈。如感染能被控制且无其他并发症，80%Ⅰ～Ⅱ级反流、50%Ⅲ级反流及 30%Ⅳ级反流可自愈。

(沈　颖)

第九节　急进性肾小球肾炎

急进性肾小球肾炎(rapidly progressive glomerulonephritis，RPGN)简称急进性肾炎，是一组以少尿、血尿、蛋白尿、水肿和高血压等急性肾炎综合征为临床表现，肾功能急剧恶化，多早期出现少尿性急性肾衰竭的临床综合征。病理特点为肾小球囊腔内广泛新月体形成，故又称为新月体肾炎。

(一)病因及发病机制

本病是多种原因所致的一组疾病，包括：①原发性急进性肾小球肾炎；②继发于某些原发性肾小球疾病，如链球菌感染后肾炎、膜增生性肾炎、膜性肾病、IgA 肾病等；③继发于全身性疾病，如系统性红斑狼疮、过敏性紫癜、坏死性肉芽肿等；④继发于感染性疾病，如败血症、感染性心内膜炎等；⑤继发于某些药物或毒物，如利福平、别嘌醇、肼屈嗪、D-青霉胺等。

根据免疫病理可以分为 3 型：①Ⅰ型为抗肾小球基底膜抗体型，是由于抗肾小球基底膜抗体与肾小球基底膜(GBM)抗原相结合激活补体而致病。②Ⅱ型为免疫复合物型，是因肾小球内循环免疫复合物的沉积或原位免疫复合物的形成，激活补体所致。③Ⅲ型为非免疫复合物型，肾小球内无免疫复合物沉积或呈不规则的局灶性沉积，血中常有抗中性粒细胞质抗体(ANCA)。

(二)病理

肾体积常较正常增大，典型病理改变为新月体肾炎。

1. *光镜*　为弥漫性病变，50%以上的肾小球内有占肾小球囊腔50%以上面积的大新月体形成。

2. *免疫荧光*　Ⅰ型可见 IgG、C3 沿肾小球基膜内侧呈线状沉积；Ⅱ型 IgG、C3 在肾小球基底膜及系膜区呈颗粒状沉积；Ⅲ型：无或仅有微量免疫沉积。

3. *电镜*　Ⅱ型电子致密物在系膜区或内皮下沉积，Ⅰ型和Ⅲ型无电子致密物。

(三)临床表现

本病常见于较大儿童及青春期，年龄最小者 5 岁，男多于女。病前 2～3 周内可有疲乏、无力、发热、关节痛等症状。约 50%的病人可有上呼吸道感染前驱史。

起病多与急性肾小球肾炎相似(起病急，血尿、蛋白尿、尿少、水肿、高血压)，多早期出现少尿(即尿量＜400ml/d)或无尿(即尿量＜50ml/d)，进行性肾功能减退并发展成为尿毒症，为其临床特点。患者常伴有贫血，少数可具备肾病综合征特征。

继发性者除上述表现外，还有其原发病的相应表现。

(四)实验室检查

1. *尿常规*　除不同程度的蛋白尿外，血尿持续是本病重要特点，肉眼血尿较常见。尿沉渣可见红细胞、白细胞、玻璃样管型及颗粒管型。

2. *血常规*　常见明显贫血，属正色素性、正细胞性贫血。

3. *肾功能*　发病后数日即可发现血尿素氮、血肌酐进行性上升。

4. *免疫学检查*　主要有抗 GBM 抗体阳性(Ⅰ型)，ANCA 阳性(Ⅲ型)。Ⅱ型患者血循环免疫复合物及冷球蛋白可阳性，并可伴有补体 C3 的降低。

5. *B 超*　显示双肾增大，呈弥漫性肾实质病变，皮髓质界限不清。

6. *肾活检*　有利于确立诊断、制定治疗方案及评估预后等。如情况允许，应尽早进行。但在本症作肾活检风险较大，应严格选择适应证。

(五)诊断与鉴别诊断

1. *诊断*　凡急性肾炎综合征伴肾功能急剧恶化，无论是否已达到少尿性急性肾衰竭，均应疑及本病并及时行肾活检。若病理显示 50%以上肾小球有新月体形成，并依据临床和实验室检查除外系统性疾病，诊断即可成立。

2. *鉴别诊断*　①急性链球菌感染后肾炎：本病多数有链球菌前驱感染史，少尿和肾功能损害持续时间短，肾功能一般在病程 2～3 周后有望恢复，预后良好，肾活检或动态病程观察有助于两者鉴别。②溶血性尿毒症综合征：多见于婴幼儿，贫血多较严重，为微血管溶血性贫血。血小板及凝血因子减少，出血倾向明显，有助于鉴别。③继发于全身性疾病：如系统性红斑狼疮、过敏性紫癜等。④注意是否在原有肾小球疾病基础上又发生新月体病变，导致病情急剧恶化，如 IgA 肾病、膜增生性肾炎。⑤尽可能区分原发 RPGN 的 3 种类型，因其预后和治疗有所差别。

(六)治疗

1. *一般治疗*　对肾衰竭及其并发症的治疗，其处理同一般肾衰竭，详见有关章节。

2. *肾上腺皮质激素*　目前首选大剂量激素冲击疗法：甲泼尼龙 15～30mg/kg(最大 1 次量 1g)溶于 5%葡萄糖溶液 100～200ml 中静脉滴注，每天或隔天 1 次，3 次为 1 个疗程，必要时间隔 3～5d 可进行下 1 个疗程，一般不超过 3 个疗程，冲击期间注意监测血压。继以口服泼尼松 1mg/(kg·d)，至少 4 周，然后逐步减量维持。

3. *细胞毒药物*　常与激素同时使用，可用环磷酰胺或硫唑嘌呤。环磷酰胺 0.2g，加入生理盐水

20ml，近年有报道，甲泼尼龙冲击加用环磷酰胺冲击疗法，每月1次，每次0.5～1g，连用6个月，环磷酰胺配合甲泼尼龙冲击治疗取得疗效者。

4.抗凝疗法　在人类疗效尚有争议。在抗凝同时，可加用抗血小板聚集药如双嘧达莫，并与泼尼松、免疫抑制药联用，称四联疗法，有一定疗效。肝素用量，每次100～150U/kg，每4～6h 1次静脉滴注，疗程5～10d。如病情好转可改用皮下注射或华法林口服，持续较长时间。双嘧达莫5～10mg/(kg·d)，分3次口服或静脉滴注。

5.血浆置换疗法　可有效清除血浆中免疫复合物及抗肾抗体，阻止和减少免疫反应。早期应用可使病情缓解。该疗法需配合糖皮质激素及细胞毒药物，以防止在机体大量丢失免疫球蛋白后大量合成造成反跳。

6.透析疗法　本病临床突出表现为进行性肾衰竭，故主张早期进行透析治疗。透析指征同一般急性肾衰竭。通常可先做腹膜透析，不满意时考虑血液透析。

7.肾移植　肾功能不恢复者待病情稳定后可行肾移植，须等待至血中抗肾抗体阴转后才能进行。

(七)预后

本症预后严重，如未能及时有效治疗，几乎均于数周至半年内进展至不可逆肾衰竭。影响预后的主要因素有以下几种。①病因：继发于链球菌感染者预后较好；②治疗是否及时：临床有少尿、肾功能差需行透析者，病理上显示广泛不可逆病变(纤维性新月体、肾小球硬化或间质纤维化)，预后差；③免疫病理类型：Ⅲ型较好，Ⅰ型差，Ⅱ型居中。

(八)案例分析

患儿，女，13岁。

主诉：持续肉眼血尿伴进行性肾功能减退1个月。

病史：患儿于1个月前无明显诱因下出现浓茶样尿，伴双眼睑水肿、全身乏力，无发热，无咳嗽咯血，无皮疹、关节痛，无腹痛、尿痛等。至当地医院住院，查尿蛋白++，红细胞满视野，管型1～2个/HP，B超提示双肾肿大伴损害，诊断为“急性肾小球肾炎”，给予青霉素治疗，血尿持续存在。2周前患儿尿量逐渐减少至300～400ml/d，伴有恶心、纳差，偶有呕吐，水肿加重，血肌酐进行性上升呈，至入院前1d达869.7μmol/L，转诊入院。

病程中，患儿胃纳差，精神欠佳，小便如前述，便秘。

既往史、个人史、家族史：无特殊。

体格检查：T 36.8℃，R 18/min，P 72/min，血压140/80mmHg，身高148cm，体重41kg，发育正常，营养中等，神志清楚，精神欠佳，推入病房，自主体位，对答切题，贫血貌。全身皮肤未及皮疹。浅表淋巴结未触及。头颅无畸形，双眼睑稍有水肿，巩膜无黄染，瞳孔对光反射灵敏。外耳道、鼻道未见异常分泌物，副鼻窦区无压痛。口腔黏膜无溃疡，咽无充血，扁桃体无肿大。颈软，颈静脉无怒张，甲状腺无肿大。胸廓无畸形，呼吸规则，双肺呼吸音稍粗，未闻及啰音。心界不大，心率72/min，心律齐，心音有力，未闻杂音。腹部平软，全腹无压痛、反跳痛，未及异常包块，肝脾肋下未及，肾区无叩痛，肠鸣音正常，双下肢轻度可凹性水肿，四肢关节无畸形，无肿胀、压痛，活动自如，四肢肌力、肌张力正常。神经系统未及明显异常。

初步分析：①患儿为少年女性，临床表现为持续肉眼血尿、蛋白尿、红细胞管型尿，1个月内出现进行性少尿及肾功能减退，双肾肿大，病情进展迅速，可考虑急进性肾小球肾炎。②该病为一临床综合征，有多种病因病理类型。③原发性肾小球肾炎：如急性链感后肾炎、IgA肾病、膜增生性肾炎等。该患者起病前无明显诱因，如感染、特殊药物及毒物等，链感后肾炎、IgA肾炎可能小。确诊需借助肾活检。④继发于系统性疾病：病程中缺乏肾外表现，如发热、皮疹、关节痛、咯血等，不支持系统性红斑狼疮、紫癜性肾炎等继发性肾炎以及Goodpasture综合征等。⑤急进性肾小球肾炎分为3型，可行抗GBM抗体、ANCA、免疫球蛋白和补体检查，寻找相关线索。⑥患者病情凶险，应尽早行肾活检明确诊断及病理类型以指导治疗。

初步诊断：急进性肾小球肾炎。

初步治疗：给予补液、利尿、疏通微循环等对症支持治疗。进一步检查同时，积极做肾穿前准备。

进一步检查内容及目的：①血常规、ESR：有无贫血及血小板减少，有无感染血象增高。②尿常规、尿相差及24h尿蛋白定量：了解红细胞形态、尿比重及蛋白尿程度等。③血气分析：了解水、电解质及酸碱平衡情况。④凝血功能及血块退缩：是否存在高凝状态，了解有无肾穿禁忌。⑤血生化：监测肝、肾功能及电解质情况，心肌酶谱了解有无心肌损害。⑥免疫球蛋白及补体：有无继发低免疫球蛋白血症，及有无补体下降。⑦ANA、抗dsDNA

及ENA系列：排查狼疮的重要指标。⑧抗GBM抗体、ANCA：急进性肾炎Ⅰ型、Ⅲ型可分别阳性；冷球蛋白：排除冷球蛋白血症。⑨ASO、EBV抗体、乙肝两对半：ASO增高提示链球菌感染，可见于链感后肾炎；排查EBV感染后肾炎及乙肝病毒相关性肾炎。⑩胸片、心电图、心超：了解心肺情况，有无肺部炎症，有无心脏扩大，有无胸腔积液、心包积液等浆膜炎的表现。⑪腹B超：了解肾大小及受损程度。⑫ABPM：24h动态监测血压，评价高血压情况。

进一步检查：①血常规：WBC 7.4×10^9/L，N 65.8%，L 28.2%，RBC 3.23×10^{12}/L，Hb 75g/L，PLT 345×10^9/L，C反应蛋白10mg/L，ESR 20mm/L。②尿常规：蛋白++，RBC满视野，WBC 0～2个/HP，红细胞信息均一性。24h尿蛋白定量：1.28g/d。③血气分析：pH 7.423，PCO_2 24.8mmHg，PO_2 84.6mmHg，BE-9.3mmol/L，HCO_3^- 14.3mmol/L。④凝血功能及血块退缩：正常。⑤血生化：ALT 19U/L，AST 36U/L，AKP 241U/L，Cr 842.7μmol/L，BUN 38.4mmol/L，尿酸475μmol/L，总蛋白48.3g/L，清蛋白29.7g/L，胆固醇7.25mmol/L，钾5.0mmol/L，钠133.0mmol/L，氯100.0mmol/L，钙2.1mmol/L，磷1.99mmol/L，CK 632U/L，CK-MB 21U/L。⑥免疫球蛋白及补体：IgG 13.70g/L，IgM 1.07g/L，IgA 2.13g/L，IgE 62.2U/ml，C3 1.24g/L，C4 0.51g/L，CH50 60U/ml。⑦ANA、抗dsDNA及ENA系列：(－)；冷球蛋白：正常。⑧ANCA：P-ANCA 1∶10(＋)，MPO-ANCA 1∶64(＋)。⑨ASO、EBV抗体、乙肝两对半：阴性。⑩胸片、心电图、心超未及异常。⑪B超：双肾肿大伴损害，肝脾未见异常。⑫ABPM提示存在高血压，夜间增高更著。

根据检查结果进一步分析：①患儿青少年起病，病情进展迅速，临床表现以肉眼血尿、蛋白尿、少尿、进行性肾功能损害伴双肾肿大为特点，急进性肾炎诊断明确。结合实验室检查P-ANCA 1∶10(＋)，MPO-ANCA 1∶64(＋)，考虑为Ⅲ型可能性大，需尽快肾活检以明确。患儿缺乏肾外表现，暂不支持ANCA相关性系统性血管炎(如Wegener肉芽肿，显微镜下微血管炎)。②患儿抗GBM抗体阴性，不支持抗GBM抗体介导的Ⅰ型急进性肾炎。③患儿自身抗体阴性基本排除系统性红斑狼疮；ASO及补体未及异常，不支持链感后肾炎；EBV抗体、乙肝两对半阴性，不支持相关感染后肾炎。

病情变化及下一步检查：患儿入院后间歇行血液透析，纠正水、电解质紊乱，清除毒素，进一步行肾活检组织学检查。

肾病理结果：新月体肾炎(Ⅲ型)

光镜：17个肾小球，均见新月体形成，其中11个为细胞新月体，其余为节段细胞性。肾小球细胞数增多，可见中性粒细胞及单核细胞浸润，包曼囊腔内见大量渗出物。个别肾小球周围有较多炎性细胞浸润。间质大量炎性细胞浸润。大部分毛细血管襻闭锁，部分断裂，可及一处间质小动脉血管壁水肿，细胞数增多。免疫荧光：IgG(－)，IgA(－)，IgM(－)，Clq(－)，C3(－)，C4(－)，Fb(－)。电镜：球囊壁由多层细胞构成新月体，部分GBM断裂、破损，毛细血管腔内有血栓形成。

最终诊断：急进性肾炎(Ⅲ型)

总结：对于急进性肾炎，首要任务是明确病因及肾病变性质和程度。需要结合临床、血清学及肾组织学检查综合判断。新月体肾炎(Ⅲ型)是一种特殊类型的血管炎，国内约半数患者与ANCA相关，大部分由系统性血管炎所致。早期诊断、明确病因及肾病变性质，及时给予合理治疗，对改善肾预后起着决定性作用。

患儿明确诊断后，予甲泼尼龙(每次20mg/kg)及环磷酰胺(500～700mg/m^2)双冲击治疗，间歇期给予每天泼尼松2mg/kg口服。治疗1个月后血清肌酐下降至226.2μmol/L，复查ANCA转阴，仍有明显镜下血尿及蛋白尿。重复肾活检发现仍有许多活动性病灶，再次给予甲泼尼龙冲击以及环磷酰胺序贯冲击治疗。随访2年，血清肌酐恢复正常，24h尿蛋白定量0.2g，尿红细胞3～8个/HP，肾小管浓缩功能轻度减退。

(徐　虹　陈　径)

第十节　急性肾衰竭

急性肾衰竭(acute renal failure，ARF)是指由于各种原因引起的肾功能在短时间(数小时或数日)内急剧减退而出现的临床综合征，主要表现为氮质血症，水、电解质紊乱、代谢性酸中毒及全身各系统并发症。常伴有少尿（<400ml/d），但也可以无少尿表现。

（一）病因和分类

ARF 按发病机制分为肾前性、肾性和肾后性三大类。肾前性是指任何原因引起的血容量减少（如各种原因的液体丢失和出血），肾血流量下降，导致肾小球滤过率降低，但不存在肾实质损伤；肾性是各种原因导致肾实质病变引起的急性肾衰竭，包括肾小球肾炎及血管炎、急性间质性肾炎、急性肾实质坏死及肾血管病变；肾后性是指任何原因引起的尿路梗阻所致的急性肾衰竭。3 种类型中肾性最为常见，其中急性肾小管坏死（acute tubular necrosis，ATN）占 75%，所以狭义的 ARF 是指 ATN。

本章中主要以 ATN 为代表进行叙述。

（二）临床表现

ARF 临床过程典型可分为 4 期：起始期、少尿期、多尿期及恢复期。

1. *起始期*　此期患者常遭受一些已知 ARF 的病因，如低血压、缺血、脓毒症和肾毒素等，但尚未发生明显的肾实质损伤。常表现原发疾病的症状和体征。在此阶段 ARF 是可预防的。

2. *少尿期*　持续时间因受损程度及病因而异，一般 7～14d（短者 2d，长者可达 4 周）。尿量<400ml/d 或<250ml/m^2 为少尿，<50ml/d 为无尿，完全无尿极少见。常伴有显著的水、电解质及酸碱平衡紊乱。如水潴留而体重增加、高血压、全身水肿、胸腹水、严重者可发生心力衰竭、肺水肿和脑水肿；电解质紊乱（显著的高钾、高磷、高镁血症和低钠、低钙、低氯血症）的相应症状；代谢性酸中毒以及因氮质血症引起的多系统受累（如消化系统：食欲减退、恶心、呕吐、腹部不适、消化道出血等；中枢神经系统：意识障碍、躁动、谵语、抽搐、昏迷等；血液系统：出血倾向、皮肤瘀斑及贫血）。此期易合并感染，以呼吸道及泌尿道感染为常见，病程中积极预防和治疗感染非常重要。

3. *多尿期*　当每日尿量增加至 400ml 以上，提示进入多尿期。一般 5～6d 后可达利尿高峰，表明肾功能有所好转排出体内积存水分，但也可能是肾小管回吸收原尿的量有所减少而发生利尿，因此，不能放松警惕。多尿持续时间不等为 5～10d，部分病人可长达 1～2 个月。此期可发生脱水、低钠血症及低钾血症等改变。

4. *恢复期*　多尿期后肾功能逐渐恢复，血尿素氮、肌酐等血生化恢复正常。但肾小管功能恢复相对延迟，长需数月后才能恢复。少数病人可遗留下不同程度肾功能损害或转为慢性。

非少尿性肾衰竭是指无少尿或无尿表现，每日平均尿量仍可达 600～800ml。可由多种原因所致，但较常由肾毒性物质引起，如氨基糖苷类抗生素及（或）造影剂等。其尿毒症症状、氮质血症程度多数较轻，持续时间较短，预后相对良好，但如处理不当仍可有 26%病死率，应引起注意。

（三）实验室检查

1. *血液检查*　有轻、中度贫血；血尿素氮、肌酐进行性升高，血肌酐每日平均增高≥44.2μmol/L，高分解代谢者上升速度更快，每日平均≥176.8μmol/L。少尿期常有高血钾、高血磷、低血钠、低血钙及代谢性酸中毒。

2. *尿液检查*　包括尿常规、尿沉渣、尿比重、尿渗透压、肾衰竭指数及滤过钠排泄分数，有助于区分肾前性、肾性和肾后性。特别是滤过钠排泄分数的意义较大。应注意尿液指标检查须在输液、使用利尿药、高渗药物前进行，否则会影响结果。

3. *影像学检查*　尿路超声检查对排除泌尿系统梗阻和慢性肾功能不全很有帮助；必要时可行 CT 或 MRI 检查。放射性核素检查可了解肾血流量，肾血管造影可明确诊断。

4. *肾活检*　是明确肾病理变化的最可靠手段。

（四）诊断及鉴别诊断

1. *诊断*　对于有上述引起 ARF 的病因，临床出现少尿[<250ml/(m^2·d)]、氮质血症及肾小球滤过率急剧下降即可作出临床诊断。典型病例诊断不难，但要注意非少尿性肾衰竭及不典型或轻型病例的诊断。国内儿科通常采用以下指标：血肌酐≥176μmol/L，BUN≥15mmol/L；或每日增加血肌酐≥44.2～88.4μmol/L，每日增加血 BUN≥3.57～7.5mmol/L；或在 24～72h 内血肌酐相对增加 25%～100%；有条件测内生肌酐清除率，每分钟≤30ml/1.73m^2。新生儿指标如下：出生后 48h 无尿或出生后少尿（每小时≤1ml/kg），血肌酐≥88～142μmol/L，BUN≥7.5～11mmol/L；或每日增加血肌酐≥44.2μmol/L，每日增加血 BUN≥3.57mmol/L。

2. *区别肾前性或肾性 ARF*　可参考表 10-3。

表 10-3　肾前性和肾性急性肾衰竭的区别

	肾前性	肾　性
病史	吐泻入量不足	有致肾缺血、肾毒素史
体征	脱水	水肿
尿常规	基本正常	蛋白尿、沉渣异常
尿比重	≥1.018	≤1.015
尿渗透压(mmol/L)	≥500	≤350
尿钠(mmol/L)	<20	>20
尿肌酐/血肌酐	>40	<10
肾衰竭指数(RFI)(1)	<1	>1
钠排泄分数(FENa)(2)	<1	>1
补液实验(3)	尿量增加	尿量不增
利尿实验(4)	尿量增加	尿量不增

(1)RFI＝尿钠÷(尿肌酐÷血肌酐)

(2)钠排泄分数(FENa)＝(尿钠÷血钠)÷(尿肌酐÷血肌酐)×100

(3)补液实验:当患儿可能有脱水、血容量不足,不存在循环充血时可作补液试验,即用 2:1 糖盐等渗液,15～20ml/kg 于 30min 内输完,观察尿量有无变化

(4)利尿实验:在无脱水、排除血容量不足时给予呋塞米 1mg/kg,观察尿量有无变化

3. *注意除外肾后性因素*　利用 B 超检查有无尿路梗阻等。

(五)治疗

1. *一般治疗*　去除病因和治疗原发病。选择高糖、低蛋白、富含维生素的饮食,控制感染,密切监测尿量及肾功能变化。

2. *少尿期*

(1)控制液体入量:坚持量入为出的原则,每日液体量≤前一日尿量＋显性失水量(呕吐、腹泻、胃肠引流)＋不显性失水量-内生水。不显性失水用不含钠液体,$400ml/(m^2 \cdot d)$或儿童 10ml/(kg·d),体温升高 1℃ 增加 $75ml/(m^2 \cdot d)$;内生水 $100ml/(m^2 \cdot d)$;异常丢失用 1/4～1/2 张液体补充。监测体重每日应减少 10～20g/kg;血钠不低于 130mmol/L,血压稳定,无脱水征。呋塞米可短期使用。

(2)高钾血症:血钾>6.5mmol/L,或心电图出现 QRS 波增宽等异常时,应积极处理。①10%葡萄糖酸钙 10ml 静脉滴注,但用洋地黄者慎用;②5%碳酸氢钠每次 2ml/kg,5min 内静脉推注,如心电图未恢复,15min 后可重复 1 次;③高渗葡萄糖和胰岛素:每 3～4g 葡萄糖配 1 单位胰岛素,每次用 1.5g/kg 糖可能暂时降低血钾 1～2mmol/L;④阳离子交换树脂:经上述抢救心电图趋于正常,但是血钾仍在 5.5～7mmol/L,可用阳离子交换树脂口服或灌肠每次 0.3～1g/kg;⑤透析:血液或腹膜透析。

(3)低钠血症:应区分稀释性或缺钠性。稀释性一般经限水即可。当血钠<120mmol/L,且又出现低钠综合征时,可适当补充 3%氯化钠,1.2ml/kg 可提高血钠 1mmol/L,可先给 3～6ml/kg,可提高 2.5～5mmol/L。

(4)代谢性酸中毒:轻症多不需治疗。当血 HCO_3^-<12mmol/L 时,应给与碳酸氢钠。5%碳酸氢钠 1ml/kg 可提高 HCO_3^- 1mmol/L。给碱性液可使血容量扩大和诱发低钙抽搐。

(5)低钙血症:可静脉给 10%葡萄糖酸钙 10ml,每日 1～2 次。

(6)高血压的治疗:多与血容量过大、水血症有关。治疗应严格限制水分入量,限盐及利尿。利尿可用呋塞米每次 2～3mg/kg,2～3/d;降压药,口服卡托普利 0.5～6mg/(kg·d),分 3～4 次。如有高血压脑病可用硝普钠静点,可将硝普钠 10～20mg 加在 5%葡萄糖 100ml 内,根据血压调节滴数 1～8μg/(kg·min),使血压稳定在一定水平。

(7)透析治疗:透析指征,①血生化指标:血尿素氮>28.56mmol/L,血肌酐>530.4mmol/L,高血钾>6.5mmol/L 或心电图有高钾表现,CO_2CP<12mmol/L;②临床有明显尿毒症症状,少尿 2～3d,频繁呕吐,有周围神经或精神症状者;③有明显水钠潴留表现;④化学毒物或药物中毒。

3. *多尿期*　注意脱水和水电解质失衡。

(1)低钾血症：可给钾2～3mmol/(kg·d)口服，如低钾明显可静脉补充，其浓度一般不超过0.3%即用10%氯化钾3ml加入100ml液体中。

(2)水和钠的补充：由于利尿水分大量丢失可致脱水，应注意水分补充。

(3)控制感染：选择敏感抗生素，注意保护肾功能。

4.恢复期　给予充分热量、优质蛋白及维生素。

(六)预后

因病因而异，肾前性ARF如适当治疗多可恢复，肾性ARF患儿中以急性肾小球肾炎预后最好。非少尿型ARF预后较少尿或无尿好。一般来说，年龄愈小、原发病越重、病程中有严重并发症者预后愈差。

(七)案例分析

患儿：男，11个月。

主诉：腹泻发热、伴尿少3d。

现病史：患儿6d来出现水样便，每日10余次，同时发热，体温最高39℃，无咳嗽咳痰，无抽搐。近日伴尿量明显减少。病前无其他疾病史，系第一胎第一产足月顺产儿，人工喂养，胃纳好。

既往史、个人史、家族史：无殊。

体格检查：T 38℃，R 26/min，P 106/min，BP 80/50mmHg。神清反应可，急性病容，眼眶凹陷，皮肤弹性尚可，咽部稍红，两肺呼吸音粗，未闻及干湿啰音，心率110/min，律齐，心音有力，未闻及病理性杂音，腹平软，肝、脾肋下未及，肠鸣音活跃，肛周皮肤红，神经系统检查无阳性体征，四肢末梢温暖，下肢无水肿。

实验室检查：血常规：血红蛋白118G/L，白细胞4 800/μl，尿常规：pH6.5，蛋白(++)，红细胞15～20/HP，白细胞45～50/HP；大便常规：无殊；血液检查：钾3.0mmol/L，钠126mmol/L，氯102mmol/L，钙1.88mmol/L；血气：pH 7.275，$PaCO_2$ 24.9mmHg，PaO_2 12 514mmHg，BE-14mmol/L，SaO_2 0.198。肾功能：血Cr 96μmol/L，BUN 6.2mmol/L。肝功能、胸片、腹部平片均无异常。

初步诊断：小儿腹泻病，Ⅱ度脱水，代谢性酸中毒，低钾血症，低钠血症。

初步治疗：给予补液、利尿、疏通微循环等对症支持治疗。

进一步检查内容及目的：给予抗感染，补液，纠正电解质失衡，纠正酸碱失衡等处理，腹泻好转，脱水纠正，但入院2d后仍无尿。复查电解质，钾3.8mmol/L，钠121mmol/L，氯94mmol/L，钙118mmol/L。加用低分子右旋糖酐等扩容，多巴胺改善肾血流、呋塞米利尿后仍无尿。患儿哭吵明显，随访肾功能和电解质检查，钾4.7mmol/L，钠128mmol/L，氯100mmol/L，钙2 105mmol/L，血Cr 230μmol/L，BUN 412mmol/L，血气正常。急查双肾B超显示，双肾多发结石，双侧输尿管结石伴双肾轻度积水，膀胱多发结石。

根据检查结果进一步分析：急请泌尿外科会诊行输尿管逆行插管，并做好腹膜透析准备，插管后随即见尿液排出，同时积极补充液体，很快排尿通畅。2d后复查肾功能恢复正常。

最终诊断：急性肾衰竭尿路梗阻。

总结：

1.病例特点　①急性起病，腹泻发热、伴尿少3d。②既往体健，人工喂养。③入院时存在脱水、代谢性酸中毒、电解质紊乱。此时血肌酐相对该年龄已有升高，临床无溶血表现。④在腹泻好转，脱水纠正的情况下仍进展到尿闭，发生急性肾衰竭，患儿哭吵更明显。⑤超声检查发现双肾、双侧输尿管、膀胱多发结石。⑥外科及时干预下恢复。⑦结石尚需进一步处理，结石形成的原因有待分析，结合我国大多数奶粉受三聚氰胺污染的情况，以此相关性结石的可能性为大。近年来类似报道可见。

2.病例分析　腹泻好转，脱水纠正的情况下进展到尿闭，可除外肾前性因素。婴儿时期引起肾性急性肾衰竭发生尿闭的多见于肾病综合征、溶血尿毒综合征，该患儿没有相应症状和体征。肾后性的原因中尿路梗阻伴感染要考虑。小儿尿路结石发生率低，各地区有明显差异，婴儿多发结石更为少见。血尿及排尿时疼痛为尿路结石的主要表现，但小婴儿可不明显，多表现为排尿时哭吵不安。尿路结石多发于男孩，女孩尿道短宽，遇有小结石易于排出。腹泻脱水经大量补液等纠正后可能使肾内结石掉入输尿管引起尿闭，也可能腹泻脱水使输尿管内结石更加堵塞。

(徐　虹　陈　径)

第十一节　慢性肾衰竭

慢性肾衰竭(chronic renal failure,CRF)是指由于多种原因引起的持久肾实质损害所致晚期的肾功能严重减退,临床表现为多种代谢紊乱的综合征。由于本病是肾病变长期发展的结果,故常呈不可逆过程,预后差。

(一)病因及发病机制

小儿 CRF 病因与成年人有所不同,且依年龄而异。婴幼儿常为泌尿系统解剖异常,如肾发育不良、发育障碍、梗阻或畸形;年长患儿则主要为获得性肾小球疾病、遗传性肾病(如 Alport 综合征)、尿路感染、肾血管性疾病及全身性疾病。

肾功能持续进行性减退的机制目前尚未阐明。可能与局部血流动力学改变(即高灌注、高滤过可致肾小球硬化)、持续蛋白尿(可致肾小管、间质纤维化)、高血压、高脂血症及肾小管高代谢状态有关。目前存有多个学说,包括健存肾单位学说、矫枉失衡血说、肾小球高滤过学说、肾小管高代谢学说、脂代谢紊乱学说、尿毒症毒素学说、营养缺乏学说等。

(二)分期

目前国际通用将慢性肾病依据肾小球滤过率(GFR)分为 5 期:

Ⅰ期:GFR≥90ml/(min·1.73m^2)(正常)

Ⅱ期:GFR 60～89ml/(min·1.73m^2)

Ⅲ期:GFR 30～59ml/(min·1.73m^2)

Ⅳ期:GFR 15～29ml/(min·1.73m^2)

Ⅴ期:GFR＜15ml/(min·1.73m^2)(伴有尿毒症)

慢性肾病Ⅱ、Ⅲ、Ⅳ、Ⅴ期依次被认为是轻、中、重度和终末期肾衰竭。

(三)临床表现

肾衰竭的早期,由于肾有相当的代偿能力,故除原发病表现外,本征往往无临床症状,随病情进展到残余肾单位不能适应机体最低要求时,肾衰竭症状才逐渐表现出来,至尿毒症时出现多系统受累表现(表 10-4)。

1. *一般表现*　大多起病潜隐,且多呈非特异表现,如乏力、纳差、头痛,小儿期生长迟滞等,有时临床可询及口渴、夜尿表现。

2. *消化系统*　表现为恶心、呕吐。

3. *血液系统*　有贫血、出血倾向。

4. *循环系统*　有高血压、心功能不全、心律失常、心包炎。

5. *神经系统*　神经精神有淡漠、周缘神经病征。

表 10-4　临床表现及相关机制

临床表现	机　制
含氮代谢产物蓄积	肾小球滤过率下降
尿浓缩力减退	肾单位丢失、溶质利尿、髓质血流增加
钠潴留	少尿、肾素产生增多
钠丢失	肾小管损伤、溶质利尿
高钾血症	肾小球滤过率下降、代谢性酸中毒、低醛固酮血症、摄入过多
酸中毒	固定酸排泄障碍、小管分泌氢离子缺陷和制造氨能力下降
生长落后	热量摄入不足、代谢性酸中毒、肾性骨病、贫血、生长激素抵抗
肾性骨病	肾 1,25$(OH)_2D_3$产生不足、高磷血症、低钙血症、继发性甲状旁腺功能亢进
贫血	EPO 产生下降、缺铁、叶酸不足、维生素 B_{12}不足、红细胞寿命缩短
出血倾向	血小板功能改变
高血压	容量负荷、肾素产生过量
心肌病、心包炎	尿毒症、高血压、容量负荷
胃肠道症状	胃-食管反流、胃肠动力改变
神经系统症状	氮质血症、铝中毒、高血压
高脂血症	脂蛋白酶活性下降
葡萄糖不耐受	组织胰岛素抵抗

6. 水、电解质和酸碱平衡失调　失衡方面表现为水钠调节差，一方面易发生水钠潴留、水肿，另一方面又可发生钠之不足(尤在长期禁盐、吐泻、利尿药使用中)；多数血钾正常，晚期尿少则增高；高磷血症及低钙血症明显，且有代谢性酸中毒。

(四)实验室检查

1. 尿液分析　尿比重固定于1.010左右，尿中可见不等量的蛋白、红细胞、白细胞及管型(除颗粒管型外，有时可检见蜡样管型及宽大的肾衰竭管型)等。

2. 血液检查　多呈正细胞正色素性贫血，血小板及白细胞计数一般正常，出凝血时间可延长。

3. 血生化　肾功能检查，尿素氮、肌酐升高，肌酐清除率降低。CRF时有尿液浓缩、稀释功能下降。血钙下降，血磷增高，血镁增高，血钠一般低下。血钾至后期尿量减少时常增高。血pH下降，二氧化碳结合力下降。

4. 影像学检查　X线检查，胸片心影扩大及循环充血表现。长骨摄片了解肾性骨病表现。腹部B超检查了解泌尿系统有无梗阻，肾可缩小。放射性核素检查了解肾血流量，肾小球、肾小管功能，还可用骨扫描有助于肾性骨病的诊断。

5. 肾活检　是明确肾病理变化的最可靠手段。

6. 其他　血中1,25$(OH)_2D_3$下降，碱性磷酸酶活性增高，甲状旁腺激素增高，血清骨钙素增高，血中经脯氨酸增高。

(五)诊断和鉴别诊断

CRF可根据长期慢性肾病史，临床显示有生长发育迟缓或停滞、乏力、纳差、恶心、呕吐、多尿夜尿、高血压、贫血、出血倾向，尿比重低且固定于1.010左右，尿常规轻度异常，血生化呈氮质血症、代谢性酸中毒，即可作出临床诊断。应尽量明确引起CRF的原发病，因某些原发病仍具有某些特异治疗方法，且其中少数经治疗有可能恢复到肾功能代偿期(如狼疮性肾炎)，且有助于估计是否于移植肾上复发。

需与下述两种情况相鉴别：①原患有某些肾病，当伴发脱水、高分解状态、感染、发热、消化道出血、皮质激素应用而尿量减少致发生暂时急性肾前性氮质血症。②已有慢性肾功能不全，处于稳定代偿期者，在某些诱因作用下，病情迅速恶化进入尿毒症期，这时需与CRF相鉴别。除病史外，还可以检测双侧肾大小，必要时行肾活检。

(六)治疗

1. 去除诱因　尤其需注意感染、血容量下降及尿路梗阻。

2. 饮食及营养　应供给足够热卡。根据不同的肾功能状况调整每日蛋白质量，摄入蛋白选用优质蛋白，减少饱和脂肪酸。

3. 维持水、酸碱和电解质平衡

(1)水和钠：注意水的摄入和尿液排出量，维持体内足够的水分。

(2)代谢性酸中毒、高钾血症：详见急性肾衰竭的处理。

(3)钙磷代谢紊乱和肾性骨病：食物中限磷并给予足够的钙。可采用碳酸钙300～400mg/(kg·d)，分次口服；维生素D 1U/d；1,25$(OH)_2D_3$ 0.25μg/d。需定时监测血钙磷变化。

(4)贫血：除了补充维生素、叶酸、铁剂外，当血红蛋白<60g/L或血细胞比容<20%，有脑缺氧症状时应给予小剂量新鲜血或洗涤红细胞输注。近年来，常给予促红细胞生成素25～50U/kg，皮下注射，每周2次。

(5)其他：口服氧化淀粉减少胃肠含氮代谢物的吸收，控制高血压，防治感染等。

(6)肾替代治疗：必要时给予血液透析、腹膜透析及肾移植治疗。

(七)案例分析

患儿：男，8岁6个月。

主诉：水肿、泡沫尿2周余，尿少5d。

现病史：患儿于入院前2周余，因"感冒发热3d"后出现双眼睑、颜面及双下肢水肿，伴有泡沫尿，当时尿量不详，无咳嗽、呕吐、腹泻，无皮疹、关节痛，无头晕、头痛等。至当地诊所，给予"头孢呋辛"静滴抗感染治疗后，未见好转。5d前转诊至当地医院住院治疗。入院后发现患儿有高血压，波动在120～160/80～110mmHg，尿量偏少，200～600ml/d，血常规：WBC 7.87×10^9/L，N 60.6%，L32.3%，Hb 104g/L，PLT 218×10^9/L；ESR 40mm/L；尿常规：尿蛋白卌，RBC少许；血尿素氮31.14mmol/L，血肌酐669.7μmol/L，ALB 29.2g/L，TCH 7.33mmol/L，考虑为"肾病综合征，急性肾衰竭"转诊入院。

病程中，精神稍倦，胃纳欠佳，睡眠可，大便正常，小便如前述，体重改变不详。

既往史：体健，否认传染病接触史。

个人史：第1胎第1产，足月顺产，身高稍低于同龄儿童，学习成绩一般。

家族史：否认"肾病"家族史。

体格检查：T 36.8℃，R 18/min，P 84/min，BP 144/112mmHg，身高114cm，体重25kg，发育正常，营养中等，神志清楚，精神稍倦，抱入病房，自主体位，对答切题。全身皮肤未及皮疹。浅表淋巴结未触及。头颅无畸形，双眼睑稍有水肿，巩膜无黄染，瞳孔对光反射灵敏。外耳道、鼻道未见异常分泌物，副鼻窦区无压痛。口腔黏膜无溃疡，咽轻度充血，扁桃体Ⅱ度肿大。颈软，颈静脉无怒张，甲状腺无肿大。胸廓无畸形，呼吸规则，双肺呼吸音稍粗，未闻及啰音。心界不大，心率96/min，心律齐，心音有力，未闻杂音。腹部平软，全腹无压痛、反跳痛，未及异常包块，肝脾肋下未及，肾区无叩痛，肠鸣音正常，双下肢轻度可凹性水肿，四肢关节无畸形，无肿胀、压痛，活动自如，四肢肌力、肌张力正常。神经系统未及明显异常。

初步分析：①患儿为学龄期男孩，急性起病，以水肿、大量蛋白尿、低蛋白血症及高脂血症为主要表现，可考虑肾病综合征诊断，但需排除继发因素（如系统性红斑狼疮、血管炎、乙型肝炎等），其他原发性肾炎肾病表现者（如急性链感后肾小球肾炎、IgA肾病、急进性肾炎等）及遗传性肾病（如Alport综合征）。②患儿5d前发现有少尿、高血压、血尿素氮及肌酐上升，提示有急性肾衰竭存在，需进一步评估尿量、血压及水、电解质及酸碱情况等。③该患儿身高较小、有贫血及高血压，既往未行尿筛查，需警惕慢性肾炎急性发作，慢性肾衰竭，需进一步行B超等检查。

初步诊断：①肾病综合征？②急性肾衰竭

初步治疗：青霉素清除咽部残存感染；多巴胺[2.5μg/(kg·min)]微泵维持改善微循环；呋塞米每次20mg，静脉推注，每日2次，利尿消肿；硝苯地平每次10mg，舌下含服，每8h 1次，降血压。

进一步检查内容及目的：①血常规、ESR：有无贫血程度，有无血小板减少，有无炎症表现。②尿常规、尿微量蛋白及24h尿蛋白定量：了解尿比重及蛋白尿程度等。③血气分析：了解水、电解质及酸碱平衡情况。④凝血功能：是否存在高凝状态。⑤血生化：监测肝、肾功能及电解质情况，心肌酶谱了解有无心肌损害。⑥免疫球蛋白及补体：有无继发低免疫球蛋白血症及有无补体下降。⑦ANA、抗dsDNA及ENA系列：排查狼疮的重要指标。⑧ANCA：排除相关性血管炎。⑨ASO、EBV抗体、乙肝两对半：ASO增高提示链球菌感染，可见于链感后肾炎；排查EBV感染后肾炎及乙肝病毒相关性肾炎。⑩胸片、心电图、心超：了解心肺情况，有无肺部炎症，有无心脏扩大，有无胸腔积液、心包积液等浆膜炎的表现。⑪腹B超：了解肾大小及受损程度。⑫ABPM：24h动态监测血压，评价高血压情况。⑬父母尿常规：寻找家族遗传性肾炎线索。⑭耳、眼检查：排查Alport综合征。

进一步检查结果：①血常规：WBC 7.9×10^9/L，N 70.6%，L 23.5%，RBC 3.385×10^{12}/L，Hb 100g/L，PLT 252×10^9/L。ESR 58mm/L。②尿常规：蛋白卅，RBC 0～2个/HP，WBC 0～1个/HP，管型0～1/HP，比重1.015；尿微量蛋白：NAG/Cr 2.88U/mmol，IgG/Cr 546.5mg/g，Alb/Cr 4 971.6mg/g，A1MU/Cr 178.1mg/g；24h尿蛋白定量：2.78g。③血气分析：pH 7.375，PCO_2 24.8mmHg，PO_2 110mmHg，BE-10.0mmol/L，HCO_3^- 16.8mmol/L。④凝血功能：正常。⑤血生化：ALT 9U/L，AST 36U/L，AKP 252U/L，Cr 684μmol/L，BUN 28.0mmol/L，尿酸425μmol/L，总蛋白41.3g/L，清蛋白20.7g/L，胆固醇7.25mmol/L，钾5.0mmol/L，钠144.0mmol/L，氯105.0mmol/L，钙1.54mmol/L，磷3.11mmol/L，CK 745U/L，CK-MB 17U/L。计算eGFR：8.16ml/(min·1.73m²)。⑥免疫球蛋白及补体：IgG 5.70g/L，IgM 0.69g/L，IgA 2.33g/L，IgE 42.2U/ml，C3 1.29g/L，C4 0.21g/L，CH50 60U/ml。⑦ANA、抗dsDNA及ENA系列：（－）。⑧ANCA：（－）。⑨ASO、EBV抗体、乙肝两对半：阴性。⑩胸片、心电图、心超未及异常。⑪B超：双肾缩小伴双肾损害（上下径左肾66.5mm，右肾68.4mm），腹水中等量，肝脾未见异常。⑫ABPM：提示存在高血压，夜间增高更著。⑬父母尿常规：阴性。⑭耳、眼检查：未及异常。

根据检查结果进一步分析：①根据患儿双肾缩小伴损害，结合生长发育迟滞、贫血、高血压、钙磷代谢异常、氮质血症、代谢性酸中毒，病初有上感诱因，考虑为慢性肾衰竭。计算eGFR为8.16ml/(min·1.73m²)，已进入终末期，需进一步评估全身各系统状况，实施替代治疗。②B超提示双肾已缩小，不适合行肾活检，仍需尽可能排查病因。影像学检查不支持多囊肾等肾发育畸形；病史中无尿路感染病史，不支持反流性肾病；结合此次尿检呈大量蛋白尿，考虑为慢性肾炎急性发作可能大。但目前已经丧失肾活检时机，故更需强调尿筛查、早期发现的重要性。③乙肝两对半、自身抗体、ANCA、EBV抗体均未及异常，暂不支持相关的继发性肾炎。④父母尿常规及眼耳检查均未及异常，暂无遗传性肾病线索。

入院后进一步检查：①血清铁、铁蛋白、叶酸、EPO：评估贫血原因，协助治疗。②PTH：有无甲状旁腺亢进。③随访肾功能、电解质等。

进一步检查结果：①血清铁：5.0μmol/L；铁蛋白：443.1ng/ml；叶酸：14.6nmol/L；EPO：6.31mU/ml。②PTH：516pg/ml。③肾功能、电解质：Cr 724μmol/L，BUN 44.1mmol/L，钾6.7mmol/L，钠137.0mmol/L，氯97.0mmol/L，钙2.13mmol/L，磷2.56mmol/L。

住院后病情变化及检查：患儿住院后，给予抗感染、利尿、降压等治疗，尿量稍增多，水肿消退，但患儿血压控制仍不理想，血钾＞6.5mmol/L，行血透治疗2次，肌酐降后复升，血压及血钾仍呈增高趋势。于入院后第9天行腹透管置入术，并行急性腹膜透析治疗。同时给予复方酮酸片（开同）、骨化三醇、钙尔奇D、右旋糖酐铁等支持治疗。

最终诊断：①慢性肾衰竭；②慢性腹膜透析。

总结：慢性肾衰竭的患者应尽可能明确和治疗其病因及可能诱发加剧的因素；纠正水、电解质、酸碱平衡及其他代谢紊乱，维持内环境稳定；防治并发症；保护肾功能，延缓肾衰竭进展；对已经发生终末期的患者实施肾替代治疗。

该患者起病隐匿，因感染后诱发急性发作，确诊时已经进入终末期肾衰竭，且双肾已经缩小，丧失了进行肾活检及治疗延缓肾衰竭进程的时机，提示尿筛查及早期发现十分重要。给予腹膜透析及其他支持治疗后，患儿病情渐平稳，出院后长期行自动腹膜透析替代治疗，等待肾移植。

（徐　虹　陈　径）

第十二节　肾性高血压

肾性高血压（renal hypertension）是指因肾实质或肾血管病变引起的高血压。前者是指因一侧或两侧肾实质病变引起的高血压，后者是指因单侧或双侧肾动脉的主干及其分支狭窄性病变引起的高血压。肾性高血压占小儿继发性高血压的绝大部分。凡学龄前儿童血压持续＞120/80mmHg（16/11kPa）、学龄儿童＞130/90mmHg（17/12kPa）者，即为高血压。

（一）病因

1. 肾实质性高血压　见于各种肾小球肾炎、反流性肾病、肾发育不良、肾肿瘤、肾外伤、肾淀粉样变、肾钙化、肾积水、多囊肾、糖尿病肾病、放射性肾炎及肾乳头坏死等。

2. 肾血管性高血压　常见于肾动脉肌纤维发育不良（内膜、中层、外膜发育异常）、肾动脉粥样硬化、多发性大动脉炎伴肾动脉狭窄、动脉瘤（先天性或肾穿刺后）、血管炎（结节性多动脉炎、溶血尿毒综合征等）等。此外，肾血管周围病变，如肾周围炎症、肿瘤、囊肿、出血及外伤等造成的压迫导致肾动脉狭窄也可引起肾血管性高血压。

（二）发病机制

1. 肾实质性高血压的发生　主要与肾对细胞外液容量调节障碍和血管张力调节障碍有关。

（1）细胞外液容量的增加：肾实质病变时，尤其肾功能不全时，由于肾小球滤过率下降，引起体内水钠潴留，血容量增加；还能导致一系列神经体液因素失调，使血容量或（和）血管阻力增加，造成高血压。

（2）肾素-血管紧张素-醛固酮系统（RAAS）：肾病时，由于缺血导致RAAS活化，血管紧张素Ⅱ及醛固酮生成增多，发挥缩血管作用，并使远端小管及集合管重吸收Na^+增加，扩张血容量。

（3）交感神经系统活化：肾实质疾病是交感神经能通过传入肾反射活化，刺激血管收缩，增加血管阻力；并增加Na^+重吸收，增高血容量。

（4）其他：肾分泌降压物质减少[前列腺素（PGI_2、PGE_2）、NO生成减少]；内皮素合成增加（导致肾和外周血管收缩）；利钠肽作用减弱（水钠潴留加重）；肾功能不全时甲状旁腺功能亢进（增加血管阻力）等均参与可高血压的发生。

2. 肾血管性高血压　肾动脉狭窄，使肾血流量减少，激活RAAS而使全身小动脉收缩和水钠潴留；此外肾内降压系统，包括激肽、前列腺素等的调节功能障碍，促使血压增高。

（三）临床表现

1. 症状　除有原发病症状（如排尿困难、多尿、夜尿、血尿、水肿、紫癜、关节痛或肿胀等）外，常有头痛、头晕、烦躁等主诉。肾实质性疾病病情重者可有高血压合并症，如高血压脑病、反复惊厥、昏迷、充血性心力衰竭或急性肾衰竭。

2. 体征　常有原发病相关体征。肾血管性高血压者可在上腹部闻及血管杂音。靶器官受损时眼部(眼底视网膜改变);心血管(心脏杂音、心动过速),高血压脑病、充血性心力衰竭及肾衰竭的体征等。

3. 临床特点　与原发性高血压相比,肾性高血压具有以下特点:①易于进展为恶性高血压。②心血管并发症发生率高。③加速肾实质性疾病进展。

(四)辅助检查

1. 尿常规　常有微量或轻度蛋白尿。

2. 肾功能和电解质　肾功能正常或不同程度受损,严重高血压时可有低血钾。

3. 血常规及血清学检查　慢性肾病时存在贫血,了解有无补体下降。

4. 肾B超　肾大小及位置,肾瘢痕,多囊肾,肾钙化及肾结石,有经验者尚可看到血管狭窄前扩张。

5. 肾区X线平片　肾钙化或不透光的结石。

6. 静脉肾盂造影(IVP)　了解肾大小、位置、有无尿路梗阻及节段性肾发育不良。

7. 核素肾图　利用^{99m}Tc-DTPA了解有无肾功能受损,^{99m}Tc-DMSA了解有无肾瘢痕。

8. 肾穿刺活检术　可明确肾实质病变的性质、严重性及预后。

9. 周围血肾素活性及血管紧张素Ⅱ测定、快速连续静脉肾盂造影、放射性核素肾血管造影(^{99m}Tc-TDPA)等　肾动脉狭窄的过筛实验。

10. 数字减影血管造影(DSA)或肾动脉造影　确诊有无肾动脉狭窄。

11. 肾静脉血浆肾素活性测定　判定肾动脉狭窄是否为引起高血压的原因,且可预测手术治疗的效果。

12. 靶器官损害的评估　尿微量蛋白、超声心动图等。

(五)诊断要点

首先明确是否存在高血压。近年来,24h动态血压监测已成为证实真性和持续血压升高的有效工具。患儿出现持续血压升高,并且根据病史、症状、体征及辅助检查结果提示存在各种能引起肾实质高血压的肾病,可考虑诊断为肾实质性高血压。如需进一步明确为何种类型的肾实质病变,必要时可做肾穿刺活检术。

病史中有造成肾动脉狭窄的原因,如大动脉炎、创伤、新生儿脐血管导管术后、动脉瘤、腹部肿物等。体检发现血压持续性显著升高,下肢血压大于上肢血压,特别是腹部有血管杂音时应想到肾血管性高血压。此时应进一步检查以明确诊断。一般分3步进行:①首先是肾动脉狭窄的过筛试验。②确诊需做DSA或肾动脉造影。③最后判定肾动脉狭窄是否为引起高血压的原因:肾静脉血浆肾素活性测定。

小儿高血压除了肾实质性及肾血管性高血压外,尚有内分泌系统、神经系统、心血管系统等疾病所致者,故应予以鉴别,如嗜铬细胞瘤、原发性醛固酮增多症、成神经纤维瘤病、主动脉缩窄、先天性肾上腺皮质增生、皮质醇增多症、甲状腺功能亢进等。

(六)治疗

1. 一般治疗　低盐饮食、注意休息、合理的生活习惯及治疗原发病等。

2. 控制高血压　常用降压药物包括以下几种。

(1)利尿药:常用噻嗪类或襻利尿药,如口服氢氯噻嗪1mg/(kg·d),分2次;呋塞米0.5～2mg/(kg·次)。

(2)肾上腺能(及受体)阻滞药:如口服普萘洛尔1～2mg/(kg·d),分2～3次;哌唑嗪0.05～0.1mg/(kg·d),分2次。

(3)血管扩张药:如肼屈嗪0.75mg/(kg·d),分3次口服。

(4)血管紧张素转化酶抑制药:如卡托普利0.3～0.5mg/(kg·次);依那普利0.08mg/(kg·d),分2次;氯沙坦0.7mg/(kg·d)。

(5)钙通道阻滞药:如口服硝苯地平缓释片0.25～0.5mg/(kg·d)。

(6)交感神经药:如可乐定(≥12岁或成年人)0.2mg/d。

3. 高血压危象的处理　首选硝普钠,1～8μg/(kg·min)持续静脉滴注,在血压监测下用药。硝普钠停药时,要逐渐减量,并继续应用口服降压药。

4. 手术治疗　肾血管性高血压适于手术治疗。

(徐　虹　陈　径)

第十三节 继发性肾炎

一、乙型肝炎病毒相关性肾炎

乙型肝炎病毒相关性肾炎（HBV-associated nephritis，HBV-GN），简称 HBV 相关性肾炎，是继发于乙型肝炎病毒感染的肾小球肾炎，是我国儿童继发性肾小球肾炎的常见病因之一。

（一）病因及发病机制

尚未完全阐明，虽可能由 HBV 病毒本身直接感染肾细胞而致，但大多数学者认为本症是通过免疫机制所致。即本病可能由 HBV 病毒抗原与相应抗体形成循环免疫复合物沉积于肾小球而致病；或 HBV 病毒抗原先镶嵌于肾小球，再与相应抗体形成原位免疫复合物而致病；或 HBV 感染引起机体免疫功能紊乱，通过自身抗体而致病。

（二）病理

本症病理改变类型较多，主要为膜性肾病，其次为膜增生性肾炎、系膜增生性肾炎等，但与上述原发者的典型改变并不完全一致，即呈不典型改变。如与原发性膜性肾病不同，光镜下可伴有轻至中度系膜细胞增生，系膜区扩大，基底膜可见数个“钉突”；免疫荧光可见 IgG、C3 沉积，少数有 IgA、IgM 沉积；电镜下见基膜增厚，上皮下及膜内大量电子致密物沉积；可检测到 HBV 抗原或 HBV-DNA。

（三）临床表现

本病起病隐匿，约 50%病人无自觉症状，多因尿检异常而被发现，也有少部分病人以肾炎或肾病综合征起病。

临床特点为多样性、非典型性、多变性及迁延性。即可有多种临床表现（血尿、蛋白尿、肾炎综合征、肾病综合征），但表现又不典型（如表现肾病者，有大量蛋白尿，而水肿，胆固醇升高不明显），且病情多变化（以肾炎综合征起病者，而后可转为肾病综合征），病程多迁延，对激素治疗反应不良。

（四）实验室检查

1. *尿液检查* 可有血尿、蛋白尿。

2. *血清 HBV 感染标志物的检测* 一般 HBsAg 均阳性，HBcAg、HBeAg 也多阳性，HBsAb 及 HBeAb 阳性率不高。约 50% 可检测出 HBV-DNA。

3. *其他血液指标* 转氨酶可升高；肾功能多正常；发病初期 C3、C4 可下降，病情缓解可恢复；冷球蛋白增多。

4. *肾活检病理* 详见病理部分

（五）诊断

目前国际上 HBV 相关性肾炎尚无统一的诊断标准。参照 1989 年北京座谈会制定的标准，确诊乙肝肾炎必须具备：①血清 HBV 标志物阳性；②患肾小球肾炎并可排除狼疮肾炎等继发性肾小球疾病；③肾组织切片中找到 HBV 抗原或 HBV-DNA；④肾组织病理为膜性肾炎。

符合第①②③条即可确诊，不论肾组织病理如何。符合第①②条且肾组织病理确诊为膜性肾炎时，尽管其肾组织切片中未查到 HBV 抗原或 HBV-DNA，可作拟诊。我国为 HBV 感染高发地区，如肾小球疾病患者同时有 HBV 抗原血症，尚不足以作为 HBV 相关肾炎的依据。

（六）治疗

1. *一般治疗* 注意休息、避免过劳、低盐饮食，肝功能异常者保肝治疗

2. *抗病毒治疗* α-干扰素：一般应用重组人类 α-干扰素，100 万～300 万 U，肌内注射，每周 3 次，6 个月为 1 个疗程。临床以 e 抗原转阴及 24h 蛋白尿定量作为观察疗效的指标。该药不良反应包括发热、流感样症状和精神症状，少数患者可发生多形红斑。

3. *糖皮质激素* 有研究显示糖皮质激素在减轻蛋白尿上虽有时可获得短期效果，但多数无效。因激素延迟体内中和抗体产生，促进 HBV 继续复制，致使病情迁延不愈或加重，故必须慎用。肾病缓解后易复发。仅在病情需要，如大量蛋白尿及严重低蛋白血症，且病毒复制指标阴性时可试用，但不宜单独使用，疗程不宜过长。

4. *免疫抑制药* 不宜应用免疫抑制药。

5. *中药* 活血化瘀、益气补肾对调整机体功能有益。

（七）预后

本病病程多较长，经数年常可自然缓解。年龄小、病程短、肾小球内仅有少量沉积，且不伴肾小球硬化者，多预后良好。但如蛋白尿长期持续、已发生肾小球硬化或肾功能损害者预后不良。血清抗 HBe 抗体出现多伴有病情缓解，特别抗 HBs 抗体

的出现，大部分病人缓解。

（八）预防

本症预防远重于治疗。全面的乙型肝炎疫苗接种是根本的预防手段。

二、狼疮性肾炎

狼疮性肾炎（lupus nephritis，LN）是系统性红斑狼疮（systemic lupus erythematosus，SLE）的肾表现。SLE是一种病因不明、多系统、多脏器受累的自身免疫性疾病。SLE可发生于任何年龄，多见于青壮年，育龄期妇女为发病高峰。儿童SLE常发生于青春期，男女比例为1∶4.3。与成年人相比，儿童SLE更常累及肾、神经系统，预后更差。

（一）病因及发病机制

SLE的病因及发病机制尚未明了，普遍认为是在遗传易感素质基础上，多种因素（如感染、内分泌、免疫调节紊乱以及环境因素等）共同作用下引起的自身免疫性疾病。

遗传因素：已有报道遗传性补体缺陷，HLA-Ⅱ类的DR2、DR3频率异常者易发生SLE。环境因素：如紫外线、感染或某些药物（如肼屈嗪、青霉胺等）可诱发或加重SLE。性激素：不论男女患者体内雌激素增高，雄激素降低可加重病情。

外界诱因刺激有红斑狼疮素质者，引起体内一系列免疫紊乱。患者T-B淋巴细胞之间，T淋巴细胞亚群之间平衡失调，致使B细胞功能亢进，自发产生大量自身抗体。自身抗体与抗原结合形成免疫复合物，造成大量组织损伤。细胞因子及其他免疫异常、外周血淋巴细胞凋亡基因FAS表达不足，使其凋亡减少等，也参与了疾病的发生。

（二）病理

本病主要的病理改变为炎症反应和血管异常。中小血管因免疫复合物沉积或抗体的直接侵袭而出现血管壁的炎症和坏死，继发的血栓使管腔变窄，导致局部组织缺血和功能障碍。受损器官的特征性改变以下两种。①苏木素小体：细胞核受抗体作用变性为嗜酸性团块；②“洋葱皮样”病变：小动脉周围有显著向心性纤维增生。

肾组织的各种病变可分别出现在急性期和慢性期患者。活动性指标包括毛细血管内细胞增生、核碎裂、纤维素样坏死、肾小球基底膜破坏、细胞性或纤维细胞性新月体形成、白金耳等。慢性指标包括存在节段性或全球性肾小球硬化、纤维性粘连、纤维性新月体形成。狼疮性肾炎的病理学分型，见表10-5。

表10-5 狼疮性肾炎的病理学分型（ISN/RPS，2003）

Ⅰ型	轻微病变型
	光镜下肾小球正常；免疫荧光：肾小球免疫复合物沉积；电镜下肾小球有或无致密物沉积
Ⅱ型	系膜增生型
	光镜下系膜细胞增殖和基质增多，伴系膜区免疫复合物沉积，光镜下无上皮侧内皮下沉积；免疫荧光和电镜显示外周血管襻散在孤立性沉积物
Ⅲ型	局灶节段型
	病变累及＜50%的肾小球，病变包括活动性和硬化性病变，活动性病变常表现为节段性内皮细胞增殖，可伴襻坏死和新月体形成，内皮下沉积物往往是节段性分布根据病变性质：活动性（A）；活动性/慢性硬化性（A/C）；慢性硬化性（C）
Ⅳ型	弥漫增生型
	光镜下肾小球多数（＞50%）病变呈节段性或球性分布，毛细血管内或毛细血管外增殖性病变，伴弥漫内皮下沉积物，伴或不伴系膜增殖性病变
	Ⅳ-S：S（A）、S（A/C）、S（C）；Ⅳ-G：G（A）、G（A/C）、G（C）
Ⅴ型	膜型
	光镜下球性或节段性上皮侧免疫性沉积物，常同时伴系膜区沉积及不同程度的系膜细胞增殖。如果见到内皮下沉积物，根据沉积范围，应考虑Ⅲ型合并Ⅴ型或Ⅳ型合并Ⅴ型LN的诊断。免疫荧光显示上皮下散在免疫复合物沉积；电镜下上皮下散在免疫复合物沉积
	慢性化病变：包括节段和球性硬化，无增殖性病变。如果肾小球硬化病变的性质提示它的形成与增殖、襻坏死或新月体有关，应考虑Ⅲ型合并Ⅴ型或Ⅳ型合并Ⅴ型的可能
Ⅵ型	终末硬化型
	肾小球多已发生硬化（＞90%），不伴活动性病变

（三）临床表现

1. *全身症状*　如发热，尤以低热常见，全身不适，乏力，体重减轻等。感染、日晒、药物、精神创伤、手术等均可诱发或加重。

2. *皮肤和黏膜改变*　可出现各种皮肤黏膜损害，好发于暴露部位。约40%患者有面部典型红斑称为蝶形红斑。毛发易断裂，可有斑秃。15%～20%患者有雷诺现象。口腔黏膜出现水疱、溃疡、约占12%。

3. *关节、肌肉症状*　约90%以上患者有关节肿痛，且往往是就诊的首发症状，约50%患者有晨僵。X线检查常无明显改变，多无关节畸形。肌肉酸痛、无力是常见症状。

4. *肾病变*　约50%患者有肾病临床表现，如蛋白尿、血尿、管型尿、白细胞尿、低比重尿、水肿、血压增高、血尿素氮和肌酐增高等。

5. *心血管病变*　10%～50%患者出现心脏受累，包括心包炎、心肌炎、心内膜及瓣膜病变等。

6. *呼吸系统病变*　肺和胸膜受累约占50%，其中约10%患狼疮性肺炎，胸膜炎和胸腔积液较常见，肺实质损害多数为间质性肺炎和肺间质纤维化，引起肺不张和肺功能障碍。狼疮性肺炎的特征是肺部有斑状浸润，可由一侧转到另一侧，激素治疗能使影消除。在狼疮性肺损害基础上，常继发细菌感染。

7. *神经系统病变*　神经系统损害约占20%，一旦出现，多提示病情危重，大脑损害可出现精神障碍，如兴奋、行为异常、抑郁、幻觉、强迫观念、精神错乱等。癫痫样发作。偏瘫及蛛网膜下腔出血等较多见，约占神经系统损害的70%，提示病情重，预后不良，脊髓损害发生率3%～4%，临床表现为截瘫、大小便失禁或感觉运动障碍。脑神经及周围神经损害约占15%，表现肢体远端感觉或运动障碍。SLE伴神经精神病变者中，约30%有脑脊液异常，表现有蛋白和(或)细胞数增加。

8. *血液系统病变*　大部分患者在某一阶段发生一项或几项血液系统异常，依次有贫血、白细胞减少、血小板减少、血中抗凝物质引起出血现象等，贫血的发生率约80%，正细胞正色素或轻度低色素性。白细胞减少不仅常见，且是病情活动的证据之一。约60%患者开始时白细胞持续低于4.5×10^9/L，粒细胞和淋巴细胞绝对值均减少。约50%患者出现血小板减少伴轻重不等的出血倾向，10%患者血中有抗凝物质，当合并血小板减少或低凝血酶原血症时，可出现出血症状。

（四）实验室检查

1. *一般检查*　血常规和尿常规异常提示血液系统和肾受损。血沉增快提示病情控制不理想。

2. *补体*　血清补体降低，尤其C3水平下降，是SLE活动的指标之一。

3. *自身抗体*

(1)抗核抗体(ANA)：是系统性红斑狼疮的筛选试验，可见于95%以上的SLE患者。但其特异性不强，也可见于其他自身免疫性疾病，如类风湿关节炎、硬皮病、慢性活动性肝炎等。

(2)抗双链DNA抗体(抗dsDNA抗体)：50%～80%的患者可出现阳性，并且滴度与活动活动性密切相关。

(3)抗Sm抗体：几乎仅见于SLE病人，具有特异性，故称之为标记性抗体。但敏感性仅为25%。此抗体常不因病情好转而转阴，故可作为系统性红斑狼疮的回顾性诊断。

(4)抗RNP抗体：阳性率40%，对SLE特异性不高，与SLE的雷诺现象和肌炎相关。

(5)其他：系统性红斑狼疮病人还可出现抗SSA、抗SSB、抗rRNP抗体、抗白细胞、抗血小板及抗心磷脂抗体。

4. *狼疮带试验*　在表皮与真皮连接处可见到免疫球蛋白或补体成分，呈颗粒状的“带条”，即为狼疮带阳性。SLE的阳性率约为50%，狼疮带阳性代表SLE活动性。

5. *影像学检查*　包括X线、CT、MRI、心脏超声等检查，可以评估病人是否有心、脑、肺等器官受累，还可以对关节病变进行评估。

6. *肾活检病理*　对LN的诊断、治疗及预后均有价值。

（五）诊断与鉴别诊断

1. *诊断标准*　符合美国风湿病学会1997年修订的SLE分类标准11项(详见表10-6)中的4项或4项以上者，在除外感染、肿瘤和其他结缔组织病后，可诊断SLE。其敏感性和特异性均较高，分别为95%和85%。需强调指出的是患者病情的初始或许不具备分类标准中的4条。随着病情的进展而有4条以上或更多的项目。11条分类标准中，免疫学异常和高滴度抗核抗体更具有诊断意义。一旦患者免疫学异常，即便临床诊断不够条件，也应密切随访，以便尽早作出诊断和及早治疗。

表 10-6　美国风湿病学院 1997 年修订的 SLE 分类标准

1. 颊部红斑	固定红斑，扁平或高起，在两颧突出部位
2. 盘状红斑	片状高起于皮肤的红斑，黏附有角质脱屑和毛囊栓；陈旧病变可发生萎缩性瘢痕
3. 光过敏	对日光有明显的反应，引起皮疹，从病史中得知或医生观察到
4. 口腔溃疡	经医生观察到的口腔或鼻咽部溃疡，一般为无痛性
5. 关节炎	非侵蚀性关节炎，累及 2 个或更多的外周关节，有压痛，肿胀或积液
6. 浆膜炎	胸膜炎或心包炎
7. 肾病变	尿蛋白＞0.5g/24h 或卌，或管型（红细胞、血红蛋白、颗粒或混合管型）
8. 神经病变	癫痫发作或精神病，除外药物或已知的代谢紊乱
9. 血液学疾病	溶血性贫血，或白细胞减少，或淋巴细胞减少，或血小板减少
10. 免疫学异常	抗ds-DNA 抗体阳性，或抗 Sm 抗体阳性，或抗磷脂抗体阳性（后者包括抗心磷脂抗体，或狼疮抗凝物阳性，或至少持续 6 个月的梅毒血清试验假阳性三者之一）
11. 抗核抗体	在任何时候和未用药物诱发"药物性狼疮"的情况下，抗核抗体滴度异常

2. *活动性指标*

(1)LN 病理活动性指标：毛细血管内细胞增生、核碎裂、纤维素样坏死、肾小球基底膜破坏、细胞性或纤维细胞性新月体形成、白金耳等。

(2)SLE 的临床活动指标：有多种标准来作评估。以 SLEDAI 为例，内容如下：抽搐（8 分），精神异常（8 分）、脑器质性症状（8 分）、视力下降（8 分）、颅神经受累(8 分)、狼疮头痛（4 分）、脑血管意外(8 分)、血管炎（8 分）、关节炎（4 分）、肌炎（4 分）、管型尿(4 分)、血尿（4 分）、蛋白尿（4 分）、脓尿(4 分)、新发皮疹（2 分）、脱发（2 分）、发热（1 分）、血小板减少(1 分)、白细胞减少(1 分)。根据患者前 10d 内是否出现上述症状定分，凡总分在 10 分或 10 分以上者则考虑为疾病活动。

3. *狼疮危象*　是指急性危及生命的重症 SLE。包括急进性狼疮性肾炎、严重的中枢神经系统损害、严重的溶血性贫血、血小板减少性紫癜、粒细胞缺乏症、严重心脏损害、严重的狼疮性肺炎、严重的狼疮性肝炎、严重的血管炎等。SLE 活动性和病情轻重程度的评估是拟订治疗方案的先决条件。

4. *鉴别诊断*　应与其他风湿性疾病相鉴别，如幼年特发性关节炎、皮肌炎、硬皮病、混合性结缔组织病、血管炎等。还应与感染、血液病，如血小板减少性紫癜、溶血性贫血等鉴别。

(六)治疗

1. *一般治疗*　急性期注意休息，避免日光暴晒，避免过度疲劳，预防感染，避免诱发狼疮的药物，控制高血压和高血脂。

2. *药物治疗*　目前无根治方法，但恰当的治疗可以使大多数患者达到病情完全缓解。强调早期诊断和早期治疗，以避免或延缓不可逆的组织脏器损害。包括有非甾类抗炎药、抗疟药、糖皮质激素和免疫抑制药等。

(1)轻度 SLE：虽有狼疮活动，但症状轻微，仅表现光过敏、皮疹、关节炎或轻度浆膜炎，而无明显内脏损害者。治疗药物包括以下几种。①非甾类抗炎药(NSAID)：可用于控制关节肿痛。服用时应注意消化性溃疡、出血，肾、肝功能等方面的不良反应。②抗疟药：可控制皮疹和减轻光敏感，常用羟氯喹 5mg/(kg·d)，分 2 次口服。主要不良反应是眼底病变，用药超过 6 个月者，可停药 1 个月，有视力明显下降者，应检查眼底，明确原因。另外有心脏病史者，特别是心动过缓或有传导阻滞者禁用抗疟药。③必要时加用小剂量激素，如泼尼松≤0.5mg/(kg·d)，可减轻症状。④短期局部应用激素治疗皮疹，但脸部应尽量避免使用强效激素类外用药，即便使用，不应超过 1 周。应注意轻度 SLE 可因过敏、感染、环境变化等因素而加重，甚至进入狼疮危象。

(2)Ⅱ型肾炎：当蛋白尿明显时，可给予中等量的泼尼松治疗，并根据临床活动程度调整剂量和疗程。

(3)Ⅲ型、Ⅳ型肾炎：大剂量泼尼松加用免疫抑制药（如环磷酰胺、硫唑嘌呤、霉酚酸酯等）。对于重度增生型 LN 的治疗主要分两个阶段，即诱导缓解和维持治疗。诱导缓解阶段持续 4～6 个月，需联合激素和免疫抑制药，使炎症状态尽快缓解，尽可能减少肾损伤。但应注意过分免疫抑制诱发的并发症，尤其是感染、性腺抑制等。

诱导缓解阶段最常用的方案是泼尼松龙联合环磷酰胺。在有重要脏器累及的 SLE，乃至出现狼疮危象的情况下，可以使用甲泼尼龙(MP)冲击治疗，MP 可用至 15～30mg/(kg·d)，最大剂量 1g，加入 5%葡萄糖 250ml，缓慢静脉滴注 1～2h，连续 3d 1 个疗程，然后改为泼尼松龙口服，必要时可间隔 3～5d 可再重复 1 个疗程。MP 冲击疗法可以解决急性期的症状，但疗效不能持久，必须与环磷酰胺(CTX)冲击疗法配合使用。CTX 冲击疗法：0.5～1.0g/m^2，每月 1 次。治疗中应注意避免导致白细胞过低，一般要求白细胞不少于 3.0×10^9/L。除白细胞减少和诱发感染外，CTX 冲击治疗的不良反应主要包括性腺抑制、胃肠道反应、脱发、肝功能损害等。

近来有研究报道诱导缓解阶段霉酚酸酯与环磷酰胺疗效相似，但不良反应较轻。霉酚酸酯(MMF)为次黄嘌呤单核苷酸脱氢酶的抑制药，可抑制嘌呤从头合成途径，从而抑制淋巴细胞活化。MMF 剂量为 20～30mg/(kg·d)，总剂量<1.5g/d，分 2 次口服，疗程不少于 6 个月，联合使用中、小剂量激素，病情明显好转后，MMF 每 3～6 个月减量 1 次，逐步减量至 0.25g/d 维持。多数患者 6～12 个月可以病情缓解而进入维持治疗阶段。

维持治疗阶段也可选用硫唑嘌呤。硫唑嘌呤(AZP)为嘌呤类似物，可通过抑制 DNA 合成发挥淋巴细胞的细胞毒作用。剂量为 2～3mg/(kg·d)，分 2 次口服。不良反应包括骨髓抑制、胃肠道反应、肝功能损害等。少数对硫唑嘌呤极敏感者用药短期就可出现严重脱发和造血危象，引起严重粒细胞和血小板缺乏症，轻者停药后血象多在 2～3 周内恢复正常，重者则需按粒细胞缺乏或急性再障处理，以后不宜再用。

(4)Ⅴ型肾炎：增生明显者，按增生性病变方案治疗。单纯Ⅴ型治疗依据临床表现的严重程度而不同。可由非特异性治疗至激素加免疫抑制药的治疗。

(5)Ⅵ型肾炎：出现肾功能不全者，可采用替代治疗。伴有活动性病变者，可加用激素和免疫抑制药。

3. *血浆置换*　虽然目前仍有争议，但早期的血浆置换已证实可以改善预后。

(七)预后

过去数十年重症狼疮肾炎的预后已显著改善。近年报道，狼疮肾炎 10 年存活率已超过 90%。影响预后的因素包括疾病活动程度、肾病理类型、多器官受累情况及诊治情况等。

三、过敏性紫癜性肾炎

过敏性紫癜(Henöch-Schönlein purpura，HSP)属于系统性小血管炎，临床以血小板不减少性皮肤紫癜、关节炎、胃肠病和肾损害为主要表现，伴肾损害者称为过敏性紫癜性肾炎(HSPN)，简称紫癜性肾炎。HSP 可发生于任何年龄，但多见于 2～8 岁儿童，婴儿和老年人少见。男孩稍多于女孩，一年四季均有发病，冬春季较多。

(一)病因及发病机制

HSP 病因不明，目前认为与如下因素有关。①感染：细菌、病毒、支原体等感染；②食物或药物过敏；③昆虫叮咬；④疫苗接种；⑤其他：如寒冷刺激、花粉吸入等。

本病为免疫复合物性系统性小血管炎，发病机制尚未完全阐明。IgA 在本病发病机制中起重要作用。急性期患者血清 IgA 显著增高，循环免疫复合物中含 IgA，IgA 在肾沉积是紫癜性肾炎的特点，皮肤小血管壁也可有 IgA 免疫复合物的沉积。免疫复合物中的 IgA 主要为多聚 IgA 而且以 IgA_1 亚型为主，同时也有补体旁路活化的成分。近年来研究发现，血清 IgA_1 分子铰链区糖基化异常可能参与了 HSP 的发生。此外，补体和血小板活化、细胞因子、生长因子和遗传学因素等均可能在 HSP 的发病机制中起一定的作用。

(二)病理

HSP 病理变化为广泛白细胞碎裂性小血管炎，以毛细血管炎为主，可累计小静脉和小动脉。

HSPN 主要病理改变为系膜增生性肾小球肾炎，伴有不同程度新月体形成。免疫荧光可见系膜区和肾小球毛细血管襻有 IgA、IgG、C3、备解素和纤维蛋白原呈颗粒状沉积。电镜下系膜细胞增生和基质增多，系膜区和内皮下有电子致密物沉积。

(三)临床表现

多为急性起病，HSP 的经典四联征包括皮肤、胃肠道、关节和肾受累，但临床并非均有四联征。

1. *皮肤紫癜*　主要见于下肢远端、踝膝关节周围，其次为臀部及上肢，也可发生于面部，躯干少见。典型皮疹为对称分布的紫红色斑丘疹，高出皮面，压之不褪色，逐渐加深呈暗红色，消退时转为棕黄色。皮疹可分批出现，消退后不留痕迹。可伴有血管神经性水肿。

2. *消化道症状*　约见于 2/3 病例。最常见的症状为腹痛，呈阵发性绞痛，可伴恶心、呕吐和便血。少数病人可并发肠套叠，偶见肠梗阻、穿孔等。

3. *关节症状*　50%以上病人可出现关节炎或关节肿痛，活动受限的表现。多发生在踝关节和膝关节，肘和腕关节少见。可数日消退，不留后遗症。

4. *肾症状*　HSP引起肾受累的发生率各家报道不一，从20%～100%。国外报道依据临床表现诊断，HSPN发生率为40%～50%。97%患者肾损害发生在起病的6个月以内。患者多表现为镜下血尿和蛋白尿，肉眼血尿少见。肾受累程度与皮肤、关节或胃肠道受累程度无关。

(四)实验室检查

1. 血常规：白细胞正常或轻度增高，血小板正常。凝血功能正常。

2. 尿常规：可有血尿、蛋白尿、管型尿。

3. 血生化：肾功能多正常，严重病例可有肌酐清除率降低和BUN、血Cr增高。表现为肾病综合征者，有血清清蛋白降低和胆固醇增高。

4. 血清IgA增加，血清C3、C1q、备解素多正常。

5. 皮肤及肾活检见前述。

(五)诊断与鉴别诊断

2009年中华医学会儿科学分会肾脏病学组制定的紫癜性肾炎诊治循证指南推荐的诊断标准为在过敏性紫癜病程6个月内，出现血尿和(或)蛋白尿。其中血尿和蛋白尿的标准分别为镜下血尿和肉眼血尿；蛋白尿满足以下任1项者：①1周内3次尿常规蛋白阳性；②24h尿蛋白定量>150mg；③1周内3次尿微量清蛋白高于正常值。部分患儿在HSP急性病程6个月后，再次出现紫癜复发，同时首次出现血尿和(或)蛋白尿，应争取进行肾活检，如为IgA系膜区沉积为主的系膜增生性肾小球肾炎，则亦应诊断为紫癜性肾炎。

临床分型：①孤立性血尿型；②孤立性蛋白尿型；③血尿和蛋白尿型；④急性肾炎型；⑤肾病综合征型；⑥急进性肾炎型；⑦慢性肾炎型。

病理分型：Ⅰ级为肾小球轻微异常。Ⅱ级为单纯系膜增生。分为局灶/节段；弥漫性。Ⅲ级为系膜增生，伴有<50%肾小球新月体形成/节段性病变(硬化、粘连、血栓、坏死)，其系膜增生可为：局灶/节段；弥漫性。Ⅳ级病变同Ⅲ级，50%～75%的肾小球有上述病变。分为局灶/节段；弥漫性。Ⅴ级病变同Ⅲ级，75%的肾小球有上述病变。分为局灶/节段；弥漫性。Ⅵ级为膜增生性肾小球肾炎。

HSPN在皮疹等肾外表现不明显时应与急性链球菌感染后肾炎鉴别。后者水肿、高血压明显，血中补体C3在起病后2～8周下降可资鉴别。还应鉴别原发性ANCA相关性血管炎、狼疮性肾炎和冷球蛋白血症肾损害等。原发性ANCA相关性血管炎除血清ANCA阳性外，有更多脏器受累，如肺、眼、耳和鼻等。狼疮性肾炎首先要符合临床诊断标准(详见相关章节)。冷球蛋白血症性血管炎在血清中发现冷球蛋白。肾活检有助于鉴别。

(六)治疗

1. *一般治疗*　急性期卧床休息，积极寻找和去除病因，维持水电解质平衡等。对感染引起者积极抗感染治疗。

2. *肾损害治疗*

(1)孤立性血尿型或病理Ⅰ级：仅对过敏性紫癜进行相应治疗。

(2)孤立性蛋白尿、血尿或病理Ⅱa级：建议可使用血管紧张素Ⅰ转换酶抑制药(ACEI)或血管紧张素受体拮抗药(ARB)；雷公藤总苷片，1mg/(kg·d)，分3次口服，最大不超过60mg，疗程3个月。

(3)非肾病性蛋白尿或病理Ⅱb、Ⅲa级：雷公藤苷片，1mg/(kg·d)，分3次口服，最大不超过60mg，疗程3～6个月；或激素联合免疫抑制药(如环磷酰胺、环孢素或吗替麦考酚酯)治疗。

(4)肾病水平蛋白尿、肾病综合征或病理Ⅲb、Ⅳ级：糖皮质激素联合免疫抑制药(首选环磷酰胺冲击，若不耐受可选吗替麦考酚酯或环孢素A)治疗。泼尼松不宜大量、长期应用，一般于4周后逐渐减量。如临床症状较重、病理呈弥漫增生性病变或伴有新月体形成，可选用甲泼尼龙冲击治疗。

(5)急进性肾炎或病理Ⅳ、Ⅴ级：多采用四联疗法，甲泼尼龙冲击治疗1～2个疗程后口服泼尼松+环磷酰胺(或其他免疫抑制药)+肝素+双嘧达莫。必要时透析或血浆置换。

3. *辅助治疗*

(1)抗血小板聚集药和(或)抗凝药：如双嘧达莫3～5mg/(kg·d)，肝素1～2mg/(kg·d)。

(2)ACEI和ARB类药物：可减少蛋白尿，保护肾功能，如贝那普利(5～10mg/d，口服)，氯沙坦(25～50mg/d，口服)。

(3)抗组胺药物：如氯雷他定<30kg，每次5mg，>30kg，每次10mg，每日1次。

(4)H_2受体阻滞药及质子泵抑制药(PPI)：有腹部症状者可应用，如西咪替丁5～10mg/(kg·d)，分2～3次口服；雷尼替丁2～4mg/(kg·d)，分

2次口服（>8岁）；奥美拉唑0.6～0.8mg/(kg·d)，一次口服。

（七）预后

紫癜性肾炎虽有一定的自限性，但仍有部分患儿病程迁延，在发病2年后临床情况仍可有显著变化，故本病需加强随访。对病程中出现尿检异常的患儿，应延长随访时间，至少应随访3～5年。

（八）案例分析

患儿，女，10岁3个月。

主诉：皮疹半年，发热伴关节痛40余天。

现病史：患儿半年前双侧面颊部出现红色斑丘疹，家长未予重视。40余天前出现发热，最高达39.5℃，同时伴有全身乏力，双膝关节疼痛，无红肿。当地诊所给予氨苄西林抗感染治疗后，体温降低。但患儿渐出现双踝及部分趾关节肿痛，并偶有头痛，但不剧烈，无呕吐。为进一步治疗，转入我院。病程中，患儿时有腹痛、腹泻，无咳嗽、流涕，精神稍萎，食纳、睡眠欠佳，大小便无异常。

既往史：平素体健，否认传染病接触史。

个人史：第1胎第1产，足月顺产，智力正常。

家族史：无遗传疾病史。

体格检查：T 38.2℃，R 18/min，P 98/min，BP 125/65mmHg，身高132cm，体重29.5kg，神志清楚，表情稍淡漠，对答切题，营养中等，自主体位。双侧面颊部可见红色斑丘疹，压之褪色，浅表淋巴结未触及，双眼睑无水肿，口腔黏膜光滑，咽轻度充血，扁桃体Ⅱ度肿大。双肺呼吸音稍粗，未闻及啰音。心界不大，心音有力，心律正常，未闻杂音。腹部平软，肝肋下2cm，质中等，无触痛，脾肋下未及，双下肢无水肿，双脚背和踝关节略肿胀，双肩、左膝及左脚第1、2趾近端关节肿胀、触痛，活动受限，神经系统未及明显异常。

初步分析：①患儿为10岁女孩，因"皮疹半年，发热伴关节痛40余天"入院。皮疹在面颊部，呈对称分布，与发热无相关。热性不详，伴有双肩、左膝关节及部分趾近端关节肿痛，时有腹痛、腹泻。②临床以发热、皮疹、关节炎、腹泻等多系统病变为特点。③多系统损害可考虑结缔组织病，但首先需要排除可以引起多系统受累的感染性疾病，如EBV感染：进一步查相关抗体及DNA；结核感染：已接种卡介苗，否认结核接触史，行PPD及胸片以排除；细菌感染：如伤寒，可有长期发热、血象不高，有肠炎表现，可进一步行肥达试验及血、粪培养等。④患儿有多系统受累表现，需考虑系统性红斑狼疮。该病为累及多脏器的自身免疫性疾病，可进一步行自身抗体等相关检查。患儿近来睡眠差，精神稍淡漠，偶有头痛，需警惕狼疮性脑病的可能，进一步行脑脊液、脑电图及头颅MRI检查。⑤幼年特发性关节炎（全身型）：也可有发热、皮疹、关节痛等表现，皮疹是随体温升降而时隐时现。该患儿病程超出6周，但皮疹特点不符。进一步辅助检查以排除。

初步诊断：发热待查；系统性红斑狼疮？幼年特发性关节炎（全身型）？

初步治疗：抗感染及退热对症治疗。

进一步检查内容及目的：①血常规：有无贫血、白细胞下降及血小板减少。②尿常规：了解有无肾受累；24h尿蛋白定量，了解蛋白尿水平。③血生化：有无肝、肾功能损害及电解质情况。④感染指标：ASO、乙肝两对半、TB抗体、MP抗体、EBV-IgG、EBV-IgM、肥达实验、血培养、粪培养。⑤自身抗体（ANA、抗dsDNA及ENA系列）、抗心磷脂抗体、补体为诊断狼疮及评判活动性的重要指标。⑥Coombs'试验：观察有无自身溶血性贫血。⑦脑脊液检查：排除病毒性脑炎等。⑧腹部B超：了解实质脏器情况，腹腔有无占位，有无腹水等。⑨胸片：了解有无浆膜炎，排除肺结核。⑩心电图、心B超：了解有无心肌受累及心包积液。⑪脑电图、头颅MRI：了解神经系统是否受累。⑫骨穿：排除血液系统肿瘤。

进一步检查结果：①血常规：WBC 7.1×10^9/L，N 67.7%，L 27.6%，RBC 3.51×10^{12}/L，HB 89g/L，PLT 298×10^9/L，C反应蛋白<8mg/L，ESR 36mm/L。②尿常规：蛋白+，RBC 12～15个/HP，WBC 5～8个/HP；24h尿蛋白定量0.23g/d。③血生化：血清蛋白30.2g/L，肝、肾功能及电解质正常范围。④感染指标：ASO、乙肝两对半、TB抗体、MP抗体、EBV-IgG、EBV-IgM、肥达实验、血培养、粪培养均未及异常，PPD阴性。⑤RF 10.7U/ml；自身抗体ANA 1∶10（+），抗dsDNA 1∶320（+），ENA系列（-）；抗心磷脂抗体（+）。⑥Coombs'试验（-）。补体均正常。⑦脑脊液检查（-）。⑧B超：肝大，质地欠佳，腹水（-）。⑨胸片：肺炎，心影偏大。⑩心电图：窦性心动过速。⑪心超：心包积液（少量）。⑫脑电图：两半球后部基本电活动偏慢，以6～7Hz θ波为主和一些δ波。未见明显痫样放电和局灶型改变，脑电功率呈θ、δ功率增高改变。⑬头颅MRI：大脑脑沟增宽。⑭骨

穿：增生骨髓象。

根据检查结果进一步分析：①患儿有颊部红斑、关节炎、浆膜炎、神经系统异常、ANA(+)，抗dsDNA(+)，抗心磷脂抗体(+)，系统性红斑狼疮诊断明确。②患儿有头痛、神情淡漠、睡眠差，脑电图异常，头颅MRI示大脑脑沟增宽，提示存在狼疮性脑病。故患儿属于重症狼疮，需积极治疗。③患儿尿检有镜下血尿和轻度蛋白尿，合并有狼疮性肾炎。

住院后病情变化及检查：患儿经抗感染以及对症治疗，体温平稳，但仍精神改变明显。考虑患儿存在狼疮性脑病，为重症狼疮，需尽早给予甲泼尼龙联合环磷酰胺冲击疗法。但患儿胸片提示肺炎。结合患儿临床并无呼吸道症状，进一步行胸部CT及肺功能检查，观察有无肺间质炎症及肺功能情况。同时给予大剂量丙种球蛋白静滴支持治疗。

再检查结果：肺部CT显示两肺轻度间质改变，左下肺少许渗出，心包积液。建议随访。肺功能：肺通气功能异常，存在中度限制性病变呼吸系统顺应性下降。

最终诊断：系统性红斑狼疮、狼疮性脑病、狼疮性肾炎。

总结：SLE在儿童常不典型，疾病早期容易误诊，特别是仅有个别系统受累时，常误诊为类风湿关节炎、肾炎、肾病、溶血性贫血，特发性血小板减少性紫癜等。对有以上的病儿，如反复发作，迁延不愈，应将SLE作为常规排除。

该患儿主要表现为皮疹及关节病变，伴有发热、腹泻，临床怀疑SLE。病程中出现偶尔头痛、神情淡漠、睡眠差，需警惕狼疮性脑炎的可能。患儿明确诊断后，给予甲泼尼龙每次20mg/kg冲击2个疗程，改足量泼尼松2mg/(kg・d)口服，同时给予环磷酰胺(500～700mg/m^2)冲击治疗。患儿精神明显改善，ESR 14mm/h，血红蛋白升至115g/L，复查心包积液较前减少，给予出院。

（徐　虹　陈　径）

第十四节　遗传性家族性肾病

一、Alport综合征

Alport综合征(Alport syndrome)是以血尿、感音神经性耳聋、眼部病变和进行性肾功能减退为临床特点的一类遗传性肾小球肾炎。该病发病机制与基底膜Ⅳ型胶原的缺陷相关。Alport综合征是最常见的遗传性肾病。目前虽无人群确切的发病率资料，但来自欧美的资料显示发生该病的基因频率为1/5 000～1/10 000。不同的资料还显示Alport综合征占肾活检病例的1.6%～4%，占儿童慢性肾衰竭患者的1.8%～3%，占各年龄接受肾移植患者的0.6%～2.3%。

(一)遗传方式及发病机制

该病致病基因均是编码Ⅳ型胶原不同α链的基因。Ⅳ型胶原与层黏连蛋白、巢蛋白、蛋白聚糖及其他糖蛋白分子是肾小球基底膜的主要分子成分。目前已证实参与Ⅳ型胶原分子结构的α链至少有6条，分别命名为α1～α6链。编码Ⅳ型胶原不同α链的基因突变，导致Ⅳ型胶原α链表达异常，进而影响到基底膜的主要结构成分Ⅳ型胶原，导致基底膜结构、功能改变而引起临床疾病。

本病遗传方式有以下3种。

1. X连锁显性遗传：约占85%，由致病基因COL4A5突变所致，少数患者由COL4A5和COL4A6两个基因突变所致。这两个基因均位于Xq22，编码Ⅳ型胶原α5链。因致病基因位在X染色体上，所以遗传方式与性别相关。母传子亦传女，子女得病机会均为1/2；父不传子，但传给所有女儿。故家系中女性患者多于男性，病情男重于女。

2. 常染色体隐性遗传：约占15%，为编码Ⅳ型胶原α3链的基因COL4A3突变和编码Ⅳ型胶原α4链的基因COL4A4突变所致。此型致病基因位于第2号染色体长臂。父母皆为致病基因携带者，子女患病概率为1/4，纯合子显出疾病。

3. 常染色体显性遗传：罕见报道，确定的突变位于COL4A3和COL4A4基因。父母一方也是患者，子女患病概率均为1/2。

另有约18%的Alport综合征患者没有家族史，可能因新突变所致。

(二)病理

1. 光学显微镜检查　肾组织光镜下无特异性改变。有学者报道，可见肾间质泡沫细胞或系膜及毛细血管壁损伤，如节段或弥漫系膜细胞增生，系膜机制增多，局灶性包曼囊增厚，灶状毛细血管壁硬化等，但均不是Alport综合征特异的病理改变。

2. 免疫荧光检查　常规免疫荧光学检查无特异性变化，有时甚至完全阴性。

3. 电子显微镜检查　特征性的病理改变只有在电子显微镜下才可以观察到，典型病变为肾小球基底膜广泛的增厚、变薄以及致密层的分裂。肾小球基底膜超微结构最突出的异常是致密层不规则的外观，还可见到致密层中直径为 20～90nm 的电子致密颗粒。目前仍认为肾小球基底膜出现弥漫性的增厚、撕裂为诊断 Alport 综合征的病理依据，其他病理变化，如薄肾小球基底膜等，则要结合家族史、基底膜中Ⅳ型胶原 α 链的表达以及遗传学信息予以诊断。

(三)临床表现

1. 肾脏表现　以血尿最常见，多为肾小球性血尿。受累男性患者常表现为持续性镜下血尿，50%的病人有肉眼血尿发作，常于上呼吸道感染或劳累后出现。蛋白尿在小儿或疾病早期不出现或极微量，但随年龄增长或血尿的待续而出现，甚至发展至肾病水平。受累女性患者因多为杂合子，可表现为间歇性血尿，无或仅轻度、间断发作的蛋白尿。肾功能改变因性别及遗传型而异，X 连锁显性遗传的男性患者几乎全部发展至终末期肾病(ESRD)。携带 Alport 综合征基因的女性少有 ESRD 发生。若 Alport 综合征的女童发生 ESRD，提示常染色体遗传型。

2. 听力障碍　约 50%的病人伴有感音神经性聋，聋为进行性，可以不完全对称，但尚无报道聋为先天性。

3. 眼部病变　Alport 综合征伴有眼部异常者占 15%～30%，多为男性患者。最特征的是圆锥形晶状体，并非出生时已有，而是随着年龄增长渐显现。其他眼部异常包括黄斑周围点状或斑点状视网膜病变及视网膜赤道部视网膜病变等。

4. 其他　血液系统可有巨血小板减少症、粒细胞或巨噬细胞内包涵体(Döhle 包涵体)等。另弥漫性平滑肌瘤可累及食管、气管和女性生殖道。

(四)实验室检查

1. 免疫荧光学检查　应用抗Ⅳ型胶原不同 α 链的单克隆抗体，在肾活检以及简单易行的皮肤活检组织进行免疫荧光学检查，可用于诊断 X 连锁型 Alport 综合征患者，也可帮助筛查基因携带者，还可用于鉴定 Alport 综合征的常染色体隐形遗传型(表 10-7)。

值得注意的是：①若皮肤基膜不与抗 α5(Ⅳ)单抗反应，可以确诊为 X 连锁型 Alport 综合征。②由于某些确诊的 X 连锁型 Alport 综合征患者或基因携带者，可有基膜 α5(Ⅳ)链的正常表达，因而基底膜与抗Ⅳ型胶原 α5 链抗体反应呈阳性时，并不能除外 Alport 综合征的诊断。③无症状的基因携带者，通常皮肤的免疫荧光学检查正常。

2. 分子遗传学分析　筛查、分析 COL4A5 基因，可以提供确切的遗传学信息，有助于产前诊断，也是目前唯一诊断无症状基因携带者的方法。

(五)诊断与鉴别诊断

典型的 Alport 综合征根据临床表现、阳性家庭史以及电镜下肾组织的特殊病理变化可作出诊断，其中肾组织的电镜检查一直被认为是确诊该病的重要和惟一的依据。Flinter 等认为如果血尿或慢性肾衰竭或二者均有的患者，再符合如下 4 项的 3 项便可诊断。①血尿或慢性肾衰家族史；②肾活检电镜检查有典型病变；③进行性感音神经性耳聋；④眼病变。

表 10-7　Alport 综合征患者基底膜的免疫荧光检查

	皮肤基底膜	肾小球基底膜	包曼囊	远曲小管基底膜
X 连锁显性遗传型				
抗 α3(Ⅳ)单抗	正常无表达	－	－	－
抗 α4(Ⅳ)单抗	正常无表达	－	－	－
抗 α5(Ⅳ)单抗	－	－	－	－
常染色体隐性遗传型				
抗 α3(Ⅳ)单抗	正常无表达	－	－	－
抗 α4(Ⅳ)单抗	正常无表达	－	－	－
抗 α5(Ⅳ)单抗	＋	－	＋	＋

该病应注意与薄基底膜肾病相区别，后者无进行性肾功能减退，肾活检提示肾小球基底膜变薄。还需与其他遗传性肾病鉴别。

（六）治疗

目前尚无特殊治疗方法，发展至ESRD的患者则需透析或移植。尽管有报道应用环孢霉素或血管紧张素转换酶抑制药以期延缓其肾功能减退，但因缺少严格的实验对照，对其疗效尚无定论。

此外，国外报道有3%～4%的Alport综合征患者在肾移植后发生抗肾基底膜肾炎，致使移植失败。

二、薄基底膜肾病

薄基底膜肾病（thin basement membrane nephropathy，TBMN）是指临床表现为良性家族性血尿，病理以肾小球基底膜弥漫性变薄为特征的遗传性肾病。另外，以往依临床症状诊断为“良性家族性血尿”的患者，肾活检镜超微结构多显示为肾小球基底膜变薄，因而有些作者认为两者实质上为一种疾病。本病并不少见，来自移植肾供体的研究显示，TBMN的发病率约为5.2%。

（一）病因及发病机制

多数学者认为该病为常染色显性遗传，另一些患者伴明显的散发性，可能为新的突变或非外显性血尿。近来基因连锁分析发现薄基膜肾病与编码基底膜Ⅳ型胶原α3/α4链的COL4A3/COL4A4基因连锁，突变分析显示仅存在杂合突变，没有复合杂合和纯化突变，并只有部分家系检测到基因突变，无明显突变热点。因此目前还不清楚该病全部的遗传方式以及确切的发病机制。

（二）临床分型

1. 光镜检查　没有特异性的病理变化。有些有非特异性病变，如系膜细胞轻度增生、基质增多等。

2. 免疫荧光检查　常为阴性。偶见系膜区有微弱的IgM沉积或肾小动脉和系膜区极弱的C3沉积。

3. 电子显微镜检查　观察到肾小球基底膜弥漫性变薄是该病最重要的病理变化。但在确定基底膜变薄的标准各家报道悬殊较大（123～300nm）。因此，在超微病理诊断中需注意以下两点。①肾小球基底膜的正常厚度因年龄而异：1岁平均为220nm（100～340nm），以后随年龄而增长直至7岁左右，平均厚度达到310nm（180～440nm）；也有些作者报道1岁男孩平均厚度为261nm，女孩为220nm，以后随年龄增长直至40岁。②方法学问题：如肾组织标本固定、处理过程、测量方法、被测部位的选择等。尽管如此，各家报道基底膜厚度在薄基底膜肾病组均明显低于各自的对照组（范围186～405nm）。

（三）临床表现

持续性镜下血尿是本病普遍和典型的临床表现，但也有肉眼血尿发作的报道。患儿通常无或仅有微量蛋白尿，肾功能正常。除肾表现外，多无其他肾外症状。有些学者报道，少数患者可有耳聋（约10%），听力检查显示为高频区听力障碍。但不同于Alport综合征，薄基底膜肾病患者的耳聋多较轻，不呈进行性加重。

（四）诊断与鉴别诊断

临床表现为持续性镜下血尿、有血尿家族史，可以怀疑为本病，但确诊需依赖肾活检电镜测量到肾小球基膜弥漫性变薄。

鉴别诊断中需要注意与以下疾病鉴别。①Alport综合征：应详细询问家族中耳聋及肾功能减退史，必要时以抗Ⅳ型胶原α链的单克隆抗体行皮肤或肾组织的免疫荧光检查以鉴别，薄基膜肾病者正常。②IgA肾病：多同时有蛋白尿，甚或肾功能改变。但近来发现少数薄基底膜肾病合并IgA肾病，二者关系尚待进一步阐明。

（五）治疗

尽管薄基底膜肾病为遗传性疾病，但其预后好，因而无需特殊药物治疗。但宜避免剧烈运动，定期检测血压及肾功能。

三、先天性肾病综合征

先天性肾病综合征（Congenital Nephrotic Syndrome）通常是指出生时或出生后3个月内发生的肾病综合征。通常分为两大类。①原发性：包括芬兰型肾病综合征、法国型肾病综合征、微小病变、局灶节段性硬化。②继发性：可继发于甲髌综合征、Denys-Drash综合征以及因新生儿感染等。此节将主要介绍芬兰型肾病综合征。

芬兰型肾病综合征因最初报道均来自芬兰，故而以之命名。在芬兰其发病率占新生儿1/8 000，现已有来自世界各地非芬兰人病例的报道。

（一）病因及发病机制

芬兰型肾病综合征为常染色隐性遗传性疾病，目前已确定了致病基因为NPHS1。NPHS1位于第19号染色体长臂19q13.1区域，长26kb，共29个外显子。其编码蛋白为nephrin，是组成肾小球裂隙膜的重要蛋白分子。研究表明，nephrin对裂隙膜的形成极为重要。在芬兰，94%的NPHS1基因突变为Fin主要型和Fin次要型。NPHS1基因突变导致nephrin表达缺失，引起严重的临床症状。

(二)病理

芬兰型肾病综合征患儿肾较大，肾单位也明显增多。光镜下没有特异性病变，常见近曲小管扩张，甚至皮质小管的囊性改变和增生性肾损害。免疫荧光学检查无特异性变化。电镜下可见肾小球上皮细胞足突广泛融合，裂隙膜缺失。

(三)临床表现

多数患儿生后3个月已表现出典型的肾病综合征：大量蛋白尿、低蛋白血症、高胆固醇血症和水肿，其中大量蛋白尿为最突出和特征性表现。芬兰型肾病综合征患儿常有早产史或胎儿窘迫史，常见臀位，大胎盘(胎盘重量＞胎儿体重的25%)。部分患儿可有特殊面容、塌鼻梁等。

随着年龄增长，肾功能逐渐减退，多数患儿3岁时已需透析或移植。

(四)实验室检查

1.尿液检查，除大量蛋白尿以外常有镜下血尿。可见轻度氨基酸尿和糖尿。

2.血生化，血浆蛋白降低，血浆胆固醇可高或不高。

3.血清C3正常。

4.母血和羊水中甲胎蛋白阳性。

(五)诊断

芬兰型的诊断主要依据阳性家族史，大量蛋白尿(开始于宫内、出生时已可检测到)，巨大胎盘，出生6个月内肾功能正常，必要时应结合肾活检。本病发病早(3个月内)这一特点有助于诊断。检查孕妇血中或羊水中α-胎儿蛋白浓度增高，尤其对有阳性家族史的孕妇很有诊断意义。此外，已应用某些遗传标记物进行产前诊断。

临床鉴别首先应除外已知病因继发者，并与其他类型先天性肾病综合征相鉴别。

1. 继发性先天性肾病综合征　①先天性梅毒伴肾病综合征：发生在生后1～2个月。青霉素治疗对先天性梅毒及肾病均有效，不宜用激素治疗。②伴有生殖器畸形的肾病综合征：如Denys-Drash综合征、Frasier综合征等。③肾胚胎瘤及肾静脉栓塞。

2. 其他原发性先天性肾病综合征　①法国型：在出生后至1岁以内发病，有典型的肾病综合征表现。肾活检病理表现为弥漫系膜硬化。治疗无效，常在1～3年内发展为肾衰竭而死亡。②微小病变型和局灶节段硬化型：起病在1岁以内，但常见于后半年，偶有3个月以内起病者。对肾上腺皮质激素和免疫抑制药治疗敏感。

(六)治疗

糖皮质激素和免疫抑制药治疗无效，肾移植是最佳选择。但在移植前应尽可能改善营养状况，控制水肿，防治感染，纠正高凝状态等，以提高肾移植成功率。

四、指甲-髌骨综合征

指甲-髌骨综合征(nail-patellae syndrome，NPS)，也称作遗传性指甲骨关节发育不全，是一种常染色体显性遗传性疾病，累及来源于外胚层及中胚层的器官，对称性累及指甲、骨骼、眼及肾。该病比较少见，国外报道该病发病率为22/10万，男女患病率相近。

(一)发病机制

指甲-髌骨综合征为常染色体显性遗传性疾病。目前已确定该病的致病基因是LMX1B。已有多个LMX1B杂合突变被发现与NPS相关。LMX1B可调节Ⅳ型胶原α3链、α4链的表达。NPS患者LMX1B功能异常，从而影响了基底膜的正常发育。但是目前尚缺乏LMX1B基因突变类型与表型严重程度相关性的数据。

(二)病理

光镜下没有特异性病变。免疫荧光检查也无特异性表现，可见灶状IgM，有时也有IgG或补体沉积。电镜表现具有诊断意义。电镜下可见肾小球基底膜不规则增厚，增厚的区域常有灶状的电子透亮区，致密层有不规则的胶原纤维束沉积，为本病特征性表现。

(三)临床表现

1. 指甲和骨骼　指甲发育不良最为常见，约占98%，可出生时即存在，三角形的新月体是其特征性的指甲变化，指甲变薄、纵行突脊、勺状甲亦可见。多为双侧，以拇指病变为重，趾甲较少受累。髌骨发育不良或无发育是本病的另一特征。也可合并其他骨骼受累，如骨盆、肘及足。

2. 肾　约一半(25%～62%)患者伴有肾受累，主要表现为单纯性蛋白尿和镜下血尿，少数人蛋白尿达到肾病综合征水平。2%～15%的患者发展至终末期肾病。

(四)诊断

家族史结合典型的指甲、关节表现,可诊断本病。对有尿检异常的患者行肾活检,有助于诊断,但必须依赖电镜的检查。

(五)治疗

对于本病目前尚无特异性的治疗。肾病变若发展至终末期肾病,可给予透析治疗乃至肾移植。

五、Fabry病

Fabry病是一种全身性遗传性代谢缺陷病,是由于溶酶体中α-半乳糖苷酶A(α-Gal A)缺乏,导致鞘糖脂[主要成分为三聚己糖神经酰胺(Gb3)]堆积而引起多系统受累的疾病。临床以特征性皮肤改变(血管角质瘤)、感觉异常及肾衰竭为主要表现。Fabry病比较罕见,男性发病率为1/4万～1/6万,女性患者临床变异较大。

(一)病因及发病机制

Fabry病为X连锁隐性遗传性疾病。α-半乳糖苷酶A基因GLA位于X染色体长臂(Xq22.1),已发现多种突变(包括基因重排、外显子缺失或插入、剪切位点突变、错义突变以及无义突变等)。GLA基因突变,引起α-半乳糖苷酶A缺乏,导致鞘糖脂代谢异常并积聚于各种组织中,进而出现相应症状。

(二)病理

该病特征性的病理改变是溶酶体受累,有Gb3累积,以肾病变为例。

1. *光镜* 肾病变早期即可出现,主要在肾小球,而肾小管和间质血管病变次之。肾小球脏层上皮细胞病变最突出,表现为胞呈均匀的空泡或蜂巢状,是由于在常规固定石蜡包埋切片中,经过二甲苯处理,鞘糖脂溶解所致。此病变也可累及壁层上皮细胞、内皮和系膜细胞。随着疾病的进展,肾小球也会出现节段性或球性硬化。肾小管上皮细胞(包括远曲小管和髓襻),动脉和小动脉的内皮细胞以及中层平滑肌细胞也出现空泡化,呈现泡沫状外观。

2. *免疫荧光* 一般为阴性。但当肾小球病变进展,如出现节段性硬化时,IgM、C3也可呈颗粒状的节段性分布于毛细血管壁和系膜区。

3. *电镜* 特征性改变为胞内含有圆形或椭圆形、致密的嗜锇致密小体,呈洋葱皮样,有间隔40～50埃(Å)的暗和亮层,称为髓鞘体或斑马体,即Gb3的累积。

(三)临床表现

本病有多器官受累,大多5～6岁后起病,多以肾外症状起病。

1. *肾外症状*

(1)皮肤血管角质瘤:为本症特征性改变。典型的血管角质瘤由表皮上扩张的静脉组成的紫红色斑丘疹,并覆盖有过度角化的表皮,大小不一,压之不褪色。虽有报道初生即可见,但多于青春期前后出现,主要分布于躯干中部“坐浴区”,即下背、脐周、臀部、生殖器以及大腿根部。偶见于口腔黏膜。

(2)神经系统:周围神经、自主神经及中枢神经均可受累。周期性发作性疼痛多为首发症状,多于儿童期发病,常因发热、紧张和运动等诱发。自主神经受累常表现为少汗,瞳孔收缩障碍,唾液和泪液形成减少,雷诺现象等。中枢神经受累多见于40岁以后,可由血栓形成引起惊厥,有时出现一过性缺血发作,甚至脑卒中。

(3)眼部病变:可见角膜浑浊,晶状体前、后被膜浑浊,视网膜和结膜血管的扩张及扭曲以及眼底水肿。角膜病变几乎见于全部患者。

(4)心脏:缺血性心脏病,如心绞痛发作和(或)心肌梗死。此外,还有瓣膜病、心律失常和肥厚性非梗阻性心肌病。

(5)其他:偶有肺浸润、呼吸道梗阻;消化系统出现恶心、腹泻、小肠穿孔;血液系统出现溶血性贫血、血小板聚集加强等。

2. *肾脏表现* 最常见的肾表现是轻至中度蛋白尿,多于30岁左右出现,一般较少达肾病水平。即使在肾病水平蛋白尿时,也较少发生低清蛋白血症及高脂血症。此外,可伴有肾小管功能受损表现,偶可见镜下血尿。常于40岁后进展为慢性肾衰竭。肾衰竭和心脏受累是本病死亡的两大主要因素。

(四)实验室检查

1. *尿液检查* 除蛋白尿外,尿沉渣镜检可见泡沫细胞,内含有双折光性的卵圆形脂肪体。

2. *血α-Gal A* 血浆中、白细胞或皮肤成纤维细胞中α-Gal A活性慢性下降。血中α-Gal A底物鞘糖脂增高。

3. *皮肤、肾活检* 可见沉积的Gb3,如前病理所述。

4. *产前诊断* 可经羊膜腔穿刺,测羊水细胞中

的 α-Gal A 有助于产前诊断。

(五)诊断

对于有皮肤病损、角膜晶状体浑浊、不明原因蛋白尿及进行性肾功能减退者应考虑 Fabry 病。有阳性家族史容易诊断,疑似患者应行 α-Gal A 活性测定,GLA 基因突变检测及皮肤、肾和结膜活检有助于诊断。

(六)治疗

1. 对症治疗 包括缓解疼痛、减少蛋白尿、控制高血压等。血浆置换仅能暂时性减少循环中的 Gb3。对于肾衰竭患者可考虑透析或肾移植,但同时需给予酶替代治疗,以保护移植肾。

2. 酶替代治疗 目前已有两种酶可用于 α-Gal A 的替代治疗(Agalsidase-a 和 agalsidase-b)。接受酶替代治疗中虽然可以产生酶的抗体,但是并不影响疗效。酶替代治疗应尽早开始,以减少鞘糖脂沉积带来的脏器损害。

(七)案例分析

患儿:女,3 岁 6 个月。

主诉:反复肉眼血尿 1 年余。

现病史:患儿于 1 年余前(2008 年 1 月),无明显诱因出现发热,同时发现浓茶色尿,至当地医院给予青霉素治疗后肉眼血尿消失,家长未予重视。4 个月前出现咳嗽伴低热,同时尿色加深呈浓茶样。至当地医院住院,查尿蛋白(+),红细胞满视野,考虑为急性肾炎,给予抗感染等治疗后尿检好转出院。其后一直服用中药,复查尿蛋白微量(~+),红细胞+~卅。1 周前患儿患感冒,再次出现浓茶色尿,今为进一步诊治收入院。病程中,患儿精神睡眠可,胃纳一般,无尿频、尿急、尿痛,无皮疹、关节痛,尿量正常,大便正常。

既往史及个人史:无特殊情况。

家族史:母患有系膜增生性肾炎,长期服用中药。否认家族性遗传性疾病。

体格检查:T 36.7℃,R 22/min,P 96/min,BP 95/65mmHg,身高 94.4cm,体重 14.5kg,发育正常,营养中等,神志清楚,自主体位,对答切题。全身皮肤未及皮疹。浅表淋巴结未触及。头颅无畸形,双眼睑无水肿,巩膜无黄染,瞳孔对光反射灵敏。外耳道、鼻道未见异常分泌物,粗测听力无减退,鼻旁窦区无压痛。口腔黏膜无溃疡,咽轻度充血,扁桃体Ⅱ度肿大。颈软,颈静脉无怒张,甲状腺无肿大。胸廓无畸形,呼吸规则,双肺呼吸音稍粗,未闻及啰音。心界不大,心率 96/min,心律正常,心音有力,未闻杂音。腹部平软,全腹无压痛、反跳痛,未及异常包块,肝脾肋下未及,肾区无叩痛,肠鸣音正常,双下肢无水肿,四肢关节无畸形,无肿胀、压痛,活动自如,四肢肌力、肌张力正常。神经系统未见明显异常。

初步分析:①患儿为学龄前期女童,起病年龄早,临床表现为反复发作性血尿。②外院多次检查尿检呈血尿、蛋白尿表现,目前血尿、蛋白尿待查诊断明确。③患儿呈发作性肉眼血尿,可见于 IgA 肾病,该病表现为发作性肉眼血尿,感染后加重,多见于较大儿童,但也有小年龄发病者;其他原发性肾小球肾炎,如系膜增生性肾炎、感染后肾炎等,确诊依靠肾活组织检查。④结合患儿母亲肾病史,需要考虑遗传性肾炎可能。如 Alport 综合征,以血尿、感音神经性耳聋及进行性肾衰竭为临床特点,需进行眼耳检查以排查;薄基底膜肾病又称良性家族性血尿,少数患者可伴有蛋白尿,但多无眼耳受损,该患儿母亲为系膜增殖性肾炎,不支持该诊断,需行其他人员尿检查;甲髌综合征有指甲发育不良及骨关节发育不良,与该患儿不符。确诊均需行肾组织检查,并行Ⅳ型胶原检测。⑤还须鉴别其他继发性肾炎可能,如系统性红斑狼疮、过敏性紫癜、乙肝病毒相关性肾炎及其他特殊感染所致者(如 EBV 感染)。

初步诊断:血尿蛋白尿待查:IgA 肾病? Alport 综合征?

初步治疗:青霉素清除咽部残存感染灶。

进一步检查内容及目的:①血常规:血象有无增高,有无贫血及血小板减少。②尿常规、尿微量蛋白及 24h 尿蛋白定量:了解尿检异常情况、红细胞来源及蛋白尿程度。③血生化:了解肝肾功能,有无电解质紊乱。④凝血功能及血块退缩:了解凝血状况,为肾穿作准备。⑤ ANA、抗 dsDNA 及 ENA 系列:排查狼疮的重要指标。⑥ANA:排除相关性血管炎。⑦免疫球蛋白:IgA 增高可见于 IgA 肾病。⑧补体:补体降低可见于狼疮肾炎、膜增生性肾炎。⑨乙肝两对半:排除乙肝病毒相关性肾炎。⑩ASO、EBV 抗体、咽拭子培养、中段尿培养:排查隐匿感染灶。⑪胸片、心电图:了解心肺情况,有肺炎及心脏损害等。⑫腹 B 超:了解肾脏大小及受损程度。⑬先天性眼病及电测听检查,遗传性肾炎的辅助检查。⑭父亲尿常规:尿液筛查,寻找家族遗传性肾炎线索。

进一步检查结果:①血常规:WBC 10.9×10^9/L,

N 57.7%，L 33.7%，RBC 4.42×10^{12}/L，Hb 112g/L，PLT 259×10^9/L。②尿常规：蛋白+，RBC满视野，WBC 1～3个/HP，红细胞信息非均一性。尿微量蛋白：NAG/Cr 1.3U/mmol，IgG/Cr 12.2mg/g，Alb/Cr 147.9mg/g，A1MU/Cr 5.6mg/g。24h尿蛋白定量：0.16g。③血生化：ALT 7U/L，AST 32U/L，Cr 30μmol/L，BUN 4.6mmol/L，尿酸238μmol/L，总蛋白69.8g/L，清蛋白43.8g/L，胆固醇7.25mmol/L，钾4.4mmol/L，钠139mmol/L，氯104mmol/L，钙2.42mmol/L，磷1.67mmol/L。④凝血功能及血块退缩：正常。⑤ANA、抗dsDNA及ENA系列：(－)。⑥ANCA：(－)。⑦免疫球蛋白：IgG 6.4g/L，IgM 1.8g/L，IgA 0.67g/L，IgE 7.9U/ml。⑧补体：C3 1.53g/L，C4 0.08g/L，CH50 80U/ml。⑨乙肝两对半阴性。⑩ASO、EBV抗体、咽拭子培养、中段尿培养均阴性。⑪胸片、心电图，正常。⑫B超：肝、脾、双肾未及异常。⑬电测听：高频听力降低。眼科裂隙灯检查：未及异常。⑭父亲尿常规正常。

根据检查结果进一步分析：①患儿表现为反复发作性肉眼血尿，与上呼吸道感染有关，无明显水肿及高血压。②尿检提示为肾小球性血尿，伴有少量蛋白尿，肾功能尚正常。③电测听提示高频听力下降，需要高度怀疑Alport综合征可能。④乙肝两对半、自身抗体、ANCA、EBV抗体均未及异常，暂不支持继发性肾炎可能。⑤患儿目前无特殊症状，ASO、咽拭子培养、中段尿培养均阴性，可停用抗感染治疗。⑥目前患儿凝血功能及血块退缩均正常，可进一步行肾穿检查。

病情变化及检查：患儿于入院第5天行肾活检以明确诊断。

肾脏病理结果：符合Alport综合征。光镜：17个肾小球，形态结构大致正常，个别节段系膜细胞3个，少数小管再生伴上皮细胞管型，个别小管扩张伴蛋白管型及红细胞管型。间质少量炎症细胞小灶性浸润，血管未见明显病变。免疫荧光：IgG(－)，IgA(+/－)，IgM(－)，Clq(－)，C3(－)，C4(－)，Fb(－)。电镜：肾小球基膜厚薄不均，部分基膜节段性变薄，部分基膜明显增厚、分层或疏松空泡变，上皮足突部分融合。肾组织Ⅳ型胶原：α3、α5链阳性，不连续；α1链阳性，连续。

最终诊断：Alport综合征

总结：Alport综合征的诊断必须结合家族史、临床表现、肾组织电镜改变和Ⅳ型胶原免疫荧光进行综合判断。对于幼年起病、有家族性肾病的患儿，需警惕遗传性肾病可能，需行眼科和听力检查。对诊断不明者，尽早行肾组织检查，且肾组织和皮肤Ⅳ型胶原α链的染色对Alport综合征的诊断意义重大。

该患儿2岁起病，表现为发作性肉眼血尿，电测听证实高频听力受损；电镜示基膜厚薄不均，部分基膜节段性变薄，部分基膜明显增厚、分层或疏松空泡变；肾组织Ⅳ型胶原：α3、α5链阳性，不连续；确诊为Alport综合征。给予ACEI类药物保护肾功能，嘱其注预防感染，眼耳及肾功能的随访，给予出院，门诊长期随访。

（徐 虹 陈 径）

第十五节 肺出血-肾炎综合征

肺出血-肾炎综合征(Goodpasture综合征)是由于抗肾小球基膜(GBM)抗体引起的肺泡和肾小球基膜遭受损害所致的临床综合征。该病临床表现以肺出血和进行性肾小球肾炎为特征。病变发展迅速，肾功能急剧恶化，常因大咯血和肾衰竭而死亡。目前对该病的诊断条件是：①肺出血；②肾小球肾炎；③抗GBM抗体阳性。

(一)病因及发病机制

病因尚未阐明，推测与感染尤其是病毒感染相关，亦有认为其发病与吸入烟草、有机溶剂等化学毒物相关，还可能受遗传因素影响。

近年研究证实本病抗原是存在于基底膜(肾小球及肺泡)Ⅳ胶原羧基端的抗胶原酶(非胶原)球形NC1区中的α3链，又称Goodpasture(GP)抗原。针对该抗原的自身抗体可同时引起肺泡及肾损伤。正常情况下GP抗原处于“封闭”状态，在某些因素下导致其抗原暴露，即可引起自身抗体产生。Goodpasture综合征与HLAⅡ类抗原存在密切联系，有90%～97%携带DRB1·1501或DR4等位基因，且该类患者病情较重。

(二)病理

1. 肺部病变　肺体积增大，表面弥漫性出血。光镜下肺泡内可见大量红细胞及含有铁血黄素的巨噬细胞，肺间质炎性细胞浸润，反复出血后出现纤维化。免疫荧光检查可见肺泡壁有IgG及C3呈连续或不连续线样沉积。电镜下可见肺泡基底膜增厚及断裂。

2. 肾病变　肾增大，表面有多数小出血斑点。光镜下多数呈新月体肾炎改变，早期为细胞性新月体，晚期为纤维性新月体，肾间质炎症细胞浸润及间质小动脉炎，肾小管变性、萎缩和坏死。免疫荧光检查可见沿肾小球基底膜IgG及C3呈连续线样沉积。电镜下肾小球囊壁上皮细胞增殖形成新月体，系膜基质增生，基膜断裂。

（三）临床表现

本病可发生于各年龄，但以青年居多，儿童较少见。发病前部分患者可有流感病毒感染或有机溶剂（如汽油）吸入史。

1. 肺部表现　常以咯血为最早症状，轻者仅痰中带血，重者大咯血不止，甚至窒息死亡。多伴有咳嗽、气促、呼吸困难等症状，有时有胸痛及发热。反复肺出血可导致纤维化，肺功能出现限制性通气功能障碍。

2. 肾表现　通常以血尿开始，镜下血尿占90%以上，病情进展迅速者可见肉眼血尿及红细胞管型。常伴有中等量蛋白尿。肾受累可以很轻，但大部分很重，出现进行性肾功能损害，多在数周至数月即出现少尿或无尿，进展为肾衰竭。

3. 其他　贫血很常见，多为小细胞低色素性贫血，其严重程度常与咯血及肾衰竭程度不平行，其发生可能还与亚临床肺出血导致失血性贫血有关。抗GBM抗体若结合于脉络膜、眼、耳，偶可引起相应表现。

（四）实验室检查

1. 胸部X线　双侧或单侧肺部阴影或浸润影，严重者可见两肺满布棉絮样渗出，肺尖及肺底很少累及。

2. 抗GBM抗体测定　可以通过放射免疫分析法（RIA）或酶联免疫吸附法（ELISA）检测血或肾组织中的抗GBM抗体。

3. 肺、肾组织活检　免疫荧光检查可见IgG及C3呈连续或不连续线样沉积于肺泡壁。肾活检亦可见IgG及C3沿基底膜呈线样沉积。

4. 其他　血常规可见小细胞低色素性贫血。尿常规可见不同程度血尿、蛋白尿。痰中可检出含铁血黄素细胞。血生化示血BUN及肌酐升高。血清补体一般不下降。

（五）诊断

凡有肺出血、肾小球肾炎、抗GBM抗体阳性3个主要特征，即可诊断为Goodpasture综合征。但有少数病例呈现隐匿性肺出血，即有肺出血但临床无咯血表现者，可行支气管肺泡灌洗以寻找红细胞及含铁血黄素细胞或^{59}Fe肺闪烁扫描、一氧化氮（$C^{15}O$）吸入实验。

本病须与下列疾病鉴别。

1. 特发性肺含铁血黄素沉着症　多发于儿童，尿常规检查无血尿和蛋白尿，肾功能正常，血清抗GBM抗体阴性，肺和肾活检可助诊断。

2. 原发性小血管炎　主要指韦格纳肉芽肿及显微型多血管炎。该病全身症状（低热、纳差、体重下降等）明显，抗GBM抗体阴性，而抗中性粒细胞胞浆抗体（ANCA）阳性，肾活检免疫荧光检查无IgG及C3沉积。

3. 狼疮性肾炎　多有皮肤、关节病变及全身多系统损害，血清抗核抗体、抗双链DNA抗体及Sm抗体阳性，而抗GBM抗体阴性，肾活检免疫荧光检查呈“满堂亮”可助鉴别。

4. 其他　肺出血合并肾炎还可见于多种情况，如急性肾炎伴左心衰竭、尿毒症心肌病、肾病综合征合并肺栓塞等，均以疾病相应表现为主，注意鉴别。

（六）治疗

1. 血浆置换　可去除循环中的抗GBM抗体，应每日或隔日置换1次，直至咯血停止或循环中抗GBM抗体转阴。

2. 免疫吸附　常用蛋白A吸附柱及GBM吸附柱清除抗GBM抗体，其优点是可回输吸附后的自身血浆，而不必输注他人血浆或血浆制品。

3. 糖皮质激素及免疫抑制药　在进行血浆置换或免疫吸附的同时，需配合糖皮质激素及免疫抑制药的应用，以抑制循环中的抗GBM抗体形成，使血循环中抗体效价下降。如大剂量的甲泼尼龙冲击；环磷酰胺或环孢素等免疫抑制药。上述治疗可使病情发展减慢，对肺出血止血效果较好。

4. 替代疗法　治疗无效的尿毒症患者可长期透析维持生命，或于血透治疗半年及血循环抗GBM抗体阴转后行肾移植。

5. 其他　抗凝药物及防止血小板聚集药物疗效不肯定，且在咯血时应用可使病情加重，应慎用。抗菌药物对肺部病变合并继发感染者有帮助，因感染常会使肺部病变反复加重。注意纠正贫血，必要时输血。

（七）预后

本病预后差，近年来通过血浆置换或免疫吸附联合免疫抑制药治疗，5年存活率上升至80%。带有HLA-DR2或HLA-B27的患者预后较差。对血浆置换无效、有少尿、无尿、血肌酐>530μmol/L及需要透析治疗者预后极差。

（八）案例分析

患儿：女，7岁6个月。

主诉：面色苍白、咳嗽3年，加重伴血尿6个月。

现病史：患儿3年前起常因感冒、咳嗽，偶有痰中带血丝，多次至当地医院住院，诊为支气管肺炎，予以抗感染及对症治疗后均治愈出院。病程中患儿伴有面色苍白，常感乏力。近半年来进行性加重，反复咳嗽，痰中带血，1周前出现肉眼血尿，眼睑水肿，进行性少尿。至当地医院查血常规：WBC 7.75×10^9/L，N 62.3%，L30.5%，Hb 72g/L，PLT 218×10^9/L。尿常规：尿蛋白（++），红细胞满视野。血肌酐132μmol/L。以急性肾衰竭转入我院。病程中，常发热，无腹痛、腹泻，无皮疹、黑便，无关节肿痛。

既往史：平素体质较弱，胃纳欠佳，无外伤手术史，无药物过敏史。

个人史、家族史：无特殊。

体格检查：T 38.9℃，R 48/min，P 112/min，BP 88/57mmHg，身高115cm，体重20.5kg，发育正常，营养欠佳，神志清楚，面色苍白，慢性病容，无皮疹，浅表淋巴结未触及。双眼睑稍有水肿。唇周无发绀，三凹征（−）。咽充血，扁桃体Ⅰ度肿大。双肺呼吸音粗，肺底部可及细湿啰音。心率112/min，心音有力，心律齐，未闻杂音。腹部平软，肝右肋下及边，脾肋下未及。移动性浊音（−），双肾区轻微叩击痛。双下肢轻度非凹陷性水肿，神经系统未及异常。

初步分析：①患儿为学龄期女童，发病年龄为学龄前期，病程已长达3年。②以面色苍白、咳嗽、痰中带血、血尿为主述，临床表现以肺出血及肾受累为特点。③近1周来病情进行性加剧，出现少尿、血尿、肾功能异常，存在急性肾衰竭，考虑为继发于肾病变。④患儿出现多系统受累表现，需要考虑系统性红斑狼疮，该病在儿童常常不典型，需要进一步行自身抗体、补体等检测。⑤患儿有肾功能减退和肺出血，还需要考虑ANCA相关性血管炎，但该病好发于中老年人，可进一步查ANCA以排除。⑥患儿表现为肺出血和肾受累，需与肺出血肾炎综合征相鉴别。该病痰液中可找到较多肺含铁血黄素细胞，X线胸片提示间质性肺炎，尚需查血液和肾洗脱液抗基底膜抗体。⑦另特发性肺含铁血黄素沉积症也可出现反复痰中带血、贫血，少数也可同时出现肾病变，但肾衰竭较少见。可进一步痰液、尿液及胃液中找含铁血黄素颗粒。

初步诊断：面色苍白、咳血、血尿待查。

初步治疗：给予抗感染及对症支持治疗。

进一步检查内容及目的：①血常规：有无贫血及血小板减少，血象变化。②尿常规及24h尿蛋白定量：了解蛋白尿程度。③血气分析：了解酸碱平衡及电解质情况。④监测肾功能及电解质：了解肾功能变化情况，有无电解质紊乱。⑤肺部感染病原学筛查：ASO、TB-抗体、MP-抗体、痰及咽拭子培养、痰抗酸染色。⑥自身抗体（ANA、抗dsDNA及ENA系列）：为诊断狼疮的重要指标。⑦ANCA：诊断血管炎的重要指标。⑧痰、胃液、尿液中找含铁血黄素细胞：诊断特发性肺含铁血黄素沉积症的指标。⑨X线胸片：了解心肺情况，有无心脏扩大等。⑩腹B超：了解肾大小及受损程度。

进一步检查结果：①血常规：WBC 11.5×10^9/L，N 81.3%，L 19.1%，RBC 3.385×10^{12}/L，HB 100g/L，PLT 252×10^9/L，ESR 78mm/L。②尿常规：蛋白++，RBC满视野，WBC 0～2个/HP。24h尿蛋白定量：0.78g/d。③血气分析正常。④血生化：血肌酐138.0μmol/L，BUN 3.5mmol/L，血清总蛋白、清蛋白、球蛋白、胆固醇、三酰甘油及血清电解质和肝功能均正常。⑤ASO正常，TB-抗体、MP-抗体阴性，痰培养未及致病菌，痰抗酸染色阴性。⑥血ANA、抗dsDNA、ENA系类：（−）；ANCA：（−）；血清补体均正常。⑦痰中找到含铁血黄素细胞，胃液、尿液中未及。⑧胸片示两肺纹理增多、增粗、伴网状模糊片状影，尤以两下肺野明显，心影不大。提示肺部感染，建议随访。⑨B超：双肾体积增多伴损害。

根据检查结果进一步分析：①患儿肺出血、肾受累、痰中找到含铁血黄素细胞，X线胸片提示间质性肾炎表现，考虑肺出血肾炎综合征可能性大。该病有抗GBM抗体所致，有2/3病人肺出血先于肾受累，并常以上呼吸道感染为诱因。需查血清或肾组织中抗GBM抗体，可进一步行肾活检，以明确诊断。②患儿表现似乎也支持特发性肺含铁血黄素沉积症诊断，但是该病引起肾衰竭较少见，抗GBM抗体可以鉴别。③患儿自身抗体阴性，ANCA阴性，基本排除系统性红斑狼疮及ANCA相关性血管炎。

病情变化及检查：患儿入院5d，经抗感染以及对症治疗，目前体温平稳，复查血象已基本正常，但咯血仍进行性加重。1d前突然出现大咯血、胸闷、气急，少尿加重，血肌酐上升至234.8μmol/L，经输血、积极对症等治疗后病情渐平稳。进一步查抗GBM抗体及行肾活检。

进一步检查结果：血清抗GBM抗体阳性。肾病理检查：光镜下11/16肾小球有细胞新月体，免疫荧光：IgG(++)、C3+、IgM(+)沿毛细血管襻弥漫线性沉积，余IgA、C4、C1q、Fb(-)。免疫荧光法检测循环抗GBM抗体阳性。

最终诊断：肺出血肾炎综合征。

总结：对于肺出血和肾受累变现者，应考虑肺出血肾炎综合征。该病中肺出血绝大多数先于肾受累之前数日至数年，而且常常以上呼吸道感染为诱因。询问病史应重点询问与其他系统性疾病相鉴别的要点。注意观察有无皮疹、口腔黏膜及关节情况以除外系统性红斑狼疮。有无呼吸道、耳部及眼病变以鉴别系统性血管炎。

患儿明确诊断后，给予甲泼尼龙(每次20mg/kg)冲击疗法和环磷酰胺(500～700mg/m^2)冲击疗法交替双冲击治疗，间歇期给予每天泼尼松1mg/kg口服。第2天体温恢复正常，精神明显收善，3d后病儿咳嗽、咯血停止。2周后血清肌酐降至126.2μmol/L。肉眼血尿消失，24h尿蛋白排泄量211.2mg，贫血好转，并于3周后出院。随访1年2个月，疗程尚未结束，肝、肾功能正常，血红蛋白正常，尿白细胞6～10/HP，尿蛋白定性在(+)波动。由于该病诊断以及治疗的早晚直接影响病人的预后，故早期诊断、及时有效的治疗显得极为重要，治疗主要用大剂量皮质激素或其他免疫抑制药冲击以及对症处理。

(徐　虹　陈　径)

第十六节　小儿透析疗法适应证

(一)急性肾衰竭透析指征

1. 急性肾衰竭，少尿、无尿2d。

2. 严重的水、钠潴留(肺水肿、心力衰竭、难以控制的高血压)。

3. 血钾超过6.5mmol/L。

4. 严重代谢性酸中毒，pH<7.0，血HCO_3^-≤10mmol/L。

5. Ccr较正常下降超过50%或血肌酐>442μmol/L，血BUN>21mmol/L。

6. 药物、毒物中毒。

(二)慢性肾衰竭透析指征

1. GFR≤10～15ml/(min・1.73m^2)(或肾Kt/V<2.0)。

2. 有尿毒症储积的症状(恶心、呕吐、贫血等)。

3. 生长发育受限，日常活动受限。

(徐　虹　陈　径)

参考文献

[1] 杨霁云，白克敏.小儿肾脏病基础与临床.北京：人民卫生出版社，2000：380-398.

[2] 王海燕.肾脏病学.3版.北京：人民卫生出版社，2008：1321-1342.

[3] 中华医学会儿科学分会肾脏病学组.儿童常见肾脏疾病诊治循证指南(二)：紫癜性肾炎的诊治循证指南(试行).中华儿科杂志，2009，47(12)：911-913.

[4] 杨霁云.Fabry病诊断及治疗进展.中华儿科杂志，2007，45(2)：149-152.

[5] Weening JJ，D'Agati VD，Schwartz MM，et al. The classification of glomerulonephritis in systemic lupus erythematosus revisited. J Am Soc Nephrol，2004，15：241-250.

[6] Shah MK，Hugghins SY. Characteristics and outcomes of patients with Goodpasture's syndrome. South Med J，2002，95：1411-1418.

[7] 中华医学会儿科学分会肾脏病学组.小儿肾小球疾病临床分类、诊断及治疗.中华儿科杂志，2001，39(12)：746-749.

[8] 胡亚美，江载芳.诸福棠实用儿科学.7版.北京：人民卫生出版社，2001：1651-1659.

[9] 王海燕.肾脏病学.3版.北京：人民卫生出版社，2008：961-979.

[10] 中华医学会儿科学分会肾脏病学组.儿童常见肾脏疾病诊治循证指南(一)：激素敏感、复发/依赖肾病综合征诊治循证指南(试行).中华儿科杂志，2009，47(3)：167-170.

[11] 中华医学会儿科学分会肾脏病学组.

儿童常见肾脏疾病诊治循证指南(三):激素耐药肾病综合征诊治循证指南(试行).中华儿科杂志,2010,48(1):72-75.
[12] Behrman RE, Kliegman RM, Jenson HB. Nelson textbook of pediatrics. 17th ed. Philadelphia: W. B. Saunders Co,2007:2219-2220.
[13] Rees L, Wedd NJ, Brogan PA. Paediatric nephrology. 1th ed. Oxford: Oxford University Press,2007:218-219.
[14] 张毓文.溶血尿毒综合征的诊治进展.实用儿科临床杂志,2004,19(1):6-11.
[15] Bell LE, Mattoo TK. Update on childhood urinary tract infection and vesicoureteral reflux. Semin Nephrol. 2009,29(4):349-359.

第11章

神经系统疾病

第一节　小儿神经系统解剖生理特点与临床诊断概述

（一）神经系统的主要发育过程

人类神经系统结构和功能非常复杂。神经系统调节人体所有的生理功能以及学习、记忆和思维等高级神经活动。脑的正常发育对以后神经系统的结构和功能至关重要。神经元是神经系统主要结构单位，而胶质细胞的作用被降低至被动地位，近年研究证实，胶质细胞对神经元的发育与功能具有多方面的调控作用。神经元与胶质细胞的动态相互作用是神经系统的基础功能单位。

人类神经系统发育的主要程序包括诱导及原始神经胚形成（发生高峰于妊娠3～4周）、前脑发育（发生高峰在2～3个月）、神经细胞增殖、移行与分化（发生高峰于妊娠3～5个月）。突触连结及神经回路建立、树突发芽、膜兴奋性形成的发生高峰于妊娠5个月至出生后数年；神经髓鞘化的发生高峰在出生至出生后8个月左右。

人类胚胎发育的第3周，外胚层在脊索中胚层的诱导下分化为神经外胚层。神经外胚层通过细胞增殖、增厚而形成神经板，进而向内凹陷形成神经沟，神经沟闭合形成神经管。与此同时，沿神经板内陷的每侧边缘处出现神经嵴。神经管在其内不断升高的液体压力作用下，前端膨胀形成成3个囊，逐渐形成前、中、后脑。以后发育成中枢神经系统和周围神经系统的一部分。神经嵴细胞在神经管背中线处起源，在神经管闭合时或稍后即开始移行，逐渐分化成脑神经核、脊神经节和自主性神经系统。

前脑发育包括前脑形成、前脑分裂和前脑中线发育，是视囊、嗅球、嗅径大脑半球、侧脑室、基底核、胼胝体及下丘脑等结构的重要基础。

人类胚胎发育的第3～4个月是神经元增殖的主要时期，在神经发育过程中，神经细胞往往从其"出生地"出发，经过长短不等的路程，迁移到预定的位置。这对于从一个薄壁的神经管演化成结构复杂的脑是十分必要的。神经元移行发生高峰于妊娠3～5个月。这一时期的遗传和环境的任何异常因素均可导致神经元移行障碍，例如脑裂畸形（schizencephaly）、无脑回（lissencephaly）、多小脑回（polymicrogyria）、灰质异位（heterotopia），临床常表现为智力和运动发育障碍及惊厥发作。

（二）小儿神经系统的解剖生理特点

1. *脑和脊髓的发育特点*　神经系统的发育在胎儿期最早开始。在婴儿期，甚至整个小儿时期，神经精神发育一直十分活跃。初生足月儿脑重平均370g，占体重的10%～12%，为成年人脑重（约1 500g）的25%左右。6个月婴儿脑重600～700g，1岁时达900g，2岁时达1 000g左右，4～6岁时脑重已达成年人脑重的85%～90%。出生时大脑已有主要的沟回，但皮质较薄、沟裂较浅。新生儿神经细胞数目与成年人相同，但其树突与轴突少而短。出生后脑重的增加主要由于神经细胞体积增大和树突的增多、加长，以及神经髓鞘的形成和发育；3岁时神经细胞分化已基本完成，8岁时接近成年人。神经纤维的发育较晚，始于胚胎7个月，到4岁时完成髓鞘化。故婴儿期各种刺激引起的神经冲动传导缓慢，且易于泛化，不易形成兴奋灶，易于疲劳。出生时大脑皮质下中枢如背侧丘脑、下丘脑、苍白球等发育已较成熟，初生婴儿的活动主要由皮质下系统调节。随着大脑皮质的发育成熟，运动逐渐转为由大脑皮质中枢调节，对皮质下中枢的抑制作用也趋明显。

足月新生儿出生时脊髓重2～6g，脊髓功能相对成熟。脊髓下端在胎儿时位于第2腰椎下缘，4岁时上移至第1腰椎。做腰椎穿刺时应注意，婴幼儿脊髓下端位置较低。脊髓的髓鞘由上而下逐渐形成，约于3岁时完成髓鞘化。

2. 脑脊液的正常值　小儿时期脑脊液的正常值为：压力0.69～1.96kPa（新生儿0.29～0.78kPa），外观清亮透明，潘氏试验阴性，白细胞数$(0\sim5)\times10^6/L$，新生儿或小婴儿$(0\sim20)\times10^9/L$；蛋白质0.2～0.4g/L，新生儿0.2～1.2g/L；糖2.2～4.4mmol/L。

3. 神经反射的发育特点　正常足月儿出生时即具有觅食、吸吮、吞咽、拥抱、握持等一些先天性（原始）反射和对强光、寒冷、疼痛等的反应。其中有些无条件反射如吸吮、握持、拥抱等反射应随年龄增长而减弱，足月儿一般于生后3～4个月消失。如持续存在则影响动作发育，属异常现象。在新生儿或小婴儿时期，如先天性（原始）反射不出现，或表现不对称，或3～4个月以上仍持续存在，均提示可能存在神经系统异常。

出生后2周左右出现第一个条件反射，抱起准备喂奶时出现吸吮动作。出生2个月开始逐渐形成与视、听、味、嗅、触觉等感觉相关的条件反射；3～4个月开始出现兴奋性和抑制性条件反射。

新生儿和婴儿肌腱反射较弱，腹壁反射和提睾反射也不易引出，到1岁时才稳定。3～4个月前小儿肌张力较高，凯尔尼格征（Kernig Sign）可为阳性，2岁以下小儿巴宾斯基征（Babinski Sign）阳性（对称）亦可为生理现象。

（三）小儿神经系统疾病临床诊断概述

神经病学是研究神经系统和骨骼肌疾病的临床学科。神经系统包括中枢（脑、脊髓）和周围（周围神经包括脑神经、脊神经）两部分。人的感觉、运动，以及思维、判断、推理、决定、记忆、学习等均由神经系统管理和支配。神经系统和骨骼肌的功能障碍会严重影响患者最基本和最重要的活动，大大影响其生活质量水平。神经系统疾病原因十分复杂，小儿神经临床常见者包括感染性或非感染炎症、先天发育异常、遗传性疾病、代谢障碍、血管病、营养障碍、中毒、外伤、变性病等。

神经系统疾病临床诊断的要点及一般思路如下。

1. 神经系统疾病及其证候的复杂性　神经系统和肌肉不同部位的病变表现可能明显不同，且常常同时累及多个部位，其临床表现则更为复杂。同时，身体各系统间存在复杂的调节关系。神经、肌肉系统疾病的常见症状在其他系统疾病时也完全可以出现。例如意识障碍这一神经系统常见症状，在脑血管病、遗传代谢病等多种神经系统疾病可以发生，在其他系统疾病如糖尿病、低血糖、中毒等同样可以发生。精神行为异常是大脑受损时的常见表现之一，但也可以发生于精神科疾病以及肝硬化合并肝性脑病、尿毒症性精神症状等。而其他系统疾病也常常有神经系统并发症，例如糖尿病可以发生脑血管病、认知障碍、周围神经病。进行性神经精神功能倒退是小儿神经变性病或遗传代谢病的特征之一，但同样不是特异性的，可以见于营养障碍（如婴幼儿巨幼红细胞性贫血）、自身免疫性炎症等。

2. 尽可能根据患儿年龄和疾病特点开展神经系统体格检查　诊断小儿神经系统疾病时，需有详尽的病史和全面的体格检查。为确保获得准确的疾病体征，注意儿科特点十分重要。小儿神经系统检查的主要内容与成年人大致相同，但判断体征的临床意义时一定要注意发育期小儿神经系统的解剖生理特点，不同年龄的特点和正常标准各不相同，检查方法也有其特点。检查小儿时要尽量取得患儿的合作，减少患儿的恐惧。有时为了避免患儿厌烦或过于疲劳，可分次检查。

小婴儿的神经系统检查容易受外界环境影响，入睡时肌张力松弛，原始反射减弱或消失，吃奶前、饥饿时常表现不安、多动，吃奶后又常常入睡，所以最好是在进食前1～1.5h进行。室内光线要充足、柔和，但不要使阳光直接照射到小儿面部，环境要安静，检查时从对小儿打扰最小的检查开始，不必按某一固定顺序进行。

3. 正确把握临床证候和体征的诊断意义　神经系统疾病证候和体征从其功能意义上大致可分为以下4类。

（1）功能缺损表现：即受损部位正常功能障碍，例如急性横贯性脊髓炎时受累节段脊髓前角细胞破坏引起所支配肌群瘫痪，或受累节段后角细胞破坏引起相应的感觉障碍。

（2）释放症状：高级中枢受损后失去对低级中枢的控制，出现低级中枢功能异常亢进的表现。例如急性横贯性脊髓炎时锥体束受损，损伤平面以下出现肌张力升高、腱反射亢进、巴宾斯基征阳性等上运动神经元麻痹的表现；弥漫性脑损伤（各种严重的脑炎、脑病等）出现不自主多动等皮质下释放症状。

（3）刺激症状：为病变神经组织受到病变刺激、异常兴奋所产生的相应表现。如大脑皮质运动或感觉区刺激性病灶引起的局灶性癫痫发作；神经根病变刺激产生的疼痛等。

（4）断联休克症状：常见于中枢神经系统急性、严重、弥漫性病变，为急性超限抑制而产生的严重的广泛功能障碍。如急性横贯性脊髓炎或其他急性脊髓病变后损伤平面以下的弛缓性瘫痪表现（脊髓休克）等。休克期过后逐渐出现更有定位诊断价值的功能缺损或释放症状。

4. 把握综合临床诊断的重要性　各系统疾病诊断均十分强调综合分析，对于神经系统疾病尤其如此。现代科技的发展大大促进了新的诊断技术涌现和完善，给临床诊断带来很大便利，诊断水平也得到极大提高，例如MRI诊断白质病变，肌电图诊断周围神经及肌肉病，肌肉、神经、皮肤活检诊断变性病或代谢病等。但同时也使得医师对辅助检查的依赖越来越严重。在这种形势下愈发应当强调综合分析的重要性，应当在全面分析病史、体征、病程特征，得到基本的初步诊断基础上，有选择性地进行相应针对性的辅助检查。否则，可能做了许多并非必需的辅助检查，既浪费了资源，又可能耽误了及时诊治的时机。

5. 掌握临床诊断的一般思路和基本路径　神经系统和肌肉的构造都非常复杂，不同部位的病变所表现的症状不同，而且常常同时累及几个部位，症状互相重叠，给分析和判断带来很大困难。因此对神经系统疾病的诊断特别需要一个系统和完整的思路。一般首先是定向诊断，即确定病人所表现出来的临床症状是否神经系统疾病；然后是定位诊断，即通过对症状的分析，确定病变在神经系统的哪一个部位；最后是定性诊断，确定疾病的病因和性质是什么，给进一步诊断方法的选择和治疗提供依据。

（1）定向诊断主要根据病人的临床特点，特别是症状特征。一般而言，小儿神经系统疾病以惊厥、运动障碍、智力改变、颅压增高或脑膜刺激征等为常见表现。但应注意，并非出现上述表现就一定是神经系统疾病。例如，惊厥可能是低钙血症或低血糖的表现；震颤、发育倒退可能因营养性巨幼红细胞性贫血所致。另一方面，某些神经系统疾病早期可能缺乏特征性的症状，而仅表现为轻微的行为失调。因此一定要仔细分析，并注意对不典型病例跟踪随访，以免误诊或漏诊。

（2）定位诊断主要依据神经系统检查所发现的体征。例如上运动神经元性麻痹提示锥体束或皮质延髓束损害，肌张力不全、震颤提示锥体外系病变，小脑性共济失调提示小脑病变等。定位诊断是神经系统疾病诊断最基本，同时也是最重要的环节，更是小儿神经临床实践中的难点之一，应结合临床实践重点体会掌握。

（3）定性诊断主要是在上述定向诊断和定位诊断的基础上，通过对患儿起病与病程转归特征的分析明确。例如：围生期脑损伤一般起病早，急性期后神经系统表现稳定，呈静止性病程；炎症、血管病等起病很急，早期进展快，经数日或数周后逐渐稳定好转，可完全康复，或出现瘫痪、癫痫发作等后遗症；变性病（包括遗传代谢病）则起病一般较缓慢或隐匿，病情大多呈进行性发展。根据上述临床分析，结合必要的辅助检查，以最终明确疾病的诊断。

最后应该强调，涉及神经系统临床的疾病类型繁多，知识面也很广。近年来，相关的遗传、生化、神经生物学领域进展很快，许多既往不认识、难诊断的疾病目前可能已经可以诊断与处理。因此，在临床实践经验积累的同时强化系统的理论学习，始终是做好小儿神经疾病临床诊疗十分重要的环节。

（秦　炯）

第二节　小儿癫痫

癫痫（epilepsy）是由于多种原因引起的一种脑部慢性疾病，其特征是脑内神经元群反复发作性过度放电引起突发性、暂时性脑功能失常，临床出现意识、运动、感觉、精神或自主神经功能障碍。癫痫发作（seizures）的表现与放电的部位、范围及强度有关，因而表现十分复杂。每次发作均起病突然，持续短暂，恢复较快，但有时可呈持续状态。癫痫发作和癫痫的含义不同，前者通常指一次发作过程，是脑神经元过度同步放电引起的短暂脑功能障碍，其既可以是癫痫病人的临床表现，又可以出现在某些急性疾病中；后者则指反复癫痫发作的慢性脑功能失调综合征。

癫痫的患病率为3‰～6‰，大多数癫痫患者起病于儿童时期。经正规治疗的患儿，约80%可获完全控制，其中大部分能正常生活和学习。

(一)病因

小儿癫痫根据病因可分为3类：①特发性（原发性）癫痫，是指脑部未能找到有关的结构变化和代谢异常的癫痫，与遗传因素有较密切的关系；②症状性（继发性）癫痫，即具有明确脑部病损或代谢障碍的癫痫；③隐源性癫痫，是指虽疑症状性癫痫但尚未找到病因者。

引起癫痫的原因很多，大体可归为以下几类。

1. 遗传因素 癫痫患儿的家系调查、双生子研究、脑电图分析、基因检测等均已证实遗传因素在癫痫的发病中起重要作用。癫痫的遗传方式较复杂，一般认为癫痫阈值的高低或对癫痫的易感性属于多基因遗传；许多特发性癫痫综合征与单基因遗传有关。此外，不少单基因遗传病和染色体病常伴有症状性癫痫。

2. 脑部病变或代谢异常 先天性或后天性的脑损害，均可能成为症状性癫痫的病因。

(1)脑发育异常，如脑回畸形、胼胝体发育不全、灰质异位、神经皮肤综合征、先天性脑积水、遗传代谢病或染色体病引起的脑发育障碍等。

(2)脑血管疾病，如颅内出血、血栓、栓塞、血管畸形、血管炎等。

(3)感染，如病毒、细菌、寄生虫引起的颅内感染。

(4)外伤。产伤或生后外伤。

(5)中毒、脑缺血缺氧或代谢异常。

(6)颅内占位病变，如肿瘤、囊肿等。

(7)变性疾病，如脑灰质变性等。

3. 诱发因素 大多特发性癫痫好发于某一特定的年龄阶段，女性患儿在青春期可使癫痫发作加频，有的癫痫常在睡眠中发作，这说明年龄、内分泌、睡眠等与癫痫发作有一定关系。此外感染、发热、疲劳、睡眠不足、饥饿、便秘、饮酒、感情冲动、过度换气、过度饮水、过敏反应及一过性代谢紊乱等均可诱发某些癫痫发作。只有在某种刺激（如光、声等）作用下才发作的癫痫称为反射性癫痫。

(二)临床分类

1. 癫痫发作的分类 1981年国际抗癫痫联盟（ILAE）根据临床发作的表现和脑电图改变，制定了癫痫发作的分类方案。我国结合自己的实际情况将其简化为（表11-1）。此分类一直在我国广泛应用。

表11-1 小儿癫痫发作分类

1. 局灶性发作(focal seizures)
(1)单纯局灶性发作(simple focal seizures, consciousness not impaired)
①运动性发作(with motor signs)
②感觉性发作(with somatosensory or special-sensory symptoms)
③自主神经性发作(with autonomic symptoms or signs)
④精神症状性发作(with psychic symptoms)
(2)复杂局灶性发作(complex focal seizures, with impairment of consciousness)
(3)局灶性发作转变为全面性发作(focal seizures evolving to secondarily generalized seizures)
2. 全面性 (generalized seizures)
(1)强直-阵挛发作(tonic-clonic seizures)
(2)强直性发作(tonic seizures)
(3)阵挛性发作(clonic seizures)
(4)失神发作(absence seizures)
典型失神发作(typical absence seizures)
不典型失神发作(atypical absence seizures)
(5)肌阵挛发作(myoclonic seizures)
(6)失张力发作(atonic seizures)
(7)痉挛发作(spasms)
3. 其他分类不明的各种发作(unclassified epileptic seizures)

2001 年 5 月，ILAE 对癫痫发作的分类又提出了新的建议，将癫痫发作分为自限性和持续性两大类，每类中又包括全面性和局灶性发作。在局灶性发作中不再分为单纯性和复杂性，也未列出自主神经性发作。同时对发作形式做了新的补充，如负性肌阵挛、抑制性运动发作等。

2. 癫痫和癫痫综合征的分类 多年的临床研究发现，有些患儿的临床特征及脑电图表现有共性，而且在发病年龄及转归方面也有一定的规律性，因此总结出了 30 多种癫痫综合征。1985 年 ILAE 以临床发作分类为基础，结合病因、起病年龄、转归等特点，将癫痫和癫痫综合征进行分类，1989 年重新修订。2001 年又提出了新的分类方案，并推出了许多新的癫痫综合征。

(三)临床表现

1. 癫痫发作的临床表现

(1)局灶性发作：神经元过度放电起始于一侧大脑的某一部位，临床表现开始仅限于身体的一侧。

①单纯局灶性发作，包括运动性发作、感觉性发作、自主神经症状发作和精神症状性发作。

运动性发作：多表现为一侧某部位的抽搐，如肢体、口角、眼睑等处。也可表现为旋转性发作、姿势性发作或杰克逊发作等。杰克逊发作是指异常放电沿着大脑皮质运动区扩展，其肌肉抽动扩展方式及顺序与运动皮质支配的区域有关，如发作先从一侧口角开始，依次波及手、臂、肩、躯干、下肢等。局灶运动性发作后，抽动部位可以出现暂时性瘫痪，称为托德瘫痪(Todd paralysis)。

感觉性发作：表现为发作性躯体感觉或特殊感觉异常。

自主神经症状发作：发作时可有各种自主神经症状，如上腹不适、呕吐、苍白、潮红、出汗、竖毛、瞳孔散大、肠鸣或尿失禁等。这些症状常伴随其他的发作形式，单独自主神经发作性癫痫罕见。

精神症状性发作。可表现为幻觉、错觉、记忆障碍、认知障碍、情感障碍或语言障碍等，但精神症状性发作单独出现的很少，多见于复杂局灶性发作过程中。

②复杂局灶性发作。起源于颞叶或额叶内侧。该类发作都有不同程度的意识障碍，往往有精神症状，常伴反复刻板的自动症，如吞咽、咀嚼、舔唇、拍手、摸索、自言自语等。该类发作可先有局灶性发作症状，而后出现意识障碍，也可以发作开始即有意识障碍，再而后出现自动症。

③局灶性发作演变为全面性发作。由简单局灶性或复杂局灶性发作泛化为全面性发作，也可先由单纯局灶性发作发展为复杂局灶性发作，然后继发全面性发作。

(2)全面性发作：指发作一开始就有两侧半球同时放电，发作时常伴有意识障碍。

①失神发作。以意识障碍为主要症状。典型失神发作时起病突然，没有先兆，正在进行的活动停止，两眼凝视，持续数秒钟恢复，一般不超过 30s，发作后常可继续原来的活动，对发作不能回忆。失神发作常发作频繁，每天数次至数十次，甚至上百次。发作时脑电图示两侧对称、同步、弥漫性 3Hz 的棘慢复合波，过度换气容易诱发。

非典型失神发作起止均较缓慢，肌张力改变较典型失神明显；脑电图示 1.5～2.5Hz 的慢棘慢波，且背景活动异常。多见于广泛脑损害的患儿。

②强直-阵挛发作。主要表现是意识障碍和全身抽搐，典型者可分 3 期，即强直期、阵挛期和惊厥后期，小儿发作常不典型。发作时意识突然丧失，全身肌肉强直收缩；也可尖叫一声突然跌倒、呼吸暂停、面色发绀、双眼上翻、瞳孔散大、四肢躯干强直，有时呈角弓反张状态；持续数秒至数十秒钟进入阵挛期，出现全身节律性抽搐，持续 30s 或更长时间逐渐停止。阵挛停止后患儿可有尿失禁。发作后常表现为头痛、嗜睡、乏力，甚至在完全清醒前可出现自动症，称之为发作后状态。脑电图在强直期表现为每秒 10 次或 10 次以上的快活动，频率渐慢，波幅渐高；阵挛期除高幅棘波外，间断出现慢波。发作间期可有棘慢波、多棘慢波或尖慢波。

③强直性发作。表现为持续(5～20s 或更长)而强烈的肌肉收缩，使身体固定于某种特殊体位，如头眼偏斜、双臂外旋、呼吸暂停、角弓反张等。发作时脑电图为低波幅 9～10Hz 以上的快活动或快节律多棘波。

④阵挛性发作。肢体、躯干或面部呈节律性抽动。发作时脑电图为 10Hz 或 10Hz 以上的快活动及慢波，有时为棘慢波。

⑤肌阵挛发作。表现为某部位的肌肉或肌群，甚至全身肌肉突然快速有力地收缩，引起肢体、面部、躯干或全身突然而快速的抽动。可单个发生，也可为成簇发作。发作时脑电图为多棘慢波或棘慢、尖慢综合波。该类发作一般不伴意识障碍。

⑥失张力发作。发作时由于肌张力的突然丧

失而引起姿势改变，表现头下垂、双肩下垂、屈髋屈膝或跌倒。脑电图在发作时为多棘慢波或棘慢波。

⑦痉挛发作。多见于婴儿，发作时表现为点头、伸臂、弯腰、踢腿或过伸样动作。其肌收缩持续1～3s，持续时间比肌阵挛长，但比强直性发作短。

2. 儿童常见癫痫和癫痫综合征

(1)伴中央-颞区棘波的儿童良性癫痫(benign children epilepsy with centrol-temporal spikes, BECTS)：这是儿童癫痫最常见的类型之一，约占小儿癫痫的20%。发病年龄2～14岁，5～10岁多见，男孩多于女孩。发作与睡眠关系密切，约75%的患儿只在睡眠中发作，而且入睡后不久或清晨要醒时发作多见。发作形式为局灶性发作，开始症状多局限于口面部，表现为一侧口角抽动，咽部、舌及颊部感觉异常，喉头异常发声，唾液不能吞咽而外流。患儿意识清楚，但不能言语。同侧面部的抽动可扩展到同侧上肢。年幼儿易泛化为全面性发作而致意识丧失。大多患儿发作持续时间较短。发作频率不一，但通常不频繁。发作间期脑电图背景波正常，在中央区和颞中区出现负性、双向或多向的棘波或尖波(图11-1)，或棘慢综合波，入睡后增加。该病与遗传有关，神经系统影像学检查正常，不影响智力发育，预后良好，16岁前大多停止发作。近年来临床上发现一些变异型，表现较复杂，甚至对认知功能产生一定影响。

(2)伴枕区放电的儿童良性癫痫(children epilepsy with occipital paroxysms)分以以下两型。

①早发型良性儿童枕叶癫痫(early onset benign childhood occipital epilepsy)，又称Panayiotopoulos型。是儿童较常见的良性局灶性癫痫，占小儿良性局灶性癫痫的20%～30%。多在3～6岁(平均5岁)发病，13岁前停止发作。发作多在夜间，主要表现为呕吐、精神行为异常、眼球偏斜、自主神经症状、抽搐等，发作频率较低，每次持续时间较长，可达5～10min或更长，发作间期脑电图在正常背景波的基础上，枕区可有棘波或棘慢波发放。

②晚发型儿童枕叶癫痫(late onset childhood occipital epilepsy)，又称Gastaut型，较早发型发病

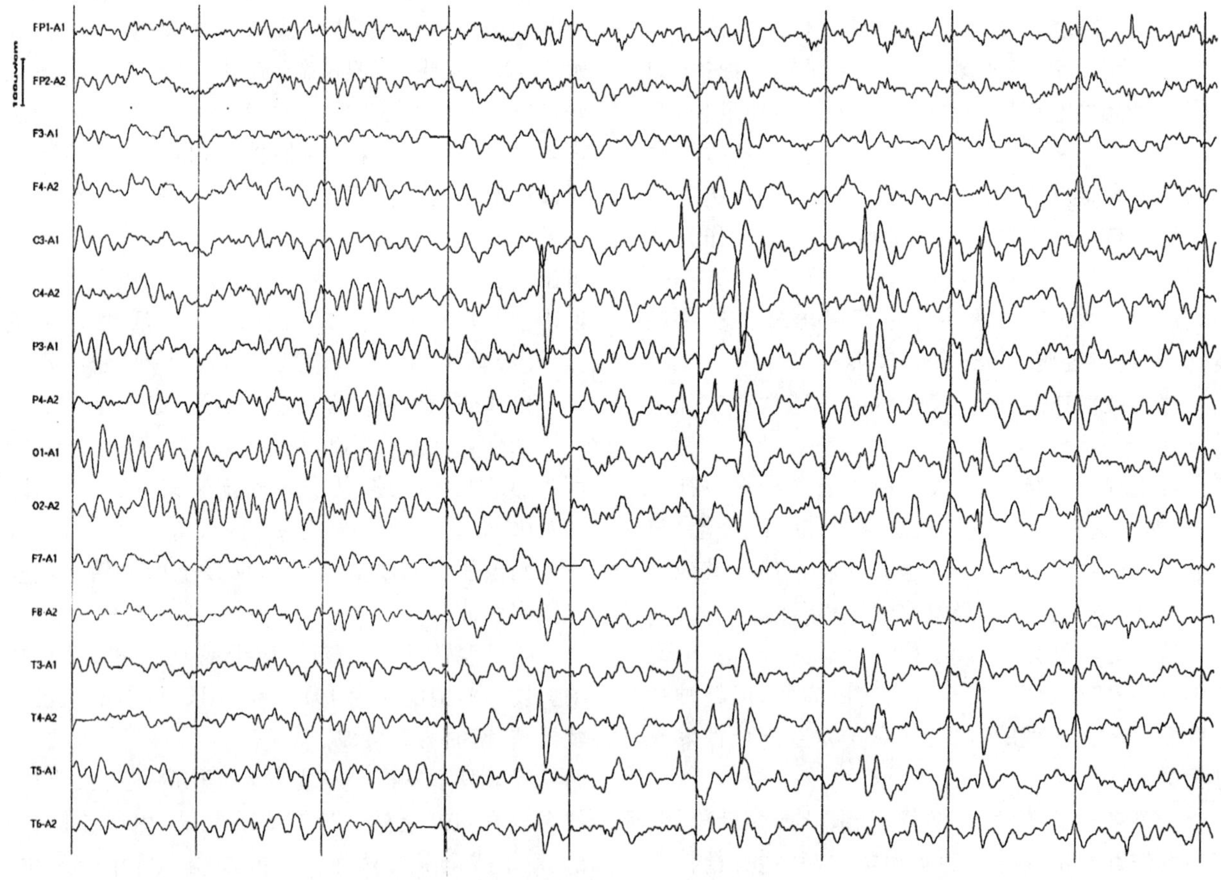

图11-1　伴中央-颞棘波的小儿良性癫痫脑电图(女，7岁)

率低，起病年龄是 3～16 岁（平均 8 岁），男女均可患病。发作时主要表现为视觉症状，如视幻觉、失明等，发作后头痛明显。部分患儿可出现意识障碍和抽搐。通常发作较频，持续时间较短（数秒至 1min），白天发作多见。发作间期脑电图表现枕区放电，且对睁闭眼非常敏感，背景波正常。

（3）早期婴儿癫痫性脑病伴暴发抑制脑电图：又称大田原综合征（Ohtahara syndrome）。生后 3 个月以内起病，50%以上起病于生后 1 个月。主要为强直痉挛发作，单个或成簇出现；也可见部分性发作，部位不定；有时还可见到面肌抽动或半侧肢体抽动；但很少见到肌阵挛发作。脑电图为暴发抑制（supression-burst）。患儿伴有重度智力低下及运动发育障碍，治疗非常困难，不少患儿早期死亡。

（4）婴儿痉挛（infantile spasms）：又称 West 综合征。主要特点为婴儿期起病、频繁的强直痉挛发作、高峰失律（hypsarrhythmia）脑电图和智力发育障碍。

4～8 个月发病者最多，发作时表现为两臂前举，头和躯干前屈，似点头状；少数患儿可呈头背后屈。有人把婴儿痉挛发作分为屈曲型、伸展型和混合型 3 种，其中以混合型最多见，单纯伸展型少见。患儿常成簇发作，思睡或刚醒时容易连续发生，发作时有时伴喊叫或痛苦状，脑电图示不对称、不同步、并伴有暴发抑制交替倾向的高幅慢波，杂以多灶性尖波、棘波或多棘波，即高峰失律脑电图（图 11-2）。该病大多可找到病因，如遗传代谢病、脑发育异常、神经皮肤综合征或缺血缺氧性脑损伤。常合并严重的智力和运动发育落后，易转为 Lennox-Gastaut 综合征或其他形式的发作。

（5）Lennox-Gastaut 综合征：起病年龄 1～7 岁，2～5 岁为高峰，男孩略多。常见发作形式为强直性、不典型失神、失张力等，也可有全身强直-阵挛发作，同一患儿具有 2 种或 2 种以上发作形式，也可由一种形式转变为另一种形式。智力发育大多落后。发作间期脑电图背景波不正常，且有 1.5～2.5Hz 的慢棘慢波（图 11-3）。该病治疗困难，预后欠佳。

（6）全面性癫痫伴热性惊厥附加症（generalized epilepsy with febrile seizures plus，$GEFS^+$）：该综合征由 Scheffer 和 Berkoric 于 1997 年首先报道。有热性惊厥史的儿童，如果出现不伴发热的全面性强直阵挛发作，或者 6 岁之后仍有热性惊厥，称之为热性惊厥附加症（febrile seizures plus，FS^+）。如果在一个 FS 家系中，既有典型的 FS，还有 FS^+，而且还出现了 FS^+ 伴失神，FS^+ 伴肌阵挛，FS^+ 伴失张力等，这样一个家族群体则称之为 $GEFS^+$。该综合征属于常染色体显性遗传，其基因定位明确。大多预后良好。

（7）内侧颞叶癫痫（mesial temporal lobe epilepsy，MTLE）：海马硬化（hippocampal sclerosis）是其常见病因，故 ILAE 将伴有海马硬化的内侧颞

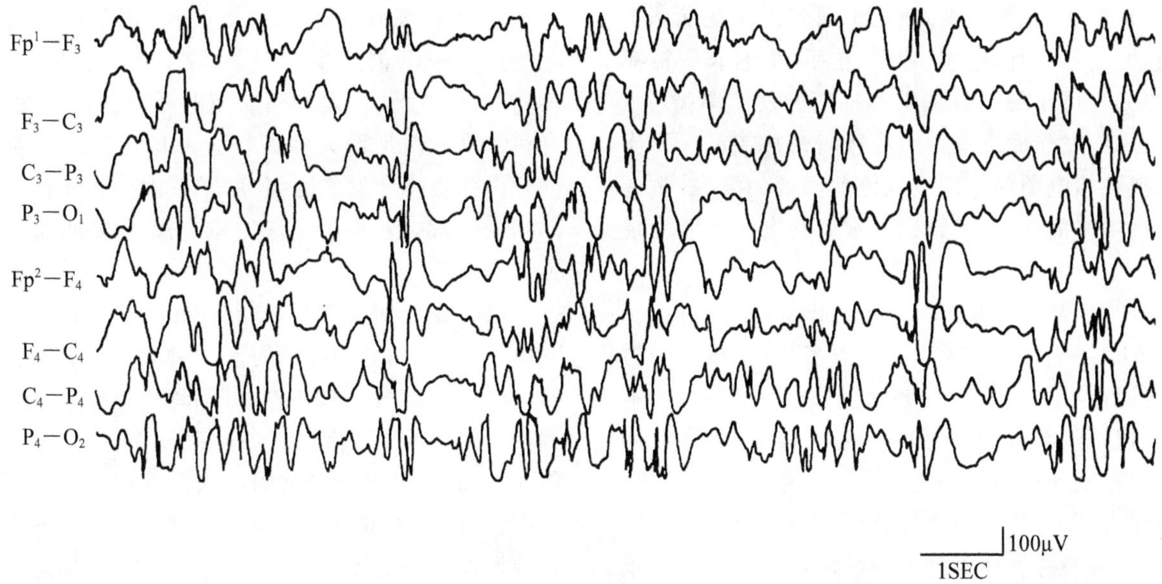

图 11-2　婴儿痉挛脑电图（男，8 个月）

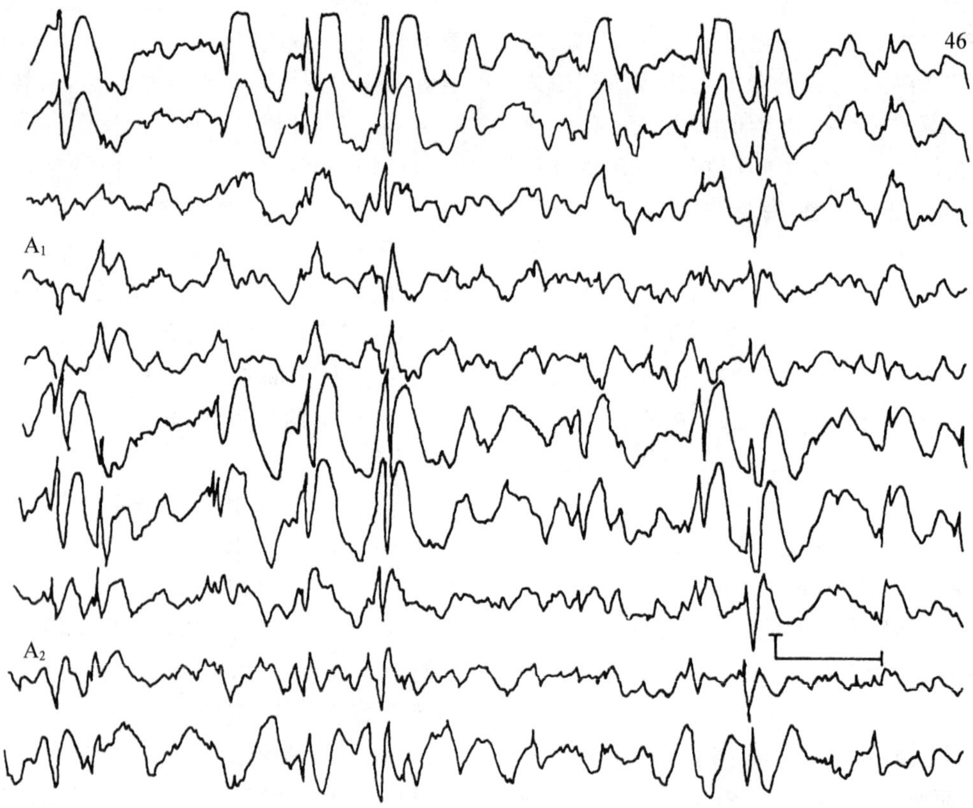

图 11-3　Lennox-Gastaut 综合征脑电图(男,4 岁)

叶癫痫定为一个特异的癫痫综合征。任何年龄均可发病,高峰年龄是 10 岁。患儿常有新生儿惊厥或热性惊厥病史,表现为复杂部分性发作。发作时常有先兆,如上腹不适、恐惧、视幻觉等,继之意识受损,运动停止,双眼凝视,随之出现意识朦胧状态下的自动症,如吸吮、咀嚼、吞咽、拍手、摸索衣服被褥等,患儿也可出现头眼偏斜或抽搐。发作多持续 1 至数分钟,发作后可有嗜睡或暂时精神错乱。发作间期典型脑电图为一侧或双侧前额区尖波、棘波或局灶性慢波活动,但多数患儿常规脑电图不能发现异常。

(8)儿童失神癫痫(childhood absence epilepsy,CAE):3～13 岁起病,5～9 岁多见,女孩多于男孩,与遗传有关。特征是频繁发作的短暂失神,不跌倒,仅持续数秒钟,一般不超过 30s,无发作后症状。失神发作可有 6 种亚型:①单纯失神;②失神伴失张力;③失神伴轻微阵挛;④失神伴强直;⑤失神伴自动症;⑥失神伴自主神经症状。近年的视频脑电研究发现,单纯失神较少,而复杂失神较多。不论哪种类型均以失神为主,其他症状轻微。脑电图在发作时表现为两侧对称同步的 3Hz 棘慢波(图 11-4)。该病易于控制,预后良好。

(9)觉醒期全面强直-阵挛性癫痫(epilepsy with generalized tonic-clonic seizures on awakening):属特发性全面性癫痫,与遗传有关,多发生于 10～20 岁。发作仅表现为强直-阵挛发作,发作多在醒后 1～2h 内发生。剥夺睡眠、劳累、过量饮酒等均可诱发发作。发作间期脑电图背景波正常,可有痫性放电。预后大多良好。该病应注意与症状性全面强直阵挛发作区别,后者系由各种不同的脑部病变引起,发作时若有先兆有助于推测病灶部位。

(10)少年肌阵挛癫痫(juvenile myoclonic epilepsy,JME):占儿童癫痫的 5%～10%,占特发性全面性癫痫的 25%。多在青春期起病,主要表现为双侧不规则的单次或多次的肌阵挛发作,多以上肢受累为主,若下肢阵挛严重则可跌倒。常于醒后不久发作,不影响意识,不影响智力发育,可伴大发作或失神发作。脑电图可出现弥漫性阵发性棘慢波或多棘慢波,常为 3～5Hz。该病有遗传倾向。JME 对抗癫痫药物反应良好,易于控制发作,但停药后易复发。

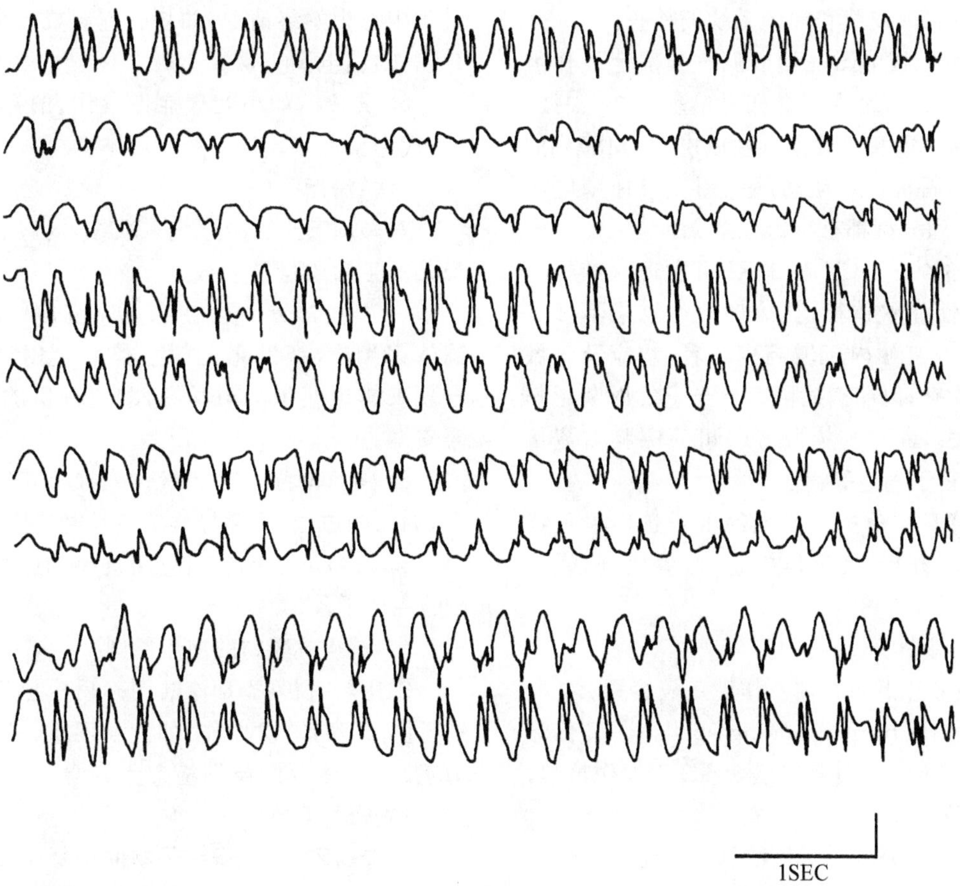

图 11-4 小儿失神癫痫脑电图

(11)获得性癫痫性失语(Landau Kleffner syndrome):2～13岁发病,4～7岁为高峰,男女之比为2∶1。病前语言功能正常,起病短时间内发生听觉失认,继之语言表达障碍,甚至完全不能言语。失语出现之前后或同时可有癫痫发作,发作形式不一,可为大发作、局灶运动性发作或复杂局灶性发作等,发作次数多不频繁,约1/4患儿无癫痫发作。脑电图背景活动基本正常,清醒时可见颞区为主的1.5～2.5Hz阵发性棘慢波活动,双侧或单侧,可波及到顶和中央区,NREM睡眠期可出现广泛或限局性的频繁棘慢波,常呈持续性出现。该病癫痫发作较易控制,但语言功能的完全恢复有时困难。

3. *癫痫持续状态*(status epilepticus,SE) 近年来对SE的定义争议较大,但尚无定论。传统的定义是指一次癫痫发作持续30min以上;或者反复发作达30min以上,其间意识不能恢复者。几乎各种类型的癫痫发作均可呈持续状态,但惊厥性癫痫持续状态最常见,占小儿全部癫痫持续状态的75%以上,主要表现为持续性阵挛。非惊厥性癫痫持续状态多见于Lennox-Gastaut综合征,表现为不典型失神发作持续状态,长时间意识混乱,可伴肌阵挛或失张力发作。复杂局灶性癫痫也可呈持续状态,表现为精神错乱、自动症或行为异常等。癫痫患儿出现持续状态常可找到诱因,如突然停药、更换药物不当、感染、高热等。非癫痫患儿的癫痫持续状态多与急性脑损伤有关,如颅内感染、中毒、外伤、急性脑病、脑血管意外等。热性惊厥也可呈持续状态。癫痫持续状态是小儿急症,需及时处理。

(四)诊断

诊断小儿癫痫时,首先应判断是否为癫痫发作或癫痫,然后确定发作类型及应归属的癫痫综合征,再进一步寻找并确定病因。因为医师很难目睹患儿发作情况,因此诊断时必须有详细的病史,全面的查体和必要的辅助检查。

1. *病史与查体* 应注意问起病年龄、发作时的表现、起始部位、意识状态、治疗经过等,还要问出生史、生长发育史、既往病史、家族史。查体应仔细，特别是头面部、皮肤和神经系统的检查。

2. 脑电图　脑电图是诊断癫痫和确定发作类型的客观指标之一，常规检查如果出现棘波、尖波、棘慢波、尖慢波、多棘慢波等痫性放电波，对癫痫的诊断有重要诊断价值。动态脑电图或录像脑电图对癫痫的诊断和分型都有决定性意义。

3. 影像学检查　CT 和 MRI 可发现脑结构异常，凡有局灶性症状体征、抗癫痫治疗效果不好或进行性恶化、或有颅内压增高症状者，均应及时做 CT 或 MRI 检查，以明确病因。单光子发射断层扫描和正电子发射断层扫描（PET）可检测脑血流量和代谢率，有利于确定癫痫灶。

4. 其他实验室检查　根据需要可选做遗传代谢病筛查、基因分析、染色体检查、血生化、脑脊液检查等。

（五）鉴别诊断

小儿癫痫应注意与其他发作性疾病鉴别。

1. 屏气发作（breath holding spells）　又称呼吸暂停症，多在 6～18 月龄起病，1～2 岁发作最频，5 岁前多停止发作。

2. 晕厥（syncope）　是各种原因引起的急性广泛性脑供血不足而突然发生的短暂的意识丧失状态。多有明确诱因，常见于较大儿童，久站后易发，发作时先有出汗、苍白和视觉障碍等症状，脑电图无痫性放电。

3. 睡眠障碍　如夜惊、梦游、梦魇、发作性睡病等均需与癫痫鉴别。

4. 习惯性阴部摩擦（masturbation）　女孩较多，发作时两腿交叉内收或互相紧贴，有时上下摩擦，全身用力，眼发直，面色潮红，额部出汗，呼吸粗大，会阴部肌肉收缩，持续数分钟或更长时间，发作过程中意识始终清楚，如将其抱起或改变体位可终止发作，脑电图正常。

5. 其他　如小儿癔症性发作、偏头痛、抽动障碍、代谢紊乱等均需与痫性发作鉴别。

（六）治疗

对癫痫患儿的治疗应采取综合措施，尽量提高患儿的生活质量。

1. 一般治疗　要使患儿家庭、学校和社会正确认识癫痫，帮助患儿树立信心，坚持正规治疗。合理安排患儿生活与学习，避免一切诱发因素，注意安全。

2. 病因治疗　对症状性癫痫的某些可治性病因，如颅内占位、代谢异常等应及时治疗。

3. 药物治疗　合理应用抗癫痫药物是治疗癫痫的主要手段。

（1）抗癫痫药物的使用原则

①用药时机：癫痫诊断明确后应尽早给予抗癫痫药物。但对首次发作，如症状不重、平素健康、智力正常、查体及影像学检查无异常者，可暂不用药物，但需密切观察。

②选药正确：抗癫痫药物的选择主要根据发作类型（表 11-2）。但也要考虑到药物的不良反应、药物治疗反应、患儿的个体特点及依从性等。

③单药治疗与联合用药：为了避免多药联合应用时的相互作用或增加毒性，尽量采用单药治疗，且大部分患儿仅用一种药物即可控制发作。但是临床上遇到难治性癫痫患儿，特别是具有多种发作类型者有时也需要联合用药，此时必须了解其作用机制和相互作用，以达增加疗效减少不良反应之目的。

表 11-2　不同类型癫痫发作的药物选择

发作类型	选用药物
简单部分性发作	CBZ、VPA、PB、PHT、TPM、OXC、PRI
复杂部分性发作	CBZ、OXC、PB、PHT、PRI、TMP、LEV
强直-阵挛发作	VPA、PB、CBZ、PHT、TPM、LTG、LEV、OXC
失神发作	VPA、LTG、ESM、CZP
肌阵挛、失张力发作	VPA、CZP、TPM、LTG、ESM、LEV
强直发作	CBZ、PB、VPA、LTG、TMP、LEV、PHT
婴儿痉挛	ACTH、NZP、CZP、VPA、VGB、TMP、VitB6
Lennox-Gastaut 综合征	VPA、CZP、LTG、TMP

药物的中文名称请参见相关部分内容

④用药个体化：因药物代谢有个体差异，用药剂量和血药浓度之间的关系不完全一致；而且每个患儿对药物的敏感性也不同，因此用药应先从小剂量开始，逐渐增加，直到达到有效血浓度或临床佳效为止。

⑤服药要规律、疗程要长：每日给药次数应视药物的半衰期而定，要保证患儿规律服药，在服药5个半衰期后才能达稳态血浓度。一般在控制发作后还要继续服药2～4年。

⑥停药过程要慢：患儿停药前要有个缓慢减量的过程，一般要3～6个月以上，甚至1～2年，如突然停药易引起癫痫持续状态。如停药期或停药后复发，应重新开始抗癫痫药物治疗。

⑦定期复查，注意观察疗效和药物不良反应。在治疗过程中，特别是用药初期，应定期查血常规、尿常规、肝肾功能等。有条件时应酌情做血药浓度监测。

(2)常用抗癫痫药

①传统抗癫痫药物：儿科常用的传统抗癫痫药物有苯巴比妥、丙戊酸、卡马西平、苯妥英钠、氯硝西泮等(表11-3)。

②抗癫痫新药：近年来有不少新型抗癫痫药上市，开始主要用于难治性癫痫的治疗。随着临床经验的增加，有的新药逐渐成为一线用药，现简介如下。

托吡酯，广谱抗癫痫药，维持量是3～6mg/(kg·d)。从1mg/(kg·d)开始，3～4周增加到有效剂量。主要不良反应是少汗低热、食欲减退、体重不增、思维慢、表达困难等。

拉莫三嗪，广谱抗癫痫药，每日剂量是5～15mg/kg；若与VPA合用，则减至1～5mg/(kg·d)。主要不良反应是皮疹、困倦、共济失调、胃肠道反应等。

氨己烯酸，广谱抗癫痫药，对婴儿痉挛有特效，主要不良反应是视野缺失、嗜睡、精神不振等。

奥卡西平，对局灶性发作效果较好，用量是10～40mg/(kg·d)，主要不良反应是皮疹和低钠血症。

左乙拉西坦，广谱抗癫痫药，20～50mg/(kg·d)，主要不良反应是易激惹、乏力等。

其他还有加巴喷丁、非尔氨酯、氯巴占、唑尼沙胺、替加平等，国内尚无应用经验。

4. 手术治疗　主要适用于规范的药物治疗无效或效果不佳、频繁发作影响患儿的日常生活且适于手术者。主要手术方法有癫痫灶切除、胼胝体部分切开、病变半球切除术等。局灶性癫痫，定位明确，切除癫痫灶不引起神经功能缺陷者手术效果较好，如颞叶癫痫。

5. 其他疗法　如生酮饮食，迷走神经刺激，γ刀治疗等。

6. 癫痫持续状态的治疗

(1)原则：①尽快控制发作；②保持呼吸道通畅；③保护脑和其他重要脏器功能，防治并发症；④病因治疗；⑤发作停止后，给予抗癫痫药物以防再发。

(2)控制发作：①首选苯二氮䓬类快速止惊药物。国外多用劳拉西泮0.05～0.1mg/kg(一次最大不超过4mg)静脉注射，国内无此药物，多用地西泮0.25～0.5mg/kg静脉注射(速度约1mg/min，新生儿0.1～0.2mg/min)，必要时20min后可再用，24h内可用2～4次。另外还可用氯硝西泮每次0.01～0.06mg/kg或咪达唑仑0.1～0.2mg/kg缓慢静脉注射。此类药物可抑制呼吸，用时需注意。②苯妥英钠。可先给予负荷量15～20mg/kg，

表11-3　传统抗癫痫药物

药　名	每日剂量(mg/kg)	半衰期(h)	有效血浓度(μg/ml)	主要不良作用
丙戊酸(VPA)	15～40	8～15	50～100	食欲增加，肥胖，肝损害
苯巴比妥(PB)	3～5	50～160	20～40	嗜睡，多动，兴奋，皮疹
卡马西平(CBZ)	10～30	8～20	4～12	皮疹，白细胞减少，肝损害
苯妥英(PHT)	3～6	12～30	10～20	牙龈增生，毛发增多，共济失调，皮疹，白细胞减少，肝损害
扑米酮(PRM)	10～25	10～15	6～15	同苯巴比妥
氯硝西泮(CZP)	0.02～0.2	20～40	0.013～0.09	嗜睡，呼吸道分泌物增多，肌肉松弛
乙琥胺(ESM)	10～40	20～50	40～100	胃肠道症状

分 2 次静脉注射<1mg/(kg・min);24h 后给予维持量 5mg/(kg・d)。③苯巴比妥。负荷量 20mg/kg,分次静脉注射(速度<50mg/min)或肌内注射,24h 后改为维持量 3～5mg/(kg・d)。④其他。还可用 10%水合氯醛(0.5mg/kg)稀释后灌肛;也可用丙戊酸钠静脉注射。若仍不能控制,可在备好气管插管和辅助呼吸设备的情况下使用硫喷妥钠等麻醉药物。

附:惊厥

惊厥(convulsion)是痫性发作的常见形式,以强直或阵挛等骨骼肌运动性发作为主要表现,常伴意识障碍。惊厥及其他形式的痫性发作也可在小儿许多急性疾病过程中出现,它们因急性原发病而出现,又随原发病结束而消失,因而此类惊厥不能诊断为癫痫,只有慢性的反复痫性发作才能诊断为癫痫。

(一)病因

1. 感染性疾病

(1)颅内感染:如由细菌、病毒、寄生虫、真菌引起的脑膜炎或脑炎。

(2)颅外感染:①热性惊厥。常发生于上感等疾病。②感染中毒性脑病。大多并发于败血症、重症肺炎、菌痢、百日咳等严重细菌性感染疾病。

2. 非感染性疾病

(1)颅内疾病:①癫痫;②缺血缺氧等原因引起的脑病;③颅脑损伤,如产伤、颅脑外伤等;④脑血管病;⑤其他,如颅内占位性病变、脑发育异常等。

(2)颅外(全身性)疾病:如中毒和各种原因引起的代谢紊乱等。

(二)热性惊厥

热性惊厥(febrile seizures,FS)的发作与发热性疾病中体温骤然升高有关,是小儿时期最常见的惊厥性疾病,儿童期患病率 3%～4%,首次发作年龄多于生后 6 个月至 3 岁间,平均 18～22 个月。男性稍多于女性。绝大多数 5 岁后不再发作。患儿常有 FS 家族史,系常染色体显性遗传伴不同外显率。

1. 临床表现　FS 发生在热性疾病初期,体温骤然升高时,70%以上与上呼吸道感染有关,其他伴发于出疹性疾病、中耳炎等。

(1)单纯性 FS(又称典型 FS)多数呈全身性强直-阵挛性发作,少数也可有其他发作形式,如肌阵挛、失神等。持续数秒至 10min,可伴有发作后短暂嗜睡。发作后患儿除原发疾病表现外,一切恢复正常。在一次发热疾病过程中,只有一次,约 50%的患儿会在以后发热时再次或多次 FS 发作,大多数(3/4)的再次发作发生在首次发作后 1 年内。

(2)少数 FS 呈不典型经过,称复杂性 FS(complex FS,CFS)。其主要特征包括①一次惊厥发作持续 15min 以上;②24h 内反复发作≥2 次;③局灶性发作;④反复频繁的发作,累计发作总数 5 次以上。单纯性 FS 与复杂性 FS 的主要区别见表 11-4。

(3)若干因素使 FS 患儿发生癫痫的危险性增加,称为癫痫危险因素,主要包括:①CFS;②直系亲属中癫痫病史;③首次 FS 前已有神经系统发育延迟或异常体征。具有其中 2～3 个危险因素者,7 岁时癫痫发生率平均达 9%以上,而无危险因素的 FS 不到 1%。EEG 在癫痫危险性的预测上价值尚无定论,故对单纯性 FS,一般无需作 EEG 检查。但对 CFS 患儿,若 EEG 中新出现痫性波发放,则可能提示癫痫发生的危险性。

2. FS 的防治　对单纯性 FS,仅针对原发病处理,包括退热药物和其他物理降温措施即可。但对有复发倾向者,可于发热病开始即使用地西泮(安定)1mg/(kg・d),分 3 次口服,连服 2～3d,或直到本次原发病体温恢复正常为止。对CFS或总发作

表 11-4　单纯性与复杂性热性惊厥的鉴别要点

	单纯性热性惊厥	复杂性热性惊厥
发病率	在 FS 中约占 80%	在 FS 中约占 20%
惊厥发作形式	全身性发作	局限性或不对称
惊厥持续时间	短暂发作,大多数在 5～10min	长时间发作,≥15min
惊厥发作次数	一次热程中仅有 1 次发作	24h 内反复多次发作
热性惊厥复发总次数	≤4 次	≥5 次

次数已达 5 次以上者,若以安定临时口服未能阻止新的发作,可长期口服丙戊酸或苯巴比妥钠,疗程 1～2 年。其他传统抗癫痫药对 FS 发作的预防作用较差。

（孙若鹏）

第三节　吉兰-巴雷综合征

吉兰-巴雷综合征(Guillain-Barre syndrome, GBS),过去多译为格林-巴利综合征。其又称急性感染性多发性神经根神经炎(acute infectious polyradiculoneuritis)。由于目前认为该病是感染后的自身变态反应性疾病,所以国外有人称为急性感染后多发性神经病(acute post-infectious polyneuropathy)。因为该病的病理特征是炎性脱髓鞘改变,所以又命名为急性炎症性脱髓鞘性多神经根神经病(acute inflammatory demyelinating polyradiculoneuropathy,AIDP)。该病是进展迅速而又大多可完全恢复的以运动神经受累为主的周围神经病,多见于儿童,夏秋季好发,男略多于女。我国的年发病率为 1.6/10 万,农村高于城市。其主要临床特征是急性进行性对称性弛缓性麻痹,多为上行性进展,常有脑神经受累,重者可出现呼吸肌麻痹甚至危及生命。脑脊液呈现蛋白细胞分离现象。

(一)病因及发病机制

该病的病因及发病机制的研究已取得了较大进展,但其确切病因至今不明。国内外学者一致认为该病是与感染有关的自身免疫性疾病,大多数患儿于发病前 2～3 周有上呼吸道或胃肠道感染等前驱疾病。近年来,有关该病与空肠弯曲菌的关系报道较多,血清学检查发现不少患儿血清中空肠弯曲菌特异性抗体滴度增高。其中以 Penner 血清型 O19 和 O41 与该病的发病关系最为密切。已经证实空肠弯曲菌菌体脂多糖涎酸等终端结构与周围神经中的神经节苷脂 GM_1、GDl_a 等分子结构相似,因而可发生交叉免疫反应。感染空肠弯曲菌后,血清中同时被激发抗 GM_1、GDl_a 等抗神经节苷脂自身抗体,导致周围神经免疫性损伤而发病。除了空肠弯曲菌外,常见的肠道病毒和呼吸道病毒、及巨细胞病毒、EB 病毒、水痘病毒、麻疹病毒、肝炎病毒、流感病毒、HIV、弓形虫、肺炎支原体等感染或疫苗接种后也可发生本病。

(二)病理

典型病理改变是神经根、周围神经干的急性、多灶性、节段性髓鞘脱失,崩解的髓鞘被巨噬细胞吞噬;神经节和神经内膜水肿及多灶性炎细胞浸润。这种典型的病理改变称为 AIDP。由于前驱感染病原体的不同以及患儿免疫状态的差异,导致了不同的病理类型及临床表现,目前主要分为以下 4 种。

1. 急性炎症性脱髓鞘性多神经根神经病(acute inflammatory demyelinating polyradiculoneuropathy AIDP)　免疫损伤的主要部位是周围神经原纤维的髓鞘,轴索相对完整,运动和感觉纤维都受累。

2. 急性运动轴索神经病(acute motor axonal neuropathy,AMAN)　其主要病理特征是轴突的瓦勒样(Wallerian)变性,仅有轻微的髓鞘脱失和炎症反应,此型与空肠弯曲菌感染的关系更为密切。

3. 急性运动感觉轴索性神经病(acute motor sensory axonal neuropathy,AMSAN)　轴突 Wallerian 明显变性,同时波及运动和感觉神经纤维。此型少见,病情多较重,恢复缓慢。

4. Miller-Fisher 综合征(MFS)　为一特殊类型,主要表现为眼肌麻痹、共济失调和腱反射消失三联征,无肢体瘫痪。尚缺乏足够的病理资料。

(三)临床表现

多数患儿发病前 2～3 周有上呼吸道感染史,起病较急,也可呈亚急性起病。85%的患儿 1～2 周内达病情高峰,2～3 周后开始恢复。少数患儿 1～3d 即可发展至疾病高峰,也有的患儿 2 周后仍有进展,但麻痹进展一般不超过 4 周。如不继发感染,患儿一般体温不高,其主要临床表现如下。

1. 运动障碍　进行性肌无力是该病的突出表现,一般先从下肢开始,逐渐向上发展,累及上肢及脑神经,少数患儿呈下行性进展。两侧基本对称,一般肢体麻痹远端重于近端。瘫痪呈弛缓性,腱反射消失或减弱,受累部位肌萎缩。患儿肌力恢复的顺序是自上而下,与进展顺序相反,最后下肢恢复。约 50%以上的患儿出现轻重不同的呼吸肌麻痹,表现为呼吸表浅、咳嗽无力、声音微弱,其中 7%～15%的患儿需辅助呼吸。

2. 脑神经麻痹　约 50%患儿累及后组(Ⅸ、

Ⅹ、Ⅻ)脑神经,表现为语音低微、吞咽困难、进食呛咳,易发生误吸。约20%的患儿合并周围性面瘫。少数患儿可出现视盘水肿而无明显视力障碍。眼外肌受累机会较少,但是少数患儿在病程早期即可出现动眼神经的严重受累,如Miller-Fisher综合征。

3. *感觉障碍* 感觉障碍远不如运动障碍明显,且主观感觉障碍明显多于客观检查发现。在发病的初期,患儿可述痛、麻、痒或其他不适的感觉,持续时间比较短,常为一过性。少数患儿可查到手套、袜子型的感觉障碍。不少患儿因惧怕神经根牵涉性疼痛而致颈抵抗和Lasegue征阳性。

4. *自主神经功能障碍* 患儿常有出汗过多、肢体发凉、皮肤潮红、心率增快、血压不稳等自主神经症状。少数患儿可有一过性尿潴留或尿失禁。自主神经症状多出现在疾病早期,存在时间较短。也有发生心律失常甚至心脏骤停的病例报道,因此心血管功能的监护还是十分重要的。

(四)辅助检查

1. *脑脊液检查* 多数患儿的脑脊液呈现蛋白细胞分离现象,即脑脊液中蛋白含量增高而白细胞数正常。然而,病初脑脊液蛋白可以正常,通常病后第2周开始升高,第3周达高峰,之后又逐渐下降。糖含量正常,细菌培养阴性。

2. *电生理检查* 电生理改变与GBS的型别有关。AIDP患儿主要表现为运动和感觉传导速度减慢,远端潜伏期延长和反应电位时程增宽,波幅减低不明显。以轴索变性为主要病变的AMAN患儿,主要表现为运动神经反应电位波幅显著减低;AMASN患儿则同时有运动和感觉神经电位波幅减低,传导速度基本正常。

(五)诊断与鉴别诊断

根据患儿急性或亚急性起病,不发热、进行性对称性弛缓性麻痹,脑脊液呈蛋白细胞分离现象,诊断一般不困难。但在病程早期或临床表现不典型时,需与以下疾病鉴别:

1. *脊髓灰质炎* 先有发热,体温开始下降时出现瘫痪,体温正常后不再进展。瘫痪为不对称性分布,以单侧下肢瘫多见。无感觉障碍,疾病早期脑脊液细胞数增加,粪便病毒分离或血清学检查可证实诊断。我国已消灭野生型病毒引起的脊髓灰质炎,但肠道病毒71等可引起类婴儿瘫综合征,另外偶可见到疫苗相关性急性迟缓性麻痹(AFP),均应注意鉴别。

2. *急性脊髓炎* 特别是高位脊髓炎,可出现四肢瘫痪,在脊髓休克期表现为肌张力低下,腱反射消失,需注意鉴别。但急性脊髓炎常有明显的感觉障碍平面和自主神经功能障碍引起的二便排泄障碍。

3. *脊髓肿瘤* 多进展缓慢,有根性痛,常呈不对称性上运动神经元性瘫痪,可有感觉障碍和排便功能障碍,MRI检查可明确诊断。

4. *急性脑干脑炎* 常累及脑神经并可引起交叉性瘫痪,肠道病毒71引起者常有震颤和共济失调,应注意与Miller-Fisher综合征鉴别。

5. *其他* 如周期性麻痹、癔症性瘫痪、卟啉病引起的弛缓性麻痹等亦应注意鉴别。

(六)治疗

该病对患儿生命威胁最大的症状是呼吸肌麻痹,其次是后组颅神经功能障碍。如能顺利渡过急性期,大多恢复良好,因此急性期细心护理和综合治疗非常重要。

1. *一般治疗及护理* 因该病患儿可以进展很快,甚至24h内即可出现呼吸肌麻痹,因此应严密观察病情变化和呼吸情况。耐心细致的护理对该病尤为重要:要保持瘫痪患儿体位舒适,勤翻身,维持肢体功能位,尽早进行康复训练;及时清除口咽部分泌物,保持呼吸道通畅;脑神经受累者进食要小心,吞咽困难时给予鼻饲,以防食物呛入气管;室内温度、湿度要适宜,保证营养、水分供应及大小便通畅等。

2. *呼吸肌麻痹的处理* 凡因呼吸肌麻痹引起明显呼吸困难、咳嗽无力特别是吸氧后仍有低氧血症者,应及时行气管切开术。术后按时拍背吸痰,防止发生肺不张及肺炎。必要时用人工呼吸器辅助呼吸,并定期做血气分析。

3. *血浆交换疗法* 疗效确切,能减轻病情,缩短瘫痪时间,减少并发症,改善预后。但因需专用设备且价格昂贵,使临床应用受到限制。

4. *静脉注射免疫球蛋白* 疗效与血浆置换相当或更好,是当前首选的治疗方案。0.3～0.5g/(kg·d),连用3～5d,可迅速见效,且未见明显不良反应。

5. *激素疗法* 对于肾上腺皮质激素的应用意见不一,大多数学者持否定态度,认为对急性GBS无效。也有人主张对危重病儿短期应用。还有人对慢性复发性病例采用甲泼尼龙冲击疗法取得一定效果。

6. 其他 如并发肺炎应及时给予抗生素治疗，如有心功能受累应及时处理。另外在治疗过程中，维生素类药物常被选用，如维生素 B_1、维生素 B_{12} 等。对于慢性及反复发作病例可试用免疫抑制药如硫唑嘌呤。

（孙若鹏）

第四节 脑性瘫痪

脑性瘫痪（cerebral palsy）简称脑瘫，亦称 Litter 病。是指从出生前至出生后脑发育早期，由多种原因引起的非进行性的脑损害及发育缺陷所致的中枢性运动障碍及姿势异常，并可伴有智力低下、癫痫、感知觉障碍、语言及精神行为异常等。是引起小儿机体运动残疾的主要疾病之一。诊断时需除外进行性疾病所致的中枢性瘫痪及正常小儿暂时的运动发育落后。其发病率国外报道为 1.2‰～2.5‰活婴，我国 1995－1997 年对浙江、江苏部分地区进行脑瘫流行病学调查，发现 7 岁以下小儿脑瘫发病率为 1.5‰～1.8‰。1997－1998 年对黑龙江等 6 省（区）1～6 岁小儿进行脑瘫流行病学调查，脑瘫发病率为 1.92‰，男性多于女性，男女比例为 1.13∶1～1.57∶1。

（一）病因

本病的致病因素较多，有的患儿可能是多种因素所造成。约有 1/3 的病例目前临床上难以确定原因。一般可将病因分为 3 类。

1. 出生前因素 主要由于宫内感染、缺氧、中毒、接触放射线、孕妇营养不良、妊娠高血压综合征及遗传因素等引起的脑发育不良或脑发育畸形。

2. 出生时因素 主要为早产、过期产、多胎、低出生体重、窒息、产伤、缺血缺氧性脑病等。

3. 出生后因素 各种感染、外伤、颅内出血、胆红素脑病等。但存在这些致病因素的患儿并非全部发生脑瘫。因此，只能将这些因素视为可能发生脑瘫的危险因素。其中早产、低出生体重、多胎、脑发育不良、出生时窒息、缺氧缺血性脑病、产伤、胆红素脑病、宫内感染及脑发育异常等被视为可能发生脑瘫的主要危险因素。

近年来，遗传因素在脑瘫中的作用逐渐被人们所重视。脑瘫患儿近亲中有癫痫、脑瘫及智力低下者较正常人群中要高；而分娩中同等程度的损伤，在有些小儿出现明显的神经系统障碍，在另一些小儿并不引起神经系统障碍，提示有遗传因素的可能。因此，对脑瘫病因学的研究应关注胚胎发育生物学领域，重视对受孕前后有关的环境和遗传因素研究。

（二）病理

其病理变化与病因有关，可见各种畸形与发育不良。但最常见的还是不同程度的大脑皮质萎缩和脑室扩大，可有神经细胞减少及胶质细胞增生。脑室周围白质软化变性，可有多个坏死或变性区及囊腔形成。胆红素脑病可引起基底核对称性的异常。出生时或出生后的损伤以萎缩、软化或脑实质缺损为主。

（三）临床表现

1. 基本表现 脑瘫患儿最基本的临床表现是运动发育异常，其特征是运动发育落后、肌张力改变、姿势异常和多种神经反射异常。

（1）运动发育落后和主动运动减少：患儿的粗大运动（竖颈、翻身、坐、爬、站立、行走）以及手指的精细动作发育等均落后于同龄正常儿，瘫痪部位肌力降低，主动运动减少。

（2）肌张力异常：肌张力异常是脑瘫患儿的特征之一，多数患儿肌张力升高，称之为痉挛型。肌张力减低型则肌肉松软，而手足徐动型则表现为变异性肌张力不全。

（3）姿势异常：在脑瘫患儿表现的非常突出，其异常姿势多种多样，异常姿势与肌张力不正常和原始反射延迟消失有关。

（4）反射异常：痉挛型脑瘫患儿腱反射活跃或亢进，有些可引出踝阵挛及巴氏征阳性。脑瘫患儿还常表现为原始反射延缓消失，保护性反射减弱或延缓出现。

正常小儿 4 个月直立位时，将躯干向左右倾斜时头能保持中立位；4～5 个月小儿扶成坐位时，突然向一侧倾斜其躯干时，能伸出上肢做支持状；8～9 个月能引出“降落伞反射”，脑瘫患儿不能引出这些相应的保护性动作。

2. 临床分型 根据瘫痪的不同性质，可分为以下不同类型。

（1）痉挛型（spasticity）：病变累及锥体束。表现为肌张力增高，肢体活动受限。是脑瘫中最常见的类型。占全部患儿的 60%～70%。

（2）手足徐动型（athetosis）：约占脑瘫 20%，主要病变在锥体外系统，表现为难以用意志控制的不自主运动。当进行有意识运动时，不自主、不协调及无效的运动增多，紧张时加重，安静时减少，入睡后消失。由于颜面肌、舌肌、口咽肌运动受累，常伴有喂养困难，经常做张嘴伸舌状，语言障碍明显。单纯手足徐动型脑瘫腱反射不亢进，不表现巴宾斯基征阳性。1岁以内患儿常表现肌张力低下，随年龄增大肌张力逐渐变为"僵硬"，呈齿轮状增高。本型患儿智力障碍一般不严重。

(3)强直型(rigidity)：此型很少见到，也为锥体外系性脑瘫，系苍白球或黑质受损害所致。由于全身肌张力显著增高，身体异常僵硬，运动减少。四肢做被动运动时，主动肌和拮抗肌有持续的阻力，肌张力呈铅管状或齿轮状增高，常伴有严重智力低下。

(4)共济失调型(ataxia)：表现为小脑症状，步态不稳，走路时两足间距加宽，四肢动作不协调，上肢常有意向性震颤，肌张力低下，腱反射不亢进。

(5)震颤型(tremor)：此型很少见。表现为四肢震颤，多为静止震颤。

(6)肌张力低下型(atonia)：表现为肌张力低下，四肢呈软瘫，自主运动很少，但可引出腱反射。仰卧时四肢呈外展外旋位，俯卧时，头不能抬起。本型常为过渡形式，婴儿期后大多可转为痉挛型或手足徐动型。

(7)混合型：上述类型中，2种或2种以上类型同时存在一个患儿身上，称为混合型。其中痉挛型与手足徐动型常同时存在。

2006年我国脑瘫学术会议上决定把脑瘫分为6型，即痉挛型，不随意运动型，强直型，共济失调型，肌张力低下型和混合型。

根据瘫痪受累部位，可分为以下几种情况：①单瘫。仅一个上肢或下肢出现运动障碍，此型较轻。②偏瘫。运动障碍仅累及一侧肢体，通常上肢重于下肢。③截瘫。双下肢受累明显，躯干及上肢正常。④双瘫。运动障碍不对称地累及两侧肢体，下肢重于上肢。⑤三肢瘫。三个肢体瘫痪。⑥四肢瘫。四肢均瘫痪，上下肢严重程度类似。常累及躯干部。⑦双重偏瘫。四肢均受累，上肢重于下肢。左右两侧可不对称。

3. *伴随症状或疾病*　脑瘫患儿除运动障碍外，常合并其他功能异常。

(1)智力低下是运动障碍以外最常见的症状。占脑瘫患儿的50%～75%，以痉挛型四肢瘫、肌张力低下型、强直型多见，手足徐动型较少见。

(2)10%～40%脑瘫患儿合并癫痫，以偏瘫、痉挛性四肢瘫患儿多见。

(3)眼部疾患如斜视、屈光不正、视野缺损、眼球震颤等，发生频率可达20%～50%。

(4)其他还可有听力障碍、语言障碍、精神行为异常等，此外，胃-食管反流，吸入性肺炎等也较常见。痉挛型患儿还可出现关节脱臼、脊柱侧弯等。

(四)诊断和鉴别诊断

脑瘫的诊断主要依靠病史及体格检查。神经系统影像学检查，可以发现颅脑结构有无异常，对探讨脑瘫的病因及判断预后可能有所帮助。对于合并癫痫者，可做脑电图检查，以确定癫痫发作类型和指导治疗。脑瘫应在婴儿时期就出现中枢性运动障碍症状；诊断时需除外进行性疾病(如各种代谢病或变性疾病)所致的中枢性瘫痪及正常小儿一过性发育落后。另外，Werdnig-Hoffmann型脊肌萎缩症、先天性肌营养不良及其他各种进行性神经肌肉疾病亦应注意鉴别。

(五)治疗

主要目的是促进各系统功能的恢复和发育，纠正异常姿势，减轻其伤残程度。

1. *治疗原则*

(1)早期发现、早期治疗：婴幼儿运动系统处于快速发育阶段，早期发现运动异常，尽快加以纠正，容易取得较好疗效。

(2)促进正常运动发育、抑制异常运动和姿势：按小儿运动发育规律，进行功能训练，循序渐进，促使小儿产生正确运动。

(3)综合治疗：利用各种有益的手段对患儿进行全面、多样化的综合治疗，除针对运动障碍进行治疗外，对合并的语言障碍、智力低下、癫痫、行为异常也需进行干预。还要培养患儿对日常生活、社会交往及将来从事某种职业的能力。

(4)家庭训练与医师指导相结合：脑瘫的康复是个长期的过程，患儿父母必须树立信心，在医师指导下，学习功能训练手法，坚持长期治疗。

2. *功能训练*

(1)躯体训练(physical therapy)：主要训练粗大运动，特别是下肢的功能，利用机械的、物理的手段，针对脑瘫所致的各种运动障碍及异常姿势进行的一系列训练，目的在于改善残存的运动功能，抑制不正常的姿势反射，诱导正常的运动发育。常用的有Vöjta、Bobath等方法。

(2)技能训练:训练上肢和手的功能,提高日常生活能力并为以后的职业培养工作能力。

(3)语言训练:包括发音训练、咀嚼吞咽功能训练等。有听力障碍者应尽早配置助听器,有视力障碍者也应及时纠正。

3. *矫形器的应用*　在功能训练中,常常需用一些辅助器和支具,矫正小儿异常姿势,如行走矫形器可促进足踝骨骼的生理排列,并可降低关节周围肌肉的紧张度。合适的矫形器还有抑制异常反射的作用。

4. *手术治疗*　主要适用于痉挛型脑瘫患儿,目的在于矫正畸形、改善肌张力、恢复或改善肌力平衡。如跟腱延长术、闭孔神经前支切除术、选择性脊神经后根切断术、骨关节手术等。

5. *药物治疗*　目前尚未发现治疗脑瘫的特效药物,但有些对症治疗的药物可以选用,如可试用小剂量苯海索缓解手足徐动型的多动,改善肌张力。苯二氮䓬类药物对于缓解痉挛有一定效果。

6. 其他　如高压氧、针灸、电疗、中医药等治疗,对脑瘫的康复也有益处。

(孙若鹏)

第五节　抽动障碍

抽动(Tics)是神经系统常见症状之一,系指肌肉或肌群出现突发性固定或游走的不自主、无目的的重复收缩。可以发生于身体某部位的一组肌肉,也可同时或先后累及多个部位的多组肌肉。抽动通常分为运动性抽动和发声性抽动两种。运动性抽动指头面部、躯干或四肢肌肉的不自主、突发、快速收缩运动。发声性抽动是累及发声相关肌群的抽动,使通过口、鼻、和咽喉的气流发出声音。抽动障碍(tic disorder)是起病于儿童和青少年时期,以运动性抽动和(或)发声性抽动为主要特征的一组复杂的、慢性神经精神综合征。常伴有注意障碍、多动、强迫或其他行为障碍。根据抽动障碍临床症状和病程长短,临床可分为短暂性抽动障碍、慢性抽动障碍和 Tourette 综合征 3 种类型。短暂性抽动障碍可以向慢性抽动障碍转化,而慢性抽动障碍也可以向 TS 转化。抽动障碍是儿科神经精神系统常见疾病。短暂性抽动障碍的患病率为 5%～7%,甚至高达 20%;慢性抽动障碍的患病率为 1%～2%;TS 患病率调查结果,因诊断标准、人群特征及方法学不同而差异较大,为 0.05%～3%。

(一)病因与发病机制

病因不明,影响其发病的因素很多,主要与遗传、心理、神经生化和环境因素有关,可能是遗传和多种环境因素在大脑发育过程中相互作用的结果。幼年、男性、抽动障碍家族史是本病的主要危险因素。发病机制也未完全明了,多数学者认为中枢神经递质失衡起重要作用。可能与遗传缺陷导致多巴胺突触后受体系统超敏感有关。

(二)临床表现

抽动障碍的起病年龄多数为 2～15 岁,90%在 10 岁以前起病,以 5～9 岁最常见,可晚至 18～21 岁。男性明显多于女性。临床表现复杂,主要包括运动性抽动、发声性抽动及伴随的心理行为异常。本病为慢性病程,病情波动,呈周期性缓解和复发。

抽动障碍的首发症状为运动性抽动或发声性抽动,可先后出现或同时出现。通常以眼部、面部或头部的抽动首发,表现为眨眼、咧嘴或摇头等,眨眼是抽动障碍最常见的首发症状。常常逐步累及颈、肩、肢体或躯干,可从简单运动性抽动发展为复杂运动性抽动。可有各种各样的运动性或发声性抽动,可出现复杂、奇特的复杂抽动动作。发声性抽动通常表现为清嗓声、干咳、嗅鼻、犬吠声或尖叫等发声组成,秽语少见仅占 1.4%～6%。抽动症状的频度和幅度起伏波动,时好时坏,可以暂时或长期自然缓解,也可因某些诱因而使抽动症状加重或减轻。部分年长儿为避免别人耻笑或指责,出现抽动或发声后,可迅速以一另外的有意识的动作企图掩饰,结果反而又出现一些更为复杂的动作。

根据抽动的特点、受累肌群范围及程度,运动性抽动可分为简单运动性抽动和复杂运动性抽动。简单运动性抽动为突然发生的、短暂、重复刻板的动作,以面部抽动多见,常表现为眨眼、眼球转动、皱眉、扬眉、张口、伸舌、撅嘴、歪嘴、舔嘴唇、皱鼻等;颈肩部抽动常表现为点头、仰头、摇头、扭头、斜颈、耸肩等;上肢抽动常见搓手(指)、握拳、甩手、举臂、伸展或内旋手臂等;下肢抽动表现为踢腿、伸腿、抖腿、踮足、蹬足、伸膝、屈膝、伸髋、屈髋等;躯干抽动表现为挺胸、收腹、扭腰等。复杂运动性抽动表现为缓慢、似有目的的行为动作,系不自主抽动(简单运动性抽动)与主观掩饰动作之间相互交织所致。如扮"鬼脸"、旋扭手指、捶胸顿足、四肢甩动、走路转圈等。

发声性抽动也可分为简单和复杂发声性抽动。前者常发出简单刻板、暴发性的哼叫或清嗓声等；后者常发出似有意义的词语声，包括重复模仿言语或秽语。

严重病例可表现为复杂发声性抽动和复杂运动性抽动同时或交替存在，一般发作频繁，症状严重。

紧张、焦虑、情绪低落、生气、惊吓、过度兴奋、过度疲劳、伴发急性躯体疾病、突然停药等多种原因可诱发抽动加重或复发。注意力集中、情绪放松等可暂时缓解症状，甚至一过性缓解。患者也可有意识地短暂控制抽动症状。睡眠时症状明显减轻，多数患者完全消失。抽动障碍患者普遍具有内向化个性特征，性格孤僻、封闭。多数情绪不稳，易激惹，易发生焦虑及抑郁，自控力差。还可能表现出敌视心理倾向，社会适应能力低下，可能出现癔症性变态人格或偏执人格。约50%患儿共患其他精神行为障碍，例如注意缺陷多动障碍、强迫障碍、学习困难、睡眠障碍、情绪障碍、自伤行为和猥亵行为等。

（三）诊断及鉴别诊断

抽动障碍的诊断主要根据临床表现，典型病例诊断不难。但不少患者仍被长期误诊为诸如慢性咽炎、气管炎、眼结膜炎、慢性鼻炎等躯体疾病。部分轻症患者，特别是女孩，对抽动症状有一定抑制或掩饰能力，早期可能难以诊断。应根据临床特征和必要的辅助检查，排除风湿性舞蹈病、肝豆状核变性、肌阵挛癫痫、药源性不自主抽动及其他锥体外系疾病。

目前临床诊断标准多采用《美国精神疾病诊断与统计手册》第4版修订本（DSM-Ⅳ-TR），简述如下。

1. *短暂性抽动障碍*

（1）一种或多种运动性和（或）发声性抽动。

（2）一天发作多次，常每天发作，病程至少4周，但不超过1年。

（3）既往无慢性抽动障碍或TS病史。

（4）18岁以前起病。

（5）排除其他因素，如某些药物（如兴奋药）或内科疾病（如亨廷顿舞蹈病或病毒感染后脑炎）所致抽动。

2. *慢性抽动障碍*

（1）一种或多种运动性或发声性抽动，但在病程中不同时出现。

（2）每天发作多次，常每天发作，如有间歇期一般不超过3个月，病程超过1年。

（3）18岁以前起病。

（4）排除其他因素（同上）所致抽动。

3. Tourette综合征

（1）病程中具有多种运动性抽动及一种或多种发声性抽动，同时或交替出现。

（2）每天发作多次，常每天发作，如有间歇期一般不超过3个月，病程超过1年。

（3）抽动的部位、次数、频率、强度和复杂性随时间而变化。

（4）18岁以前起病。

（5）排除其他因素（同上）所致抽动。

（四）治疗

1. *一般治疗*　注意合理安排日常生活和活动，避免过度兴奋、紧张和疲劳。引导患儿进行健康有益的文体活动。为患儿创造和谐的社会和家庭环境，尽可能缓解患儿心理障碍。心理、行为治疗，及生活习惯训练或主动注意力的训练等对本症康复有重要意义。严重病例，特别是伴严重精神、行为障碍及自伤、伤人行为者应加强监护或住院治疗。近年国外有研究认为链球菌感染与本病有关，用青霉素治疗有利于病情缓解，并可使复发减少。

2. *药物治疗*　可用于本病的药物很多，常用的如下。

（1）氟哌啶醇：控制抽动症状总有效率约80%。一般治疗剂量2～8mg/d，分2～3次口服。常见不良反应为嗜睡、乏力、头晕、便秘等，可影响学习。故近年来多主张将氟哌啶醇作为次选药物。可发生肌张力不全，小量开始并同时用等量苯海索可预防。

（2）匹莫齐特：疗效与氟哌啶醇相近，起始剂量0.5～1mg/d，一般清晨顿服，视疗效每3～5d逐渐增大剂量，有效剂量一般3～6mg/d。不良反应包括镇静、体重增加、抑郁、静坐不能、帕金森症状、急性肌张力障碍等。应注意心脏不良反应，可引起心电图改变，包括T波倒置、诱发U波出现、Q-T间期延长致心率减慢。

（3）硫必利（泰必利）：疗效不及氟哌啶醇，但不良反应轻微，可有头晕、乏力、嗜睡、胃肠道反应等。可作为抗抽动的首选药物之一。剂量为每次50～100mg，2～3/d，最大剂量为600mg/d。

(4)可乐定：又称氯压定，对部分病例有效，除减少抽动外，对注意力不集中、多动及情绪障碍也有一定疗效。剂量为 3μg/(kg·d)，分 2～3 次服用。常见不良反应有嗜睡、头晕、直立性低血压或心电图改变，服药期间应注意检查血压和心电图。

(5)阿立哌唑(aripiprazole)：为第三代抗精神病药，系多巴胺系统稳定药，试用于治疗抽动障碍患者，取得良好疗效。1/d 次用药。推荐剂量为：6 岁以内起始剂量 2.5mg/d，每周加量 2.5mg/d，目标剂量 5～10mg/d；6～10 岁起始剂量 5mg/d，每周加量 2.5～5mg/d，目标剂量 10～20mg/d；11 岁以上起始剂量 5～10mg/d，每周加量 5mg，目标剂量 15～30mg/d。不良反应轻微，可有恶心、呕吐、头痛、失眠、嗜睡、激惹和焦虑等。

(秦　炯)

第六节　神经皮肤综合征

神经皮肤综合征(neurocutaneous syndrome)是一组遗传性、有家族性发病趋势的异质性疾病，常常同时累及皮肤与中枢神经系统异常。该组疾病多数呈，目前认为是由于原始外胚层分化缺陷所导致。本组疾病种类较多，目前已知达 40 余种，常见者包括神经纤维瘤病、结节性硬化及脑面部血管瘤病等。本节主要描述神经纤维瘤病和结节性硬化。

一、神经纤维瘤病

神经纤维瘤病(neurofibromatosis，NF)又称 von Recklinghausen 病，是常染色体显性遗传病。本病又分两个类型即 NF-1(Ⅰ型)、NF-2(Ⅱ型)。儿童时期所见的神经纤维瘤病多为Ⅰ型，发病率 1/4 000，NF-1 基因座在染色体 17q11.2，编码神经纤维蛋白(neurofibromin)。NF-2 约占本病 10%，发病率约 1/50 000，NF-2 基因座在染色体 22q。本病主要病理为沿粗大的末梢神经生长的肿瘤，如尺神经及桡神经。常见的肿瘤为神经纤维瘤及神经鞘瘤。颅内肿瘤神经纤维瘤病Ⅰ型常见视神经胶质瘤，在Ⅱ型中为听神经瘤及脑膜瘤。本病也可出现其他肿瘤如 Wilms 瘤、成神经细胞瘤和嗜铬细胞瘤等。神经纤维瘤多为良性，但也可恶性变，转变为神经纤维肉瘤，概率约为 5%。

(一)临床表现

1.神经纤维瘤病Ⅰ型

(1)皮肤咖啡牛奶斑(cafe au lait spot)是本病的重要体征，出生时即可发现，为一些浅棕色(咖啡里混加牛奶的颜色)斑，大小不一，形状不一，与周围皮肤界限清楚，不隆起于皮肤，不脱屑，感觉无异常。除手掌、脚底和头皮外，躯体其他部位皮肤均可波及，在 10 岁以内可逐渐长大、增多。正常小儿个别有时也可见到 1～2 块咖啡牛奶斑，无诊断意义。NF-1 患者几乎百分之百均有此种皮斑，出生时即有，但随年龄增长，其数目、大小与色素均可增加，皮斑呈全身性分布，面部极少见，四肢及躯干多。6 块以上直径>5mm 的咖啡牛奶斑则有诊断价值。

(2)雀斑(freckle)：多见于腋下、腹股沟区或躯干其他部位，直径 1～3mm，与咖啡牛奶斑一样呈浅棕色，似面部雀斑，成簇出现，数量较多，称为腋窝雀斑，同样具有诊断价值。

(3)神经纤维瘤：表现为结节状隆起，有时有蒂，与皮肤色泽一致或呈暗红色，大小由数毫米至数厘米，数目多少不等，多见于躯干，四肢及头部较少。在婴幼儿时期往往不明显，青春期后增多。神经纤维瘤多累及皮肤，但也可沿外周神经及血管或在脏器内(包括胃肠道)生长。丛状神经纤维瘤局部皮肤色素变深，并可导致骨畸形及巨肢。

(4)虹膜 Lisch 结节：虹膜部位可见到色素性虹膜错构瘤，又称为 Lisch 结节，一般检查不能发现，需在裂隙灯下观察，为一些略突起的褐色斑块，边缘清晰，无特殊症状，不影响视力。NF-1 病儿中 74%以上有此结节(<3 岁病儿 5%，3～4 岁 42%，20 岁以上约 100%)。NF-2 病儿则无此结节。

(5)神经系统症状：神经纤维瘤当压迫周围神经时可引起疼痛或肢体活动障碍。丛状神经纤维瘤常波及面部，儿童时期也可见到，受侵的组织增厚肥大，常破坏面容及影响视力。颈部或纵隔的丛状神经纤维瘤可引起气道受阻。肿瘤还可波及脊髓及神经根，出现相应症状。

视神经胶质瘤是本病中枢神经系统最常见的肿瘤，可为单侧或双侧，见于约 15%的病人，表现为进行性视力丧失、视神经萎缩、疼痛或眼球突出。

学习困难及行为障碍，但明显的智力低下及癫痫发作较结节性硬化症为少见。惊厥的患儿中，约

50%有颅内肿瘤。

(6)骨骼病变:常见体格矮小,先天性骨发育不良,骨皮质变薄、钙化不全及病理骨折等。常可见蝶骨发育不良、胫骨假关节形成。有时还可见到颈椎下段或胸椎后突畸形。

(7)其他:可有肾动脉或颈动脉狭窄,部分病人可有颅内血管病变,如烟雾病(Moyamoya 综合征)表现。

2. 神经纤维瘤病Ⅱ型　较少见,有明显的遗传倾向,但在一个家族中一般轻重不等。轻型在 25 岁以后发病,重型往往在 25 岁以前起病。

主要表现为双侧前庭神经鞘瘤(听神经瘤),一般在青春期或青春期以后出现症状。表现为听力丧失、耳鸣、眩晕及面肌无力。听力损害开始时往往是单侧。神经影像学检查易于诊断。

中枢神经系统还可见到其他肿瘤如脑膜瘤、星形细胞瘤及室管膜瘤等。皮肤咖啡牛奶斑或神经纤维瘤较Ⅰ型少见。约 50% NF-2 患儿可伴有晶状体后方囊下浑浊。

(二)诊断

本病诊断主要依据皮肤和神经系统表现,神经影像学检查具有诊断意义。

诊断标准:

1. 神经纤维瘤病Ⅰ型　具备下列至少 2 项。

(1)6 个或 6 个以上咖啡牛奶斑,青春期前直径 >5mm,青春期后直径 >15mm。

(2)雀斑。

(3)视神经胶质瘤。

(4)2 个以上神经纤维瘤或 1 个丛状神经纤维瘤。

(5)一级亲属中有Ⅰ型神经纤维瘤病患者。

(6)2 个或更多的 Lisch 结节。

(7)骨病变(蝶骨发育不良、长骨皮质变薄或假关节)。

2. 神经纤维瘤病Ⅱ型　具备下列至少 1 项。

(1)双侧听神经瘤(MRI、CT 或组织病理学检查证实)。

(2)一侧听神经瘤,同时一级亲属中有Ⅱ型神经纤维瘤病患者。

(3)一级亲属中有Ⅱ型神经纤维瘤病患者,而且患者有下列任何 2 种疾病,如神经纤维瘤、脑(脊)膜瘤、神经鞘瘤、神经胶质瘤。

(三)治疗

本病无特殊治疗方法,处理重点在遗传咨询及早期发现可治疗的情况或并发症。因此对 NF 患儿应了解详细病史,进行全面体格检查,每年进行小儿眼科检查。当肿瘤压迫神经系统有临床症状时,可行手术切除,放射治疗无效。

合并癫痫时根据临床类型应用抗癫痫药物。

二、结节性硬化

结节性硬化(tuberous sclerosis, TS)于 1862 年由 von Recklinghausen 首次报道,是一种常染色体显性遗传性疾病,约 2/3 无阳性家族史。发生率 1/1 万左右。TS 基因座在染色体 9q34(TSC1)及 16p13(TSC2)。TSC1 基因,长 8.6kb,编码 hamartin 蛋白(130kd);TSC2 基因编码 tuberin 蛋白。已证实 TS 患者中至少半数以上是由于基因新突变导致的散发病例。两型基因型引起的表型可完全相同。在Ⅰ型中有阳性家族史的比例较大,而Ⅱ型中散发病例较多。

脑部的典型表现为室管膜下结节,常在侧脑室前角,显微镜下是一些过度增生的大的星形细胞,结节有钙化趋势,数目多少不等。脑皮质也可见到一些硬的结节,颜色灰白,脑回表面隆起,直径为 1~2cm,数目多少不等,显微镜下结节为神经胶质,由一些巨大的多核星形细胞所组成。这些结节可将正常脑皮质压薄。类似的病变还可见于中央灰质、脑干或小脑部位。

结节性硬化症常见神经元移行障碍、皮质发育不良,可见皮质缺损区或结节。

(一)临床表现

1. 皮肤　典型改变包括色素脱失斑、面部血管纤维瘤、指(趾)甲纤维瘤及鲨鱼皮样斑。上述改变随年龄增长依次出现。90%的病儿在出生时即可发现皮肤色素脱失斑,白色,与周围皮肤界限清楚,呈椭圆形或其他形状。面部血管纤维瘤(angiofibromas)为本病所特有的体征,具诊断价值,见于 70%~80%病人,4~10 岁后逐渐出现并增多。以往称为皮脂腺瘤(adenoma sebaceum),实际并非皮脂腺,而是由血管及结缔组织所组成,颜色呈红褐色或与皮肤色泽一致,隆起于皮肤,呈丘疹状或融合成小斑块状,表明光滑无渗出或分泌物。散布在鼻的两旁及鼻唇沟的皮肤上,数目多时可延及下颌部位及额部,甚至躯干。指(趾)甲纤维瘤位于指(趾)甲周围和指甲下面,像一小块肉状的小结节。15%~20%病人有此表现,女孩较男孩多见,但青春期前较少见到。多发的指(趾)甲纤维瘤对本病有诊断价值。部分病人在躯干两侧或背部有较多鲨鱼皮样斑，微微隆起于皮肤，边界不规则，表明粗糙，青春期以后的病人 20%～30%可见到此病变。有些患儿在出生时即可见到前额部皮肤有微微隆起的斑块，对诊断本病有帮助。

可有咖啡牛奶斑，但一般数目不多。

2. 神经系统

(1)癫痫：见于 80%～90%的患儿，婴儿时期常表现为婴儿痉挛，较大儿可表现为复杂部分性发作或其他局限性发作，也可为全身强直-阵挛性发作或 Lennox-Gastaut 综合征。

(2)智力低下：见于约 60%的患儿，程度轻重不等，智力低下常与癫痫同时存在，也有部分患儿只有癫痫而无智力低下。

(3)眼部变化：眼底常见桑椹状星形细胞瘤或斑块状错构瘤和无色素区域。视网膜错构瘤是本病重要的体征之一。视网膜病变明显周可影响视力，但一般不引起完全性视力丧失。偶尔病人视力丧失是由于视网膜剥离、玻璃体积血或巨大的病变所引起。

(4)其他：50%～80%病人肾脏有血管肌脂瘤(angiomyolipomas)，此肿瘤组织学上属良性，由平滑肌、脂肪组织及血管所构成。约 2/3 病人有心脏横纹肌瘤，这种心脏肿瘤病人大部分没有症状，少数早期可自行消退。典型的受累表现为出生后不久出现心力衰竭，可由于心腔内肿瘤所引起，个别有横纹肌肉瘤。肺部受累仅见于 1%的结节性硬化症小儿，女孩较男孩多见。

(二)辅助检查

1. 神经影像学检查　有助于发现颅内病变，对于临床确诊十分重要。神经系统结节数目多少不定，常位于侧脑室底室管膜下，X 线平片可见有钙化影，但钙化需要时间，故婴儿不常见到，但 CT 早期即可发现密度增高，MRI 可清晰显示脑回病变，并可显示肿瘤与脑室的关系。部分病例还可见脑皮质缺损区，皮质缺如部位的深部常可见岛状灰质异位症或髓鞘脱失区。

2. 脑电图　对于癫痫的诊断和分类具有重要意义。

3. 其他　酌情选择心脏或腹部超声等检查，以明确相应的病变。

(三)诊断

根据典型表现，本病诊断不难。临床应注意典型体征和年龄的相关性。例如婴幼儿期皮肤改变主要为色素脱失斑，而面部血管纤维瘤一般至学龄前开始出现并逐渐增多；而指(趾)甲纤维瘤出现更晚，多数至青春期才逐渐明显。应根据病情系统分析患者有无癫痫及其发作/综合征类型，以及智能发育状况等。

诊断标准。根据表 11-5 列举了结节性硬化诊断项目进行诊断。

1. 明确标准　具有 1 条主要指标；或 2 条二级指标；或 1 条二级指标加上 2 条三级指标。

2. 可能诊断　具有 1 条二级指标加上 1 条三级指标；或 3 条三级指标。

3. 怀疑诊断　具有 1 条二级指标或 2 条三级指标。

表 11-5　结节性硬化诊断标准

主要指标
1. 面部血管纤维瘤*
2. 多发性指(趾)甲纤维瘤*
3. 脑皮质结节(组织学证实)
4. 室管膜下结节或巨细胞星形细胞瘤(组织学证实)
5. 多发性室管膜下钙化结节伸向脑室(放射学证实)
6. 多发的视网膜星形细胞瘤*
二级指标
1. 心脏横纹肌瘤(组织学或放射学证实)
2. 其他视网膜错构瘤或无色性斑块*
3. 脑部结节(放射学证实)
4. 非钙化性室管膜下结节(放射学证实)
5. 鲨鱼皮样斑*
6. 前额斑块*
7. 肺淋巴血管肌瘤病(lymphangiomyomatosis)(组织学证实)
8. 肾血管肌脂瘤(组织学或放射学证实)
9. 结节性硬化症多囊肾(组织学证实)
三级指标
1. 色素脱失斑*
2. 皮肤“纸屑样”色素脱失斑*
3. 肾囊样变(放射学证实)
4. 乳牙或恒牙不规则的牙釉质破坏凹陷
5. 直肠息肉错构瘤(组织学证实)
6. 骨囊性变(放射学证实)
7. 肺淋巴血管肌瘤(放射学证实)
8. 脑白质“移行痕迹”或灰质异位(放射学证实)
9. 牙龈纤维瘤*
10. 肾以外器官血管肌脂瘤(组织学证实)
11. 婴儿痉挛

* 指标不需要组织学证实

（四）治疗

本病无特殊治疗方法，处理重点在遗传咨询及早期发现可治疗的情况或并发症。针对癫痫，可根据病人年龄及发作类型选用不同的抗癫痫药物，以局灶性发作开始的癫痫，可选用卡马西平。丙戊酸多用于全身性发作。婴儿痉挛可采用ACTH治疗，氨己烯酸治疗效果较好，约50%患者疗效理想，但国内尚未引进该药。

由于脑病变为多发性，外科手术大多效果不佳，但如果肿瘤位于重要部位引起明显占位效应，应考虑手术切除。顽固性严重癫痫发作可行胼胝体切开术。

（秦　炯）

第七节　小儿脑血管疾病

一、脑　卒　中

脑卒中（stroke）是指由于急性脑循环障碍所致的局限性或全面性脑功能缺损综合征。临床多表现为急性偏瘫、失语、惊厥、意识障碍、颅内压增高等。

（一）流行病学

儿童脑卒中不如成年人多见，但也是致死或致残性疾病之一。欧美地区发病率为每年1.3～13/10万，其中缺血性和出血性卒中比例基本相同。儿童卒中具有年龄、性别及种族差异，婴儿、男性有更高的卒中危险性。

（二）分类

根据病理特点分类。

1. *缺血性脑卒中*　可发生于脑动、静脉系统：脑动脉系统常见有脑动脉血栓形成、短暂性脑缺血发作（TIA）、脑动脉栓塞等；静脉系统可有脑静脉和静脉窦血栓形成。

2. *出血性脑卒中*　包括脑出血、蛛网膜下腔出血等。

因临床上小儿急性偏瘫常见，其主要病理改变是脑动脉的血栓形成、栓塞和血管炎引起的脑血管闭塞性病变，其中，脑血栓形成最多见。因此，以下仅就动脉血管闭塞性脑卒中做为重点叙述。

（三）病因

导致脑血栓形成、栓塞和血管炎的常见病因如下。

1. *颅内感染*　各种感染引起的脑血管炎可使动脉管腔狭窄、血栓形成或闭塞。病原可直接侵犯脑血管引起炎症，也可能在感染或接种后发生免疫反应而引起免疫性脑血管炎或脑血管周围脱髓鞘病变。

2. *颅脑创伤*　如小儿头颈部外伤、咽后壁钝器损伤等均可使颈内动脉血栓形成。

3. *颅内非感染性疾病*　如脑血管畸形、烟雾病、颅内占位等。

4. *心脏病*　如发绀型先天性心脏病可因感染、脱水引起血液黏稠度增加而形成脑血栓；某些心脏病的附壁血栓可引起脑梗死。

5. *血液疾病*　如凝血障碍性疾病。

6. *结缔组织病*　如结节性动脉周围炎、系统性红斑狼疮、多发性大动脉炎等均可引起脑血管炎或闭塞。

7. *其他*　如线粒体脑疾病、遗传代谢病等。

（四）临床表现

可见于任何年龄，以6岁以下多见。临床表现取决于病因、病变部位、受累区域范围等。最常见症状是偏瘫，年长儿多以偏瘫为首发症状，而婴幼儿常以惊厥开始，后出现偏瘫。常伴有偏身感觉障碍、偏盲、失语、意识障碍等。

暴发型常突然出现偏瘫，24h内达高峰，病情重，常合并惊厥和意识障碍。急性起病者，神经症状在1～2d内达高峰。亚急性型，偏瘫逐渐发生，起病2周内达高峰，一般不伴意识障碍和惊厥。

（五）辅助检查

1. 脑脊液检查。怀疑颅内感染的患儿可行脑脊液检查。

2. 神经影像学检查。可显示血管病变部位、范围和性质。MRA、DSA可显示脑血管变化，如狭窄、闭塞、畸形等。

3. 根据病情需要可进行血液学、免疫、代谢病检查等。

（六）诊断及鉴别诊断

对于突然出现偏瘫、惊厥、失语、意识障碍等症状的患儿，应详细询问病史及全面体格检查，得出初步诊断后选择特异性的检查方法以明确诊断，并尽可能进行病因诊断。

鉴别诊断主要是针对引起小儿急性偏瘫各种

病因进行鉴别，同时应注意与托德瘫痪（Todd paralysis）和小儿交替性偏瘫进行鉴别。

（七）治疗

治疗原则是增加脑血流灌注、防止病情进展及病因治疗。

1．*对症治疗*　稳定生命体征，纠正缺氧及代谢紊乱，改善脑循环，控制惊厥及脑水肿等。

2．*病因治疗*　尽可能寻找病因，进行相应处理。

3．*药物治疗*　抗凝治疗适用于血栓形成正在进展、有多发性梗死及有复发可能的病例。抗凝期间，须检测凝血功能，有出血倾向者禁用。对于发病 6h 内的患儿可以考虑溶栓治疗，但儿童患者往往就诊或确诊较晚，故较少使用。血管扩张药在病情稳定后 2～3 周方可应用。

4．*康复治疗*　病情稳定后尽早进行康复治疗。

（八）预后

取决于病因、年龄、神经系统功能障碍性质及程度、复发与否、治疗开始早晚等。50％以上患儿有轻重不等的后遗症，表现为运动、智能、行为等异常或癫痫发作。

二、脑血管畸形

脑血管畸形（cerebral vascular malformations）主要有动静脉畸形、囊性动脉瘤等，是小儿出血性卒中的常见原因。

（一）临床表现

1．*动静脉畸形*（arteriovenous malformations，AVM）　分为典型者和 Galen 大静脉畸形两种。

（1）典型 AVM：多位于大脑半球，可见于各年龄组，可有家族史。AVM 未破裂前，可无症状或有发育迟缓、癫痫发作、头痛、偏瘫，体积大者可有颅内压增高、脑积水等。AVM 破裂则发生脑出血或蛛网膜下腔出血。

（2）Galen 大静脉畸形：常见于新生儿和婴儿。主要表现为进行性高排血量心力衰竭，生长发育障碍，易被误认为先天性心脏病。颅内血管杂音明显。

2．*囊性动脉瘤*（saccular aneurysms）

（1）发病年龄。常见于 2 岁前或 10 岁以后。

（2）病变部位。常位于颅内动脉主要分支处，如颈内动脉分叉处，大脑中动脉或椎-基底动脉。

（3）临床症状。主要分为两类，一类为动脉瘤破裂导致急性蛛网膜下腔、脑实质出血，可有突发头痛、呕吐、意识障碍、瘫痪、失语、癫痫发作等。另一类为局部压迫症状，如动眼神经麻痹、复视、视野缺损等。

（4）本病常伴全身病变和其他血管病如 AVM、主动脉缩窄、多囊肾等。

3．*海绵状血管瘤*（cavernous angioma）　多见于大脑半球，儿童期常无症状。主要症状有癫痫发作、头痛及脑出血。

4．*静脉血管瘤*（venous angioma）　多见于年长儿，主要表现为癫痫发作，罕见出血，可无症状。

（二）辅助检查

CT、MRI 可显示脑出血、缺血、脑积水、钙化等影像；MRA、DSA 可显示脑血管狭窄、闭塞、畸形等。

（三）诊断及鉴别诊断

表现为出血性卒中及有局灶性神经功能缺损的患儿应考虑脑血管畸形的可能，确诊需脑血管造影。

（四）治疗

治疗目的是防止出血，控制癫痫发作和改善神经功能。已出血者，则应针对出血本身进行对症和支持治疗。对有出血史，或有出血危险者应尽早行显微外科手术、血管内栓塞或立体定向放射治疗。

三、烟　雾　病

烟雾病（moyamoya disease）是一种慢性进行性闭塞性脑血管病，脑血管造影时显示颈内动脉末端及大脑前或中动脉近端狭窄或闭塞，伴脑底异常血管网形成。形如吸烟吐出的烟雾，故称烟雾病。

本病为神经影像学现象，可见于多种疾病。病因不明者称特发性烟雾病；有明确原发病或诱因（如唐氏综合征、神经纤维瘤病、结核性脑膜炎、系统性红斑狼疮、头部外伤或放疗后等）者，称继发性烟雾病或烟雾综合征。

临床症状可出现于各年龄段，10 岁以下多发。临床症状可分为缺血型和出血型两类。小儿以缺血性症状为主，如 TIA 或缺血性卒中，肢体无力或偏瘫最常见，其他表现有感觉障碍、头痛、失语、癫痫发作、智力减退等。

MRA 可发现颅底血管狭窄和异常血管网。DSA 是目前诊断的金标准，其特点是　①颈内动脉末端及大脑前、中动脉近端狭窄或闭塞；②颅底可见烟雾状异常血管网;③病变为双侧性。

本病尚无根治疗法,以对因和对症治疗为主,有手术指征者可采取手术治疗。

(孙若鹏)

第八节　进行性肌营养不良

进行性肌营养不良(progressive muscular dystrophy)是一组遗传性的肌肉变性疾病,其特征为进行性的肌无力和肌萎缩。根据遗传方式、起病年龄、受累部位、病程和预后等因素,分为数种不同的临床类型,其中以假性肥大型肌营养不良最常见。

(一)病因和发病机制

本组疾病均为遗传性疾病,但遗传方式不一,如假性肥大型肌营养不良属X连锁隐性遗传,面肩肱型肌营养不良属常染色体显性遗传,肢带型肌营养不良属常染色体隐性遗传等。其中对于假性肥大型的病因及发病机制研究比较深入,早在20世纪80年代初就确认其基因定位于Xp21,1986年Hoffman和Kunkel成功克隆出DMD基因,该基因大小为2.4Mbp,其cDNA为14kb,编码一个分子量为427kD的蛋白质,称为抗肌萎缩蛋白(dystrophin)。抗肌萎缩蛋白是一种细胞骨架蛋白,位于肌膜的内侧,其氨基端与肌动蛋白连接,羧基端与肌膜的糖蛋白复合物结合。如果dystrophin基因突变而使肌细胞缺少该蛋白,则可损伤肌细胞膜的功能,可使细胞内成分如肌酸激酶(CK)逸出和Ca^{2+}过多流入肌纤维,造成肌肉的变性坏死而发病。

(二)病理

各型的病理变化大致相同,包括肌纤维的坏死再生和结缔组织增生。其中Duchenne型肌营养不良(DMD)的肌纤维坏死最为显著,病变早期显微镜下可见肌纤维呈匀质样变性(opaque fibers),继之出现肌纤维坏死伴吞噬反应,坏死纤维可成群或散在分布。至晚期可见肌内膜明显增生,肌组织被大量的脂肪和结缔组织取代。心肌可有脂肪浸润变性。Becker型肌营养不良(BMD)和多数肢带型肌营养不良患者的肌纤维坏死相对轻微,呈现慢性病理过程。DMD和BMD的肌活检标本用免疫组化染色可见dystrophin缺失或明显减少。肢带型肌营养不良的各亚型也可应用免疫组织化学的方法发现各自不同的蛋白缺陷。强直性肌营养不良的病理改变与其他类型肌营养不良有所不同,其主要特征为肌膜核内移、大量的肌浆块形成以及Ⅰ型肌纤维优势和选择性Ⅰ型纤维萎缩。

(三)临床表现

各型的临床表现均与肌无力和肌萎缩有关,但由于起病年龄、受累部位和进展速度的不同,临床表现也有较大差别。

1. 假性肥大型肌营养不良　根据抗肌萎缩蛋白表达程度的不同,又分为两种类型。

(1)Duchenne肌营养不良(DMD):是最常见的类型,在男活婴中的发病率约为1/3 600。婴儿时期很少有症状,或仅有运动发育稍落后,但此时如果做血液检查可发现CK明显升高。多数患儿在3岁以后开始出现症状,下肢无力较上肢明显,走路摇摆,犹如鸭行步态,上楼梯及蹲位站立时困难,容易跌倒。由仰卧起立时,必须先翻身转为俯卧位,然后以双手撑地成跪位,继而两膝关节伸直用双手和双下肢共同支起躯干,再用双手依次撑在胫前、膝、股部前方,才能逐步使躯干伸直而成立位,这种起立过程称为Gowers征,是该病较为特征性的表现。肩胛带肌肉受累,举臂无力。前锯肌和斜方肌受累,不能固定肩胛内缘,使肩胛游离呈翼状竖立于背部,称"翼状肩胛",当双臂前推时最为明显。双侧腓肠肌肥大,四肢近端、躯干、颈部肌肉等逐渐萎缩。早期膝腱反射即可减弱,跟腱可发生挛缩甚至引起骨骼变形。患儿肌无力逐渐加重,部分患儿智能也逐渐落后。至10～12岁大多已无法行走,且多于20岁前因心肺合并症死亡,仅25%左右的病儿可活至20岁以后。

(2)Becker肌营养不良(BMD):较DMD少见。可能因dystrophin功能部分缺失而致起病晚,进展慢。平均起病年龄是11岁,25～30岁常不能行走,50～60岁死亡,有的寿命更长。心肌受累少,智力多正常。

2. Emery-Dreifuss肌营养不良　亦属X连锁隐性遗传,致病基因定位于Xq28,编码一种核膜蛋白Emerin。该病多在10岁以前发病,也有青少年或成年人发病者,早期即可出现关节挛缩和强直性脊柱综合征。进展慢,无假性肥大,常可存活至中年以上。可合并严重心肌受累而致心律失常。

3. 面肩肱型肌营养不良(facioscapulohumeral

muscular dystrophy） 常染色体显性遗传，95%的患者致病基因定位于4q35。该病多在少儿或青年期起病，面部肌肉常最先受累，表现为眼闭合无力，吹哨、鼓腮困难等，以后病变可逐渐波及肩胛带肌肉（出现翼状肩胛）、三角肌、肱二头肌、肱三头肌，而后发展至下肢肌，病情进展缓慢，心肌一般不受累。

4. 肢带型肌营养不良（limb-girdle muscular dystrophy，LGMD） 是一种具有高度遗传异质性的肌病，按遗传方式分为常染色体显性遗传型（LGMD1型）和常染色体隐性遗传型（LGMD2型）。目前已经发现5种LGMD1型和8种LGMD2型。LGMD任何年龄均可起病，发病越晚，进展越慢者较良性。首发症状常为骨盆带肌肉萎缩，腰椎前凸，鸭行步态，下肢近端无力，上楼困难。以后发生肩胛带肌肉萎缩，抬臂困难。面肌一般不受累，有时可伴有腓肠肌假性肥大。平均于发病20年后丧失行动能力。

5. 强直性肌营养不良（myotonic dystrophy） 常染色体显性遗传，其致病基因定位于19q13.2～19q13.3，由15个外显子和14个内含子组成，其3′端非翻译区存在一个三核苷酸串重复序列（CTG）n，正常人该重复序列的拷贝数介于5～40，而强直性肌营养不良患者的CTG拷贝数发生杂合性扩展，介于50至数千不等。该病可在新生儿起病，但多在少年期或更迟，进展较慢，肌强直可出现在肌萎缩之前或同时发生，主要影响手部动作、行走和进食。例如用力握手后不能立即将手指伸直、用力闭眼后不能立即睁开，需重复数次后方可明显。用叩诊锤叩击四肢肌肉、躯干肌肉甚至舌肌时，可见局部肌球形成，持续数秒钟后才恢复原状。肌肉萎缩往往先累及肢体远端，继而累及头面部，尤其是颞肌和咬肌萎缩最明显。该病可有多个系统受累，如心脏传导阻滞、白内障、性腺萎缩、智力低下等。

新生儿期发病者，其母多为该病患者。妊娠期可有胎动减少、羊水过多，50%胎儿可发生早产，出生后可有双侧面瘫，使口形特殊，上唇呈倒立V形，吸吮困难，重者呼吸肌受累可危及生命。

6. 先天性肌营养不良（congenital muscular dystrophy） 指出生时或出生后数月内即出现的肌力和肌张力降低以及关节挛缩。该病有多种不同的临床类型，福山（Fukuyama）型最为常见，为常染色体隐性遗传，基因定位于9q31～33，编码蛋白为Fukutin。日本报道较多。本型肌活检病理可见典型的肌营养不良改变。主要临床特点为进行性肌营养不良伴广泛的神经系统先天畸形，包括大脑、小脑的脑回增多、增宽，脑沟变浅，脑白质广泛营养不良。有时还伴有脑积水和视网膜变性。多在出生后6个月内发病，临床表现为肌力肌张力降低，抬头、端坐延迟，面肌受累明显，呼吸肌也可受累，仅少数患儿可独立行走，常有假肥大和关节挛缩，精神发育迟滞。血CK常增加10～60倍。多在2～23岁死亡。

非福山型先天肌营养不良指除福山型以外的其他类型先天型肌营养不良。主要包括merosin缺失型、Walker-Warberg综合征、肌-眼-脑病（muscle-eye-brain disease，MEBD）、先天性肌营养不良合并脊柱强直症、Ullrich病。

（四）辅助检查

1. 血清酶检查 血清肌酸激酶（creatinine kinase，CK）升高，在DMD等许多类型中升高显著，且乳酸脱氢酶、谷草转氨酶等也可增高。

2. 肌电图检查 示肌源性损害。

3. 肌肉活检 符合肌营养不良的改变。免疫组织化学染色示抗肌萎缩蛋白缺失。

4. 遗传学检查 有条件可做基因分析。

（五）诊断和鉴别诊断

根据临床表现、肌酶测定、肌电图及肌肉病理检查，诊断一般没有困难。有时需与下列疾病鉴别。

1. 进行性脊髓性肌萎缩 为常染色体隐性或显性遗传，临床有进行性、对称性、以近端为主的迟缓性瘫痪和肌萎缩。肌电图示神经源性损害，CK轻度升高或正常。

2. 特发性肌炎 小儿皮肌炎较常见，而多发性肌炎较少，表现为慢性或亚急性进行性肌肉无力，常有肌肉压痛，血沉增快，CK增高，必要时可做肌肉活检鉴别。

3. 急性良性肌炎 多由病毒感染所致。主要累及两侧下肢肌肉，小腿肌群最明显，其次是股部肌肉，可致跛行。血清肌酸激酶明显升高。多于1周内完全恢复。

（六）治疗和预防

1. 至今尚无特效治疗，以对症及支持疗法为主。要关心鼓励患儿，合理安排生活和学习。让患儿尽可能的从事日常活动，但应避免过劳，防止继发感染。对症治疗包括肌肉关节的被动运动和按摩等，以维持肌力和减缓肌腱的挛缩。有的需外科矫形治疗，注意防治各种并发症。药物如激素、维生素、加兰他敏、胰岛素、苯丙酸诺龙等均有人试用，皆无肯定疗效。近年来有人用激素周期性短期冲击治疗延缓病情发展，获得一定疗效。具体用法为波尼松 0.75mg/(kg·d)，每个月连续用 10d，停 20d。治疗后 1 个月开始见效，3 个月后疗效达高峰，治疗 3 年后肌力下降减慢，治疗 4～5 年可有效延缓疾病发展。用激素长期治疗一定要注意其不良反应。另外基因替代疗法正在研究中。

2. 通过家系调查，CK 测定和 DNA 分析，尽早发现基因携带者并给予遗传咨询和生育指导，对已怀孕的基因携带者应进行胎儿性别鉴定或产前基因诊断，防止患儿的出生。

（孙若鹏）

第九节　重症肌无力

重症肌无力（myasthenia gravis，MG）是主要由乙酰胆碱受体（AchR）抗体介导的累及神经-肌肉接头处突触膜上乙酰胆碱受体的慢性自身免疫性疾病。由于 Ach 受体与抗体结合，使神经肌肉接头传递阻滞，导致眼肌、吞咽肌、呼吸肌以及四肢骨骼肌无力，临床特点是自主运动时肌肉有明显易疲劳性和无力，经休息或用胆碱酯酶抑制药治疗后症状减轻或消失。有报道 MG 的患病率为 77～150/100 万，年发病率为 4～11/100 万。临床上本病有不同类型，约 60%患者在 20～40 岁发病，但各年龄均可发病。儿童型重症肌无力又称少年型重症肌无力，以 1～5 岁发病最为多见，以下予以重点描述。

（一）病因与发病机制

本病确切病因与发生机制不明，目前普遍认为系一类自身免疫性疾病。大量研究证实本病符合自身免疫病的基本特征：①患者体内存在自身抗体（如乙酰胆碱受体抗体），该抗体所针对的抗原（乙酰胆碱受体）在该病的发病机制中起重要作用；②用抗体被动免疫实验动物可复制出该病；③用抗原主动免疫动物也能诱发该病；④降低体内抗体的水平可缓解症状。神经肌肉接头超微结构观察提示，突触后膜有 IgG-C3-AchR 结合的免疫复合物沉积，推测该免疫复合物破坏突触后膜，并最终导致 AchR 数目减少是 MG 的主要发病机制。感染（尤其是病毒感染）通过与 AchR 之间可能存在的共同抗原，出现交叉免疫反应，可能是诱发机体产生 AchR 抗体的主要机制。

（二）临床表现

起病年龄不一，发病最小年龄为 6 个月，发病年龄高峰在 2～3 岁。女多于男。肌无力的特点是晨轻暮重。休息后好转，重复用力则加重。根据临床特征可分为眼肌型、脑干型及全身型。眼肌型最常见，全身型及脑干型仅占 10%～25%。约 30%患者在病程 1～2 年内转为其他类型，2 年以上转型者少见。

1. *眼肌型*　最多见，主要为眼外肌受累。首发症状常常为单侧或双侧上睑下垂，可伴眼球活动障碍引起复视，斜视。重症者眼球固定。

2. *全身型*　累及有一组以上肌群，躯干及四肢均可受累，常伴眼外肌受累，球肌亦可受累，但一般不重。轻症患者步行或上阶梯易疲劳，重者常需卧床，除伴有眼外肌受累外，常伴有咀嚼、吞咽、构音困难以及程度不等的呼吸肌无力。多数患儿腱反射减弱，肌萎缩一般不明显，感觉正常。

3. *脑干型*　球肌受累较明显，有吞咽、咀嚼及构音障碍。可伴眼外肌受累及全身肌无力。

（三）肌无力危象和胆碱能危象

1. *肌无力危象*　是指重症肌无力病情严重，球肌麻痹、膈肌及肋间肌无力导致急性呼吸功能不全。MG 危象常见感染、药物应用不当或突然停药、手术后应激等诱因。对于不明原因的急性呼吸衰竭患者，应考虑肌无力危象之可能。新斯的明试验或腾喜龙试验可助诊。

2. *胆碱能危象*　临床罕见，除有明显肌无力外，还有胆碱酯酶抑制剂过量的相应表现，如面色苍白，腹泻，呕吐，高血压，心动过缓，瞳孔缩小及黏膜分泌物增多等。如症状不典型，可借助依酚氯铵（腾喜龙）试验药物试验或新斯的明试验鉴别。

（四）辅助检查

1. *新斯的明试验*　可选用甲基硫酸新斯的明，每次 0.02～0.04mg/kg，肌内注射，儿童常用量 0.25～0.5mg，观察 30min 内肌力显著改善（如睑裂明显增大）为阳性。一般无明显不良反应。如出现严重的副交感刺激症状（肠绞痛、流涎、心率过缓等）时，可用硫酸阿托品 0.01mg/kg，肌内注射。

2. 依酚氯铵试验 依酚氯铵 0.2mg/kg 肌内注射，1min 内肌力改善，作用维持不到 5min，不良反应轻微。因药物作用时间短，小儿哭闹不易观察，故不适用婴幼儿。

3. 神经重复电刺激检查 给予受检神经低频刺激，频率为 1、3、5Hz，持续时间为 3s，观察波幅衰减情况。如电位波幅递减达到至少 10%，检测结果为阳性。

4. 自身抗体检测

(1) 乙酰胆碱受体抗体（AchR-Ab）检测：AchR-Ab 阳性对 MG 诊断有重要意义，但结果阴性亦不能排除本病。儿童型 MG AchR-Ab 阳性率为 30%～50%。

(2)肌肉特异性激酶(musele speeific kinase，MuSK)抗体：血清 AchR 抗体阴性的全身型 MG 患者中约 70% MuSK 抗体阳性，而血清 AchR 抗体阳性和伴有胸腺瘤的 MG 患者中难以检出 MuSK 抗体。临床研究表明，血清 MuSK 抗体阳性与否与 MG 患者的起病早晚及性别差异可能有一定相关性。

(3)其他有关抗体：针对其他肌肉胞质蛋白的抗体与 MG 发病也可能相关，阳性结果有助于诊断。例如针对肌动蛋白、肌球蛋白、α 辅肌动蛋白、肌联蛋白等的相应抗体。其中，肌联蛋白对于副肿瘤相关性 MG 的诊断有重要意义，胸腺瘤患者中 95%存在直接针对骨骼肌抗原(如肌联蛋白)的抗体。发病年龄＜40 岁的患者若出现抗骨骼肌抗体，胸腺瘤的可能性增大。

(五)诊断与鉴别诊断

具有典型临床特征，结合新斯的明试验、重复电刺激、血 AchR-Ab 或其他相关自身抗体的阳性结果，可以明确诊断。

鉴别诊断主要包括脑干病变、线粒体脑肌病、吉兰-巴雷利综合征、Fisher 综合征等。有时需与急性多发性肌炎，肉毒杆菌食物中毒等少见病鉴别。此外，应注意 MG 可伴其他疾病，例如癫痫、肿瘤、类风湿关节炎、哮喘、甲状腺功能亢进症、儿童型糖尿病等。伴随疾病可能掩盖或干扰病情，造成诊断困难。

脑干病变(炎症、肿瘤等)伴有脑干实质性损害表现，脑 CT、MRI 和必要的脑脊液检查有助于明确。

线粒体脑肌病应与眼肌型及脑干型鉴别。临床上根据病情酌情选择脑 CT 和(或)MRI、乳酸、丙酮酸检测、肌活检或线粒体基因、呼吸链酶复合体检测等明确。

Fisher 综合征除严重的眼外肌麻痹外，伴有共济失调及腱反射消失等特点，脑脊液存在蛋白-细胞分离现象，结合病程转归及治疗反应等有助于确诊。

吉兰-巴雷综合征需与全身型 MG 鉴别。本病特点为急性弛缓性对称性肢体麻痹，眼外肌受累相对少见，脑脊液(CSF)检查多有蛋白细胞分离现象，肌电图示神经源性受损。

(六)治疗

1. 胆碱酯酶抑制剂 适用于除胆碱能危象以外的所有重症肌无力患者，作用机制是使 Ach 降解速度减慢，神经肌肉接头处 Ach 量增加，使症状获暂时改善。由于该药不能改变 MG 的病理性免疫过程，长期使用可出现耐药现象，故仅为 MG 尤其是重症患者的早期辅助性治疗。首选药物是溴吡斯的明，不良反应少，小量开始，用量婴儿 15mg/d，＜6 岁为 30mg/d，6～14 岁 60～90mg/d。必要时加量以达最佳效果。

2. 肾上腺皮质激素 可抑制 AchR-Ab 生成，减轻神经肌肉接头处突触后膜 AchR 的自身免疫性损伤。泼尼松是目前治疗 MG 最有效、应用最广的药物。约 80%的患者可获满意疗效。初期常用量 1.5～2.0mg/(kg·d)，一般 4～8 周后开始逐渐移行减量为隔日用药，至最低有效量维持治疗，总疗程一般 1～2 年或更久，不能过早停药，以免疾病复发。为避免或减少使用激素初期导致病情恶化的可能，有主张采用小剂量递增疗法：2～4 周内将泼尼松剂量从 0.25～0.5mg/(kg·d)逐渐增加到 1.5～2.0mg/(kg·d)，但起效可能较慢。为使 MG 症状尽快缓解，亦可采用大剂量甲泼尼龙冲击疗法，每次静脉注射甲基泼尼松龙 15～30mg/(kg·d)，每日或隔日 1 次，连用 3～5 次，继以常规剂量泼尼松维持治疗，后续维持及减量方案同前。激素治疗初期，极少数患儿可能有一过性加重，应予注意。

3. 静脉注射免疫球蛋白(intravenous immunoglobulin，IVIG) 可用于难治性 MG 或 MG 危象。治疗难治性 MG 的疗效与血浆置换和甲泼尼龙相当，对病情中到重度的患者与血浆置换疗效相近，而并发症发生率比血浆置换低。对不易建立静脉通道、血流动力学不稳定或有其他血浆置换禁忌证的患者，是替代血浆置换的最佳方法。缺点是疗效不能长期维持，需联合其他方法长期治疗。剂量

400mg/(kg·d),5d为1个疗程。

4. *血浆置换* 主要用于病情严重者,包括危象和衰弱患者胸腺切除术的术前准备。通常包括4~6次置换,每次约要置换掉50ml/kg血浆,置换的次数和总量取决于病人的状况,急性期可每天或隔几天进行1次治疗,第1次或第2次置换后48h常见病情改善。难治性MG可每1~2个月置换1次,作为长期治疗的一部分。同样需联合其他治疗,否则临床疗效相对较短。

5. *胸腺切除术* 适用于青春期到60岁发病的全身型MG患者,中或重度患者胸腺切除术后大多可获显著改善,但缺乏循证医学高水平证据的支持。一般主张无手术禁忌的成年人全身型MG或药物治疗无效的成年人眼肌型患者,可考虑胸腺切除。合并胸腺瘤(占MG总数的10%~15%)是胸腺切除术的绝对指征,无胸腺瘤的MG患者胸腺切除术的效果不确定。

6. *其他治疗* 其他免疫抑制药也可用于MG治疗。硫唑嘌呤常用于辅助类固醇减量,可明显减少泼尼松龙的维持剂量,延长缓解期,降低复发率,减少激素副作用,增加远期完全停用皮质类固醇的可能性。其不良反应有发热、腹痛、恶心呕吐、厌食、白细胞减少症、肝毒性、皮疹等。如白细胞计数低于3×10^9/L,应暂时停用,待恢复后,重新小剂量开始治疗。环孢素可作为主要用药,或用于皮质类固醇疗效不佳、激素依赖或激素不良反应较大需要减量者,也可用于硫唑嘌呤无效或难以耐受者。不良反应主要有肾毒性、高血压、恶心、头痛、多毛等。应定期监测血压、肾功能和血药浓度。服用环孢素后可有1/4以上的患者血肌酐水平上升。长期随访研究表明,服用环孢素患者停药的主要不良反应是肾毒性(10%)、头痛或精神症状(10%)、胃肠症状(10%)和感染(5%)。

(七)预后

本病病程缓慢,可有长时间的缓解期,缓解与急性发病可交替出现。患儿常因呼吸道感染诱发或加重本病。眼肌型第一次起病者中,25%患者可自发缓解,若起病2年后仍无其他肌群受累,则一般认为系单纯眼型而非全身型之早期,预后较好。

(*秦 炯*)

第十节 家族型周期性麻痹

周期性麻痹(periodic paralysis)是一组与钾代谢有关的少见常染色体显性遗传病。可有家族史,但临床以散发性低血钾性周期性麻痹最为多见。本病临床表现为反复发作的弛缓性骨骼肌瘫痪或无力,持续数小时至数周,发作间歇期完全正常。本病发病机制不清楚,普遍认为与钾离子浓度在细胞内外的波动有关。根据发作时血清钾浓度之不同,本病可分为低血钾、高血钾和正常血钾3型,以低血钾性周期性麻痹相对较多。低血钾型好发于青壮年,常因饱食、过劳后于夜间发病,四肢无力持续数小时至数天。高血钾、正常血钾型多在10岁前起病、高血钾型常于白天运动后发作,持续时间不超过1h,四肢无力同低血钾型相似,但程度较轻;常伴有肌肉疼痛性痉挛和肌强直,多见于面肌、舌肌和双手的肌肉。正常血钾型常在夜间睡后发作,四肢无力同低血钾型相似,或仅选择性地影响某些肌群,如小腿肌或肩臂肌等;可伴轻度吞咽困难和发音低弱;四肢无力持续长,大多在10d以上。以下重点叙述低血钾性周期性麻痹。

本病病因不明,发病与钾离子浓度在细胞内外波动有关,推测发作期血钾过量移向肌细胞而导致血清钾降低。可能系肌膜离子通道障碍所致。

(一)临床表现

低血钾型周期性麻痹患者,首发年龄多在7~21岁,最小4岁。男孩多见。过食糖类、受凉、剧烈运动后、外伤、感染、经期、注射胰岛素、肾上腺素、氢化可的松等均可为诱发因素。有时可用肢体浸入冷水而诱发局部弛缓性麻痹,将该肢体继续浸入温水后可渐缓解。发作前一日往往有前驱症状,如肌肉僵硬、疲乏、困倦、情绪不稳定等,较大儿童对发病多能预知。本病常常于清晨或饱餐后半夜醒时发病。麻痹常在四肢近端开始,多数首先双下肢乏力,也可波及肢体远端。麻痹范围大小及程度不一。从几组肌群乃至全身。四肢无力程度下肢重、上肢轻,近端重、远端轻。四肢肌张力低,腱反射减弱或消失;可伴口渴、心慌、肢体酸痛、肿胀、针刺样或蚁走感;轻者仅有全身乏力,尚可行走;重者除颜面肌、眼肌、膈肌、括约肌外,全身骨骼肌均可受累。极严重者可有呼吸肌麻痹,呼吸困难以及心律失常等。发作期腱反射减弱或消失,感觉正常,知觉及意识无变化。每次发作持续时间短至1~3h,多则6~25h,个别病例可长达1周。发作间歇期数日至数年不等，患儿多无任何症状。无肌萎缩。

（二）辅助检查

发作时血清钾可降低至 3.5mmol/L 以下。

心电图表现为低钾改变，P-R 间期和 Q-T 间期延长、ST 段降低、T 波低平、出现 U 波。

肌电图多提示动作电位波幅降低，时限缩短，提示肌源性受损。完全麻痹时动作单位电位消失，电刺激无反应。

（三）诊断与鉴别诊断

本病诊断依据如下。

1. 以往有类似发作史，无感觉障碍的发作性骨骼肌弛缓性麻痹。

2. 可有饱食、寒冷、过度疲劳、酗酒或应用低钾高糖饮食等诱因。

3. 典型临床表现。

4. 低钾改变证据：血清钾降低或心电图改变。

5. 肌电图检查证据。

6. 排除其他疾病引起的低血钾。

对个别疑似病例可在心电图监护下进行葡萄糖诱发试验帮助诊断。口服葡萄糖 50g(2g/kg)，同时皮下注射胰岛素 10U(0.4U/kg)，每隔 1h 观察肌力、血钾及心电图变化。患儿出现肢体无力，血清钾降至 3.5mmol/L 以下为阳性，有助于诊断，但部分患儿可出现阴性结果。

本病需与其他引起急性弛缓性麻痹的疾病鉴别，如吉兰-巴雷综合征、急性多发性肌炎、肌红蛋白尿症及其他原因所致继发性低血钾性麻痹等。

（四）治疗及预防

发作时可口服氯化钾 0.1～0.2g/kg，必要时可于 15～30min 后重复 1 次。病情严重，出现心律失常或呼吸肌麻痹者，应在心电图监护下缓慢静脉滴注含钾溶液。

为预防发作，可给予乙酰唑胺或每晚服用氯化钾，同时采用低糖类饮食，限制钠盐摄入。应尽量做到合理饮食，避免剧烈运动、寒冷刺激、过饱或饥饿、情绪紧张、甜食过多、过度饮酒等诱因。

（秦　炯）

第十一节　线粒体脑肌病

线粒体最重要的功能是产生能量。它通过三羧酸循环和氧化磷酸化，利用呼吸链电子传递系统产生三磷腺苷(ATP)，提供细胞完成各种生理活动所需能量。另外，线粒体还有维持细胞内许多重要代谢物以及离子(包括 Ca^{2+} 以及 H^{+})的稳态等重要功能，在坏死及凋亡(两者对个体正常发育以及许多疾病发生具有重要作用)过程中线粒体也起重要作用。线粒体的代谢障碍，则不能产生足够的能量而导致细胞功能衰退，出现一系列临床证候。由于遗传因素引起的线粒体疾病称为原发性线粒体病，是先天性代谢缺陷的常见类型，人群患病率约为 1/8 500。由于线粒体广泛存在于全身大多数器官、组织的细胞内，因此线粒体代谢障碍常常引起多器官、多系统受累。线粒体肌病最早由 Luft 于 1962 年报道，系肌肉线粒体代谢异常所致的以肌肉无力为主要表现的综合征。线粒体脑肌病首先由 Shapira 于 1977 年报道，是肌无力合并中枢神经系统受累的综合征。除肌病和脑病症状外，线粒体病常常合并出现多系统受累。

（一）线粒体病的分类

线粒体病的分类方法很多。从病因上分为原发性和继发性。前者系指由遗传性原因所引起的线粒体功能障碍；后者指各种继发性原因所致的线粒体功能障碍，例如老年性退行性变，以及炎症、中毒或其他疾病所引起的线粒体功能障碍。

根据生化缺陷线粒体病分为以下 5 类：①底物转运障碍，包括肉碱棕榈酸转移酶缺乏及肉碱缺乏；②底物利用障碍，包括丙酮酸脱羧酶、丙酮酸脱氢酶和 β-氧化酶缺陷；③三羧酸循环障碍，主要包括延胡索酸酶和 α-酮戊二酸脱氢酶等缺乏；④呼吸链酶复合体(Complex)Ⅰ～Ⅴ缺陷，以及联合型 Complex 缺陷；⑤氧化磷酸化失偶联，即表现为 Luft syndrome。

原发性线粒体病既可以由核 DNA(nDNA)，也可以由线粒体 DNA(mtDNA)缺陷所致，还可能由于 mtDNA 与 nDNA 通讯障碍所导致。DiMauro (1993)明确提出原发性线粒体病可按其遗传学特点分为 3 类：nDNA 突变、mtDNA 缺陷(包括点突变，缺失和重复)、nDNA 与 mtDNA 信息通讯缺陷。因而有些原发性线粒体病符合孟德尔遗传方式，有些是母系遗传。线粒体病基因型与临床表型之间的关系复杂，同样的临床表现既可以由 mtDNA 缺陷所致，也可能由 nDNA 缺陷或其他影响线粒体功能的病理情况而引起，而 mtDNA 不同位点的突变可能导致同样的临床综合征。

(二)临床表现

在儿童遗传性线粒体病中，依赖线粒体供能的组织，尤其是心脏、骨骼肌、脑组织、外分泌腺等易于受累。其中以骨骼肌和脑组织受累为主者称为线粒体脑肌病（mitochondrial encephalomyopathy)，包括一组综合征，相对常见者包括线粒体脑病-乳酸酸血症-卒中样发作综合征(mitochondrial encephalopathy, lactic acidosis, stroke like episode, MELAS)、肌阵挛癫痫-破碎红色肌纤维综合征（myoclonic epilepsy with ragged red fibers, MERRF)、Kearns-Sayre 综合征（KSS)、Leigh 病（亚急性坏死性脑脊髓病)、Leber 遗传性视神经病(Leber hereditary optic neuroretinopathy, LHON)。

1. *线粒体肌病和脑肌病的主要表现*　线粒体疾病是一组临床表现非常复杂，受累部位及症状轻重差异很大的一组疾病。由于累及多个系统的线粒体，故临床表现多具有多系统受累的特征。

常见表现如下。

(1)肌无力：是本组疾病最常见得症状，发生时间一般也较早。肌无力可以表现为全身性，也可能局限于某一个或几个肌群，如眼外肌、面肌、肢带肌等。其中眼外肌无力尤为多见，是 Kearns-Sayre 综合征(kearns-sayre syndrome, KSS)和慢性进行性眼外肌麻痹(Chronic progressive external ophthalmoplegia, CPEO)的主要表现之一。

(2)心脏受累：也是线粒体疾病的常见表现。可表现为心律失常(包括传导阻滞等)或心脏扩大，不明原因的心肌病应注意除外线粒体病。

(3)神经系统：常表现为生长发育迟缓、脑病症候、惊厥、视听功能丧失、卒中样发作、周围神经病、精神行为异常或复发性头痛。以神经系统受累为主要临床表现的原发性线粒体疾病综合征包括：肌阵挛癫痫伴蓬毛样红纤维(myoclonic epilepsy with ragged red fibers, MERRF)；KSS；线粒体脑肌病并乳酸酸中毒和卒中(mitochondrial encephalomyopathy, lactic acidosis and strokes, MELAS)；Leigh 脑病；Leber 遗传性视神经病(Leber hereditary optic neurology, LHON)等。

(4)其他系统：除以上表现最为常见外，线粒体肌病和脑肌病还常合并其他系统受累。例如多毛，肾小管功能异常，肝受累，内分泌及代谢失调，以及骨髓-血液系统证候等。

2. *几种常见原发性线粒体疾综合征的临床特点*

(1)KSS：大多于青春期前起病，除个别病例呈常染色体显性遗传外，多数病例为散发。常见表现为眼外肌麻痹、心脏传导阻滞、非典型性色素性视网膜炎、小脑证候等。可伴发惊厥和内分泌系统证候。脑脊液可有蛋白升高。

(2)CPEO：主要表现为缓慢进展的眼外肌麻痹，其他系统受累不明显。可能系 KSS 的早期或轻型，而非一独立综合征。

(3)MELAS：常起病于幼儿至学龄期，婴儿早期大多无异常。多数病例呈母系遗传。主要表现包括惊厥、呕吐、头痛、视觉异常、喂养困难、生长发育迟缓、智力衰退及卒中样发作。可伴有骨骼肌无力。其他系统较少受累。MRI 多有阳性表现，早期常表现为枕叶为主的多发性类梗死灶(长 T_1，长 T_2 信号)，随病程进展常有基底核区受累。

(4)MERRF：主要表现为肌阵挛癫痫、智力衰退、神经性聋、视网膜变性及骨骼肌受累。母系遗传。

(5)Leigh 脑病：婴儿期起病。常见症候为生长发育迟滞、惊厥、视神经萎缩及小脑、脑干或锥体外系受累。病程早期肌张力减低，逐渐发展为肌张力升高。CT 或 MRI 显示双侧基底核区或脑干病变，常见广泛性脑萎缩。

(6)先天性乳酸酸中毒(congenital lactic acidosis)，发病早，病情重，预后极差。主要表现包括惊厥，视网膜变性，聋，骨骼肌、心肌、肾受累等。

(三)辅助检查

1. *血清肌酶测定*　约 30%的病例血清肌酶水平(CK/LDH)升高。

2. *肌电图检查*　60%～70%呈肌源性损害，少数呈神经源性损害。

3. *血乳酸、丙酮酸测定*　80%以上出现异常升高。静止状态下血清乳酸及丙酮酸浓度升高(正常参考值：血清乳酸 < 2mmol/L，丙酮酸 < 0.13mmol/L)，运动后乳酸、丙酮酸明显升高，5～10min 血仍不能恢复正常。

4. *神经影像学*　中枢神经系统影像学(尤其 MRI)的一些特征性异常表现对诊断有很大帮助，如 Leigh 病时 MRI 的典型特征为对称性双基底核、脑干长 T_1、长 T_2 病变，尤以壳核为著。

5. *肌肉活检*　组织化学染色可见肌细胞内线粒体堆积，MGT 染色下表现为破碎红纤维(ragged-red-fibers, RRF)；可见糖原、脂肪堆积。电子显微镜观察可见大量异常线粒体堆积和(或)糖原、脂滴堆积，线粒体内可见结晶样包涵体。分离新鲜肌肉线粒体，进行线粒体呼吸链酶复合体活性的测定，部分病例可测出某些酶复合体（Ⅰ～Ⅴ）活性减低；或测定某些载体（如肉毒碱）是否缺失等。

6. *分子遗传学诊断*　应用分子遗传学技术可对疑似患儿的外周血白细胞、肌肉组织或脑组织进行 mtDNA 突变、缺失、重排等鉴定。例如 KSS 可能发现 mtDNA 缺失、重排；MELAS 可有 mtDNA nt3243、3252、3271 等处的点突变；MERRF 可能发现 mtDNA nt8344、8356 点突变；母系遗传 Leigh 综合征可能发现 mtDNA nt8993、9176 点突变。如发现上述基因缺陷，则可明确诊断。

（四）诊断与鉴别诊断

本病诊断主要依据上述临床特点和辅助检查。由于本组疾病基因型及临床表型的复杂性，多数患者诊断困难。对于进行性缓慢加重的神经精神功能衰退，伴或不伴肌力减低者，应选择上述生化及影像学检查，阳性家族史有一定帮助。确诊需要肌肉活检、线粒体基因突变分析或呼吸链酶复合体活性测定。

线粒体脑肌病是一组表型异质性较大、累及多器官的疾病，确切发病率尚无统计。在对本病进行诊断之前，应在详细询问病史、家族史及进行详细体格检查的基础上，注意除外儿科较多见的中枢神经系统感染，神经系统占位性疾病，以及临床症状相似的其他遗传代谢病。

（五）治疗原则

目前尚乏治愈手段，适当的对症或支持治疗能够延缓疾病的发展、改善患儿生活质量和延长生命。应坚持对患儿及其家庭进行随访，进行遗传咨询及长期管理。可酌情给予以下治疗。

1. *一般治疗*　应给予高热量、低脂肪、富含维生素的饮食，限制长、中链脂肪酸的摄入。少量多餐，或在进行剧烈运动前后补充高糖类，以预防骨骼肌溶解。对严重并发症应早期诊断并积极处理。可能采取的措施包括糖尿病、心律失常的早期诊断与处理，眼睑下垂的矫正，白内障的晶状体置换术等。

2. *病因治疗*　对本组疾病的根本治疗方法为基因治疗，或补充所缺少的酶或载体，但目前大多尚难实现。

3. *辅助替代疗法*　一般投用某些线粒体代谢中的载体（如肉碱），或线粒体呼吸链某些酶复合体的辅助因子，以增加线粒体 ATP 的生成量。例如可试用泛癸利酮（30～300mg/d），维生素 C（1 000～4 000mg/d），维生素 K_1（25mg/d），维生素 K_3（30～75mg/d），维生素 B_2（100mg/d），维生素 B_1（200～1 000mg/d）等。但迄今尚乏疗效满意的大宗报道，尤其缺乏符合循证医学特征的交叉、双盲、对照研究的证据，仅有个例用药后症状缓解，远期预后很难改变。

4. *其他治疗*　能量合剂对本病可能有一定疗效。肾上腺皮质激素对本病可能也有一定疗效。但也均缺乏临床研究证据，且难以改善远期预后。

（秦　炯）

第十二节　溶酶体病

（一）概述

溶酶体存在于人体各种细胞的胞质内，是细胞的消化器官，含有 50 多种酸性水解酶，可特异性地分解糖蛋白、脂蛋白、多糖、黏多糖、黏脂、核酸等基质。溶酶体病指溶酶体内某种酶先天性缺陷，致使其底物不能被分解，在细胞内大量储积，导致细胞功能受到损害，出现相应临床表现。根据细胞内所贮积的基质不同，溶酶体病可分为多种类型。溶酶体病发病率不高，多属常染色体隐性遗传，主要特点为发病较缓慢。除有神经系统症状外，常有肝、脾大及骨关节受累。诊断一般依据酶活性分析，部分可行基因诊断，可通过羊水细胞酶分析进行宫内诊断。绝大多数目前无根治手段。少数疾病，如 Fabry 病、Gaucher 病，可行酶替代治疗。中枢神经系统主要因脂质分解代谢异常，引起神经元脂质大量堆积，称为脑脂质沉积病，为目前临床溶酶体病最主要的病种。脑组织所含大量脂质在溶酶体内一系列水解酶作用下逐步分解。由于基因突变导致相应酶活性下降，代谢过程中任一酶的缺陷都将导致相应的脂类降解障碍而沉积在溶酶体中，最终造成细胞、脏器功能损伤。如脂质同时沉积在中枢神经系统和外周组织、器官者，临床可见神经系统症状、肝脾增大、骨骼和肺部病变等表现；如仅累及中枢神经系统者，则无其他系统症状。常见脑脂质沉积症的沉积物种类、酶缺陷及基因定位见表 11-6。

表 11-6 脑脂质沉积病的生化与基因缺陷

疾 病	沉积鞘脂种类	缺陷酶	基因定位
GM_1 神经节苷脂病（Ⅰ，Ⅱ，Ⅲ型）	GM_1 节苷脂	β-半乳糖苷酶	3p21.33
GM_2 神经节苷脂病			
Tay-Sachs 病	GM_2 节苷脂	β-己糖胺酶 A(α-亚基)	15q23-q24
Sandhoff 病	GM_2 节苷脂	β-己糖胺酶 A 及 B(β-亚基)	5q13
Fabry 病	神经酰胺三己糖苷	α-半乳糖苷酶	Xq22
Gaucher 病（Ⅰ、Ⅱ、Ⅲ型）	葡糖脑苷脂	β-葡糖苷酶	1q21～q31
Niemann-Pick 病	鞘磷脂	鞘磷脂酶	11p15.1～p15.4(A,B 型) 18q11～q12(C1,D 型) 14q24.3(C2 型)

溶酶体病所致脑脂质沉积症临床表现具有一定特征，主要与脂质沉积的部位和速度有关。酶活性越小，则起病越早、症状越严重。杂合子的酶活性约为正常的 1/2。常见神经系统表现包括惊厥、智力低下、行为异常、白质形成不良或脱髓鞘等。神经系统以外受累常见肝、脾大、眼底改变、骨骼发育异常、骨髓泡沫细胞等。常见临床特征见表 11-7。

表 11-7 脑脂质沉积病的临床特征

病名（亚型）	起病年龄	病 程	智力低下，惊厥	黄斑樱桃红点	肝脾大	骨骼畸形	周围神经受累	骨髓泡沫细胞
尼曼-皮克病								
婴儿型	婴儿早期	数年	+	+	+	−	−	+
内脏型	较晚	慢性	−	−	+	−	−	+
戈谢病								
婴儿型	婴儿早期	1～2 年	+	−	+	−	−	+
成年人型	婴儿至成年人	慢性	−	−	+	+	−	+
Fabry 病	幼儿期后	慢性	−	−	−	−	+	−
GM2 神经节苷脂病								
Tay-Sachs 型	婴儿	1～2 年	+	+	−	−	−	−
Sandhoff 型	婴儿	1～2 年	+	+	−	−	−	−
晚发型	幼儿期后	数年	+	−	−	−	−	−
GM1 神经节苷脂病								
Ⅰ型	婴儿早期	1～2 年	+	+	+	+	−	+
Ⅱ型	婴幼儿期	数年	+	−	−	−	−	+

以下详细叙述脑脂质沉积病中较常见的临床类型-神经节苷脂沉积病。

（二）神经节苷脂沉积病

神经节苷脂类广泛存在于人体各种细胞，而以脑组织含量最高。在至少 10 种神经节苷脂中，GM1 最为重要。溶酶体中任一相关酶的缺陷都将造成其在溶酶体中沉积，进而破坏细胞和脏器，即为神经节苷脂沉积病（gangliosidosis），其临床表现以中枢神经系统症状为主。临床上根据沉积物类型分为多种亚型，其中以 GM1、GM2 节苷脂沉积病较常见。

1. GM1 节苷脂沉积病　生化缺陷为酸性 β-半乳糖苷酶（acid β-galactosidase），基因座位于 3p21.33。基因型和临床亚型很多。本病通常分为婴儿型（Ⅰ型），幼年型（Ⅱ型）和慢性晚发型（Ⅲ型）。

Ⅰ型患儿常在出生后不久即发病，初起表现为全身肌张力低下，吸吮力差，喂养困难，对外界反应差，出生数月内即可见肝、脾大，常伴面容粗陋，如前额凸出，大耳，鼻梁低平，齿龈增生和巨舌。患儿精神运动发育迟缓；对声音敏感，稍加刺激即可使惊跳；逐渐出现眼震颤、阵发性痉挛、惊厥，腱反射亢进，腰部脊柱后突，关节强直等症状。如能存活至 1 岁以上，患儿常呈去皮质状态，且易反复罹患呼吸道感染，终致死亡。患儿的骨髓、肝、脾、淋巴结中可找得特殊的泡沫细胞。骨骼 X 线片常显示多发性骨发育不良、骨质疏松，椎体前缘尖突和畸形等现象。约 50% 患儿眼底检查可发现樱红色斑。

Ⅱ型(晚发婴儿型，或称幼年型)。发病年龄多数在 12～18 个月。首发症状常是步态异常、易摔跌等步态不稳，继而上肢运动不稳、不能独坐、独站和失语，逐渐发展至痉挛性四瘫；常见癫痫发作。患儿通常无外周神经受累和肝、脾大，视网膜和角膜无病变，视力正常；面容正常。骨骼 X 线片可见轻度髋臼和胸、腰椎椎体发育不良，近端掌骨畸形。患儿常因肺部感染在 3～10 岁死亡。

Ⅲ型：发病年龄在 4 岁以后，多数在儿童期和青春期，亦有成年发病者。患者常以构音障碍和肌张力改变为初始症状，病情进展缓慢，可长达数十年，智能可能轻度受损，通常无共济失调、肌阵挛、癫痫等症状；无面容异常、肝脾大；无视网膜、角膜病变。骨骼 X 线片可能见到脊椎椎体轻度扁平。

本病诊断线索主要依据临床表现。尿中可见硫酸角质素排出、外周血淋巴细胞常有空泡形成、骨骼 X 线片特征性改变等均有助于诊断。确诊需依据外周血白细胞或培养成纤维细胞酸性 β-半乳糖苷酶活性测定。

2. GM2 节苷脂沉积病　常染色体隐性遗传，己糖胺酶(hexosaminidase)缺乏所致。该酶有两种同工酶，即己糖胺酶 A(Hex A)和己糖胺酶 B(Hex B)。两者均由 2 条多肽链组成：Hex A 者为 α 和 β 2 条肽链(α，β)；Hex B 则为 2 条 β 肽链(β，β)。α 和 β 肽链的编码基因分别位于 15q23～q24 和 5q13，α 肽链基因突变即导致 Hex A 活性丧失，临床表现为 Tay-Sachs 病(B 型 GM2 节苷脂沉积病)；肽链基因突变时，Hex A 和 Hex B 两酶的活性均丧失，临床表现为 Sandhoff 病。由于基因突变的种类繁多，这类疾病的临床表型也较复杂。

(1)Tay-Sachs 病：称为 B 型 GM2 节苷脂沉积病，是由于己糖胺酶链缺陷、GM2 在神经元累积所导致，发病率约为 1/11.2 万。根据起病年龄和临床表现可分为婴儿型、晚发婴儿型和晚发(儿童、青春期、成年人)型 3 种。婴儿型最多见，其他亚型临床表现相对较轻，更不典型。

婴儿型 Tay-Sachs 病初生时均正常，至生后 4 个月左右即可出现对声音刺激(少数亦对光线或触摸等刺激)特别敏感，表现为突发惊跳和四肢伸展性阵挛。至 4～6 个月时呈现精神运动发育方面的衰退征象，逐渐不能独坐、翻滚或取物，开始对外界反应淡漠；肌张力减退，锥体束征阳性，此后肢体逐渐痉挛。至 8～9 个月时，患儿可发生眼震颤、失明，眼底可见樱红斑。生后第 2 年时常有癫痫发作和脑电图异常表现，但无周围神经被侵犯征象，亦无骨骼、面容等改变。随病情进展，患儿渐至呈痴呆状，常在 3～5 岁死亡。

确诊靠酶学检测，可采用外周血白细胞和培养皮肤成纤维细胞进行，患儿的己糖胺酶 A 活力降低，己糖胺酶 B 活力正常或增高。

(2)Sandhoff 病：本病又称为 O 型 GM2 节苷脂沉积病，是由于己糖胺酶肽链的编码基因突变所致。由于肽链的缺陷，患儿己糖胺酶 A 和 B 的活力均缺如。本病临床表现与 Tay-Sachs 病极相似，患儿在出生后数月内大多正常，惊跳现象突出，至 6 个月左右逐渐出现肌张力降低，不能坐、站，失明，惊厥，轻度肝、脾大等症状。病情进展迅速，常在 2 岁内死亡。

可测定血清、白细胞或培养皮肤成纤维细胞的 Hex A 和 Hex B 的活性，根据酶检测结果决定诊断和鉴别。羊水细胞酶活性测定可供作产前诊断的依据。

(秦　炯)

第十三节　急性播散性脑脊髓炎

急性播散性脑脊髓炎(acute disseminated encephalomyelitis，ADEM)是一种广泛累及脑和脊髓白质的急性脱髓鞘性疾病。因为该病的发生多与感染和疫苗接种有关，因此又称为感染后或疫苗接种后脑脊髓炎。该病轻重差别很大，轻者数天而愈，重者可留有后遗症，甚至导致死亡。少数患者起病急骤、病情凶险，病理改变示中枢神经系统大块白质坏死、出血，称为急性出血性白质脑炎。国外资料 ADEM 的年发病率为 0.4～0.8/100 000，儿童发病率高于成年人。

(一)病因及发病机制

ADEM病因仍不清楚,大多认为是病毒感染、疫苗接种及其他因素影响下的自身免疫性疾病。病毒感染引起的儿童ADEM最常见,尤其是出疹性疾病,如麻疹、水痘、风疹等病毒感染后为0.01%~0.2%患者继发该病。近年来有人报道腮腺炎病毒、柯萨奇病毒、单纯疱疹病毒、巨细胞病毒、EB病毒、腺病毒、微小病毒、流感病毒以及支原体感染后也可引起ADEM。许多疫苗如狂犬疫苗、乙型脑炎、乙型肝炎、麻疹、流感、百白破、卡介苗、伤寒及脊灰糖丸等疫苗接种后,偶可引起ADEM。

非特异性病毒感染或疫苗接种后,通过分子模拟机制导致了中枢神经系统(CNS)小静脉旁炎性反应,即病毒蛋白上的某些肽段与髓鞘蛋白如髓鞘碱性蛋白(myelin basic protein,MBP)和髓鞘脂蛋白(proteo lipid protein,PLP)的结构相似,它们致敏的T细胞通过血液循环,在黏附因子作用下黏附于CNS血管内皮细胞,同时释放炎性细胞因子,使血-脑屏障通透性发生改变,致敏细胞更易通过,继而趋化因子募集多种淋巴细胞至中枢内,释放肿瘤坏死因子、γ-干扰素等细胞因子,使髓鞘脱失,引起播散性脑脊髓炎。

(二)病理

病理可见脑、脑干、小脑和脊髓白质中有散在的脱髓鞘病灶,直径为0.1~1.0mm,重症时可见多个病灶融合成大片。病灶多以中小静脉为中心,病灶及其周围可有淋巴细胞、浆细胞浸润,形成套袖样改变,可见吞噬类脂质的巨噬细胞,并可见小胶质细胞增生。髓鞘脱失明显,而轴索和神经元相对完整。脑部病变以半卵圆中心、脑桥腹侧、背侧丘脑、下丘脑、纹状体、小脑、黑质等处较常见。急性出血性白质脑炎者脑水肿明显,切面显示多发出血灶,或见汇合成大灶出血。以半卵圆中心、脑干、小脑及胼胝体多见,罕见于脊髓。一般说来,本病所有的病灶的病理改变时相是相同的,故认为本病是单时相疾病。

(三)临床表现

本病可发生在任何年龄,但以儿童和青、壮年发病较多。男、女差异不大。

本病一般为急性或亚急性起病,通常在感染后4~30d或疫苗接种后2~25d出现症状。前驱症状常见发热、精神萎靡、头痛和呕吐,继之出现脑和脊髓受累的症状,如惊厥、意识障碍、精神症状、小脑性共济失调、脑神经麻痹、脑膜刺激征等。锥体外系受累出现震颤、舞蹈样动作等;脊髓病变患者出现病损平面以下运动障碍、感觉障碍及大小便障碍。

本病根据临床特征可分为脑型、脊髓型和脑脊髓型。随着现代神经影像学的发展,以及不同的预后,有人分为更多不同的亚型。如Marchioni等观察一组病例,发现脑型占20%,脊髓型23.3%,脑脊髓型13.3%,脑脊髓神经根神经炎型26.7%,脊髓神经根神经炎型16.7%。

急性出血性脑白质炎属于本病的暴发型,常突然头痛、高热、呕吐、精神异常,意识障碍逐渐加深,最后进入昏迷,常有惊厥、偏瘫、四肢瘫痪、假性延髓麻痹等。症状与体征多于24h内达到高峰,多数病人于发病2~4d死亡,也有存活较久或完全恢复者。

(四)辅助检查

周围血白细胞正常或轻度增多,急性出血性白质脑炎的外周血白细胞可明显增多。脑脊液压力偏高,50%以上患儿淋巴细胞轻中度增多,蛋白含量正常或轻度升高,IgG增高,可发现单克隆带和髓鞘碱性蛋白。EEG为弥散性慢波活动,可有痫样放电。影像学检查MRI比CT敏感,主要表现脑白质内散在、多灶、不对称斑片状及条状长T_1,长T_2信号。也可侵犯基底核、背侧丘脑、小脑、脑干和脊髓。

(五)诊断与鉴别诊断

预防接种后或感染后出现的急性脑脊髓损害,MRI示脑和(或)脊髓以白质脱髓鞘为主的病变,一般诊断并不困难。但应注意与下列疾病鉴别。

1. *病毒性脑炎* 鉴别主要靠病史、影像学和病原学检查。有时鉴别较困难,应综合考虑。

2. *感染中毒性脑病* 常出现在重症肺炎、细菌性痢疾、败血症等疾病的急性期。病理改变以脑水肿为主,脑脊液检查有助诊断。

3. *多发性硬化* 两者均为炎性脱髓鞘疾病,但多发性硬化少见儿童,多见于成年人。常表现为病情缓解与复发,意识障碍少见,病变发生时间的多相性和病变空间的多灶性是其特点。

(六)治疗

急性期给予大剂量皮质类固醇激素,可抑制疾病的发展,改善神经症状。大多数儿童患者使用甲泼尼龙10~30mg/(kg·d),最大剂量1g/d;或地塞米松1 mg/kg,3d后,改为口服类固醇逐渐减量。疗程4~12周或依病情达6个月。静脉滴注免疫球蛋白常用于皮质类固醇冲击治疗失败或重症患儿。同时要注意对症治疗，镇静、止惊、降颅内压、退热，补给热量和维生素，维持水、电解质平衡。

（七）预后

本病预后与发病诱因及病情轻重有关，病死率为 10%～30%。幸存者多在发病 2～3 周后开始逐渐好转，绝大多数恢复较好，部分残留智能、行为或运动障碍，亦可遗留癫痫。

（孙若鹏）

第十四节　脑白质营养不良

一、概　述

脑白质营养不良(leukodystrophy)是一类由遗传因素所引起的脑白质髓鞘异常，包括多种神经遗传病，例如异染性脑白质营养不良(metachromatic leukodystrophy，MLD)，肾上腺脑白质营养不良(adrenoleukodystrophy，ALD)，球形细胞脑白质营养不良(globoid cell leukodystrophy，即 Krabbe 病)，Pelizaeus-Merzbacher 病等，以及许多其他不明原因的遗传性进展性脑白质病。随着 MRI 技术在小儿神经临床的应用越来越广，脑白质病变的诊断明显增多。神经病理研究证实该组疾病多数属于髓鞘形成障碍疾病(dysmyelinating disease)，但有些可兼有脱髓鞘病(demyelinating disease)的特点。近年医学分子生物学快速进展，一些脑白质营养不良的基因已经明确，为临床、生化、基因诊断，及开展产前诊断、携带者检出及遗传咨询等提供了依据。临床相对常见的 3 种脑白质营养不良见表 11-8。

脑白质营养不良的临床表现以逐步进展性运动和智能损害为特征。早期症状往往易被忽视，例如逐渐发生的肌张力、姿势、运动、步态、语言、进食动作、视觉、记忆学习、行为思考能力等方面的改变。这些证候可逐渐加重，一般发病越早病情进展速度越快。本组疾病早期一般不发生癫痫发作，但在疾病进展过程中常有癫痫发作。

诊断主要依据：临床特点、阳性家族史、特异性生化检查和神经影像学检查。对小儿脑白质营养不良的诊断可分几个层次进行：①一线生化检查有 CSF、皮质醇、ACTH 实验；②一线形态学检查有外周淋巴细胞(或脑活体组织)中沉积物；③二线生化检查有血浆中极长链脂肪酸，尿中硫脂，白细胞溶酶等；④二线形态检查有皮肤、神经、肌肉或脑活体标本等；⑤三线生化检查为分子遗传学方法。

二、异染性脑白质营养不良

异染性脑白质营养不良(metachromatic leukodystrophy，MLD)又称为脑硫脂沉积病(sulfatidosis)，常染色体隐性遗传，是芳基硫酸脂酶 A 缺陷所致的髓鞘形成不良。由于编码溶酶体芳基硫酸脂酶 A(arylsulfatase A，ASA)的基因 MLD 突变所引致，MLD 位于 22q13.33，其突变种类较多；大致可分为两组，Ⅰ型突变的患者不能产生具有活力的 ASA，其培养细胞中无 ASA 活性可测得；A 型突变患者则可合成少量具有活力的 ASA。患者的表型取决于其基因突变的种类，Ⅰ型突变的纯合子或具 2 个不同Ⅰ型突变者在临床上表现为晚期婴儿型；具有Ⅰ型和 A 型突变各一者为青、少年型；而 2 个突变均为 A 型时，则呈现为成年人型。少数本病患者，特别是青少年型的发病不是由于 MLD 突变所致，其 ASA 活力正常，这是由于患者缺少一种溶酶体蛋白，硫酸脑苷酯激活因子(SAP1)所造成的。这类患者亦称为“激活因子缺乏性异染性脑白质营养不良”。

按起病年龄及临床征象，MLD 可分为晚婴型、少年型和成年人型。

晚婴型最多见，占全部病例的 60%～70%，其发病率约为 1/4 万，初生时正常，85%发病前已能正常行走。多在 2 岁左右起病。早期步态异常，共济失调，斜视，肌张力低下，自主运动减少，腱反射

表 11-8　脑白质营养不良举例

病　名	基因定位	遗传方式	发病率	代谢受累成分
MLD	22q13.33	常隐	1/4 万	脑硫脂
ALD	Xq28 等	X 连锁	1/(2 万～5 万)	VLCFA
Krabbe 病	14q31	常隐	1/15 万	半乳糖脑苷脂

引不出，神经传导速度减慢。后者是由于末梢神经受累之故。中期智力减退、反应减少、语言消失、病理反射阳性、不注视、瞳孔对光反应迟钝、可有视神经萎缩。晚期呈去皮质强直体位，偶有抽搐发作。有延髓麻痹征。病程持续进展，一般起病后2～4年死亡，常见死因为继发感染。

少年型大多青春期前后发病，起始表现为步态不稳、共济失调、情感淡漠、智力下降、进行性行走困难，伴有神经传导速度降低等外周神经受累表现。病情进展缓慢，晚期出现癫痫发作、腱反射减退、视神经萎缩，可存活4～6年或更久。

成年人型发病于成年时期，表现与少年型相似，但情感障碍和精神症状更突出，常先有学习或工作成绩下降、行为异常、认知障碍等，然后才出现共济失调等动作异常和锥体束征。临床表现个体差异很大。病程可长达10年左右。

本病的确诊依据是ASA活力检测，但在少数有典型症状而ASA活力正常情况时，则应考虑激活因子缺乏性异染性脑白质营养不良的可能性。

本病患者在症状尚未出现以前可考虑进行骨髓移植，以延缓或终止病情发展；对神经系统已有广泛病变者尚无满意治疗方法。伴癫痫发作者予抗癫痫药物治疗。

三、肾上腺脑白质营养不良

肾上腺脑白质营养不良在遗传方式上可分两种类型：X连锁遗传（X-linked adrenoleukodystrophy，XLALD或简称ALD），较多见；常染色体隐性遗传，临床少见，发生于新生儿，称为新生儿肾上腺脑白质营养不良（neonatal adrenoleukodystrophy，NALD）。以下主要介绍ALD。

X线锁遗传的类型及主要临床表现见表11-9。

ALD的病理特点是中枢神经进行性脱髓鞘以及（或）肾上腺皮质萎缩或发育不良；生化特点是血浆中极长链脂肪酸异常增高；细胞中过氧化物酶体有结构的或酶活性缺陷，故属于过氧化物酶体病（peroxisomal diseases）。ALD临床分为6个类型：①儿童脑型；②青春期脑型；③成年人脑型；④肾上腺脊髓神经病型；⑤Addison病型；⑥无症状型。杂合子女性也可出现症状，20%～30%可以发展成类似AMN综合征，但病情较轻，发病较晚，很少见肾上腺质皮质功能不全。在我科报道的29例中，22例儿童脑型、4例青春期脑型、1例肾上腺脊髓神经病型、1例Addison病型和1例无症状型。

肾上腺脑白质营养不良的诊断依靠以下检查。

1. CT和MRI。

2. 电生理检查，儿童ALD早期诱发电位和神经传导速度正常。成人AMN时神经传导速度减慢，脑干听觉诱发电位有异常。

3. 脑脊液，ALD大多正常，可有蛋白和细胞数稍增高。NALD常见脑脊液蛋白增高。

4. 血浆和皮肤成纤维细胞中极长链脂肪酸（very long chain fatty acids，VLCFA）增高，特别是C26脂肪酸增高，C26/C22比值增加，有诊断意义，患病男性阳性率达99.9%。

5. 在发生肾上腺皮质功能不全的艾迪生病危象时，血中皮质醇减低，在不发生危象时，ACTH刺激试验也能发现肾上腺代偿储备减少。对于男性Addison病，即使未见神经系统症状，也应检测VLCFA，以免漏诊。

激素替代治疗对ALD患者肾上腺皮质功能不全有效，但不能改善神经系统症状。饮食治疗结合服用Lorenzo油，能使血浆中VLCFA水平降为正

表11-9　X连锁遗传的类型及主要临床表现

类型	主要临床表现
儿童脑型	10岁前起病，进行性行为和认知功能障碍，炎症反应性脱髓鞘，进展迅速，多在3～5年内成植物人状态或死亡
青春期脑型	10～21岁起病，与儿童脑型相似，进展速度较缓慢
AMN型	30岁左右起病，进行性痉挛性截瘫，瘫痪进展缓慢，感觉缺损和多神经病，常有肾上腺皮质功能不全表现，近半数病程中伴脑部受累
成年人脑型	21岁以后起病，脑内迅速进展的炎症反应类似儿童型，无AMN表现
Addison病型	原发肾上腺皮质功能不全而无神经系统异常，但有些到成年人发展成AMN，极易误诊
无症状型	男孩，>10岁，有ALD基因异常或生化缺陷，无相应临床症状

常。尽管生化改变令人鼓舞，但对神经系统症状疗效不理想。骨髓或脐血干细胞移植主要适应于影像学异常明显而神经证候轻度的脑型患儿，可以重建酶活性，改善临床症状，能持久提高认知功能，改善脑磁共振成像和波谱分析异常程度，随着移植技术的提高和无症状 ALD 的早期检出，骨髓移植可望有很好的治疗前景。但骨髓移植本身有一定的病死率，且价格昂贵，供体困难。对症治疗非常重要，包括功能锻炼、调节肌张力和支持延髓功能，鼻饲喂养加强营养等。并发癫痫者应及时给予抗癫痫药物维持治疗。

四、球形细胞脑白质营养不良

球形细胞脑白质营养不良（globoid cell leukodystrophy）又名克拉伯病（Krabbe disease），是常染色体隐性遗传病，致病基因位于 14q31。其基本代谢缺陷是半乳糖脑苷脂-β-半乳糖苷酶的缺乏，致使半乳糖脑苷脂蓄积于脑内。半乳糖脑苷脂是髓鞘的重要成分，由于酶的缺乏而髓鞘不能代谢更新，因而神经系统有广泛的脱髓鞘，脑白质出现大量含有沉积物的球形细胞。

本病的婴儿型较多见，3～6 个月起病，开始有肌张力减低，易激惹，发育迟缓，对声、光、触等刺激敏感。以后肌张力增高，腱反射亢进，有病理反射。末梢神经受累时，则腱反射减低或消失。智力很快减退，常有癫痫发作。视神经萎缩、眼震、不规则发热也是本病特点。有时有脑积水。肝、脾不大。病程进展较快，最后呈去皮质强直状态，对外界反应完全消失，常在 2 岁以内因感染或球麻痹而死亡。晚发型多在 2～5 岁起病，主要表现为偏瘫、共济失调、视神经萎缩，以后出现痴呆、癫痫发作。多在 3～8 岁死亡。

实验室检查可见脑脊液蛋白增高。电泳可见白蛋白和 α_2-球蛋白增高，β_1-和 γ-球蛋白减低。晚发型脑脊液多为正常或仅见轻度蛋白增多。神经影像学检查可见脑的对称性白质病变，晚期可见脑萎缩，脑室扩大。末梢神经传导速度在婴儿型均有明显延缓，在晚发型改变不明显。

本病确诊依据白细胞或皮肤成纤维细胞的酶活性测定。杂合子的酶活性在正常与患者之间。可进行产前诊断。

本病治疗无特异方法，主要是支持疗法和对症处理。溶酶体酶替代疗法和骨髓移植疗效尚未得到广泛认可，但已有成功病例。

五、其他脑白质营养不良

1. *Peizaeus-Merzbacher 病*（PMD） 是 X 连锁遗传的进行性髓鞘生成不良，可能与（含）蛋白脂类蛋白（proteolipid protein，PLP）的代谢异常有关，致病基因位于 Xq22。病理改变主要是脑白质广泛髓鞘缺乏。以前将本病列入嗜苏丹脑白质营养不良范畴，现认为本病时脑白质很少有嗜苏丹物质。婴儿期起病，生后不久可有非节律的、飘动不定的眼震，发育落后。病程数年至数十年，逐渐进展。可有小脑性共济失调，视神经萎缩，智力落后，不自主运动，痉挛性瘫痪，癫痫发作。脑脊液正常。本病亦有其他类型，有的在出生时即发病，很快恶化、死亡；有的为中间类型。诊断根据临床特点及家族史。尚乏有效的治疗方法。

2. *Canavan 病* 可能是常染色体隐性遗传，病理改变主要见于脑白质，充满含有液体的囊性空隙，似海绵状，故也称中枢神经海绵样变性。未见髓鞘的分解产物，故本病不是原发性脑白质营养不良。脑白质二己糖神经酰胺增多，末梢神经有轴突变性。血浆和尿中 N-乙酰天冬氨酸增多。成纤维细胞有天冬氨酸酰基转移酶（aspartoacylase）缺乏，推测脑内也有该酶缺乏，故认为本病为 N-天冬氨酸尿症（N-aspartic aciduria）所致。患儿初生时正常，生后 2～4 个月开始出现智力发育迟缓，肌张力低下，视神经萎缩。生后 6 个月开始有明显的进行性头围增大。以后出现癫痫发作，进行性肌张力增高，对声、光、触觉刺激可出现角弓反张。可有舞蹈手足徐动。脑脊液正常。多在 5 岁以内死亡。有些严重病例在初生时即有肌弛缓，吸吮和吞咽困难，于数周内死亡。也有的起病晚，在 5 岁以后，表现为进行性痴呆，视神经萎缩，小脑征，锥体束征。诊断根据进行性神经功能衰退，巨头，视神经萎缩，癫痫发作等证候。CT 和 MRI 可见脑白质有囊样改变。生化检查可见尿中 N-乙酰天冬氨酸增多。本病缺乏有效治疗方法。

3. *Alexander 病* 系主要累及婴儿和儿童的脑白质病。分 4 型：新生儿型、婴儿型、少年型和成年人型。其中婴儿型最常见，占 80％；其次为少年型，占 14％；而新生儿型和成年人型少见。新生儿型起病于生后 1 个月内，临床表现包括惊厥、脑积水，进展迅速，一般于 2 岁以内导致严重残疾或死亡。婴儿型起病于 2 岁以内，典型表现有大头、前额隆起、惊厥、进行性精神运动障碍，可有四肢瘫、继发于导水管狭窄所产生的脑积水。发病后存活数周至数年。少年型起病于 4～10 岁，个别可晚至 13～14 岁，一般存活至 13～30 岁。临床表现有大头、延髓麻痹或假性延髓麻痹、下肢痉挛、共济失调、智能逐渐倒退或丧失、惊厥。成年人型最少见，临床表现差异很大。病因尚不明，无特效治疗。婴儿期起病，巨头，智力倒退，痉挛性瘫痪，癫痫发作。脑电图可见非特异性表现，大多在额叶见较多慢波。CT 检查可见脑白质弥漫性低密度，额部为著。MRI 表现是主要诊断依据，任何年龄的病人如发现以额叶为主的弥漫性、对称性脑白质异常，应考虑本病的可能。MRI 的诊断标准应符合以下 5 项中之 4 项：①广泛的大脑白质病变，额叶为著；②脑室周围可见 T_1 信号降低、T_2 信号升高的境界线；③基底核和背侧丘脑异常，表现为信号异常和肿胀、萎缩等；④脑干异常，特别是累及延髓和中脑；⑤增强扫描可见脑室内壁、额叶白质、视交叉、基底节、丘脑、齿状核、脑干等部位异常强化。在活检或尸检脑组织中发现大量的星形细胞包涵体(Rosenthal 纤维)是目前本病确诊的唯一方法。其成分主要包括大量的神经胶质原纤维酸性蛋白(glial fibrillary acidic protein，GFAP)、房肽素(vimentin)等。Rosenthal 纤维的大小和数目在病程中不断增加。婴儿患者由于病程太短，Rosenthal 纤维可能尚未形成，可采用 GFAP 抗体进行免疫组织化学染色以证实诊断。新近研究证实本病存在 GFAP 基因突变，但目前尚在实验室研究阶段。本病迄今尚无特效疗法，可采取对症和支持治疗，特别是抗癫痫药物的合理应用。

（秦　炯）

第十五节　Reye 综合征

Reye 综合征是一种以急性脑病合并以肝为主的内脏脂肪变性为特征的临床综合征，因 1963 年由 Reye 等首先报道该病而命此名。其发病多与病毒感染有关，临床主要表现为呕吐、意识障碍、惊厥等脑病症状及肝功能异常和代谢紊乱。各年龄段小儿都可患病，无性别差异。近年来该病的患病率大幅度的下降，死亡率已由最初的 40%以上降至 10%左右。

(一)病因和发病机制

病因尚不十分明确，多认为与下列因素有关。

1. *病毒感染*　Reye 综合征常有前驱疾病，其中上呼吸道感染最多，约占 90%，其次是水痘，占 5%～7%。因此认为该病与病毒感染有关，特别是 B 型流感病毒和水痘病毒感染易诱发该病。

2. *服用水杨酸盐*　研究发现病毒感染后服用水杨酸盐(阿司匹林)与该病的发生有关。20 世纪 80 年代有些国家为预防 Reye 综合征曾适当限制了水杨酸盐的应用。

该综合征的主要损伤部位是线粒体，急性脑病和肝的脂肪变性都是线粒体功能障碍的结果。此外肾、胰腺、心肌等也可受累。线粒体损伤对氨基酸代谢、脂肪代谢、有机酸代谢和糖代谢都有影响，其中的酶类如鸟氨酸转氨甲酰酶(OTC)、氨基甲酰磷酸合成酶(CPS)、丙酮酸脱氢酶等减少。由于 OTC 和 CPS 活性减低，致使尿素循环障碍，不能将体内的氨变成尿素，从而引起高氨血症。脂肪代谢紊乱，短链脂肪酸及游离脂肪酸产生过多，从而抑制了三羧酸循环的氧化磷酸化作用，使细胞产生的 ATP 减少，这不仅对脑功能有不良影响，而且造成脂肪沉积于细胞内而引起内脏脂肪变性。重症患儿葡萄糖生成不足，肝糖原减少及机体对胰高血糖素缺乏反应，常有低血糖。

(二)病理

该综合征的病理特点是弥漫性脑水肿和内脏的脂肪变性。脑组织在光镜下可见神经元和星形胶质细胞肿胀。肝呈浅黄色，表明三酰甘油含量增高；光镜下可见肝细胞胞质广泛泡沫样变且伴有脂肪沉积；电镜下见线粒体肿胀和形态学改变，有脂质空泡和糖原消耗，过氧化小体增多，滑面内质网增加。此外肾、心肌等也可有类似表现。

(三)临床表现

各年龄组小儿均可患病，多在 4～12 岁，农村较城市多见。典型的 Reye 综合征多见于平素健康的小儿。先有上呼吸道感染等前驱疾病，而后在前驱病的恢复过程中突然出现频繁呕吐、烦躁不安、行为异常，神经系统症状发展迅速，常可很快出现惊厥、昏迷、颅内压增高征，如不及时抢救，可因脑疝而死亡。一般无神经系统定位体征。肝轻中度增大，肝功能异常但一般无黄疸。

临床上自然病程可分为 5 期。

Ⅰ期：主要表现为呕吐、嗜睡、淡漠，实验室检查可发现肝功异常；

Ⅱ期：意识模糊、谵妄、不安、过度呼吸、腱反射亢进；

Ⅲ期：浅昏迷、可有惊厥、去皮质强直、瞳孔对光反射存在；

Ⅳ期：昏迷加深、惊厥、去皮质强直、瞳孔固定；Ⅴ期，昏迷、腱反射消失、呼吸抑制、瞳孔散大固定、全身肌弛缓或间歇性去皮质强直、脑电图呈等电位。

婴儿表现常不典型，呕吐较少，惊厥出现早且频，易出现呼吸衰竭。

该病轻重不一，轻者恢复较快，1周内可痊愈；重者可在数日或24h内进展至Ⅳ～Ⅴ期，甚至死亡，存活者常有后遗症。

（四）辅助检查

1. 血生化　肝功异常和代谢紊乱：血清转氨酶升高、乳酸脱氢酶升高、胆红素正常或稍高，淀粉酶也可升高；血氨升高，血糖降低；凝血酶原时间延长。

2. 脑脊液　除压力升高外，余无明显异常。

3. 脑电图　为弥漫性高幅慢波活动，可有痫样放电波。

（五）诊断

该病的主要诊断依据是：①前驱病毒感染后出现急性脑病症状；②脑脊液细胞数正常；③肝大，肝功异常，无黄疸；④代谢紊乱，血氨升高、血糖降低、凝血酶原时间延长等；⑤排除遗传代谢病、中毒等引起的Reye综合征样表现。

（六）鉴别诊断

1. 中枢神经系统感染　如病毒、细菌等引起的脑炎、脑膜炎，脑脊液检查可以鉴别。

2. 感染中毒性脑病　常可找到原发病，如重症肺炎、脓毒血症、细菌性痢疾等。

3. 中毒　某些药物中毒，如灭鼠药、有机磷农药、丙戊酸等均可引起急性脑病症状和肝功能异常，应注意鉴别。临床上有怀疑时，应详细询问病史，必要时进行毒物检测。

4. 遗传代谢病　近年来对Reye综合征的研究发现了一些遗传代谢病在临床上酷似Reye综合征，如尿素循环酶（OTC、CPS）缺陷引起的高氨血症、脂肪酸氧化或氧化磷酸化代谢缺陷、有机酸尿症等，需通过详细询问病史和遗传学检查进行鉴别。

（七）治疗

应尽早诊断及时治疗。治疗原则是积极控制脑水肿、降低颅内压、纠正代谢紊乱，加强护理，做好各种对症处理。并避免使用水杨酸类及酚噻嗪类药物。

1. 降低颅内压　迅速进展的脑水肿和颅内高压可危及患儿生命，因此应及时降低颅内压，可用20%甘露醇，每次1g/kg，4～6h 1次。同时可配合其他有益措施，如抬高头位、激素和利尿药的应用等。

2. 纠正代谢紊乱　因患儿常有低血糖，可给予10%～15%的高渗葡萄糖纠正。同时注意维持水电解质及酸碱平衡。

3. 对症治疗和支持治疗　如惊厥时应给予止惊药，呼吸衰竭时及时给予辅助呼吸等。

（孙若鹏）

参考文献

[1] 胡亚美，江载芳．诸福棠．实用儿科学．第7版．北京：人民卫生出版社，2002：1838-1928．

[2] 左启华．小儿神经系统疾病．第2版．北京：人民卫生出版社，2002：849-886．

[3] 吴希如，林庆．小儿神经系统疾病基础与临床．第2版．北京：人民卫生出版社，2009：651-711．

[4] Orlova KA，Crino PB．The tuberous sclerosis complex．Ann N Y Acad Sci．2010，1184：87-105．

[5] Ferner RE，Huson SM，Thomas N，et al．Guidelines for the diagnosis and management of individuals with neurofibromatosis 1．J Med Genet．2007，44(2)：81-88．

[6] Gieselmann V，Krägeloh-Mann I．Metachromatic leukodystrophy-an update．Neuropediatrics．2010，41(1)：1-6．

[7] Pastores GM．Krabbe disease：an overview．Int J Clin Pharmacol Ther．2009，47 Suppl 1：S75-81．

[8] Costello DJ，Eichler AF，Eichler FS．Leukodystrophies：classification，diagnosis，and treatment．Neurologist．2009，15(6)：319-328．

[9] Moser HW，Mahmood A，Raymond GV．X-linked adrenoleukodystrophy．Nat Clin Pract Neurol．2007，3(3)：140-151．

[10] Shimozawa N．Molecular and clinical aspects of peroxisomal diseases．J Inherit Metab Dis．2007，30(2)：193-197．

[11] Kurlan R．Clinical practice．Tourette's Syndrome．N Engl J Med．2010，9；363(24)：2332-2338．

[12] McFarland R，Taylor RW，Turnbull DM．A neurological perspective on mitochondrial disease．Lancet Neurol．2010，9(8)：829-840．

[13] Kisler JE，Whittaker RG，McFarland R．Mitochondrial diseases in child-

hood: a clinical approach to investigation and management. Dev Med Child Neurol. 2010,52(5):422-433.

[14] Hetherington KA, Losek JD. Myasthenia gravis: myasthenia VS. cholinergic crisis. Pediatr Emerg Care. 2005, 21(8):546-548.

[15] Angelini C. Diagnosis and management of autoimmune myasthenia gravis. Clin Drug Investig. 2011,31(1):1-14.

[16] Lehmann-Horn F, Jurkat-Rott K, Rüdel R; Ulm Muscle Centre. Diagnostics and therapy of muscle channelopathies-Guidelines of the Ulm Muscle Centre. Acta Myol. 2008 Dec, 27:98-113.

[17] Fontaine B. Periodic paralysis. Adv Genet. 2008, 63:3-23.

[18] Finsterer J. Primary periodic paralyses. Acta Neurol Scand. 2008, 117(3):145-158.

第12章

心理及行为障碍

第一节　精神发育迟滞

（一）概述

精神发育迟滞（mental retardation，MR）是指个体在发育期（18 岁）前由于先天或后天因素导致的精神发育迟滞或受阻，表现为一般智力水平低于同龄儿童，并伴有适应行为缺陷的心理发育障碍。根据智商（IQ）水平临床上将其分为轻度、中度、重度和极重度 4 级。国内外报道的精神发育迟滞的患病率不尽相同，各国流行病学调查的 MR 患病率为 1%～3%。其中绝大部分为轻度精神发育迟滞，重度及极重度精神发育迟滞低于 0.4%～0.5%。20 世纪 80 年代我国部分地区流行病学调查显示 0～14 岁儿童精神发育迟滞患病率为 1.2%，其中城市为 0.7%，农村为 1.4%，农村高于城市，男童稍高于女童，轻度占 60.6%，中度、重度及极重度共占 39.4%。

（二）病因

造成精神发育迟滞的原因很多，可分为遗传及环境因素，约 3/4 的病例源于以下因素：遗传综合征或染色体异常；分娩期窒息；脑发育不良；早期严重社会心理剥夺；孕期有害物质暴露。但目前 30%～50%的患者仍不能找到明确病因。

在不同时期可能致病的因素如下。

1. *出生前因素*　主要有各种染色体病、遗传代谢病、先天畸形、宫内感染、宫内窒息、母孕期接触有害理化因素、孕妇患严重疾病、营养不良等。

2. *围生期因素*　有早产、低体重儿、未成熟儿、缺氧窒息、颅内出血、产伤等。

3. *出生后因素*　包括颅内感染、颅脑外伤、核黄疸、中毒、脑变性病、脑血管病、甲状腺功能减退、营养不良、早期社会心理剥夺以及特殊感官缺陷等。

（三）临床表现

精神发育迟滞的基本临床特征是智力低下和社会适应不良。语言理解和表达的发育迟缓是精神发育迟滞最常见的临床特征，尽管多数家长相信语言落后只是暂时现象，并将其归之于语言环境复杂或有“开口晚”的家族史，但多数儿童的语言问题并不会随着年龄增长而自然消失，需要早期进行详细的评估。

轻度 MR 患儿发育早期虽较正常儿童迟，但仍具有一定的交往能力和环境适应力，在幼儿园及日常活动中多无困难，往往在入学后因学习困难而发现，约占精神发育迟滞的 80%。中度患儿自幼语言及运动功能发育均较正常儿童缓慢滞后，理解能力明显低于同龄儿童，环境适应困难，通常在 3～4 岁得到诊断，经过耐心训练可以从事简单非技术性工作。重度和极重度患儿生后不久即被发现精神和运动发育明显异常，并常合并严重的躯体疾病，通常在 1 岁前得到诊断。生活不能自理，需要照顾。

对于某些病因造成的精神发育迟滞患儿，还具备一些特殊的临床表现。

1. *唐氏综合征*（Down's syndrome）　又称先天愚型或 21-三体综合征。躯体特征明显，容易识别，表现身体矮小、毛发稀疏、头型短小、眼距宽、眼裂向外上方倾斜、鼻根低平、张口伸舌、舌体宽大、小嘴小齿、手足短宽、小拇指末端内弯、通贯掌、掌纹异常、隐睾。智力多为轻中度缺陷。

2. *苯丙酮尿症*（phenylketonuria，PKU）　为先天性苯丙氨酸羟化酶缺乏所致的常染色体隐性遗传病。出生后 48～72h 即出现高苯丙氨酸血症，呕吐是最早症状。多数患儿在出生6个月后出现色素缺乏、白肤金发、虹膜呈黄色或蓝色、尿液和体液呈特殊鼠臭味。实验室尿三氯化铁试验阳性和血液苯丙氨酸水平增高可以确诊。

3. 脆性X综合征(fragile X syndrome)　是一种X连锁的遗传病,在X染色体长臂(Xq27或Xq29)上存在易断部位。躯体特征为身高面长耳大、颧额骨突出、巨睾症($>25cm^3$)。智力水平为中重度缺陷,可以伴有语言和行为异常。男性多于女性,男性症状较女性重。脆性染色体检查可以确诊。

4. 克汀病(cretinism)　又称呆小病。为先天性甲状腺功能减退症,出生后不久就出现症状,矮小、头大面宽、眼距宽睑裂小、塌鼻梁、唇厚舌大、皮肤呈黏液性水肿。智力为中、重度缺陷。实验室检查显示出甲状腺功能减退。

(四)评估

对怀疑有精神发育迟滞的儿童的评估包括以下内容:①评估精神运动发育水平和适应能力,包括语言、感知、运动、交往,日常生活能力,确认受损程度和方面;②通过病史、家族史、体格检查、必要的实验室检查等手段,寻求发现病因;③评估患儿可能存在的健康和心理行为问题;④评估所需的康复服务和支持水平;⑤评估家庭成员对患儿的养育状况和对诊断的理解和态度。完整可靠的评估往往需要多次和家长及患儿的接触,评估的方法包括病史采集、体格检查、实验室检查、智力测验等。

病史采集:包括家族史、孕育史、既往史、生长发育史、家庭及养育情况。家族中有无类似病例、死婴、流产等相关情况;母亲怀孕时有无先兆流产、毒物接触、病毒感染等异常情况;分娩情况、出生体重、孕周、APGAR评分;患儿出生后健康状况、疾病史、营养状况及有害物质暴露史;患儿感知、运动、语言和人际沟通的发展史,尤其是主要能力出现的时间;家庭经济状况、养育者精神状态、养育方式、有无早期社会心理剥夺或虐待、与养育者分离。

体格检查:包括一般观察和详细的体格检查及神经系统检查。一般观察可在采集病史时同时进行。可提供与儿童年龄相适应的玩具或游戏方式,消除患儿的紧张情绪,观察患儿的行为表现以及与家庭成员间的关系。体格检查要求患儿暴露全身皮肤,以观察有无牛奶咖啡斑、皮下结节等神经皮肤障碍的体征。必须检查听力和视力,必要时请专科医师协助检测。腹部检查主要了解肝、脾有无增大,以提示是否存在代谢性疾病。脊柱检查有助于发现脊柱发育不良。头围胸围测量了解是否存在脑积水、小头畸形等异常。神经系统检查包括脑神经检查、瞳孔、躯干对称性、肌张力、肢体运动、神经反射、有无特殊姿态。

实验室检查:根据病史及体检结果,选择必要的实验室检查。有围生期窒息史的需行颅脑磁共振成像检查,怀疑有遗传综合征的需检测染色体,对存在遗传代谢性疾病家族史、父母近亲、发育停滞或倒退以及存在可疑体征的患儿,需进行代谢筛查,包括血气、血氨、长链脂肪酸、尿有机酸、肝功能等。具体可参见相关章节。听觉诱发电位用于排除听力障碍。必要时需请眼科医师做视力检查、眼底检查及视野检查。疑有周围神经肌肉病变时行肌电图检查,而存在发作性痉挛怀疑癫痫需行脑电图检查。对怀疑有铅中毒或营养缺乏的患儿可行血液检查。

智力测验及适应行为评定:MR儿童的确定诊断应采用标准化的诊断性智力测验量表,贝利婴儿发育量表(BSID)用于2~30个月的儿童;斯坦福-比奈智力量表(SBIS)可用于2岁幼儿到成年人;盖塞尔(Gesell)发育量表用于3岁以下,韦氏学前儿童智力量表(WPPSI)和韦氏儿童智力量表(WISC-R)分别适用于4~6岁和6~16岁儿童和青少年。适应行为评定采用儿童适应行为量表,我国常用的儿童适应行为量表有两种:婴儿-初中学生社会生活能力量表,用于6个月至14岁;儿童适应行为评定量表,用于3~12岁。

(五)诊断

精神发育迟滞的诊断要点如下。

1. 智力水平比同龄正常儿童明显低下,智商(IQ)低于70。

2. 社会适应行为存在缺陷;表现在个人生活能力、社交或人际交往技能及履行与年龄相适应的社会责任能力的缺陷。

3. 起病在18岁以前。

对精神发育迟滞儿童的诊断必须同时符合以上3个方面,缺一不可。分类系统有多种,普遍采用的有依智力水平分级和以教育可能性分级两个系统,见表12-1。

表12-1 精神发育迟滞分级标准

严重程度	IQ	智力残疾级别	教育可能性	适应能力
轻度	50～69	四级	可教育的	可独立生活
中度	35～49	三级	可训练的	简单技能，半独立
重度	20～34	二级	需监护的	自理有限
极重度	20以下	一级	需监护的	不能自理

病因诊断可在诊断MR时同时列出。主要依据详尽的病史收集、系统的体格检查，特别是神经系统检查，以及必要的实验室检查。根据病史及体检发现，选择血氨基酸分析、尿有机酸分析、酶学检查、染色体检查、甲状腺功能检查等，但临床并无必要盲目进行各项检查。常见的病因诊断包括唐氏综合征、苯丙酮酸尿症、脆性X综合征、克汀病等。

(六)鉴别诊断

1. *暂时性发育迟缓* 一段时间内，由于环境或躯体因素，如营养不良、慢性躯体疾病、社会隔离、学习条件缺乏，视听觉障碍等引起智力发育落后于同龄儿童，去除这些原因后，智力发育及社会适应能力可在短时间内赶上同龄儿童。

2. *广泛性发育障碍* 广泛性发育障碍，包括儿童孤独症、Asperger综合征、Rett综合征、Heller综合征及未分类的广泛性发育障碍。以社会化行为缺陷为特征，3岁以前发病，主要表现语言发育障碍、与人沟通的模式异常、行为刻板拒绝改变。部分患儿伴有智力缺陷。但一般轻度和中度精神发育迟滞患者大多数能主动与人交往，社会化相对较好，与他人有情感联系，可加以鉴别。重度以上精神发育迟滞患者的交往能力受到明显限制，临床鉴别有一定的困难。

3. *特定性发育障碍* 特定性语言发育障碍表现为语言感受或表达障碍，影响了言语智商，易和精神发育迟滞相混淆，鉴别之处在于非言语智商不低于70，但严重的感受性语言发育障碍也会影响到儿童的非言语智商，临床很难鉴别。特定性学校技能发育障碍在学龄前起病，可出现学习困难，社会适应能力下降。但详细的体格检查和全面的心理评估，发现该类患儿除特定的发育障碍，其他心理发育正常。在不涉及有关特定技能时，可以完成学习任务。

4. *注意缺陷多动障碍* 注意缺陷多动障碍儿童和精神发育迟滞儿童均可出现学习困难，尤其是轻度精神发育迟滞儿童很容易被误认为注意缺陷多动障碍。但后者智力水平正常，在改善注意后学习成绩往往改善明显，社会适应能力正常。而精神发育迟滞患儿由于认知能力低下，即使注意力能够改善，学习仍存在一定困难，同时交往、应变等社会适应能力存在缺陷。

5. *儿童精神分裂症* 儿童精神分裂症可表现孤独、退缩、言语障碍、智力减退。但精神分裂症患者发病前智力发育正常，存在精神分裂症特定的阳性或阴性症状，如情感淡漠、不协调、行为异常或有幻觉妄想等。

(七)治疗和预防

治疗的原则是早期发现，早期诊断，查明原因，早期干预，分级干预和综合干预。

1. *医学干预* 包括病因治疗，对症治疗，中医中药治疗。如苯丙酮尿症发现后即开始低苯丙氨酸饮食疗法。半乳糖血症尽早停止乳类食物，而用谷类喂养。地方性呆小症早期给予碘、甲状腺素治疗。本症至今尚无特效药物治疗。但精神发育迟滞患儿中30%～60%伴有精神症状，适当的药物治疗可以在一定程度上改善患儿合并的其他精神障碍症状，如情绪问题、精神病性症状、攻击性增强等。如对于伴有精神运动性兴奋、冲动攻击行为、自伤自残行为者，可选用非典型抗精神病药；对于合并活动过度和注意缺陷者，可选用中枢神经系统兴奋药；对伴发抑郁或焦虑障碍，可选用选择性5-羟色胺再摄取抑制药或其他抗焦虑抑郁药物。某些内分泌不足的性染色体畸变者可适时给予性激素治疗以改善患者的性征发育；对合并癫痫发作者，给予抗癫痫治疗。中医中药治疗主要采用益智开窍药物和针灸治疗，但疗效仍需更多的循证研究加以证实。

2. *康复训练和教育干预* 康复训练目标要明确，计划要切实可行，循序渐进；反复练习，不断巩固。充分利用社区和家庭资源也是精神发育迟滞康复干预的重要方面。教育干预遵循的原则是根据患儿的严重程度分级进行有计划的、循序渐进的训练与教育。对轻度和中度MR儿童，着重训练其劳动技能，可望通过训练及教育能达到自食其力。

对重度和极重度 MR 儿童，着重训练生活自理能力，可望通过长期训练，教会其简单卫生习惯及基本生活能力。

3. 预防　包括遗传咨询、产前和围生期保健、产前诊断、新生儿遗传代谢病筛查、遗传病杂合子检出、出生缺陷监测、有高危因素的学前儿童的健康筛查等。积极治疗脑部疾病和损伤，也是避免造成或加重智能发育障碍的必要措施。

(八)预后

由于儿童早期的智力测验感知运动发育占据主要部分，因此儿童早期智力测验的 IQ 水平往往不能预测青少年期及成年后智能水平。因此判断预后时需要在学龄期随访智力测验，才能较客观判断。一些明确的遗传代谢疾病所致的精神发育迟滞患儿的预后往往决定于诊断和干预的时机，早期诊断和干预可获得良好的预后。但精神发育迟滞儿童的预后不仅与智力水平有关，而且与包括教育训练和环境在内的多种因素有关，相同的 IQ 可能有不同的预后，因此适当的家庭及教育干预有助于提高患儿的适应能力、改善患儿的生活质量。

（高鸿云）

第二节　孤独症及其谱系障碍

孤独症谱系障碍(autistic spectrum disorders，ASD)是一组以社会交往障碍、言语和非言语交流障碍、狭隘兴趣与刻板行为为主要特征的发育行为障碍疾病，又称广泛性发育障碍。ASD 概念的提出导致了发病率、病因学、诊断、治疗和预后认识的重大变化。ASD 包括了孤独症(autism)、阿斯伯格综合征(Asperger syndrome，AS)、未分类的广泛性发育障碍(Pervasive developmental disorders-not otherwise specified，PDD-NOS)。本节重点介绍孤独症，也称自闭症。

(一)流行病学

过去孤独症被认为是一种罕见病，发病率为(2～3)/1 万。1980 年后，欧美日等国孤独症发病率逐渐升高，尽管各国发病率报道不一，但是发病率上升的趋势却是相同的。近年 ASD 的概念提出后，发病率更是显著上升，WHO 报告目前全球 ASD 发病率为 1/150，其中孤独症发病率为 20/1 万。1982 年陶国泰在我国首先报道 4 例儿童孤独症，目前我国没有全国性的流行病学调查，部分省市开展的调查主要是经典孤独症(严重类型)的发病率而非 ASD。该病男女发病率差异显著，国外报道男∶女约为4∶1。作者单位诊断近万病例中男女比例更为悬殊，男∶女为6.5∶1。

(二)病因与发病机制

Bettleheim 早年提出孤独症是由于父母亲在情感方面的冷漠和教养过分形式化所造成，对父母伤害甚大。现在已经证实孤独症与父母亲教养方式无关，一部分孤独症父母表现的冷漠和教养形式化其实表明父母可能存在轻型的类似障碍，或广义孤独症表型。尽管目前孤独症的病因仍不明了，多数学者认为生物学因素(主要是遗传因素)在孤独症的发病中有重要作用，成为目前病因研究的热点。

1. 遗传因素　1991 年 Folstein 和 Piven 报道孤独症的单卵双生同病率为 82%，异卵双生同病率为 10%。流行病学调查也确认孤独症同胞患病率为 3%～5%，远高于一般群体，存在家族聚集现象。家族中即使没有同样的病人，也可以发现存在类似的认知功能缺陷，例如语言发育迟滞、精神发育迟滞、学习障碍、精神障碍和显著内向等。患者中较高的癫痫发病率隐喻着孤独症的生物学或遗传性病因。近年来大量的研究集中于查找与 ASD 相关的候选基因(candidate genes)并有重要发现。其中，染色体 5p、16p、15q 部位的拷贝数量变异(copy number variations，CNVs)，以及 FOXP2、CNTNAP2、SHANK3、Neuroligin 基因等存在的可重复的异常发现，这些发现连同以往发现的脆性 X 基因、MECP-2 基因等，可以解释大约 15%的 ASD 病因。如精神发育迟滞病因一样，ASD 也是有多种病因造成的临床综合征。

然而依然有 85%病例尚未找到基因异常，因此环境因素在 ASD 发病中的作用近来也受到重视，表观遗传学(epigenetics)异常的观点值得重视，即可能在 ASD、MR 以及众多其他复杂疾病中，可能并不必定存在 DNA 水平的突变或异常，但是可能在基因调控水平(主要是甲基化或组蛋白作用)出现了异常，从而导致在 DNA 表达方面的异常，表现为 ASD，在这个过程中，某些目前未知的环境因素可能扮演着重要作用，这些环境因素调控着基因的表达并由此影响发育编程(developmental programming)和重编程(reprogramming)。

2. *神经系统异常* 通过神经解剖和神经影像学研究,发现部分孤独症儿童存在小脑的异常,包括小脑体积减小、浦肯野细胞数量减少;其他发现包括海马回、基底核、颞叶、大脑皮质以及相关皮质的异常;在神经生化方面发现超过30%孤独症儿童全血中5-羟色胺水平增高。近年较多研究采用fMRI技术研究孤独症患者脑功能,发现孤独症儿童脑功能有异于正常儿童,主要包括杏仁核、海马回的大脑边缘系统、额叶和颞叶等部位。然而目前并没有在这些神经生物学发现的基础上提出系统的令人信服的病因理论。

3. *神经心理学异常* 联合注意(joint attention)缺陷目前被认为是ASD的早期重要异常心理特征,即从婴儿开始病儿不能与抚养者形成共同注意,而这一能力在正常婴儿是本能性的。与之相关的是"心智理论"(theory of mind,简称Tom)缺陷,指孤独症儿童缺乏对他人心理的认识解读能力,该理论较好地解释了孤独症儿童的交流障碍、依恋异常和"自我中心"等行为;执行功能(executive function,EF)障碍指孤独症儿童缺乏对事物的组织、计划等能力,可以解释病儿相关的行为混乱、多动等行为;中枢整合功能(central coherence)缺陷指孤独症儿童偏重事物的细节而常常忽略整体,即"只见树木,不见森林",可以解释病儿的刻板行为和某些特殊能力;然而上述学说均不能完整解释孤独症的全部行为异常。孤独症患者Temple Grandin提出"图像思维"理论,指孤独症儿童是用"图像"进行思维的,即患儿在思维时,脑海中浮现的是一幅又一幅的图像,而不是语言或文字。在我们的病例中也有一位成年的孤独症患者自称是"图像启示症者",与前者不谋而合。最近被美国深入研究的印度孤独症患者Tito尽管存在明显的异常行为,但是却能够将自己的内心世界用文字清晰准确地表达,这些例子以及历史上一些科学和艺术伟人被认为有孤独症倾向的报道似乎说明孤独症人士可能存在与我们普通人不同的另外的一种思维方式,值得深入研究。神经心理学的这些发现对临床干预有重要指导作用。

4. *其他* 孤独症的发病与接种麻疹、风疹、腮腺炎三联疫苗的关系是近年来一个极具争议性的话题。认为减毒疫苗或是通过直接和间接作用导致所谓肠道通透性变化使患儿吸收了对大脑发育有害的大分子物质,或是MMR所含硫柳汞保存剂引起敏感个体慢性汞中毒导致大脑发育障碍,不过目前大多数调查和研究基本否认了两者之间的关系;在感染方面,双生子研究发现,孤独症双生子的先天性微小异常发生率要高于非孤独症双生子,而这些异常与先天性感染有关,先天性风疹病毒感染、巨细胞病毒感染被认为可能与孤独症发病有关;孤独症儿童中自身免疫性疾病发生率较高,T淋巴细胞亚群也与正常人群有差别,提示孤独症存在免疫系统异常。上述研究结果不一,在孤独症病因学中的意义尚不明了。

综合有关研究,推测存在孤独症遗传易感性的儿童,在诸如感染、宫内或围生期损伤等环境有害因素影响下(第二次打击学说),神经系统发育异常,从而导致自婴儿时期开始,在感知觉以及认知加工等神经系统高级功能有异于正常发育儿童,表现为孤独症。

(三)临床表现

社会交往障碍、言语和非言语交流、狭隘兴趣和刻板行为是孤独症的3个主要症状,患者同时在智力、感知觉和情绪等方面也有相应的特征。最早从出生6个月起,多数在2岁左右,家长逐渐发现患儿与同龄正常儿童存在不同。

1. *言语交流障碍* 这是大多数孤独症患儿就诊的主要原因。患儿根据病情轻重存在不同程度的言语障碍,充分体现谱系(spectrum)特征,多数患儿语言发育落后,通常在2岁和3岁时仍然不会说话;部分患儿在正常语言发育后出现语言倒退或停滞;部分患儿具备语言能力,但是语言缺乏交流性质,表现为难以听懂的言语、无意义语言、重复刻板语言,或是自言自语。语言内容单调,有些语言内容奇怪难以理解,模仿言语和"鹦鹉语言"很常见,不能正确运用"你我他"等人称代词。拥有语言的患儿多使用"指令"语句,例如"上街""要吃麦当劳",很少会使用疑问句或征询意见的语句;少数患儿语言过多,显得滔滔不绝,但是语言多数为单向交流,难以形成对话,自我中心特征明显。

2. *社会交往障碍* 交往障碍是孤独症的核心症状,儿童喜欢独自玩耍,对父母的多数指令常常充耳不闻,但是父母亲通常清楚地知道孩子的听力是正常的,因为孩子会执行其所感兴趣的指令,例如上街、丢垃圾、吃饼干等。儿童缺乏与他人的交流或交流技巧,缺乏与亲人的目光对视,喜欢独自嬉玩而不愿意或不懂得如何与小朋友一起玩,不能参加合作性游戏,通常不怕陌生人,与父母亲之间似乎缺乏安全依恋关系或是表现为延迟的依恋，在多数时间对亲人的离去和归来缺乏应有的悲伤与喜悦。有需要时通常拉着父母亲的手到某一地方，但是并不能用手指指物，在运用躯体语言方面也同样落后，较少运用点头或摇头表示同意或拒绝。很少主动寻求父母的关爱或安慰。不会向父母显示或显耀自己，不能与父母共同注意周围发生的事情，给人感觉在交流方面与他人不同步不协调。需要指出，社会交往障碍也存在程度差异，从严重的无交流状态到愿意交流但交流技巧欠缺呈谱系分布，这也是谱系概念的体现。

3. *狭隘的兴趣和重复刻板行为*　主要体现在身体运动的刻板和对物件玩具的不同寻常的喜好和方式。患儿可能对多数儿童喜爱的活动和东西不感兴趣，但是却会对某些特别的物件或活动表现出超乎寻常的兴趣，并因此表现出这样或那样的重复刻板行为或刻板动作，例如反复转圈、嗅味、玩弄开关键盘、来回奔走、排列玩具和积木、双手舞动、特别依恋某一种东西如车轮、风扇或其他圆形物体、反复观看电视广告或天气预报、爱听某一首或几首特别的音乐，但对动画片通常不感兴趣。往往在某一段时间有某几种特殊兴趣和刻板行为，并非一成不变。通常严重类型者身体运动的刻板常见，而病情轻微者可能更多体现在思维的强迫性方面。

4. *智力异常*　孤独症患儿的智商从显著低下到天才能力呈谱系分布。约50%的孤独症儿童智力落后，50%智力在正常或超常。智力正常（韦氏智力测试>70）和超常的孤独症称为高功能孤独症(high functioning autism，HFA)。HFA往往较智力落后孤独症发现较晚。尽管智力各异，但有较多孤独症儿童可以在机械记忆以及音乐艺术能力方面显得有较强能力，尤其是在机械记忆数字、时刻表、车牌、标志、日历计算等方面，往往给他人很深的印象。

5. *感知觉异常*　大多数孤独症儿童存在感知觉异常，有些儿童对某些声音特别恐惧或喜好；有些表现为对某些视觉图像的恐惧，或是喜欢用特殊方式注视某些物品；很多患儿不喜欢被人拥抱；常见痛觉迟钝现象；本体感觉方面也显得特别，例如喜欢长时间坐车或摇晃，特别惧怕乘坐电梯等。这些异常与一些异常情绪表现可能存在密切关系。

6. *其他*　多动和注意力分散行为在大多数孤独症患儿较为明显，常常成为被家长和医师关注的主要问题，也因此常常被误诊为儿童多动症。暴怒发作、攻击、自伤等行为在患儿中较常见，这类行为可能与父母教育中较多使用打骂或惩罚有一定关系。少数儿童表现温顺安静，对于治疗比较有益。

（四）诊断

即使对于专业人员，孤独症诊断也存在困难，尤其是不典型病例。在我国孤独症误诊率较高，原因主要在于包括专业人员在内对孤独症缺乏足够认识；众多家庭存在着“孩子大些语言就会好”的观点。因此对于2岁左右语言发育落后的儿童，均应考虑到孤独症的可能，如果合并有交往障碍和刻板行为均可初步诊断孤独症。诊断主要通过病史询问、体格检查以及认真细致的行为观察，同时结合使用结构化或半结构化孤独症筛查和诊断量表，依照精神障碍诊断统计手册第4版（表12-2）诊断标准获得诊断。2007年美国儿科学会鉴于当前孤独症及其ASD较高的发病率，发表孤独症早期发现与干预指南，提出了三级筛查诊断程序和早期干预原则，提出对所有儿童从出生第9个月起开始全面筛查。分别采用不同的筛查量表和诊断工具，开展诊断工作。

筛查：选用修订版孤独症筛查量表(Modified-Checklist for Autism in Toddlers，M-CHAT)、婴幼儿量表(Infant Todller Checklist，适用9个月以上婴儿)、1岁量表(First Year Inventory，适用1岁儿童)等，这些筛查量表均有中文译本。表12-2为简易CHAT。

我国由于孤独症诊治工作起步较晚，目前在诊断方面相关工具比较缺乏，目前常用量表有ABC量表(autism behavior checklist)作为筛查工具，用CARS量表(childhood autism rating scale)作为诊断工具，我国使用的这些量表均为1980年版本，已经与当前ASD的认识有相当差距，有更新的需要。1994年美国精神障碍诊断统计手册第4版孤独症诊断标准见表12-3。

（五）其他孤独症谱系障碍

1. *阿斯伯格综合征*(Asperger syndrome，AS)　AS以社会交往困难，行为自我中心，局限、刻板的兴趣和活动模式为主要特征，常伴有显著的动作笨拙。由于其症状与儿童孤独症有许多相似之处，目前归属ASD的一种亚型。主要特征如下。

表 12-2　简易 CHAT(适用 18 个月以上幼儿)

给父母的几个问题
1. 孩子曾经玩过“假装”游戏吗？例如用玩具茶杯假装喝茶
2. 您的孩子曾经用过示指去指他需要、喜欢或感兴趣的东西吗
3. 您的孩子对别的小朋友感兴趣吗
4. 您的孩子喜欢玩“躲猫猫”游戏吗
5. 您的孩子曾经拿过东西给你或向您显示什么东西吗
(如果以上问题的答案有 2 个或更多是“不”,怀疑孤独症)
医生的观察
1. 在诊室里,孩子与您有过目光接触吗
2. 吸引孩子的注意,然后指向房间对侧的一个有趣的玩具,说:“嘿,看,那里有一个小汽车(玩具名)”,观察孩子的面部表情,孩子有没有看你所指的玩具
3. 吸引孩子的注意,然后给孩子一个玩具小茶杯和茶壶,对孩子说:“喝一杯茶吧”。观察孩子,看他有无假装倒茶喝茶等动作。(也可以用其他的玩具)
4. 问孩子:“灯在哪里?”或问:“把灯指给我看看”,孩子会用他的示指指灯吗
(如果对以上 4 个问题的回答有 2 个或以上是“没有”或否认,怀疑孤独症)

表 12-3　1994 年美国精神障碍诊断统计手册第 4 版(DSM-Ⅳ)孤独症诊断标准

1. 在以下(1)、(2)、(3)三个项目中符合 6 条,其中在(1)项符合至少 2 条,在(2)和(3)项中至少符合 1 条
(1)在社会交往方面存在质的缺损,表现为下列中的至少 2 条
①在诸如目光对视、面部表情、身体姿势和社交姿势等多种非语言交流行为方面存在显著缺损
②不能建立适合其年龄水平的伙伴关系
③缺乏自发性地寻求与他人共享快乐、兴趣和成就的表现,例如不会向他人显示、携带或指向感兴趣的物品
④与人的社会或感情交往缺乏,例如不会主动参与游戏活动,喜欢独自嬉玩
(2)在交流方面存在质的缺陷,表现为以下至少 1 条
①口头语言发育延迟或完全缺乏,且并没有用其他交流形式例如身体姿势和哑语来代替的企图
②拥有充分语言能力的患者表现为缺乏主动发起或维持与他人对话的能力
③语言刻板和重复或古怪语言
④缺乏适合其年龄水平的装扮性游戏或模仿性游戏
(3)行为方式、兴趣和活动内容狭隘、重复和刻板,表现为以下至少 1 条
①沉湎于一种或多种狭隘和刻板的兴趣中,在兴趣的强度或注意集中程度上是异常的
②固执地执行某些特别的无意义的常规行为或仪式行为
③刻板重复的装相行为,例如手的挥动、手指扑动或复杂的全身动作
④持久地沉湎于物体的部件
2. 在以下 3 个方面至少有一方面的功能发育迟滞或异常,而且起病在 3 岁以前
(1)社会交往
(2)社交语言的运用
(3)象征性或想象性游戏
3. 无法用 Rett 障碍或儿童瓦解性精神病解释

(1)社交困难:与孤独症不同的是,孤独症似乎回避交流,而 AS 儿童愿意交流,但却是以自我中心的独特方式进行交流,显得缺乏技巧,孤独症而“生活在自我的世界中”,而 AS 儿童是“以独特的方式生活在我们的世界中”,进入学龄期,AS 儿童会表现出融入社会和交朋友的愿望,然而因为社交技巧欠缺,似乎不知道如何去沟通,不懂得了解别人的需要和愿望,不会在社交中作出正确的反应。结果,常被看作“怪人”,得不到接受和理解。

(2)“特殊爱好”:孤独症儿童行为刻板,兴趣往往是一些物件或物件的某些部分,而 AS 患儿的兴趣多数与一些特殊的才能有关,于学龄前期或学龄期时,就会表现出对例如科学知识、生物、历史、地理等有不同寻常的兴趣并沉迷于此,有时可以说出非常丰富的有关知识,例如地图,天气,天文,各种型号的机械,各种牌子的汽车,还有列车时间表、飞机航班等。大约每过一两年，他们的兴趣就会发生变化，从某个方面转换到另一个方面，然而也有一些儿童的爱好一直坚持至成年，甚至儿童时期的爱好成为了终身的职业。AS 儿童常常对周围的某些事物或常规很固执，他们坚持用同一种方法去做某事，不容许有任何改变，并且不断地这样重复下去。

(3)“正常”的语言：语言发育正常是 AS 与孤独症鉴别的一个要点，但 AS 儿童在使用语言上还是显得与众不同，说话的技巧是非常机械性的。说话的音量、语调、变化和速度都是单一和刻板的；很少使用口语或俗语，显得非常文绉绉；患儿语言的理解能力有限，当进入高年级时，语言变得更复杂，就会出现更多的问题。因为缺乏谈话技巧，患儿倾向于把话题转向于自己感兴趣的题目，如他们的特殊爱好，并且不容许别人插话或换话题，使谈话变得以自我为中心。AS 儿童往往缺乏幽默感，不明白别人的笑话或双关语，因此使谈话显得很乏味。

(4)动作笨拙：AS 患儿多伴有显著的动作笨拙，包括大肌肉和小肌肉的运动。有的患儿在婴儿时期，就表现出运动发育的延迟，进入幼儿期后就更明显，特别是在做一些复杂的动作(如骑自行车、接球、攀爬等活动)的时候，与同龄儿相比显得笨手笨脚的。不过，动作笨拙在 AS 中的特异性仍存在争议，在 ICD-10 和 DSM-Ⅳ关于 AS 的诊断标准中，动作笨拙均不是诊断所必需的。

(5)合并症：AS 往往合并有一些其他的障碍，如抽动障碍、注意缺陷多动障碍、对立违拗障碍和情绪障碍，一些学龄儿童会因为交流问题导致较多的攻击行为甚至品行障碍。

(6)智力：AS 儿童的智力在正常范围或高于正常。言语智商一般高于操作智商。

2. *未分类的广泛性发育障碍*　孤独症和 AS 均存在非典型病例，其数量可能多于典型病例，尤其是谱系障碍概念的提出大大增加了该类障碍的诊断率。这些患儿在很多表现方面符合孤独症或 AS，但是却达不到相应的诊断标准，因此 DSM-Ⅳ专门列出了一个诊断类目——不能分类的广泛性发育障碍。事实上，这一诊断包括了轻型病例和不典型病例，在不典型病例中，也包含了一些其他有孤独症表现的神经综合征，例如脆性 X 染色体综合征、结节性硬化、苯丙酮尿症等。

3. *雷特综合征*(Rett syndrome，RS)　RS 为 X 染色体显性遗传病，在疾病发展中有明显的孤独症表现，故一直归类于广泛性发育障碍，但是在 ASD 中的归属尚未明确。RS 是严重的神经系统发育障碍性疾病，几乎仅见于女孩，发病率为 1/1 万～1/1.5 万女孩。该病 99.5%为散发，0.5%为家族遗传性。1999 年 Zoghbi 证实 RS 病因为 X 染色体 Xq28 区的 MeCP-2 基因突变。病儿在早期发育正常，通常在 6～24 个月起病，病情发展通常经历 4 个阶段。

(1)早期起病停滞阶段(6～18 个月)，首先表现为头围生长减速或停滞，肌张力减退。

(2)快速倒退阶段(1～4 岁)，表现为孤独症样行为，语言功能丧失，失去对人和周围环境的兴趣，智力严重倒退，过度通气，出现刻板动作，特征性的表现是逐渐丧失已经获得的手部精细运动技能，并出现手部无目的的刻板性动作，表现为扭动、拍手、“搓手”或“洗手样”动作。

(3)假性停滞阶段(学前至学龄早期)，这一时期，病儿症状相对稳定，突出的表现是严重的智力低下和身体姿势异常。

(4)晚期运动衰退阶段(5～15 岁)，表现为躯干运动性共济失调和失用、脊柱侧突和后突，重症患儿出现强直状态，多数病例伴有癫痫发作。RS 在第二阶段容易与孤独症混淆，但是该病患儿在第三四阶段表现有较为明显的运动系统症状和体征，据此可与孤独症鉴别。

4. *儿童瓦解性精神障碍*　该病由 Heller 于 1930 年首先报道，故又称 Heller 病，也被称为婴儿痴呆(infantile demetia)。患儿在至少 2 岁以前发育正常。通常在 3～4 岁起病，表现明显而迅速的语言、社交、游戏和适应能力倒退，大小便失禁等，之后表现与孤独症表现几乎完全相同，由于存在肯定的发育正常阶段，故又称为退化性孤独症，预后较原发性孤独症差。不过也有学者认为这些患儿在早期也存在某些异常。

(六)鉴别诊断

需要与孤独症以及 AS 鉴别的主要疾病如下。

1. *特殊性语言发育延迟*　孤独症早期被关注的主要问题往往是语言障碍，比较容易与特殊性语言发育延迟相混淆，鉴别要点在于孤独症儿童同时合并有非语言交流的障碍和刻板行为，而后者除语言障碍外，其他基本正常。

2. *儿童精神发育迟滞*(MR)　10%MR 儿童可以表现有孤独症样症状，50%孤独症儿童亦表现 MR。两种障碍可以共存。可以根据孤独症儿童的社交障碍、行为特征以及部分特别认知能力加以鉴别。此外典型孤独症儿童外观正常，动作发育正常甚至表现为灵活，而很多 MR 儿童往往存在早期运动发育迟滞，有些有特殊(痴呆)面容。

3. 儿童精神分裂症　孤独症儿童多数在 2～3 岁出现行为症状，而精神分裂 5 岁前起病少见，有人甚至指出，5 岁前不存在精神分裂症。此外尽管孤独症某些行为方式类似精神分裂症，但是不存在妄想和幻觉，鉴别不难。

4. 儿童多动症　大多数孤独症儿童多动明显，甚至成为家长关注的核心问题，因而常常被误诊为多动症，但是多动症儿童不存在明显的交流障碍和刻板行为，可以鉴别。

5. 聋哑儿童　较多孤独症儿童被疑诊为聋哑，而事实上孤独症儿童听力通常过度敏感，通过细心观察或听力检查可以鉴别。

6. 其他　脆性 X 染色体综合征、结节性硬化、未恰当治疗的苯丙酮尿症、威廉姆斯综合征等疾病均可能存在不同程度的孤独症样行为，这些疾病均有本身的特征，例如脆性 X 综合征的特殊面容和巨大睾丸；威廉姆斯综合征的声音嘶哑、开朗性格及先天性心脏病(主动脉瓣上狭窄)；结节性硬化存在皮肤特殊斑纹和 CT 特征性改变；苯丙酮尿症的特殊尿味和皮肤白皙等，通过检查可以鉴别。现代 ASD 的概念中将这些疾病均纳入谱系障碍范畴中。

(七)治疗

孤独症的治疗以教育训练为主，精神药物治疗为辅。教育训练的目的在于改善核心症状，即促进社会交往能力、言语和非言语交流能力的发展，减少刻板重复行为。同时，促进智力发展，培养生活自理和独立生活能力，减少不适应行为，减轻残疾程度，改善生活质量，缓解家庭和社会的精神、经济和照顾方面的压力。力争使部分病儿在成年后具有独立学习、工作和生活的能力。孤独症儿童存在着多方面的发展障碍，因此在治疗中应该根据病儿的个体情况，将行为矫正、教育训练、结构化教学等相应课程训练与药物治疗等手段结合起来形成综合干预治疗。教育干预的方法如下。

1. 教育干预原则

(1)早期干预：尽可能实现早期诊断、早期干预，对可疑的病儿也应及时进行教育干预。

(2)科学性：使用有循证医学证据的有效方法进行干预。

(3)系统性：干预应该是全方位的，既包括对孤独症核心症状的干预训练，也要同时促进儿童身体发育、防治疾病、智能提高、生活自理能力提高、滋扰行为减少和行为适应性方面的改善。

(4)个体化：针对孤独症病儿在症状、智力、行为、运动、身体等诸多方面的不同，在充分评估疾病和各项功能的基础上开展有计划的个体化，小组训练也应该由具有类似能力的病儿组成。

(5)长期高强度。保证每天有干预，每周的干预时间在 20h 以上，干预的整个时间以年计算。训练机构的师生应该以 1∶1配置。

(6)家庭参与：医师应该对家长的全方位支持和教育，提高家庭在干预中的参与程度；帮助家庭评估当下可供选择的教育服务的适当性和可行性，指导家庭采用获得证据支持的干预方法。家庭的社会经济状况以及父母心态、环境或社会的支持和资源均对孩子的训练和预后产生明显影响。父母需要接受事实，克服心理不平衡状况，妥善处理孩子的教育训练与父母生活工作的关系。

(7)社区化：有关部门应该逐步建设社区训练中心，使孤独症儿童可以就近训练，实现以社区为基地家庭积极参与的干预模式。在我国社会资源开办的日间训练和教育机构众多，需要加强对这些机构的支持和规范管理。

2. 教育干预方法的选择　国内外孤独症干预方法众多，很多干预方法尽管理论基础有很大的差别，但在具体操作方面有互相重叠之处，一些干预方法有互相学习和融合的趋势。一些方法的疗效也存在夸大之嫌，需要注意。以下简单介绍目前国内外主要运用的干预方法。

(1)应用行为分析疗法(applied behavioral analysis，ABA)：ABA 采用行为主义原理，以正性强化、负性强化、消退、惩罚等技术为主矫正孤独症儿童的各类问题和异常行为，同时促进孤独症儿童各项能力发展。对各类 ASD 均可采用。主要步骤为①对行为进行分析；②分解任务并逐步强化训练，即在一定的时间内只进行某分解任务的训练；③奖励(正性强化)任务的完成，每完成一个分解任务都必须给予强化，强化物主要是食品、玩具和口头或身体姿势表扬，强化随着进步逐渐隐退；④在训练中应该充分运用提示和渐隐技术，即根据儿童的发展情况给予不同程度的提示或帮助，随着所学内容的熟练又逐渐减少提示和帮助。现代 ABA 技术逐渐融合其他技术强调情感人际发展。ABA 适合在孤独症早期训练中开展。

(2)孤独症以及相关障碍儿童治疗教育课程(treatment and education of autistic and related communication handicapped children,TEACCH):TEACCH是由美国北卡罗来纳大学建立的一套主要针对孤独症及其相关障碍儿童的结构化教育方法。该方法针对孤独症儿童在语言、交流以及感知觉运动等各方面所存在的缺陷开展干预和教育,核心是增进孤独症儿童对环境、教育和训练内容的理解和服从。必须根据孤独症儿童能力和行为的特点设计个体化的训练内容。训练内容包含儿童模仿、粗细运动、知觉能力、认知、手眼协调、语言理解和表达、生活自理、社交以及情绪情感等各个方面。强调干预的结构化和视觉提示,即训练场地或家庭家具的特别布置、玩具及其有关物品的特别摆放;注重程序化,即训练程序的安排和视觉提示;在教学方法上要求充分运用语言、身体姿势、提示、标签、图表、文字等各种方法增进儿童对训练内容的理解和掌握;同时运用行为强化原理和其他行为矫正技术帮助儿童克服异常行为,增加良好行为。课程适合在医院、康复、训练机构开展,也适合在家庭中进行。各类孤独症均要求采用一定的结构化方法进行训练。

(3)人际关系发展干预疗法、地板时光、社交故事、共同注意训练等方法:随着对孤独症神经心理学机制的研究深入,心理理论(theory of mind)缺陷逐渐被认为是孤独症的核心缺陷之一,所谓心理理论缺陷主要指孤独症儿童缺乏对他人心理的推测能力。患儿因此表现为缺乏目光接触、不能形成共同注意、不能分辨别人的面部表情因而不能形成社会参照能力、不能和他人分享感觉和经验,因此不能形成与亲人之间的感情连接和友谊等。鉴于此,应该在患儿获得一定程度地配合的基础上开展以"提高患儿对他人心理理解能力"的人际关系训练,依照正常儿童人际关系发展的规律和次序:目光注视-社会参照-互动-协调-情感经验分享-享受友情,为孤独症儿童设计循序渐进的、多样化的训练项目,活动可由父母或训练者主导,内容包括各种互动游戏,例如目光对视、表情辨别、捉迷藏、抛接球等,训练中要求训练师或父母表情丰富夸张但不失真实,语调抑扬顿挫。人际关系训练法、地板时光训练法、SCERTS模式和社交故事等均是以上述理念为基础建立的教育训练课程。这些课程适合在孤独症儿童获得一定配合能力基础上开展。

(4)感觉统合治疗:目前无明确循证医学证据支持感觉统合训练、听觉统合训练、拥抱疗法、挤压疗法、捏脊疗法、音乐疗法、海豚疗法、宠物疗法和沙盘疗法等对孤独症有效,但是鉴于这些疗法在国内外均普遍开展,因此,建议家长在选择这些疗法时需要慎重,并充分考虑在时间、经济等方面的不利。

3.*药物治疗*　由于多数孤独症病因学和生化异常改变没有完全阐明,到目前为止,孤独症没有特异性药物治疗,尤其对于核心的语言和交流障碍缺乏有效药物。但在其他的行为控制方面药物治疗方面取得了进展,这些药物的合理运用可以显著改善孤独症儿童的训练和教育效果,保证儿童正常生活和学习。需指出,尚无证据表明神经营养药物对孤独症有效。

(1)注意缺陷多动:可使用哌甲酯,不良反应可能加重刻板行为、自伤行为、退缩行为和导致过度激惹;可乐定也用来治疗多动行为和儿童睡眠问题,不良反应有嗜睡和低血压;近来FDA批准使用利醅酮(维思通)治疗孤独症,对于儿童的多动兴奋攻击行为,有明显疗效,剂量从0.25mg/d开始,最大剂量一般不超过2mg/d。非精神兴奋药托莫西汀近年来也较多使用于治疗注意缺陷多动障碍。

(2)攻击自伤行为:利醅酮对于减少攻击行为也有明显效果,不良反应较氟哌啶醇明显减少,可以长期使用。其他治疗攻击行为的药物还有卡马西平、丙戊酸钠和锂剂。

(3)刻板行为:5-羟色胺重摄取抑制药氟西汀可治疗孤独症的重复刻板行为,三环抗抑郁药氯米帕明,也可治疗共患抑郁障碍。

(4)惊厥可以考虑使用卡马西平和丙戊酸钠。

(5)睡眠障碍可以首先使用褪黑素,每晚0.5mg。其他包括丙米嗪、水合氯醛、可乐定。

(6)其他药物和疗法:分泌素、大剂量维生素B_6合并镁剂、二甲基甘氨酸、大剂量维生素C和叶酸治疗、驱汞治疗、免疫治疗、膳食治疗、针灸治疗、中医疗法等,据称可改善孤独症的各种症状,但未见充足科学依据,疗效不明,使用宜慎重。

(八)预防与预后

多数孤独症病因不明,目前缺乏有效的特异性预防方法。有研究者指出可以通过产前检出脆性X染色体、5p、16p、15q缺失或重复等已经发现的基因异常进行预防,目前尚处于研究阶段。

儿童孤独症的预后取决于患者诊断年龄、病情严重程度、智力水平、教育和治疗干预的时机和干预程度。儿童的智力水平高、干预的年龄越小、训练强度越高，效果越好。目前在国内外已有不少通过教育和训练儿童基本恢复正常的报道或病例。不给予治疗的多数孤独症儿童预后较差。小部分患儿随着年龄的增长会有不同程度的自我改善。随着近年来孤独症诊断标准的变化，轻症孤独症诊断病例明显增加，这些患儿的预后较好。

（邹小兵）

第三节 学习障碍

(一)概述

儿童学习障碍(learning disabilities，LD)是一组异质性综合征，指智力正常儿童在阅读、书写、拼字、表达、计算等方面的基本心理过程存在一种或一种以上的特殊性障碍，推测是中枢神经系统的某种功能障碍所致。这类儿童不存在感觉器官和运动能力的缺陷，学习困难亦非原发性情绪障碍或教育剥夺所致。ICD-10 和 DSM-Ⅳ将其归属于特殊性发育障碍范畴，医学界诊断名称多用 DSM-Ⅳ所分类阅读障碍(reading disorder)、计算障碍(mathematics disorder)、书写障碍(disorder of written expression)、不能特定的学习障碍(learning disorder not otherwise specified)等。全美学习障碍协会(National Joint Committee on Learning Disabilities，简称 NJCLD 1988)的定义为："LD 是指一组异质性障碍的总称，主要表现在听、说、读、写、推理以及计算能力的获得和应有方面出现的明显困难；这类障碍为个体所固有，推测有中枢神经系统功能障碍起因，并可伴随终身。可与 LD 合并出现自我行为控制、社会认知、社会交互作用方面的问题，但后者并不一定构成 LD。其他类障碍(如感觉障碍、精神发育迟滞、重度情绪障碍)或环境原因(文化差异、教育方法不良)也可导致学习问题，但这里所称的 LD 不包含在其范围。"

综合 LD 有关定义，基本包含以下 9 个要点：①低成就或个人能力表现有显著的困难；②病因为中枢神经系统功能失调；③表现的困难与心理发育有关；④可发生在任何年龄阶段；⑤在口语上表现特殊的困难，如听或说；⑥在学业上表现特殊的困难，如阅读、书写和计算等；⑦在知觉上表现特殊的困难，如推理 和思考；⑧考虑在其他方面表现特殊的困难，如空间关系、沟通技巧、动作协调等；⑨允许其他障碍与学习障碍共存。此外，治疗教育体系将注意缺陷多动性障碍(ADHD)、发育性失用(developmental apraxia)、笨拙儿(clumsy child)、发育性言语障碍(developmental language disorder)、发育性 Gerstman 综合征(developmental Gerstmann's syndrome)等也划归到 LD 相关症候群。

(二)流行病学

因年代不一、研究角度、界定标准及选择对象不同，LD 发病率的报道差异很大。国外报道多在 3%～5%，美国报道 LD 的分类中阅读障碍发病率为 5%～15%，数学障碍为 6%。Bryant 等复习有关文献所报道的患病率为 3%～28%，而 Kirk 等认为符合诊断的 LD 约占儿童总数的 7%。国内静进等的报道为 6.6%，男女比例为 4.3∶1。日本的报道为，幼儿园约 3%、小学约 6%、中学约 6%，男女比例为 4∶1。按 DSM-Ⅳ诊断标准，学龄儿童患病率为 3%～8%，男明显多于女，比例约为 4∶1。

(三)病因及发病机制

LD 是遗传、中枢神经系统损伤、功能失调、或结构异常所致，亦不排除不利环境教育因素作用于易感素质儿童所致。一般认为，产前、产时或产后的轻度脑损伤是主要原因之一，与脑外伤、产伤、早产低出生体重、窒息、新生儿黄疸、某些传染病、铅中毒等有关。

1. 遗传　与注意缺陷多动性障碍(ADHD)一样，在遗传方面，单卵双生子同病率明显高于双卵双生子或对照组，尤其是 LD 的亚型-阅读障碍具有家族高发特性，其遗传率高达 41%。调查发现，许多 LD 儿童的父亲或母亲幼时也有过学习问题或其他类行为问题。遗传特性往往更容易罹及语言功能，如发现 1 号和 6 号染色体与音韵识别功能关联，15 号染色体则与语句认知关联。研究还发现，LD 患者较多出现自身免疫缺陷性疾病和过敏性疾病，并且左利手者居多。左利手儿童矫改为右利手时较多出现口吃、阅读和书写困难等现象，精神发育迟滞儿童中左利手的比例高于正常儿童。

2. 脑损伤　各种轻微脑损伤可导致 LD，患儿大脑可能存在结构与功能方面的异常。这些损害具有个体差异，不同类型 LD 表现不同的认知障碍模式，说明其病因具有多样性。研究发现，阅读障碍者大脑半球多见异位(ectopia)性白质或对称性改变等微小异常。异位可能发生在神经元向皮质移行前或移行期间(妊娠6个月时终止)。目前认为这种神经异位是发生在妊娠中期。异位通常容易发生在神经胶质细胞及其软膜分化时期。局部的异位导致神经元排序紊乱,尤以大脑外侧裂、额叶中下回为多,有尸解报道某个案该皮质区域的异位多达30～120处,且以左侧为多。局部对称性异常多见于大脑外侧裂皮质周围,尤其是靠近额下回和颞上回部位。一般而言,正常人左脑面积要比右侧大,而阅读障碍者两面积则多呈对称性。起初的报道多限于男性,后来也有女性病案报道,结果存在差异,女性异位现象和对称性异常较男性少见,而皮质局部神经元损害和神经胶质现象较多见。典型性阅读障碍可见两侧大脑外侧裂周围神经的损害和逆行性内侧膝状体病变,左、右颞叶底部对称性异常明显,左前额叶发育不良等。

3.影像学发现　fMRI检测发现,有些患者左、右脑半球前部形态无差别,或右侧反而小,而后部与正常人无异。此外还发现患儿存在第三脑室扩大现象,左、右脑室不对称,左、右额叶对称性异常,脑白质区高吸收现象;后者提示脑白质髓鞘化完成延迟。也发现阅读困难者右侧间脑灰质和左脑后侧部言语中枢以及双侧尾状核体积缩小。单光子计算机断层扫描(SPECT)发现,发育性语言障碍伴注意障碍儿童的两侧大脑外侧裂周围和尾状核部位血流量偏低。对阅读障碍者给予视觉负荷进行SPECT检测时发现,在单词范畴分类负荷下患者左半球脑血流量较右侧明显增加,这一倾向较正常人更为明显;在划线和角度判断负荷下患者右脑半球前部和后部的血流量差异减少。研究还发现右半球为优势侧的阅读障碍患者右前额叶血流量减少,发育性Gerstman综合征则左颞上回和右前额叶血流量减少,发育性失用者右前额叶血流量减少。这些结果与后天相应大脑部位损伤病人的功能丧失所导致的脑血流有明显不同。

4.神经电生理　早先的研究多报道脑电图异常率高,表现为基础波型异常,慢波增多,甚至是发作性脑波异常。这主要因觉醒状态和注意维持困难所致,但这类异常脑波不具有特异性。研究还发现阅读困难儿童的α波活动性偏高或恰相反,低频功率相对增加,β波频率减少,这些特征主要表现区域为左脑半球和顶枕区,但特异性也不高。视觉诱发电位(VEP)研究报道,言语性LD在文字信号刺激下左侧顶部出现晚期成分的低振幅,各波型潜伏期延长,波型分离偏少等。对阅读障碍者施以说、写、读、听音乐等负荷进行VEP检测,发现双侧前额部位的波形与对照组有明显的差别,但两侧间不存在明显差异。听觉诱发电位检测亦多报道LD呈现早成分的低振幅,潜伏期延长,在阅读负荷下振幅增加等。听觉脑干诱发电位(ABR)基本正常,潜伏期稍有异常,因为不存在听觉障碍,V波值大致正常。事件相关电位(ERP)报告称LD儿童的P_{300}呈现率和振幅均偏低,潜伏期延长。

5.母语和文字特性影响　有研究认为阅读障碍的发生与文字特性有关,依据是使用表音文字(如英语)国家儿童阅读障碍的发生率较使用表意文字(如汉字)国家儿童高。有关研究认为,汉字具有图形特征,文字具形、音、义为一体特点,音节单一,读音与书写一致性强,易于解码识记,并且汉字的认知加工需依赖较强的视觉空间认知能力。这对英语阅读障碍儿童主要原因是听觉音韵辨别困难所致的观点是个合理的解释。因为,表音文字音素或音节多,阅读时需要解码音素或音节,有时口语与书写一致性差,增加了儿童学习和阅读识记时的辨认困难。有研究提到,把词组视作整体阅读而非分音节阅读,会使初学儿童出现阅读困难。对文字特性与阅读障碍存在关联的观点目前仍存争议。

6.环境因素　儿童学习动机和兴趣一般由父母及教师培养形成,学习兴趣则更多受教师的教学影响。易感素质儿童入托或入学较易出现焦虑、注意困难和适应困难,从而导致初期的学习困难和经常失败。这些可使儿童产生挫败感,同时易引致父母教师的负性情绪(如训斥、打骂、排斥等),亦可引起同学耻笑,逐形成不良"自我意识";后者直接影响学习兴趣,从而削弱动机,产生厌学和恐惧学习。父母不睦或离异、经常打骂或过度干预、培养目标和期望过高、教师教学简单粗暴或教学法不当等均可导致和(或)加重儿童的学习困难。有报道虐待儿童中发生LD和ADHD频率较高。这些儿童自幼遭父母的忽略、排斥,父母养育中对儿童多有禁止或过度要求。当然,这类孩子在学校也可能遭教师的同样对待。不被接纳和称赞的儿童容易表现压抑、自尊低下、动机薄弱,易成为受欺负的对象,继发情绪问题。另外,环境铅水平过高可致儿童血铅增高,导致注意困难、易激惹、睡眠困难、记忆下降以及学习困难。有报道称食品中的过高添加剂、防腐剂、色素等也可影响儿童神经系统功能,使学习能力受损。

(四)临床表现

1.早期表现 高危出生史儿童高发 LD。早期表现好动、好哭闹、易激惹、睡眠紊乱。因此建立母子感情联系困难,养育困难。这些问题可能导致母子沟通减少,从而影响儿童的语言发展和情绪分化。有的母亲感觉养育棘手时容易对儿童情感忽略、排斥甚至是虐待。幼儿期可能出现不同程度的语言发育问题,说话偏迟、揪头发、啃咬指甲、扔东西、哭闹、攻击倾向、易激惹、交往不良、语言理解和表达困难等,易与孤独症相混淆。学龄前可出现认知偏异,如视认知不良、语言表达不良、协调运动困难、精细动作笨拙、沟通和书写困难等。左利手儿童可能更多表现语言发育方面的问题,但它不是矫改为右利手的依据。

2.学校表现 主要在一般认知和特殊学习技能方面表现困难。

(1)语言理解困难:语言理解和语言表达不良,可能存在构音困难和韵律理解困难。常表现"听而不闻",不理睬父母或老师讲话,易被视不懂礼貌。有的机械记忆字句较好,且能运用较复杂的词汇,但对文章理解低劣,不合时宜地使用语词或文章,或"鹦鹉学舌"。常表现喋喋不休或多嘴多舌,用词联想奔逸,使人难懂在讲什么,可能是为寻求社交、希望他人理解时的表现。在智力测验上多表现操作智商(PIQ)高于言语智商(VIQ)。

(2)语言表达障碍:讲话较迟,开始说话常省略辅音,语句中少用关系词。言语理解尚可而语言表达困难。可模仿说单词,但叙述连续词组困难。有的可自发性说出一两句词汇,但组织有目的性结构词句困难。可有类似口吃表现,如节律混乱、语调缺乏抑扬、说话伴身体摇晃、形体语言偏多等。

(3)阅读障碍:不喜欢阅读和书写,阅读时可表现遗漏、跳跃或加字,易出现"语塞"或阅读太急,辨别同音异义字困难或经常相互混用,阅读和书写时视觉倒翻(镜像),字词顺序混乱,不能逐字阅读,计算时位数混乱和颠倒等;默读不专心,喜欢用手指指着字行阅读;若为英语可整体读出,但分读音节困难;组词读出时不能提取相应的词汇,对因果顺序表达欠佳,可能存在命名物体困难。写字潦草、笔体难看、涂抹过多、讨厌写字。应用题理解困难,从而导致数学成绩下降,小学三年级后尤显著。

(4)视空间障碍:视觉空间认知困难多见于非言语型学习障碍儿童,特点是触觉辨别困难,精细动作协调困难,顺序和方位辨认困难,计算和书写障碍。有明显的镜像符号表现,如把 p 视为 q,b 为 d,m 为 w,was 为 saw,6 为 9,部为陪等。计算时忘记计算过程的进位或错位,直式计算排位错误,抄错抄漏题,数字顺序颠倒,数字记忆不良,导致量概念困难和应用题理解困难。结构性障碍使视觉信号无法转化为运动指令,出现空间知觉不良,方位辨认困难。因此易出现空间方位判断不良,判断远近、长短、大小、高低、方向、轻重以及图形等的困难;甚至表现穿鞋左右不分、反穿衣裤、走错房间、记不住乘车方向和路线,定位困难和容易迷向等。

(5)书写困难和手眼协调困难:不会灵活使用筷子,穿衣记扣子系鞋带笨拙,握持笔困难,握姿别扭,绘画不良,精细动作差等;做作业时坐姿别扭,扭动不停;喜欢趴在地板或床上写作业,遗漏偏旁部首或添加笔画,同音异义字辨别书写困难,张冠李戴。因此讨厌和逃避书写。

(6)情绪和行为:多伴有多动、注意力集中困难表现。自我评价低,学习动机不良,焦虑或强迫行为动作(如啃咬指甲、拔毛发或眉毛);易骚扰同学或纠缠父母,攻击或恶作剧招惹别人,故导致社会适应困难和人际关系不良,重者可能发展为品行障碍。LD 中左利手(左撇子)比率偏高,且过敏性体质者居多。学校恐惧症或拒绝上学儿童中 LD 占有相当比例。

(五)分类与诊断

DSM-Ⅳ将 LD 分类为阅读障碍、数学障碍、书面表达障碍和未加标明的学习障碍 4 个类型。ICD-10 则分类为特定性阅读障碍、特定性拼写障碍、特定性计算技能障碍、混合性学校技能障碍、其他学校技能发育障碍和学校技能发育障碍未特定等。

诊断时首先要向家长了解儿童的出生情况、发育过程、发病过程及其表现特征。并对儿童现场行为进行观察记录。必要时向教师了解患儿在校的表现。

1.ICD-10 诊断标准

(1)特定的学习技能损害必须达到临床显著程度,如学绩不良、发育先兆(如语言发育迟缓)、伴随行为问题(如冲动、注意力集中困难)等。

(2)这种损害必须具有特定性,不能完全用精神发育迟滞或综合智力的轻度受损解释。

(3)损害必须是发育性的,即上学最初几年就已存在,而非受教育过程中才出现。

(4)没有任何外在因素可以充分说明其学习困难。

(5)它不是由于视听损害所导致的。

2. *DSM-Ⅳ诊断标准* 这种方法诊断更简洁易懂。

(1)阅读、数学或书写方面的表现明显低于年龄、智力水平和教育程度个体期望值。

(2)需要这些技能的学业成绩和日常社会行为明显受损。

(3)若同时存在感知觉缺陷,则学习障碍的诊断更为重要。

3. *结合上述标准和临床特征进行有关神经精神检查和心理测评* 必要时亦可进行神经影像学、神经电生理方面的检测。一般可根据临床表现特征和心理测评结果作出诊断。心理测评如下。

(1)学业成就测验:侧重于听理解、语言表达、书写、阅读理解、计算和基本推理几个方面,有一项较年级平均值明显落后两级或两个标准差。目前国内尚无修订的学业成就测验工具。

(2)智力测验:常用 WPPSI 或 WISC-R。目的是排除精神发育迟滞或孤独症;亦可了解 LD 类型及其智力结构,为矫治训练提供依据。LD 往往出现 VIQ 与 PIQ 较大差异(>10 分)。依此大致可以分类出言语型 LD 或非言语型 LD。对 WISC-R 或 WPPSI 各分测验数值做剖面图分析,可把握儿童的认知结构与特征。联合型瑞文测验(CRT)也是较理想的智力测验之一。

(3)神经心理测验:如利脑实验、luria-nebraska 儿童成套神经心理测验、K-ABC 测验、记忆测验、单项神经心理测验等,主要用于检测 LD 儿童的神经心理模式,往往表现明显的结构偏异或分值低下。

(4)学习障碍筛查量表(PRS):总分低于 60 分者,为 LD 可疑儿童。

LD 须与①精神发育迟滞;②孤独症;③选择性缄默症;④品行障碍;⑤注意缺陷多动性障碍;⑥癫痫等症相鉴别。

约 50%以上的 LD 儿童的症状会随年龄增长而自行缓解或减轻,但有些特殊技能的缺陷可能持续至成年期以后。15%~20%的患儿可能继发品行障碍和反社会行为,或导致长期社会适应不良,青春期后出现各类精神行为问题的风险高于一般人群。

(六)预防治疗

防治重点在于早期预防早期干预。前者包括加强围生期保健,作到优生优育,防止烟酒毒等有害物质对儿童的侵害,正确开展早期教育。要特别关注高危出生史儿童,并且及早诊断和早期干预。及早对家长开展心理咨询与养育指导是防治的重要环节。

治疗应与学校和家庭教育相结合。治疗教育措施应根据儿童的年龄、类型、程度、临床表现以及心理测评结果来确定。一般原则是以接纳、理解、支持和鼓励为主,以改善儿童不良的自我意识,增强自信心和学习动机。应根据个体化差异采取针对性的教育治疗,同时尽可能取得家长与学校的配合。较有效的方法主要是治疗教育、药物疗法和心理治疗,各类方法综合灵活应用效果更佳。实施矫治须坚持个别化原则,切忌高起点、超负荷训练,应及时进行效果/心理评估,以调整后期训练。

1. *治疗教育* 包括制定个别教育计划(individualized education program,IEP)、进行个别指导计划和在普通学校建立特殊教育班级等。

2. *矫治方法* 包括感觉统合疗法、行为疗法、正负强化、游戏疗法、社会技能训练和理解规则训练及结构化教育训练等。后者包括:①手眼协调训练,如划消实验、触觉辨认训练、电脑操作训练、手语训练、视动训练、书法训练、运动等;②视觉分析训练,如半视野速示训练、Neker 立方图辨认、点状图定位训练、结构图辨别训练、重叠结构辨认、方向辨认训练、物体体积面积判断训练等;③结构化训练,如感知觉训练与检测、视觉理解训练、电脑训练、书写训练、意义理解训练、正确发音训练、注意力(自控)训练等。所有方法均有相应的理论及操作规程。

3. *药物治疗* 目前尚无特殊治疗药物。通常给予促进脑功能、增智类药物,包括吡拉西坦(脑复康)、吡硫醇(脑复新)、氨酪酸等口服治疗。伴注意缺陷和多动的儿童可按 0.3~0.5mg/(kg·d)口服哌甲酯(又名利他林),一般早餐后口服 10mg/d,症状重者午后上课前再追加 5mg。三环类抗抑郁药作为二线用药对多动、焦虑、冲动、人际交往不良以及遗尿等症状具有疗效,丙米嗪每日 12.5~25mg/d,睡前服,或阿米替林 10~20mg,睡前服。伴有情绪障碍、人际紧张、冲动和攻击行为者则可给予小剂量卡马西平或其他类抗精神病药物治疗。亦有报道称服用大剂量维生素以及补充铁、锌等微量元素，但疗效究竟如何尚无定论。应加强防止儿童铅中毒和避免食用含添加剂、色素以及防腐剂类食品。

（静 进 邹小兵）

第四节 注意缺陷多动障碍

（一）概述

注意缺陷多动障碍（attention deficiency hyperactivity disorder，ADHD）又称儿童多动症，是儿童期最常见的行为障碍。以与年龄不相应的注意缺陷、多动冲动为主要特征，起病于7岁以前，症状可持续存在至青春期或成年期。常伴有学习困难、人际关系差、自我评价低下，共患其他精神障碍，影响学业成就及职业功能。

几乎在所有国家和文化背景中均有ADHD发生。患病率因选择人群、诊断标准、评定方法的不同而有所差异。国外报道1%～20%，但多数报道为3%～5%。我国报道学龄儿童ADHD的患病率为1.3%～13.4%。七项大型研究的荟萃分析患病率为4.31%～5.83%。男女患病比约为(6～9)∶1，成年期的患病率为2%～4%。

（二）病因及发病机制

注意缺陷多动障碍的病因及发病机制至今尚未明了，目前研究显示注意缺陷多动障碍是与多种因素相关的具有一定生物学基础的行为障碍。

1. *生物学因素* 遗传研究显示注意缺陷多动障碍具有家族聚集性，ADHD患儿的一级亲属患有ADHD的比例远远高于正常对照组，双生子研究发现同卵双生子的同病风险率是79%，异卵双生子为32%，明显高于其他儿童。分子遗传学研究发现ADHD与多个基因位点相关。神经生化研究提示去甲肾上腺素（NE）、多巴胺（DA）和5-羟色胺（5-HT）两种神经递质在多动障碍的发生中也起着重要作用。神经影像学研究发现ADHD患者右侧大脑功能减退。并有大量研究提示ADHD患者存在大脑前额叶功能减退，表现为执行功能障碍。执行功能指工作记忆、语音内在化、情绪控制、动机控制等，ADHD症状与此相关。另外，尽管患儿智能基本正常或接近正常，但流行病学研究仍显示存在某种程度的发育延迟，如运动协调能力或言语表达能力的落后。母孕期吸烟、酗酒及儿童铅暴露是ADHD的危险因素。孕期及围生期异常、婴儿期脑损伤也可引起神经发育异常，增加ADHD的患病风险。

2. *社会心理因素* 社会环境和家庭因素也是诱发和促使注意缺陷多动障碍发生发展的重要因素。家庭关系严重不和睦、教育方式简单粗暴、过度保护与缺乏温暖及父母文化、经济水平低下是ADHD的危险因素。学习压力大、老师教育方式不当、社会的不良风气也可影响ADHD的发生与发展。

（三）临床表现

1. *注意缺陷* 是多动障碍的核心症状之一，主要表现为主动注意的缺陷，被动注意可以正常或强化。在需要集中注意的环境和任务中，注意保持时间达不到患儿年龄和智能相应的水平，易受环境的干扰而分散。听课时容易走神、开小差；做作业时不能全神贯注，边做边玩，拖拖拉拉。易出现粗心所致的错误，经常丢三落四，丢失学习或生活用品。

2. *活动过多* 是多动障碍的另一核心症状，表现为在需要相对安静的环境中，活动量和活动内容比预期的明显增多，过分不安宁和（或）小动作多，不能静坐，在座位上扭来扭去，东张西望，摇桌转椅，话多、喧闹。行为冲动、唐突、不顾及后果。喜欢危险的游戏，经常恶作剧。

3. *冲动性* 表现为对信息处理缺乏延迟反应，容易激惹冲动，行为冒失，不怕危险，不顾后果。易抢嘴插话，容易与人发生冲突，经反复教育也不会汲取教训。

另外，注意缺陷多动障碍多数伴有学习困难，表现为学习成绩低下。这些患儿因同时存在的认知功能缺陷，如视觉空间感知发育障碍，左右分辨不能，写字左右颠倒，“部”写成“陪”，读书把“b”读成“d”，早期即可表现为学习困难。另有些患儿刚入小学时学习成绩尚无明显影响，随着学习任务的加重，逐渐出现成绩低下。学习成绩往往与患儿的智能应有水平不相符合。有25%～50%的ADHD患者存在睡眠障碍。

如果没有得到及时治疗，注意缺陷多动障碍常可出现自我评价低、情绪不稳定、易怒、焦虑障碍，并伴有对立违抗，甚至品行障碍。伴侣关系和亲子关系不良，影响社会适应性。

注意缺陷多动障碍无特异性实验室辅助检查异常发现，部分患儿存在脑电图表现异常，并无特异性诊断价值，与病因、治疗反应及预后无明显关系。

（四）诊断

诊断主要依据详细的病史采集和心理行为评估，评估的方法包括直接观察和检查性交谈、评定量表及神经心理测验。除观察儿童的行为表现外，还需观察家庭亲子关系和互动方式。检查性交谈宜分别从患儿和家长处获得信息，有条件时尚需获得老师报告的信息，而使信息更全面可靠。常用的神经心理测验和行为评定量表如下。

1. *智力测验* 韦克斯勒智力测验最为常用。注意缺陷多动障碍患儿的智力多在正常水平或处于边缘智力水平（总智商在70～89）。部分患儿表现为言语智商和操作智商的发展不平衡，以操作智商优于言语智商为多。

2. *注意力测验* 常用划销试验、持续操作测验（CPT）、威斯康辛图片分类测验、Stroop测验等。但注意测验结果并不能作为诊断的直接依据，研究表明儿童在测验过程中的行为表现比测验结果与诊断的相关性更强。

3. *行为评定量表* 应用较多的评定量表有Conners儿童行为量表，Achenbach儿童行为量表。前者又依据评定人不同分为3种：Conners父母用症状问卷（PSQ），Conners教师用评定量表（TRS）和可共用的Conners简明症状问卷（ASQ）。Achenbach儿童行为量表由父母填写，适用于4～16岁儿童，可了解儿童多动及其他多种行为问题。

ADHD的诊断要点包括：①起病于7岁以前，症状持续存在超过6个月；②主要表现为注意缺陷和（或）活动过度，必须出现在学校、家庭等1个以上场合；③学习困难，品行问题可以存在，但不是诊断之必需条件；④排除症状是由情绪障碍、精神发育迟滞、儿童精神分裂症等其他障碍所致。

（五）鉴别诊断

1. *正常活泼儿童* 好动是儿童的天性，正常活泼儿童的好动与年龄发育水平、兴趣爱好和环境相符合，在需要安静的时候可以安静下来。注意缺陷多动障碍儿童从活动量上较正常儿童显著增多，且不分场合，行为具有冲动性，不计后果。

2. *品行障碍* 表现为违反与年龄相应的社会规范和道德准则的行为，行为带有明显的破坏性和反社会性，如打架、说谎、偷盗、逃学、纵火、欺诈、破坏和攻击行为。单纯的注意缺陷多动障碍患儿的多动往往无明显破坏或攻击动机，但两者常常合并存在。对于品行障碍单纯兴奋药治疗无效。

3. *情绪障碍* 注意力不集中和活动过多都可以作为焦虑或抑郁的一部分而存在，焦虑或抑郁时的坐立不安、易激惹、易分心，经认真细致的精神科检查可发现情绪障碍的体验，起病时间也往往较晚。

4. *学校技能发育障碍* 主要表现为学习的基本技能获得障碍，在学习的初级阶段即在听、说、读、写、算中的一个方面或几个方面存在困难，难以完成最基本的学习任务。智力正常。在不涉及受损功能的活动中不存在困难，注意正常。

5. *精神发育迟滞* 有部分轻、中度精神发育的迟滞患儿表现为上课注意力不集中、学习成绩不佳。智能测验可作鉴别。

6. *精神分裂症* 儿童精神分裂症早期也可出现注意力涣散、坐立不安、烦躁，但一般起病年龄在学龄期或更晚，深入的精神检查就会发现精神分裂症的特征性症状，各种幻觉、情感淡漠、行动怪异、妄想等，精神兴奋药无效或可以加剧病情。

7. *睡眠呼吸暂停综合征* 此症患儿白天可表现为注意力集中时间短，易分心，易与注意缺陷多动障碍儿童混淆，但详细询问儿童睡眠情况时可发现儿童存在睡眠中打鼾、呼吸暂停，多导睡眠监测仪可明确诊断。

注意缺陷多动障碍患者常存在共病，包括上述品行障碍、学习技能发育障碍、情绪障碍、睡眠障碍以及抽动障碍等，在同时满足多项诊断时，应作出共病诊断。

（六）治疗

主要采取综合治疗，包括药物治疗、父母培训、心理治疗、学校教育。

1. *药物治疗* 常用中枢神经兴奋药和盐酸托莫西丁。目前我国临床常用的中枢神经兴奋药有哌甲酯速释片和哌甲酯控释片（专注达），一般用于6岁以上患儿，6岁以下和有癫痫者慎用。药物剂量分别为哌甲酯速释片5～40mg/d[0.3～1.0mg/(kg·d)]，分2～3次顿服；哌甲酯控释片18～54mg/d，早餐后1次吞服。用药宜从小剂量开始，根据疗效和不良反应调整用药剂量。

盐酸托莫西丁可用于6岁以上患者，有效剂量为0.8～1.2mg/(kg·d)，早餐后1次吞服。用药宜从10mg/d开始，根据需要7d调整1次剂量，直至目标剂量。

常见的药物不良反应有食欲减退、睡眠影响、腹痛、心率加快、嗜睡等；长期使用可对体重、身高有一定的影响。

影响药物治疗的最大问题在于治疗依从性，国内有研究报道不满 50%的患者接受药物治疗，而其中只有约 1/3 患者服药至少 1 年，且均为间歇性用药。患者停药的主要原因是担心药物不良反应，但因发生不良反应而停药的情况十分少见。

2. 父母培训　对于 ADHD 的治疗至关重要。主要包括对注意缺陷多动障碍的正确认识，帮助父母正确关注儿童的行为，制定切实可行的行为目标，采用有效的管理策略，促进积极的亲子沟通，以提高治疗依从性。

3. 心理治疗　以认知行为治疗效果较好，对症状明显的儿童不推荐单纯的心理治疗。在进行治疗以前，要确定好治疗的靶症状，1 次不宜解决多个问题，在实施的过程中，综合采用阳性强化、自我指导等行为技术，结合认知治疗技术，逐步以适应良好行为取代症状行为。治疗目标的确定宜选择对患儿危害最明显、最急于解决的问题或最容易解决的问题着手，并根据治疗情况适时改变治疗目标。

4. 学校教育　老师对 ADHD 的正确理解和恰当的教育方式有利于改善患儿症状，增强自信和自尊，提高学习成绩。

（高鸿云）

第五节　抽动障碍

（一）概述

抽动障碍（tic disorder，TD）是学龄期儿童和青少年常见的运动性障碍，其主要表现形式为单一部位或多部位的反复发作的、不随意的、快速、重复刻板的肌肉运动或发声。抽动为突然发生，部分患者可有短暂前驱感觉，没有规律性。中国精神障碍分类与诊断标准第 3 版（CCMD-3）将抽动障碍分为短暂性抽动障碍、慢性运动或发声抽动障碍、Tourette 综合征（TS）。

国内对抽动障碍的流行病学研究仅限于局部地区的个别报道，多以学龄儿童为主，由于所用诊断标准和调查方法的不同，显示 TS 的患病率为 0.04%～0.43%，TD 的患病率为 1.04%～16.39%。国外研究示 6～17 岁学龄儿童青少年中的 TD 患病率为 4%～19%。短暂性抽动障碍发生率 5%～24%，慢性抽动障碍为 1%～2%，TS 为 0.5%～4%。男童多见。严重的抽动障碍患者人际关系、学习功能和情绪状态均受到明显损害。部分严重患者可造成社交退缩、放弃学业。但儿童期的抽动症状轻重对预后无预见性。不论症状轻重，大多数患者在成年早期或青春期晚期都会有明显的改善，1/3 可痊愈，但青春期起病者，即使是轻症患者，其抽动症状也会延续至成年人。

（二）病因与发病机制

抽动障碍的病因与下列多种因素有关。

1. 遗传因素　家系研究显示抽动障碍的一级亲属中，慢性抽动障碍和 TS 的相对风险均高于普通人群，且与常染色体遗传有关。

2. 神经生化改变　研究发现部分 TS 患者中枢多巴胺代谢水平及多巴胺转运体水平增高，其他神经递质如 5-羟色胺（5-HT）、去甲肾上腺素、氨酪酸和乙酰胆碱等也与抽动障碍的发生有关。阿片肽对于运动控制可能有重要影响，脑啡肽、内啡肽和强啡肽与以上所提及的中枢神经递质存在密切关系，阿片肽的改变可能导致 TD。另外，催乳素、性激素、环磷腺苷也可能与 TD 的发病有关。

3. 神经影像学异常　背侧丘脑、基底核、浅扣带回、海马等结构的异常与抽动障碍的发病相关。MRI 研究发现，抽动障碍患者与正常对照基底核容积有差异，壳核偏大而苍白球偏小，且胼胝体的体积较正常对照偏小。

4. 自身免疫　A 族溶血性链球菌感染后的自身免疫反应也是抽动障碍的病因之一。近年链球菌感染相关性儿童自身免疫性神经精神障碍（PANDAS）逐渐引起关注。其可能的发病机制为具有遗传易感性的个体在 A 族溶血性链球菌感染后产生的抗链球菌抗体，通过分子模拟的途径与基底的细胞成分（尤其是尾状核和壳核）发生交叉免疫反应，产生强迫性障碍和（或）抽搐性运动障碍。患者在青春期前突然起病，之前往往有 A 族溶血性链球菌感染史，血浆内的抗神经元自身抗体水平增加，基底核呈增大或炎性改变。

美国儿童精神病学家 Swedo 等提出了 PANDAS 诊断标准：①确实存在强迫症和（或）抽动障碍，必须符合美国强迫症或抽动障碍诊断标准；②儿童期发作，症状常常发生在 6 岁以后至青春期；③症状严重程度呈发作性，症状突然出现或突然加重，发作间歇症状减轻或消失；④并与 A 族溶血性链球菌感染有时序上的联系，有相关证据证明疾病与感染有关，咽喉部细菌培养阳性和(或)抗链球菌抗体明显升高；⑤伴有神经系统异常，在症状加重期间，神经系统检查会有异常结果，也可见运动性多动、舞蹈样动作和抽动症状。

5. *环境应激* 环境应激，如创伤性事件、家庭不和、学业受挫、睡眠不足、过度疲劳等都可诱发抽动症状或使原有抽动症状加重。

6. *其他因素* 如围生期异常、躯体疾病等。

(三)临床表现

抽动主要表现为运动抽动和发声抽动。运动抽动的形式常见有眨眼、缩鼻、咧嘴、抬额、耸肩，也可表现为形态奇特的复合性抽动，如伸手、张口、吐口水、扭头、触摸性动作、收腹、弯腰、踢腿、身体旋转等。以面部抽动为多见，复杂抽动也一般从头部开始向四肢躯干发展。发声抽动多见反复清嗓子、喊叫或突然发出的单音，也可表现为重复说某些单词或短句。运动抽动较为常见，发声抽动很少单独存在。多数患者抽动发生前有某种不舒适感觉，抽动发作后感觉得到缓解。抽动症状一般能用意志克制一段时间，但不能长久。绝大多数患者在入睡后症状消失。病程呈波动性，时好时坏，应激事件可明显加重病情。在完成需要集中注意力的任务时，抽动可明显减少。抽动的表现形式也会出现变化。根据病程和抽动形式特点，分为短暂性抽动障碍、慢性运动或发声抽动障碍、Tourette 综合征。三者的临床特点见表 12-4。

共患障碍 TS 共患障碍较多见。最常见的共患障碍为 ADHD 和强迫性行为。40%～60%抽动障碍患者共病 ADHD，ADHD 症状常先于抽动障碍数年出现，这些儿童往往先诊断为 ADHD。50% Tourette 综合征患者有一定程度的强迫症状，但大多数症状较轻，不足以符合强迫症的诊断标准，故称这些强迫症状为强迫行为(OCB)。基因研究表明 OCB 可能是 TS 的一种变异形式，两者有基因上的同源性。共患障碍还有对立违抗行为、焦虑抑郁、睡眠障碍、学习障碍，以及偏头痛。大多数 TS 患儿智力正常，但在推理、判断和社会适应能力方面存在困难。

(四)诊断

抽动障碍无特异性的实验室诊断指标，诊断主要根据临床特征作出，CCMD-3 关于抽动障碍的诊断要点如下。

1. *短暂性抽动障碍* 运动或发声抽动不同时出现，常为眨眼、扮鬼脸等简单抽动；抽动天天发生，至少已持续 2 周，不超过 12 个月；18 岁前起病。

2. *慢性运动或发声抽动障碍* 多为短暂性抽动延续而来，病程持续至少 1 年，并在 1 年中没有持续 2 个月以上的缓解期。

3. *Tourette 综合征* 以进行性发展的多部位运动和发声抽动为特征，两者常同时出现；症状持续已 1 年以上，症状缓解期连续不超过 2 个月，18 岁前起病，日常生活和社会功能明显受损。

(五)鉴别诊断

所有诊断均应排除抗精神病药物所引起的急性运动障碍以及小舞蹈症、肝豆状核变性、癫痫性肌阵挛等脑器质性病变所引起的抽动。鉴别要点如下。

1. *小舞蹈症* 发病年龄相近，多与风湿感染有关。临床表现为舞蹈样运动异常，肌张力降低，无发声抽动。实验室检查抗“O”增高，血沉加快。抗风湿治疗有效，病程呈自限性。

2. *肝豆状核变性* 系常染色体隐性遗传的铜代谢障碍。表现为锥体外系症状、肝损害和其他精神症状，检查可见角膜 K-F 色素环，血清铜蓝蛋白降低等特征，详见相关章节。

3. *癫痫* 癫痫的失神发作有时可表现为类似抽动的症状，虽然可根据有无意识丧失加以鉴别，但对于意识丧失短暂的患者，鉴别仍较为困难，需行脑电图检测加以判断。

表 12-4 不同类型抽动障碍的临床特点

	短暂性抽动障碍	慢性运动或发声抽动障碍	Tourette 综合征
起病年龄	4～7 岁多见	学龄儿童多见	青春期前多见
发病形式	突然	由短暂抽动延续而来	逐渐起病
病程	2 周至数月，不满 1 年	1 年以上	1 年以上，慢性迁延
抽动形式	运动或发声抽动，不同时	运动或发声抽动，不同时	同时存在运动和发声抽动
严重程度	轻度	轻度	严重
伴发精神障碍	较少	较少	很多

4. *注意缺陷多动障碍*　主要表现为坐立不安，小动作多，但与抽动障碍不同的是多动障碍儿童的多动形式多样，运动有一定的指向性，不存在某组或某几组肌群的快速重复运动。中枢神经兴奋药常治疗有效，但对抽动治疗无效，甚至可能加重症状。

(六)治疗

1. *心理治疗*　心理治疗的目的在于消除患儿和家长对疾病的误解及焦虑，减少抽动的促发因素，改善患儿的生活质量。主要为一般支持性心理治疗。

(1)向患儿和家长，必要时也包括学校，解释抽动障碍的性质、基本临床特征和可能起因，避免家长和老师把患儿当作故意捣乱或借此吸引注意而批评，开放和支持性的家庭环境和学校环境有助于缓解患儿的内心压力，避免继发情绪障碍，从心理上消除患儿和家长的自卑自责。

(2)告知抽动障碍大多预后良好，消除家长和患儿的焦虑紧张情绪。同时告知症状具有波动的特点，对抽动加重不必过于紧张。

(3)教育家长和患儿在日常生活中要安排好作息时间和活动内容，避免容易引起症状加重的心理刺激因素，如高度兴奋、过度疲劳、睡眠不足、看电视或玩电子游戏时间过长、长时间剧烈运动。

(4)可采用行为治疗，包括阳性强化法、矫枉过正法、行为反向训练。阳性强化法即对抑制抽动的行为进行奖励。矫枉过正法即有意连续反复进行希望抑制的抽动，直至局部感觉疲劳，不能再发生抽动。行为反向训练即每当意识到抽动要发生时，就有意用另一种行为来取代抽动，以此避免抽动。

(5)对伴发的情绪障碍或社交障碍，可采用认知行为治疗、交际治疗和家庭治疗。

2. *药物治疗*　并不是所有抽动患者都需要药物治疗，一般轻症患者经过非药物治疗均能将症状控制到不影响患儿社会功能，没有药物治疗的必要。但对于症状严重，经非药物治疗效果不好的患者，应予药物治疗。

药物治疗的目标往往不局限于抽动症状本身。由于伴发强迫行为、多动症、焦虑症等精神障碍的机会较大，在选择药物治疗时应首先确立治疗靶症状。靶症状的选择主要依据症状对患儿社会功能损害的影响严重度。有时抽动症状本身并不影响儿童的社会功能，而共患的注意力缺陷或焦虑抑郁对功能影响更大，因此就必须首先进行共患病的治疗。控制抽动的常用药物为α受体激动药及非典型抗精神病药。用药应从小剂量开始，逐步加量，注意减轻不良反应。常用氟哌啶醇的起始剂量为每次0.25～0.5 mg，2/d，之后缓慢加量，每5～7天增加0.5 mg，直至症状消失75%或完全消失，最大量不多于6mg/d。其他常用的药物包括硫必利、利培酮、可乐定等。常见药物不良反应有嗜睡、头晕、口干、直立性低血压及锥体外系症状等。药物治疗在症状缓解后仍需持续治疗至少6个月至1年，严重者维持治疗时间需更长。

（高鸿云）

第六节　儿童睡眠障碍

(一)概述

睡眠是一种生理现象，是个体基本的生理需要。睡眠的时间和质量与健康有非常密切的关系，睡眠紊乱或不睡眠可产生一系列精神和躯体损害。睡眠结构、睡眠质量及睡眠后的复原程度是反映人脑正常节律性活动功能的重要指标之一。

睡眠障碍(sleep disorder)是一组常见且常伴有显著的精神、机体和社会活动障碍的疾病，WHO开展的研究表明，睡眠障碍在世界上是一个未得到充分重视和很好解决的公共卫生问题，全球约有27%的人受其困扰。2005年美国睡眠医学会发布的国际睡眠疾病分类第2版(ICSD-2)将睡眠疾病分为8类：①失眠；②睡眠相关呼吸障碍；③非呼吸相关的睡眠障碍所致白天过度嗜睡；④昼夜节律失调性睡眠障碍；⑤异态睡眠；⑥运动相关睡眠障碍；⑦独立的睡眠症状；⑧其他睡眠障碍(未作出特异诊断)。

多数儿童不会直接抱怨自己有睡眠问题。婴儿和学走路儿童睡眠问题都是由父母亲主诉的，主要抱怨儿童在父母亲的计划外睡觉。另一种情况是睡眠不足或不恰当睡眠的儿童经常有激惹、冲动等情绪症状，或注意力不集中，或活动过多等。有一点必须了解的是儿童没有睡眠不足的症状不等于没有睡眠不足的情况。有时据父母亲的观察，觉得孩子的疲劳或“嗜睡”反而不是孩子真正需要睡眠。儿童睡眠问题会对儿童的学习、行为、情绪产生不良的影响。所以儿童睡眠问题应得到重视和合理治疗。

(二)儿童睡眠生理

正常的生理睡眠，由非快速眼动（non-rapid eye movement，NREM）睡眠和快速眼动（rapid eye movement，REM）睡眠两种状态组成，NREM 睡眠根据睡眠脑电图的一系列变化，又分为 NREM Ⅰ～Ⅳ期睡眠，每一种状态由不同的神经生理、生化机制调节。

新生儿无明显的昼夜节律，通常睡眠 3～4h，醒觉 1～2h。以后由于受到外界环境的影响及生理、心理功能的逐步发育成熟，这些短的睡眠逐渐连成一体，成为夜间睡眠。通常 15 个月后幼儿白天睡觉次数减少到 2 次，3 岁时减少到每天 1 次，到 5～6 岁时大部分儿童都会放弃白天睡觉的习惯。到学龄期每天睡眠时间轻微但稳定的减少。一般地说，6～7 岁的儿童平均睡眠时间为 10h 左右，青少年（11～18 岁）每晚睡眠时间减到 8h。每个儿童所需要的总睡眠量和白天睡眠的形式个体差异很大。

(三)影响儿童睡眠的因素

1. 年龄。年龄愈小的儿童愈容易出现睡眠障碍，其原因可能与小儿神经功能不够完善及环境适应功能相对较差有关。这就表明，预防年长儿童睡眠障碍的发生更应该注重低龄儿童睡眠障碍的防治。

2. 外界因素，尤其是父母的教养行为。不良的睡眠习惯往往会破坏正常的睡眠节律，导致睡眠模式紊乱而出现睡眠障碍。有专家认为“儿童睡床情况、夜间睡前洗澡、夜间睡眠经常采用姿势”均是儿童发生睡眠障碍的影响因素，说明加强睡眠卫生教育，提高家长保健意识，培养儿童良好的睡眠习惯，对预防和减少儿童睡眠障碍的发生有着重要影响。

3. 儿童躯体状况，诸如感冒、过敏亦是儿童睡眠障碍发生的影响因素。有报道指出，呼吸道疾病对儿童睡眠影响突出，与睡眠呼吸障碍显著相关。因此，加强儿童躯体疾病的防治，对预防和减少儿童睡眠障碍的发生有着积极意义。

4. 儿童看护人变换也是儿童发生睡眠障碍的影响因素之一。经常变换儿童看护人员会导致儿童睡眠障碍发生率显著升高。由于经常变换儿童看护人，一方面儿童要频繁适应不同的睡眠环境，另一方面亲子间交流相对减少。这样，儿童容易产生内心矛盾及情绪障碍导致睡眠障碍。相对固定的看护人员有助于儿童良好的睡眠。

5. 母亲有睡眠障碍也会导致儿童睡眠障碍的发生。目前已有研究证明许多睡眠障碍的发生与遗传有关，如梦游、梦呓、遗尿、夜惊等。

(四)儿童常见睡眠障碍

1. 睡行症　睡行症（sleep walking disorder）指一种在睡眠过程中尚未清醒而起床在室内或户外行走，或做一些简单活动的睡眠和清醒的混合状态。常出现在睡眠的前 1/3 段的深睡期。醒后无记忆。本病以前称为梦游症，但现今的研究表明，症状系发生于从 NREM 睡眠后期醒转时，当时并没有做梦，因而改称为睡行症。睡行症在普通人群中的发病率为 1%～15%，儿童人群多见，首次发作多在 4～8 岁。2001 年上海市 1～6 岁儿童睡眠状况的流行病学研究发现睡行症的发生率为 1.93%。无明显的性别差异。部分患儿存在家族史。

(1)病因与发病机制

①药物：许多药物可导致或加剧睡行症的发生，由药物引起的睡行症称之为药源性睡行症。引起药源性睡行症的常见药物有镇静催眠药、抗精神病药物以及抗抑郁药等，如唑吡坦、水合氯醛、奥氮平、氟奋乃静、奋乃静、锂盐、阿米替林、文拉法辛等。药源性睡行症的发生由多因素所致，包括既往睡行症发作史，应用增加慢波睡眠的药物以及体内外刺激。药源性睡行症的发生机制尚不清楚，目前认为药源性睡行症可能是由于某些特殊药物作用于睡眠觉醒周期中起重要作用的神经递质所致，目前研究比较多的神经递质是氨酪酸（GABA）和 5-羟色胺（5-HT）。

②疾病：癫痫、阻塞性睡眠呼吸暂停综合征（有效治疗后）、周期性肢体运动障碍和其他严重干扰 NREM 睡眠的因素与睡行症的发作有关。其共同的机制可能与 NREM 睡眠（特别是 NREM 第 3、4 期深睡眠）增加有关。

③遗传：睡行症可呈家族性发作，患者的一级亲属患病率是普通人群的 10 倍。单卵双生子的同病率远高于异卵双生子。这说明遗传因素与睡行症的发生密切相关。

④其他：发热、过度疲劳、情绪紧张或疾病所致睡眠剥夺以及饮用含咖啡因饮料等因素，都可使睡行症的发生频率增加。

(2)临床表现：睡行症发生的睡眠时相是 NREM 睡眠，所以最常发生在夜间睡眠的前 1/3

时段或 NREM 睡眠增多的其他时间。睡行症主要的临床表现为睡眠中起床，漫无目的地行走，做一些简单刻板的动作，少数表现为较复杂的行为，如在睡眠中游戏、进食、玩玩具等。患者意识水平低，呈朦胧或中度浑沌状态。患者活动可自行停止，回到床上继续睡眠，醒后对发作经过毫无记忆。患者在发作时对环境只有简单的反应，可出现一些不恰当的行为，如在客厅、房间大小便。甚至行走到街上或跳出窗口的行为也并不少见。易发生磕碰、摔倒等意外伤害，并且可能会做出攻击行为或产生危害他人的严重后果。发作中意识混乱，不易被唤醒，被唤醒时有意识模糊或有情绪障碍。

(3)辅助检查

①多导睡眠图：多导睡眠图检查可显示睡行症开始于 NREM 睡眠第 3、4 期，最常见于夜间睡眠第 1 或第 2 个周期的 NREM 睡眠期结束时。患者发作起始前出现极高波幅慢波节律，肌电图波幅也突然增高。睡行症发作时则表现为睡眠波和觉醒波的混合。

②脑电图：一般未见癫痫性特征。如合并癫痫，可见癫痫性脑电图。

(4)诊断与鉴别诊断

①诊断依据有下述几点

a. 反复发作的睡眠中起床行走，一般持续数分钟至 30min。

b. 睡行时对外界缺乏反应，不易唤醒，清醒后无记忆。

c. 发作后自行回床或在地上继续睡眠。

d. 典型发作出现于夜间睡眠的前 1/3 时段。

e. 夜间多导睡眠图检查有特征性表现。

f. 无痴呆、癔症及器质性障碍的症状。

g. 睡行不是其他睡眠障碍引起的，如 REM 睡眠行为障碍或睡惊症。

②鉴别诊断

a. 癫痫发作：有时睡行症可与癫痫并存，应并列诊断。癫痫性发作的意识障碍程度比睡行症深，可以发生自伤和伤人。癫痫发作脑电图可以发现癫痫样放电。睡行症通常发生在初入睡的 2～3h，即夜晚睡眠的前 1/3 时段，一般每晚仅发作 1 次，而癫痫可发生于夜间任何时候，且多在刚睡或将醒时，可有多次发作。此外睡行症的自动症常比癫痫发作要复杂得多，而且不出现强直或阵挛发作。

b. 睡惊症：睡行症还可与睡惊症并存，也应并列诊断。有逃离恐怖性刺激企图的睡行症发作时症状与睡惊症相似，临床上需仔细鉴别。睡惊症常以尖叫起始，伴有强烈恐惧、焦虑和明显的自主神经症状。

c. REM 睡眠行为障碍：REM 睡眠行为障碍的自动症有时也难以与睡行症鉴别。REM 睡眠行为障碍的多导睡眠图可显示临床症状发生于 REM 睡眠期，而睡行症则发生于 NREM 睡眠期。

d. 夜间进食综合征：夜间进食综合征常伴有类似睡行症的进食和走动，但夜间进食综合征患者起床进食时意识清楚。

(5)治疗

①一般治疗措施：多数儿童睡行症的发生可能与过度疲劳、压力过大、过分担心、睡前不良刺激或睡眠时间不足等因素有关，增加患者的总睡眠时间、睡前轻松愉快与舒适的氛围、日常压力调适等可以减少睡行症的发生。在睡行症发作时，不要试图弄醒患者，尽可能引导患者上床睡眠或卧床即可。家长应做好相应的安全防范措施，从床上、房间内移走任何危险性的物品；锁好门窗，如果可能，卧室应该安排在底楼，用厚窗帘遮住玻璃窗，在卧室门上安装一个门铃或报警器。

②药物治疗：只是在发作频繁时考虑使用药物治疗。如果患者是药源性睡行症，应减少致睡行症可疑药物的剂量甚至停用，常可使发作减少或停止，也可尝试停止晚上睡前服用药物，改为早晨和中午口服也能使睡行症发作停止。还可使用能减少慢波睡眠的药物。苯二氮䓬类的氯硝西泮和地西泮均能减少 NREM 的第 3 期和第 4 期，能够有效抑制或治疗睡行症，其中氯硝西泮是文献报道最多、最为常用的治疗睡行症的药物，尤其适用于因病情需要不能停用致睡行症药物时。

对非药源性睡行症患者，必要时可使用药物治疗。常用苯二氮䓬类抗焦虑药及三环类抗抑郁药，如地西泮、氯米帕明等常规剂量睡前服。

③心理治疗：可采用松弛练习、自我催眠疗法等行为治疗方法。心理治疗在年轻患者中疗效较肯定，结合药物治疗则效果更佳。

2. 睡惊症　睡惊症(sleep terror disorder)是指一种常见于幼儿的睡眠障碍。主要表现为夜间睡眠中突然惊叫、哭喊，伴有惊恐表情和动作及自主神经兴奋症状。本病亦称为夜惊症(night terror disorder)。多见于儿童，发病的高峰年龄为 5～7 岁，可发生于任何年龄。患病率约为 3%，男性较女性多见。

(1)病因和发病机制：睡惊症具体病因和发病机制不明，可能与遗传、发育及心理因素有关。任何可能加深睡眠的因素均可诱发睡惊症的发作，如发热、睡眠剥夺和使用中枢神经系统抑制药等。睡眠时间不规律、过度疲劳、情绪紧张以及心理创伤等情况则可使发作变频。儿童睡惊症可能与发育因素有关，部分儿童可呈自限性病程，随着年龄增长而发作减少，青春期后渐趋停止。睡惊症的家族性发病现象较睡行症高，约50%的睡惊症患儿存在阳性家族史，一个家庭中可有几个睡惊症患者，发作尚可见于纯合子双胎。

睡惊症表现为一种觉醒障碍，系从NREM睡眠第3、4期中突然觉醒时发病，其发生机制可能与唤醒有关。许多唤醒因素可促使发作，如NREM睡眠第3、4期被迫唤醒、吵闹或开灯等环境刺激、胃收缩等内在刺激，提示唤醒可能是重要的诱发因素。睡惊症的觉醒过程异常迅速和强烈，提示状态改变的速度和程度也是重要因素。

(2)临床表现：睡惊症多出现在NREM睡眠3～4期，通常发生在上半夜刚入睡后1～2h，也可在入睡后15～30min时出现。患者夜间突然发生发作性的惊叫、骚动、坐起或下床，双目凝视，表情十分恐惧和焦急，对外界刺激没有反应。同时伴自主神经兴奋的症状，心率加快、呼吸急促、瞳孔扩大、出汗、皮肤潮红和肌张力增高等。少数患者可有幻觉。发作中不易叫醒，清醒后对发作无记忆。如果被强行唤醒，则出现意识模糊和定向障碍。每次发作持续1～10min，一般自行停止，可再入睡。也有患者发作持续数十分钟，发作时无法使之平静。睡惊症发作时可由于企图下床或挣扎等造成患者本人或他人受伤。

(3)辅助检查：多导睡眠图检查显示睡惊症一般发生于NREM睡眠第3、4期，最常见于夜间睡眠的前1/3阶段。需注意的是，睡惊症也可发生于NREM睡眠期的任何时候。患者发作时可见肌电图波幅突然增高，心电图示心动过速，呼吸气流和胸腹运动波形可见呼吸急促。肢体运动幅度大时多导睡眠图可受干扰而杂乱或出现伪差。一些患者也可出现不伴极度恐惧的从NREM睡眠中部分性觉醒，临床上需注意区别。

(4)诊断与鉴别诊断

①诊断需符合下列特征

a. 反复发作的在夜间睡眠中突然惊叫、哭喊伴惊恐表情及自主神经兴奋症状。

b. 多出现在夜间睡眠的前1/3阶段，每次持续1～10min。

c. 不易叫醒，醒后对发作无记忆。

d. 夜间多导睡眠图检查有特征性表现。

e. 排除其他疾病，如癫痫、痴呆、癔症及其他器质性障碍。

f. 症状不是其他睡眠障碍引起的，如REM睡眠行为障碍或睡行症。

②鉴别诊断(参见本节其他部分)

a. 梦魇。

b. 癫痫发作。

c. 睡行症。

d. 夜间惊恐发作。多见于女性。夜间惊恐发作表现为在入睡前或觉醒后突然出现惊恐不安，有大祸临头或濒临死亡的感觉，可伴心慌、气急、头晕、呼吸急促、血压升高、手足发凉等交感神经功能亢进症状，持续数分钟至数十分钟。发作时意识完全清楚，发作后能回忆发作过程。

e. REM睡眠行为障碍。

(5)治疗：儿童夜惊症多无其他精神障碍，在儿童发育成长后可自愈，一般不必特殊处理。发作频繁严重者可使用药物治疗。

①一般治疗：睡惊症患者应该避免过度疲劳、压力过大、过分担心、睡前不良刺激或睡眠时间不足等不良因素，增加患者的总睡眠时间、睡前轻松愉快与舒适的氛围、日常压力调适等有可能减少睡惊症的发生。另外，家属应做好安全措施，避免患者发作时出现危险或遭到伤害。

②药物治疗：苯二氮䓬类药物和三环类抗抑郁药对睡惊症有效。苯二氮䓬类的氯硝西泮、地西泮、氟西泮、阿普唑仑常被用来治疗睡惊症，能够有效控制症状。

③心理治疗：可采用松弛练习、自我催眠疗法等行为治疗方法。结合药物治疗则疗效更明显。

3. 梦魇(nightmare disorder)　是指以恐怖不安或焦虑为主要特征的梦境体验，患者在睡眠中被噩梦突然惊醒，事后对梦中的恐惧内容能清晰回忆的一种睡眠障碍。本病亦称为梦中焦虑发作(dream anxiety attack)。梦魇可发生于任何年龄，以3～6岁多见，50%始发于10岁以前，约2/3患者在20岁之前发病。儿童的发病率可高达15%。男女发病率无明显差异。

(1)病因与发病机制：精神因素可能与梦魇有关。受到精神刺激或经历了非同寻常的生活事件后，尤其是当生活事件带有恐怖色彩时，容易出现梦魇。儿童在睡前观看了惊险恐怖的电影、电视，阅读恐怖故事、书籍，听到各种恐怖故事、声音刺激，均可诱发梦魇。各种应激事件，特别是创伤性事件可增加梦魇的发生率，并加剧其严重程度。创伤后应激障碍患者的梦魇发生率为50%～70%。

特定的人格特征可能与梦魇发作有关。某些药物可导致或加剧梦魇的发生，如多巴胺受体激动药、胆碱酯酶抑制药、β受体阻滞药、某些抗精神病药物、苯二氮䓬类药物及REM睡眠抑制药的戒断等。

梦魇可发生睡眠-觉醒昼夜节律紊乱（倒班和时差反应等）。有时睡姿不当或躯体不适也会诱发梦魇，比如睡眠中胸部被手臂或被子压迫时，可在梦境中体会为房屋坍塌压身，不能透气而呻吟挣扎，出现梦魇。遗传因素在梦魇发病中起一定作用，高频率的终身性梦魇可追溯到家族史。

（2）临床表现：梦魇多发生于夜间睡眠时，通常发生于夜间睡眠的后1/3阶段，也可出现于午睡时。梦魇表现为一个长而复杂的噩梦，患者被强烈的梦境所笼罩，有时梦境与白天的活动或现实相混。伴自主神经症状、紧张、心悸、出汗、脸色苍白。患者从不同程度的焦虑状态中惊醒，很快恢复定向与警觉，能够清晰详细地回忆起强烈恐怖性的梦境。梦的内容常常涉及对生命与财产安全或自尊的威胁，可有妖魔鬼怪、毒蛇猛兽等离奇内容，而且越是接近梦的结尾，梦的内容越是离奇和恐怖，以至于患者惊恐万状、呻吟挣扎，但却想喊喊不出、想跑跑不动，直至惊醒。

梦魇频繁发作者可明显影响睡眠质量，日久可引起焦虑、抑郁及各种躯体不适症状。梦境体验以及后继的睡眠紊乱、精神与躯体障碍等，常使患者苦恼，社会功能受损。

（3）辅助检查：多导睡眠图检查显示梦魇发生时患者处于REM睡眠期，并突然醒觉。检查可见REM睡眠潜伏期较正常人有所缩短，REM睡眠密度和强度可增加。心电图可示心动过速，呼吸气流和胸腹运动波形可见呼吸急促，肌张力增高，但这些指标的增加均不像睡惊症那样显著。个别创伤后噩梦发作可发生于NREM睡眠期，特别是NREM 2期。

（4）诊断与鉴别诊断

①诊断需符合下列特征

a. 夜间睡眠或午睡中被噩梦惊醒，梦境内容恐怖，患者伴有强烈的恐怖、焦虑等痛苦体验。

b. 一旦从梦境中清醒，能迅速恢复定向，完全清醒，醒后能清晰回忆。

c. 通常发生于睡眠的后半段，发作后不易迅速再入睡。

d. 夜间多导睡眠图检查有特征性表现。

e. 排除其他疾病，如癫痫、痴呆、癔症及其他器质性障碍。

f. 鉴别其他睡眠障碍或共病的可能。

②鉴别诊断

a. 单纯噩梦。单纯噩梦也有惊恐体验，伴随心率加快、呼吸加深加快等，但是不伴有压迫感以及肢体欲动不能的体验，而且发生的强度和频率远低于梦魇。

b. 睡惊症。

c. REM睡眠行为障碍。临床上需鉴别REM睡眠行为障碍的恐惧性体验，特别是REM睡眠中发生激烈恐怖的暴力性行为时。REM睡眠行为障碍患者一般没有达到完全清醒，较少主诉害怕或惊恐，多导睡眠图可见特征性表现。

（5）治疗：一般不需特殊处理治疗。临床上需鉴别患者是否合并其他精神疾病，而进行进一步诊治。必要时可使用药物。

①病因治疗：应仔细查明病因，去除相关致病因素，积极治疗相关疾病。

②药物：一般不需要药物治疗。在合并其他精神疾病的情况下，可针对性地给予药物治疗。苯二氮䓬类药物和三环类抗抑郁药对梦魇有效。

③一般治疗措施：晚餐避免过饱，睡前不接触、观看恐怖刺激性图书资料、影像，注意睡眠姿势等，可减少梦魇的发作。日常压力调适、保证充足的睡眠等对梦魇的治疗也有帮助。此外，在卧室做好相应安全防护措施也很重要。

④心理治疗：认知心理治疗有助于完善梦魇患者的人格，提高承受能力，帮助患者（特别是创伤后应激障碍患者）理解创伤并接受现实。意向疗法通过对噩梦的重现、讨论和解释，可能会使症状改善或消失，可大大减少患者对梦魇的恐惧感。

（潘集阳　邹小兵）

第七节　神经性厌食与贪食

(一)概述

神经性厌食和贪食是严重影响患者身心健康的进食障碍。神经性厌食以过分追求明显低于正常标准的低体重而限制饮食,并伴有对自己体态和体重的错误认知为特征。患者即使明显消瘦,仍认为自己太胖,解释无效。神经性厌食多起病于青春期。青春发育前起病的患儿可出现性发育延迟或停滞,性发育成熟的女性患者可出现闭经,男性可出现性功能减退,并伴有营养不良及内分泌代谢异常。神经性贪食以反复发作的不可抑制的暴食行为为特征,患者常在暴食后因担心发胖而采取催吐、导泻等方法,常伴发于神经性厌食,并与神经性厌食有相同的发病年龄和流行特征。

神经性厌食的案例描述最早出现于中世纪的西方,1873 年 Sir William Gull 首次提出命名。自 20 世纪 50 年代开始,神经性厌食和贪食发病率逐渐上升。西方国家的流行病学调查显示,目前进食障碍的年发病率为 5～10/10 万,女性神经性厌食的患病率 0.5%～1.0%;而神经性贪食症在女性的终身患病率为 1.1%～4.2%。进食障碍在男童中不普遍,女性和男性的患病率之比为 6∶1～10∶1。我国尚无神经性厌食和贪食的全国流行病学资料,有关统计表明,进食障碍的患病率为 0.9%～4.98%,调查群体主要是大中学生。

(二)病因与发病机制

神经性厌食和神经性贪食的病因至今不明,目前研究发现可能与下列因素相关。

1. *生物学因素*　亲属中有进食障碍者患此病的概率比正常人群多 8 倍,双生子研究发现神经性厌食遗传率为 33%～84%,而神经性贪食在28%～83%。神经影像学研究发现神经性厌食患者在杏仁核和豆状核组胺能神经元 H1 受体结合电位显著高于正常女性。神经内分泌研究显示中枢神经系统 5-羟色胺(5-HT)功能可能在神经性厌食的发生发展中起重要作用,神经性厌食患者脑脊液中 5-HT代谢产物 5-羟吲哚乙酸水平增高,5-HT2A 受体的结合能力下降,提示中枢 5-HT 活性增高。

2. *社会心理学因素*　进食障碍患者往往表现为完美主义、低自尊,无效感、成熟恐惧、对他人不信任等人格特征。边缘型人格障碍和强迫与冲动型人格障碍是进食障碍患者中最常见的 2 种人格障碍,早期喂养困难的经历以及抑郁焦虑情绪也是神经性厌食的危险因素,Todd Jackson 等研究表明,目前同伴间的外表比较和关注脸部特征是中国人特有的进食障碍影响因素。家庭因素和社会文化因素也与进食障碍的发生密切相关。厌食症患者的家庭观念强调完美、避免伤害、情感克制、适当行为和对异议的容忍;而贪食患者的家庭易表现出可变性、激动情绪、矛盾和负性情感。“以瘦为美”的文化和同伴间的竞争和模仿也是进食障碍发生的影响因素。

(三)临床表现

神经性厌食起病隐匿。对“肥胖”的强烈恐惧和对形体的过分关注是神经性厌食的主要特征。但有时患者并不直接表达,否认减肥。患者为了追求苗条,有意限制进食量,少吃或不吃,回避和他人一起进食,并拒绝吃可能引起发胖的食物,如面包、米饭、肉类等。起病初,患者食欲正常,自己往往须克制食欲,并进行大运动量活动以消耗能量,甚至用呕吐、服用泻药等方法使体重减轻。一段时间后,患者体重明显下降,食欲丧失,但患者并不认为自己消瘦,反而觉得自己瘦得不够,这种现象称为体像障碍。患者通常拒绝治疗,并坚持上学和超量运动。患者常给自己定出一个明显低于正常的体重标准,解释劝说无效。

青春发育迟滞和闭经是神经性厌食患者的又一特征。青春发育前的患者出现生长停滞,第二性征发育延迟,女性乳房不发育,呈幼稚型及原发性闭经;男性生殖器呈幼稚状态。闭经是诊断神经性厌食的依据之一,部分患者闭经出现在体重明显下降前,成为患者就医的原因。

患者常伴有抑郁焦虑情绪和睡眠障碍,情绪不稳,易暴发。部分患者有强迫性行为,做事刻板,难以改变。患者由于消瘦、营养不良、水电解质紊乱,抵抗力下降,易出现感染、脏器功能衰竭等并发症,严重者可导致死亡。

30%～50% 的患者可出现周期性的贪食发作,常在发病后 10～18 个月内开始出现,患者贪食以后又惧怕自己发胖,而诱发呕吐。

体格检查:低血压,心率慢,体温低,面容憔悴,皮肤干燥、苍白,皮下脂肪少,骨瘦如柴,毛发变细软及下肢水肿,腹部凹陷,有些患者可出现肝、脾增大。

实验室检查：可出现低钾、低钙等水电解质紊乱，骨密度降低，生长激素、性激素和甲状腺功能减退，脑影像学检查可发现不同程度的脑萎缩。但这些改变多为可逆性，可随着体重增加而恢复正常。

神经性贪食的典型症状为发作性暴食。患者不可控制地反复出现发作性大量进食，在很短时间内摄入大量食物，直至出现难以忍受的腹胀。事后感到悔恨内疚，为了抵消暴食引起的体重增加，故常自行引吐，用手指挖喉咙引起呕吐，或服用泻药排出食物。长期引吐可出现胸前区烧灼感等反流性食管炎症状。

神经性贪食发作患者常伴有情绪不良，患者常将暴食作为缓解情绪的方法。患者在摄入大量食物之初，可感觉情绪好转，但接着出现的自责内疚又可以使情绪更加糟糕，表现为情绪不稳、易怒、烦躁、抑郁、焦虑。无论神经性厌食还是神经性贪食患者，其自杀风险要高于普通人群。

与神经性厌食不同，神经性贪食患者体重波动范围大，常在轻度的低于或高于正常体重之间波动；部分患者有闭经情况。在暴食时，患者自知有病，且意识到这种进食行为不正常，但无法加以控制，能主动就诊，治疗配合好。

体格检查无特异发现。实验室检查可发现水电解质紊乱、心律失常、胃肠道损害等。

（四）诊断

1. 神经性厌食的诊断要点

（1）体重显著下降，体质量保持在至少低于期望值 15%以上的水平，若以 Quetelet 体重指数计算为 17.5 或以下（Quetelet 体重指数＝体重千克数/[身高米数]^2）。

（2）体重减轻是自己造成的，包括拒食和下述一种或多种手段：自我引吐、导泻、服用药物如食欲抑制药和（或）利尿药。

（3）担心自己发胖，甚至明显消瘦仍认为自己太胖。患者强加给自己一个较低的体重限度。

（4）女性表现为闭经（至少持续 3 个月未来潮），男性表现为性欲减退和阳萎。

（5）如在青春期前起病，青春期发育会减慢甚至停滞。

2. 神经性贪食的诊断要点

（1）反复发作性暴食行为，在短时间迅速进食大量食物；发作时无法控制过度进食。

（2）为了防止体重增加，自我引吐，滥用泻药，间断禁食，或使用某种药物如食欲抑制药、利尿药。

（3）常有病理性怕胖。经常过分关注自己体形和体重。多有神经性厌食发作史。

（五）鉴别诊断

1. 神经性厌食

（1）躯体疾病：体重下降可出现在其他躯体疾病中，如恶性肿瘤、肠道疾病、糖尿病等代谢性疾病，鉴别要点在于躯体疾病患者愿意配合治疗，无体像障碍，没有因为怕胖而主动限制进食，详细的病史询问及实验室检查可以加以鉴别。

（2）其他精神障碍：神经性厌食常与抑郁焦虑障碍伴发，但单纯的情绪障碍患者以情绪症状为主要特征，没有对体重增加的过分担心而主动限制饮食的行为，可借此加以鉴别。可请精神心理科会诊，协助诊断。

2. 神经性贪食　需要鉴别的疾病包括神经系统器质性病变所致的暴食发作、上消化道病变、颞叶癫痫、精神分裂症。可根据相应的症状体征和实验室检查加以鉴别。

（六）治疗

神经性厌食的治疗至今仍十分困难，需要躯体和心理的综合治疗。治疗目标在于恢复体重，但往往患者拒绝治疗，不能配合。一般情况下，患者可采用门诊治疗，但对于严重营养不良、重要脏器功能损害、伴发严重感染或有自杀风险、行为过激的患者需要住院治疗。住院治疗的首要目的是挽救患者生命，纠正水电解质平衡紊乱，给予足够维持生命的能量。对营养极差，又有呕吐或坚决拒食者，可采用静脉补液或静脉营养，补充维生素以及其他必需元素，保护重要脏器功能，对症治疗。

体重的恢复应遵循循序渐进的原则，以每周体重增加 1.0～1.5kg 为宜。因此治疗过程中的体重监测是重要的方面。需与患者一起制定合适的饮食计划，以保证足够的热量和营养摄入。

心理治疗是神经性厌食的主要治疗方法。其关键在于取得患者的信任和配合。通过解释、宣教向患者及家长说明有关疾病的知识，鼓励和支持患者配合治疗。研究显示认知行为治疗、家庭治疗、小组治疗对治疗神经性厌食有效。

目前无特效的药物治疗，抗抑郁药对改善患者的情绪有益，但对体重恢复的作用尚无足够证据。第二代抗精神病药（特别是奥氮平、利培酮、喹硫平）对顽固抵抗体重增加、存在严重强迫思维或表现出妄想性否认的患者可能有用，但它们容易在患者中引起严重的不良反应，应用时须权衡利弊，严密监测。单纯的药物治疗不能明显增加患者的体重或改善患者的病理心理。

神经性贪食的治疗同样需要躯体和心理的综合治疗。药物治疗对控制暴食发作疗效较好，三环类抗抑郁药及选择性 5-羟色胺回收抑制药能明显减少暴食和呕吐次数，药物的剂量类似治疗抑郁症，持续使用 6 个月以上可以预防发作。

（七）预后

神经性厌食的预后不一。青少年期起病、早期进行干预、体重能完全恢复正常的患者预后较好。约 50％的患者在恢复体重的 1 年后出现复发。长期随访发现，尽管相当部分患者可以达到心身完全康复，但至少有 20％的患者仍持续符合神经性厌食的诊断标准，另外有更多的患者保留进食障碍的症状。有些患者可长期存在严重的精神障碍并伴有躯体并发症，4％ ～10％病例死亡。

Steinhausen 等人对 79 项有关神经性贪食的研究综述显示约 45％的患者完全康复，在随访的第 4～9 年间康复率最高。27％的患者有明显改善，接近 23％的患者呈慢性迁延病程，约 22.5％转换为其他进食障碍，出现其他的精神障碍也十分常见，总死亡率为 0.32％。国内尚无相关研究报道。

（高鸿云）

第八节　儿童躯体疾病与行为发育

患常见病、慢性病以及严重躯体疾病以及住院、检查、治疗和手术会对儿童行为和发育造成不同的影响，可能出现行为或心理的问题。正确理解和处理各种不同疾病对儿童发育行为的影响对儿童的健康有重要意义。各科医师应该对以下 4 个方面有充分的认识：①儿童的发育阶段与处理问题的能力；②儿童疾病的类型，急性轻症、重症濒危还是慢性疾病，此时儿童面临的压力不同；③家庭对儿童疾病及压力的反应；④医院工作人员对儿童面临压力的反应。了解上述情况将有助于医师们全面把握儿童病情的发展。需要记住的是：每一个儿童在这 4 个方面都可能是反应不同的。

一、儿童的发育阶段

各种患病的儿童都处于不同年龄和发育阶段，始终牢记这点对于我们理解和评价儿童对疾病、住院、手术及身体障碍的反应和行为有帮助。儿科医师需要复习或学习儿童发育和儿童发展心理学的知识。

一个 7 个月的患儿，由于缺乏认知能力，不具备理解疾病和住院的现实影响和远期问题能力；然而 7 个月的婴儿开始有辨别熟人和生人的能力，会因为接受预防针或其他注射出现正常的啼哭，并因此条件反射地见到穿白大褂的人就啼哭。这个年龄的婴儿的唯一朋友可能就是母亲，因而当一个婴儿需要住院时，应该安排母亲陪护，母亲的陪护可能是最优秀的护士护理也代替不了的；又例如一个 1 岁 7 个月的幼儿，因发热待查住院，在住院期间，往往容易表现激惹或啼哭不安，当医师接近他时，孩子会尖叫啼哭，住院前已经能控制排便现在也可能会尿床或便床，除了喝牛奶其他什么也不吃，孩子在住院开始时总是要用手拉住妈妈，以至妈妈要离开时还得费劲把手移开。一个女孩在母亲探视之后连续大哭 2h，妈妈因此决定在住院期间不予探视，妈妈说："探视使孩子变得更加情绪低落，更加难管。"然而在妈妈停止探视后，小女孩的激惹症状、便床及拒食症状更加严重。在这个阶段的幼儿，正处于个性化及自我意识开始形成阶段，已经能够开始脱离母亲的怀抱去探索世界，但却存在一定的分离焦虑。上述母亲的作法通常会导致幼儿出现强烈的分离焦虑，并且除非有身体上的严重不适或痛苦，分离焦虑可能会使幼儿忘却真正疾病的不适。这是医师应值得注意的问题。那位妈妈后来恢复了频繁的探视，并时常带来孩子喜爱的玩具，保证还会常来，使患儿产生期待并实现期待。同时护士们也不断想方设法解决孩子的问题，这个小女孩的情绪慢慢得到了控制。

很显然，年龄不同，在疾病及住院问题上，儿童出现的问题是大不相同的。与前述两个孩子相比，4 岁或 5 岁孩子的心理世界就不一样了。他的心理发展处于前运算阶段即直觉和单维的思维方式。在心理性欲方面处于由肛门期向恋母（父）情结期过渡阶段（phallic-oedipal phase）。当由于扁桃体摘除术而住院时，会产生分离焦虑和阉割恐惧。例如 1 个 5 岁患阑尾炎住院的男孩，在病房里表现得焦躁不安和精神崩溃。在心理咨询过程中，小男孩向医师说："在我睡着以后，我就会被切开。"同时他还讲述了他的一个梦，在梦里他的手指被割掉。在游戏中，他不断地用压舌板（假想手术刀）切割洋娃娃。一个同样年龄的女孩住院期间，总是有被伤害或肢体被切断的恐惧。很显然这些孩子需要父母及医护人员在克服恐惧和焦虑方面给予支持。

学龄儿童就不会有那么多的孩子气了，他们的思维是处于具体运算阶段或形式运算阶段。他们会充分运用自己的思维对现象进行解释。通常，这种解释越详细或越技术化对儿童愈好。他们会考虑将来，对于诸如截肢和癌症他们会有各不相同的反应。心理防御机制例如文饰作用被充分运用。但在严重的压力作用下，他们也可能出现心理倒退现象，变得像婴儿似的，寻求依靠、精神压抑。这些都会构成对医师和护士处理情绪问题能力的挑战。处理不当可能对少年病人产生远期的不良影响。

儿童对疾病机制的理解与其他认识的发展方式相似。幼儿、学龄前或低年级的儿童常将疾病的发生与品行不端或不遵守规则联系起来，有时候，他们相信“外面这么冷你不穿上衣会得病的”。同样的，病好了会被认为是遵守了规则或医师的嘱咐。再大点的，如在 8～11 岁的儿童当中，他们认为坏的细菌进入身体引起疾病，服药会将细菌驱除。直到 14 岁或更年长些，一般智力的孩子，开始认为是宿主的机制和外部事件相互作用导致生病，以及身体功能在影响疾病发展中起作用。

儿童年龄也与儿童处理问题能力有关，一个发育正常，调节能力好的孩子可以在疾病带来的压力下表现出适当的行为，他们会充分调动机体内部机制和借助外部的力量对付疾病所带来的压力；他们会在病房里和其他孩子，与护士交上朋友；乐于帮助医护人员完成病历或表格，扮演“医师”角色或成为同房其他患儿的榜样。相反，那些适应不良的儿童就很少动用心理应付机制，疾病的压力会加重其情绪的不平衡状态，这又进一步使孩子变得更加依赖和缺乏感召力。更加减少心理应付机制的应用。值得注意的是，忙忙碌碌的医师和护士们常常忽视这些缺乏感召力的病孩。

作为儿科医师，除了了解儿童的发育阶段及其应付能力外，还需了解患不同的疾病可能产生不同的压力。尤其需要从病情的缓急、是否造成可逆或不可逆伤害等方面去考虑。了解特定压力的性质是我们理解病儿对身体疾病反应的一个重要方面。漂亮少女的脸上突然长出了难看的红疹；手或足的骨折；车祸后的截肢；急性白血病；这些属于突发压力，其中前面两个是可逆的，而后两个却是不可逆的。此外，还有一些慢性疾病，诸如溃疡性结肠炎、哮喘（病情中可能会突然加重）经过治疗，有时能好转，也有可能不好转。

二、急性轻症疾病

在这里急性轻症主要指诸如儿童期一般呼吸道和胃肠道感染等轻型急性疾病，属于普通的、短暂的健康问题。这些疾病约占儿科医师接诊病人的 50％以上，通常被认为与儿童的发育和行为无关或关系不大，然而许多有经验的儿科医师相信，这些普通的经历与儿童发育行为是存在密切关系的，一方面儿科疾病可能对儿童发育行为带来危险，但是通过熟练处理这些事件同样可以促进儿童进步和精神健康的。

（一）急性轻症疾病儿童面临的压力与行为

患急性轻病的患儿承受着疾病本身及治疗带来的不适、情感反应及对疾病的幻想（如无辜、害怕、生气、伤心和冷淡），失去了在学校及其他家庭外的正常社会接触、活动受限制（如卧床休息和限制饮食）、感觉减弱和改变、与父母的关系变化（父母对他们更加纵容或更加敌对）。许多临床医师都知道轻病对儿童行为的影响，各种可能的行为反应包括依赖、退缩、易怒、难控制、自卑等。但很少有人对这些行为反应进行深入研究，它们的影响因素和后果仍知之甚少。当然孩子的气质会影响儿童对疾病的感受和反应，一个气质高敏感高反应强度的儿童与另外一个低敏感和低反应强度儿童在患同样的肠炎腹痛时主观表现会有很大的区别，而这个区别可能会影响医师的判断，也会影响疾病的临床表现和演变，这是近年来有较多研究证实的。

轻病及其处理不当还可以导致慢性行为问题，尽管这也许占儿童慢性行为问题的小部分，许多有经验的儿科医师都能想起一些突出的例子，如某个孩子被父母多年来几乎当成半个残疾对待，只是因为医师曾经在一次检查后指出孩子存在一个功能性杂音。很显然这位医师没有评估过这个信息对孩子和父母的影响。诸如此类的例子还包括心肌酶谱的轻微短暂升高、某一次脑电图的轻度异常等。

（二）如何减少压力与行为问题

1. *合理治疗*　医师在急性轻症疾病的治疗中最常犯的错误是过度诊断和过度治疗。国内外都存在这样的问题，我国目前情况可能特别严重。例如，用抗生素治疗病毒性上呼吸道感染；发现功能性心脏杂音后做繁琐复杂的心脏检查；功能性腹痛按照严格的程序进行全套的消化神经系统检查和治疗；短暂的心肌酶谱异常严格按照心肌炎治疗，给予多于实际需要的关注。医师们显然在这个方向上走入歧途，其原因可能是多方面的。医师追求医疗安全导致的过度谨慎；医师缺乏足够的经验或培训；医师或医院追求不恰当利益；医师面对来自父母的焦虑和压力。

不必要操作、检查和过度治疗可以带来直接的伤害，也可能间接地影响儿童行为和家长的心理，可能使孩子以及家长觉得病情要比实际的严重，也可能促使儿童以及家长对医师和治疗过分依赖。

2. *正确处理患儿与医师的关系* 在儿童常见疾病中医患关系往往存在着3种现象。第一，最常见的现象就是在传统医学模式中最突出的问题，重视疾病忽视患儿。儿科医师或者由于自身对儿童行为方面知识的欠缺，或者以一种医患关系中的主导者自居，或者由于过于忙碌和职业的冷漠而对儿童欠缺同情，对患儿的情感需要表现得淡漠和忽视。这一状况再加上疾病本身使得孩子承受比所需要的更多的惊恐和压力。第二，在面对诸如自己的孩子或同事、朋友的孩子时，医师又可能对孩子的情绪过于关注，感情上过分亲近，从而影响专业的判断、正确的诊断和治疗。第三，医师可能会因为种种原因欺骗儿童或有意地轻视他们的顾虑，必然使孩子的疾病体验更加痛苦。

3. *妥善处理家长与医师的关系* 医师-父母关系两种常见的错误是过度支配和过度服从。医师在治疗常见病的过程中或对父母情感反应认识不足，或过于忙碌，往往扮演过分支配的角色，试图主导治疗过程的每一个细节，这会疏忽父母的情绪和获得信息的需要、抑制了父母的自信、减少父母发挥聪明才智的余地，从而忽视了父母可能发挥的对处理病情的帮助。被忽视的父母变得困惑和无助，有可能会到别的地方求助。同样，有时由于种种原因我们又会对家长的意愿过度顺从，例如由于病毒感染导致的上呼吸道感染发热2d不退，家长要求抗生素治疗，医师多数会平静而乐意地做出妥协，这就是对父母的意愿过于顺从而导致医师做出不正确的决策，虽然取悦父母是一个合理的目标，但不是任意的，有些决策是由医学的科学性决定的。此时必要的科学医疗知识的传播显得十分必要。无论是用哪种错误方式对待父母，都将给疾病的治疗和儿童的行为带来不良影响。

我们应该在儿童疾病过程中关注儿童的行为，使得儿童在疾病中获得成长。这意味着医师要将儿童的不适感、精神上的创伤和治疗的限制在最低水平以减轻生病的压力；意味着医师们要通过聆听孩子的顾虑和对其顾虑作出诚实的、支持性的反应来促使孩子尽快适应。通过对疾病的认识，在家长、医师的帮助下儿童获得了忍受不适、克服困难的能力，孩子能在克服个人不适感的同时获得自信，这是非常有意义的。

（三）儿童在患病中成长

儿童期患病对儿童社会能力和健康个性发展的过程也可以是有帮助的，事实上由于每个孩子都是要患病的，因此患病过程和经验几乎是孩子社会能力和健康个性发展所必需的，社会能力和健康的个性反过来又为儿童提供对付疾病的能力。轻病重复发生的经历会给孩子提供大量的机会来开阔他们自己、关爱他们的人的知识面，可以加深他们之间的关系。积极的结果包括社会能力和自信心的加强。

在处理儿童常见疾病时，我们的目标是将这些疾病对发育行为的影响保持在最小程度。应该考虑以下几个重要问题：疾病、孩子、父母。各人的需要是怎样没有得到满足，为什么会这样，会有什么样的结果，如何避免这些问题复杂化。即使接受最好的培训，许多有同情心的医师仍偶尔在这些问题上做出错误的判断。

三、住院治疗、外科手术和医疗操作

儿童常常因为更加严重的疾病需要住院、接受内科治疗或外科手术。医师应意识到这些对孩子的影响和孩子所面临的压力。孩子们会有很多机会减轻压力同时可能得到积极的体验，医师也应该知晓这些体验对医师自己的影响。

在我国的不同地区和不同级别的医院，住院患儿的种类有所不同。多数情况下，孩子因为严重疾病、慢性躯体疾病或外伤而住院。患急性病的儿童通常在门诊就医，许多外科手术在日间外科门诊执行，出现这些变化的原因很大程度上是因为住院费用的提高。

各级儿童医院或医院儿科现在已经越来越注意到医院儿童病房的结构、设计、管理规定等方面必须适应儿童的心理特点，从而为孩子及其父母提供了一个良好的住院环境，并从根本上改变过去儿童住院的体验，为儿童和家长提供必要的文献书籍,开展适合儿童的健康教育活动。可以考虑为即将住院或手术的孩子提供参观和准备方案,监护室和病房应该更合理地进行设计,并为儿童提供玩要游戏的场地,或为儿童提供游戏、生活和学习安排。父母或其他家人的陪伴对儿童患者是必需的,同时应该鼓励兄弟姐妹或朋友探访。这样的安排目的就是在治疗疾病的同时减少住院、治疗、手术带来的压力和行为问题。

(一)压力的来源

住院往往使得儿童感到混乱和不知所措,即使是那些经常住院的儿童。儿童在这个陌生和令人恐惧的环境中总是感到焦虑和不安(表12-5)。他们离开了熟悉的环境和习惯了的日常生活,例如父母的照顾、兄弟姐妹间的相互照应、学校生活、与朋友的社交和体育运动,这往往与正常儿童欲维持自立和自控的努力发生冲突。此外,多数孩子因为疾病而仓促住院,这种冲突就更加明显。而对于因为患慢性疾病经常住院的儿童,他们对医院生活和惯例的良好适应都是以牺牲正常的社会和情感发展为代价的。

在住院期间,孩子们将面对医院生硬的管理规定,陌生的医师、护士,还会遇到其他患有各种疾病的儿童。在这个环境中即使是最本能的活动如吃饭、睡觉都与平日的模式不同,都要受到别人的控制。他们要认识各种各样医疗技术装置以及伴着这些装置发出的闪灯和报警笛声。他们会在住院后接受一些检查操作,这些操作是陌生的,常伴有不适或疼痛,几乎所有孩子都要接受穿刺,身体受到管束,要改变饮食,活动受到限制,甚至要被隔离。

除了对环境感到困惑,孩子们常很难理解到底发生了什么事。他们到底哪里有毛病?为什么要住院？为什么要做那些引起疼痛的操作？为什么父母要强迫自己接受那些痛苦的穿刺操作？很多时候,孩子们觉得他们控制不了时间怎么度过？与谁度过？以及发生了什么事情？在那种情况下,儿童相信是其他有力量的人(通常是大人)在决定着他们的一切,包括健康和存在,他们对自己的行动和愿望不起作用感到很无助。同时患儿还要体验疾病本身的疼痛和不适。幼儿显然无法理解这些创伤性体验的各种原因;低龄学龄期儿童会以为他们的患病和需要住院是因为犯了错误的惩罚,例如因为他们不听妈妈的话或违反学校纪律的报应。随着孩子长大,他们关于疾病原因的想法变得复杂,直到青春期才明白疾病和健康的复杂机制。他们对疾病和治疗的有限理解会使得患儿产生复杂的、歪曲的、古怪的想法,这些会影响疾病的发展。医护人员有必要尽可能多地了解或预知孩子们对自己的疾病和治疗的想法,但事实上我们在这方面做得远远不够,为了减少不必要的异常反应和异常行为,医护人员与孩子们一起讨论他们对疾病的认识和理解,特别是发现孩子们心中那些扭曲的理念和错误的想法是非常有益的。

表12-5　与住院有关的焦虑的来源

与父母、兄弟姐妹及朋友分离
遇到陌生的大人和儿童
日常习惯被打破
不熟悉的食物、床、衣服和规则
学校功课被中断
检查操作带来的疼痛和恐惧
缺乏这方面的经验
失控、被迫的依赖、内疚、羞愧
害怕身体缺损、死亡
隐私权的丧失

(二)住院儿童的行为问题

较常见的问题是情绪障碍。情绪障碍的征兆最常出现在6个月至6岁的儿童,且随着住院时间和次数的增加显得更明显。近期住过院的儿童,父母和老师常反映他们出现因为分离、恐惧、退步有关的行为障碍(表12-6)。在这个时期有行为问题的儿童当中,曾住院两次或以上及住院时间长的要比只住一次院和住院时间很短的要多。Davenport等发现在医院逗留少于48h者2周后情绪无明显影响。一些研究表明出院后调整适应的程度与住院期间允许探访孩子的人数有直接关系(因此也与住院期间孩子被隔离的时间长短有关)。有研究者对住院治疗与门诊治疗作了比较,发现住院患儿比门诊患儿更多地出现各方面的心理困扰。

孩子先前患病和住院的经验会影响他们对住

表12-6　住院后常见的行为症候群

倒退(吮拇指,尿床,婴儿般呓语)	睡眠不安
	大便失禁
饮食失调	攻击行为
依赖增强	害怕医师和护士
学校恐惧症	抑郁
注意力减低	学习成绩低下

院和医疗操作的反应。了解孩子新近的体验或记忆以帮助他们将新近的体验和其他体验分开是有益的。孩子的理解力和气质类型也有助于他们应对住院期间面临的压力和惊吓。父母若能事先知道孩子对新环境、疼痛、恐怖的操作、分离的常见反应是有好处的。医院可以考虑提供书籍和录像带指导父母如何支持他们的孩子。

父母对孩子疾病的态度和父母自身对住院和疾病的体验都会深深地影响孩子对住院的反应和应对能力。如果父母对疾病或创伤及住院有明显的焦虑，那么通过学习特殊的压力处理技能（如放松技术）会有所帮助。这些技能对孩子们同样有益。大量的研究肯定，可以通过教导父母利用这些技能来帮助孩子应对疼痛性的操作。给父母机会以了解他们孩子的情况是重要的，让父母向孩子的主诊医师表达他们的顾虑及担心。可以以孩子的病房为基地，开展支持性的小组活动，活动包括的主题可以是：怎样处理终末期疾病，内疚的产生原因以及对策，经济上的困扰，住院陪伴与家庭、工作关系的调整，孩子及家庭其他成员身体和情感的变化与调整等。

（三）如何减轻住院、手术对儿童行为发展的不良影响

影响孩子住院积极和消极行为的可变因素见表 12-7。

一个孩子和家庭从住院中体验和学习到什么受到医院程序（如表 12-8 中列举的）及其医护人员的明显影响。

大量研究证实，系统地为住院及外科手术做准备，不但能够减轻孩子们在住院期间及出院后的精神压力，而且可以获得心理的成长。经过准备的孩子比未经准备的孩子能在操作时更加合作，减少麻醉诱导时的抗拒，减慢心率和降低血压，在复苏的时候无须太多的药物处理，外科手术后禁食时间更短和更早开始流质饮食。

表 12-7　影响儿童住院行为的因素

孩子的年龄和发育
首次住院还是多次住院
分离时间的长短
住院及操作程序之前的知识和准备
孩子的气质、个性和处理事情的风格
疾病和损伤类型
家人对疾病和损伤的反应
家庭的凝聚力和相互影响
操作/外科手术种类
疼痛或不适的程度
医院环境
医院员工的一致性

表 12-8　减轻住院压力的方法

提前准备
有关疾病和医院的电视节目、学校和社区节目
入院前的参观
为所有计划好的操作和住院治疗做系统准备
控制住院的次数和时间
有可能的话，门诊做操作、评估和治疗
让父母参与操作程序、住院和时间的选择，医院和顾问的选择
住院期间
新生儿母婴同室，让其他人自由探访
儿童生活节目（消遣和治疗的游戏）
限制护士和其他负责护理的人数
孩子选择衣服、食物和活动
最大限度的活动性
疼痛控制
保持与父母、孩子双方的沟通
操作程序
限制数量
孩子方面的准备
孩子来选择何时、何地、与谁
限制等待时间
父母陪伴和支持孩子
医院的结构
方便母婴同室
游戏的地方
等候的地方要在手术室和复苏室附近
给父母私人的房间
欢快的、儿童化的装修格调
单人或双人房

住院的次数应减至最少，并尽可能限制住院的时间。卫生专业人员应鼓励通过电视、学校进行关于健康、疾病和医院的教育，鼓励孩子到医院参观，并与正在住院或近期住过院的其他孩子及他们的家人会面。需要手术的孩子都应该参与为他们准备的关于外科手术计划、诊断操作（住院或门诊）和留院治疗的节目。父母应参与所有护理患儿或执行门诊操作的计划。

医护人员能直接控制的因素是医院环境的性质，外科手术和其他操作的执行方式。儿科医院应该有受过“儿童生活”专门训练的职员，参与决定对孩子进行操作的方式和时间表，整体参与住院、手术和操作的准备。每家儿科医院都应有游戏室供娱乐，开展合适的活动来帮助孩子们有效地应对他们的疾病、创伤、医疗护理和住院。面向各年龄阶段儿童的学校节目应该加入题材广泛的儿童生活节目，以便从其他孩子生病和住院的经历中吸取经验，像从学校课程中吸收经验一样。心理学家、社会工作者和精神病学家加入健康护理队伍是有帮助的。

委派专职护士，目的是将护理孩子的人数减至最少。鼓励父母尽可能与孩子待在一起，开放探访时间，使朋友、老师及兄弟姊妹能经常探视。儿科医院应该以这样的方式建造：孩子们可以一个人待着，又可以和家人、好朋友一起，以及与同伴成组活动。这意味着病房里放一到两张床并留些地方给父母会比一间大房更合人意。父母作为健康护理队伍的成员，应鼓励他们参与决策和护理。

操作程序，即使是抽血、静脉输液、X 线摄像等小操作，也应加以限制，除非是治疗必需的。应该诚实地和恰当地告知孩子这些操作，操作的进行可能的话可以由孩子选择时间、地点以及什么人在场。保持孩子的能动性和自主性、控制疼痛和不适的程度，是保护其安全和健康的重要途径。

在医院内对孩子进行专业的护理，应向孩子和他们的父母解释所患疾病的机制、护理计划及治疗的预期结果。护理人员应促使和鼓励孩子在住院期间及出院后对必要的操作或治疗尽可能作最大的克制。父母作为孩子在医院内和出院后的主要护理执行者，是一个要求极高的角色，医院的工作人员给予他们支持是非常重要的，他们应鼓励父母和年长儿加入对策小组。专门为父母和孩子写的关于外科手术、住院、操作的文章越来越多，可把这些介绍给父母。

（四）儿童住院与成长

孩子与家人有时能通过住院而成长起来。疾病和住院给父母和兄弟姐妹照顾和培养孩子的机会。这些体验使孩子们有机会增加对疾病及其护理的认识，更多地参与自我照顾，与医护人员、父母及其他儿童就疾病进行更多的沟通。住院可以让父母和孩子扩展社交网络，与有着相同医学关注的其他父母和儿童会面，也为父母学习更多关于他们孩子疾病的知识，获得信息和技能提供了机会，增强了他们观察自己孩子的能力，增强了他们能照顾好孩子的信心。

住院也为医护人员提供了机会，使得他们可以建立和加强与孩子的协作关系、观察患儿与其他儿童、家庭成员、照顾者的玩耍和相互影响。住院使他们观察到家庭的力量和家庭不断出现的需要，孩子疾病的模式，对医疗措施的反应，孩子对疼痛的反应。儿科医师和其他医护人员也可利用儿童住院的机会进行沟通和磋商，开展疾病治疗及护理知识的继续教育，创建更合理的医疗护理模式，还可以鼓励孩子和父母更多地参与疾病的治疗，从而改善将来医嘱的依从性。

四、儿童躯体疾病与家庭及医务人员

（一）家庭

父母承受的压力有两种：一是由疾病本身及治疗引起的（更多的责任和开支，对工作的影响，睡眠和休息减少）。二是一些外部因素使父母对疾病的反应更复杂，如在孩子出现身体或行为异常前已经存在的个人问题，如失业和婚姻不和谐。在这些压力下，父母可能表现为惊恐和焦虑、生气、内疚、疲劳、压抑和误解。他们可能自觉地或不自觉地控制这些情绪并有效地调整以满足他们孩子的需要。但是也可能表现为不适当的情绪反应，如过分的焦虑、对于疾病及其治疗的误解、对损伤过分敏感，或不能做出恰当的行为对待疾病，从而在治疗期间不能有效地配合医师，不遵从治疗计划等。

给予患儿父母支持的最好方法是了解他们的需要和期望，帮助他们对付疾病和对待患儿，尽可能提高他们对疾病的理解，这个过程包括倾听父母的顾虑，向父母提供有用的信息，帮助他们尽可能运用自己的见解和才智。必要时需要给家长信心，不必一味地反对那些效果不大但无甚害处的家庭治疗方法。假如父母的恐惧心理与实际情形不成比例，就必须探讨背后的原因，例如父母自身的个性特征以及其他家庭和社会经济状况。

在遭遇急性压力时，正常父母和正常儿童之间的相互影响是非常自然地进行的，以至于难以觉察。儿童的发展遇到挫折并没有置家庭于不平衡状态之中，因为他们心理稳定的父母能给予孩子充分的支持，满足孩子的需求。父母与孩子在情感和反应方面是相互交流和开诚布公的，他们可以互相告知对方的需求并互相支持。然而我们也必须懂得和预计到：面对急性疾病或住院的孩子，大多数的正常父母都会在这一点或那一点表现出焦虑心情，他们可能退缩、易激怒、依赖、易惊或压抑等，总

之，父母们将会和平时不一样。

一个棘手的问题是儿童的疾病变成了父母神经症的催化剂，有一个 25 岁的母亲，当 3 岁女儿因高热惊厥住院时，这位母亲表现得极不平衡。这位母亲有一个患癫痫的智力严重落后的兄弟，为了照顾他，她花费了自己的少女和青春时光，后来兄弟因癫痫持续状态死亡。她并没有意识到自己对兄弟的死所产生的解脱及继发的罪恶感。但当女儿住院时，她表现出连自己也难以理解的神秘恐惧和被惩罚的感觉，她害怕自己会失去理智，常梦见女儿及自己死去。她令人烦恼地缠住护士及医师，不断提出相同的问题，反复要求医师护士保证女儿无事，以至于医护人员都竭力避开她。

孩子患慢性病时，家庭的反应又不一样，患哮喘，糖尿病及癫痫及发育迟缓的儿童与父母之间的正常依赖—被依赖关系的轴线会发生改变。的确，父母亲对儿童的过度保护曾一度被认为是儿童许多心身障碍的一个特异病因。但有一个研究，通过比较过度保护父母与患慢性病儿童的父母却引出一个问题，那就是过度保护到底是病因还是结果？目前的观点是：过度保护是父母对患慢性疾病儿童的一种正常反应，而医师的指导对于阻止过度及有害的过度保护可能是有帮助的。

家庭对于孩子患严重的疾病的反应通常经历以下过程：①震惊（不能表达感受、沟通或分享感受）；②不相信（否认、渴望思考）；③伤心和愤怒（咒骂行为、失控、不适当的批评、抑郁、无助、退缩行为）；④稳定时期（除去神秘因素，用知识控制行为，适应日复一日的程序）；⑤成熟并接受（情感上的调整，个人感情的发展和成长）。不同的阶段不是相互排斥的，危机会造成挫折，不同的家庭成员各有特色地在不同时间经历不同的阶段。慢性状况的开始变化广泛，有些是先天的，有些是经过长时间才出现及做出诊断的。同样的，家庭的调整也是多样的，反映了以家庭的应对风格和策略为根据的连串反应。

有恢复力的家庭有效地应用家庭内外的才智去防止失败及促进对慢性状况的适应。慢性状况孩子的父母必须监控孩子的健康、检查器材、施行用药、提供物理疗法、运送活动能力受损的孩子。所有这些任务超越了正常的父母该做的，所以，父母经常诉说有疲劳、抑郁和与社会分离的感觉。额外的照顾重担特别影响家庭凝聚力，而且孩子有慢性健康状况的家庭较少机会参加社会的、消遣的、及文化的活动。虽然要应对照顾重担的家庭就各种机会、社会关系、职业选择、个人成长等方面付出了很大的代价，但因为孩子的慢性疾病而出现明显的家庭失和或家庭分解是不常见的。研究发现，孩子有慢性状况的父母精神健康问题的发生率增加，抑郁的发生率尤其高。而单亲、社会分离、酒精问题或家庭失和等问题却没有显著增加。相比之下，关于冷静人群的研究表明，家庭中更多的夫妻失和、失调的家庭模式和明显的精神不安，可能反映了这些人群的选择偏倚。以孩子患慢性关节炎的家庭为例，母亲比父亲体验了更多的抑郁情绪，但都报道随着时间的推移，有了较大的支配感。抑郁的情绪与孩子较严重的功能障碍和心理问题及缺乏家庭支持有关。父母的情绪和气质看来都可预测孩子随着时间调整。

得到很好支持、有自信的父母可能更好地应付疾病和孩子，能减少医师那些不必要的重复说明，以更大的自信面对孩子疾病背后的其他情况。

（二）医护人员

医护人员也同样有情绪和情感。一个冷酷的人体器官修理工与一个可以充分获得病人信任的热情的医护人员之间的区别主要在于能否认识到自己的感情和运用自己的感情。为了叙述方便，我们把医师的情感反应分为 3 类：①选择性的情感反应；②移情；③反移情。作为人类，我们都有选择性地对某些情况产生反应的特性。喜爱教育和哺养孩子的医护人员在面对一个需要帮助的患儿及其父母时，其反应显得非常自如。而我们中的另一些人却更喜欢具有很强独立性的病人或父母，这些父母与上面那些要求医师详细解释，做出种种保证的父母相比，与医护人员接触的要求很少，常常独自盘算着。还有一些医护人员就像是战士，往往从与病人及家长的争论、回答问题及挑战中获得最大的快感，当然也有完全相反的。情感配合是很重要的，作为医护人员，我们应该学会适应病人，而不是让病人或家长来适应我们。

有时，一些特别的情况或疾病会唤起医护人员强烈的情感反应，例如一个总是带有挑衅性的病人（他们有时会破坏医护人员的一切治疗努力），或是一个拒绝进食的神经性呕吐少女往往会使医护人员感到沮丧和愤怒。另外一种不同的情景是，一个患脑肿瘤的 2 岁漂亮小姑娘，或是一个 5 岁的白血病儿童，医护人员会乐意地接受作为治愈者的地位，但作为一个正在死亡孩子的照顾者却深感不安。医护人员对这些悲剧场面的情感体验是复杂和痛苦的——不能治愈疾病的罪恶感，对自己无能的愤恨，也可能是感到解脱“病的并不是我或我的孩子”。这些都是正常的情感反应。医护人员的感情投入也许是患儿及家长所需要的，但我们却是很容易就将此忘却的。繁忙的工作常常是我们避免面对死亡患儿家长的托辞。

一个人与另一个人建立情感配合关系的非常重要的方面涉及移情过程，所谓移情即是理解别人是怎么想的，将我们自己置于别人的位置上来思考问题。通过努力和训练可以培养移情能力，这样我们能够对更多的患儿及家长产生移情。移情的反面是反移情(Countertransference)所谓反移情是医师对病人的一种无意识的，非理性的情感，这种情感并不是医师对病人的真实情感，而是代表着医师对自己过去某个重要人物的一种情感。例如有一个父亲对自己 11 岁的患儿显得特别爱发号施令，主诊医师看到这种现象显得十分的愤怒——过分的愤怒，原来这位医师的母亲也曾经是一个极喜发号施令的人，这位医师年幼时也是饱受其苦。这个例子说明医师在处理医患之间的感情问题时，有必要先内省一下自己的心理无意识反应并接受相应的心理治疗。我们越是对自己的过去及对过去的情感反应知道得多，就越是能够理解我们在对于当前情况反应中所存在的过去影响。

在孩子患严重疾病、接受痛苦和操作程序时，临床医师面对那些不知所措、困惑、痛苦的孩子对各级医护人员来说是一种挑战，医护人员必须了解疾病、死亡和疼痛性操作可能带来的感受和体验，以便更有效地为孩子们提供支持。医护人员在为孩子做出重要医疗决策时与父母通力合作是有益处的。临床医师要参与孩子们和他们的父母活动。专业人员之间在工作分配、医疗决策、沟通以及责任承担方面的冲突会严重削弱对孩子的照顾。

总而言之，有几点是我们这些与病儿及其家庭打交道的儿科医护人员应该记住的。第一，所有的正在体验灾难性疾病的儿童及其家长需要得到敏锐、热情和有能力的医护人员的帮助。第二，牢记儿童的发展阶段，应付问题的能力，疾病的性质和特异的父母亲反应可以使我们给予患儿及家长更多的帮助。例如，父母亲对焦虑的正常防御反应：从医师那儿得到信息获得解释是理智的行为，确实，父母亲对腰椎穿刺知识的了解并不能改善疾病本身，但它能够减少恐惧和焦虑，帮助控制情绪。给一个胸腹二至三度烧伤的 9 岁男孩进行贴邮票式的皮肤移植的外科医师在术前对患儿进行充分的解释，帮助儿童克服术中的疼痛，其结果是手术的时间较之通常所用的时间大为缩短，并且使儿童产生了自豪感和控制能力。这与另一个烧伤孩子在术中由 4 个人抓住手脚、孩子大声尖叫相比形成强烈的反差。花一定的时间和病儿及家长交谈会有丰富的回报。只有获得足够的信息我们才能逐步地了解患儿及家长的目前状况，并继而成为一个具有真正同情心和对病儿有帮助的医师。

（邹小兵　曾晓璐）

■参考文献

[1] Johnson CP, Walker WO, Palomo-Gonzlez SA, et al. Mental Retardation: Diagnosis, Management, and FamilySupport. Curr Probl Pediatr Adolesc Health Care 2006, 36: 126-165.

[2] Michael Shevell, Global Developmental Delay and Mental Retardation or Intellectual Disability: Conceptualization, Evaluation, and Etiology. Pediatr Clin N Am 2008, 55: 1071-1084.

[3] 张建娜，王贺茹，宋文红. 注意缺陷多动障碍儿童药物治疗观察和停药原因分析.《中国儿童保健杂志》，2008，16(4):462-464.

[4] 郑毅. 儿童注意缺陷多动障碍防治指南. 北京：北京大学出版社，2007.

[5] 崔永华，郑毅，仲崇丽. 抽动障碍流行病学研究进展. 中国心理卫生杂志 2008，22(7):505-507.

[6] 邹丽萍. A 族链球菌感染与 PANDAS. 临床儿科杂志，2006，24(6): 463-465.

[7] Attia E, Walsh BT. Anorexia Nervosa. American Journal of Psychiatry. 2007, 164(12): 1805-1810.

[8] 苏小路，余小鸣. 进食障碍的流行现状、影响因素和预防措施. 国外医学卫生学分册，2008，35(40):240-244.

[9] Steinhausen HC, Weber S. The Outcome of Bulimia Nervosa: Findings From One-Quarter Century of Research. Am J Psychiatry 2009, 166: 1331-1341.

[10] 梁雪梅，郭兰婷，刘可智. 成都市区 1 486名女性大、中学生进食障碍的现况调查. 中华流行病学杂志，2008，29(4):321-324.

[11] 陶国泰. 儿童少年精神医学. 南京：江苏科学技术出版社，1999:217-228.

[12] 邹小兵，静进. 发育和行为儿科学. 北京：人民卫生出版社，2005:179-289.

[13] 刘智胜，静进. 儿童心理行为障碍. 北京：人民卫生出版社，2007:76-108.

[14] Carey WB. Understanding your child's temperament. 1st ed. New York: Macmillan, Inc., 1997: 119-137.

[15] Carey, W. B. and Crocker, AC. Coleman WL, et al. (eds), Developmental

Behavioral Pediatrics. W. B. Saunders Co, Philadelphia, 2009: 325-372.

[16] American Academy of Sleep Medicine. International classification of sleep disorders, 2nd edition, pocket version: Diagnostic and coding manual. Westchester, Illinois: American Academy of Sleep Medicine, 2006: 1-114.

[17] Kogan MD, Blumberg SJ, Schieve LA, et al. The prevalence of parent-reported diagnosis of autism spectrum disorder among children in the United States, Pediatrics. 2009, 124 (5): 1395-403.

[18] Coplan J. Counseling Parents Regarding Prognosis in Autistic Spectrum Disorder. Pediatrics 2000, 105: 65-67.

[19] Batshaw ML. Children with disabilities. 4th ed. Baltimore: Paul H. Brookes Publishing Co, 1997: 425-447.

第 13 章

风湿性疾病

第一节 概 述

风湿性疾病是指一大类以侵犯关节及全身结缔组织系统为主的疾病。它包括的疾病有 200 多种，涉及所有骨关节和肌肉及其他结缔组织的（疼痛性）疾病。它是一门与多专业有关的边缘学科，涉及内科、儿科、骨科、皮肤、五官、神经、中医以及病理、生理、生化、代谢、免疫和遗传等许多临床和基础学科。现代风湿病学的概念远远超出了传统的风湿病范畴，狭义的风湿性疾病概括了自身免疫性疾病、结缔组织病、自身炎症性疾病等范畴。广义的风湿病包括代谢、遗传、内分泌及感染等多种疾病。

现代含义的风湿性疾病是泛指影响骨、软骨、关节及其周围软组织、肌肉、滑囊、肌腱、筋膜等的一组疾病，其发病原因可以是由于感染性（如莱姆病）、免疫性（如幼年特发性关节炎、系统性红斑狼疮）、内分泌性（肢端肥大、甲状旁腺功能亢进症）、代谢性（如痛风等结晶性关节炎）、遗传性（如黏多糖贮积症、先天性软骨发育不全）、肿瘤性（如骨瘤、多发性骨髓瘤）、退化性（如骨性关节炎）以及地理环境（如大骨节病）等因素所引起。

儿童风湿病的分类

1. *炎症性风湿性疾病*（inflammatory rheumatic diseases）

（1）关节炎症性病变

①幼年特发性关节炎：包括 全身型 JIA，少关节型 JIA，多关节型 JIA（类风湿因子阴性），多关节型 JIA（类风湿因子阳性），银屑病性关节炎，与附着点炎相关的关节炎及未分化关节炎等。

②与感染因素相关的关节炎：感染性关节炎，如细菌性、螺旋体引起（莱姆病）、病毒性等。

③反应性关节炎：如急性风湿热、肠道感染后、泌尿生殖系感染后等。

（2）弥漫性结缔组织病：①儿童系统性红斑狼疮；②新生儿狼疮综合征；③抗磷脂综合征；④幼年皮肌炎；⑤硬皮病；⑥干燥综合征；⑦混合性结缔组织病。

（3）系统性血管炎：①多动脉炎。结节性多动脉炎、川崎病、显微镜下多血管炎等；②白细胞破碎性血管炎（过敏性紫癜、过敏性血管炎等）；③肉芽肿性血管炎（变态反应性肉芽肿、韦格纳肉芽肿等）；④巨细胞动脉炎（大动脉炎、颞动脉炎）；⑤白塞综合征。

（4）自身炎症性疾病。

（5）与免疫缺陷相关的关节炎和结缔组织病：①补体成分缺陷；②抗体缺陷综合征；③细胞介导免疫缺陷。

2. *非炎症性病症*（noninflammatory disorders）

（1）良性关节过度活动综合征（benign hypermobility syndrome）。

（2）痛扩散综合征和相关的病症。

（3）生长痛。

（4）原发性纤维肌痛综合征。

（5）反射性交感神经营养不良。

（6）急性一过性骨质疏松症。

（7）红斑性肢痛症。

本章就主要儿童风湿性疾病进行介绍，较少见的风湿性疾病在此暂不叙述。

（李彩凤）

第二节 风 湿 热

(一)概念

风湿热是A组β溶血性链球菌感染后的免疫性炎性疾病，是全身性结缔组织的非化脓性炎症性疾病，主要侵犯心脏和关节，其他器官如脑、皮肤、浆膜、血管等均可受累，但以心脏损害最为严重且多见。

风湿热是发展中国家后天获得性心脏病的重要病因之一，也是常见的危害学龄儿童生命和健康的主要疾病之一。

(二)流行病学

由于就医条件的显著改善、抗生素的广泛使用和A族β溶血性链球菌的流行菌株由致风湿热型向非致风湿热型菌株的变异，近40年来风湿热的发病率明显下降。风湿热在发达国家较罕见，但在发展中国家仍然较常见，年发病率高达282/10万。

本病学龄儿童多见，3岁以下罕见，发病无明显性别差异。本病高发季节为1～6月份，4、5月份最为突出。A族溶血性链球菌上呼吸道感染流行与风湿热发病密切相关，感染流行后风湿热的发病率增高。居住条件拥挤，社会经济情况差者发病较多。

(三)病因与发病机制

本病病因与发病机制目前尚未完全阐明，一般认为其发病与A族β溶血性链球菌致病的抗原性、易感组织器官的特性和宿主易感性这3个因素的相互作用有关。其根据为：在发病前1～3周常有溶血性链球菌感染如咽峡炎、扁桃体炎或猩红热的历史。大多数风湿热患者的咽培养有A族β溶血性链球菌生长或血清中抗链球菌抗体显著升高，如抗链球菌溶血素O(ASO)等。因此，目前大都认为风湿热的发病是由于链球菌感染引起的免疫反应。

A族链球菌细胞壁上有一层蛋白质，由M、T、R 3种蛋白质组成，其中以M蛋白最为重要，既能阻碍吞噬作用，又有细胞分型的基础，称为“交叉反应蛋白”。此外，链球菌细胞壁的多糖成分内的“C物质”也是一种特异抗原。由于人体心肌细胞与链球菌细胞壁的抗原相似，在链球菌感染后产生的特异抗体，不仅作用于链球菌本身，也作用于心脏瓣膜，从而引起瓣膜病变。心脏瓣膜的黏多糖成分随年龄而变异，故青少年与成年人的瓣膜病变发病率不同。以上交叉反应还见于骨骼肌、血管壁的平滑肌及尾状核。链球菌感染后，机体产生抗链球菌抗体，一方面可清除链球菌起保护作用，另一方面可与人体组织产生免疫交叉反应导致器官损害。链球菌抗原的分子模拟是风湿热发病的主要机制，链球菌抗原与抗链球菌抗体还可以形成循环免疫复合物在人体关节滑膜、心肌、心瓣膜等沉积，激活补体成分产生炎性病变。宿主的遗传易患性或免疫应答性改变在风湿热发病机制中起一定作用。

(四)病理学

主要病变发生在结缔组织胶原纤维，全身各器官均可受累，但以心脏、血管及浆膜等处的改变最为明显。风湿热基本的病理改变为风湿小体，即Aschoff小体，病变分为3期。

1. *渗出变性期* 表现为受累部位的渗出、变性和炎症，淋巴细胞和浆细胞浸润，纤维蛋白散在沉积于关节的滑膜、心包及胸膜。本期持续约1个月。

2. *增生期* 本期特点为Aschoff小体的形成，其广泛分布于肌肉及结缔组织，好发部位为心肌、心瓣膜、心外膜、关节处皮下组织和腱鞘，中心为肿胀坏死的胶原纤维，边缘为Aschoff细胞，其胞质丰富，呈嗜碱性，胞核为单核或多核，核仁明显，典型的Aschoff细胞为鹰眼样胞核。Aschoff小体是诊断风湿热的病理依据，并表示风湿热为活动期。本期持续3～4个月。

3. *硬化期* Aschoff小体中央变性和坏死物质被吸收，炎症细胞减少，纤维组织增生和瘢痕形成，心瓣膜增厚形成瘢痕。本期持续2～3个月。

此外，大脑皮质、小脑、基底核可见散在非特异性细胞变性。

(五)临床表现

在发病前1～3周可有咽炎、扁桃体炎、感冒等短期发热或猩红热的病史。症状轻重不一，亦可无症状，咽部症状一般常在4d左右消失，以后患儿无任何不适，1～3周后开始发病。发热和关节炎是最常见的主诉，关节炎常为急性起病，而心脏炎可呈隐匿性经过。

1. *一般表现* 患儿发热大多数为长期持续性低热，少数可见短期高热，热型常不规则，伴有精神不振、疲倦、食欲减退、面色苍白、多汗、鼻出血，有时可有腹痛。

2. *心脏炎*　占40％～50％，以心肌炎和心内膜炎多见，亦可发生全心炎，为小儿风湿热的最重要表现，轻者症状不明显，重者可导致心力衰竭，甚至死亡。

(1)心肌炎：心率增快，心音减弱，有时可闻及奔马律，心律失常可出现期前收缩，不同程度的房室传导阻滞，尤其是第一度房室传导阻滞最为多见。心电图可显示Q-T间期延长及T波异常。可有心脏轻度或明显扩大。

(2)心内膜炎：以二尖瓣受累最常见，主动脉瓣次之。心尖部可闻及二尖瓣关闭不全所引起的吹风样收缩期杂音，向腋下传导，以及二尖瓣相对狭窄所引起的舒张中期杂音；主动脉瓣关闭不全时胸骨左缘第3肋间可闻及叹气样舒张期杂音。

风湿热反复发作且病程较久者(6个月以上)，因炎性病变修复过程在瓣膜或腱索上产生瘢痕挛缩造成器质性瓣膜损害，成为非活动性慢性风湿性心瓣膜病阶段，即风湿性心脏病，其中以二尖瓣受损机会最多，主动脉瓣次之。

(3)心包炎：患儿有心前区疼痛，积液量少时心底部可听到心包摩擦音；积液量多时，心音遥远，有颈静脉怒张及肝、脾增大等心脏压塞征表现；心电图示低电压，广泛ST段抬高，以后ST段下降和T波平坦或倒置。胸部X线透视可见心影搏动减弱或消失，心影向两侧扩大，呈烧瓶形。超声心动图于左心室后壁与心包之间出现无回声区。

3. *关节炎*　见于50％～60％的患儿，为游走性多关节炎，以膝、踝、肘、腕等大关节为主，小关节偶可同时受累，局部肿胀、疼痛及触痛、皮温增高、活动受限。经治疗后关节炎可完全治愈，不留畸形。轻者仅有关节痛，常伴有发热及血沉增快。有典型关节炎者，多数不发生心脏炎及舞蹈病，而关节痛者常发生心脏炎，因此，关节痛在诊断上有重要意义。

4. *舞蹈病*　常在溶血性链球菌咽峡炎后1～6个月出现。多见于女孩，累及锥体外系，其特征为面部和四肢肌肉的不自主、无目的的快速运动，如伸舌、歪嘴、皱眉、挤眼、耸肩、缩颈、语言障碍、书写困难、微细动作不协调，在兴奋或注意力集中时加剧，入睡后即消失。舞蹈病是风湿热的主要表现之一，可单独存在或与其他风湿热症状同时并存，但通常不合并关节炎或心脏炎。舞蹈病单独存在时，一般不发热，血沉正常或稍快，抗链球菌溶血素O(ASO)大多数在正常范围内。其他有关辅助化验检查亦可无明显异常。病程平均3个月左右。

5. *皮肤症状*

(1)皮下小结：见于5％～10％的风湿热患儿，常伴发严重心脏炎，起病后数周才出现，经2～4周消失；小结呈圆形，质硬、无压痛、可活动、米粒至花生米大小，分布于肘、腕、膝、踝等关节伸侧，以及枕部、前额头皮、脊柱脊突处。皮下小结并非风湿热特有的症状，可见于类风湿关节炎及系统性红斑狼疮。

(2)环形红斑：见于2％～5％患儿，位于躯干及四肢近端屈侧，呈环形、半环形红斑，受热时明显，环内皮肤正常，边缘呈匐行性轻微隆起，直径2.5cm左右。呈一过性，或时隐时现呈迁延性，可持续数周。环形红斑一般在风湿热复发时出现，常伴有心脏炎。环形红斑可间歇出现，为风湿热的主征，但并非风湿热特有表现，可见于药疹及肾小球肾炎。

(六)辅助检查

1. *血常规*　患儿可有轻度贫血，白细胞增加及核左移现象。

2. *血沉、C反应蛋白*　血沉加快，但有心力衰竭时加快不明显。C反应蛋白呈阳性反应，且较血沉的加快出现早，但消失亦较慢，一般不受心力衰竭的影响。

3. *链球菌感染的证据*

(1)咽拭子培养：有时可培养出A族β溶血性链球菌，但有些风湿热病人，特别在抗生素药物治疗后，咽培养可呈阴性。

(2)免疫学检查：风湿热患儿下列检查之一项常呈阳性。①血清抗链球菌溶血素O(ASO)。在溶血性链球菌感染后2周左右，血清中出现ASO，以后逐渐升高，至4～6周达到高峰，8～10周逐渐恢复正常。风湿热患者75％～80％的有ASO阳性。20％病人ASO不升高，其中可能包括部分隐匿型心脏炎和舞蹈病患者。ASO下降较慢，在血沉正常后5～6个月仍可持续增高，抗风湿治疗可使其降低。②其他抗链球菌抗体。血清抗链激酶、抗链球菌DNA酶、抗DNA酶-B和抗透明脂酸酶等滴度增加。这些抗体在链球菌感染1周后升高，可维持数月。连续检查时，抗体滴度上升或下降有诊断价值，抗DNA酶-B维持阳性的时间最长，对舞蹈病及隐匿型心脏炎患者，有诊断价值。舞蹈病通常发生在链球菌感染2～6个月之后，故抗体滴度大多正常。

4. *血清蛋白电泳分析* 清蛋白减低，α_2及γ球蛋白增加，黏蛋白也可增加。风湿性心脏炎病人55%的抗心肌抗体阳性，无明显风湿热活动的慢性瓣膜病患者20%～30%阳性，链球菌感染后状态亦可呈阳性。

5. *血生化检查* 有心肌炎者血清谷草转氨酶、肌酸磷酸激酸及乳酸脱氨酸可以增高。

6. *心电图* 可见P-R间期延长、房室传导阻滞、ST-T变化、非阵发性结性心动过速、房室增大等。

7. *心脏彩超* 确诊有无心包积液和心内膜炎心脏瓣膜损害，并可判断房室肥大，左心室收缩和舒张功能。

8. *X线胸片* 肺纹理可增加，心影正常或增大。

(七)诊断

风湿热的诊断主要依靠综合临床表现。由于缺乏特殊诊断方法，目前需参照1992年修订的琼斯(Jones)风湿热诊断标准(表13-1)。

主要表现包括心脏炎、多发性关节炎、舞蹈病、皮下结节及环形红斑。心脏炎的诊断应具有以下4点之一：新出现有意义的杂音(如心尖部收缩全期杂音或舒张中期杂音)、心脏增大、心包炎、心力衰竭。次要表现包括发热，关节痛，急性时相反应物(ESR,CRP)增高，心电图P-R间期延长。前期链球菌感染证据有咽拭子培养或快速链球菌抗原试验阳性，或链球菌抗体效价升高。

主要表现较次要表现更有意义，两项主要表现的诊断标准较一项主要表现加两项次要表现可靠。尤其是多发性关节炎、发热、血沉增快，这些症状常见于幼年特发性关节炎、系统性红斑狼疮、化脓性关节炎及结核病等。实验室诊断主要针对有近期链球菌感染和全身炎性状态的病例，如两者缺一，则难下诊断。

表13-1 Jones诊断标准(1992年)

主要指标	次要指标
心脏炎	既往风湿热史
关节炎	关节痛
舞蹈病	发热
环形红斑	急性时相反应物升高
皮下小结	一度房室传导阻滞

诊断方法：2条主要指标或1条主要指标加2条次要指标，加近期A组链球菌感染的证据，如近期患猩红热或ASO或其他抗链球菌抗体滴度升高或咽培养A组溶血性链球菌阳性

此外，确定风湿热有无活动性也是诊断中很重要的一方面。以下3种情况提示风湿热活动的持续存在，即：①体温不正常，体重不增加，运动耐量不恢复；②心律不正常，易有变化，脉搏快；③血沉快，C反应蛋白不转阴性，抗链球菌抗体滴度不下降或白细胞未恢复正常。

世界卫生组织(WHO)提出3种特殊类别，诊断风湿热可不必具备两项主要表现或一项主要表现和两项次要表现；此外，下述A和B情况可不必具有近期链球菌感染证据。

A. 舞蹈病：是锥体外系受累的表现，特征为面部和四肢肌肉的不自主、无目的的快速运动，如伸舌、歪嘴、皱眉、挤眼、耸肩、缩颈、语言障碍、书写困难、微细动作不协调，在兴奋或注意力集中时加剧，入睡后即消失。舞蹈病是风湿热的主要表现之一，但需排除其他病因方可诊断。

B. 隐匿性心脏炎：无其他引起心脏病变的情况者也应考虑风湿热。

C. 风湿热复发：风湿性心脏病人，只有一项表现，如发热、关节痛，或急性时相反应物升高，再加上近期链球菌感染证据，即提示风湿热复发。复发率为30%～75%，患过风湿热的病人发生A族溶血性链球菌感染时更易复发。既往有过风湿性心脏炎病史者，在新的A族溶血性链球菌感染后，约30%复发。既往有风湿热但无心脏炎者，在新的A族溶血性链球菌感染后复发率为10%。每复发一次，则心瓣膜损害加重一次。链球菌感染后，抗体反应偏高者，复发率较高；在抗体水平同样高的情况下，过去有心脏炎者复发率较高。风湿性心瓣膜病患者心力衰竭症状急剧加速、出现新的心脏杂音以及心电图改变、发热、关节痛、皮肤症状、舞蹈病、腹痛等时应考虑风湿热复发。

(八)鉴别诊断

1. *发热方面* 应注意与结核病或其他慢性感染性疾病相鉴别。在风湿性心瓣膜病患儿有不规则发热应注意鉴别是风湿热复发或并发感染性心内膜炎所致。

2. *心脏方面*

(1)心脏功能性杂音：多见于学龄儿童，位于胸骨左线第3～4肋间或心尖内侧，一般为Ⅱ级，个别可达Ⅲ级。特点为音调较高，偶可呈乐响性，只限于收缩早中期，传导不广泛。

(2)先天性心脏畸形:如先天性二尖瓣关闭不全,部分房室通道等。一般都在婴幼儿时期即发现杂音,鉴别并不十分困难。

(3)病毒性心包心肌炎:常有一明显的病毒性呼吸道感染史,很快即发现心脏方面的异常,但无明显杂音,而且心律失常较为多见。

(4)左心房黏液瘤:可出现与风湿热及风湿性心脏病相类似的临床表现,但超声心动图检查可探得左心房异常回声团可资鉴别。乳头肌、腱索断裂,乳头肌功能不全和二尖瓣脱垂均可引起二尖瓣关闭不全,超声心动图可以鉴别。

3. 关节方面

(1)幼年特发性关节炎:不规则高热常呈弛张热型,临床一般情况尚可,与体温不相称;侵犯小关节较多,很少呈游走性,经过一定时间可引起关节畸形,手指受累常呈梭状变形;很少侵犯心脏,心瓣膜病更为少见。

(2)结核性风湿病:①有结核病灶,常为原发综合征或支气管淋巴结结核;②结核菌素试验强阳性;③皮肤改变以结节性红斑多见;④可伴有疱疹性角膜结膜炎。

4. 舞蹈病　习惯性痉挛是单一动作的重复,分散患儿注意力时可使痉挛消失。手足徐动症的动作较慢,一般仅限于四肢。家族性舞蹈病病程是进行性加重,易于区别。

(九)治疗

1. 休息　急性期应卧床休息 2 周,若无心脏受累,可逐渐恢复活动 2 周后达正常活动水平;心脏炎无心脏扩大的患儿,应绝对卧床休息 4 周后,逐渐于 4 周内恢复正常活动;心脏炎伴心脏扩大患儿,应卧床休息 6 周,再经 6 周恢复至正常活动水平;心脏炎伴心力衰竭患儿则应绝对卧床休息至少 8 周,然后在 3 个月内逐渐增加活动量。

2. 控制链球菌感染　急性期使用大剂量青霉素(480 万～960 万 U/d)静脉滴注,持续 2～3 周后改为长效青霉素 120 万 U,每个月 1 次,肌内注射;青霉素过敏者可改用其他有效抗生素如红霉素等以彻底清除链球菌感染。

3. 抗风湿治疗　常用的药物有阿司匹林和肾上腺皮质激素,两者均有退热、消除关节症状及抑制心脏炎的抗炎作用。肾上腺皮质激素作用较强,心脏炎伴心力衰竭者首选泼尼松,多发性关节炎患儿首选阿司匹林,对于舞蹈病,两者均无明显效果。

(1)阿司匹林:用量为 80～100mg/(kg·d),每日用量不超过 3～4g。开始剂量用至体温下降、关节症状消失、血沉、C 反应蛋白及白细胞下降至正常,大约 2 周减为原量的 3/4,再用 2 周左右,以后逐渐减量至完全停药。单纯关节炎者用 4～6 周,有轻度心脏炎者用 12 周。阿司匹林有出血、耳鸣、听力障碍、酸中毒和精神症状等不良反应,如发现应及时停药。

(2)肾上腺皮质激素:用量为 2mg/(kg·d),分 3～4 口服,开始用量持续 2～3 周,以后缓慢减量,至 12 周完全停药。为防止出现肾上腺皮质功能不全,停用泼尼松时必须缓慢渐停,一般需时 3～4 周。应用泼尼松可出现不良反应,如肥胖、满月脸、多毛、高血压、糖尿病、精神异常、惊厥、消化性溃疡、骨质疏松、感染扩散及发育迟缓等。

4. 对症治疗　有充血性心力衰竭应加用地高辛、卡托普利、呋塞米和螺内酯;注意限制液体入量;纠正电解质紊乱。舞蹈病患儿应给予巴比妥类或氯丙嗪等镇静药。关节肿痛时应予制动。

(十)预防

1. 预防风湿热复发　应用长效青霉素 120 万 U 深部肌内注射,每个月 1 次,青霉素过敏患儿可改用红霉素等其他抗生素口服,每个月口服 1 周,分次服用;预防期限不得少于 5 年,有心脏炎者应延长至 10 年或至青春期后,有严重风湿性心脏病者,宜作终身药物预防。

2. 预防细菌性心内膜炎　风湿热或风湿性心脏病患儿,当拔牙或行其他手术时,术前、术后应给予抗生素静脉滴注预防细菌感染。

(李彩凤)

第三节　幼年特发性关节炎

(一)概念

幼年特发性关节炎(juvenile idiopathic arthritis,JIA)是儿童时期常见的结缔组织病,以慢性关节炎为其主要特征,并伴有全身多系统受累,也是造成小儿致残和失明的首要原因。

在一个多世纪以前,Still 已经详尽地阐述了儿童关节炎和成年人类风湿关节炎的区别。尽管在遗传学、病理学及分子学方面取得了许多进展,但幼年关节炎的病因仍不清楚。在最近几年里，JIA作为这一组异质性疾病的统称被广泛接受。国际风湿病联盟提出并修订了JIA的分类(表13-2)，取代了以前的命名，包括欧洲命名的幼年慢性关节炎和美国命名的幼年类风湿关节炎。

JIA的定义是：16岁以前起病，持续6周或6周以上的单关节炎或多关节炎，并除外其他已知原因。JIA每一类都需除外其他可能的疾病。这一分类方法以主要的临床和实验室特征为基础，定义了特发性的儿童时期关节炎的不同类型。

儿童关节炎的许多类型有其特殊的临床特征，部分特征在成年人炎症性关节炎中罕见。与成年人类风湿关节炎相比，皮下结节和血清类风湿因子(RF)阳性少见，但在某些JIA亚型中，常出现血清抗核抗体(ANA)阳性。JIA的某些并发症如骨质疏松症和眼葡萄膜炎可见于多种亚型，而其他并发症仅限于特殊亚型。

表13-2 JIA的国际风湿病联盟分类标准

分 类	定 义	需要排除的情况
全身型JIA	关节炎≥1个关节，发热至少2周(弛张高热*)，至少持续3d，伴有以下一项或以上的症状：①间断出现的(非固定性的)红斑样皮疹；②全身淋巴结大；③肝和(或)脾增大；④浆膜炎[②]	A. 银屑病或患者或一级亲属有银屑病病史 B. >6岁、HLA-B27阳性的男性关节炎患者 C. 患强直性脊柱炎、附着点炎症相关的关节炎、伴炎症性肠病的骶髂关节炎、瑞特综合征或急性前葡萄膜炎，或一级亲属中有上述疾病之一 D. 至少2次类风湿因子IgM阳性，2次间隔至少3个月
少关节型JIA	发病最初6个月1～4个关节受累。分2个亚类：①持续性少关节型-整个疾病过程中受累关节数≤4个；②扩展性少关节型-病程6个月后受累关节数>4个	上述A、B、C、D、+E E. 有全身型JIA的表现
多关节型JIA(RF阴性)	发病最初6个月，受累关节≥5个，RF阴性	A、B、C、D、E
多关节型JIA(RF阳性)	发病最初6个月受累关节≥5个；在疾病的前6个月RF阳性≥2次，2次间隔至少3个月	A、B、C、E
银屑病关节炎	关节炎合并银屑病，或关节炎合并以下至少两项：①指(趾)炎[③]；②指甲凹陷或指甲脱离[④]；③一级亲属患银屑病	B、C、D、E
与附着点炎症相关的关节炎	关节炎和附着点炎症[⑤]，或关节炎或附着点炎症伴以下至少2项：①骶髂关节压痛或炎症性腰骶部疼痛[⑥]或既往有上述疾病；②HLA-B27阳性；③6岁以后发病的男性关节炎患者；④急性(症状性)前葡萄膜炎；⑤一级亲属中有强直性脊柱炎、与附着点炎症相关的关节炎、伴炎症性肠病的骶髂关节炎、瑞特综合征或急性前葡萄膜炎病史	A、D、E
未分化关节炎	不符合上述任何一项或符合上述两类以上的关节炎	

① 弛张热定义为1d中体温峰值可达39℃，两个峰值之间体温可下降至37℃

②浆膜炎包括心包炎、胸膜炎、腹膜炎或同时具备三者

③指(趾)炎指至少1个指(趾)肿胀，常呈非对称性分布，并可延伸至指(趾)端

④任何时候出现1个或1个以上指甲至少两处凹陷

⑤附着点炎症指肌腱、韧带、关节囊或骨筋膜附着处压痛

⑥炎症性腰骶部疼痛指腰骶部疼痛伴有晨僵，活动后减轻

RF：类风湿因子

（二）流行病学

JIA于16岁以前发病。1～3岁幼儿高发，女童更多见，其发病率约为平均发病率的2倍。男童发病年龄跨度大，发病高峰在8～10岁。全身型JIA是一特例，其男女发病率比为1∶1。根据幼年类风湿关节炎或幼年慢性关节炎分类标准对幼年关节炎的发病率进行研究发现，每年每10万儿童中有3.5～13.9人患病（可信区间9.0～18.8），而按国际风湿病联盟分类标准所进行的研究表明，每年每10万儿童中有15人患病。在挪威人的研究中，儿童慢性关节炎的患病率约为148/10万，而对12岁学龄儿童进行的调查显示发病率为400/10万。

（三）病因与发病机制

该病的病因至今尚未明确。JIA可能不是一个单独的疾病，而是不同病因所引起的综合征。一般认为本病的病因可能与以下2个因素有关，即免疫遗传的易感性和外源性因素，推测外源性因素可能为感染、外伤或环境因素。

1. *免疫遗传因素*　许多证据表明遗传因素在JIA发病中发挥作用。研究表明单卵双胎的儿童其疾病发生情况高度一致。对164对患JIA的双胞胎进行队列对照研究发现，70%性别一致，73%起病形式一致，66%病程相同，这远远高于未患病的对照双胎人群。JIA患儿的一级亲属患自身免疫性疾病的概率远高于正常对照组。JIA的遗传易感性及表型是由多基因决定的，最近一项关于同胞受累的JIA患者家系的全基因组扫描表明多基因位点与JIA的易感性相关。

与JIA有强关联的等位基因位于主要组织相容性复合体（MHC）系统。在MHC-Ⅰ类位点中，HLA-B27与脊柱关节病强相关，现被命名为附着点炎症相关的关节炎（enthesitis-related arthritis，ERA），然而HLA-A＊0201等位基因频率在少关节型JIA中显著增加。多项研究表明，JIA中HLA-DR等位基因频率增加，其中DRB1＊0801和DRB1＊1101在少关节型中显著增加，而DRB1＊1301在ANA阳性患者中显著增加。许多MHC多倍型如DRB1＊08-DQA1＊0401-DQB1＊0402的出现，增加了患JIA的风险，持续性少关节型和扩展性少关节型的似然比分别为6.1和10.3。DRB1＊1301-DQA1＊01-DQB1＊06单倍型频率可以区分持续性和扩展性少关节炎，然而DRB1＊0801和DRB1＊1401与JIA多关节型相关。

各等位基因的协同作用可能很强大。一项研究表明，HLA-DRB1＊0801、HLA-DRB1＊1101和HLA-DPB1＊0201同时出现的相对危险度为236。一些等位基因与JIA的相关性与成年人高度一致，如HLA-B27等位基因与附着点炎症相关关节炎相关，HLA-DRB1＊0401与类风湿因子阳性的多关节型JIA相关。一些等位基因和疾病亚型的关联性具有年龄特异性，即这些等位基因只在特定的年龄范围与疾病亚型相关。

2. *外源性因素*　关节外伤和创伤，环境影响如潮湿与气候变化，心理刺激等均可成为本病的诱因。

微生物的促发作用尚不清楚。疏螺旋体属是莱姆病的感染源；支原体肺炎和许多病毒如风疹病毒、细小病毒可以产生类似JIA的临床表现，由此推断患者对感染产生了免疫应答。从患者的关节液或血清中可分离出细菌或病毒的DNA，但是尚未发现JIA发病的单独致病因子，而且大多患者并无持续的感染存在。

通过分子模拟已证实了微生物病原在JIA发病中的选择性作用。热休克蛋白是应激情况下表达于微生物或人细胞表面的蛋白。细菌的热休克蛋白具有很强的免疫源性，可能对人类的热休克蛋白产生交叉免疫应答。在少关节型JIA患者中，对自身热休克蛋白的反应能力与疾病的缓解有关。

本病的发病机制可能为：在感染及环境因素影响下，易感个体出现体液免疫和细胞免疫的异常，如部分病例血清中存在抗核抗体和类风湿因子，一些病例的血清和滑膜液中TNF-α及IL-1、IL-2、IL-4和IL-6等增高。关节局部炎性细胞浸润，释放炎性因子；体内自身抗体形成及补体活化，自身抗体与抗原形成免疫复合物沉积于组织而出现病理改变，如滑膜增殖和软骨破坏等。

（四）病理

关节病变以慢性非化脓性滑膜炎为特征，受累滑膜的滑膜绒毛肥大，滑膜衬里细胞层的细胞增生。滑膜下组织充血水肿，通常有大量血管内皮细胞增生以及淋巴细胞和浆细胞浸润。这些可导致血管翳的形成及关节软骨的进行性侵蚀和破坏。皮疹是JIA的重要特征之一，其病理学改变为皮下组织的毛细血管和小静脉周围的淋巴细胞浸润。在主要腔隙结构的浆膜衬里层表面（胸膜、心内膜、腹膜）可能发生非特异性纤维素性浆膜炎，其临床表现为疼痛、浆膜腔渗出和积液。非滤泡性增生可引起淋巴结和脾增大。

各亚型的特点

JIA 是一组异质性疾病，JIA 的特点，包括临床表型、实验室检查、诊断及治疗均不完全相同，下面就从这些方面对常见亚型分别进行叙述。

（一）全身型 JIA

全身型幼年特发性关节炎定义为关节炎伴随全身临床症状，典型的弛张热，每日高峰超过 39℃或更高，持续时间超过 2 周，至少合并以下症状之一：易消散的皮疹、淋巴结大、多浆膜炎或肝、脾大。SOJIA 可发生于任何年龄，但以 5 岁以前略多见，无明显性别差异。SOJIA 的发病率大约是 10/10 万，约占 JIA 患儿 10%。本型的特点为起病多急骤，伴有明显的全身症状。

1. 临床表现

（1）发热：弛张型高热是此型的特点，体温每日为 36～41℃，骤升骤降，1d 内可出现 1～2 次高峰，高热时可伴寒战和全身中毒症状，如乏力、食欲减退、肌肉和关节疼痛等，热退后患儿活动如常，无明显痛苦。发热可持续数周至数月，自然缓解后常复发。

（2）皮疹：也是此型典型症状，具有诊断意义，其特征为于发热时出现，随着体温升降而出现或消退。皮疹呈淡红色斑丘疹，可融合成片。可见于身体任何部位，但以胸部和四肢近端多见。

（3）关节症状：关节痛或关节炎是主要症状之一。发生率在 80%以上。可为多关节炎或少关节炎。常在发热时加剧，热退后减轻或缓解。以膝关节最常受累，手指关节、腕、肘、肩、踝关节也常受侵犯。反复发作数年后，部分患儿可形成关节强直。关节症状既可首发，又可在急性发病数月或数年后才出现。50%以上患儿有不同程度肌肉酸痛，多在发热时明显。

（4）肝、脾及淋巴结增大：约 50%病例有肝、脾增大，可伴有轻度肝功能异常，少数患儿可出现黄疸。体温正常后肝、脾可缩小。多数患儿可有全身淋巴结增大，肠系膜淋巴结增大时可出现腹痛。

（5）胸膜炎及心包炎：约 1/3 患儿出现胸膜炎或心包炎。但无明显症状，心肌也可受累，但罕见心内膜炎。少数患儿可有间质性肺炎。

（6）神经系统症状：部分患儿出现脑膜刺激症状及脑病的表现如头痛、呕吐、抽搐、脑脊液压力增高及脑电图改变。

2. 实验室检查　目前 SOJIA 没有特异性的实验室检查，但仍可表现以下异常，如白细胞和中性粒细胞分类明显升高，白细胞计数可高达（30～50）$\times 10^9$/L，并有核左移；中等度低色素、正常红细胞性贫血；血小板增高，特别是病情加剧者。CRP、ESR 明显增高。重症患儿可有肝酶、血清铁蛋白、凝血功能的异常，并伴有多克隆高球蛋白血症。尽管没有特异性自身抗体，但类风湿因子和补体水平作为急性期反应物可正常或升高。而通过骨髓穿刺等其他实验室检查，排除其他疾病（见鉴别诊断）。

3. 鉴别诊断　许多疾病的表现与 SOJIA 相似（表 13-3），需注意鉴别。

表 13-3　全身型幼年特发性关节炎的鉴别诊断

疾　病	与全身型 JIA 鉴别特点
感染	血培养、PCR 或特异抗原检测阳性；持续性或不规则发热，间断发热；各种皮疹（非全身型 JIA 典型皮疹）
白血病	间断发热；骨痛；全身症状明显
神经母细胞瘤	间断发热；持续性多器官受累
CINCA 或 NOMID	固定皮疹；波状热；神经系统并发症
川崎病	固定皮疹；皮肤黏膜症状；冠状动脉扩张
其他原发性血管炎	波状热；固定、疼痛的皮疹或紫癜；持续性多器官受累；肾受累
SLE	持续或间断发热；ANA、dsDNA 阳性；血细胞减少；其他系统受累

ANA. 抗核抗体；CINCA. 慢性婴儿神经皮肤关节综合征；dsDNA. 双链 DNA；NOMID. 新生儿发病多系统炎性疾病；PCR. 聚合酶链反应；SLE. 系统性红斑狼疮

4. *治疗*　SOJIA轻者只需要口服非甾体抗炎药(NSAIDs)，如表13-4所示，若发热和关节炎未能为足量非甾抗炎药物所控制时，可加服泼尼松每日0.5～1mg/(kg·d)，一次顿服或分次服用。一旦得到控制时即逐渐减量而停药。合并心包炎则需大剂量泼尼松治疗，剂量为2mg/(kg·d)，分3～4次口服，待控制后逐渐减量至停药，或基泼尼松龙冲击，剂量为10～30mg/kg，最大量不超过1g，每日1剂，连续3d，或隔日1剂，共3剂，随后给予小剂量的口服泼尼松。

对于NSAIDs的选择因人而异，每个个体对NSAIDs的疗效反应并不一致，如果用药4周无效时，换用另一种NSAIDs可能会有效，但要避免两种NSAIDs同时应用，以免增加其不良反应。布洛芬为最常用的NSAIDs，胃肠道不良反应轻微，较易耐受。萘普生也较常用，对减轻疼痛、缓解关节肿胀有较好的作用。吲哚美辛有较强的抗炎作用，可以选用于全身型JIA，但由于其胃肠道不良反应较大而限制了其应用，选择栓剂可以减少胃肠道不良反应。

与成年人相比，儿童应用NSAIDs时的胃肠道不良反应相对较轻，所以通常选用传统的NSAIDs用于JIA的治疗，大部分患儿均可耐受。如果患儿胃肠道对NSAIDs难以耐受时，可以选用COX-2抑制药(西乐葆)。由于儿童本身心血管的高危因素较成年人少，所以除特殊情况外，NSAIDs对于儿童的心血管不良反应并不需要特别关注。值得注意的是，个别儿童可能对NSAIDs过敏，严重者表现为渗出性多形红斑，可有多脏器功能损害，眼结膜严重受累可能致盲，所以用时需询问过敏史。

通常需要加用改善病情抗风湿药，如甲氨蝶呤、环孢素。甲氨蝶呤剂量为每周10～15mg/m^2，口服，如口服效果不好或出现恶心、呕吐以及转氨酶增高，可改为皮下注射。环孢素剂量为2～3mg/(kg·d)，分2次服用，定期查血常规和肝功能。其他免疫抑制药可选用环磷酰胺和硫唑嘌呤，均需定期查血常规和肝功能。有些改善病情抗风湿药有诱发全身型JIA并发MAS的可能(如柳氮磺胺嘧啶，甲氨蝶呤)，值得注意。TNF-α抑制药依那西普在全身型JIA的疗效不如多关节型。

5. *预后*　全身型JIA　在严重度、病程、预后方面存在异质性。它可表现为单次发病，2～4年内病情缓解；反复复发，以全身症状伴轻度关节炎为特点；或是持续存在破坏性关节炎，通常在全身症状控制后更为突出。重症患儿可以在任何时间以关节外症状出现疾病的复发，或尽管正规治疗仍表现为活动性关节炎直至成人期。总之，全身型JIA预后较差，多数患儿会有长期的功能残疾。目前认为全身型JIA的病死率仍高于其他亚型的JIA。

(二)少关节型JIA

少关节型是JIA最常见亚型，多发生于女童(女性与男性比为4∶1)，发病高峰在6岁之前。白种人儿童发病率为60/10万，但不同的种族发病率有所差异。少关节型在发病最初6个月内有1～4个关节受累。如果病程大于6个月关节受累数大于4个，定义为扩展型少关节型；病程中受累关节少于或等于4个，定义为持续型少关节型。

1. *临床表现*　膝、踝、肘或腕等大关节为好发部位，常为非对称性。其次为手的小关节，而这类关节受累预示银屑病关节炎的发生。颞颌关节受累常见，但由于其症状不典型，通常在疾病的晚期才被发现。病初很少累及腕关节，若累及则预示疾病进展为扩展型或多关节型关节炎。肩关节受累罕见。颈椎棘突受累可表现为斜颈。多数患儿以关节疼痛和晨僵为主诉。25%的病例可无关节疼痛而仅有关节肿胀。虽然关节炎反复发作，但很少致残。

表13-4　儿童常用NSAIDs一览表

药　物	开始年龄	剂　量	用　法	最大量
萘普生	2岁	10～15mg/(kg·d)	每日2次	1 000mg/d
布洛芬	6个月	30～40mg/(kg·d)	每日3～4次	2 400mg/d
美洛昔康	2岁	0.25mg/(kg·d)	每日1次	15mg/d
吲哚美辛	新生儿	1.5～3mg/(kg·d)	每日3次	200mg/d
托美定	2岁	20～30mg/(kg·d)	每日3次	600mg/d
塞利西卜	2岁	6～12mg/(kg·d)	每日2次	400mg/d

最常见的关节外表现为虹膜睫状体炎，又名慢性葡萄膜炎。20%～30%患儿发生慢性虹膜睫状体炎而造成视力障碍甚至失明。但有部分患者并无眼睛发红及畏光等不适表现，仅在常规裂隙灯检查中发现。葡萄膜炎常见于抗核抗体阳性患儿。

2. 实验室检查　50%～70%的少关节型患儿抗核抗体（ANA）检测可呈阳性，滴度波动在1∶40～1∶320。在幼年发病的女孩中ANA阳性出现的频率更高。CRP或ESR轻到中度的升高，ESR的明显升高预示疾病可进展为扩展型JIA。少数病例可有轻度的贫血。

3. 鉴别诊断　少关节炎型JIA的鉴别诊断应除外其他类型的JIA，如与附着点炎症相关的JIA（ERA）和银屑病性JIA，脓毒性关节炎、反应性关节炎、异物性滑膜炎、色素沉着绒毛结节性滑膜炎、动静脉畸形、出血障碍（如血友病）、严重的创伤（包括非意外性损伤）、莱姆病等。

4. 治疗　非甾体抗炎药可控制症状，但不能改善病程。不同的非甾体抗炎药无疗效差异。一般不主张用激素全身治疗，大关节如膝关节大量积液的患儿，除用其他药身治疗外，可在关节腔内抽液后，注入倍他米松或地塞米松，能解除疼痛，防止再渗液，并有利于恢复关节功能。若少关节型JIA对关节腔注射耐药，应考虑加用缓解病情抗风湿药如甲氨蝶呤或TNF-α拮抗药，尤其是扩展型少关节型JIA处于进展期。所有的JIA患儿均应行裂隙灯检测来筛查葡萄膜炎。轻者可用扩瞳剂及激素类眼药水滴眼。对严重影响视力患者，除局部注射激素外，需加用泼尼松每日口服，继以隔日顿服。虹膜睫状体炎一般对泼尼松很敏感，无须服用大剂量，一些患儿服用2～4mg/d即能见效。

5. 预后　大多数少关节型JIA患儿预后良好，但部分患儿病情易反复。应用甲氨蝶呤以来扩展型少关节炎型JIA有60%～70%的患儿得到了部分或完全缓解。最坏的预后是视力的丧失，尤其是在早期就有明显的眼睛受累者。其他后遗症包括双下肢不等长，其他关节受累，如颞下颌关节。一项长期随访研究证实，若没有应用生物制剂，50%的儿童期患有少关节型JIA的病人在成人期会出现持续性疾病活动，或出现关节功能受累。

（三）多关节型JIA（RF阴性）

类风湿因子阴性型占新发关节炎病例的20%～30%。本病的发病年龄有两个高峰，一个高峰为3.5岁左右，另一高峰是10～11岁。

1. 临床表现　关节炎起病隐匿，受累关节呈对称性或非对称性分布，可同时累及大小关节。典型病例的小关节滑膜炎与成年人类风湿关节炎的区别在于幼年起病时近端指间关节而并非掌指关节最易受累。颈椎及下颌关节常易累及。抗核抗体阳性的患儿中，年龄<6岁的女童常以非对称性关节炎起病，葡萄膜炎高发；抗核抗体阴性，年龄在7～9岁的大龄儿童常出现大小关节对称性受累。

2. 实验室检查　急性期反应物显著升高，同时伴轻度贫血。40%的患者ANA检测阳性，RF阴性。

3. 鉴别诊断　需要与此病相鉴别的疾病包括幼年特发性关节炎的其他亚型，如扩展型少关节炎、ERA和银屑病性关节炎。其他主要鉴别诊断包括自身免疫性结缔组织病，如系统性红斑狼疮，特别是ANA阳性的年长女性患儿应注意除外本病；淋巴瘤、非白血性白血病；脓毒败血症性多关节炎很罕见，但淋球菌感染、莱姆病导致的关节炎可有上述表现；对于年长（>6岁，HLA-B27阳性）的男性儿童，应注意除外脊柱关节病的可能。

4. 治疗　多关节型的患儿一经确诊，即需要抗风湿药物的治疗。甲氨蝶呤是首选药物，大多数患者在应用甲氨蝶呤6个月内症状可得到缓解，疗效不显著的患者，此时应考虑应用TNF-α拮抗药。

较新的研究结果表明甲氨蝶呤联合依那西普用于治疗成年人类风湿关节炎，在减缓骨损害方面是唯一的联合用药方案。

尽管研究显示来氟米特效果稍弱于甲氨蝶呤，而对于轻症患者，可在开始应用TNF-α拮抗药之前，选择加用柳氮磺胺吡啶和来氟米特联合治疗。

物理治疗是必需和重要的治疗方法，所有JIA患儿的肌肉强直、肌肉重塑及关节保护，均需要物理治疗。

5. 预后　约30%的患儿可达到长期缓解；病程5年内得到缓解的概率最高。对称性关节及早期手部关节受累的患儿容易远期致残及预后较差。此类患儿最终身高受限，但较全身型患儿稍好。

（四）多关节型JIA（RF阳性）

类风湿因子阳性型占JIA的5%～10%。更多见于女性患儿，研究表明男女比例为5.7∶12.8。

1. 临床表现　典型的关节症状表现为渐进性、对称性的多关节受累，多累及手部的小关节，如近端指间关节、掌指关节、腕关节；大关节受累情况与类风湿关节炎相似。儿童通常表现为30个以上的关节受累。病初可能伴有低热，此类发热与全身型 JIA 明显不同。类风湿因子阳性型患儿可发生 Felty 综合征（脾大伴白细胞减少）。约 10％患儿可出现类风湿结节，常见于肘关节周围。葡萄膜炎少见。本型关节症状较重，最终 50％以上发生关节强直变形而影响关节功能。

2. 实验室检查

（1）多有急性期反应物增加及贫血（正细胞正色素性贫血）。

（2）较少患儿有 ANA（＋）。

（3）间隔 3 个月的 2 次 RF 检测（＋）。与成年人类风湿性关节炎相似，RF 的检测包括 IgG 和 IgM 抗体。

（4）CCP 抗体。和成年人一样，此类患儿的抗 CCP 抗体更具特异性，它与关节破坏相关。

3. 鉴别诊断　对于 RF（＋）的 JIA（多关节型）患儿，在没有 2 次确定的 RF（＋）结果时，应注意与其他亚型的 JIA 相鉴别。此时的关节炎，即便是未接受任何处理及治疗的患儿，在 JIA 分类中也很难归类。

4. 治疗　RF 阳性的多关节型患儿，具有长期关节骨破坏的危险。一经确诊，即需要加用疾病修饰药物的治疗。研究表明甲氨蝶呤有效，剂量为 $10\sim15mg/(m^2\cdot kg)$。还应考虑联合应用 TNF-α 拮抗药和甲氨蝶呤的治疗方案。研究表明，联合用药的疗效优于单独应用甲氨蝶呤改善骨破坏情况。所有患儿均需要接受物理治疗。

5. 预后　与其他类型的 JIA 患儿相比，多关节型（RF 阳性）患儿的病程较迁延。预后明显差于其他亚型。长期的随访性研究表明，RF 阴性的多关节受累患儿与全身型患儿有类似的功能性预后，两者预后均优于 RF 阳性的多关节型患儿。

（五）银屑病性关节炎

银屑病性关节炎是指兼有关节炎和银屑病，或关节炎兼具以下至少 2 条者：指（趾）炎、指甲异常（2 个以上指甲凹陷或指甲松动）、一级亲属有银屑病史。银屑病性关节炎患儿占 JIA 的 2％～15％。在美国，此型更常见于白种人，约 90％的银屑病性关节炎患者是白种人。女童较男童更易发病，典型的起病年龄为 7～10 岁。虽然银屑病可晚于关节炎起病多年发生，但大多在关节炎起病 2 年内伴发。具体病因尚不清楚，但本型有强烈的遗传倾向。

1. 临床表现　关节炎多为非对称性分布，大小关节均可受累（大关节通常为膝关节和踝关节），典型症状为指（趾）炎，足趾较手指及远端指间关节更为显著。受累关节总数局限，多发生于少关节型患儿。15％的银屑病性 JIA 患儿可发生葡萄膜炎。

2. 实验室检查　银屑病性关节炎患儿的血沉、CRP、血小板可能轻度升高，同时伴慢性疾病引起的轻度贫血。约 50％的患儿 ANA 阳性。RF 检测为阴性。

3. 鉴别诊断　如果没追问患儿及其一级亲属的银屑病病史，银屑病性关节炎患儿常被误诊为少关节型 JIA，需注意鉴别。

4. 治疗　该病的治疗与少关节型的治疗相似；限局性关节受累的患儿对关节腔内注射类固醇激素反应较好。NSAIDs 有助于改善症状，如晨僵等，但不能改善疾病的长期转归。甲氨蝶呤对银屑病皮肤及关节损害有效。对于难治性患儿，建议应用 TNF-α 拮抗药，可显著减少骨破坏。通常不选用口服皮质激素。规律的前色素膜炎筛查是非常必要的，治疗方法同少关节型 JIA。

5. 预后　ILAR 标准中关于儿童银屑病性关节炎远期预后的数据较少。一项历时 7 年，关于 63 名幼年银屑病性关节炎患者的回顾性研究显示，40％病情持续活动，8％患儿有严重的功能受限。银屑病性关节炎患者的葡萄膜炎与少关节型相似，病情隐匿、非疼痛性，未经治疗可致盲。因此必须严密监测。

（六）与附着点炎症相关的关节炎

此型已取代了先前针对儿童所定义的幼年强直性脊柱炎或血清学阴性的附着点关节炎综合征，本病男性多发，男女之比为（6～9）∶1，以 8～15 岁儿童起病多见。本病的病因至今未明。目前认为由于患者存在遗传易感因素，在某些环境因素触发下致病。本病有家族易感性，一般认为本病的发病与 HLA-B27 有显著的相关性，国外报道其阳性率为 90％。

1. 临床表现　典型病例表现为 6 岁以上男童起病（通常为青春期前及青春期），以骶髂关节、脊柱和四肢大关节的慢性炎症为主。

此型的一个显著特点是附着点炎（肌腱或韧带与骨骼的连接点）。髌骨下韧带、跟骨肌腱、插入跟骨的跖腱膜是最常受累部位。

关节炎以髋关节、膝关节、踝关节为著，可对称分布亦可呈非对称分布。表现为关节肿痛和活动受限，部分患者有夜间痛，查体受累关节肿胀、触痛、活动受限，肌腱附着点肿胀、压痛。

病初脊柱不易受累，但是，部分患儿可能逐渐进展为具有成年人强直性脊柱炎典型特点的骶髂关节炎和脊柱炎。骶髂关节病变可于起病时发生，但多数于起病数月至数年后才出现，典型症状为下腰部疼痛，初为间歇性，数月或数年后转为持续性，疼痛可放射至臀区，甚至股部，查体骶髂关节压痛，"4"字征阳性，见图 13-1 所示。

随病情进展，腰椎受累时可致腰部活动受限，向前弯腰时腰部平直。严重者病变可波及胸椎和颈椎，使整个脊柱呈强直状态。当胸椎受累时胸廓扩展受限。测定腰部前屈活动的方法为 Schober 试验。其方法为在髂后上棘连线中点与垂直向上 10cm 处及向下 5cm 处各做一标志，测定腰部前屈时两点间的距离，正常人前屈时此两点间距可长达至 20cm 以上(即增加 5cm 以上)。或如图 13-2 所示，测量髂后上棘连线中点与垂直向上 10cm 处点的活动范围，正常人两点间距离≥5cm。

与附着点炎症相关的关节炎可伴随急性前葡萄膜炎，表现为急性红眼、眼痛，若不治疗该病可能致盲。此外还可有全身症状如低热、乏力、食欲缺乏、消瘦和发育障碍等。

2. 实验室检查　尽管在 80%～90%的 ERA 患儿可检测到 HLA-B27，并有助于明确诊断，但 ERA 目前尚无特异性实验室检查手段。血沉可轻度或显著增快，可伴轻度贫血。RF 阴性，ANA 可阳性。超声可鉴别附着点炎。早期骶髂关节炎 X 线表现有时很难确定。CT、MRI 分辨率高，层面无干扰，有利于发现骶髂关节轻微的变化，适于骶髂关节炎的早期诊断。

3. 鉴别诊断　明确感染源之前，病程迁延的反应性关节炎患儿或炎性肠病相关性关节炎患儿可表现为附着点炎，常被归类为 ERA。某些情况下可混淆 ERA 的诊断，如儿童期反应性关节炎及疼痛综合征；泛发性骨骼肌痛病患者可伴有程度很轻的附着点炎，可能被误诊为附着点炎症。

4. 治疗　本病至今尚缺乏满意的治疗。治疗的目的在于控制炎症，缓解疼痛，保持良好的姿势和关节功能。患儿宜睡木板床或硬床垫，避免睡高枕。加强功能锻炼及体育活动、以改善姿势和增强腰肌力量。

药物治疗方面尽管尚未比较儿童应用柳氮磺胺吡啶与甲氨蝶呤的差异，但患儿对上述两种药的反应都很好。如果病情较重，静脉甲泼尼龙冲击疗法非常奏效。附着点炎的患儿需加用非甾体抗炎药缓解症状。有时跟骨筋膜腔内注射类固醇有效，或短期加用口服激素药。

已有研究表明，TNF-α 拮抗药英夫利西和依纳西普对中轴关节受累的患儿有效。中轴关节受累时，在脊柱发生关节侵蚀和融合等不可逆性损害之前，应早期应用 TNF-α 拮抗药。TNF-α 拮抗药也可以改善外周关节炎和关节附着点炎。

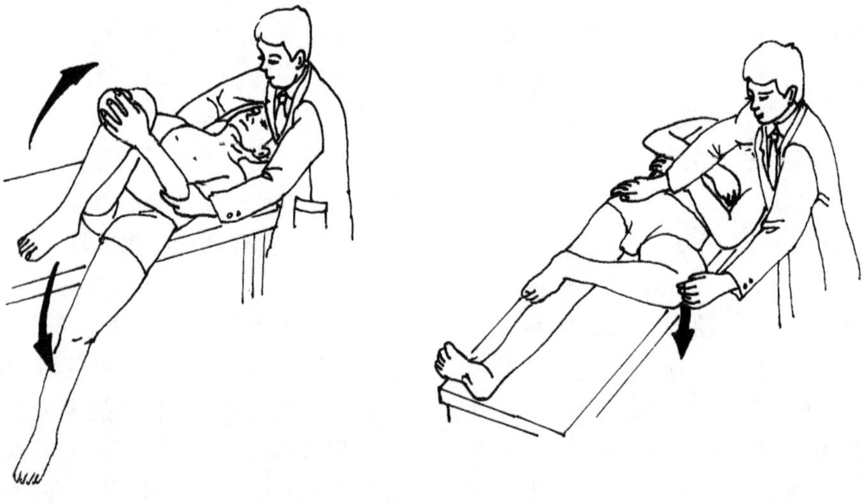

图 13-1　双髋"4"字征检查方法

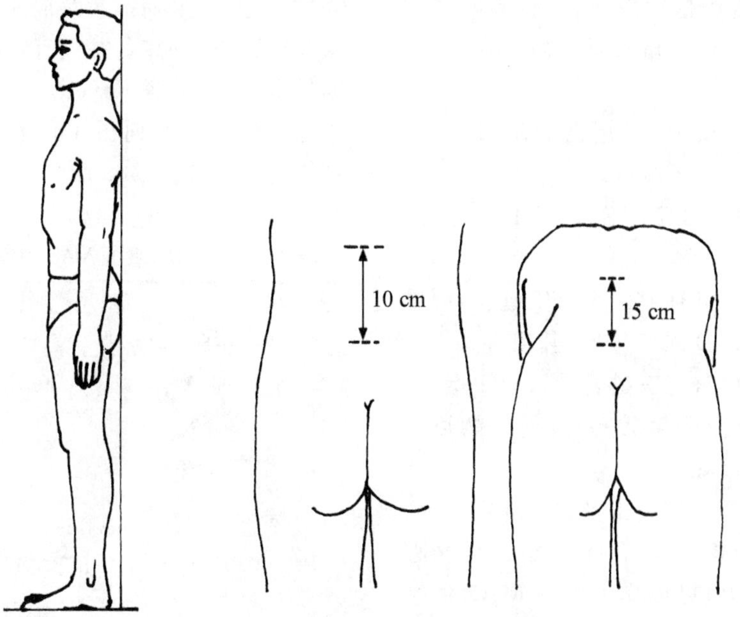

图 13-2　腰部前屈活动的检测方法——Schober 试验

5. 预后　ERA 持续或反复发作的髋、膝、踝和趾间关节炎较成年人多见。病情活动可持续多年而转入静止状态，但最终发展至整个脊柱受累而强直。女童强直性脊柱炎发病较男童晚，外周关节如小关节、上肢关节及颈椎受累较男童更常见，但病情较轻，较少累及整个脊柱。本病临床表现特异性较差，容易误诊。若诊断及时，治疗得当，可明显缓解疾病进展，减少关节功能受限程度及致残率。

（七）未分化的幼年特发性关节炎

由于 ILAR 分类标准中包括剔除标准，若严格按照该标准分类，可致一些患儿无法归类。未分化的幼年特发性关节炎是指不完全符合任何一型关节炎的诊断标准或剔除标准，或同时符合一型以上关节炎诊断标准。少关节型患儿如果一级亲属有银屑病家族史，应被剔除该诊断。尽管该诊断标准的提出引起大量争议，它以分类是研究工具为前提。因此，分类不明性关节炎的提出使其他亚型具有更多的共性。就医疗而言，未分化关节炎的治疗方法与上文提到的方法相同。

（八）巨噬细胞活化综合征

巨噬细胞活化综合征（macrophage activation syndrome，MAS）是一种严重的有潜在生命危险的风湿性疾病的并发症，可以并发于各种风湿性疾病，但最常并发于 SOJIA。引起 MAS 的原因并不十分清楚，可能与患者本身免疫细胞功能紊乱有关。MAS 的确切发病机制并不完全清楚，T 淋巴细胞和分化完好的巨噬细胞的增生和过度活化是 MAS 发病的基础，持续的过度增生可以造成细胞因子，如 TNF-α、IL-1、IL-6 在短期内的瀑布样释放，导致了 MAS 的临床特征和实验室改变。

1. 临床表现

（1）不可缓解的高热，往往持续不退，有的表现为 SOJIA 时的弛张热，但多为稽留热，持续高热常常是 MAS 的首发症状。

（2）肝脾增大，淋巴结增大，增大程度具体病例不同；肝功能急剧恶化，可以表现为恶心、呕吐、黄疸及肝酶在短期内迅速增高，程度可达数千甚至过万国际单位每升，并可以出现肝其他代谢功能紊乱。

（3）皮肤黏膜易出血现象，可以表现为紫癜、易损伤、黏膜出血，消化道出血，也可能出现弥散性血管内凝血（DIC）。

（4）中枢神经系统功能障碍，可以有嗜睡、烦躁、定向力障碍、头痛、抽搐、昏迷。

（5）偶有肾、肺及心脏受累。

该病的临床表现的程度变化非常大，可以非常严重，由于脑功能、心脏功能、呼吸功能和肾衰竭而入ICU，也可以仅表现为持续发热，不伴有明显的器官增大，血象相对降低，轻微的凝血功能障碍。

2. 实验室检查

(1)末梢血细胞减低，可以是白细胞减低、贫血、血小板减低，一系或三系减低。

(2)血清肝酶增高，ALT、AST、GGT等增高，可有血胆红素增高。

(3)凝血功能异常，可有PT、APTT延长，纤维蛋白原降低，FDP增加，D-二聚体增高。

(4)血液生化的改变，有三酰甘油、LDH增高，LDH可以迅速增高而且程度较高；其他肌酶可以增高；钠离子、清蛋白减低。

(5)ESR降低，由于血液纤维蛋白原降低所致。

(6)血清铁蛋白增高，是本病特点之一，增高程度往往达数千甚至上万，可以作为检查MAS病情变化的指标。

(7)组织病理学特征可以在骨髓穿刺活检、淋巴结活检或肝脾活检时发现分化完好的极度活跃增生的吞噬了血细胞的吞噬细胞。但并不是所有患者均可以发现，尤其在疾病早期。但如果发现吞噬细胞，则对诊断有非常重要的意义。

3. 诊断及鉴别诊断　MAS是一种威胁生命的并发症，所以早期诊断及快速和有效的治疗是抢救生命的关键。MAS并没有定论的和普遍接受的诊断标准，可以参考Ravelli 2002年和2005年的初步诊疗方案。下面列出了两种不同的诊断方案(表13-5，表13-6)。

表13-5　SOJRA合并MAS的参考诊断指标(2002年)

临床标准
持续高热
肝和(或)脾增大(肋缘下＞3cm)
CNS受累
出血
实验室标准
全血细胞减低(WBC＜9 000/mm³和(或)Hgb＜9.0g/dl和(或)PLT＜262 000/mm³)
ESR下降(≤26mm/h)
肝功损害[GOT≥59U/ml和(或)GPT≥42U/ml]
凝血异常[纤维蛋白原≤250mg/dl和(或)FDP＋]
血清铁蛋白增高(≥5 460ng/ml)
组织病理学标准
骨髓中吞噬血细胞

表13-6　SOJRA合并MAS的参考诊断指标(2005年)

临床标准
1. CNS功能障碍(易激惹、定向力障碍、嗜睡、头痛、抽搐、昏迷)
2. 出血表现(紫癜、易出血、黏膜出血)
3. 肝、脾增大(肋缘下≥3cm)
实验室标准
1. 血小板≤262×10⁹/L
2. 谷草转氨酶＞59 U/L
3. 白细胞≤4.0×10⁹/L
4. 纤维蛋白原降低(≤2.5g/L)
组织学标准
骨穿有巨噬细胞吞噬血细胞的证据
诊断原则
诊断MAS需要任何2个或以上的实验室标准，或2个以上的临床和(或)实验室标准。骨髓中发现吞噬血细胞，仅仅是对于可疑病例才必须具备
建议
上述诊断指标仅用于活动性SOJRA合并MAS，实验室检查值仅作为参考

从上述诊断标准中可见，MAS 的标准与 HLH 不同，有些指标异常变化的程度较轻，这与其原发病的改变有关，也是为了能够早期诊断。在临床中密切观察病情的动态变化，可能更有意义。在诊断中尚需要鉴别诊断，如疾病的活动和复发、继发感染及药物不良反应。

4. 治疗　MAS 是一个重症，有报道死亡率达 20%～60%，早期诊断积极治疗可以极大的改善预后。目前常用的治疗方法如下。

(1)肾上腺皮质激素：静脉应用肾上腺皮质激素是治疗 MAS 的首选治疗方法，常常需要大剂量甲泼尼龙冲击治疗。剂量为 30mg/(kg·d)，一般最大剂量为 1g/d，连用 3～5d，改为口服。如果病情需要，可以重复应用。

(2)环孢素：激素耐药者要应用环孢素治疗，已有报道治疗了一些重症 MAS，有的患者在 12～24h 出现明显的临床及实验室的改善。它能通过抑制巨噬细胞和 T 细胞而达到治疗 MAS 的有效作用，所以也有学者将其定为治疗 MAS 的一线药物。常用剂量为 2～8 mg/(kg·d)，急性期以静脉用药为佳，一旦病情控制，即改为口服治疗，应用本药需要监测血药浓度。

(3)生物制剂：治疗 MAS 的生物制剂为细胞因子拮抗药，依那西普是 TNF 受体拮抗药，阿那白滞素是 IL-1 拮抗药，有报道应用这些药物有很好的治疗作用，尤其是 Anakinra 对 MAS 和难治性 SOJIA 都有较好的效果。还有另一类细胞因子拮抗药，IL-6 拮抗药有望对 SOJIA 和 MAS 的治疗带来希望。但是，应用该类药物易致感染，需要注意。目前在我国已有 TNF 受体拮抗药上市。

(4)其他治疗：其他治疗还有静脉输注免疫球蛋白(intravenous infusion of immunoglobulin, IVIG)，应用 VP-16 及血浆置换，但报道较少，作用尚不确定。

(李彩凤)

第四节　儿童系统性红斑狼疮

(一)概念

系统性红斑狼疮(systemic lupus erythematosus, SLE)是一种侵犯多系统和多脏器的全身结缔组织的自身免疫性疾病。血清中出现以抗核抗体为代表的多种自身抗体和多系统受累是 SLE 的两个主要临床特征。患儿体内存在多种自身抗体和其他免疫学改变。临床表现多样，除发热、皮疹等共同表现外，因受累脏器不同而表现不同。几乎各种自身免疫性疾病的临床表现均有可能发生在 SLE。常常先后或同时累及泌尿、神经、心血管、血液、呼吸等多个系统，有潜在的致命性。15%～20% 的系统性红斑狼疮患者会在儿童期发病，相对成年人而言，儿童患者临床表现更重，脏器损害出现更快，如不积极治疗，儿童 SLE 的预后远比成年人严重。因此，儿童系统性红斑狼疮的疾病负担更重。

(二)流行病学

儿童 SLE 的发病率尚不清楚。其发病率有种族差异，国外资料估计，15 岁以前儿童 SLE 的年发病率为 0.53～0.6/10 万。我国台湾儿童 SLE 的患病率约为 6.3/10 万。在我国近年来由于实验室检测技术的发展和临床诊断水平的提高，本病的发病数增多，仅次于儿童类风湿关节炎，居小儿结缔组织病中的第 2 位。

本病可见于小儿的各个年龄时期，但 5 岁以前发病者很少，至青春期明显增多，但也可见于新生儿。发病的平均年龄是 12～14 岁。与成年人一样，都是女性多于男性，但儿童中男性患者的比例较成年人为高。男女之比在儿童中为 1∶4.3，在成年人中为 1∶8.5。年龄越小，男性与女性之比越高，至性成熟以后，女性发病率显著升高。

(三)病因与发病机制

与成年人 SLE 一样，本病的病因及发病机制尚不明了，近年来大量研究证明本病是在遗传易感素质的基础上，外界环境作用激发机体免疫功能紊乱及免疫调节障碍，从而引起靶器官的损伤的自身免疫性疾病。SLE 的发病既有遗传、性激素等内在因素，也与环境因素、药物等有关。

1. 内因

(1)免疫遗传学：SLE 同卵双胎共患率约为 50%；5%～13%的 SLE 患者，可在一、二级亲属中找到另一 SLE 病人；SLE 患者的子女中，SLE 的发病率约 5%；提示 SLE 存在遗传的易感性。国外报道 12%的 SLE 患儿近亲患有同类疾病，同卵双胎发病高达 69%。已有资料表明，SLE 发病与人类白细胞抗原(Human Leucocyte Antigen, HLA) Ⅱ类基因 DR、DQ 位点的多态性相关。Reveille 报道，美国黑种人 SLE 患者与 DRB1＊1503，DQA1＊0102 和 DQB1＊0602 相关，我国南方汉族 SLE 发病与 DRB1＊0301 及 DQB1＊0608 相关，我国儿童 SLE 发病与 HLA-A9、A11、B5、B17、HLA-DRB1＊15 和 DRB1＊03 等位基因有关。此外，HLA-B8、DR3、C2、C4 与本病的相关性均有报道。这些均提示本病存在遗传倾向。近年来基因研究表明，与狼疮相关的基因还包括 PTPN22，IRF5，STST4，FCGRIIA，BLK，PXK 等。

近年对人类 SLE 和狼疮鼠动物模型的全基因组扫描和易感基因定位的工作提示，SLE 的发病是多基因相互作用的结果。其免疫表型可能为 3 个不同层次的病理途径的综合效应：①对核抗原免疫耐受的丧失；②免疫调节紊乱；③免疫效应阶段的终末器官损伤，主要涉及免疫复合物的形成和在特定组织的沉积等。该假说较好地解释了 SLE 临床表现和免疫学表型的复杂多样性。近期 SLE 的致病生化通路研究提示Ⅰ型干扰素通路在 SLE 发病中可能扮演重要角色。Ⅰ型干扰素可被内源性（含有核抗原成分的凋亡小体，双链 DNA 的抗原抗体复合物等）、外源性（如病毒双链 RNA 等）物质所诱导，在 SLE 自身核抗原免疫耐受丧失和免疫调节紊乱方面可能发挥重要作用。

（2）性激素：青春期、生育年龄女性的 SLE 发病率明显高于同年龄段的男性，也高于青春期以前的儿童和老年女性。SLE 患者体内雌性激素水平增高，雄性激素降低。泌乳素水平增高亦可能对 SLE 的病情有影响，妊娠后期和产后哺乳期常出现病情加重可能与体内的雌激素和泌乳素水平有关。

2. 外因

（1）紫外线：日光照射可以使 SLE 皮疹加重、引起疾病活动，被称为光敏感现象。紫外线可以使上皮细胞核的 DNA 解聚为胸腺嘧啶二聚体，后者具有很强的抗原性，可刺激机体的免疫系统产生大量自身抗体。使 SLE 病人出现光敏感主要是波长为 290～320 nm 的紫外线 B，这种紫外线可以透过云雾层和玻璃。因此，SLE 病人，即使夏季的阴天，户外活动也需注意对紫外线的防护。

（2）药物因素：含有芳香族胺基团或联胺基团的药物（如肼屈嗪、普鲁卡因胺等）可以诱发药物性狼疮。药物性狼疮的临床表现和部分血清学特征类似 SLE，但很少累及内脏。SLE 患者应慎用这类药物。

（3）其他：其他许多间接的依据提示 SLE 可能与某些感染因素有关，尤其是病毒感染，并可能通过分子模拟或超抗原作用，破坏自身免疫耐受。临床上 SLE 病人亦常常因为感染，特别是上呼吸道感染而诱发疾病活动。另外，任何过敏均可能使 SLE 病情复发或加重。因此，SLE 病人必须注意避免各种过敏源，包括非计划免疫接种。社会与心理压力对 SLE 也常产生不良的影响。

可能的发病机制是：具有红斑狼疮遗传素质的人群，在外界的环境因素的作用下，如紫外线、药物、感染等，引起体内一系列免疫紊乱，导致发病。患儿细胞免疫功能减退，T-B 淋巴细胞之间，T 淋巴细胞亚群之间平衡失调，T 细胞绝对值减少及 T 抑制细胞减少，致使 B 细胞功能亢进，自发产生大量自身抗体。由于抗淋巴细胞抗体的产生，引起淋巴细胞减少，抗淋巴细胞抗体与神经元组织交叉反应，可引起中枢神经系统病变。大量自身抗体与抗原相结合形成抗原抗体复合物沉积在皮肤血管壁、表皮和真皮连接处、肾小球血管壁及其他受累组织，造成多脏器损害。此外，患者还有 IL-1、IL-2 减少、T 细胞表面受体表达减低、IL-4、IL-6 分泌增加。脑脊液中高水平的 IL-6 与中枢神经系统狼疮的活动性有关。

（四）病理学

基本的病理改变是免疫复合物沉积所致的血管炎。这种血管炎可发生在实质器官、皮下组织、黏膜和浆膜表面。

1. 光镜下的病理变化

（1）结缔组织的纤维蛋白样变性，是由免疫复合物和纤维蛋白构成的嗜酸性物质沉积于结缔组织所致。

（2）结缔组织的基质发生黏液性水肿。

（3）坏死性血管炎。疣状心内膜炎是心瓣膜的结缔组织反复发生纤维蛋白样变性，而形成的疣状赘生物，是 SLE 特征性的病理表现之一，但目前临床已经相当少见（<1%）。

2. 其他特征性病理表现

（1）苏木素小体：由抗核抗体与细胞核结合，使之变性形成嗜酸性团块。

（2）“洋葱皮样”病变：小动脉周围出现向心性的纤维组织增生。

上述特征性的病理表现阳性率并不高。SLE 免疫病理包括皮肤狼疮带试验，表现为非阳光暴露部位皮肤的表真皮交界处有免疫球蛋白（IgG、IgM、IgA 等）和补体（C3c、C1q 等）沉积，对 SLE 具有一定的特异性。狼疮性肾炎的肾免疫荧光亦多呈现多种免疫球蛋白和补体成分沉积，也即所谓的“满堂亮”表现。

(五)临床表现

SLE 的特点为多器官、多脏器损害。临床表现多样，首发症状各异。除少数病例呈急性起病外，早期表现多为非特异的全身症状，如发热、全身不适、乏力、体重减轻、关节酸痛等；也可以是某一系统或某一器官的征象为早期表现，如皮疹、雷诺现象、口腔溃疡、脱发、淋巴结大、贫血、紫癜、抽搐、间质或实质性肺炎等。也可能以某一项或几项实验室指标异常为早期表现，如蛋白尿或血尿、末梢血象一系或多系降低、不明原因血沉增快、γ 球蛋白增高、肝功能某一项或几项数据异常，心电图异常等。上述以某一特殊表现单独出现可能持续数月至数年，而其他系统表现并不出现。

1. 全身症状 绝大多数患儿有发热，可表现为不同热型，高热或低热，持续或间歇。其他表现有食欲缺乏、乏力和体重下降。疲乏是 SLE 常见但容易被忽视的症状，常是狼疮活动的先兆。

2. 皮肤黏膜症状 70％患儿可见皮肤症状。典型的蝶形红斑仅见于约 50％的病例，皮疹位于两颊和鼻梁，为鲜红色的红斑，边缘清晰，伴有轻度水肿，很少累及上眼睑。有时可伴毛细血管扩张、鳞片状脱屑。炎性渗出加重时可见水疱、痂皮。这种红斑消退后一般不留瘢痕，但有时可留有棕色色素沉着。其他皮肤表现有红色斑疹、丘疹、急性丹毒样或大疱样皮疹、糜烂、结痂和出血性紫癜等。全身各部位均可见到。手掌、足底和指(趾)末端常有红斑。口腔黏膜、牙龈、硬腭、软腭可出现红斑和溃疡，类似溃疡也可出现于鼻黏膜。此外，患儿还可出现脱发、雷诺现象，指(趾)坏疽等。患儿常有日光过敏，暴晒后皮疹加重或出现新皮疹。小儿盘状狼疮较成年人少见。10％～20％病例在整个病程中不出现皮疹。

3. 肌肉骨骼症状 70％～80％的病例有关节症状。表现为关节炎或关节痛。50％的病例起病时有关节炎，可见于腕、肘、肩、膝、踝以及手指关节。可为游走性，也可呈持续性，但很少引起关节破坏和畸形。部分患儿可出现肌痛和肌无力。少数可有肌酶谱的增高。

4. 心脏症状 心包、心肌、心内膜均可受累。其中以心包炎为多见。一般积液量不多，严重者可有大量心包积液，但心脏压塞者少见。约 10％病例出现心肌炎。轻者仅见心电图异常，表现为异位搏动及各种传导阻滞，重症出现心脏扩大和心力衰竭。心内膜炎常与心包炎同时存在。疣性心内膜炎常发生在二尖瓣，可出现二尖瓣和主动脉瓣狭窄和闭锁不全，在相应部位可听到杂音。近年来已注意到冠状动脉病变，表现为动脉炎，甚至发生心肌梗死。

5. 肾症状 狼疮肾炎(lupus nephritis，LN)不仅是小儿 SLE 最常见和最严重的危及生命的主要原因之一，也是影响远期生命质量的关键。与成年人相比，儿童更易发生肾损害。临床出现肾受累者占 50％～80％，其中约 22％病例发展为肾衰竭。狼疮肾损害多发生在肾外症状出现的同时或起病 2 年内，少数患儿狼疮肾炎的症状可出现于肾外症状之前。狼疮肾炎的病理分型对于估计预后和指导治疗有积极的意义(表13-7)：通常Ⅰ型和Ⅱ型的

表 13-7 国际肾病学会/肾病理学会(ISN/RPS)狼疮性肾炎(LN)分型(2004 年)

分型	临床表现
Ⅰ	轻微系膜性 LN (光镜正常，免疫荧光和电镜可见系膜区免疫复合物沉积)
Ⅱ	系膜增殖性 LN
Ⅲ	局灶性 LN (＜50％的小球受累。应列出活动性、硬化性病变及其程度)
Ⅳ	弥漫节段性(IV-S)或弥漫性球性(IV-G)LN (≥50％的小球受累。应列出纤维素样坏死，新月体及其程度)
Ⅴ	膜性 LN(如可合并Ⅲ型或Ⅳ型 LN，应予分别诊断)
Ⅵ	晚期的硬化性 LN (≥90％的小球表现为球性硬化，且不伴残余的活动性病变)

应列出小管萎缩、间质炎症和纤维化的程度，及动脉硬化或其他血管病变的程度

预后较好，Ⅳ型和Ⅵ型预后较差。各型间可转换，Ⅰ型和Ⅱ型有可能转变为较差的类型，Ⅳ型经过免疫抑制药的治疗，也可以有良好的预后。肾病理还可提供LN活动性的指标，如肾小球细胞增殖性改变、纤维素样坏死、核碎裂、细胞性新月体、透明栓子、金属环、炎性细胞浸润，肾小管间质的炎症等均提示LN活动；而肾小球硬化、纤维性新月体，肾小管萎缩和间质纤维化则是LN慢性指标。活动性指标高者，肾损害进展较快，但积极治疗可以逆转；慢性指标提示肾不可逆的损害程度，药物治疗只能减缓而不能逆转慢性指数的继续升高。

临床判定是否转型（由Ⅱ型向Ⅲ型或Ⅳ型的转变）的依据是临床症状和体征的加重，即出现严重的蛋白尿、血尿、肾功能减退和高血压。狼疮肾炎的临床表现可以是无症状蛋白尿和（或）血尿（Ⅰ、Ⅱ型）、急性肾炎综合征及急进型肾炎（Ⅳ型）、慢性进展性肾炎（Ⅲ型）、肾病综合征（Ⅴ型）和终末期肾病（ESRD）（Ⅵ型）。其中以Ⅵ型临床症状最为严重。狼疮肾炎临床表现一旦出现持续的氮质血症、血肌酐（SCr）≥88.7μmol/L（发病2个月内）、内生肌酐清除率（CCr）明显下降，大量蛋白尿、红细胞管型和蜡样管型或有持续性高血压［舒张压＞12kPa（90mmHg），＞4个月］，均提示肾损害严重，预后不良。

6. *神经和精神症状*　神经精神损害也是儿童SLE的严重并发症。其发生率为20%～50%。其临床症状可发生在SLE病程的任何时期，以在疾病早期发生最为多见。但仍5%的患儿神经精神症状出现于狼疮的其他症状之前数年。其临床表现多种多样，主要分为以下几种。

（1）中枢神经系统的弥漫性脑功能障碍（35%～60%），以器质性脑病综合征为代表。患儿表现为意识障碍、定向力障碍、智能减退、记忆差、计算不能等，可伴有异常行为如冲动、伤人、自伤、幻觉、妄想和木僵等。

（2）局灶性脑功能障碍（10%～35%），以癫痫和脑血管意外为主。其症状为癫痫大发作、头痛、嗜睡、眩晕、视物模糊等。还可出现脑神经麻痹、舞蹈样动作、震颤、偏瘫、失语等。

（3）周围神经损害较少见，表现为多发性神经炎等。表13-8是美国风湿病学会列出的常见神经精神狼疮的表现。

患者脑脊液中蛋白和细胞数可轻度增高。70%～90%患者脑电图有异常，颅脑CT和磁共振成像（MRI）可检查出局灶病变、梗死、萎缩、颅内出血等异常改变。MRI较CT更敏感。

神经系统狼疮的血清学诊断比较困难。与其相关抗体中抗神经元抗体、抗淋巴细胞毒抗体、抗神经丝抗体及抗核糖体P蛋白抗体在致病性和临床诊断中有一定价值。

7. *肺部及胸膜症状*　临床及亚临床肺胸膜病变是儿童时期SLE常见的表现。最常见为胸膜炎伴积液，国外报道发生率为50%。胸腔积液可为单侧或双侧，一般为少量至中等量，胸腔积液其性质为渗出液。儿童（尤其是女性）的渗出性浆膜腔积液，除结核外应注意SLE的可能性。

SLE肺损害可为轻度的无症状的肺浸润，也可严重到危及生命。根据肺部病变性质，可分为急性狼疮性肺炎、广泛性肺泡出血及慢性间质纤维化等。急性狼疮性肺炎及广泛性肺出血因其发生率低，且常呈暴发型而迅速死亡，急性狼疮肺炎的表现是：急性发热、呼吸困难、咳嗽及胸痛。X线检查可见双肺弥漫性斑片状浸润。但诊断狼疮肺炎时必须与其他肺部感染相鉴别。广泛性肺泡出血须与特发性肺含铁血黄素沉着症鉴别。严重肺出血可迅速死亡。SLE还可出现肺动脉高压、肺梗死、肺萎缩综合征（Shrinking-lung syndrome）。后者表现为肺容积的缩小，横膈上抬，盘状肺不张，呼吸肌功能障碍，而无肺实质、肺血管的受累，也无全身性肌无力、肌炎、血管炎的表现。

8. *消化系统症状*　患儿可有腹痛、腹泻、恶心、呕吐等。剧烈腹痛须与急腹症相鉴别。少数患儿

表13-8　美国风湿病学会（ACR）所列19种常见的神经精神狼疮表现

1. 中枢神经系统表现	无菌性脑膜炎，癫痫发作，脑血管病，脱髓鞘综合征，脊髓病变，运动障碍，头痛，急性精神错乱，焦虑，认知障碍，情绪失调，精神障碍
2. 周围神经系统表现	吉兰-巴雷综合征，重症肌无力，脑神经病变，单神经病变，多发性神经病变，神经丛病变，自主神经系统功能紊乱

可发生无菌性腹膜炎，出现腹痛和腹水。偶可发生肠道坏死性血管炎而致肠坏死或穿孔，需外科手术治疗。活动期SLE可出现肠系膜血管炎，其表现类似急腹症，甚至被误诊为胃穿孔、肠梗阻而手术探查。当SLE有明显的全身病情活动，有胃肠道症状和腹部阳性体征（反跳痛、压痛），除外感染、电解质紊乱、药物、合并其他急腹症等继发性因素，应考虑本病。SLE肠系膜血管炎尚缺乏有力的辅助检查手段，腹部CT可表现为小肠壁增厚伴水肿，肠襻扩张伴肠系膜血管强化等间接征象。SLE还可并发急性胰腺炎。

9. *肝、脾及淋巴结*　约75%患儿肝大，50%病例肝功能异常，部分伴有黄疸者系因狼疮性肝炎或溶血所致。约25%患儿脾大。50%病例（尤其是危重患者）可有浅表淋巴结大，无压痛。

10. *血液系统症状*　多数患儿有不同程度的贫血，由多种因素引起，包括慢性疾病引起的缺铁性贫血和肾功能不全或出血而引起的贫血。也可是自身免疫性溶血所致，此类患儿除贫血外，还伴有网织红细胞增多和Coomb's试验阳性。约50%患儿白细胞减少，15%～30%出现血小板减少。有些病例以血小板减少引起出血起病，常误诊为血小板减少性紫癜。

11. *眼部症状*　可出现巩膜炎、虹膜炎、视网膜血管炎和出血。眼底检查可见棉絮状斑（cotton wool spot）。

12. *血管炎表现*　SLE血管炎多侵犯小血管、小动脉和小静脉。狼疮危象（Lupus Crisis）是由广泛急性血管炎所致急剧发生的全身性疾病，常常危及生命。儿童较成年人尤易发生危象，表现如下。

（1）持续高热，用抗生素治疗无效。

（2）暴发或急性发作，出现以下表现之一者：①全身极度衰竭伴有剧烈头痛；②剧烈腹痛，常类似急腹症；③指尖的指甲下或指甲周围出现出血斑；④口腔严重溃疡。

（3）肾功能进行性下降，伴高血压。

（4）出现狼疮肺炎或肺出血。

（5）严重神经精神狼疮的表现。

（六）辅助检查

1. *常规检查*　活动期SLE的血细胞三系中可有一系或多系减少（需除外药物所致的骨髓抑制）；尿蛋白，红细胞、白细胞、管型尿等为提示临床肾损害的指标。血沉在病情活动期常增高；SLE的C反应蛋白正常或轻度增高，合并感染或关节炎较突出者可明显增高；血清补体C3、C4及CH50水平与SLE活动度呈负相关，常可作为病情活动性和治疗反应的监测指标之一，但部分病人长期持续低补体血症。SLE还常出现高γ球蛋白血症。

2. *自身抗体*　抗核抗体谱（ANAs）和其他自身抗体免疫荧光抗核抗体（IFANA）是SLE的筛选检查。对SLE的诊断敏感性为95%，特异性相对较低为65%。70% SLE病例ANA滴度＞1∶640。ANAs包括一系列针对细胞核中抗原成分的自身抗体。其中，SLE抗双链DNA（ds-DNA）抗体的特异性95%，敏感性为70%，它与疾病活动性及狼疮性肾炎有关；抗Sm抗体的特异性高达99%，但敏感性仅25%，该抗体的存在与疾病活动性无明显关系，仅有25%～40%的患者抗Sm抗体阳性；抗核小体抗体、抗核糖体P蛋白抗体对SLE也具有较高的特异性。抗单链DNA、抗组蛋白、抗RNP、抗SSA和抗SSB等抗体可出现于SLE和其他自身免疫性疾病，特异性较低。抗SSA和抗SSB抗体与继发干燥综合征、新生儿狼疮有关。其他SLE的自身抗体包括：与抗磷脂抗体综合征有关的抗磷脂抗体（包括抗心磷脂抗体和狼疮抗凝物）；与溶血性贫血有关的抗红细胞抗体；与血小板减少有关的抗血小板抗体；与神经精神性狼疮有关的抗神经元抗体等。SLE病人还常出现血清类风湿因子阳性。

3. *其他检查*　血生化、尿常规、肺功能、影像学检查可以反映脏器受累的程度，肾活检对了解肾病变的类型及确定患儿的治疗方案很重要。

（七）诊断及鉴别诊断

1. *诊断标准*　目前普遍采用美国风湿病学会1997年推荐的SLE分类标准（表13-9）。SLE分类标准的11项中，符合4项或4项以上者，可诊断SLE。其敏感性和特异性均＞90%。

2. *SLE病情活动性和病情轻重程度的评估*

（1）SLE活动性表现：各种SLE的临床症状，尤其是新近出现的症状，均可提示疾病的活动。与SLE相关的多数实验室指标，也与疾病的活动有关（表13-10）。

（2）SLE病情轻重程度的评估

①轻型SLE指SLE诊断明确或高度怀疑（表13-11）；病情临床稳定，呈非致命性；SLE可累及的靶器官（包括肾、血液系统、肺、心脏、消化系统、中枢神经系统、皮肤、关节）功能正常或稳定；无明显SLE治疗药物的不良反应。

②重型SLE是指有重要脏器累及并影响其功能的情况(表13-12);狼疮危象则是指急性的危及生命的重型SLE。后者常包括急进性狼疮性肾炎、严重的中枢神经系统损害、严重的溶血性贫血、血小板减少性紫癜、严重心脏损害、严重狼疮性肺炎、严重狼疮性肝炎、严重的血管炎等。

表13-9 美国风湿病学会推荐的SLE分类标准(1997年)

1	颊部红斑	固定红斑,扁平或隆起,在两颧突出部位
2	盘状红斑	片状隆起于皮肤的红斑,黏附有角质脱屑和毛囊栓;陈旧病变可发生萎缩性瘢痕
3	光过敏	对日光有明显的反应,引起皮疹,从病史中得知或医师观察到
4	口腔溃疡	经医师观察到的口腔或鼻咽部溃疡,一般为无痛性
5	关节炎	侵蚀性关节炎,累及2个或更多的外周关节,有压痛,肿胀或积液
6	浆膜炎	胸膜炎或心包炎
7	肾病变	尿蛋白>0.5g/24h或卌,或管型(红细胞、血红蛋白、颗粒或混合管型)
8	神经病变	癫痫发作或精神病变,除外药物或已知的代谢紊乱
9	血液学疾病	溶血性贫血,或白细胞减少,或淋巴细胞减少,或血小板减少
10	免疫学异常	抗ds-DNA抗体阳性,或抗Sm抗体阳性,或抗磷脂抗体阳性(后者包括抗心磷脂抗体、或狼疮抗凝物阳性、或至少持续6个月的梅毒血清试验假阳性的三者中具备一项阳性)
11	抗核抗体	在任何时候和未用药物诱发"药物性狼疮"的情况下,抗核抗体滴度异常

表13-10 提示SLE活动的主要指征

疲乏、体重下降	血象三系减少(需除外药物所致)
发热(需排除感染)	血沉↑
皮肤黏膜表现(新发红斑、脱发、黏膜溃疡)	管型尿、血尿、蛋白尿、非感染性白细胞尿
关节肿、痛	肾功能异常
胸痛(浆膜炎)	低补体血症
泡沫尿,尿少,水肿	DNA抗体滴度↑
血管炎	
头痛、癫痫发作(需排除中枢神经系统感染)	

表13-11 早期或不典型SLE的表现举例

原因不明的反复发热,抗炎退热治疗往往无效
多发和反复发作的关节痛/关节炎,往往持续多年而不产生畸形
持续性或反复发作的胸膜炎/心包炎
抗生素或抗结核治疗不能治愈的肺炎
不能用其他原因解释的皮疹/网状青紫/雷诺现象
肾疾病或持续不明原因的蛋白尿
血小板减少性紫癜或溶血性贫血
不明原因的肝炎
反复自然流产或深静脉血栓形成或脑卒中发作

表13-12 重型SLE表现举例

1.	心脏	冠状动脉血管受累,LIBMAN-SACKS心内膜炎,心肌炎,心脏压塞,恶性高血压
2.	肺	肺动脉高压,肺出血,肺炎,肺梗死,肺萎缩,肺间质纤维化
3.	消化系统	肠系膜血管炎,胰腺炎
4.	血液系统	溶血性贫血,粒细胞减少(WBC<1 000/mm^3),血小板减少(<50 000/mm^3),血栓性血小板减少性紫癜,动静脉血栓形成
5.	肾	肾小球肾炎持续不缓解,急进性肾小球肾炎,肾病综合征
6.	神经系统	抽搐,急性意识障碍,昏迷,脑卒中,横贯性脊髓炎,单神经炎/多神经炎,精神性发作,脱髓鞘综合征
7.	其他	包括皮肤血管炎,弥漫性严重的皮损、溃疡、大疱,肌炎,非感染性高热有衰竭表现等

3. SLE 的诊断治疗思路　正确的临床思维指导对拟订 SLE 的诊疗方案至关重要。诊疗思路中有 3 个重要环节需要把握。

(1)明确 SLE 诊断:多系统受累和有自身免疫证据是 SLE 诊断的两条主线。由于 SLE 临床表现复杂多样,早期 SLE 表现可以不典型。在此情况下免疫学异常和高滴度抗核抗体有重要参考价值。当患者免疫学异常,而临床诊断不够条件,应密切随访,以便尽早作出诊断和及时治疗。

(2)病情活动性评估:对治疗方案的拟订和预后判断均十分关键。为更好的评价疾病的活动度,国际上制定了一些标准化的可重复应用的评分标准,常用的有 SLE 病情活动指标评分(systemic lupus erythematosus disease activity index, SLEDAI),是由 SLE 国际临床协作组和美国风湿病学会 SLICC/ACR 共同制定的,临床研究表明对儿童 SLE 的活动性评估有较高的敏感性,见表 13-13。其他如 BILAG(british isles lupus assessment group)评估及 SLAM(systemic lupus activity measure)也有较好的临床应用。

(3)病情轻重程度(重要脏器功能损害程度):按 SLE 累积损害指数的评估(表 13-13)。

4. 鉴别诊断　在作出系统性红斑狼疮诊断前,需注意与以下疾病相鉴别。

(1)感染性疾病:病毒感染如细小病毒 B19 感染,可出现面颊部皮疹及关节炎表现,EB 病毒感染可出现发热、皮疹、关节痛、肝酶增高和血液系统受累,需通过检查相应病毒抗体或 DNA 等排除;败血症亦可出现类似于 SLE 的全身症状,需通过血培养等明确诊断。有肾受累的患儿尚需除外急性链球菌感染后肾炎。

(2)恶性病:如白血病、淋巴瘤等。如果患儿出现全血细胞减少,明显淋巴结大需注意除外恶性病,血涂片及骨髓涂片等有助于进一步诊断。

表 13-13　临床 SLE 评分表

积分	临床表现
8	癫痫发作:最近开始发作的,除外代谢、感染、药物所致
8	精神症状:严重紊乱干扰正常活动。除外尿毒症、药物影响
8	器质性脑病:智力的改变伴定向力、记忆力或其他智力功能的损害并出现反复不定的临床症状,至少同时有以下两项:感觉紊乱、不连贯的松散语言、失眠或白天瞌睡、精神运动性活动↑或↓。除外代谢、感染、药物所致
8	视觉障碍:SLE 视网膜病变,除外高血压、感染、药物所致
8	脑神经病变:累及脑神经的新出现的感觉、运动神经病变
8	狼疮性头痛:严重持续性头痛,麻醉性止痛药无效
8	脑血管意外:新出现的脑血管意外。应除外动脉硬化
8	脉管炎:溃疡、坏疽、有触痛的手指小结节、甲周碎片状梗死、出血或经活检、血管造影证实
4	关节炎:2 个以上关节痛和炎性体征(压痛、肿胀、渗出)
4	肌炎:近端肌痛或无力伴 CPK↑,或肌电图改变或活检证实
4	管型尿:HB、颗粒管型或 RBC 管型
4	血尿:>5RBC/HP,除外结石、感染和其他原因
4	蛋白尿:>0.5g/24h,新出现或近期↑
4	脓尿:>5WBC/HP,除外感染
2	脱发:新出现或复发的异常斑片状或弥散性脱发
2	新出现皮疹:新出现或复发的炎症性皮疹
2	黏膜溃疡:新出现或复发的口腔或鼻黏膜溃疡
2	胸膜炎:胸膜炎性胸痛伴胸膜摩擦音、渗出或胸膜肥厚
2	心包炎:心包痛及心包摩擦音或积液(心电图或超声心动检查证实)
2	低补体:CH50,C3,C4 低于正常范围的最低值
2	抗 ds-DNA 抗体:滴度增高
1	发热:>38℃
1	血小板下降:低于正常范围的最低值
1	白细胞下降:<3×10^9/L

SLEDAI 的理论总积分为 105 分,0~4 分基本无活动;5~9 分轻度活动;10~14 分中度活动;≥15 分重度活动

(3)血液系统疾病：如血小板减少性紫癜、溶血性贫血等。

(4)其他风湿免疫性疾病：如幼年特发性关节炎、皮肌炎、硬皮病、混合性结缔组织病、血管炎等。如果患儿出现急性肾炎表现，需注意除外ANCA相关性血管炎，可进一步查ANCA抗体或肾穿等助诊。

(5)药物所致的狼疮样综合征：常见的药物为抗惊厥药物如苯妥英钠、卡马西平，以及异烟肼、四环素等，需注意询问相关用药史，停药后症状多可消失为鉴别点。

(八)治疗

治疗的目的在于力争短期内抑制自身免疫反应和炎症，恢复和维持损伤脏器的功能和预防组织的损害，消除感染及其诱因以及促使免疫调节功能的恢复。同时应维持儿童和青少年时期正常生长和发育的需要。因此，在制定治疗方案时应注意3个方面的问题：①主要器官或系统损伤的诊断和功能评价，特别是肾和神经系统的损伤；②治疗方案的确定(包括近期和远期、联合化疗等)，应强调个体化和对症治疗(抗凝、抗癫痫等)相结合的原则；③注意治疗的并发症(特别是与药物相关的某些症状常与原发病病证相混淆)和治疗给儿童至成年人过渡中带来的健康问题。

每个患儿的治疗方案必须基于主要器官受累的范围和治疗的危险性之间的小心评价，即风险和效益的比率，要考虑提高患儿的生活质量而不断调整治疗方案。

1. 一般治疗

(1)病人宣教：正确认识疾病，消除恐惧心理，明白规律用药的意义，强调长期随访的必要性。避免过多的紫外光暴露，使用防紫外线用品，避免过度疲劳，自我认识疾病活动的征象，配合治疗、遵从医嘱，定期随诊。

(2)对症治疗和去除各种影响疾病预后的因素，如注意控制高血压，防治各种感染。急性期应卧床休息，加强营养，避免日光暴晒。缓解期应逐步恢复日常活动及学习，但避免过劳。积极防治感染，避免服用诱发狼疮的药物(磺胺、肼屈嗪、普鲁卡因胺、保泰松、对氨水杨酸等)，防止因药物治疗而发生严重反应。局部皮肤损害可涂抹泼尼松软膏。

2. 常用药物

(1)非甾体类抗炎药(nonsteroidal anti-inflammatory drugs，NSAIDs)：对SLE患儿的发热、乏力、皮疹、肌痛、关节痛和胸膜炎等轻症临床表现有效。但本类药物易致肝功能损害，同时还可引起肾小球滤过率降低，血清肌酐上升，诱发间质性肾炎，故合并肾损害者应慎用。

(2)抗疟药物：常用药物为羟氯喹，对控制皮肤损害、光敏感及关节症状有较好的效果，如与肾上腺皮质激素同时用可减少肾上腺皮质激素的剂量。羟氯喹的剂量为5～6mg/(kg·d)。可1次或分2次服用。用药1～2个月疗效达到高峰。由于本药有蓄积作用，易沉积于视网膜的色素上皮细胞，引起视网膜变性而造成失明。因此，开始服用和以后每4～6个月需要进行全面眼科检查。

(3)肾上腺皮质激素：肾上腺皮质激素(以下简称激素)是治疗SLE的主要药物。小儿SLE一般均有主要脏器受累，如肾和中枢神经系统，而且病情变化快。因此，绝大多数患儿均需以肾上腺皮质激素作为首选药物。

激素能较快地控制一般症状，不需要太大量就可以收到疗效。对于发热、口腔炎、关节炎及胸膜积液等的剂量为0.5～1mg/(kg·d)，分次服。对于狼疮肾炎、急性溶血性贫血及中枢神经系症状：开始剂量宜大1.5～2mg/(kg·d)，分3～4次服。维持用药至临床症状缓解，化验检查(血沉、白细胞、血小板、网织红细胞、补体及尿蛋白)基本正常，一般为2～4个月，最少不能少于4周逐渐减量，初期每次可减5～10mg，以后为2.5～5mg，待病情稳定后以最小维持量如5～15mg/d，长期维持。

在长期用药过程中应注意激素的不良反应，如严重细菌感染、肺结核扩散、真菌感染或病毒感染。此外，还可见高血压、骨质疏松、股骨头无菌坏死、生长发育停滞、消化道出血、白内障、糖尿病和精神症状等，应引起高度警惕和重视。用激素的同时应加服鱼肝油和钙片，如合并有结核感染，应同时服用异烟肼。

对于严重的狼疮肾炎，如弥漫增殖性肾炎及中枢神经系统症状可用甲泼尼龙冲击疗法，剂量每次为15～30mg/kg，最大量不超过1g，1/d，连续3d，然后改用甲泼尼松口服。必要时可隔3～5d后再重复1个疗程。大剂量甲泼尼龙冲击的不良反应为高血压和心律失常。因此，需每隔15min监测血压和心率。

观察疾病活动度的症状和体征为皮疹加重，关节肿痛和大量脱发。实验室指标为血沉加快、白细胞和(或)血小板减少、溶血性贫血(血红蛋白下降、网织红细胞增高及 Combs 试验阳性)和补体降低。而抗核抗体(ANA)、抗 Sm、RNP、SS-A、SS-B 抗体只是 SLE 的诊断指标,而不是观察疾病活动度和疗效判断的指标。

(4)免疫抑制药:常用药物为环磷酰胺、硫唑嘌呤和甲氨蝶呤等。由于此类药物对 SLE 的活动控制不如激素迅速,因此,不提倡作为治疗 SLE 的单一或首选药物。

①环磷酰胺(CTX)。是主要作用于 S 期的细胞周期特异性烷化药,通过影响 DNA 合成发挥细胞毒作用。其对体液免疫的抑制作用较强,能抑制 B 细胞增殖和抗体生成,且抑制作用较持久,对各类 SLE 均有效,特别是对严重肾损害如弥漫增殖性肾炎、中枢神经系统和肺损害,早期与激素联合使用是降低病死率和提高生命质量的关键。CTX 静脉冲击治疗是减少肾纤维化、稳定肾功能和防止肾衰竭的一种有效方法。其剂量为 0.5～$1g/m^2$,最大量每次为 1g,每个月 1 次,连用 6～8 次。首次剂量为 $0.5g/m^2$,如无不良反应,第 2 个月可增至 0.8～$1g/m^2$(最大量每次为 1g)。第 8 次后改为每 3 个月 1 次,维持 1～3 年。同时将泼尼松渐减量。

注意事项:急性肾衰竭当肌酐清除率(Ccr)<20ml/min 时,可在甲泼尼龙冲击获得缓解后,再行环磷酰冲击;冲击时应充分水化(每日入量>2 000 ml/m^2);近 2 周内有过严重感染,或 WBC<$4\times10^9/L$,或对环磷酰胺过敏,或 2 周内用过其他细胞毒等免疫抑制药,重症肾病综合征表现,血清白蛋白<2g/L 时,应慎用 CTX。

由于儿童 SLE 的发病高峰在 11～15 岁,因此,治疗前应考虑青春期发育的问题。目前,在狼疮肾炎,应用 CTX 冲击治疗尿蛋白消失后可用硫唑嘌呤维持,剂量为 1～2.5mg/(kg・d)。甲氨蝶呤(MTX)与硫唑嘌呤可分别与激素联合应用,MTX 的剂量为 10～$15mg/m^2$,每周 1 次顿服,对控制 SLE 的活动及减少激素用量有较好的作用。但这两者不适于重症狼疮肾炎和中枢神经系统狼疮的治疗。

②硫唑嘌呤:为嘌呤类似物,可通过抑制 DNA 合成发挥淋巴细胞的细胞毒作用。在控制肾和神经系统病变效果不及环磷酰胺冲击疗法,但对 LN 而言,常作为激素+环磷酰胺诱导缓解后的维持治疗用药。对浆膜炎、血液系统、皮疹等也具有较好治疗作用。用法 1～2.5mg/(kg・d),常用剂量 50～100mg/d。不良反应包括骨髓抑制、胃肠道反应、肝功能损害等。少数由于存在巯嘌呤甲基转移酶(TPMT)多态性而对硫唑嘌呤极敏感者,用药短期就可出现造血危象,引起严重粒细胞和血小板缺乏症,轻者停药后血象多在 2～3 周内恢复正常,重者则需按粒细胞缺乏或急性再生障碍性贫血处理。

③甲氨蝶呤:二氢叶酸还原酶拮抗药,通过抑制核酸的合成发挥细胞毒作用。主要用于关节炎、肌炎、浆膜炎和皮肤损害为主的 SLE,长期用药耐受性较佳。剂量 10～$15mg/m^2$,每周 1 次。主要不良反应有胃肠道反应、口腔黏膜糜烂、肝功能损害、骨髓抑制,偶见甲氨蝶呤肺炎。

④环孢素(CsA):可特异性抑制 T 淋巴细胞 IL-2 的产生,发挥选择性的细胞免疫抑制作用,是一种非细胞毒免疫抑制药。由于该药具有肾毒性和引起高血压,故在儿童 SLE 尚未广泛应用。

⑤其他疗法:静脉滴注大剂量丙种(免疫)球蛋白对 SLE 有一定治疗作用。主要用于:重症 SLE;常规剂量的激素和(或)免疫抑制药治疗无效;作为联合治疗的一部分;并发严重感染;顽固性血小板减少的长期治疗。方法为 400mg/(kg・d),连用 2～5d,以后酌情每个月 1 次;或 1g/(kg・d),1d 内静脉滴注。血浆置换疗法对重症 SLE 可以使用。

3. **靶向性生物制剂**　20 世纪 90 年代抗 TNF-α 抑制药在类风湿关节炎临床治疗取得成功,这为 SLE 的生物靶向治疗的发展铺平了道路。目前已有不少与 SLE 相关的生物制剂进入实验研究和临床试验。

(1)针对 B 细胞靶向治疗

①抗 CD20 单抗(Rituximab):CD20 是一种膜蛋白,它作为钙通道亚单位在 B 细胞的激活和分化中起重要作用。它只表达于 B 细胞,而在前 B 细胞和浆细胞中没有表达。Rituximab 是一种人鼠嵌合的抗 CD20 单克隆抗体,它由鼠抗人 CD20 抗体的可变区和人 IgG 恒定区融合而成。RTX 可以通过直接作用或通过诱导凋亡,清除 CD20 阳性的 B 细胞,而不会引起邻近细胞的炎症反应。临床研究其治疗效果好,无严重不良反应。但早期应用研究表明,有 30%病人产生人抗嵌合体型抗体(HACAs, human anti-chimeric antibodies),使 Rituximab 治疗效果下降。近期研究表明,RTX 和环磷酰胺合用治疗儿童狼疮取得了较好的效果。

②抗 CD22 单抗(Epratuzumab):与 CD20 不同,该药能够选择性抑制活化 B 细胞。

③抗 BLyS(B 淋巴细胞刺激药)抗体：可以抑制 B 细胞存活。动物模型显示 BlyS 表达过高可致狼疮病变，祛除 BlyS 则可消除 SLE 的发生。其临床和血清学的效果尚待验证。

④B 细胞耐受原(LJP-934)：为人工合成分子，可交联 B 细胞表面的抗 dsDNA 抗体，诱导免疫耐受。可延迟肾炎的发生，降低 dsDNA 抗体的滴度，且无明显不良反应。

(2)针对 T 细胞的靶向治疗

①抗 CD40 配体单抗(ruplizumab)：CD40 表达于抗原提呈细胞。动物实验表明抗 CD40 抗体可减少狼疮肾炎的活动，但由于增加血栓栓塞事件，临床试验结果并不理想。

②CTLA-4Ig、是一种鼠源的可溶性蛋白，可通过与 T 细胞表面 CTLA-4 的相互作用，阻断 CD28-B7 共刺激 T 细胞激活途径，已进入Ⅱ、Ⅲ期临床试验阶段，初步效果良好，且不良反良少。

(3)抗补体治疗：抗 C_5b 单克隆抗体(eculizumab)，通过阻止 C_5a 和 C_5b-C_9 的形成，有效阻断补体激活途径。早期临床研究证明其较为安全有效，但尚缺乏进一步的临床研究资料。

随着生物靶向性治疗的兴起，有可能使 SLE 的治疗进入一个比激素和免疫抑制剂更加高效、低毒、效力持久的新时代。

4. *造血干细胞移植(HSCT)* 初步的研究表明，HSCT 治疗 SLE 效果肯定。不同预处理、去 T 细胞及联合免疫吸附/血浆置换等疗法在提高移植效果及减少复发方面已积累了一定的工作。由于存在一定风险及复发的可能，HSCT 不应作为 SLE 的治疗常规，但对部分难治性 SLE 患者不失为可能的一种治疗选择。

5. *免疫吸附* 国外大量临床观察证明免疫吸附对治疗难治性 SLE 患者的疗效肯定。大量临床研究证明，在狼疮性肾炎(或难治性 RA、干燥综合征)等的免疫吸附治疗中，适应证的选择十分重要，该治疗应仅用于经系统内科治疗无效、高球蛋白血症、高滴度抗体等的难治性患者。免疫吸附联合免疫抑制药治疗才能取得远期效果，但不能滥用。

6. *重型 SLE 的治疗* 治疗主要分两个阶段，即诱导缓解和巩固治疗。

诱导缓解目的在于迅速控制病情，阻止或逆转内脏损害，力求疾病完全缓解(包括症状、受损器官的功能和疾病活动性指标的恢复)，但应注意过分免疫抑制诱发的并发症，尤其是感染、性腺抑制等。

激素：具有强大的抗炎作用和免疫抑制作用，是治疗 SLE 的基础药。由于不同的激素剂量的药理作用有所侧重，病情不同、病人之间对激素的敏感性有差异，因此临床用药要个体化。一般地，重型 SLE 的标准剂量是泼尼松 2 mg/kg(最大量 60mg/d)，2～3/d，口服，病情稳定后缓慢减量；如果病情允许，维持治疗的激素剂量尽量小于泼尼松 10 mg。在治疗过程中应同时或适时加用免疫抑制药，如环磷酰胺、硫唑嘌呤等的其中之一，以便更快地诱导病情缓解和巩固疗效，并避免长期使用较大剂量激素而导致严重不良反应。SLE 有重要脏器累及，甚至出现狼疮危象的情况下，可以使用较大剂量[≥2mg/(kg・d)]甚至使用甲泼尼龙(MP)冲击治疗，MP 可用至 30mg/(kg・d)，最大量 1 000mg，1/d，加入 5%葡萄糖溶液 200～250ml，静脉滴注 1h 左右，连续 3d 为 1 个疗程，疗程间隔期为 5～30d，间隔期和冲击后需根据病情每日口服泼尼松维持治疗。MP 冲击疗法对狼疮危象常具有立竿见影的效果，随后多需激素与环磷酰胺等联合免疫抑制治疗，否则病情容易反复。在大剂量激素冲击治疗前或治疗中应密切观察有无感染发生。如有感染应及时给予相应的抗感染治疗。

7. *狼疮危象的治疗* 治疗目的在于挽救生命、保护受累脏器、减少后遗症。通常需要大剂量甲泼尼龙冲击治疗，并通过针对受累脏器的对症治疗和支持治疗，以帮助病人度过危象。后继的治疗可按照重型 SLE 的原则，继续诱导缓解和维持巩固。

(九)预后

儿童狼疮的预后已有很大改观，1955 年，儿童狼疮的 5 年生存率低于 50%，目前儿童狼疮的 10 年生存率在 85%～90%。预后的改善有赖于对轻症疾病的早期识别和早期诊断、以及对 SLE 的正确治疗。但是弥漫系膜增生肾炎的患者 10 年生存率相对较低。急性期病人的死亡原因主要是 SLE 的多脏器严重损害和感染，尤其见于狼疮性肾炎和神经精神性狼疮；慢性肾功能不全和药物(尤其是长期使用大剂量激素)的不良反应，包括感染等，是 SLE 远期死亡的主要原因。目前，感染已代替狼疮肾炎和中枢神经系统受累成为狼疮患者的第一位死因，血肌酐增高、持续性尿蛋白≥3.5g/24h、肾病理慢性指数高等是狼疮性肾炎预后不良的指征。

(李彩凤)

第五节　新生儿狼疮综合征

(一)概念

新生儿狼疮综合征(neonatal lupus syndromes,NLSs)多见于患SLE的母亲所生育的新生婴儿。主要是母体内与SLE相关的自身抗体在孕期第12～16周经胎盘传递给胎儿。母体的IgG在孕期最后3个月通过胎盘,等到足月出生时新生儿体内IgG的浓度与母体的IgG相等。尽管有上述这些情况,母体的自身抗体很少使胎儿致病。大多数患儿不出现临床症状,而体内的自身抗体在生后数周至数月消失。部分患儿由于母体的自身抗体生后即出现短暂的皮肤及血液改变和持续的心脏异常等。

(二)临床表现

新生儿狼疮皮疹的特征为鳞屑状和环形红斑,似盘状狼疮,可见于头顶、面部、躯干和四肢。多于出生后数小时或数日内出现,通常持续数周后消退,偶见持续2～3年,消退后不遗留任何痕迹。其他皮肤表现为在颧骨部位可见到日光过敏性皮损,常遗留皮肤萎缩和色素沉着,类似盘状狼疮。

先天性完全性心脏传导阻滞(complete congenital heart block,CCHB)是新生儿狼疮的最严重表现。可于孕期第22周发生,引起胎儿心动过缓而导致心力衰竭。胎儿发生CCHB与母体内存在抗Ro/SSA和La/SSB抗体密切相关。CCHB的组织学特征为传导系统纤维化和钙化。此外,患儿常伴有心内膜弹力纤维增生症和其他先天性心脏病如动脉导管未闭、大动脉转位等。

血液系统可出现暂时性的白细胞减少或血小板减少,于出生时即存在,可持续数日至数周。很少出现临床症状。有时仅出现皮肤出血点。胃肠道出血偶有发生。

此外,还可有肝大、转氨酶增高和胆汁淤滞性黄疸。

(三)治疗和预后

除心脏损害外,新生儿狼疮的临床表现是暂时的,不需治疗可自行消失。伴心脏损害者病死率为5%～30%。新生儿期出现严重心动过缓,应使用起搏器。如胎儿时期发生心动过缓,如果孕期合适,必要时可引产后使用起搏器。

(李彩凤)

第六节　抗磷脂综合征

(一)概念

抗磷脂综合征(antiphospholipid syndrome,APS)为一种非炎性反应性自身免疫性疾病,其特征是反复发作的动脉和(或)静脉血栓形成、反复自然流产和(或)死胎,伴抗磷脂抗体(antiphospholipid antibodies,aPA)持续阳性。APS可分为原发性抗磷脂综合征(primary APS,PAPS)和继发性抗磷脂综合征(secondary APS,SAPS),抗磷脂综合征是儿童时期引起免疫性血栓形成的最常见病因。

(二)流行病学

与成年人相比,儿童的血栓症发病率很低。而在各临床中心的研究中,儿童期血栓症的发病率似有升高,丹佛儿童医院的调查表明,儿童血栓症的发病率为1.2/1万住院人数。加拿大的发病率数据是5.3/1万住院人数,或0.07/万儿童。德国的发病率为5.1/10万活产儿。欧洲儿科风湿病学会抗磷脂抗体和系统性红斑狼疮分会对抗磷脂综合征的患儿进行了注册登记,在注册登记的121名患儿中,56名为男孩,65名为女孩,诊断的平均年龄是10.7岁。其中有60名(49.5%)患儿为原发性抗磷脂综合征,60名(49.5%)继发于其他自身免疫性疾病,其中50名患者继发于系统性红斑狼疮,1名(<1%)继发于恶性淋巴瘤。

(三)病因与发病机制

APS的病因目前尚不明确,可能与遗传、感染等因素有关。抗磷脂抗体导致血栓形成倾向的机制尚未完全清楚,目前最主要的理论是这种抗体可以刺激内皮细胞和单核细胞释放组织因子,引起血小板聚集,内皮细胞黏附于受体,或激活补体。动物实验进一步提示aPL抗体相关的血栓形成是通过补体介导的过程。

(四)临床表现

1. 动、静脉血栓形成　APS血栓形成的临床表现取决于受累血管的种类、部位和大小,可以表现为单一或多个血管累及。APS的静脉血栓形成比动脉血栓形成多见。儿童静脉血栓以下肢深静脉血栓最常见，欧洲儿童 APS 登记的病例中，40%的病人发生了下肢静脉血栓，居于儿童静脉血栓第二位的为脑静脉窦血栓，为 7%。此外还可见于肾、肝和视网膜。动脉血栓多见于脑部及上肢，可出现缺血性梗死表现，还可累及肾、肠系膜及冠状动脉等部位。

2. 心脏表现　心脏表现多种多样，如瓣膜病，包括疣状赘生物、瓣膜增厚、纤维钙化等，此外也可发生冠状动脉病变，心房或心室内栓塞，还可伴肺动脉高压和心肌病。有报道儿童 APS 患者最多见的心脏表现为扩张型心肌病。

3. 血液系统异常　可表现为血小板减少，自身免疫性溶血性贫血，淋巴细胞减少，少数会出现出凝血异常。Even′s 综合征在儿童 APS 中较常见。

4. 肾损害　肾动脉梗阻是 APS 主要的肾损害作用。高血压是 APS 最主要的特征之一。而且高血压有时是唯一的肾疾病的征兆。APS 肾损害除了表现为血管性损伤外，还可表现为非血管性 APS 肾病，如膜性肾病、微小病变、局灶节段肾小球硬化、系膜性肾病、寡免疫新月体肾炎等。临床表现有蛋白尿、肉眼血尿、镜下血尿、高血压、肾功能不全、肾病综合征、急性肾衰竭。起病可为急性、亚急性或慢性。

5. 中枢神经系统表现　APS 的神经受累并不少见。其发病机制除血栓形成所致脑缺血外，还可能与 aPL 抗体和脑磷脂发生交叉反应造成的脑组织弥散性损伤有关。儿童多表现为偏头痛、舞蹈症、癫痫或精神异常。

6. 皮肤表现　80%的患者有网状青斑，可有雷诺现象，皮肤溃疡等表现。在儿童，皮肤瘀斑也可以是唯一的临床表现。

7. 产科及围生期表现　成年人 APS 可发生胎盘血管的血栓形成导致胎盘功能不全，可引起习惯性流产、胎儿宫内窘迫、宫内发育迟滞或死亡。所以，对围生期异常的胎儿，需要考虑母亲有无 APS 的可能。

8. 其他　少见的如肺部损害、肢端坏疽和皮肤慢性溃疡、肾上腺血栓和缺血性骨坏死等。

研究表明，患有原发性 APS 的患儿年龄相对偏小，易出现动脉血栓，特别是容易出现脑血管缺血事件。而患有继发性抗磷脂综合征的患儿年龄较大，易出现静脉血栓，可有血液系统表现及皮肤表现。

(五)实验室检查

1. aPL 的血清学检查

(1)狼疮抗凝物(LA)：LA 作用于凝血酶原复合物，能延长磷脂依赖的凝血时间。儿童患者中 LA 的阳性率较高。

(2)抗心磷脂抗体(aCL)：持续中高滴度的 IgG/IgM 型 aCL 与血栓密切相关，IgG 型 aCL 与中晚期流产相关。

(3)抗 β_2GPI 抗体：抗 β_2GPI 抗体具有 LA 活性，与血栓的相关性比 aCL 强，假阳性率低，中高滴度的阳性抗 β_2GPI 抗体患者应高度怀疑 PAPS 的可能。

(4)凝血酶原抗体：体内抗凝血酶原抗体的存在与高凝倾向有关，而在体外，抗凝血酶原抗体产生狼疮抗凝集物现象。

(5)其他：如血常规、尿常规、血沉、肾功能和肌酐清除率等生化检查，此外抗核抗体、抗可溶性核抗原(ENA)抗体和其他自身抗体检查排除别的结缔组织病。

2. 超声检查　血管多普勒超声有助于外周动静脉血栓的诊断；M 型超声、切面超声则有助于心瓣膜结构和赘生物的检测。

3. 影像学检查　影像学检查对血栓评估最有意义，动静脉血管造影可显示阻塞部位，MRI 有助于明确血栓大小和梗死灶范围。

(六)诊断标准

1999 年在日本札幌召开的第一次国际 APS 专家共识会提出了 APS 的诊断标准，即 Sapporo 标准，该诊断标准在临床得到了广泛的应用。但实践表明，应用该标准诊断缺乏特异性。为此，2004 年底在悉尼召开的第二次国际 APS 专家共识会，根据现有的研究证据提出了修订标准，并于 2006 年公布。以下为修订后的诊断标准。

1. 临床标准

(1)血管栓塞：至少有一次经影像学、超声多普勒或组织学证实的任何脏器或器官的动脉、静脉或小血管血栓形成发生。

(2)妊娠异常：①至少 1 次不能解释的孕 10 周或 10 周以上的胎儿死亡；②至少 1 次因先兆子痫、子痫或严重胎盘功能不全导致孕 34 周或 34 周以上的早产(新生儿形态正常)；③3 次或 3 次以上的孕 10 周前自发流产。

2. 实验室标准

(1) 抗心磷脂抗体：2 次中高滴度的 IgG 和

(或)IgM 型抗体阳性(间隔至少 12 周)。

(2 狼疮抗凝物:2 次阳性(间隔至少 12 周)。

(3) 抗 β_2GPI 抗体:2 次高滴度 IgM 或 IgG 型抗体阳性(间隔至少 12 周)。

注:至少 1 条临床标准和至少 1 条实验室标准即可确诊。

目前尚未制定儿童 APS 的诊断标准,因此儿童 APS 诊断参照上述成年人 APS 的诊断标准。但儿童无怀孕异常这一临床表现,故使诊断更加困难。单从临床表现或实验室检查很难确诊 APS。所以对于一个有中高滴度 aCL 或 LA 阳性的患者,并有以下情况应考虑 APS 的可能:①无法解释的动脉或静脉血栓;②发生在不常见部位的血栓(如肾或肾上腺);③反复发生的血栓;④反复发生的血小板减少。

(七)鉴别诊断

APS 需注意与以下疾病鉴别。

静脉血栓需与蛋白和抗凝血酶缺陷病、血栓性血小板减少性紫癜、纤溶异常、肾病综合征、阵发性夜间血红蛋白尿、贝赫切特综合征等疾病相鉴别。动脉血栓需与血管炎等疾病相鉴别。

(八)治疗

对于原发性 APS,治疗的目的主要是对症治疗、防治血栓。继发性 APS 的治疗除以下治疗外,尚需治疗原发病。

1. *一般治疗*　主要是对症处理,防止血栓形成。首先提出的预防 APL 阳性者血栓栓塞的方法是使用小剂量阿司匹林,但有研究认为,小剂量阿司匹林并不能预防 APL 阳性者深部静脉血栓形成或肺栓塞。

2. *抗凝治疗*　抗凝药物,肝素及低分子量肝素、华法林;抗血小板药,阿司匹林、双嘧达莫等。羟氯喹可以减少 APL 的生成,有抗血小板聚集作用。主要用于 APL 阳性伴有血栓者。

目前国际上已有研究组织提出了对 APS 的治疗建议,对无症状的 aPL 抗体阳性者,不需治疗;对于单纯的静脉血栓患者,应用华法林使 INR(国际标准化比值)维持在 2~3;对于单纯动脉血栓患者,应用华法林使 INR 保持为 3;对于灾难性抗磷脂综合征患者,应用华法林或肝素,糖皮质激素,静脉用丙种球蛋白和(或)血浆置换治疗。

3. *其他治疗*　目前对于抗磷脂综合征没有标准化的治疗方案,一些药物如羟氯喹、血小板活性药物、凝血酶抑制药及利妥昔单抗均有临床应用,但均未成为临床标准治疗方法。

4. *血小板减少的治疗*　对轻度血小板减少并无血栓合并症的患者宜随访观察不予治疗;对出现血栓而血小板＜100×10^9/L 的患者抗凝治疗应慎重,血小板＜50×10^9/L 的患者应禁用抗凝治疗,可应用泼尼松联合大剂量丙种球蛋白静脉注射治疗,血小板上升后再予抗凝治疗。

5. *急性期治疗*　急性期血栓可行取栓术。有手术禁忌证者可以溶栓,常用药物有尿激酶、链激酶等。

6. *慢性期治疗*　口服抗凝药物为主,于抗凝治疗时间,应当依据血栓栓塞事件严重程度、其他高凝因素、潜在的出血并发症等危险因素综合考虑,推荐长期甚至终身抗凝治疗。

(九)预后

通过随访发现,正规治疗下 APS 患者仍有 29%再发血栓,APS 患者 4 年的病死率达 15%。因此必须注意长期、合理治疗的重要性。

(李彩凤)

第七节　幼年皮肌炎

(一)概念

幼年皮肌炎(juvenile dermatomyositis,JDM)是一种免疫介导的、以骨骼肌、皮肤和胃肠道等部位的急性和慢性非化脓性炎症为特征的多系统受累疾病。在疾病早期表现为不同严重程度的免疫复合物性血管炎。

(二)流行病学

幼年皮肌炎是幼年肌病中最常见的亚型,占幼年炎性肌病的 85%。该病在各年龄段儿童均可发病,发病年龄高峰为 10~14 岁,2 岁以前发病者很少,发病率约为 2~3/百万,并有一定的种族差异性。女孩发病较男孩多,男女发病比为 1:2。与成年人皮肌炎相比,JDM 更易合并钙质沉着、血管炎、脂肪营养障碍。约有 40%的 JDM 患儿可合并钙质沉着症。

（三）病因和发病机制

本病病因和发病机制不明，其发病与感染、免疫功能紊乱及遗传易感性有关。研究发现皮肌炎患者中 HLA-DRB1、HLA-DQA1、DR3 明显增加，说明 JDM 的发病有一定的遗传易感性。多种感染，尤其是病毒感染，特别是柯萨奇病毒与皮肌炎发病有关。有报道 83%的早期皮肌炎有柯萨奇病毒感染的血清学证据。感染引起淋巴细胞释放细胞因子等机制损伤肌纤维，同时肌肉蛋白变性具有了抗原性，产生自身抗体反应也可能起一定作用。一般认为本病为细胞介导的免疫失调引起的骨骼肌疾病。体液及细胞免疫均参与疾病的发生和发展。

（四）病理

广泛的血管炎是幼年皮肌炎的主要病理变化。小动脉、小静脉和毛细血管可见血管变性、栓塞、多发性梗死。在电镜下血管变性以内皮细胞变化为主，内皮细胞肿胀、变性坏死，引起血小板堆积、血栓形成进而造成管腔狭窄和梗阻。这种血管病变可见于皮肤、肌肉、皮下组织、胃肠道、中枢神经系统和内脏的包膜。皮肤表现为表皮萎缩、基底细胞液化变性、真皮水肿、慢性炎性细胞浸润、胶原纤维断裂与破碎。甲皱部位可以见到表皮下毛细血管因内皮肿胀而致扩张、增大、数量减少、呈扭曲状，严重者肉眼即可看到。肌组织由于肌束周围肌纤维小血管病变，使肌纤维粗细不等、变性、坏死。病程较长者，肌纤维萎缩或为纤维性结缔组织替代、钙质沉着。胃肠道血管损害可形成溃疡、出血或穿孔。

（五）临床表现

儿童皮肌炎起病多缓慢，症状逐渐明显并趋于典型。一般症状可有全身不适、食欲减退、体重减轻、易倦乏力、腹痛、关节痛、低热或体温正常。约 1/3 患儿急性起病，伴高热和广泛多系统损伤。个别病例全身症状重，病情进展迅速，经数周或数月急剧恶化甚至死亡。

1. *肌肉症状*　本病通常累及骨骼肌，受累肌肉有时出现水肿和硬结。任何部位肌肉均可受累，肢带肌、四肢近端及颈前屈肌多先受累，是 JDM 主要临床表现之一，儿童颈部肌肉无力更显著。表现为对称性肌无力、疼痛和压痛。病初患儿可表现为上楼困难、不能蹲下、穿衣困难等，进而发展为坐、立、行动和翻身困难。颈前屈肌无力时表现为平卧时不能将颈部前屈，呈“滴状征”阳性。涉及眼、舌、软腭时可致眼睑下垂、斜视、吞咽困难、呛咳等。肋间肌和膈肌、腹肌受累时，可引起呼吸困难进而危及生命。晚期肌萎缩，可致关节屈曲挛缩。

2. *皮肤症状*　皮疹可与肌无力同时出现，或发生在肌肉症状发生后数周，偶有以皮疹为首发症状的病例。典型的皮肤改变为上眼睑或上下眼睑紫红色斑疹伴轻度水肿。皮疹可逐渐蔓延及前额、鼻梁、上颌骨部位，内眦及眼睑部位可见毛细血管扩张。颈部和上胸部“V”字区、躯干部及四肢伸侧等处可出现弥漫性或局限性暗红色斑。部分皮疹消退后可留有色素沉着。

另一类特征性皮肤改变是高春征（Gottron′s sign）。此类皮疹见于掌指关节和指间关节伸面及跖趾关节和趾关节伸面，亦可出现于肘、膝和踝关节伸侧。皮疹呈红色或紫红色，黄豆大小，部分可融合成块状，可伴细小鳞屑。随着时间进展局部出现皮肤萎缩及色素减退，可呈蜡样光泽。约 46%患儿在甲根皱襞可见僵直的毛细血管扩张，其上常见瘀点，这一改变也为皮肌炎的特征性改变。部分病人可以出现“机工手”，表现为手指末端皮肤粗糙、皲裂，有小血栓形成。少见的皮肤改变可有斑秃，这一改变并非皮肌炎特有，在系统性红斑狼疮的病人也可以出现。

其他一些非特异性改变包括受累肢体的皮肤变薄和外表很光滑，慢性病例可出现局部皮肤和皮下组织萎缩。严重和迁延不愈的皮肌炎患儿常发生皮肤溃疡，眼角部、腋窝、肘部或受压部位出现血管炎性溃疡是严重的并发症，特别是当它们继发感染后则治疗困难。

3. *钙质沉着*（calcinosis）　钙质沉着是 JDM 严重的并发症之一。有报道称尽管治疗水平明显提高，但仍有约 40%的患儿在疾病后期发生钙质沉着，钙质沉着是小儿皮肌炎的特殊表现。最早可发生于病后 6 个月，也可发生于起病后 10～20 年。可发生于皮肤和皮下组织或较深层的筋膜和肌肉。以皮下小硬块或结节、关节附近呈团块状沉着、肌肉筋膜片状钙化等。可引起肢体酸痛、关节挛缩和功能障碍。钙化区常形成溃疡，并渗出白色石灰样物质。钙沉着部位也可发生继发感染。广泛钙化最常发生于未治疗或未充分治疗而病程迁延和进展的患儿。

4. *其他系统症状*　食管和胃肠是最常受累的器官，可因肌肉病变导致食管运动异常。有时 X 线检查有异常而临床可无症状。心脏方面可见心脏增大、心电图异常，严重者可因心肌炎、心律失常、心功能不全而死亡。少数患儿出现肺间质浸润、肺纤维化，偶有肺出血、胸膜炎和自发性气胸。眼部症状可出现视网膜绒毛状渗出、色素沉着及视盘萎缩、水肿出血或视神经纤维变性。部分患者还可并发脂肪代谢障碍，表现为局限性或广泛性皮下脂肪消失。

大部分幼年皮肌炎患者的临床病程分为以下 4 个过程。

(1)前驱期，数周至数月的非特异性症状。

(2)进行性肌无力和肌炎，持续数天至数周。

(3)持续性肌炎和皮疹，持续 1～2 年。

(4)残留肌肉萎缩和肌挛缩的恢复期，伴有或不伴有钙质沉着。

(六)实验室检查

1. 血沉、CRP 可以升高。由于肌肉破坏较多，尿肌酸排泄量增加，病情活动期，24h 尿肌酸＞200mg，尿肌酸/肌酐比值升高。ANA 可阳性，多为斑点型，滴度较低，少数患儿可测到 Jo-1 抗体。

2. 血清肌酶活性增高是皮肌炎的特征之一。肌酶包括肌酸激酶(CK)、肌酸磷酸肌酶(CPK)、醛缩酶(ALD)、乳酸脱氢酶(LDH)、谷草转氨酶(GOT)等。一般认为 CK、CPK 最为敏感，其次为 GOT、GPT 和 ALD 增高。CK 同工酶 CKMB 的出现代表再生的横纹肌而不说明心肌损害。

肌酶升高反映肌纤维的活动性损伤或肌细胞膜通透性增加并与肌炎的病情变化相平行。肌酶的改变常出现于病情改变前数周，晚期肌萎缩后不再有 CPK 的释放，故 CPK 可以不高。

3. 肌电图。肌电图提示肌源性损害，即肌肉松弛时出现纤颤波、正锐波、插入激惹及高频放电；轻微收缩时出现短时限低电压多项运动电位；最大收缩时可出现干扰相等。

4. 肌肉活检。肌活检部位应选中度受累肢体的近端肌肉，通常在肱三头肌或股四头肌。病理变化可以是肌肉广泛性或局灶性受损。

炎性浸润为本病的特征性表现，间质、血管周围有炎性细胞浸润(淋巴细胞、巨噬细胞及浆细胞为主)及血管炎表现，血管壁水肿坏死、内膜增厚、管腔狭窄甚至栓塞。肌纤维变性坏死、再生及肌束周围萎缩。肌纤维的损伤和萎缩集中在肌束周围，横断面上可看见肌束边缘的肌纤维粗细不一。电镜检查可见肌纤维变性、细胞质呈团块状，肌原纤维结构破坏、毛细血管基底膜增厚、线粒体异常以及空泡形成等。

皮肌炎患者的皮肤病理改变为非特异性，不能作为诊断依据。

5. MRI 检查。这是诊断肌炎的一种新的非创伤性手段。在肌炎时，四肢出现对称性的异常高密度 T_2 像，代表该处肌肉水肿和炎性改变。

(七)诊断标准

典型的皮肌炎诊断并不困难，有典型皮疹、对称性近端肌无力、结合血清肌酶、肌电图和肌活检改变，即可作出诊断。目前国际上多采用 Bohan 和 Peter 于 1975 年提出的诊断标准。

1. *特征性皮疹*　面部上达眼睑的紫红色斑和以眶周为中心的弥漫性紫红色斑，手背、掌指、指关节伸面鳞状红斑(Gottron 征)。

2. *肌肉症状*　骨骼肌受累表现为肌肉疼痛和无力，肢带肌和颈前屈肌对称性软弱无力伴疼痛和压痛，并可侵犯咽喉肌、呼吸肌、眼肌产生相应症状。

3. *血清酶检查*　血清肌酶谱升高，肌酸磷酸激酶升高明显，其次为醛缩酶、谷草转氨酶、谷丙转氨酶和乳酸脱氢酶。

4. *肌电图*　示肌源性损害，典型的三联征见于 40％的患者，为①时限短、小型的多相运动电位；②纤颤电位，正弦波；③插入性激惹和异常的高频放电。

5. *肌活检*　示肌间血管炎和慢性炎症，表现为间质或血管周围单核细胞浸润，伴肌细胞变性、坏死和再生，肌束周围萎缩。

确诊皮肌炎第 1 项为必备条件，同时具有其余 4 项中 3 项或 3 项以上。若缺乏第 1 项，具有其余 4 项中 3 项或 3 项以上，可诊断为多发性肌炎。

随着研究进展及辅助检查的更新和全面，上述诊断标准已有一定局限，近年已有临床研究对肌肉 MRI 检查、肌肉超声检查、Ⅷ因子相关抗原及肌炎特异性或相关性自身抗体对皮肌炎诊断的意义进行了研究，相信不久的将来，JDM/JPM 的诊断标准将有新的修订。

(八)鉴别诊断

诊断本病应注意与以下疾病相鉴别。

1. *感染后肌炎*　某些病毒感染，特别是流感病毒 A、B 和科萨奇病毒 B 感染后可出现一过性的急性肌炎。可有一过性血清肌酶增高，3～5d 或以后可完全恢复。此外，旋毛虫、弓形虫、葡萄球菌感染均可引起类似皮肌炎症状。

2. *重症肌无力* 应与无皮疹的多发性肌炎相鉴别。本病的特征为全身广泛性肌无力，受累肌肉在持久或重复活动后肌无力加重，多伴有眼睑下垂，往往晨轻暮重，血清肌酶和活检均正常。抗乙酰胆碱受体(AchR)抗体阳性，新斯的明试验以资鉴别。

3. *进行性肌营养不良* 患儿常起病隐匿，有进行性加重或逐渐缓解的肌无力症状，有阳性家族史，为男性发病，有典型的鸭型步态及腓肠肌假性肥大，无皮疹表现。基因检查有X染色体短臂缺失，表达肌营养不良蛋白DYSTROPHIN，Dp的基因缺失。在一级亲属，尤其是那些X染色体连锁遗传病患儿的母亲中，血清肌酸激酶含量常增加。

4. *骨骼肌溶解症* 往往发生在急性感染、外伤或肌肉用力过度以后，该病突然发生，主要表现为极度无力、肌红蛋白尿，偶尔会出现少尿和肾衰竭。

此外，还应注意与其他风湿性疾病相鉴别，当幼年皮肌炎主要表现为关节炎时，易与幼年特发性关节炎全身型和系统性红斑狼疮相混淆。因为25%的硬皮病患者存在原发性肌炎，故JDM需与硬皮病鉴别诊断。

(九)治疗

1. *一般治疗* 急性期护理工作很重要，特别是吞咽肌群受累时，要避免干硬食物，必要时予以鼻饲。呼吸肌受累时应用人工呼吸机辅助呼吸。急性期症状消退后应尽早进行按摩或被动运动，防止肌肉萎缩及肢体挛缩，并逐步过渡到主动运动。

2. *药物治疗*

(1)肾上腺皮质激素：为本病的首选药物，能消除炎症，缓解疼痛及肌肉肿胀。早期足量使用皮质激素是治疗本病的关键。泼尼松开始剂量为2mg/(kg·d)，最大量60mg/d，分次口服。起病急，全身症状重，肌无力明显，特别是咽下肌及呼吸肌受累者可用甲基泼尼松龙冲击治疗，10～30mg/(kg·d)，(最大量1g/剂)，疗程3～5d，待症状好转后改为泼尼松口服，待用药1～2个月，肌力有所恢复，血清肌酶下降，开始缓慢减量，每2～4周调整1次剂量。如出现病情反复，则需重复加大剂量。维持剂量以5～10mg/d为宜，总疗程不少于2年，有些病例需要更长时间。一些激素制剂如地塞米松、曲安西龙，可引起激素性肌炎，应避免使用。

(2)甲氨蝶呤：与激素联合应用可减少激素用量，有利于病情的控制。甲氨蝶呤因不良反应相对较小而被首选，主张早期应用，剂量为10～15mg/m^2，每周1次口服。危重病例可采用0.5～1mg/kg，每周1次皮下注射。

(3)羟氯喹：皮疹严重时可选用羟氯喹6mg/(kg·d)口服。应用过程中需每隔3～6个月注意监测视野及眼底。

(4)其他免疫抑制药：难治性病例可选用环孢素，剂量为2～3mg/(kg·d)，需监测血药浓度。对于并发肺间质纤维化或钙质沉着的JDM患儿可起一定的作用。其他免疫抑制剂如环磷酰胺、硫唑嘌呤、霉酚酸酯等均可根据病情选用。

(5)免疫球蛋白：对于重症病例可选用大剂量免疫球蛋白冲击治疗，剂量为400mg/(kg·d)，连用3～5d。

(6)生物制剂：针对B细胞靶向治疗的抗CD20单抗和肿瘤坏死因子-α拮抗药等近年来均有个案报道，可用于激素和免疫抑制药治疗效果较差的患儿。

3. *物理治疗* 可增强肌力、改善肌肉耐力，防治肌挛缩及肌萎缩。当疾病处于活动期时不提倡运动，在临床症状开始改善时即可以开始游泳训练，其他的康复形式包括被动牵引、对抗练习、步态校正、耐力锻炼、呼吸机及胸肌锻炼等。

(十)预后

应用肾上腺皮质激素前，本病死亡率>40%，肾上腺皮质激素的应用明显改善了JDM的预后，早期强有力的治疗可改变皮肌炎的病程，约90%的患儿达到完全缓解和正常生活。少数患儿有轻度肌萎缩，5%的患儿有严重后遗症，需用轮椅。约40%的患儿发生钙质沉着，严重者可引起运动障碍。影响预后的因素如下。

1. *与疾病相关因素* 起病急剧，全身肌肉广泛受累；广泛皮肤血管炎；肌肉活检有严重动脉内膜炎和梗死形成。

2. *与治疗相关因素* 延误诊断及治疗；激素剂量不足或疗程过短；开始用激素治疗时效果不明显。

多数患儿疾病活动期为2年，经过治疗可得到完全缓解，少数患儿可有多次复发或呈慢性持续状态，病情可持续3～5年或更长。一项随访性研究证明皮肌炎经过长期治疗，多数患儿可获得缓解，其中部分病例复发，皮质激素停药过早，减量过快是导致疾病复发的重要原因。本病的死亡原因为咽部及呼吸肌受累、胃肠道出血及穿孔、肺部受累和继发感染等。

(李彩凤)

第八节　硬　皮　病

（一）概念

硬皮病（scleroderma，SD）是儿童时期少见的慢性结缔组织病，以局限性或弥漫性皮肤增厚和纤维化为特征。除皮肤受累外，本病常可影响内脏，如心脏、肺和消化道等器官，系统受累者也称为系统性硬化症（systemic sclerosis，SSc）。

本病的严重程度和疾病进展情况表现不同，据临床表现可以分为系统性硬皮病（systemic scleroderma）及局限性硬皮病（localized scleroderma）。此二型临床表现及预后均不相同。

（二）流行病学

本病的发病率随着年龄的增长而升高。国外报道儿童期 10 岁以下发病仅占硬皮病总数的 1%～2%，10 岁以上可达 10%左右。儿童时期发病以局限性为多数，而系统性发病者年龄多分布于 33～59 岁，后者女性发病为男性的 3～4 倍。亚洲人的起病年龄明显早于其他种族人群，同时合并毛细血管扩张和肺纤维化的概率相对较高。

（三）病因和发病机制

本病病因尚未明了。近年来很多报道提示血管、免疫、代谢异常与本病的发病密切相关。

1. *血管异常学说*　近年来认为硬皮病是血管内皮细胞，特别是微血管内皮细胞反复受损的结果。血管内皮损害引起毛细血管通透性增加，血小板因子激活了血管壁周围间质中的成纤维细胞分泌大量胶原而导致纤维化。

2. *免疫机制*　由 T 淋巴细胞介导的对结缔组织或其他抗原的自身反应，导致淋巴因子和单核因子的释放而刺激成纤维细胞分泌大量胶原。近年已有许多资料提示 SD 患者有高丙种球蛋白血症，部分患者血清中存在多种特异性自身抗体及类风湿因子。以上改变均提示免疫因素在本病的发病机制方面起重要的作用。

3. *结缔组织代谢异常*　组织内过度纤维化是硬皮病的特征。在硬皮病患者的皮肤中发现成纤维细胞增多，从而使胶原合成增多。尚有研究认为本病的纤维化病变与胶原分子糖化和羟化异常，从而阻断了其有效的控制胶原合成的反馈机制有关。

4. *遗传基础*　有报道在硬皮病的亲属中有患相同疾病的患者。有许多研究也提示不同 HLA 亚型与本病发病有一定的相关性，但研究结果不完全一致。国外报道本病与 HLA-A9、B8 和 Bw35 以及 DR3、DR5 相关，还有报道与 DQB3、DQB1 等基因有关。

最近有关 SSc 机制的研究认为系统性硬皮病患者外周血单个核细胞可在体内被细胞外基质蛋白成分激活，导致促炎症细胞因子生成增多，进而导致血管炎症反应显著、局部纤维化形成；其中 TGF-β 是启动组织纤维化的主要的细胞因子。TGF-β 分为 β_1、β_2、β_3 3 个亚型，β_1 升高最明显，且与 SSc 的肺纤维化有关。结缔组织生长因子在维持纤维化进程方面起主要作用。IL-1 作用于 B 细胞，使其增殖、分化并产生抗体，同时可刺激单核细胞和内皮细胞分泌趋化因子，刺激血管内皮细胞表达黏附分子，诱导成纤维细胞增殖。此外，自身抗体的异常表达，如抗拓扑异构酶 I 抗体、抗着丝点抗体、抗核抗体等同样参与硬皮病的发病过程。

（四）病理

1. 皮肤改变。病变皮肤的早期病理变化为表皮和真皮水肿、胶原纤维肿胀、间质水肿及炎性细胞浸润；晚期所见为表皮萎缩、真皮增厚及皮下脂肪萎缩，受损部位胶原纤维肥厚硬化。

2. 血管改变。早期即有血管和微血管内皮细胞损伤，毛细血管通透性增加，部分血管扩张、部分狭窄闭塞。90%以上的系统性硬化症患者伴有雷诺现象。小动脉可发生血管内膜增生、中层萎缩变薄、外膜有多种胶原纤维沉积以致瘢痕形成，结果造成管腔狭窄或闭塞。

3. 内脏肌肉纤维变性、萎缩，纤维组织增生进而造成脏器硬化。

（五）临床表现

无论局限性硬皮病和系统性硬皮病，皮肤病变根据病程发展可分为 3 期，即水肿期、硬化期和萎缩期。

1. *水肿期*　初期在病变的皮肤局部出现水肿，界限分明，隆起于皮肤表面，呈紫蓝色，病变缓慢地进入硬化期。

2. *硬化期*　病变皮肤增厚，中心厚实而色淡，边缘色深。病变附近的大块皮肤亦有轻度色素沉着。

3. *萎缩期*　后期病变局部及皮下组织萎

缩。

下面分别叙述上述两型的临床表现。

(1)局限性硬皮病:该型以皮肤症状为主,较少有内脏损害。皮肤病变可分为斑块形和线形/带状两种。斑块形病变常为多发性,其范围多在数毫米至数厘米,皮损发生在躯干部和肢体,很少发生于面部。线形或带状硬皮病则可累及部分或全部肢体(由臀区至足趾,或肩部至手指),有时侵犯头皮,但躯干部少见。受累部皮肤变厚,变硬,中心颜色脱失,边缘有色素沉着。此型对深部组织影响较大。后期出现皮下组织,甚至肌萎缩,皮肤变硬似皮革,不能捏起,呈皮包骨现象,有时甚至深达骨骼,颜面部病变造成毁容改变,如在关节附近则造成关节活动受限,受累部位生长障碍。40%患儿可同时出现斑块形及线形两种病变,有时还可见到过渡型。有些患儿可伴有关节炎。

(2)系统性硬化症:本型起病一般缓慢,皮肤异常多在早期即出现,也可伴有血管炎表现,雷诺现象、甲床毛细血管扩张等。内脏病变多在病程中相继出现。个别病例可无皮肤症状,仅有内脏受累,称为内脏型硬皮病。

①皮肤改变。皮肤病变先发生于四肢、颜面、后颈部,以后扩展至躯干部。最初皮肤呈紫色。水肿期开始较轻,以面部水肿为主,手指呈腊肠样硬肿,有蜡样感。硬化期水肿消退,皮肤出现紧张感,失去原有的光泽和纹理。皮肤变硬,类似皮革,光滑发亮,不能用手捏起皮折,皮肤温度低而发凉。萎缩期皮肤与下层组织紧密相连,累及面部时可出现前额平坦发亮,鼻型尖小,面容呆板,口唇紧缩的特殊面容。患儿手指僵硬,指尖可发生慢性溃疡。四肢关节呈屈曲状活动受限。关节表面皮肤亦可发生溃疡,特别是肘部。胸部皮肤受累时可致呼吸运动浅表。病情进展后,皮肤呈黄褐色或象牙色,可见色素沉着或减退。1/3～1/2 患儿可有毛细血管扩张症和雷诺现象,可于皮肤症状同时或前后发生。重症并发全身广泛钙质沉着症。

②内脏病变。该型的内脏病变以心脏受累较常见,由于心肌纤维化可致严重心律失常及心力衰竭而引起猝死。食管病变发生于食管中下段,可呈溃疡病变甚至瘢痕组织。患者可感到胸骨后烧灼痛,因食管蠕动不良,对固体食物发生吞咽困难或阻塞感。小肠受累时可因肠吸收不良导致腹泻或便秘。肺部损伤为间质病变及广泛的纤维化,从而影响呼吸功能。高血压与肾病变较成年人少见,但严重者可发生肾衰竭。少数病例可以合并干燥综合征,表现为口眼干燥。

(六)辅助检查

1. 血常规、尿常规在多数患儿中均正常,但亦可有血红蛋白减少、蛋白尿等。

2. 血沉增快,血清球蛋白增高,约 30%患儿类风湿因子可阳性,其中以线形局限性硬皮病滴度较高。

3. 自身抗体。约 50%以上患儿抗核抗体呈阳性,以斑点型为多见,也可见到核仁型和均质型。抗 ENA 抗体检查可见抗 Scl-70 抗体阳性,该抗体为系统性硬皮病的标志性抗体,但阳性率较低(为 20%～30%)。

4. X 线检查。食管钡剂检查可发现食管下段扩张或狭窄,蠕动减弱或消失,钡剂滞留时间延长。胸部 X 线检查可有双肺基底部网状或结节样肺间质纤维化。

5. 肺功能、心电图和超声心动图可确定内脏受累的部位和程度。

(七)诊断

有典型皮肤改变者,诊断并不困难。必要时可做活体组织检查。

目前系统性硬化症的诊断标准仍沿用美国风湿病学会 1980 年制定的诊断分类标准。

1. *主要标准*　近端硬皮病表现为双侧手指、掌指和指趾关节皮肤肿胀、紧绷、变厚。这些改变可波及整个肢体、面部、颈部及躯干。

2. *次要诊断标准*

(1)手指或足趾硬化。

(2)指端溃疡及形成凹陷性瘢痕。

(3)双侧肺基底部纤维化。

上述标准中具备 1 项主要标准或 2 项次要标准即可作出诊断。

随着临床及基础研究发展,原诊断标准已不能完全满足临床需要,欧洲儿科风湿病学会(Pediatric Rheumatology European Society)、美国风湿病学会(ACR)、欧洲风湿病联盟(ELAR)于 2007 年研究拟定了儿童系统性硬化症的暂行诊断分类标准,详见表 13-14。

(八)鉴别诊断

本病应与硬肿症、嗜酸性筋膜炎等病相鉴别。

局限性硬皮病须与嗜酸性筋膜炎相鉴别。后者病变部位出现疼痛,由于筋膜炎症引起关节挛

表 13-14　幼年系统性硬化症暂行诊断分类标准

主要诊断标准(必备条件):近端硬皮病表现或皮肤硬化
次要诊断标准(至少满足下列 2 条) 皮肤表现:指端硬化症 外周血管表现:雷诺现象,甲皱毛细血管扩张,指端溃疡 肠道表现:吞咽困难,胃-食管反流 心血管表现:心律失学,心力衰竭 肾表现:肾危象,新发生的肾性高血压 呼吸系统表现:肺纤维化(高分辨 CT/胸部 X 线片),肺一氧化碳弥散量下降,肺动脉高压 神经系统表现:神经精神反应异常,腕管综合征 骨骼肌肉表现:肌腱损伤,关节炎,肌炎 血清学检查:(1)抗核抗体 (2)硬皮病选择性抗体:抗着丝点抗体,抗拓扑异构酶Ⅰ抗体(Scl-70),抗纤维蛋白抗体,抗 PM/Scl 抗体,抗 RNA 聚合酶Ⅰ/Ⅲ抗体等

缩。但没有全身脏器受累的表现。实验室检查可有嗜酸细胞增高,抗核抗体和类风湿因子均阴性。做筋膜活检可以确诊。

系统性硬化症须与感染诱发的自限性硬肿症相鉴别,后者常在咽部细菌感染后出现皮肤发硬。以背部、后颈部、肩部及面部为常见,很少侵犯手和足,为对称性非可凹性硬肿,边缘不清楚。不发生雷诺现象及内脏损害。

(九)治疗

本病尚无特效药物。皮肤受累范围和病变程度为诊断和评估预后的重要依据,而重要脏器累及的广泛性和严重程度决定其的预后。早期治疗的目的在于阻止新的皮肤和脏器受累,而晚期治疗的目的在于改善已有的症状。

1. 对症治疗

(1)雷诺现象:手足要避冷保暖。可用硝苯地平控释片。氨氯地平是一个新的钙通道拮抗药,作用与硝苯地平相同,但半衰期更长,5～10mg/d,顿服。如症状较重,有坏死倾向,可加用血管扩张药哌唑嗪,静脉给予前列腺素 E_1 可缓解雷诺现象,治疗指端溃疡。双嘧达莫和小剂量阿司匹林均有抑制血小板聚集作用。手指坏疽部位可外用硝酸甘油贴膜。此外,5-羟色胺受体拮抗药酮色林对雷诺现象也有较好疗效。

(2)反流性食管炎:告知患者要少食多餐,餐后取立位或半卧位。可服用组胺受体阻断药(西咪替丁或雷尼替丁等)或质子泵抑制药(奥美拉唑等)降低胃酸。如有吞咽困难,可用多潘立酮等增加胃肠动力药物。

(3)硬皮病患者应经常监测血压,发现血压升高应及时处理。早期控制血压增高,可预防肾危象出现。肾小血管受累会影响肾血液灌注,进而导致肾小球旁器释放肾素,通过血管紧张素Ⅱ的作用肾素可引起血管进一步收缩,形成一个恶性循环。在这种情况下,可用血管紧张素转化酶抑制药如卡托普利、依那普利、贝那普利等药物。如发生尿毒症,需进行血液透析和肾移植。

2. 一般药物治疗

(1)糖皮质激素:总的说来糖皮质激素对本症效果不显著,通常对炎性肌病、间质性肺部疾病的炎症期有一定疗效;在早期水肿期,对关节痛、肌痛亦有疗效。

(2)免疫抑制药:常用的有环孢素、环磷酰胺、硫唑嘌呤、甲氨蝶呤等,有报道对皮肤关节和肾病变有一定疗效,与糖皮质激素合并应用,常可提高疗效和减少糖皮质激素用量。

(3)其他:近年来国外采用口服内皮素受体拮抗药和抗转移生长因子 β_1(TGFβ_1)治疗硬皮病所致的肺动脉高压已取得一定疗效。

(十)并发症

系统性硬化症患者局部皮肤可增厚变硬,肘关节、膝关节挛缩变形、活动受限。内脏器官受累,表现为肺纤维化、肾危象、心脏受累。局限性硬皮病患者内脏受累者较少,以皮肤病变为主。

(十一)预后

局限性硬皮病一般无生命危险,斑块形除病变在面部者外一般不重,线形常伴有皮肤损害深达骨骼,致使发育障碍,造成肢体挛缩和畸形。皮肤损害可持续进展多年,个别损害可逐渐变软,但很少完全恢复正常。

系统性硬化症的预后主要依据受累的系统。肺和心脏受累是本病的严重表现。肺纤维化和肺功能不全、限制性心包炎、心功能不全和心律失常是主要致死的原因。病死率约25%。最早死于起病后6个月，最长可达10年。少数患者可有显著好转，但无完全恢复者。

（李彩凤）

第九节　干燥综合征

（一）概念

干燥综合征（Sjogren′s syndrome，SS）是一种自身免疫性外分泌腺体的慢性炎症性疾病。病变主要为淋巴细胞及浆细胞浸润泪腺及大小唾液腺等外分泌腺，致使腺体破坏，引起这些腺体的分泌减少为特点。它可同时累及其他器官，造成多种多样的临床表现，但以眼和口腔干燥为主要症状。血清中可出现多种自身抗体。干燥综合征可单独存在，称为原发性干燥综合征（primary Sjogren′s syndrome），此一类型在儿童时期较为少见，也可与其他自身免疫性疾病并存，如类风湿关节炎、系统性硬化症、系统性红斑狼疮等称为继发性干燥综合征（secondary Sjogren′s syndrome），儿童时期多见继发于系统性红斑狼疮或混合结缔组织病。

（二）流行病学

SS是一种较常见的自身免疫性疾病，患病率为0.5%～5%，90%以上患者为女性，发病年龄大部分为30～50岁，但可发生于任何年龄，包括儿童和老年人等。张乃峥等统计北京患者186例中1～10岁占0.9%，10～20岁占2.6%，20～30岁占9.5%。Deprettere等统计28例SS儿童患者中11例为继发性，其中大部分继发于系统性红斑狼疮或混合结缔组织病，极少数继发于幼年类风湿关节炎，另17例为原发性干燥综合征。

（三）病因及机制

本病的病因与以下3个方面有关。

1.*遗传因素*　本病有家族聚集倾向，通过免疫遗传的研究，发现某些人类白细胞抗原（human leucocyte antigen，HLA）基因HLA-DR、HLA-B8基因与干燥综合征相关。这种相关性可因种族不同而不同，如西欧白种人的干燥综合征与HLA-B8、DR3、DRW52相关，而希腊人则与HLA-DR5相关，日本人却与HLA-DRW53相关，而中国人则于HLA-DR3、DR2、DRW53相关。

2.*病毒感染*　EB病毒是一种常见的感染人类的疱疹病毒，潜在的EB病毒（EBV）感染部位是唾液腺。感染后，其在唾液腺内有一个潜伏部位，继而引起全身一般反应，进一步可刺激多克隆B细胞产生包括类风湿因子、SSA、SSB等的自身抗体。在干燥综合征患者的唾液腺、泪腺组织中测到了EB病毒早期抗原（EA）和DNA，同时在体内也检出了抗EB病毒早期抗原的抗体，持续的腺体内EBV感染有可能会引起免疫调节异常，从而导致持续的炎症，甚至可能最终导致淋巴瘤的形成。

3.*免疫学异常*　干燥综合征患者周围血中的T、B淋巴细胞分化、成熟和功能明显出现异常。B淋巴细胞功能高度亢进和T淋巴细胞抑制功能减退，造成干燥综合征患者突出的高丙种球蛋白血症和多种自身抗体，如抗SSA（Ro）抗体和抗SSB（La）抗体、类风湿因子等。其他可能出现的血清自身抗体有抗心磷脂抗体、抗线粒体抗体及低滴度的抗dsDNA抗体和抗RNP抗体、抗毒蕈碱M3受体等。具有器官特异性抗体包括对唾液腺上皮细胞的抗体、抗腮腺导管抗体、抗甲状腺抗体和抗胃体细胞抗体等。

干燥综合征在上述多种因素侵袭下，引起机体免疫异常。异常的细胞和体液免疫反应产生各种炎性介质，引起患者的组织炎症和破坏性病变。

（四）病理

本病的唾液腺、泪腺以及体内各任何器官均可受累。本病主要的特征性病理改变是外分泌腺体间有大量淋巴细胞、浆细胞以及单核细胞浸润，可出现在唾液腺、泪腺、肾间质、肺间质，还可累及肝汇管及消化道黏膜，最终导致局部导管和腺体的上皮细胞增生，继之退化、萎缩、破坏，代以纤维组织而丧失功能。另一种病理改变为血管炎，是由冷球蛋白血症、高球蛋白血症或免疫复合物沉积所引起，也是干燥综合征并发肾损害、神经系统病变、皮疹及雷诺现象的病理基础。

（五）临床表现

干燥综合征多起病缓慢，开始症状不明显，很多患者常由于关节痛、皮疹或发热等来就诊，而不是由于口干或眼干等典型症状而来就医。

1.*口干*　口干是由于唾液减少所致。儿童患者虽有唾液量减少，却无自觉症状。口干燥症患者会自觉口干，常扩展到咽部，严重者常频频饮水，进固体食物时必须用水送下。约 50%患者牙齿逐渐发黑，呈粉末状或小片脱落，只留残根成为猖獗齿，是口干燥综合征的特点之一，龋洞通常发生在牙龈或咀嚼面等少见的部位，且常反复出现口腔念珠菌感染。舌面干，有皲裂。舌乳头萎缩，故舌面光滑；舌痛，可出现溃疡。腮腺或颌下腺可表现为反复双侧交替肿大，尤以腮腺肿大为多见。反复发作的腮腺炎或腮腺肿大，是儿童 SS 最常见的症状，发生率为 30%～70%，口干症状常常可以缺乏或出现较晚。

2. 眼干　眼干由于泪腺分泌减少所致眼部干涩、异物感、沙砾感、烧灼感。干眼症的一个早期表现就是患者不能忍受戴隐形眼镜。其他常见的症状包括畏光、红肿和眼睛疲劳，黏稠的泪液成束状，有可能引起视物模糊以及眼睑黏附感，尤其是睡醒时。疼痛、强烈畏光提示角膜磨损。流脓可能提示感染，感染通常是由革兰阴性细菌引起，易导致视力下降，局部使用糖皮质激素和佩戴隐形眼镜已被认为是引起感染的易感因素。严重者哭时无泪。严重的眼干可导致丝状角膜炎，可致失明。但同口干燥症状相似，儿童眼干燥症状亦常常缺乏或出现较晚。

3. 其他部位外分泌腺　鼻、咽、喉、气管和支气管黏膜的腺体也可累及，导致鼻腔干燥、鼻出血、慢性干咳、声音嘶哑。下呼吸道受累发生慢性支气管炎及间质性肺炎。约有 50%的原发性 SS 患者报道有胃部症状，消化道可见食管运动功能障碍，胃酸分泌减少及萎缩性胃炎。35%患者抗胃壁细胞抗体阳性。18%～44%患者有干肝、脾大，转氨酶增高。40%病理改变为慢性活动性肝炎，7%～13%的患者可发现抗线粒体抗体 AMA，提示原发性 SS 与原发性胆汁性肝硬化（PBC）有密切关系。肾损害是儿童 SS 最具特征性且最常见的腺外损害，可先于口眼干燥症或发生于无腺体受累的儿童，其中肾小管酸中毒最多见，严重者出现低钾性麻痹，此外，还可发生肾性糖尿病、尿崩症、肾病、肾小球肾炎等，长期未得到治疗的患儿会并发佝偻病和生长受抑。

4. 皮肤黏膜　皮肤黏膜可出现紫癜样皮疹，结节性红斑、鱼鳞样变，发生部位多变，引起瘙痒和表皮脱落。继发感染较罕见，外阴分泌腺常受累，导致外阴皮肤与阴道干燥及萎缩，可能引起瘙痒、刺激感及性交困难。

5. 其他脏器病变　一些患者血清中存在抗甲状腺抗体，临床上可并发桥本甲状腺炎。也可伴有血管炎出现雷诺现象及皮肤溃疡。还可出现周围神经受累表现为下肢麻痹、感觉障碍。中枢神经受累可表现为癫痫样发作、精神异常或脑神经病变等。患者还可并发单克隆 B 细胞淋巴瘤。

6. 关节肌肉　原发性 SS 患者往往会有关节肌肉症状，包括关节痛和一过性滑膜炎，其发生率为 54%～84%。关节侵蚀罕见。仅有 10%出现关节炎，部分病人可有肌炎表现。

（六）实验室检查

患者可有轻度贫血。部分病人有白细胞减低和血小板减低。血沉明显增快。95%患者有高 γ 球蛋白血症。免疫球蛋白 IgG、IgM、IgA 均可增高，以 IgG 为最明显。患者血清中存在多种自身抗体，抗核抗体阳性率为 50%～80%，以抗 SSA 和 SSB 抗体为主，尤其后者有较高的诊断特异性。90%患者类风湿因子阳性。约 80%的患者循环免疫复合物增高。50%以上的患者可测到抗甲状腺抗体、抗腮腺导管抗体、淀粉酶增高等。血清中 β_2 微球蛋白在疾病活动期增高。

（七）诊断

SS 诊断标准有 2002 年修订的国际标准、1992 年欧洲标准、1986 年 Fox 标准和 1976 年 SanDiego 标准，目前较常应用的为 2002 年修订的国际标准，见表 13-15，表 13-16，但均未涉及儿童 SSc 的诊断。

表 13-15　干燥综合征国际分类（诊断）标准（2002 年修订）

Ⅰ	口腔症状：3 项中有 1 项或 1 项以上
	1. 每日感到口干，持续 3 个月以上
	2. 成年人后腮腺反复或持续肿大
	3. 吞咽干性食物时需饮水帮助
Ⅱ	眼部症状：3 项中有 1 项或 1 项以上
	1. 每日感到不能忍受的眼干，持续 3 个月以上
	2. 感到反复的眼睛沙磨感
	3. 每日需用人工泪液 3 次或 3 次以上
Ⅲ	眼部体征：下述检查任何 1 项或 1 项以上阳性
	1. Schirmer 试验（＋）（≤5mm/5min）
	2. 角膜染色（＋）（≥4van Bijsterveld 计分法）
Ⅳ	组织学检查：小唇腺淋巴细胞灶≥1
Ⅴ	涎腺受损：下述检查任 1 项或 1 项以上阳性
	1. 涎流率（＋）（≤115ml/15min）
	2. 腮腺造影（＋）
	3. 涎腺核素检查（＋）
Ⅵ	自身抗体：抗 SSA（＋）/抗 SSB（＋）（双扩散法）

表 13-16　诊断具体条例

1. 原发性干燥综合征：无任何潜在疾病情况下，按下述 2 条诊断
a　符合上述标准中 4 条或 4 条以上，但条目Ⅳ（组织学检查）和条目Ⅵ（自身抗体）至少有 1 项阳性
b　标准中Ⅲ、Ⅳ、Ⅴ、Ⅵ 4 条中任 3 条阳性
2. 继发性干燥综合征：患者有潜在的疾病（如任一结缔组织病），符合条目Ⅰ和Ⅱ中任一条，同时符合条目Ⅲ、Ⅳ、Ⅴ中任 2 条
3. 诊断Ⅰ和Ⅱ中必须除外：颈头面部放疗史、丙型肝炎病毒感染、AIDS、淋巴瘤、结节病、GVH 病、抗乙酰胆碱药的应用（如阿托品、莨菪碱、溴丙胺太林、颠茄等）

因儿童 SS 口眼干燥症状较轻或不明显，有较高比率的患儿不符合诊断标准。国外有作者提出新的儿童 SS 的分类诊断标准，然而并未经过临床的广泛验证，究其原因是与儿童 SS 临床较为少见有关。故目前儿童 SS 的诊断虽然以成年人诊断标准为依据，但更加依赖自身抗体、唇腺组织活检和腮腺造影等检查。口干燥症和干燥性角膜炎代表本病最主要受累的外分泌腺体，即唾液腺和泪腺的病变，因此，它们是本病诊断的主要依据。

以下 3 个基本点是本病的诊断依据。

1. *口干燥症的诊断标准*

(1)唾液的流率下降(正常值为每分钟平均≥0.6ml)。

(2)腮腺造影。在腮腺有病变时，其导管及小腺体有破坏现象。

(3)唇黏膜活检其腺体组织中可见淋巴细胞浸润，≥50 个淋巴细胞团聚或成堆者称为灶；≥1 个灶性淋巴细胞浸润为异常。

(4)放射性核素造影。唾液腺功能低下时其摄取及分泌均低于正常。

凡上述 4 项试验中有 2 项异常者可诊断为口干燥症。

2. *干燥性角膜炎的诊断标准*

(1)滤纸试验：5min 时滤纸润湿长度≥15mm 为正常，≤10mm 为异常。

(2)泪膜破裂时间(test film breakup time, BUT)：<10s 者为异常。

(3)角膜染色：在裂隙灯下，角膜染色点超过 10 个为异常。

(4)结膜活检：结膜组织中出现灶性淋巴细胞浸润者为异常。

凡具有上述 4 项试验中 2 项异常者即可诊断。

3. *自身抗体*　ANA 阳性、抗 SS-A 抗体阳性、抗 SS-B 抗体和 RF 阳性。

(八)鉴别诊断

儿童的干燥综合征需与以下疾病相鉴别。

1. *儿童复发性腮腺炎*　男性多见，腮腺肿大常伴疼痛、发热和红斑；无自身抗体和局灶性淋巴细胞浸润；抗生素治疗有效。

2. *弥漫性浸润性淋巴细胞增多综合征*　与 HIV 感染有关。

3. *感染性腮腺炎*　链球菌、葡萄球菌、EB 病毒和巨细胞病毒等均可引起腮腺炎。

4. *其他*　结节病、淋巴瘤和先天性多囊腮腺疾病等。

(九)治疗

本病目前尚无根治方法，主要是替代治疗/局部治疗和全身治疗。治疗大体上分为三个阶段，第一阶段主要是外部湿润替代疗法，这种方法适用于口腔、鼻腔、眼、皮肤以及阴道。第二阶段主要是促进体内源性分泌，主要对口干燥症有效，最后，当患者出现系统症状时，如肺部病变、血管炎以及假性淋巴瘤，则可能需要使用糖皮质激素和(或)细胞毒性药物。

1. *局部治疗*　主要针对干燥症状的治疗。口干可适当饮水，注意口腔卫生，勤刷牙。有龋齿者要及时修补。眼干可用人工泪液。如果使用润湿替代法治疗的患者的干燥症没有明显好转，可以考虑使用刺激腺体分泌的疗法(促分泌药)。

2. *全身治疗*　主要用于有内脏损害如肾、神经系统受累以及血管炎者，可用肾上腺皮质激素，必要时可联合应用免疫抑制药，如甲氨蝶呤、硫唑嘌呤、环磷酰胺等，国内外均有甲泼尼龙冲击治疗的报道。除此之外非甾体抗炎药通常对轻微的肌肉骨骼症状有效，羟氯喹可用于缓解疲劳、关节痛和肌痛等症状，同时还可减少患者体内的急性时相蛋白的产生，并降低已升高的免疫球蛋白水平。轻、中度肾小管酸中毒的治疗包括补充氯化钾，使用枸橼酸钾进行碱化。

合并有其他结缔组织病如系统性红斑狼疮、混合结缔组织病、硬皮病及多发性肌炎等，应该给予相应的原发病治疗。当原发结缔组织病减轻时，本病也相应减轻。

(十)预后

本病是一预后较好的自身免疫性疾病。有内脏损害者,经恰当治疗后大多可以缓解,死亡者少。合并有其他结缔组织病者,预后取决于原发病。

(李彩凤)

第十节　混合性结缔组织病

(一)概念

混合性结缔组织病(mixed connective tissue disease,MCTD)是一种以系统性红斑狼疮,系统性硬化症,多发性肌炎/皮肌炎及类风湿关节炎等多种疾病的症状相重叠的临床综合征,其突出的特点是血清中有极高滴度的斑点型抗核抗体和抗 UL-RNP 抗体。

(二)流行病学

MCTD 发病年龄从 4～80 岁,大多数患者在 30～40 岁出现症状,平均年龄 37 岁。女性多见,约占 80%。我国发病率不明,但并非少见。

(三)病因及发病机制

本病病因及发病机制尚不清楚,有研究表明与免疫和遗传因素有关。

1. *免疫因素*　以下证据提示本病是一种免疫紊乱的疾病:①持续高滴度的抗 RNP 抗体;②明显的高丙种球蛋白血症;③本病活动期时循环免疫复合物增高;④表皮与真皮交界处、肾小球基底膜、血管壁或肌纤维有补体和 IgG、IgM 的沉积;⑤有抗淋巴细胞毒抗体;⑥肌肉、肺、肝、心脏、滑膜以及唾液腺等组织中均有淋巴细胞和浆细胞浸润。

2. *遗传因素*　有学者研究认为 HLA-B7、HLA-DW1 和 HLA-BW55 阳性者 MCTD 的发生率高。有人发现 MTCD 病人常有 HLA-DR4 或 B15,DR4 同时存在。日本学者发现,日本的 MTCD 患者与 HLA-DRB1 * 0401 有相关性。可见 MCTD 发病有一定的遗传素质。

(四)病理

MCTD 的基本病理改变为广泛的血管内膜或中等血管内膜增殖性损害。主动脉、冠状动脉、肺动脉和肾动脉等大中血管内膜增殖性改变所造成的血管腔狭窄可发生相应脏器的损害。同样的病理改变可见于毛细血管。肾组织活检可见肾小球细胞增生,局灶性基底膜增厚,动脉内膜增生、闭塞。

(五)临床表现

患者可表现组成本疾病中的各个结缔组织病的任何临床症状。然而 MCTD 具有的多种临床表现并非同时出现,重叠的特征可以相继出现,不同的患者表现亦不尽相同。典型的临床表现是多关节炎,雷诺现象,手指肿胀或硬化,肺部炎性改变,肌病和肌无力,食管功能障碍,淋巴结增大,脱发,颧部皮疹,浆膜炎等。

1. *关节*　几乎所有患者都有关节疼痛和发僵。60%的患者有症状明显的关节炎,其临床特点与 JIA 相似。常易受累的关节为掌指关节。放射学检查缺乏严重的骨侵蚀性病变,但有些患者也可见关节边缘侵蚀和关节破坏。

2. *皮肤黏膜*　大多数患者在病程中出现皮肤黏膜病变。雷诺现象伴手指肿胀、变粗,全手水肿有时是 MCTD 患者最常见和最早的表现。手指皮肤胀紧变厚,但不发生挛缩。有些患者的皮肤病变表现为狼疮样皮疹,尤其是颧部红斑和盘状红斑。约 25%患者有脱发、指(趾)硬化,色素减退,光过敏,荨麻疹,面部和甲周毛细血管扩张。面部皮肤可有硬皮样改变,但真正硬皮病面容则少见。少数 MCTD 患者可有典型的皮肌炎皮肤改变,如紫红色眼睑,指、肘和膝关节处出现红斑。黏膜损害包括颊黏膜溃疡,干燥性复合性口生殖器溃疡和鼻中隔穿孔。前臂屈肌,手、足伸肌和跟腱可出现腱鞘周围及皮下结节。皮肤组织学无特征性改变,真皮层胶原成分增多,但很少有真正硬皮样改变。有些患者在表皮-真皮交界处有免疫球蛋白沉积。

3. *肌肉病变*　肌痛是 MCTD 常见的症状,但大多数患者没有明确的肌无力、肌电图异常或肌酶的改变。有明确炎性肌病的 MCTD 患者,有时伴高热,其在临床和组织学方面与 PM 相同,如肌酶升高,肌电图为典型炎性肌病改变,肌活检有肌纤维退化性病变,血管周围和间质有浆细胞和淋巴细胞浸润。

4. *心脏*　20%的患者心电图异常,最常见的改变是心律失常,右心室肥厚,右心房增大和室间传导损害。10%～30%的患者出现心包炎,是心脏受累最常见的临床表现,心脏压塞少见。早期检测有无肺动脉高压有利于早期治疗。

5. *肺*　85%的 MCTD 患者有肺部受累的证据,但大多数患者没有症状。早期肺功能障碍,若不详细检查，则不易发现。症状有呼吸困难、胸痛及咳嗽。胸部放射线检查异常有间质性改变、胸膜渗出、肺浸润和胸膜增厚等。最具有鉴别意义的肺功能实验是一次呼吸 CO 的弥散功能。间质性肺部疾病通常呈进行性加重，有效容积和肺泡气体交换减少。肺出血也偶有报道。

6. *肾* 25%患者有肾损害。高滴度的抗u1RNP 抗体对弥漫性肾小球肾炎的进展有相对保护作用。弥漫性肾小球肾炎和实质间质性病变很少发生，通常为膜性肾小球肾炎，有时也可引起肾病综合征，但大多数患者无症状。

7. *胃肠道* 胃肠道受累是有 SSc 表现的 MCTD 患者的主要特征。多数患者有食管功能障碍症状和食管压力改变，这与皮肤损伤的严重程度无关。主要表现为食管上部和下部括约肌压力降低，食管远端 2/3 蠕动减弱，出现进食后发噎和吞咽困难。MCTD 的腹痛可能是由于肠道蠕动减少、浆膜炎、肠系膜血管炎、结肠穿孔或胰腺炎所致。其他胃肠道损害还有低张力、假性囊状扩张，吸收不良等。

8. *血液系统* 75%的患者有贫血。60%的患者 Coombs 试验阳性，但溶血性贫血并不常见。如在 SLE 所见，75%的患者有白细胞减少，以淋巴细胞系为主，这与疾病活动有关。血小板减少，血栓性血小板减少性紫癜，红细胞发育不全相对少见。大多数患者有高丙球蛋白血症，33%的 IgG 分子有抗 UL RNP 特异性。

(六)实验室检查

1. *一般检查* 末梢血象示中度贫血、白细胞减少及血小板减少。血沉增快。血清多种肌酶明显升高。

2. *血清学检查* 可见高滴度的斑点型或颗粒型抗核抗体，抗 ENA 抗体中的抗 RNP 抗体滴度明显增高或免疫印迹检测有 UI-RNP(70kD)抗体。抗 Sm 抗体阴性，抗双链 DNA 抗体少见。50%以上患者类风湿因子阳性。

3. *其他检查* 有心脏受累者，心电图可见 ST-T 改变。食管造影可见蠕动减弱及下端扩张。肌电图可见多发性肌炎的改变。

(七)诊断

对症状典型，抗 RNP 抗体明显增高者诊断并不困难。本病有以下特征：①雷诺现象；②腊肠样手指或手指有局灶性硬化现象；③肾病变轻微或缺如；④抗 RNP 抗体强阳性，加之有多发性关节炎、面部红斑、胸膜炎、心肌炎、心包炎和肌炎等，结合其他检查如抗 Sm 抗体及抗 DNA 抗体阴性即可诊断本病。

(八)鉴别诊断

本病早期诊断困难，需与系统性红斑狼疮、系统性硬化症、多发性肌炎或皮肌炎、幼年特发性关节炎、病毒性心肌炎、特发性血小板减少性紫癜及各种原因的发热性疾病等相鉴别。本病与系统性红斑狼疮(SLE)、系统性硬化症(SSc)、皮肌炎或多发性肌炎(DM 或 PM)的鉴别详见表 13-17。

表 13-17 表混合结缔组织病的鉴别

	MCTD	SLE	SSc	DM/PM
雷诺现象	++++	+	++++	+
手肿胀	+++	罕见	+++	罕见
食管运动障碍	+++	+	+++	+
肺部病变	+++	+	++	+
肌炎	+++	罕见	+	++++
多关节痛或关节炎	++++	+++	+	+
白细胞减少	++	++	罕见	罕见
严重肾病	+	+++	++	罕见
严重中枢神经病变	+	+++	罕见	罕见
弥漫性硬皮病	+	罕见	++++	+
高球蛋白血症	++++	+++	+	+
高滴度 RNP 抗体	++++	+++	罕见	-
dsDNA 抗体	+	++++	+	罕见
Sm 抗体	罕见	+++	-	-
低补体血症	+	+++	+	罕见

（九）治疗

本病的治疗原则与其他全身结缔组织病相同。

1. *一般治疗*　注意休息和加强营养，有雷诺现象时注意保温，关节疼痛或关节炎时应加强按摩，同时配合理疗以防止关节强直和肌肉挛缩。

2. *药物治疗*

（1）肾上腺皮质激素：适用于有肾病变、心肌炎、心包炎、肌炎、血小板减少及神经系统症状的病例。

（2）免疫抑制药：肾损害和肺动脉高压者可加用环磷酰胺冲击治疗，有皮肤损害者可加用羟氯喹。

（十）预后

预后取决于内脏损害的性质与程度。死亡原因为心、肾衰竭、肺部疾病和脑出血以及继发感染。

（李彩凤）

第十一节　过敏性紫癜

（一）概念

过敏性紫癜（anaphylactoid purpura）是儿童时期最常见的血管炎之一。以非血小板减少性紫癜、关节炎或关节痛、腹痛、胃肠道出血及肾炎为主要临床表现。早在 1808 年 Willan 对本病就有描述。1837 年 Schonlein 提出本病的三联症状：紫癜样皮疹、关节炎和尿沉渣异常。1874 年 Henoch 又提出除上述症状外，还可以出现腹痛和血便。此后综合上述这些症状，将该病称为亨诺-许兰紫癜（henoch-schonlein purpura，HSP）或亨诺-许兰综合征。

（二）流行病学

本病多发生于学龄期儿童，研究表明约 90％的 HSP 患者年龄在 10 岁以下，平均发病年龄为 6 岁。秋冬季节多发，是一种特征性自限性疾病，HSP 表现为全球发病，＜14 岁儿童的发病率为 135/百万，男女之比为 1.4∶1。

（三）病因与发病机制

本病属自身免疫性疾病，病因不完全清楚，目前认为是各种致敏因素包括感染（细菌、病毒、寄生虫等）、食物（牛奶、鸡蛋、鱼虾等）、药物（抗生素、磺胺类、解热镇痛药等）、花粉、虫咬及预防接种等都可作为致敏因素。然而除少数患儿与食物过敏、昆虫叮咬、药物或接触某些化学药物有直接关系外，多数查不到所接触的抗原。患儿在发病前 1～3 周常有上呼吸道感染病史。具有敏感素质的机体对上述致敏因素发生病理免疫应答，形成免疫复合物，沉积于全身小血管壁，除毛细血管外，也可累及微动脉和微静脉。进而引起无菌性血管炎，严重时可发生坏死性小动脉炎，血管壁通透性增加导致皮肤、黏膜和内脏器官出血及水肿。临床上主要靶器官为皮肤真皮层、肠道黏膜、肾小球毛细血管、关节滑膜、肺、胸膜、心脏、肝及颅内血管，分别出现紫癜、消化道溃疡、肾炎、关节炎、肺血管周围炎、心肌炎、肝损害和颅内出血等改变。

大量基础研究发现，B 淋巴细胞多克隆活化为该病特征。患儿 T 淋巴细胞和单核细胞 CD40 配体（CD40L）过度表达，促进 B 淋巴细胞分泌大量 IgA 和 IgE。30％～50％患儿血清 IgA 浓度升高，急性期外周血 IgA^+ B 淋巴细胞数、IgA 类免疫复合物或冷球蛋白均增高。由于辅助性 T 淋巴细胞及 B 细胞活性增强，产生大量 IgA 免疫复合物，包括 IgA、补体 C_3 和纤维蛋白的生物活性物质沉积于肾小球系膜、皮肤和肠道毛细血管。同时 HSP 患儿血清肿瘤坏死因子-α 和 IL-6 等前炎性因子升高，提示本病与细胞因子介导的炎性反应密切相关。

本病的发病有家族倾向，家族成员可同时发病、同胞中可同时或先后发病，有一定遗传倾向，部分患儿为 HLA-DW35 遗传标志或 C_2 补体成分缺乏者。本病还有一定的种族倾向，亚洲发病率较高。

（四）病理改变

本病的主要病理变化为全身性小血管炎，除毛细血管外，也可累及微动脉和微静脉。皮肤病理主要变化为真皮层的微血管和毛细血管周围可见中性粒细胞和嗜酸性粒细胞浸润、浆液及红细胞外渗以致间质水肿。血管壁可有纤维素样坏死，微血管可因血栓形成而堵塞管腔，肠道黏膜下出血、水肿为主要病理表现。肾改变多为局灶性肾小球病变，毛细血管内皮增生、局部纤维化和血栓形成、灶性坏死，病变严重时整个肾小球均受累，呈弥漫性肾小球肾炎改变。此外，关节、肺、胸膜、心、肝及颅内血管受累时，分别出现肺血管周围炎、心肌炎、肝损害和颅内出血等改变。

（五）临床表现

多数患儿在发病前 1～3 周有上呼吸道感染

史，发病急骤。常以皮肤紫癜为首发症状，但也可早期表现为不规则发热、乏力、食欲减退、头痛、腹痛及关节疼痛等非特异性表现。如紫癜较轻微或缺如，则往往早期诊断困难。HSP 的自然病程为 1～4 周。

1. 临床分型　根据临床表现将 HSP 分为 5 型。

(1)皮肤型：只有皮肤症状。

(2)腹型：除皮肤症状外，还有腹部受累。

(3)关节型：除皮肤紫癜外，还有关节症状。

(4)肾型：有皮肤紫癜和肾受累。

(5)混合型：除皮肤紫癜外，有腹部、关节或肾等多脏器受累。

2. 症状

(1)皮肤症状：反复出现的皮肤紫癜是本病的特征性表现，主要分布在负重部位，多见于下肢远端，踝关节周围密集，其次见于臀区。其他部位如上肢、面部也可出现，躯干部罕见。特征性皮疹为高出皮肤，病初为小荨麻疹或粉红色斑丘疹，压之不褪色，即为紫癜。皮损部位还可形成出血性水疱，甚至坏死、溃疡。紫癜可融合成片，最后变为棕色。一般 1～2 周消退，不留痕迹；也可迁延数周或数月。有时病初可于手臂、足背、眼周、前额、头皮及会阴部出现血管神经性水肿，肿胀处可有压痛。临床上只有皮肤症状的患儿，可诊断为过敏性紫癜皮肤型。

(2)消化道症状：约 2/3 患儿因血管炎引起的肠壁水肿、出血、坏死或穿孔，可出现为不同程度的消化道症状。一般出现在皮疹发生的 1 周以内。最常见症状为腹痛，多表现为阵发行性脐周绞痛，也可波及腹部任何部位，可有压痛，但很少有反跳痛，同时伴有呕吐，约 50%患儿大便隐血阳性，部分患者可出现血便，甚至呕血。如果腹痛在皮肤症状之前出现，易误诊为外科急腹症，甚至误行手术治疗。少数患者可并发肠套叠、肠梗阻、肠穿孔及出血性小肠炎，需外科手术治疗。临床上把除有皮肤症状外，同时还伴有消化道症状的 HSP 患儿，归类为过敏性紫癜腹型。

(3)肾表现：30%～60%的 HSP 患儿可出现肾损害，表现为肉眼血尿或显微镜下血尿、蛋白尿或管型尿。肾损害可出现于过敏性紫癜病程的任何一个时期，一般于紫癜后第 2～4 周出现，也可出现于皮疹消退后或疾病静止期，少数病例则以肾炎为首发症状。病情轻重不等，重症可出现肾衰竭和高血压。虽然 50%以上患儿的肾损害可以临床自行痊愈，但少数患儿的血尿、蛋白尿及高血压可迁延，发展为慢性肾炎，甚至死于慢性肾衰竭。临床上把除有皮肤症状外，同时还伴有肾损害的 HSP 患儿，归类于过敏性紫癜肾型。

(4)关节症状：大多数患儿仅有关节疼痛，少数患者可以有关节炎。大关节如膝关节、踝关节为最常受累部位。其他关节如腕关节、肘关节及手指也可受累。表现为关节及关节周围肿胀、疼痛及触痛，可同时伴有活动受限。关节病变常为一过性，多在数日内消失而不留关节畸形。同时合并皮肤和关节损害的 HSP 患儿，可诊断为过敏性紫癜关节型。

(5)其他症状：一些少见的症状如中枢神经系统症状，昏迷、蛛网膜下腔出血、视神经炎。此外，还可出现肌肉内、结膜下出血及肺出血、反复鼻出血、腮腺炎、心肌炎及睾丸炎。皮肤紫癜同时伴有皮肤、消化道、肾和(或)关节损害者，临床上被归类为过敏性紫癜混合型。

(六)辅助检查

本病无特异性实验室检查。

1. 血常规　患儿白细胞总数可正常或增高，可达 $20.0\times10^9/L$，伴有核左移。严重消化道出血者，可出现正色素性贫血。血小板计数正常或升高，以此可以与血小板减少性紫癜相鉴别。

2. 粪常规　80%患儿可有血便，大便隐血试验可以阳性。

3. 尿常规　肾受累时可出现镜下血尿及肉眼血尿，也可有蛋白尿及管型。有时严重蛋白尿可致低蛋白血症。

4. 出凝血功能　出血时间、凝血时间及血块收缩试验等均正常，部分患儿毛细血管脆性试验(+)。

5. 急性时相反应物　血沉、C 反应蛋白可增快。

6. 免疫学检查　抗核抗体及类风湿因子常阴性，少数患者抗心脂抗体阳性，部分患者抗血管内皮抗体阳性，约 50%的患者在急性期血清 IgA、IgM 升高，IgG 可正常。

7. 腹部 B 超检查　对有消化道症状者可以进行，有利于肠套叠的早期诊断。

8. 肾活体组织检查　可确定肾炎病变性质，对治疗和预后的判定有指导意义。

9. 皮肤活检　有助于疑难病例的诊断，主要表现为皮肤真皮层的微血管和毛细血管周围可见中性粒细胞和嗜酸性粒细胞浸润、浆液及红细胞外渗以致间质水肿。

(七)诊断

皮肤症状典型者,如紫癜在大腿伸侧和臀区分批出现,对称分布,大小不等,诊断并不困难。急性腹痛、关节痛及尿液改变对诊断也有较大帮助。非典型病例,尤其在皮疹出现之前已出现其他系统症状时易误诊,需注意鉴别诊断。目前儿童 HSP 的诊断参照 2005 年欧洲风湿病联盟(ELAR)和欧洲儿童肾病防治委员会(ESPN)及美国风湿协会(ACR)共同制定 HSP 诊断标准,详见表 13-18。

表 13-18　过敏性紫癜诊断标准(2005 年)

1. 皮肤紫癜
2. 弥散性腹痛
3. 组织学检查示以 IgA 为主免疫复合物沉积
4. 急性关节炎或关节痛
5. 肾受累

其中第 1 条为必要条件,加上 2～5 中的至少 1 条既可诊断为 HSP

(八)鉴别诊断

HSP 应注意与以下疾病鉴别。

1. *特发性血小板减少性紫癜*　根据皮疹的形态、分布及血小板数量一般不难鉴别。过敏性紫癜时常伴有血管神经性水肿,而血小板减少性紫癜时则不伴有。

2. *外科急腹症*　在皮疹出现以前如出现急性腹痛者,应与急腹症鉴别。过敏性紫癜的腹痛虽较剧烈,但位置不固定,压痛轻,无腹肌紧张和反跳痛。出现血便时,需与肠套叠、梅克尔憩室作鉴别。过敏性紫癜以腹痛为早期主要症状者大多数为年长儿。因此,对于儿童时期出现急性腹痛者应考虑过敏性紫癜的可能,需对皮肤、关节及尿液等做全面检查。

3. *流行性脑脊髓膜炎*　本病也可有皮肤紫癜,可分布于全身皮肤,受压处明显,且有严重的感染中毒症状如高热、精神差,并有头痛、抽搐或昏迷等中枢神经系统症状,查体脑膜刺激征阳性,脑脊液检查可见蛋白增高、白细胞增高,分类以中性粒细胞为主。

4. *肾疾病*　肾症状突出时应与链球菌感染后肾小球肾炎、IgA 肾病等相鉴别。

5. *其他*　血尿严重时应与系统性红斑狼疮、弥散性血管内凝血及溶血尿毒综合征相鉴别。

(九)治疗

目前尚无特效疗法,主要采取支持和对症治疗。

1. *一般治疗*　急性期卧床休息。要注意液量、营养及保持电解质平衡,有消化道出血者,如腹痛不重,仅大便隐血阳性者,可用流食,如有明显感染。应给予有效抗生素,注意寻找和避免接触过敏源。

2. *对症疗法*　有荨麻疹或血管神经性水肿时,应用抗组胺药物和钙剂;有腹痛时应用解痉挛药物;消化道出血时,可静脉滴注西咪替丁 20～40 mg/(kg・d);酌情应用口服降压药。

3. *糖皮质激素*　糖皮质激素对改善皮肤及关节症状有显著疗效,但单独皮肤或关节病变时,不首选糖皮质激素治疗。有严重消化道病变,如消化道出血时,可服泼尼松 1～2mg/(kg・d),服用 7d 后逐渐减量,总疗程为 2～3 周。对有肾病变者,糖皮质激素有一定疗效。对于严重肾病变患儿,可应用 MP 冲击治疗,此后继续口服泼尼松至少 6 个月,此方案还包括抗血小板、抗凝药的应用。

4. *免疫抑制药*　适用于肾受累患儿。硫唑嘌呤 2～3mg/(kg・d)或环磷酰胺 2～3mg/(kg・d),服用数周或数月,用药期间,应严密监测血象及其他不良反应。

5. *抗血小板凝集药物*　如阿司匹林 3～5mg/(kg・d),口服;华法林 1～2mg/(kg・d)(根据 INR 调整);双嘧达莫 3～5mg/(kg・d),分次服用。

6. *其他治疗*　有报道提出应用尿激酶治疗紫癜性肾损害,可起到利尿、消肿作用。其作用是减少纤维蛋白在肾小球的沉积。大剂量丙种球蛋白冲击疗法,有报道试用于重症紫癜肾炎,疗效有待进一步观察。血浆置换可去除血浆中的抗体、补体、免疫复合物及炎性介质,用于治疗紫癜肾的急进性肾炎。

(十)预后

1. 约 2/3 的 HSP 患儿预后良好,病程大约 4 周。发病年龄小的低龄患儿较年长儿预后更加,表现为病程短、复发率低。复发间隔时间可数周至数月不等,多与反复呼吸道感染有关。

2. 消化道出血较重者,可能合并消化道溃疡、出血、穿孔、肠套叠、肠坏死,如处理恰当,一般可以控制,不影响疾病的长期预后。

3. 肾受损程度是决定 HSP 预后的关键因素，约有 5%的 HSP 患儿发生终末期肾炎。大多数有轻度肾损害者都能逐渐恢复，而有新月体形成的肾小球肾炎患者，80%以上于 1 年内发展为终末期肾炎。有报道在病初 3 个月内出现肾病变或病情反复发作并伴有肾病时常预后不良。

4. 其他影响疾病预后的常见并发症包括颅内出血、肺出血、心肌炎及睾丸炎等。

（李彩凤）

第十二节　川　崎　病

川崎病（kawasaki disease，KD）又名皮肤黏膜淋巴结综合征，是一种免疫机制介导的全身血管炎综合征，为儿科较为常见的发热出疹性疾病。1967 年日本川崎富作医生首先报道，但迄今病因及免疫发病机制仍未完全清楚，大量流行病学及临床观察提示 KD 可能是感染因素所致的急性免疫调节紊乱。遗传因素亦与 KD 发病相关。已报道多种细菌、病毒、支原体及其代谢产物（如链球菌和葡萄球菌所产生的超抗原）与 KD 发病有关，但目前仍未检测到导致 KD 的单一病原微生物。感染导致免疫活性细胞（如 T 细胞、单核/巨噬细胞）异常活化，所产生的细胞因子可能参与血管内皮损伤及干扰自身免疫耐受。免疫性血管炎症反应易导致冠状动脉病变（coronary artery lesions，CAL），是影响本病远期预后的关键。

（一）流行病学

本病好发于婴幼儿，约 80%病例发病年龄＜5 岁。亚洲人种发病率明显高于其他人种，日本自 20 世纪 60 年代以来总病例数已超过 15 万例，美国每年诊断的病例数也超过 3 000 例。发病无明显季节规律，性别差异不大。我国基于人群的发病率资料尚不清楚，部分地区的流行病学研究显示该病已成为主要的后天性心脏病病因。日本报道同胞发病率为 1%～2%，提示遗传因素可能参与发病。

（二）病理学

本病病理改变集中于血管炎症，病变可分为 4 期。

Ⅰ期：对应临床 1～2 周，特点为大、中、小动脉及其血管周围炎症，小静脉和毛细血管炎症，伴有多种炎性细胞浸润和水肿。

Ⅱ期：对应临床 2～4 周，小血管炎症可明显减轻，中等大小动脉炎症为主，为冠状动脉病变高发期，可引起严重冠状动脉病变甚至血栓形成。肢体动脉亦可受累。

Ⅲ期：对应临床为 4～7 周，中等大小动脉炎症表现为肉芽肿形成，小血管及微血管急性炎症消退。

Ⅳ期：对应临床 7 周以后，急性血管炎消退，冠状动脉慢性病变为主，可有冠状动脉扩张、动脉瘤（节段性明显扩张）、内膜增厚、狭窄、梗阻及瘢痕形成。

（三）临床表现

最常见症状（99%以上病例出现）为持续性发热，常为稽留热，体温常达 39℃以上，但多因药物影响使热型不规则，抗生素治疗无效。发热常持续 1～2 周，少数病例可持续至 4 周，热程过长可能与发生冠状动脉病变风险增加。常有双侧球结膜充血，但并无明显渗出，口唇潮红，可伴有皲裂或出血，口腔黏膜弥漫充血，见杨梅舌。手足呈硬性水肿，掌心或足掌心可见红斑。多于发热后 3～4d 出现多形性皮疹，常为播散性红斑、亦可呈猩红热样皮疹、麻疹样皮疹，疱疹及破溃罕见，婴幼儿可在卡介苗接种周围发现红斑甚或硬结。疾病恢复早期，皮肤常于指（趾）端甲床周围出现膜片状脱屑，第一指节常见，亦可累计手（足）掌。部分患儿还有急性非化脓性颈淋巴结肿大，单侧为主，学龄前及学龄期相对多见，数日后逐渐消退。

血管炎可致多系统损害损伤，因此本病其他症状包括心脏、呼吸、消化、神经和骨关节系统损害。可有心肌炎、心包炎和（或）心内膜炎等症状，心率增快，心音可低钝，冠状动脉病变所致的心肌梗死临床表现可不明显。可出现咳嗽、流涕、腹泻、腹泻、黄疸等表现，大便可为黏液便甚或黏液血便，伴或不伴腹胀，肠鸣音减低，低钾血症等表现。部分患儿出现无菌性脑膜炎，患儿明显烦躁，药物退热后仍不缓解，脑脊液异常但无细菌感染证据。无菌性白细胞尿亦不少见，个别患儿可出现关节炎症、滑膜炎症，但多有自限特点。

（四）实验室检查和辅助检查

1. 实验室检查　本病实验室检查缺乏特异性，但实验室多项指标综合分析有助于不完全川崎病的诊断。急性期白细胞总数及中性粒细胞比例常增高，核左移，轻度贫血较常见，血小板在急性期可正常或下降，于病程第 2 周开始升高，3～4 周达高峰，血液呈高凝状态。小便中可发现白细胞，但尿培养为阴性。粪便中可见红、白细胞，但多为非感染性。炎症反应指标明显升高，血沉可达 100mm/h，C 反应蛋白可达 30mg/L 以上。肝功转氨酶可增高、清蛋白水平常下降，乳酸脱氢酶增高。IgG、IgA、IgM 增高，自身抗体多为阴性，补体水平一般正常。

2．辅助检查　心电图可见多种改变，尤以 ST 段 T 波异常多见，可出现 P-R 间期、Q-T 间期延长、Q 波和心律失常。对较重冠脉病变者，应动态随访心电图以早期发现心肌血供障碍。

超声心动图可显示冠状动脉病变、心脏功能，在 KD 诊断、治疗和预后判断过程中至关重要。急性期应多次反复检查，以了解冠状动脉病变的程度及其动态变化。亚急性期也有部分冠状动脉病变发生或加重，故于病程 2 周、4 周和 6 周应进行复查。

冠状动脉扩张标准为＜3 岁冠状动脉内径＞2.5mm，＜5 岁冠脉内径＞3mm，＞5 岁＞4mm。扩张节段内径与相邻节段内径比值超过 1.5 为冠状动脉瘤（coronary artery aneurysm，CAA），无节段 CAA 形成可视为冠状动脉扩张（coronary artery ectasia）。冠状动脉内径＜5mm 为扩张或小型 CAA，5～8mm 为中等 CAA，＞8mm 为巨大 CAA。中等以上冠状动脉瘤可检出冠状动脉内血栓。冠状动脉瘤是川崎病在心血管的特征性表现，可支持不完全性川崎病的诊断。基于体表面积的变化对正常冠状动脉内径的影响，用体表面积对冠状动脉内径测值进行校正，评价冠状动脉扩张更为可靠，即同一体表面积冠状动脉测值超过均数的标准差为 z 值，如 z 值＞2 即指该患儿冠状动脉大于同一体表面积冠脉内径均值的 2 个标准差以上，任何年龄 z 值≥2.5 可视为冠状动脉扩张。

冠状动脉周围回声增强、管腔形态不规则、血管内壁不光滑是川崎病血管炎与血管周围炎的表现，尤其是对诊断缺乏冠状动脉扩张或冠脉瘤者，应受到重视。二维超声心动图还可显示左心室心肌的节段运动异常、主动脉根部扩张和心包积液。彩色多普勒超声心动图可检出川崎病急性期冠状动脉前降支血流速度增快和少量二尖瓣反流。

表 13-19 所示超声心动图诊断指标，有助于不完全性 KD 的诊断。心脏外动脉瘤在儿童患者亦可作为不完全性 KD 诊断的特异性指标之一。超声心动图在越来越多的不完全性 KD 诊断、治疗及预后判断中起着极为重要作用，建议统一全国 KD 超声诊断标准，提高超声诊断的准确性。

表 13-19　KD 超声心动图诊断依据

特征表现	CAA 或冠状动脉中度以上扩张
主要表现	冠状动脉轻度扩张或 Z 值≥2.5
	血管周围回声增强
	血管腔形态异常
	冠状动脉左前降支血流速度加快
	左心室壁节段性运动异常（心脏收缩功能异常）
次要表现	主动脉根部扩张
	二尖瓣反流
	心包积液

主要表现和次要表现应除外其他相似表现的疾病

（五）诊断及鉴别诊断

1．典型 KD　2002 年日本循环协会川崎病联合研究组提出典型 KD 诊断标准，随后美国心血管协会亦提出典型 KD 诊断标准。我国目前采用的典型 KD 诊断标准：发热 5d 或以上（部分病例受治疗干扰发热可不足 5d），具有以下 5 项中的 4 项者：双侧球结膜充血、口唇及口腔黏膜发红、肢端改变（急性期和恢复期表现）、皮疹和非化脓性颈淋巴结增大即可确诊为 KD。如具备除发热以外 3 项表现并证实有冠状动脉瘤或冠脉扩张者，亦可诊断典型 KD。须注意颈淋巴结大小超过正常同龄儿可被认为增大；另外，5 项指标并非同时出现，应动态观察，以助诊断。

2．不完全型 KD　约 10％患儿（尤其是婴儿）不能满足上述 KD 确诊标准，可考虑为不完全型 KD。该型 KD 名称混乱，有不典型 KD、不完全性 KD 等不同名称。不典型 KD 尤指具有少见临床表现者（如无菌性脑膜炎、肾受累等），我国多采用“不完全型 KD”这一统一名称。不完全型 KD 并非轻型 KD，其冠状动脉受累风险和实验室检查结果与完全性 KD 类似。诊断时尤应注意卡介苗接种处红斑、硬结，眼葡萄膜炎，恢复期肛周脱屑等重要表现以助诊断。另外，疾病急性期胆囊肿大、血清高密度脂蛋白水平下降、脑利钠肽水平上升等国外均有报道可能为相对特异的 KD 生物学标志，但由于我国尚缺乏相应研究结果，故暂不宜纳入不完全型 KD 诊断标准。对于年龄＜6 个月的婴儿，由于 KD 表现很不典型，可采用以下诊断标准：发热＞7d，排除其他疾病，实验室检查有炎症反应证据存在（红细胞沉降率和C反应蛋白明显升高），虽无KD临床表现，应反复做超声学检查以了解有无冠状动脉损伤。一旦发现明确冠状动脉病变可诊断不完全型KD并采用标准治疗方案。对于年龄>6个月的患儿，发热5d或以上，应具有至少2项KD主要临床表现及炎症反应指标明显升高，在除外其他疾病时，可疑诊不完全型KD。应连续监测冠状动脉表现，如出现明显冠状动脉病变可确诊，应及时使用标准治疗方案，如无冠状动脉病变，建议暂不使用IVIG。

如发热持续又不满足超声心动图和实验室指标，但有化脓性结膜炎症、化脓性咽峡炎、口腔溃疡、疱疹性皮疹、淋巴结大者，应除外其他疾病包括病毒感染、猩红热、葡萄球菌烫伤样综合征、中毒性休克、细菌性颈淋巴结炎、药物过敏、渗出性多形性红斑和幼年类风湿关节炎等。

（六）治疗

1. 急性期治疗

（1）阿司匹林：大剂量阿司匹林具有抗炎作用，小剂量具有抗血小板活化作用。欧美国家多采用急性期大剂量阿司匹林[80～100mg/(kg·d)]治疗，但多中心大样本Meta分析显示大剂量与[30～50mg/(kg·d)]阿司匹林在与IVIG联用情况下对冠状动脉病变的预防效果无显著差异。阿司匹林[30～50mg/(kg·d)]与IVIG联合使用为标准方案。阿司匹林用药至热退后48～72h改为小剂量3～5mg/(kg·d)维持6～8周，有冠状动脉受累者，按受累程度决定疗程（表13-19）。

（2）IVIG：起病10d内单剂IVIG（2g/kg）联合阿司匹林为KD标准疗法。如就医时发热未退、冠状动脉瘤形成或血沉/C反应蛋白仍高，起病10d后仍可使用。过早使用IVIG（起病5d内）可能需再次IVIG输注。单剂1g/kg治疗虽能缓解急性期KD表现，但对冠状动脉病变的预防效果不及单剂2g/kg方案。我国贫困地区部分KD患儿（尤其是大年龄KD患儿）尚无经济能力承担单剂2g/kg IVIG治疗者，不排除使用单剂1g/kg IVIG治疗以取得部分预防冠状动脉病变效果。

（3）糖皮质激素（GCs）：GCs具有比IVIG更强的免疫抑制作用，可强烈抑制前炎症细胞因子产生，阻断炎症反应。GCs一般不作为治疗KD首选药物。近来报道GCs联合阿司匹林（或加用肝素）可缩短热程，CAA发生率与IVIG组并无区别。

（4）其他治疗：甲基黄膘呤化合物Pentoxifyllime（抑制TNF-α mRNA转录）、Inflinximab（抗TNF-α单克隆抗体）、Abciximab（血小板糖蛋白Ⅱb/Ⅲa受体抑制药）治疗KD尚处于临床前期阶段。

2. IVIG无反应型KD的诊断和处理　IVIG治疗后36h发热不退（T≥38℃）或给药后2～7d症状再现（发热及至少1项KD症状），除外继发感染情况下可判断为IVIG无反应型KD。约10% KD病例属此类型，其发生可能与个体遗传背景、诱发KD的病因及不同批号IVIG内抗炎成分不同有关。IVIG无反应型冠状动脉受累风险明显增高（约为10%）。血清蛋白<30g/L、C反应蛋白>100mg/L、乳酸脱氢酶>590U/L、血红蛋白<100g/L、WBC>15 000/mm^3，中性粒细胞比例>0.75、杆状核比例升高可能提示IVIG耐药。IVIG耐药者可重复使用IVIG（2g/kg）治疗1次，相当部分病例体温可下降，川崎病临床表现逐渐消失；如仍发热不退，应采用GCs治疗。第2剂IVIG治疗无效者建议采用2mg/(kg·d)甲泼尼龙静脉滴注或静脉推注，分2～3次给药，连续3d，续以口服泼尼松治疗，渐减量，疗程6周。如2mg/(kg·d)甲泼尼龙无效可考虑甲泼尼龙30mg/kg，1/d，静脉滴注，用1～3d后减量停药。大剂量糖皮质激素冲击治疗可能明显加重高凝状态，有冠状动脉病变者尤易形成血栓，用药过程中应静脉使用肝素抗凝，有CAA者最好用小剂量静脉制剂或口服泼尼松治疗。血浆置换、乌司他丁（中性粒细胞弹性酶抑制药）、Infiliximab、Abciximab和某些细胞毒性药物（如环磷酰胺、环孢素和甲氨蝶呤等）治疗IVIG无反应型KD的效果尚待进一步证实。

3. 预防和处理冠状动脉血栓形成　CAA一旦形成，血管扩张节段的涡流形成、内皮细胞和血小板激活和血小板明显增高等解剖、免疫和血液学因素使KD患儿处于发生冠状动脉血栓的高危状态，有必要使用抗血小板治疗直至病变消退。多发、复杂CAA或单个CAA≥6mm者，应加用抗凝治疗。最常用的抗血小板治疗为阿司匹林3～5mg/(kg·d)，亦可同时加用双嘧达莫。抗凝治疗可选用肝素、低分子量肝素或华法林，低分子量肝素安全性高，现为多家教学医院采纳，甚至在冠状动脉血栓形成但无心肌梗死时亦可首选低分子肝素抗凝。链激酶、尿激酶等纤维蛋白溶解药物在怀疑血栓形成时亦可静脉滴注或经导管冠状动脉内给药。

4. 预后及随访　经正规治疗后KD多预后良

好，使用标准 IVIG 治疗者仍有约 5% 患儿发生暂时冠状动脉病变，其中约 2/3 冠状动脉扩张者可自然恢复；仅约 1% 患儿发生永久性冠状动脉病变，其中巨大冠状动脉瘤常发生狭窄，需心脏介入或外科手术治疗。KD 心血管系统并发症的诊断与处理将由心血管学组专门组织讨论，诊疗建议将另文发表。KD 复发率可达 1%～3%。远期随访及慢性期治疗见表 13-20。

表 13-20　KD 远期随访及慢性期治疗

风险等级	药物治疗	活动	随访检查	血管造影
Ⅰ级（病程 8 周仍无冠状动脉扩张或冠状动脉瘤形成）	维持小剂量阿司匹林［3～5mg/(kg・d)］6～8 周后停用	病程 6～8 周后无限制	每5 年进行一次心脏风险评估	——
Ⅱ级（一过时性冠状动脉扩张，在起病6～8 周消退）	维持小剂量阿司匹林 6～8 周后停用	病程 6～8 周后无限制	每1～5 年进行一次心脏风险评估	——
Ⅲ级（冠状动脉持续扩张或单个中等以下冠状动脉瘤）	长期小剂量阿司匹林治疗，直到冠状动脉病变消退	<11 岁患儿，6～8 周后活动无限制，11～20 岁患者，通过每年负荷试验或心肌灌注显像指导活动量。服用阿司匹林期间不鼓励接触性或高度碰撞性活动	每年随访超声心动图，ECG 及心脏风险评估	如果无创性检查提示心肌缺血及心功能异常，做冠状动脉造影
Ⅳ级（巨大冠状动脉瘤、单支多个冠状动脉瘤，多支冠状动脉瘤，冠状动脉无阻塞）	长期小剂量阿司匹林抗血小板治疗，加华法林或低分子肝素	避免接触性或碰撞性活动，以防止出血。根据负荷试验或心肌灌注显像结果指导活动量	每6 个月随访超声心动图、ECG 及心脏风险评估	病程 6～12 个月做首次冠状动脉造影，其后如临床表现，无创性检查提示心肌缺血，应重复冠状动脉造影
Ⅴ级（冠状动脉闭塞）	小剂量阿司匹林；加华法林或低分子肝素。如巨大冠状动脉瘤持续存在，可加用β-肾上腺素能阻滞药减少心肌耗氧	避免接触性或碰撞化活动，以防止出血。根据负荷试验或心肌灌注显像结果指导活动量	每6 个月随访超声心动图、ECG 及心脏风险评估	根据冠状动脉造影结果指导选择介入治疗或外科手术治疗，了解侧支循环状况。当临床表现和无创性检查提示有新的心肌缺血发作或缺血加重，重复冠状动脉造影

新病例于病程 3 个月、6 个月及 1 年后须随访 3 次

（赵晓东）

第十三节　结节性多动脉炎

结节性多动脉炎（polyarteritis nodosa，PAN）是一种侵犯中、小动脉的坏死性血管炎，在受累的血管壁上形成不规则的小结节和动脉瘤。PAN 是一种多系统受累的疾病，主要累及皮肤、腹部脏器、肾、中枢神经系统、肌肉或其他部位血管，而造成相应脏器损害。临床以低热、皮疹、乏力、皮下结节及

高血压为特征。

(一)流行病学

结节性多动脉炎在儿童发病较少,男女发病率相等。发病的高峰年龄为9～11岁。以前有婴幼儿罹患此病的报道,称为婴儿型结节性多动脉炎,现已认为系川崎病的严重型。该病在全球均有发病,最多报道为土耳其和日本。

(二)病因与发病机制

病因尚不明了,一般认为结节性多动脉炎与易感机体对细菌(链球菌)、病毒(乙型肝炎病毒)感染后所发生的自身免疫反应有关。在动脉病变处可查到乙型肝炎病毒肝炎的表面抗原甚至抗体与补体沉积,这种HBsAg免疫复合物大量出现在新鲜的血管病变处,并随病变的恢复而逐渐消失。此外,结核、巨细胞病毒和细小病毒B19感染也与结节性多动脉炎的发病有关。

(三)病理

结节性多动脉炎的病理表现为坏死性血管炎。淋巴细胞浸润受累的中小肌型动脉壁的全层,病变分别为节段性,常见于血管的分叉处,向远端扩散。有的病变向血管周围浸润,浅表动脉可沿血管行径分布而扪及结节。各期病变并存,如轻度炎性反应至广泛的纤维素样坏死,伴有血栓形成、栓塞及动脉瘤。最常发生于消化道、肾、心脏和皮肤,也可见于脾、肌肉和周围神经等部位。

(四)临床表现

结节性多动脉炎常隐匿起病。临床表现多种多样,因受累动脉所处的部位而有所不同。患儿常以不明原因的发热、乏力和体重下降等全身症状为主诉就诊,发热多为低热,有时也有低热与高热相间发生。该病主要累及皮肤、肾、胃肠道、心血管系统,以及中枢及周围神经系统。

皮肤表现可出现斑丘疹样紫癜、网状青斑,分布于皮下脂肪小叶,图形不规则,低温时更明显;沿着动脉走行的有触痛的皮下小结,多见于四肢;皮肤表面的梗死,包括皮肤和皮下组织浅层的溃疡或其他较小的缺血性改变,如甲床梗死、指(趾)骨髓坏死;皮肤深层的梗死,包括皮下组织深层和皮下结构的溃疡、指(趾)骨或其他部位的梗死,如鼻和耳组织的坏死/坏疽。皮下肌肉受累时可有多发性肌痛。还可出现关节痛或关节炎。

绝大多数患者(60%～80%)有肾血管受累,表现为高血压及出现血尿和蛋白尿,还可并发肾梗死、肾动脉瘤,以致发生肾衰竭。

胃肠道症状常因动脉栓塞或小动脉瘤破裂引起,表现为腹痛、腹泻和消化道出血。严重时可有小肠溃疡、出血、穿孔。胰腺动脉受累时表现为急性胰腺炎的症状和体征。肝内动脉受累时,可有黄疸和转氨酶升高。胆囊动脉炎时可致急性胆囊炎。

约50%患者出现周围神经系统受累,可出现麻木、感觉异常、疼痛或运动障碍。少数患者因脑血管栓塞而出现惊厥、昏迷、偏瘫及脑神经麻痹等症状。

心血管系统表现为心肌炎,甚至心肌梗死和心力衰竭,此外,还可出现心包炎和心率失常等。肺部血管损伤,其症状很像哮喘、肺炎或气管炎,可有肺部浸润,肺梗死及胸膜炎。

其他不常见的症状包括睾丸疼痛(类似睾丸扭转)及附睾炎、视网膜动脉炎及视网膜出血,可致失明。鼻及中耳偶有典型肉芽肿病变。

(五)实验室检查

可有贫血、白细胞增高、血小板增高、血沉明显增快和C反应蛋白增高。高丙种球蛋白血症提示多克隆B细胞的活化。尿常规检查常有尿蛋白,偶见红细胞和管型。肾功能可异常,表现为尿素氮增高。免疫复合物增高,部分患者可测出乙型肝炎表面抗原。

血管造影可见肝、肾、脑动脉、肠系膜动脉及冠状动脉呈瘤样扩张或血管闭塞。磁共振成像血管造影可证实上述血管的病变。

皮肤结节及肾活检具有诊断意义,组织活检可见到不同阶段的坏死性血管炎改变,在病变血管间有正常血管存在。

(六)诊断标准

临床上遇到持续不明原因的发热、体重下降和多系统受累的症状,如皮疹、高血压及肾病变,伴有血沉明显增快应怀疑本病。明确诊断须依靠活检和血管造影的典型血管炎改变,肾受累时,肾活检可见坏死性血管炎。血管造影可见到瘤样扩张部位或阶段性狭窄的部位。

2008年欧洲风湿病联盟(EULAR)制定的诊断标准。

1. 组织病理学改变　显示小血管或中等血管的坏死性血管炎或血管造影异常(如果MRI照相无异常需要进行传统的动脉照相方法);动脉瘤或动脉闭塞。以上为必备条件。

2. 另加下面5条标准中的1条

(1)皮肤受累。斑丘疹样紫癜、网状青斑;有触痛的皮下小结；皮肤梗死等。

(2)肌痛或肌肉触痛。

(3)高血压。收缩压/舒张压均高于正常值的95 百分位。

(4)周围神经病变。感觉周围神经病，手套、袜套样感觉障碍，多发性神经炎。

(5)肾受累。蛋白尿、血尿或红细胞管型，肾功能受损(GFR 低于正常的 50%)。

(七)鉴别诊断

1. 重型过敏性紫癜　其皮肤及肾损害易与本病混淆，但紫癜病例之皮疹多见于下肢，为暂时性，而 PAN 往往为全身性及持续性皮损。此外腹部症状及预后都以 PAN 为严重。

2. 慢性肾炎　可有尿检异常、高血压及血尿素氮增加，但 PAN 因累及多脏器组织，不难鉴别。

3. 肺出血肾炎综合征　具有咯血、贫血及肾炎表现，可有发热、咳嗽及呼吸困难，与 PAN 之肾及肺部受累时的表现相似。但此症痰涂片可找到巨噬细胞及含铁血黄素颗粒。

4. 多发性大动脉炎　以高血压为临床特征，但常有大动脉闭塞症状。

5. 系统性红斑狼疮　多有肾损伤，应与 PAN 鉴别。但本病多见于女孩，有典型皮疹，自身抗体检查常阳性。

6. 皮肤黏膜淋巴结综合征　具有持续发热、皮肤多形性红斑、口腔黏膜及球结膜充血、手足硬性肿胀及颈淋巴结增大，热退后常有指端特征性脱屑。伴有冠状动脉损伤时与本病相似。但前者为自限性疾病，预后较好。

(八)治疗

治疗主要为应用肾上腺皮质激素及免疫抑制药治疗。轻症不伴有内脏功能不全者，可单用泼尼松口服，剂量为 1～2mg/(kg・d)，能提高患儿生存率和降低高血压和肾受累的发生率。如激素效果不好，可加用环磷酰胺、硫唑嘌呤或甲氨蝶呤等免疫抑制药治疗。如重症患者合并动脉瘤形成需应用环磷酰胺静脉注射。

免疫球蛋白和血浆置换：重症结节性多动脉炎患儿可用大剂量免疫球蛋白冲击治疗，血浆置换能于短期内清除血液中大量免疫复合物，对重症患者有一定疗效，需注意并发症如感染、凝血障碍和水及电解质紊乱。不论是采用血浆置换还是静脉注射大剂量免疫球蛋白，都应同时使用糖皮质激素和免疫抑制药。

有链球菌感染证据的患儿，提倡预防性应用青霉素，避免疾病的复发。

(九)预后

本病预后差异很大。一些患者临床过程可表现较轻，不伴有严重的并发症，而另一些病例由于严重多系统损害而死亡。然而，积极地应用激素及免疫抑制药治疗可使临床症状缓解。肾衰竭、心肌梗死或高血压脑病是常见的死亡原因。

(李彩凤)

第十四节　韦格纳肉芽肿

韦格纳肉芽肿(wegener granulomatosis，WG)是以上、下呼吸道坏死性肉芽肿性血管炎、肾小球肾炎和其他器官的血管炎为主要特征的全身系统性疾病。病变累及小动脉、静脉及毛细血管。临床上常表现为鼻和鼻旁窦炎、肺病变及进行性肾衰竭。近年来发现本病与抗中性粒细胞胞质抗体(antineutrophil cytoplasmic antibody，ANCA)密切相关。

(一)流行病学

该病的流行病学资料并不十分清楚，无论在成年人或儿童，其发病率、患病率及地理分布、种族特点均无完整资料。目前认为该病在任何年龄均可发生，儿童少见。年发病率不足 1/200 万，成年人发病以男性较多，儿童男女比例相近。

(二)病因与发病机制

本病病因不清，推测与自身免疫、和对不明抗原的超敏反应或过敏反应有关。本病虽然为多脏器受累，但多数患者最初表现为上呼吸道受累，如鼻炎和鼻旁窦炎、肺部损害，继而出现肾小球肾炎等。这提示致病因子首先进入呼吸道，诱发炎症反应，逐渐扩大到其他组织出现血管炎。由于本病的病理为血管炎和非感染性肉芽肿，治疗对免疫抑制药有效，患者有高丙种球蛋白血症及循环免疫复合物，毛细血管壁有免疫球蛋白沉积，因此推测为自身免疫性疾病。目前已证实活动期患者存在抗中性粒细胞胞质抗体(ANCA)，其中细胞质染色型ANCA(cytoplasmic ANCA，c-ANCA)，即抗蛋白酶 3 (PR3)抗体对本病有高度特异性(90%～

97%),与病情活动有关。疾病缓解后 c-ANCA 滴度下降或消失,复发时可再次出现。

(三)病理

本病主要病理改变的特征是受累器官发生坏死性肉芽肿,包括鼻腔和鼻窦黏膜、下呼吸道和皮肤。肺部可出现肺部浸润和肺出血。出现多种类型的血管炎,如节段性坏死性血管炎或肺毛细血管炎。病变侵犯小动脉、小静脉、毛细血管及其周围组织。肾病理改变为局灶增殖性肾小球肾炎、坏死性新月体形成肾小球肾炎。

(四)临床表现

韦格纳肉芽肿临床表现多样,可累及多系统。本病的特征为鼻旁窦炎、肺部浸润及肾病变三联征。

1. *一般症状* 可以起病缓慢,持续一段时间,也可表现为快速进展性发病。病初症状包括发热、疲劳、抑郁、食欲差、体重下降、关节痛、盗汗、尿色改变和虚弱。其中发热最常见。发热有时是由鼻窦的细菌感染引起。

2. *上呼吸道症状* 大部分患者以上呼吸道病变为首发症状。通常表现为持续流涕,且不断加重。流涕可来源于鼻窦的分泌,并导致上呼吸道的阻塞和疼痛。伴有鼻黏膜溃疡和结痂,鼻出血、唾液中带血丝,鼻窦炎可以是缓和的,严重的韦格纳肉芽肿鼻中隔穿孔,鼻骨破坏,出现鞍鼻。咽鼓管的阻塞能引发中耳炎,导致听力丧失。而后者常是患者的第一主诉。部分患者可因声门下狭窄出现声音嘶哑及呼吸喘鸣。

3. *下呼吸道症状* 肺部受累是 WG 基本特征之一,约 74%的患者将在整个病程中出现肺部病变。胸闷、气短、咳嗽、咯血以及胸膜炎是最常见的症状,大量肺泡性出血较少见,但一旦出现,则可发生呼吸困难和呼吸衰竭。有约 1/3 的患者肺部影像学检查有肺内阴影,而且可能缺乏临床症状,需要注意。查体可有叩浊、呼吸音减低以及湿啰音等体征。

4. *肾损害* 大部分病例有肾病变,出现蛋白尿,红细胞、白细胞及管型尿,严重者伴有高血压和肾病综合征,最终可导致肾衰竭,是 WG 的重要死因之一。

5. *眼受累* 眼受累的最高比例可至 50%以上,其中约 15%的患者为首发症状。WG 可累及眼的任何区域,可表现为眼球突出、视神经及眼肌损伤、结膜炎、角膜溃疡、巩膜外层炎、虹膜炎、视网膜血管炎、视力障碍等。

6. *皮肤黏膜表现* 多数患者有皮肤黏膜病变,表现为下肢可触性紫癜、多形红斑、斑疹、瘀点(斑)、丘疹、皮下结节、坏死性溃疡形成以及浅表皮肤糜烂等。其中皮肤紫癜最为常见。

7. *神经系统表现* 很少有 WG 患者以神经系统病变为首发症状,但仍有约 1/3 的患者在病程中出现神经系统病变。可出现器质性脑病综合征、精神症状、惊厥和偏瘫等。周围血管炎可引起周围神经炎。

8. *关节病变* 关节病变在 WG 中较为常见,发病时约 30%的患者有关节病变,全部病程中可有约 70%的患者关节受累。多数表现为关节疼痛以及肌痛,1/3 的患者可出现对称性、非对称性以及游走性关节炎(可为单关节、寡关节或多关节的肿胀和疼痛)。

9. *其他* 韦格纳肉芽肿也可累及心脏而出现心包炎、心肌炎。胃肠道受累时可出现腹痛、腹泻以及消化道出血。

(五)实验室检查

1. 患儿可有贫血、白细胞和血小板增多。血沉加快,C 反应蛋白增高。尿常规检查可见蛋白尿、血尿和红细胞管型。有肾衰竭者,血尿素氮及肌酐增高。

2. 血清抗中性粒细胞胞质抗体(antineutrophil cyoplasmic antibdies,ANCA)检测:ANCA 是一种以中性粒细胞和单核细胞胞质成分为靶抗原的自身抗体。用经典的间接免疫荧光技术(IIF)检测 ANCA,阳性荧光染色模型分两种,即胞质型(c-ANCA)和核周型(p-ANCA)。

c-ANCA:抗原主要是蛋白酶-3(PR3-proteinase)。c-ANCA 主要见于韦格纳肉芽肿(阳性率占 90%,且与病程、严重性和活动性有关)。系 WG 的特异性抗体。c-ANCA 对呼吸道有亲合性,致上下呼吸道坏死,肉芽肿形成。c-ANCA 阳性也可见于少数显微镜下多血管炎(MPA)、Churg-Strauss 综合征(CSS)、结节性多动脉炎(PAN)、少数巨细胞动脉炎、过敏性紫癜、白细胞碎裂性皮肤性血管炎和贝赫切特综合征。

p-ANCA:抗原主要为髓过氧化物酶(MPO)。p-ANCA 不如 c-ANCA 具有诊断特异性。p-ANCA 阳性主要见于特发性坏死性新月体性肾小球肾炎(NCGN)、显微镜下多血管炎(MPA)。也可见于 Churg-Strauss 综合征(CSS)、结节性多动脉炎

(PAN)、SLE、RA、SS、SSc。相对而言,p-ANCA阳性患者的血管炎病变程度重,常有多系统损害。

ANCA对于血管炎疾病的鉴别诊断及预后估计均有价值,而且是疾病活动的一个重要指标。在病人发病(复发)时,ANCA滴度均升高。

3. 影像学检查。大约有2/3的患儿胸部X线片检查异常,包括结节样阴影、空洞、片状浸润。病变可以是双侧的或单侧的。渗出病变是短暂的,可以无症状。有研究提示1/3的胸部X线片异常的患儿无肺部受累症状。也可有胸腔积液和气胸。鼻窦片可见鼻窦增厚或鼻骨的破坏。

(六)诊断标准

根据临床上有严重的鼻窦炎和肺部X线片提示有结节样阴影或尿检查有蛋白尿、血尿时,应高度怀疑本病。诊断依据上述表现外,还需依据c-ANCA阳性及鼻窦、肺和肾活检进一步证实。

欧洲风湿病联盟及欧洲儿科风湿病学会于2008年制定了关于儿童韦格纳肉芽肿的诊断标准如下。

符合下列6条标准中的至少3条可诊断WG。

1. 组织病理学。动脉管壁、血管周围或血管外有肉芽肿性炎症。

2. 上呼吸道受累表现。慢性化脓性或血性鼻分泌物、反复鼻出血、鼻中隔穿孔或鞍鼻畸形,慢性或复发性鼻窦炎。

3. 喉-气管-支气管狭窄。

4. 肺部受累。胸部X线或CT显示结节影、空洞形成或固定性浸润灶。

5. ANCA阳性。免疫荧光检查C-ANCA阳性,或酶联免疫吸附试验抗PR3阳性。

6. 肾受累。晨尿检测蛋白尿>0.3g/24h或尿白蛋白/肌酐值>30mmol/mg,血尿或红细胞管型(每高倍镜下>5个红细胞或尿沉渣有红细胞管型)。

(七)鉴别诊断

WG主要与以下几种疾病鉴别。

1. *显微镜下多血管炎(MPA)*　1993年以前将显微镜下多血管炎作为韦格纳肉芽肿的一个亚型,目前认为显微镜下多血管炎为一独立的系统性血管炎。是一种主要累及小血管的系统性坏死性血管炎,可侵犯肾、皮肤和肺等脏器的小动脉、微动脉、毛细血管的小静脉。常表现为坏死性肾小球肾炎和肺毛细血管炎。累及肾时出现蛋白尿、镜下血尿和红细胞管型。抗中性粒细胞胞质抗体(ANCA)阳性是MPA的重要诊断依据,60%~80%为髓过氧化物酶(MPO)-ANCA阳性,在荧光检测法示外周型(p-ANCA)阳性,胸部X线检查在早期可发现无特征性肺部浸润影或小泡状浸润影,中晚期可出现肺间质纤维化。

2. Churg-Strauss综合征(CSS)　又称变应性肉芽肿性血管炎。临床表现有重度哮喘,肺和肺外脏器有中小动脉、静脉炎及坏死性肉芽肿,周围血嗜酸性粒细胞增高。WG与CSS均可累及上呼吸道,但前者常有上呼吸道溃疡,胸部X线片示肺内有破坏性病变如结节、空洞形成,而在CSS则不多见。韦格纳肉芽肿病灶中很少有嗜酸性粒细胞浸润,周围血嗜酸性粒细胞增高不明显,也无哮喘发作。

3. *淋巴瘤样肉芽肿病*　是多形细胞浸润性血管炎和血管中心性坏死性肉芽肿病,浸润细胞为小淋巴细胞、浆细胞、组织细胞及非典型淋巴细胞,病变主要累及肺、皮肤、神经系统及肾间质,但不侵犯上呼吸道。

4. *肺出血-肾炎综合征*(Goodpasture syndrome)　是以肺出血和急进性肾小球肾炎为特征的综合征,抗肾小球基底膜抗体阳性,由此引致的弥漫性肺泡出血及肾小球肾炎综合征,以发热、咳嗽、咯血及肾炎为突出表现,但一般无其他血管炎征象。本病多缺乏上呼吸道病变,肾病理可见基底膜有免疫复合物沉积。

5. *复发性多软骨炎*　复发性多软骨炎是以软骨受累为主要表现,临床表现也可有鼻塌陷、听力障碍、气管狭窄,但该病一般均有耳郭受累,而无鼻窦受累,实验检查ANCA阴性。抗Ⅱ型胶原阳性。

(八)治疗

一旦确诊韦格纳肉芽肿,糖皮质激素加环磷酰胺联合治疗有显著疗效,特别是肾受累以及具有严重呼吸系统疾病的患者,应作为首选治疗方案。目前认为未经治疗的韦格纳肉芽肿患者的预后很差。90%以上的患者在2年内死亡。

1. *糖皮质激素*　活动期用泼尼松口服,1~2mg/(kg·d),用4~6周,病情缓解后减量,并以小剂量维持。对严重病例如中枢神经系统血管炎、呼吸道病变伴低氧血症如肺泡出血、进行性肾衰竭,可采用甲泼尼龙冲击疗法。

2. *免疫抑制药*

(1)环磷酰胺:通常给予口服2mg/(kg·d),待缓解后如无复发,可逐渐将环磷酰胺减量。对严重病例给予环磷酰胺冲击治疗，每 4 周 1 次。环磷酰胺是治疗本病的基本药物，可使用 1 年或数年，撤药后患者能长期缓解。用药期间注意观察不良反应，如骨髓抑制等。

(2)长期用环磷酰胺不良反应较大，在病情得到控制后也可应用甲氨蝶呤或其他免疫抑制药作为维持治疗。

(九)预后

韦格纳肉芽肿通过用药尤其是糖皮质激素加环磷酰胺联合治疗和严密的随诊，能诱导和维持长期的缓解。近年来，韦格纳肉芽肿的早期诊断和及时治疗，提高了治疗效果。过去，未经治疗的韦格纳肉芽肿平均生存期是 5 个月，82%的患者 1 年内死亡，90%多的患者 2 年内死亡。目前大部分患者在正确治疗下能维持长期缓解。影响预后的主要因素是难以控制的感染和不可逆的肾损害，血肌酐升高是预后不良因素。故早期诊断、早期治疗、力争在肾功能损害之前给予积极治疗，可明显改善预后。

(李彩凤)

第十五节　贝赫切特综合征

贝赫切特综合征(Behcet′s syndrome)又称白塞综合征，是一种全身性、慢性的血管炎症性疾病，主要临床表现为复发性口腔溃疡、生殖器溃疡、眼炎及皮肤损害，也可累及血管、神经系统、消化道、关节、肺、肾、附睾等器官，全身各系统均可受累。白塞综合征中大血管和小血管均可受累，动脉和静脉也均可受累。但多种临床表现较少同时出现，有时须经历数年甚至更长的时间才相继出现。

(一)流行病学

本病由土耳其皮肤科医师 Behcet 1937 年首次报道，以后世界各地均有发现。贝赫切特综合征多在沿着地中海到远东的古丝绸之路分布的民族中(如希腊、土耳其、日本、朝鲜、中国等)发生，提示其可能的致病因素(如 HLA-B51)是沿着丝绸之路来传播的。其发病率从英国的 0.64/10 万到美国的 8.6/10 万不等，而在土耳其，其发病率可高达 80～370/10 万。

本病在任何年龄均可患病，发病高峰年龄为 16～40 岁。儿童及 50 岁以上的人发病较少。据土耳其的资料估计，儿童贝赫切特综合征的发病率低于 1/1.5 万，本病的发病在不同性别之间没有差异，但是儿童和男性病情较重。

(二)病因与发病机制

本病病因尚不明确，遗传、免疫、感染因素可能与本病发病有关。土耳其的研究表明，人类白细胞抗原 HLA B51 与贝赫切特综合征的发病密切相关；近期一项全基因组扫描的研究表明，HLA 之外还有 16 个不同的位点与本病发病有关，提示本病有遗传因素参与。另有证据表明，贝赫切特综合征发病中有 Th1 介导的免疫反应参与。还有许多研究表明，贝赫切特综合征中一些前炎症因子，如白介素 IL-8、IL-12、IL-15 及 IL-18 水平增高，这些前炎症因子水平的增高，可能与巨噬细胞活化有关。除巨噬细胞活化外，中性粒细胞的趋化作用及吞噬作用进一步加强，从而引起了血管炎性反应，出现溃疡、皮肤脓疱及结节性红斑样改变。感染在贝赫切特综合征的发病中也有一定的作用。研究表明，贝赫切特综合征患者血清抗链 O 阳性，在贝赫切特综合征患者口腔菌群中发现溶血性链球菌的浓度较高，可能与口腔溃疡的发病有关。在贝赫切特综合征患者生殖器和肠溃疡活检标本中分离出单纯疱疹病毒 DNA，也有从外周血中分离到单纯疱疹病毒 DNA 的报道，提示病毒感染可能与本病发病有关。

组织病理学改变是免疫复合物介导的血管炎。炎症可累及血管壁全层，为中性粒细胞浸润性血管炎。对皮肤毛细血管或静脉壁的显微镜检查可见到中性粒细胞浸润，红细胞渗出，伴或不伴纤维素样坏死。肺动脉出现动脉瘤及大动脉假性动脉瘤也是其特征表现。滑膜活检可见中性粒细胞浸润，偶可见浆细胞或淋巴细胞。免疫荧光可见沿滑膜的 IgG 沉积。滑液检查可见白细胞数增高，300～36 200 个/mm^3，中性粒细胞增高，血糖水平正常。

(三)临床表现

本病多为慢性起病，病程较长。皮肤黏膜症状较为常见，眼、血管和神经系统受累的病人症状较严重。

1. *口腔溃疡*　几乎所有的患者均有复发性、疼痛性口腔溃疡，多数患者以此征为首发症状。口腔溃疡可以发生在口腔的任何部位，多位于舌缘、颊、唇等处。85%病人溃疡的直径＜10mm。溃疡在 1～3 周可以愈合，不留瘢痕。

2. 生殖器溃疡　男性常见于阴囊部位，阴茎及龟头溃疡少见。女性大小阴唇均可受累。生殖器溃疡较深，疼痛明显。溃疡多在2～4周愈合，较大的溃疡可遗留瘢痕。

3. 皮肤病变　约80％的病人可出现皮肤病变，表现多样。可出现结节样红斑样皮疹或痤疮样皮疹。与寻常痤疮不同的是，痤疮样皮疹不但出现在面部，上胸部和上背部，而且在四肢也可出现，但其外观及病理表现与寻常痤疮相同。

4. 眼部症状　贝赫切特综合征中，83％～95％的男性患者可出现眼部症状，67％～73％的女性患者也可有眼部受累。可表现为前色素膜炎及后色素膜炎，视网膜血管炎，眼前房积脓，继发性青光眼，白内障，视觉减退及虹膜粘连。多在起病的3年内发生。

5. 关节症状　在不同种族病人中关节炎的发病率为40％～60％。典型关节炎为非破坏性、对称或非对称性寡关节炎，可有多关节炎或单关节炎表现。最常受累的关节依次是膝、腕、肘、踝关节，但往往无关节破坏，常无中轴关节受累。

6. 神经系统症状　5％～10％的贝赫切特综合征患者可出现中枢神经系统受累，表现为脑干受累或脑实质受累症状(脑贝赫切特)，静脉窦血栓，继发于血栓或无菌性脑炎的颅内压增高，行为异常或头痛症状。脑动脉瘤破裂、视神经炎、周围神经受累及前庭神经受累很罕见。脑干或脑实质受累及脑脊液蛋白或细胞数增高者预后不良。

7. 心血管系统症状　静脉及动脉均可受累，男性比女性多见。1/3的病人可有静脉血栓形成，可出现深静脉或浅表静脉血栓，多见于下肢远端，但血栓栓塞罕见。肝上静脉阻塞可引起Budd-Chiari综合征，预后不良。动脉受累相对少见(＜5％)，一旦发生就比较严重，尤其是肺动脉受累时，是致死的主要原因。少见的表现还有动脉瘤形成，腹主动脉闭塞，冠状动脉受累等。肺动脉瘤形成者，尤其是动脉瘤直径＞3cm，死亡率极高，通过CT或MRI可明确诊断。

心脏受累相对少见，也有心肌炎，心内膜纤维化，心包炎，冠状动脉炎，心室动脉瘤的散发病例报道。但研究表明贝赫切特综合征动脉硬化的发生率并未增高。

8. 消化系统症状　消化道症状的发生率在不同种族有所不同，在日本，1/3的病人有消化道受累，而土耳其病人消化道症状较少。可表现为食欲减退，恶心，消化不良，腹泻和腹痛、黑粪。回盲部黏膜溃疡较常见，其次是升结肠和横结肠。溃疡较大可引起肠穿孔。

9. 其他　肾受累可表现为微小病变性肾病、增生性肾小球肾炎或急进性新月体性肾小球肾炎。其病理表现均可见到免疫复合物的沉积。除肺动脉瘤外，肺受累少见。

(四)实验室检查

本病无特异性实验室检查指标。根据病情及受累脏器不同可有如下实验室及辅助检查改变：

1. 可有血沉增快，C反应蛋白升高，但与疾病的活动性无关。

2. 57％～88％患者HLA-B51阳性。

3. 皮肤针刺反应试验(pathergy test)阳性，特异性较强。

4. 抗核抗体谱、抗中性粒细胞胞质抗体及抗心磷脂抗体均阴性。

5. 肠贝赫切特综合征患者消化道造影可见溃疡。

6. 血管系统受累时血管B超可见管壁增厚、管腔狭窄等。

7. 肺X线片可表现为单侧或双侧大小不一的弥漫性渗出或圆形结节状阴影，肺栓塞时可表现为肺门周围密度增高的模糊影。高分辨CT或肺血管造影、放射性核素肺通气/灌注扫描等均有助于肺部病变诊断。

8. 神经贝赫切特综合征常有脑脊液压力增高，白细胞数轻度升高。急性期MRI检查可以发现在脑干、脑室旁白质和基底节处的异常高信号。

9. 肾受累时尿常规可见尿蛋白阳性，镜检可见红细胞等。

(五)诊断及鉴别诊断

本病诊断主要根据临床症状，目前多采用国际贝赫切特综合征研究小组于1990年制订的标准，临床研究表明其敏感性和特异性可分别达到91％和96％。包括以下1条主要表现和2条以上附加表现即可确诊。

1. 复发性口腔溃疡，医师或患者观察到的轻型阿弗他溃疡，重型阿弗他溃疡及疱疹样溃疡，1年内反复发作至少3次。

2. 以下标准中符合2条

(1)反复外阴溃疡：医师或患者观察的外阴部阿弗他溃疡或瘢痕。

(2)眼病变：前和(或)后色素膜炎，裂隙灯检查时玻璃体内有细胞出现,或由眼科医师观察到视网膜血管炎。

(3)皮肤病变:由医师或患者发现的结节性红斑、假性毛囊炎或丘疹性脓疱,或未服用糖皮质激素的成年患者出现痤疮样结节。

(4)针刺试验阳性:试验后 24～48h 由医师看结果。

其他与本病密切相关并有利于诊断的症状有:关节痛或关节炎、皮下栓塞性静脉炎、深部静脉栓塞、动脉栓塞和(或)动脉瘤、中枢神经系统病变、消化道溃疡、附睾炎和家族史。

(六)鉴别诊断

1. *系统性红斑狼疮* 多见于青春期女童,除口腔溃疡外,可有面部蝶形红斑、浆膜炎,血常规示白细胞及血小板等降低,较少出现生殖器溃疡,抗核抗体 ANA 强阳性,抗双链 DNA 抗体或 Sm 抗体阳性。

2. *瑞特(Reiter)综合征* 起病较急,发病前可有腹泻病史,临床表现为关节炎、尿道炎、结膜炎三联征,很少有口腔溃疡。

3. *溃疡性结肠炎* 腹部症状较重,可有黏液血便,25%患儿可伴有关节症状,发生皮疹、口腔溃疡及眼炎较贝赫切特综合征少。

4. *渗出性多形红斑* 发病前可有感染史或用药史,起病急骤,进展快,病变以皮肤黏膜症状为主,皮疹初为不规则红斑,随后红斑可扩大,中心可出现水疱。

(七)治疗

治疗的目的在于控制现有症状,防治重要脏器损害,减缓疾病进展。治疗的原则是根据系统受累的程度选择用药。常用的治疗方法如下。

1. *一般治疗* 急性活动期应卧床休息。发作间歇期应注意预防复发。如控制口、咽部感染、避免进食刺激性食物,伴感染者可行相应的治疗。

2. *局部治疗* 口腔溃疡、生殖器溃疡及眼炎可局部治疗,避免感染。眼色素膜炎须应用散瞳药以防止炎症后粘连,重症眼炎者可在球结膜下注射肾上腺皮质激素。

3. *全身治疗*

(1)非甾体类抗炎药:具消炎、镇痛作用。对缓解发热、皮肤结节红斑、生殖器溃疡疼痛及关节炎症状有一定疗效,常用药物如布洛芬、萘普生等。

(2)肾上腺糖皮质激素:对控制急性症状有效,停药后易复发。故主要用于严重的口腔及生殖器溃疡,急性发作的眼部病变,神经系统受累,严重的血管炎及严重的关节病变。泼尼松片 0.5～1.5mg/(kg·d),症状控制后逐渐减量。重症患者如严重眼炎、中枢神经系统病变、严重血管炎患者可考虑静脉应用大剂量甲泼尼龙冲击,15～30mg/(kg·d),最大量每次 1g,使用 3～5d。

(3)秋水仙碱:可能的作用机制是抑制中性粒细胞的趋化。主要用于治疗贝赫切特综合征的皮肤黏膜损害,尤其适用于结节性红斑。在儿童应用有效,应注意肝、肾等不良反应。

(4)沙利度胺:用于治疗较重的皮肤黏膜病变。其作用机制是通过调节 TNF-α 及其他细胞因子而起作用。在儿童应用有效。应用时需注意监测神经传导功能,防止发生外周神经病变。

(5)免疫抑制药:重要脏器损害时应选用此类药,常与肾上腺皮质激素联用。常用的有环磷酰胺、硫唑嘌呤、环孢素、甲氨蝶呤等。

(6)生物制药:TNF-α 拮抗药如依那西普、阿达木单抗等,已有双盲、多中心研究证明其有效。

(7)其他:如中药治疗,手术治疗等。重症肠贝赫切特综合征并发肠穿孔时可行手术治疗,但肠贝赫切特综合征术后复发率较高。眼部病变致失明伴持续疼痛者可手术治疗。手术后应继续应用激素及免疫抑制药治疗,可减少复发。

(八)预后

本病呈慢性经过,缓解和复发常持续数年甚至数十年。合并葡萄膜炎则是失明的主要原因。本病的死亡率相对较低,死亡的原因常见为年轻男性患者肺动脉瘤破裂出血,其他致死的原因包括严重中枢神经系统受累,Budd-Chiari 综合征及肠溃疡穿孔等。

(李彩凤)

第十六节　多发性大动脉炎

多发性大动脉炎(polyarteritis)即大动脉炎,又称高安病(Takayasu arteritis,TA)或无脉症,1908 年由日本 Takayasu 医师首次系统描述。多发性大动脉炎是指主动脉及其主要分支的慢性进行性非特异性全层动脉炎性疾病，病变主要累及主动脉弓及其分支，其次为降主动脉、腹主动脉和肾动脉，肺动脉及冠状动脉也可受累。病变引起不同部位动脉的狭窄或闭塞。因受累血管的部位和严重程度不同会出现不同的临床表现，从单纯的无脉到严重的缺血性脑血管病、充血性心力衰竭等。

（一）流行病学

大动脉炎多发于亚洲和拉丁美洲，尤其是东亚，但是全世界不同人种均有病例分布。男女均可罹患，但女性明显多发，男女患病比例为1∶(3～10)，在日本90%为女性患者，国内文献报道男女比为1∶4。儿童男女之比为1∶2.5。本病高发年龄为20～30岁，30岁以前发病约占90%，40岁以后很少发病。韩国对108例大动脉炎患者的统计显示，10岁以前发病者仅占7%，10～20岁发病者仅19%。大动脉炎比较少见，在北美发病率约为2.6/100万，在日本发病率约为1.2/10万。

（二）病因与发病机制

大动脉炎的病因及发病机制目前尚不十分明确，可能涉及遗传、感染、自身免疫等因素。

1. *遗传因素* 一些主要组织相容性复合物(MHC)基因与大动脉炎的遗传易感性相关，提示遗传因素可能参与了大动脉炎的发生发展。但在不同种族的人群中，大动脉炎患者和不同的HLA基因相关联。

2. *感染因素* 最初，大动脉炎的发病一直被认为与感染因素有关，认为与结核病变浸润、链球菌及病毒感染有关，尤其与结核感染密切相关，有些报道大动脉炎患者合并结核感染可高达90%。

3. *自身免疫因素* 目前已明确大动脉炎是一种自身免疫病，细胞免疫起主导作用，体液免疫是否参与发病目前尚不清楚。根据已有的研究推测大动脉炎的发病过程可能为：未知抗原（可能是感染）刺激诱导主动脉组织表达热休克蛋白(HSP)-65和主要组织相容行复合物Ⅰ类链相关A(MICA)。浸润血管壁的炎性细胞（γδT细胞和NK细胞）则通过表达NKG2D受体，识别血管平滑肌细胞上的MICA，释放穿孔素，导致急性炎症反应。促炎症的细胞因子（肿瘤坏死因子-α、IL-4、IL-6、IL-12等）也从这些浸润细胞释放，诱导基质金属蛋白酶(MMP)的释放，促进弹性纤维分解和血管破坏，同时也诱导更多的MHC抗原和共刺激分子在血管细胞表达，扩大炎症反应。浸润的αβT细胞在共刺激分子和由树突状细胞呈递的、经MHC特异性修饰的自身抗原的作用下活化，分泌炎性细胞因子，使炎症慢性化。DC在某种程度上可以和B细胞协同作用诱导体液免疫反应，产生抗内皮细胞抗体，触发补体依赖的细胞毒性反应损伤内皮细胞，然而这一机制目前仍有争议。

（三）病理

大动脉炎的病理改变是缓慢进展性全层动脉炎。早期血管壁为淋巴细胞、浆细胞浸润，偶见多形核中性粒细胞及多核巨细胞，晚期发生血管纤维化。炎症侵犯内膜使内膜发生水肿，脂质和血细胞浸润，血管内膜增厚，导致管腔狭窄或闭塞。炎症破坏动脉壁中层，弹力纤维及平滑肌纤维坏死，而致动脉扩张、假性动脉瘤或夹层动脉瘤。

（四）临床表现

大动脉炎多隐匿起病，早期表现为非特异性症状，所以早期诊断较困难，从出现症状到临床诊断平均需要几个月甚至数年不等，尤其儿童患者更容易延迟诊断。因受累血管的部位、程度和范围不同，症状轻重不一，主要有全身症状和局部症状两方面。

1. *全身症状* 在局部症状或体征出现前数周，少数患者可有全身不适、易疲劳、发热、食欲缺乏、恶心、出汗、体重下降、肌痛、关节炎和结节红斑等症状，可急性发作，也可隐匿起病。当局部症状或体征出现后，全身症状可逐渐减轻或消失。部分患者可无上述全身症状。

2. *局部症状体征* 血管狭窄或闭塞导致的缺血症状和体征是大动脉炎的主要临床表现。根据受累血管不同，患者有不同器官缺血的症状与体征，如头痛、头晕、晕厥、卒中、视力减退、四肢间歇性活动疲劳，肱动脉或股动脉搏动减弱或消失，颈部、锁骨上下区、上腹部、肾区出现血管杂音，两上肢收缩压差＞1.33kPa(10mmHg)，下肢血压降低甚至测不出。

颈动脉和椎动脉狭窄和闭塞，可引起脑部不同程度的缺血，出现头晕、眩晕、头痛、记忆力减退、单侧或双侧视物有黑点，视力减退，视野缩小甚至失明。脑缺血严重者可有反复晕厥、抽搐、失语、偏瘫或昏迷。眼底可见视网膜萎缩或色素沉着、眼底动脉硬化及静脉扩张。颈动脉搏动减弱或消失，颈部可闻及血管杂音。

锁骨下动脉狭窄时上肢缺血，可出现单侧或双侧上肢无力、发凉、酸痛、麻木甚至肌肉萎缩。桡动脉和肱动脉搏动减弱或消失（无脉征），血压低于对侧或测不到。约50%的患者于锁骨上部可听到二级以上收缩期血管杂音，少数伴有震颤，但杂音响度与狭窄程度之间并非完全成比例，轻度狭窄或完全闭塞的动脉，杂音不明显。如有侧支循环形成，则血流经过扩大弯曲的侧支循环时，可以产生连续性血管杂音。

胸、腹主动脉受累时，患者大多有乏力、肢体酸痛、皮肤发凉和间歇性跛行等下肢缺血的表现，体检可发现下肢动脉搏动减弱或消失，下肢血压降低或测不出。胸主动脉狭窄严重者可出现呼吸困难、胸壁疼痛等症状。在肩胛骨上或肩胛骨间可听到胸部侧支循环引起的连续性血管杂音。髂动脉受累严重血管闭塞，血供不足会出现肌萎缩。

肾动脉受累的患者由于长期肾动脉狭窄、高血压病变导致肾小球病变，可表现为血尿、蛋白尿、肾功能减退等肾受损的表现。腹部脐周可闻及血管杂音。

冠状动脉受累临床上并非罕见，国外报道发生率为9%～10%。大多数患者以心肌缺血或急性心肌梗死就诊，部分患者是以高血压、其他脏器缺血或心力衰竭等症状检查时发现，也有个别患者在手术探查时才发现冠状动脉开口受累，而临床上并无明显的心肌缺血症状。最常见的狭窄部位是冠状动脉开口。

肺动脉受累并不少见，约占50%，多同时有其他部位动脉的受累，单纯肺动脉受累者罕见。肺动脉高压大多为一种晚期并发症，约占1/4，多为轻度或中度，重度则少见。临床多表现心悸、气短，重者心力衰竭，肺动脉瓣区可闻及收缩期杂音和肺动脉瓣第二音亢进。肺动脉高压是影响预后因素之一。

高血压是大动脉炎的重要临床表现(33%～83%)，主要是肾动脉狭窄引起的肾血管性高血压；此外胸降主动脉严重狭窄，使心排出血液大部分流向上肢而可引起的节段性高血压；主动脉瓣关闭不全所致的收缩期高血压等。

主动脉瓣关闭不全与大动脉炎累及主动脉根部密切相关，炎症直接侵犯瓣叶也会影响瓣膜功能。

充血性心力衰竭为其主要并发症之一，约占28%，产生原因多为高血压，少数见于主动脉瓣反流。心力衰竭是主要的死亡病因。

3. *临床分型* 根据病变部位可分为4种类型，即头臂动脉型(主动脉弓综合征)；胸、腹主动脉型；广泛型和肺动脉型。

(1)头臂动脉型(主动脉弓综合征)：主要累及主动脉弓和头臂动脉，导致颈动脉、椎动脉和锁骨下动脉狭窄和闭塞。锁骨下动脉受累会导致桡动脉和肱动脉搏动减弱或消失(无脉征)，血压低于对侧或测不到。

(2)胸、腹主动脉型：胸、腹主动脉及肾动脉受累。下肢动脉搏动减弱或消失。下肢血压降低或测不出。高血压是本型的重要临床表现。

(3)广泛型：具有上述2种类型的特征，属多发性病变，多数患者病情较重。

(4)肺动脉型：上述3种类型均可合并肺动脉受累，而在各类型中伴有或不伴有肺动脉受累之间无明显差别，单纯肺动脉受累者罕见。

(五)辅助检查

1. *血常规* 少数患者在疾病活动期白细胞增高或血小板增高，为炎症活动的一种反应。可出现慢性轻度贫血。

2. *炎症指标* 血沉(ESR)和C反应蛋白(CRP)是反映本病病变活动的一项重要指标。疾病活动时增快，病情稳定恢复正常。

3. *病原检测* ASO增加仅说明患者近期曾有溶血性链球菌感染，本病仅少数患者出现阳性反应。结核菌素试验强阳性提示活动性结核，应抗结核治疗。

4. *彩色多普勒超声检查* 可探查主动脉及其主要分支狭窄或闭塞(颈动脉、锁骨下动脉、肾动脉等)，但对其远端分支探查较困难。动脉壁增厚是大动脉炎最早期的病理改变，超声检查通过直接测量颈总动脉管壁厚度可在狭窄病变出现前早期发现动脉壁内中膜增厚，有利于大动脉炎的早期诊断。超声可以观察到大动脉炎病变动脉管壁环形弥漫均匀增厚，呈等回声或高回声，横断面上形成特征性的“通心粉”样改变，这与动脉粥样硬化的超声表现明显不同。此外，多普勒超声可间接测定动脉僵硬度，大动脉炎患者动脉僵硬度常常增加。

5. *血管造影* 血管造影目前仍是公认诊断大动脉炎的金标准，可直接显示受累血管管腔变化，管腔的大小、管壁是否光滑、受累血管的部位、范围和长度，是制定下一步治疗方案的主要依据。血管造影典型表现为内膜表面不光滑，主动脉及其分支狭窄，狭窄后扩张，动脉瘤，甚至动脉完全闭塞，胸主动脉受累出现“鼠尾状”表现。但在疾病早期，病变未发展至血管狭窄时，血管造影不能发现早期病变，并且血管造影对活动性病变诊断价值不大，同时血管造影是有创检查，对患者长期随访有很大局限性。

根据血管造影病变受累部位，大动脉炎可分为 5 型(1997 年)：① Ⅰ 型，病变只累及主动脉的分支；② Ⅱ a 型，病变只累及升主动脉和(或) 主动脉弓，主动脉弓分支可同时受累，主动脉的其余部分没有受累；Ⅱ b 型，病变累及降主动脉，升主动脉、主动脉弓及主动脉分支可同时受累，但腹主动脉没有受累；③ Ⅲ 型，病变累及降主动脉、腹主动脉和(或) 肾动脉，但升主动脉、主动脉弓及主动脉分支没有受累；④ Ⅳ 型，病变只累及腹主动脉和(或) 肾动脉；⑤ Ⅴ 型，同时具有 Ⅱ b 和 Ⅳ 型的表现。

6. CT　管壁的增厚在大动脉炎早期血管内腔无变化时是诊断大动脉炎的一个重要征象。大动脉炎的重要 CTA 征象是动脉壁增厚。CTA 可同时显示管腔及管壁情况，颈动脉管壁厚度可能与疾病活动性相关，管壁强化和主动脉壁内侧环形低密度影可能提示病情活动。CTA 目前主要用于评价主动脉及其近端分支病变，对于远端病变的检测相对受限。

7. 磁共振成像　目前临床上应用 MRI/MRA 来诊断和评价大动脉炎日益增多。可准确显示主动脉受累的部位、范围和程度，尤其是能清晰显示血管壁的改变。可以多次重复使用，对本病的诊断和治疗前后随访有重要意义。

MRA 可清楚显示血管的解剖特点，如管壁增厚、管腔改变和动脉瘤形成。在疾病狭窄前炎性病变期即可发现轻微血管壁增厚，有助于疾病早期诊断。并且磁共振成像能显示出受累血管壁的水肿情况，以帮助判断疾病是否活动。

(六)诊断

1. 临床诊断　典型临床表现者诊断并不困难。具有下列表现 1 项以上者应怀疑本病。

(1)单侧或双侧肢体出现缺血症状，表现为动脉搏动减弱或消失，血压降低或测不出。

(2)脑动脉缺血症状，表现为单侧或双侧颈动脉搏动减弱或消失，以及颈部血管杂音。

(3)近期出现的高血压或顽固性高血压，伴有上腹部二级以上高调血管杂音。

(4)不明原因低热，闻及背部脊柱两侧或胸骨旁、脐旁等部位或肾区的血管杂音，脉搏有异常改变者。

(5)无脉及有眼底病变者。

对于大部分患者来说，早期的一些症状如低热、身体不适、体重下降、易疲劳等，由于缺乏特异性表现，诊断较为困难。由于大动脉炎的血管损害在缺乏全身炎症表现的情况下仍会进展，应注意并且相对静止的大动脉炎的早期诊断。

2. 诊断标准　目前被广泛接受的是 1990 年美国风湿病学会诊断标准。

(1)发病年龄＜40 岁，出现症状或体征时年龄＜40 岁。

(2)肢体间歇性运动障碍。活动时 1 个或更多肢体出现乏力、不适或症状加重，尤以上肢明显。

(3)肱动脉搏动减弱。一侧或双侧肱动脉搏动减弱。

(4)血压差＞1.33kPa(10mmHg)。双侧上肢收缩压差＞1.33kPa(10mmHg)。

(5)锁骨下动脉或主动脉杂音：一侧或双侧锁骨下动脉或腹主动脉闻及杂音。

(6)动脉造影异常。主动脉一级分支或上下肢近端的大动脉狭窄或闭塞，病变常为局灶或节段性，且不是由动脉硬化、纤维肌发育不良或类似原因引起。

符合上述 6 项中的 3 项者可诊断本病。此标准诊断的敏感性和特异性分别为 90.5% 和 97.8%。

3. 疾病活动性指标　采用 Kerr 等提出的病情活动性指标，具有下列 2 项以上新近出现或加重的临床表现提示病情活动。

(1)全身症状，如发热、关节痛、骨骼肌肉症状。

(2)血沉增快(＞20mm/h)。

(3)血管缺血或炎症的特点，如间歇跛行、脉搏减弱或无脉、血管杂音、血管疼痛、上下肢血压不对称等。

(4)典型血管造影的表现。但是上述标准尚未被广泛采纳。

有研究者发现，临床上疾病不活动的患者(无全身临床表现，血沉正常，血管造影表现稳定)中，60%会出现新生血管造影改变，44%外科主动脉活检标本发现血管炎症的组织学证据。也就是说，疾病活动常常是亚临床的，许多活动期患者通过实验室检查，急性炎症指标如 ESR 和 CRP 等，不能被发现。因此，如何来判断疾病活动尚有待进一步研究。近年来一些血清生化指标被用来评测疾病活动情况，如 MMP-3、MMP-9 和 IL-6 等，但是尚未被广泛用于临床。磁共振成像发现血管壁水肿强化对于判断疾病活动也有意义。

4. 鉴别诊断

(1)先天性主动脉缩窄:男童多见,上肢高血压,下肢低血压或测不到。血管杂音位置较高,限于心前区及背部,全身无炎症活动表现,胸主动脉造影见特定部位(婴儿在主动脉峡部,成年人型位于动脉导管相接处)狭窄。

(2)肾动脉纤维肌结构不良:以肾血管性高血压为主要表现,肾动脉造影显示其远端 2/3 及分支狭窄,无大动脉炎的表现。

(3)结节性多动脉炎:主要累及内脏中小动脉,与大动脉炎表现不同。

(4)胸廓出口综合征:可有桡动脉搏动减弱,随头颈及上肢活动其搏动有变化,并常伴有上肢静脉血流滞留现象及臂丛神经受压引起的神经病,颈部 X 线示颈肋骨畸形。

(七)治疗

本病约 20%是自限性的,在发现时疾病已稳定,对这类患者如无合并症,可随访观察。对发病早期有上呼吸道、肺部或其他脏器感染因素存在,应有效地控制感染,对防止病情发展可能有一定的意义。高度怀疑有结核菌感染者,应同时抗结核治疗。

大动脉炎的治疗分为药物治疗和手术治疗。活动期患者应给予糖皮质激素和免疫抑制药治疗。血管障碍危及脏器血供需要选择手术治疗。现有治疗手段仅限于控制炎症反应,缓解症状,对阻止病情进展无明确效果。

1. 药物治疗

(1)糖皮质激素:是活动期主要的治疗药物,及时用药可有效改善症状、缓解病情。一般口服泼尼松 1mg/ kg,维持 3～4 周后逐渐减量,每 10～15d 减总量的 5%～10%,通常以 ESR 和 CRP 下降趋于正常为减量的指标,剂量减至每日 5～10mg 时,应长期维持一段时间,至少 1～2 年。危重患者可给大剂量甲泼尼龙静脉冲击治疗。研究表明,大部分(60%左右)急性期的该病患者对糖皮质激素都较敏感,但在减量过程或停用时超过 50%的患者会复发。即使症状得到控制,临床上处于稳定期,潜在的血管损伤也有可能一直进展,不断累及新的血管。

(2)免疫抑制药:与糖皮质激素合用能增强疗效,减轻激素不良反应,并且减少疾病复发。最常用的免疫抑制药为环磷酰胺、硫唑嘌呤和甲氨蝶呤等。甲氨蝶呤很常用,开始剂量每周 0.3mg/kg,可增至 10～15mg/m^{2}体表面积。危重患者每日环磷酰胺和硫唑嘌呤 2～3mg/ kg,环磷酰胺也可冲击治疗,每 3～4 周 0.5～1.0g/ m^2。新一代的免疫抑制药如环孢素、霉酚酸酯、来氟米特等对大动脉炎疗效有待证实。在免疫抑制药使用过程中,应注意查血、尿常规和肝、肾功能,以防止不良反应出现。虽然细胞毒药物对治疗多发性大动脉炎有一定效果,但是病情复发也很常见。

(3)对症支持治疗:降压药物可以部分改善因血管狭窄导致的一些临床症状,保持患者血压稳定。抗凝药物,如阿司匹林和双嘧达莫,可保护血管,改善动脉功能。心力衰竭者应给予强心、利尿、扩血管治疗。

(4)其他:肿瘤坏死因子拮抗药用来治疗大动脉炎临床上也取得了很好的疗效,主要用于激素和免疫抑制药治疗效果欠佳的难治性病例。

2. 介入治疗　多数多发性大动脉炎患者在确诊时血管狭窄已较明显,血管狭窄为不可逆性病变,药物对此无效,症状明显时需外科或介入治疗。介入治疗主要包括经皮腔内血管成形术(percutaneous transluminal angiop lasty,PTA)和血管内支架置入术。介入手术一般于炎症控制之后进行,患者应无发热、全身酸痛等全身炎症表现,ESR、CRP 正常并需稳定在 6 个月以上。PTA 和支架置入术能有效消除多发性大动脉炎所致大血管狭窄,临床症状缓解,疗效好,早期成功率在 90%以上,但是远期再狭窄率高。远期再狭窄率与病变长度显著相关,弥漫(>3cm)的再狭窄率显著高于局限病变。有报道单纯 PTA 1 年再狭窄率可达 44%,3 年再狭窄率可达 75%,PTA 结合支架置入可明显降低再狭窄率。

3. 手术治疗　手术旨在恢复缺血肢体、脑、肾及其他重要脏器的血供,切除动脉瘤处理并发症。目前推荐的手术适应证如下。

(1)肾血管性高血压。

(2)有心脏或脑血管缺血的临床表现,经造影证实病灶。

(3)严重的下肢间歇性跛行。

(4)反复发生的短暂性脑缺血性发作(TIA)和可复性缺血性脑神经功能缺失(RIND)。

(5)影像学提示主动脉及其分支狭窄或闭塞。

(6)主动脉缩窄性高血压。

(7)主动脉瘤样改变。

研究表明急性期手术可使再狭窄及其他并发

症发生率增高，传统观点认为手术宜在疾病稳定期（患者临床症状稳定，实验室监测指标基本正常）进行。近来发现，全身炎症反应情况与手术部位的动脉病变程度并非一致，全身炎症指标不一定能反应吻合口处动脉的实际炎症程度，长期应用激素可使动脉壁强度减弱，等待会使一部分患者出现严重并发症，如脑梗死、主动脉瓣关闭不全等。因此极少数血管病变严重的患者，药物治疗效果不佳且病情发展迅速，此时可谨慎选择手术治疗。

手术方法包括：①动脉内膜剥脱加自体静脉片修补术；②血管重建、血管旁路移植术；③自体肾移植和肾血供重建术。与介入 PTA 相比，血管旁路移植术的远期再狭窄率相对较低，3 年再狭窄率 30%左右，是一种较为有效的治疗方法。在疾病稳定期手术治疗，以及手术后酌情应用糖皮质激素和免疫抑制药治疗可以降低再狭窄率。

对于多发性大动脉炎所致的冠状动脉狭窄，介入治疗效果不佳，如无明显禁忌证，可考虑行冠状动脉旁路移植术。

大动脉炎累及瓣膜患者经心脏瓣膜替换术后瓣周漏的发生率很高，而主动脉根部置换术切除了有病的主动脉窦部和部分升主动脉，术后发生瓣周漏的概率也减少。因此对于大动脉炎累及升主动脉导致主动脉瓣关闭不全者，首选带瓣人工血管组件或同种带瓣主动脉行主动脉根部置换术。

（八）预后

大动脉炎的预后取决于诊断的早晚和受累动脉狭窄程度。5 年存活率为 90%～96%，10 年存活率 84%～87%，20 年存活率 73.5%。轻症病例 10 年存活率可达 96.8%，严重病例 36.7%。

心力衰竭是常见死亡原因。其他死因还包括缺血性心脏病、脑卒中、肾衰竭和动脉瘤破裂。

（齐建光　杜军保）

第十七节　渗出性多形性红斑

渗出性多形性红斑（erythoma multi-forma exudativum）是一种免疫相关的急性非化脓性炎症，严重者称为斯-琼综合征（Steven-Johnson syndrome），以皮肤、黏膜多样化表现为其特征。本病男性多见。

（一）病因

本病属变态反应性疾病，发生于有过敏体质的患儿。变应原种类甚多：①感染，可为病毒（主要为单纯疱疹病毒）、细菌、支原体、真菌感染等；②药物及食物，尤其是磺胺类、青霉素类、头孢类、抗惊厥药物和解热镇静药等；③疫苗接种；④内脏疾病，包括结缔组织病、肿瘤等。免疫因素是发病的重要因素，有学者发现渗出性多形性红斑患者的体内巨噬细胞集聚活性增加，发病 24h 内受损皮肤的切片中，皮肤乳头层的小血管上显示有 C3 和（或）IgM 沉积。

（二）病理

皮肤病变主要发生在表皮与真皮交界处。可见上皮细胞角化不全，细胞内和细胞外水肿；上皮层有炎性细胞浸润，主要为单核细胞和多形核细胞；上皮内或上皮下水疱形成；上皮的表层组织可有严重液化变性；由于水疱下基底细胞变性，上皮内水疱又可变成上皮下水疱；基底膜变薄或消失；固有层有炎细胞浸润，为嗜酸细胞和多形核细胞；尤其是小血管扩张、充血明显，血管内皮细胞肿胀，有红细胞渗出。黏膜病变与皮肤病理改变相似。重症病例内脏器官、心脏、肺、脑等也可累及。

（三）临床表现

多为急性起病。根据皮肤黏膜损伤程度及全身症状轻重，可分为轻型及重型。

1. 轻型　主要指发病于口腔黏膜或伴发皮肤病损害，一般全身症状较轻。初起皮疹为不规则红斑，直径 2mm 至 2cm 不等，可散在或呈融合。红斑扩大后其中心色素变淡，或渐出现青紫，而周围肤色鲜红。此外，尚可见多样化皮疹，如斑疹、丘疹、荨麻疹、疱疹。有时在斑丘疹的中央出现水疱，或因溢血而形成瘀斑。皮疹可发生于身体各个部位，但以手、足背和臂、下肢的伸侧、颜面及颈部为多见，大都左右对称。皮疹从四肢远心端，手掌和足底开始，向近心端发展，波及上臂和股部，经 1～2 周消退。如有疱疹，破裂后可形成溃疡，有剧烈痛感及灼烧感。唇为本病的好发部位，而且以下唇为多见。初起时局部充血、水肿，常见口唇及唇内黏膜上有或大或小的糜烂面，渗出多，并有缓慢的自发或激发性渗血，以致血痂层层加厚；甚至形成紫黑色茧状血痂，晨起常可见上下唇粘连，不能张口。口腔黏膜受损时，可引起进食困难。

可见低热或中等度发热，可伴咽痛、头痛、腹痛、腹泻或便秘等非特异性表现。

2. 重型　即斯-琼综合征，除皮肤症状较重外，同时有全身多器官损害。皮肤病变严重，红斑较大，疱疹多，范围较广。大疱破裂后，大片皮肤剥脱和出血。继发细菌感染可红肿化脓。全身各部位均可见到，躯干部更为多见。黏膜病变也极为广泛，可见于口、鼻、眼、肛门及外生殖器，尤以口唇炎及结膜炎更常见且严重。唇内及结膜也可见疱疹、出血、溃疡及灰白色假膜，可有脓性分泌物。眼睑红肿，畏光，眼角溃疡，形成假膜，重者可影响以后的视力。偶见全眼球炎而导致失明。眼结膜及唇内假膜，难以刮除，剥脱后出血。

生殖器、肛门黏膜可充血、糜烂，疼痛不适。病情严重者常伴高热、寒战，可发生中毒性休克，急性心肌炎，心脏扩大，心力衰竭。部分病例可见反应性关节炎。肺部可发生肺炎，肺不张、胸腔积液，上呼吸咽喉炎而引起呼吸困难，偶有严重间质病变导致肺纤维化、呼吸功能衰竭。

多型参出性红斑见图 13-3。

(四)辅助检查

无特异性实验室检查所见。外周血白细胞总数增高，中性粒细胞及嗜酸性粒细胞增高。在无泌尿系感染的情况下，尿检查可见一过性蛋白尿，泌尿道黏膜损害可见到尿红细胞增高。血沉正常或增快。必要时做胸部 X 线检查和肺功能，了解肺部情况。继发感染的脓性分泌物应做细菌培养。

(五)诊断及鉴别诊断

本病的临床特征为皮肤及黏膜同时受损；眼及口唇、生殖器和肛门最易受累；多种形态皮疹，以疱疹为主，重症可发生中毒性休克及内脏损害。本病须与下列疾病鉴别。

1. 皮肤黏膜淋巴结综合征　此病与多形性红斑在病因上无法区别，临床表现也有许多相似处。本病很少见到疱疹，无溃疡、结痂。指(趾)端红肿、恢复期见大片脱皮为其特征，冠状动脉可发生扩张、动脉瘤。

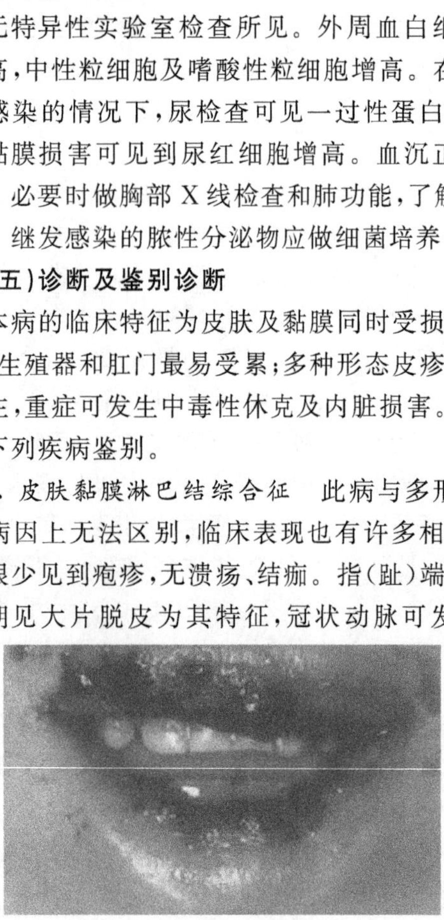

图 13-3　多型渗出性红斑

2. 红斑性天疱疮　也称 Senear-Usher 综合征。全身均见水疱，以胸背部多见，尚见红斑、鳞屑、渗出、油性痂皮，类似脂溢性皮炎，尚有类似盘形红斑狼疮样皮疹，黏膜很少侵及。

3. 中毒性表皮坏死性溶解症　即 Lyell 病。本病为过敏反应性疾病，发病急剧，经过迅速，皮疹初始于面、颈及胸部，迅速波及全身，皮损呈二度烫伤样大片松解坏死，皮肤呈暗自红色，尼氏征阳性。

4. 红皮病　全身皮肤弥漫性潮红、水肿、浸润及脱屑，瘙痒剧烈，病程长，常有药物使用的病史，本病诊断不难，重要的是作出病因诊断。

(六)治疗

治疗的原则是对症状处理和预防继发感染。加强护理，做好消毒隔离，注意皮肤、口腔、眼部的卫生，以预防继发感染。

1. 停服可疑致敏食物与药品等，如所用药物是属必需而不能停用者，应设法更换药物。

2. 全身用药

(1)全身症状重，或口腔黏膜损伤严重者，通过静脉补充营养及液体，保证液量及热量。也可输血浆等支持疗法。

(2)对重症病例，在应用抗生素控制感染的基础上应用皮质激素。可采用静脉给甲泼尼龙 1～2mg/(kg·d)，或地塞米松 0.3～0.6mg/(kg·d)，必要时根据病情可加大剂量，病情控制后改为口服，逐渐停用，一般疗程不超过 1 周。如有单纯疱疹病毒感染时，不应用激素，以免发生严重不良后果。

(3)抗生素的应用要慎重，以免加强过敏反应。如有继发细菌感染存在，选用过敏反应少的抗生素。

3. 局部处理：要重视皮肤黏膜的护理，保持好口腔清洁，可用 3%过氧化氢或氯己定漱口液漱口，因口腔黏膜糜烂疼痛而影响进食者，进食前可用 1%利多卡因含漱，唇部糜烂、渗出多时或用于揭除血痂时，可用 0.02%呋喃西林湿敷或温生理盐水进行湿敷，以助消炎、减少渗出，或用以软化痂皮，便于揭除、敷药。为避免或减轻眼部后遗症，要及时清理分泌物，用抗生素和可的松眼药水交替点眼，夜间可用红霉素眼膏。对皮肤大疱应抽取疱液，糜烂渗出多时用 3%硼酸或 1/8 000 高锰酸钾液湿敷。

（七）预后

一般轻症病例经1～2周皮疹消退，除有时可见色素沉着外，不留其他痕迹。多数病例通过积极治疗，预后良好。皮肤及黏膜症状较严重者，需经数月才完全退尽，严重型可有其他系统并发症，不仅治疗困难，病程更长。少数病例因继发感染，或心、肾、肺严重并发症而死亡。角膜发生溃疡者，如处理不及时，有可能造成失明。如再接触致病因素，可复发。

（王 墨 赵晓东）

参考文献

[1] Dajani AS. Guidelines for the diagnosis of rheumatic fever. Jones Criteria, 1992 update. JAMA 1992,268:2069-2073.

[2] Dajani A, Taubert K, Ferrieri P, et al. Treatment of acute streptococcal pharyngitis and prevention of rheumatic fever: a statement for health professionals. Pediatrics 1995,96:758-764.

[3] Carapetis JR, McDonald M, Wilson NJ, et al. Acute rheumatic fever. *Lancet* 2005,366:155-168.

[4] Carapetis JR, Brown A, Wilson NJ, et al. An Australian guideline for rheumatic fever and rheumatic heart disease: an abridged outline. Med J Aust 2007,186:581-586.

[5] Gerber MA, Baltimore RS, Eaton CB, et al. Prevention of rheumatic fever and diagnosis and treatment of acute Streptococcal pharyngitis. Circulation 2009,119:1541-1551.

[6] Petty RE, Smith JR, Rosembaun JT, et al. Arthritis and uveitis in children: a pediatric rheumatology perspective. Am J Opthalmol 2003,135:879-884.

[7] Petty RE, Southwood TR, Manners P, et al. International League of Associations for Rheumatology Classification of Juvenile Idiopathic Arthritis: second revision. Edmonton, 2001. J Rheumatol 2004,31:390-392.

[8] 李彩凤，何晓琥．风湿性疾病的一种严重并发症—巨噬细胞活化综合征．中华儿科杂志，2006，44(11)：824-827.

[9] 李彩凤，何晓琥，邝伟英，韩彤昕，周怡芳．幼年特发性关节炎全身型并发巨噬细胞活化综合征24例临床分析．中华儿科杂志，2006，44(11)：806-811.

[10] Ravelli A, Martini A. Juvenile idiopathic arthritis. Lancet 2007, 369: 767-778.

[11] Thorne JE, Woreta F, Kedhar SR, et al. Juvenile idiopathic arthritis-associated uveitis: incidence complications and visual acuity loss. Am J Ophthalmol 2007,143:840-846.

[12] Kelley A, Ramanan AV. Recognition and management of macrophage activation syndrome in juvenile arthritis. Curr Op Rheumatol 2007, 19: 477-481.

[13] 李彩凤．应关注幼年特发性关节炎的正确用药．中华风湿病学杂志，2009，13(1)：1-3.

[14] 李彩凤．巨噬细胞活化综合征诊治进展．中国实用儿科杂志．2010，25(3)：237-240.

[15] Albers HM, Brinkman DMC, Kamphuis SSM, et al. Clinical course and prognostic value of disease activity in the first two years in different subtypes of juvenile idiopathic arthritis. Arthritis Care Res 2010,62:204-212.

[16] Petty RE, Laxer RM. Systemic lupus erythematosus. In Cassidy JT, Petty RE, Laxer RM, Lindsley CB eds. Textbook of pediatric rheumatology. Philadelphia, PA: Elsevier Saunders, 2005: 342-391.

[17] Silverman GJ, Weisman S. Rituximab therapy and autoimmune disorders. Arthritis Rheum 2003,48:1484-1492.

[18] Marks SD, Patey S, Brogan PA et al. B lymphocyte depletion therapy in children with refractory systemic lupus erythematosus. Arthritis Rheum 2005, 52:3168-3174.

[19] Barillas-Arias L, Adams A, Angeles S, MacDermott EJ, Barinstein L, Lehman TJA. Combination of rituximab and cyclophosphamide for the treatment of childhood onset systemic lupus erythematosus. Arthritis Rheum 2006,54 (Suppl):S689-690 (abstract).

[20] 李彩凤，江載芳，何晓琥，等．儿童系统性红斑狼疮与HLA-A，B，DR等位基因的相关性研究．中国实用儿科杂志．2002，17(7)：409-411.

[21] Leandro MJ, Cambridge G, Edwards JC, Ehrenstein MR, Isenberg DA. B-cell depletion in the treatment of patients with systemic lupus erythematosus: a longitudinal analysis of 24 patients. Rheumatology 2005,44:1542-1545.

[22] Crow MK. Developments in the clinical understanding of lupus. Arthritis Res Therapy, 2009,11:245.

[23] 李彩凤，何晓琥，滕庆，等．儿童系统性红斑狼疮与HLA基因单倍型和基因型的相关性及家系分析．中华儿科杂志，2003，41(6)：422-425.

[24] Petri M. Review of classification criteria for systemic lupus erythematosus. Rheum Dis Clin North Am, 2005, 13 (11):245-254.

[25] Hochberg M. Updating the American College of Rheumatology revised criteria for the classification of systemic lupus erythematosus. Arthritis Rheum 1997,40(9):1725.

[26] Lockshin MS, Atsumi T, et al. International consensus statement on an update of the classification criteria for definite antiphospholipid syndrome. J Thromb Haemost, 2006,4:295-306.

[27] Erkan D, Lockshin MD. New treatments for antiphospholipid syndrome. Rheum Dis Clin North Am. 2006,32:129-148.

[28] Lim W, Crowther MA, Eikelboom JW. Management of antiphospholipid antibody syndrome: a systematic review. JAMA. 2006,295:1050-1057.

[29] Erkan D, Yazici Y, Peterson MG, et al. A cross-sectional study of clinical thrombotic risk factors and preventive treatments in antiphospholipid syn-

drome. Rheumatology. 2002, 41: 924-929.

[30] Salmon J, de Groot P. Pathogenic role of antiphospholipid antibodies, Lupus. 2008, 17: 405-411.

[31] Girardi G, Yarilin D, Thurman JM, et al. Complement activation induces dysregulation of angiogenic factors and causes fetal rejection and growth restriction. J Exp Med. 2006, 203(9): 2165-2175.

[32] Avcin T, Cimaz R, Silverman ED., et al. Pediatric Antiphospholipid Syndrome: Clinical and Immunologic Features of 121 Patients in an International Registry. Pediatrics, 2008, 122: 1100-1107.

[33] Lucy R. Wedderburn, MD, PhD, Lisa G. Rider, MD. Juvenile dermatomyositis: new developments in pathogenesis, assessment and treatment. [J] Best Practice & Research Clinical Rheumatology 2009, (23): 665-678.

[34] Sahil Khanna, Mbbs and Ann M. Reed, MD. Immunopathogenesis of Juvenile Dermatomyositis. [J] MUSCLE & NERVE 2010 (5): 581-592.

[35] Sang-Jun Na, Seung Min Kim, et al. Clinical Characteristics and Outcomes of Juvenile and Adult Dermatomyositis. [J] The Korean Academy of Medical Sciences. 2009, 24(4): 715-721.

[36] Takako Miyamae, Fumie Sano, et al. Efficacy of thalidomide in a girl with inflammatory calcinosis, a severe complication of juvenile dermatomyositis. [J] Pediatric Rheumatology 2010, (8): 1-6.

[37] Huber AM. Juvenile dermatomyositis: advances in pathogenesis, evaluation, and treatment. [J] Paediatr Drugs. 2009, 11(6): 361-374.

[38] Walling HW, Gerami P. Juvenile-onset clinically amyopathic dermatomyositis: an overview of recent progress in diagnosis and management. [J]. Paediatr Drugs. 2010, 12(1): 23-34.

[39] V. E. Brown, C. A. Pilkington et al. An international consensus survey of the diagnostic criteria for juvenile dermatomyositis (JDM). Rheumatology 2006, 45: 990-993.

[40] Paola Coral-Alvarado, Aryce L. Systemic sclerosis: A world wide global analysis Clinical Rheumatology 2009, (28): 757-765.

[41] A. Tyndall, M. Matucci-Cerinic. Future targets in the management of systemic sclerosis. [J] Rheumatology 2009, (48): iii49-iii53.

[42] Yannick Allanore, Je ro me Avouac, Systemic sclerosis: an update in 2008. [J]. Joint Bone Spine 2008, (75): 650-655.

[43] John Varga, M. D. Systemic Sclerosis An Update. [J]. Bulletin of the NYU Hospital for Joint Diseases 2008, 66 (3): 198-202.

[44] Francesco Zulian, Patricia Woo, et al. The Pediatric Rheumatology European Society /American College of Rheumatology /European League Against Rheumatism Provisional Classification Criteria for Juvenile Systemic Sclerosis. [J]. Arthritis & Rheumatism (Arthritis Care & Research) 2007, 57 (2): 203-212.

[45] Vitali C, Bombardieri S, Jonsson R, et al. Classification criteria for Sjogren's syndrome: a revised version of the European criteria proposed by the American-European Consensus Group. Ann Rheum Dis, 2002, 61: 554-558.

[46] Singer NG, Tomanova-Soltys I, Lowe R. Sjogren's syndrome in childhood. Curr Rheumatol Rep, 2008, 10: 147-155.

[47] Cimaz R, Casadei A, Rose C, et al. Primary Sjogren's syndrome in the paediatric age: a multicentre survey. Eur J Pcdiatr, 2003, 162: 661-665.

[48] Houghton K, Malleson P, Cabral D, et al. Primry Sjiigren's syndrome in children and adolescents: are proposed diagnostic criteria applicable? J Rheumatol, 2005, 32: 2225-2232.

[49] Ohlsson V. Strike H, James-Ellison M, et al. Renal tubular acidosis, arthritis and autoantibodies: primary Sjogren's syndrome in childhood. Rheumalology (Oxford), 2006, 45: 238-240.

[50] 房丽华,赵岩,曾小峰. 儿童原发性干燥综合征的临床特点. 中华儿科杂志, 2004, 42: 568-570.

[51] Tomiita M, Ueda T, Nagata H, et al. Usefuiness of magnetic resonance sialography in patients with juvenile Sjogren's syndrome. Clin Exp Rheumatol, 2005, 23: 540-544.

[52] Burdt MA, Hoffman RW, Deutsher SL, et al. Long term outcome in mixed connective tissue disease. Arthritis Rheum 1999, 42: 899-909.

[53] Rozenbaum M, Slobodin G, Boulman N. Therapeutic Vignette: Old and New Drugs in Mixed Connective Tissue Disease. Isr Med Assoc 2008, 10: 831-832.

[54] Miyamae T, Ito S, Machida H, et al. Clinical features and laboratory findings in children with both anti-dsDNA and anti-U1-RNP antibody. Nihon Rinsho Meneki Gakkai Kaishi 2008, 31: 405-414.

[55] Grader BT, Wigley FM. Raynaud's phenomenon in mixed connective tissue disease. Rheum Dis Clin North Am 2005, 31: 465-481.

[56] Lenis M. Gonza´lez, MD, Camila Krysicka Janniger. Pediatric Henoch-Schonlein purpura. [J] International Journal of Dermatology 2009, (48): 1157-1165.

[57] Radovan Bogdanovic´. Henoch-Schönlein purpura nephritis in children: risk factors, prevention and Treatment. [J] Journal Compilation a2009 Foundation Acta P diatrica 2009, (98): 1882-1889.

[58] Yukihiko Kawasaki, Kazuhide Suyama, et al. The incidence and severity of Henoch-Scho nlein purpura nephritis over a 22-year period in Fukushima Prefecture, Japan. Int Urol Nephrol 2009, (22): 1-7.

[59] Farahnak Assadi. Childhood Henoch-Schonlein Nephritis A Multivariate Analysis of Clinical Features and Renal Morphology at Disease Onset. [J] Iranian Journal of Kidney Diseases. 2009, 1 (3): 17-21.

[60] Seza Ozen, Angela Pistorio, et al. EULAR/PRINTO/PRES criteria for Henoch-Sch nlein purpura, childhood polyarteritis nodosa, childhood Wegener granulomatosis and childhood Takaya-

su arteritis: Ankara 2008. Part Ⅱ: Final classifi cation criteria. [J] Annals of the Rheumatic Diseases, 2010, 69: 798-806.

[61] S Ozen, N Ruperto, et al. EULAR/PReS endorsed consensus criteria for the classification of childhood vasculitides. [J] Annals of the Rheumatic Diseases, 2006, 65: 936-941.

[62] Newburger JW, Takahashi M, Gerber MA, et al. Committee on Rheumatic Fever, Endocarditis, and Kawasaki Disease, Council on Cardiovascular Disease in the Young, American Heart Association. Diagnosis, treatment, and long-term management of Kawasaki disease: a statement for health professionals from the Committee on Rheumatic Fever, Endocarditis, and Kawasaki Disease, Council on Cardiovascular Disease in the Young, American Heart Association. Pediatrics 2004, 114: 1708-1733.

[63] Dajani AS, Taubert KA, Gerber MA, et al. Diagnosis and therapy of Kawasaki disease in children. Circulation, 1993, 87: 1776-1780.

[64] Research Committee on Kawasaki Disease. Report of Subcommittee on Standardization of Diagnostic Criteria and Reporting of Coronary Artery Lesions in Kawasaki Disease. Tokyo, Japan: Ministry of Health and Welfare, 1984.

[65] de Zorzi A, Colan SD, Gauvreau K, et al. Coronary artery dimensions may be misclassified as normal in Kawasaki disease. J Pediatr, 1998, 133: 254-258.

[66] Chang JS, Tsai CH, Wu MH, et al. The significance of early subtle coronary arterial lesions on echocardiogram in Kawasaki disease. Taiwan Eh Ko I Hsueh Hui Tsa Chih, 1999, 40: 101-106.

[67] Kurotobi S, Nagai T, Kawakami N, et al. Coronary diameter in normal infants, children and patients with Kawasaki disease. Pediatr Int, 2002, 44: 1-4.

[68] Ravekes WJ, Colan SD, Gauvreau K, et al. Aortic root dilation in Kawasaki disease. Am J Cardiol, 2001, 87: 919-922.

[69] Kato H, Koike S, Yokoyama T. Kawasaki disease: effect of treatmint on coronary artery involvement. Pediatrics, 1999, 63: 175-179.

[70] Shinohara M, Sone K, Tomomasa T, et al. Corticosteroids in the treatment of the acute phase of Kawasasi disease. J Pediatr, 1999, 135: 465-469.

[71] Sandel RP, Baker AL, Fulton DR, et al. Corticosteroids in the initial treatment of Kawasaki disease: report of a randomized trial. J Pediatr, 2003, 142: 611-616.

[72] Fukunishi M, Kikkawa M, Hamana K, et al. Prediction of non-responsiveness to intravenous high-dose gamma-globulin therapy in patients with Kawasaki disease at onset. J Pediatr 2000, 137: 172-176.

[73] Wallace CA, French JW, Kahn SJ, et al. Initial intravenous gammaglobulin treatment failure in Kawasaki disease. Pediatrics, 2000, 105: E78.

[74] Wright DA, Newburger JW, Baker A, et al. Treatment of immune globulin-resistant Kawasaki disease with pulsed doses of corticosteroids. J Pediatr, 1996, 128: 146-149.

[75] Brogan PA, Bose A, Burgner D, et al. Kawasaki disease: an evidence based approach to diagnosis, treatment, and proposals for future research. Arch Dis cbild, 2002, 86: 286-290.

[76] Seza Ozen, Angela Pistorio, Silvia M lusan, et al. Part Ⅱ: Final classification criteria and childhood Takayasu arteritis: Ankara 2008. nodosa, childhood Wegener granulomatosis Schönlein purpura, childhood polyarteritis-EULAR/PRINTO/PRES criteria for Henoch. Ann Rheum Dis, 2010, (69): 798-806.

[77] Ozen S, Ruperto N, Dillon MJ, et al. EULAR/PReS endorsed consensus criteria for the classification of childhood vasculitides. Ann Rheum Dis. 2006Jul; 65(7): 936-941.

[78] Herlin T, Nielsen S. Primary childhood vasculitis--new classification criteria. Ugeskr Laeger. 2008 Sep 1, 170(36): 2784-2787.

[79] Tullus, Kjell; Marks, Stephen D. Vasculitis in Children and Adolescents: Clinical Presentation, Etiopathogenesis, and Treatment. Paediatr Drugs. 2009, 11(6): 375-380.

[80] Seza Ozen, Angela Pistorio, Silvia M lusan, et al. Part Ⅱ: Final classification criteria and childhood Takayasu arteritis: Ankara 2008. nodosa, childhood Wegener granulomatosis Schönlein purpura, childhood polyarteritis-EULAR/PRINTO/PRES criteria for Henoch. Ann Rheum Dis, 2010, 69: 798-806.

[81] Cabral DA, Uribe AG, Benseler S, et al. Classification, presentation, and initial treatment of Wegener's granulomatosis in childhood. Arthritis Rheum. 2009 Nov, 60(11): 3413-3424.

[82] Ozen S, Ruperto N, Dillon MJ, et al. EULAR/PReS endorsed consensus criteria for the classification of childhood vasculitides. Ann Rheum Dis. 2006Jul, 65(7): 936-41. Epub 2005 Dec 1.

[83] Akikusa JD, Schneider R, Harvey EA, et al. Clinical features and outcome of pediatric Wegener's granulomatosis. Arthritis Rheum. 2007 Jun, 15; 57(5): 837-844.

[84] Sakane, Takeno M., Suzuki N, et al: Behçet's disease. N Engl J Med, 1999, 341: 1284-1291.

[85] International Study Group for Behçet's Disease: Criteria for the diagnosis of Behçet's disease. Lancet, 1990, 335: 1078-1080.

[86] Kaklamani V. G., Kaklamanis P. G: Treatment of Beh et's disease: An update. Semin Arthritis Rheum, 2001, 30: 299-312.

[87] Melikoglu M., Fresko I., Mat C, et al. Short-term trial of etanercept in Beh et's disease: A double blind, placebo controlled study. J Rheumatol, 2005, 32: 98-105.

[88] Maksimowicz-McKinnon K, Hoffman GS. Takayasu arteritis: what is the long-term prognosis? Rheum Dis Clin North Am, 2007, 33(4): 777-786.

[89] Petrovic-Rackov L, Pejnovic N, Jevtic M, et al. Longitudinal study of 16 pa-

tients with Takayasu's arteritis: clinical features and therapeutic management. Clin Rheumatol, 2009, 28 (2): 179-185.

[90] Ogino H, Matsuda H, Minatoya K, et al. Overview of late outcome of medical and surgical treatment for Takayasu arteritis. Circulation, 2008, 118 (25): 2738-2747.

[91] Lianga P, Hoffmanb GS. Advances in the medical and surgical treatment of Takayasu arteritis. Curr Opin Rheumatol, 2005, 17: 16-24.

[92] Arnaud L, Kahn JE, Girszyn N, et al. Takayasu's arteritis: An update on physiopathology. Eur J Int Med, 2006, (17): 241-246.

[93] Andrews J, Mason1 JC. Takayasu's arteritis—recent advances in imaging offer promise. Rheumatology, 2007, 46: 6-15.

[94] 中华医学会风湿病学分会. 大动脉炎诊治指南(草案). 中华风湿病学杂志, 2004, 8(8): 502-504.

[95] 冯天捷, 王增武, 张澍. 大动脉炎的诊断和治疗. 中华高血压杂志, 2008, 16 (6): 569-572.

第14章

内分泌系统疾病

第一节　概　　述

内分泌系统的主要功能是促进和协调人体生长、发育、性成熟和生殖等生命过程。内分泌系统与神经系统、免疫系统共同协调，稳定生物整体功能，使机体保持代谢稳定、对环境变化适应等功能，既维护人体自身的生存，又维系种族的延续。

一、儿童内分泌疾病的病因

小儿生长发育与内分泌功能有着密切联系，从胚胎形成至青春发育期，整个机体均处于动态生长、发育、成熟的过程，机体内分泌系统参与维系该程序的自稳机制。儿童内分泌功能障碍所致的常见疾病主要有生长迟缓、性分化和性发育异常、甲状腺疾病、肾上腺疾病和糖尿病等。有些因遗传因素造成的内分泌病，患儿在出生后即存在生化代谢紊乱和激素功能异常，如不及早诊断和治疗，常常严重影响其智能和体格发育，造成残疾或夭折。任何引起内分泌激素、受体的结构和功能异常均可造成临床内分泌疾病。其病因有遗传与环境两大因素。

1.*遗传因素*　在儿科领域，一些内分泌疾病由遗传病因所致，主要是一些单基因遗传病。近年来随着分子遗传学的发展，越来越多的单基因突变所致的内分泌疾病被发现，使得内分泌疾病的病种不断增加，有些病因更加明确，包括一些肽类激素基因突变（生长激素、TSHβ 亚基、LHβ 亚基、甲状旁腺激素等）引起的激素功能亢进、激素受体基因突变引起的功能丧失或者功能获得、合成肾上腺糖皮质激素及盐皮质激素一系列的酶系的基因突变导致的类固醇激素合成障碍等。

另外与组织胚胎发育有关的基因缺陷也可导致内分泌疾病，例如垂体发育早期起重要作用的Hesx1、Pou1f1、Prop1 基因发生突变，可引起垂体发育不良，导致联合垂体激素缺乏症。在先天性甲状腺发育不良的病人中发现有 TTF-1，TTF-2 和 PAX-8 基因的突变。目前，内分泌疾病的病因学研究已深入到细胞和分子水平，内分泌疾病在人类分子遗传学中占有重要地位。

2.*环境因素*　许多环境因素可引起内分泌疾病。生态环境中缺乏碘可引起地方性甲状腺肿和先天性甲状腺功能减退症，经济发达社会的高热量饮食及活动减少使肥胖发病率迅速增高，胰岛素抵抗和糖尿病的发病率增高。当然，也有些疾病，例如 2 型糖尿病，是由于遗传因素和环境因素共同作用致病。

二、内分泌疾病的诊断和治疗

传统的内分泌疾病诊断主要依赖内分泌激素测定。近年来各种精确的激素测定法被广泛应用，如酶联免疫吸附法、荧光免疫分析法和化学发光免疫法等，并建立了一系列具有临床诊断价值的动态试验（如激发试验或抑制试验等）；B 超、CT、MRI、PET 等内分泌腺的影像学检查等，大大提高了内分泌疾病的临床诊断（尤其对内分泌腺定位诊断）水平；临床分子诊断不断深入发展，使某些单基因疾病获得了可靠的诊断，不仅更新了儿科内分泌疾病的临床诊断，同时提出了新的理论和新的概念。

在治疗学方面，除了传统的甲状腺激素、糖皮质激素、盐皮质激素替代治疗外，重组人生长激素的问世不仅对生长激素缺乏引起的矮小症治疗取得了显著效果，并在非生长激素缺乏引起的矮小症治疗方面也取得了一定疗效。用于糖尿病治疗的模拟进食后生理性快速胰岛素峰值的作用特别迅速的速效胰岛素、模拟基础胰岛素分泌的吸收特别缓慢的长效胰岛素以及胰岛素泵的应用，提高了患者的生活质量。研发的多种 LHRH 类似物，可有效抑制垂体促性腺激素分泌，降低性激素分泌，使性早熟的治疗更加有效，更好地保障了儿童正常的生长发育。

随着细胞生物学、生化学、遗传学、免疫学等学科的飞速进展，有关内分泌疾病的研究已进入到分子生物学和内分泌细胞的定位，更多的发病机制得到阐明，部分传统经典的内分泌学概念受到冲击，并使其不断地扩展、丰富和提高，治疗方法也在不断更新，推动着儿科临床内分泌学的发展。

（顾学范）

第二节　甲状腺疾病

一、甲状腺功能减退症

甲状腺功能减退症(hypothyroidism)是儿科最常见内分泌疾病之一，由于甲状腺激素产生不足所致。

因先天性或者遗传因素引起甲状腺发育障碍、激素合成障碍、分泌减少，导致患儿生长障碍，智能落后，称为先天性甲状腺功能减退症。根据病因可分两大类：散发性和地方性。散发性甲状腺功能减退症是由于先天性甲状腺发育不良、异位或甲状腺激素合成途径酶的缺陷所致，临床较常见，发生率为 1∶3 000～1∶5 000；地方性甲状腺功能减退症多见于甲状腺肿流行的地区，系由于地区性水、土和食物中碘缺乏所致。随着新生儿疾病筛查的推广和碘盐的食用的普及，先天性甲状腺功能减退症的临床发病率已经大大降低。

获得性甲状腺功能减退症在学龄儿童中多见，慢性淋巴细胞性甲状腺炎是最常见的病因，女童与男童发病率比为 2∶1。

(一)病理生理与发病机制

1. *甲状腺的胚胎发育*　在妊娠第 3 周，胎儿甲状腺起始于前肠上皮细胞突起的甲状腺原始组织，妊娠第 5 周甲状舌导管萎缩，甲状腺从咽部向下移行，第 7 周甲状腺移至颈前正常位置。胎儿双叶状的甲状腺可在妊娠 7 周时被识别，到了 10 周可形成特征性的甲状腺滤泡细胞和胶质。甲状球蛋白在妊娠 4 周时开始合成，12 周可以合成和分泌甲状腺素(thyroxine，T_4)和较少量的三碘甲状腺原氨酸(triiodothyronine，T_3)。下丘脑神经元在妊娠 6～8 周合成促甲状腺激素释放激素(thyrotropin-releasing hormone，TRH)，在妊娠 10～12 周可以测出促甲状腺激素(thyroid-stimulating hormone，TSH)的分泌。妊娠第 10 周起，胎儿脑垂体可有 TSH，妊娠 18～20 周脐血中可测到 TSH。

有证据证明，3 个转录因子 TTF-1、TTF-2 和 PAX8 在甲状腺形态发生和分化中发挥重要作用。这些转录因子也能与甲状腺球蛋白和甲状腺过氧化酶的启动子结合，并以此来影响甲状腺激素的生成。另一个转录因子 Pit-1 对促甲状腺素细胞，同时对促生长激素细胞和催乳激素细胞的分化和发育发挥重要作用。

2. *甲状腺激素的调控*　胎儿甲状腺能摄取碘及碘化酪氨酸，耦联成三碘甲腺原氨酸(T_3)、甲状腺素(T_4)，并释放甲状腺激素至血液循环。妊娠 8～10 周，甲状腺滤泡内出现胶状物，开始合成 T_4。妊娠 20 周时 T_4 水平升高，但在 20 周前胎儿血清中 TSH、T_3、T_4、游离 T_3(FT_3)、游离 T_4(FT_4)水平均十分低，甚至测不出。胎盘不能通过 TSH，很少通过甲状腺激素，说明胎儿的垂体-甲状腺轴与母体是彼此独立的。至妊娠中期，胎儿下丘脑-垂体-甲状腺轴开始发挥作用，TSH 分泌水平渐增高，一直持续至分娩。TSH 在母亲整个孕期均无明显变化，羊水中 TSH 在正常情况下测不出。

甲状腺激素的分泌受 TSH 调控，TSH 是由垂体前叶产生和分泌的糖蛋白。TSH 可激活甲状腺的腺苷酸环化酶而促进甲状腺激素的合成与释放。TSH 由 2 个非共价结合的亚基(链)α 和 β 组成。α 亚基与黄体生成素(LH)、卵泡刺激素(FSH)和绒毛膜促性腺激素相同，每种激素的特性是由 β 亚单位决定。TSH 的合成和释放是由 TSH 释放激素(TRH)刺激产生的，TRH 在下丘脑合成并释放入垂体。TRH 是由 3 个氨基酸组成的短肽，除了有内分泌功能外可能还是一种神经递质。甲状腺激素生成减少时，TSH 和 TRH 会增加。外源性的甲状腺激素或甲状腺激素合成增加会抑制 TSH 和 TRH 的生成。

新生儿 TSH 正常值逐日变化，出生后不久(30～90min)由于冷环境刺激血中的 TSH 突然升高，于 3～4d 后降至正常，在 TSH 影响下，T_3 与 T_4

在出生后 24～48h 亦升高。了解以上这些激素浓度的生理性变化，可正确地估价新生儿期的甲状腺功能。

循环中甲状腺激素水平在外周组织中受到进一步的调控。机体所需的 T_3 约 80％是 T_4 经周围组织 5′-脱碘酶的作用转化而来。在许多非甲状腺疾病情况下，甲状腺以外的组织产生 T_3 的能力降低；空腹、慢性营养不良、急性疾病和某些药物等因素可以抑制脱碘酶的活性。T_3 水平可显著降低，而游离 T_4 和 TSH 水平仍可正常。

3．*甲状腺激素的合成和分泌*　甲状腺的主要功能是合成 T_4 和 T_3。目前所知碘的生理作用只有参与合成这些激素，碘的推荐摄入量为：婴儿每天＞30μg/kg，儿童 70～120μg/kg，青少年和成年人 150μg/kg。甲状腺组织对碘具有特殊的亲和力，能够摄取、转运并在滤泡腔内浓集，用于合成甲状腺激素。碘的转运是由钠－碘同向转运体完成的。

甲状腺激素的合成分以下几个步骤。

(1)碘在甲状腺组织的浓集：食物中的碘经肠道吸收后以无机碘化物形式进入血液，通过甲状腺上皮细胞膜上碘泵浓集，进入细胞内。此时的碘化物是无机碘。

(2)碘化物的氧化及酪氨酸的碘化：被摄取的碘化物在与酪氨酸反应前，必须先被氧化，这一反应由甲状腺过氧化物酶催化完成。在过氧化酶的作用下，碘化物氧化成活性碘，并与酪氨酸结合成单碘酪氨酸(MIT)及二碘酪氨酸(DIT)。

(3)碘酪氨酸的耦联：两分子 DIT 缩合成一分子 T_4，MIT、DIT 各一分子缩合成一分子 T_3。T_4 与 T_3 均是甲状腺激素。

(4)甲状腺激素的分泌：酪氨酸的碘化及 T_3、T_4 的合成，均是在球蛋白分子上进行的，此种球蛋白称为甲状腺球蛋白(TG)，经溶酶体的蛋白水解酶作用，释放出 T_3、T_4 和 TG，透过滤泡细胞膜和血管壁进入血液，发挥生理效应。

甲状腺激素分泌入血后，绝大部分和血浆蛋白质结合，约 75％的 T_4 和 TBG 结合，约 15％和甲状腺素结合前清蛋白(TBPA)结合，约 10％和清蛋白结合。T_3 有 65％～70％与 TBG 结合，约 8％与 TBPA 结合，其余与清蛋白结合。仅 0.03％T_4 和 0.3％T_3 呈游离状态。T_3 的活性比 T_4 强 3～4 倍。成年人甲状腺每天约产生 100μg 的 T_4 和 20μg 的 T_3。

4．*甲状腺激素的生理作用*　游离的甲状腺激素进入细胞，T_4 在细胞内脱碘转化为 T_3。胞内的 T_3 再进入细胞核，与甲状腺激素受体结合。甲状腺激素受体属于类固醇激素受体超家族的成员，该超家族包括糖皮质激素、雌激素、孕酮、维生素 D 等。T_3 与甲状腺激素受体结合后激活甲状腺激素受体的反应元件，导致靶细胞内编码的 mRNA 的转录、特异性蛋白合成和分泌，产生生理作用，其主要功能如下。

(1)产热作用：甲状腺激素能刺激物质氧化、使氧化磷酸化作用加强，促进新陈代谢。

(2)蛋白质代谢：生理剂量的甲状腺激素使蛋白质和核酸合成增加，氮的排泄减少，若给大剂量甲状腺激素则抑制蛋白质的合成，血浆、肝、肌肉中游离的氨基酸浓度增高。

(3)糖代谢：甲状腺激素能促进小肠吸收葡萄糖和半乳糖，并使脂肪组织和肌肉组织摄取葡萄糖的速度加快，还可加强儿茶酚胺和胰岛素对糖代谢的作用，使细胞儿茶酚胺受体对肾上腺素的敏感性增强。

(4)脂肪代谢：甲状腺激素可以增强脂肪组织对儿茶酚胺、胰高糖素的敏感性，这些激素的作用都是通过腺苷酸环化酶系统，活化细胞内的脂肪酶，促使脂肪水解。

(5)水盐代谢：甲状腺激素具有利尿作用，甲状腺功能减退时细胞间液增多，并聚积大量蛋白与黏蛋白，称为黏液性水肿。

(6)促生长发育：甲状腺激素通过对蛋白质的合成作用促进生长，与生长激素一起在促进生长方面具有协同作用。甲状腺功能减退症患者生长缓慢，骨龄发育落后。

(7)促进大脑发育：胎儿脑细胞数目在妊娠末 3 个月增长最快，出生后第 1 年仍快速增长。在脑细胞增殖、分化期，甲状腺激素必不可少，尤其是妊娠后半期与出生后第 1 年期间更为重要。甲状腺功能减退症发生越早，脑损害越重，且常不可逆。

5．*甲状腺功能减退症的病因*　所有影响甲状腺激素合成与分泌的疾病均能导致甲状腺功能减退症，按病因可分为先天性甲状腺功能减退症和获得性甲状腺功能减退症，前者临床症状在生后数周内或者数月出现，轻者可在幼儿期出现，后者在学龄儿童中多见。

先天性甲状腺功能减退症可分为 2 大类：散发性先天性甲状腺功能减退症和地方性先天性甲状腺功能减退症。散发性先天性甲状腺功能减退症的病因及发病率见表 14-1，多见于甲状腺发育不全

表 14-1 甲状腺功能减退症的病因学分类

原发性甲状腺功能减退症
甲状腺发育缺陷：甲状腺缺如、发育不良、异位
甲状腺激素合成缺陷：甲状腺摄取碘或转运碘障碍、过氧化物酶缺陷、脱碘酶缺陷、甲状腺球蛋白合成缺陷
碘缺乏症（地方性甲状腺肿）：神经型，黏液水肿型
母源性抗体：TSH 受体阻滞抗体（TRBAb，也称为 TSH 结合抑制免疫球蛋白）
母源性药物治疗：放射性碘、碘化物、丙硫氧嘧啶、甲巯咪唑等药物
继发性甲状腺功能减退症
Pit-1 基因突变：伴促甲状腺激素、生长激素和催乳素缺乏
Prop-1 基因突变：伴促甲状腺激素、生长激素、催乳素缺乏、LH、FSH、±ACTH 缺乏
促甲状腺激素释放激素（TRH）缺乏症：单纯性或者多种下丘脑激素缺乏（例如颅咽管瘤）
TRH 受体突变
TSH 缺乏：TSHβ 链突变，联合垂体激素缺乏症
对 TSH 无反应：$G_s\alpha$ 基因突变

或者异位。

先天性甲状腺功能减退症最常见的原因为甲状腺发育不良（甲状腺缺如、发育不良和异位甲状腺），约占 85%，约 10% 是由于甲状腺激素合成缺陷所致，5% 是由于通过胎盘转运的母源性的促甲状腺激素受体阻滞抗体所致。大致有 1/3 患儿即使经灵敏的放射性核素扫描也找不到甲状腺组织（完全不发育）。在其余 2/3 的患儿中，可在舌根部至颈部正常位置之间的任何部位找到异位甲状腺的残余组织。

目前尚未明确阐明先天性原发性甲状腺功能减退症的分子病因学，但一些研究已表明，其发病可能与某些在甲状腺胚胎发育和分化中发挥作用的基因变化有关，例如调控甲状腺胚胎发育的甲状腺转录因子 1（TTF-1）、甲状腺转录因子Ⅱ（TTF-Ⅱ）、PAX8 基因及促甲状腺激素受体基因（TSH-R）等，甲状腺特异转录因子的靶基因 NIS、TG、TPO 等，这些基因的改变也可导致甲状腺发育不良。

甲状腺激素合成途径障碍多为常染色体隐性遗传病。甲状腺激素的合成需各种酶参与（钠碘转运体、过氧化物酶、偶联酶、脱碘酶及甲状腺球蛋白合成酶），任何因素引起酶的先天缺陷都可导致甲状腺激素水平低下。

地方性先天性甲状腺功能减退症主要发生在缺碘地区，多见孕妇饮食缺碘，致使胎儿在胚胎期即因碘缺乏而导致先天性甲状腺功能减退症。随着我国广泛使用碘化食盐作为预防措施，发病率已明显下降，碘缺乏在我国已经基本控制，但在个别地区还可见到。

获得性甲状腺功能减退症是慢性淋巴细胞性甲状腺炎最常见的原因，约 1.3% 的儿童有明显的自身免疫性甲状腺疾病，女童与男童发病率比为 2∶1，最常见原因是淋巴细胞性甲状腺炎。自身免疫性甲状腺疾病可以是多腺体综合征的一部分，包括 Down 综合征、Turner 综合征和 Klinefelter 综合征，糖尿病患儿有较高的危险患相关的自身免疫性甲状腺疾病。

淋巴细胞性甲状腺炎（桥本甲状腺炎，自身免疫性甲状腺炎）属器官特异性自身免疫病，其组织学特征为甲状腺组织有淋巴细胞浸润。在病程早期，可能仅有增生，以后在甲状腺滤泡间可出现淋巴细胞和浆细胞的浸润，并出现滤泡萎缩。几乎总是有具生发中心的淋巴小结形成，甲状腺滤泡萎缩和轻至中度的纤维化。淋巴细胞性甲状腺炎是儿童和青少年甲状腺疾病中最常见的病因，并且能解释许多过去被认为是“青春性”或“单纯性”甲状腺肿的甲状腺增大。

6. 分类　根据血清 TSH 的浓度高低，甲状腺功能减退症可分为以下两类。

（1）TSH 浓度增高，包括：①原发性甲状腺功能减退症。甲状腺缺如、甲状腺发育不良、甲状腺异位、甲状腺激素合成障碍、碘缺乏等。②暂时性甲状腺功能减退症。包括孕母在服用抗甲状腺药物、未成熟儿等。

（2）TSH 浓度正常或降低：①继发于下丘脑，

垂体原因引起的甲状腺功能减退症；②低甲状腺结合球蛋白；③暂时性甲状腺功能减退症，可见于未成熟儿、非甲状腺疾病等情况。

（二）临床表现

主要临床特征为生长发育落后和基础代谢率降低，先天性甲状腺功能减退症可伴有智能低下。

1. 新生儿及婴儿甲状腺功能减退症　新生儿甲低症状和体征缺乏特异性，大多数较轻微，或者无明显症状和体征，但仔细询问病史及体检常可发现可疑线索，如母妊娠时常感到胎动少、过期产、面部呈臃肿状、皮肤粗糙、生理性黄疸延迟、嗜睡、少哭、哭声低下、纳呆、吸吮力差、体温低、便秘、前囟较大、后囟未闭、腹胀、脐疝、心率缓慢、心音低钝等。

2. 幼儿和儿童期　多数常在出生后数月或1岁后因发育落后就诊，此时甲状腺素缺乏严重，症状典型。临床症状严重程度与甲状腺激素缺乏程度和持续时间密切相关。

(1)特殊面容：头大，颈短，面部臃肿，眼睑水肿，眼距宽，鼻梁宽平，唇厚舌大，舌外伸，毛发稀疏，表情淡漠，反应迟钝。

(2)神经系统功能障碍：智能低下，记忆力、注意力均下降。运动发育障碍，行走延迟，常有听力下降，感觉迟钝，嗜睡，严重者可产生黏液性水肿、昏迷。

(3)生长发育迟缓：身材矮小，表现躯体长，四肢短，骨龄发育落后。

(4)心血管功能低下：脉搏弱，心音低钝，心脏扩大，可伴心包积液，胸腔积液，心电图呈低电压，P-R延长，传导阻滞等。

(5)消化道功能紊乱：食欲差、腹胀、便秘、大便干燥，胃酸减少，易被误诊为先天性巨结肠。

3. 淋巴细胞性甲状腺炎　女童的发病率比男童多4～7倍，可在3岁以内发病，但在6岁后发病率急剧增加，并在青春期达到高峰。最常见的临床表现是生长迟缓和甲状腺肿大。甲状腺肿的发生较为隐匿，程度可大可小。在多数病人中，甲状腺呈弥漫性增大，坚硬，而且无触痛。约1/3患者的甲状腺呈分叶状的，并可能是结节性的。多数患儿在临床上表现为甲状腺功能正常，而且无症状，有些则可能有颈部压迫症状。有些患儿在临床上有甲状腺功能减退症的体征，而另一些患儿虽在临床上表现为甲状腺功能正常，但实验室检查可证实有甲状腺功能减退症。少数患儿有提示甲状腺功能亢进症的表现，如神经质、易激惹、出汗增多或活动过度。有时本症可与甲状腺功能亢进症共存。

（三）辅助检查

1. 甲状腺功能检查　测定TSH、FT_4、FT_3能较好反映甲状腺功能。原发性甲低TSH升高，FT_3、FT_4浓度下降；继发于下丘脑-垂体原因的甲状腺功能减退症，FT_4、FT_3浓度下降，TSH正常或者下降。

目前全国正在普及和推广的先天性甲状腺功能减退症新生儿筛查均采用干血滤纸血片法，在出生后3d取足跟毛细血管血检测TSH，如果高于切割值，召回再测定TSH、FT_4，FT_3。

2. 甲状腺核素显像（^{99m}Tc，^{123}I）　可判断甲状腺位置、大小、发育情况及摄碘功能。甲状腺B超亦可了解甲状腺位置及大小。甲状腺影像学检查有助于准确判断先天性甲状腺功能减退症患儿的病因基础，但不应为做此检查而不适当地推迟治疗时间。

3. 骨龄测定　骨龄是发育成熟程度的良好指标，可以通过X线片观察手腕、膝关节骨化中心的出现及大小来加以判断。患儿骨骼生长和成熟均延迟，常呈点状或不规则，以后逐渐增大融合成单一密度不均匀、边缘不规则的骨化中心。新生儿如股骨远端骨骺尚未出现，提示其宫内时已有甲状腺激素缺乏。

4. 淋巴细胞性甲状腺炎　患者有抗甲状腺球蛋白抗体和抗过氧化物酶（过去称抗微粒体）抗体滴度增高。

（四）诊断

1. 新生儿甲状腺功能减退症筛查　本病在新生儿期症状不明显，故对新生儿进行群体筛查是诊断本病的重要手段。目前广泛开展的新生儿疾病筛查可以在先天性甲状腺功能减退症出现症状、体征之前，但是血生化已经有改变时就作出早期诊断。由于出生时的环境刺激会引起新生儿一过性TSH增高，故应避开这一生理性TSH高峰，标本采集须在出生第3天以后进行。新生儿甲状腺功能减退症筛查采用干血滤纸片方法。必须指出，测定TSH进行新生儿疾病筛查，对继发于下丘脑-垂体原因的甲状线功能减退症无法诊断。由于生理指标的变化和个体的差异，新生儿疾病筛查会出现个别假阴性。因此，对甲状腺功能减退症筛查阴性病例，如临床有甲状腺功能减退症可疑，仍应提高警惕，进一步详细检查甲状腺功能。

2. 年幼儿童甲状腺功能减退症诊断　根据典型的临床症状、有甲状腺功能减退，可以确诊。甲状腺放射性核素显像、超声波检查和骨龄测定皆有助于诊断。

3. 获得性甲状腺功能减退症　需寻找病因，对慢性淋巴细胞性甲状腺炎患者需测定抗甲状腺球蛋白抗体和抗过氧化物酶抗体确定。

（五）鉴别诊断

1. 21-三体综合征　亦称先天愚型。患儿智能、骨骼和运动发育均迟缓，有特殊面容：眼距宽、外眼角上斜、鼻梁低、舌外伸，关节松弛，皮肤和毛发正常，无黏液水肿。染色体核型分析呈21-三体型。

2. 先天性软骨发育不良　主要表现四肢短，尤其上臂和股部，直立位时手指尖摸不到股骨大粗隆，头大，囟门大，额前突，鼻凹，常呈鸡胸和肋骨外翻，指短分开，腹膨隆，臀后翘，X线检查示全部长骨变短，增粗，密度增高，干骺端向两侧膨出可资鉴别。

3. 先天性巨结肠　患儿出生后即开始便秘，腹胀，可有脐疝，但其面容、精神反应和哭声等均正常，血 T_3、T_4、TSH检查均正常。

4. 黏多糖病　本病是由于在黏多糖降解过程中缺乏溶酶体酶，造成过多黏多糖积聚于组织器官而致病。出生时大多正常，不久便可出现临床症状。头大，鼻梁低平，丑陋面容，毛发增多，肝、脾增大，X线检查可见特征性肋骨飘带状，椎体前部呈楔状，长骨骨骺增宽，掌骨和指骨较短。

（六）治疗

1. 甲状腺功能减退症不论原发性甲状腺功能减退症、继发性甲状腺功能减退症或者获得性甲状腺功能减退症，一旦确诊立即治疗，治疗应选用口服的L-甲状腺素钠。先天性甲状腺功能减退症开始治疗的时间越早越好，甲状腺发育异常者，需终身治疗。

2. 新生儿疾病筛查诊断的先天性甲状腺功能减退症，治疗剂量应该一次足量给予，使血 FT_4 维持在正常高值水平。大年龄的甲状腺功能减退症患儿，在治疗的最初4个月内，可能发生假性脑病，应该事先告诫家长。对于大年龄的下丘脑-垂体性甲状腺功能减退症，甲状腺素治疗需从小剂量开始，如伴有肾上腺皮质功能减退者，需同时给予生理需要量皮质素治疗，防止突发性肾上腺皮质功能衰竭。

3. 新生儿甲状腺功能减退症初始治疗剂量10～15μg/(kg·d)，每天1次，口服，目的是使高TSH在2周内恢复正常，FT_4 达到正常范围，以尽早纠正甲状腺功能减退症状态。在随后的随访中，甲状腺素维持剂量必须个体化，根据血 FT_4、TSH浓度调整。当血清 FT_4 和TSH正常后，随访可减为每2～3个月1次，2岁以后可减为每3～6个月1次，定期随访需观察患者生长曲线、智商、骨龄，以及血清 FT_4、TSH变化等。甲状腺素用量不足时，患儿身高及骨骼发育落后，剂量过大则引起烦躁、多汗、消瘦、腹痛和腹泻等症状，必须引起注意，及时调整。不同年龄L-甲状腺素钠治疗剂量见表14-2。

表14-2　先天性甲状腺功能减退症的甲状腺素（L-T_4）替代治疗剂量表

年龄	治疗剂量	
新生儿	37.5～50	10～15
3～12个月	37.5～75	5～10
1～5岁	75～100	5～6
6～12岁	100～150	4～5
12岁到成年人	100～200	2～3

4. 需排除暂时性甲状腺功能减退症的可能性，若在随访过程中发现血 FT_4 增高，需逐步减少服用L-甲状腺素钠，直至停药观察。永久性甲状腺功能减退症患儿在3岁左右时如果中断治疗3～4周，即可导致TSH水平显著升高。

在治疗过程中，患儿有追赶性生长现象，其生长速度是判断疗效的良好指标。

二、甲状腺功能亢进症

甲状腺功能亢进症是指由于甲状腺激素分泌过多所致的临床综合征，常伴有甲状腺肿大、眼球外突及基础代谢率增高等表现。儿童甲状腺功能亢进症主要见于弥漫性毒性甲状腺肿（Graves病）。在一些甲状腺功能亢进症的病例中已鉴定出不同的基因激活性突变，例如有些McCune-Albright综合征患者可发生甲状腺功能亢进症，这种甲状腺功能亢进症是由于α亚单位或G蛋白变异所致。在儿童中其他引起甲状腺功能亢进症的病因，包括单结节性毒性甲状腺肿、高功能性甲状腺癌、亚急性甲状腺炎等。血清TSH水平抑制，提示甲状腺功能亢进症并非因垂体病变所致。由促甲状腺素分泌过多所引起的甲状腺功能亢进症罕见。患病母亲所生的婴儿，新生儿期甲状腺功能亢进症可作为一种暂时现象而出现，典型的 Graves 病罕见。

根据一项 20 年回顾性统计，甲状腺功能亢进症在成年女性中的年发病率约 1∶1 000。15 岁以下儿童甲状腺功能亢进症约占总甲状腺功能亢进症发生率 5%，多见于青少年。女性发病率是男性的 7～10 倍。

(一)病理生理与发病机制

弥漫性毒性甲状腺肿是一种自身免疫性疾病，约 15%患者亲属中患有同样疾病，近 50%亲属中呈现抗甲状腺抗体阳性。患者及其亲属 HLA 的某些类型的等位基因分布频率增高。国内外资料都已证实本病与 HLA-Ⅱ类抗原的某些等位基因类型、自身免疫有关。在白种人中，Graves 病与 HLA-B8 和 HLA-DR3 有关，后者使发生甲状腺功能亢进症的危险增加 7 倍。该病还可并发其他与之相关的疾病，例如 Addison 病、重症肌无力、1 型糖尿病、系统性红斑狼疮、类风湿关节炎、白癜风、特发性血小板减少性紫癜和恶性贫血等。

患者的甲状腺功能状态与甲状腺自身抗体关系密切，可在体内测到多种甲状腺自身抗体。据报道，80%～100%的患者可测到 TSH 受体抗体，此抗体为甲状腺刺激免疫球蛋白，能产生刺激甲状腺功能作用，使甲状腺对碘的摄取增加，cAMP 介导的甲状腺激素合成和甲状腺球蛋白合成增加，促进蛋白质合成与细胞生长。甲状腺功能亢进症经治疗后随着 TSHR 阻断抗体的升高，疾病也逐步缓解。在部分甲状腺功能亢进症病例中可发现一些其他抗甲状腺的抗体，如甲状腺球蛋白抗体(TGAb)，甲状腺过氧化物酶抗体(TPOAb)。这些抗体在部分正常人中也可存在，其特异性不如 TSH 受体抗体。

在病理方面，Graves 病的甲状腺腺体呈对称性肿大，滤泡细胞增多，由立方形变为柱状，滤泡内胶质丧失或仅少量染色极浅的胶质，在上皮及胶质间有大量排列成行的空泡，血管明显增多，淋巴组织也增多，有大量淋巴细胞浸润。在电镜下可见滤泡细胞内高尔基体肥大，内质网和核蛋白体增多，微绒毛数量增多而且变长，呈分泌活跃的表现。组织化学方面，滤泡细胞的过氧化酶活性增强，胞质内核糖核酸增多，间质毛细血管内皮细胞碱性磷酸酶活性增强，胞质内出现 PAS 染色阳性的胶质小滴。致密的淋巴样集合物内以辅助 T 细胞($CD4^+$)为主，在细胞密度较低的区域内则以细胞毒性 T 细胞($CD8^+$)为主。甲状腺内浸润的活化 B 淋巴细胞的百分率高于周围血管。推测是由于 T 抑制细胞的功能障碍，使得 T 辅助细胞得以表达，被 TSH 抗原所激活，然后与 B 细胞发生反应。这些细胞分化成为浆细胞，产生促甲状腺激素受体刺激抗体。

目前认为 Graves 病浸润性突眼发生机制是抗甲状腺抗体和抗眼眶肌肉抗体与眼外肌和眼眶内纤维母细胞结合，产生毒性反应。亦有人认为浸润性突眼是眼眶肌肉内沉积甲状腺球蛋白-抗甲状腺球蛋白免疫复合物，引起免疫复合物的炎性反应。

除了 Graves 病外，有少数病例甲状腺内有结节(包括腺瘤)，称结节性毒性甲状腺肿伴功能亢进。能引起儿童甲状腺功能亢进症的其他病因有慢性淋巴性甲状腺炎、亚急性甲状腺炎、甲状腺腺瘤、McCune Albright 综合征、甲状腺癌、碘过多诱发甲状腺功能亢进症、TSH 分泌过多、垂体性腺瘤、下丘脑性甲状腺功能亢进症、医源性甲状腺功能亢进症等。

(二)临床表现

大多数患儿在青春期发病，<5 岁者发病少见。儿童甲状腺功能亢进症临床过程个体差异很大，症状逐渐加重，症状开始到确诊时间一般在 6～12 个月。本症初发病时症状不甚明显，进展缓慢，常先呈现情绪不稳定，听课思想不集中，易激惹、多动和注意力不集中等轻微行为改变。典型的症状与体征有以下表现。

1. 交感神经兴奋性增加，基础代谢率增加　如消瘦、多汗、怕热、低热、食欲增加，但体重下降，大便次数增多，睡眠障碍和易于疲乏等。因交感神经系统过于兴奋，出现心率加快、脾气急躁，大龄儿童常感到心悸、严重病例可出现心律失常，心房颤动。两手常有细微而迅速的震颤。

甲状腺“危象”是甲状腺功能亢进症的一种类型，表现为急性发病、高热、严重的心动过速和不安，可迅速发展为谵妄、昏迷以至死亡。

2. 所有患儿都有甲状腺肿大　肿大程度不一，一般为左、右对称，质地柔软，表面光滑，边界清楚，可随吞咽动作上、下移动。在肿大的甲状腺上有时可听到收缩期杂音或者扪及震颤。结节性肿大者可扪及大小不一、质硬、单个或多个结节。有时患者表现有颈部不适，压迫感，吞咽困难。

3. 眼部变化是甲状腺功能亢进症特有表现　由于眼球突出常作凝视状，不常瞬目，上眼睑挛缩，

眼向下看时上眼睑不能随眼球立即下落，上眼睑外翻困难。眼征还包括眼裂增宽、眼睑水肿、结膜水肿、角膜充血等

4.其他　可有青春期性发育缓慢，月经紊乱，闭经及月经量过少等。

(三)辅助检查

主要测定血清游离 T_3(FT_3)、游离 T_4(FT_4)及超敏感 TSH。患者 FT_4、FT_3 浓度都升高。甲状腺功能亢进症疾病初期，临床症状轻微时，常先出现 FT_3 升高，以后再出现 FT_4 增高，并出现典型临床症状。甲状腺功能亢进症复发早期亦常见 FT_3 先升高，后再出现 FT_4 升高的情况。甲状腺功能亢进症治疗中症状尚未完全控制时，亦可只见 FT_3 升高。认识 T_3 型甲状腺功能亢进症，对甲状腺功能亢进症早期诊断和甲状腺功能亢进症的复发监测具有重要意义。甲状腺功能亢进症时 TSH 降低，TSH 水平受抑制而低于正常。

在多数新近被诊断为 Graves 病的患者中，可测出 TSH 受体刺激抗体(TRSAb)，这种抗体的消失预告本病的缓解。

甲状腺 B 超可以显示甲状腺大小，显示结节、囊肿等，必要时进行甲状腺核素扫描。

(四)诊断及鉴别诊断

甲状腺功能亢进症典型者根据临床症状、实验室检查发现 FT_3 和 FT_4 增高而 TSH 水平低下可确立诊断，TRSAb 阳性可确诊弥漫性毒性甲状腺肿。

淋巴细胞性甲状腺炎(桥本病)在病程早期可呈现甲状腺功能亢进症症状，但多数是一过性的，经随访可区别，检测 TGAb 和 TPOAb 有助于与弥漫性毒性甲状腺肿鉴别，但无法区别两者同时并存的患儿。当甲状腺可触及结节或血清 T_3 值极度增高时，应进行甲状腺 B 超和(或)放射性核素扫描检查，以正确诊断结节性甲状腺肿和鉴别癌肿；对甲状腺轻度肿大和甲状腺功能亢进症症状轻微的患儿应考虑亚急性甲状腺炎(病毒感染所致)的可能性，必要时可以考虑放射性核素扫描检查和细针穿刺细胞学检查。

新生儿甲状腺功能亢进症较少见，大多属暂时性，常见于患有甲状腺功能亢进症的孕妇，其血中存在甲状腺受体刺激免疫球蛋白，通过胎盘输送给婴儿，极少数是由于 TSH 受体基因激活性突变引起。多数新生儿甲状腺功能亢进症在出生时即有症状，表现为突眼、甲状腺肿大、烦躁、多动、心动过速、呼吸急促，严重时可出现心力衰竭，血 T_3、T_4 升高，TSH 下降。这些症状经 6～12 周后，随体内甲状腺刺激免疫球蛋白水平下降而缓解。

单纯性甲状腺肿多发生在青春期，心率正常，大便次数正常，血 FT_3、FT_4 正常。

(五)治疗

小儿甲状腺功能亢进症的治疗不同于成年人，在口服药、手术切除及核素碘治疗三者中，首选为口服药，一般需口服治疗 2～5 年。桥本病导致者可缩短些。疗法的选择应根据患儿年龄、病程、甲状腺功能亢进症类型、甲状腺大小、药物反应、有无桥本病、家长能否坚持治疗等。仅在药物治疗无效时才考虑手术或用核素碘疗法。

甲巯咪唑(又称他巴唑)能阻抑碘与酪氨酸结合，抑制甲状腺激素的合成，口服后奏效快而作用时间较长(半衰期为 6～8h)，可按 0.3～0.5mg/(kg·d)，分 2 次口服，用药 1～3 个月后病情可基本得到控制。当血 T_3、T_4 亦降到正常时可减量 1/3～1/2。少数小儿用药后可能发生暂时性白细胞减少症或皮疹，停药即消失，严重者可发生粒细胞减少、肝损害、肾小球肾炎、脉管炎等，虽属罕见，在使用中仍须仔细观察。粒细胞缺乏症多发生在服药开始几周或几个月，常伴有发热，故在治疗最初期间，应经常复查血常规，一旦白细胞$<4\times10^9$/L，应减少或停服抗甲状腺药物，并给予升白细胞药物(如鲨肝醇、利血生、MG-CSF 等)治疗。因此在开始治疗后，需要定期监测血象。皮疹一般经抗过敏药治疗可好转，严重的皮疹可试用糖皮质激素。

丙硫氧嘧啶(PTU)除抑制甲状腺激素的合成外，同时还减少在外周组织的 T_4 转化成 T_3，毒性与甲巯咪唑类相同，初始剂量为 4～6mg/(kg·d)，因其半衰期较甲巯咪唑短，故需分 3 次服用。PTU 被吸收后大多在血液循环中与蛋白质结合，较少通过胎盘，适合甲状腺功能亢进症孕妇服用。PTU 的肝毒性比甲巯咪唑明显，故儿童少用。

根据统计，治疗后弥漫性毒性甲状腺肿每 2 年只有 25%的缓解率，因此药物治疗可能必须维持达 5 年或更久。如果复发，则通常在停止治疗后 3 个月内出现，并且几乎都在 6 个月以内。复发的病例需要重新治疗。13 岁以上的病人、男童以及甲状腺肿较小和甲状腺激素水平轻度升高者，症状可能较早缓解。

如患儿心动过速明显，可加用肾上腺素能受体阻断药普萘洛尔作为辅助药物，减轻交感神经过度兴奋所致的心率快、多汗、震颤等症状，用量为 1～

2mg/(kg·d)，分 3 次口服。随着普萘洛尔的应用，这些症状都能减轻，但不能改善甲状腺功能和突眼。

治疗过程中血清 TSH 水平升高，表明治疗过度，并可能引起甲状腺肿大。若出现甲状腺功能减退症、甲状腺肿大或者突眼更明显者，应加服甲状腺素 25～50μg/d，并酌情减少甲巯咪唑用量。

对有药物过敏、粒细胞减少、甲状腺肿瘤、甲状腺明显肿大且服药后缩小不明显、服药后复发不愈者等，则有甲状腺手术切除治疗适应证。先应用抗甲状腺药物 2～3 个月使甲状腺功能正常。术前服复方碘溶液 1～2 周防止术中出血。自术前 4d 至术后 7d，口服甲巯咪唑 1～2mg/kg，每 6h 1 次。手术后甲状腺功能减退症发生率为 50%，少数出现暂时性或永久性甲状旁腺功能减退。

近来不少学者推荐甲状腺功能亢进症用核素碘治疗，认为简单、有效、经济且无致癌危险。治疗后甲状腺可缩小 35%～54%，但远期甲状腺功能减退症发生率可高达 92%。

患有 Graves 病孕妇的胎儿约有 2% 在出生后会呈现甲状腺功能亢进症症状，这是由于母体内高浓度的促甲状腺素受体刺激性抗体经胎盘进入胎儿所致，患儿通常在出生后 3 个月左右逐渐缓解。新生儿甲状腺功能亢进症轻者不必用药，症状明显的可用丙硫氧嘧啶，重症加服普萘洛尔及对症治疗，必要时输液、加用抗生素及皮质激素等。

在疾病期间应注意休息，在读学生免修体育课和剧烈运动。避免外来的刺激和压力，饮食应富有蛋白质、糖类及维生素等。

（顾学范）

第三节　儿童糖尿病

糖尿病(diabetes mellitus，DM)是一种常见的慢性代谢综合征，其基本的生化特点是高血糖，由于胰岛素绝对或者相对缺乏而造成的糖、脂肪、蛋白质代谢紊乱。儿童原发性糖尿病主要分为三大类。

1. 1 型糖尿病：因胰岛 B 细胞破坏、胰岛素分泌绝对缺乏所造成，必须使用胰岛素治疗，故以往又称胰岛素依赖型糖尿病(IDDM)，95% 儿童期糖尿病属此类型。

2. 2 型糖尿病，肌肉、肝和脂肪组织的胰岛素抵抗为主，伴胰岛 B 细胞分泌胰岛素不足或相对缺乏，以往亦称非胰岛素依赖型糖尿病(NIDDM)，在儿童期发病者较少，但由于我国近年来发生儿童肥胖症明显增多，发病率有增加趋势。

3. 其他特殊类型糖尿病：如青少年早发的 2 型糖尿病(maturity-onset type diabetes of the young，MODY)，包括 HNF-1α、葡萄糖激酶、HNF-4α 等基因缺陷，这是一类常染色体显性的单基因遗传病，属非胰岛素依赖型糖尿病，儿童极为罕见。还有线粒体糖尿病等。本章主要叙述儿童期 1 型糖尿病。

(一)病理生理与发病机制

1. *病理生理*　正常人在摄食后血中胰岛素随着血糖增高而增加，胰岛素能促进葡萄糖、氨基酸和钾离子的膜转运；促进糖利用和蛋白质合成；促进肝、肌肉组织糖原的合成和脂肪组织储存多余的能量；抑制肝糖原分解，抑制糖异生，促进脂肪酸合成、酯化、释放三酰甘油，促进肝脂肪合成。在饥饿状态时血中胰岛素浓度甚低，胰岛素拮抗激素浓度增高，使机体动用葡萄糖以外的能源，使能量储存转变为能量动用。

人体中有 6 种涉及能量代谢的激素：胰岛素、胰高糖素、肾上腺素、去甲肾上腺素、皮质醇和生长激素。胰岛素是体内唯一一种降糖激素，能多途径增加血糖去路，减少血糖来源，是促进能量储存的激素，其余 5 种激素均为胰岛素拮抗激素，它们促进血糖升高，促进脂肪和蛋白质分解，在饥饿状态下皆促进能量释放，因而称为胰岛素拮抗激素。1 型糖尿病患儿胰岛 B 细胞破坏，胰岛素分泌不足或完全缺乏，是造成代谢失衡的主要原因。

糖尿病患儿由于胰岛素分泌不足或缺如，使葡萄糖的利用(进入细胞)量减少，而增高的胰高糖素、生长激素和皮质醇等却又促进肝糖原分解和葡萄糖异生，脂肪和蛋白质分解加速，造成血糖增高和细胞外液渗透压增高、细胞内液向细胞外转移。当血糖浓度超过肾阈值时，即产生糖尿。自尿液排出的葡萄糖量可达 200～300g/d，导致渗透性利尿，临床出现多尿症状，每日丢失大量的水分和电解质，因而造成严重的电解质失衡和慢性脱水。由于机体的代偿作用，患儿渴感增加、饮水增多；又因为组织不能利用葡萄糖、能量不足而产生饥饿感，引起多食。胰岛素不足和胰岛素拮抗激素的增高也促进了脂肪分解，血中脂肪酸增高，肌肉和胰岛素依赖性组织即利用这类游离脂肪酸供能以弥补细胞内葡萄糖不足，而过多的游离脂肪酸在进入肝后则在胰高糖素等生酮激素作用下加速氧化，导致乙酰乙酸、β-羟丁酸等酮体累积在各种体液中，形成酮症酸中毒。血渗透压升高、水和电解质紊乱以及酮症酸中毒等代谢失常的发生，最终都造成中枢神经系统的损伤，甚至导致意识障碍或昏迷。

2. *发病机制* 流行病学调查提示，糖尿病的发生与种族、地理环境、生活方式、饮食、感染等有关。儿童糖尿病各年龄均可发病，但以5～7岁和10～13岁两组年龄多见，婴幼儿糖尿病较少。患病率无性别差异。秋、冬季节相对高发。随着经济发展和生活方式的改变，儿童糖尿病亦有逐年增高趋势。

1型糖尿病的主要病理变化为胰岛B细胞数量明显减少，胰岛呈现纤维化和萎缩，且有大量淋巴细胞浸润。胰岛细胞破坏90%左右时可出现糖尿病临床症状。研究表明，1型糖尿病的发生与遗传易感性、胰岛自身免疫及环境因素密切相关，确切的病因仍不清楚，尚无一种完善的理论可以解释所有的病因和发病机制。

(1)遗传易感性：遗传因素在1型糖尿病的发病过程中起着重要的作用。目前已知该病为多基因遗传病，有多个基因与糖尿病的遗传易感性有关。目前研究最多的是1型糖尿病与人类白细胞抗原(HLA)D区的Ⅱ类抗原基因，后者位于第6号染色体短臂(6p21.3)。人群调查发现1型糖尿病的发病与HLAⅡ类抗原DR_3、DR_4有关，单卵双胎先后发生糖尿病的一致性为35%～50%，如同时有HLA-DR_3/DR_4者发生糖尿病一致性为70%。近年研究发现，HLA-DQA链第52位精氨酸、DQB链第57位非门冬氨酸等位基因为1型糖尿病易感性基因；HLA-DQA链第52位非精氨酸，DQB链第57位门冬氨酸等为糖尿病保护基因。因此HLA-Ⅱ类分子DR-DQA1-DQB1的结构是影响1型糖尿病的易感性和保护性的主要因素。

(2)自身免疫：近年研究发现，导致B细胞破坏的过程涉及淋巴细胞、细胞因子、氧自由基等多个细胞免疫环节。T淋巴细胞是破坏胰岛的主要浸润细胞，可直接或间接地杀伤B细胞。同时T淋巴细胞、巨噬细胞等分泌产生的Ⅰ型淋巴因子(IFN-γ，IL-2，TNFβ)和炎症前因子(IL-1α，IL-1β，TNF-α等)对胰岛B细胞有破坏作用。氧自由基可作为细胞因子诱导B细胞破坏的中介者。体液免疫表现为体内出现自身抗体，如抗谷氨酸脱羧酶(GAD)抗体、胰岛素自身抗体(IAA)、酪氨酸磷酸化酶自身抗体(IA2)和胰岛细胞自身抗体(ICA)等。此类抗体可能引起免疫细胞间的复杂作用，产生一些有攻击胰岛B细胞作用的细胞因子，如IL-1、TNF-α、IFN-γ及NO等，导致胰岛B细胞的破坏。此外，有的患者还可伴有其他免疫性疾病，如甲状腺功能亢进症、桥本甲状腺炎等。

(3)环境因素：环境因素与1型糖尿病的关系最为复杂，难以肯定。①柯萨奇病毒、巨细胞病毒、EB病毒、流行性腮腺炎病毒及风疹病毒等感染在动物致糖尿病的研究均可引起糖尿病。②牛乳蛋白包括BSA、α-酪蛋白、β-酪蛋白、乳球蛋白等，可作为1型糖尿病体液和细胞免疫的靶抗原，其中酪蛋白为牛乳中的主要抗原片段，可致机体产生相应交叉抗体。③牛胰岛素。牛乳中含有牛胰岛素，可引起机体免疫反应。

(二)临床表现

1型糖尿病起病多数较急骤，几天内可突然表现明显多饮、多尿，每天饮水量和尿量可达3～5L，易饿多食，但体重下降，称为“三多一少”。部分患儿因感染、饮食不当或情绪波动诱发而起病。

婴幼儿多饮多尿不易发现，有相当多的病人常以急性酮症酸中毒为首发症状，表现为胃纳减退、恶心、呕吐、腹痛、关节肌肉疼痛、呼吸深快、呼气中带有酮味，精神委靡、嗜睡、反应迟钝，严重者可出现昏迷。

学龄儿童亦有因夜间遗尿而就诊者。在病史较长的年长儿中，消瘦、精神不振、倦怠乏力等体重显著下降颇为突出。除消瘦外，一般无阳性体征发现。

在长期的病程中，糖尿病有以下并发症。

1. *急性期并发症*

(1)糖尿病酮症酸中毒：儿童时期糖尿病约有1/3以上发生酮症酸中毒，表现为不规则深长呼吸、有酮体味，突然发生恶心、呕吐、厌食或腹痛、腿痛等症状，严重者出现神志改变。常易误诊为肺炎、败血症、急腹症或脑膜炎等。通常血糖甚高，血生化示不同程度酸中毒，血尿酮体增高。

(2)低血糖：由于胰岛素用量过多或用药后未按时进食而引起。表现心悸、出汗、饥饿感、头晕或震颤等，严重者可致昏迷、惊厥，若不及时抢救可致死亡。反复低血糖发作可引起脑功能障碍。

(3)感染：与免疫功能障碍有关。各种感染、咳嗽或结核病等常与糖尿病共存，严重感染可发生中毒性休克。

(4)糖尿病高渗性非酮症性昏迷：在儿童中较少见。表现为糖尿病昏迷伴高血糖，但无酸中毒，血尿酮体无明显增高，血浆渗透压>310mmol/L。

2. 慢性并发症　若血糖长期控制不良，其并发症为不可逆性。

(1)生长障碍：表现为生长落后、矮小，性发育延迟。

(2)糖尿病视网膜病：是糖尿病微血管病变最常见的并发症，90%患者最终将出现此并发症，造成视力障碍，白内障、甚至失明。

(3)糖尿病肾病：患病率随病程延长而增加，患儿有明显的肾病，表现为水肿、蛋白尿及高血压等，但少见终末期肾病。肾衰竭亦是引起儿童期糖尿病死亡的原因之一。

(4)糖尿病周围神经病变：儿童糖尿病相对少见。

(三)辅助检查

1. 血糖增高，空腹血糖>7.0mmol/L，随机血糖≥11.1mmol/L。

2. 糖化血红蛋白(HbA1c)是血中葡萄糖与血红蛋白非酶性结合而产生，其寿命周期与红细胞相同，反映过去 3 个月的血糖平均水平。测定治疗前的糖化血红蛋白($HbA1_C$)以估计高血糖的持续时间，这有利于进行治疗前后的对照以判断疗效，正常人<6%，未治疗患者常大于正常的 2 倍以上。若糖尿病患者血糖控制水平<8.3mmol/L 时，HbA1c 常<7%，为最理想的控制水平。若 HbA1c>9%，发生糖尿病微血管并发症的危险性明显增加。

3. 血电解质。酮症酸中毒时血电解质紊乱，应测血钠、钾、氯、CO_2CP、血 pH、血浆渗透压。

4. 血脂。代谢紊乱期血清胆固醇、三酰甘油均明显增高。

5. 尿液检测

(1)当糖尿病患者血糖超过肾阈值(>8.9～10mmol/L)尿糖呈现阳性。

(2)糖尿病酮症酸中毒时尿酮体阳性。

(3)尿微量白蛋白排泄率(UAE)：定量分析尿中清蛋白含量，正常人 UAE<20μg/min(<30mg/24h)。留 8～12h 或 24h 尿测微量白蛋白，计算每分钟的 UAE。若 UAE>20μg/min、<200μg/min 时应在 6 个月内重复检测 3 次，均在此范围可以考虑为早期糖尿病肾病，应加强血糖控制，UAE 可以减轻或转为阴性。若持续 UAE>200μg/min，则尿蛋白可>0.5g/d，为临床糖尿病肾病。尿微量清蛋白排泄率增高需排除其他原因引起的清蛋白尿，如肾小球肾炎、反复感染、直立性蛋白尿或运动后蛋白尿。

6. 葡萄糖耐量试验(OGTT)。1 型糖尿病一般不需做 OGTT，仅用于无明显症状、尿糖偶尔阳性而血糖正常或稍增高的患儿。通常采用口服葡萄糖法。试验当日禁食，于清晨按 1.75g/kg 口服葡萄糖(最大量不超过 75g)，3～5min 内服完；在口服 0、120min 分别采血测血糖浓度。

7. 抗体测定。检测抗体 GAD、IAA、IA2 和 ICA，主要用于 1 型糖尿病诊断和鉴别诊断。

(四)诊断

1 型糖尿病的诊断通常是容易作出的，最重要的线索是一个脱水、体重不增的患儿却有不相称的多饮多尿。出现高血糖、糖尿和酮尿便能迅速判定。糖尿病诊断标准如下。

1. 空腹血糖≥7.0mmol/L(≥126mg/dl)。

2. 随机血糖≥11.1mmol/L(≥200mg/dl)。

3. OGTT 2h 血糖≥11.1mmol/L(≥200mg/dl)。

4. HbA1c≥6.5%

凡符合上述任何一条即可诊断为糖尿病。儿童 1 型糖尿病一旦出现临床症状、尿糖阳性、空腹血糖达 7.0mmol/L 以上和随机血糖在 11.1mmol/L 以上，不需做糖耐量试验就能确诊。

若 OGTT 后 2h 血糖 7.8～11.1mmol/L，为糖耐量受损(IGT)。空腹血糖 6.1～7.0mmol/ L 为空腹血糖损害(IFG)。

糖耐量损害是指处于正常体内稳态葡萄糖与糖尿病之间的代谢阶段。空腹葡萄糖浓度超过正常值的上限，则当静脉给予葡萄糖时发生急性胰岛素分泌反应丧失以及发生微血管和大血管并发症的危险性进行性增大。许多存在糖耐量损害的个体，其日常生活中的血糖是正常的，而且糖化血红蛋白水平也可能正常或接近正常，仅当进行标准的口服葡萄糖耐量试验时才表现出高血糖。

(五)鉴别诊断

1. 肾性糖尿　无糖尿病症状，多在体检或者做尿常规检查时发现尿糖阳性，血糖正常，胰岛素分泌正常。

2. 假性高血糖　短期大量食入或者输入葡萄糖液，可使尿糖暂时阳性，血糖升高。另外，在应急状态时血糖也可一过性升高，需注意鉴别。

（六）治疗

对儿童期的糖尿病必须坚持不懈地治疗，治疗队伍包括儿科糖尿病或内分泌医师、专业护士、受过糖尿病培训的营养师等，强调综合治疗，加强与患者或者家庭的健康教育，使患儿能长期维持血糖接近正常水平，保证儿童获得正常的生活和活动。

1型糖尿病的治疗目的和要求：消除临床症状；预防糖尿病酮症酸中毒发生；避免发生低血糖；保证患儿正常生长发育和性成熟；防止肥胖；防止和及时纠正情绪障碍；早期诊断和治疗并发症及伴随疾病；防止慢性并发症的发生和发展。

1. *胰岛素治疗*　1型糖尿病必须用胰岛素治疗。

(1)胰岛素制剂和作用：目前所用的胰岛素主要为基因重组技术合成人胰岛素。从作用时间上分为短效、中效和长效3类。短、中效配合使用，每日2次注射方案在国内外均较普遍。各类制剂作用时间见表14-3。

(2)新诊患儿的初始治疗：开始胰岛素治疗应选用短效胰岛素(RI)，初始剂量应根据患儿体重计算，0.5～1.0U/(kg·d)，分4次，于早、中、晚餐前30min皮下注射及临睡前再注射1次。每日胰岛素总量的分配为早餐前30%～40%、中餐前20%～30%、晚餐前30%、临睡前10%。以后可过渡到短、中效胰岛素配合使用。

(3)胰岛素的调节：一般当饮食和运动量固定时血糖是调节胰岛素的根据。用RI时应根据每餐后及下一餐前的血糖调节次日该餐前的胰岛素剂量。每次增加或减少胰岛素的剂量不宜过大，以1～2U为宜。在非危重状态下2～3d调整1次。

(4)胰岛素的注射方式：有了较大改进，如注射针、注射笔、无针喷射装置、胰岛素泵等，目前已经有较多青少年1型糖尿病患者采用胰岛素泵持续皮下输注短效或速效胰岛素(CSII)疗法，用此法与传统的胰岛素注射方案比较，可以增加患者吃主餐和点心的时间灵活性，可以改善代谢，减少严重低血糖的危险。7～10岁糖尿病儿使用CSII能够改善代谢，CSII在低龄患儿也取得了好的疗效。但也有人认为仅在39%的患者中显示代谢控制的改善。血糖控制的程度主要取决于患者遵循糖尿病自我监测的严格性，而与使用的胰岛素种类无关。大多数运用胰岛素泵治疗的患者都能减少低血糖频度和严重低血糖发作的疗效。CSII不会发生体重异常增加。

(5)胰岛素治疗的并发症：有低血糖应及时加餐或饮含糖饮料。慢性胰岛素过量(Somogyi反应)是指胰岛素(尤其是晚餐前中效胰岛素)慢性过量，凌晨2～3时易发生低血糖，低血糖又引发反调节激素分泌增高，清晨出现高血糖，即低－高血糖反应。如清晨尿糖阴性或弱阳性，而尿酮体阳性，则提示夜间低血糖，应检测凌晨2～3时血糖，并减少晚餐前或睡前胰岛素用量。

2. *营养管理*　营养管理的目的是使血糖能控制在要求达到的范围内，既要保证儿童正常生长，又避免肥胖，营养师应定期进行营养评估和指导。患者的饮食应基于个人口味和嗜好，且必须与胰岛素治疗同步进行。

热量需要：应满足儿童年龄、生长发育和日常生活的需要。每日总热量kcal(千卡)＝1 000＋[年龄×(70～100)]，或者参考表14-4。

(1)食物的成分：糖类50%～55%，蛋白质15%～20%、脂肪30%。糖类成分应主要来自淀粉类，高纤维成分的食品有利于促进血糖控制，使食物的消化和吸收时间延长，血糖水平上升较慢。要限制食用蔗糖、精制糖，包括碳酸饮料，防止糖类吸收过快引起血糖的大幅波动。脂肪摄入应减少动物源性的食物脂肪，增加不饱和脂肪的植物油，不饱和脂肪与饱和脂肪的比例约为1.2∶1.0。蛋白质宜选动物蛋白，多吃瘦肉、鱼，限制摄入蛋黄。

(2)热量分配：全日热量分三大餐和3次点心，早餐为总热量的2/10，午餐和晚餐各3/10，上午和下午的餐间点心各0.5/10，睡前点心为1/10。大龄儿童可省略上午点心，而把这部分的热卡加在午餐中。应强调根据患者的生活方式制定食谱，注重现实可行，鼓励父母或家庭的积极配合，使患者有较好的依从性。

表14-3　胰岛素的种类和作用时间

胰岛素种类	开始作用时间(h)	作用最强时间(h)	维持时间(h)
短效(RI)	0.5	3～4	6～8
中效(NPH)	1.5～2	4～12	18～24
混合(短效＋中效)	0.5	2～8	18～24

表 14-4　儿童和青少年所需的热量

年龄	每千克体重所需的千卡*
儿童	
0～12 个月	120
1～10 岁	100～75
女青年	
11～15 岁	35
≥16 岁	30
男青年	
11～15 岁	80～50(65)
16～20 岁	
一般运动量	40
运动量大	50
少运动	30

①括弧中的是平均值；② * 每千克体重所需的千卡随年龄增长下降

3. *运动治疗*　运动亦对糖尿病患儿至关重要，是儿童正常生长发育所必需的生活内容，不要限制糖尿病患儿参加任何形式的锻炼，包括竞技运动。如果运动不引起低血糖，则不必调节饮食和胰岛素，运动可使肌肉对葡萄糖利用增加，血糖的调节得以改善。糖尿病患儿应每天安排适当的运动，尤其在进行大运动量时应注意进食，防止发生低血糖。运动应在血糖控制良好后才开始，并坚持每天固定时间运动，有利于热卡摄入量和胰岛素用量的调节。

4. *糖尿病酮症酸中毒(DKA)*　是由于胰岛素缺乏或胰岛素效能不足引起的代谢异常的最终后果，胰岛素效能不足是指应激时拮抗激素阻断胰岛素的作用。20%～40%的新病人，老病人漏打胰岛素或未能控制并发症时可发生 DKA。临床症状取决于酮症酸中毒的程度，有大量酮尿、离子间隙增加、CO_2 和 pH 下降，血清渗透压增高提示高渗性脱水。糖尿病酮症酸中毒(DKA)是糖尿病最常见的死亡原因，大多是由于脑水肿的原因。治疗如下。

(1)纠正脱水、酸中毒及电解质紊乱：按中度脱水计算输液量(80～100ml/kg)，再加继续丢失量为 24h 的总液量，开始先给生理盐水 20ml/kg，脱水严重时可再加入 20ml/kg，以后根据血钠决定给半张或 1/3 张不含糖的液体。前 8h 输注总液量的 1/2，余量在后 16h 输注。输注液体应遵循先快后慢，先浓后淡的原则进行。见排尿后即加入氯化钾 3～6mmol/kg。只有当动脉血气 pH＜6.9 时才用 SB 纠正酸中毒，HCO_3^- 的补充量＝(15－所测 HCO_3^-)×体重(kg)×0.6，通常先给计算量的 50%，再测血 pH＞6.9 时则不再需碱性液。或按下列公式计算：5%$NaHCO_3$(ml)＝IBEI×体重(kg)×0.2，用灭菌注射液或 0.9% NaCl 稀释 2 倍。

(2)胰岛素应用：采用小剂量胰岛素持续静脉输注，儿童胰岛素用量为 0.1U/(kg·h)，加入生理盐水中输注，要检测血糖，防止血糖下降过快。

(3)监测：每小时监测血糖 1 次，每 2～4h 重复 1 次电解质、血糖、尿糖、血气分析，直至酸中毒纠正。血清渗透压下降过快有脑水肿的危险。

5. *糖尿病的教育和监控*　糖尿病的治疗不仅是使用和调整胰岛素，而且包括对患者及其家人的教育。由于糖尿病是慢性终身疾病，因此对本病的管理和监控非常重要。应做到及时联络、定期随访。

(1)糖尿病教育：内容包括①糖尿病的性质与危害；②糖尿病治疗目的和原则；③胰岛素注射技术；④如何调整胰岛素剂量；⑤饮食治疗的重要性和如何制定食谱；⑥运动疗法的选择及注意事项；⑦如何监测血糖、尿糖、尿酮体和记录要求；⑧低血糖症的识别、预防和治疗；⑨足、皮肤、口腔的保健和护理；⑩糖尿病病人及其家庭成员的心理治疗。

(2)糖尿病监控：①血糖测定。由于血糖是调节胰岛素用量的根据，故每天应常规 4 次测量血糖(三餐前及临睡前)，每周测 1 次凌晨 2～3 时血糖。血糖应控制在餐前 4.4～6.7mmol/L(80～120mg/dl)、餐后 2h 血糖＜8.3～10mmol/L(150～180mg/dl)，每日平均血糖应＜8.3mmol/L(150mg/dl)为理想，微血管并发症的发生可以明显减少。②糖化血红蛋白(HbA1c)测定，应每 3～4 个月检测 1 次。糖尿病患者 HbA1c＜7%为控制理想，＞9%控制不当，超过 11%则表示控制差。③尿微量清蛋白排泄率测定。一般每年检测 1～2 次，以监测早期糖尿病肾病的发生。同时严密观察血压，若发生高血压应予治疗。

(顾学范)

第四节　性 早 熟

任何性发育特征初显年龄较正常儿童平均年龄提前 2 个标准差以上，即儿童性发育启动年龄显著提前者称为性早熟(precocious puberty)。近100多年来全球儿童青春发育普遍提前,例如欧洲国家的女孩月经初潮年龄平均每10年提前2～3个月,我国儿童的青春发育年龄也在不断提前。性早熟的定义在不同国家或民族有差异,目前我国仍将女孩在8岁以前,男性在9岁以前出现第二性征,或者女孩在10岁之前出现月经,定义为性早熟。本病女孩较多见,男女之比约为1∶4。

性早熟可以分为促性腺激素依赖性,也称真性或中枢性性早熟,以及非促性腺激素依赖性,后者亦称周围性或假性性早熟。真性性早熟都是同性性早熟,并起源于下丘脑-垂体-性腺轴的活动。在假性性早熟中,出现部分第二性征,但未激活正常下丘脑-垂体-性腺轴之间的相互作用。在后一种情况下,其性征可以是同性的,也可以是异性的。

(一)病理生理与发病机制

1. *下丘脑-垂体-性腺轴功能* 人类从胎儿期经婴儿期、儿童期、青春期到完全的性成熟和生育这一成长过程中,生殖系统的发育和功能维持受下丘脑(促性腺激素释放激素,GnRH)-垂体(促性腺激素,Gn)-性腺(性激素)轴(HPG轴)的激活和调控。人体由童年向成年过渡的时期称为青春发育期。

从婴儿期至青春前期阶段,中枢神经系统内在的抑制机制和性激素的负反馈作用使下丘脑-垂体-性腺轴保持抑制状态。接近青春期时,中枢神经系统对下丘脑GnRH分泌的抑制作用去除,下丘脑对性激素负反馈的敏感阈逐步上调,即低水平的性激素不足以发挥抑制作用,从而使下丘脑GnRH冲动源激活。GnRH神经元可将来自下丘脑的青春发动的神经信号转换为化学信号GnRH,信号以脉冲式释放,通过释放的频率和幅度调控垂体Gn的释放。随着GnRH分泌频率和幅度的增多,刺激垂体黄体生成素(luteinizing hormone,LH)和卵泡刺激素(follicle stimulating hormone,FSH)分泌的频率和幅度也增加,随即性激素的分泌量亦增多,致使性激素水平升高,性征呈现和性器官发育。

2. *青春发育的生理过程* 青春发育期是指青春发育开始直至具有生育能力的性成熟序贯过程。一般女性青春发育首先表现为乳房发育,继而阴毛和外生殖器发育,出现月经来潮及腋毛发育。女性从乳房增大到月经初潮平均历时2～2.5年。男性青春发育首先表现为睾丸容积增大,继之阴茎增长增粗、出现阴毛和腋毛及声音低沉、胡须生长等,从睾丸增大到遗精出现平均历时3年。各种性征从开始出现至发育成熟一般需2～5年。

正常青春发育进程可分为5期(Tanner分期法):Ⅰ期是青春发育前期,Ⅱ、Ⅲ期和Ⅳ期分别为青春发育早期、中期和晚期,Ⅴ期则是成年人期。男女性征发育分期见表14-5和表14-6。

表14-5 男性性征发育分期

青春发育		阴茎长度	睾丸容积	阴　囊	阴毛分布
分期	阶段	(cm)	(ml)		
P1	未发育	<2.5	1～3	幼儿型	无
P2	开始发育	2.5～3.3	4～7	皮松薄、发红	稀直,位于阴茎根部
P3	过渡状态	3.3～4.0	10～15	增大	增多卷曲,向耻骨
P4	过渡状态	4.0～4.5	16～20	继续增大、色深	似成年人,薄,未到脐
P5	完全成熟	>4.5	20～25	成年人型	成年人型,菱形,厚浓密

表14-6 女性性征发育分期

青春发育		乳房		阴毛分布
分期	形态	分期	乳房形态	
P1	未发育	B1	幼儿型	无
P2	开始发育	B2	乳房、乳头稍增大高起	稀少色淡,见于大阴唇内侧
P3	过渡状态	B3	乳头呈连续轮廓,较前增大	卷曲,蔓向阴阜,色略深,多
P4	过渡状态	B4	乳晕在乳房上形成第二个突起	粗、卷曲、量多
P5	完全成熟	B5	成年人型,完全成熟	成年人倒三角形,达股内侧

童年向成年过渡的过程蕴涵着人体生理、心理和体征等诸多方面的变化如下。

(1)神经内分泌系统的启动而导致下丘脑-垂体-性腺轴功能增强。

(2)第二性征的出现，尤以性腺、性器官发育为特征，从发育到成熟，并有成熟的生殖功能。

(3)由青春期快速增高至骨骺愈合而停止生长，青春期女孩平均长高 25～27cm，男孩长高 28～30cm。

(4)精神与心理逐渐成熟。青春期儿童体格发育虽然发生巨大变化，但心理、认知能力和社会心理(社会适应)仍处在儿童期。

3. *性早熟的发病机制*　儿童中枢性性早熟的发病机制较复杂，与神经内分泌功能密切相关。下丘脑 GnRH 脉冲频率与幅度增加是人体进入青春发育的重要标志，由于某些原因可使下丘脑-垂体-性腺轴提前兴奋，GnRH 脉冲释放明显增强而致中枢性性早熟。此外，中枢神经系统的器质性病变也会直接扰乱 GnRH 脉冲发生器的调控机制而致病。除遗传因素以外，性早熟的发生还涉及环境(包括社会、经济、营养)等因素。此外，环境雌激素污染问题可能与此也相关，即一些非甾类激素样物质影响相关激素受体的敏感性，由此干扰性腺功能。

根据性早熟的发病机制和病因，可将之分为中枢性性早熟和外周性性早熟。

(1)中枢性性早熟(central precocious puberty，CPP)：亦称完全性或真性性早熟，是指由于下丘脑-垂体-性腺轴功能提前激活，导致性腺发育及功能成熟，与正常青春发育成熟机制完全一致，并可具有一定的生育能力。中枢性性早熟主要包括继发于中枢神经系统各种器质性病变和特发性性早熟两大类。特发性性早熟是指经检查未发现患儿提前启动青春发育器质性病因的性早熟。此类型以女孩居多(占女孩 CPP 的 80%～90%)，亦是 CPP 中最常见病因；继发性性早熟以男孩居多，约占男孩性早熟的 60%。

(2)外周性性早熟(peripheral precocious puberty)：亦称部分性或假性性早熟，是非受控于下丘脑-垂体-性腺轴功能所致的性发育，有性激素水平的升高，并促使性征提前发育，但无生育能力。

儿童性早熟的主要病因见表 14-7。在中枢性性早熟中，女性患儿为 80%～90%属于特发性性早熟，男性患儿则相反，仅占约 20%，多数为器质性病变所致的继发性性早熟，故对男孩中枢性性早熟尤应注意探查原发疾病。

(二)临床表现

一般中枢性性早熟的临床特征与正常青春发育程序相似，但临床变异较大，症状发展快慢不一。

女孩首先表现为乳房发育，乳头增大，乳晕增大，大、小阴唇增大，色素沉着，阴道出现白色分泌物；阴道黏膜细胞出现雌激素依赖性改变，子宫、卵巢增大，可有成熟性排卵和月经。

男孩首先表现为睾丸增大(≥4ml 容积)，阴囊皮肤皱褶增加，色素加深，阴茎增长增粗；阴毛、腋毛、胡须生长；声音变低沉；精子生成；肌肉容量增加，皮下脂肪减少。

此外，由于过早发育引起患儿生长加速，骨成熟加速，骨龄提前，可造成终身高低于靶身高，影响终身高。

下丘脑错构瘤是最常引起真性性早熟的脑部病变之一，这一先天畸形由异位的神经组织所构成，含有分泌 GnRH 的神经元，并在功能上如同一个附加的 GnRH 脉冲源。其次包括星形细胞瘤、室管膜瘤、视神经胶质瘤、神经纤维瘤Ⅰ型等。松果体部位的肿瘤中约有50%是生殖细胞瘤或星形

表 14-7　常见性早熟的病因

中枢性性早熟	外周性性早熟
特发性	肾上腺疾病：肾上腺皮质增生症、肾上腺瘤、肾上腺癌等
下丘脑垂体病变：错构瘤、视交叉胶质瘤、星型胶质细胞瘤、神经母细胞瘤、松果体瘤等，感染、外伤、头颅化疗、放疗等	性腺肿瘤：卵巢颗粒细胞瘤、畸胎瘤、睾丸间质细胞瘤、自主功能性卵巢囊肿等外源性含激素摄入(食物、药物、美容用品等)
先天畸形：脑积水、蛛网膜囊肿、中隔-视中隔发育不全、鞍上囊肿等	其他：McCune-Albright 综合征、肝母细胞瘤等
其他：原发性甲状腺功能减退症	

细胞瘤，其余为由组织学类型不同的肿瘤。临床表现除性早熟外无其他体征。神经内分泌表现常在放射学上发现肿瘤前1～2年即出现。下丘脑的症状或体征，如尿崩症，渴感缺乏，高热，不正常的哭笑（痴笑样癫痫），肥胖以及恶病质，均提示可能有颅内病变。视力减退、视野缺损的改变可能是视神经胶质瘤最早的临床表现，可有颅内压增高、头痛、呕吐等神经系统症状和体征。

外周性性早熟临床表现有第二性征出现，但非青春期发动，一般无性腺增大，与下丘脑-垂体-性腺轴的活动无关，而与内源性或者外源性性激素水平升高有关。

（三）实验室检查

1. 内分泌激素检查　包括测定FSH、LH、雌二醇、睾酮、17-羟孕酮基础值。如果第二性征已达青春中期程度时，血清促黄体生成素（LH）基础值可作为初筛，如＞5.0U/L，即可确定其性腺轴已发动，不必再进行促性腺激素释放激素激发试验。

2. 促性腺激素释放激素（GnRH）兴奋试验　亦称LHRH兴奋试验，其原理是通过GnRH刺激垂体分泌LH和FSH分泌，从而评价垂体促性腺激素细胞储备功能，本试验对性腺轴功能已启动而促性腺激素基础值不升高者是重要的诊断手段，对鉴别中枢性与外周性性早熟具有重要意义。一般采用静脉内注射LHRH（戈那瑞林），按2.5μg/kg（最大剂量≤100μg），于注射0 min、30 min、60 min时采血检测血清LH和FSH。正常青春期或真性性早熟者，LH峰值出现时间在15～30min，用放射免疫法测定时，LH峰值＞12.0U/L、LH峰/FSH峰＞0.6～1.0时可认为其性腺轴功能已经启动；用免疫化学发光法（ICMA）测定时，LH峰值＞5.0U/L、LH峰/FSH峰＞0.6可认为其性腺轴功能已经启动。

3. 骨龄测定　可摄左手和腕部X线正位片，骨龄超过实际年龄1岁以上可视为提前，发育越早，则骨龄超前越多。

4. B超检查　子宫、卵巢及睾丸B超可观察子宫卵巢大小、卵巢内卵泡数目和大小、卵巢有无囊肿及肿瘤、睾丸有无肿瘤等。

5. 头颅MRI检查　对确诊中枢性性早熟的小年龄女孩和所有男孩应做头颅MRI检查，以排除颅内占位性病变。

（四）鉴别诊断

1. 单纯性乳房早发育（premature thelarche）　是女童不完全性性早熟的特殊表现，起病年龄小，常＜2岁，乳腺仅轻度发育，常呈现周期性变化，不伴生长加速和骨龄提前，血清E_2和FSH的基础值常有轻度增高，GnRH兴奋试验中FSH峰值增高，LH不增高。乳房发育过早是良性的，但可能是真性或假性性早熟的第一特征，或可能由外源性雌激素所引起。由于本病小部分患者可逐步演变为真性性早熟，故应重视随访，观察女童乳房早发育的发展过程，争取及时介入治疗。

2. 单纯性阴毛早发育（premature pubarche）　属不完全性性早熟的特殊类型，两性均可发病。好发于6岁左右，除阴毛外可伴有腋毛发育，但无其他副性征出现，无性腺发育，亦不发生男性化。部分患儿可有轻度生长加速和骨龄提前，常有家族史。可能与肾上腺功能早现（adrenarche）、过早分泌大量雄激素有关。

3. 月经早潮（premature menarche）　单独发生月经而无其他性早熟表现，大多数女童仅为1～3次阴道出血，促性腺激素正常。可能由于卵巢活动引起E_2分泌，卵巢B超有时可发现滤泡囊肿。

4. McCune-Albright综合征　本症是由于G蛋白α-亚基基因突变，刺激cAMP分泌增加，可激活多种内分泌激素受体，例如FSH、LH受体，有时包括ACTH、TSH受体。患儿除性早熟征象外，尚伴有皮肤咖啡色素斑和骨纤维发育不良，偶见卵巢囊肿。少数患儿可能同时伴有甲状腺功能亢进症或Cushing综合征。

（五）治疗

中枢性性早熟的治疗目的：一是控制或减缓第二性征发育，延迟性成熟过程；二是抑制性激素引起的骨成熟，防止骨骺早闭而致成年人期矮身材；三是同步进行适当的心理和行为指导，从而达到保证儿童理想生长发育的目的。

本病治疗应依据病因而定，下丘脑错构瘤一般不需要神经外科的介入。对于神经系统的其他病变，治疗应取决于病变的性质和部位进行手术摘除，或化疗、放疗。无论病因如何，在导致中枢性性早熟的器质性脑部病变患儿中，应用GnRH类似物治疗与特发性性早熟患儿中的治疗同样有效。甲状腺功能减退者给予甲状腺激素补充治疗；先天性肾上腺皮质功能增生者采用皮质激素制剂治疗。

1. 促性腺激素释放激素类似物（GnRHa）　此类药物是将GnRH（10肽）分子结构中第6位甘氨酸换成D-色氨酸（达菲林和达必佳）、D-亮氨酸（抑那通)等的长效合成激素,其作用原理是利用下丘脑激素类似物竞争性抑制自身分泌的 GnRH,减少垂体促性腺激素分泌。可按 100～120μg/kg 用药,每 4 周肌内注射 1 次。治疗后 LH、FSH 的分泌下降,E_2 水平相应方面下降,性征退缩甚至恢复到青春期前水平,骨骼发育减慢,不良反应较少见。

2. *达那唑* 有抗孕激素和雌激素作用,其作用机制是反馈抑制下丘脑垂体促性腺激素分泌,使体内雌激素水平下降。不良反应有时见声音粗、毛发增多、出现粉刺等,一般不作为首选药物。甲羟孕酮(又称安宫黄体酮)由于不良反应较大,已不再用于治疗性早熟。

(顾学范)

第五节 先天性肾上腺皮质增生症

先天性肾上腺皮质增生症(congenital adrenal hyperplasia,CAH)是一组常染色体隐性遗传性疾病,因类固醇激素合成过程中某种酶的先天性缺陷,导致肾上腺皮质合成的皮质醇完全或部分受阻,皮质醇缺乏,对下丘脑-垂体的负反馈作用消除,促使下丘脑-垂体分泌的促肾上腺皮质激素释放激素(corticotrophic-relieasing hormone,CRH)-促肾上腺皮质激素(adrenocorticotrophic hormone,ACTH)分泌增加,导致肾上腺皮质增生,有些酶的缺乏同时可导致盐皮质激素和性激素合成障碍。根据类固醇激素合成途径中发生缺陷的酶的不同,临床症状、体征和实验室检查结果也各不相同。典型的 CAH 发病率为 1/1 万～1/1.5 万,CAH 发病率存在种族差异。临床主要特点为肾上腺皮质功能不全、水盐代谢失调、性腺发育异常。

(一)病理生理与发病机制

1. *组织学* 人体肾上腺由皮质和髓质两个功能不同的内分泌器官组成,皮质分泌肾上腺皮质激素,髓质分泌儿茶酚胺激素。肾上腺皮质又可分为 3 个区带。

(1)球状带:位于肾上腺皮质最外层,占皮质的 5%～10%,主要合成和分泌盐皮质激素。

(2)束状带:位于中间层,约占皮质的 75%,是储存胆固醇的重要场所,主要合成糖皮质激素,如皮质醇及少量脱氧皮质酮(DOC)、脱氧皮质醇(S)和皮质酮(B)。

(3)网状带:位于肾上腺皮质最内层,主要合成肾上腺雄激素。诸类肾上腺皮质激素均为胆固醇的衍生物,其合成过程极为复杂,必须经过一系列的酶促反应加工而成。在诸多类固醇激素合成酶中,除 3β 羟类固醇脱氢酶(3β-HSD)外,均为细胞色素 P450(cytochrome P450)蛋白超家族成员。类固醇激素的生物合成途径见图 14-1。

在肾上腺皮质发育过程中有两个重要转录因子:类固醇生成因子-1(SF-1)和 DAX-1。SF-1 基因定位于染色体 9q33,参与类固醇合成过程中的一些酶的编码基因的转录调节,该因子的缺乏将导致肾上腺和性腺的发育不全。DAX 基因位于 Xq21,该基因的突变可造成先天性肾上腺发育不全和低促性腺素功能减退症。另外,DAX-1 还参与类固醇合成的调节。

2. *病理生理* 在正常情况下,下丘脑分泌的 CRH 通过垂体分泌的 ACTH 能促进肾上腺皮质细胞增生、激素合成和分泌。ACTH 与靶细胞膜上特殊的 G 蛋白耦联受体结合,激活腺苷酸环化酶,使细胞内的环磷腺苷(cAMP)水平升高,cAMP 的短期效应(数分钟到数小时)是通过增加类固醇合成急性调节蛋白加速胆固醇进入线粒体,而 cAMP 的长期效应(数小时到数天)是激活合成糖皮质激素的酶系的表达和加速 LDL 胆固醇的摄取。上述转录水平的调节作用在一定程度上是通过激活蛋白激酶 A 的活性,后者可使各种转录调节因子发生磷酸化。当血中皮质醇达到一定浓度时,即通过反馈机制使 CRH 和 ACTH 分泌减少。若在类固醇激素合成途径中任何一个酶发生缺陷时,都会使血中皮质醇浓度降低,负反馈作用消失,以致 ACTH 分泌增加,刺激肾上腺皮质增生;同时酶缺陷导致前体中间代谢产物增多,经旁路代谢可致雄激素产生过多。由于醛固酮合成和分泌在常见类型的 CAH 中亦大多同时受到影响,故常引起血浆肾素活性(PRA)增高。

CAH 主要包括 21 羟化酶缺乏症(21-OHD)、11β 羟化酶缺乏症(11β-OHD)、3β 羟类固醇脱氢酶(3β-HSD)缺乏症、17α 羟化酶缺乏症(17α-OHD)、类脂性肾上腺增生症(类固醇合成急性调节蛋白缺乏,StAR 基因缺陷)等类型。其中 21-OHD 是最常

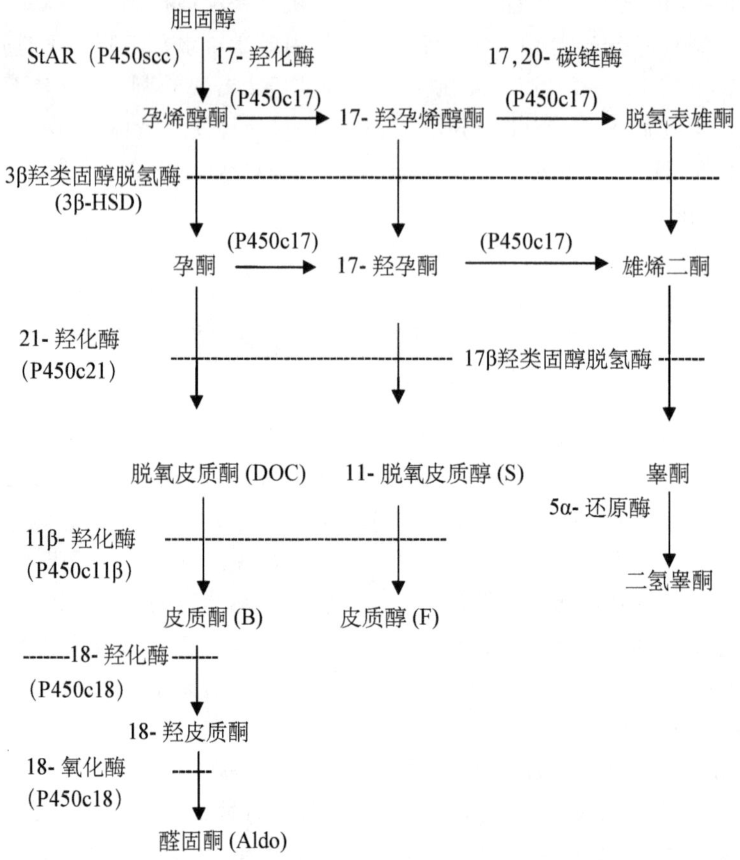

图 14-1 类固醇激素的生物合成途径

见的 CAH,约占 CAH 总数的 90%以上,11β-OHD 次之,占 5%～8%,再其次为 3β-HSD 缺乏症,17α-OHD 和类脂性肾上腺增生症则十分罕见,约占 1%。

3. *致病基因* CAH 是常染色体隐性遗传病,患者为纯合子,父母为杂合子,每生育一胎,1/4 的可能性为 CAH 纯合子患儿。CAH 的分子病理为相关基因的遗传突变,导致编码蛋白缺陷,故为单基因遗传病。

(1)CYP21A2 基因:人类 21 羟化酶基因定位于第 6 号染色体短臂(6p21.3),与 HLA 基因族紧密连锁。由 A1、A2 两个基因座构成,A1 基因(CYP21A1)是假基因,A2 基因(CYP21A2)是编码 21-OH 的功能基因,两者高度同源。CYP21A1 和 CYP21A2 各有 10 个外显子及 9 个内含子组成,基因全长为 3 463bp。CYP21A2 基因突变是导致 21-OHD 的根本原因,包括基因缺失、转换和点突变等。

(2)CYP11B1 基因:人类编码 11β 羟化酶的基因为 CYP11B1,定位于第 8 号染色体长臂(8q21)。基因突变热点在外显子 2、6、7 和 8,至今已发现 20 种基因点突变。

(3)CYP17 基因:人类 17 羟化酶基因定位于第 10 号染色体长臂(10q24.3),包含 8 个外显子和 7 个内含子,基因全长 6.6kb。基因缺陷包括小片段缺失、重复及点突变,迄今未见大片段缺失报道。

(4)HSD3B 基因:与 CAH 发病相关的 3β 羟类固醇脱氢酶主要由 HSD3B2 基因编码表达,与 HSD3B1 同工酶基因的同源序列高达 93%,均定位于第 1 号染色体短臂(1p11-13),由 4 个外显子和 3 个内含子组成,基因全长约 7.8kb。目前已报道的基因缺陷不少于 17 种,主要包括移码突变、无义突变和错义突变。

(二)临床表现

CAH 是由于肾上腺皮质激素合成中某一酶的缺陷,导致某些激素合成受阻,而其相应的前体物质增多。CAH 患者皮质醇合成障碍,负反馈作用消除,ACTH 分泌增加,刺激肾上腺皮质增生,一些中间代谢产物浓度升高。

1. *21 羟化酶缺乏症* 21-羟化酶缺乏造成相应前体 17-羟孕酮和孕酮增多。孕酮和其他一些代谢产物可与盐皮质激素竞争结合受体，加重未治患者醛固酮缺乏的症状。通过旁路代谢，体内睾酮水平升高。根据酶缺乏程度不同，通常将其分为 3 种临床类型。

（1）单纯男性化型（simple virilizing，SV）：本型约占 21-OHD 总数的 25%，是由于 21-OH 不完全缺乏所致（酶活性为正常的 1%～11%）。患者不能正常合成 11-脱氧皮质醇、皮质醇、11-脱氧皮质酮，致使其相应前体物质 17-羟孕酮、孕酮和脱氢异雄酮合成增多，促使男性化表型。同时由于患儿仍有残存的 21-OH 活力，能少量合成皮质醇和醛固酮，故无失盐症状。临床主要表现为雄激素增高的症状和体征。

男童表现有同性性早熟，在初生时多无任何症状，至 6 月龄后逐步出现体格生长加速和性早熟，4～5 岁时更趋明显，表现为阴茎增大，但睾丸不增大，出现阴毛、变声、痤疮等，生长加速和肌肉发达、骨龄提前，但成年终身高落后，智能发育正常。

患病女性胎儿期肾上腺合成雄激素增加，在出生时外生殖器即可呈现男性化，如阴蒂肥大，不同程度的阴唇融合。阴道口与尿道口融合（泌尿生殖窦）。增大的阴蒂外观如男性的阴茎，因为一些患者的尿道口位于阴蒂下，故类似男性尿道下裂和隐睾样改变。患者子宫、卵巢发育正常，亦有生长加速和肌肉发达、骨龄提前，但成年终身高落后等。高水平雄激素会影响胎儿脑组织的发育，造成本病女性患者性格行为异常。如女童喜欢诸如汽车、货车等玩具，而不是洋娃娃。

（2）失盐型（salt wasting，SW）：本型是 21-OH 完全缺乏，皮质醇和醛固酮的相应前体发生羟化障碍，导致两者分泌不足所致，约占 21-OHD 患者总数的 75%。临床上除出现单纯男性化型的一系列临床表现外，还可因醛固酮严重缺乏导致失盐的症状出现。往往在出生后 2～4 周出现失盐症状，又由于同时伴有皮质醇合成障碍，出现不同程度的肾上腺皮质功能不足表现，如进行性体重下降、食欲减退、呕吐，腹泻，脱水和严重的代谢性酸中毒，难以纠正的低钠血症、高钾血症，如不及时诊治则导致血容量降低、血压下降、休克，循环功能衰竭。患儿常因诊断延误、治疗不及时而死亡。

（3）非典型型（nonclassic，NC）：亦称迟发型或轻型，是 21-OH 轻微缺乏所引致的一种类型，皮质醇和醛固酮分泌影响轻微，临床表现各异，发病年龄不一，多在肾上腺功能初现年龄阶段出现症状。男女患者均有阴毛早现，腋毛也较早出现。男孩可有性早熟，生长加速、骨龄超前。女性患者出生时外生殖器正常，可表现为初潮延迟、原发性闭经、多毛症、不孕症等。但临床上许多男女患者都可没有任何症状。

2. 11-β 羟化酶缺乏症　临床可分为典型与非典型型。因 11β-OH 缺乏而导致 DOC 增加，可使部分患儿出现高血钠、低血钾、碱中毒及高血容量，导致高血压症状；又因皮质醇合成减少引起肾上腺雄激素水平增高，出现类似 21-羟化酶缺乏的高雄激素症状和体征。但一般女孩男性化体征较轻，男孩出生后外生殖器多正常，至儿童期方出现性早熟体征。非典型型临床表现差异较大，部分患儿可至青春发育期因多毛、痤疮和月经不规则而就诊，大多血压正常，男孩有时仅表现为生长加速和阴毛早现，临床较难与 21-OHD 的非典型患者区别。

3. 3β 羟类固醇脱氢酶缺乏症　典型病例出生后即出现失盐和肾上腺皮质功能不全的症状，如厌食、呕吐、脱水、低血钠、高血钾及酸中毒等，严重者因循环衰竭而死亡。男性可有不同程度的外生殖器发育不良，女性则出现不同程度男性化。非典型病例占本症 10%～15%，出生时往往无异常，至青春发育期前后出现轻度雄激素增高体征，如女孩阴毛早现、多毛、痤疮、月经量少及多囊卵巢等。

4. 17-羟化酶缺乏症　由于皮质醇和性激素合成受阻，而 DOC 和皮质酮分泌增多，导致临床发生低钾性碱中毒和高血压，女性青春期呈幼稚型性征和原发性闭经；男性则表现男性假两性畸形。

5. 先天性类脂质性肾上腺增生症　先天性肾上腺皮质增生症中最严重的一种类型，导致糖皮质激素、盐皮质激素和性激素合成严重受阻。以前曾认为先天性类脂质性肾上腺增生症是由于胆固醇向孕酮转换过程中 20、22 碳链裂解酶（P450scc）缺乏所致，但近来研究发现该病并非由于 P450scc 基因突变所致，而是由于类固醇生成急性调控蛋白（steroidogenic acute regulatory protein，StAR）基因突变所致。StAR 对调控胆固醇由胞质转入线粒体内发挥重要作用，这一过程是胆固醇转换为孕酮进而合成类固醇激素的限速步骤。StAR 蛋白可在 ACTH 的刺激下在肾上腺和性腺细胞的线粒体膜上快速生成，并促进胆固醇由胞质进入线粒体内。StAR 失活导致使类固醇激素生成严重受阻，胆固醇堆积于肾上腺皮质细胞并对其产生毒性作用致病。典型的临床表现有男性外生殖器完全女性化，

广泛皮肤色素沉着，血糖皮质激素、盐皮质激素、性激素及其代谢物水平明显降低，发病早期若不进行适当治疗将导致死亡。

(三)实验室检查

1. *血 17-OHP、ACTH 及睾酮水平测定* 21 羟化酶缺乏症均增高，其中 17-OHP 可增高达正常的几十倍，是 21-羟化酶缺乏症较可靠的诊断依据。

2. *血浆肾素、血管紧张素、醛固酮水平测定* 失盐型者血醛固酮早期可升高以代偿失盐倾向，严重失代偿后，其水平下降；单纯男性化型者大多正常或轻度增高，但所有患儿其血浆肾素、血管紧张素均有不同程度增高。

3. *血皮质醇测定* 典型失盐型 CAH，皮质醇水平低于正常，单纯男性化型其水平可在正常范围或稍低于正常。

4. *血电解质水平测定* 21-羟化酶缺乏症患者出现低血钠，高血钾，代谢性酸中毒。

5. *染色体核型检查* 对于外生殖器两性难辨者，进一步可做染色体核型检查以明确遗传性别。

6. *基因诊断* 基因诊断是遗传病诊断最可靠的方法。可对 21 羟化酶缺乏症的致病基因 CYP21 A2 或者其他相应致病基因进行 DNA 序列分析。CYP21 A2 基因异常分三大类：基因缺失、基因转换及点突变。

(四)诊断及鉴别诊断

各种类型 CAH 可导致性发育异常，首先要询问病史和通过全面的体格检查，确定生殖器的解剖结构，尿道口的开口部位，分辨阴囊或阴唇，睾丸是否位于腹股沟(如在该部位触及睾丸组织，则可确定患者的性别为男性)以及是否存在其他畸形。B 超检查可确定患者是否有子宫和卵巢。核型分析能确定患者的遗传性别，血 17-OHP、ACTH 及睾酮水平测定可提供类固醇激素代谢异常的诊断依据。儿童期患儿应与性早熟、真两性畸形、男(或女)性化肾上腺皮质肿瘤、性腺肿瘤等相鉴别。

临床各种类型 CAH 的特征见表 14-8。新生儿期失盐型患儿应与幽门狭窄、食管闭锁等症相鉴别；患者血清 17-羟孕酮水平升高，需要鉴别是否早产儿、低体重儿或者是否有感染等，并且需要复查随访。

(五)治疗

诊断一经明确应立即治疗，治疗药物剂量因人、因病情轻重而异。女性患者及失盐型男女患者应终身治疗。

1. *糖皮质激素* 首选氢化可的松(HC)或醋酸可的松治疗，按 10～20mg/(m^2 · d)计算，总量一般分 2～3 次，8～12h 服用 1 次。新生儿开始治疗剂量宜大些，以抑制 ACTH 分泌和纠正水、电解质紊乱。在应激情况下，如感染或手术，剂量需加倍(2～3 倍)。

糖皮质激素治疗剂量应该个体化。一般以患者获得正常的线形生长为有效治疗的标准。生长快于正常同龄者为治疗量不足，而生长慢于正常同龄者为治疗量过度。而且治疗过度时，体重增加明显。定期的体格检查可以监测性发育情况，定期手腕部位的 X 线片可以判断骨骼发育情况。应根据生长速率、骨成熟度、17-OHP、睾酮，ACTH 等指标综合分析调整。

大多数治疗有效的女性患者，可在正常年龄出现初潮，当控制欠佳时，初潮延迟。单纯男性化型患者，有些男孩要到 3～7 岁才能明确诊断，他们的骨龄可比实际年龄提前 5 岁或更多，并且提前开始青春发育，启动下丘脑-垂体-性腺轴功能。对于这类真性性早熟，可以用促性腺激素释放激素类似物治疗，例如醋酸亮丙瑞林。

2. *盐皮质激素* 21-羟化酶缺乏症患儿无论是

表 14-8 各种类型 CAH 临床特征

酶缺乏	盐代谢	临床类型
21-羟化酶(失盐型)	失盐	男性假性性早熟，女性假两性畸形
(单纯男性化型)	正常	同上
11β-羟化酶	高血压	同上
17-羟化酶	高血压	男性假两性畸形，女性性幼稚
3β-羟类固醇脱氢酶	失盐	男、女性假两性畸形
类脂性肾上腺皮质增生	失盐	男性假两性畸形，女性性幼稚
18-羟化酶	失盐	男、女性发育正常

否失盐，其血浆肾素活性都很活跃，应用 9α-氟氢可的松(9α-fludrocortisone)可协同糖皮质激素作用，使 ACTH 分泌进一步减少。一般口服 9α-氟氢可的松的剂量为 0.05～0.1mg/d，失盐难纠正者可加大 9α-氟氢可的松至 0.2～0.3mg/d，每日饮食中加入 1～2g 盐。盐皮质激素使用过量时会出现心动过速和高血压。婴儿早期，应该定期复查血清电解质浓度。血浆肾素活性测定是检测疗效的有效手段。

3. 急性肾上腺皮质功能衰竭处理

(1)纠正脱水：轻、中度脱水，在最初 2h 内静脉滴注 5%～10%葡萄糖生理盐水 20～40ml/kg。

(2)纠正低血钠：补钠量(mmol/L)按(135－测得值)×0.6×体重计算，初 8～12h 给予总量的一半，余半量放入维持量中补给；可用 9α-氟氢可的松 0.05～0.1mg/d 口服。

(3)纠正严重高血钾：按葡萄糖 0.5g/kg 加胰岛素 0.3U/kg 静脉滴注。

(4)补充 HC：100～200mg/(m^2·d)或醋酸可的松 125～250mg/(m^2·d)，分 4 次静脉滴注，2d 后减量，3～4 周后减至维持量。

4. 外科治疗　女性患者呈现明显男性化时，在药物控制前提下可行外阴矫治术，一般在 4～12 个月可行外生殖器矫形手术。手术切除肥大部分，保留神经血管束。

(六)预防

1. 新生儿筛查　目前许多国家，包括上海地区已经开展了针对 21 羟化酶缺乏症的新生儿筛查。具体方法是新生儿出生后 3d，在足跟部位采血数滴于滤纸片上，测定干血中 17-羟孕酮的水平，同时还可测定干血中促甲状腺素和苯丙氨酸水平，进行先天性甲状腺功能减退症和苯丙酮尿症的新生儿筛查。干血滴纸片法作为初筛，如结果异常，需要招回，再次采血测定 17-羟孕酮，以及测定血电解质。新生儿筛查是早期诊断，目的如下。

(1)预防危及生命的肾上腺皮质危象及盐皮质功能不足而导致的死亡。

(2)预防女性患儿由于外生殖器男性化造成性别判断错误。

(3)预防过多雄激素造成患儿日后身材矮小、心理生理发育等障碍。方法：足跟采血滴于特制滤纸片上，经 ELISA、荧光免疫等方法测定 17-OHP 浓度来早期筛查和诊断。

2. 产前诊断　患儿家庭再生育要进行遗传咨询。因 CAH 是常染色体隐性遗传病，每生育一胎就有 1/4 概率为 CAH 患者，因此，对家族中有本病先证者的孕妇要在妊娠中期抽取羊水或者早期取绒毛膜抽提 DNA，进行产前基因分析和诊断。

(顾学范)

第六节　库欣综合征

库欣综合征(Cushing's syndrome)是血中皮质醇浓度或其他糖皮质激素持续性异常升高所致，其原因可由医源性因素引起，也可以是肾上腺肿瘤或垂体肿瘤分泌促肾上腺皮质激素(ACTH)增加引起，主要表现为满月脸、多血质外貌、向心性肥胖、痤疮、紫纹、高血压、生长发育迟缓、继发性糖尿病和骨质疏松等。

(一)病理生理与发病机制

血中皮质醇浓度持续性异常升高，严重影响代谢，在脂肪代谢方面引起特征性的向心性肥胖、满月脸、水牛背、但四肢瘦小。大量皮质醇促进蛋白质分解，抑制蛋白质合成，形成负氮平衡状态。病人因蛋白质过度消耗而表现皮肤菲薄，毛细血管脆性增加，呈现典型的皮肤紫纹。皮质醇激素是升血糖激素，引起血糖升高，糖耐量降低。大量皮质醇有潴钠，排钾作用。病人表现为轻度水肿或低钾血症。此外还可引起高血压，患儿易出现不同程度的烦躁、失眠、抑郁、妄想等神经精神的改变。

库欣综合征按其病因和垂体、肾上腺的病理改变不同可分成下列 3 种。

1. 医源性皮质醇增多症在临床上十分常见。这是由外源性激素治疗造成，停药后可逐渐复原。但长期大量应用糖皮质激素可反馈抑制垂体分泌 ACTH，造成肾上腺皮质萎缩，一旦急骤停药，可导致一系列皮质功能不足的表现，甚至发生危象，故应予注意。

2. 垂体性双侧肾上腺皮质增生，双侧肾上腺皮质增生是由于垂体分泌 ACTH 过多引起。其原因：①垂体肿瘤；②垂体无明显肿瘤，但分泌 ACTH 增多。一般认为是由于下丘脑分泌过量促肾上腺皮质激素释放因子(CRF)所致。

ACTH 依赖性库欣综合征也可以由异位产生

ACTH 引起，但此病儿童罕见。儿童异位分泌 ACTH 与胰腺的胰岛细胞癌、神经母细胞瘤、神经节神经母细胞瘤、血管外皮细胞瘤、肾母细胞瘤、胸腺良性肿瘤有关。

3. 肾上腺皮质肿瘤大多为良性的肾上腺皮质腺瘤，少数为恶性的腺癌。肿瘤的生长和分泌肾上腺皮质激素是自主性的，不受 ACTH 的控制。由于肿瘤分泌了大量的皮质激素，反馈抑制了垂体的分泌功能，使血浆 ACTH 浓度降低，从而使非肿瘤部分的正常肾上腺皮质明显萎缩。

在婴儿中，库欣综合征最常由功能性肾上腺皮质肿瘤所引起，通常是癌症，但偶尔是良性腺瘤。肾上腺皮质肿瘤由于还过度产生其他的类固醇，如雄激素、雌激素和醛固酮，因此表现为一种混合性皮质醇增多症。

婴儿发生库欣综合征罕见。超过 7 岁的儿童患内源性库欣综合征最常见的原因是库欣病，主要是由于垂体腺瘤分泌过多的 ACTH 使双侧肾上腺增生。由于垂体的腺瘤太小，影像无法检测出来，临床上称此现象为微腺瘤。

(二)临床表现

患儿的面部变圆，面颊红润而突出(满月脸)，出现水牛背。儿童早期就有向心性肥胖，即躯干肥而四肢瘦。婴儿的临床表现比儿童更严重。患肾上腺肿瘤的儿童常有异常的男性化体征，可能有面部和躯干多毛，出现阴毛和痤疮，音调变低，在女孩可出现阴蒂增大。身高增长受到影响，出现生长停顿或者迟缓。高血压常见。患儿容易感染，并可能引起致命性的败血症。

在较大的儿童中，逐渐发生的肥胖以及生长减慢或停滞可能是仅有的早期表现。儿童向心性肥胖明显，在腹部、臀部和股部常可见到皮肤紫纹。青春期发育可能推迟，大年龄女孩在月经初潮后可出现停经。无力、头痛、学习成绩下降和情绪不稳定都可能比较突出，一般都有高血压和高血糖症。高血糖症可直接导致糖尿病。骨质疏松常见并可引起病理性骨折。

(三)辅助检查

1. *皮质醇分泌节律改变和皮质醇升高*　在正常情况下，血皮质醇水平在上午 8 时升高，到午夜降至 50%以下。库欣综合征患者丧失了这种昼夜节律，并且其午夜的皮质醇水平常常升高。有些患儿表现为血浆皮质醇持续升高。

2. *尿中的游离皮质醇排出增多*　最好能测定出 24h 尿液中每毫克皮质醇与每克肌酐的比值，这个比值与体重的大小及收集的尿样本无关。

3. *ACTH 测定*　在分泌皮质醇的肿瘤患者中 ACTH 的浓度常常被抑制，异位分泌 ACTH 的肿瘤患者血 ACTH 浓度升高，而垂体腺瘤患者 ACTH 的浓度一般在正常范围或者轻度升高。

4. *地塞米松抑制试验*　在晚上 11 时给予地塞米松 25～30μg/kg(最大 2mg)后，正常儿童在次晨 8 时的血浆皮质醇浓度将低于 5μg/dl，而库欣综合征患儿则不能降低。另一种试验是应用地塞米松共 2d，第一天 30μg/kg，第二天 120μg/kg，都分 4 次给予。在垂体性 Cushing 综合征患儿中，较大剂量的地塞米松可抑制其血清皮质醇的水平，而对于非 ACTH 依赖性 Cushing 综合征患者地塞米松不能抑制血清皮质醇的水平。

当确立了库欣综合征的诊断之后，必须进一步进行病因诊断，即区别是由肾上腺皮质腺瘤、腺癌、垂体肿瘤引起的皮质增生、非垂体肿瘤或异源性 ACTH 分泌肿瘤引起的皮质增生。B 超检查方便有效。对肾上腺皮质肿瘤的定位诊断的正确率可较高。计算机断层扫描(CT)能探测到所有直径＞0.5～1.0cm 的肾上腺肿瘤。磁共振成像(MRI)加用造影剂可增加探测垂体腺瘤的敏感性。

(四)诊断及鉴别诊断

临床根据满月脸、水牛背、向心性肥胖、痤疮、紫纹、高血压、生长发育迟缓等可以确定，但须进行病因诊断，对肿瘤要进一步定位。

肥胖的儿童，尤其是在有皮肤紫纹和高血压时，常被怀疑有库欣综合征。单纯性肥胖性儿童身材通常高大，而库欣综合征的患儿身材矮小或者生长速度减慢。尽管单纯性肥胖的儿童尿中皮质醇增加，然而午夜唾液中的皮质醇正常，并且口服小剂量的地塞米松可以抑制其尿中皮质类固醇的排出。

(五)治疗

经蝶骨的垂体显微手术可选择性治疗垂体性库欣综合征的儿童，10 年的治愈率是 60%～80%。手术后血清和尿中的皮质醇浓度降低预示着库欣综合征的长期缓解。对于复发的病例可再次手术或垂体放射治疗。

赛庚啶是一种中枢性血清素拮抗药，能阻断 ACTH 的释放，已在成年人中用于治疗 Cushing 病；但在停止治疗后，其缓解通常不能得到保持。

如果垂体腺瘤对治疗无反应或者 ACTH 由异

位转移瘤分泌，需要切除肾上腺，可在腹腔镜下进行。不切除垂体腺瘤而仅仅切除肾上腺可导致 ACTH 分泌增加，临床表现为黑色素沉着症，也就是 Nelson 综合征。

如果病变是良性的肾上腺皮质腺瘤，应做单侧肾上腺切除术。偶尔这种腺瘤呈双侧性的，那么其治疗就应选择肾上腺次全切除术。这两种情况在切除肿瘤后都能取得良好的疗效。肾上腺皮质癌常发生转移，尤其转移至肝和肺；因而尽管切除了原发病变，其预后仍可能较差。

对于做肾上腺切除术的患者，在手术前后需要应用皮质类固醇作替代治疗，产生皮质类固醇的肿瘤通常使其正常的肾上腺组织发生萎缩，因此可能需要用皮质醇和 ACTH 作替代治疗直到下丘脑-垂体-肾上腺轴恢复正常。术后的并发症包括败血症、胰腺炎、血栓形成、伤口愈合不良和突然虚脱，尤其是在患库欣综合征的婴儿中。术后可出现显著的追赶性生长、青春期加快、骨密度增加，但其成年后的身高仍常受到影响。

（顾学范）

第七节　原发性醛固酮增多症

原发性醛固酮增多症为肾上腺皮质病变导致醛固酮分泌过多，病变为非肾素-血管紧张素系统依赖性醛固酮分泌过多，其典型表现有高血压、低血钾和肾素-血管紧张素系统受抑制。

（一）病理生理与发病机制

与糖皮质激素的合成相比，肾上腺皮质合成醛固酮的速度要慢 100～1 000 倍。醛固酮的分泌主要受肾素-血管紧张素系统和血钾浓度变化的调节，ACTH 对其分泌只有短期效应。当血容量下降时，肾球旁器的肾素释放量增加。肾素催化血浆中的血管紧张素原，使之生成没有活性的血管紧张素Ⅰ（十肽）。肺组织和其他组织中的血管紧张素转化酶将血管紧张素Ⅰ降解，生成具有生物活性的血管紧张素Ⅱ（八肽）。血管紧张素Ⅱ又可进一步转变为血管紧张素Ⅲ（七肽）。上述两者可刺激肾上腺皮质合成和分泌醛固酮，其中血管紧张素Ⅱ是一种有效的血管加压物质。血管紧张素Ⅱ，Ⅲ作用于靶细胞膜上的 G 蛋白耦联受体，激活膜内的磷脂酶 C，它使磷脂酰肌醇二磷酸盐水解，生成三磷酸肌醇和二酰甘油，两者导致胞质中钙离子浓度升高，并激活蛋白激酶 C 和钙调蛋白激酶。另外，细胞外钾离子浓度的升高使细胞膜除极，造成电压门控式 L 型钙通道开放，细胞外钙离子内流，激活钙调蛋白激酶，增加醛固酮合成酶基因的转录，促进醛固酮的合成。

分泌醛固酮的肾上腺皮质腺瘤为单侧性的，在年龄仅 3.5 岁的儿童中报道过，并主要累及女孩。双侧微结节性肾上腺皮质增生症倾向发生于较大的男性儿童。由单侧肾上腺增生所引起的原发性的醛固酮增多症在儿童中甚少。

（二）临床表现

临床症状轻重不等，有些患儿症状轻微，因轻度高血压检查被发现。重症患儿则有严重的高血压，伴有头痛、头晕和视力障碍。慢性低血钾可导致多尿、夜尿、遗尿和烦渴，患者还可有肌肉无力和不适、手足搐搦、间歇性麻痹、乏力和生长障碍。

（三）辅助检查

血钾浓度降低，血气分析显示代谢性碱中毒，血 CO_2 含量增高，血钠浓度正常或升高，血清氯化物和镁浓度降低。即使患儿有手足搐搦，血钙水平一般正常。尿液呈中性或碱性，尿钾增多。

血浆醛固酮浓度可能正常或者升高。24h 尿液中醛固酮浓度升高。血浆肾素活性持续处于低水平。血浆醛固酮的浓度与肾素的活性比总是升高。给予氯化钠后醛固酮并不降低。

在糖皮质激素可抑制的醛固酮增多症患者中，尿和血浆中的 18-氧化皮质醇和 18-羟皮质醇的浓度显著升高。

（四）诊断及鉴别诊断

高血压、低血钾和肾素活性降低是诊断原发性醛固酮增多症的主要依据，但对每一患者需查明病因，并且与 Bartter 综合征、假性醛固酮增多症等鉴别。

（五）治疗

根据造成分泌醛固酮增多症的病因进行治疗。肾上腺腺瘤患者可以通过腹腔手术切除肾上腺，也有通过腹腔镜成功摘除肾上腺腺瘤的报道。双侧肾上腺增生引起的醛固酮增多症的患者可给予药物治疗，螺内酯常常可使血压和血钾维持在正常水平。对于药物治疗不能控制的患者可以考虑一侧肾上腺切除术。

（顾学范）

第八节　嗜铬细胞瘤

嗜铬细胞瘤是一种分泌儿茶酚胺的肿瘤，由于肾上腺素和去甲肾上腺素分泌过多，患者表现有持续性或者阵发性高血压。

(一)病理生理与发病机制

肾上腺髓质主要分泌儿茶酚胺类激素，包括多巴胺，去甲肾上腺素和肾上腺素。脑组织、交感神经末梢以及肾上腺髓质外嗜铬组织也能合成儿茶酚胺。儿茶酚胺的代谢物随尿液排出，主要包括香草扁桃酸(VMA)，甲氧基肾上腺素和甲氧基去甲肾上腺素。测定儿茶酚胺有助于肾上腺髓质肿瘤的诊断。嗜铬细胞瘤能产生去甲肾上腺素和肾上腺素，但是血浆中的去甲肾上腺素既可来自肾上腺，也可来自肾上腺素能神经末梢，而肾上腺素基本上都产生于肾上腺。与成年人相比，儿童中主要的儿茶酚胺是去甲肾上腺素，并且尿中儿茶酚胺的排出量通常 24h 超过 300μg。

儿茶酚胺的生理作用是通过与一系列 G 蛋白耦联的肾上腺素能受体结合后发挥作用。肾上腺素和去甲肾上腺素都能升高平均动脉压，肾上腺素能同时增加心排血量，使心率加快，降低外周血管阻力。去甲肾上腺素增加外周血管阻力，升高收缩压和舒张压。去甲肾上腺素的升高血糖和产热作用不如肾上腺素明显。

嗜铬细胞瘤通常以常染色体显性方式遗传。在受累的家族中，患者的年龄为 1～50 岁，儿童的发病率约占疾病总数的 10%，其中 6～14 岁儿童多见。

嗜铬细胞瘤发生的最常见部位在肾上腺髓质，约占 90%。该肿瘤也可发生于沿腹部交感神经链的任何部位，并可能位于肠系膜下动脉水平的主动脉附近或主动脉分叉附近；还可能出现在肾上腺周围、膀胱或尿道的壁内、胸腔以及颈部。肿瘤的直径为 1～10cm；较多发生于右侧。20%患儿的肾上腺肿瘤是双侧性的。有 30%～40%患者在肾上腺和肾上腺以外的部位都有肿瘤，或仅发生在肾上腺以外的部位。

嗜铬细胞瘤常与其他综合征如多发性神经纤维瘤和视网膜血管瘤病联合出现。近 5%的嗜铬细胞瘤患者有多发性神经纤维瘤。

(二)临床表现

嗜铬细胞瘤的临床特征是由肾上腺素和去甲肾上腺素分泌过多所引起。所有病人都在某些时候有高血压。高血压可能是持续性的，也可能是阵发性的。特别是阵发性发作者，应想到有嗜铬细胞瘤的可能性。当有阵发性高血压时，通常在疾病早期发作频次少，但逐渐变得频繁，病人会感到头痛和心悸，还可出现皮肤苍白、呕吐和出汗。可能出现抽搐及高血压脑病的其他表现，并最终发展为持续性高血压状态。在 2 次高血压发作之间，患者可能毫无症状。患儿的食欲良好，但由于代谢加快而体重下降。严重的多尿和烦渴可使人想到尿崩症。可能有明显的生长障碍。血压的变动范围较大，舒张压力为 16.0～26.7kPa(120～200mmHg)，并可能有心脏增大。眼底检查可能发现视盘水肿、出血、渗出和动脉变细。

(三)辅助检查

尿液中儿茶酚胺及其代谢产物的浓度升高。尿中的儿茶酚胺浓度与肿瘤分泌儿茶酚胺具有直接关系。患者尿中 VMA 的排出也增多，VMA 是肾上腺素和去甲肾上腺素的主要代谢产物。可应用放射免疫测定法和高效液相色谱法来测定儿茶酚胺的水平。神经母细胞瘤患儿和嗜铬细胞瘤患儿所排出的儿茶酚胺代谢产物可能相似，但嗜铬细胞瘤者排出的浓度通常较高。需注意含香料的食品和水果能使 VMA 浓度假性升高。有些药物会干扰荧光法测定儿茶酚胺。

对于多数位于肾上腺的肿瘤，通过超声学检查，CT 或磁共振成像容易确定其位置，但需注意，有时肿瘤呈双侧性发生。肾上腺以外的肿瘤可发生于颈部至膀胱间的任何部位，检测可能相当困难。^{131}I-间位碘甲基苄胍能被体内任何部位的嗜铬组织所摄取，因此有助于小肿瘤的定位。

患者尿中有蛋白和少量管型，偶尔有尿糖、红细胞增多。肉眼血尿提示肿瘤位于膀胱壁内。

(四)诊断及鉴别诊断

儿童高血压的原因各异，例如肾或肾血管性疾病、主动脉缩窄、甲状腺功能亢进症、库欣综合征、11β-羟化酶、17-羟化酶缺乏、原发性醛固酮增多症、肾上腺皮质肿瘤以及原发性高血压。嗜铬细胞瘤压迫输尿管或肾动脉可导致肾丧失功能，家族性自主神经功能异常也可伴有阵发性高血压。家族性自主神经功能异常患者尿中的 VMA 排出减少，是儿茶酚胺的释放障碍而不是其合成异常。在鉴别诊断中还须考虑到脑部疾病、尿崩症、糖尿病及甲状腺功能亢进症。多发性神经纤维瘤患者的高血压可能是由于累及肾血管所致,并可能是并存的嗜铬细胞瘤所引起。

(五)治疗

嗜铬细胞瘤需手术切除,肿瘤切除后即可获得痊愈,但是手术风险很大。仔细进行术前、术中和术后的处理十分重要。术前需要应用 α 和 β 肾上腺素能阻滞药。由于这种肿瘤在儿童中常是多发性的,因此术中经腹彻底探查所有的好发部位是发现全部肿瘤的最好机会。手术中选择适宜的麻醉方法,并选用适当的液体扩充血容量,避免术中或术后 48h 内血压陡然下降。在手术操作和切除肿瘤时可能引起儿茶酚胺分泌显著增加。从而可导致血压升高和心率加快。手术后必须继续监护。

嗜铬细胞瘤在组织学上常表现为恶性,但儿童中仅有很少者以转移或局部浸润而被明确定为恶性。儿童的恶性肾上腺嗜铬细胞瘤多发生在肾上腺以外的位置。有时在初次手术后多年位于其他部位的功能性肿瘤才可能表现出来,故在术后需要做长期随访。

(顾学范)

第九节 尿崩症

尿崩症(diabetes insipidus,DI)是一种以患儿完全或部分丧失尿浓缩功能的临床综合征,临床主要特征为烦渴、多饮、多尿和排出低比重尿。造成尿崩症的病因很多,根据不同病因可将尿崩症分为 3 种类型,即中枢性尿崩症(central diabetes insipidus,CDI)、肾性尿崩症(nephrogenic diabetes insipidus,NDI)和精神性烦渴症(psychogenic polydipsia,PP),其中以中枢性尿崩症较多见。中枢性尿崩症是由于垂体抗利尿激素(antidiuretic hormone,ADH)即精氨酸加压素(arginine vasopressin,AVP)分泌不足或缺乏所引起,病因包括加压素编码基因突变,创伤损伤加压素神经元(意外或外科手术),下丘脑或垂体先天性畸形、肿瘤、浸润、自身免疫或感染等。

(一)病理生理与发病机制

由下丘脑视上核与室旁核内神经元细胞合成的 9 肽 ADH,因第 8 位氨基酸残基为精氨酸,故命名为精氨酸加压素。ADH 以神经分泌颗粒的形式沿轴突向下移行,储存至垂体后叶,在特殊神经细胞和轴突中储存,并释放入血液循环。正常人 ADH 在深夜和早晨分泌增加,午后较低。ADH 的循环半衰期为 5min,通过肾小管膜和集合管的 V_2 受体对肾发挥作用,其主要生理功能是增加肾远曲小管和集合管上皮细胞对水的通透性,促进水的重吸收,使尿量减少,保留水分,使血浆渗透压相对稳定而维持于正常范围。位于下丘脑视上核和渴觉中枢附近的渗透压感受器同时控制着 AVP 的分泌和饮水行为。

ADH 的分泌主要受细胞外液的渗透压和血容量变化影响。正常人尿液渗透压为 50~1 200mmol/L,人体通过 ADH 的分泌保持血浆渗透压在 280~290mmol/L。正常人在脱水时,血浆渗透压升高,血容量下降,前者刺激位于视上核的渗透压感受器,使 ADH 分泌增加,尿量减少,后者则引起下丘脑渴感中枢兴奋,饮水量增加,使血浆渗透压恢复到正常状态。反之,体内水分过多时,血浆渗透压下降,血容量增加,ADH 的分泌和口渴中枢的兴奋性均受到抑制,尿量增多,饮水停止,血浆渗透压恢复到正常。尿崩症者,由于 ADH 的分泌不足或肾小管对 ADH 不反应,水分不能再吸收,因而大量排尿,口渴,兴奋口渴中枢,大量饮水,使血浆渗透压基本上能保持在正常渗透压的高限,多数尿崩症病人血浆渗透压略高于正常人。对于口渴中枢不成熟的早产儿、新生儿、婴幼儿虽大量排尿,但不能多饮,则出现持续性高钠血症,造成高渗脱水。

1. 中枢性尿崩症(CDI)　中枢性尿崩症由 ADH 缺乏引起,下丘脑及垂体任何部位的病变均可引起尿崩症,其中因下丘脑视上核与室旁核内神经元发育不良或退行性病变引起的最多见,在以往报道中约占 50%。血浆 AVP 水平降低,导致尿渗透压降低、尿量增加。当合成 AVP 神经元部分受损或仍有 10%~20%分泌功能时,患儿可表现为部分性尿崩症。

CDI 的病因大致可分为获得性、遗传性或特发性 3 种。

(1)获得性:通常是由不同类型的损伤或疾病而造成,如①肿瘤。由颅内肿瘤引起的患儿至少占 30%,如颅咽管瘤、垂体瘤、松果体瘤、神经胶质细胞瘤及黄色瘤等。②损伤。新生儿期的低氧血症、缺血缺氧性脑病均可在儿童期发生DI。又如颅脑外伤、手术损伤及产伤等。③感染。少数患儿可由脑炎、脑膜炎、寄生虫病等引起。④其他。全身性疾病(白血病、结核病、组织细胞增生症等)、先天性脑畸形、药物等。值得警惕的是有一些中枢性尿崩症实际上是继发于颅内肿瘤,往往先有尿崩症,多年后才出现肿瘤症状,由肿瘤引起的尿崩症在小儿至少约占30%。所以必须高度警惕,定期做头颅影像学检查。

(2)遗传性:遗传性(家族性)尿崩症较少见,仅占1%左右。目前了解的分子病理改变有垂体加压素基因(AVP-NPⅡ)。人AVP-NPⅡ基因定位于20p13,基因全长2.6kb,包含3个外显子,由基因转录翻译编码形成AVP。部分家族性单纯性DI患者发现AVP-NPⅡ基因有突变,大多为基因点突变,且突变类型及位点具有一定的异质性,有的呈现常染色体显性遗传,也有常染色体隐性遗传。其他能引起DI的致病基因有HESX1、HPE1、SIX3、SHH等

(3)特发性:是儿童最常见的原发性尿崩症,即未发现原因的ADH缺乏。某些病例可能与中枢神经元的退行性变有关。大多为散发,发病较晚,无家族史,无AVP-NPⅡ基因突变。

2. *肾性尿崩症* 肾性尿崩症是一种遗传性疾病,为X伴性隐性遗传,少数为常染色体显性遗传。由于中枢分泌的ADH无生物活性、或ADH受体异常,ADH不能与肾小管受体结合、或肾小管本身缺陷等所致远端肾小管对ADH的敏感性低下或抵抗而产生尿崩症。该型也可由于各种疾病如肾盂肾炎、肾小管酸中毒、肾小管坏死、肾移植与氮质血症等损害肾小管所致。

(二)临床表现

自出生后数月到少年时期任何年龄均可发病,多见于儿童期,男童多于女童。年长儿多突然发病,也可渐进性。以烦渴、多饮和多尿为主要症状,并表现为较固定的低比重尿,临床症状轻重不一,这不仅取决于患儿体内AVP完全或部分缺乏的程度不同,而且还与渴觉中枢、渗透压感受器是否受损及饮食内容相关。

婴幼儿患者烦渴时哭闹不安,但饮水后即可安静,多饮在婴儿表现喜欢饮水甚于吃奶。由于喂水不足可发生便秘、体重下降和高钠血症,低热、脱水甚至惊厥和昏迷。

儿童期患者多尿或遗尿常是父母最早发现的症状,每日尿量多在4L以上,多者达10L以上[300～400ml/(kg·d)或400ml/(m^2·h),或者3 000ml/(m^2·d)以上]。晨尿尿色可清淡如水。儿童一般多喜饮冷水,即使在冬天也爱饮冷水,饮水量大致与尿量相等,如不饮水,烦渴难忍,但尿量不减少。因多饮、多尿可影响学习睡眠,出现少汗、精神不振、食欲缺乏、体重不增和生长缓慢等症状。若能充分饮水,一般无其他症状。

颅内肿瘤引起继发性尿崩症,除尿崩症外可有颅压增高表现,如头痛、呕吐、视力障碍等。肾性尿崩症多为男性,有家族史,发病年龄较早。

(三)辅助检查

1. *尿液检查* 尿量多,尿色清淡无气味、尿比重低,一般为1.001～1.005(50～200mmol/L),而尿蛋白、尿糖及其他均为阴性。

2. *血肾功能及电解质检查* 尿崩症者通常尿常规正常,尿糖阴性,血钠正常或稍高,血浆渗透压多正常或偏高。如有肾受累,可有不同程度的肾功能异常。

3. *头颅MRI检查* 了解下丘脑和垂体的形态改变,排除颅内肿瘤。一般尿崩症者其垂体后叶高信号区消失,同时有侏儒症者可发现垂体容量变小。儿童颅内肿瘤常以尿崩症形式起病,故应对患儿进行长期随访。

4. *尿崩症特殊实验检查*

(1)禁水试验:主要用于鉴定尿崩症和精神性烦渴。于早晨8时开始,试验前先排尿,测体重、尿量、尿比重及尿渗透压,测血钠和血浆渗透压。于1h内给饮水20ml/kg,随后禁饮6～8h,1h收集1次尿,测尿量、尿比重及尿渗透压,共收集6次,试验结束时采血测血纳及血浆渗透压。本试验过程中必须严加观察,如果病人排尿甚多,虽然禁饮还不到6h,而体重已较原来下降5%,或血压明显下降,立即停止试验。

正常人禁水后不出现严重的脱水症状,血渗透压变化不大,尿量明显减少,尿比重超过1.015,尿渗透压超过800mmol/L,尿渗透压与血浆渗透压比率>2.5;完全性尿崩症病人尿量无明显减少,比重<1.010,尿渗透压<280mmol/L,血浆渗透压>300mmol/L,尿渗透压低于血渗透压;而部分性尿崩症血浆渗透压最高值<300mmol/L;若尿比重最高达1.015以上,尿渗透压达300mmol/L,或尿渗透压与血渗透压比率≥2,则提示ADH分泌量正

常，为精神性烦渴。

(2)禁饮结合加压素试验：用于中枢性尿崩症与肾性尿崩症的鉴别。先禁水，1h 收集尿 1 次，测尿比重及渗透压。待连续 2 次尿渗透压差＜30mmol/L 时，注射水溶性加压素 0.1U/kg，注射后每 1h 测定尿比重或尿渗透压，连续 2～4 次。正常人注射加压素后，尿渗透压不能较禁饮后再升高，少数增高不超过 5%。有时还稍降低，中枢性尿崩症者禁饮后，尿渗透压不能显著升高，但在注射加压素后，尿渗透压升高，且超过血浆渗透压，尿量明显减少，比重达 1.015 以上，甚至 1.020，尿渗透压达 300 mmol/L 以上；部分性中枢性尿崩症病人，禁饮后尿渗透压能够升高，可超过血浆渗透压，注射加压素后，尿渗透压可进一步升高；如用加压素后反应不良，尿量及比重、尿渗透压无明显变化，可诊断为肾性尿崩症。

(3)血浆 AVP 定量：本病患者血 AVP 浓度降低(正常值约为 10μU/ml)，但由于检测方法的特异性和敏感性均不高，故分析结果须动态观察。直接检测血浆 AVP 浓度为 DI 的鉴别诊断提供了新途径：中枢性 DI 患者血浆 AVP 低于正常；而肾性 DI 者血浆 AVP 浓度升高，但尿液仍不能浓缩而持续排出低渗尿；精神性烦渴症 AVP 分泌功能正常，但对病程久、病情重者可由于长期低渗状态，而使 AVP 分泌障碍。

(四)诊断与鉴别诊断

尿崩症的诊断可依据临床烦渴、多饮、多尿，以及血、尿渗透压测定、禁水和加压素试验及血浆 AVP 定量来进行。临床须与其他具有多尿症状的疾病相鉴别。

1. *高渗性利尿*　如糖尿病、肾小管酸中毒等，根据尿比重、尿渗透压、尿 pH 及其他临床表现即可鉴别。

2. *高钙血症*　见于维生素 D 中毒、甲状旁腺功能亢进症等。

3. *低钾血症*　见于原发性醛固酮增多症、慢性腹泻，Bartter 综合征等。

4. *继发性肾性多尿*　慢性肾炎、慢性肾盂肾炎等病导致慢性肾功能减退时。

5. *精神性烦渴症*　又称精神性多饮。儿童期较少见，常有精神因素存在。多为渐进起病，多饮多尿症状逐渐加重，但夜间饮水较少，且有时症状出现缓解。患儿血清钠和渗透压均处于正常低限，由于患儿分泌 AVP 能力正常，因此，禁水试验较加压素试验更能使其尿渗透压增高。

(五)治疗

对尿崩症者应积极寻找病因、观察是否存在垂体其他激素缺乏，在药物治疗前，要供给充足的水分，尤其是新生儿和小婴儿，避免脱水及高钠血症，如有脱水、高钠血症发生时应缓慢给水，以免造成脑水肿。肿瘤者应根据肿瘤的性质、部位决定外科手术或放疗方案。对精神性烦渴综合征者进行寻找导致多饮多尿的精神因素，以对症指导。

1. *鞣酸加压素*　即长效尿崩停，为混悬液制剂，浓度每毫升含 5U，用前须稍加温，并摇匀后再行深部肌内注射，开始剂量为 0.1～0.2ml，作用时间可维持 3～7d，一般须待患儿多尿症状复现时才行第 2 次给药。用药期间应注意患儿的饮水量，以防止发生水中毒。

2. *去氨加压素(精氨酸加压素)*　每片 0.1mg，口服后疗效可维持 8～12h，宜从小剂量每次 0.05mg 开始，2/d。小年龄儿可从更小量开始。不良反应较小，少部分患者可出现头痛、恶心、胃不适等。

(顾学范)

第十节　甲状旁腺功能减退症

甲状旁腺激素(PTH)和维生素 D 是钙稳定的主要调节者。甲状旁腺功能减退症是因 PTH 的合成、分泌或其靶器官无效应所引起，产生包括低血钙、高血磷和神经肌肉兴奋性增高等一系列症状

(一)病理生理与发病机制

PTH 是一种 84 个氨基酸的肽链(分子量 9 500)，但其生物活性位于 N 端 34 个氨基酸的残基。PTH 在甲状旁腺内合成前甲状旁腺激素原(pre-pro-PTH，115 个氨基酸的肽链)和甲状旁腺激素原(pro-PTH，90 个氨基酸的肽链)，pro-PTH 再转变成 PTH。PTH(1-84)是甲状旁腺分泌的主要产物，但其在肝、肾中迅速被分解成较小的 C 端、中段和 N 端片段。

PTH 主要调节血钙浓度，当血钙水平下降时，

PTH 的分泌物增加。PTH 可激活肾的 1 羟化酶，促进 1,25-二羟 D_3(1,25-[OH]$_2$$D_3$)的产生。1,25-[OH]$_2$$D_3$的水平升高可引起肠黏膜内的钙结合蛋白的合成，促进钙的吸收。PTH 也可直接促进骨质吸收而动员骨钙，提高血钙水平，这种作用需要 1,25-[OH]$_2$$D_3$的存在。PTH 对于骨和肾的作用要通过与靶细胞膜的特异性钙敏感受体结合，并需激活传导通路中的 G 蛋白与腺苷环化酶系统的耦联。该受体基因位于 3 号染色体长臂 13.3 和 21 区。

引起甲状旁腺功能不全的先天性原因之一是 DiGeorge 综合征，常伴有甲状旁腺完全不发育或发育不全，胸腺发育不良，或有第 3 对和第 4 对咽囊的异常，可并发心脏结构缺陷、腭咽发育不全、腭裂等，90%的病人有第 22 号染色体长臂 11 区的缺失。

在甲状旁腺功能减退症的家系中，有报道 X-连锁隐性遗传的甲状旁腺功能减退症，该基因定位于 X 染色体长臂的 26 区和 27 区，引起胚胎发育方面缺陷。HDR 综合征为 GATA3 基因异常导致甲状旁腺功能减退症，伴有感觉神经性耳聋和肾发育异常。编码该基因的蛋白是甲状旁腺、听觉系统、肾发育过程中必需的。GATA3 基因位于第 10 号染色体短臂 15 区。

Kearns-Sayre 综合征为伴有线粒体异常的甲状旁腺功能减退症，患者有不明原因的眼肌麻痹、听感觉丧失、贲门反流、抽搐等。

甲状腺切除术可能误切或损伤甲状旁腺，有时在手术时已辨明甲状旁腺而且并未扰动它，却仍有可能发生甲状旁腺功能减退症。推测这可能是由于影响了血液供应或是术后水肿和纤维化所致。手足搐搦的症状可在术后突然出现，可能是暂时性的，也可能是持久性的，在有些病例中症状的发生较为隐匿，并在甲状腺切除术后数月时方被发现。偶尔外科性甲状旁腺功能减退症的第一个迹象可能是发生白内障。因此，对所有已做甲状腺切除术的病人，都应仔细监测其甲状旁腺的功能状态。

在甲状旁腺功能减退症患者中发现甲状旁腺抗体伴有其他自身免疫性疾病，或存在器官特异性抗体时，提示甲状旁腺功能减退症与自身免疫机制有关。自身免疫性甲状旁腺功能减退症常常伴发 Addison 病和慢性黏膜皮肤念珠菌病。这 3 种情况中至少同时有 2 种时被归类“多腺体性自身免疫病Ⅰ型”。该综合征呈常染色体隐性遗传，与任何 HLA 组织相容性抗原无关。这种综合征的 1/3 患者具有所有上述 3 种临床表现，另 2/3 者仅有其中的两项。念珠菌病的发生几乎都先于其他异常，70%发生在 5 岁以下，甲状旁腺功能减退症 90%发生在 3 岁以后，Addison 病发生可较晚。此外患者还可在不同的时间出现其他不同的病变，包括秃发、吸收不良、恶性贫血、慢性活动性肝炎、白癜风以及胰岛素依赖型糖尿病等，但有些伴有的症状可能要到成年期才出现。该病为 AIRE 基因异常，基因位于第 21 号染色体长臂 22 区，可能作为一个转录调控因子在免疫耐受中取重要的作用。

特发性甲状旁腺功能减退症的发病机制不明，其中多数数年后可发现有自身免疫性疾病。

(二)临床表现

由于甲状旁腺功能障碍的程度不同，其临床表现也相应轻重不等，轻者可无症状，仅能通过适当的实验室检查而发现，而重者可表现为甲状旁腺功能完全丧失。肌肉疼痛和疼痛性痉挛是本症的早期表现，可发展为手足的麻木、僵硬和刺痛。可能仅有 Chvostek 征或 Trousseau 征阳性或喉和手足的痉挛。伴意识丧失的惊厥间断出现，可间隔数天、数周或数月发病 1 次。发作开始时可伴有腹痛，随后出现肌强直、头部后仰及发绀。

患者牙齿的萌发延迟并且不规则，牙釉质的形成也不规则。皮肤干燥，脱屑，指(趾)甲有横纹。如果出现黏膜、皮肤念珠菌病时，感染常累及指甲、口腔黏膜及口角，较少发生于皮肤。

长期未经治疗的患者出现白内障是甲状旁腺功能减退症的直接后果，也可能出现其他自身免疫性眼病，例如角膜结膜炎，Addison 病、淋巴细胞性甲状腺炎、恶性贫血、秃发、肝炎等。如果长期不治疗，在智力方面可发生永久性损害。

(三)实验室检查

1. 血钙浓度降低，而血磷浓度升高，血中游离钙的水平(约占总血钙的 45%)也是降低的。血清碱性磷酸酶水平正常或降低。

2. 血清 PTH 水平降低。给予合成的人 PTH1-34 片段可使尿中 cAMP 和磷的浓度增加，这一检查可将甲状旁腺功能减退症与假性甲状旁腺功能减退症相区别。

3. 1,25-[OH]$_2$$D_3$的水平通常降低，但在有些严重低钙血症患儿中发现其水平升高。

4. 血镁浓度正常，但低钙血症患者应常规做此检查。

5. 头颅 X 线片或计算机断层扫描可显示基底核钙化。

6. 心电图上有 Q-T 间期延长，当低钙血症得到纠正时即恢复正常。

(四)鉴别诊断

新生儿出生后 12～72h 出现低钙血症很常见，尤其是早产儿、分娩时有窒息以及母亲有糖尿病的新生儿。甲状旁腺的功能不成熟常常被视为低钙血症的一个致病因素，可能这种功能性不成熟是甲状旁腺激素原转变为分泌型 PTH 所需的酶发育延迟，但也不排除还可能有其他机制的可能。

母亲妊娠期患甲状旁腺功能亢进症可能导致新生儿暂时性低钙血症。这些新生儿表现出低钙血症是由于胎儿甲状旁腺受母体血钙升高的影响而被抑制所引起。手足搐搦常在 3 周内出现，但如果是母乳喂养，也可能延迟 1 个月或更久。低钙血症可持续数周或数月。当婴儿的低钙血症原因不明时，应该测定其母亲的血清钙、磷和 PTH。

对不明原因的低钙血症病人，必须考虑到有无镁缺乏症。有报道 50 例伴有继发性低钙血症的家族性低镁血症，其中多数在出生后 2～6 周时发生手足搐搦和癫痫发作。给予钙剂无效，而给予镁剂都能迅速同时纠正血钙和血镁的浓度。为维持镁浓度正常，必须口服补镁。低血镁的遗传缺陷：一种是导致小肠镁吸收障碍，另一种是 11 号染色体长臂 23 区显示遗传缺陷导致肾丢失镁过多。低镁血症也可发生于吸收不良综合征。目前尚不清楚低镁是如何导致低钙血症的。有资料提示低镁血症影响了 PTH 的释放，并引起对 PTH 作用的抵抗。

在急性淋巴细胞性白血病治疗的早期可出现低钙血症。其通常伴有高磷血症(由原始淋巴细胞的破坏所致)，这可能是引起低钙血症的主要原因。

甲状旁腺功能减退症常被误认为是癫痫。头痛、呕吐、颅内压增高和视盘水肿可能与惊厥有关，并可能提示有脑部肿瘤。

(五)治疗

新生儿手足搐搦的紧急治疗可用 10%葡萄糖酸钙溶液 5～10ml，以每分钟 0.5～1ml 的速度静脉注射并同时监测心率。此外还应给予 1,25-$[OH]_2D_3$(骨化三醇)，起始剂量为 0.25μg/d，维持量为 0.01～0.1μg/(kg・d)，最大剂量 1～2μg/d。骨化三醇的半衰期较短，因此每日剂量应分 2 次给予。骨化三醇的优点为起效迅速(1～4d)，在过量时中止用药后高钙血症能迅速回降(即 3～4d 后钙水平开始下降)。

补钙可以以葡萄糖酸钙或乳酸钙的形式每天提供 800mg 的元素钙，应确保摄入足够的钙。

在治疗早期，应对患者进行临床评价并经常测定血清钙浓度，以确定其骨化三醇的需要量。如果发生高钙血症，即应中止治疗，并在血清钙浓度恢复正常后再以较小的剂量重新开始治疗，在长期未经治疗的患者中，其脑和牙的改变几乎不能恢复。

(顾学范)

第十一节　甲状旁腺功能亢进症

甲状旁腺功能亢进症因甲状旁腺激素(PTH)分泌过多，导致临床产生高血钙，低血磷，骨质疏松等一系列症状。原发性甲状旁腺功能亢进症的病变为甲状旁腺腺瘤或增生；继发性甲状旁腺功能亢进症是由于各种原因引起低血钙，造成甲状旁腺代偿性增生及 PTH 分泌过度。

(一)病理生理与发病机制

原发性甲状旁腺功能亢进症在儿童中罕见。通常在 10 岁以后才变得明显，并且大多数是由单个的腺瘤所引起。已有报道有些家族具有 3 个或更多的成员患有甲状旁腺功能亢进症者，多数患病的家族成员为成年人，而儿童发病约占其家族成员的 1/3。有些家族成员中的患者可能并无临床症状，需通过详细的检查方可发现。在有些家族中，甲状旁腺功能亢进症也可作为其多发性内分泌肿瘤综合征或甲状旁腺功能亢进症/下腭肿瘤综合征的一个组成部分。

在患有甲状旁腺功能减退症(特发性或外科性)或假性甲状旁腺功能减退症的母亲所生的婴儿中，有少数可发生暂时性新生儿甲状旁腺功能亢进症。在这些病例中，由于其母亲的疾病在妊娠期未得到诊断或未经充分治疗，因此胎儿在子宫内长期处于低钙血症状态，从而导致胎儿的甲状旁腺增生，出生时首先出现骨骼方面的表现，并在 4～7 个月间痊愈。

临床病理生理学最常见的甲状旁腺功能亢进症是继发性的，PTH 产生增多为代偿性的，通常是为了纠正各种原因的低钙血症。维生素 D 缺乏性佝偻病和吸收不良综合征中，肠道吸收的钙量不足，导致甲状旁腺功能增高。在假性甲状旁腺功能减退症中，由于 $G_{s\alpha}$ 蛋白的突变影响了对 PTH 的反应，使 PTH 的水平升高。在慢性肾脏疾病的早期，高磷酸盐血症可引起钙浓度的下降，使 PTH 分泌增多，而在肾衰竭的后期，1，25-[OH]$_2$ D$_3$ 的产生也减少，导致低钙血症加重，并进一步刺激 PTH 分泌。

（二）临床表现

任何原因引起的高钙血症，临床表现都有肌无力、食欲减退、恶心、呕吐、便秘、烦渴、多尿、体重下降和发热。肾结石常见，并可引起肾绞痛和血尿。长期高钙血症钙质可沉着于肾实质，引起进行性肾功能减退。骨质的改变可引起背部或肢体的疼痛、步态异常、膝内翻、骨折。椎体压缩可引起身高减低，患者可逐渐卧床不起。患者有时腹痛显著，并可能伴有急性胰腺炎。血钙浓度＞3.75mmol/L(15mg/dl)以上可能发生甲状旁腺危象，表现为尿量进行性减少、氮质血症、昏迷。

新生儿原发性甲状旁腺功能亢进症罕见。出生后不久便可出现症状，有食欲减退、兴奋性增高、嗜睡、便秘和体质虚弱。X 线片显示骨膜下骨质吸收、骨质疏松和病理性骨折，如果延误诊治，也可能很快导致死亡。组织学表现为甲状旁腺呈弥漫性增生。许多患儿属于家族性低尿钙性高钙血症(FHH)的亲族，其家族成员都有本症的临床和生化特征。长期的高钙血症的后遗症可能有智力低下、抽搐和失明。

（三）辅助检查

1. 血清钙浓度升高，有时可高达 3.75～5mmol/L(15～20mg/dl)。血清磷浓度降低，血清镁浓度也降低。

2. 血清 PTH 水平升高，与钙浓度相关。但在各个实验室之间的结果差别很大，这取决于所采用的抗体。

3. 有肾功能影响者尿比重低且固定，血清非蛋白氮和尿酸的浓度可能升高。

4. X 线片显示骨膜下的骨质吸收，多见于沿手指骨的边缘。颅骨可有大的小梁形成或颗粒状表现，这是由于局灶性骨质疏松所致。在病情晚期出现广泛性骨质疏松、骨囊肿、骨折和畸形。大约 10％的患者有佝偻病的 X 线征象。腹部 X 线检查可发现肾结石或肾钙质沉着。

5. B 超检查、CT 扫描以及应用 ^{99m}Tc 显像等甲状旁腺的定位检查，在成年人中的准确率可达 50％～90％。

（四）诊断及鉴别诊断

有高钙血症和低血磷是原发性甲状旁腺功能亢进症的特征，PTH 水平升高具有诊断意义。

任何原因的高钙血症都有相似的临床表现，必须将甲状旁腺功能亢进症与其他原因相区别。除甲状旁腺功能亢进症外，其他各种原因引起的高钙血症，其 PTH 水平皆受到抑制。

（五）治疗

原发性甲状旁腺功能亢进症的所有患者都应进行甲状旁腺手术探查。术中应仔细检查甲状旁腺的所有腺体，一旦发现腺瘤，即应予以切除；儿童中极少见到癌症。术后应仔细观察患者是否出现低钙血症和手足抽搦；在术后的最初几天中可能需要静脉注射葡萄糖酸钙，以后血钙可逐渐恢复正常。

如果早期发现本症并采取适当的外科治疗，则预后良好。当有广泛性骨质损害时，畸形可能是永久性的。对患者家族的其他成员都应做相应的检查。

（顾学范）

第十二节　下丘脑-垂体-IGF$_1$ 生长轴功能障碍及生长落后

垂体前叶分泌的生长激素(GH)对身高的影响起着十分重要的作用。GH 的分泌受下丘脑 GH-RH 调控，并且影响 IGF$_1$ 的水平，下丘脑-垂体-IGF$_1$ 生长轴功能障碍导致生长落后。患儿因生长激素缺乏所导致的身材矮小，称为生长激素缺乏症(growth hormone deficiency，GHD)，GHD 是儿科临床常见的内分泌疾病之一，大多为散发性，少部分为家族性遗传。

（一）病理生理与发病机制

1. *影响垂体发育的相关基因和多种垂体激素缺乏症*　垂体前叶是人体重要的内分泌器官，在其发生发育过程中受多种转录因子的调控，在垂体胚胎发育时期按时间和空间的组合模式出现，促进垂体原基的增殖并最终分化出分泌 6 种激素的 5 个细胞系：生长激素(GH)细胞，促甲状腺激素(TSH)

细胞，催乳素(PRL)细胞，促性腺激素(FSH/LH)细胞，促肾上腺皮质激素(ACTH)细胞。这些转录因子分别出现在垂体形成、发育和分化的不同阶段，可影响多个下游细胞系的形成，它们的异常将导致多个垂体前叶激素的缺乏和垂体形态异常，临床上表现出联合垂体激素缺乏症(combined pituitary hormone deficiency，CPHD)。

PROP1缺陷是导致CPHD最常见的转录因子缺陷，PROP1是由226个氨基酸组成的具有成对同源结构域的转录因子，包括DNA特异性结合区和羧基端内的转录活性区。其基因位于5q35，由3个外显子和2个内含子组成，其中2、3外显子编码成对同源结构域，突变位点多位于此区域内。PROP1缺陷所致的CPHD表现为GH、TSH、PRL的缺乏，部分患者有LH/FSH和(或)ACTH的缺乏。大部分患者首先出现生长发育迟缓，继而通过检查发现GHD和中枢性甲状腺功能减退、PRL水平低下等。大部分病人有垂体体积减小，但亦有一部分病人表现为垂体增大。

POU1F1由291个氨基酸残基组成，包含氨基端的转录激活区以及识别并结合特异性DNA序列的POU蛋白区，由POU特异区和POU同源区组成。POU1F1基因位于染色体3p11，含6个外显子和5个内含子。由于POU1F1出现较晚，它只参与GH、PRL和TSH-β的转录激活，因此POU1F1缺陷仅表现出这3种激素的缺乏。至今已有至少21种POU1F1基因突变被发现。

HESX1由185个氨基酸组成，其结构与PROP1相似，同样也有成对DNA结合区，但HESX1在羧基端没有转录激活区，而是在氨基端有一个高度保守的抑制区。HESX1基因位于染色体3q21.2，由4个外显子和3个内含子组成。HESX1的表达先于PROP1，在敲除了HESX1基因的鼠模型中表现出无眼畸形或小眼畸形、中线神经缺陷(如透明隔缺失)、垂体发育不全、视杯缺失等缺陷。这些表型与人类的视中隔发育不良综合征相似。

LHX3基因突变患者均表现出GH、TSH、LH/FSH、PRL缺乏，为常染色体隐性遗传疾病。LHX4基因突变罕见。其他转录因子还有SOX3、PITX2等。

随着研究进展，不断地有CPHD患者发现转录因子缺陷，但是总体的突变检出率并不高，尤其是散发病例的检出率，另外，即使同一基因突变，在不同患者身上也有不同表型的这个现象也提示了其他因子或环境因素对CPHD有作用，更多其他的相关因子还有待进一步的发现和探究。

2. 生长激素的分泌与调节

(1)生长激素基因：生长激素由垂体前叶嗜酸性粒细胞分泌，其基因GH1的表达产物含191个氨基酸，分子量22KD，属非糖基化蛋白质激素，GH的半衰期为15～30min。人类GH基因定位于第17号染色体长臂q22～24区带，由5个外显子和4个内含子组成。GH基因突变包括错义突变、无意突变、移码突变等。

(2)GH的分泌：在胎龄3个月内，垂体尚无GH分泌，其后血中GH水平逐步增高。至12周时，GH血浓度可达到60μg/L，30周时达130μg/L，以后GH浓度逐渐下降，出生时为30μg/L，以后进一步下降。GH分泌一般呈脉冲式释放，昼夜波动大，在分泌低峰时，常难以测到，一般在夜间深睡眠后的早期分泌最高。在血液循环中，大约50%的GH与GHBP结合，以GH-GHBP复合物的形式存在。

(3)GH的分泌调节：在垂体生长激素细胞中GH基因的表达受下丘脑3种激素的控制；生长激素释放激素(GHRH)刺激GH释放，生长抑素则抑制GH释放，以及Ghrelin的调节。GHRH和生长抑素的交替性分泌可以解释GH的节律性分泌。GH的分泌高峰发生在GHRH的分泌高峰，同时又是生长抑素分泌的低谷。GH分泌呈脉冲式，其高峰在睡眠期间。Ghrelin由下丘脑的弓形核产生，胃部也产生较大量的Ghrelin。GH的释放受下丘脑-垂体-门脉循环和体循环的Ghrelin水平的影响，饥饿能刺激Ghrelin释放入体循环，而进食能抑制Ghrelin释放入体循环。

(4)GH与受体的结合：GH通过与靶细胞表面的受体分子相结合而发挥作用。GH受体是一个具有620个氨基酸的单链分子；GH受体有细胞外区，单体的跨膜区以及胞质区。细胞外区的蛋白水解片段，循环于血浆中，充当为一种GH结合蛋白。与细胞因子受体族的其他成分一样，GH受体的胞质区缺乏内在的激酶活性，而GH的结合，可以诱导受体的二聚作用和一种与受体相连的Jak2的活性。该激酶和其他蛋白质底物的磷酸化作用可引起一系列的反应。

(5)GH的生理作用：GH的生理作用非常广泛，既促进生长，也调节代谢。其主要作用是①促进骨生长；②促进蛋白质合成；③促进脂肪降解；④对糖代谢作用复杂，能减少外周组织对葡萄糖的利用，亦降低细胞对胰岛素的敏感性；⑤促进水、矿物质代谢；⑥促进脑功能效应，增强心肌功能，提高免疫功能等作用。

(6)类胰岛素生长因子(IGF_1)：IGF_1为肝对GH反应时产生的一种多肽，这是一种单链多肽，由70个氨基酸组成，基因定位于第12号染色体长臂，含有6个外显子，IGF_1与胰岛素具有相当的同源性。血中90%的IGF_1由肝合成，其余由成纤维细胞、胶原等细胞合成。GH通过增加IGF_1的合成，介导其促进有丝分裂的作用。循环中的IGF_1与数种不同的结合蛋白相结合，其中主要的一种是分子量为150KD的复合物IGF-BP3，IGF-BP3在GH缺乏症的儿童中是降低的，但在因其他原因引起矮小的儿童中则仍在正常范围。

3. *生长激素缺乏症的病因分类* 根据下丘脑-GH-IGF生长轴功能缺陷，病因可分为原发性或继发性GH缺乏症，单纯性GH缺乏症或多种垂体激素缺乏。

(1)原发性

①遗传：正常生长激素功能的维持，需要下丘脑GHRH的分泌及GH、IGF_1的分泌、受体效应都要完整，目前下丘脑-垂体-IGF_1轴的多种基因都已发现突变，导致功能障碍，包括与垂体发育有关的基因缺陷、GH、IGF_1的编码基因和受体基因，例如PROP-1，POU1F1，GHRH，GHRH受体，GH，GH受体，IGF_1受体等。

②特发性：下丘脑功能异常，神经递质-神经激素信号传导途径的缺陷。

各种先天原因引起的垂体不发育、发育不良，空蝶鞍，视中隔发育异常等。

(2)继发性

①肿瘤：下丘脑、垂体或颅内其他肿瘤，例如颅咽管瘤、神经纤维瘤、错构瘤等可影响GH的分泌，造成GH缺乏。

②放射性损伤：下丘脑、垂体肿瘤放疗后，有一大部分存在生长激素缺乏，患急性淋巴细胞白血病的儿童，接受预防性头颅照光者也属于这一类。放疗和化疗引起的典型的生长缓慢见于治疗1～2年后，由于GH缺乏，患者身高逐渐偏离正常。除GH缺乏外，亦可有TSH和ACTH缺乏发生。

③头部创伤：任何疾病损伤下丘脑，垂体柄及垂体前叶均可导致垂体激素缺乏。由于这种病变是非选择性的，常存在多种垂体激素缺乏，例如在产伤、手术损伤、颅底骨折等情况发生时。创伤还包括儿童受虐待，牵引产，缺氧，出血性梗死等损伤垂体，垂体柄及下丘脑。

(二)临床表现

GH缺乏症的部分患儿出生时有难产史、窒息史或者胎位不正，以臀位、足位产多见。出生时身长正常，5个月起出现生长减慢，1～2岁明显。多于2～3岁后才引起注意。随年龄的增长，生长缓慢程度也增加，体型较实际年龄幼稚。自幼食欲减退。典型者矮小，皮下脂肪相对较多，腹脂堆积，圆脸，前额略突出，小下颌，上下部量正常、肢体匀称，高音调声音。学龄期身高年增长率不足5cm，严重者仅2～3cm，身高偏离在正常均数－2SD以下。患儿智力正常。出牙、换牙及骨龄落后。青春发育大多延缓(与骨龄成熟程度有关)。

伴有垂体其他促激素不足者，多为促性腺激素缺乏，表现为青春发育延缓，男孩小阴茎、小睾丸，女孩乳房不发育，原发闭经；若伴有ACTH缺乏，则常有皮肤色素沉着和严重的低血糖表现；伴有促甲状腺激素不足，则表现为甲状腺功能减退。部分病例伴有多饮多尿，呈部分性尿崩症。

CPHD患者根据病因有不同的激素缺乏和相应的临床表现。垂体MRI表现多数为垂体前叶发育不良，蝶鞍常增大或正常，但患者中也有少数表现出增大的垂体(腺垂体增生)、垂体囊性肿物(似颅咽管瘤，或Rathke囊肿)或插入垂体前后叶之间的信号不增强的垂体肿物。

继发性GHD可发生于任何年龄，并伴有原发疾病的相应症状。当病变是一个进展性的肿瘤时，可有头痛，呕吐，视力障碍，行为异常，癫痫发作，多尿，生长障碍等表现。生长缓慢出现在神经系统症状体征出现前，尤其多见于颅咽管瘤。但以垂体激素缺乏症状为主诉就诊者仅约10%。颅咽管瘤的儿童常见有视野缺损，视神经萎缩，视盘水肿，中枢神经瘫痪。外科手术后可首先出现垂体功能减退。

(三)辅助检查

1. *血GH测定* 血清GH呈脉冲式分泌，半衰期较短，随机取血检测GH无诊断价值，不能区别正常人与GH缺乏症。通过GH刺激试验，GH缺乏或低水平可明确诊断。临床多采用药物激发试验来判断垂体分泌GH状况(表14-9)，常用药物激发试剂有胰岛素、精氨酸、L-多巴、可乐定。由于各种药物激发GH反应途径不同，各种试验的敏感性、特异性亦有差异，故通常采用至少 2 种作用途径不同的药物进行激发试验才能作为判断的结果。当 2 个不同激发试验的 GH 峰值均低于 10μg/L 时可确诊为 GHD。一般认为 2 种试验若 GH 峰值均＜5μg/L，为完全性 GH 缺乏症；GH 峰值在 5.1～9.9μg/L 为部分性 GH 缺乏；GH 峰值≥10μg/L 为正常反应。单次试验约有 20％的正常儿童呈阴性反应。GH 激发试验前需禁食 8h 以上。

2. 血清 IGF_1、IGFBP3 测定　血循环中 IGF_1 大多与 $IGFBP_3$ 结合（95％以上），IGFBP3 有运送和调节 IGF_1 的功能，两者分泌模式与 GH 不同，呈非脉冲性分泌和较少日夜波动，故血中浓度稳定，并与 GH 水平呈一致关系，是检测下丘脑-GH-IGF 生长轴功能的指标。IGF_1 浓度与年龄有关，亦受其他内分泌激素和营养状态影响。

3. 影像学检查　颅脑磁共振成像（MRI）可显示蝶鞍容积大小，垂体前、后叶大小，可诊断垂体不发育，发育不良，空蝶鞍、视中隔发育不良等，在区分蝶鞍饱满还是空蝶鞍上 MRI 优于 CT。并且可发现颅咽管瘤、神经纤维瘤、错构瘤等肿瘤。

生长激素缺乏者，骨成熟常明显延迟。骨龄落后实际年龄。TSH 和 GH 同时缺乏者骨龄延迟更加明显。

4. 染色体检查　对女性矮小伴青春期发育延迟者应常规做染色体检查，以排除染色体病，如 Turner 综合征等。

5. 其他垂体功能检查　除了确定 GHD 诊断外，根据临床表现可选择性地检测血 TSH、T_3、T_4、PRL、ACTH、皮质醇、LHRH 激发试验等，以判断有无甲状腺、性腺激素等缺乏。垂体功能减退时血浆 PRL 水平升高，强烈提示病变在下丘脑而不是垂体。

（四）诊断及鉴别诊断

1. 对身高低于同种族、同年龄、同性别正常儿童平均身高 2 个标准差或第三百分位以下者都应分析原因，仔细了解母亲孕期、围生期、喂养和疾病等情况，结合体格检查和实验室资料，进行综合分析诊断和鉴别诊断。GHD 患儿的年增长速率往往＜5cm，骨龄延迟一般可＞2 年以上，GH 激发峰值＜10μg/L。

2. 家族性矮小症：父母身高都矮，身高常在第三百分位数左右，但其年增长速率＞5cm，骨龄与年龄相称，智能与性发育均正常，GH 激发峰值＞10μg/L。

3. 体质性青春期延迟：属正常发育中的一种变异，较为常见。多见于男孩。出生时及出生后数年生长无异常，以后则逐年的身高增长及成熟缓慢，尤于青春发育前或即将进入青春发育期时，性发育出现可延迟数年。骨龄落后与性发育延迟相关，亦与身高平行。父母中大多有类似青春发育延迟既往史。

4. 宫内发育迟缓：本症可由母孕期营养或供氧不足、胎盘存在病理性因素、宫内感染、胎儿基因组遗传印迹等因素导致胎儿宫内发育障碍。出生时多为足月小样儿，散发起病，无家族史，出生后极易发生低血糖，生长缓慢。

5. 染色体异常：典型 Turner 综合征不难区别，但部分患儿系因 X 染色体结构异常（如等臂畸形、部分缺失等）或各种嵌合体所致病。其临床表

表 14-9　GH 缺乏症诊断常用药物激发试验

	方法	峰值	机制
可乐定	4μg/kg 或 0.15mg/m² 口服，服药后 0min、30min、60min、90min 取血测定 GH	60～90min	α-肾上腺能受体激动药，刺激下丘脑 GHRH 释放
左旋多巴	10mg/kg 或 0.5g/1.73m²，服药前后取血，时间同上	60～90min	介导下丘脑神经递质多巴胺能途径的兴奋，刺激下丘脑 GHRH 释放
精氨酸	0.5g/kg 静脉滴注，最大量 15g，30min 滴完，滴注前、滴注后 30min、60min、90min、120min 取血	60～90 min	通过 α 受体的介导作用，抑制下丘脑生长激素抑制激素的分泌
胰岛素	正规胰岛素 0.1U/kg，生理盐水稀释后静注，注射前、后 15min、30min、45min、60min 取血	15～30min	通过胰岛素诱导低血糖，刺激 GH 分泌。血糖降至基础值的 50％时为有效刺激

现不甚典型，常仅以生长迟缓为主，应进行染色体核型分析鉴别。21-三体综合征除身材矮小外，同时伴有智能落后、特殊面容等特征，故临床诊断一般不易混淆。

6. 骨骼发育异常　如各种骨、软骨发育不良等，都有特殊的体态和外貌，可选择进行骨骼X线片及相关基因分析等，以明确诊断。

7. 其他　包括心、肝、肾等慢性疾病，长期营养不良，遗传代谢病(如黏多糖病、糖原贮积病等)，以及精神心理压抑等因素导致者，都应通过对病史、体检资料分析和必要的特殊检查予以鉴别。

(五)治疗

对生长激素缺乏症的治疗主要采用基因重组人生长激素替代治疗。无论特发性或继发性GH缺乏性矮小均可用GH治疗。开始治疗年龄越小，效果越好，以缩小患者与同龄儿的身高距离，并对达到成年人靶身高有很大帮助。但是对颅内肿瘤术后导致的继发性生长激素缺乏症患者需慎用，对恶性肿瘤或有潜在肿瘤恶变者及严重糖尿病患者禁用。

生长激素替代治疗剂量采用0.1U/(kg·d)，于每晚睡前30min皮下注射，可选择在上臂、股部前侧和腹壁、脐周等部位注射。治疗必须持续至患者接近最终身高。GH治疗第1年的效果最好，以后随治疗时间延长GH效果减低。停止治疗的标准是身高增长每年<2cm，或女性骨龄>14岁，男性骨龄>16岁。少数患者在用GH治疗过程中可出现甲状腺激素水平下降，故须监测甲状腺功能，必要时予甲状腺激素补充治疗。应用GH治疗后的不良反应包括假性脑瘤，股骨头脱位，并加重脊柱侧弯、血糖暂时性升高等，但糖尿病的发生率极少。

对于伴有其他垂体激素缺乏者需进行相应的替代治疗。TSH缺乏者可完全用甲状腺素替代。对于ACTH缺乏的患者，适当的补充氢化可的松，剂量不超过10mg/(m^2·d)，在患病或手术前需增加剂量。对于促性腺激素缺乏者，当骨龄接近青春期时需用性激素治疗。

蛋白同化类固醇药物可促进生长，但是该类药物可加速骨龄发育，加快骨骺融合，对最终身高无明显改善。

(顾学范)

参考文献

[1] Pediatric Endocrinology and Inborn Errors of Metabolism, Kyriakie Sarafoglou, McGraw Hill Medical, 2009.

[2] 沈晓明. 临床儿科学. 北京：人民卫生出版社，2005.

[3] 诸福堂. 实用儿科学(第7版上下册). 主编：胡亚美. 北京：人民卫生出版社，2002.

[4] Nelson Textbook of Pediatric, Behrman, kliegman, Jenson, 17th edition, 2004.

第 15 章

遗传代谢性疾病

第一节 概论与诊断

(一)概论

遗传性代谢病(inherited metabolic diseases, IMD)是指由于基因突变引起酶或受体缺陷、细胞膜功能异常，从而导致机体生化代谢紊乱，引起一系列临床症状的一组疾病。约 80%的 IMD 属常染色体隐性遗传病，少数为常染色体显性遗传或 X、Y 连锁伴性遗传及线粒体遗传等。迄今发现的疾病已有 500 余种，IMD 虽单一病种发生率较低，但群体患病率高。根据异常代谢物的分子大小，可将先天代谢性疾病分为两类：小分子病和细胞器病(见表 15-1)。

小分子病发病早、起病急，病程可间歇反复，缺乏体检和病理学检查特征，特效治疗效果显著；而细胞器病起病于较大婴儿或儿童期，呈慢性、进行性加重，常有相对特异的体检或病理学改变，对一般治疗反应差。

由于 IMD 种类繁多，临床表现复杂多样、轻重不等、体内任何器官和系统均可受累，且缺乏特异性，常因发病年龄、临床严重程度以及遗传方式的不同而存在不同亚型，故临床诊断极为困难。而早期诊断是进行及时处理、挽救生命、避免或减少严重并发症及神经系统伤残的关键，也是进一步开展质谱分析、遗传咨询或产前诊断的基础。

表 15-1 遗传性代谢病的主要分类

小分子病	细胞器病
氨基酸病	溶酶体贮积病
有机酸病	过氧化酶体病
糖代谢障碍	线粒体病
核酸代谢障碍	合成缺陷
卟啉代谢障碍	
金属代谢障碍	

(二)诊断

1. *遗传咨询(genetic counseling)* 对患者(先证者)及其亲属提供该病的病因、遗传方式、诊断、防治以及在亲属和子女中的再发风险、预防方法等予以详细解释，并对婚配、生育等问题作出指导。

2. *皮肤纹理检查* 对疾病的诊断不具特异性，即不能单纯根据某些皮肤纹理异常即肯定有病或何种疾病。

3. *常见遗传性疾病的临床症状体征* 多数遗传病有发育落后、生长迟缓、智能落后、面容异常、四肢或脏器畸形、皮肤、毛发或五官改变。在新生儿期出现黄疸不退、长期腹泻、持续呕吐、肝脾增大、呼吸困难、低血糖、酸中毒、高氨血症、电解质紊乱、癫痫、昏迷、身体或尿液出现特殊臭味等，都是代谢异常的表现。

4. *实验室及其他辅助诊断* 目前主要的诊断方法包括：生化、酶学、分子生物学、细胞遗传学等检测以及组织学、影像学检查等。

(1)常用的生化检查：包括血气分析和电解质、血糖、酮体、血氨、乳酸/丙酮酸、尿酸等。

(2)血氨基酸、尿有机酸分析：近年应用高效液相色谱(HPLC)、气相色谱-质谱(GC/MS)、串联质谱(Tandem-MS)进行血氨基酸、尿有机酸分析，可诊断大多数氨基酸病、有机酸病。其中串联质谱技术已成为遗传性代谢病的常规诊断工具，能对 1 个标本 1 次进行 30 多种氨基酸、有机酸、脂肪酸代谢性疾病的检测。

(3)酶学检测和突变分析：是部分遗传性疾病

的确诊方法。测定酶活性所用标本有血清、白细胞、皮肤成纤维细胞、肝和肾组织等。近年分子生物学技术逐步应用于遗传病基因型与突变位点的检测和基因型与表型的相关研究，使遗传代谢性疾病的诊断率明显上升。

（4）细胞遗传学：染色体分析为确诊染色体异常的重要环节。在细胞遗传学平台上，采用高分辨率显带技术，可诊断染色体微小结构异常造成的智力低下、发育迟缓等疾病；通过发展染色体荧光原位杂交技术，已建立染色体微缺失疾病的 FISH 诊断方法。

（5）基因诊断：通过限制性片段长度多态性分析（RFLP）、等位基因特异性单核苷酸杂交（ASO）、单链构像多态性分析（SSCP）、变性梯度凝胶电泳（DGGE）、短串联重复序列连锁分析方法（STR）、DNA 测序、实时荧光定量 PCR、芯片技术（DNA-chip）、肽核酸（PNA）等分子遗传学方法，可协助诊断。

5. 影像学　通过长骨或脊柱 X 线片可协助黏多糖病的诊断；头颅 CT、MRI 或 MRS 的特征性变化有助于肾上腺脑白质营养不良、异染性脑白质营养不良、Leigh 综合征的诊断。

6. 组织活检　皮肤、黏膜、肝以及肌肉等组织活检可对疾病提供有价值的信息。

总之，随着诊断手段的不断提高和诊断方法的不断完善，一些遗传性疾病的报道将不断增加，必然会提高和深化人们对遗传性疾病的认识。

（罗小平）

第二节　遗传性疾病

一、唐氏综合征

唐氏综合征又称 21-三体综合征、先天愚型，是最常见的常染色体病。在活产婴儿中的发病率为 1/（600～800），发病率随孕母年龄增长而增加。

（一）遗传学基础

细胞遗传学特征是第 21 号染色体呈三体征（trisomy 21），其发生主要是由于生殖细胞在减数分裂形成配子时，或受精卵在有丝分裂时 21 号染色体发生不分离，使胚胎体细胞内存在一条额外的 21 号染色体。

（二）临床表现

主要特征为智能落后、特殊面容和生长发育迟缓，并可伴有多种畸形。

1. 智能落后　有不同程度的智能发育障碍，随年龄的增长日益明显，嵌合体型患儿若正常细胞比例较大则智能障碍较轻。

2. 生长发育迟缓　身材矮小，骨龄落后于实际年龄，出牙迟且顺序异常；四肢短，韧带松弛，关节过度弯曲；肌张力低下。手指粗短，小指尤短，中间指骨短宽且向内弯曲。

3. 特殊面容　眼裂小，眼距宽，双眼外眦上斜，可有内眦赘皮；鼻梁低平，外耳小；硬腭窄小，常张口伸舌，流涎多；头小而圆，前囟大且关闭延迟；颈短而宽。表情呆滞。

4. 皮纹特点　可有通贯手，手掌三叉点 t 移向掌心，atd 角增大。

5. 伴发畸形　约 50% 患儿伴有先天性心脏病，其次是消化道畸形。先天性甲状腺功能减退症和急性淋巴细胞性白血病的发生率明显高于正常人群。免疫功能低下，易患感染性疾病。

6. 其他　外生殖器发育一般正常，但男孩可有隐睾、小阴茎，无生殖能力，女孩性发育延迟。

（三）实验室检查

1. 细胞遗传学检查　根据核型分析可分为 3 型。

（1）标准型：约占总数 95%，其核型为 47，XY（或 XX），+21。

（2）易位型：占 2.5%～5%，染色体总数为 46 条，其中一条是额外的 21 号染色体的长臂与一条近端着丝粒染色体长臂形成的互易位染色体，称罗伯逊易位，亦称着丝粒融合。以 14 号染色体为主，少数为 15 号或 13 号染色体，最常见核型为 46，XY（或 XX），-14，+t（14q21q）。

（3）嵌合体型：此型占 2%～4%，由于受精卵在早期分裂过程中发生了 21 号染色体不分离，患儿体内存在两种细胞系，一为正常细胞，一为 21-三体细胞，形成嵌合体，其核型为 46，XY（或 XX）/47，XY（或 XX），+21。此型患儿临床表现的严重程度与异常细胞所占比例有关。

2. 荧光原位杂交　以 21 号染色体的相应片段序列作探针，与外周血中的淋巴细胞或羊水细胞进行原位杂交，可快速、准确进行诊断。在本病患者的细胞中呈现 3 个 21 号染色体的荧光信号。

（四）诊断与鉴别诊断

典型病例根据特殊面容、智能与生长发育落后、皮纹特点等不难作出临床诊断，但应做染色体核型分析以确诊。嵌合型、新生儿或症状不典型者，更需核型分析确诊。

应与先天性甲状腺功能减退症鉴别，后者有颜面黏液性水肿、头发干燥、皮肤粗糙、喂养困难、便秘、腹胀等症状，可测血清 TSH、T_4 和核型分析进行鉴别。

（五）产前筛查

对高危孕妇可做羊水细胞或绒毛膜细胞染色体检查进行产前诊断。目前还可在孕中期筛查血清标记物，采用测定孕妇血清绒毛膜促性腺激素（HCG）、甲胎蛋白（AFP）、游离雌三醇（FR3），结合孕母年龄，可计算其本病的危险度。采用这一方法可检出 60%～80% 的唐氏（21-三体）综合征胎儿。此外，通过 B 超测量胎儿颈项皮肤厚度也是诊断唐氏综合征的重要指标。高通量 DNA 排序技术可无创性产前诊断唐氏综合征。

（六）治疗

目前无有效治疗方法。教育和训练对增强患儿的体力、生活能力以及延长生命极为重要。对患儿宜注意预防感染，如伴有先天性心脏病、胃肠道或其他畸形，可考虑手术矫治。

二、先天性卵巢发育不全综合征

（一）病因

本病又称 Turner 综合征，是由于细胞内 X 染色体缺失或结构发生改变所致的人类唯一能生存的单体综合征，发生的机制可能为：①亲代生殖细胞的减数分裂发生不分离；②在有丝分裂过程中 X 染色体的部分丢失。

（二）临床表现

典型患者在出生时即呈现身高、体重落后，在新生儿期可见颈后皮肤过度折叠以及手、足背发生水肿等特殊症状。

女性表型，生长缓慢，身材矮小，成年期身高为 135～140cm；颈短，50% 有颈蹼，后发际低；乳距增宽；皮肤多痣，有肘外翻。青春期无性征发育、原发性闭经、外生殖器呈幼稚型，婚后不育。患者常伴有其他先天畸形，如主动脉缩窄、肾脏畸形（马蹄肾、易位肾等）、指（趾）甲发育不良、第 4、5 掌骨较短等。大多数患儿智能正常或稍低。患者多因身材矮小、青春期无性征发育、原发性闭经等而就诊。

（三）实验室检查

1. 外周血细胞染色体核型分析　异常核型有以下几种类型。

（1）单体型：45，X 是最多见的一种，约占 60%。存活的个体具有典型的临床症状。

（2）嵌合型：核型为 45，X/46，XX，约占该病的 25%。细胞类型以 46，XX 为主的个体临床症状较轻，约 20% 的患者可有月经来潮，部分有生育能力。若患者以 45，X 细胞为主，其表型与单体型相似。

（3）X 染色体结构异常：46，Xdel（Xq）或者 46，Xdel（Xp），即 1 条 X 染色体长臂或短臂缺失，同时伴有 X 染色体易位等。

2. 血促性腺激素　FSH、LH 明显升高，E_2 降低，提示卵巢功能衰竭。

3. 腹部 B 超　显示子宫、卵巢发育不良，严重者呈纤维条索状。

（四）治疗

以改善患儿成年最终身高和性征发育，保证心理健康为目的。应用重组人生长激素可改善身高，每晚皮下注射 0.15U/kg。治疗年龄越小，效果越好。

在青春期可用雌激素进行替代疗法，一般从 12～14 岁开始，先用小剂量炔雌醇 12.5μg/d 治疗 6～12 个月，再进行周期性的雌激素-孕激素疗法（人工周期治疗）。

三、肝豆状核变性

（一）病因

肝豆状核变性（hepatolenticular degeneration，HLD）又称 Wilson 病，是一种常染色体隐性遗传的铜代谢缺陷病。由于编码 P 型铜转运 ATP 酶的 ATP7B 基因突变，导致铜沉积在肝、脑、肾、角膜等组织，引起一系列临床症状。ATP7B 基因定位于染色体 13q14.3-21.1 区域，含 21 个外显子，cDNA 全长约 7.5kb，编码 1411 个氨基酸，基因产物主要表达于肝，其主要是将铜转运至血浆铜蓝蛋白，经胆道排出。发病率约为 1/5 万。

（二）临床表现

发病年龄 3～20 岁，以 7～12 岁最多见。约 50% 以上的病例以肝病症状开始；约 20% 以神经系统异常为首发症状；其余约 30% 以肝病和神经系统的混合表现开始。少数病例以溶血性贫血、骨关节症状、血尿或精神障碍等起病。

1. 肝病症状　常先于神经系统症状出现。为急性或慢性肝炎表现，如食欲缺乏、黄疸、肝脾增大、肝功能异常等。少数病情进展迅速，导致严重肝衰竭，可在数周内死亡。

2. 神经精神症状　多见于年龄较大的儿童。常见肌张力不全、步态异常、精细动作（吃饭、写字、穿衣）困难、构音障碍（语言不清、说话慢）、咀嚼吞咽困难、流涎，表情呆板。肢体震颤，自主运动时更明显。晚期精神行为改变和学习困难。一般没有严重的智力低下或感觉障碍。

3. 眼部症候　K-F 环被认为是本病特有的体征，有重要的诊断价值，凡以神经精神症状起病者，几乎均可见到 K-F 环；以肝病症状或以溶血性贫血为主要临床表现者，约 75％可见此环。

4. 血液系统症状　溶血性贫血多发生在早期或与肝病同时出现。一般为一过性，但可反复发作。贫血多为轻、中度，血胆红素较高，Coombs 试验阴性。

5. 肾表现　一般症状不多，可有血尿、蛋白尿、肾小管重吸收功能障碍，出现氨基酸尿、糖尿、磷酸尿以及尿的酸化功能缺陷。

6. 骨骼改变　骨骼畸形、关节疼痛、骨质稀疏、佝偻病、退行性骨关节病等。常与肝、肾症状同时存在。膝、距小腿（踝）关节最易受累，双下肢弯曲变形，也可有自发性骨折或疼痛。

（三）实验室检查

1. 血清铜蓝蛋白　低于 200mg/L，甚至在 50mg/L 以下。但是约有 5％的病人铜蓝蛋白不减低或在正常低限。

2. 24h 尿铜排出量测定　正常＜40μg，患儿可高达 100～1 000μg。

3. K-F 环检查　在角膜边缘可看见形成的呈棕灰、棕绿或棕黄色的色素环，宽 1～3mm。早期需在眼科裂隙灯下检查，以后肉眼可见。

4. X 线检查　常见骨质疏松、关节间隙变窄或骨赘生。

5. 头颅 CT 或 MRI 检查　初期可无异常，以后豆状核及尾状核有低密度区。病情严重者可见脑室扩大，弥漫性脑萎缩。

（四）诊断

1. 对于任何原因不明的急慢性肝病、锥体外系症状、Coombs 试验阴性的溶血性贫血、肾小管功能不全、血尿或蛋白尿、代谢性骨病，都应想到肝豆状核变性的可能。

2. 家族史很重要，若父母为近亲婚配，同胞中有本病，则对诊断有很大帮助。

3. 应进一步检查角膜 K-F 环，必要时用裂隙灯检查，阳性者可基本确诊。

4. 血铜蓝蛋白减低是本病的特征之一。但约 5％的病例血铜蓝蛋白正常。此外，血铜蓝蛋白减低也可见于肾病综合征、蛋白缺乏性营养不良、吸收不良综合征、慢性肝炎等。

5. 尿铜增加除见于本病外，还见于胆道梗阻和肾病综合征。如果仍不能确诊，可考虑做肝穿刺测定肝铜定量，或做核素检查。

对于本病患儿的家族成员，均应进行系统检查，以期早期诊断，早期治疗。此外，对家族中的健康成员应检测其是否为缺陷基因携带者，即本病的杂合子，以便对其做遗传咨询。最准确的症状前诊断是 DNA 分析。现阶段可用与肝豆状核变性基因（在第 13 号染色体长臂上）紧密连锁的多态性位点进行家系的 RFLP 连锁分析，即可确诊。

（五）治疗

目的是防止或减少铜在组织内蓄积。

1. 低铜饮食　避免食用含铜量高的食物，如肝、贝壳类、坚果、蘑菇、巧克力等。控制饮用水的铜含量，有条件者饮用去除多数金属离子的净化水。使铜的摄入量＜1.5mg/d。

2. 药物治疗

（1）青霉胺（D-penicillamine）：可螯合体内的铜使之成为可溶性物质而由尿排出。剂量为 20mg/(kg·d)，餐前 30min 口服。10 岁以下为 0.5～0.75g/d，根据尿铜及临床症状调整剂量。同时应补充维生素 B_6 约 25mg/d。服青霉胺期间应定期随访，并检查血象、尿常规、血沉等变化。

（2）三乙烯四胺（triethylenetetramine）：本药的作用与 D-青霉胺相似，不良反应较轻，但效果不如青霉胺，适用于不耐受青霉胺者。

（3）锌盐：可诱导细胞内 MT 的合成，减少体内铜的蓄积，长期服用可出现铜的零平衡或负平衡。常用制剂为硫酸锌或醋酸锌，剂量相当于含元素锌 50mg，分 2～3 次口服。与锌剂联合应用时，D-青霉胺的剂量为 7～10mg/(kg·d)。两药最好间隔 2～3h 分别服用，以免疗效减低。

（4）其他治疗：锥体外系症状可对症治疗，如用苯海索（安坦）、左旋多巴等。因暴发性肝坏死而有不可逆肝损伤者，可做肝移植。伴脾功能亢进者可择期行脾切除或栓塞治疗。

（罗小平）

第三节　糖类代谢异常

一、先天性乳糖酶缺乏

(一)病因

由于肠乳糖酶缺陷,使哺乳类中的乳糖不能降解、累积在小肠末端,生成大量氢和有机酸,使大便含有糖分和呈酸性(pH＜5.6),造成渗透性水样便腹泻。是一种常染色体隐性遗传病,极为罕见,迄今文献报道者仅数 10 例。

(二)临床表现

生后喂给奶类,数小时至数日后即可发生严重水泻和脱水,伴腹胀、肠鸣音亢进。大便 pH＜5.6;还原糖定性试验可能呈阳性。在停止喂给乳类后,以上症状即可消失。

(三)诊断及鉴别诊断

可供选择的诊断试验包括:①小肠黏膜活检,测定其匀浆的酶活力;②小肠黏膜匀浆检测相关的酶蛋白;③呼气氢试验;④口服糖耐量试验等。

本病在临床上易与婴儿乳糖不耐症相混淆,后者在进食含乳糖食物后出现严重呕吐、酸中毒,同时伴有乳糖尿和氨基酸尿,患儿病情危重,还可发生白内障。目前已知该病患儿的小肠乳糖酶活力正常,其发病原因可能是由于患儿胃黏膜的通透性异常所致。

二、先天性蔗糖酶-异麦芽糖酶缺乏

(一)流行病学

先天性蔗糖酶-异麦芽糖酶缺乏(congenital sucrase-isomahase deficiency)是常染色体遗传性疾病,较罕见。

(二)临床表现

仅用母乳或不加糖的牛乳喂养的患儿在哺乳期中一切正常,不会发生任何症状;一旦在其饮食中加入蔗糖或淀粉后,便迅即出现水泻、失水、体重不增。在食物中去除蔗糖和淀粉后,症状在数日内即可好转。

(三)诊断

下列实验室检查有助于确诊:检测大便中乳酸含量可辅助诊断;在口服蔗糖耐量试验中,患儿血糖曲线平坦,且可导致水泻和大便中排出蔗糖等情况,换用葡萄糖或果糖后则正常;呼气氢试验(口服蔗糖)显示呼出气中氢含量增高;肠黏膜活检做酶学分析。

三、葡萄糖-半乳糖吸收不良症

(一)流行病学

葡萄糖-半乳糖吸收不良症(glucose galactose malabsorption,GGM)是由于小肠黏膜上皮细胞膜上的 Na^+-葡萄糖共同转运系统的先天性缺陷所造成,属常染色体隐性遗传,甚罕见。

(二)病因病理

食物中的糖在小肠双糖酶的作用下,生成葡萄糖和半乳糖,这两种单糖的吸收必须通过两个过程:首先由刷状缘上皮细胞膜上的 Na^+-葡萄糖共同转运蛋白(Na^+-glucose cotransporter,SGLTl)将葡萄糖和半乳糖吸收进入肠上皮细胞;然后由另一促进转运蛋白 GLUT2 将其转运入血液循环。SGLTl 的编码基因位于 22q13.1,该基因的突变即导致 SGLTl 缺陷,在临床上会发生两种疾患,即:①葡萄糖-半乳糖吸收不良症;②肾性糖尿。

(三)临床表现

1. 新生儿喂给葡萄糖水或乳汁后,多数在出生后 4d 内发生严重腹泻,大便为水样、酸性,并含糖类。

2. 伴脱水、代谢性酸中毒、高钠血症、腹胀和呕吐。

3. 血糖浓度正常或偏低,但尿液还原糖检测为阳性。

(四)实验室检查

本病可供选择的检测:①葡萄糖、或半乳糖、或乳糖口服耐量试验;②空肠黏膜活检,测定其细胞内外的葡萄糖或半乳糖浓度,用以判断其 Na^+-葡萄糖转运系统的功能状态。

(五)治疗

1. 立即纠正失水、酸中毒,但不可使用口服补液盐(ORS),因其中含有葡萄糖。

2. 停止喂给含有葡萄糖和半乳糖的食物,除专用的商品奶方外,可用酪蛋白钙(19～29g/L)、果糖(39～59g/L)、玉米油(34g/L)和适当量的电解质、维生素、铁剂等配成代乳品,供 3 个月以内婴儿食用,在 3 足月之后,可适量加用无葡萄糖和半乳糖的辅助食物,如蛋、鱼等,随着年龄增长,患儿可以逐渐适应奶类制品和土豆、面食等淀汾制品。

四、半乳糖血症

半乳糖血症是由于半乳糖代谢途径中(图 15-1)酶的遗传性缺陷所造成的常染色体隐性遗传病，发病率约为 1/62 000，根据酶缺陷不同分为 3 型，即半乳糖激酶(galactokinase，GALK)、半乳糖-1-磷酸尿苷酰转移酶(galactose-1-phosphate uridyl-transfer-ase，GALT)和尿苷二磷酸半乳糖表异构酶(uridine diphosphate galactose-4-epimerase，EPIM)缺乏型，其中 GALT 缺乏型最为多见，且病情严重，本节重点叙述。

(一)半乳糖-1-磷酸尿苷酰转移酶缺乏性半乳糖血症

1. *发病机制* 约占 80%。GALT 的编码基因位于 9p13-9p21，基因突变类型达 100 多种，以 S135L 和 Q188R 纯合子等位基因最为多见。其缺陷可导致半乳糖、半乳糖-1-磷酸和半乳糖代谢旁路生成的半乳糖醇在各种组织中积累。1-磷酸半乳糖具细胞毒性，对糖原分解和糖异生均有抑制作用，临床上呈现低血糖。半乳糖进入晶状体后即被醛糖还原酶还原成为半乳糖醇，沉积在晶状体中形成白内障。肝、肾、脑等组织中都有大量 1-磷酸半乳糖和半乳糖醇沉积，致使这些器官功能受损。其详细机制尚不完全清楚。

2. *临床表现*

(1)典型患儿常在喂给乳类后数日即出现呕吐、拒食、体重不增和嗜睡等症状，继而呈现黄疸和肝大。若不能及时诊断而继续喂给乳类，将导致病情进一步恶化，在 2～5 周内发生腹水、出血等肝衰竭终末期症状。

(2)如用裂隙灯检查，在发病早期即可发现晶状体白内障形成。

(3)30%～50%患儿在病程第 1 周左右并发大肠埃希菌败血症，使病情更加严重。

(4)未经及时诊断和治疗的患儿大多在新生儿期内夭折。少数患儿病情可较轻微，仅在进食乳类后出现轻度的消化道症状，但如继续使用乳类食物则在幼婴期逐渐呈现生长迟缓、智能发育落后、肝硬化和白内障等征象。

3. *实验室检查*

(1)新生儿期筛查：许多国家已将半乳糖血症列入新生儿常规筛查项目。大多数筛查中心都选

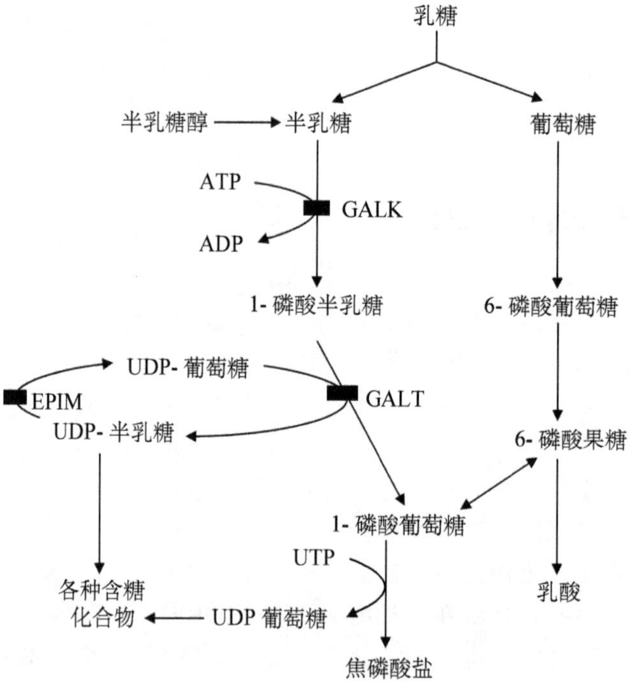

图 15-1 半乳糖代谢途径及酶缺陷

GALK. 半乳糖激酶；GALT. 半乳糖-1-磷酸尿苷酰转移酶；
EPIM. 尿苷二磷酸半乳糖表异构酶

用两种方法：Beutler 试验用于检测血滴纸片的半乳糖-1-磷酸尿酰转移酶活性，其缺点是假阳性率过高；Paigen 试验是用于检测血滴纸片半乳糖和半乳糖-1-磷酸的半定量方法，优点是很少假阳性，并且 3 种酶缺陷都可被检出。应用串联质谱仪进行筛查尤为便捷、准确。

(2)尿液还原糖测定：对有疑似症状的患儿都必须及时检查其尿中是否有还原糖。如果呈阳性，应进一步采用滤纸或薄层层析方法进行鉴定。

(3)酶学诊断：外周血红细胞、白细胞、皮肤成纤维细胞或肝活检组织等均可供测定酶活性之用，以红细胞最为方便。本病纯合子患儿的酶活性缺如或甚低；杂合子携带者的酶活性则为正常人的 50%。近年发现本病有多种变异型，其中以 Duarte 型最为多见。纯合的 Duarte 型酶活性为正常的 50%，杂合的 Duarte 型则达 75%，由于临床上都不呈现症状，故仅能通过群体筛查始能发现。

(4)其他：必要时应检测肝功能、凝血功能、血糖、电解质和血、尿培养等。

4. *治疗*

(1)立即停用乳类，改用豆浆、米粉等，并辅以维生素、脂肪等营养必需物质。在患儿开始摄食辅助食物以后，必须避免一切可能含有奶类的食品和某些含有乳糖的水果、蔬菜如西瓜、西红柿等。通常在限制乳类 3～4d 后即可见临床症状改善，肝功能在 1 周后好转。

(2)静脉输注葡萄糖、新鲜血浆，注意补充电解质。对合并败血症的患儿应采用适当的抗生素并给予积极支持治疗。

5. *预后*　取决于能否得到早期诊断和治疗。未经正确治疗者大都在新生儿期死亡，平均寿命约为 6 周。获得早期确诊的患儿生长发育大多正常，但在成年后多数可有学习障碍、语言困难或行为异常等问题。女性患儿在年长后几乎都发生性腺功能不足，原因尚不甚清楚。

(二)半乳糖激酶缺乏性半乳糖血症

本型较少见。GALK 的编码基因位于17q21～q22，其突变较为少见。主要表现为白内障，无肝、脑损害。患者应终身避免摄入含乳糖的食物。

(三)尿苷二磷酸半乳糖-4-表异构酶缺乏性半乳糖血症

本型罕见，EPIM 的编码基因位于 1pter-1p32，根据酶缺乏累及组织的不同可以分为两种亚型：大多数患儿为红、白细胞内表异构酶缺乏和半乳糖-1-磷酸含量增高，但成纤维细胞和肝中酶活力正常，故患儿不呈现任何症状，生长发育亦正常；另有少数患儿酶缺陷累及多种组织器官，临床表现酷似 GALT 缺乏性半乳糖血症，但红细胞内转移酶活性正常而半乳糖-1-磷酸增高可资鉴别。

五、遗传性果糖不耐症

果糖广泛存在于各种水果和蔬菜中，进入人体后大部分在肝中进行代谢，仅小量由肾小管和小肠代谢。果糖代谢途径的遗传缺陷有 3 种：果糖激酶缺乏症、遗传性果糖不耐症、果糖-1，6-二磷酸酶缺乏症。均属常染色体隐性遗传病。

(一)发病机制

遗传性果糖不耐症是由于果糖二磷酸醛缩酶 B 基因突变，导致肝缺乏果糖二磷酸醛缩酶所致。其编码基因位于 9q13-q32，长约 14 500bp，已发现 25 种基因突变类型，其中 A149p、174D 和 N334k 3 种点突变是导致果糖不耐症的最主要原因。本病患儿肝内的果糖二磷酸醛缩酶活性由完全缺如到仅为正常人的 12%左右不等，在摄入果糖后大量 1-磷酸果糖累积在肝细胞内，导致糖异生和糖原分解过程受阻，ATP 再生减少，临床出现低血糖，持久的含果糖饮食会造成患儿肝细胞坏死、脂肪浸润、胆小管增生和纤维化甚至肝硬化(图 15-2)。

(二)临床表现

发病年龄与饮食成分有关。出生后即给予人工喂养的新生患儿常在 2～3d 内出现呕吐、腹泻、脱水、休克和出血倾向等急性肝衰竭症状。母乳喂养儿在给予含蔗糖或果糖的辅食后 30min 内即发生呕吐、腹痛、出冷汗直至昏迷和惊厥等低血糖症状，若不及时终止这类食物，则患儿旋即出现食欲缺乏、腹泻、体重不增、肝大、黄疸、水肿和腹水等。有些患儿在婴儿时期会因屡次进食“甜食”后发生不适症状而自动拒食，这种保护性行为可使患儿健康成长至成年人期。

(三)实验室检查

1. *血液生化检查*　急性期患儿呈一过性低血糖，同时血磷、血钾降低。血清果糖、乳酸、丙酮酸和尿酸增高。血浆游离脂肪酸明显增高。血清胆红素、转氨酶和凝血因子的检测有助于对急性肝衰竭的诊治。

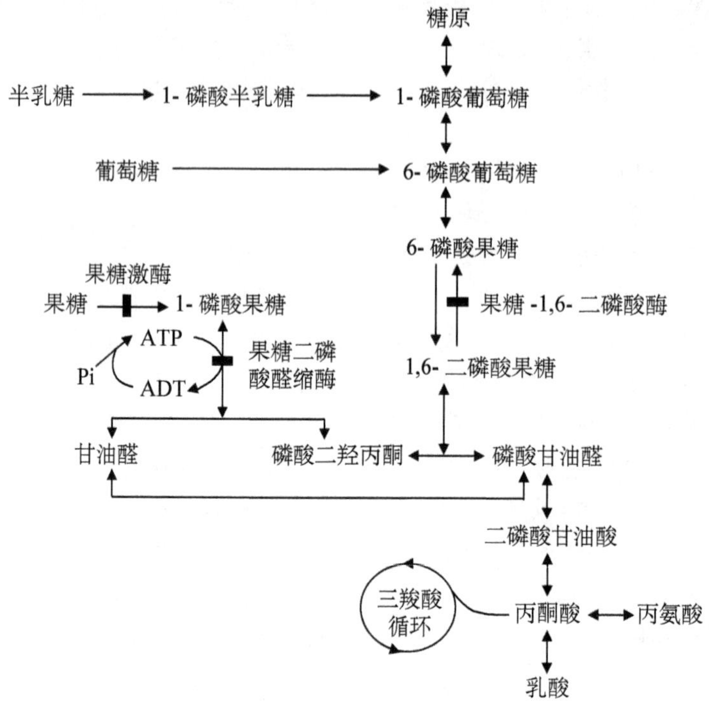

图 15-2 果糖代谢途径及其酶缺陷

2. 尿液生化检查 对疑似的急症患儿都应检测尿液果糖。持续进食果糖的患儿常有肾小管酸中毒和 Fanconi 综合征样的肾小管再吸收障碍，因此，应对尿液 pH、蛋白、氨基酸和重碳酸盐等进行检测。

3. 果糖耐量试验 一次给予果糖 200～250mg/kg，静脉快速注射后检测血液中果糖、葡萄糖、无机磷、尿酸和转氨酶可供诊断。本试验应在病情稳定后数周进行。

4. 酶学检查 可采用肝、肾或肠黏膜活检组织进行，但非诊断必需。

(四)鉴别诊断

发生低血糖症时，需与果糖-1,6-二磷酸酶缺乏症鉴别，该病属常染色体隐性遗传，其临床表现酷似果糖不耐症，主要为肝大，进食果糖后和在饥饿时均能导致低血糖发作。还需与糖原贮积症、“酮性低血糖”鉴别。

(五)治疗

1. 立即终止一切含果糖和蔗糖食物。

2. 对急性肝衰竭患儿应予以积极支持治疗，纠正低血糖和电解质紊乱，有出血倾向者可给予成分输血。

六、糖原贮积症

糖原贮积症(glycogen storage disease，GSD)是一组由于先天性酶缺陷所导致的糖代谢障碍。根据欧洲资料，其发病率为 1/2 万～25 万。已经证实糖原合成和分解代谢中所必需的各种酶至少有 8 种(图 15-3)，由于这些酶缺陷所造成的临床疾病有 12 种类型，其中Ⅰ、Ⅲ、Ⅳ、Ⅵ、Ⅸ型以肝病变为主，而Ⅰ、Ⅲ和Ⅳ型的肝损害最为严重；Ⅱ、Ⅴ、Ⅶ型则以肌组织受损为主。表 15-2 所列为较常见各型 GSD 的酶缺陷及主要临床特征，除Ⅵ型为 X 连锁隐性遗传外，其余均为常染色体隐性遗传疾病。

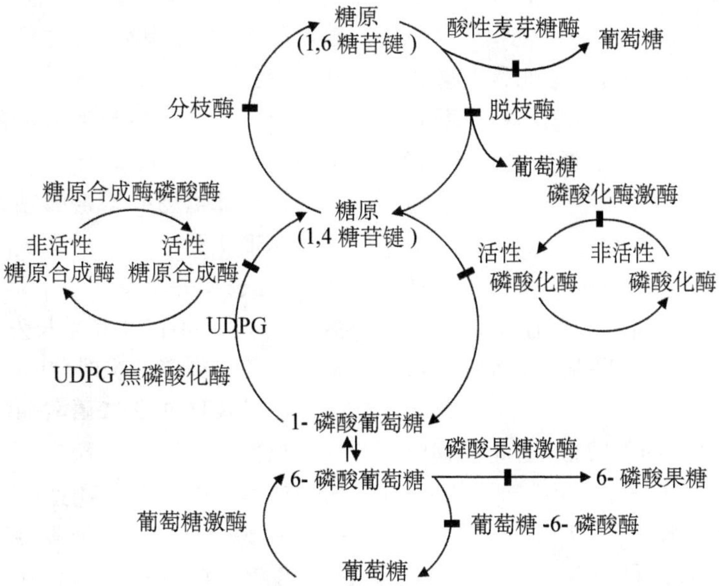

图 15-3　糖原合成和分解途径及其酶缺陷

表 15-2　常见的各型糖原贮积症

分型和病名		酶缺陷	主要临床表现
O 型		糖原合成酶	类似酮症性低血糖症，低智能
Ⅰ型	von Gierke 病	葡萄糖-6-磷酸酶	矮身材，肝大，低血糖
Ⅱ型	Pompe 病	α-1，4-葡萄糖苷酶	肌张力低，心脏扩大
Ⅲ型	Cori 病	脱枝酶	低血糖，惊厥，肝大
Ⅳ型	Andersen 病	分枝酶	肝大，进行性肝硬化
Ⅴ型	McArdle 病	肌磷酸化酶	疼痛性肌痉挛，血红蛋白尿、继发性肾衰竭
Ⅵ型	Hers 病	肝磷酸化酶	轻度低血糖，生长迟缓，肝大
Ⅶ型	Tarui 病	肌磷酸果糖激酶	肌痉挛，肌红蛋白尿
Ⅸ型		肝磷酸化酶激酶	肝大

糖原贮积症Ⅰ型（GSD-Ⅰ，von Gierke 病）

1. 病因和发病机制　葡萄糖-6-磷酸酶是所有参与糖代谢途径酶中的唯一存在于细胞内质网腔内的酶，其编码基因（G-6-PT）暂定位于第 17 号染色体；葡萄糖-6-磷酸酶系统由以下成分组成。

(1)分子量为 36.5KDa 的多肽，是酶的活性单位，存在于细胞内质网腔内。

(2)分子量为 21KDa 的具保护酶活性的钙结合蛋白或“稳定蛋白”，SP。

(3)使 6-磷酸葡萄糖进入内质网腔的转运蛋白，T_1。

(4)使磷酸盐通过内质网膜的转运蛋白 $T_{2\beta}$。

(5)使葡萄糖释出内质网的转运蛋白，GLUT7。

由遗传导致的上述系统任一组份的缺陷即可使酶系统活力受损，造成Ⅰ型糖原贮积症，依次定名为Ⅰa、ⅠaSP、Ⅰb、Ⅰc 和Ⅰd 型。Ⅰ型糖原贮积症是由于肝、肾等组织中葡萄糖-6-磷酸酶系统活性缺陷所造成，是糖原贮积症中最为多见者，约占总数的 25%，本节主要叙述其中常见的Ⅰa 型。

2. 临床表现

(1)本型患儿临床表现轻重不一：重症在新生儿期即可出现严重低血糖、酸中毒、呼吸困难和肝大等症状；轻症病例则常在婴幼儿期因生长迟缓、腹部膨胀等而就诊。

(2)身材明显矮小：表现为生长迟缓，骨龄落后，骨质疏松和肌肉松弛。但身体各部比例和智能等都正常。

(3)肝大：肝持续增大，腹部膨隆。

(4)代谢紊乱：慢性乳酸酸中毒；时有低血糖发

作和腹泻发生；血脂增高，四肢伸侧皮下常可见黄色瘤。

(5)其他：由于血小板功能不良，患儿常有鼻出血等出血倾向。由于葡萄糖-6-磷酸酶亦在肾表达，故可有不同程度肾损害表现，如小管功能障碍、肾钙化或肾小球硬化等。

3. 实验室检查

(1)空腹血生化检测可显示程度不等的低血糖和乳酸血症，重症低血糖常伴有低磷血症。

(2)血清丙酮酸、三酰甘油、磷脂、胆固醇和尿酸等均增高。

(3)血小板膜释放 ADP 能力减低，因此其黏附率和聚集功能低下。

(4)多数患儿肝功能正常。

(5)X 线检查可见骨质疏松和肾增大。CT 扫描可能发现少数病程较长患儿肝有单个或多个腺瘤并发。

4. 特殊检查

(1)胰高血糖素或肾上腺素试验：血糖无明显增高，而乳酸增高。

(2)肝组织活检：可确诊。典型改变为细胞核内糖原贮积、肝脂肪变性，但无纤维化。电镜超微结构特征性改变为胞核和胞质内显著糖原和脂质贮积。

(3)酶活性测定：肝组织葡萄糖-6-磷酸酶活性测定为重要的确诊依据。

5. 治疗　如前所述，本症的病理生理基础是在空腹低血糖时，由于胰高糖素的代偿机制促进了肝糖原分解，导致患儿体内 6-磷酸葡萄糖累积和由此生成过量的乳酸、三酰甘油和胆固醇等一系列病理生化过程。通常以维持血糖水平在 4～5mmol/L 为宜。现已广泛应用 4～6h 口服生玉米淀粉(2g/kg)的替代方法，获得了良好效果。对于有弥漫性、多叶性腺瘤的患者可考虑进行肝移植。

6. 产前诊断　可通过胎儿肝活检测定葡萄糖-6-磷酸酶活力进行，通常在孕 18～22 周进行。

七、糖代谢途径中的丙酮酸代谢障碍

丙酮酸是糖代谢途径中的重要中间产物：正常情况下，丙酮酸进入三羧酸循环、分解成 CO_2 和水，同时产生 ATP，或通过糖原异生途径转化成葡萄糖；当这两条途径中的催化酶存在缺陷时，体内丙酮酸即大量累积，导致乳酸酸中毒(血乳酸正常值为 1～2mmol/L，即 9～18mg/dl)。在临床上，对于原因不明的代谢性酸中毒患儿，特别是当阴离子间隙增高者，都应多次同时检测血中乳酸和丙酮酸含量，以利诊断。

以下简要叙述导致乳酸酸中毒症的各种酶缺陷疾病。

(一)葡萄糖-6-磷酸酶缺乏症(GSD-1)

GSD-1 是唯一会导致乳酸酸中毒的糖原贮积症，患儿长期处于慢性酸中毒和经常发生的低血糖症的状态中，不仅使其生长发育滞后、骨质疏松，而且在合并感染等情况时，病情更为重笃。

(二)果糖-1,6-二磷酸酶缺乏

果糖-1,6-二磷酸酶实际上是糖原异生途径中的催化酶，与果糖代谢途径无关；酶缺陷是由位于 9q22 的编码基因突变所致，结果是使葡萄糖来源不足而发病。临床特征是发作性的酸中毒、低血糖、惊厥和昏迷，50%以上患儿可在新生儿期发病。确诊需检测肝或肠活检组织中的酶活力。

(三)磷酸烯醇丙酮酸羧基激酶(phosphoenolpyruvate carboxykinase，PEPCK)缺乏症

PEPCK 是糖原异生途径中的关键酶，该酶的缺陷极为罕见。主要临床表现为低血糖、乳酸酸中毒、肝大、肌张力低下、生长发育停滞等，肝、肾功能亦可能受损。确诊必须依据酶活力检测。

(四)丙酮酸脱氢酶复合体(pyruvate dehydrogenase complex，PDHC)缺乏症

PDHC 缺陷可造成能量供给不足和乳酸酸中毒，出现中枢神经系统功能障碍。迄今对本病尚无满意治疗方法，故多数预后不佳。

(五)丙酮酸羧化酶缺乏症

属常染色体隐性遗传病，临床表现与其酶的残留活力有关，大致可分为两型：A 型，在婴幼儿期、甚或年长儿时发病，酸中毒程度较轻，以生长发育迟缓和神经系统症状为主；B 型，酶活力严重缺乏，在新生儿期即发病，乳酸酸中毒严重，全身肌张力亢进或减退，伴有肝大和惊厥发作、昏迷等神经系统症状。

患儿血中乳酸、丙酮酸、丙氨酸等增高，可见持续的代谢性酸中毒；重症患儿的血氨、血浆瓜氨酸、缬氨酸、脯氨酸等含量亦增高。确诊应以肝组织或成纤维细胞的酶活力检测为依据。本病迄今尚无满意治疗方法，预后不良。

八、黏多糖病

黏多糖病(mucopolysaccharidosis，MPS)是由

于溶酶体中酶缺陷使酸性黏多糖在体内不能完全降解，引起不同的黏多糖在各种组织内沉积而引起的不完全相同的一组疾病；以骨骼的改变构成其临床特征。X 线骨片见骨骼变形和多发骨发育不良；还可影响中枢神经系统、心血管系统、肝、脾、关节、肌腱和皮肤等。各型黏多糖病由于涉及组织的广泛性及其程度的不同而预后亦各异。

（一）发病机制

黏多糖是骨基质和结缔组织细胞内的主要成分，是糖胺多糖，属酸性黏多糖（acid mucopolysaccharides，AMPS）。它们是一组密切相关的成分，在体内各组织中的分布不完全相同。其中主要成分有硫酸皮肤素（DS）、硫酸类肝素（HS）、硫酸角质素（KS）、硫酸软骨素（CS）、透明质酸（HA）等，前 3 种是主要的病理性黏多糖。不同的黏多糖需不同的溶酶体酶进行降解。已知有 10 种溶酶体酶参与其降解过程，其中任一种酶的缺陷都会造成氨基葡聚糖链分解障碍，在溶酶体内积聚，尿中排出增加。

黏多糖病中除Ⅱ型为 X 连锁遗传外，其余均为常染色体隐性遗传。各型黏多糖病的酶缺陷的基因位置、突变情况已有许多了解（表 15-3）。黏多糖病的临床诊断是基于临床表现的特点、X 线骨片和尿中排出不同的黏多糖增多；特异性诊断需测定白细胞或皮肤纤维母细胞培养特异酶的缺乏。

（二）临床表现

1. *体格发育障碍*　出生正常，1 岁后逐渐出现生长落后，面容丑陋，前额突出前后径长；鼻梁低凹扁平而宽，唇厚外翻，舌大，牙稀疏而小，牙龈肥厚。多数有关节挛缩，掌、指骨宽而短，膝、髋关节外翻，扁平足和胸廓畸形。脊柱下胸和上腰部后突。

2. *智力落后*　1 岁后渐智能落后，但ⅠS、Ⅳ和Ⅵ型智力基本正常。

3. *其他表现*　鼻咽管变形，鼻腔分泌物增多，呼吸有声音。腹部膨隆，肝、脾大而肝功能正常。部分型别有角膜浑浊。部分有耳聋，易发生中耳炎及呼吸道感染和肺炎。可突发冠状动脉闭塞和心肌梗死。

（三）实验室检查

1. *尿黏多糖测定*　甲苯胺蓝法定性，患儿尿液呈阳性反应。醋酸纤维薄膜电泳可以区分尿中排出黏多糖的种类，进行分型参考。

2. *骨骼 X 线检查*　有多发性骨发育不良，表现为颅骨大呈长型，前囟大闭合延迟，颅骨板增厚，蝶鞍底部呈 J 形。骨质疏松，骨皮质变薄；脊柱后凸或侧凸，锥体呈楔形或扁平，胸、腰椎体前缘上部发育不良，下部突出成尖形如鸟嘴状，脊柱后突成角，形成驼背。肋骨成桨形如飘带状。髋关节分开外翻，髋臼浅，股骨头发育不良，小而扁，股骨颈相对较细长，股骨头有时可见无菌性坏死。掌指骨短粗远端增宽，远节指骨两节弯曲、较短。长骨特别是上肢骨骨膜不规则增宽，有的骨皮质变薄。桡骨关节面斜向尺侧，桡骨和尺骨关节面呈 V 字形。

3. *酶学分析*　根据测定白细胞、成纤维细胞中的特异性酶活性，可对黏多糖病分型。

表 15-3　各型黏多糖的分型、酶的缺陷和临床特征

型别综合征	酶缺陷	尿中排出	生长落后	智能低下	骨骼病变	肝、脾大	心血管病变	眼病变	耳聋
ⅠH 型 Hurler	α-L-艾杜糖酶	DS，HS	严重	严重	严重，典型	有	有	有	有
ⅠS 型 Scheie	α-L-艾杜糖酶	DS，HS	轻	无	轻	无	轻	有	无
ⅠH/S 型	α-L-艾杜糖酶	DS，HS	中等	无	中等	有	中等	有	无
Ⅱ型 Hurler	艾杜糖醛酸硫酸酯酶	DS，HS	严重/轻	严重	较轻	有	轻	无	有
ⅢA 型	类肝素 N-硫酸酯酶	HS	有	严重	轻	有	无	无	有
ⅣA 型	半乳糖胺-6-硫酸酯酶	KS，CS	有	无	无	无	有	有	有
Ⅵ型	芳香硫酸酯酶	DS，HS	无	无	严重	有	有	严重	有
Ⅶ型	β-葡萄糖醛酸酶	HS，DS，CS	有	严重/中等	严重	有	有	有	无

4. 基因分析　参与黏多糖病的各种酶的编码基因都已定位，且在患者中已发现相应的基因突变，可进行基因诊断。

(四)诊断

1. 根据临床特殊面容、体征、X线片和尿黏多糖阳性，可作出临床诊断。

2. 家族史中有黏多糖病者有助于早期诊断。

(五)鉴别诊断

1. GM_1神经节苷脂病　一般发生于婴儿期病情严重，有智力落后，肌张力减低，肝、脾大，50%以上有。

2. 甘露糖病　精神运动发育落后，还可有Hurler病的面容，肝、脾大，肌张力低和轻度多发性骨营养不良，但尿中无黏多糖而为含甘露糖的单糖。

3. 黏脂病　多发骨营养不良的畸形，视网膜樱桃红斑点更常见；还有进行性神经退行性病变伴肌阵挛的发作，肌萎缩，常有舞蹈性手足徐动性运动和眼球震颤。尿中排出柳酸结合单糖增多。

(六)治疗

近年基因工程生产的特异性酶替代治疗开始在临床上应用，已取得较好疗效。

(罗小平)

第四节　氨基酸与有机酸代谢障碍

一、苯丙酮尿症

苯丙酮尿症(phenylketonuria，PKU)是由于苯丙氨酸代谢途径中酶缺陷所导致的较为常见的常染色体隐性遗传病，不同国家和地区PKU发病率有所不同，在美国约为1/14 000，日本约为1/60 000。我国自1959年起有报道，根据12个省市对20万新生儿的调查(1985)，发病率为1/16 500。

(一)发病机制

苯丙氨酸是人体必需的氨基酸之一，正常小儿每日需要量为200～500mg，其中1/3供机体合成组织蛋白；2/3则通过肝细胞中苯丙氨酸-4-羟化酶(phenylalanine hydroxylase，PAH)的作用转化为酪氨酸，合成甲状腺素、多巴胺、肾上腺素和黑色素等。在苯丙氨酸的羟化过程中，还必须有辅酶四氢生物蝶呤(tetra-hydrobiopterin，BH_4)参与，人体内的BH_4来源于鸟苷三磷酸(GTP)，在其转化和再生过程中参与作用的酶有鸟苷三磷酸环化水合酶(GTP-CH)、6-丙酮酰四氢蝶呤合成酶(6-PTS)、二氢生物蝶呤还原酶(DHPR)和甲醇胺脱水酶(carbinolamine dehydratase，CD)等。PAH、GTP-CH、6-PTS、DHPR和CD等酶的编码基因分别位于12q22-24.1、14q22.1-q22.2、11q22.3-23.3、4p15.3和10q22，任一上述编码基因的突变都有可能导致相关酶的活力缺陷，致使体内苯丙氨酸代谢发生紊乱。高浓度的苯丙氨酸及其代谢产物可导致脑组织损伤。

本病按酶缺陷的不同可分为典型和BH_4缺乏型两种。典型PKU是由于患儿肝细胞缺乏PAH所致。BH_4是苯丙氨酸、酪氨酸和色氨酸等芳香氨基酸在羟化过程中所必需的辅酶：缺乏时不仅苯丙氨酸不能氧化成酪氨酸，而且造成多巴胺、5-羟色胺等重要的神经递质缺乏，加重神经系统的功能损伤。故BH_4缺乏型PKU的临床症状更重，治疗亦不易。

(二)临床表现

患儿出生时一般正常，一般3～6个月时出现症状，1岁左右症状明显。

1. 神经系统　智力低下的程度不等，约60%属于重型低下(1Q低于50)。约1/4患儿在生后18个月以内有癫痫发作，可随年龄的增长而逐渐减轻，或自动停止。发作类型可为婴儿痉挛或其他形式。BH_4缺乏型PKU患儿的神经系统症状出现较早且较严重，常见肌张力减低，嗜睡和惊厥，智能落后明显。神经系异常体征一般不多见。常见精神行为异常，如兴奋不安、多动、攻击性行为等。

2. 皮肤　约90%病儿在生后皮肤和毛发逐渐变为浅淡色，虹膜色素减少。约1/3患儿皮肤干燥，常有湿疹，甚至持续数年。

3. 体味　有的患儿有特殊的发霉样(鼠尿)气味，这是由于尿和汗液排出苯乙酸之故。

(三)诊断

本病为少数可治性遗传性代谢病之一，应早期确诊和治疗，避免产生神经系统的不可逆性损伤。由于患儿在早期不出现症状，必须强调症状前诊断，即在宫内或新生儿早期确诊。我国部分城市已开展对全部新生儿做PKU筛查。PKU的诊断方法如下。

1. 新生儿期筛查　生后3～5d在婴儿足跟采

末梢血吸在滤纸片上，多用细菌抑制法（Guthrie法）测血纸片中 PA 水平。一般认为，血 PA＞0.24mmol/L 即为筛查阳性，应再复查并做定量测定以做诊断。

2. 尿液筛查　适用于较大婴幼儿，三氯化铁试验呈绿色反应，2,4-二硝基苯肼试验可呈黄色沉淀反应，但特异性较差。

3. 血氨基酸分析和尿有机酸分析　筛查阳性以后，都要经过血 PA 和酪氨酸的生化定量以确诊。正常人血浆 PA 浓度＜0.12mmol/L（2mg/dl），经典 PKU 患儿生后乳类喂养数日后，血 PA 持续在 1.22mmol/L（20mg/dl）以上，而血中酪氨酸为正常或稍低。

4. BH_4 负荷试验　用于 BH_4 缺乏型 PKU 的诊断。患儿在餐前 30min 按 20mg/kg 服用 BH_4，在服前（0h）和服后 4h、8h 各采血 1 次，检测血浆 PA 浓度。典型 PKU 患儿在服用 BH_4 前后 PA 无大改变，BH_4 缺乏型患儿在服用 4h 后 PA 明显下降。

5. 尿蝶呤分析　应用 HPLC 测定尿液中新蝶呤和生物蝶呤的含量，可以鉴别各型 PKU。

6. 基因诊断　对 PAH 和 DHPR 缺陷，可用 DNA 分析进行基因诊断、杂合子检出和产前诊断。

（四）鉴别诊断

1. 暂时性高苯丙氨酸血症　见于新生儿或早产儿，血酪氨酸的增高比 PA 增高更为明显，可能为苯丙氨酸羟化酶成熟延迟所致。生后数月苯丙氨酸可逐渐恢复正常。

2. 持续性轻型高苯丙氨酸血症　症状较轻，多数患儿无明显智力低下。血 PA 为 0.244～1.22mmol/L。

3. 苯丙氨酸转氨酶缺陷　PA 负荷后，血 PA 增高，尿中苯丙酮酸只有轻度增高。

4. 二氢生物蝶呤还原酶（DHPR）缺陷　可引起严重高苯丙氨酸血症，临床表现为严重脑功能障碍。CT 和 MRI 可见进行性脑萎缩。诊断根据血 PA 增高，神经递质减少，皮肤成纤维细胞中 DHPR 的活性减低或消失。

5. 二氢生物蝶呤合成酶缺陷　临床表现同 DHPR 缺陷。但尿中新蝶呤增高，生物蝶呤减少。

（五）预防

避免亲缘结婚。杂合子之间不应婚配。开展新生儿筛查以早期发现 PKU 患儿，早期治疗，防止智力低下发生。对于高危家族，可做产前诊断以决定是否作选择性人工流产。

（六）治疗

1. 低苯丙氨酸饮食

（1）适应证：经典 PKU，以及血 PA 持续高于 1.22mmol/L 者。对于轻型或一过性高苯丙氨酸血症，则应根据情况选择治疗，不必一律控制饮食。

（2）原则：是使 PA 摄入量能保证生长发育和体内代谢的最低需要，又不使血中 PA 过高。饮食治疗至少坚持到青春期。在治疗过程中应定期检查血 PA 水平，注意生长发育情况，低 PA 饮食可能出现的不良反应有低血糖、低蛋白血症、大细胞贫血，以致生长发育落后，或糙皮病样皮疹、腹泻等症状。

2. 对 BH_4 缺乏型 PKU 患儿，需补充 BH_4、L-DOPA 和 5-羟色氨酸，一般不需饮食治疗。

3. 成年女性在怀孕前应重新开始饮食控制，血 PA 应在 0.3mmol/L 以下，直至分娩，以免高苯丙氨酸血症影响胎儿。

二、支链氨基酸代谢障碍

支链氨基酸（branch chain amino acid，BCAA）是一组脂族中性氨基酸，包括亮氨酸、异亮氨酸和缬氨酸。支链氨基酸的降解途径大致相似，需要一系列酶的参与。最后亮氨酸产生乙酰乙酸，异亮氨酸产生乙酰辅酶 A 和琥珀酰辅酶 A，缬氨酸产生琥珀酰辅酶 A。不同的代谢阶段有酶的缺陷时，可出现不同的疾病。该组疾病中多数以有机酸酸中毒为主要特征，常常表现为反复发生代谢性酸中毒，血浆阴离子间隙增大。

（一）枫糖尿症（maple syrup urine disease，MSUD）

属常染色体隐性遗传病，患儿尿液中排出大量 α-酮-β-甲基戊酸，因带有枫糖浆的香甜气味而得名。其发病率约为 1/18.5 万左右，在某些近亲通婚率高的地区或国家中，发病率较高。

1. 临床表现　本症分为 5 型。

（1）典型枫糖尿症：本型是最常见最严重的一型，其支链 α-酮酸脱氢酶活力低于正常儿的 2%。

出生后第 4～7 天逐渐呈现嗜睡、不宁、哺乳困难、体重下降等症状；肌张力减低和增高交替出现，常见去皮质样痉挛性瘫痪、惊厥和昏迷等，病情进展迅速。

患儿尿液有枫糖浆味；部分可伴有低血糖，酮症酸中毒，前囟饱满等。多数于生后数月内死于反复发作的代谢紊乱或神经功能障碍，少数存活者亦都有智能落后、痉挛性瘫痪、皮质盲等神经系统伤残。

(2)轻(或中间)型:酶活力为正常人的3%~30%,血中支链氨基酸和支链酮酸仅轻度增高;尿液有过量支链酮酸排出。少数可有酮症酸中毒等急性代谢紊乱情况发生;本型与硫胺有效型不易鉴别,可借助治疗试验协助诊断。

(3)间歇型:酶活力为正常人的5%~20%。平时无症状,体格和智能发育正常,通常在婴儿晚期或儿童期发病,亦有迟至成年人期发病者。大多由于感染、手术、摄入高蛋白饮食等诱发。发作时出现嗜睡、共济失调、行为改变、步态不稳,重症可有惊厥、昏迷、甚至死亡,尿液呈现枫糖浆味。患儿在发作间期血、尿生化检查正常,少数有智能低下。

(4)硫胺有效型:酶活力为正常人的30%~40%,其临床表现与中间型患儿类似。使用维生素B_1治疗可使患儿临床症状好转、血尿生化改变恢复正常,剂量一般100~500mg/d,同时限制每日蛋白质摄入量。

(5)二氢硫辛酰胺酰基脱氢酶(E_3)缺乏型:罕见,临床表现类似中间型,有严重乳酸酸中毒。一般在出生数月发病,逐渐出现进行性的神经系统症状,如肌张力减低、运动障碍、发育迟滞等。尿液中大量排出乳酸、丙酮酸、α-酮戊二酸、α-羟基异戊酸和α-羟基酮戊二酸等;由于丙酮酸的大量贮积,血中丙氨酸浓度亦增高。

2. *实验室诊断*

(1)新生儿期筛查:大多应用Guthrie细菌生长抑制法筛查本病,当血中亮氨酸浓度>305μmol/L(4mg/dl)时,应进一步检测尿中支链酮酸排出量。

(2)生化检测:对临床拟诊患儿应进行电解质和血气分析,如有代谢性酸中毒和阴离子间隙增宽,应进行血和尿液的氨基酸和有机酸分析。部分患儿在急性期可有低血糖。

(3)氨基酸和有机酸分析:应用GC-MS对患儿的血、尿或脑脊液中氨基酸和有机酸的定量检测可确诊:①血中支链氨基酸和支链有机酸水平增高;②在急性期,血中α-酮异戊酸浓度增高,尿液中α-羟异戊酸增高;③血中可检出本病特有的L-别异亮氨酸(L-alloisoleucine)。

(4)酶学检测:可检测培养的成纤维细胞、淋巴母细胞支链酮酸脱氢酶复合体的活力。

(5)DNA分析:对已知突变类型的家庭成员,可用PCR扩增DNA后用标记的单核苷酸探针检测。

3. *治疗*

(1)饮食治疗:应尽早开始,终身坚持。若在严重神经系统症状出现前(生后1周以内)开始,可望达到正常发育。必须限制食物中支链氨基酸的摄入量,以使血中支链氨基酸浓度能维持在正常范围内。一般推荐每日摄入含亮氨酸300~600mg的蛋白质,通常仅给予推荐量的1/2~2/3,应每周进行血氨基酸分析、进行调整。

(2)急性代谢危象的治疗:原则是迅速减少体内贮积的毒性代谢产物;提供足够的营养物质;促进机体的合成代谢,抑制分解代谢。

可采用的措施:①腹膜或血液透析。②全静脉营养,可用去除支链氨基酸的标准全静脉营养液。③用胰岛素0.3~0.4U/kg和葡萄糖,治疗需持续数日,以使血支链氨基酸及其酮酸保持在低水平。④基因重组生长激素(r-hGH)皮下注射,可减少组织蛋白分解。

(3)其他药物治疗:对维生素B_1有效型可给予维生素B_1 10~1 000mg/d。

(4)肝移植:典型MSUD患儿一经确诊即可考虑肝移植,术后很快见效,生化代谢恢复正常。

(二)甲基丙二酸血症

甲基丙二酸血症(methylmalonic acldemia,MMA)又称甲基丙二酸尿症,属常染色体隐性遗传。临床主要表现为早婴期起病,严重的间歇性酮症酸中毒,血和尿中甲基丙二酸增多,常伴中枢神经系统症状。

1. *发病机制* 遗传性甲基丙二酸血症有多种生化缺陷。包括两种变位酶蛋白缺陷产生的完全性变位酶缺陷(complete mutase deficiency,mut^0)和部分缺陷(partial deftciency,mut^-);两种腺苷钴胺素(AdoCbl)合成缺陷,即线粒体钴胺素还原酶(mitochondrial Cbl reduetase,cblA)缺乏和线粒体钴胺素腺苷转移酶(mitochodrial cobalamin adenosyltransferase,cblB)缺乏;以及3种由于胞质和溶酶体钴胺素代谢异常引起的腺苷钴胺素和甲基钴胺素(MeCbl)合成缺陷(cblC,cblD,cblF)。患者为遗传缺陷mut^0、mut^-、cblA和cblB时仅有甲基丙二酸血症,临床表现相似。缺陷为cblC,cblD,cblF时产生甲基丙二酸血症和同型胱氨酸尿症(homocystinuria)。

2. *临床表现* 甲基丙二酸血症虽有多种生化缺陷,但临床表现类似。

(1)起病早,一般于新生儿或早婴儿期发病。

(2)常见嗜睡、生长发育不良、反复发作性呕吐、脱水、呼吸窘迫和肌张力低下。部分有智能落后、肝大和昏迷。

(3)缺陷为 mut^0 者症状出现早,80%在出生后第 1 周。血清钴胺素浓度正常,有代谢性酸中毒,80%有酮血或酮尿症,70%有高氨血症。50%的病人有白细胞减少、血小板减少和贫血。部分病例有低血糖症。

(4)患者尿或血中有大量甲基丙二酸。轻症、晚发性或所谓"良性"病例甲基丙二酸水平较低。摄入丙酸和甲基丙二酸前体蛋白或氨基酸会增加甲基丙二酸积聚,甚或引发酮症或酸中毒。

3. *诊断*　应用 GC-MS 进行血、尿有机酸分析可诊断本症。应注意排除新生儿期其他原因引起的酮症酸中毒、钴胺素缺乏,和单纯同型胱氨酸尿症。各种遗传缺陷的确定有赖于培养细胞酶学分析。羊水或中期妊娠孕母尿中甲基丙二酸浓度或培养羊水细胞中酶活性测定可进行产前诊断。

4. *治疗*　饮食治疗有效。应尽早开始限制蛋白质摄入量,减少甲基丙二酸前体氨基酸的摄入。L-肉碱和口服维生素可能有效。部分病例对补充大剂量维生素 B_{12} 有效,即维生素 B_{12} 依赖型甲基丙二酸血症,可首先给予维生素 B_{12} 1～5mg/d,共 1 周,若出现效果则可长期给予维持量治疗,剂量一般为每周 1mg,根据临床和生化反应调整。

(三)丙酸血症

丙酸血症(propionic acidemias)是丙酸分解代谢过程中的一种遗传性缺陷,系丙酰辅酶 A 羧化酶(propionyl CoA carboxylase)缺乏所致,为常染色体隐性遗传。以反复发作的代谢性酮症酸中毒,蛋白质不耐受和血浆甘氨酸水平显著增高为特征。病人血中有大量丙酸积聚,白细胞中丙酸氧化障碍,成纤维细胞中羧化酶缺陷等。丙酰辅酶 A 羧化酶缺陷亦见于遗传性生物素代谢缺陷所致的多种生物素依赖性羧化酶(multiple biotin-dependent carboxylases)缺乏,因此所谓丙酸血症是指一组相关的遗传代谢病。

1. *丙酰辅酶 A 羧化酶缺乏*(propionyl CoA carboxylase deficiency)

(1)发病机制:本症为支链氨基酸分解代谢异常。患者有显著高甘氨酸血症,血浆缬氨酸、异亮氨酸和亮氨酸水平增高,而酮症酸中毒发作均继发于进食支链氨基酸饮食后。丙酸浓度可高达 5.4mmol/L,超过正常婴儿 100 倍以上。尿中丙酸及其衍生物亦显著增高。患者细胞提取物中丙酰辅酶 A 羧化酶活性明显降低,为正常的 1%～5%。羧化酶分子有 α 和 β 2 个亚单位,由 *pcc*A 和 *pcc*BC 两种突变造成酶缺陷,分别影响两个亚单位,但 β 亚单位常有部分残留。

(2)临床表现:①丙酸血症发病大多较早。在新生儿期出现严重酸中毒,表现为拒食、呕吐、嗜睡和肌张力低下,脱水、惊厥、肝大亦较常见。②部分病例发病较晚,表现为急性脑病,或发作性酮症酸中毒,或发育迟缓。③本病神经系统症状以发育迟缓、惊厥、脑萎缩和 EEG 异常为主要特征。

(3)诊断:①新生儿期出现酮症或酸中毒均应考虑到丙酸羧化酶缺陷。诊断需测定血或尿中丙酸及其代谢产物浓度,以及白细胞或成纤维细胞中丙酰辅酶 A 羧化酶活性。由于丙酸积聚亦可见于甲基丙二酸代谢缺陷病人,故酶活性测定才能最终确诊。②对高危新生儿测定脐血中酶活性可诊断。③通过测定培养羊水细胞或绒毛膜绒毛组织酶活性,或羊水中甲基枸橼酸水平可进行产前诊断。

(4)治疗:低蛋白[0.5～1.5g/(kg・d)]或低丙酸前体饮食为目前最佳治疗,可减少酮症酸中毒发作次数。由于空腹会增加丙酸代谢物排泄,故应增加喂养次数。急性发作尤伴有高氨血症者可考虑腹膜透析。生物素为丙酰辅酶 A 羧化酶辅酶,但治疗本病无效。L-肉碱口服(100mg/kg)有一定临床效果。肠道细菌产生一定量的丙酸,口服维生素有可能降低血清和组织中丙酸浓度。

2. *多种羧化酶缺乏*(multiple carboxylase deficiency)　为生物素代谢缺陷,生物素治疗有效。其尿中可测出丙酰辅酶 A 缺乏和 B-甲基巴豆酰辅酶 A 羧化酶缺乏的共同代谢产物。培养成纤维细胞中生物素依赖性酶均缺乏。根据生化缺陷分 2 组:第一组为全羧化酶合成酶缺乏,患儿多在生后数天或数周出现喂养困难、肌张力低下、嗜睡和惊厥,部分有弥漫性皮疹和(或)脱发;第二组为生物素酶缺陷,更多见。发病多晚至出生后 3 个月,有各种神经系统症状如惊厥、肌张力低下、发育迟缓、听力丧失和视神经萎缩。两组病人均对生物素补充(10mg/d)反应敏感,作用迅速而持久。故多种羧化酶缺乏在生物素反应以及远期预后方面显著不同于单纯性丙酰辅酶 A 羧化酶缺乏,但两者临床表现十分相似。

(四)异戊酸血症(isovalericacidemia)

1. *发病机制* 为异戊酰辅酶A脱氢酶缺乏(isovaleryl-CoA dehydrogenase deficiency)所致,属常染色体隐性遗传,异戊酰辅酶A脱氢酶的基因定位于染色体15q14-q15。临床表型不一,同一家族中可有急性新生儿期发病者或慢性间歇型患者。部分可由非遗传因素所致。

2. *临床表现* 有两种不同的临床类型,约50%病人表现为急性严重的新生儿期疾病,而另50%病例表现为慢性间歇性发作。两型生化缺陷相同,均为异戊酰辅酶A脱氢酶活性缺乏。

急性型婴儿在出生时正常,出生后1～14d(大多3～6d)出现拒奶、呕吐,继而表现为脱水、倦怠和嗜睡。多有体温低下、震颤或抽搐、惊厥。常伴有因异戊酸增高引起的难闻的"汗脚"气味。代谢性酸中毒伴轻至中度酮尿,乳酸血症,显著高氨血症(200～1 200μM),以及低钙血症均较常见。典型病程为迅速出现发绀,继而昏迷、死亡。死亡原因可能是严重代谢性酸中毒、脑水肿、出血或继发性感染。

随着诊断技术的提高和治疗手段改善,如甘氨酸和肉碱的使用等,预后好转。如病人在新生儿期存活,随后病程可转为慢性间歇型,其后发育可能正常。

慢性间歇型患者在婴儿期发作最为频繁,随年龄增长感染机会减低、蛋白质摄入减少而发作减少。反复发作的症状包括呕吐、嗜睡,进展为昏迷。有酸中毒伴酮尿,以及特殊的"汗脚"气味等。限制蛋白质摄入和输注葡萄糖可缓解症状。许多病人对高蛋白食物产生自然厌恶。

3. *诊断* 由于异戊酸血症的临床表现为许多有机酸尿症共有,其诊断有赖于有机酸分析。急性发作期的"汗脚"气味可能提示本病,但戊二酸尿症Ⅱ型因体内有丁酸、异丁酸、2-甲基丁酸和异戊酸积聚亦可有类似气味,需进行鉴别诊断。

在缓解期通常没有气味。新生儿或年长婴儿同时出现多种症状如拒奶、呕吐、嗜睡、昏迷、代谢性酸中毒、酮症、高氨血症、低钙血症、血小板减少、中性粒细胞减少和全血细胞减少等,应考虑本病。

尿中肉碱酯分析可作为异戊酸血症的辅助诊断。口服L-肉碱100mg/kg可使异戊酰肉碱排泄量增加至3 200mmol/mmol肌酐,提示服用肉碱可增加用乙酰肉碱测定诊断异戊酸血症的可靠性。

用荧光法测定异戊酰辅酶A脱氢酶活性、或培养羊水细胞中[1-^{14}C]异戊酸大分子标记、或用稳定性放射性核素稀释法测定羊水中异戊酰甘氨酸含量可对异戊酸血症进行产前诊断。

4. *治疗* 急性期的非特异性治疗同其他多种有机酸尿症。一般认为饮食控制疗法可有效减少急性发作次数。

甘氨酸和肉碱可促进清除异戊酰辅酶A,使其转变成易排泄的无毒性产物即异戊酰甘氨酸和异戊酰肉碱。

三、先天性高氨血症

体内氨基酸分解而产生的氨,以及由肠管吸收的氨,是体液的正常成分,但过量的氨具有神经毒性。人体对氨的主要解毒方式是在肝内将氨合成尿素,再随尿排出。合成尿素的代谢途径称为尿素循环(ureacycle)。通过尿素循环和其他解毒方式,血氨得以维持于正常水平,一般为27～82μmol/L。尿素循环必须有6种酶的参与:当该循环中某一种酶有先天性缺陷时,由氨合成尿素的过程发生障碍,游离的氨贮积体内,形成高氨血症,临床上表现为严重的脑功能障碍。

此病的临床表现都是以高氨血症所导致的神经系统症状为主,但各型之间、或同一型的不同患儿之间症状的变异较大,酶缺陷愈近尿素循环起始端症状愈重(表15-4)。

(一)临床表现

本组疾病的发病年龄可自新生儿期至成年人阶段。发病者大多为足月儿,生出后1～3d内无明显症状,后逐渐出现嗜睡、拒食,病情进展迅速,在数小时内可发生呕吐、体温不升、过度换气等,并由嗜睡进入昏迷。此时如检测血清尿素氮水平常低于1mg/dl,血氨浓度增高;CT脑扫描可发现脑水肿,但多数患儿被误诊为肺部疾病、败血症或颅内出血等疾患,以致处理不当而夭折。

较大儿童或成年人则在进食高蛋白后引发。常出现呕吐、嗜睡、烦躁、易激惹、失定向力、共济失调等神经系统症状。发作时除高氨血症外,呼吸性碱中毒常见。易被误诊为胃肠炎、周期性呕吐、脑炎、Reye综合征、癫痫、无黄疸型肝炎等疾病。

表 15-4　尿素循环中的酶及其缺陷所致的疾病

酶	基因定位	表达组织	酶缺陷导致的疾病	遗传方式	发病率
氨甲酰磷酸合成酶(CPS)	2p	肝、肠(线粒体)	高氨血症Ⅰ型	AR	1/800 000
鸟氨酸氨甲酰基转移酶(OTC)	Xp21.1	肝、肠和肾(线粒体)	高氨血症Ⅱ型	X连锁	1/80 000
精氨酰琥珀酸合成酶(AS)	9q34	肝、肾及成纤维细胞(胞质)	瓜氨酸血症	AR	1/250 000
精氨酰琥珀酸裂解酶(AL)	7q11.2	肝、肾、脑、红细胞及成纤维细胞(胞质)	精氨酰琥珀酸尿症	AR	1/70 000
精氨酸酶(ARG)	6q23	肝、肠及红细胞(胞质)	精氨酸血症	AR	罕见
N-乙酰谷氨酸合成酶(NAGS)		肝、肠(线粒体)	N-乙酰谷氨酸合成酶缺陷症	AR	罕见

(二)实验室检查

1. *血氨测定*　常用酶学方法检测，患儿常＞200μmol/L(正常婴儿＜35μmol/L)。

2. *血尿素测定*　正常或偏低。

3. *血气分析*　因氨对呼吸中枢的刺激作用，常引致患儿呼吸深快、过度换气而发生呼吸性碱中毒，据此可与其他疾病时的高氨血症相鉴别。

4. *血、尿液氨基酸和有机酸分析*　见表 15-5。

5. *酶学诊断*　采集肝、肠黏膜、培养的皮肤成纤维细胞或红细胞等标本进行分析。

6. *DNA 分析*　迄今仅对 CPS 和 OTC 缺陷者进行 DNA 分析技术比较成熟。

(三)鉴别诊断

高氨血症除见于尿素循环各种酶的缺乏外，尚见于以下各病症。

1. 各种有机酸血症，如丙酸血症、甲基丙二酸血症、异戊酸血症和Ⅱ型戊二酸尿症等。

2. 脂肪酸β-氧化障碍，如中链酰基辅酶 A 脱氢酶缺乏(MCAD)等。

3. 碱性氨基酸转运缺陷，如赖氨酸尿性蛋白不耐症、HHH 综合征(高鸟氨酸血症-高氨血症-同型瓜氨酸血症综合征)等。

这些疾病通常都伴有酮症酸中毒和低血糖，且通过检测血、尿液中的氨基酸和有机酸成分即可鉴别。

(四)治疗

1. *主要措施*　限制蛋白质的摄入；利用其他代谢途径增加氨的排出；供给缺乏的营养成分。

(1)限制蛋白质摄入量：婴儿期 1.5～2.0g/(kg·d)；幼儿期为 1.2～1.5g/(kg·d)；儿童期约 1g/(kg·d)。监测血氨和血谷氨酰胺水平有助于决定蛋白质的摄入量是否合适。

表 15-5　各型尿素循环酶缺陷患者的氨基酸、有机酸分析结果

酶缺陷	CPS	OTC	AS	AL	ARG	NAGS
血浆						
谷氨酰胺	↑～↑↑	↑～↑↑	↑～↑↑	↑～↑↑	↑～↑↑	↑～↑↑
丙氨酸	↑～↑↑	↑～↑↑	↑～↑↑	↑～↑↑	↑～↑↑	↑～↑↑
瓜氨酸	↓	↓	↑↑↑	↑↑	N	↓～N
精氨酰琥珀酸				↑↑↑		
精氨酸	↓～N	↓～N	↓～N	↓～N	↑↑↑	↓～N
尿液						
精氨酸	N	N	N	N	↑	N
精氨酰琥珀酸				↑↑↑		
乳清酸	N	↑↑↑	↑	↑	↑↑	N

(2)促进氨的排出:苯甲酸钠、苯乙酸钠剂量均为0.25～0.5g/(kg·d)。常见的不良反应是恶心、呕吐。由于苯乙酸钠有恶臭,不易为患儿接受,故亦有用苯丁酸钠(可在肝中氧化为苯乙酸)代替

(3)补充必需氨基酸:除精氨酸酶缺乏外,都应补充精氨酸,使血浆精氨酸维持在50～200μmol/L。

(4)其他药物:丙戊酸钠可以促使本组疾病患儿病情恶化,故属禁用。NAGS缺乏型患儿可试用N-氨甲酰谷氨酸口服,剂量为100～300mg/(kg·d)。

2. *急性高氨血症的治疗*

(1)立即停止摄食蛋白质,静脉输给含有电解质的10%葡萄糖溶液和脂肪液[1g/(kg·d)],以提供足够的热量、水分和电解质。

(2)以苯甲酸钠0.25g/kg、苯乙酸钠0.25g/kg和精氨酸0.2～0.8g/kg加入10%葡萄糖溶液(20ml/kg)内,于1～2h内静脉输入。此后按上述剂量加入每日输液中缓慢输注。

(3)口服广谱抗生素数日,或新霉素灌肠,以抑制肠道细菌产生氨。

(4)上述治疗未能降低血氨时应进行腹膜透析或血液透析。

(5)重症患儿可以在情况稳定后考虑肝移植术。

3. *长期治疗* 急性高氨血症恢复后的轻、中、重型患儿都需维持长期治疗。

(1)患儿饮食中的蛋白质必须控制在1～2g/(kg·d);必须保证热量、维生素和微量元素等的需要量。

(2)苯甲酸钠、苯乙酸钠(或苯丁酸钠)、精氨酸(或瓜氨酸)等必须长期服用,以维持血氨<80μmol/L和血浆谷氨酰胺<800μmol/L。

(3)除定期进行体格测量、检查以评估生长发育情况并进行调整治疗方案外,还应定时监测血浆中各种必需氨基酸是否处于正常范围。

(五)产前诊断

尿素循环中各型酶的缺陷都可以进行产前诊断。

1. CPS缺乏型可以用限制性内切酶*Bgl*-1进行RFLP分析。

2. OTC缺乏型可用*Msp*I、*Bam*HI和*Tag*I等内切酶进行RFLP分析。

3. AS缺乏型可通过用核素标记的^{14}C-瓜氨酸检测培养羊水细胞中AS酶活性。

4. AL缺乏型可通过测定培养羊水细胞的酶活力或羊水中的精氨酰琥珀酸含量诊断。

5. 精氨酸酶缺乏型可用Pvu Ⅱ型内切酶进行RFLP分析诊断。

6. NAGS缺乏型目前仅能用肝活检测定酶活力的方法进行诊断。

四、同型胱氨酸尿症

(一)病因与发病机制

本病是常染色体隐性遗传病,基因位于21号染色体长臂。本病至少有3种不同的生化缺陷型。

1. 胱硫醚合成酶缺乏型(简称"合成酶型"),最常见。病变主要见于各种血管,在各器官,包括脑组织的血管内膜有增厚和纤维化,可有血栓形成。常有晶状体异位和骨骼畸形。这些病理改变的原因可能是由于过多的同型胱氨酸激活凝血因子,抑制胶原的形成,引起结缔组织异常。维生素B_6是胱硫醚合成酶的辅酶,故应用大剂量B_6对部分病例有效。

2. 甲基四氢叶酸-同型半胱氨酸甲基转移酶缺乏型(简称"甲基转移酶型"),是同型半胱氨酸经甲基转移酶作用变为蛋氨酸的代谢途径发生紊乱。维生素B_{12}是该酶的辅酶。

3. 5,10-N-甲烯四氢叶酸还原酶缺乏型(简称"还原酶型"),同型半胱氨酸的甲基化作用不足就与同型半胱氨酸共同蓄积于体内。

(二)临床表现

典型的症状见于胱硫醚合成酶缺乏型的病例。患儿初生时正常,5～9个月间起病。主要症状是骨骼异常、晶状体脱位、血栓形成、智力发育落后、惊厥等。

1. 骨骼畸形有四肢和指(趾)细长[蜘蛛指(趾)],易误认为是马方综合征。X线检查可见骨质疏松,椎体背侧呈双凹形,以及脊柱侧弯等。

2. 眼部症状多有晶状体脱位,多发生于3～10岁,常伴青光眼,视网膜剥离。

3. 血栓形成可发生于任何器官,约50%的病例发生过1次或多次血栓栓塞发作,颅内血管、冠状动脉、肾动脉、肺血管、皮肤血管等均可有血栓形成,并出现相应的症状。

4. 神经系统症状较明显,可有智力低下,惊厥发作。多发性脑血管意外可致偏瘫、假性延髓麻痹,也可有精神症状。

5. 其他症状也可见到,如颧部潮红、皮肤大理石花纹、皮肤薄、毛发稀少易折,凝血酶原减少、肌病等。

本病的"甲基转移酶缺乏型"症状较轻,可有骨骼畸形,体格和智力发育迟缓,但很少见晶状体异位和血栓形成。本型还可合并甲基丙二酸尿症。

本病的"还原酶缺乏型"以神经系统症状为主,如惊厥、智力低下、精神分裂症样症状、肌病等。没有骨畸形、晶状体异位,无血管症状。

(三)诊断

根据临床表现以及实验室检查可确诊。

1. 血、尿氨基酸分析。血浆中同型半胱氨酸和甲硫氨酸浓度增高,而胱硫醚和胱氨酸水平下降;尿液中排出大量同型半胱氨酸。

2. 确诊要靠酶活性测定,可用皮肤成纤维细胞测定酶的活性,也可用此法检出杂合子。

3. 产前诊断可测羊水细胞的酶活性。

(四)鉴别诊断

本病需与马方综合征鉴别。两者的共同点是晶状体异位、蜘蛛指(趾)、心血管症状。但遗传方式和病情发展不同。本病为隐性遗传,马方综合征是常染色体显性遗传,指(趾)细长自初生即可见到;而同型胱氨酸尿症在初生为正常,数年后骨骼的生长不成比例,而四肢加长,此外还有血栓栓塞症状,骨质疏松,椎骨有双凹畸形等。更重要的是马方综合征没有本病的生化代谢异常。

(五)治疗

本病的"合成酶型"应限制蛋氨酸摄入量或限制蛋白。"甲基转移酶型"和"还原酶型"则不应限制蛋氨酸入量。本病各型均可试用大剂量维生素治疗。可先用维生素 B_6 100～500mg/d,连用数周,有效后渐减量,然后维持于最低有效量(约为25mg/d)。维生素 B_6 无效者可加用叶酸 10～20 mg/d,维生素 B_{12} 0.5～1.0 mg/d。大剂量维生素完全无效者,应限制蛋氨酸入量,补充胱氨酸,加用甜菜碱。

五、色氨酸转运异常

色氨酸的转运异常可导致烟酰胺生成不足,可引起糙皮病样综合征,即遗传性烟酸缺乏病(Hartnup 病)。Hartnup 病是一种少见的常染色体隐性遗传病,临床特点是光敏性皮疹,间歇性小脑性共济失调,智力落后和肾性氨基酸尿。

(一)病因

本病是中性氨基酸的膜转运系统的功能紊乱,肾小管和肠管上皮对中性氨基酸的吸收和转运都有障碍。食物中的色氨酸及其他中性氨基酸在肠管内有吸收障碍,故由粪便中排出。此外,由于转运缺陷,近端肾曲管对中性氨基酸回吸收的功能减低,形成中性氨基酸尿。其他氨基酸(如酸性氨基酸或碱性氨基酸)的转运系统正常。

(二)临床表现

神经系统症状主要是间歇性小脑性共济失调,可持续 2 周左右;此外可有眼球震颤、复视、头痛等。约 50%患儿有智力低下,以后随年龄增长而可有智力进步。精神症状亦为间歇性。皮肤暴露于阳光的部位有干燥、红斑、色素沉着,与糙皮病相似。营养不良可加重本病的症状。

(三)诊断

本病诊断根据临床症状和以下实验室特点:①中性氨基酸尿;②粪便中有大量中性氨基酸;③尿中有尿蓝母和吲哚乙酸;④血中氨基酸浓度正常。

(四)治疗

摄入高蛋白食物和服用大剂量烟酸,常使病情好转。烟酸的剂量为 50～200mg/d。应避免日光直晒。也有人认为不需要治疗,因为症状可随年龄的增长而减轻。

六、眼脑肾综合征

眼脑肾综合征又称 Lowe 综合征,是一种 X 连锁隐性遗传病,基因位于 X 染色体长臂(Xq25)。本病的发病机制是膜对氨基酸的转运障碍。代谢紊乱与范可尼综合征相似。神经病理改变主要是脑积水,脑穿通畸形、大脑皮质分子层稀疏,小脑发育不良等。

(一)临床表现

生长迟缓、苍白、智力发育落后、语言障碍。初生即可见先天性白内障,可伴青光眼、眼震、眼球飘浮样运动。全身肌张力低下,腱反射减低或消失。还可能有过度兴奋、喊叫等行为异常。佝偻病症状自婴儿期即已明显。病情严重者可因肾衰竭、脱水、间发感染而死亡。如能存活数年,以后的病情可以逐渐好转。

(二)诊断

根据临床表现和实验室改变可协诊该病。本病的主要生化代谢改变是:①肾小管性酸中毒。②全面性氨基酸尿可以很早发生,甚至在生后第 10

天即可查出。尿中赖氨酸的浓度比其他氨基酸更高。③蛋白尿，有机酸尿。④低磷酸血症性佝偻病。CT检查可见脑室周围白质密度减低。MRI的T_2相可见不规则片状高信号。女性携带者也可见晶状体浑浊，但神经系统和肾功能正常。

(三)治疗

应积极用维生素D和碱性液以治疗酸中毒和佝偻病。力求患儿能存活较长时间，以期随年长而病情减轻。

七、黑酸尿症

黑酸尿症(alcaptonuria)是常染色体隐性遗传病，是1908年Garrod最早提出的先天代谢异常之一。自1959年起我国已有报道。本病是先天性尿黑酸氧化酶缺乏，由酪氨酸分解而来的尿黑酸不能进一步分解为乙酸。过多的尿黑酸由尿排出，并在空气中氧化黑色。

(一)临床表现

新生儿期即可由尿排出大量尿黑酸。新鲜尿的颜色正常，放置空气中则变为棕色色。尿黑酸的排出量与苯丙氨酸和酪氨酸的摄入量有关。患儿并无其他不适。成年以后可出现褐黄病，乃因被氧化的尿黑酸长期沉积于结缔组织中，致使耳郭、巩膜、鼻、颊区等变为褐色或蓝黑色，晚期可伴有骨关节炎。

(二)诊断

本病尿中有大量尿黑酸：而血中尿黑酸不高。患儿尿加三氯化铁呈深紫色反应；尿的还原物质试验呈黑褐色；尿加入饱和硝酸银水溶液(用氨溶解)变为黑色。上述筛查方法再经层析、分光光度测定，或尿黑酸氧化酶活性测定，即可确诊。

(三)治疗

早期诊断的患儿可试用饮食疗法，减少蛋白质摄入，或只减少苯丙氨酸及酪氨酸摄入，但一定要保证营养需要。据报道，大量维生素C有一定好处。晚期的褐黄病无有效治疗方法。

八、白　化　病

(一)病因

白化病(albinism)是遗传性黑素合成障碍。全身性白化病是常染色体隐性遗传；皮肤型白化病是常染色体显性遗传；眼球型白化病是性连锁隐性。酪氨酸转变为黑素的代谢途径中，需要酪氨酸酶和多巴氧化酶。白化病时，黑素细胞内的酶系统有先天性缺陷，不能形成黑素。

(二)临床表现

全身型白化病时，皮肤、毛发、虹膜、视网膜、脉络膜均无黑素。皮肤呈弥漫性乳白色或淡粉红色，阳光照射易发生红斑，但无色素沉着；毛发纤细，呈银白色或淡黄色；虹膜灰蓝色或透明，视网膜缺少色素，瞳孔在小儿患者为淡红色，到成年人则黑色增加，可伴畏光、眼震、视觉减低、视野异常、斜视等。皮肤型白化病的症状限于皮肤和毛发，对眼部无影响。眼型白化病多见于男性，眼底缺乏色素，脉络膜血管清楚可见，虹膜透明，有眼震颤。

(三)鉴别诊断

全身型白化病应与切东综合征(Chediak-Higashi syndrome)鉴别，后者是常染色体隐性遗传病，也有皮肤、毛发和虹膜颜色浅淡，以及畏光和眼震等症状，但此外还有免疫缺陷，易感染，有恶性淋巴瘤的倾向，肝、脾大，粒细胞胞质内有特殊颗粒(嗜海蓝色包涵体)，同时有神经系统受累。

限局性皮肤型白化病应与后天获得性白癜风(vitiligo)鉴别。

(四)治疗

无特殊治疗方法。应避免阳光直射以防灼伤，佩戴合适的有色镜片可减轻眼部的不适。

(罗小平)

第五节　其他代谢异常

一、血浆蛋白质及脂蛋白代谢异常

(一)脂蛋白代谢异常

脂蛋白是一种载体，它与脂溶性的血浆脂质结成为水溶性的脂质蛋白质复合物而运转至全身。脂蛋白代谢异常根据症状、血生化改变和遗传等特点分为5型。又分为原发性(家族性)与继发性两大类。儿童时期所见的多为家族性，本节主要介绍ⅡA型，家族性高脂蛋白血症或家族性高胆固醇血症(familial hyperbetalipoproteinemia；essential familial hypercholesterolemia，FH)。

1\. *发病机制*　是儿童时期高脂蛋白血症最常

见的类型。常染色体显性遗传。以 LDL 浓度明显增高为本病特点。细胞膜上的低密度脂蛋白受体(Low densitylipoprotein receptor，LDLR)基因突变，使 LDLR 数目减少或缺如，影响 LDLR 与 LDL 的结合，造成血浆胆固醇(TC)浓度增高并过多淤积在组织内。临床上常有黄色瘤和早发冠心病。人类 LDLR 基因位于 19q13.2～13.3，长度 45Kb，18 个外显子和 17 个内含子。目前世界范围内已发现有 600 多种 LDLR 基因突变，突变类型不一，有错义、无义、插入及缺失等类型。

杂合子的患病率，在欧美等国大约为 1/500，纯合子为 1/百万。本病多有明显的家族史，父或母中至少 1 人有高胆固醇血症，父母系中有的成员于 50 岁前死于心肌梗死。纯合子的症状较重，多以黄色瘤为最早发现的症状，多见于眼睑、肌腱，尤以跟腱为多见，皮下黄色瘤可见于肘、膝和臀部。角膜老人环亦较多见，29 岁以前可出现冠状动脉硬化心血管病，发展很快。杂合子病人在动脉硬化出现前可无其他症状，多在筛查中发现。

2. 实验室检查

(1)总胆固醇高，儿童时期任何年龄胆固醇高于 6.24mmol/L(240mg/dl)即不正常，纯合子病人多可高达 13.0mmol/L(500mg/dl)以上，甚至高至 31.2mmol/L(1 200mg/dl)。脐血即可有胆固醇增高。

(2)三酰甘油正常，磷脂轻度增高。电泳分析显示低密度脂蛋白增多。

(3)LDLR 活性检测。通过血淋巴细胞或表皮成纤维细胞培养检测 LDLR 活性水平，可确诊。

(4)基因诊断。直接检测 LDLR 基因，找出致病性基因突变可确诊，亦可用于高危人群的产前诊断。

3. *诊断*　FH 患者的临床表现取决于 LDLR 缺陷的严重程度。纯合子患者根据特征性的血浆 TC、LDL-C 显著升高，黄色瘤、早发性心脑血管性疾病，不难作出诊断。杂合子患儿儿童时期缺乏症状，应结合家族史、血浆 TC 增高等进行诊断。

4. *治疗*　目的是将 LDL 浓度降到较低的水平，减少动脉粥样硬化性心血管病发生的危险。

(1)饮食治疗：限制脂肪入量，总热量中由脂肪供给的热量应减至 20%以下，由于多链不饱和脂肪酸可促进肝内胆固醇氧化为胆酸而排出，故应以多链不饱和脂肪酸为主(如亚油酸、亚麻油酸、花生油酰酸、大豆油、玉米油等)，这比限制胆固醇入量更为重要。

(2)药物治疗

①降低血胆固醇的药物：如胆固酰胺(cholestyramine)又称消胆胺是一种碱性阴离子交换树脂，能与胆酸结合，影响肝肠循环，增加胆固醇与胆酸排出，使血胆固醇下降。剂量为 0.3g/(kg·d)，口服，但此药味道难吃，且能致脂肪痢，有些病例服用后可抑制内源性胆固醇的反馈作用，反而使胆固醇升高。长期服用还可影响脂溶性维生素的吸收，故应补充维生素 A、维生素 D、维生素 E、维生素 K 等。

②安妥明即去脂乙酯(clofibrate)：该药能抑制甲羟戊酸的合成，从而使胆固醇的合成受到影响。始量为 1g/(m^2·d)，分 3～4 次口服，逐渐加量至最小耐受量。不良反应有恶心、呕吐，偶出现粒细胞减少，肌痛和轻度肝功能损害。

③ HMG-CoA 还原酶抑制药(Statins，他汀类)：为减少内源性胆固醇的合成，刺激肝细胞合成 LDLR，增加 LDL 的摄入，降低胆固醇。洛伐他汀 10mg/d 开始，8 周后增至 20mg/d，16 周后增至 40 mg/d，以后维持剂量。

(3)基因治疗：主要针对纯合子，目前国外已有报道，治疗 5 例病人，在治疗 4 个月时，通过肝活检已证实了 LDLR 转基因表达，2 例病人 LDL 浓度下降，分别下降为 17%和 22%，但 LDL 浓度在其他 3 例中无变化。此疗法有待进一步的研究。

(二)无 β 脂蛋白血症(abetalipoproteinemia)

无 β 脂蛋白血症又称为棘红细胞症(acanthocytosis)，是一种罕见的常染色体隐性遗传病。可能是三酰甘油转运蛋白基因的突变。本病的基本生化缺陷是脱辅基脂蛋白-丝氨酸的合成障碍，不能形成 β 脂蛋白、前 β 脂蛋白和乳糜微粒，从而脂类转运功能受损，三酰甘油蓄积于肠黏膜细胞内，红细胞和神经系统也有严重损害。

临床特点为脂肪吸收障碍，脊髓小脑退行性变和色素性视网膜病。实验室检查可见新鲜红细胞有多数尖刺伸出，故称棘红细胞症。脑脊液蛋白不增高。特征性改变是血清中总脂、胆固醇、磷脂、三酰甘油均明显减少。测不到 β 脂蛋白、前 β 脂蛋白及乳糜微粒。本病尚无有效的治疗方法。可给低脂肪饮食，用中链三酰甘油以补充热量。供给大剂量维生素 A、维生素 D、维生素 E、维生素 K 等可能改善症状。

二、脂肪酸氧化代谢障碍

线粒体脂肪酸氧化缺陷(mitochondrial fatty acid oxidation disorder)是由多种酶的遗传性缺陷引起脂肪酸的转运和β氧化过程异常所致的一组代谢缺陷病。临床表现主要为发作性饥饿性昏迷和低酮性低血糖、肝功能损害、肌病、心肌病和脑病,多见于婴儿和儿童,过去常误诊为Reye综合征、婴儿猝死综合征。3%~5%的婴儿和儿童不明原因突然死亡是由该病所致。发作间期可无症状。如能早期诊断,及时治疗可明显降低复发率和死亡率。随着串联质谱仪在新生儿筛查中的应用及对高危人群开展产前诊断,使更多的患儿在临床症状出现之前得到诊断。

目前已知的遗传性线粒体脂肪酸氧化缺陷有11种,包括肉碱摄取缺陷,肉碱-酰基肉碱转移酶,肉碱-棕榈酰转移酶Ⅰ、Ⅱ(CPT-Ⅰ、CPT-Ⅱ),极长链、长链、中链和短链酰基辅酶A脱氢酶(VLCAD、LCAD、MCAD、SCAD),长链、短链-3羟酰基辅酶A脱氢酶(LCHAD、SCHAD)、线粒体三功能性蛋白(MTP)等酶缺陷;属常染色体隐性遗传。其中常见的是MCAD缺陷,其基因突变绝大多数为A985G突变。LCHAD基因突变为G1528C,该突变在芬兰人群中的频率约1/240。VLCAD缺陷日益受到重视,表现为发作性代谢失常或单纯性肌红蛋白尿,其基因突变至少有4种类型。MTP由α、β亚基组成,当各亚基基因突变时使MTP酶活性显著降低,长链脂肪酸代谢障碍,其临床表现与LCAD相似。人类CPI-Ⅱ基因定位于1号染色体,CPI-Ⅱ缺陷分良性成人型和婴儿型,前者50%为Sl13L突变;后者已发现有25种以上的突变类型。线粒体脂肪酸β氧化的代谢途径见图15-4。

(一)临床表现

1. 大多数起病早,于婴儿期或儿童期起病,但肉碱-酰基肉碱转移酶缺陷者常于新生儿期死亡。

2. 饥饿时出现急性代谢紊乱:摄食减少或能量消耗增加;进行性反应迟钝、昏迷;类似Reye综合征、婴儿猝死综合征;呈发作性,有家族史。

3. 依赖于脂肪酸代谢的组织损害:肌痛、肌无力,肌张力低下,骨骼肌溶解;心肌肥大、心内膜弹力纤维增生、心律失常;肝大和肝功能异常;肝组织活检可见脂肪浸润。

(二)实验室检查

1. 发作期血糖降低,伴酮体正常或轻度升高即低酮性低血糖,血清游离脂肪酸增高,血氨增高,血pH降低。

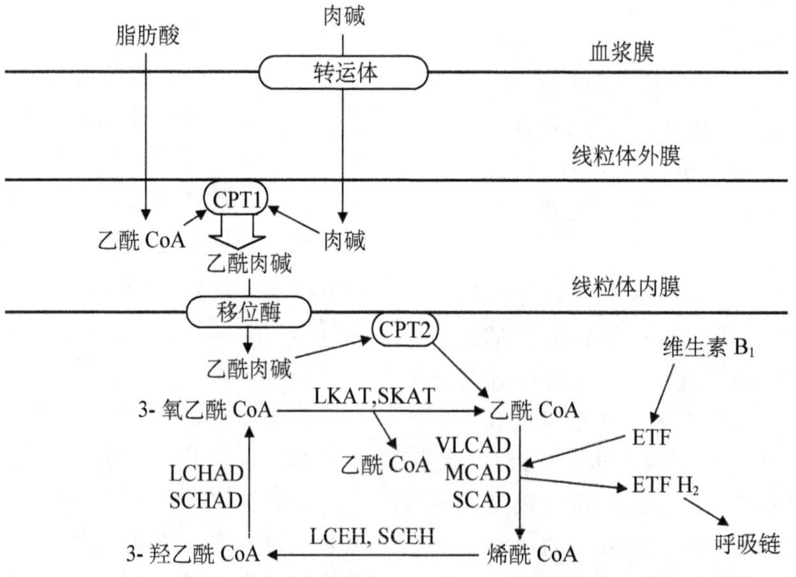

图15-4 线粒体脂肪酸β氧化的代谢途径

2. 血尿酸、血清转氨酶和肌酸激酶活性增高，尿中可检出肌红蛋白等。

(三)特殊检查

1. *血浆肉碱水平* 正常值为 40μmol/L，显著增高或降低有助诊断，前者仅见于 CPT-Ⅰ缺陷(80～150μmol/L)，其余肉碱循环缺陷时血浆或组织肉碱总量降低(＜30μmol/L)，酰基肉碱增高，酰基肉碱/游离肉碱比值增高，但在 CPT-Ⅰ缺陷时肉碱总量正常或升高、酰基肉碱降低。

2. *血浆酰基肉碱谱分析* 是最特异和最直接的诊断方法，血液中含有与脂肪酸氧化缺陷有关的全部的不同碳链长度的酰基肉碱，尤其对 MCAD 缺陷诊断有特定意义，敏感性高，可利用新生儿筛查血滴纸片进行检查。但 LCHAD 和 SCAD 缺陷患者在无明显临床症状时可出现正常的酰基肉碱谱，此时应同时进行尿液有机酸分析以明确诊断。SCAD 缺陷患者尿中可持续检测到乙基丙二酸，LCHAD 缺陷患者尿中存在大量的 10、12、14 碳链的 3-羟基二羧酸。

3. *尿液 GC/MS 分析* 尿中检出二羧酸常提示脂肪酸氧化缺陷，但无特异性，不能明确是哪种类型的脂肪酸氧化缺陷。CPT-Ⅰ缺陷者尿有机酸分析正常。MCAD 缺陷患者尿中有多种中链二羧酸(C_6-C_{12})，但缺乏特异性，亦可见于其他脂肪酸氧化缺陷、酮症酸中毒和摄入中链三酰甘油之后。应用稳定的核素稀释 GC/MS 方法测定血和尿中酰基甘氨酸(如已酰甘氨酸、环庚酰甘氨酸、苯丙酰甘氨酸等)对 MCAD 缺陷诊断很有帮助。

4. *成纤维细胞培养液的酰基肉碱谱分析* 除 CPT-Ⅱ和肉碱-酰基肉碱转移酶缺陷具有相似的酰基肉碱谱之外，其他各型可获得特征性的肉碱谱，有利于各型的鉴别。

5. *酶活性测定* 可测定成纤维细胞、白细胞或肌肉组织中酶活性而确定诊断。

6. *基因诊断* 国外已开展 MCAD、LCHAD、MTP 等缺陷的基因诊断，对高危人群进行产前诊断，若为纯合子则终止妊娠。

(四)鉴别诊断

注意与 Reye 综合征、婴儿猝死综合征、再发性呕吐等疾病鉴别。

(五)治疗

1. *一般治疗* 线粒体脂肪酸氧化缺陷最基本的治疗措施是避免长时间饥饿，即最长禁食时间婴儿＜6h，儿童＜12h，长时间的饥饿或禁食易导致疾病的发作。可增加喂养次数，给予低脂高糖类饮食。对长链脂肪酸氧化缺陷者可给予中链脂肪酸饮食，但不宜过量。

2. *急性期对症治疗* 对进食困难者输注葡萄糖液，滴速为 8～10mg/(kg·min)，一般为 10%的葡萄糖溶液，直至能进食为止。纠正酸中毒、保证热量和生理需要的液量。

3. *补充 L-肉碱* 对肉碱转运缺陷者甚有效，对 MCAD 等患者，采用肉碱治疗可增加酯化中间产物的排泄。剂量为 200mg/kg·d，分 4 次口服，急性发作期可予静脉输注，剂量为 30mg/(kg·d)。

三、脂类代谢异常

脂类代谢障碍包括脂酸、胆固醇、脂蛋白和鞘脂类(sphingolipids)等的代谢过程中由于酶缺陷所造成的各种疾患，其种类繁多，本节主要叙述其中几种对肝造成严重损害的脂类沉积症。

(一)戈谢病

戈谢病(Gaucher′s disease)是一种常染色体隐性遗传的葡萄糖脑苷脂沉积症，是脂类沉积症中最常见者。其临床特征为脾、肝增大，脾功能亢进，骨骼病变，也可以出现造血系统和中枢神经系统症状。

1. *病因和发病机制* 本病系因 β-葡糖脑苷脂酶(β-glucocere-brosidase)缺乏，致使葡糖脑苷脂(glc-Cer)不能水解成神经酰胺和葡萄糖、大量沉积于全身的网状内皮系统细胞内，以脾、肝和骨骼等为主。β-葡糖脑苷脂酶的编码基因位于 1q21，长约 7Kb，含有 11 个外显子，已知该基因突变种类繁多，包括点突变、插入和缺失等，其中以点突变 1226G 和 1448C 最为多见，由此造成酶分子结构发生不同的变异，酶活性缺陷程度亦不等，在临床上本病有 3 种不同表现的类型。Ⅰ型戈谢病不同于Ⅱ、Ⅲ型，其脑组织中并无节苷脂降解生成的葡糖脑苷脂累积，可能是因为该型患者的脑组织中尚保留有 β-葡糖脑苷脂酶同工酶的活性所致。

近年研究发现 β-葡糖脑苷脂酶尚需与 Sap-C 结合成复合体后始能充分发挥其降解作用，Sap-C(或称 Sap-2)是一种硫酸脑苷脂激活蛋白(sulfatide activator protein)，它的编码基因位于 10q21，已证实该基因的突变可导致 Sap-C 缺陷，并造成与Ⅲ型类似临床表现的类戈谢病。

2. *病理* 患儿全身网状内皮系统中均有特殊的戈谢细胞浸润。戈谢细胞是由脾的组织细胞、肝的Kupffer细胞、肺泡的巨噬细胞和其他器官内的单核细胞族转变形成；是一种直径达20～100μm的充满脂类的大型细胞，呈圆或卵圆形，含1个或数个偏心的圆形或不整形胞核，染色质粗糙，胞质浅蓝色，量多，有纤维条纹结构，如皱纹纸样。电镜下可见胞质中有特异性的管状脑苷脂包涵体。糖原染色(PAS)和酸性磷酸酶染色呈强阳性，苏丹黑染色阳性。

3. *临床表现*　根据临床症状的差异，本病可分为3型。同一家族中发病者都属相同类型。

(1)Ⅰ型：即慢性(非神经)型，是最常见的一型，其β-葡糖脑苷脂酶活性为正常人的18%～40%。可见于任何年龄，多数在学龄前期因肝、脾大和贫血就诊。起病缓慢，不累及神经系统。脾大为最早表现，随病程进展，脾增大显著，并出现脾功能亢进现象，贫血显著，白细胞和血小板亦减少。至晚期时，生长发育显著落后，肝功能受损，但肝衰竭和肝门静脉高压导致的肝硬化、腹水少见，常见Ⅺ因子等凝血因子缺乏。GD患者常伴有淋巴组织增生症。骨髓被浸润导致严重骨痛和关节肿胀，X线检查可见普遍性骨质疏松、髓腔增宽、股骨远端呈烧瓶状和股骨头无菌性坏死等局限性骨质破坏甚至骨折。年长患者面部和四肢暴露部位常见色素沉着和肺部浸润症状。

(2)Ⅱ型：又称为急性(神经)型，发病年龄自新生儿期至18个月，以3～4个月为多见。其β-葡糖脑苷脂酶活性低于正常人的5%，是预后最差的一型。表现为早发的神经系统症状，肝、脾进行性增大，病情进展迅速。肺内可有大量戈谢细胞浸润或并发肺炎，多有咳嗽、呼吸困难和发绀。一般在2岁以内死于肺部感染。

(3)Ⅲ型：即亚急性(神经)型，较少见，其β-葡糖脑苷脂酶活性为正常人的12%～20%。本型常在2岁左右时发病，初起以脾大为主，肝、脾大发展缓慢。多在10岁左右逐渐出现神经系统症状，如斜视、肌痉挛、智能低下和惊厥发作等。晚期出现骨骼病变、脾功能亢进、全血细胞减少和出血症状。患儿常在神经症状出现后2年左右死亡。

4. *诊断*　对肝、脾增大的患儿，不论是否伴有贫血、血小板减少、骨质缺损等其他疑似症状，都应考虑本病的可能性。

(1)典型的临床症状和体征。

(2)戈谢细胞检查：患儿骨髓、脾、肝或淋巴结穿刺液均可供检测。

(3)血清耐酒石酸的酸性磷酸酶(同工酶5B)、血管紧张素转化酶、壳丙糖酶水平增高：最近，发现趋化因子CCL18在GD患者中升高，以上指标可反映治疗的效果，进行随访监测。

(4)β-葡糖脑苷脂酶活性测定：通常采用外周血白细胞或培养皮肤成纤维细胞进行。由于人体组织中含有多种β-葡糖苷酶，如所选的方法不当，则结果不尽可靠，必须注意。

(5)DNA分析：较酶法诊断可靠，但是本病基因突变种类繁多，尚有目前尚未查明者，因此分析结果正常者亦不能完全排除本病。

5. *治疗*　对Ⅱ型主要为对症治疗。Ⅰ型和Ⅲ型患儿脾极度增大且有脾功能亢进者可进行脾切除术，但有可能加重骨骼和神经系统病变。因此，对这两型患儿应予以长期随访，观察贫血和出血倾向的发展，尽可能推迟手术或仅做部分脾切除。

(1)纯化酶替代疗法：已成为现代治疗Ⅰ型GD的重要手段，可减少各脏器的损伤，包括症状性骨病、重度贫血、出血倾向、肝和肺部浸润改变等。目前治疗的最佳剂量尚在讨论中。该酶对Ⅲ型患者的神经损害有一定的改善作用，但对Ⅱ型无效。

(2)其他：骨髓移植治疗Ⅰ、Ⅲ型患者亦已获得满意效果，但术后约有10%患儿死亡，故应慎重考虑。迄今为止，应用基因转移法治疗本病的方法仍在探索中。

6. *产前诊断*　对有本病家族史的孕妇，可测定培养羊水细胞或绒毛细胞中的β-葡糖脑苷脂酶活性，进行产前诊断。近来，亦已开始借助PCR方法进行DNA分析，更为容易。

(二)尼曼-匹克病

尼曼-匹克病(Niemann-Pick's disease)是一组罕见的鞘磷脂沉积症(sphingolipidosis)，临床上以肝、脾大和神经系统受损为主。因症状变化多端，曾将本病分成A～F 6型，都是常染色体隐性遗传病，儿童期以A、B、C三型为主。

1. *病因和发病机制*　鞘磷脂是广泛存在于质膜、内质网、线粒体和构成神经髓鞘的一种脂类物质。它的降解是经过溶酶体中酸性鞘磷脂酶(acid sphingomyelinase，ASM)的水解作用，使神经酰胺C_1位上的磷酸胆碱断开。当该酶缺乏时，鞘磷脂即广泛贮积在肝、脾、骨髓、肺、淋巴结和脑组织等器官中，导致功能障碍。酸性鞘磷脂酶的编码基因位于11p15.1～p15.4，含有6个外显子，长度为5Kb，本病A、B两型即为基因突变所致。C型的分子缺陷迄今还不甚清楚。随着今后对其发病机制的深入研究，分型亦将有变动，本节仍沿用原有命名。

2. 临床表现　各型的共同特点为肝、脾大和生长发育障碍，有些类型有神经系统被侵犯的症状。

(1)A 型(婴儿型)：是最常见的一型。出生后数周内即可因肌力和肌张力低下而发生喂养困难及体重不增，常伴有反复呕吐、腹泻等；3～6 个月时出现肝、脾增大和淋巴结大。病情进展迅速，除肝、脾极度增大外，神经系统症状出现较早，6 个月时即可呈现精神运动发育衰退征象，表情淡漠、动作发育迟缓、听视力逐渐丧失、惊厥发作等为常见症状。皮肤有棕黄色素沉着。约 50% 患儿可见眼底黄斑部樱红斑。患儿最终极度消瘦呈恶病质状态，大多在 3 岁左右死亡。

(2)B 型(慢性非神经型)：发病较 A 型稍晚，脾先增大，之后肝增大。病情进展缓慢，且不侵犯神经系统，肝功能受损情况亦少见。患儿身材矮小，肺部因弥漫性浸润而容易发生感染。一般不影响寿命。

(3)C 型(慢性神经型)：2/3 病例在儿童期或青春期起病，初时精神运动发育轻度迟缓；继而出现小脑共济失调、意向性震颤、讷吃等。多数患者眼球上下活动障碍。

(4)D 型(Nova Scotia 型)：临床表现与 C 型相似，有些患儿除肝、脾大和神经系统症状外尚呈现黄疸。

(5)E 型(成年人非神经型)：仅见轻度肝、脾大而无神经系统症状，亦有少数患者临床症状与 C 型类似。

3. 诊断　对原因不明的肝、脾大的患儿，不论是否伴有神经系统症状，都应考虑本病的可能性，尤需注意同时伴有反复肺部感染者。

肝、脾大、早期出现神经系统症状和骨髓涂片找到典型的泡沫细胞即可对 A 型患儿作出初步诊断，但确诊仍需依据酶活性检测。通过 DNA 分析可确诊 A、B 型患者；对 C 型患者则必须用特殊方法检测其细胞内胆固醇脂化能力始可确诊。

4. 治疗　尚无有效治疗。基因重组酶替代治疗 A、B 型患儿正在研究中。C 型患儿可试用二甲亚砜。

(三)海蓝组织细胞增生症(sea-blue-histiocytosis)

本病是一种不典型的糖脂贮积症，以骨髓、肝、脾等组织器官中海蓝色细胞浸润为特征，原发性者为常染色体隐性遗传，由于神经鞘磷脂酶活性降低，造成受累组织中神经鞘磷脂和神经糖脂聚积，组织化学染色呈海蓝色。有认为本病是尼曼-匹克病的一种变异型。

1. 临床表现

(1)起病年龄从婴儿到老年，但多数人<40 岁。

(2)肝、脾大最常见，可伴有血小板减少性紫癜，随病情进展可出现肝硬化和肝衰竭。1/3 病例有肺浸润；少数有皮疹、色素沉着及神经系统症状。婴儿发病者多伴黄疸。

2. 实验室检查

(1)血常规：血小板减少，血红蛋白和白细胞计数正常。

(2)骨髓检查：红、粒、巨核系正常，可见海蓝组织细胞(Ⅰ型)和泡沫细胞(Ⅱ型)。海蓝细胞胞体较大，直径 20～60μm；有 1 个偏位圆形细胞核，染色质块状，可见核仁；胞质含有海蓝色或蓝绿色颗粒，对苏丹黑、糖原染色阳性。脾穿刺可见海蓝细胞。

3. 治疗　无特效治疗。原发性者多可长期存活及工作。有脾、肝大且脾功能亢进者可给予脾切除术。

四、嘌呤代谢异常

雷-尼综合征(Lesch-Nyhan 综合征)是一种罕见的 X-连锁隐性遗传代谢病，由于基因突变导致次黄嘌呤-鸟嘌呤磷酸核糖转移酶(Hypoxanthine-guanine phosphofibosyl transferase，HGPRT)严重缺陷，临床特点为强迫性自残行为、高尿酸血症和肾结石等。

(一)诊断

1. 临床表现

(1)绝大多数为男性患病，神经系统症状。

(2)神经系统症状：如手足、面部的不自主运动，手足徐动、运动发育倒退，肌张力增高、角弓反张或肌张力不全，智力低下，少数可出现惊厥。

(3)自残行为：1～2 岁逐渐出现自残行为，咬伤自己的手指、嘴唇、舌头，或猛烈撞击头部，戳眼、自发性暴怒发作或骂人。

(4)泌尿道结石、痛风性关节炎、尿酸肾病等。

(5)脑电图检查常正常，头颅 MRI、CT 检查正常或脑萎缩样改变。

2. 实验室检查　血清尿酸增高，尿中尿酸排出增加，>25mg/(kg・24h)，尿酸/肌酐比值达2～4(正常时比值<1)。

3. 特殊检查

(1)尿液GC/MS分析：尿小次黄嘌呤、黄嘌呤、鸟嘌呤明显增高，腺嘌呤降低，可进行定量分析，具有诊断意义。

(2)酶活性测定：红细胞或皮肤成纤维细胞中HGPRT的活性减低或消失可明确诊断。产前诊断时可采用羊水细胞或胎盘绒毛进行酶活性检测。

(3)基因分析：采用DNA限制性片段长度多态性分析可发现HGPRT基因突变。

(二)治疗

1. 一般治疗　保证充足的液体和营养，加强护理，防止自残。必要时可断牙髓或牙冠。

2. 别嘌醇　使尿酸维持在179μmol/L以下，预防肾结石，改善肾功能，但对运动和智力无改善作用。剂量开始为2.5mg/(kg・d)，逐渐加量，年长儿可达200～400mg/d。

五、色素代谢异常

(一)先天性高铁血红蛋白血症

1. 病因　属常染色体隐性遗传病，由于还原型辅酶I-细胞色素b5还原酶(NADH-cvtochm-meb5re-ductase，b5R)缺乏，使红细胞内MHb还原为血红蛋白的速度减慢，MHb常达50%。b5R基因定位于22号染色体，基因点突变类型较多。根据临床特点和酶缺陷的范围不同分为Ⅰ型(红细胞型)和Ⅱ型(全身型)。

(1)Ⅰ型(红细胞型)：很少见，酶缺陷仅限于红细胞内可溶性b5R缺乏，临床上仅表现为发绀。

(2)Ⅱ型(全身型)：最常见，酶缺陷累及全身组织，除可溶性b5R缺乏外，微粒体形式的b5R亦缺乏。临床上除发绀外，1岁内常出现神经系统损伤的表现，如智力低下、小头畸形、对称性手足徐动样运动、斜视、角弓反张和肌张力增高等。

2. 治疗

(1)禁用引起MHb增高的药物和食物：包括各种氧化剂，如氨苯枫、局部麻醉药、亚硝酸盐等。

(2)维生素C：维生素C具有直接还原MHb的作用，剂量为200～500mg/d，分3次口服。

(3)亚甲蓝(美蓝)：1～2mg/kg，静脉推注，发绀缓解后改为3～5mg/(kg・d)口服。用药后尿呈蓝色，偶可引起膀胱刺激症状和肾结石。

(4)大剂量维生素B_2：120mg/d，口服，可增加NADPH黄递酶活性而有效降低MHb含量。

(5)高压氧：严重发绀时可予高压氧治疗。

(二)卟啉病

1. 病因　由于血红素生物合成途径中酶的遗传性缺陷所致的一组疾病的总称。当血红素中间代谢产物在体内累积及从尿和粪中排泄时即出现一系列的临床症状。主要受累的组织为红细胞和肝，临床表现为皮肤光过敏和神经精神异常两组症状。大多数合成血红素的酶的基因已被分离、测序及染色体定位。目前已经发现8种类型的卟啉病，多数呈常染色体显性遗传，其中急性间歇性卟啉病、皮肤卟啉病和红细胞生成性原卟啉病是最常见的3种卟啉病。具体临床表现见表15-6。

2. 鉴别诊断

(1)急腹症：应与急腹症鉴别，尿PBG定性、定量检测有助鉴别。

(2)散发性皮肤卟啉病：家族性皮肤卟啉病应与散发性皮肤卟啉病鉴别，后者更多见，其临床表现相似，但红细胞尿卟啉原脱羧酶活性正常。

(3)铅中毒：铅可抑制AIA脱水酶活性，出现卟啉病样临床表现。询问铅暴露史、检测血铅水平有助于鉴别。

3. 治疗

(1)去除诱因：停用可疑诱发药物，如巴比妥类、地西泮、磺胺类、雌激素和孕激素类等药物，控制感染，改变饮酒、吸烟的习惯等。

(2)皮肤损害的防治：避免阳光暴晒，可涂氧化锌软膏以保护皮肤。皮肤卟啉病可行放血术或每周2次口服小剂量氯喹。对红细胞生成性原卟啉病给予大剂量β-胡萝卜素，100mg/d，可能增加对阳光的耐受性，从而改善皮肤症状。

(3)急性发作期的治疗：限制水的入量，适当补充钠盐，维持水、电解质平衡；给予水合氯醛、吗啡或哌替啶(度冷丁)缓解疼痛或烦躁等神经系统症状。静脉注射高铁血红蛋白可终止发作，剂量为3～4mg/kg，12～24h 1次，给药后48h内血和尿中ALA、PBG水平显著下降，临床症状改善。其不良反应包括静脉炎、凝血酶原时间延长和血小板减少，但无出血现象，注射剂量过大、速度过快，可引起急性肾衰竭。

(4)大剂量输血：对先天性红细胞生成性卟啉病可大剂量输血，抑制尿卟啉原Ⅰ的合成。

表 15-6　各种不同类型卟啉病的临床表现

疾病名	缺陷酶	染色体	遗传方式	起病年龄	临床表现	生化特征
ALA 脱水酶缺乏性卟啉病	ALA 脱水酶	9q34	X-连锁	新生儿	极罕见，腹痛、运动神经病、贫血、肝脾大，生长迟缓	尿ALA 增高，PBG 正常，尿和红细胞卟啉增高
急性间隙性卟啉病	胆色素原脱氨酶	11q24.1-q24.2	常染色体显性，有不同外显率	青春期	急性发作期腹痛和神经系统症状，无日光过敏现象	发作期尿 ALA、PBG 增高，缓解期也可增多
先天性红细胞生成性卟啉病	尿卟啉原Ⅲ同合酶	10q25.2-q26.3	常染色体隐性	新生儿期	对光敏感，严重皮炎和溶血性贫血，脾大，棕色牙	骨髓、红细胞、血浆、尿和粪中卟啉增多
家族性皮肤卟啉病	尿卟啉原脱羧酶	1p34	常染色体显性	儿童期	对光过敏、皮炎	尿ALA、PBG 正常，血浆、尿和粪中卟啉增多
肝红细胞生成性卟啉病	尿卟啉原脱羧酶	1p34	常染色体隐性	新生儿期	日光过敏和皮损	尿ALA、PBG 正常，血浆、尿和粪中卟啉增多
遗传性粪卟啉病	粪卟啉原氧化酶	9	常染色体显性，有不同外显率	青春期	腹痛和神经精神症状，皮肤损害	血浆卟啉升高或正常，红细胞、尿中卟啉升高，发作期 ALA、PBG 增高
混合型卟啉病	原卟啉原氧化酶	14	常染色体显性，有不同外显率	青春期	对光过敏、皮炎，急性发作性腹痛、神经系统症状	血浆卟啉升高或正常，红细胞、尿中卟啉升高，发作期 ALA、PBG 增高
红细胞生成性原卟啉病	亚铁螯合酶	18q21.3	常染色体显性，有不同外显率	新生儿期	光敏感，肝衰竭	血浆卟啉升高，尿中卟啉、ALA、PBG 正常，红细胞和粪中卟啉升高

(5)骨髓移植：先天性红细胞生成性卟啉病发病早，皮损严重，已有骨髓移植治疗成功的报道。

六、溶酶体病

溶酶体病是一种遗传性疾病，为常染色体隐性遗传(除黏多糖病Ⅱ型 Fabbry 病为伴性连锁隐性遗传外)。是由于溶酶体内某种酶的先天缺陷，使特定基质不能水解而蓄积于细胞内损害细胞功能。溶酶体病发病率很低，根据细胞内所蓄积基质不同可分类为：神经鞘脂病、黏脂病、黏多糖病、糖原贮积症和糖蛋白病等。

(一)GM_1神经节苷脂沉积病

1. *病因和发病机制*　由于缺乏酸性 β-半乳糖苷酶(acid β-galactosidase)、阻断了 GM_1 降解过程所造成。该酶的作用是使 GM_1 和其他含半乳糖的低聚糖分子所结合的半乳糖基水解脱离，其编码位于 3p21.33。基因突变的变异型较多，故在临床上亦呈现症状迥异的各种亚型。为方便临床诊断、预后判断和遗传咨询，本病通常分为婴儿型(Ⅰ型)，幼年型(Ⅱ型)和慢性晚发型(Ⅲ型)。

2. *诊断*　诊断关键是根据各型的临床表现：精神发育迟缓、特殊面容、惊厥、痉挛发作、肌张力改变等。患儿尿中可见硫酸角质素排出，外周血白细胞或培养成纤维细胞 β-半乳糖苷酶活性缺陷是确诊依据。肝活检及骨髓涂片发现有泡沫细胞，骨骼 X 线片有各型的特征性改变均有助于诊断。各型特点如下。

(1)Ⅰ型(婴儿型)

①生后不久即发病，初起表现为全身肌张力低下，吸吮力差，喂养困难，对外界反应差。

②出生数月内即可见肝、脾大，常伴丑陋面容，如前额凸出，大耳，鼻梁低平，牙龈增生和巨舌。肝、脾大，多数有心脏扩大及心肌肥厚。

③精神、动作发育迟缓，至 7～8 个月时尚不能独坐；惊恐反应、眼颤、阵发性痉挛、惊厥，腱反射亢进，腰部脊柱后突，关节强直等症状。

④晚期呈去皮质强直状态，且易反复罹患呼吸道感染，多在2岁左右死于支气管肺炎。

⑤骨髓、肝、脾、淋巴结中可找得特殊的泡沫细胞。

⑥骨骼X线片常显示多发性骨发育不良、骨质疏松，椎体前缘尖突和畸形等现象。

⑦约50%患儿眼底检查可发现樱红色斑。

(2)Ⅱ型(晚发婴儿型，或称幼年型)

①多数在12～18个月发病。表现为步态异常、易摔跌等步态不稳，继而上肢运动不稳、不能独坐、独站和失语，逐渐发展至痉挛性四肢瘫；常见癫痫发作。

②通常无外周神经受累和肝、脾大，视网膜和角膜无病变，视力正常；面容正常。

③骨骼X线片可见轻度髋臼和胸、腰椎椎体发育不良，近端掌骨畸形。

④患儿常因肺部感染在3～10岁死亡。

(3)Ⅲ型(慢性晚期型)

①发病在4岁以后，多数在儿童期和青春期，亦可迟至成年人。

②初始症状为构音障碍和肌张力改变，病情进展缓慢，智能可轻度受损。

③通常无共济失调、肌阵挛、癫痫等症状；无面容异常、肝脾大；无视网膜、角膜病变。

④骨骼X线片可能见到脊椎椎体轻度扁平。

3. *治疗*　无特殊治疗，主要为对症处理。

(二)GM_2节苷脂沉积病

本组疾病属常染色体隐性遗传病，是由于已糖胺酶缺乏，GM_2分子所结合的N-乙酰半乳糖(NANA)不能被水解脱离，造成GM_2降解障碍而沉积在体内。已糖胺酶有两种同工酶，即已糖胺酶A(Hex A)和已糖胺酶B(Hex B)。两者均由2条多肽链组成：Hex A者为α和β两条肽链(α,β)；Hex B则为2条β肽链(β,β)。α和β肽链的编码基因分别位于15q23～q24和5q13，α肽链基因突变即导致Hex A活性丧失，临床表现为Tay-Sachs病(B型GM_2节苷脂沉积病)；β肽链基因突变时，Hex A和Hex B两酶的活性均丧失，临床表现为Sandhoff病。由于基因突变的种类繁多，这类疾病的临床表现变异甚大。

1. *Tay-Sachs病*　发病率约为1/11.2万。根据起病年龄和临床表现可分为婴儿型、晚发婴儿型和晚发型(儿童、青春期、成年人)3种。

婴儿型最多见。初生时正常，生后4个月左右出现异常的听音动作性反应，表现为突发惊跳和四肢伸展性阵挛。之后逐渐出现精神运动发育衰退，肌张力减退，肢体逐渐痉挛。8～9个月时，患儿可发生眼震颤、失明，眼底可见樱红斑。生后第2年时常有癫痫发作和脑电图异常表现，渐至痴呆状，3～5年后死亡。

晚发婴儿型通常在生后第2年起病，约1/3病例在10岁以前起病。临床表现类似婴儿型。起病3～10年后，患者呈痴呆状。

慢性型患者多数有下运动神经元和脊髓小脑受侵犯的征象，表现为眼肌麻痹，肢体肌肉张力减低、肌萎缩等。

诊断：酶学检测是诊断Tay-Sachs病的唯一方法，可采用外周血白细胞和培养皮肤成纤维细胞进行，患儿的已糖胺酶A活力降低，已糖胺酶B活力正常或增高。

2. *Sandhoff病*　本病临床表现与Tay-Sachs病极相似，患儿在出生后数月内大多正常，仅惊跳现象较多，至6个月左右逐渐出现肌张力降低，不能坐、站，失明，惊厥，轻度肝、脾大等症状。病情进展迅速，尚无有效治疗方法，常在2岁内死亡。

可测定血清、白细胞或培养皮肤成纤维细胞的Hex A和Hex B的活性，根据酶检测结果决定诊断和鉴别。羊水细胞酶活性测定可供作产前诊断的依据。

(三)异染性脑白质营养不良

1. *病因和发病机制*　异染性脑白质营养不良(metachromatic leukodystrophy，MLD)，为常染色体隐性遗传，本病主要累及白质，以多种弥散性的脑损害症状为主。

芳基硫酸脂酶A(arylsulfatase A，ASA)缺乏，使溶酶体内脑硫脂水解受阻，而沉积于中枢神经系统的白质、周围神经和其他组织，引起脑白质、周围神经脱髓鞘等病变。目前该病基因定位于染色体22q，其突变种类较多。

2. *诊断*　尿中测到大量脑硫脂排出，脑脊液蛋白增高，神经传导速度减慢，腓肠肌活检可见髓鞘细胞异染颗粒。头颅MRI显示脑室周围广泛的对称脱髓鞘改变。确诊有赖于外周血白细胞或培养成纤维细胞芳基硫酸脂酶A(ASA)活力缺陷。

3. *治疗*　无特殊，症状出现前用骨髓移植，可减轻症状。基因治疗可使本病得到根本治疗，但有待于进一步探索研究。

(四)球形细胞脑白质营养不良

1. *病因*　球形细胞脑白质营养不良(globoid

cell leukodystrophy)，又名 Krabbe 病，为常染色体隐性遗传病，临床分为婴儿型和晚发型。因 β-半乳糖脑苷脂酶(galactocerebroside β-galactosidase)缺乏，引起半乳糖神经酰胺沉积在溶酶体内，致病基因位于染色体 14q21～q31，目前已发现多种不同突变基因。

2. 诊断　根据临床特点，以及脑脊液中蛋白含量异常增高，神经传导速度明显减慢，MRI 见脑室周围和顶枕叶白质脱髓鞘。确诊有赖于白细胞或成纤维细胞的 β-半乳糖脑苷脂酶的活性缺陷。

3. 临床特点

(1)婴儿型

①此型较多见，于 3～6 个月起病。

②起初为对声、光、触刺激敏感，易激惹及肌张力低下。

③继而病情进行性发展为肌张力增高、腱反射亢进、病理征阳性，常伴癫痫发作，智力减退。

④眼球震颤，视神经萎缩。

⑤不规则发热。

⑥肝、脾不大，有脑积水，如末梢神经受累时腱反射消失。

⑦晚期呈去皮质强直状态，多在 3 岁内死亡。

(2)晚发型

①在 2～5 岁起病。

②共济失调及一侧肢体活动障碍。

③视神经萎缩。

④智力低下发展迅速，癫痫发作，多于 3～8 岁死亡。

4. 治疗　主要是支持对症治疗。溶酶体酶代替疗法和骨髓移植有待进一步探讨。

(五)Batten 病

本病为常染色体隐性遗传，是最常见的一种神质元蜡样质脂褐质病，包括了多种临床综合征，临床上分为婴儿型和成人型等。本病确切的生化机制还未明确。

诊断

(1)临床特点

①晚期婴儿型：2～5 岁起病，视力障碍，多种类型癫痫发作，智力低下、共济失调，眼底改变为点状黄斑变性和视网膜炎，多在 1～2 年内死亡。

②少年型：10 岁前后起病，起初症状为视觉障碍，继而学习退步，癫痫发作，晚期可出现痴呆和肢体强直，数年后死亡。

③成人型：于青春期后起病，可有共济失调及手足徐动症，但视网膜无病变，病情进展慢，痴呆较轻。

(2)实验室检查

①尿脂类检测，尿中发现长链脂类。

②周围血淋巴细胞内发现曲线小体。

③ MRI 或 CT 证实有脑萎缩。

④脑电图，为异常脑电图，表现为快速进行性低平。

⑤病理活检。在皮肤、眼结膜或直肠证实有脂褐质沉积。胞质溶酶体内有自发荧光的脂色素蓄积，称为脂褐质。

根据临床特点和尿中发现长链脂类，或在周围淋巴细胞内发现曲线小体，直肠或皮肤、眼结膜活检见有脂褐质沉积可以确诊。

(六)Farber 病

本病亦称脂肪肉芽肿病(lipogranulomatosis)，为一种罕见的常染色体隐性遗传病，临床上为多系统受累，以关节病变最为突出。由于神经酰胺酶缺乏，引起神经酰胺在溶酶体内蓄积，其致病基因位于染色体 8p22～p21.3。

1. 病理　中枢神经元及胶质细胞内出现广泛脂质累积。基底核、小脑、脑干、脊髓和自主神经元等。大脑皮质侵犯较轻，电镜下可见 Farber 小体或香蕉型小体，是本病的特异性改变。

2. 诊断　根据脑脊液中蛋白含量增多，X 线片显示近端关节处骨质破坏，皮下结节活检可见用 PAS 染色阳性泡沫吞噬细胞。确诊依据是外周白细胞或成纤维细胞中神经酰胺酶活性缺乏。临床特点如下。

(1)1 岁内起病，以关节病变为突出，表现为关节肿胀、疼痛，周围可出现大小不等结节，逐渐关节僵硬，手指、腕、肘等关节伸侧见皮下结节。

(2)眼部体征表现为视力障碍，晶状体及角膜浑浊。

(3)声嘶、肌萎缩、厌食、呕吐等。

(4)肝大，淋巴结可增大，但脾不大。

(5)智力低下，癫痫发作及锥体束受累。

(6)本病常在 2 岁内死亡，少数病人可在 5～18 岁死亡。

3. 治疗　无特殊，糖皮质激素可减轻症状及对症处理，骨髓移植可以试用。

(七)胆固醇脂沉积病(Wolman 病)

1. 病因和发病机制　本病是一种罕见的常染色体隐性遗传病，细胞溶酶体内缺乏酸性脂肪酸，致使细胞所摄入的胆固醇脂和三酰甘油不能水解而沉积于各种脏器细胞内，如肝、肾上腺、小肠和脑等。

酸性脂肪酶的编码基因位于10q24～q25，它有A、B、C 3种同工酶，Wolman病系A同工酶缺乏所致。

2. *临床表现* 出生时正常，生后1周内开始肝、脾增大，病情进展迅速，数周内即出现严重呕吐和明显腹胀，腹泻、黄疸和不明原因的低热等常见症状。患儿由明显营养不良，智能发育迟缓逐渐发展至恶病质，大多在3～6个月时夭折。

3. *实验室检查*

(1)X线检查：大多数患儿双侧肾上腺明显增大(3.5cm×2.5cm)，且有条状或点状的钙化灶，这是本病的特征性改变，最早可在出生后1周出现。

(2)出生后6～8周，贫血明显，外周血淋巴细胞胞质和核内可发现空泡，骨髓穿刺涂片可找到泡沫细胞。

(3)患儿肝功能大都正常。

(4)白细胞或培养成纤维细胞酸性脂肪酶活性测定可供作确诊依据。

4. *治疗* 迄今尚无有效治疗方法。个别患儿曾用低胆固醇饮食合并服用考来烯胺[0.2g/(kg·d)]和辛戈他汀(0.28mg/kg)获得良好疗效。辛戈他汀是3-羟-3-甲基戊二酰辅酶A还原酶(3-hydroxyl-3-methylgutarl-CoA reductase)的抑制药，可减少胆固醇的合成。

七、肉碱缺乏

在运送脂肪酸通过线粒体内膜时，肉碱是一个非常重要的辅因子。在人体中它可以由赖氨酸合成而来，也可由食物中的瘦肉及乳制品中获得。肉碱缺乏最早在1973年提出，导致肉碱缺乏的原因包括原发性和继发性两类。

原发性肉碱缺乏症：肉碱转运蛋白、肉碱棕榈酰转移酶Ⅰ、肉碱棕榈酰转移酶Ⅱ、肉碱酯酰肉碱转位酶缺乏都可导致肉碱合成或转运障碍，各类酶缺乏均为常染色体隐性遗传，由于病因和受累器官不同，临床表现不同，引起脂质沉积性肌病、肝性脑病和心肌病；继发性则远多于原发性，由于病因和合并症不同，个体差异很大。

(一)临床分类及诊断

1. *原发性肉碱缺乏症*

(1)肌肉型肉碱缺乏症：由于骨骼肌肉碱转运障碍，导致长链脂肪酸代谢障碍。患者在青少年期出现疲劳、近端肌肉进行性无力。部分患儿血清CK增高，肌肉活检显示脂肪沉积、横纹肌溶解。患者血清肉碱正常，肉碱补充治疗后虽然肌肉组织溶解浓度无明显增高，但临床疗效显著。

(2)全身性肉碱缺乏症：出生后不久逐渐出现四肢无力，肌张力低下、喂养困难、智力运动落后，血清CK增高，部分合并肝功能损害、代谢性酸中毒、酸尿症、高氨血症，甚至以Reye综合征形式发病。患儿血清、组织肉碱浓度下降，肝、心肌、骨骼肌常有明显脂肪沉积。迄今发现多为脂肪酸β氧化障碍所致。

(3)家族性心肌病：常表现为扩张性心肌病、心内膜弹性纤维增生症，血清、肌肉、肝肉碱浓度下降，肉碱补充治疗有显著疗效。

2. *继发性肉碱缺乏症* 见表15-7。

表15-7 继发性肉碱缺乏症的原因

1. 脂肪酸β氧化障碍	4. 线粒体病
极长链酯酰辅酶A脱氢酶缺乏症	5. 其他
长链酯酰辅酶A脱氢酶缺乏症	摄取不足、合成低下
中链酯酰辅酶A脱氢酶缺乏症	酯酰肉碱生成过剩，消耗增加
短链酯酰辅酶A脱氢酶缺乏症	丙戊酸
戊二酸尿症Ⅱ型	β-内酰胺酶类抗生素
2. 有机酸代谢异常	四环素、氯霉素
甲基丙二酸血症	苯甲酸
丙酸尿症	Reye综合征
戊二酸尿症Ⅰ型	丢失增加
3-羟基-3甲基戊二酸尿症	透析
多种羧化酶缺乏症	黏液性水肿
酮硫酶缺乏症	Lowe综合征
3. 高氨血症	Fanconi综合征
尿素循环障碍	剧烈运动、肥胖、乙醇中毒
	慢性消耗性疾病，如肿瘤、艾滋病

(二)治疗

1. 控制原发病　根据病因进行相应治疗,如脂肪酸β氧化障碍应补充葡萄糖,限制脂肪摄入,预防饥饿;有机酸尿症、尿素循环障碍者应限制天然蛋白质摄入,给予低蛋白食物及适当药物。

2. 补充肉碱　急性期剂量为 100～200mg/(kg·d),经静脉注射、肌内注射或口服,同时补足葡萄糖,预防低血糖症,纠正酸中毒。缓解期维持剂量为 30～50mg/(kg·d)。原发性肉碱缺乏症者即使肉碱浓度无明显提高,临床症状也可迅速改善。

(罗小平)

■参考文献

[1] Sushy FJ. Liver disease in children. St Louis, Mosby, 1994.

[2] Scriver CR, Beaudet AL, Sly WS, et al (eds). The metabolic and molecular bases of inherited diseases, 8th ed, New York: McGraw-Hill. 2001.

[3] Behrman RE, et al. eds. Nelson textbook of peadiatrics 16th ed. Philadelphia; Saunders, 2000.

[4] Schiff ER, Sorrell MF, Maddrey WC (eds). Schiff's diseases of the liver, 8th ed, Philadelphia Lippincott-Raven Publishers, 1999.

[5] Clarke JTR. A clinical guide to inherited metabolic diseases, 2nd ed., Cambridge University Press, Cambridge, 2002.

[6] Elpeleg ON. The molecular background of glycogen metabolism disorders. J Pediatr Endocrinol Metab, 1999, 12: 363-379.

[7] Chopra AR, Louet JF, Saha P, An J, Demayo F, Xu J, York B, Karpen S, Finegold M, Moore D, Chan L, Newgard CB, O'Malley BW. Absence of the SRC-2 coactivator results in a glycogenopathy resembling Von Gierke's disease. Science. 2008, 322 (5906): 1395-1399.

[8] Jevon GP, Dimmick JE. Histopathologic approach to metabolic liver disease: part 1. Pediatric Dev Pathol, 1998, 179-199.

[9] Charrow J, Esplin JA, Gribble TJ, et al. Gaucher disease: recommendations on diagnosis, evaluation, and monitoring. Arch Internal Med, 1998, 158: 1754-1760.

[10] Raymond GV. Peroxisomal disorders. Curr Opin Pediatr, 1999, 11: 572-576.

[11] Walkley SU. Cellular pathology of lysosomal storage disorders. Brain Pathol, 1998, 8: 175-193.

[12] Ubels FL, Rake JP, Slaets JPJ, et al. Is glycogen storage disease type Ia associated with atherosclerosis? Eur J Pediatr, 2002, 161 (suppl 1): 62-64.

[13] Boot RG, Verhoek M, De Fost M, et al. Marked elevation of the chemokine CCL18/PARC in Gaucher disease: a novel surrogate marker for assessing therapeutic intervention. Blood, 2004, 103(1): 33-39.

[14] Primhak RA, Tanner MS Alpha-1 antitrypsin deficiency. Arch Dis Child, 2001, 85(1): 2-5.

[15] Chen YT. Defects in metabolism of carbohydrates. Behman RE, Kliegman RM, Jenson HB, eds. Nelson Textbook of Pediatrics [M]. 16th ed. Philadephia; W. B. Saunders, 2000, 405-420.

第 16 章

小儿结核病

第一节　概　　述

(一)病因

结核病的病原菌由 Koch 在 1882 年从病人的痰中发现,形如杆状,故称结核杆菌。因属于分枝杆菌属,又称结核分枝杆菌(mycobacterium tuberculosis)。

(二)流行病学

20 世纪 80 年代中期结核疫情出现回升,1993 年 WHO 宣布全球结核处于紧急状态,WHO 认定全世界 22 个国家为结核病高发国家,我国即在其中。全国 1979 年、1985 年、1990 年、2004 次流行病学调查显示 0～14 岁小儿肺结核患病率分别为 241.7/10 万、178/10 万、172.1/10、91.8/10 万;小儿结核感染率分别是 8.8%、9.6%、7.5% 和 9.0%,在 20 年中小儿结核感染率无变化,提示儿童结核病的疫情,不容忽视。据多家医院资料,目前儿童各型肺结核有增多趋势,而且病情也有加重趋势。

(三)传染途径

1. 呼吸道传染　是主要的传染途径,由带菌微滴核吸入呼吸道所致。

2. 消化道传染　使用被结核杆菌污染的食具,或摄入混有结核杆菌的食物时,结核杆菌进入肠壁淋巴滤泡形成病灶,构成感染。

(四)病理变化

结核病具有增殖、渗出和变性 3 种基本病理变化。当结核菌侵入肺泡后,局部充血、水肿、中性粒细胞浸润,24h 左右巨噬细胞开始浸润,吞噬并杀灭结核菌,为渗出性病变。结核菌破坏后释放出磷脂质,使巨噬细胞转化为类上皮细胞、朗格汉斯巨细胞。类上皮细胞、郎格汉斯巨细胞和淋巴细胞进浸润,形成典型的结核结节或肉芽组织,称增殖性病变。

当大量结核菌侵入,毒力强、机体变态反应增高或抵抗力弱的情况,渗出性和增殖性病变均可发生坏死。结核性坏死呈淡黄色、干燥、质硬呈均质状,形如干酪,故呈干酪性坏死。干酪性坏死物质在一定条件下可液化,液化后的干酪物质沿支气管排除,造成支气管播散,或播散到其他肺叶。

上述 3 种病变常同时出现在结核病人中,只是因结核菌与机体状态的不同,病变性质以一种为主,在治疗和发展过程中病变的性质有不同的变化。

(五)结核菌素试验

结核菌素试验阳性,除外接种卡介苗(BCG)引起的反应,是临床诊断儿童结核病的重要依据。目前应用结核杆菌纯蛋白衍生物(purified protein derivative,PPD)5U 进行皮肤试验,48～72h 判断结果,测量硬结大小。硬结平均直径不足 5mm 为阴性,硬结平均直径 5～9mm 为阳性反应(+);10～19mm 为中度阳性(++),≥20mm 为强阳性(+++),局部除硬结外,还有水疱、破溃、淋巴管炎及双圈反应等为极强阳性反应(++++)。结核菌素试验阳性,除外接种卡介苗(BCG)引起的反应,对结核病诊断有重要意义。自然结核杆菌感染引起的结核菌素反应与 BCG 接种后反应的鉴别见表 16-1。

表 16-1　自然感染与 BCG 接种后结核菌素反应鉴别

	颜色	质地	厚度	边缘	>15mm	强阳性	1 周后色素沉着
自然感染	深红	硬	厚	清楚	多见	常见	有
BCG	淡红	不硬	薄	不清	无	极少	无

(六)治疗

1. 抗结核药物的抗菌作用

(1)病变中结核菌的代谢状态:结核菌为需氧菌,繁殖周期每 14～22h 分裂 1 次,最好生长环境为 pH7.40, PO_2 为 13.3 ～ 18.7kPa (100 ～ 140mmHg),在人体病变中存在有 3 种菌群(Grossct 1980)。①空洞壁内大量分裂繁殖活跃、代谢旺盛的结核菌[1×(10^7～10^9)]。对处于生长繁殖活跃的结核菌,抗结核药物的杀菌作用容易发挥。空洞内 pH 属中性,最适宜链霉素(SM)杀菌作用,故效果最好。异烟肼(INH)及利福平(RFP)其次。②闭合干酪病灶内的细菌,数量很少[1×(10^2～10^5)],间断分裂繁殖。利福平对这种病灶内的处于静息期、代谢缓慢、间断繁殖的结核菌疗效较好,异烟肼次之,其他抗结核药物均难发挥作用(Dikinson, 1977)。③巨噬细胞内的结核菌数量少[1×(10^2～10^5)],仅偶尔分裂繁殖,对于这种几乎处于不分裂状态代谢衰微的结核菌称休眠菌,多数药物几乎不起作用。细胞内环境为酸性,最适于吡嗪酰胺(PZA)发挥作用。因此 PZA 对细胞内结核菌有特殊的灭菌作用。利福平及异烟肼对细胞内菌亦有较强作用。以上①称分裂活跃菌(dividing bacilli),② 及③称持存菌(persisting bacilli)。

(2)药物浓度:一般认为抗结核药物浓度达到试管内最小抑菌浓度(MIC)10 倍以上时才能起到杀菌作用,如在 10 倍以下则起到抑菌作用。①INH 及 RFP 在细胞内、外浓度都可达到 MIC 的 10 倍以上,所以对细胞内外结核菌均可杀灭,故称全杀菌药。②SM 及 PZA:SM 在细胞外浓度可达 MIC 的 10 倍以上,可杀死细胞外病菌。而 PZA 在细胞内浓度可达 MIC 的 10 倍以上,可杀死细胞内病菌,两者称为半杀菌药。③其他药如乙胺丁醇(EB)、对氨水杨酸钠(PAS)、氨硫脲(TB_1)等都是抑菌药。

2. 抗结核药物的治疗原则

(1)早期治疗:①早期病变中的细菌多,生长繁殖迅速,代谢活跃,药物最易发挥作用;②早期病变较易恢复。

(2)剂量适宜:既能发挥最大杀菌或抑菌作用,同时病人也易耐受,毒性反应不大。剂量不足的害处是治疗无效并容易产生耐药菌。

(3)联合用药:①菌群中细菌对药物敏感性不全相同,可有不同比率的自然耐药变异菌存在,联合用药可防止耐药性产生;②联合用药可针对各种代谢状态细菌及细胞内外菌选药,以达到强化疗效的目的。联合用药注意点:①有协同作用者可联用如 INH 加 RFP 或 PAS,RFP 加 EB;②下列情况不能随意联用:不良反应相同者;有交叉耐药者;有拮抗作用者;效力太弱者。

(4)规律用药:用药不能随意间断。间歇疗法在剂量及间隔上有特定要求,用法亦有一定规律,不属间断治疗。

(5)坚持全程:化疗要坚持全程,目的在于消灭持存菌,防止复发,全程不一定是长程。近 10 年来出现了短程化疗,但疗程不管短到 9 个月或 6 个月,仍要坚持全程。

(6)分段治疗:不论传统的长程疗法或短程化疗,均要分阶段治疗,即①强化阶段。用强有力的药物联合治疗,目的在于迅速消灭敏感菌及生长分裂活跃的细菌。传统化疗时一般 6 个月,短程化疗时 2～3 个月,是化疗的关键阶段。②巩固(继续)阶段。目的在于消灭持存菌。巩固治疗效果,防止复发,传统化疗多为 12～18 个月,短程化疗一般 6 个月。

(赵顺英)

第二节　原发型肺结核

原发型肺结核(Primary pulmonary tuberculosis)是儿童时期主要的结核病,包括原发综合征和支气管淋巴结结核。

(一)发病机制

结核杆菌由呼吸道进入肺部后,在局部引起炎症反应即原发灶,再由淋巴管引流到局部气管旁或支气管旁淋巴结，形成原发综合征。肺部原发灶靠近胸膜，可伴有少量胸腔积液或胸膜增厚，胸膜炎为原发综合征的第4部分表现。75%为单个原发灶，25%为多个原发灶。

原发型肺结核病程一般都呈良性。但在人体内环境不利情况下病变可进展甚至恶化，发生以下并发症。

增大的支气管淋巴结与支气管壁粘连固定，结核炎症腐蚀支气管壁，造成穿孔，发生淋巴结-支气管瘘，淋巴结内干酪样坏死物质破溃入支气管，引起支气管结核，支气管黏膜充血、水肿、糜烂，管腔内有干酪性坏死物质或肉芽组织增生；干酪样物质可再次吸入肺部，引起干酪性肺炎，出现肺实变、肺不张或肺实变一不张。原发灶液化崩溃，干酪样物质经支气管排出，形成空洞，并引起支气管播散病灶。原发灶或支气管淋巴结内的结核杆菌经淋巴、血行进入血流，引起急性粟粒型肺结核等全身结核病。

(二)临床表现

轻者可全无症状或以结核中毒症状为主，起病缓慢，有不规则低热、食欲缺乏、消瘦、盗汗、疲乏等，多见于较大儿童。重者可急性发病，多见于婴幼儿，高热持续2～3周，后降为低热，可持续很久。如果支气管淋巴结高度增大，可压迫支气管，出现痉挛性咳嗽、喘息和呼吸困难。

体格检查肺部可无阳性体征。浅表淋巴结可轻度或中等度增大。若支气管淋巴结高度增大压迫气管，可出现局限性喘鸣音。

(三)影像学表现

原发综合征表现为典型的哑铃状双极阴影，支气管淋巴结增大为其特征性表现。发生淋巴结-支气管瘘和支气管结核时，可见支气管狭窄、肺不张或肺实变一不张。病程较长的患儿，可发现淋巴结钙化。胸部CT在判断有无淋巴结增大、空洞、支气管病变等方面优于胸X线片。支气管淋巴结结核强化CT的典型表现为淋巴结周围出现环形强化，中心有低密度坏死。合并急性粟粒型肺结核或干酪性肺炎时，影像学出现相应的表现。

(四)结核杆菌检测

较大儿童或青少年能够咳痰者，检查痰液结核杆菌。小婴儿取空腹胃液，连续3d检查。胃液或痰液结核杆菌培养阳性，结核病的诊断可确立。

(五)支气管镜检查

对支气管结核的诊断有很大帮助。可观察到①增大的淋巴结造成支气管受压、移位；②支气管内膜结核病变包括溃疡、穿孔、肉芽组织、干酪坏死等；③采集分泌物、支气管肺泡灌洗液找结核菌；④取病变组织(溃疡、肉芽肿)进行病理检查以及结核杆菌检查。

(六)诊断

对于原发型肺结核，结核杆菌检查的阳性率较低。根据临床和影像学表现，PPD试验阳性和(或)活动性结核病的接触史可作出诊断。

(七)鉴别诊断

应与肺炎、支气管异物、纵隔肿瘤等鉴别。与其他疾病的鉴别要点为：原发性肺结核起病亚急性或慢性，咳嗽、中毒症状较轻，肺部体征少；影像学有肺门和气管旁淋巴结大；PPD皮试阳性或胃液或痰液找到结核杆菌或有密切结核病接触史；抗结核药物治疗有效。

(八)治疗原则

1. *抗结核药物*　原发肺结核未合并支气管结核，可应用异烟肼、利福平6～9个月。合并支气管结核，在治疗的强化阶段联合使用异烟肼、利福平、吡嗪酰胺3个月，维持治疗阶段继用异烟肼、利福平3～6个月。注意检测肝功能。异烟肼和利福平合用时，各自剂量以不超过10mg/(kg·d)为宜。吡嗪酰胺剂量为20～30mg/(kg·d)。

2. *辅助治疗*　发生支气管结核者，可进行支气管镜介入治疗。增大的淋巴结压迫气道，出现明显喘息、呛咳、气促时，可短期应用糖皮质激素，视病情好转情况，适当减量和停用。

(九)案例分析

患儿：女，10个月。

主诉：发热、咳嗽22d。

现病史：入院前22天，患儿无明显诱因出现轻咳和发热，体温最高38.3℃，无其他伴随症状。就诊当地县医院，查血常规大致正常，胸部X线片提示异常(具体不详)，先后予以头孢类抗生素和阿奇霉素治疗10d，患儿体温仍高，最高达39℃，咳嗽稍加重，无喘息。行肺CT检查提示左下肺实变伴有少量胸腔积液，左肺门淋巴结大，再次静脉滴注"头孢甲肟""夫西地酸""甲泼尼龙""免疫球蛋白"等，患儿胸腔积液吸收，咳嗽好转，但仍持续高热，体温最高40℃。入院前2d，复查肺CT提示左肺炎症、左肺下叶不张，考虑支气管异物不能除外收住院。

患儿自发病以来，精神可，无明显喘息，无抽搐、呕吐、腹泻，吃奶可，体重未增加。

个人史和发育状况：无异常。既往体健。否认结核接触史。

体格检查：营养略差，卡疤阴性，左下肺呼吸音减低，其余查体未见异常。

辅助检查：

肺CT：左肺内可见片状实变影，边界模糊，左外侧胸膜下及右肺内可见过度增强，左下肺密度增高，左侧胸膜肥厚，左侧支气管狭窄。印象：①左肺实变；②左肺下叶不张。

CRP：26mg/L。

血常规：白细胞计数 21.18×10^9/L，中性粒细胞占 0.499 4（49.94%），淋巴细胞占 0.329 4（32.94%），单核细胞占 0.169 4（16.94%），血红蛋白 86g/L，血小板计数 708×10^9/L。

病例分析：

1. 病例特点

(1)10个月小婴儿，病程长达20d。

(2)以高热、咳嗽为主要表现。

(3)查体卡疤阴性，左下肺呼吸音减低。

(4)辅助检查：肺CT初始曾提示左下肺实变伴有少量胸腔积液，左肺门淋巴结大。之后出现左侧支气管狭窄和左肺下叶不张。

(5)病情变化：多种抗生素治疗不见好转。

根据病史长，抗生素治疗不见好转（符合肺结核的临床特点），影像表现为肺实变和淋巴结增大以及胸腔积液（符合原发综合征的影像学表现），卡疤阴性，首先考虑原发型肺结核。随着疾病的进展，可能因淋巴结肿大压迫支气管造成狭窄，或发生淋巴结支气管瘘，引起支气管结核，因支气管内干酪性坏死物质或肉芽组织阻塞而狭窄，导致肺不张。从影像学分析，因第2次胸CT检查未见淋巴结大，考虑其内干酪性物质破溃入支气管内。肺结核患儿可出现白细胞升高以及CRP升高，尤其是病情较重者。患儿无确切结核病接触史，需要进行PPD试验以及支气管镜检查观察支气管有无结核病变，胃液和支气管灌洗液找结核杆菌确诊，因PPD试验简单、相对快速，是目前临床诊断儿童肺结核的主要依据，应尽快进行PPD试验。

入院后PPD试验48h(++)，无卡疤，支持结核杆菌自然感染。临床诊断原发型肺结核。随后支气管镜检查发现肉芽组织阻塞左主支气管，诊断原发型肺结核合并支气管结核。

2. 点评　此案例初始影像学表现符合典型的原发型肺结核，可能因不熟悉，导致误诊，致病情恶化，发生支气管结核。目前多数原发型肺结核病例诊断时类似本病例的表现，提醒重视原发型肺结核的临床和影像学表现，在呼吸系统疾病的诊断和鉴别诊断时，应考虑本病，并及时进行PPD试验以便早期诊断，防止支气管结核等并发症的发生。

3. 治疗　本例合并支气管结核，在治疗的强化阶段联合使用异烟肼、利福平、吡嗪酰胺3个月，维持治疗阶段继用异烟肼、利福平3～6个月。

（赵顺英）

第三节　急性血行播散型肺结核

急性血行播散型肺结核也称急性粟粒型肺结核(Acute miliary tuberculosis)，为大量结核杆菌同时或在极短时间内相继进入血流所引起。可以在任何季节和任何年龄发生。

(一)发病机制

结核杆菌大致通过以下途径侵入血流。

1. 肺内原发灶或胸腔内淋巴结干酪样病变破溃侵入血管。

2. 结核杆菌接种在血管壁上，发生血管内膜干酪性血管炎，病灶内的结核杆菌溃入血流。

3. 肺内结核杆菌经毛细血管直接进入血流。结核杆菌在肺内形成粟粒样小结节，一般需3周时间，显微镜下为典型的增殖性结核结节或渗出性改变。

(二)临床表现

任何年龄均可发病，主要临床表现为长期发热，伴或不伴有咳嗽，小婴儿可出现喘息和呼吸困难。一些患儿有头痛、呕吐、惊厥等脑膜刺激症状。

肺部体格检查往往缺乏明显的体征，在病灶融合或继发感染时，可听到细湿啰音。约50%小儿可有全身淋巴结和肝、脾大。眼底检查可在脉络膜发现结核结节，少数患儿可见皮肤粟粒疹，两者的出现均有助于急性粟粒性肺结核的诊断。

(三)影像学表现

在急性粟粒性肺结核病程的早期，由于结节太小，在胸部X线片上看不到粟粒性阴影。胸X线片表现为磨玻璃影或肺纹理增多和变粗，或出现稀疏的、分布在下肺野的小点状阴影。典型的粟粒状阴影出现后，胸部X线片可见无数细小（1～2mm）的粟粒状阴影，布满双肺，粟粒阴影的密度、大小、分布均匀，称为“三均匀”。婴幼儿由于病灶周围反应显著，渗出明显，并且易于融合，粟粒状阴影边缘模糊，分布、大小不一呈雪花片状。纵隔或肺门可有增大的淋巴结或肺内原发病灶。胸部CT表现与胸部X线片相同，但对早期粟粒阴影的显示较胸部X线片敏感。

（四）结核杆菌检查

胃液、痰液涂片或培养可找到结核杆菌。

（五）辅助检查

多数患儿外周血白细胞升高，伴有中性粒细胞增多。大多数患儿血沉和C反应蛋白（CRP）升高。

（六）诊断

对于有长期发热，胸部影像学显示典型的“三均匀”粟粒阴影，PPD阳性和（或）有结核病密切接触史者，临床诊断不难。对PPD皮试阴性或疑难病例，可根据抗结核治疗有效反应或结核杆菌培养阳性作出诊断。

（七）鉴别诊断

患儿仅有发热，胸部影像学未出现典型的“三均匀”粟粒阴影之前，应与上呼吸道感染、肺炎、败血症等鉴别。胸部影像学出现粟粒样阴影后，应注意与各种肺间质性疾病如支原体肺炎、衣原体肺炎、病毒性肺炎，朗格汉斯细胞组织细胞增多症、特发性肺含铁血黄素沉着症、过敏性肺泡炎等鉴别。鉴别要点为：①急性血行播散型肺结核胸部影像学表现为双肺密度、大小、分布均匀的粟粒结节阴影，纵隔或肺门可有增大的淋巴结或肺内原发病灶；②PPD试验阳性或密切结核病接触史或胃液或痰液找到结核杆菌；③抗结核药物治疗有效。

（八）治疗

1. 抗结核药物　在治疗的强化阶段联合使用异烟肼、利福平、吡嗪酰胺3个月，维持治疗阶段继用异烟肼、利福平6～9个月。注意检测肝功能。如病情严重，可使用链霉素1～2个月，但必须知情同意，并检测听力。合并结核性脑膜炎时，按结脑治疗。异烟肼和利福平合用时，各自剂量以不超过10mg/(kg·d)为宜。吡嗪酰胺剂量为20～30mg/(kg·d)。链霉素剂量不超过20mg/(kg·d)为宜，最大量为0.75g。第1个月为每日1次，第2个月隔日1次。

2. 辅助治疗　对于有高热和中毒症状、肺部有弥漫粟粒影者，可使用糖皮质激素，多用氢化可的松或甲泼尼龙或泼尼松，剂量同上，总疗程4～6周。合并结核性脑膜炎时，按结脑治疗。

（九）案例分析

患儿：男，3岁半。

主诉：咳喘10d，伴发热6d

现病史：患儿于入院前10d，无明显原因出现咳嗽、喘息，无咳痰。6d前开始发热，体温最高达39.1℃，不伴寒战、抽搐，无腹痛、腹泻等。当地医院检查提示白细胞计数 $10.87\times10^9/L$，红细胞 $4.59\times10^{12}/L$，血红蛋白127g/L，血小板计数 $312\times10^9/L$，中性粒细胞0.756（75.6%），淋巴细胞0.194（19.4%）。胸部X线片回报：两肺浸润病变。发病后应用头孢菌素治疗，症状无好转。

发病以来，患儿精神可，食欲稍差，睡眠尚可，体重无明显变化，大小便外观无异常。

个人史、喂养史无特殊。既往健康。患儿仅与父母住在一起，否认父母结核病史。

体格检查：体温37.7℃，营养略差，神志清楚，精神可，呼吸平稳，卡疤阴性，双肺呼吸运动一致，无增强或减弱，叩诊呈清音，听诊双肺呼吸音粗，未闻及干湿性啰音。心率95/min，心音有力，律齐无杂音；腹平软，无压痛、反跳痛及肌紧张，肝、脾肋下未触及；四肢肌力肌张力正常，关节活动无受限及肿胀，神经系统查体未见异常。

辅助检查：胸部CT回报，两肺内分布欠均匀的点状高密度影，可见淋巴结钙化影。

病例分析：

1. 病例特点

（1）学龄前期儿童，男童，急性起病。

（2）主要表现为发热和咳喘。

（3）查体卡疤阴性，营养略差，其余未见异常。体征与胸部X线片表现不一致。

（4）辅助检查：胸部X线片提示两肺浸润病变；胸部CT提示两肺内广泛分布点状高密度影，可见淋巴结钙化影。中性粒细胞升高。

根据患儿为学龄前期，以发热、咳嗽、喘息为主要表现。卡疤阴性，胸部X线片和胸部CT提示两肺广泛分布点状高密度影，可见淋巴结钙化影。首先应考虑急性粟粒型肺结核，需寻找结核感染依据，如与患儿密切接触者有无结核病史，进行PPD检查以确诊。

详细询问邻居有肺结核，患儿常与该邻居玩耍。PPD试验48h 15mm×18mm。患儿卡疤阴性，对于未接种卡介苗的儿童，PPD阳性可对结核病作出临床诊断。

最后诊断急性粟粒型肺结核。在治疗的强化阶段联合使用了异烟肼、利福平、吡嗪酰胺，并用泼尼松。家长不同意应用链霉素。治疗3d体温正常。

2. 点评 本例临床和影像学表现典型，诊断不难。

（赵顺英）

第四节 结核性脑膜炎

（一）发病机制

1. 结核杆菌侵入血液，经血液循环播散到脑膜，多见于婴幼儿。结核杆菌也可经血液循环播散到脉络丛形成结核病灶，以后病灶破入脑室，累及脑室管膜系统，引起室管膜炎、脉络丛炎。

2. 结核杆菌感染后，可发生隐匿的血行播散，在脑实质、脑膜等处先形成结核病灶(Rich病灶，结核瘤)。当机体抵抗力降低时，结核病灶破溃，排出干酪性物质和结核杆菌至蛛网膜下腔，致基底池受感染，引起脑膜炎。常见于年长儿，胸部X线片可有陈旧性肺结核的表现。

3. 脑附近组织如中耳、乳突、颈椎或颅骨的结核灶直接蔓延侵犯脑膜，但极罕见。

（二）病理变化

结核性脑膜炎的病理改变主要是颅底炎症，以脑膜病变为最突出，但常同时侵犯到脑实质或同时伴有结核瘤、结核性脑动脉炎等，亦可侵犯脊髓引起脊髓蛛网膜炎。

1. 脑膜病变 脑膜上有散在的粟粒样灰黄色或灰白色小结节，颅底黏稠渗出物包围颅底神经或由于渗出物粘连、机化，挤压脑神经，引起脑神经损害。

2. 脑实质病变 脑膜感染后沿血管鞘侵入脑实质浅层而有脑炎改变，脑实质有结核结节、结核瘤形成。另外，脑实质可见出血性病变，也可因脑动脉炎症，缺血而发生软化。此外，可有髓鞘脱失。

3. 脑血管病变 结核性脑膜炎时，由于炎症渗出和增殖可产生动脉炎。主要见于中、小动脉。以豆状核、纹状核动脉起始部受累严重，大脑中动脉皮质分支、颈内动脉的床突上段，甚至脑干小血管和大脑后动脉也可受累。

4. 室管膜炎、脑积水 脉络丛及室管膜的结核病灶是发生结脑的原因之一，使脑脊液分泌增加，发生交通性脑积水。随着病情发展，积聚在脑底部的渗出物发生干酪性坏死及增生机化，阻塞脑脊液循环通路，加之炎症可使蛛网膜颗粒吸收障碍，造成梗阻性脑积水。

5. 脊髓和脊髓膜的病变 脊髓膜的结核病变常伴发于结核性脑膜炎。脊髓实质及神经根有炎症表现，髓鞘脱失，神经细胞出现退行性变和坏死。脊膜粘连可将蛛网膜下腔完全闭塞，影响脊髓腔脑脊液循环。

6. 脑结核瘤 脑结核瘤多见于小脑、大脑半球、脑皮质等部位，少见于脊髓。一般在0.5cm以上的结核结节称为结核瘤。其小如黄豆，大如栗子，可单个孤立存在，也可融合成团或串状。一旦液化破溃入脑部、脊髓、血管或直接侵入脑室及蛛网膜下腔，则发生结核性脑膜炎。

（三）临床表现

有一般结核中毒症状和神经系统症状。

神经系统症状 包括6个方面。

(1)脑膜刺激症状：一般于病后1～2周出现。

(2)脑神经损害症状：面神经、动眼神经、展神经以及视神经损害较常见，可以发生于单侧或双侧，呈完全或不完全麻痹。

(3)脑实质受损症状：受累部位不同，出现不同的临床表现。最常见偏瘫、失语、肢体异常运动、舞蹈样表现等，以及少见的尿崩症，肥胖，脑性失盐综合征等表现。

(4)颅内压增高症状：结核性脑膜炎脑积水出现早且严重是结核性脑膜炎颅内压增高的主要原因，脑水肿、脑结核瘤也是颅内压增高的次要原因。颅内压增高是导致患儿死亡以及影响预后的重要因素。

(5)脊髓障碍症状：结核性脑膜炎时随着病情的发展，病变可蔓延到脊髓膜、脊髓神经根和脊髓实质，临床上表现为脊神经受刺激和脊髓受压迫症状，椎管不通畅。出现根性疼痛，以及截瘫、大小便失禁或潴留等。

(6)自主神经功能障碍：自主神经中枢(中脑和间脑)在结核性脑膜炎时容易受侵犯，结核性脑膜炎患儿常有自主神经功能紊乱的表现，如瞳孔变化、对光反应迟钝或消失。血管运动障碍如皮肤阵发性潮红、出现红色一过性斑片，皮肤划痕征阳性。

感觉过敏，热调节障碍，出现多汗、盗汗、半侧头出汗。

（四）脑脊液检查

65%的结核性脑膜炎患儿脑脊液标本静置24h，可有薄膜形成。脑脊液白细胞轻、中度增高，以淋巴细胞占优势，在急性期或恶化期中性粒细胞可占优势。脑脊液蛋白含量升高。结核性脑膜炎早期糖含量可以正常，随着病情进展糖含量降低，病情越重、糖含量降低越明显，糖持续降低往往提示预后不良。结脑时氯化物常降低。糖和氯化物同时降低是结核性脑膜炎的典型改变。脑脊液涂片抗酸染色和结核杆菌培养可发现结核杆菌。

（五）血生化改变

结核性脑膜炎时易出现低血钾、低血钠、低血氯和脱水，与脑性低钠血症、摄入不足和损失过多、高渗液使用有关。

（六）影像学改变

1. *脑CT表现*　结核性脑膜炎在CT扫描上可显示直接和间接征象，直接征象有结核瘤、基底池渗出物及脑实质粟粒状结核灶，为结核性脑膜炎重要的诊断依据；间接征象有脑水肿、脑积水及脑梗死等。

2. *MRI表现*　表现与脑CT基本相同。对于结核性脑膜炎，MRI的诊断优于CT，具有高度敏感性和特异性定位，特别是对于基底核的异常信号灶（基底池渗出）检出阳性率明显优于CT。

（七）病程分期

临床上可分为早期、中期、晚期。此3期是结核性脑膜炎在治疗前自然发展的临床表现。

1. *前驱期（早期）*　多见于起病的1～2周，临床表现主要是结核中毒症状，年长儿可述头痛，一般多轻微。

2. *脑膜刺激期（中期）*　起病1～2周，发热和头痛持续，伴呕吐，易激惹，烦躁或嗜睡。可有惊厥发作、脑神经麻痹、颅压增高以及脑积水。脑脊液呈典型的结核性脑膜炎变化。

3. *昏迷期*　起病1～3周，以上症状加重，出现昏迷，惊厥发作频繁，颅压增高及脑积水症状更加明显，可呈角弓反张，去皮质强直，终因伴呼吸心血管运动中枢麻痹死亡。

4. *慢性期*　若结核性脑膜炎病人经过不规则治疗，或虽经正规治疗，由于病原菌呈部分原发耐药，治疗效果不著，病程可迁延到3个月以上而不出现意识改变，表现为慢性期。头痛、呕吐可以不著或仅间断出现，意识清楚，脑膜炎征表现不明显，脑脊液改变轻微，但可间断加重。目前此型在临床上颇为多见。

（八）临床病型

根据小儿结核性脑膜炎的病理变化、临床表现和病情轻重，可分为以下4型。

1. *浆液型（或反应型、过敏型，简称Ⅰ型）*　其特点为浆液渗出物只局限于颅底，脑膜刺激症状和脑神经障碍不明显，可出现头痛、感觉过敏等症状，无局灶性症状，脑脊液改变轻微，压力增高，细胞数轻度升高，以淋巴细胞为主，蛋白轻度增高或正常，其余生化检查方面基本正常，经抗结核药治疗症状及脑脊液改变很快消失。多在粟粒性结核病常规腰椎穿刺时发现。

2. *脑底脑膜炎型（简称Ⅱ型）*　其临床特征为有明显的脑膜刺激症状及脑神经障碍，可有程度不等的颅压高及脑积水症状，但无脑实质受累症状。脑脊液有典型结核性脑膜炎变化。

3. *脑膜脑炎型（简称Ⅲ型）*　炎症从脑膜蔓延到脑实质，出现弥漫性或局限性受损表现。

4. *结核性脑脊髓软、硬脑膜炎（简称脊髓型）*　炎症病变不仅限于脑膜和脑实质，且蔓延到脊髓膜及脊髓。

（九）诊断

根据临床表现、脑脊液改变、PPD阳性和（或）结核病接触史、肺部结核病灶作出临床诊断。

（十）鉴别诊断

应与化脓性脑膜炎、病毒性脑炎、真菌性脑膜炎尤其是隐球菌脑膜炎、脑囊虫病、脑脓肿、脑肿瘤等鉴别。鉴别诊断要点：①临床表现、脑脊液检查、影像学表现；②结核菌感染证据，PPD皮试阳性或脑脊液找到结核杆菌或密切结核病接触史或胸部X线片、CT有肺结核的表现；③治疗反应，抗结核药物治疗有效。

（十一）治疗

1. *抗结核药物*　分强化期和巩固期治疗2个阶段。强化期联合应用INH、RFP、PZA 3个月，病情重者或恢复较慢可延长到6个月。因SM不易渗透血-脑屏障，若结脑未合并肺结核或其他部位结核病时，可以不用SM。巩固期治疗。联合应用INH和RFP，一般病人结核性脑膜炎总疗程为1年，若培养阳性或病情重、症状缓解缓慢者，疗程可延长到18个月。

2. *糖皮质激素*　激素有抗炎症、抗纤维性变的作用，可使中毒症状及脑膜刺激症状迅速消失、颅高压降低和脑积水减轻，为配合抗结核药物的有效辅助疗法。激素对脑底脑膜炎型效果最好，如患儿已到脑膜脑炎型、极晚期或已发生蛛网膜下腔梗阻以及合并结核瘤时，激素的效果即不理想。激素的剂量要适中，泼尼松1.5～2mg/(kg·d)，最大量不超过45mg/d。氢化可的松在急性期可静脉滴注1～2周，剂量5mg/(kg·d)。对于中、晚期结核性脑膜炎患儿可加用甲泼尼龙2～5mg/(kg·d)，根据病情静点1周左右逐渐减至1～2mg/(kg·d)，总疗程1～2周，改为泼尼松口服。激素于用药6～8周后缓慢减量，根据病情在2～3个月内减完。

3. 颅内高压的治疗　除抗结核药物治疗和糖皮质激素应用外，因脑积水是颅内高压的重要原因，认识并及早控制脑积水常为治疗颅内高压的首要问题。

减少脑脊液分泌：①乙酰唑胺。作用较慢，剂量为20～40mg/(kg·d)，分2～3次口服，疗程宜长，1～2个月。②脱水治疗。常用的高渗液有20%甘露醇。③侧脑室穿刺引流。适用于颅内压急剧升高，用其他降颅压措施无效；急性梗阻性脑积水，有严重颅内压；慢性脑积水急性发作或慢性进行性脑积水用其他降颅压措施无效。

(十二)案例分析

患儿：男，10岁。

主诉：发热、头痛7d，嗜睡2d。

现病史：入院前7d患儿受凉后出现发热，最高体温38.5℃，无咳嗽、流涕、咽痛，无呕吐、腹痛、腹泻，无尿频、尿急、尿痛，无皮疹、寒战、关节疼痛等不适，偶有头痛，可忍受，就诊当地医院，考虑“上呼吸道感染”，给予头孢类抗生素静脉滴注4d，患儿发热未见好转，头痛逐渐加重。入院前2天患儿精神差，嗜睡，唤醒后可回答简单问题，无抽搐、大小便失禁。门诊行腰椎穿刺脑脊液检查，常规示无色透明、潘氏实验阳性、白细胞计数110×10^6/L、单核细胞0.8(80%)、多核细胞0.2(20%)，生化示氯化物112mmol/L、糖1.51mmol/L、蛋白1 374.78mg/L。血常规白细胞计数17.64×10^9/L，中性粒细胞0.87，淋巴细胞0.04(4.4%)，CRP＜8mg/L，血钠132.0mmol/L，血氯96mmol/L，考虑脑膜炎收入院。

个人史与既往史：无异常发现。既往体建。其父亲在7年前诊断结核性胸膜炎，口服抗结核药2年。当时患儿未进行PPD检查以及结核感染的预防治疗。

体格检查：卡疤阴性，嗜睡，唤醒后可回答简单问题，四肢肌力肌张力正常，腹壁反射、桡骨膜、膝腱、跟腱反射减弱，颈抵抗(＋)，克氏征和布氏征(＋)，巴宾斯基征(－)。其余未见异常。

辅助检查：

头颅CT：未见明显异常。

胸部X线片：心、肺、隔及胸廓诸骨形态结构未见异常。

病例分析

1. 病例特点　①学龄期儿童，起病较急；②以发热、头痛以及嗜睡为主要表现，在病程1周后出现嗜睡表现；③查体颈抵抗(＋)，克氏征、布氏征(＋)；④脑脊液检查细胞数轻度升高，单核细胞为主，糖降低，蛋白上升；⑤其父有结核性胸膜炎病史。

根据以上临床表现特点，病程1周后出现嗜睡表现(结核性脑膜炎病程自然分期，由早期到脑膜炎期约1周时间，较化脑晚)，脑脊液特点符合结脑，考虑结核性脑膜炎(中期)可能性大。应进行PPD检查以及行脑脊液结核杆菌检查确诊。诊断上需要除外隐球菌脑膜炎，但起病相对较急不支持该病，若患儿无结核病依据，需进行脑脊液墨汁染色除外。

2. 点评　入院后48h PPD10mm×18mm。患儿卡疤阴性，对于未接种卡介苗的儿童，PPD阳性可对结核病作出临床诊断。因有结核杆菌感染依据，不考虑隐球菌脑膜炎。复查脑脊液抗酸涂片阳性，确诊为结核性脑膜炎。患儿年龄较大，早期脑积水发生率低，肺部可无结核病灶，故头颅CT和胸部X线片可无异常。

3. 治疗　治疗上予异烟肼、利福平以及吡嗪酰胺联合抗结核治疗，并加用甲泼尼龙2mg/(kg·d)7d，患儿意识逐渐清醒，继续治疗。

(赵顺英)

第五节　腹腔结核病

包括胃、肝、胆、脾、肠、腹膜及肠系膜淋巴结结核。其中以肠、腹膜及肠系膜淋巴结结核为多见，三者之间有密切联系，多同时存在，但也可表现为以某一脏器为主的单独病症。肝、脾结核大多数是全身粟粒结核病的一部分，作为独立病型的肝结核及脾结核，在小儿少见。但在肠、腹膜、肠系膜淋巴结结核时，可同时累及肝、脾。

腹腔结核可以单独存在，在儿童多同时存在其他部位结核，最常见是肺结核，可以是活动性的，亦可以为陈旧性的。

腹腔结核病的传染途径：①消化道传染。饮用带结核杆菌的牛奶，或食用被结核杆菌污染过的食具或物品，可使结核杆菌侵入肠道。②血行播散。结核菌随血行播散至腹腔脏器。③淋巴播散。胸腔内淋巴结结核经淋巴管逆流可侵犯腹腔内淋巴结。④邻近脏器结核病灶的直接蔓延，如盆腔结核、肾结核等的直接蔓延所致肠结核。

腹腔结核临床表现主要分为全身症状和消化道症状。全身症状包括结核中毒症状和肠外结核的症状，消化道症状有腹胀、腹痛、腹泻、呕吐、便秘和肝、脾大、腹部包块等。腹腔 CT 和 B 超检查表现为淋巴结大，实质器官受累，腹水，肠壁增厚，炎性包块和腹膜增厚。

一、肠结核

绝大多数继发于肺结核等肠外结核病。肠结核可发生在肠的任何部位，回盲部结核最多见，其次为升结肠、空回肠、横结肠、降结肠、十二指肠、乙状结肠、直肠和肛门周围等。按病理所见分为溃疡型、增殖型和混合型。

（一）临床表现

轻症患者症状不明显。较重病例有不规则发热和消化道症状，包括食欲减退、消化不良、恶心、呕吐、腹痛、腹胀、腹泻或腹泻与便秘相交替。腹胀和腹痛是小儿最常见的主诉。溃疡型肠结核可大便带血，有时是脓血便。重症病例由于吸收障碍可出现各种营养缺乏症包括严重营养不良、水肿、贫血和糙皮病等。

（二）辅助检查

1. *X线钡剂检查*　可发现肠蠕动亢进，肠段激惹性增强，肠管痉挛，回盲部病变处钡剂不停留，肠狭窄、升结肠缩短等征象。

2. *纤维结肠镜检查*　可直接发现溃疡或增殖性病变，如果活检找到干酪坏死性肉芽肿或结核菌则可确诊为肠结核。

（三）诊断

对于活动性或陈旧性肺结核病人，具有肠结核的症状和体征，X 线钡剂检查有典型肠结核征象时，诊断不难。但无肠外结核时，则诊断较难，需做纤维结肠镜检查及活检。

（四）鉴别诊断

肠结核须与慢性消化不良、慢性痢疾、阿米巴痢疾、蛔虫病、溃疡性结肠炎、克罗恩病（Crohn 病）以及淋巴瘤鉴别。应依据结核病接触史、结核菌素试验、粪便镜检与细菌培养以及其他部位的结核病变等鉴别。X 线钡剂造影检查和纤维结肠镜检查有助于诊断。

（五）治疗

1. *抗结核药物治疗*　可采用异烟肼、利福平以及吡嗪酰胺联合抗结核治疗，疗程 1 年。

2. *外科手术治疗*　外科手术治疗仅适用于内科治疗无效及合并症的处理，术后仍应进行有效的抗结核药物治疗。可包括以下情况。

（1）完全性或不完全性肠梗阻，内科治疗不能缓解者。

（2）溃疡型肠结核伴肠穿孔。

（3）肠道大出血，经积极抢救，不能满意止血者。

（4）结核性肛门瘘形成，全身及局部治疗无效者。

（5）局限性增殖型结核引起部分肠梗阻或难与腹腔内肿瘤鉴别者。

二、肠系膜淋巴结结核

肠系膜淋巴结结核在小儿较多见，淋巴结结核可能为肠道原发综合征的部分表现，可由淋巴或血行播散而来，即为继发性肠系膜淋巴结结核，或与肠结核并存，常同时有腹膜结核。

（一）临床表现

主要症状为一般结核中毒症状及局部胃肠道症状如恶心、呕吐、腹泻、便秘、腹胀、腹痛等，其中以腹痛为最常见。增大的淋巴结有时可引起压迫症状。触诊可见腹壁轻度紧张和膨隆，阑尾点处或左上腹内带相当于第 2 腰椎水平即肠系膜根处可有压痛。有时可触到 1 个或多个增大的淋巴结。

（二）辅助检查

1. *腹部 CT*　能发现淋巴结大，强化 CT 可发现坏死和周围强化。

2. *腹部 B 超*　可发现肠系膜淋巴结大，可有坏死和粘连表现，并可伴有腹膜增厚和包块等其他腹腔结核的表现。

(三)诊断

根据临床表现、结核病接触史、结核菌素试验阳性以及腹部CT和B超检查诊断。

(四)鉴别诊断

应与急慢性阑尾炎、非特异性肠系膜淋巴结炎、隐球菌感染以及腹部肿瘤相鉴别。

(五)治疗

1. 抗结核药物治疗　根据病情,可应用异烟肼、利福平联合治疗或加用吡嗪酰胺联合治疗,疗程9～12个月。

2. 外科手术治疗　增大的淋巴结经内科治疗无效且产生持久性压迫症状,不能缓解的急性或慢性肠梗阻,形成腹腔巨大结核性脓肿不能控制及其他并发症时,可考虑外科手术治疗。

三、结核性腹膜炎

结核性腹膜炎是较常见的腹腔结核。结核性腹膜炎可以是肺部或其他部位原发感染灶内的结核菌,通过淋巴、血行播散感染腹膜。但更多见的是由肠结核、肠系膜淋巴结结核或泌尿生殖系统结核直接蔓延至腹膜,是本病的主要传染途径。

(一)临床表现

结核性腹膜炎多发生于3岁以上儿童。临床表现也可分3型:①渗出型(腹水型);②粘连型(纤维性成形型);③干酪溃疡型。各型间可有过渡形式,难以绝然划分。

结核性腹膜炎发病缓慢,有慢性结核中毒症状。由于各型病理形态的不同,症状互有差别。渗出型的典型症状为四肢消瘦与腹部膨隆形成鲜明的对比,查体发现腹水。粘连型常表现为反复出现的不全性肠梗阻现象,触诊腹部柔韧有揉面感,可触到大小不等的肿块。干酪溃疡型多表现为弛张热和腹泻、腹痛和压痛等症状,并有严重的消瘦。

(二)辅助检查

1. 腹部B超和CT　同上。

2. 腹水的检查　呈渗出液。白细胞轻度升高,以淋巴细胞为主,糖在正常范围。

(三)诊断

根据临床表现、结核病接触史、结核菌素试验阳性、腹水性质以及腹部CT和B超检查诊断。

(四)鉴别诊断

渗出型腹膜炎应与心脏病、肾病、肝硬化、恶性肿物及营养不良性水肿所引起的腹水区别。又应与化脓性腹膜炎、巨结肠及腹腔内囊肿尤以大网膜囊肿相鉴别。粘连型及干酪溃疡型腹膜炎应与腹部恶性肿瘤以及炎性肠病等相区别。鉴别诊断要点:①临床表现、腹水检查;②结核菌感染证据,PPD皮试阳性或腹水找到结核杆菌或密切结核病接触史;③治疗反应示抗结核药物治疗有效。

(五)治疗

1. 抗结核药物　一般选择三联或四联治疗,疗程9～12个月。

2. 激素的应用　在抗结核的基础上,对于渗出型腹膜炎,加用皮质激素治疗可促进腹水吸收及减少粘连发生,效果良好。在合并肠结核时应视为应用肾上腺皮质激素的禁忌证。粘连型结核性腹膜炎要慎重应用肾上腺皮质激素。

3. 腹水处理　大量腹水有压迫症状时,可穿刺放腹水,放腹水后用腹带包裹腹部。

4. 外科适应证

(1)并发完全性急性肠梗阻,或有不完全性慢性肠梗阻经内科治疗无效者。

(2)肠穿孔引起急性腹膜炎,或局限性化脓性腹膜炎经抗生素治疗无效者。

(3)肠瘘经加强营养和抗结核治疗而未能闭合者。

(4)当本病诊断有困难,与腹腔肿瘤或其他原因引起的急腹症无法鉴别时,可考虑腹探查。

(六)案例分析

患儿:女,12岁。

主诉:间断发热伴腹痛腹泻30余天。

现病史:该患儿于入院前30余天因间断发热伴腹痛腹泻,大便时为脓血便,在外院曾诊断感染性腹泻,治疗不见好转,遂做结肠镜诊断为"溃疡性结肠炎",予以抗炎、对症及激素治疗15d,热退、腹泻好转即自行停药,停药后1周,再次出现发热、腹泻、腹痛,大便多为黄色黏液便,时有脓血便,有时伴里急后重,加服泼尼松后,症状无好转且腹痛加重。

体格检查:身高143cm,体重26kg,精神差,心肺查体无异常。腹平坦,脐下压痛,无反跳痛及肌紧张,未及包块,叩诊呈鼓音,移动性浊音(—)。

病情经过:入院后患儿发热,阵发性腹痛伴腹泻、血便,口腔溃疡明显。根据检查和病史,仍考虑溃疡性结肠炎或克罗恩病,继续予以激素治疗。其化验检查有贫血、低蛋白血症,血沉30mm/h,C反应蛋白185mg/L。PPD5U(—)。腹部B超示肝肋下1.3cm,脾偏厚。全腹多段肠壁增厚,肠系膜增厚，可见数枚增大淋巴结，少量腹水。全消化道造影示肠蠕动少，中腹部第四组空肠可见一限局性痉挛，黏膜不规则，末端回肠痉挛，黏膜紊乱，回盲部盲肠袋形消失，形态不规则，六组回肠黏膜粗糙，腔内可见不规则充盈缺损，升结肠、横结肠袋形消失，壁毛糙，降结肠、直肠未见异常。结肠镜检查见直肠至乙状结肠、降结肠、横结肠、升结肠、回盲部可见黏膜充血、水肿，呈弥漫性改变，血管网模糊，可见散在多发大小不等的溃疡及糜烂灶，触之易出血，回盲瓣水肿明显，可见溃疡灶。病理检查示肠黏膜炎性改变，上皮增生，大部分组织呈坏死改变。未见隐窝内脓肿及裂隙。未见结核结节及干酪坏死。胸部X线片见两肺纹理增多、模糊毛糙，两下肺有小结节阴影，类似粟粒阴影，右肺叶间裂显示，两侧胸壁可见胸膜影。患儿按克罗恩病将激素加量及对症治疗，仍持续高热、腹泻，便血加重，腹水增加，并出现水肿，于入院第2周行静脉高营养。因治疗效果不佳，胸部X线片提示有粟粒性肺结核早期表现可能，考虑可能为肠结核可能，进一步胸CT检查提示肺内布满网点影，左下肺背后段肺内片状高密度病灶，腔静脉后可见增大的淋巴结，少量心包积液。至此考虑粟粒性肺结核，是否肠道改变为肠结核，又将病理切片进行抗酸染色为阳性，诊断肠结核。继开始抗结核治疗，患儿病情逐渐好转，治疗1个月后出院。

从该病例可见克罗恩病与肠结核临床表现很难鉴别，因治疗效果不佳，考虑到肠结核可能。根据胸部X线片结果，进行肺部CT检查，最终经病理抗酸染色得以确诊。

点评：本患儿误诊的原因是未考虑到肠结核的可能。因此，对于有肠道疾病表现的病人，如腹泻、腹痛等症状，应考虑到肠结核，并及时行PPD、胸部X线片检查。

（刘小灵　赵顺英）

第六节　肾　结　核

肾结核(renal tuberculosis)是泌尿系结核的主要组成部分，而输尿管、膀胱结核及小儿附睾结核等多继发于肾结核。肾结核是原发结核中最晚发生的一种肺外结核，主要见于学龄儿童和少年。

（一）感染途径

结核杆菌可以通过血行感染、尿路感染、淋巴感染和直接蔓延4种途径从原发灶侵入肾。其中血行感染是其主要途径，其原发性病灶主要在肺，其次是肠道。尿路感染实际是血行感染基础上尿路的继续蔓延。

（二）发病机制

结核杆菌进入肾，在肾小球的毛细血管丛形成结核结节，病灶多位于肾皮质。初期不引起临床症状，可长期呈潜伏状态，但在尿中可检出结核杆菌，此期称为病理性肾结核。亦可因细菌致病力强，患儿免疫力弱，结核杆菌侵及肾小体的毛细血管，在肾髓质的髓襻处停留，形成结核病灶，出现干酪坏死及空洞形成。在肾乳头处破溃入肾盏与肾盂，发生结核性肾盂肾炎，出现症状，称临床肾结核。继而从肾盏、肾盂蔓延到输尿管和膀胱，出现膀胱炎症状。肾盂黏膜上的结核病灶又可经淋巴、血流或直接蔓延波及全肾，发生多个结核性脓肿或空洞，最终形成结核性脓肾，整个肾被破坏。若脓肿向肾被膜破溃，则可形成肾周围脓肿。肾结核发展至晚期可发生钙化，可因全肾钙化而使临床症状消失，称为“肾自截”，儿童极少见。肾结核多为一侧，双侧肾结核少见。晚期病例可发生肾结核对侧肾积水。

（三）临床表现

早期肾结核多无泌尿系临床症状，仅在尿液检查时可发现微量蛋白及少许白细胞、红细胞，尿中可找到结核杆菌。多数患儿有以下表现。

1. 局部症状

(1)血尿：较常见，可为肉眼或显微镜下血尿。少数病例在早期肾皮质有粟粒性结核病灶，若侵蚀血管可以全程血尿为其首发症状，可在尿频症状发生前出现。大多数血尿源自膀胱结核，为膀胱三角区结核性溃疡出血引起，多为终末血尿。晚期病例由于肾内结核性脓肿不断破溃，可间歇出现肉眼脓血尿，为全程血尿。

(2)脓尿：脓尿也为常见症状，明显时亦可呈米汤样浑浊。多呈“无菌性脓尿”，此为泌尿系结核尿液改变的特点。

(3)膀胱刺激征：肾结核的最初症状多为膀胱刺激症状。当结核病变侵及膀胱三角区时，可出现尿频、尿急、尿痛等典型膀胱炎症状。进行性尿频伴顽固性尿急、尿痛、血尿和脓尿是肾结核的典型表现。

(4)其他症状：因尿路梗阻而出现排尿困难，可发生肾绞痛，可有腰部钝痛或扪痛。在肾盂积脓或肾周围脓肿时，可出现一侧腰部肿物和腰痛。双侧肾结核或一侧肾结核合并对侧肾盂积水至晚期可发生肾衰竭。

2. 全身症状　严重肾结核或合并全身其他器官活动性结核病灶时，可出现结核中毒症状。双肾结核或肾结核伴对侧肾积水时，可出现慢性肾功能不全症状。

(四)尿液检查

尿液常规检查多有异常发现，有蛋白、白细胞、红细胞。尿沉渣抗酸染色可找到结核杆菌，尿结核杆菌培养阳性率可高达90%。采早晨第一次尿检出率较高，留24h尿沉渣亦可提高检出率，一般可连续检查3d。

(五)影像学检查

1. 腹部B超　可发现肾内病变。

2. 腹部X线平片　是评价泌尿系结核最简单的手段，可以显示肾的大小及肾、输尿管、膀胱和其他泌尿系器官的钙化，还可以观察脊柱结核。

3. 静脉肾盂造影(IVP)　早期肾结核行IVP检查无异常影像学改变。中期则表现为由于肾乳头坏死造成的肾盏模糊、虫蚀样改变，肾盏可以变形。随着病变进一步发展，肾盏可以扩大，呈空洞表现，局部的纤维化可造成肾盏不显影，而输尿管增粗、扭曲、僵直，失去正常柔软纡曲的形态。晚期肾结核由于广泛纤维化和尿路梗阻产生自截肾，可使整个肾不显影。

4. 排尿性膀胱输尿管造影(VCUG)　可观察是否存在膀胱输尿管反流及反流程度。对肾结核诊断不具特异性，但对观察疗效、选择手术治疗方式有指导作用。

5. 腹部CT　平扫时可见肾外形及大小的改变，肾盂肾盏扩张积水，肾盂输尿管壁的增厚，以及不规则的钙化等。增强后能更清楚地显示结核脓肿，在肾实质内可见不规则的密度减低区，并有轻到中度的强化。再结合增强延迟扫描还可以观察肾功能的改变和积水的程度等。

6. 磁共振尿路成像　能较好显示肾结核的病理特点如尿路不同部位破坏、溃疡、空洞与纤维化以及尿路狭窄等。

(六)诊断

根据临床表现、影像学检查以及PPD试验和尿结核杆菌检查确诊。

(七)鉴别诊断

应与慢性肾盂肾炎、肾小球肾炎、肾结石、肾囊肿以及泌尿系肿瘤鉴别，一般根据影像学表现以及PPD试验和尿结核杆菌检查能作出鉴别诊断。

(八)治疗

1. 抗结核药物治疗　最初2个月的强化阶段多采用异烟肼(INH)、利福平(RFP)、吡嗪酰胺(PZA)、乙胺丁醇(EB)或链霉素(streptomycin, SM)联合。维持治疗联用异烟肼和利福平两种药物。因链霉素可引起纤维化并导致输尿管狭窄，可致耳聋，目前已较少使用。

2. 肾上腺皮质激素　对输尿管狭窄梗阻或严重结核性膀胱炎患儿，可酌情加用激素治疗。

3. 手术治疗　根据病变范围，肾结核的手术治疗有以下几种：病灶清除术、部分肾切除术、肾切除术以及输尿管狭窄整形或膀胱挛缩扩大术。

(赵顺英)

第七节　结核性心包炎

结核性心包炎多见于学龄儿童，分急性渗出性及慢性缩窄性两型。

(一)发病机制

多由胸腔内淋巴结核、胸膜或腹膜结核病，经过淋巴逆流或直接蔓延而来；也可由心包附近的干酪液化淋巴结或肺结核的干酪病灶直接破溃入心包腔；或由全身血行播散所致。机体对结核菌及代谢产物产生过敏反应形成心包积液。结核性心包炎的病理过程包括4个时期：干性、渗出、吸收和缩窄。临床常见渗出和缩窄2个时期。渗出性心包炎可为全身性多发性浆膜炎的一部分，渗出物由浆液纤维蛋白/白细胞及少许内皮细胞组成，病程顺利时，渗出液和纤维素吸收后心包膜可完全恢复正常。如渗出液吸收而纤维素机化，则为慢性期，其特点是结缔组织增生致使心包膜增厚且广泛粘连，可引起心包腔闭塞，甚至胸膜胸壁相粘连，临床上称为缩窄性心包炎或匹克(Pick)病。心包膜增厚程度不等，严重病例心包膜可达2cm，偶见心包膜钙化。

渗出性心包炎则有血流动力学改变。当心包腔积液时，心包腔内的压力升高，随着积液的不断增加，压力达到一定限度后，就会降低心肌的顺应性，限制心脏舒张期血液充盈，心排血量降低，动脉收缩压下降，甚至发生休克。同时，增高的心包腔内压又影响到血液回流到右心，静脉压便随之升高，静脉系统淤血，这一系列血流动力学改变构成了心脏压塞的临床表现。心脏压塞的发生与否取决于心包渗液的数量、积蓄的速度、心包韧性与心肌功能等因素。大量心包积液使心包伸展受限而引起心包腔内压力急剧上升，发生心脏压塞；少量渗液（<200ml）如增长迅速，或增厚的心包膜不能相应地伸展时，也可发生心脏压塞。

在缩窄性心包炎时，坚硬、增厚的心包压迫心脏和大血管出口处，限制了心室的舒张期充盈，使舒张期流入心室的血液减少，心排血量减少。同时，静脉血液回流右心因心包缩窄而受阻，逐渐出现静脉压升高、颈静脉怒张、肝增大、腹水、胸腔积液、下肢水肿等体征，左心受到增厚心包的压迫，可出现肺循环淤血和呼吸困难。另外冠状动脉长期供血不足，心肌营养障碍，可出现心力衰竭。

（二）临床表现

1. *渗出性结核性心包炎* 起病可急可缓，以缓慢起病者多见。病人可有发热，早期症状主要为疼痛，主要在胸骨下，多为钝痛或胸部紧迫感。心包渗液量大时，可出现心脏及腔静脉受压症状，表现干咳、呃逆、声音嘶哑及下肢水肿等。体征常见心脏中等度以上增大，心尖搏动减弱，心音遥远，奔马律，肝增大，腹水，下肢水肿，颈静脉怒张，奇脉，脉压变小，颈静脉吸气时扩张，肝-颈静脉回流征阳性。约50%的患儿在炎症初期可听到心包摩擦音，静脉压明显升高。

2. *缩窄性心包炎* 起病缓慢，可为急性渗出型持续所致，但多数病例因急性阶段隐匿，未被发现，就诊时已形成缩窄。病程多较长，可以数月至数年，但也有病程不足2周心包已增厚形成缩窄性心包炎。多见于年长儿，临床上除一般症状外，主要表现为肝大，其次为腹水，下肢水肿，颈静脉怒张，肺底啰音及口唇发绀等。

（三）辅助检查

1. *胸部X线检查* 可见心影扩大，并有上腔静脉明显增宽及心膈角变钝等改变。

2. *胸部CT检查* 可见心包积液、心包增厚以及心包钙化，并能发现肺内、纵隔内的结核病灶，对心包炎的诊断有很大帮助。

3. *超声心动图检查* 是目前使用最广、简便易行的可靠方法，可发现至少40ml的心包渗液以及心包增厚/粘连，上下腔静脉扩张等。

4. *心电图检查* 可见QRS综合波呈低电压，窦性心动过速，T波平坦或倒置，很少见到急性心包炎时的特征性ST段抬高表现。

5. *磁共振成像检查* 近年研究表明结核性心包炎在增强后有特征性改变。T_1加权像显示增厚的心包与心肌的图像信号相同，T_2加权像显示增厚心包内层损伤面为低信号（因腔内血细胞及纤维素所致）。心包腔内可见长线形低信号（为肉芽组织及干酪坏死物）。增强后，增厚的心包壁层与脏层呈双轨样均匀增强（因心包脏层、壁层纤维性肥大所致）。MRI有助于鉴别缩窄性心包炎与限制性心肌病，同时发现心包异常增厚、右心房增大和右心室呈管状畸形时高度提示缩窄性心包病变。

6. *心包穿刺液检查* 为渗出液，白细胞轻度升高，以淋巴细胞为主，早期可有中性粒细胞升高。结核杆菌检查可阳性。

（四）诊断

根据临床表现、辅助检查、结核病接触史、结核菌素实验阳性诊断及结核杆菌检查能确诊。

（五）鉴别诊断

急性期渗出性心包炎应与细菌性、病毒性、支原体性心包炎、乳糜性心包积液、风湿性心包炎、液以及结缔组织疾病引起的心包炎鉴别。慢性缩窄性心包炎需与充血性心力衰竭、肾疾病以及限制性心肌病鉴别。

（六）治疗

1. *抗结核药物* 结核性心包炎属重症结核病范畴，应并用3～4种抗结核药物，其中必须含2种以上杀菌药。抗结核治疗原则同活动性肺结核。联合用药疗程至少9个月。

2. *肾上腺皮质激素* 有渗出液时应及时加用肾上腺皮质激素3～4周，可加速渗出液的吸收，减少粘连，防止缩窄性心包炎的产生。

3. *手术治疗* 缩窄性心包炎一经确诊后，应施行手术治疗。

（刘小灵 赵顺英）

第八节　骨关节结核

小儿骨关节结核近年已明显减少，是全身性结核感染的局部表现，结核病变还可经淋巴道播散。最常见的部位是脊椎，其次为髋或膝关节、短骨和长骨骨干。

（一）病理

结核杆菌侵犯一个关节可以通过滑膜的直接血行感染，导致滑膜结核；也可以通过邻近骨骼的病灶（比如干骺端或骨骺）间接累及。结核骨髓炎的特征是骨破坏，很少或没有新骨形成的征象。骨结核病灶向周围呈离心性骨质破坏，直到侵入关节。滑膜分泌过量的滑液，增生、肥厚。结核病变可破坏关节软骨，破坏最严重的是关节周缘结核肉芽肿累及滑膜的区域。

随着疾病的进展，干酪样坏死物质穿破关节囊被，形成冷脓肿，深筋膜是脓肿流注的屏障，但随着张力的增加，深筋膜被穿透，结核脓肿可位于皮下，并形成窦道。

（二）临床表现

小儿骨关节结核根据病变的发展阶段可分为初期、极期及静止期3期，各期临床表现如下。

1. 初期　起病缓慢，主要表现为全身中毒症状，包括低热、食欲减退、消瘦、盗汗、疲乏等。局部还可见下列征象。

（1）疼痛：初期较轻微，休息后缓解，后呈持续性疼痛。除局部疼痛外，还有放射性疼痛。

（2）反射性肌挛缩：可限制病变关节和脊椎活动，有助于减轻疼痛。小儿夜惊或夜啼，与晚上熟睡后肌肉松弛关节或脊椎活动相关。

（3）关节功能障碍：走路易疲劳，步态不稳，易摔跤，有时破行。

（4）局部肿胀。

（5）肌肉萎缩：初期与神经性营养障碍有关，后期常有失用性萎缩。

2. 极期　此时，破坏病变占优势，中毒症状明显。局部症状加剧，出现畸形、肢体短缩。严重时可出现关节脱臼、病理性骨折、慢性窦道、脓胸等并发症和合并症。

3. 静止期（修复期）　活动性病变基本停止，机体再生过程为主。此时，全身和局部症状都消失，窦道愈合，畸形永远存在。

（三）影像学检查

影像学检查对诊断骨关节结核十分重要。一般在起病后6～8周后才有改变，其特征性表现是区域性骨质疏松和周围少量钙化的破坏病灶。最终随着疾病的发展，可出现边界清楚的囊性变并伴有明显硬化和骨膜炎。可以出现死骨和病理性骨折。若脓肿壁萎缩或有钙化的倾向，影像学高度提示结核。

MRI对结核性关节炎的诊断有一定的作用。当关节内滑膜的病灶呈现低或中度的T_2加权信号应该考虑结核。

（四）实验室检查

轻度的贫血较常见，白细胞计数正常或轻度升高，血沉和C反应蛋白常增加。

（五）治疗

1. 非手术治疗

（1）局部制动和功能锻炼：对有疼痛和肌肉挛缩的骨关节，局部制动可缓解症状；同时也可避免病理性骨折和畸形等并发症的发生和发展。一旦症状缓解，可进行轻重量的牵引，并逐渐加强患肢的康复训练。

（2）抗结核药物：强化期联合应用INH、RFP、PZA 3个月，病情重，家长同意，可加用链霉素。病情重者或恢复较慢可延长到6个月。巩固期治疗：联合应用INH和RFP。

2. 手术治疗

（1）脓肿切开引流：不能耐受病灶清除术，可先行脓肿切开引流，待全身情况改善后，行病灶清除术。

（2）病灶清除术：将骨关节结核病灶内的脓肿、死骨、结核性肉芽肿与干酪样坏死物质彻底清除，称为病灶清除术。手术适应证①骨关节结核有明显的死骨和大的脓肿形成；②窦道流脓不愈；③骨关节结核髓腔内脓腔压力过高；④滑膜结核药物治疗效果不佳；⑤脊柱结核引起脊髓受压。禁忌证为伴有其他脏器活动期结核病者；混合感染、中毒症状重、全身情况差；合并其他疾病不能耐受手术者。

（3）其他手术：①关节融合术，用于关节不稳定者；②关节置换术，可以改善关节功能，但要严格把握适应证；③截骨融合术，用以矫正畸形。

附：脊柱结核

脊柱结核居小儿全身骨关节结核的首位，约占1/3，多见于2～5岁的儿童。脊柱的任何节段都可以受累，最好发于胸腰段。

（一）发病机制

初期的病灶通常开始于椎体的松质骨内，随着感染的扩大，病变通过前纵韧带深层或直接通过椎间盘累及邻近的2～3个椎体。由于椎间关节和椎体后弓的完整性破坏，导致脊柱后凸畸形。椎体周围脓肿形成，通过坏死的骨皮质聚集在前纵韧带下方。这些冷脓肿通过重力作用扩散到原发病灶的远处。脓肿、干酪性坏死组织，肉芽组织，对脊髓的压迫均可以导致截瘫。其他一些因素还有脊髓局部血管的血栓形成和脊髓水肿。截瘫在中或上胸椎最为常见。

（二）临床表现

发病常较缓慢，少数患儿起病较急。表现为全身结核中毒症状和局部征象。主要表现为疼痛，因神经根受刺激引起。颈椎结核常放射到枕部、颈部和肩部；胸椎结核常放射至胸骨或肋间呈束状，带状疼痛；下胸结核多放射到腹，腰部；腰椎结核可放射到股部，呈坐骨神经痛。患儿采取不同的体位，以便减少椎体的压力。晚期可出现驼背畸形，此外还可见寒性脓肿。也可因病变压迫出现截瘫和四肢瘫等。

（三）辅助检查

1. X线检查　表现为椎体的溶骨性破坏，多累及2个以上椎体。早期椎间隙变窄，以后逐渐消失。椎旁脓肿在X线正位片表现为椎旁的梭形或长圆形阴影，侧位片表现为内部的软组织肿块影。胸腰段结核椎体呈楔状或扁平状，导致明显的脊柱后凸畸形。

2. MRI检查　可确定病变的轮廓和鉴别其他椎体病变。椎体和椎间盘的破坏以及椎旁脓肿的部位都可以明显显示。

（四）诊断

对有症状的病例，根据有结核病接触史、结核菌素试验、肺结核的存在及X线检查和MRI检查，一般可以诊断。

（五）鉴别诊断

脊柱结核需与椎体化脓感染、嗜酸性肉芽肿、脊髓或脊柱肿瘤以及淋巴瘤等鉴别。

（六）治疗

1. 抗结核药物　强化期联合应用INH、RFP、PZA 3个月，病情重者或恢复较慢可延长到6个月。巩固期治疗，联合应用INH和RFP。

2. 手术治疗　手术适应证有椎体破坏严重；有脊髓受压的症状和体征；椎体前方有大的干酪样脓肿和死骨。

（赵顺英）

第九节　潜伏结核感染

国外将结核纯蛋白衍化物（PPD）皮肤试验阳性，临床和放射学检查等未发现有活动性结核病证据，称为潜伏结核菌感染（latent tuberculosis infection）。我国是卡介苗接种国家，卡介苗接种后PPD皮肤呈阳性反应，诊断潜伏结核感染前，需除外卡介苗接种后反应。

潜伏结核感染及其潜伏结核感染的治疗是对既往所谓的结核感染和预防性治疗或化学预防的更改。预防性治疗指对已知或可能感染结核杆菌者，使用简单的药物治疗，以预防发展为活动性结核病。这一治疗，很难达到真正的初级预防，即不能预防与传染性结核患者接触者的感染。为了更准确地描述和强调干预的重要性，目前使用“潜伏结核感染”和“潜伏结核感染治疗”等术语。

潜伏结核感染者体内存在活的结核菌，虽处于相对休眠状态，随时有发生活动性结核病的危险。因此，潜伏结核感染是活动性结核病的直接来源，潜伏结核感染诊断和治疗的目的是阻止发展为结核病。

（一）诊断

1. 结核菌素试验

结核菌素试验的受试对象：其针对的对象包括①可能新近感染结核菌的人群（如与传染性肺结核密切接触者、结核菌素试验由阴转阳性者、过去5年内出生于结核病高发地区者以及未接种卡介苗的儿童）；②患有促使结核病恶化的相关疾病者，如接受糖皮质激素和其他免疫抑制药的治疗、患恶性肿瘤、终末期肾病、糖尿病、营养不良、HIV感染、胸部X线片见纤维化病灶等；③属于结核病高发地区的人群。

2. 结核菌素试验的结果判定 标准结素试验是在被试者左前臂皮内注射0.1ml含5个结核菌素单位[5tuberculin units(5Tu)]PPD，注射后48～72h看硬结直径大小作为判断反应的标准。判定阳性及诊断意义的解释根据不同人群的特殊情况而定。

我国儿童PPD判断标准以及自然结核杆菌感染与卡介苗接种后反应的鉴别见前述。

2000年美国胸科学会、疾病控制中心(CDC)和美国儿科学会修订了PPD的标准，根据不同人群，以≥5mm、≥10 mm和≥15mm阳性为结核感染的标准，见表16-2。

3. 结核菌素试验诊断潜伏结核感染的局限性 结核菌素试验敏感性和特异性受诸多因素影响，诊断潜伏结核感染存在以下缺点：结核感染后出现结素阳性时间一般为3～8周，但最近观察家庭结核病接触之儿童出现结素阳性之潜伏期可长达3个月，在此潜伏期的结核感染患儿，随时可发展成致命的结核病；与BCG接种后和非结核菌抗酸杆菌感染存在着交叉阳性反应。

4. 全血IFN-γ测定 利用PPD在体外刺激全血，测定T细胞释放γ干扰素的水平。本试验的理论机制同结核菌素试验，多中心试验显示其结果与结素试验基本一致，近年已得到美国FDA的认可。由于PPD抗原成分在自然感染结核菌株与BCG株之间有交叉，故利用PPD作为刺激物的试验结果也同样可受到BCG接种的影响。

5. 酶联免疫斑点试验[enzyme linked immunosport(Elisport)test] 结核杆菌菌体中含有2种不同抗原成分，即早期分泌抗原靶蛋白6(ESAT-6)和培养滤过蛋白(CFP10)，而BCG不含以上成分。潜伏结核感染儿童可以产生较强的细胞免疫反应，感染者机体的T细胞对此2种抗原可产生反应。结核感染后引起的血内特异性敏感T细胞，遇到此2种结核杆菌抗原后，其所释放的IFN-α使T细胞出现斑点，通过观察带斑点T细胞的数量，作为结核感染的特异性诊断。此试验从结核杆菌提取的早期分泌抗原靶蛋白ESAT抗原成分不存在于BCG中，故用它在体外刺激全血，测定T细胞释放γ干扰素的水平，能够区别自然结核菌感染与卡介苗接种后反应。

(二)治疗

儿童潜伏结核感染的治疗。

1. INH 儿童应用9个月，目前公认此为首选方案。INH具有杀菌、相对无毒性、价格便宜，口服易吸收等特点。治疗后可使发生活动性结核病的危险性下降70%～90%。剂量为10～20mg/(kg·d)，最大剂量为300mg/d，每日晨起顿服。尽管建议9个月方案，但认为6个月的治疗也提供了实质性保护。INH最主要的不良反应是药物性肝炎。周围神经病在儿科少见，使用INH时不必常规加用维生素B_6。

2. RFP 单用RFP4个月是次选方案。对于不能耐受INH或推测对INH耐药，而对RFP敏感的结核感染的儿童或服INH有肝或神经反应时可采用这种方案。剂量为10～20mg/(kg·d)，最大剂量为450mg/d，每日晨起顿服。利福平的不良反应为药物性肝炎、过敏反应、流感样症状、溶血性贫血、急性肾衰竭。RFP引起的肝损害较INH严重，应用时注意观察。

表16-2 结核菌素试验阳性的诊断标准

硬结直径		
≥5mm	≥10mm	≥15mm
①HIV感染者	①最近2年内PPD由≤5mm转变为≥10mm者	①健康儿童接种过BCG者
②最近与结核病人密切接触者	②<4岁的婴幼儿	②所有健康成年人群
③家中有活动性结核病人者	③从事结核病诊断、防治工作者	
④肺内有陈旧性结核病灶者，如钙化淋巴结，上肺叶有>$2cm^2$的纤维性病变	④伴有其他慢性疾病者，如糖尿病、淋巴瘤、白血病、终末期肾病、营养不良	
⑤长期应用免疫抑制药者		

3. INH+RFP　疗程3个月。此联合方案肝不良反应较大，用于不可能完成更长期治疗的成年人，各国目前均不建议用于儿童。

特别提示：活动性结核病人家中的儿童需接受治疗。由于在接触结核菌后3个月内结核菌素皮肤试验可能不出现阳性，故对于有这种高危接触的4岁以下幼儿，即使最初结核菌素试验阴性，也应考虑按照潜伏结核进行治疗，治疗3个月再评价，若阳性，继续按潜伏结核治疗；若阴性则停止治疗。目前尚无有关高危接触的确切标准，但有人定义为：最近与传染性结核患者密切接触达12h以上。

（赵顺英）

参考文献

[1] 中华医学会儿科分会呼吸学组、中华儿科杂志. 儿童肺结核的临床诊断标准和治疗方案. 中华儿科杂志，2006；(4)：678-680.

[2] American Thoracic Society. Diagnostic standards and classificationof tuberculosis in adults and children. Am J Res Crit Med J, 2000, 161 (4): 1376-1381.

[3] 赵顺英，江载芳. 儿童肺结核的鉴别诊断. 中华儿科杂志，2006，(4)：684-686.

[4] 江载芳. 实用小儿结核病学. 北京：人民卫生出版社，2007.

[5] Thwaites GE, Tran TH. Tuberculous meningitis: many questions, too few answers. Lancet Neurol. 2005 Mar, 4 (3): 160-170.

[6] Peter R. Donald, M. D. and Johan F, et al. Tuberculous Meningitis. N Eng J Med, 2004, 351(17): 1719-1720.

[7] 曾正国. 现代实用结核病学. 北京：科学技术文献出版社，2003：514.

[8] 彭卫生、王英年、肖成志. 新编结核病学. 第2版. 北京：中国医药科技出版社，2003，285.

[9] Özbey H, Tireli GA & Salman T. Abdominal tuberculosis in children. Eur-J-Pediatr-Sueg., 2003, 13: 116-119.

[10] Andronikou S, Welman CJ, Kader E. The CT features of abdominal tuberculosis in children. Pediatr Rediol, 2002, 32: 75-81.

[11] 胡亚美，江载芳. 诸福棠实用儿科学. 第7版. 北京：人民卫生出版社，2002，1004-1005.

[12] 吴阶平. 泌尿外科. 济南：山东科学技术出版社，1993，345-349.

[13] 江载芳. 实用小儿结核病学，北京：人民卫生出版社，2007，94-95.

[14] 曾正国. 现代实用结核病学. 北京：科学技术文献出版社，2003，482.

[15] 彭卫生，王英年，肖成志. 新编结核病学. 第2版. 北京：中国医药科技出版社，2003，257.

[16] 胡亚美，江载芳. 实用儿科学. 北京：人民卫生出版社，第7版. 2000，654-657.

[17] 彭卫生，王英年，肖成志. 新编结核病学. 第2版. 北京：中国医药科技出版社，2003，435-437.

[18] Jasmer RM, Nahid P, Hopewell PC. Latent tuberculosis infection. New Engl J Med, 2002, 347 (23): 1860-1866.

[19] 赵顺英. 儿童潜伏结核感染的诊断和治疗. 中国实用儿科杂志，2004.

第 17 章

感染性疾病

第一节 流行性感冒

流行性感冒(influenza,简称流感),是由流行性感冒病毒(简称流感病毒)引起的一种常见急性呼吸道传染病。儿童发病率及病死率较高,可引起多种临床表现。

(一)病原和流行病学

流感病毒(influenza virus)属正黏病毒科,基因组为单股正链 RNA,其结构包括核衣壳(含核蛋白 NP)、蛋白壳(含基质蛋白 M1)和包膜。包膜带有 3 种蛋白突起,即血凝素(HA)、神经氨酸酶(NA)和基质蛋白(M2)。HA 具有亚型和株特异性,能识别靶细胞表面受体,与靶细胞膜融合和诱导保护性中和抗体。NA 亦具亚型和株特异性,可使病毒通过黏液层结合上皮靶细胞;促进 HA 被蛋白酶水解;还可破坏宿主细胞 HA 受体,协助新生病毒颗粒再吸附于易感细胞。根据病毒 NP 和 M 蛋白抗原性不同,流感病毒分为甲、乙、丙 3 型,根据 HA 和 NA 抗原性又分为若干亚型(15 个 HA 亚型 H1～H15;9 个 NA 亚型 N1～N9)。流感病毒抗原性变异主要指 HA 和 NA 抗原性变异,有以下两种形式。

(1)抗原性漂移(antigenic drift):变异幅度小,属量变,往往引起局部暴发流行。

(2)抗原性转换(antigenic shift):变异幅度大,系质变,形成新亚型。

新亚型在短期内播散到世界各地,称世界大流行(pandemic)。2009 年 3 月在墨西哥开始出现新型流感病毒——甲型 H1N1 流感病毒的流行,后被证实为一种整合了古典猪流感、欧亚猪流感、禽流感和季节性 H3N2 人流感病毒基因的一种多源重组毒株,在不到 1 个月内迅速蔓延到全球,最终波及 214 个国家和地区。

流感病毒在鸡胚中生长较迅速,但传代易发生抗原性变异。病毒分离可采用原代人胚肾细胞、猴肾细胞和传代犬肾及牛肾细胞等。病毒对热、紫外线、乙醚等有机溶剂、甲醛和常用消毒剂均很敏感。−70℃可保存数年,冷冻干燥后 4℃可长期保存。

传染源主要是病人和隐性感染者。病人自潜伏期末即有传染性,持续约 1 周;隐性感染者带毒时间短。病毒主要通过空气飞沫传播。患者呼吸道分泌物中的病毒颗粒可达 100 万/ml 以上,直径 $<10\mu m$ 的飞沫在空气中悬浮时间长,故在人群密集场所感染率高。分泌物污染环境可间接传播病毒。当一种新亚型病毒出现时人群普遍易感,6～15 岁发病率最高,新生儿同样易感。病后或接种后获同型病毒的免疫力,维持时间不超过 2 年。流感流行有明显的季节性,我国流感流行存在南北地区差异:长江以北主要在冬季,长江以南主要在冬、春季,南方沿海地区全年均可发生,于春末夏初(3～6 月份)和冬季出现 2 个流行高峰。

(二)发病机制和病理改变

流感病毒进入上呼吸道后停留于上皮细胞表面的黏液中。若过去感染过类似毒株,其呼吸道局部 SIgA 抗体能将病毒清除;若未感染过,病毒则进入细胞内复制,释放大量感染性病毒侵入邻近细胞,于 1～2d 内引起呼吸道广泛炎症。在少数抵抗力差者,感染下行致间质性肺炎。当呼吸道黏膜被破坏时,部分病毒及其产物如 HA、NA 等进入血液,引起全身中毒症状。流感病毒感染后,近 100% 的感染者产生局部抗体 SIgA,能中和同亚型内不同毒株;约 50% 产生血清 IgA。特异性 IgM 和 IgA

在感染后2周内达峰值；而特异性IgG在4～8周内达峰值。抗HA抗体是主要的保护性中和抗体；NA抗体不能中和病毒，但能抑制病毒从感染细胞释放。特异性细胞毒性T细胞(CTL)可直接杀伤感染靶细胞，控制病毒在体内扩散；特异性CTL回忆反应能迅速清除再次感染的病毒而对再次感染有保护作用。流感时，由于细胞免疫功能受抑制，易继发细菌感染。流感所致死亡多见于继发细菌感染或体弱并有其他慢性疾病者。呼吸道黏膜早期有单核细胞浸润及水肿，晚期见广泛上皮细胞坏死和出血性渗出物，但基底层细胞正常。肺间质有水肿及炎性细胞浸润，肺泡内可有肺透明膜形成。

(三)临床表现

潜伏期很短，数小时至4d，常为1～3d。

1. *典型流感* 起病急，呼吸道卡他症状轻，而全身中毒症状明显，不同年龄儿童的临床表现各有差异。

(1)新生儿流感：突起高热或体温不升、拒乳、不安、衰弱类似败血症。但有鼻塞、流涕，提示病毒感染。

(2)幼儿流感：可发生上呼吸道感染、喉气管炎、支气管炎、毛细支气管炎和肺炎等症。常有高热、中度中毒征象和流涕。此外，可见腹泻和皮疹。高热时易发生惊厥。

(3)学龄儿及青少年流感：发病近似成年人，急起畏寒高热，体温达39～41℃，面颊潮红，结膜充血，伴全身肌肉酸痛、头痛、乏力、食欲减退等全身症状及鼻塞、流涕、咽痛、干咳等呼吸道炎症状。肺部可闻干啰音。偶有鼻出血。1/3病人出现腹泻水样便。无并发症者热程一般2～5d，热退后全身症状好转，但呼吸道症状常持续1～2周。

甲、乙型流感临床症状相似，但后者全身症状轻，鼻及眼部症状明显。个别病人发生急性肌炎，以腓肠肌和比目鱼肌受累多见，常发生于病后1周、临床症状改善不久。丙型流感症状类似于普通感冒或典型流感，儿童少见。

2. *轻型流感* 急性起病，热度不高，呼吸道症状轻，全身症状不明显。病程1～2d。

3. *肺炎型流感(流感病毒性肺炎)* 见于老年人、幼儿、体弱多病或正在使用免疫抑制药者。起病与典型流感相似，1～2d内病情迅速加重，高热持续不退，剧咳带血样痰，烦躁不安，呼吸困难和发绀，可伴心力衰竭和脑病。两肺密布湿啰音和喘鸣音。X线检查双肺有散在絮状或结节状阴影，由肺门向四周扩散。多于5～10d因呼吸与循环衰竭而死亡，病死率高达80%以上。

(四)病原学诊断

1. *病毒分离* 是发现新毒株的唯一方法。取发病5d内鼻咽分泌物，同时采用鸡胚羊膜腔接种和细胞培养可提高检出率。

2. *快速诊断* 直接检查病毒抗原和病毒核酸，方法如下。

(1)病毒抗原检测：用免疫荧光法或免疫酶法检测鼻咽分泌物脱落细胞中病毒抗原。

(2)病毒颗粒检查：用电镜或免疫电镜在症状出现24h鼻咽分泌物沉渣中直接镜检病毒颗粒。

(3)病毒基因检测：采用核酸杂交法或RT-PCR法检测鼻咽分泌物中病毒特异性基因。

3. *血清学诊断* 取双份血清(间隔2～4周)，采用血凝抑制试验、型特异性补体结合试验和中和试验检测相应特异性IgG抗体，滴度≥4倍增高有回顾性诊断意义。用ELISA法检测特异性IgM和IgA可诊断之。

(五)预防和治疗

1. *药物预防*

(1)金刚烷胺：主要用于甲型流感的预防。1～9岁：4.4～8.8mg/(kg·d)分2次服，最大剂量≤150mg/d；9～12岁剂量同成年人：100mg，2/d，疗程至少10d，若联合应用灭活疫苗，需在接种后持续使用2～4周至机体产生保护性抗体。

(2)金刚乙胺：用于甲型流感的预防。1～10岁，5mg/(kg·d)一次口服，最大剂量≤150mg/d，10岁以上同成年人剂量，100mg，2/d，疗程同上。

(3)扎那米韦和奥司他韦：为NA抑制药，分别为吸入和口服剂型，已成功用于家庭和集体机构内预防，保护率达70%～90%。预防量为1/2治疗量(1/d)，一般人群7～10d，免疫抑制病儿可用4～8周。

2. *疫苗接种* 由于流感病毒抗原性易变异，WHO流感协作中心每年定期发布次年流感疫苗抗原成分的建议。

(1)灭活疫苗：目前多采用多价纯化的灭活疫苗或裂解的亚单位疫苗(保留HA和NA，去除核酸)，后者不良反应减少，但免疫原性不如纯化的全毒株疫苗。将佐剂与亚单位疫苗一起应用，可提高疫苗的效果。

(2)减毒活疫苗：鼻内给药，使病毒只在上呼吸道增殖，刺激产生局部和体液免疫，已用于成年人和儿童，显示良好的免疫原性。

3. 综合对症治疗　卧床休息，多饮水，加强护理，预防并发症。对高热烦躁者给予解热镇静药，避免使用阿司匹林(因其可能诱发 Reye 综合征)。剧咳者给予镇咳祛痰药。继发细菌感染时给予相应抗生素(一般不必预防性用药)。

4. 抗病毒治疗

(1)金刚烷胺：用于治疗无并发病的甲型流感。最好在症状出现后 24～48h 开始用药，持续至症状消失后 1～2d，剂量同预防量。

(2)扎那米韦：用于治疗甲型和乙型流感。7 岁以上儿童用量：为每次 10mg，经口吸入，2/d，共 5d，发病 36～48h 开始用药。

(3)奥司他韦：用于治疗甲型和乙型流感。1～12 岁儿童用量：为每次 2mg/kg(≤75mg/次)，口服，2/d，共 5d，发病 36～48h 开始用药。

(方　峰)

第二节　艾　滋　病

艾滋病(AIDS)即获得性免疫缺陷综合征(acquired immunodeficiency syndrome)，是由人类免疫缺陷病毒(human immunodeficiency virus，HIV)引起的严重传染病，在世界范围内广为传播，其病死率高，对人类社会带来巨大灾难。

(一)病原和流行病学

HIV 是一种 RNA 反转录病毒，基因组为单链 RNA，有 2 个血清型：HIV-1 和 HIV-2。前者在世界范围内广泛流行，后者主要流行于西非国家，致病性低于 HIV-1。病毒包膜糖蛋白 gp120 是与靶细胞受体(主要是 CD4 分子)的结合部位，核心蛋白 P24 产量大，常作为病原学诊断标志。HIV 在体外抵抗力低，对热、干燥、阳光和各种化学消毒剂都很敏感，易于灭活。

HIV 感染者是传染源。儿童感染主要经母婴传播(90%以上)获得，宫内和产时感染是最常见的传播方式，摄入带病毒母乳、输入污染 HIV 血制品也可获得感染。成年人主要经静脉毒瘾和性途径传播。

据联合国艾滋病控制规划署和世界卫生组织最新估计，2008 年间，全球存活的 HIV 感染者有 3 340万人(比 2000 年高 20%，比 1990 年高近 3 倍)，其中儿童病例(15 岁以下，后同)210 万；新发病例 270 万，其中儿童病例 43 万；200 万人死于艾滋病，其中儿童死亡 28 万。与 20 世纪 90 年代相比较，存活 HIV 感染者增加，新发病例数和死亡例数下降。

(二)发病机制

HIV 病毒借其膜蛋白 gp120 与宿主细胞表面 CD4 和 CCR5 等受体结合而侵入细胞，主要侵犯 $CD4^+$ T 淋巴细胞和巨噬细胞，引起急性产毒性感染，病毒大量复制与播散，形成病毒血症，70%以上病人在感染后 2～4 周内出现发热、咽炎、淋巴结肿等表现，随着特异性免疫发挥抗病毒作用和循环中感染细胞死亡，病毒血症减轻，症状持续 1～2 周缓解；然后进入较长潜伏期；HIV 最终导致 CD4 淋巴细胞功能和数量耗竭、细胞免疫严重缺陷，病人终将死于严重机会感染或恶性肿瘤。HIV 导致 CD4 淋巴细胞耗竭的可能机制包括：①HIV 的直接细胞毒作用。②HIV 介导感染细胞融合。③自身免疫机制：形成抗淋巴细胞抗体；分泌抗自身淋巴细胞的杀伤性因子；特异性 CTL、ADCC 和 NK 细胞的杀伤作用等。④HIV 编码超抗原介导特定的 T 淋巴细胞亚群发生功能缺损与消失。⑤诱导感染细胞凋亡。感染巨噬细胞可携带 HIV 进入中枢神经系统，引起艾滋脑病。

(三)临床表现

母婴传播获得者常在 2～3 岁时发病；输血途径感染者潜伏期为 9 个月至 5 年。

1. 非特异性表现　在 AIDS 诊断建立前出现，包括轻度生长迟缓、肝脾大、获得性头小畸形、腮腺炎、全身淋巴结增大、非特异性间歇性腹泻、间歇发热和慢性皮肤病。

2. 主要临床征象

(1)机会感染：常为胞内病原体感染，包括病毒如 HCMV、HSV；寄生虫如卡氏肺囊虫、弓形虫；细菌如结核菌及非典型性分枝杆菌、沙门菌；真菌如组织胞质菌、球孢子菌、隐球菌的慢性或弥漫性感染。

(2)淋巴增生性间质性肺炎(LIP)：围生期感染者发生率为 17%。病因不明，但发现组织内存在 EBV 和 HIV 基因与特异性 HIV IgG 和 IgA 产生增多。临床上表现为干咳和渐进性缺氧发作。可见杵状指(趾)，全身淋巴结大，慢性腮腺炎或生长迟缓。胸部X线为特征性间质性小结节型浸润。

(3) AIDS脑病：围生期感染者发生率为23%。其发作常伴免疫缺陷恶化。有精神和神经症状，以痴呆为突出表现，常于症状出现后数周至数月死亡。

(4)胃肠并发症：常见消耗综合征(定义见临床分类)。机会感染所致慢性腹泻、肠炎和结肠炎，常伴肠吸收不良和小肠穿孔。

(5)恶性肿瘤：儿童较成年人少见，已报道的肿瘤有非霍奇金淋巴瘤、Kaposi肉瘤、肝母细胞瘤、B淋巴细胞性白血病和胃肠平滑肌肉瘤。

(6)其他并发症：心脏并发症有充血性心力衰竭、心脏压塞、非细菌性血栓性心内膜炎、心肌病、心律失常等。肾损害包括肾炎(局灶性肾小球硬化和肾小球膜性增生)和肾病，常见于严重免疫缺陷和终末期疾病发生时。血液异常有白细胞减少、贫血和血小板减少；白细胞减少，特别是淋巴细胞减少是儿科HIV感染早期非特异性表现。此外，儿童艾滋病患者常有多克隆化的高免疫球蛋白血症，血清IgG、IgM和IgA值均增高，但又缺乏体液免疫功能。

(四)诊断及鉴别诊断

非特异表现单独存在时与儿科其他疾病不能区别，易延误诊断；若详细询问病史，有助于发现HIV感染高危因素(母亲有HIV感染或有输血制品史)而注意在鉴别诊断中考虑本病。主要经病原学检查确定诊断。

1.病毒分离　取外周血单个核细胞、骨髓细胞、脑脊液等样本分离病毒。

2.病毒抗原　检测血清、脑脊液中游离的和免疫复合物中的P24抗原。P24抗原检测在<1月龄婴儿假阳性率高，不宜作为此年龄段的诊断指标。

3.HIV基因　用RT-PCR法检测外周血细胞或组织中病毒基因。

4.特异性IgG　ELISA法用于初筛试验；蛋白印迹杂交(WB)和免疫荧光法(IFA)用作证实试验。18个月以下婴儿可存在母源抗体。

5.小儿HIV感染的诊断依据和原则

(1)≥18个月龄儿童的确定诊断。具备ELISA法检测抗体2次阳性和证实试验(WB或IFA)1次阳性；或取不同时期样本任何2项病毒检测试验(HIV分离、HIV基因和P24抗原测定)阳性；或存在1项儿科AIDS定义疾病(见临床分类)。

(2)<18个月龄婴儿的推测诊断。具备一项病毒检测试验(同上)阳性(除外脐血)。<18个月龄婴儿的确定诊断，取不同时期样本任何2项病毒检测试验(同上)阳性；或有1项儿科AIDS定义疾病。HIV感染母亲所生婴儿应于出生后2d内、1～2个月、4～6个月定期病毒学检查。

(3)除外先天性免疫缺陷病。

附：13岁以下儿童HIV感染的分类系统(美国CDC1994年重新修订方案)

1.免疫状况分类　见表17-1。

2.临床分类

(1) N类：无症状。无任何HIV感染所引起的症状和体征；或仅有A类中的一个征象。

(2) A类：轻微症状。患儿具有下列征象中2项或2项以上表现，但无任何B类或C类临床征象：淋巴结大(位于2个以上不同部位，直径≥0.5cm；双侧=1个部位)；肝大；脾大；皮炎；腮腺炎；反复或持续上呼吸道感染、鼻窦炎或中耳炎。

(3) B类：中等症状。除A类和C类以外征象(但不限于以下表现)：贫血(Hb<80g/L)，中性粒细胞减少(<1.0×10^9/L)，或血小板减少(<100×10^9/L)，持续≥30d；细菌性脑膜炎，肺炎或败血症(单次发病)；≥6个月小儿口咽部念珠菌病(鹅口疮)持续2个月以上；心肌病；1月龄前发生HCMV感染；反复或慢性腹泻；肝炎；反复发生HSV口炎(1年内超过2次)；1月龄前患HSV气管炎、肺

表17-1　基于年龄特异性$CD4^+$T淋巴细胞计数和占总淋巴细胞百分比的免疫分类

免疫状况	<12个月	1～5岁	6～12岁
	细胞数/μl(%)	细胞数/μl(%)	细胞数/μl(%)
1.无免疫抑制	≥1 500(≥25)	≥1 000(≥25)	≥500(≥25)
2.中度抑制	750～1 499(15～24)	500～999(15～24)	200～499(15～24)
3.严重抑制	<750(<15)	<500(<15)	<200(<15)

炎或食管炎；带状疱疹至少发生 2 次或超过 1 个皮区；平滑肌肉瘤；淋巴增生性间质性肺炎（LIP）或肺部淋巴增生综合征；肾病；奴卡菌病（Norcardosis）；持续发热 1 个月以上；1 月龄前患弓形虫病；播散性水痘。

（4）C 类：严重症状。表现有：严重反复或多重细菌性感染（2 年内至少 2 次经培养证实的感染组合），包括败血症、肺炎、脑膜炎、骨或关节感染、内脏或体腔脓肿（除外中耳炎、皮肤黏膜脓肿和插管相关性感染）；食管或肺部（气管、支气管、肺）念珠菌病；播散性球孢子菌病（除肺部、颈部或肺门淋巴结外还有其他部位）；肺外隐球菌病；隐孢子虫性或等孢子球虫性腹泻持续 1 个月以上；1 月龄后发生巨细胞病毒感染（肝、脾、淋巴结以外的部位）；脑病（至少有下述一种表现，病程至少 2 个月，而不能用其他并存病来解释）。①经标准发育量表和神经心理评估证实发育障碍或丧失智能。②脑发育受损，经头围监测证实获得性头小畸形，或经 CT 或 MRI 检查有脑萎缩（2 岁以下小儿须系列检查比较）。③获得性对称性运动障碍，表现为下列 2 个或 2 个以上征象，即麻痹、病理反射征、共济失调或步态紊乱；HSV 性黏膜皮肤溃疡持续 1 个月以上，或 1 月龄后患 HSV 支气管炎、肺炎或食管炎；播散性组织胞质菌病（除肺部、颈部或肺门淋巴结外部位）；Kaposi 肉瘤；淋巴瘤（原发性脑内淋巴瘤；Burkitt 淋巴瘤；免疫母细胞性或大细胞性淋巴瘤；B 细胞性或不明免疫表型淋巴瘤）；播散性或肺外性结核病；其他分枝杆菌播散性感染（除肺部、皮肤、颈部或肺门淋巴结外部位）；卡氏肺囊虫肺炎；进行性多灶性白质脑病；复发性非伤寒性沙门菌属败血症；1 个月龄后患脑组织胞质菌病；消耗综合征（不能用其他并存病解释），表现为体重持续丧失基线的 10%以上，或≥1 岁儿童在年龄-体重量表中其百分位数下降至少 2 档（例如 95th、75th、50th、25th、5th），或间隔≥30d 连续 2 次测得身高-体重百分位数在第 5 个百分位以下，再加上慢性腹泻病（持续≥30d，每天至少 2 次稀便）或间歇/持续发热≥30d。

3. 儿童 HIV 感染分类　见表 17-2。

（五）治疗

已有多种抗 HIV 制剂用于临床。按其作用机制分为 3 类：一是非核苷酸反转录酶抑制药（NNRTI），如 Nevirapine（NVP），Efavirenz（EFV）和 Delavirdine（DLV）；二是蛋白酶抑制药（PI），如 Zedovudine（ZDV），Zalcitabine（ddC），Dideoxyinosine（ddI），Lamivudine（3TC）和 Stavudine（d4T）；三是核苷酸反转录酶抑制药（NRTI），如 Indinavir，Nelfinavir 和 Ritonavir。

儿童艾滋病常采用联合抗病毒治疗，其指征如下。

1. 绝对指征　出现 C 类临床疾病，即艾滋病。

2. 相对指征　出现 B 类临床疾病、有严重免疫抑制；血清 HIV RNA 定量明显增多（>1 岁为>10^5拷贝/ml；<1 岁为>10^6拷贝/ml）。

3. 可能指征　中度免疫抑制、血清 HIV RNA 量中度增多（>15 000 拷贝/ml）和 HIV 感染母亲所生新生儿检出 HIV RNA/DNA 血症。

4. 推荐的联合治疗方案有下列 3 种

（1）"鸡尾酒"疗法（三联疗法）：即 2 种 NRTI+1 种 PI，适用于任何有 C 类临床疾病患儿。

（2）采用 3 种 NRTI 或 2 种 NRTI+1 种 NNRTI，适用于有 B 类临床疾病，CD4 细胞<15%或临床病情稳定但病毒量 10^6/ml 患儿；

（3）难以坚持三联疗法的患儿可采用二联 NRTI 治疗。

（六）预防

1. 严格血制品筛查和管理。

2. 阻断母婴传播。HIV 母婴传播最常发生于临近分娩和分娩期，采用抗病毒化学预防可明显减少母婴传播，根据母亲抗病毒治疗背景资料选择预防方案。

表 17-2　小儿 HIV 感染分类

免疫状况	临床症状			
	N：无症状和体征	A：轻微症状和体征	B：中度症状和体征	C：严重症状和体征
1. 无免疫抑制	N1	A1	B1	C2
2. 轻度抑制	N2	A2	B2	C2
3. 严重抑制	N3	A3	B3	C3

如不能确定已有 HIV 感染，则在上述符号前加"E"，例如 EN2

(1)未接受过抗病毒治疗的 HIV 感染孕妇:采用 ZDV 三步预防方案可使母婴传播率减少约 70%,①分娩前,从孕 14～34 周开始至分娩前口服 ZDV 100mg,5/d,或 200mg,3/d 或 300mg,2/d。②分娩期,持续静脉滴注 ZDV,头 1h 初始剂量 2mg/(kg·h),以后 1mg/(kg·h)至分娩结束。③新生儿在生后 8～12h 开始口服 ZDV 糖浆,2mg/kg,6h 1 次(口服不能耐受者改静脉用药,1.5mg/kg,6h 1 次)至满 6 周龄。母亲临床、免疫或病毒学评估需要治疗或 HIV RNA>1 000 copies/ml 者可在孕 10～12 周加用其他抗 HIV 药物。

(2)本次妊娠期接受过抗病毒治疗的 HIV 感染孕妇:ZDV 应作为孕早期后抗病毒药物之一;若孕妇在治疗后才知道处于孕早期,应忠告病人治疗的好处和此期抗病毒治疗的潜在危险,如果治疗不能继续,应同时停用所有药物,孕早期后再同时使用,以避免发生耐药性;建议分娩期和新生儿采用 ZDV 治疗,方法同上。

(3)未接受过抗病毒治疗的 HIV 感染产妇:可采用下列方案。①母亲分娩期单剂 NVP,新生儿生后 48h 单剂 NVP;②母亲分娩时口服 ZDV 和 3TC,新生儿口服 ZDV/3TC 1 周;③母亲分娩期静脉滴注 ZDV,新生儿 ZDV 6 周;④母亲分娩期 2 剂 NVP 和静脉滴注 ZDV,新生儿 ZDV 6 周。母亲产后接受评估而决定是否抗病毒治疗。

(4)母亲孕期和分娩期均未接受抗病毒治疗的新生儿:应给予 6 周 ZDV 预防,尽可能在出生后 6～12h 内开始用药。有专家建议 ZDV 联用其他抗病毒药物,特别是母亲已知或怀疑 ZDV 耐药毒株感染时,但新生儿的剂量方案还未完全确定。婴儿还应进行早期诊断试验,如果发现有 HIV 感染,尽可能及时治疗。

其他干预措施包括选择性剖宫产和 HIV 感染母亲避免母乳喂养。

(方　峰)

第三节　病毒性肝炎

病毒性肝炎(viral hepatitis),是一组由嗜肝细胞病毒引起的感染性肝脏疾病,主要包括甲型、乙型、丙型、丁型、戊型和庚型肝炎。

一、甲型肝炎

(一)病原和流行病学

甲型肝炎病毒(hepatitis A virus,HAV)属小核糖核酸病毒科。HAV 无包膜,核衣壳含 3 种主要蛋白 VP_1～VP_3,基因组为单股正链 RNA,共有 7 个基因型和 1 个血清型。HAV 体外能在各灵长类动物的原代和传代细胞中增殖,对低 pH 和热有很强的抵抗力,在水、土、毛蚶和奶油制品中可存活数天至数月,加热 100℃ 5min、紫外线、甲醛、含氯化合物、过氧乙酸等处理可灭活之。

病人和隐性感染者是主要传染源,在 ALT 高峰前 2～3 周及后 1 周内从粪便中排病毒,传染性最强。主要经粪-口途径传播。饮用水和食物污染是甲型肝炎(简称甲肝)流行的重要原因。由于病毒血症短暂,血源性传播概率很小。尚无经胎盘传播的证据。人群普遍易感,感染后获持久免疫。流行有周期性(我国每 5～10 年 1 次)和季节性(秋冬季高峰)等特点,儿童发病多见。但在普种甲肝疫苗后,儿童发病率已大幅下降。

(二)发病机制和病理改变

其发病机制尚未完全明了。肝是 HAV 的主要靶器官,肝外增殖部位可能在咽部或扁桃体。现认为,HAV 并不直接破坏肝细胞,病毒诱导的免疫性损伤为其主要致病机制。病理改变早期常见肝细胞气球样变,部分病人有嗜酸性小体形成。病变进展后发生肝细胞灶状坏死和再生、汇管区单核细胞和淋巴细胞浸润、肝血窦内皮细胞增生。

(三)临床表现

潜伏期 2～6 周,平均 28～30d。

1. 急性黄疸型

(1)黄疸前期:起病急,多有发热,伴疲乏、厌食、恶心、呕吐、肝区不适等。历时 2～8d。此期末已有肝大和肝酶升高。

(2)黄疸期:先有尿黄,继而巩膜皮肤黄染,逐渐加深,肝继续增大,质地转坚伴触痛,少数伴脾大。黄疸出现后热退。为期 1～2 周。

(3)恢复期:黄疸于数日内消退,肝酶逐渐降至正常,肝渐缩小变软,完全恢复需 1～2 个月或更长。

2. 急性无黄疸型　无黄疸,肝炎病情较轻,病初少有发热。

3. 亚临床型　无临床症状,但有肝大和肝酶异常。

4. 淤胆型　黄疸持续时间长，大便色淡，血清直接胆红素升高为主。

5. 重型　起病为急性黄疸型，而后出现肝性脑病（Ⅱ度以上），凝血酶原活动度（PTA）低于40%，黄疸迅速加深，鼓肠、腹水等重症表现时诊断为重型。起病 14d 内发生上述危象伴肝浊音界进行性缩小（黄疸有时很浅或未出现）为急性重型；起病 15d 至 24 周出现者为亚急性重型。

6. 复发型　在恢复期或病愈后肝炎病情再度出现，但一般较轻，黄疸少见。

7. 隐性感染　仅在血清中测得抗 HAV 抗体。3 岁以下多见此型。

（四）实验室检查

1. 肝功能　血清总胆红素＞17.1μmol/L，伴有直接胆红素升高。早期尿中尿胆原增加，而后胆红素亦增多。血清丙氨酸转氨酶（ALT）＞40U/L。

2. 病原学检查

（1）抗 HAV IgM 为急性感染的可靠指标。抗 HAV IgG 单项阳性表明既往感染或甲肝疫苗接种反应。

（2）取粪标本分离病毒；免疫电镜检测病毒颗粒；ELIA 法或 PCR 法检测 HAV 抗原或基因。

3. B 超检查　急性期常见胆囊壁增厚或毛糙等改变。

（五）诊断及鉴别诊断

根据流行病学，甲型肝炎接触史或污染水或食物摄入史，结合临床表现、肝功能和血清学检查，不难作出诊断。主要需与其他病毒性肝炎、中毒性肝炎、药物性肝炎相鉴别。

（六）预防和治疗

1. 一般预防　管理传染源，改善卫生条件和培养良好卫生习惯。

2. 主动免疫　有 2 种疫苗用于临床。

（1）减毒活疫苗（H_2株）：保护率达 100%，一次 1ml 皮下注射。

（2）灭活疫苗：基础免疫一次，6～12 个月加强一次，每次 0.5ml，肌内注射。

3. 被动免疫　在接触甲肝病人 2 周内，肌内注射含抗 HAV IgG 的人血丙种球蛋白 0.02～0.06ml/kg，可防止发病或减轻症状。暴露前预防（去 HAV 感染高发地区旅行前）：保护期＜3 个月 0.02ml/kg；3～5 个月 0.06ml/kg；＞5 个月时需重复注射。

4. 治疗　尚无特效治疗。

（1）一般治疗：急性期限制活动，恢复期避免过劳。低脂、足量蛋白、高维生素饮食，呕吐者可静脉补充营养和液体。恢复期不可多食，以免发生脂肪肝。

（2）退黄降酶：一般口服垂茵茶，黄疸重者可用茵栀黄注射液或门冬氨酸钾镁注射液。淤胆型黄疸持续不退者可采用皮质激素短程疗法。

（3）保护肝细胞：一般选用肌苷、维生素（B 族维生素、维生素 K、维生素 C、维生素 E 等），其他如甘草酸二铵、还原型谷胱甘肽等可选用。

（4）重症肝炎、按肝衰竭治疗措施处理。

二、乙型肝炎

（一）病原和流行病学

乙型肝炎病毒（hepatitis B virus，HBV）又称 Dane 颗粒，属嗜肝 DNA 病毒科，有双层结构，外层为脂蛋白包膜，含糖蛋白，即表面抗原（HBsAg）；内为核衣壳，含核心抗原（HBcAg）。C 基因还编码另一种蛋白——preC 蛋白，经翻译后剪切，成为 e 蛋白（HBeAg）。后者被分泌入血或定位于感染细胞膜。病毒核心为环状双股 DNA 和 DNA 聚合酶。根据 HBsAg 亚型抗原决定簇差异性，现已将 HBV 分为 10 个亚型，主要亚型为 adw、adr、ayw 和 ayr。我国长江以北 adr 占优势，长江以南 adr 和 adw 混存，少数民族地区以 adw 为主。已发现多种 HBV 变异株，常见 pre C、C 和 S 区基因变异。

HBV 对外界环境的抵抗力很强，能耐受干燥、60℃ 10h、紫外线照射和一般消毒剂。－20℃ 15 年、室温 6 个月仍具感染性。煮沸 10min、高压灭菌法、89-1 乙型肝炎消毒剂（2%，5s；0.5%，3～5min）、2%过氧乙酸溶液浸泡 2min 可灭活。HBV 尚不能体外分离培养。

乙型肝炎（简称乙肝），呈全球性流行，我国为高流行区，人群总感染率为 35.5%～61.6%。约 1.2 亿人为 HBsAg 携带者，高峰年龄段为 10 岁以下和 20～40 岁组，传染源主要是乙肝患者和 HBV 携带者，病毒存在肝及肝外组织和血液中，通过各种体液排至体外。儿童最主要的感染途径为母婴传播。母婴传播率为 40%～60%，若母亲 HBsAg 和 HBeAg 均阳性，则高达 90%，多发生于产时（经产道感染），宫内传播率为 5%～15%，出生后经密切接触和食入带病毒母乳可获感染。水平传播方式主要包括注射和输注血制品；医疗器材操作如内镜、牙科或手术器械、血透或腹透等；以及生活密切接触传播如家庭内聚集现象和集体机构内流行。在国家推广新生儿普种乙肝疫苗后，我国城市人群HBV感染率已有明显下降。

（二）发病机制和病理改变

HBV经皮肤或黏膜进入血液循环，肝是其主要靶器官，但在胰腺、胆管上皮、肾小球、血管上皮、骨髓，性腺、胎盘、脾和外周血单个核细胞内都能找到病毒。HBV并不直接损伤靶细胞。针对肝细胞表面病毒抗原的CTL是构成肝细胞损伤和最终清除病毒的主要机制。最近在转基因鼠中发现存在非溶细胞性T细胞灭活病毒作用（通过CTL分泌IFN-γ和TNF-α或其他淋巴因子所介导），可能是机体清除病毒的另一途径。此外，抗HBs具有中和保护作用（Th细胞依赖性）。若病毒抗原不被识别或机体免疫应答不足，则形成持续病毒携带或慢性肝炎；只有当机体产生有效CTL和中和抗体，才能清除病毒。围生期感染HBV易发生持续病毒携带或慢性肝炎，与HBV特异性免疫耐受有关。HBV可致膜性肾小球肾炎等肝外损害，与HBV抗体形成的免疫复合物性损伤有关。

主要病理表现为肝细胞变性（常见水肿性和嗜酸性变）、不同程度坏死（点状、灶状、桥状或碎屑状坏死）和再生。汇管区和肝实质可见淋巴细胞、单核细胞、浆细胞和组织细胞浸润。其他可见淤胆或胆栓形成、胆小管增生、纤维组织增生等。

（三）临床表现

潜伏期45～160d。临床分为下列5型。儿童多呈亚临床型。幼龄或围生期感染易表现为慢性病毒携带。

1. 急性肝炎　分为急性无黄疸型和急性黄疸型，临床表现与甲型肝炎类似。

2. 慢性肝炎　急性肝炎病程超过6个月或原有乙型肝炎病毒携带史，本次因HBV出现肝炎病情者。根据肝功能损害程度又分为轻、中、重度。

（1）轻度：症状体征轻微或缺如，肝功能指标仅1项或2项轻度异常如ALT≤正常3倍，胆红素≤正常2倍，γ球蛋白≤21%；凝血酶原活动度（PTA）>70%。肝活检炎症活动度（G）分级为1～2，纤维化程度（S）分期为0～2。

（2）中度：症状、体征和实验室生化指标介于轻度和重度之间。肝活检呈G3级、S1～3期。

（3）重度：有明显或持续肝炎症状，伴肝掌、蜘蛛痣、脾大但无肝门静脉高压者，ALT反复或持续升高。清蛋白明显下降，TB>正常5倍，PTA 60%～40%，胆碱酯酶<2 500U/L，后4项中至少有1项符合，肝活检为G4级，S2～4期改变。

3. 重型肝炎　分急性、亚急性和慢性重型。前两者表现同甲型重型肝炎。慢性重型是在慢性HBV携带或慢性肝炎或肝硬化基础上发生，起病时表现同亚急性，随后出现出血倾向（PTA<40%），黄疸加深（TB>正常10倍），腹水、肝性脑病等表现，肝活检见慢性肝病背景上出现大块或亚大块性新鲜肝实质坏死。

4. 淤胆型肝炎　分为急性淤胆型和慢性淤胆型。临床表现同甲型淤胆型，但慢性淤胆型发生在慢性肝炎基础上，黄疸持续时间更长，预后较急性淤胆型差。

5. 肝炎肝硬化　肝活检有弥漫性肝纤维化及结节形成。B超见肝缩小，表面凹凸不平，肝实质回声增强，呈结节状，肝门静脉和脾静脉内径增宽。

（1）代偿性肝硬化：可有肝门静脉高压症，但无腹水、肝性脑病或上消化道出血。

（2）失代偿性肝硬化：有明显肝功能异常和失代偿征象。可有腹水、肝性脑病及肝门静脉高压症引起侧支血管明显曲张或出血。

（四）肝外损害

1. 肾损害

（1）乙型肝炎相关性肾炎：多为膜性肾小球肾炎或肾病。临床表现多样。肾组织免疫荧光检查有乙肝抗原、IgG和C_3沉积。

（2）肾小管酸中毒：慢性乙肝出现厌食、呕吐、多饮多尿、生长障碍，代谢性酸中毒伴碱性尿等。

2. 血液系统损害

（1）再生障碍性贫血：各型肝炎时均可发生，治疗效果差，病死率高。

（2）血小板减少性紫癜：对治疗反应差，常伴抗心磷脂抗体阳性。

3. 血清病样表现　有皮疹、关节疼痛、短暂发热等。

4. 婴儿丘疹样肢皮炎　见于婴儿HBsAg为ayw亚型者。面部和四肢有非化脓性红色丘疹。病变皮肤的微血管壁有HBsAg、IgG和C_3免疫复合物沉积。

（五）病原学诊断

1. 血清HBV标志物（HBV markers）检测（常用ELISA法）

（1）HBsAg和其抗体（抗HBs）：HBsAg是

HBV感染标志，高滴度阳性提示有HBV复制。抗HBs为保护性中和抗体，在乙肝恢复期或疫苗免疫后出现。两者同时阳性见于疫苗免疫后HBV变异株感染。

(2) HBeAg和其抗体（抗HBe）：HBeAg是HBV复制标志。HBeAg阴转和抗HBe出现表明病毒复制停止，见于①急性感染恢复期；②慢性感染HBV非复制期；③HBV极低复制状态或慢性期Pre-core基因突变时。两者不会同时阳性，同时持续阴性提示Pre-core变异株感染。

(3) HBcAg和其抗体（抗HBc）：HBcAg是HBV复制标志。抗HBc IgM在急性期呈高滴度阳性，慢性感染HBV复制期亦呈阳性，但滴度较低。抗HBc IgG在HBV感染后常持续存在，高滴度阳性提示有HBV复制。

2. *血清HBV DNA* 是HBV复制的直接标志，可用PCR法进行定性或定量分析。

(六)预防

1. *乙肝疫苗* 基础免疫共3针。阻断母婴传播每次10μg，其他人群每次5μg，采取0-1-6方案（新生儿出生24h内、1个月和6个月各1针），上臂三角肌注射最佳。基础免疫后应强调检测抗HBs。无抗HBs产生者应再次全程免疫；免疫成功后抗HBs水平下降或消失应加强免疫（单剂接种即可）。

2. *乙肝高效免疫球蛋白(HBIG)* 高危新生儿（母亲HBsAg阳性，特别是HBeAg阳性者）生后12h内肌内注射HBIG 200～400U；单次急性接触HBV后48h内肌内注射HBIG 600U，推荐使用2剂，间隔30d。接触HBV≥7d不应使用HBIG。HBIG与乙肝疫苗联合应用可更有效地阻断HBV母婴传播。

(七)治疗

1. *一般治疗* 同其他肝炎，包括合理营养、适宜活动、保护肝细胞、改善肝功能、预防肝维化、调整免疫和对症治疗等综合治疗措施。

2. *抗病毒治疗* 近期目标是抑制病毒增殖，改善症状和肝功能，减轻肝组织病变；远期目标是清除病毒，防止肝硬化和肝细胞癌，提高生存率和改善生存质量。目前在世界范围批准治疗2岁以上儿童慢性乙肝的药物主要有干扰素和拉米夫定。一般认为，无肝损害或轻微肝病的HBV感染者宜医学观察，不推荐治疗。

(1)干扰素-α(IFN-α)：适于血清HBV DNA>10^4copies/ml伴ALT异常的慢性患者。失代偿性肝硬化，患自身免疫性疾病或有重要脏器疾病者不宜使用。儿童推荐剂量为6MU/m^2，皮下或肌内注射，每周3次，疗程≥6个月。治疗初期常见发热等感冒样表现。粒细胞和血小板减少是常见的不良反应，当WBC<3.0×10^9/L或粒细胞<1.5×10^9/L或血小板<40×10^9/L时应停药，一般可自行恢复，恢复后可重新治疗。

(2)拉米夫定(Lamivudine，LAM)：为核苷类似物，适应证同IFN-α。儿童口服剂量：3～12岁3mg/kg，>12岁：100mg，1/d，疗程暂定1年。用药期间应监测肝功能和血常规，服药6个月无效应停用；6个月以上病情复发应考虑发生HBV变异。将LAM与IFN-α联合应用，可更早获得疗效。

(3)其他药物：①阿地福韦(Adefovir，ADV)。用于治疗HBV变异株感染。儿童用药的安全性和药动学尚在研究中。②胸腺素α_1($T\alpha_1$)。12－16岁儿童1.6mg皮下注射，每周2次，共6个月。不良反应极小，适于对IFN和LAM不耐受和重型肝炎，可用于联合治疗。

(4)肝移植：国外对慢性失代偿性乙肝患者采用肝移植和LAM联合治疗（移植后持续服用LAM)，5年存活率可达95%以上。

三、丙型肝炎

(一)病原和流行病学

丙型肝炎病毒(hepatiris C virus，HCV)属于黄病毒科，基因组为单正链RNA，有包膜和核衣壳。主要有5个基因型，其分布有地域性，我国以Ⅱ型和Ⅲ型为主。HCV在细胞培养中增殖困难，黑猩猩是目前唯一理想的模型动物。加热100℃ 10min、紫外线、20%次氯酸和氯仿处理可灭活之。

病人和HCV携带者是主要传染源，病人的血和各种体液中带有病毒，可经输血和血制品、密切接触、医源性途径和性传播。在儿童，母婴传播是重要传播途径，母婴传播率为10%左右，母亲合并HIV感染和高HCV血症是主要高危因素。人群普遍易感，感染率随年龄增长而增长，我国一般人群抗HCV阳性率平均为3.2%(0.9%～5.1%)。血液病、肝移植后、免疫抑制和透析者感染率较高。

(二)发病机制和病理改变

丙型肝炎的致病机制未完全明确。现认为，HCV有直接致细胞病变作用，又能诱导免疫性损伤。特异性CTL是机体清除HCV的主要机制，同时又是直接或间接破坏感染肝细胞的重要原因。

Fas 抗原介导的感染肝细胞凋亡亦参与肝细胞坏死的机制。肝病理改变特点：脂肪变性多见，汇管区淋巴细胞聚集，胆管受损或胆管消失，肝细胞坏死较轻。

(三)临床表现

潜伏期 2～26 周，平均 8 周。

1. *急性丙型肝炎*　多起病隐匿，症状较轻，约 25%出现黄疸。肝轻至中度增大，脾大少见。ALT 可表现为单相或多相型增高(后者预示易发展成慢性型)。病程 3～6 个月或更长时间。40%～60% 转为慢性肝炎。

2. *慢性丙型肝炎*　分型同乙型肝炎。病毒血症可呈持续性或间歇性，以前者多见，自然痊愈的可能性极小，部分患儿可发展为肝炎、肝硬化。

3. *亚临床型丙型肝炎*　儿科患儿常在体检或因其他疾病就医时发现肝炎病情，进一步追查病原方得以诊断。

4. *病毒携带状态*　从无肝炎症状，定期随访也无肝大小和质地异常，ALT 无升高。肝活检基本正常或呈轻微病变。

5. *与其他病毒混合感染*

(1)与 HIV 混合感染：2 种病毒有协同致病作用，HIV 感染病情进展更快，HCV 病毒血症水平显著增高。

(2)与 HBV 混合感染：可加剧肝损害，增加发生重型肝炎和肝细胞癌的危险性。HCV 复制常占优势。

(四)病原学诊断

1. *HCV RNA(RT-PCR 法)*　取血清或肝组织做定性或定量检测，能进行早期快速诊断，并为评估抗病毒疗效的有效指标。

2. *血清抗 HCV*　常检测抗 HCV IgG，阳性表明已感染或正在感染 HCV；其 IgM 型抗体持续 6 个月以上者常转为慢性肝炎，在慢性型肝病活动期常呈阳性。

3. *HCV 抗原检查*　免疫 PCR 法可检出血清或肝组织内低水平 HCV 抗原。

(五)预防和治疗

1. *预防*　严格献血员筛查和血制品管理以及医疗器材的消毒管理，可以减少经输血制品和医源性途径传播的 HCV 感染。目前尚无主动和被动免疫措施。

2. *治疗*　一般治疗同乙型肝炎。抗病毒治疗首选 IFN-α，或采用 IFN-α 和利巴韦林(Ribavirin，病毒唑)联合用药。IFN-α 用法同乙型肝炎。利巴韦林具广谱抗病毒活性，其机制为竞争性抑制肌酐单磷酸脱氢酶，通过消耗脱氧鸟苷三磷酸和鸟苷三磷酸池而干扰鸟苷合成；还可抑制反转录酶。在慢性丙型肝炎病人，已证实其能抑制 HCV 复制。meta 分析结果表明，利巴韦林与 IFN 联用，较 IFN 单用的成功率高 9.8 倍。另一项随机双盲对照试验显示，联合用药组长期应答率达 36%，而单用 IFN 组仅为 18%。利巴韦林的口服生物利用度为 44%～64%，儿童推荐口服剂量为 10～15mg/(kg・d)，疗程≥6 个月。大剂量口服可致溶血，对胎儿有致畸作用。

四、丁型肝炎

(一)病原和流行病学

丁型肝炎病毒(hepatitis D virus，HDV)是一种“亚病毒”因子，表面为 HBV 包膜，内为 HDV 抗原和基因组。后者为单股环状负链 RNA，需依赖 HBV 包膜吸附和穿入靶细胞或从细胞中释出，并利用靶细胞的 RNA 聚合酶Ⅱ复制病毒 RNA，故必须伴有 HBV 共同感染。其传染源为病人和携带者，主要经输血制品、注射、针刺和密切接触等方式传播。HBV 感染者为 HDV 感染的高危人群，两种病毒可同时感染一般人群。意大利和中东地区为 HDV 感染高发区，我国 16 个地区肝组织 HDV Ag 检出率为 5.33%～19.7%。

(二)临床表现

1. *HDV 和 HBV 同时感染(co-infection)*　潜伏期 6～12 周。多表现为急性黄疸型，ALT 可呈双峰型，由于两种病毒互相制约，病情常自限，预后良好。

2. *HDV 和 HBV 重叠感染(superinfection)*　潜伏期 3～4 周。患者原有肝病情加重：原为无症状 HBsAg 携带者多表现为急性肝炎或发展成慢性肝炎；原为慢性肝炎者病情加重，易发生急性或亚急性重型肝炎。

(三)病原学检查

1. *HDVAg 和抗 HDV*　血清 HDVAg 阳性是急性感染的证据，慢性感染时多以免疫复合物形式持续存在，需用免疫印迹法分析。肝内 HDV Ag 检测更具直接诊断价值。抗 HDV IgM 在急性早期出现，慢性感染呈持续高水平，一旦病毒消除则迅速下降。抗 HDV IgG 于病后 3～8 周出现低水平；慢性感染时持续高浓度。

2. HDV RNA　检测血清或肝组织内 HDV RNA 是可靠诊断指标。

（四）预防和治疗

1. *预防*　预防 HBV 感染是控制 HDV 感染的有效手段，严格筛选供血员和医疗器材消毒管理可减少 HDV 传播，尚无有效丁型肝炎病毒疫苗。

2. *治疗*　主要选用 IFN-α，用法同乙型肝炎，可有部分疗效。有报道采用膦甲酸（PFA）治疗暴发性肝炎可提高存活率。

五、戊型肝炎

（一）病原和流行病学

戊型肝炎病毒（hepatitis Eviras，HEV）属嵌杯病毒科，无包膜，核酸为单股正链 RNA。有 2 个基因型：缅甸株（B）和墨西哥株（M）。中国株与前者属同一亚型。病毒在体外对高盐、氯化绝、氯仿等敏感。细胞培养尚未建立。病人于潜伏期末至急性早期从粪便中排出大量病毒，是主要传染源。病毒经粪-口途径和接触传播。食物和水源污染可致暴发流行，经移民或旅行者可致输入性传播。人群普通易感。青壮年发病率最高，儿童发病少见，男性多见于女性，秋冬季为发病高峰季节，感染后获短期免疫，抗体仅持续 5～6 个月。我国各地区均有戊型肝炎发生，吉林、辽宁、河北、山东、内蒙古、新疆和北京曾有暴发流行，流行类型为食物型或水源型。

（二）发病机制和病理改变

HEV 主要侵犯肝，通过直接致病作用和（或）免疫性损伤引起肝细胞炎症和坏死。肝病理改变有肝细胞变性，灶状坏死，汇管区淋巴细胞、单核-巨噬细胞和 NK 细胞浸润。急性黄疸型患者 50% 以上可见淤胆和胆栓形成。

（三）临床表现

潜伏期 15～70d，平均 36d。临床表现与甲型肝炎类似，不发展成慢性。儿童多为亚临床型感染。常见临床类型如下。

1. *急性黄疸型*　占显性感染的 86.5%。临床 3 期经历同甲型肝炎，前驱期症状可持续到黄疸出现后第 4～5 天。淤胆较为常见。总病程为 4～6 周。

2. *急性无黄疸型*　表现与甲型肝炎类似。

3. *淤胆型*　较为常见，病程可长达 2 个月以上。

4. *重型*　约占 5%。高危因素包括妊娠妇女、年老体弱者和合并 HBV 感染。多为急性重型。

5. *与其他病毒混合感染*

（1）与 HAV 同时或先后感染并不加重病情。

（2）与 HBV 重叠感染患者 HBV 常有活动性复制，HEV 不易被清除。病情易迁延或反复发作。病情重，发生重型者多。

孕妇患者病死率为 10%～20%，最高达 39%，随孕龄增长病死率增高。

（四）病原学诊断

1. 潜伏期末至急性早期取粪便用免疫电镜找病毒颗粒或用酶免疫法检测病毒抗原（发病 2 周后不能检出）。

2. 急性期特异性 IgM 阳性有诊断价值；特异性 IgG 在病后 2～3 周检出率为 72.7%，4～8 周达 84.9%。

3. 用 RT-PCR 法可在血清和粪便中检测 HEV RNA。

（五）预防和治疗

1. *预防*　主要是保护水源、加强食品卫生管理、注意个人卫生和改善环境卫生。人丙种球蛋白对本病无明显预防作用。基因重组疫苗和核酸疫苗正在研究之中。

2. *治疗*　尚无特异性抗病毒药物。综合对症措施同甲型肝炎。

（方　峰）

第四节　出疹性疾病

常见出疹性疾病包括麻疹、风疹、幼儿急疹、水痘、猩红热和手足口病，主要经呼吸道传播，各有其临床特点。

一、麻　　疹

麻疹（measles）是由麻疹病毒引起的急性出疹性呼吸道传染病，临床上具有发热、结合膜炎、流涕、咳嗽、麻疹黏膜斑和全身斑丘疹，疹退后糠麸样脱屑并留有色素沉着等特征。

（一）病原和流行病学

麻疹病毒（measles virus）属副黏病毒科麻疹病毒属。基因组为单股负链 RNA。共有 6 种结构蛋白，包括包膜蛋白M、F和H；核衣壳蛋白N、P和L蛋白。H蛋白能与细胞受体结合并具血凝功能。F蛋白与病毒细胞融合和病毒溶血特性有关。M蛋白与病毒释出有关，与病毒RNA蛋白复合体结合后可抑制病毒转录。病毒在人或猴原代肾细胞或EB病毒转化绢猴淋巴细胞系(B95-8)中生长良好；体外生存力弱，对热(56℃ 30min)、酸(pH＜4.5)、紫外线和一般消毒剂均敏感。4℃保存2周，－70℃或冷冻干燥可长期保存。

患者在前驱期和出疹期眼结合膜、鼻咽分泌物、血和尿中存有病毒，通过呼吸道飞沫小滴或接触传播。在应用麻疹疫苗前，麻疹呈周期性流行，易感者初感麻疹后发病率几乎为100%，全球每年发生麻疹1亿～3亿例，死亡700万～800万；我国1956－1965年，麻疹报告发病率平均为766/10万；死亡率最高达39.7/10万。广泛使用麻疹疫苗后，全国麻疹报告发病率自1987年以来一直控制在10/10万左右，死亡率则在0.1/10万以下；流行周期被打破或消失；流行形式主要为散在发病，但少数地区仍有周期性流行，大量易感染人群积累是其主要原因。发病年龄近年有向两极(≤8个月和＞15岁)发展趋势。

(二)发病机制和病理改变

病毒经鼻咽部，亦可能经结合膜侵入，在局部上皮细胞内增殖，而后播散到局部淋巴组织，在感染后2～3d形成第一次病毒血症，进而在局部和远处器官的网状内皮系统内增殖，此时大量病毒到达皮肤和内脏，临床出现症状。至感染第15～17天，病毒血症逐渐消失，器官内病毒快速减少至消除。麻疹病毒直接损伤皮肤黏膜的血管内皮；CTL细胞杀伤病毒感染的靶细胞(上皮和内皮细胞、单核细胞和巨噬细胞)，导致血管扩张和血浆渗漏；形成抗原抗体复合物，活化补体，造成血管内皮细胞损伤等参与麻疹的致病机制。由于细胞免疫功能降低，可致结核病性恶化和结核菌素试验假阴性。

广泛分布的多核巨细胞是麻疹的病理特征。皮疹处见典型上皮合胞体巨大细胞，含核和胞质包涵体，并见角化不全、角化不良、海绵层细胞间水肿和细胞间水肿；表面血管扩张伴周围少量淋巴细胞与组织细胞浸润。麻疹黏膜斑(又称科氏斑，Koplik spots)的病理改变与皮疹相似，多核巨细胞更多，水肿更严重，但炎症反应较轻。

(三)临床表现

1. 典型麻疹　潜伏期6～18d，一般10～14d，免疫者可延至21～28d。

(1)前驱期：一般3～4d。发热、结合膜炎、上呼吸道感染样表现和麻疹黏膜斑(双侧颊黏膜见直径0.5～1mm大小白色斑点，周围有红晕)。

(2)出疹期：持续3～5d。皮疹顺序为耳后发际→额面部→躯干和四肢。为玫瑰色斑丘疹，略高出皮面，疹间皮肤正常，可融合成片。出疹时体温升高，咳嗽加剧，肺部少量啰音，颈淋巴结和脾可轻度增大。

(3)恢复期：皮疹按出疹顺序消退，疹退处有麦麸样脱屑并留有褐色素沉着。全身情况好转，体温下降，呼吸道症状很快消失。整个病程为10～14d。

2. 其他类型麻疹

(1)轻型麻疹：见于有部分免疫者。潜伏期延长；前驱期短且症状轻微；可无麻疹黏膜斑；皮疹稀疏细小，消失快；可见脱屑，可不遗留色素斑；无并发症。

(2)重型麻疹：见于病毒毒力过强和病人身体虚弱者。中毒症状重，起病即高热，或体温不升。皮疹常密集融合成片，或疹出不透，或出而骤退，或皮疹呈出血性伴黏膜和消化道出血。常有神经系统症状或心血管功能不全。

(3)无皮疹型麻疹：见于免疫能力较强或应用免疫抑制药者。病程中从无皮疹，可有麻疹黏膜斑，常以鼻咽部分泌物找到多核巨细胞或特异性抗体为诊断依据。

(4)异型麻疹：见于接受过灭活疫苗或个别减毒活疫苗者。前驱期短，无麻疹黏膜斑；出疹期发热和全身症状较重；出疹顺序为先四肢，后躯干和面部；皮疹呈多形性；常伴腹痛和肌痛；易并发肺炎、肝炎和胸腔积液等。恢复期麻疹血凝抑制抗体滴度常＞1:256。

(四)实验室检查

1. 多核巨细胞检查　于出疹前2d至出疹后1d取病人鼻、咽、眼分泌物涂片，瑞氏染色后直接镜检多核巨细胞。

2. 病原学检查　①发热期取血、尿或鼻咽分泌物分离病毒；②用免疫荧光法检测鼻咽分泌物或尿脱落细胞中病毒抗原；③特异性IgM可诊断急性期感染。双份血清血凝抑制和补结抗体滴度≥4倍增高亦有诊断意义。

(五)并发症

1. 肺炎　最常见。原发性肺炎为麻疹病毒所致，随热退和皮疹出齐而消散。继发性肺炎病原常见肺炎链球菌、流感杆菌、金黄色葡萄球菌或腺病毒等，多发生于出疹期。麻疹并发肺炎常较严重，胸腔并发症多，病死率也高。

2. *喉炎* 原发于麻疹病毒或继发细菌感染，可致气道阻塞，重者窒息死亡。

3. *麻疹脑炎* 发生于出疹后2～6d或前驱期或恢复期，病情与麻疹轻重无关，与其他病毒性脑炎相似，但病死率较高，后遗症较多。

4. *亚急性硬化性全脑炎*（subacute sclerosing panencephalitis，SSPE） 为致死性慢性进行性脑退行性病变，发病率约1/100万，主要见于幼时患过麻疹的年长儿童。先见智力和情绪改变，不久发生阵挛性肌肉抽搐，最终呈去皮质强直状态。病程持续1～3年。血清病毒抗体滴度很高；脑组织中有病毒或其抗原。

5. *营养障碍* 病前营养状况较差、病程中高热持久、胃肠功能紊乱及营养供给不足者可出现营养障碍如营养不良性水肿、维生素A缺乏性干眼症等。

6. *结核病恶化* 患麻疹时机体细胞免疫功能受到暂时性抑制，致使体内原来隐伏的结核病灶重趋活动和恶化，可发展为粟粒性肺结核或结核性脑膜炎。

（六）诊断及鉴别诊断

典型麻疹可借流行病学史，各期典型表现如前驱期麻疹黏膜斑，出疹期出疹与发热的关系，出疹顺序和皮疹形态；恢复期疹退脱屑和色素沉着可以确立诊断，必要时辅以病原学检查，尤其是非典型麻疹者。需与风疹、猩红热、幼儿急疹、肠道病毒感染和药物疹等鉴别。

（七）预防

1. *控制传染源和切断传播途径* 做到早发现、早隔离、早治疗麻疹患者。一般病人应隔离至出疹后5d，若并发肺炎则延至出疹后第10天。在麻疹流行期间，宣传教育易感者不去人群密集场所。病人停留过的房间用紫外线照射消毒或通风30min，病人衣物应在阳光下暴晒或用肥皂水清洗。

2. *主动免疫* 对易感者应普遍接种麻疹减毒活疫苗。我国规定8个月婴儿为初免对象，皮下注射麻疹减毒活疫苗0.2～0.25ml。在麻疹流行地区，可在接触麻疹后2d内，对易感者进行应急接种，以防止发病或减轻症状。

3. *被动免疫* 对体弱有病和婴幼儿未接受过麻疹疫苗接种者，在接触麻疹后3d内给予肌内注射人丙种球蛋白0.25ml/kg（免疫抑制者0.5ml/kg）可预防患病；接触麻疹6d内注射可减轻症状。被动免疫维持3～8周。

（八）治疗

主要为加强护理和防治并发症。

1. *护理* 给予足够水分和易消化富营养食物，营养不良患儿应注意补充维生素A；居室保持适宜温湿度和空气新鲜；口、眼和皮肤经常清洗。

2. *对症治疗* 高热时可温水灌肠或给予小量退热剂降温，切忌退热过猛引起虚脱。咳剧时给予镇咳祛痰药。

3. *中医治疗* 中医认为麻疹属于“温热病”范围，前驱期治疗以辛凉透表为主；出疹期以清热解毒透疹为主；恢复期则养阴清余热、调理脾胃。

4. *治疗并发症* 根据各种并发症的发生，及时给予积极有效的治疗。抗生素无预防并发症作用，故不宜滥用。

5. *抗病毒治疗* 利巴韦林在体外具抗麻疹病毒活性，在免疫抑制患儿应用可能有益，儿童静脉安全剂量为10～15mg/（kg·d），分2次。

二、风疹

风疹（rubella，German measles）是由风疹病毒引起的急性出疹性传染病，以前驱期短、3d出疹及耳后、枕后和颈部淋巴结增大为其临床特征。胎儿早期感染可致严重先天畸形。

（一）病原和流行病学

风疹病毒（rubella Virus）属披膜病毒科，由核衣壳和包膜构成。病毒核酸为单股正链RNA。包膜含2种蛋白，E_1具凝血作用，能刺激机体产生中和抗体和血凝抑制抗体，E_2抗原性不如E_1强，亦能诱导中和抗体。病毒可被脂溶剂、甲醛、紫外线、强酸和热等灭活，干燥冰冻可保存9个月。

病毒存在于病人或隐性感染者鼻咽分泌物、血、粪和尿中。在出疹前7d和疹退后14d内可从鼻咽部检出病毒。先天性风疹综合征患者生后排大量病毒可达数月至数年（1年者约11%）。病毒主要通过空气飞沫传播。孕妇感染在病毒血症期可将病毒经胎盘传给胎儿。感染者排毒污染手或环境后，可经污染物—手—呼吸道或手—呼吸道途径传播病毒。人群普遍易感，5～9岁发病率最高。四季均可发病，温带地区多见于冬春季。可在集体机构中流行。我国人群风疹病毒IgG抗体阳性率在7～8岁组已达90%以上，成年人平均95%左右。

胎儿异常的危险性与感染时胎龄密切相关；1～4周61%；5～8周26%；9～12周8%。

(二)发病机制和病理改变

病毒侵入上呼吸道，在黏膜和颈部和耳后淋巴结内增殖，尔后入血，形成二次病毒血症。风疹病毒的抗原抗体复合物引起真皮上层毛细血管炎，形成皮疹。淋巴结增大，呼吸道见轻度炎症。先天性风疹的发病机制并不十分明确。风疹病毒导致血管内皮细胞受损是胎儿供血不足、组织细胞代谢失调和脏器发育不良的重要原因；病毒抑制感染细胞有丝分裂，致染色体断裂，使器官组织分化发育障碍；特异性免疫复合物和自身抗体形成可能是组织脏器损伤的另一机制。风疹病毒持续性感染可解释患儿生后出现的迟发性疾病如生后某时期出现的听力障碍、白内障及进行性全脑炎。

(三)临床表现

1. *获得性风疹*　潜伏期14～21d，平均18d。典型表现如下。

(1)前驱期：短暂或不显。可有低热、不适、轻微上呼吸道感染表现。软腭可见细小红疹，能融合成片。

(2)出疹期：常于发热第1～2天开始出疹，并于1d内出齐。出疹顺序：面部→颈部→躯干→四肢。呈浅红色小斑丘疹，疹退后可有细小脱屑，无色素沉着，出疹期平均3d(1～5d)，可伴发热和上呼吸道感染症状，随疹退消失。

枕后、耳后或颈部淋巴结增大为另一典型表现，可在皮疹出现前发生，持续1周或更久。部分病人可无皮疹，仅有淋巴结增大。

2. *先天性风疹综合征*(congenital rubella syndrome)　可发生胎死宫内、流产；出生时低体重、肝脾大、血小板减少性紫癜、先天性心脏病、白内障、小头畸形、骨发育不良和脑脊液异常等；或出生时正常，以后出现迟发性疾病包括听力丧失、内分泌病、白内障或青光眼和进行性全脑炎；也可为隐性感染。

(四)病原学诊断

1. *病毒分离*　取疹前5d至疹后6d鼻咽分泌物分离病毒。先天性风疹生前取羊水或胎盘绒毛，出生后取鼻咽分泌物、尿、脑脊液、骨髓等分离病毒。

2. *特异性抗体检测*　特异性IgM是近期感染指标。双份血清(间隔1～2周采血)特异性IgG≥4倍升高有诊断意义。先天风疹患儿特异性IgM在出生后6个月内持续升高；胎血(孕20周后)中检出特异性IgM可证实胎儿感染。

3. *病毒抗原和基因检测*　采用免疫印迹法或核酸杂交技术/PCR法检测胎盘绒毛、羊水或胎儿活检标本中风疹病毒抗原或基因。

(五)预防和治疗

1. *一般预防*　预防重点是妊娠期妇女，尤其在孕早期，无论是否患过风疹或接种过风疹疫苗，均应尽量避免与风疹病人接触，以免感染或再感染。

2. *主动免疫*　风疹减毒活疫苗已广泛应用，接种者95%产生抗体。不良反应主要有小关节疼痛、一过性发热或皮疹或淋巴结增大(儿童5%～15%，于接种后5～12d发生)。尚无疫苗致畸的证据。

3. *被动免疫*　妊娠早期孕妇于接触风疹病人3d内肌内注射高效价免疫球蛋白20ml，可起到预防作用。

4. *治疗*　主要为对症治疗。宜卧床休息，给予富于营养又易消化的食物。可用清热解毒类中药。对先天性风疹综合征病人的各种缺陷，应做相应治疗。

三、幼儿急疹

幼儿急疹(exanthem subitum)，又称婴儿玫瑰疹(roseola infantum)，是常见于婴幼儿的急性出疹性传染病。临床特征为高热3～4d，热退出疹。

(一)病原和流行病学

人类疱疹病毒(human herpervirus，HHV)6型和7型(HHV-6和HHV-7，疱疹病毒科β亚科)是该病的主要病因，前者平均占66%，后者占23%，其余由其他病毒如艾柯病毒16型、腺病毒和副流感病毒等引起。本病90%发生于2岁以内，7～13月龄为发病高峰年龄段，3月龄前和4岁后少见，偶见于年长儿、青少年和新生儿。大多为散在发病。感染后获持久免疫，偶见第2次发病。

(二)临床表现

潜伏期一般为5～15d。

1. *发热期*　常突起高热，持续3～5d，症状和体征(咽、扁桃体轻充血或颈淋巴结大)轻微，与高热不相称。5%～10%可发生惊厥。

2. *出疹期*　病程第3～5天体温骤退，同时或稍后出现散在玫瑰色斑疹或斑丘疹，压之褪色，很少融合，首现于躯干，迅速波及颈面和四肢，持续1～2d很快消退，无色素沉着和脱皮。偶有并发脑炎和血小板减少性紫癜。

(三)诊断

本病在发热期诊断比较困难，一旦高热骤退同时出现皮疹，就很容易建立诊断。非典型病例可借助病原学诊断：在发病 3d 内取外周血淋巴细胞或唾液分离 HHV-6 或检测病毒抗原与基因以及血清 HHV-6 特异性 IgM。

(四)治疗

一般不需特殊治疗，主要是对症处理，尤其对高热病人应及时给予退热镇静药；加强水分和营养供给。

四、水　　痘

水痘(varicella，chickenpox)是一种传染性很强的出疹性疾病。其临床特点为皮肤和黏膜相继出现和同时存在丘疹、水疱疹、结痂等各类皮疹。

(一)病原和流行病学

病原为水痘-带状疱疹病毒(varicella-zoster，VZV)，属疱疹病毒科 α 亚科，基因组为双股 DNA，有核衣壳、被膜和外层包膜。包膜含有 6 种糖蛋白，即 gE、gB、gH、gI、gC 和 gL。前三者能诱导产生中和抗体。gH-gL 复合物能介导细胞融合。VZV 仅有 1 个抗原型，但与单纯疱疹病毒(HSV)抗原有部分交叉反应。人是其唯一宿主。VZV 体外可在人成纤维细胞中增殖。与 HSV 一样，VZV 具潜伏—活化特性，初次感染(水痘)后可潜伏在三叉神经节或脊髓背神经节内，在免疫低下时病毒被激活，引起带状疱疹。VZV 对热、酸和各种有机溶剂敏感。-70℃可保存数年。

水痘和带状疱疹患者都是本病的传染源，以水痘患者为主。从水痘发病前 1～2d 至疱疹结痂为止都有很强的传染性。病毒主要通过空气飞沫经呼吸道传播，也可经接触病人疱疹疱浆而感染。人群普遍易感，密切接触后约 90%发病。水痘多见于儿童，以 2～6 岁为高峰，6 个月以下婴儿因有母体抗体保护极少发生，四季都可发病，以冬春季最多。孕妇妊娠期感染病毒血症期，VZV 可经血流侵入胎盘并感染胎儿，但由于大多数育龄妇女早期患过水痘，孕妇水痘发病率低。

(二)发病机制和病理改变

病毒自结合膜和上呼吸道黏膜侵入，在局部淋巴结内繁殖，然后侵入血液，约在感染后 5d 发生第一次病毒血症。病毒到达肝、脾和其他脏器内增殖后再次入血(第二次病毒血症)，此时病毒侵入皮肤。在感染后平均 14d 出现皮疹。

水痘病变主要发生于皮肤和黏膜。最初，皮肤真皮层毛细血管内皮细胞肿胀，血管扩张充血。随后，表皮棘细胞层上皮细胞发生气球样变，细胞肿胀、溶解，间质液积聚，形成单房水疱疹，其顶部为皮肤的角质层和透明层，底部为较深的棘细胞层。当多形核细胞侵入疱疹液时疱疹液从清亮转为云雾状。然后，疱疹液被吸收，形成结痂。有时水痘疹破裂，留下浅表溃疡，很快愈合。免疫抑制的儿童易患重症水痘，病毒可播散至肺、肾、脑或表现为大量出血性痘疹和弥散性血管内凝血(DIC)。肺部见间质性肺炎伴结节性实变性出血区。水痘脑炎主要为白质区血管周围脱髓鞘病变。

(三)临床表现

潜伏期 10～21d，平均 14d。

1. *典型水痘*　少有前驱征如低热、不适等，持续 1～2d。皮疹初见于发际处，而后成批出现于躯干、头面部和四肢，呈向心性分布，初呈红色斑疹或丘疹，6～8h 内变成水疱疹，然后结痂，伴瘙痒。皮疹可波及口鼻眼和生殖道等黏膜处。各期皮疹同时存在是其特征性表现。病情差异较大，病程长短不一。

2. *重症水痘*　见于先天或获得性免疫缺陷者。表现为进行性、弥漫性水疱疹，伴持续高热。皮疹离心性分布，为大疱型或出血性疱疹，持续 2 周或更久。常并发水痘肺炎和血小板减少致出血。严重出血或并发 DIC 时危及生命。

3. *先天性水痘综合征*(congenital varicella syndrome)　孕母孕 20 周前患水痘，2%胎儿可发生本病。最突出的临床特征是锯齿状皮肤瘢痕(cicatrix)。其他包括肢体发育不良(一个或多个肢体短小或畸形)，眼部异常(脉络膜视网膜炎、小眼畸形、白内障)，大脑皮质萎缩等中枢神经系统损害，低出生体重等。

4. *新生儿水痘*　孕母在分娩前 4d 内患水痘，其新生儿于出生后 5～10d 可患严重致死性水痘，皮疹广泛，呈出血性，伴发热并常累及肺和肝，病死率高达 30%；若孕母产前 5d 以前患病，其子则生后 4d 内发病，但病情不重。

(四)并发症

1. *继发皮肤细菌感染*　病原多见金黄色葡萄球菌和链球菌。

2. *脑炎*　多发生于出疹后第 2～6 天或出疹前，与一般病毒性脑炎相似。

3. *肺炎*　多见于免疫缺陷和新生儿。于病后

1～6d 发生，表现为发热，咳嗽，呼吸困难，咯血，胸痛和肺部啰音。胸部 X 线片示肺门周围结节状或粟粒状影。

4. *其他* 轻度肝炎相当常见。轻度血小板减少发生率 1%～2%。其他罕见并发症有小脑共济失调、横贯性脊髓炎、周围神经炎、肾炎、肾病综合征、溶血-尿毒综合征、关节炎、心肌炎、心包炎、胰腺炎和睾丸炎等。

(五)诊断及鉴别诊断

根据流行病学资料和典型水痘皮疹特征，不难做出临床诊断。病原学诊断包括：①取出疹后 3～4d 内疱疹液拭子分离病毒；②用免疫标记法检测疱疹拭子或活检标本中 VZV 抗原；③双份血清特异性 IgG≥4 倍增高或特异性 IgM 阳性提示近期感染。>8 个月婴儿持续存在抗 VZV IgG 提示先天性水痘可能。需与全身性 HSV 感染、丘疹性荨麻疹、脓疱病和手足口病等鉴别。

(六)预防

1. *一般预防* 应隔离病人直至全部皮疹结痂为止。易感的免疫抑制儿童和孕妇应避免接触水痘患者，甚至要避免接触接种水痘疫苗者。

2. *主动免疫* 水痘减毒活疫苗(VZV Oka 株)接种后，70%～85%能完全预防各型水痘，100%能预防严重水痘。5%的健康儿童接种后可发生轻症皮疹，白血病患儿在维持化疗期间接种后有 50%的概率发生疫苗相关性皮疹。

3. *被动免疫* VZV 免疫球蛋白(VZIG)可用于高危易感人群接触后预防。在接触后 3d 内(最长不超过 5d)应用有效，剂量为每 10kg 体重 125U，最大剂量 625U，肌内注射。高危易感人群包括无水痘病史的免疫抑制患儿、出生前 5d 内或生后 48h 内母亲患水痘的新生儿和住院的早产儿。

4. *药物预防* 免疫正常儿童的 VZV 感染潜伏期口服阿昔洛韦，40mg/(kg・d)，分 4 次，连用 5d，可预防水痘发生。

(七)治疗

1. *抗病毒治疗* 首选阿昔洛韦(Acyclovir, ACV)。重症水痘、围生期感染和有并发症的新生儿水痘需静脉用药，推荐剂量为 30mg/(kg・d)，8h 给药 1 次(静脉滴注≥1h)，肾功能不良者减至 1/3～1/2 量，连用 7d 或停出新皮疹后 48h 为止。最好在出疹后 2～3d 内开始用药。口服用药适于≥1 岁无并发症但有慢性皮肤或肺部疾病、短期或间断或吸入性使用激素、长期服用水杨酸制剂者，可口服 ACV 80mg/(kg・d)，分 4 次服(每次≤800 mg)，连用 5d；或伐昔洛韦(Valacyclovir, ACV 的 1-缬氨酸酯，口服后易吸收并在体内快速转化为 ACV) 5～10mg/(kg・d)，分 2 次服，连用 5d。对 AVC 耐药者可选用膦甲酸(Foscarnet, PFA)，后者主要不良反应为肾毒性。皮疹局部可涂搽 3%ACV 霜剂或软膏。

2. *对症治疗* 皮疹瘙痒时可局部应用炉甘石洗剂或口服抗组胺药。剪短指甲避免抓破皮疹继发细菌感染。发热时给予布洛芬或对乙酰氨基酚，避免使用阿司匹林以免增加并发瑞氏综合征的可能。针对并发症进行相应对症治疗。

五、猩 红 热

猩红热(scarlet fever)是由 A 群 β 溶血性链球菌引起的急性出疹性传染病。临床以发热、咽炎、草莓舌、全身鲜红皮疹、疹退后脱皮为特征。

(一)病原和流行病学

病原为能释放红疹毒素的 A 群 β 型溶血性链球菌。猩红热、链球菌咽峡炎病人和健康带菌者都是传染源。主要经空气飞沫传播，或经皮肤伤口或产道入侵，后者称外科型或产科型猩红热。3～7 岁最易发病。多发生在温带地区的冬春季。

(二)发病机制和病理改变

A 群链球菌可经呼吸道黏膜、皮肤及其他部位侵入机体，由于其外层荚膜和细胞壁中的 M 蛋白具有抗吞噬作用而快速繁殖，细菌产生透明质酸酶、链激酶和链道酶等使其易于在宿主组织中扩散，同时细菌产生毒素如红疹毒素(又称致热外毒素)和溶血素等在其致病机制中发挥作用。红疹毒素可引起真皮层毛细血管充血、水肿和炎性细胞浸润等，形成红色皮疹。

(三)临床表现

潜伏期 1～7d，外科型 1～2d。有下列 4 种临床类型。

1. *普通型* 典型病例分 3 期。

(1)前驱期：急起发热 38～39℃，重者 40℃以上，伴咽痛、头痛和腹痛。咽及扁桃体充血显著，可见脓性分泌物。有软腭细小红疹或出血点及红草莓舌。

(2)出疹期：皮疹于发病 24h 迅速出现，初见颈部、腋下和腹股沟，24h 内遍及全身，呈密集而均匀红色细小丘疹，疹间皮肤弥漫性潮红。有口周苍白圈、帕氏线(Pastia line，皮肤皱褶处密集皮疹和出血点形成的横纹线）和腹部/手足处粟状汗疱疹等特征性表现。

（3）恢复期：一般情况好转，体温正常，皮疹按出疹顺序消退。疹退 1 周后开始脱皮，面部躯干糠屑样，手足可呈大片脱皮，脱皮期可达 6 周，无色素沉着。

2. 轻型　低热或不热，皮疹稀少色淡，常因脱皮或患肾炎才被回顾诊断。

3. 重型（中毒型）　骤起高热，全身中毒症状严重（嗜睡、谵妄、惊厥及昏迷）。皮疹常伴瘀点；咽扁桃体炎严重；可并发咽后壁脓肿和颈部蜂窝织炎、心肌炎、感染性休克、败血症和脑膜炎等。病死率高，现已罕见。

4. 外科型　皮疹从伤口开始，再波及全身。伤口处有局部化脓性炎症，无咽炎及草莓舌。

（四）诊断及鉴别诊断

根据发热、咽炎、草莓舌和皮疹特征，外周血白细胞总数和中性粒细胞增高，可做出临床诊断。咽拭子培养 A 群 β 型溶血链球菌和感染后 1～3 周检测抗链球菌溶血素“O”有助病原诊断。

（五）预防

隔离患者至痊愈及咽拭子培养阴性。消毒处理病人的分泌物及污染物，戴口罩检查病人。曾密切接触病人的易感儿可口服复方磺胺甲噁唑 3～5d 或肌内注射 1 次长效青霉素 60 万～120 万 U。

（六）治疗

首选青霉素抗菌治疗，疗程 7～10d。青霉素过敏或耐药者可选用头孢菌素类治疗。重者可联用 2 种抗生素。急性期卧床休息，供给充足水分和营养，注意皮肤保持清洁。

六、手足口病

手足口病（hand-foot-and-mouth disease）是由肠道病毒感染引起的一种以手、足、口和臀等部位散在斑丘疹和丘疱疹为特征的出疹性疾病。大多预后良好。少数病例出现脑膜炎、脑炎、脑脊髓炎、肺水肿、循环障碍等重症表现，多由肠道病毒 71 型感染引起。

（一）病原学和流行病学

本病的主要病原为肠道病毒属的柯萨奇病毒 A16（CoxA16）和肠道病毒 71 型（EV71），其他肠道病毒如柯萨奇病毒 A5、A7、A9、A10 以及柯萨奇病毒 B2、B5 也可引致。肠道病毒属小核糖核酸病毒科，共有 63 个血清型。病毒基因组为单股 RNA，有 4 种壳体结构蛋白 VP1～VP4。能抵抗乙醚、乙醇等一般消毒剂，耐低温、耐酸，－20℃以下可长期存活。煮沸、56℃ 30min、干燥和紫外线照射 0.5～1h、3%～5%甲醛、酚和放射线均可灭活之。

患者和隐性感染者都是重要的传染源，在病后头 4～5d 内经口腔咽鼻分泌物排出病毒，其后从粪便中排病毒逐渐增多，1 周内达高峰，一般持续 2～3 周。本病传染性强，主要经消化道、呼吸道及密切接触等途径传播，多发生于学龄前儿童，尤以 3 岁以下年龄组发病率最高。四季均可散在发病，以 5～6 月份为多，可在幼托机构内造成局部暴发流行。感染后对同型病毒有持久免疫。自 1960 年发现此病后，世界各国均有发病报道。我国自 1983 年后北京、上海、东北等地已有多次报道；2007 年以来波及全国。

（二）临床表现

潜伏期多为 2～10d，平均 3～5d。

1. 普通型　初有发热和口痛，不愿进食，可伴轻咳、流涕和咽痛。体检可见口腔黏膜散在小疱疹或已溃破成浅溃疡，主要位于舌面、颊黏膜、上腭和唇内侧黏膜处。随后手足出现皮疹，指（趾）间多见，初为斑丘疹，后转为丘疱疹，大小为 3～7mm，基部坚实，疱皮稍厚，周有红晕。皮疹多在肢端，有时也可延至手臂、腿部、臀区或会阴部，呈离心性分布。皮疹数量少者数个，多者数十个，一般在 2～3d 自行吸收，不脱屑，无瘢痕或色素沉着，而口腔内疱疹及溃疡大多 1 周内自愈。部分病例仅表现为皮疹或疱疹性咽峡炎。大多患者病程短而病情轻，预后良好。

2. 重型　绝大多数由肠道病毒 71 型引起。多见 3 岁以下，病情进展迅速，在发病 1～5d 出现脑膜炎、脑炎、脑脊髓炎、肺水肿、循环障碍等，极少数病情危重，可致死亡。重症表现如下。

（1）神经系统：精神差或嗜睡，头痛、呕吐，易惊、谵妄、惊厥，甚至昏迷；肢体抖动，肌阵挛、眼球震颤、共济失调、眼球运动障碍；肌无力或急性弛缓性麻痹。腱反射减弱或消失，脑膜刺激征阳性，病理征阳性。

（2）呼吸系统：呼吸浅促或节律改变，口唇发绀，咳嗽，咳白色、粉红色或血性泡沫样痰；肺部湿啰音或痰鸣音。

（3）循环系统：面色苍灰、皮肤花纹、四肢发凉，指（趾）发绀；出冷汗；毛细血管再充盈时间延长；心率增快或减慢，脉搏浅速或减弱甚至消失；血压升高或下降。

（三）诊断及鉴别诊断

1. *临床诊断*　根据流行病学接触史、临床有发热伴手、足、口和臀区皮疹等特点可做出临床诊断。

2. *病原学诊断*　符合下列之一者即可确诊。

（1）肠道病毒（CoxA16、EV71 等）特异性核酸检测阳性。

（2）分离并鉴定为肠道病毒 CoxA16、EV71 或其他肠道病毒。

（3）急性期与恢复期双份血清 CoxA16 或 EV716 等肠道病毒中和抗体有 4 倍以上升高。

3. *鉴别诊断*　需与以下疾病相鉴别。

（1）其他出疹性疾病：普通病例需与水痘、丘疹性荨麻疹、不典型麻疹、带状疱疹等鉴别。可根据流行病学资料，皮疹形态、部位、出疹与发热关系、有无淋巴结大等进行鉴别。病原学诊断是鉴别的重要依据。

（2）疱疹性龈口炎：由单纯疱疹病毒引起。疱疹局限于口腔内，可波及唇和唇周皮肤，不伴发手足和臀区皮疹，常有高热，易并发颈部淋巴结炎。

（3）其他病毒所致脑炎或脑膜炎：有些重症病例皮疹不典型时需与其他病毒引起的脑炎或脑膜炎鉴别，应根据流行病学史，尽快留取标本进行病毒学或血清学检查进行鉴别。

4. *重症病例早期识别*　出现以下特征：①持续高热不退；②精神差、呕吐、易惊、肢体抖动、无力；③呼吸、心率增快；④出冷汗、末梢循环不良；⑤高血压；⑥外周血白细胞计数明显增高；⑦高血糖，有可能在短期内发展为危重病例，应密切观察病情变化，有针对性地做好及时救治工作。

（四）预防和治疗

1. *一般治疗*　普通型病例应注意隔离，避免交叉感染；适当休息，饮食清淡富于营养，做好口腔和皮肤护理。口腔疱疹溃疡可用碳酸氢钠漱口液等含漱口腔，每日数次，或选用青黛散、双料喉风散、冰硼散等，2～3/d。发热较高患儿可用退热药或中西医结合治疗。

2. *重症病例的治疗*

（1）神经系统受累的处理：①控制颅内高压：限制入量，给予甘露醇降颅内压治疗，每次 0.5～1.0g/kg，4～8h 1 次，必要时加用呋塞米。②酌情应用糖皮质激素，参考剂量为甲泼尼龙 1～2mg/(kg・d)；氢化可的松 3～5mg/(kg・d)；地塞米松 0.2～0.5mg/(kg・d)，病情稳定后，尽早减量或停用。进展快、病情凶险者可考虑加大剂量，如在 2～3d 内给予甲泼尼龙 10～20mg/(kg・d)或地塞米松 0.5～1.0mg/(kg・d)。③酌情应用静脉注射免疫球蛋白：总量 2g/kg，分 2～5d 给予。④其他对症治疗，降温、镇静、止惊。

（2）呼吸、循环衰竭的处理：①保持呼吸道通畅，吸氧。②确保 2 条静脉通道通畅，监测呼吸、心率、血压和血氧饱和度。③呼吸功能障碍时，及时气管插管使用正压机械通气，建议呼吸机初调参数吸入氧浓度 80～100%，PIP 20～30cmH_2O，PEEP 4～8cmH_2O，f 20～40/min，潮气量 6～8ml/kg。根据血气、X 线胸片结果随时调整呼吸机参数。适当给予镇静、镇痛。如有肺水肿、肺出血表现，应增加 PEEP，不宜进行频繁吸痰等降低呼吸道压力的护理操作。④在维持血压稳定的情况下，限制液体入量（有条件者根据中心静脉压、心功能、有创动脉压监测调整液量）。⑤头肩抬高 15°～30°，保持中立位；留置胃管、导尿管。⑥药物应用。根据血压、循环的变化可选用米力农、多巴胺、多巴酚丁胺等药物；酌情应用利尿药物治疗。⑦保护重要脏器功能，维持内环境的稳定。⑧监测血糖变化，严重高血糖时可应用胰岛素。⑨抑制胃酸分泌：可应用胃黏膜保护药及抑酸药等。⑩继发感染时给予抗生素治疗。

（方　峰）

第五节　脊髓灰质炎

脊髓灰质炎（poliomyelitis，简称灰髓炎）是由脊髓灰质炎病毒引起的急性神经系统传染病。临床特征为分布不规则和轻重不等的弛缓性肌肉麻痹。

（一）病原和流行病学

脊髓灰质炎病毒（poliovirus，简称灰髓炎病毒）为无包膜的单正链 RNA 病毒，属小 RNA 病毒科肠道病毒属。有 3 个血清型，即Ⅰ、Ⅱ、Ⅲ型。3 型病毒间无共同抗原，可分别感染人类而致病。病毒可在很多灵长类动物非神经组织的原代或传代细胞中增殖。病毒在粪便中能存活 6 个月，生活污水中存活 4 个月。－40℃以下存活数年。对热敏感，

80℃ 30s、56℃ 30min被灭活。紫外线、次氯酸钙、过氧化氢等氧化剂、高锰酸钾、甲醛、碘酊和升汞等均能杀灭之。

病人和隐性感染者都是传染源。病人在潜伏期末开始从鼻咽分泌物(一般不超过病后1周)和粪便(时间较久,个别可长达3～4个月)中排出病毒。病毒污染用具、玩具、食物或水源,易感者接触或食用后可获感染。好发年龄为4个月至5岁,4个月以下婴儿因有母体抗体保护很少患病。我国自1993年以来在落实常规免疫的基础上开展全国统一强化免疫日活动取得显著成果,病例逐年下降,已基本控制本病。

(二)发病机制和病理改变

病毒先在咽部和肠壁的淋巴组织内复制。机体产生特异性抗体,可阻止病毒复制,使感染中断,形成隐性感染。在少数病人,病毒可侵入血循环,形成第一次病毒血症。病毒到达全身淋巴组织和网状内皮细胞内继续复制,再次入血(第二次病毒血症),此时病人有发热等前驱期症状。若产生的特异性抗体使疾病停止发展,则成为顿挫型。如病毒量多、毒力大,透过血-脑屏障侵犯神经组织,产生瘫痪等症状;若病变轻微,可无瘫痪发生。病变以脊髓前角的运动神经元损害为主,尤以颈段和腰段损害多见。其次受损部位为脑干,病灶呈多发散在性,可见神经细胞内胞质染色质溶解,周围组织水肿、充血和血管周围炎性细胞浸润。严重者见神经细胞坏死和瘢痕形成。

(三)临床表现

潜伏期3～35d,一般9～12d。90%～95%为隐性感染。根据有无神经系统损害及其程度和部位,又分为顿挫型、无瘫痪型、瘫痪型和脑型。典型病例的临床经过如下。

1. *前驱期* 多有低或中度发热,伴食欲缺乏、乏力、不适和头痛等一般"感冒"症状;或有腹痛、呕吐、腹泻、便秘等胃肠道症状;咽痛、咳嗽、流涕等呼吸道症状。经数小时至4d热退,症状全消。疾病终止于此期,称顿挫型。

2. *瘫痪前期* 经2～6d静止期再次发热,亦可无前驱期而直接进入本期。呈全身兴奋状态,面赤、皮肤微红、多汗;可有呕吐和咽痛;肌痛,感觉过敏,颈背强直。有脑膜刺激征和脑脊液白细胞增多。如疾病终止,称无瘫痪型。

3. *瘫痪期* 肌肉瘫痪多于上期第3～4天开始,随发热而加重,大都经过5～10d。一般热退后瘫痪不再进展。依据主要病变部位分为下列数型。

(1)脊髓型:最常见,脊髓前角细胞受损导致分布不对称、不规则弛缓性肌肉瘫痪,四肢多见,下肢尤甚。感觉存在。膀胱肌麻痹时有尿潴留和尿失禁。

(2)延髓型(脑干型或球型):呼吸深浅不匀、节律不齐和各种异样呼吸;心动过速或过缓、血压下降、循环衰竭;侵犯脑神经则发生相应症状。

(3)脑炎型:偶见。急起高热、嗜睡、昏迷和惊厥,可有痉挛性肢体瘫痪。

(4)混合型:以上类型表现混合存在,常见脊髓型和延髓型同时存在。

4. *恢复期* 瘫痪后1～2周病肌逐渐恢复功能,常以足趾为起点,然后上升至胫、股部。膝腱反射也渐回复。轻症经1～3个月恢复,重症需6～18个月或更久。

5. *后遗症期* 由于神经组织损害严重,瘫痪不易恢复,受累肌群萎缩,造成躯肢畸形,如马蹄内翻足、脊柱弯曲等后遗症。

(四)并发症

少数病人急性期有心肌损害。呼吸肌麻痹和呼吸中枢受累病人可并发肺炎、肺不张等。尿潴留者易继发泌尿系感染。严重瘫痪长期卧床者易有压疮、骨质脱钙,甚至肾结石。可有麻痹性肠梗阻和胃扩张等胃肠道并发症。

(五)实验室检查

1. *脑脊液检查* 前驱期脑脊液正常;瘫痪前期细胞数轻度增加,早期以中性粒细胞为主,后期以淋巴细胞为主,而蛋白增加不明显,呈细胞蛋白分离现象;热退后细胞数恢复。瘫痪后第2周蛋白水平常增高,此时细胞数已正常,呈蛋白细胞分离现象,至第4～10周蛋白恢复正常。

2. *病毒分离* 取咽部、粪便,早期从血液和脑脊液中分离病毒。

3. *血清学检查* 双份血清特异性IgG抗体滴度呈≥4倍增高有诊断意义。补体结合试验阴性,中和试验阳性,表明既往感染;两种试验均阳性表明近期感染。特异性IgM抗体阳性也提示近期感染。

(六)诊断及鉴别诊断

根据流行病学资料,结合典型临床表现,诊断较为容易。对顿挫型和无瘫痪型病人,只能依靠病原学诊断。瘫痪病人需与急性感染性多发性神经根炎和其他肠道病毒所致瘫痪鉴别。

(七)预防和治疗

1. 控制传染源　及时隔离病人和疑似病人，并报告疫情。对确诊病人，自发病之日起隔离40d。最初1周强调呼吸道和消化道隔离。

2. 主动和被动免疫　按计划普遍服用灰髓炎减毒活疫苗。流行发生时对周围易感儿及时疫苗预防可中断流行。暴露前肌内注射人丙种球蛋白0.3～0.5ml/kg，有一定保护作用。

3. 急性期治疗　前驱期和瘫痪前期宜卧床休息；有肌痛者可局部湿热敷或口服镇痛药；静脉注射适量50%葡萄糖溶液和维生素C可减少神经水肿；口服可促进神经系统功能恢复的药物。瘫痪期注射加兰他敏可促进肌张力。将瘫痪肢体置于功能位以防止畸形。有呼吸肌麻痹时，应保持呼吸道通畅，并给予吸氧和各种辅助呼吸。呼吸中枢或循环中枢受累时按呼吸衰竭或循环衰竭抢救措施进行处理。

4. 后遗症期治疗　病情进入恢复期时就应加强瘫痪肌群的功能锻炼，并行针刺、推拿、按摩、理疗等康复治疗。遗有畸形时，可手术矫治。

5. 抗病毒治疗　目前只有Pleconaril已经进行Ⅲ期临床试验。该药通过与病毒衣壳蛋白结合，干扰肠道病毒吸附、脱衣壳而抑制病毒复制，具有广谱抗小RNA病毒效应。口服吸收好，生物利用度高，半衰期长，能很好地渗透至脑脊液内。用于治疗脑膜炎时剂量为2.5mg/kg或5.0mg/kg，3/d，连用7d。

（方　峰）

第六节　流行性腮腺炎

流行性腮腺炎(mumps，epidemic parotitis)是由腮腺炎病毒引起的急性呼吸道传染病。腮腺增大为其主要临床特征，可并发脑膜脑炎和胰腺炎等。

(一)病原和流行病学

腮腺炎病毒(mumps virus)属副黏病毒。基因组为单股负链RNA，有核衣壳和包膜。病毒只有一个血清型，有6种主要结构蛋白。核衣壳含可溶性抗原(S抗原)，后者包括NP、P和L蛋白；包膜有融合蛋白(F)和血凝素神经氨酸酶糖蛋白(HN)，后者又叫V抗原。还有基质蛋白(M)。HN和F蛋白诱导产生保护性抗体。M蛋白在病毒包装中起决定作用。病毒体外可在许多原代细胞和细胞系内增殖。紫外线、甲醛、乙醚、56℃ 20min均可被灭活。4℃存活数天，加病毒保护剂－70℃可长期保存。

传染源为病人和隐性感染者。在腮腺肿大前7d至后9d，均可自病人唾液中检出病毒。病毒经呼吸道途径传播。人群普遍易感，感染后获终身免疫。如有再次患腮腺炎者可能系免疫缺陷患者或为其他病毒感染所致。本病呈全球性流行，好发年龄在5～14岁，常在集体机构中流行，全年均可发病，高峰季节为冬春季。婴儿因有母体被动抗体保护(维持9个月)而很少发病。孕妇患病可将病毒经胎盘感染胎儿。

(二)发病机制和病理改变

病毒侵入后先在上呼吸道黏膜上皮细胞内复制，再播散至引流淋巴结，随后发生病毒血症，病毒随血流传播至腺样组织或其他部位。唾液腺感染最为突出，其他包括内耳、胰腺、心脏、神经系统(脑膜和脑)、关节、肾、肝、性腺和甲状腺。在唾液腺，病毒感染小管上皮细胞，引起腺管周围间质水肿和局部炎症反应。淋巴细胞、巨噬细胞浸润和受累细胞脱落使管腔阻塞。病毒经感染单核细胞通过脉络丛侵入中枢神经系统，在脉络丛和室管膜细胞内复制，感染细胞脱落进入脑脊液，进而引起脑膜炎。脑炎时，脑室周围单核细胞浸润，散在噬神经细胞病灶和小神经胶质细胞增生，并见脑室周围脱髓鞘病变。睾丸炎时，病毒在细精管增殖，引起组织间质水肿和淋巴细胞浸润。胰腺受累时，胰导管上皮细胞肿胀，坏死脱落，与炎性渗出物等阻塞管腔，致胰液潴留，大量淀粉酶反流入血。

(三)临床表现

潜伏期为12～25d，一般16～18d，30%～40%病人为隐性感染。腮腺炎最为常见，其他表现可在腮腺炎前、同时或后发生。

1. 腮腺炎　先有发热、头痛、厌食和不适。在24h内发生“耳痛”，咀嚼时加剧。次日腮腺渐增大，以耳垂为中心呈马鞍形伴轻触痛，4～5d后逐渐缩小，病程6～10d。通常一侧腮腺先增大，数日内累及对侧。腮腺管口红肿有助诊断。其他唾液如颌下腺或舌下腺可同时增大，或单独增大。

2. 脑膜脑炎　表现为发热、头痛、呕吐、颈项强直，很少惊厥。脑脊液呈无菌性脑膜炎改变。经过良好，一般无后遗症。

3. *睾丸炎、附睾炎* 10岁后男性有20%～35%发生，多为单侧。突起发热、寒战、头痛、恶心、呕吐和下腹痛。睾丸肿胀、疼痛和变硬，随热退肿痛消失，但坚硬可持续较久。约50%日后发生睾丸萎缩。因常为单侧受累，很少影响生育。

4. *胰腺炎* 突起上腹疼痛和紧张感，伴发热、寒战、软弱、反复呕吐。

5. *其他* 卵巢炎、甲状腺炎、乳腺炎、泪腺炎、关节炎、肝炎、间质性肺炎、肾炎、心肌炎和神经炎等。

(四)诊断和鉴别诊断

根据流行病学、接触史和典型腮腺炎易建立诊断。缺乏腮腺炎或接种过疫苗者需行病原学诊断：①取急性期唾液和脑膜炎发生后5d内脑脊液分离病毒；②特异性IgM阳性提示近期感染。需与急性淋巴结炎、急性化脓性腮腺炎、复发性腮腺炎(感染、药物过敏或腮腺管结石引起)和其他病毒所致腮腺炎鉴别。

(五)预防和治疗

1. *一般预防* 应隔离病人至腮腺肿胀完全消退为止。孕早期易感孕妇应避免接触病人，以免造成胎儿感染。

2. *疫苗接种* 腮腺炎减毒活疫苗(Jeryl-Lynn株)接种后产生亚临床感染，诱生的抗体可维持至少20年。应用麻疹-腮腺炎-风疹(MMR)三联疫苗抗体阳转率可达95%以上，推荐对>12个月龄小儿、青春期和成年无自然感染史者普遍接种。12个月龄以内婴儿因存在母传抗体干扰，不宜接种。孕期、严重发热性疾病、过敏、近期接受过免疫球蛋白和免疫抑制药患者不能接种。

3. *治疗* 本病为自限性疾病，主要为对症治疗。急性期注意休息，补充水分和营养，给予流质和软食，避免摄入酸性饮食；高热者给予退热药或物理降温；腮腺肿痛明显者，可给予镇痛药，也可局部温敷或冷敷(因人而异)；可用中药板蓝根口服或注射，或用青黛散调醋局部涂敷。发生睾丸炎时，将阴囊托起；局部冷湿敷以减轻疼痛；可用镇痛药。发生胰腺炎时，应禁食；静脉输液维持水、电解质、酸碱平衡和热量的供给；使用胰酶分泌抑制药，如奥曲林(善得定)，剂量为0.1mg，皮下注射，4/d，疗程3～7d。并发脑膜炎时做相应对症处理，包括降低颅内压、解热等。

(方 峰)

第七节 流行性乙型脑炎

流行性乙型脑炎(epidemic type B encephalitis)简称乙脑，又称日本脑炎(Japanese encephalitis)，是由乙脑病毒引起的急性中枢神经系统传染病。重症病死率高，常遗留神经系统后遗症。

(一)病原和流行病学

乙脑病毒属虫媒病毒，系披膜病毒科，基因组为单股RNA。乙脑为自然疫源性疾病，传染源及扩散宿主主要是感染的动物，包括蹄类家畜、禽类和鸟类。猪的自然感染率最高，其血中病毒浓度高，持续时间长，是主要的传染源和扩散宿主。人是终末宿主，感染后病毒血症短暂，病毒载量低，传播病毒的作用不大。蚊虫是乙脑病毒的主要传播媒介，蚊－猪－蚊循环使大量蚊虫携带病毒，在乙脑流行中起重要作用。非流行区任何年龄均可发病，流行区儿童为易感人群，10岁以下，尤其是2～6岁儿童多见。流行有严格季节性，多于7、8、9月份发病；发病高度分散；流行后期常见到轻型病例。

(二)发病机制和病理改变

病毒经皮肤进入血液循环，发病与否取决于病毒量和毒力，尤其是机体防御能力。当机体抵抗力强时，病毒很快被清除，呈不显性感染；当机体抵抗力低，感染病毒量大而毒力强时，病毒经血-脑屏障侵入中枢神经系统，主要感染星状细胞，还可在神经元内增殖，干扰细胞代谢，诱导感染细胞凋亡，引发病毒相关性炎症反应和免疫性损伤如形成免疫复合物沉积于脑实质细胞和血管内皮细胞。

中枢神经系统病变广泛，大脑皮质、脑干和基底核病变最明显，脑桥、小脑和延髓次之，脊髓最轻。基本病理改变为血管病变(小血管扩张、充血、出血、血栓形成和血管周围套式细胞浸润)、神经细胞变性坏死(软化灶形成)、局部胶质细胞增生(胶质小结形成)和明显脑水肿。

(三)临床表现

潜伏期为4～21d，大多为10～14d。

1. *病程分期* 可分4期。

(1)初热期：病程第1～3天。急起发热，2d左右升至40℃左右，伴头痛、呕吐、嗜睡等。可有颅内高压表现。

(2)极期:病程第4～10天。持续高热5～10d,多呈稽留热型;轻重不等意识障碍;抽搐或惊厥;颅内高压症;锥体束和锥体外束征;浅反射减退或消失,深反射先亢进后减退或消失;脑膜刺激征;呼吸衰竭(是主要死因,由呼吸中枢炎性病变、脑水肿/颅内高压或脑疝等引起)。

(3)恢复期:多于病程第8～11天体温开始渐下降,神志渐转清,深浅反射和病理反射在2周左右恢复,其他神经精神异常可在6～12个月内恢复。

(4)后遗症期:少数病例在病程6～12个月或以后仍留有神经精神异常进入本期。若积极治疗仍有可能恢复。

2. *病情分型* 根据体温、神经系统症状和呼吸衰竭等病情程度分4型。

(1)轻型:体温38～39℃,无昏迷和惊厥,恢复期无症状。

(2)普通型:体温39～40℃,有浅昏迷,偶有惊厥或抽搐,恢复期多无症状或有轻度神经精神症状。

(3)重型:持续高热40℃以上,反复或持续惊厥,昏迷,无明显呼吸衰竭征象,恢复期有神经精神症状,少数有后遗症。

(4)极重型:体温迅速升至40℃以上,反复或持续惊厥,深昏迷,有呼吸衰竭和脑疝征象,多于3～5d死亡,存活者多有严重后遗症。

(四)诊断和鉴别诊断

在流行季节对有发热、意识障碍和惊厥等表现者应高度警惕本病。其外周血白细胞总数和中性粒细胞明显增高,但脑脊液常规和脑电图与其他病毒性脑炎相似。若1个月内未接种乙脑疫苗者血清或脑脊液中特异性IgM阳性(病后3～7d出现),或特异性IgG阳转或双份血清其滴度≥4倍增高,或脑脊液/血清/脑组织分离乙脑病毒阳性可确定诊断。需与其他病毒性脑炎、化脓性脑膜炎、结核性脑膜炎、中毒型菌痢和脑性疟疾等疾病鉴别。

(五)预防

1. *疫苗接种* 一般在流行季节前1个月,即每年4～5月份接种乙脑疫苗。目前国内应用的疫苗有2种。

(1)乙脑灭活疫苗:保护率为76%～94%,初次免疫2针,间隔7～10d,次年加强1次。

(2)乙脑减毒活疫苗:初免1针,次年加强1次,2次接种后保护率达97.5%。

2. *防蚊灭蚊* 在乙脑流行季节前1～2个月开展群众性灭蚊活动,户外活动注意防蚊虫叮咬。

3. *控制中间宿主* 主要有改善猪圈环境和圈内卫生,做好灭蚊工作和用乙脑减毒活疫苗免疫家畜等措施。

(六)治疗

尚无特异性抗病毒治疗手段。主要是对症和支持治疗。

1. *一般处理* 密切监测生命体征、神志和瞳孔变化及尿量;吸氧和保持气道通畅,必要时辅助呼吸;维持水、电解质和酸碱平衡。

2. *降温止惊* 高热易引起惊厥,加重脑缺氧和脑水肿,可综合采用物理(冷盐水灌肠、置冰袋于头部、腋窝及腹股沟等处)、药物降温或亚冬眠疗法:氯丙嗪、异丙嗪各0.5～1mg/kg,肌内注射或稀释后静脉注射;每隔2～5h重复1次,冬眠时间维持12～24h。惊厥不止者,可静脉注射地西泮每次0.3～0.5mg/kg(最大剂量每次不超过10mg)或水合氯醛溶液(每次40～60mg/kg,极量1g/kg)灌肠或肌内注射苯巴比妥钠(每次5～10mg/kg,极量每次0.2g)。

3. *脑水肿和呼吸衰竭的治疗* 首选20%甘露醇,一般剂量0.5～1.0g/kg,30min内快速静脉注射,每4～6h 1次;脑疝时剂量增至2.0g/kg,分2次间隔30min快速静脉注射,可先利尿或同时用强心药。使用大剂量脱水药后应补充血浆等胶体液以提高血浆胶渗压而维持有效脱水。重症病例可短期加用地塞米松静脉推注。如有早期呼吸衰竭表现者应及早使用呼吸机。

(方　峰)

第八节　传染性单核细胞增多症

传染性单核细胞增多症(infectious mononucleosis,IM)。临床以发热、咽峡炎和淋巴结增大,外周血淋巴细胞总数和异型淋巴细胞增多为特征。典型传单主要由EB病毒(Epstein-Barr virus,EBV)感染引起,除免疫缺陷者有严重并发症外,大多恢复较好。其他病原如人巨细胞病毒(human cytomegalovirus,HCMV)、HHV-6、弓形虫、腺病毒、风疹病毒、甲型和乙型肝炎病毒等也可引起类似临床表现，又称类传染性单核细胞增多症（infectious mononucleosis-like illnesses）。本节主要介绍 EB 病毒所致传染性单核细胞增多症。

（一）病原和流行病学

EB 病毒（Epstein-Barr virus，EBV）属于疱疹病毒科 γ 亚科，外有病毒包膜，内有核衣壳，核心含双股 DNA，有 EB 核抗原（EB nuclear antigen，EBNA）、膜抗原（membrand antigen，MA）、早期抗原（early antigen，EA）、病毒衣壳抗原（viral capsid antigen，VCA）、淋巴细胞检测膜抗原（lymphocyte-detected membrane anfigen，LYDMA）等多种抗原。病毒在环境中生存力弱，主要存在于病人口咽分泌物和 B 淋巴细胞中。EBV 具有使靶淋巴细胞无限增殖的能力和潜伏-活化的特性。现认为：EB 病毒与 Burkitt 淋巴瘤、鼻咽癌和多克隆 B 细胞淋巴瘤相关，还与某些风湿病如干燥综合征等发生有关。EBV 体外仅能感染人类和部分灵长类成熟 B 淋巴细胞，增殖缓慢。

BEV 感染呈全球性分布，成年人抗 VCA IgG 阳性率为 80%～95%，但在不同地区，原发感染的年龄有很大差异，与不同文化和社会经济背景有关。我国 3～5 岁儿童抗 VCA IgG 阳性率已达 90%以上。原发感染者，无论有无症状，均为传染源，往往持续或间歇从唾液中排病毒数月之久。接触含有病毒的唾液是本病的主要传播方式。偶可经输血传播。EBV 也可从宫颈分泌物中排出，但无性传播和母婴传播的流行病学证据。

（二）发病机制和病理改变

EBV 从口咽部侵入机体，先在唾液腺导管、颊黏膜和咽部上皮细胞内复制，然后感染黏膜下具特异性受体即 CD21 受体（或称 CR2）的成熟 B 淋巴细胞，引起 B 细胞活化。某些 T 细胞也存在 CD21 受体可受病毒侵袭。感染的淋巴细胞进入血液循环，至骨髓和各淋巴器官内无限增殖。同时，病毒除刺激机体产生 IgA、IgM（抗 VCA IgM 在感染早期出现，持续 2～3 个月）和 IgG（抗 VCA IgG 出现较早，抗 EBNA 在恢复期出现，两者持续终身；抗 EA 较早出现，水平上升缓慢，常于感染后 6～12 个月消失）外，可致多克隆 B 细胞（包括未感染 B 细胞）活化，产生自身抗体如嗜异性抗体、类风湿因子和一些抗细胞骨架成分抗体。自身抗体是导致血液系统异常变化的因素之一。机体主要通过多种细胞免疫机制抑制感染淋巴细胞的增殖，包括①非 B 淋巴细胞，主要是 NK 细胞和 CTL 诱导受染 B 细胞无限增殖能力的退化；②Ts 细胞抑制 B 细胞生长和 EBV 诱导的免疫球蛋白合成；③干扰素抑制 EBV 诱导的细胞增殖和免疫球蛋白合成。EBV 可长期潜伏在 B 细胞或鼻咽部上皮细胞内，或呈持续低水平复制状态。

病理改变为淋巴结滤泡增多增大，生发中心增大，其核心见母细胞、组织细胞和淋巴细胞。脾 2～3 倍增大，充血，伴局灶性出血，脾包膜和小梁水肿、增厚伴淋巴样细胞浸润。肝细胞轻微肿胀和空泡形成，肝门静脉区淋巴细胞和单核细胞浸润。神经系统病变包括神经元变性，血管周围出血和星状细胞增生，大脑皮质、基底核、小脑或脊髓等处小单核细胞浸润。

（三）临床表现

潜伏期一般 30～50d，在年幼儿童可较短。

1. *无症状或不典型感染*　多见于年幼儿。显性表现常较轻微，如上呼吸道感染、扁桃体炎、持续发热伴或不伴淋巴结大。

2. *急性传染性单核细胞增多症*　多见于年长儿和青少年。常先有 2～3d 前驱表现：头痛、不适、乏力、厌食等，然后出现下列典型征象。

（1）发热、咽炎、淋巴结大三联征：几乎均有发热，体温常≥39.5℃，持续 10d，个别长达 1～2 个月。约 80%有咽炎，50%以上有白色膜状物渗出，约 5%伴链球菌感染。>90%起病不久全身浅表淋巴结迅速增大，颈部最为明显。纵隔淋巴结大可致咳嗽和气促，肠系膜淋巴结大可致腹痛。增大淋巴结消退需时数周；少数可持续数月，甚至数年。

（2）脾大：50%～70%病例在病后 3 周内发生脾大，质柔软。脾破裂罕见，却为严重并发症，故检查脾时不宜重按。

（3）肝大及肝功能异常：40%以上有暂时性肝酶增高；肝大见于 30%～50%的患儿；2%～15%有黄疸。肝功能在 2 周至 2 个月内可完全恢复，一般不引起慢性肝病。少数患儿发生重症肝炎样表现。

（4）其他表现：年幼儿可有皮疹。少见血液系统（贫血、血小板减少、粒细胞减少）、肺部（肺炎）、神经系统（脑炎、脑膜脑炎、吉兰-巴雷综合征、周围性面瘫）、心血管（心肌炎、心包炎）和肾（肾小球肾炎）等并发症。

（5）典型血象：在病后 1～4 周内出现淋巴细胞增多≥50%和异型淋巴细胞（简称异淋）增多≥10%，白细胞计数一般为（10～20）$\times 10^9$/L。

若无并发症，病程一般为 2～4 周，偶可延至数月。

3.免疫缺陷儿童EBV感染　包括遗传性免疫缺陷和获得性免疫缺陷者。常发生致死性单核细胞增多症、继发性低或无免疫球蛋白血症、恶性多克隆源性淋巴瘤、再生障碍性贫血、慢性淋巴细胞性间质性肺炎等。病死率高达60%。

4.慢性活动性EBV感染　多见于幼儿期发病者，主要表现为持续性或反复发热6个月以上，伴有肝大和脾大，还可有淋巴结大、贫血或全血减少、皮疹、黄疸和对蚊虫叮咬的过敏反应等，若EBV VCA IgG、EA IgG和VCA IgA异常增高，或病变组织或外周血淋巴细胞检出EBV DNA即可诊断。本组病例预后不良，常死于脏器功能不全，或并发恶性肿瘤、继发感染或EBV相关性噬血细胞综合征。

(四)实验室检查

1.血清学检查　抗VCA IgG阳性表明既往或正在感染EBV，因其峰值在急性期，故双份血清的诊断价值不大。抗VCA IgM是急性原发感染指标(持续2～3个月)，但<4岁者该抗体水平低，消失快(病后3～4周消失)。慢性或再发感染时，抗VCA IgG高滴度；抗EA常增高；抗EBNA阳性；而抗VCA IgM通常阴性。

2.病毒标记物检测　用核酸杂交和PCR法检测唾液或口咽洗液脱落上皮和病变组织中EBV DNA是最特异方法。还可用免疫标记法检测样本中病毒抗原。

3.病毒分离　利用EBV感染使培养B细胞(人脐血或外周淋巴细胞)无限增殖的特性进行病毒分离鉴定，需耗时6～8周。

4.嗜异性抗体　可协助诊断。4岁以下少见阳性。

(五)诊断和鉴别诊断

轻微感染很难诊断，主要依靠病原学检查。遇有发热、咽峡炎、淋巴结和肝、脾大时应考虑本病，若出现典型血象改变可做出临床诊断，病原学检查可帮助确定诊断。在下列情况下，应与其他疾病鉴别。

1.与链球菌性扁桃体炎鉴别。本病50%以上病例扁桃体有白色膜状分泌物，易被误诊为化脓性扁桃体炎(约5%病例确可伴有链球菌感染)。此时，应关注其他体征和血象改变以资鉴别；若按链球菌咽峡炎治疗48h后发热等症状仍无缓解应考虑本病。

2.与HCMV、弓形虫、腺病毒、风疹病毒等其他病原所致类传染性单核细胞增多症鉴别。上述病原所致异淋细胞增多不如EBV明显，嗜异性抗体常呈阴性。此外，风疹时咽峡炎不明显，病程较短，少见淋巴结和脾大；腺病毒感染时咳嗽等上呼吸道症状突出，淋巴结大少见；肝炎病毒感染时肝功能异常更为严重，且无咽峡炎；HCMV感染时淋巴结大和咽峡炎少见等特点有助鉴别。病原学检查是确定病原的重要手段。

3.早期出现严重并发症，特别是发生在典型传单表现出现之前，易因突出的器官或系统损害而误诊为其他疾病。此时，应注意动态观测血象变化、监测EBV特异性抗体，必要时检测外周血淋巴细胞或组织中病毒基因帮助诊断。

4.本病继发其他疾病如川崎病、噬血细胞综合征、类风湿关节炎等已陆续有临床报道，这些疾病可在本病急性阶段发生，更多见于慢性活动性EB病毒感染。此时，综合分析病情演变特点显得尤其重要，必要时可考虑相应诊断性治疗。

(六)预防和治疗

1.预防　传染单核细胞增多症病人恢复期时仍可存在病毒血症，故在发病6个月后才能献血。已有2种EBV疫苗用于志愿者：表达EBV gp320的重组痘病毒疫苗和提纯病毒gp320膜糖蛋白的疫苗，有望开发应用于EBV感染的预防。

2.治疗

(1)支持对症治疗：急性期需卧床休息，给予对症治疗如解热、镇痛、护肝等，症状严重者可慎用短期皮质激素，发生因扁桃体增大明显或气管旁淋巴结大致喘鸣或有血液或神经系统并发症时亦常使用激素。根据咽拭子培养或抗原检测证实继发链球菌感染时需加用敏感抗生素。脾大者恢复期应避免明显身体活动或运动，以防脾破裂；脾破裂时应紧急外科处理或非手术治疗。因深部上呼吸道炎症致完全呼吸道梗阻时宜行气管插管。

(2)抗病毒治疗：目前尚缺乏对EBV感染有明显疗效抗病毒药物，更昔洛韦等核苷类似物体外有抑制EBV效应，但尚缺乏适宜的临床研究评估。初步研究显示，对严重EBV诱导的淋巴增生性疾病使用抗B细胞单抗和照射过的移植供体白细胞，同时减少免疫抑制药用量有一定疗效。

(方　峰)

第九节 病毒性脑炎和脑膜炎

病毒性脑炎和脑膜炎(viral encephalitis and meningitis)是由多种病毒引起的急性中枢神经系统感染性疾病。病毒性脑炎常呈弥漫性脑实质病变,也可呈局灶性病变(又称局灶性脑炎);病毒性脑膜炎则以软脑膜病变为主。

(一)病因

从疾病常见病原看,脑炎除乙脑病毒外,常见病原包括肠道病毒(柯萨奇病毒和艾柯病毒)、单纯疱疹病毒、腺病毒和水痘病毒等;脑膜炎多由腮腺炎病毒、肠道病毒和淋巴细胞性脉络丛脑膜炎病毒等引起。

(二)发病机制和病理改变

多数病毒从不同途径侵入机体后,先在局部增殖,然后入血,形成病毒血症,若血中循环抗体不足以中和病毒或病毒毒力强,就能突破血-脑屏障,侵入中枢神经系统。有些病毒可在血管内皮(乙脑病毒)或白细胞(单纯疱疹病毒、腮腺炎病毒)内复制,使病毒血症持续存在。少数病毒经外周神经纤维如单纯疱疹病毒经嗅神经、水痘病毒经感觉神经侵入脑内。脑组织的基本病变为神经元变性、坏死。急性病变主要表现为血管充血、水肿和血管周围炎性细胞(初为中性粒细胞,后为淋巴细胞和浆细胞)浸润;慢性病变则以胶质细胞增生和脱髓鞘病变为主。

(三)临床表现

病情轻重度差异较大,与神经系统受累部位、病毒致病力和患儿的免疫反应等因素有关。

1. 前驱或伴随症状　前驱症状多表现为呼吸道或消化道症状。某些病毒感染可伴特殊表现,如腮腺炎病毒感染时腮腺肿大;艾柯和柯萨奇病毒感染时常有皮肤斑丘疹或黏膜疹;单纯疱疹病毒感染时皮肤黏膜疱疹。

2. 发热　一般为低至中等度发热;亦可急起高热或超高热。

3. 脑炎表现

(1)意识障碍:轻者淡漠或烦躁、嗜睡;重者谵妄、抽搐或惊厥、昏迷。

(2)颅内高压症:①年长儿持续头痛及频繁呕吐;婴儿易激惹、尖叫或双眼凝视,常伴意识障碍;②四肢肌张力增高或强直;③血压增高、脉搏减慢、呼吸不规则或暂停;④婴儿前囟隆起和紧张,继而颅缝分离及头围和前囟增大;⑤视盘水肿。严重颅内高压可致脑疝。常见脑疝有2种,即小脑幕切迹疝(或称颞叶沟回疝)和枕骨大孔疝(或称小脑扁桃体疝)。

(3)锥体束征阳性:巴宾斯基征阳性。

(4)局限性脑症状:①脑干受损。呼吸改变、脑神经麻痹、瞳孔变化。②基底核受损。震颤、多动、肌张力改变。③小脑受损出现共济失调。④额叶受损。精神行为异常、运动性失语。⑤颞叶受损时中枢性失听。⑥枕叶受损出现中枢性失明。⑦脑皮质运动功能区受损时中枢性单侧或单肢瘫痪。

4. 脑膜炎表现

(1)头痛、呕吐等颅内高压表现。

(2)脑膜刺激征。颈强直、凯尔尼格征和布鲁津斯基征阳性。

(3)惊厥少见,意识障碍比较轻微。

(四)实验室和辅助检查

1. 脑脊液　外观清亮;蛋白正常或轻度增高;细胞计数(0～500)$\times 10^6$/L,早期以中性粒细胞为主,很快转为淋巴细胞为主;糖和氯化物正常;培养无菌。

2. 病原学检查　脑脊液分离病毒、用PCR等检测脑脊液中相应病毒基因及血清和(或)脑脊液特异性抗体测定。

3. 脑电图　脑炎早期即有脑电图改变,出现弥漫性或局限性慢波,也可见尖波、棘波、尖-棘波或棘-慢综合波。

4. 影像学　头颅CT或MRI检查可发现脑水肿、脑软化灶、脑膜炎等。

(五)治疗

1. 抗病毒治疗　某些病毒感染可选用相应抗病毒药物,如单纯疱疹病毒脑炎可静脉用阿昔洛韦,推荐剂量每次10mg/kg,8h 1次,共用14～21d。

2. 对症治疗

(1)解热止痉:高热时采用头部冰枕或冰帽或药物解热。止痉可用苯巴比妥、地西泮、水合氯醛等或交替使用。

(2)减轻脑水肿和降低颅内压:①20%甘露醇每次0.5～1.0g/kg;脑疝者可增至每次1.0～2.0g/kg,4～8h 1次;疗效不佳时可加用甘油果糖注射液每次5～10ml/kg,缓慢静脉滴注,1～2/d;

②常规给氧，保持气道通畅，维持正常血压；③过度通气：维持 PaO_2 12～20kPa，$PaCO_2$ 3.3～4kPa；④侧脑室持续外引流，可获得迅速而有效的效果，常在颅内高压危象和脑疝时采用。

(3)皮质激素：对重症和颅内压明显增高的急性期病人可短期应用地塞米松 0.25～0.5mg/(kg·d)，一般不超过 5d。

3.一般治疗　重症监护；昏迷者防止痰阻，尿潴留时辅助排尿；液体量 30～60ml/(kg·d)，重症在开始补液 12h 左右给予清蛋白或血浆，以增加血浆胶渗压，维持组织脱水；保证热量供给，维持电解质和酸碱平衡。

4.恢复期及康复治疗　至恢复期可选用促进脑细胞代谢药如脑活素等；高压氧疗；及相应康复治疗。

(方　峰)

第十节　化脓性脑膜炎

化脓性脑膜炎是由细菌所致的软脑膜、蛛网膜、脑脊液及脑室的急性炎症，脑及脊髓表面可轻度受累，最常见的致病菌为脑膜炎球菌、肺炎链球菌、B 型流感嗜血杆菌，其次有金黄色葡萄球菌、链球菌、大肠埃希菌、变形杆菌、厌氧杆菌、沙门菌、铜绿假单胞菌等，有时又称为急性细菌性脑膜炎。由脑膜炎球菌引起的化脓性脑膜炎可发生流行，并有其特殊的临床表现，故称为流行性脑脊髓膜炎。化脓性脑膜炎是一种严重的颅内感染，临床以感染中毒症状、颅内压增高及脑膜刺激征为特点，目前仍然有较高的病死率和病残率。

(一)流行病学

化脓性脑膜炎是小儿最常见的中枢神经系统感染，病原菌与年龄有密切关系，新生儿期以 B 组链球菌、革兰阴性菌(大肠埃希菌、肺炎克雷伯菌)和产单核细胞李斯特菌最为常见；在没有接种流感嗜血杆菌疫苗的婴幼儿(常见 1 个月龄至 4 岁)，流感嗜血杆菌是常见的病原；年长儿则主要以肺炎链球菌为主。近年来耐药的肺炎链球菌脑膜炎有所增加。金黄色葡萄球菌脑膜炎多系败血症所致，或因创伤、手术、先天畸形而并发此菌感染。医院内感染的病原以革兰阴性杆菌、链球菌、金黄色葡萄球菌，表皮葡萄球菌为多见。

(二)发病机制

细菌可经多种途径抵达脑膜，最多见细菌经血行播散，还可由颅脑外伤或手术的直接接种；鼻旁窦炎、中耳炎、乳突炎等局部病灶可窝藏细菌，也可因病变扩展直接波及脑膜。婴幼儿的皮肤、黏膜、肠胃道以及新生儿的脐部也常是感染侵入的门户。

细菌常由上呼吸道侵入，先在鼻咽部隐匿、繁殖，继而进入血流，直接抵达营养中枢神经系统的血管，或在该处形成局部血栓，并释放出细菌栓子到血液循环中；随着细菌的大量繁殖，病原菌释放的毒素(肺炎链球菌的肽葡聚糖或脂磷壁酸，流感嗜血杆菌的脂多糖，革兰阴性细菌的内毒素)，促进 IL-1，IL-6，TNF-α 释放炎性因子，使得蛛网膜下腔产生炎症，炎性因子诱发血-脑屏障通透性增加，致使细菌蛋白及其他大分子物质进入脑脊液，产生血管源性水肿。大量细胞进入蛛网膜下腔，并释放毒性物质，具有神经毒的作用，引起细胞毒性水肿，最终导致脑脊液动力学、脑代谢和脑血管自我调节障碍，发生脑水肿，导致颅内高压，使得脑血管灌注压进一步降低，脑组织缺氧，无氧代谢增加，糖消耗增加，乳酸浓度升高，再加上血管损伤，使血流进一步减少，最终造成神经元不可逆损伤。严重者软脑膜和脑室周围的脑实质也受损，形成脑膜脑炎。大量纤维蛋白及炎性渗出物形成粘连，可造成硬膜下积液或积脓，累及脑神经时可致失明、耳聋与面瘫等。

(三)临床表现

1.症状　各种细菌所致化脓性脑膜炎的临床表现大致相仿，可归纳为感染、颅压增高及脑膜刺激征三大系列症状。不同的年龄其临床表现形式有所不同。婴幼儿症状一般较隐匿或不典型。

(1)感染相关的表现：寒战、高热，在新生儿、小婴儿等发热症状可不明显或无发热，常先有呼吸系统或消化系统的症状。新儿儿特别是早产儿常缺乏典型的临床表现。

(2)脑膜刺激征的表现：炎症累及脊髓神经根周围的蛛网膜、软脑膜、软脊膜，致使神经根通过椎间孔时受压，当颈部或背部肌肉活动时引起疼痛。

(3)颅内压升高的表现：表现为头痛、喷射性呕吐，严重可有全身抽搐、意识障碍等。

2.过去史　在婴幼儿要注意询问是否接种流感嗜血杆菌疫苗；皮肤黏膜、胃肠道以及脐部有无感染。

近期有无颅脑外伤或手术史；有无鼻旁窦炎、中耳炎、乳突炎病史等。

3. 体格检查

(1)感染相关的体征：链球菌、肺炎链球菌、流感嗜血杆菌所致脑膜炎偶可见出血性皮疹；基底部脑膜炎累及自该处出颅的第Ⅲ、Ⅳ、Ⅴ、Ⅵ和Ⅶ对脑神经，因而引起相应的神经麻痹症状等。

(2)脑膜刺激征的体征：颈项强直，Kernig 征，Brudzinski 征阳性；在婴幼儿，由于腰背肌肉发生保护性痉挛，Brudzinski 征阳性是重要的体征，还可出现角弓反张。在新生儿常缺乏脑膜刺激征。

(3)颅内压升高的体征：婴幼儿可表现有前囟饱满。意识障碍甚至昏迷。

不同年龄儿童化脓性脑膜炎临床表现特点见表 17-3。

(四)并发症

1. 硬脑膜下腔积液　常见于 1 岁以下肺炎链球菌及流感嗜血杆菌脑膜炎的患儿，年龄超过 18 个月的少见。多见于化脓性脑膜炎病程的 7～10d 后，只有 10%～20%的硬脑膜下腔积液患儿有临床症状，硬脑膜下腔的液体如超过 2ml，蛋白定量在 0.4g/L 以上，红细胞在 100 万×10^6/L 以下，可诊断为硬脑膜下积液。

2. 脑室膜炎　是造成预后不良和严重后遗症的重要原因。对于临床上出现病情危重，惊厥频繁，中枢性呼吸衰竭，常规治疗疗效差，特别是革兰阴性杆菌脑膜炎可进行脑室穿刺帮助诊断。

3. 脑积水　当治疗不当或治疗过晚的化脓性脑膜炎，特别是新生儿和小婴儿因分泌物堵塞或粘连阻碍脑脊液循环，导致梗阻性脑积水。

4. 脑性低钠血症　因感染影响脑垂体后叶，使抗利尿激素分泌过多导致水潴留。

(五)辅助检查

1. 脑脊液检查　包括常规、生化、涂片和细菌培养。脑脊液典型改变压力增高，外观浑浊或稀米汤样，镜检白细胞增多，常>500×10^6/L，其中以中性多核粒细胞为主占 80%～90%；后期以淋巴细胞为主，但产单核细胞李斯特菌脑膜炎时可一直以淋巴细胞为主。

未经抗生素治疗的化脓性脑膜炎，脑脊液中糖明显减少，定量常在 2.22mmol/L(40mg/dl)以下，准确的判断是脑脊液与血清糖进行对比，在>2 月龄的患儿脑脊液/血清糖比值常≤0.4，在新生儿≤0.6，在糖定量不但可协助鉴别细菌或病毒感染，还能反映治疗效果。

蛋白定性试验多为强阳性，定量多在 1g/L 以上，将脑脊液离心沉淀，做涂片染色，常能查见病原菌，可作为早期选用抗生素治疗的依据，当应用抗生素治疗 2～3d 后，细菌学涂片和培养常为阴性。新生儿早期脑膜炎病原菌刚刚开始侵入脑膜，脑脊液变化可能不明显，高度怀疑时应隔 1～2d 后重复检查。

当患儿有剧烈头痛、频繁呕吐、持续性惊厥、血压增高、意识状态逐渐恶化，视盘水肿等颅内压增高表现时，决定腰椎穿刺检查应特别慎重，应该观察病情稳定后再做脑脊液的检查，为防止发生脑疝可先滴注甘露醇 1g/kg，以减低颅内压，30min 后再做脑脊液穿刺检查，如怀疑颅内的其他病变如占位性病变，建议先做 CT 或 MRI。

2. 血常规　白细胞总数及中性粒细胞明显增加。贫血常见于流感杆菌脑膜炎。

表 17-3　不同年龄儿童化脓性脑膜炎临床表现特点

	新生儿	婴幼儿	儿童
起病	起病隐匿	急缓不一	急
开始症状	正常，发热或有或无，甚至体温不升	易激惹、烦躁不安、面色苍白、食欲缺乏	高热
症状	非特异性症状，肌张力低下、少动、哭声微弱、吸吮力差、拒食、呕吐、黄疸。发绀、呼吸不规则等	发热、呼吸系统或消化系统症状，继之嗜睡、感觉过敏、哭声尖锐、眼神发呆、双目凝视，摇头，惊厥	头痛、呕吐食欲缺乏，精神委靡，可有惊厥，昏迷
体征	前囟张力增高，少有其他脑膜刺激征。前囟隆起出现较晚	前囟饱满、布氏征阳性	意识障碍、谵妄或昏迷、颈强直、克氏征阳性、布氏征阳性

3. 血培养　早期、未用抗生素治疗者可得阳性结果，能帮助确定病原菌。

4. 其他实验室辅助检查

(1)C反应蛋白(CRP)：血清和脑脊液的CRP常升高，当CRP不升高时，对排除化脓性脑膜炎的诊断具有很大的意义。

(2)脑脊液乳酸：可用于鉴别未经抗生素治疗的细菌性脑膜炎和非细菌性脑膜炎，乳酸不高常可排除化脑。

5. 血清电解质　由于抗利尿激素分泌(SIADH)异常或不恰当的液体输入，可有低血钠。

6. 特异性细菌抗原测定

(1)乳胶凝集试验和对流免疫电泳：以已知抗体检测脑脊液中的特异性抗原，但阴性结果时不能排除相应的病原。

(2)聚合酶链反应(PCR)：检查可用于抗生素治疗后的化脓性脑膜炎病原诊断。

7. 影像学检查　在脑膜炎进展时，有颅内高压、脑水肿时，头颅CT可能无异常发现，因此在头颅CT正常时，并不能排除颅内高压，在没有脑合并症和神经系统定位损害的化脓性脑膜炎，头颅CT往往没有明显的改变。因此，在怀疑化脓性脑膜炎，准备行腰椎穿刺进行脑脊液检查前没有必要常规做头颅CT检查，以排除是否有颅内高压。

(六)诊断及鉴别诊断

1. 诊断　由于各种脑膜炎的致病微生物、临床经过、治疗方法与预后各不相同，临床上首先要区别是否为化脓性脑膜炎，然后确定细菌种类。许多中枢神经系统感染的临床表现与化脑相似，因而不可能仅从症状、体征来诊断化脑，脑脊液检查是诊断化脓性脑膜炎的基础。有以下情况应考虑有化脓性脑膜炎可能。

(1)患儿有呼吸道或其他感染如上感、肺炎、中耳炎、乳突炎、骨髓炎、蜂窝织炎或败血症，同时伴有神经系统症状。

(2)有头面部周围组织器官感染灶、头颅损伤，同时伴有神经系统症状。

(3) 婴儿不明原因的持续发热，经一般治疗无效。

(4)婴幼儿高热伴惊厥，而不能用一般高热惊厥解释者。对怀疑化脓性脑膜炎的患儿，应尽早进行血培养及脑脊液检查。

通过综合分析年龄、流行病学资料、临床经过和脑脊液等检查可诊断化脓性脑膜炎并对致病菌作出初步推测，进一步确诊要依靠脑脊液涂片、细菌培养和其他方法的病原学检查，对致病菌作出判断。

因为影响预后的重要因素是延迟治疗，因此一旦怀疑和(或)确诊为化脓性脑膜炎，都应立即进行治疗。儿童化脓性脑膜炎诊治流程图17-1。

2. 鉴别诊断

(1)病毒性脑膜炎：脑脊液外观微毛或轻度浑浊，白细胞数每毫升十余个至数百个，早期多核细胞稍增多，但在病程的12～36h或以后，即以单核细胞为主，蛋白轻度增高，糖、氯化物正常。某些病毒脑膜炎早期，尤其是肠道病毒感染，脑脊液细胞总数可明显增高，且以多核白细胞为主，但其糖量一般正常，PCR方法检测相关病原可助鉴别。

(2)结核性脑膜炎：典型结核性脑膜炎脑脊液外观磨玻璃样，有时因蛋白含量过高而呈黄色。白细胞数$(200\sim300)\times10^6/L$，偶尔超过$1\,000\times10^6/L$，单核细胞占70%～80%。糖、氯化物均明显减低。蛋白增高达1～3g/L，脑脊液留膜涂片可找到抗酸杆菌。应仔细询问患者有无结核接触史，检查身体其他部位是否存在结核病灶，进行结核菌素试验，在痰及胃液中寻找结核菌等以协助诊断。

(3)真菌性脑膜炎：最常见的是新型隐球菌性脑膜炎，其临床表现、病程及脑脊液改变与结核性脑膜炎相似，起病缓慢症状更为隐匿，病程更长，病情可起伏加重。确诊靠脑脊液印度墨汁染色见到厚荚膜的发亮圆形菌体，在沙氏培养基上有新型隐球菌生长。

(4)脑脓肿：起病较缓慢，有时有神经系统的局部定位症状和体征，脑脊液压力增高明显，细胞数正常或稍增加，蛋白略高。当脑脓肿向蛛网膜下腔或脑室破裂时，可引起典型化脑。头颅B超、CT、MRI等检查，有助进一步确诊。

(5)脑肿瘤：病程较长，临床经过更隐匿，一般有颅内高压症，可有局部神经定位体征，常缺乏感染表现，多依靠CT、MRI检查鉴别。

(七)治疗

化脓性脑膜炎的预后与是否及时、恰当的治疗关系很大，因此，应及时诊断治疗。

1. 抗菌治疗　临床怀疑或初步确诊的化脓性脑膜炎：对于临床怀疑或初步确诊的化脓性脑膜炎，应尽快使用经验性抗生素治疗，由静脉给予适当、足量的抗生素，以杀菌药物为佳，一旦获得细菌

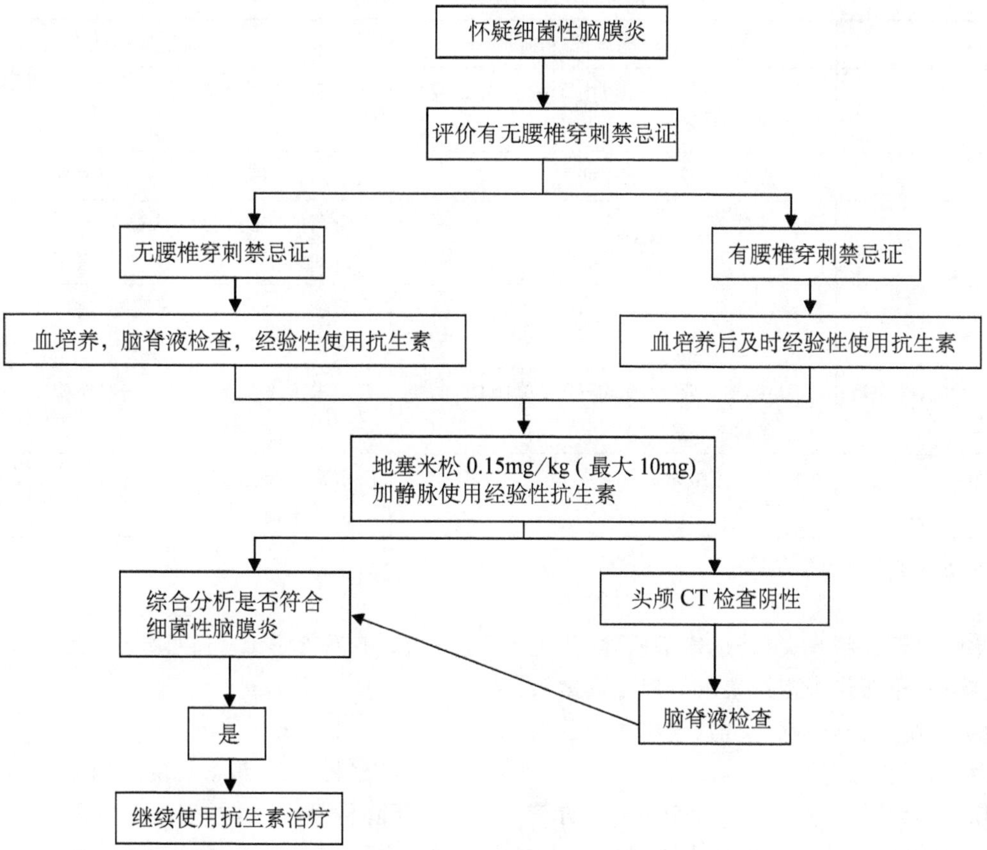

图 17-1　2004 年美国感染协会(IDSA)儿童化脓性脑膜炎诊治流程

来源于 Allan R. Tunkel, Barry J. Hartman, Sheldon L. Kaplan, Bruce A. Kaufman, Karen L. Roos, W. Michael Scheld, and Richard J. Whitley Practice Guidelines for the Management of Bacterial Meningitis Clinical Infectious Diseases, 2004, 39:1267-1284.

培养阳性结果，将按分离株敏感试验的结果，根据药敏结果以及病情改善情况做出适当的抗生素调整。

当抗生素治疗 48h，临床症状无改善时，应重复脑脊液检查。治疗有效时，体温多在 3d 左右下降，临床症状减轻，脑脊液细菌消失，细胞数明显减少，其他生化指标亦有相应好转，此时可继续使用原来药物治疗，2 周后再复查脑脊液。如治疗反应欠佳，需及时腰椎穿刺复查，观察脑脊液改变，以确定所用药物是否恰当，再酌情调整治疗方案。

脑膜通透性随病情好转逐渐恢复正常，因而继续进入脑脊液的药量亦随之减少。为保证治疗效果，需大剂量由静脉给药，直到疗程结束，不要中途减少药物剂量及改变给药方法。

停药指征，即在完成疗程时症状消失、退热 1 周以上，脑脊液细胞数少于 20×10^6/L，均为单核细胞，蛋白及糖量恢复正常。

怀疑或确诊化脓性脑膜炎经验性选用抗生素见表 17-4。

2. 病原已明确的化脓性脑膜炎治疗

(1)肺炎链球菌脑膜炎：如果肺炎链球菌对青霉素的 MIC 为 0.1μg/ml 和对头孢噻肟、头孢曲松的 MIC＞0.5μg/ml 可继续应用这些药物，进行临床密切观察，建议用药后 24～48h 再做腰穿，进一步评价临床疗效。对于脑脊液中肺炎链球菌对青霉素的 MIC≥2.0μg/ml，头孢噻肟钠或头孢曲松≥2.0μg/ml 为耐药。对于有明确证据或高度怀疑细菌性脑膜炎，年龄在 1 个月以上的小儿，应该尽早应用万古霉素联合头孢噻肟钠或头孢曲松。对β-内酰胺类抗生素(如青霉素和头孢类抗生素)有高度过敏危险的小儿，可考虑使用万古霉素和利福平联合应用。疗程一般推荐 10～14d。其他可用来治疗肺炎链球菌脑膜炎的抗生素还有美罗培南、氯霉素。

表 17-4 怀疑或确诊化脓性脑膜炎经验性选用抗生素

年龄	可能病原	抗生素的选择
<1 个月,新生儿	B组 β-溶血性链球菌,大肠埃希菌或克雷伯菌,李斯特菌属	氨苄西林加头孢噻肟
1～3 个月	肺炎链球菌,李斯特菌属	氨苄西林加头孢噻肟或头孢曲松
3 个月至 7 岁	肺炎链球菌	如耐药的肺炎链球菌,选头孢噻肟/头孢曲松±地塞米松+万古霉素±利福平
7 岁以上	肺炎链球菌 流感嗜血杆菌	头孢噻肟/头孢曲松+地塞米松 万古霉素+利福平
脑外伤,脑手术后,脑脊液漏	链球菌,革兰阴性菌,铜绿假单胞菌,肺炎链球菌	万古霉素+头孢他啶或美罗培南
再发性脑膜炎	肺炎链球菌最常见	广谱头孢类,头孢噻肟/头孢曲松,万古霉素+利福平+地塞米松

参考 IDSA 指南和循证感染儿科

(2)流感嗜血杆菌脑膜炎:首选氨苄西林,头孢曲松或头孢噻肟,第四代头孢菌素。治疗青霉素敏感菌株所致流感嗜血杆菌脑膜炎,氨苄西林为首选用药物。疗程一般推荐 7d。

(3)李斯特菌脑膜炎:病死率可高达 30%,青霉素、氨苄西林、庆大霉素为有效的抗生素,疗程一般推荐 14～21d。头孢类抗生素李斯特菌脑膜炎不具备抗菌活性。

(4)革兰阴性菌脑膜炎:如分离菌敏感可选择氨苄西林,也可选用广谱头孢类,如头孢噻肟/头孢曲松,疗程一般推荐 21d。产超广谱 β-内酰胺酶的革兰阴性菌脑膜炎选择美罗培南。对新生儿要重复进行脑脊液检查,抗生素疗程应用至细菌培养阴性。治疗无效或培养仍为阳性建议鞘内注射,但新生儿不建议使用。

(5)金黄色葡萄球菌脑膜炎:敏感菌用萘夫西林或苯唑西林加万古霉素±庆大霉素,对于耐药或对青霉素过敏的选用万古霉素,严重者建议加用利福平。

3. *糖皮质激素的应用* 婴幼儿、儿童的流感嗜血杆菌和肺炎链球菌的脑膜炎时,在抗生素应用前 10～20min 或同时使用地塞米松 0.15mg/kg,每 6h 1 次,疗程 2～4d,可以降低病死率,改善晚期的后遗症。

4. *对症处理*

(1)控制惊厥:最常见的原因是颅内压增高,用脱水药降低颅内压,对症治疗可采用地西泮、水合氯醛、副醛、苯巴比妥等药物抗惊厥。

(2)减低颅内压:可用 20% 甘露醇,4～6h 1 次。

(3)维持机体循环平衡:不要求限制入量,否则影响脑灌注。

(八)预后

与化脓性脑膜炎预后有关的因素是患儿年龄、感染细菌种类、病情轻重,治疗早晚,有无并发症及细菌对抗生素的敏感性等。及时治疗大多数患者都能痊愈,其病死率已降到 5%以下。

婴幼儿抵抗力差,早期诊断较困难故预后差。新生儿化脑病死率可达 65%～75%,致残率 61%,特别是宫内感染肠道细菌预后极差。金黄色葡萄球菌及革兰阴性细菌引起的脑膜炎由于易细菌耐药,治疗困难,病死率亦高。肺炎链球菌所致化脑病死率可达 15%～25%,且易于复发、再发。

(万朝敏)

第十一节 流行性脑脊髓膜炎

流行性脑脊髓膜炎(简称为流脑)是由脑膜炎球菌引起的急性化脓性脑膜炎,为急性呼吸道传染病。临床以发热、头痛、呕吐、皮肤黏膜瘀点、瘀斑及脑膜刺激征为特点。重者可有败血症性休克和脑膜脑炎。

(一)流行病学

1. 传染源　病人和带菌者为传染源，病人从潜伏期末开始至发病 10d 内具有传染性。显性感染与隐性感染的比例为 1∶(1 000～5 000)。

2. 传播途径　经呼吸道传播，病原菌借咳嗽、喷嚏、说话等由飞沫直接从空气中传播；密切接触如同睡、怀抱、哺乳、接吻等对 2 岁以下婴儿传播有重要意义，但由于脑膜炎球菌对外界环境抵抗力差，只有与传染源密切接触时才可能发病。

3. 易感人群　普遍易感，6 个月至 2 岁的儿童发病率最高。通过隐性感染可获得免疫，故发病多为儿童。

4. 流行特征　有明显的季节性，多在冬、春季节发病，多呈散发性，有时也可小流行。流行因素与室内活动多，空气不流通，阳光缺少，居住拥挤，患上呼吸道病毒感染等因素有关。

(二)发病机制

1. 病原学　脑膜炎球菌属奈瑟菌属，革兰阴性菌，又称脑膜炎奈瑟菌。根据夹膜多糖抗原的不同，分为 13 个亚群，其中常见的有 A，B，C，Y 和 W-135 亚群，我国流行菌群以 A 群为主，近年也有 B、C 等亚群局部流行或暴发。脑膜炎球菌在体外生活力、抵抗力极弱，对干燥、寒冷、日光极为敏感，含自溶酶，如不及时接种易溶解死亡。

2. 病理生理学　脑膜炎球菌从鼻咽部侵入血流形成菌血症或败血症，再侵入脑脊髓膜形成化脓性脑脊髓膜炎。先天性或获得性 IgM 缺乏或减少，补体 C_3 或 C_3～C_9 缺乏易引起发病，甚至是反复发作或呈暴发型，有学者认为特异性 IgA 增多及其与病菌形成的免疫复合物亦是引起发病的因素。脑膜炎球菌在毛细血管内皮细胞内迅速繁殖释放大量的内毒素，所致微循环障碍，并且激活凝血系统导致 DIC，同时内毒素还激活体液和细胞介导反应系统，发生全身性施瓦茨曼反应(Shwartzmans reaction)，导致肾上腺皮质出血，微循环障碍，临床表现为暴发败血症(华-佛综合征 Waterhuose-Friderichsen syndrome)；以脑血管损伤为主则形成脑膜炎型。脑的病变以软脑膜为主，炎症反应。病变主要在大脑两半球表面和颅底。

(三)临床表现

潜伏期 1～10d，短者数小时，一般为 2～3d。

1. 症状　可表现为急性暴发性脑膜炎球菌血症/败血症和(或)脑膜炎的症状，为突然发热、寒战、乏力、衰竭和皮肤出现瘀点、瘀斑，病情进展迅速，严重的可导致华-佛综合征(Waterhuose-Friderichsen syndrome)，瘀点、瘀斑可迅速扩大，且因血栓形成发生大片坏死，DIC、休克，昏迷，6～24h 内即可危及生命，导致死亡；以脑膜炎表现为主的除高热及毒血症外，主要表现为中枢神经系统症状：剧烈头痛、呕吐，可呈喷射性，烦躁不安；脑膜刺激征阳性：出现颈项强直、布氏征和克氏征阳性。颅内压增高明显者有血压升高、脉搏减慢等。严重者可进入谵妄、昏迷。

早期部分病人有发热、咽痛、鼻炎和咳嗽等上呼吸道感染症状，然后出现恶寒，高热，头痛，呕吐，乏力，肌肉酸痛，神志淡漠等。

婴幼儿多不典型，高热，拒食，烦躁，啼哭不安外，惊厥，腹泻及咳嗽较成年人多见。少见症状包括肺炎、结膜炎、慢性菌血症。

2. 流行病学史　在冬春季节特别要询问有无接种流脑疫苗史；近 1 周内有与脑膜炎患者接触史。

3. 体格检查

(1)皮肤瘀点，瘀斑，甚至坏死。

(2)休克、DIC 等体征。

(3)颅压增高。血压升高、脉搏减慢、球结膜水肿等。

(4)脑膜刺激征阳性。颈项强直、布氏征和克氏征阳性。前囟未闭者则为前囟突出，脑膜刺激征可能不明显。

4. 并发症　继发感染以肺炎多见，特别是在婴幼儿；还可并发关节炎、心肌炎、心包炎和眼内炎等；脑及其周围组织因炎症或粘连可引起动眼神经麻痹、视神经炎、听神经及面神经损害、肢体运动障碍、失语、大脑功能不全、癫痫、脑脓肿等。

(四)辅助检查

1. 血常规　白细胞总数明显增加，一般在 $(10～20)\times10^9$/L，中性粒细胞升高在 0.8～0.9 或以上。

2. 脑脊液检查　包括常规、生化检查。病初或休克型病人，脑脊液外观多为澄清，细胞数、蛋白和糖量尚无改变，可表现为压力增高。典型的脑膜炎期，其脑脊液的外观、常规、生化改变同其他急性细菌性脑膜炎相似。

3. 细菌学检查　包括涂片和细菌培养检查。取皮肤瘀点处的组织液或离心沉淀后的脑脊液做涂片染色，可在中性粒细胞内外，见革兰阴性肾形双球菌，阳性率为 60%～80%。在使用抗菌药物前取瘀斑组织液、血或脑脊液，进行培养可培养出脑膜炎球菌。

4. 血清免疫学检查　夹膜多糖抗原检测。采用对流免疫电泳、乳胶凝集试验、金黄色葡萄球菌A蛋白协同凝集试验、反向被动血凝试验，酶联免疫吸附试验等用以检测血液、脑脊液或尿液中的夹膜多糖抗原。一般在病程1～3d可出现阳性。

特异性抗体测定。采用间接血凝试验、杀菌抗体测定等。双份血清效价＞4倍以上，则有诊断价值。

(五)诊断及鉴别诊断

1. 诊断　结合当地的流行病学资料，临床出现脑膜炎的表现，皮肤黏膜瘀点、瘀斑，脑膜刺激征阳性，脑脊液改变为化脓性脑膜炎的改变。确切的诊断需依脑脊液、血液细菌学和免疫学检查。

2. 鉴别诊断

(1)其他细菌所致的化脓性脑膜炎：患者身体其他部分可同时存在化脓病灶或出血点，如肺炎球菌脑膜炎大多发生在肺炎、中耳炎的基础上；葡萄球菌脑膜炎大多发生在葡萄球菌败血症病程中，确切的诊断需依脑脊液、血液细菌学和特异的免疫学检查。

(2)流行性乙型脑炎：与流脑的发病季节不同，为夏秋季流行，无皮疹。脑脊液外观清亮，白细胞多在(50～500)×10^6/L，很少超过1 000×10^6/L，糖及氯化物正常或稍增加。

(3)在流脑的早期要注意与上感、其他原因的所致的败血症以及各种原因的紫癜相鉴别。

(六)治疗

1. 病原治疗　治疗的关键是尽早足量应用细菌敏感并能透过血-脑屏障的抗生素，以便彻底杀灭体内的脑膜炎球菌。青霉素是对脑膜炎球菌高度敏感的杀菌药，特别是在败血症阶段，能迅速达到高浓度，很快杀菌，作用明显优于磺胺药。但青霉素不易透过血-脑屏障，即使脑膜炎时也只有10%～30%药物透过，所以使用时必须加大剂量，以保证脑脊液中达到有效浓度。青霉素25万～30万U/(kg·d)分3～4次静脉滴注，疗程5～7d。还可选用头孢曲松、头孢噻肟和氨苄西林、氯霉素。

对青霉素耐药(MIC≥1μg/ml)的脑膜炎球菌菌株是极少的，对于MIC在0.12～1.0μg/ml的脑膜炎球菌使用大剂量的青霉素治疗是有效的。

2. 对症治疗　保证热量供给及水电解质平衡。高热时可用物理降温和药物降温；颅内高压时予20%甘露醇1～2g/kg，快速静脉滴注，根据病情4～6h 1次，可重复使用。惊厥时可给予镇静药。

3. 抗休克治疗　参阅感染性休克。

4. 抗凝治疗　如皮肤瘀点瘀斑迅速增多及扩大融合成大片瘀斑，且血小板急剧减少，凝血酶原时间延长，纤维蛋白原减少时应高度怀疑有DIC，宜尽早应用肝素，不必等待实验室检查结果，剂量为0.5～1.0mg/kg，加入10%葡萄糖溶液100ml静脉滴注，根据情况4～6h重复1次，多数1～2次即可见效，重者3～4次。应用肝素时，用凝血时间监测，调整剂量。要求凝血时间维持在正常值的2.5～3倍为宜，如在2倍以下，可缩短间隔时间，增加剂量，如超过3倍，可延长间隔时间或减少剂量，肝素治疗持续到病情好转为止。用肝素后可输新鲜血液以补充被消耗的凝血因子；如果有继发纤溶症状，可试用氨基己酸，剂量为4～6g加入10%葡萄糖溶液100ml静脉滴注，或氨甲苯酸0.1～0.2g加入葡萄糖溶液内静脉滴注或静脉推注。

5. 防治呼吸衰竭　在积极治疗脑水肿的同时，保持呼吸道通畅，必要时气管插管，使用呼吸机治疗。

(七)预后

可由并发症引起各种后遗症，发生率为11%～19%，包括听力下降、失明、动眼神经麻痹、瘫痪、智力或性情改变，精神异常和皮肤瘢痕等。总病死率约为10%，在青少年可达25%。

(八)预防

1. 呼吸道隔离　病人须隔离至症状消失后3d，但不少于发病后7d。接触者医学观察7d。

2. 疫苗预防　可用A群、C群或A+C群双价高分子量多糖菌苗，但B群菌苗迄今尚未研制成功。

3. 药物预防　可采取口服磺胺药进行预防，共3d。亦有人主张对A群流脑密切接触者，可采用头孢噻肟或头孢曲松，肌内注射1次。

(万朝敏)

第十二节　细菌性痢疾

细菌性痢疾简称菌痢，是由痢疾杆菌引起的急性肠道传染病。临床以发热、腹痛、腹泻、里急后重及黏液脓血便为特点，严重者可出现休克、惊厥、意识障碍，迅速发生呼吸循环衰竭而死亡。

（一）流行病学

1. *传染源*　虽然其他灵长类动物可被感染痢疾杆菌，但人类是痢疾杆菌的自然宿主。病人和带菌者均为传染源。

2. *传播途径*　主要通过粪-口途径传播。家蝇可为携带者，通过物理性携带感染者的粪便，而使疾病传播。最主要的传播方式包括人与人之间的接触、接触被污染的物体、摄入受污染的食物或水。

3. *易感人群*　普遍易感，正常成年人食入10～200个病原菌足以引起感染，儿童中发病的高峰年龄是1～5岁，感染后免疫力短暂并且不稳定，可重复感染。

4. *流行特征*　菌痢在我国全年均可发生，但有明显的季节高峰，以夏秋季最为常见。地区分布集中在温带或亚热带。

（二）发病机制

1. *病原学*　痢疾杆菌是革兰阴性兼性菌，属于志贺菌属，根据生化反应和O抗原的不同，将志贺菌属分为A、B、C、D 4个血清群（即痢疾志贺菌、福氏志贺菌、鲍氏志贺菌、宋内志贺菌），47个血清型，我国的优势血清型为福氏2a和宋内志贺菌，其他血清型比较少见。在发达国家和地区，以宋内志贺菌为多见。福氏志贺菌感染易转为慢性，宋内志贺菌感染则多呈不典型发作，痢疾志贺菌的毒力最强，可引起严重症状。

痢疾杆菌在普通培养基中生长良好，最适宜温度为37℃。阳光直射有杀灭作用，加热60℃ 10min即死亡，一般消毒剂能将其杀灭。

2. *病理生理学*　所有痢疾杆菌均能产生内毒素、细胞毒素、肠毒素（外毒素），尚可产生神经毒素。致病因素包括侵袭力和各种毒素，侵袭力是其致病的主要毒力因子，由侵袭性质粒介导，编码侵袭性的基因主要有ipaABCD。痢疾杆菌侵犯的主要部位是结肠和直肠，偶尔也会波及空肠。痢疾杆菌感染主要局限于肠道，细菌一般不进入血流，但在免疫功能低下、营养不良时，可发生败血症。

痢疾杆菌通过M细胞吞噬进入结肠黏膜上皮细胞有吸附和侵袭作用，侵入肠黏膜上皮和固有层后，并在其中繁殖，肠毒素可刺激小肠，因此，早期可表现小肠性腹泻；释放内毒素可破坏肠黏膜，形成炎症、溃疡，固有层呈现毛细血管及小静脉充血，并有细胞及血浆的渗出与浸润、甚至可致固有层小血管循环衰竭，引起上皮细胞变性甚至坏死，坏死的上皮细胞脱落后可形成小而浅表的溃疡，产生腹痛、腹泻、脓血便。直肠括约肌受刺激而有里急后重感，内毒素可致全身发热。

中毒性菌痢的全身中毒症状与肠道病变程度不一致，虽有毒血症症状，但肠道炎症反应极轻。除痢疾杆菌内毒素作用外，可能与某些儿童具特异体质有关，对细菌毒素呈现强烈反应，引起微血管痉挛、缺血和缺氧，导致DIC、重要脏器功能衰竭、脑水肿和脑疝。

（三）临床表现

潜伏期为1～7d，通常为2～4d。

1. *症状*　急性起病，腹泻开始可呈水样便或稀便（小肠性腹泻），伴有轻微或甚至没有全身症状，少数可有严重的全身症状。典型的症状有发热、腹部痉挛性疼痛及压痛、里急后重、伴或不伴血性黏液样便，腹泻1日10余次或更多，但大便量不多。重症患者伴有惊厥、头痛、全身肌肉酸痛，食欲减退，并有恶心、呕吐，也可引起脱水和电解质紊乱。

婴儿急性细菌性痢疾临床表现常不典型，多无全身中毒症状，不发热或低热，腹痛较轻，腹泻1d 3～5次，粪便呈水样或稀糊状，含少量黏液，可无脓血。

宋内志贺菌感染通常导致水样腹泻，典型的福氏志贺菌、鲍氏志贺菌及志贺痢疾杆菌感染，常出现血性腹泻和严重的全身症状。

在2～7岁儿童，有时表现为中毒型痢疾，起病急骤、发展快，高热，呈严重毒血症症状。早期出现精神委靡，面色青灰，口唇发绀，烦躁、谵妄和可反复惊厥或嗜睡、精神委靡、昏迷等，数小时内可发生休克或呼吸衰竭。发病初期无肠道症状或无明显腹痛腹泻症状。根据主要临床表现可分为以下类型。

（1）休克型（周围循环衰竭型）：有感染性休克症状，如面色苍白、四肢厥冷、脉细速、血压下降、皮肤发花、发绀等。

（2）脑型（呼吸衰竭型）：有脑水肿表现，如烦躁不安、惊厥、嗜睡或昏迷、瞳孔改变，甚至出现脑疝、呼吸衰竭。

(3)混合型：同时出现脑型、休克型的证候，是最凶险的一型。

凡病程超过2个月者，称为慢性痢疾、多数是因轻型痢疾治疗不彻底或因患有营养不良、佝偻病、贫血、寄生虫等病体质较弱所致。多无高热，有时可出现腹痛、腹泻、呕吐和低热，大便每日3～5次，可有正常便与黏液便和脓血便交替出现。患慢性痢疾的病儿，因长期营养不良，抵抗力差，易合并其他细菌感染，如肺炎、结核等。

少见情况下可发生并发症，如在恢复期或急性期偶可发生渗出性大关节炎，关节红肿，数周内自行消退。还可引致溶血性尿毒综合征、Reiter综合征、类白血病反应，中耳炎、口角炎、脱肛、中毒性巨结肠和肠穿孔，中毒性脑病等。

罕见情况下可并发败血症，具有菌痢和败血症的双重表现，但病情较为凶险，病死率高，多发生在婴幼儿，营养不良，HIV感染者。

2. *流行病学史* 在采集病史中要注意询问近1周内，有无不洁饮食史或密切接触者有腹泻史。

3. *体格检查* 腹软，左下腹可有压痛，腹泻严重者可有脱水体征，中毒型痢疾可有休克、烦躁，意识障碍、昏迷，但脑膜刺激征阴性。

(四)辅助检查

1. *血常规* 白细胞总数及中性粒细胞有中等度升高。在慢性菌痢时可有轻度贫血。

2. *粪常规及培养* 典型粪便外观无粪质，量少，呈鲜红黏冻状，无臭味。镜检可见大量脓细胞及红细胞，并有巨噬细胞。从大便或直肠拭子标本中，可分离培养出志贺菌，但如采样不当、标本搁置过久，或患者已接受抗生素治疗，培养常为阴性。

3. *其他检查*

(1)荧光抗体检测、PCR试验和酶联DNA探针等检测志贺菌可作为病原学的辅助诊断方法。

(2)乙状结肠镜检查。急性期肠黏膜弥漫性充血、水肿、大量渗出、有浅表溃疡，有时有假膜形成。慢性期的肠黏膜呈颗粒状，可见溃疡或息肉形成，自病变部位刮取分泌物做培养，可提高检出率。

虽然志贺菌菌血症较罕见，但对病情严重、免疫低下或营养不良的患者应进行血培养。

(五)诊断及鉴别诊断

有不洁饮食或与菌痢病人接触史，在流行季节有腹痛、腹泻及脓血样便或黏液便、左下腹部压痛应考虑菌痢的可能，确诊则需依赖于病原学检查。

慢性菌痢的过去发作史甚为重要，大便涂片镜检和细菌培养有助于诊断，乙状结肠镜检查，对鉴别慢性菌痢和其他肠道疾患有一定价值。

在菌痢流行季节，凡突然发热、惊厥而无其他症状的患儿，必须考虑到中毒型菌痢的可能，应尽早用肛拭子取标本或以盐水灌肠取材做涂片镜检和细菌培养。

(六)鉴别诊断

1. *急性菌痢*

(1)其他细菌引起的肠炎：致病性大肠埃希菌(特别是侵袭性大肠埃希菌)、空肠弯曲菌、沙门菌、小肠结肠耶尔森菌等病原引起的肠炎，从临床表现及大便常规常难以区别，需经大便培养及其他病原学确定。

(2)急性阿米巴痢疾：起病缓慢，少有毒血症症状，里急后重感较轻，大便次数亦较少，腹痛多在右侧，典型者粪便呈果酱样，有腐臭。镜检仅见少许白细胞、红细胞凝集成团，常有夏科-雷登结晶体，可找到阿米巴滋养体或包囊。乙状结肠镜检查，见黏膜大多正常，有散在溃疡。

(3)急性肠套叠：见于婴儿，多有明显的阵发性哭闹，无发热，发病数小时后出现黏液血便，镜检以红细胞为主，腹部可扪及包块。

2. *中毒型菌痢*

流行性乙型脑炎：流行季节、高热、惊厥与中毒型菌痢相似，脑脊液检查有阳性发现，大便常规正常。中毒型菌痢发病更急，进展迅猛、且易并发休克，温盐水灌肠并做镜检及细菌培养可有助于鉴别诊断。

(七)治疗

1. *急性菌痢*

(1)一般对症治疗：肠道传染病隔离(至症状消失，大便培养连续2次阴性)和卧床休息。对痉挛性腹痛可给予阿托品及腹部热敷。禁用抑制肠蠕动的止泻药，可延长临床和细菌学病程。

(2)液体和营养疗法：纠正水电解质酸碱平衡紊乱，给予口服补液盐，继续喂养，保证营养补充，预防营养不良的发生。有发生营养不良危险的患儿，可给予营养支持，如维生素A(200 000U)，以促进临床恢复。

(3)病原治疗：大多数宋内志贺菌感染都具自限性(48～72h)，但抗微生物治疗，可有效缩短腹泻病程，并从粪便中根除病原菌。在等待培养结果和药敏试验期间，就应进行经验性治疗。

在选择抗生素时应注意以下几点。

①根据当地流行株药敏试验结果选择敏感抗生素；

②选择易被肠道吸收的口服抗生素，病情严重或不能口服时可选择肠道外给药。近年来痢疾杆菌的耐药菌株，尤其是多重耐药菌株逐渐增多，粪便培养出致病菌时需做药敏试验，根据药敏试验结果结合临床治疗反应，调整用药。

③对不知药敏试验结果或分离出氨苄西林或复方磺胺甲噁唑耐药菌株的病例，可采用肠道外给予头孢噻肟或头孢曲松、氟喹诺酮类（如环丙沙星）或阿奇霉素，疗程均为5～7d。

口服头孢菌素类通常无效。氨苄西林和复方磺胺甲噁唑对敏感菌株治疗有效；阿莫西林因在胃肠道吸收速度较快，因此疗效不佳。研究显示在儿童中头孢克肟对宋内志贺菌有效。

2. 中毒性菌痢

（1）抗菌治疗：迅速控制感染，选用1～2种有效抗生素静脉给药，病情改善后可改为口服抗生素，疗程7～10d，可选用庆大霉素或阿米卡星与氨苄西林静脉注射，头孢噻肟、头孢曲松、头孢哌酮、氨曲南也可使用。

（2）对症治疗：高热易引起惊厥而加重脑缺氧和脑水肿，可给予亚冬眠疗法，以氯丙嗪与异丙嗪各1～2mg/kg肌内注射，必要时静脉滴注，还可给地西泮、水合氯醛或巴比妥钠。

（3）抗休克治疗：原则为扩充血容量，改善微循环，维护重要脏器功能（详见“感染性休克”章节）。

（八）预防

应以切断传播途径为主，同时加强对传染源管理的综合性防治措施。对重点人群、集体单位应特别注意预防暴发或流行。

（万朝敏）

第十三节　伤寒和副伤寒

伤寒、副伤寒是由伤寒沙门菌和甲、乙、丙副伤寒沙门菌引起的急性全身系统性传染病，又称为肠热病（enteric fever）。临床上以持续高热、相对脉缓、特征性中毒症状、脾大、玫瑰疹与白细胞减少等为特征。肠出血、肠穿孔为主要并发症。它的临床表现、诊断、治疗和预防与伤寒相同。

（一）流行病学

1. 传染源　患者和带菌者。患者从潜伏期末到整个患病期间都有传染性，病程后期的传染性较前期强；带菌者是伤寒、副伤寒的重要传染源，包括潜伏期带菌、恢复期带菌、慢性带菌、健康带菌。

2. 传播途径　粪-口途径传播，可经污染的水、食物、日常生活接触和生物媒介传播。

3. 易感人群　人群普遍易感，发病或隐性感染后，可获得较巩固的免疫力，再次感染者少见。

4. 流行特征　发病地区呈不均衡性，以夏秋季为高峰（8～10月份）；学龄及学龄前儿童多见，流行形式有散发、暴发和流行，散发是主要流行形式，在暴发流行中以水型暴发为主。

（二）发病机制

1. 病原学　伤寒、副伤寒甲、乙、丙均为沙门菌属，革兰阴性杆菌。有菌体抗原（O），鞭毛抗原（H）和表面抗原（Vi）3种。根据O抗原分型，伤寒杆菌为D群，甲、乙、丙型副伤寒分别属于为A、B、C群，沙门菌属可发生自发性突变，不产生外毒素，能产生毒力较强的内毒素以及其他影响细菌侵袭力的抗原，如Vi抗原，能干扰血清中的杀菌效能与阻止吞噬，使细菌的侵袭力增强，是决定伤寒杆菌毒力的重要因素，但其抗原性弱，感染人后，可诱生相应的抗体，但不是保护性抗体。“O”与“H”的抗原性较强，可以用伤寒血清凝集试验（肥达反应）。

伤寒杆菌在自然环境中生命力较强，在水中活2～3周，粪便生存1～2个月，在水中冻土地可生存6个月。

2. 病理生理学　伤寒、副伤寒沙门菌经口进入小肠，入侵肠黏膜达肠壁固有层，一些病原菌被巨噬细胞吞噬，并在其胞质内繁殖，另一些经淋巴管进入回肠集合淋巴结、孤立淋巴滤泡及肠系膜淋巴结中生长繁殖，然后经胸导管进入血流，引起菌血症、出血、坏死并形成溃疡。病菌随血液扩散全身，菌体裂解时，释放内毒素，增强局部病灶的炎症反应，激活单核-巨噬细胞与中性粒细胞，使之产生及释放各种细胞因子，加上坏死组织产生的有毒物质，引起相应的临床表现，此外，内毒素也可诱发DIC或溶血性尿毒症综合征。

伤寒、副伤寒免疫包括细胞免疫和体液免疫，以细胞免疫为主；细胞免疫对细胞内的伤寒、副伤寒沙门菌具有重要的杀灭作用，体液免疫对细胞外的伤寒、副伤寒沙门菌有一定的杀灭作用。发病后第4周血清凝集抗体滴度可达高峰。伤寒主要的病理特征是全身网状内皮系统的增生反应，以回肠下段淋巴组织的病变最为显著。副伤寒甲、乙的肠道病理改变轻于伤寒，溃疡少而表浅，并发肠出血或肠穿孔的少，但肠道炎症病变广泛而且明显；副伤寒丙多侵犯肠外组织器官，引起迁徙性化脓性病灶。

（三）临床表现

潜伏期为5～21d。

1. *症状*　小儿伤寒的临床过程表现不典型，年龄越小越不典型；年龄越大，则越接近成年人的疾病表现。婴幼儿伤寒常起病急，病情重，以呕吐、腹痛、腹泻等消化道症状常见，常出现不规则高热、伴惊厥，脉搏快等。玫瑰疹较少见，常并发支气管炎或肺炎，重症者有谵妄，昏迷或急性脑膜炎。学龄儿童症状多属轻型。常急性起病，有持续发热，食欲缺乏，腹痛，便秘，表情淡漠，嗜睡，烦躁、鼻出血，舌苔厚，腹胀。5岁以下合并症多，婴儿发生腹泻、中毒症状重的多。

副伤寒与伤寒的临床症状不易区别，但一般副伤寒症状较轻，病程短。副伤寒甲、乙，以急性胃肠炎的临床表现为多，副伤寒丙主要表现为败血症和迁徙性化脓性病灶，包括骨髓炎、关节炎、肺炎、心包炎、肝脓肿和脑膜炎。

复发与再燃：症状消失后1～2周，再次出现与初次发作相似的临床表现。病程中，体温于逐渐下降的过程中又重升高为再燃；体温完全正常后又重升高为复发；其机制均与胆囊或网状内皮系统中潜伏的病菌大量繁殖，再度侵入血液循环有关。

2. *流行病学史*　注意询问当地近3周内有无伤寒流行史，既往病史，有无伤寒菌苗接种史，有无与伤寒患者接触史。

3. *体格检查*

(1)肝、脾大或伴压痛，少数有黄疸、肝功能异常。

(2)多在病程的7～13d在胸、腹、背部和四肢皮肤出现淡红色小斑丘疹称为玫瑰疹，分批出现，直径2～4mm，压之退色，为数在12个以下，多在2～4d消失，在婴幼儿较少见。

可有相对缓脉，但在婴幼儿不明显。可有肺部体征，特别是在婴幼儿。

4. *并发症*

(1)肠出血或肠穿孔，多见于病程第2～3周，但较成年人少。

(2)中毒性心肌炎、中毒性肝炎、DIC、溶血尿毒综合征。

（四）辅助检查

1. *血常规*　白细胞减少，伴中性粒细胞减少和嗜酸性粒细胞减少或消失。但在婴幼儿白细胞计数常增高，学龄儿童白细胞计数常不减少。高热时可有轻度蛋白尿。粪便隐血试验阳性。

2. *病原学检查*

(1)培养：在病程的第1～2周血培养常获阳性结果；在病程的第3～4周粪便培养，阳性率可高达80%，病后6周阳性率迅速下降；骨髓培养阳性率较高。玫瑰疹的刮取物或活检切片也可获阳性培养。

(2)聚合酶链反应(PCR)：扩增出血液中伤寒、甲、乙、丙副伤寒特异基因片段，特别适用于低水平的菌血症伤寒患儿。

3. *血清学检查*

(1)肥达试验(伤寒血清凝集试验)抗“O”抗体凝集价≥1∶80以上，抗“H”体凝集价≥或1∶160以上，或恢复期血清抗体4倍增高，对伤寒、副伤寒有辅助诊断价值。该试验在病程第2周开始阳性率逐渐增高，至第4周可达90%，病愈后阳性反应可持续数月之久。但阴性结果不能据此而排除本病。

(2)对流免疫电泳(CIE)、酶联免疫吸附试验(ELISA)、被动血凝试验(PHA)等检测血清中特异性抗原或抗体，辅助临床诊断。

（五）诊断及鉴别诊断

1. *诊断*　根据流行病学资料，临床表现，结合临床血清学检查可协助诊断，病原学检查阳性可确诊。

2. *鉴别诊断*　早期与注意病毒感染、败血症、非伤寒副伤寒沙门菌感染相鉴别；还要与粟粒性肺结核，恶性组织细胞病、白血病等相鉴别。

（六）治疗

1. *病原治疗*　病原治疗为关键，如是敏感株，推荐使用氨苄西林、阿莫西林或复方磺胺甲噁唑，但现在对这些抗生素的耐药菌株越来越普遍，可用头孢曲松、头孢哌酮、头孢他啶、头孢噻肟、阿莫西林、氨苄西林、阿奇霉素等，疗程大约2周。通常用药5～7d退热。一旦得到抗生素敏感试验结果，根据敏感试验结果选择抗生素，如有过敏者可选用氯霉素，阿米卡星(丁胺卡那霉素)，但注意其指征与不良反应。

2. *对症支持治疗*　高热适当应用物理降温，如乙醇擦浴，或头部放置冰袋，不宜滥用解热药，以免虚脱；兴奋狂躁可适量应用镇静药物如地西泮等；便秘者用开塞露塞肛或生理盐水低压灌肠，禁用泻药；腹泻者要调节饮食，少糖少脂肪，不宜用止泻药。对腹胀者饮食中宜减少牛奶及糖类。可用松节油腹部热敷及肛管排气。

3. *糖皮质激素治疗*　有明显毒血症者，可在足量有效抗菌治疗药物配合下使用糖皮质激素，可最初用地塞米松 2～4mg/kg，随后用 1mg/kg，每6h 1 次，静脉缓慢滴注，疗程 48h。

4. *饮食*　应给予热量高、营养充分、易消化的饮食。供给必要的维生素，以补充发热期的消耗，促进恢复。发热期间宜用流质或细软无渣饮食，少量多餐。退热后，食欲增加时，可逐渐进稀饭、软饭，忌吃坚硬多渣食物，以免诱发肠出血和肠穿孔。一般退热后 2 周左右才恢复正常饮食。

5. *并发症治疗*

(1)肠出血：应联用抗生素，禁食，大量出血者应输血。

(2)肠穿孔：加强抗感染、纠正水电解质紊乱、胃肠减压、根据具体情况选择手术。

(七)预防

重点应采取切断传播途径为重点的综合性预防措施；伤寒预防接种对易感人群能够起一定的保护作用。伤寒，副伤寒甲、乙三联菌苗预防效果尚不够理想，反应也较大，不作为常规免疫预防应用。病人经正规治疗临床症状完全消失后 2 周或临床症状消失，停药 1 周后，粪便 2 次阴性(间隔 2～3d)，方可解除隔离。

(万朝敏)

第十四节　钩端螺旋体病

钩端螺旋体病(简称钩体病)是由各种不同型别的致病性钩端螺旋体引起的以全身血管炎为临床特征的急性发热性疾病。

(一)流行病学

1. *传染源*　主要是被感染的齿类和家畜动物。在我国南方以野生鼠类黑线姬鼠和猪为主，北方的动物宿主是猪。钩端螺旋体随带菌动物尿排出，污染水源。钩体可从钩体病患者和隐性感染者的尿中排出，因尿为酸性，多不适宜钩端螺旋体的生长，所以人作为传染源的意义不大。

2. *传播途径*　疫水接触后经皮肤或黏膜侵入人体，还可经消化道、呼吸道和生殖系统的黏膜侵入人体；也可以通过胎盘引起先天性感染，通过乳汁传播给婴儿。

3. *易感人群*　人群普遍易感，不同型的钩端螺旋体间无交叉免疫。

4. *流行特征*　夏秋季节为流行季节，我国南方水稻种植区为流行地区。

(二)发病机制

1. *病原学*　钩端螺旋体病的致病菌属于问号钩端螺旋体种，钩端螺旋体属，革兰染色阴性，需氧菌，在暗示野显微镜下较易见到发亮的活动螺旋体。全世界已发现的钩端螺旋体共有 23 个血清群，200 个血清型。钩端螺旋体的型别不同，对人的毒力、致病力也不同。我国最主要的流行菌株是黄疸出血群的赖型和波摩那群的波摩那型。钩端螺旋体耐低温，在水或湿土中可存活 1～3 个月，对干燥和高温非常敏感，极易被稀盐酸、70％乙醇、次氯酸钙粉、来苏儿、苯酚、肥皂水和 0.5％氯化汞灭活。

2. *病理生理学*　钩端螺旋体自皮肤破损处或各种黏膜如口腔、鼻、肠道、眼结膜等侵入人体内，经淋巴管或小血管至血液循环和全身各脏器(包括脑脊液和眼部)，迅速繁殖引起菌血症。钩端螺旋体的代谢产物如内毒素样物质，细胞毒性因子、细胞致病作用物质及溶血素等，引起非特异性免疫反应，后期在清除钩端螺旋体过程中发生一系列特异性变态反应。基本病理改变是全身毛细血管损伤，血管壁水肿变性，小血管广泛扩张，出血灶形成。

黄疸出血群赖型毒力较强，波摩那型毒力较弱，然而，病情的轻重还与人体免疫状态的高低有关。临床往往由于某个脏器病变突出，而出现不同的临床类型，主要累及的器官有肺、肾、肝。

(三)临床表现

潜伏期 5～14d，平均 2～30d。

1. *症状*　受感染者免疫水平以及受染菌株的不同，其临床表现形式不同。根据病程的进展可分为败血症期、免疫反应期和后发症期。整个病程 1 周内至几个月。

(1)钩端螺旋体败血症期：起病 3d 内，起病急骤，表现为非特异性全身中毒症状，概括为“三症”（即寒热、酸痛、全身乏力），如寒战、高热，剧烈头痛、全身肌酸痛，全身极度乏力，特别是腿软。

(2)免疫反应期：在起病后3～14d，出现器官损伤表现。根据临床表现可分为流感伤寒型、肺出血型、黄疸出血型和脑膜炎型等类型。

①流感伤寒型。最常见的类型。波摩那型钩端螺旋体病多表现为此型，以全身不同程度的感染中毒症状为特征，没有明显的器官损害的表现。起病急骤，临床表现类以流行性感冒，是早期钩体血症症状的继续。自然病程5～10d。

②肺出血型。是无黄疸钩端螺旋体病引起死亡的常见原因，主要损害肺。表现为以呼吸道症状为主，咳嗽、血痰或咯血，肺出血，最后进入循环与呼吸衰竭。

③黄疸出血型，又称威尔病(Weil′s disease)，多为黄疸出血群的赖型钩端螺旋体引起。以黄疸出血为主，病死率较高。病后3～7d出现黄疸，伴有不同程度的出血症状，常见有鼻出血、皮肤和黏膜瘀点、瘀斑、咯血、尿血、阴道出血、呕血，严重者消化道出血引起休克而死亡。主要损害肝和肾。肾衰竭是常见的死因。

④脑膜脑炎型。以脑炎或脑膜炎症状为特征，剧烈头痛、呕吐、腓肠肌痛、烦躁不安、神志不清、颈项强直和阳性的克氏征等。

(3)后发症期：起病后7～14d，患者热退后各种症状逐渐消退，但也有少数病人退热后经几日到3个月左右，再次发热，出现症状，称后发症。包括后发热、眼后发症（葡萄膜炎、虹膜睫状体炎、脉络膜炎）、神经系统后发症和（反应性脑膜炎、闭塞性脑动脉炎）和胫前热。

2. 流行病学史　应询问近2周有无疫水接触史、洪水暴发，如涉水、游泳、下稻田等。

3. 体格检查　病程早期（钩端螺旋体败血症期）大多数病人有“三征”，即眼红、腿痛、淋巴结大，持续性结膜充血，无分泌物；肌肉疼痛，特别是腓肠肌、腰背肌压痛，全身表浅淋巴结大，压痛，多见腹股沟、腋窝淋巴结，持续3～4d。部分病人可有肝、脾肿大，出血倾向。约10%的病人出现黄疸、肺出血、肾衰竭、循环衰竭。

（四）辅助检查

1. 常规检查

(1)血常规：白细胞总数及中性粒细胞增高。

(2)尿常规：有红细胞、白细胞、蛋白和管型。

(3)脑脊液中蛋白及细胞数可轻度升高，糖和氯化物往往正常，类似于无菌性脑膜炎。

2. 病原学检查

(1)直接镜检：钩端螺旋体不易着色，必须采用黑底映光法可直接查找钩端螺旋体。在早期病人血液和脑脊液中，在病程的7～10d或以后从尿中可分离出钩端螺旋体。

(2)培养及动物接种：早期血液，病程7～10d或以后的尿液进行培养和动物接种。

(3)钩端螺旋体核酸检测：利用聚合酶链反应和分子杂交技术早期检测钩端螺旋体DNA。

3. 血清学检查

钩体IgM抗体检测：多在病程的第2周阳性；凝集溶解试验效价1∶400以上为阳性；双份血清效价呈4倍以上增长者可确诊。

（五）诊断及鉴别诊断

1. 诊断　钩端螺旋体病的临床表现非常复杂，早期诊断较困难，容易漏诊、误诊。临床确诊需要有病原学或血清学检查的阳性结果，早期的诊断必须结合流行病学特点、早期的临床特点（三症、三征）及辅助检查等综合分析。

2. 鉴别诊断　须与细菌性败血症、流行性乙型脑炎、病毒性肝炎、流行性出血热、肾炎等鉴别。

（六）治疗

对各型钩端螺旋体病均应强调早期发现、早期诊断、早期卧床休息和就地治疗。

1. 病原治疗　早期使用青霉素有提前退热，缩短病期，防止和减轻黄疸和出血的功效，首次剂量为5万～25万U/(kg·d)，以后逐渐增加治疗剂量达每日120万～160万U/d，分3～4次肌内注射，疗程7d，或体温正常后2～4d。重症病人剂量加大至每日160万～240万U，分4次肌内注射。

在首剂青霉素注射后30min至4h内，因大量钩端螺旋体被杀灭后释放毒素病人可出现突然寒战、高热、头痛、全身酸痛、心率、呼吸加快，原有的症状加重，并可伴有血压下降、四肢厥冷、休克、体温骤降等，称为赫氏反应，一般持续30min至1h，偶可导致肺弥散性出血，应立即应用氢化可的松静脉滴注或地塞米松静脉注射，伴用镇静降温、抗休克等治疗。为了避免发生赫氏反应，可在使用青霉素的同时合用肾上腺皮质激素。

其他抗生素如红霉素、氯霉素、多西环素（强力霉素）、氨苄西林等亦有一定疗效。

近年来我国合成的咪唑酸酯及甲唑醇在治疗

钩端螺旋体病取得满意的效果。

2. *对症和支持治疗*　给予高热量、维生素 B 和维生素 C 以及容易消化的饮食；并保持水电解质和酸碱平衡；出血严重者应立即输血并及时应用止血药。肺大出血者，应使病人保持镇静，酌情应用镇静药；肝功能损害者应保肝治疗，避免使用损肝药物。

3. *后发症治疗*　多采取对症治疗，可取得缓解，重症患者可用肾上腺皮质激素能加速恢复。

(七)预防

灭鼠和接种多价钩端螺旋体疫苗是预防钩端螺旋体病的关键。在流行前 1 个月，进行预防接种，共 2 次，间隔时间均为 7～10d，可产生对同型钩端螺旋体的免疫力，维持 1 年左右。

皮肤搽防护剂，如樟子油，1% 苯酚凡士林等，可以防止钩端螺旋体附着皮肤。

(八)预后

因临床类型不同，病情轻重不一，预后有很大的不同。轻型病例或亚临床型病例，预后良好，病死率低；而重症病例如肺大出血、休克、肝肾功能障碍、微循环障碍、中枢神经严重损害等其病死率高。病死率 5%～15%。如能在起病 2d 内应用抗生素和对症治疗，则病死率可下降。有眼和神经系统并发症者有时可长期遗留后遗症。

（万朝敏）

第十五节　侵袭性真菌感染

一、念珠菌病

念珠菌病(candidiasis)是由念珠菌引起的皮肤、黏膜和内脏的急性、亚急性和慢性炎症。大多为继发性感染，是目前发病率最高的侵袭性真菌感染。

(一)病原学

念珠菌属于酵母菌，又称假丝酵母。念珠菌属有 300 余个种，主要为白念珠菌、光滑念珠菌、热带念珠菌、克柔念珠菌、近平滑念珠菌、伪热带念珠菌、吉利蒙念珠菌、葡萄牙念珠菌、挪威念珠菌、皱褶念珠菌等，以白念珠菌毒力最强，也最为常见。

(二)流行病学

念珠菌广泛存在于自然界的土壤、医院环境、各种用品的表面及水果、乳制品等食品上，亦可作为共栖菌寄生于健康人的皮肤、口腔、胃肠道和阴道等处。健康小儿咽拭子或粪便中带菌率可达 5%～30%。正常情况下，念珠菌及其他菌群与机体处于平衡状态，一般不致病；而当人体因某些原因抵抗力低下时则可致病，此为内源性感染。外源性感染则由接触引起，如新生儿原发性鹅口疮系因产妇阴道念珠菌病的直接接触而感染。

婴幼儿发病率较高，多继发于长期腹泻、营养不良、免疫功能不全以及某些重症疾病所致的体质虚弱，尤其是长期大量应用抗生素或激素等治疗的患儿更易诱发本病。

(三)临床表现

念珠菌感染无性别差异，可累及任何年龄组，包括未出生的胎儿。由于念珠菌病所侵犯的部位和程度不同，以及原发疾病和诱发因素的影响，感染可侵犯人体几乎所有的组织和器官。

1. 皮肤念珠菌病

(1)念珠菌间擦症：是最常见的一种皮肤念珠菌病，好发于新生儿、较小婴儿及较肥胖的儿童。常累及光滑皮肤相互直接摩擦的部位，最常见于尿布包裹处，如肛周、臀区、外阴及腹股沟等处皮肤，其次为腋窝、颈前及下颌等。皮损开始为皮肤潮红、糜烂、以后形成边缘清楚、潮红而鲜红的疮面，伴有灰白色脱屑和翘起的表皮，皮损外周可有散在丘疹、水疱或脓疱，呈卫星状分布，具特征性。常有自觉瘙痒。

(2)慢性皮肤黏膜念珠菌病：较为罕见。主要见于先天性 T 淋巴细胞功能异常者。多在 3 岁内发病，先出现口腔念珠菌病特别是白念珠菌口炎，以后累及全身皮肤，表现为红斑鳞屑性皮疹，局部可有角质增生现象。手指末节肿胀，甲板破坏，头发稀疏脱落，外观呈早老样。赘疣增殖性皮损有时呈蛎壳或皮角状。

2. 黏膜念珠菌病

(1)鹅口疮：以新生儿最为多见，好发部位为舌、软腭、颊黏膜、牙龈、咽部等。损害为灰白色假膜附着于口腔黏膜上，呈点状或融合成片附着于黏膜上，剥除白膜后可留下红色糜烂面或轻度出血，严重者黏膜可出现溃疡、坏死。此膜不如白喉假膜那样坚硬，容易剥落，但常更为广泛，可波及咽喉部、食管、气管、肺和血液循环内。此类患儿母亲多有念珠菌性阴道炎。

(2)阴道炎及阴茎头炎：小儿少见，其表现阴道发痒，阴道分泌物增多和烧灼感，阴道窥镜检查可见阴道黏膜糜烂，被有灰白色假膜，并排出豆渣状分泌物，外阴皮肤病损与念珠菌间擦炎相似。念珠菌性阴茎炎或阴茎包皮炎在小儿更为少见。

3. *深部器官念珠菌病* 由于抗生素、激素等广泛使用，本病发病率逐渐增加。本病的发生是由于抗生素抑制了与真菌相竞生的细菌，引起菌群失调，从而促进了白念珠菌的大量繁殖。此外，风湿病、血液病及恶性肿瘤的患儿，在应用激素或抗代谢药物治疗过程中，诱发严重的深部器官念珠菌病。

(1)念珠菌性肺炎：常继发于婴幼儿肺炎、肺结核及血液病等。起病慢，病程长，在长期应用广谱抗生素过程中，出现发热、剧烈咳嗽、气喘、发绀等症状，痰为无色胶胨样，偶带血丝。肺部可及湿啰音及叩诊浊音。肺部病变易于融合而成广泛实变。

(2)念珠菌性食管炎：小儿发病少见。主要症状为呕吐、吞咽困难，较大儿童可诉说在进食时食管部位有烧灼感，出现拒食现象。若未及时治疗，念珠菌可由此而入血导致败血症。

(3)腹膜及胆囊念珠菌感染：腹膜炎一般见于血液透析、胃肠道手术和腹腔脏器穿孔者。感染一般局限于腹腔，胃肠道穿孔者播散性感染发生率为25%，婴幼儿播散感染相对多见。念珠菌感染可累及胆囊和胆管。

(4)念珠菌性肠炎：常由口腔念珠菌病发展而来或常发生在口服多种广谱抗生素后。临床表现与婴幼儿喂养不当所致腹泻不易区别。腹泻次数以每日3～4次至数十次不等，大便形状呈泡沫状水样或有黏液，严重者有血样大便，甚至肠穿孔继发腹膜炎。

(5)念珠菌性骨髓炎和关节炎：骨髓炎主要见于中性粒细胞减少及低体重新生儿播散性念珠菌病血行播散。临床表现与细菌性骨髓炎相似，好发于腰椎和肋骨，表现为局部疼痛，可形成瘘管，有溶骨现象，但常无发热。关节炎多为播散性念珠菌病的血行播散，也可见于行关节治疗术后。临床表现同急性关节炎。

(6)肾念珠菌病：约80%播散性念珠菌病累及肾，少数为泌尿道的上行感染所致。主要临床症状为发热、寒战、腰痛和腹痛，婴儿常有少尿或无尿。尿常规检查可见红细胞、白细胞、蛋白和管型，尿液直接镜检和培养念珠菌阳性。

(7)念珠菌性心内膜炎：多见于心脏瓣膜病、接受心脏手术或心导管检查的患者。起病突然或隐匿，症状和体征类似于急性细菌性心内膜炎，但赘生物较大者易于发生动脉栓塞。

(8)念珠菌性脑膜炎：多见于已有念珠菌感染的低体重新生儿。症状和体征与细菌性脑膜炎相似，可有局灶性神经系统症状如失语、偏瘫等。少见症状有颅内压增高、视盘水肿等。本病诊断困难，关键是脑脊液应送检真菌检查。

(9)念珠菌性败血症：为危及生命的严重真菌感染。多个脏器受累，临床表现多种多样。

(四)辅助检查

1. *直接镜检* 根据感染累及的部位不同采集标本，如皮肤黏膜拭子、血液、尿液、粪便、痰液、脑脊液、支气管肺泡灌洗液、阴道白带、活检标本等，加5%～10% KOH液，显微镜下检查。阳性者可见假菌丝和芽胞。如有大量假菌丝存在，有诊断价值。

2. *1,3-β-d 葡聚糖抗原(G 试验)* 1,3-β-d 葡聚糖为真菌细胞壁成分，可用于真菌感染的诊断，但接合菌和隐球菌除外。假阳性见于黄疸、输注白蛋白、血液透析、应用抗肿瘤等多糖类药物者。

3. *真菌培养* 无菌部位所取标本培养阳性有诊断意义。开放部位标本如痰液、支气管肺泡灌洗液、粪便等培养阳性应结合直接镜检结果判断。若两者均阳性，一般可将培养分离的念珠菌视为致病菌。若直接镜检未见假菌丝，则应对培养阳性的结果进行慎重考虑，不可简单地视为病原菌。但同一部位反复培养均分离出同一种念珠菌或数处标本同时培养出同一念珠菌则一般可视为病原菌。

4. *组织病理* 呈急性化脓或坏死，可有多个脓肿或微小脓肿，内含大量中性粒细胞、假菌丝和芽胞。组织中假菌丝和芽胞是深部念珠菌感染的确切证据。

(五)诊断

根据患者有无真菌感染高危因素、临床表现和真菌学实验室检查依据，诊断真菌感染分为：确诊病例(proven)、拟诊病例(probable)和疑似病例(possible)。确诊病例为非黏膜组织穿刺或活检标本的组织病理学或细胞病理学检查见白念珠菌假菌丝或真菌丝。确诊患者的诊断可有或无宿主高危因素或者其他临床特征，但血培养念珠菌阳性的患者需有相应的临床表现。拟诊病例为有宿主高危因素、临床表现、真菌学诊断依据。疑似病例为有宿主高危因素、临床表现、无真菌学诊断依据。

(六)治疗

1. 皮肤黏膜念珠菌病　皮肤黏膜念珠菌病局部应用克霉唑、咪康唑或制霉菌素，慢性皮肤黏膜念珠菌病需长期治疗并全身用药。

2. 念珠菌性肺炎　首选氟康唑 3～6mg/(kg·d)，1/d，连用 6—8 周。如病原菌为克柔念珠菌等耐药菌株或病情严重，可应用伊曲康唑 3～5mg/(kg·d)，分 1～2 次；伏立康唑 8mg/(kg·d)，分 2 次或两性霉素 B 第 1 天 0.1mg/(kg·d)，第 2 天 0.2mg/(kg·d)，以后每天加量 0.1mg/(kg·d)，最大剂量 0.5～0.6mg/(kg·d)，静脉滴注，1/d。同时必须纠正基础病和去除易感因素，疗程视患儿免疫功能而定。

3. 消化道念珠菌病　治疗同念珠菌性肺炎。

4. 念珠菌性骨髓炎和关节炎　初始予以氟康唑 3～6mg/(kg·d)，1/d，或两性霉素 B 第 1 天 0.1mg/(kg·d)，第 2 天 0.2mg/(kg·d)，以后每天加量 0.1mg/(kg·d)，最大剂量 0.5～0.6mg/(kg·d)，静脉滴注，1/d，继以氟康唑，总疗程 6～12 个月。

5. 泌尿系念珠菌病　膀胱炎可用两性霉素 B 灌注膀胱。氟康唑大多以原型从泌尿系统排出，对膀胱炎治疗效果好。肾盂肾炎首选两性霉素 B 第 1 天 0.1mg/(kg·d)，第 2 天 0.2mg/(kg·d)，以后每天加量 0.1mg/(kg·d)，最大剂量 0.5～0.6mg/(kg·d)，静脉滴注，1/d，或脂质体 3～5mg/(kg·d)，静脉滴注，每日 1 次。重症患儿应同时加用氟胞嘧啶 50～150mg/(kg·d)，分 3～4 次口服或氟康唑 3～6mg/(kg·d)，1/d。

6. 念珠菌性败血症　两性霉素 B 与氟康唑联用。粒细胞缺乏者宜选用两性霉素 B 含脂制剂3～5mg/(kg·d)，静脉滴注，1/d。疗程为血培养阴性和临床症状及体征消失后 14d。

7. 念珠菌性心内膜炎和念珠菌性脑膜炎　治疗同念珠菌性败血症。

(七)预后

大多数皮肤黏膜念珠菌病经局部治疗可获得满意效果，但有复发的可能；慢性皮肤黏膜念珠菌病虽经两性霉素 B 静脉滴注治疗，复发仍不可避免；深部器官念珠菌病疗效取决于与其并发疾病的性质及严重程度；心内膜念珠菌病如不治疗往往导致死亡。

二、隐球菌病

隐球菌病(cryptococcosis)是由新型隐球菌感染引起的亚急性或慢性深部真菌病，可侵犯各脏器组织，但主要侵犯中枢神经系统和肺部。

(一)病原学

隐球菌属包括 17 个种和 8 个变种，其中只有新型隐球菌及其变种具有致病性。新型隐球菌菌体被宽厚的荚膜所包裹，PAS 染色菌体呈红色。

隐球菌的主要成分荚膜多糖是确定抗原血清型的基础，与毒力、致病性及免疫性密切相关。血清型分为 A、B、C、D 4 型，其中 A/D 归为一组，B/C 归为另一组。我国隐球菌血清型分布以 A/D 型为主，且绝大多数为 A 型，D 型及 B/C 均少见。

(二)流行病学

新型隐球菌存在于土壤和鸽粪中，鸽粪是重要的传染源，此外，分离出该菌的动物还有马、奶牛、狗、猫、山羚羊、貂、猪、考拉、鼠等。我国自 1948 年首次由上海医学院附属红十字会医院报道隐球菌以来，发病率逐年上升，在艾滋病患者中发病率在 5/10 万以上。

(三)临床表现

1. 中枢神经系统隐球菌病　隐球菌侵犯中枢神经系统最常见，症状也最重，临床可分为 4 型：脑膜炎型、脑膜脑炎型、肉芽肿型、囊肿型。

(1)脑膜炎型：本型最常见，可合并肺隐球菌病。起病可呈急性、亚急性、慢性。临床表现为颅内高压和脑膜刺激征。头痛为初发症状，绝大多数有发热，患者可出现眼部症状，甚至视神经萎缩以至完全失明。部分患者出现脑神经麻痹与常见的脑神经损害，包括视力减退、中枢性面瘫、听力减退等。急性脑膜炎型常起病急骤，发病突然，若不及时救治，常在数天至 3 周内死亡。亚急性常从类似上呼吸道感染的症状开始，以后逐渐加重，1～2 个月出现典型的脑膜炎症状。慢性可反复出现症状及缓解，病程可迁延数年，机体呈现显著消瘦状态。

(2)脑膜脑炎型：除了脑膜炎症状外，尚可出现脑实质病变部位的症状和体征，如抽搐、瘫痪、失语、局灶性癫痫等。

(3)肉芽肿型：较少见，位于大脑、间脑、脑桥、小脑、中脑或延髓的隐球菌性肉芽肿，可产生相应部位占位病变的症状和体征，如意识障碍、精神症状、抽搐、瘫痪、眼球震颤等。术前常难以确诊，需行开颅探查术，术中见肉芽肿表现，病理切片发现隐球菌而确诊。

(4)囊肿型：为隐球菌刺激脑膜形成囊肿所致，表现为颅内占位性病变，蛛网膜明显增厚，蛛网膜腔内形成单个或多个囊肿，囊肿内为无色透明的液体。

2. 肺隐球菌病　急性或亚急性起病，临床表现有低热、乏力、体重减轻、咳嗽、胸痛、咳痰、痰中带血丝或咯血，严重病例可有高热、呼吸困难。肺部体征可闻及干、湿啰音。肺隐球菌病可单独发生，但常同时伴有其他部位隐球菌病如脑膜炎、浅表淋巴结或腹腔淋巴结隐球菌病等。

3. 皮肤黏膜隐球菌病　全身隐球菌病患者中10%～15%有皮肤黏膜损害，其中以黏膜病变多见，多发生于口腔内软腭、硬腭、牙龈、舌、扁桃体及咽喉等，表现为结节、肉芽肿及慢性溃疡。皮肤损害好发于面颈部、胸背及四肢，表现为丘疹、水疱、脓疱、传染性软疣样丘疹、痤疮样脓疱等。

4. 隐球菌败血症　因肺部隐球菌病未控制，继而发生全身播散，可播散到腹腔、脑膜等部位，引起2个以上器官的隐球菌病，亦称播散性隐球菌病。

5. 骨和关节隐球菌病　大多为全身感染的一部分，很少单独发生，全身骨骼皆可累及，以骨突、颅骨及脊椎为多，关节很少受累。患处肿胀，形成瘘管，排出蛋白样脓液，病变进展缓慢，无骨皮质增生。

(四)辅助检查

1. 常规实验室检查

(1)血常规：外周血白细胞数正常或轻度增高，中性粒细胞升高，个别患者明显增高。

(2)脑脊液检查：脑脊液压力明显增高，外观清澈、透明或微浑，细胞数轻至中度增高，一般在$(100～500)\times 10^6/L$，以淋巴及单核细胞为主，蛋白含量轻至中度增高，糖含量通常明显降低，甚至为0，氯化物降低。

2. 直接镜检　取脑脊液、尿、痰等标本，墨汁染色后镜检，约70%隐球菌脑膜炎可获阳性结果。

3. 抗原检测　荚膜多糖抗原检查对于早期诊断隐球菌感染甚为重要，乳胶凝集试验的敏感性与特异性均达到90%以上。在感染早期一般就能检测到抗原，但应除外肿瘤、系统性红斑狼疮、结节病等，血清类风湿因子阳性时也会造成假阳性。

4. 培养　脑脊液、血、尿、痰等标本真菌培养，可发现隐球菌。

5. 影像学检查

(1)中枢神经系统隐球菌病：影像学表现多种多样，不同病程或临床类型其改变亦有所差异，但缺乏特异性，头颅CT主要呈弥漫性脑水肿　表现为脑实质大片不规则低密度灶，常见于脑基底核、背侧丘脑和大脑皮质区；颅内脑实质等密度、略高密度块影或低密度片状影，直径>0.5cm，单发或多发，呈均匀性强化，一般不发生坏死或形成脓肿，病灶周围有水肿，增强后病变多有明显强化，类似肿瘤；颅内多发片状低密度区，可有相互融合趋势，有脑室、脑池受压等占位表现，增强后病变呈多发小结节或环状强化；脑积水，脑室对称性扩大；假性囊肿，常见于脑基底核区，呈单个或多发性圆形低密度小囊，直径5～10mm，壁薄而光滑，无强化，无周边脑水肿，无炎症反应或胶质增生，内含大量胶胨样物质，周围为正常脑组织而缺乏真正的囊壁。

(2)肺隐球菌病：影像学表现为结节状阴影较为常见，单发或多发，见于一侧或双侧肺野，常位于胸膜下，大小不一，此种征象多见于免疫机制健全的患者；肺实质浸润，单侧或多侧，与其他病原体感染肺炎难于区别，多见于免疫功能低下患者；弥漫性粟粒状阴影或肺间质性病变少见。

(五)诊断及鉴别诊断

1. 诊断　脑脊液、痰液及支气管肺泡灌洗液直接镜检或培养发现新型隐球菌或脑脊液、血液荚膜多糖抗原阳性即可诊断。

2. 鉴别诊断　中枢神经系统隐球菌病需与化脓性脑膜炎、结核性脑膜炎、病毒性脑膜炎鉴别。肺隐球菌病需与肺结核、肺部肿瘤鉴别。

(六)治疗

1. 隐球菌性脑膜炎　分阶段治疗，即初期治疗、维持治疗和抗复发治疗。初期治疗应用两性霉素B第1天0.1mg/(kg·d)，第2天0.2mg/(kg·d)，以后每天加量0.1mg/(kg·d)，最大剂量0.5～0.6mg/(kg·d)，静脉滴注，1/d，或脂质体3～5mg/(kg·d)，静脉滴注，1/d与氟胞嘧啶50～150mg/(kg·d)，分3～4次口服或氟康唑3～6mg/(kg·d)，1/d口服联合治疗，疗程8～12周，待脑脊液转阴后口服氟康唑维持治疗3～4个月，有复发倾向者氟康唑疗程延长。

2. 肺隐球菌病　可应用氟康唑治疗，疗程6～12个月。对于免疫功能异常的严重肺隐球菌病，可联合应用两性霉素B和氟胞嘧啶，2周后再用氟康唑治疗。

3. 播散性隐球菌病　根据受累器官，参考隐球菌脑膜炎或肺隐球菌病的治疗。

（七）预后

隐球菌脑膜炎如不治疗几乎全部死亡，经适当治疗后，其病死率降至25%。即使治疗成功，往往遗留视神经萎缩、脑积水、性格改变甚至痴呆。

三、其他真菌感染

（一）曲霉菌病

1. 病原学　曲霉菌分为18个群、132个种和18个变种，其中有30余种为致病菌，引起人类致病的曲霉菌有以下几种：烟曲霉、黄曲霉、黑曲霉、土曲霉、构巢曲霉等，其中以烟曲霉最常见。曲霉特征性结构为分生孢子和足细胞，曲霉最适生长温度为25～30℃，致病性曲霉能在35～37℃生长，烟曲霉耐热性更高，在40～50℃也能生长。

2. 流行病学　曲霉菌是一种腐生丝状真菌，广泛存在于自然环境中，易在土壤、水、食物、植物和空气中生存。近20年来，由于干细胞移植、实体器官移植、肿瘤化疗、大剂量广谱抗生素的应用，以及糖皮质激素、免疫抑制药的广泛应用等因素，侵袭性曲霉菌感染已成为粒细胞缺乏患者继发感染的重要死亡原因。

3. 临床表现

(1)肺曲霉菌病：曲霉菌侵入肺部可以引起3种表现：曲霉菌球、过敏性支气管肺曲霉菌病、侵袭性肺部曲霉菌病。

①曲霉菌球：此型多在肺部存在空洞性病变的情况下，真菌在空腔内寄生，形成曲霉球。主要症状是咯血，少数可咯出咖啡色颗粒状物，常为曲菌球脱落的碎片。典型的X线表现是空洞内有一个新月形气体阴影，由于菌丝不侵袭空洞壁，较小的曲霉球可在空洞内移动，或随体位改变而移动。

②过敏性支气管肺曲霉菌病：绝大多数发生于哮喘或有过敏性疾病的患者。特征性的临床过程是咳黏液性痰、咯血、间断性发热、胸痛、反复肺炎。X线表现为肺上野有短暂的浸润影，常伴有典型的黏液栓形成的分支状阴影和中心性支气管扩张征象。

③侵袭性肺部曲霉菌病

a. 急性肺曲霉菌病：本型多见于中心粒细胞缺乏、长期使用免疫抑制药和广谱抗生素、存在移植物抗宿主病、有慢性基础疾病等患儿。表现为急性肺炎的症状，可以迅速进展为呼吸衰竭，咯血是本病具有诊断价值的症状，约30%患者可有肺外器官受累。急性患者胸部CT检查的典型表现是0～5d为双肺弥漫性团块影、云絮影，周围出现薄雾状渗出即晕轮影，为病灶周围出血所致；5～10d炎症病灶出现气腔实变，可见支气管充气征；10～20d病灶呈半月形透光区（空气新月征），形成完整的坏死空洞，多为单发性，或多发性，病灶大小不一，分布无明显特征。

b. 慢性坏死性肺曲霉病：表现为发热、咳嗽，病程常达数月甚至数年。胸部CT表现单发或多发肺部实变，伴有结节病变和胸膜肥厚或积液，有空洞形成。

(2)曲霉菌肉芽肿

①脑肉芽肿：较少见，病情严重，可出现于脑室或脑实质内。临床表现因病变部位和范围不同而异。脑脊液可异常。

②鼻窦曲霉肉芽肿：多为单发，常有头痛、鼻塞、流脓涕、鼻分泌物恶臭味等。有浸润型与非浸润型，前者可浸润到骨质，引起骨质破坏，继而侵入眼眶和脑、面部。非浸润型为鼻腔分泌物增加，肉芽肿形成，分泌物可有灰黑色茄块或绿灰色胶胨样物。

(3)播散性曲霉病：可发生于任何年龄，常继发于急性白血病、骨髓移植、系统性红斑狼疮、实体器官移植，或长期使用糖皮质激素、细胞毒药物的者。偶有发生在免疫功能正常者。曲霉主要自肺部病灶侵入血液循环，也可经烧伤创面、消化道病灶、破损的皮肤黏膜侵入血流，继而播散至心、脑、肝、食管、胃、肠、胰、肾等全身各器官。

4. 辅助检查

(1)直接镜检：由患处所得的标本，加10% KOH溶液镜检，见分隔菌丝和分生孢子，有时可见分生孢子梗、顶囊和小梗。

(2)培养：取标本接种于培养基上均可做曲霉菌培养。但由于曲霉无处不在，故临床上不能仅仅根据痰培养阳性就诊断为曲霉菌感染。只有反复培养出同一曲霉菌并结合临床表现，方有诊断价值。组织或无菌体液培养阳性可确诊。

(3)血清学检查

①血清半乳糖甘露聚糖(GM)抗原检测(GM试验)：半乳糖甘露聚糖仅存在于曲霉细胞壁中，阳性提示侵袭性曲霉感染。

②血清3-β-d葡聚糖抗原(G试验)：1,3-β-d葡聚糖为真菌细胞壁成分，阳性提示侵袭性念珠菌或

曲霉感染。若能联合GM试验对侵袭性曲霉病的诊断临床意义更大，可以大大降低其假阳性。

(4)组织病理学检查：曲霉病的组织病理反应一般为化脓性或混合性炎症反应。HE染色呈蓝色略带红色，PAS染色呈红色，嗜银染色呈黑色。

5. 诊断及鉴别诊断

(1)诊断：肺内咯出物或活检组织病理检查发现曲霉菌丝或血液、心包液、脑脊液1次培养阳性，可确诊。痰液或支气管肺泡灌洗液2次以上培养为同一种曲霉菌生长或2次GM试验阳性，可做出临床诊断。

(2)鉴别诊断：曲霉菌感染的临床表现酷似细菌、其他真菌和肿瘤性疾病，鉴别诊断不需一一列举。重要的是要重视高危患者有发生曲霉菌感染的可能并及时进行必要的检查。

6. 治疗　两性霉素B是传统治疗侵袭性曲霉菌的首选药物，第1天0.1mg/(kg·d)，第2天0.2mg/(kg·d)，以后每天加量0.1mg/(kg·d)，最大剂量0.5～0.6mg/(kg·d)，静脉滴注，1/d。伊曲康唑和伏立康唑可用于侵袭性曲霉菌的治疗，伊曲康唑3～5mg/(kg·d)，分1～2次；伏立康唑8mg/(kg·d)，分2次。药物治疗后仍迁延不愈、合并大咯血、病变局限能耐受手术时可考虑外科手术切除病灶。

7. 预后　病情轻重不一，非侵袭性疾病进展缓慢，病情相对较轻，而侵袭性疾病进展较快，尤其是免疫功能严重低下患者，病情可迅速恶化，病死率极高。

(二)组织胞质菌病

1. 病原学　组织胞质菌属双相型真菌，当环境温度低于35℃时，以真菌形式(菌丝相)存在，形成球形小分生孢子；在组织内温度35～37℃时，则形成酵母型(组织相)，通过出芽繁殖，常寄生于巨噬细胞内，也可在单核细胞、中性粒细胞内或细胞外。

2. 流行病学　组织胞质菌是一种能在自然界或室温下培养生长的真菌，鸟粪和蝙蝠粪是重要病原载体，常生长于洞穴、鸡舍、鸟巢、腐木和陈旧建筑中。传染源为自然界带菌的禽鸟如鸡、蝙蝠、鸽或其粪便污染的土壤、灰尘等。呼吸道是主要的传播途径，因吸入被鸟或蝙蝠粪便污染的泥土或尘埃中的真菌孢子而感染。儿童还可经消化道或通过皮肤、黏膜侵入人体，甚至经血行播散。人群普遍易感，尤以免疫缺陷者、婴幼儿和老年患者最为多见。本病遍及全球，但主要集中在北美洲和中美洲。

3. 临床表现

(1)肺组织胞质菌病：分为急性和慢性两种临床类型。急性起病急，有发热、咳嗽、呼吸困难，肺内有湿啰音，肝、脾大。X线表现为弥漫性结节状致密影或局限性肺浸润，可伴纵隔淋巴结大。慢性型临床表现与肺结核类似，X线表现为肺实变。

(2)播散型组织胞质菌病：约50%见于婴幼儿，多数免疫功能低下。病情较为严重，分为急性、亚急性和慢性3种类型。急性、亚急性患者常在发病数日或数周后出现急性感染症状，出现感染性休克并多脏器衰竭，最常受累的是肺，表现为畏寒、发热、厌食、咳嗽、呼吸困难，肝、脾和淋巴结大、贫血、白细胞和血小板减少。X线表现为粟粒样肺浸润、肺实变、结节增殖样病灶、空洞形成和肺门淋巴结大，可伴有胸腔积液。

(3)其他常见的临床综合征：有纵隔肉芽肿病、肺孤立性或多发性结节、慢性脑膜炎、心包炎、钙化的淋巴结侵袭到支气管引起咯血、胆总管阻塞、进行性纵隔纤维化伴支气管和血管阻塞。

4. 辅助检查

(1)直接镜检：血、痰、脓液等涂片进行PAS染色，可见卵圆形出芽细胞，常聚集于吞噬细胞内。

(2)培养：取标本接种于沙氏琼脂室温培养为真菌相，脑心浸膏琼脂37℃培养为酵母相。

(3)组织病理学检查：吞噬细胞、中性粒细胞等细胞内含有孢子。急性播散型感染患者肺、肝、脾、骨髓和淋巴结中有大量组织细胞浸润，非急性播散型病例为上皮样细胞肉芽肿形成。

5. 诊断及鉴别诊断

(1)诊断：有近期密切接触鸟粪、鸡粪史者，出现发热、咳嗽、贫血、肝脾大和全身浅表淋巴结增大者要高度怀疑组织胞质菌病。确诊主要依靠病原学检查或病理学确认的细胞内孢子。

(2)鉴别诊断：肺组织胞质菌病主要应与肺结核以及其他真菌所引起的感染相鉴别。播散型感染所致的肝、脾大、贫血、淋巴结大等应与淋巴瘤、传染性单核细胞增多症等鉴别。

6. 治疗　两性霉素B对感染者有很好的疗效，伊曲康唑或氟康唑也有一定疗效。

7. 预后　急性肺组织胞质菌病治疗反应良好。慢性肺组织胞质菌病治疗效果通常不佳。

(三)卡氏肺孢子菌病

1. 病原学　卡氏肺孢子菌过去一直将它看作是一种原虫，研究发现其DNA序列与真菌非常接近，目前已将其列入真菌。

2. 临床表现　卡氏肺孢子菌病可分为2个类型。

(1)婴儿型：主要发生在1～6个月小婴儿，起病缓慢，主要症状为食欲差、烦躁不安、咳嗽、呼吸增速及发绀，而发热不显著。肺部啰音不明显，本病特点之一是肺部体征与呼吸窘迫症状严重程度不成比例。

(2)儿童型：主要发生于各种原因致免疫功能低下的小儿，起病急骤，发热常见，症状为干咳、呼吸急促，听诊肺部啰音不明显，与呼吸困难严重程度不成比例，病程发展快，不治疗时多死亡。

3. 辅助检查

(1)血常规：白细胞计数正常或稍高，约50%的病例淋巴细胞减少，嗜酸性粒细胞轻度增高。

(2)血气分析：低氧血症。

(3)影像学检查：X线检查可见双侧弥漫性颗粒状阴影，自肺门向周围伸展，伴支气管充气影，以后变成致密条索状，间杂有不规则片块状影，后期有持久的肺气肿，可伴纵隔气肿及气胸和囊泡。

(4)直接镜检：取痰液、支气管肺泡灌洗液，细胞染色可见具特征性肺泡内泡沫状嗜伊红物质团块富含肺孢子菌。乌洛托品硝酸银染色见直径6～8μm的黑褐色圆形或椭圆形的囊体，位于细胞外。

(5)培养：取标本接种于培养基上可做真菌培养。

4. 诊断及鉴别诊断　气管吸取物或肺活检组织切片、支气管肺泡灌洗液中细胞染色直接镜检，或真菌培养阳性可确诊。本病需与细菌性肺炎、病毒性肺炎、真菌性肺炎，ARDS及淋巴细胞性间质性肺炎鉴别。病原学检查是鉴别的重要依据。

5. 治疗　首选药物为甲氧苄啶(TMP)20mg/(kg·d)联合磺胺甲噁唑(SMZ)100mg/(kg·d)，分2次服，连服2周。亦有主张复方磺胺甲噁唑(SMZCo)100mg/(kg·d)2周后减1/2量再用2周，再减为1/4量连用2个月。在应用免疫抑制药的高危患儿中，为预防此病使用剂量为TMP 5mg/(kg·d)和SMZ 25mg/(kg·d)，皆分2次口服，每周连服3d，停4d，连用6个月。

(俞　蕙　王晓红)

第十六节　淋　病

(一)概述

淋球菌病(简称淋病)是由淋病奈瑟菌感染引起的传染性疾病，临床以泌尿生殖系统的化脓性炎症为特点，也可引起眼、咽、直肠肛门感染和播散性感染。

(二)流行病学

1. 传染源　人是唯一的宿主，患者和带菌者为传染源。

2. 传播途径　主要是性接触传播，婴幼儿和儿童感染多经密切接触含淋球菌分泌物或使用被污染的家庭生活卫生用具而感染；还可经母婴传播，母亲的感染可累及羊膜腔导致胎儿感染；在分娩时新生儿经过感染的产道可受感染。

3. 易感人群　人群普遍易感，女童发病多，与阴道口及尿道口完全暴露及女童使用家庭生活卫生用品机会较多有关。淋球菌可潜伏在腺体内形成慢性淋病反复发作。

(三)发病机制

1. 病原学　淋病奈瑟菌(淋球菌)，是革兰阴性双球菌，喜潮怕干，对外界抵抗力弱，并有自溶的特性，对各种消毒剂很敏感。淋球菌容易产生耐药菌株，已出现产β-内酰胺酶的耐青霉素淋球菌株(Penicillinase-producing N. gonorrhoeae，PPNG)、染色体介导的β-内酰胺酶阴性的耐药淋球菌株(Chromosomally mediated resistant Neisseria gonorrheae，CMRNG)、质粒介导的耐四环素淋球菌株(Tetracycline-resistant N. gonorrhoeae，TRNG)，给治疗增加了难度。

2. 病理生理学　淋球菌主要侵犯黏膜，尤其是柱状上皮和移行上皮形成的黏膜，淋球菌外膜上的菌毛和蛋白Ⅱ黏附到黏膜表面上皮细胞，然后直接侵入上皮细胞，使其变性、溶解，刺激上皮细胞吞噬而逐渐侵入黏膜下组织，引起皮下感染。淋球菌内毒素、脂多糖、补体和IgM，引起局部急性炎症，出现充血、水肿、化脓、粘连，使黏膜上皮细胞，甚至黏膜下及浆肌层等都遭到破坏。病变在各腺管及开口处尤为明显，造成开口阻塞，形成脓肿，破溃后可形成瘘。

如果淋球菌从黏膜感染部位侵入血液，可在各个组织中引起淋球菌感染，称为播散性淋球菌感染。

(四)临床表现

潜伏期2～10d，平均3～5d。

1. *症状* 淋球菌感染可造成婴幼儿及儿童多种疾病，临床表现取决于最初感染的部位。

(1)新生儿：多经母亲产道感染，主要累及眼，还可导致头皮脓肿、阴道炎、败血症、关节炎或脑膜炎。

新生儿淋菌性眼炎：多发生出生后2～5d，表现为急性化脓性结膜炎，双眼睑水肿、充血，大量脓性分泌物，严重可侵及角膜，引起角膜炎，角膜溃疡，甚至角膜穿孔，少数可引起全眼发炎及眼球脱落造成失明。

新生儿淋菌性关节炎：是淋菌性败血症的最常见症状之一，多在出生后1～4周发病，累及多为大关节，如膝、肘、踝、腕、肩、髋等，可累及多个关节。初起患肢不能活动，因疼痛被动活动时则引起哭闹。如不及时处理，股骨头可形成坏死。

(2)儿童：多为间接接触传染，是与淋病患者密切接触或使用被污染的卫生用具等感染，但亦有因性虐待而直接感染。主要累及生殖道，也可发生肛门直肠和咽扁桃体的感染。

儿童淋菌性泌尿生殖道炎。

幼女淋病多为淋菌性外阴及阴道炎，表现外阴潮红肿胀，两阴唇间有黄绿色脓性分泌物流出，可出现糜烂、溃疡、疼痛，伴排尿困难，有时肛门、直肠也可出现淋菌性炎症，表现为里急后重，大便含脓血。若未及时处理，可沿阴道、子宫腔上行，引起输卵管炎和盆腔炎。

男童淋病多为淋菌性尿道炎，表现为尿频、尿痛、尿道口有脓性分泌物流出，也可伴淋菌性直肠炎、扁桃体炎、咽炎。偶可表现为无症状的脓尿。

(3)青少年：性活跃期的青少年感染来源主要通过性传播。主要累及泌尿生殖道。

女性淋菌性阴道炎、尿道炎、子宫颈炎、输卵管炎 临床症状常不明显，但少数女性可导致盆腔炎合并肝周围炎(Fitz-Hugh-Curtis syndrome)，导致异位妊娠和不孕症。血源播散可累及皮肤关节发生淋球菌关节炎/皮炎综合征(Arthritis-Dermatitis syndrome)。播散最常发生在月经期1周内。

男性淋菌性尿道炎常有明显尿急、尿频、尿痛等症状。也常见直肠肛门和咽部炎症，可导致附睾炎。

并发症：各种淋菌性炎症可从原发部位经血源播散发展为播散性淋球菌感染，也有很多病人原发部位的症状已不明显，导致淋菌性败血症、脑膜炎、心内膜炎、心肌炎、肝炎，重者可致死，造成的播散性淋球菌感染的危险因素有免疫缺陷者，月经期内。

2. *流行病学史* 注意询问家庭成员中特别是母亲是否有淋病史。

3. *体格检查*

(1)新生儿：眼睑水肿、结膜充血，大量脓性分泌物，四肢活动少，疼痛。

(2)儿童及青少年：外阴潮红肿胀，有黄绿色脓性分泌物流出，可见糜烂、溃疡、伴排尿困难。尿道口有脓性分泌物。要注意检查有无性虐待。

(五)辅助检查

1. *常规检查* 眼、外阴、阴道、尿道等处的分泌物检查，可见大量的白细胞和脓细胞。

2. *病原学检查*

(1)直接涂片检查：取分泌物涂片革兰染色，可见细胞内革兰阴性双球菌。

(2)分离培养：标本采集后，应立即送检，并采用含有可选择地抑制许多其他细菌生长的选择培养基进行分离培养及药物敏感试验。对于儿童咽部培养出奈瑟菌时应注意排除是否是咽部的正常的菌群。

(3)抗原检测：固相酶免疫试验(EIA)，可用来检测临床标本中的淋球菌抗原。

(4)基因检测：淋球菌的基因探针、PCR技术，检测淋球菌。

(六)诊断及鉴别诊断

1. *诊断* 根据流行病学资料、不同年龄的典型临床表现及实验室检查做出诊断。

2. *鉴别诊断* 应与其他非淋球菌病原引起的新生儿结膜炎、外阴炎、尿道炎等相鉴别。

(七)治疗

针对不同病情采取不同的治疗方法，及时、足量、规律用药。

1. *新生儿淋菌性眼炎* 水剂青霉素10万U/(kg·d)，静脉滴注，共5d。有高胆红素血症的婴儿，尤其是未成熟儿慎用头孢曲松。眼局部可用盐水冲洗分泌物。

2. *非播散性淋球菌感染* 体重＜45kg的儿童，头孢曲松钠125mg，体重≥45kg者250 mg，1次肌内注射；或头孢噻肟25 mg/(kg·d)(最大剂量 1g) 1 次肌内注射;或头孢克肟 20 mg/(kg·d)(最大 800mg),口服;或阿奇霉素 20 mg/(kg·d)(最大 1g),口服。

3. 播散性淋病　可选用青霉素、头孢曲松、头孢噻肟、环丙沙星、氧氟沙星等,共 7d,有脑膜炎时疗程 10～14d。

4. 对产生青霉素酶的淋球菌(PPNG)　可使用青霉素加舒巴坦钠,也可选用其他头孢菌素类、大观霉素,氧氟沙星,β-内酰胺酶抑制药和青霉素类药合药。

(八)预防

1. 对有淋球菌病母亲的新生儿　生后用 1%硝酸银或 1%四环素%或 0.5%红霉素眼药水预防新生儿淋球菌性结膜炎。

2. 对家庭成员中有淋病的儿童　应避免接触患者的衣物,不要共用生活卫生用具。积极治疗患者。

(万朝敏)

第十七节　狂　犬　病

狂犬病(rabies),又称恐水症(hydrophobia),是由狂犬病毒引起的中枢神经系统急性传染病,为人畜共患的自然疫源性疾病。临床上以恐水、怕风、咽肌痉挛、进行性瘫痪为特征,病死率极高。

(一)病原和流行病学

狂犬病病毒(rabies virus)属弹状病毒科狂犬病病毒属。有 5 个血清型,病毒由核衣壳和类脂质包膜构成,基因组为单负链 RNA。核衣壳蛋白能刺激 T 细胞免疫,包膜糖蛋白(G)可诱导中和抗体和细胞免疫。病毒对理化因素抵抗力较低,56℃ 30min 或 100℃ 2min、强酸、强碱、甲醛、氯化汞、脂溶剂、季胺类化合物都能很快杀灭之;紫外线和直射阳光可迅速降低病毒活力。4℃以下可存活数周,冷冻干燥后置 4℃以下可保持感染性数年。

狂犬病的传染源主要是犬,其次是猫和狼,其他野生动物如狐、浣熊、吸血蝙蝠也能传播本病。患病或带毒动物唾液中有大量病毒,通过咬伤、抓伤和舔伤皮肤黏膜而侵入,偶经食入带毒肉类而感染。人群普通易感,被病犬咬伤而未预防接种者发病率为 10%～70%,病死率近 100%。狂犬病在全球 2/3 的国家和地区流行。我国在 20 世纪 50 年代发病率很低,近几年随着“宠物热”的升温,发病率逐年增高。

(二)发病机制和病理改变

狂犬病病毒的靶细胞是神经细胞和肌细胞。侵入后先在局部神经末梢或在附近肌细胞中增殖,其后再侵入神经末梢,沿周围传入神经轴索上行至脊髓前背根神经内大量增殖,然后侵入脊髓和中枢神经系统,主要侵犯脑干、基底核、海马回及小脑等处神经元,引起弥漫性脑脊髓病变;再沿传出神经侵入各组织器官继续复制。由于迷走神经、舌咽神经核及舌下神经核受损伤,可发生呼吸肌及吞咽肌痉挛。交感神经受累时,可致唾液分泌和出汗增多。延髓和脊髓受损,则可引起各种类型的瘫痪。最终因脑实质损伤导致呼吸和循环衰竭而死亡。病毒侵入靶细胞的机制与病毒结合乙酰胆碱受体或其他受体有关。病毒抗原诱导的特异性中和抗体、特异性细胞免疫及其分泌的细胞因子,特别是干扰素在抗狂犬病病毒免疫中起重要作用。

主要病理改变为脑实质和脑膜水肿、充血及微小血管出血,尤以大脑海马、延髓、脑桥、小脑及咬伤部位相应的背根节及脊髓段最为严重。显微镜下见神经细胞空胞形成,透明变性和染色体分解及小神经胶质细胞浸润,血管周围单核细胞及浆细胞浸润。70%～80%患者的神经细胞内可发现胞质内包涵体,又称内基小体(Negri bodies),呈圆形或卵圆形,直径 3～10μm,由狂犬病病毒核糖核蛋白聚集而成,有特异性诊断价值。

(三)临床表现

潜伏期长短不一,4d 至 19 年,绝大多数在 1 年以内。影响潜伏期的因素为年龄(儿童较短)、伤口部位(头面部发病早)、伤口性质(深咬伤较短)和入侵病毒的数量、毒力及宿主防御机制等。典型临床经过分为 3 期。

1. 前驱期　1～4d,常有低热、头痛、乏力、咽痛、腹痛、烦躁等。继之对强光、高声等刺激敏感而有咽喉紧迫感,进食时咽喉肌轻度痉挛,但尚能吞咽。约 80%病人伤口局部及其神经通路上有放射性疼痛、麻木、痒及感觉异常。

2. 兴奋期　1～3d。反射性咽喉痉挛逐渐加重,每当水、风、光、声、烟刺激时会引起咽喉部严重痉挛(恐水症)。呼吸肌痉挛可致呼吸困难。全身肌张力高,颈部强硬。常出现躁狂与昏睡交替。由于交感神经亢进,有大汗、心率增快、血压升高、瞳孔扩大、唾液分泌增加等表现。病人可高热39～40℃。神志大多清晰，部分有精神失常。可在发作中死于呼吸衰竭或循环衰竭。

3. *麻痹期* 6～18h。痉挛减少或停止，病人渐安静，逐步发生全身弛缓性瘫痪。感觉减退，反射消失，呼吸慢而不规则，心搏微弱，血压下降，神志不清，最终因呼吸麻痹和循环衰竭而死亡。

整个病程3～5d，极少超过10d。极少见的"麻痹型"病例以高热、进行性麻痹为主，终至衰竭死亡，全病程8～9d。

（四）实验室检查

1. *血、尿常规及脑脊液* 白细胞总数（12～30）$\times10^9$/L，中性粒细胞可＞0.8（80%）。轻度蛋白尿，偶有透明管型。脑脊液压力正常或稍增高，细胞数及蛋白量稍增多。

2. *病原学检查*

（1）病毒分离：取病人唾液（病后4～24d），脑脊液和尿沉渣（病后前2周内）或死后脑组织悬液分离病毒。

（2）内基小体检查：取死者脑组织或咬人动物脑组织（最好是脑室底部）切片，Seller染色直接镜检找内基小体，阳性率为70%～80%。

（3）病毒抗原检测：取病人唾液、咽-气管分泌物、尿沉渣、有神经元纤维的皮肤活检标本，用免疫标记法检测病毒抗原，具有较高敏感性和特异性。

（4）中和抗体测定：病人存活1周以上检测血清中和抗体，未接种疫苗者抗体水平低；接种过疫苗者在出现症状后6～10d抗体水平快速增高，滴度可≥1∶5 000。病程晚期脑脊液中检出高水平抗体（疫苗不能诱导）亦有诊断意义。

（五）诊断及鉴别诊断

对发作阶段病例，根据病兽咬伤史及典型症状即可作出临床诊断。但在疾病早期，咬伤史不明确时容易误诊。确诊有赖于病原学检查或尸检脑组织发现内基小体。需与破伤风和其他病毒所致脑炎和脑膜炎鉴别。

（六）预防和治疗

1. *控制和消灭传染源* 加强犬等管理，野犬尽量捕杀，家犬注射疫苗。狂犬应立即击毙，焚毁或深埋。一时不能肯定为狂犬者应隔离观察10d。

2. *伤口处理* 伤口立即处理甚为重要。以20%肥皂水或0.1%苯扎溴铵（新洁尔灭）彻底冲洗伤口至少30min；再用烧酒或70%乙醇、碘酊涂搽几次，以清除局部病毒。除非伤及大血管需要紧急止血外，3d内不必包扎或缝合伤口。

3. *疫苗接种* 是预防和控制狂犬病的重要措施之一。

（1）狂犬病病毒疫苗：目前主要使用细胞培养疫苗①人二倍体细胞疫苗。免疫原性强，不良反应很少，注射次数少，但价格昂贵。②佐剂地鼠肾细胞疫苗。国内广泛采用，使用安全。③纯化Vero狂犬病疫苗。免疫原性和不良反应与①相似，但价格低。其他有纯化鸡胚细胞疫苗和鸭胚疫苗等。

（2）接触前免疫：对象为有职业危险者和狂犬病人密切接触者。推荐0、28d二剂和0、7、28或0、28、56d三剂接种方案，每次1ml肌内注射或深皮下注射。

（3）接触后免疫：WHO推荐的标准免疫方案为0、3、7、14d和30d各肌内注射1ml，第90天再加强1次。注射部位成年人取三角肌，儿童取腿前外侧。

4. *注射免疫血清* WHO推荐，在接种疫苗同时注射人狂犬病免疫球蛋白（HRIG），剂量为20U/kg（马抗血清剂量为40U/kg），先皮试，阴性者尽可能多地在伤口周围浸润注射，余量注入腹部肌肉。皮试阳性者需行脱敏处理。

5. *其他治疗措施* 单间隔离病人，加强监护，避免一切不必要刺激。补充水电解质及热量，纠正酸碱平衡失调，维护心血管及呼吸功能。兴奋期狂躁时可交替应用多种镇静药，甚至应用吗啡或全身麻醉。咽喉痉挛不能控制导致窒息时可气管切开，间歇正压给氧。脑水肿时给脱水药。麻痹期可用呼吸循环兴奋药、给氧或人工辅助呼吸。

（方　峰）

第十八节　巨细胞病毒感染

巨细胞病毒感染（cytomegalovirus infection）由人巨细胞毒（human cytomegalovirus，HCMV）引起，多在儿童时期发生。大多数感染者无症状，但在先天感染和免疫抑制个体可引起严重疾病。

婴幼儿期感染常累及肝。

(一)病原和流行病学

HCMV 属疱疹状毒 β 亚科。基因组为线状双链 DNA,暂定一个血清型。病毒抗原种类多,包括即刻早期抗原(IEA)、早期抗原(EA)和晚期抗原(LA,病毒结构蛋白)。HCMV 在尿中较稳定,置 4℃可保存 10d,在－20℃反比 4℃灭活更快。HCMV 具严格种属特异性和潜伏-活化特性。初次感染称原发感染(primary infection);在免疫功能减退时潜伏病毒活化繁殖或再次感染外源性病毒则称再发感染(recurrent infection)。

我国一般人群 HCMV 抗体阳性率为 86%～96%,孕妇 95%左右;儿童至周岁时已达 80%左右。感染者是唯一传染源,HCMV 存在于鼻咽分泌物、尿、宫颈及阴道分泌物、乳汁、精液、眼泪和血中。原发感染者可持续排病毒数年之久;再发感染者可间歇排病毒。传播途径主要有以下 2 种。

1. 母婴传播　先天感染(经胎盘传播)和围生期感染(产时或母乳)。

2. 水平传播　主要通过密切接触和医源性传播。

(二)发病机制和病理改变

1. HCMV 的细胞和组织嗜性　上皮、内皮细胞和成纤维细胞是其主要靶细胞;外周血细胞是其易感细胞;实质性细胞如脑和视网膜的神经细胞、胃肠道平滑肌细胞和肝细胞亦可被感染。HCMV 的组织嗜性与宿主年龄和免疫状况有关。在胎儿和新生儿,神经细胞、唾液腺和肾上皮细胞对 HCMV 最为敏感,网状内皮系统也常受累。在年长儿和成年人,免疫正常时病毒多局限于唾液腺和肾,显性原发感染者易累及淋巴细胞;免疫抑制者肺部最常被侵及,并易发生播散型感染。

2. HCMV 与宿主细胞的相互作用　HCMV 经血流至各个器官,白细胞是其载体。HCMV 与宿主细胞相互作用,导致下列结局(前三者可相互转化)。

(1)产毒型感染或称活动性感染:病毒在宿主细胞核内复制,形成包涵体,并引起细胞病变,最终致其溶解死亡。

(2)潜伏感染:原发感染后,HCMV 可终身潜伏于宿主细胞内,病毒不复制,不形成包涵体,电镜,免疫荧光抗体和病毒分离均不能检出,而用核酸杂交法和 PCR 法可检出病毒 DNA。

(3)细胞转化:病毒基因整合至细胞基因组内,并可表达病毒抗原,宿主细胞因病毒基因整合而发生转化和增生。

(4)不全感染:病毒在宿主细胞内有少量复制,可致细胞功能紊乱而无明显细胞形态改变。

3. 机体免疫反应　体液免疫在宿主抗 HCMV 反应中不起主要保护作用,如高滴度中和抗体存在时仍可有病毒血症、排病毒或发生疾病,但可减轻感染的程度。特异性细胞免疫(主要是 CTL)在限制病毒播散和防止潜伏病毒活化中起关键作用。已证实,HCMV 本身可致细胞免疫功能抑制,这与病人持续排病毒、病毒扩散、易继发感染有关。

4. HCMV 的致病性　HCMV 是弱致病因子,对免疫正常的健康个体并不具明显毒力,绝大多数感染为无症状或亚临床型;病毒能产生逃逸宿主免疫攻击和免疫监视的机制,使其侵入机体后得以长期存在,故有 HCMV 复制并不总是代表疾病过程,只有在免疫抑制(生理性或病理性)个体才易引起 HCMV 性疾病。

5. 病理改变　其特征是病变细胞明显增大,胞核也增大,常偏于一端。感染细胞可产生包涵体,位于核内或胞质中。核内包涵体与核膜间有一亮圈,使细胞呈"猫头鹰眼"样。病变细胞附近常有浆细胞、淋巴细胞等浸润。

(三)临床表现

免疫正常者原发或再发感染绝大多数为无症状或亚临床型。

1. 婴儿感染

(1)先天感染:生后 2 周内实验室证实有 HCMV 感染可诊断之。5%～10%的有临床症状。严重感染时常有多系统器官受损,旧称巨细胞包涵体病(CID)。临床上以黄疸(直接胆红素升高为主)和肝、脾大最常见。可有血小板减少所致瘀斑、头小畸形、脑钙化和视网膜脉络膜炎。外周血异淋增多,脑脊液蛋白增高和血清肝酶增高。部分患儿在婴儿期出现感觉神经性耳聋和神经肌肉功能障碍如肌张力低下和瘫痪。HCMV 还可致腹股沟疝、腭裂、胆道闭锁、心血管畸形和多囊肾等畸形。非典型者可以上述表现的多种组合形式出现。严重感染病死率达 30%,主要死因为肝衰竭、DIC 和继发严重感染。幸存者非神经损害多可恢复,但神经性损害常不可逆,约 90%有后遗症包括智力障碍、感觉神经性耳聋(显性感染发生率 25%～50%,不显性感染 10%～15%,可呈晚发性或进行性加重)、神经缺陷和眼部异常等。部分儿童可有语言障碍和学习困难。

(2)围生期及生后感染：出生后 3～12 周开始排毒者为围生期感染。出生 12 周后开始排病毒为生后感染，多无症状，显性表现如下。

①HCMV 肝炎。呈黄疸型或无黄疸型，轻至中度肝大，常伴脾大，黄疸型常有不同程度淤胆，血清肝酶轻至中度升高。部分婴儿呈亚临床型。

②HCMV 肺炎。多无发热，可有咳嗽、气促、肋间凹陷，偶闻肺部啰音。X 线检查多见弥漫性肺间质病变，可有支气管周围浸润伴肺气肿和结节性浸润。部分病儿同时伴肝损害。

③输血后综合征。临床表现多样，可有发热、黄疸、肝、脾大、溶血性贫血、血小板减少、淋巴细胞和异淋增多。常见皮肤灰白色休克样表现。亦可有肺炎征象，甚至呼吸衰竭。在早产儿，特别是极低体重儿病死率可达 20%以上。

围生期感染者很少有后遗症，但在早产儿和高危足月儿，特别是出生后 2 个月内开始排病毒的早产儿发生后遗症的危险性增加。生后感染者不发生后遗缺陷。

2. *免疫正常儿童感染*　多无症状，显性感染在 4 岁以下可致支气管炎或肺炎；在 7 岁以下可表现为无黄疸型肝炎；在青少年则与成年人相似，表现为单核细胞增多症样综合征：不规则发热、不适、肌痛等，全身淋巴结大较少见，渗出性咽炎极少，多在病程后期(发热 1～2 周后)出现典型血象改变[白细胞总数达(10～20)×10^9/L，淋巴细胞>0.5(50%)，异淋>0.05(5%)]；90%以上血清肝酶轻度增高，持续 4～6 周或更久，仅约 25%有肝、脾大，黄疸极少见。嗜异性抗体均为阴性。

3. *免疫抑制儿童感染*　最常表现为单核细胞增多症样综合征，但异淋少见。部分因免疫抑制治疗有白细胞减少伴贫血和血小板减少。其次为肺炎，在骨髓移植者最为多见和严重，病死率高达 40%。HCMV 肝炎在肝移植受者常与急性排斥反应同时存在，以持续发热，肝酶升高，高胆红素血症和肝衰竭为特征。肾移植者可发生免疫复合物性肾小球肾炎。胃肠道疾病常见于艾滋病及骨髓、肾和肝移植者，病变常累及整个胃肠道，内镜可见溃疡，严重时见出血性和弥散性糜烂。还可发生脑膜脑炎、脊髓炎、周围神经病和多发性神经根炎等神经系统疾病。

(四)病原学检查

1. *病毒分离*　最可靠，特异性最强。利用免疫标记技术检测病毒抗原可缩短病毒检出时间至 24～32h。常采用尿样本，也可取体液和组织样本。

2. *HCMV 标志物检测*　在各种组织或细胞标本中可检测 HCMV 标志物如包涵体、病毒抗原、病毒颗粒和病毒基因(DNA 或 mRNA 片断)，前 3 项任 1 项阳性或检出 HCMV mRNA 均表明有活动性感染。

3. *血清学检查*　抗 HCMV IgM 是原发感染或活动性感染标志(再发感染时常再现，其水平低于原发感染时)。抗 HCMV IgG 阳转表明原发感染，双份血清抗体滴度≥4 倍增高提示活动性感染。6 个月以下婴儿应注意胎传抗体的存在。

(五)诊断和鉴别诊断

HCMV 感染的临床表现常难与其他病原感染相区别，故病原学检查是诊断的唯一可靠依据。由于 HCMV 致病力弱，免疫正常时无论原发或再发感染，绝大多数无症状，故在免疫正常个体应先排除其他病因，谨慎诊断 HCMV 疾病。

在 CID 时，应与其他宫内感染如先天性风疹，弓形虫、梅毒螺旋体、单纯疱疹病毒等感染相鉴别。HCMV 引起传单样综合征时应与其他病原，特别是 EBV 引起者鉴别。输血后综合征应排除 HBV 和 HCV 等感染。

(六)预防和治疗

1. *预防*　易感孕妇应避免接触已知排病毒儿童的分泌物。含病毒母乳置－20℃冻存后食用可明显减弱其感染性。使用冰冻去甘油血制品或洗涤细胞可减少输血后感染。有报道阿昔洛韦或更昔洛韦在移植前后预防性用药能减少移植者 HCMV 疾病的发生。有人建议使用抗病毒药物加 IVIG 或高效价 HCMV 免疫球蛋白预防某些高危移植患者的 HCMV 疾病。减毒活疫苗的疫苗病毒潜伏和潜在致癌性问题尚未解决。亚单位疫苗如 gB、gH 和 pp65 亚单位疫苗正在研究之中。

2. *治疗*

(1)抗病毒治疗：①更昔洛韦(GCV)，为儿童严重 HCMV 感染的一线用药，治疗方案参照成年人，诱导治疗，5mg/kg，12h 1 次，持续 2～3 周；维持治疗：5mg/kg，1/d，连续 5～7d，若维持阶段疾病进展，可考虑再次诱导治疗。静脉滴注，时间需>1h，肾损害者应减量，注意骨髓抑制等不良反应。②膦甲酸(PFA)，一般作为替代用药，可单用或与 GCV 联用。治疗方案为诱导治疗，60mg/kg，8h 1 次，连用 2～3 周，免疫抑制者需维持治疗，90～120mg/

kg,1/d。PFA 有肾毒性,易沉积于骨、牙和软骨中,病人的耐受性不如 GCV。

(2)对症治疗:对 HCMV 相关疾病予以相应处理,如肝炎时降酶、退黄、护肝治疗;肺炎有呼吸困难时氧疗法等;注意防治二重感染。

(方 峰)

第十九节 流行性出血热

流行性出血热是汉坦病毒引起的自然疫源性疾病。1982 年世界卫生组织(WHO)将其定名为肾综合征出血热(hemorrhagic fever with renal syndromes,HFRS)。临床上以发热、充血出血、休克、急性肾损害等为特征。

(一)流行病学

1. 传染源 带病毒的野生啮齿动物(鼠类和鼠螨)是主要传染源,病毒宿主主要是黑线姬鼠和褐家鼠。

2. 传播途径 病毒通过鼠的血、唾液、尿及粪便排出,可经多种途径传播给人。

(1)动物源性传播(鼠类):通过含病毒的鼠排泄物污染尘埃后形成气溶胶颗粒经呼吸道感染;进食污染的食物、水,经口腔黏膜及胃肠黏膜感染;被鼠咬伤或直接经皮肤、黏膜接触感染。

(2)媒介传播(螨媒):鼠体表寄生的螨类叮咬人引起感染。

(3)垂直传播:患病孕妇经胎盘感染胎儿。

3. 易感人群 普遍易感,病后可获得持久免疫,极少见到二次感染发病的报道。婴幼儿很少患本病,儿童多见于 10 岁以上者。

4. 流行特征 多发生在林区、山区、沼泽、草原或低洼湿地,我国为高发地区。与宿主动物生态学、动物流行病学有关,还与易感人群免疫状况和接触机会有密切关系,一年四季均可发病。

(二)发病机制

1. 病原学 汉坦病毒含大中小三段单股负链 RNA 片段,其中的糖蛋白有较强的免疫原性和稳定的抗原决定簇,抗原出现最早,有利早期诊断。膜蛋白含中和抗原和血凝抗原,诱导宿主产生具有保护作用的中和抗体。汉坦病毒对外界抵抗力不强,对紫外线、乙醇和碘酒敏感,不耐热、不耐酸,对乙醚、氯仿和去氧胆酸盐敏感。

2. 病理生理学 流行性出血热是由病毒的直接作用、免疫损伤以及诱导巨噬细胞和 T 细胞释放细胞因子和介质引起的全身反应。病毒作为始动因素,直接导致感染脏器的功能损害,同时激发机体的免疫应答反应,此外,机体神经内分泌的变化炎症介质及血管性物质的释放以及严重的内环境紊乱,使病情错综复杂。

基本病理变化是全身小血管(包括小动脉,小静脉和毛细血管)广泛性损害,血管壁内皮细胞肿胀、变性,重者管壁可发生纤维蛋白样坏死和破裂等,引起各组织、器官充血、出血、变性,甚至坏死,以肾、腺垂体(垂体前叶)、肾上腺皮质、右心房内膜、皮肤等处病变尤为显著。

(三)临床表现

潜伏期 1～6 周。

1. 症状 典型临床经过分为发热、低血压、少尿、多尿及恢复 5 期,但各期也可有交叉重叠。近年来,许多病人的症状已趋向轻型化,多数病人发热期后直接进入多尿期或恢复期,病死率低。10%～20%的患者有前驱症状,表现为上呼吸道卡他症状或胃肠道功能失调。

发热是最早出现的必备症状,起病急骤,多见弛张型发热,有三痛症即头痛、眼眶痛和腰痛。在病程 4～6d 时,出现血压下降,呈现"热退症更重"的特点,出现休克,多伴有顽固性呃逆、恶心、呕吐、腹泻腹胀消化道症状,烦躁不安、神志恍惚、谵语,甚至狂躁、抽搐,可出现心力衰竭等,依次出现低血压、少尿,肾衰竭,有鼻出血、呕血、便血和尿血,可发生肺水肿、心力衰竭、酸中毒、尿毒症、高血压、消化道大出血以及继发感染等严重的合并症。在病程的第 10～12 天,进入多尿期,出现多尿和夜尿症,全身症状明显好转。少数仍表现衰竭,烦渴,厌食,恶心。可再次出现大出血,多尿也可引起电解质紊乱而继发休克,衰竭死亡。一般在病程的第 4 周开始进入恢复期,尿量逐渐恢复正常,夜尿症消失,尿浓缩功能恢复。

出血见于整个病程,程度轻重不一,严重出血是死亡的主要原因之一,急性肾衰竭大多可逆,少数转为慢性肾损害。

2. 流行病学史 询问于病前 2 个月(潜伏期内 7～46d,一般为 1～2 周)是否有进入疫区居住、旅游、逗留史,是否有与鼠、螨等带毒动物直接或间接接触史;或曾食用鼠类排泄物污染的食物。

3. 体格检查

(1)三红征:颈、肩和胸部皮肤潮红,重者呈酒醉貌。

(2)三肿征:球结膜水肿、面部水肿、眼睑水肿。

(3)出血征:腋下、胸前、颈、背、上肢、口腔软腭和眼结膜等部位可见出血点(点状、条索状、簇状);重者可见大片瘀斑或腔道出血。肾区有叩痛。

(四)并发症

可有腔道出血,中枢神经系统并发症,肺水肿,ARDS,心源性肺水肿。

(五)辅助检查

1. 常规检查

(1)血常规:早期白细胞总数正常或偏低,3~4d即明显增高,重症者可呈类白血病反应。血小板显著减少。红细胞和血红蛋白在发热期开始上升,低血压期逐渐增高,休克期患者明显上升,至少尿期下降,其动态变化可作为判断血液浓缩与血液稀释的重要指标。

(2)尿常规:早期即可出现蛋白、红白细胞及各种管型。

(3)血液生化:氮质血症、电解质紊乱。

2. 免疫功能检查

(1)免疫功能异常:调节性T细胞数量和功能失常,病初自发性抑制性T细胞(STs)活性明显低下,CD8细胞百分数增加,CD4/CD8比值倒置,增加的CD8细胞属于细胞毒性T细胞。

(2)血清免疫球蛋白:IgM和IgA增高,早期以IgM增高为主,急性期补体水平下降,血清总补体及补体C_3、C_4降低,早期即出现循环免疫复合物,肾组织做电镜或免疫荧光检查,在肾小球基底膜见有免疫复合物沉积。

3. 特异性血清学检查

(1)间接免疫荧光法检测在第1病日即可检出血清特异性IgM抗体,以后可检出特异性IgG抗体,还可用酶联免疫吸附试验(ELISA),免疫黏附血凝法(IAHA)检测阻断抗体。

(2)用直接免疫荧光法检测白细胞及尿沉渣细胞内病毒抗原;酶联免疫吸附试验(ELISA)、反向被动血凝法(RPHA)检测体液病毒抗原。

4. 核酸检测　通过汉坦病毒的M、S片段的多个cDNA克隆,制备检测汉坦病毒核酸的探针,检测患者血液、尿液和外周血淋巴细胞中的汉坦病毒核酸,具有较好的特异性和较高的敏感性。

(六)诊断及鉴别诊断

诊断　依据临床特点和辅助检查、结合流行病学资料,在排除其他疾病的基础上,进行综合性诊断,做出诊断。

在非疫区,非流行季节,对不典型病例,必须经特异性血清学诊断方法确诊。应与败血症、感染性休克、其他原因所致的肾衰竭、血液病等鉴别。

(七)治疗

采用综合治疗,病程早期抗病毒治疗,中晚期以对症治疗为主。早期以抗病毒为主,减轻中毒症状,减轻外伤,预防DIC。

1. 抗病毒治疗　在病程早期发病4d内静脉给予利巴韦林能有效地降低肾损害、增加血管稳定性,降低死亡率,特异性免疫球蛋白,免疫血清治疗。

2. 对症减轻中毒症状　高热应以物理降温为主,避免或慎用退热药,防止体温骤降或大汗诱发休克;出血明显者可用卡巴克洛、酚磺乙胺、维生素K和维生素C等。严重者可输新鲜血或血小板。重症病人有DIC者给予抗凝等相应治疗;中毒症状重可选用氢化可的松或地塞米松加入液体稀释后缓慢分次静脉滴注。

3. 液体疗法　大量体液丧失,血容量急剧减少及内环境严重紊乱,是发生低血压休克及肾损的主要原因,因此应采用液体疗法维持内环境平衡。

4. 抗休克治疗　血液透析。

(八)预后

流行性出血热的病死率一般在5%~10%,重型病人的病死率更高。

(九)预防

灭鼠、防鼠是预防本病关键的措施,同时进行灭螨防螨。目前国内外已研制成功的疫苗。

(万朝敏)

第二十节　登　革　热

登革热是由伊蚊传播的登革热病毒引起的一种急性传染病。临床上以起病急骤、高热、全身肌肉及关节痛,极度疲乏为特点。部分患者可有皮疹、出血倾向和淋巴结大。

(一)流行病学

1. 传染源　患者和隐性感染者为主要传染源，未发现健康带病毒者。患者在发病前 6～8h 至病程第 6 天，具有明显的病毒血症，可使叮咬伊蚊受染。

2. 传播途径　伊蚊是主要传播媒介，也是登革病毒的储存宿主。雌性伊蚊习惯于白天叮咬吸血。

3. 易感人群　在新疫区普遍易感。在地方性流行区，发病以儿童为主，人被登革病毒感染后，可对同型和异型登革病毒感染均产生免疫力，同型的免疫力持续时间较长，而且对其他 B 组虫媒病毒，也产生一定程度的交叉免疫。

4. 流行特征　主要发生于夏秋季，流行多突然发生，传播迅速，具有发病率高，病死率低的特点。一个地区在大流行后，虽然媒介等流行因素依然存在，但一定时期内也极少再有发病。在媒介伊蚊的自然分布区，当伊蚊密度达到一定水平而自然条件(如气温、雨量等)合适时，一旦有登革热病原传入，就有可能引起登革热局部暴发或流行。我国上海、福建、海南、广西、广东等地曾有局部流行。

(二)发病机制

1. 病原学　登革热病毒属 B 组虫媒病毒，为单股 RNA 病毒，病毒颗粒与乙型脑炎病毒相似。登革病毒对寒冷的抵抗力强，用乙醚、紫外线或 0.05%甲醛可以灭活。

2. 病理生理学　登革病毒进入人体后在毛细血管内皮细胞和单核-巨噬细胞系统内复制，然后进入血液循环形成第一次病毒血症。定位于单核-巨噬细胞系统和淋巴组织中的登革病毒继续进行复制，再次释入血流形成第二次病毒血症，并引起临床症状与体征。机体产生的抗登革病毒抗体与登革病毒形成免疫复合物，激活补体系统，导致血管的通透性增加，亦可导致血管水肿和破裂登革病毒的复制，可抑制骨髓中白细胞和血小板的再生，导致白细胞血小板减少和出血倾向。

病理变化有肝、肾、心和脑的退行性变；心内膜、心包、胸膜、胃肠黏膜、肌肉、皮肤及中枢神经系统不同程度的出血；皮疹内小血管内皮肿胀，血管周围水肿及单核细胞浸润。

(三)临床表现

潜伏期 3～15d，一般为 5～8d。

1. 症状　从无临床症状到严重症状，特别是在儿童，可表现为自限性的发热，也可表现急性进展，甚至死亡。根据临床表现特点和严重程度，世界卫生组织把登革热分为典型登革热、登革出血热和登革休克综合征 3 型。

(1)典型登革热：儿童起病比成年人稍缓，畏寒、高热，少数呈双峰热。头痛、眼球或眶后痛，全身肌肉、骨关节疼痛似骨折样或碎骨样，严重者影响活动。病程 3～6d 出现为斑丘疹或麻疹样皮疹，也可表现为猩红热样皮疹，出血性皮疹，皮疹分布于全身、四肢、躯干和头面部，多有痒感，皮疹持续 5～7d。疹退后无脱屑及色素沉着。25%～50%的病例有不同程度出血，如牙龈出血、鼻出血、消化道出血、咯血、血尿等。儿童常出现鼻出血，少尿和肝大。登革出血热出血倾向严重，如鼻出血、呕血、咯血、尿血、便血等，四肢、面部、腋窝、黏膜可见散在性出血点，融合成瘀斑，常有 2 个以上器官大量出血，当出血部位位于脑、心脏、肾上腺等重要脏器常危及生命。

(2)登革休克综合征：在病程中或退热后，病情突然加重，有明显出血倾向伴周围循环衰竭。表现为皮肤湿冷，脉压进行性缩小，血压下降，烦躁、昏睡、昏迷等。病情凶险，可在 4～6h 死亡。

2. 流行病学史　仔细询问近 15d 内有无蚊叮咬史，周围有无类似病人。

3. 体格检查

(1)三红征：颜面潮红、颈红、胸背红。

(2)皮疹：多样性皮疹，可为麻疹样、猩红热样、紫癜样斑丘疹，消退后有脱屑。

(3)浅表淋巴结大，常见肝大而极少有黄疸。

(4)肌肉和关节痛，但外观无红肿。

(5)束臂试验阳性。

(6)注意严重出血的警示体征：如突然热退，呕吐，剧烈性腹痛，持续性呕吐，肝区疼痛，呕血，黑粪，呼吸困难，肢端冷，发绀，脉细，乏力、血压低，尿量减少多为严重状态，特别是血液浓缩但无脱水表现，将发生出血热和休克。

(四)辅助检查

1. 血常规　白细胞减少，中性粒细胞减少，血小板减少，血液浓缩，血细胞比容增加 20%以上。凝血酶原时间、部分凝血酶原时间，凝血时间都延长，纤维蛋白原减少，抗凝血酶、抗纤溶酶和清蛋白减少。

2. 血清学检查　补体结合试验、血凝抑制试验、中和试验的 2 次血清滴度呈 4 倍增长者可判为阳性，单次血清补体结合试验滴度≥1∶32，血凝抑制试验滴度≥1∶1 280，中和试验的中和指数≥50

可判为阳性。

3. 病原学检查　可用乳鼠脑、猴肾、白蚊伊蚊细胞株做病毒分离培养。还可通过细胞培养或RT-PCR在急性发热期病人的血中进行病原学检查；还可在发热后第1～9天，可检测登革病毒非结构蛋白NS1来协助诊断。

（五）诊断及鉴别诊断

1. 诊断　根据在流行地区的流行季节，突然起病，发热、三红征，骨及关节剧痛、皮疹，伴淋巴结大，以及束臂试验阳性，白细胞减少可做拟诊登革热。有明显出血倾向，肝大、血小板减少和血液浓缩应考虑登革热出血热；在疾病过程中或退热后，病情加重，明显出血倾向，同时伴周围循环衰竭者应考虑登革休克综合征，病原学检查以及特异性的血清学检查有助于确诊。

2. 鉴别诊断

(1)登革热：要与钩端螺旋体病、立克次体病、疟疾等疾病相鉴别。

(2)登革出血热：要与流行性出血热鉴别。

(3)登革休克综合征：其他细菌、病毒等感染性疾病引起的休克相鉴别。

鉴别要点从流行病学、病原学、临床特点进行鉴别。

（六）治疗

目前尚无针对登革热的特效抗病毒药物。重要的是对症治疗，液体疗法对登革热的治疗特别是对登革热出血热和登革热休克的治疗非常重要，不要使用乙酰水杨酸类解热药，以免增加出血倾向。根据登革热的严重程度安排治疗(表17-5)。

（七）预后

登革热是一种具自限性倾向的传染病，无并发症患者的病程约为10d。登革热通常预后良好，病死率约为3/10万。死亡病例多为重型患者，主要致死原因为中枢性呼吸衰竭。

（八）预防

防蚊灭蚊是预防登革热的根本措施。改善卫生环境消灭伊蚊孳生地，清理积水。喷洒杀蚊剂消灭成蚊。提高人群抗病力，登革疫苗仍处于研制、试验阶段。

表17-5　按照登革热疾病的严重程度的治疗指南

分类	治疗措施
A. 无警示体征	
登革热症状体征	补液
无警示体征	解热药和镇痛药*
B. 无警示体征但有轻微自发出血和束臂试验阳性	
登革热症状体征	积极补液
无警示体征但有轻微自发出血和束臂试验阳性	解热药和镇痛药*
C. 血细胞比容增加≤10%或血小板减少	
登革热症状体征	给予补液的情况下，严密观察
血细胞比容增加＞10%，不管血小板是否减少；或有其他警示体征	解热药和镇痛药*
D. 血液浓缩：血细胞比容增加＞10%或在儿童血液浓缩度＞42%或有其他警示体征	静脉输入晶体液和血浆代用品，密切观察24h，保证足够的液体，预防休克；解热药和镇痛药*；再评估血细胞比容增加
E. 休克状态	
休克状态[脉压＜1.33kPa(10mmHg)]	进入ICU；静脉输入胶体溶液
出血严重	输入新鲜血，血浆

（万朝敏）

第二十一节　埃博拉出血热

埃博拉出血热是由埃博拉病毒引起的传染性极强的急性出血性疾病，病死率高达50%～90%。临床以发热、出血、休克、呕吐、腹泻和皮疹为特征。

(一)流行病学

1.传染源 疾病极期的病人是主要传染源。现已证实,猴类和猩猩对埃博拉病毒本病亦易感,有可能成为本病的传染源。目前尚不清楚埃博拉病毒的自然宿主。

2.传播途径 通过接触病人的血液或其他体液,经皮肤、呼吸道或结膜而感染;使用未经严格消毒的注射器和针头可造成感染,也可经性传播。

3.易感人群 人群普遍易感。

4.流行特征 至今为止仅在非洲少数国家发生过数起暴发流行,但世界卫生组织已将埃博拉病毒列为对人类危害最严重的病毒之一。

(二)发病机制

1.病原学 埃博拉病毒源于非洲的刚果,在生物安全等级上和天花病毒同为最危险的第4级,埃博拉病毒为非分节段的单股RNA病毒,属于线状病毒科,可分为4种亚型,其中3种亚型即扎伊尔埃博拉、苏丹埃博拉、科特迪瓦埃博拉可使人和灵长类动物发病,病毒在室温下较稳定,60℃加温30min则被灭活,对脂溶剂、紫外线、甲醛和苯酚敏感。

2.病理生理学 埃博拉病毒进入体内后,侵入单核巨噬细胞系统,然后进入内皮细胞、成纤维细胞、肾上腺皮质、细胞间隙、血管与组织间隙生长繁殖,引起细胞病变,再进入血液循环,形成病毒血症,并广泛进入各组织器官。如肝、肾、淋巴组织、卵巢、睾丸、皮肤等。早期对淋巴组织损害,并对免疫系统产生巨大影响,但埃博拉病毒导致机体的损伤机制尚未完全清楚。病毒表面的一种连接糖基的糖蛋白分子能破坏血管内壁细胞,使血管出现渗漏,从而导致内出血,甚至大出血和休克等症状。

发病后生存者和死亡者在免疫反应方面有显著不同。在生存者中,早期出现针对病毒核心蛋白和40kD病毒蛋白质的高滴度抗体,随后有病毒抗原的清除和细胞毒性T细胞的激活,而致命性感染的特征是体液免疫反应受损,特异性IgG抗体缺如,IgM抗体也很低,在早期激活T细胞后,T细胞相关mRNA消失,白细胞中的DNA的断裂,大量血管内的细胞凋亡。因此,埃博拉病毒感染后早期对病毒复制的控制与否,决定病人病情是否恢复、疾病的严重程度和死亡。

各器官组织的病理改变可见局灶性坏死、弥漫性显微出血,尤其是肝、肾、肺、胰及淋巴组织更为明显,在组织中可见广泛存在的病毒颗粒及嗜酸性包涵体,微循环系统被破坏,出现大量的淋巴细胞,但无明显炎性反应。

(三)临床表现

潜伏期为2～21d,多在7～14d。

1.症状 早期症状与一般感冒相似。突然发热、极度虚弱、肌痛、头痛以及咽痛,继而呕吐、腹泻,发病数天后出现斑丘疹样皮疹。大多数患者在病程5～7d,出现尿少,视网膜炎,休克,眼、鼻腔、口腔、尿道、肛门等器官出血不止,严重出血可导致休克及死亡,整个病程约2周。

2.流行病学史 近3周内有到非洲暴发流行该病国家的病史。

3.体格检查 结膜炎和淋巴结大,发热后不久出现在躯干部位出现斑丘疹,以后可见瘀点、瘀斑、结膜下出血以及各器官出血。

(四)并发症

皮肤、胃肠道可出血不止,可发生低血压、休克、电解质及酸碱平衡失调、DIC;由于组织多发性局灶性坏死,可继发感染;可并发胰腺炎、睾丸炎、尿道炎、腮腺炎、舌炎、肺炎、唇裂、口腔溃疡等。

(五)辅助检查

1.血常规检查 早期白细胞轻度减少。

2.血液生化检查 血AST、ALT升高,AST升高明显,血淀粉酶升高,少数人血清白蛋白减少。

3.病原学检测

(1)电镜检查:从病人的血液、尿液、含汗腺的皮肤、肝穿刺组织中用电镜检出埃博拉出血热病毒颗粒是直接快速的诊断方法。

(2)病毒分离培养:将急性期病人的血液、尿液、分泌物或尸检组织悬液接种于Vero细胞,第3天应用间接免疫荧光染色方法检测细胞内病毒。也可接种于豚鼠或猴,观察发病情况,并用间接免疫荧光方法测定血液、组织中的病毒。

(3)分子生物学检测:应用RT-PCR技术可检测埃博拉出血热病毒的RNA,敏感性较高。

4.血清学检测

(1)病毒抗原检测:应用ELISA方法快速、简便地检测病人血液、分泌排泄物中的病毒抗原。用直接固相酶免疫法可检出10ng的病毒蛋白。用单克隆抗体夹心酶免疫法检测组织标本中的病毒。斑点免疫分析(DIA)方法检测病人血清,也可检出病毒。

(2)病毒抗体检测:应用中和试验或补体结合试验,检测血液中的病毒中和抗体。用间接免疫荧光方法、ELISA法检测血液特异性IgM、IgG。IgM抗体出现早，在发病后2～9d出现，在发病后1周达到高峰，可作为早期诊断的依据。1个月后IgM下降，特异性IgG抗体上升，双份血清IgG抗体有4倍以上升高，可确诊。

(六)诊断及鉴别诊断

1. 诊断　埃搏拉出血热临床表现与其他病毒性出血热相似，从病人或可疑受感染者血液或其他临床标本中检测出埃博拉病毒的抗原、抗体或核酸或用病毒分离方法分离出此病毒即可诊断。但因本病传染性强，做诊断检测的实验室必须具备严格的防护设施的相应的措施。

2. 鉴别诊断　须与非洲出血性疾病如马尔堡病、裂谷热、拉沙热、克里米亚-刚果出血热及黄热病等区别，主要依据病原学检测。

(七)治疗

目前尚无特异性治疗方法。对症支持治疗是最主要的治疗方法。避免创伤性操作，治疗采用全面对症、支持疗法。

1. 严格隔离　对病人必须进行严格的隔离，丢弃用品应焚毁处理，一切重复使用的用品在用前须消毒处理。尽可能避免创伤性操作。

2. 维持机体内平衡　维持水电解质平衡，做到既保证供给，又避免心肌损伤或影响肺血管的通透性；维持呼吸和血压；避免肌内注射，避免应用阿司匹林、非激素的抗炎药物和抗凝治疗；治疗病人的合并感染。

3. 补充凝血因子和血小板

(八)预后

预后极差，病死率50%～80%。尸体应经专人特殊处理。

(九)预防

主要措施是将病人和病毒携带者进行就地严格的隔离；对曾经发生流行的地区进行人员进出的严格管制；对从疫区来的人员进行严格的检疫。目前尚无可供实际应用的主动免疫的措施。

（万朝敏）

第二十二节　布氏菌病

布氏菌病是由布氏菌引起的一种人畜共患性传染病，又称马耳他热或波状热，临床上以缓慢起病，长期发热、多汗、虚弱、全身痛和关节痛、睾丸炎、肝、脾大等为特点。

(一)流行病学

1.传染源　患病的羊、牛、猪为主要传染源，病原菌存在于病畜的组织、尿、乳汁、产道分泌物、羊水中。

2.传播途径　人通过接触病畜或食用受染牛奶或奶制品而感染，也可通过呼吸道传染。偶有人与人之间的传播，可母婴垂直传播获先天感染，也可经母乳传播。

3.易感人群　普遍易感，并可重复感染或慢性化。

4.流行特征　发病季节以春夏为多，牧区发病率高。

(二)发病机制

1. 病原学　布氏菌是革兰阴性短小球杆菌，感染人的有马尔他布氏菌(羊型)、流产布氏菌(牛型)和猪布氏菌(猪型)3种，致病力以羊型最强，次为猪型，牛型最弱。布氏菌对热敏感，常用消毒药都能很快将其杀死。

2. 病理生理学　布氏菌侵入人体后，经淋巴管侵入淋巴结生长繁殖，经由巨噬细胞再进入各器官组织形成感染灶或迁徙性病灶。如果宿主不能清除感染，布氏菌定位于网状内皮系统，最初是肝、脾、骨髓，形成肉芽肿，大的肉芽肿可产生持续的菌血症，一般在暴露后1～3周发展为菌血症，布氏菌脂多糖和蛋白抗原等释放入血，形成毒血症症状和局部病灶的各种免疫反应。

病理特征为全身弥漫性网状内皮细胞增生和肉芽肿结节形成。

(三)临床表现

潜伏期短者1周，长者可达6个月，多在3～4周。

1. 症状　急性或隐匿性起病，临床症状为非特异性表现，如发热、多汗，常因大汗浸湿衣被，且与热退相伴，虚弱，乏力，体重下降，大关节痛，呈游走性，或肌肉疼痛。腹痛，头痛。轻型表现为自限性发热。严重者可有脑膜炎、心内膜炎和骨髓炎的并发症。

2. 流行病学史　注意询问近6个月内，特别是近1个月内有无病羊、牛、猪的接触史；有无饮用生牛、羊奶或奶制品，进食未熟病羊、牛、猪肉史。

3. 体格检查

(1)肝、脾及淋巴结大:主要为颈部及腋下淋巴结。

(2)关节痛/关节炎:单关节多于多关节,部位以髋和膝部大关节多见。

(四)辅助检查

1. 血常规　白细胞总数不高,分类正常或以淋巴细胞为主,异常淋巴细胞较高。

2. 病原学检查　病原培养。血和骨髓培养出布氏菌是诊断布氏菌的金标准,但培养需4周。在培养中因接触抗生素,细菌易发生形态变异,易造成菌型鉴别错误。

3. 血清学检查　是诊断布氏菌病的重要方法,虎红平板凝集试验凝集素IgG增高常作为布氏菌病的初筛试验,但在其他菌感染如伤寒、耶尔森菌感染和布氏菌菌苗预防接种后可出现假阳性。

(1)标准血清布氏菌凝集实验度>1∶100以上亦有辅助诊断价值。

(2)酶免疫分析法可检测出抗布氏菌IgG、IgA和IgM抗体,应用于临床怀疑病例而血凝试验阴性或怀疑复发者及再感染者。

(五)诊断及鉴别诊断

1. 诊断　由于流行特点、临床症状和病理变化均无明显特征,确诊本病只有通过细菌学、血清学、变态反应等实验室方法帮助诊断。

2. 鉴别诊断　与化脓性关节炎、结核病等相鉴别。

(六)治疗

1. 一般治疗　急性期应卧床休息,多饮水,进易消化饮食,保证热量。必要时给予解热镇痛药及镇静药。

2. 病原治疗　抗生素联合应用,长疗程或多疗程治疗,以细胞穿透力强的利福平和四环素类为基础用药,可联合应用氨基糖苷类,如链霉素与复方磺胺甲噁唑或头孢曲松嗪和喹诺酮类等。世界卫生组织和美国疾病控制中心推荐儿童布氏菌病治疗方案为多西环素与利福平,连续6周。口服多西环素2～4 mg/(kg·d),最大200 mg/d,分2次或四环素30～40 mg/(kg·d),最大2g/d,分4次。8岁以下不选择四环素。年幼儿可选择复方磺胺甲噁唑4～8周。为减少复发率,可联合四环素或复方磺胺甲噁唑和利福平15～20mg/(kg·d),由于存在潜在的利福平产生耐药的危险,不推荐单用利福平。对于有严重并发症如脑膜炎,心内膜炎和骨髓炎,先用链霉素或庆大霉素14d,再用四环素或复方磺胺甲噁唑6周,严重者可延长疗程至几个月。利福平降低复发率在少数情况下,在治疗的早期可出现类吉海反应(Jarisch-Herxheimer-like reaction),但一般都不重,可以很快恢复。

3. 外科治疗　合并深部组织脓肿应外科治疗。

(七)预防

1. 切断传播途径　疫区的乳类、肉类及皮毛需严格消毒灭菌后才能外运。保护水源。

2. 保护易感人畜　凡有可能感染本病的人员均应进行预防接种,目前多采用M-104冻活菌苗,划痕接种,免疫期1年。另外凡从事牲畜业的人员均应做好个人防护。牧区牲畜也应预防接种。

(万朝敏)

第二十三节　炭　疽　病

炭疽病是由炭疽杆菌引起的一种人畜共患的急性传染病。临床上以皮肤坏死、溃疡、焦痂和周围组织广泛水肿及毒血症症状为特点。偶可引致肺、肠和脑膜的急性感染,并可伴发败血症。

(一)流行病学

1. 传染源　患病的牛、马、羊、骆驼等食草动物是人类炭疽的主要传染源。猪可因吞食染菌青饲料,狗、狼等食肉动物可因吞食病畜肉类而感染得病成为次要传染源。炭疽病人的分泌物和排泄物也具传染性,但人与人之间的传播仅有很少的报道。

2. 传播途径　人因接触病畜及其产品及食用病畜的肉类而发生感染,动物产品包括动物尸体、头发、皮肉制品和骨粉。包括皮肤接触、呼吸道吸入、消化道食入可分别发生皮肤炭疽、肺炭疽、胃肠炭疽。

3. 易感人群　人群普遍易感,主要取决于接触病原体的程度和频率。一次感染后有较持久的免疫力。如人体健康,而进入体内的芽胞量少或毒力低,则可以不发病或出现隐性感染。

(二)发病机制

1. 病原学　炭疽杆菌是需氧或兼性厌氧无鞭毛的粗大革兰染色阳性杆菌,在人体内形成荚膜并有较强致病性,在体外形成卵圆形的芽胞,芽胞的抵抗力极强,在自然条件或在腌渍的肉中能长期生存。

在土壤里可生活数十年，在皮毛上能存活数年。

炭疽杆菌有荚膜、菌体、保护性及芽胞 4 种抗原。荚膜抗原与细菌的侵袭力有关，也能抗吞噬，有利于细菌的生长和扩散，菌体抗原有种特异性，保护性抗原有很强的免疫原性，芽胞抗原有免疫原性及血清学诊断价值。

炭疽杆菌繁殖体分泌的炭疽毒素是由第Ⅰ因子（水肿因子）、第Ⅱ因子（保护性抗原）及第Ⅲ因子（致死因子）所组成的 3 个主要毒力因子的复合多聚体。

2. 病理生理学　当一定数量的炭疽杆菌芽胞进入人体后，借其荚膜的保护，首先在局部繁殖，产生大量毒素，形成原发性皮肤炭疽、胃肠炭疽及肺炭疽等。炭疽毒素能直接损伤微血管的内皮细胞，使血管壁的通透性增加，导致有效血容量不足；同时激活内凝血系统及释放组织凝血活酶物质，使血液呈高凝状态，发生 DIC 和感染性休克；另一方面一些生物活性物质的释放增加，使小血管扩张，加重血管通透性，减少组织灌注量；炭疽杆菌还可堵塞毛细血管，使组织缺氧缺血和微循环内血栓形成。

当机体抵抗力降低时，致病菌迅速沿淋巴管及血循环进行全身播散，形成败血症和继发性脑膜炎。皮肤炭疽因缺血及毒素的作用，真皮的神经纤维发生变性，故病灶处常无明显的疼痛感。

主要病理改变为组织脏器的出血性浸润、坏死和周围的严重水肿。各脏器病变部位可查见炭疽杆菌。

（三）临床表现

各种类型的炭疽潜伏期一般少于 2 周，肺炭疽可短至 12h。

1. 症状

（1）皮肤炭疽：最为多见，约占 95%，多见于面、颈、肩、手和脚等裸露部位皮肤，初为瘙痒性丘疹或斑疹，进一步扩大并溃疡形成中心性黑痂。患者可有发热、头痛和不适。

（2）肺炭疽：多为致死性，前期表现为非特异性症状，发热、出汗、干咳、胸痛、头痛、肌痛等，缓解后再突然出现呼吸困难、低氧血症以及出血胸腔积液、纵隔淋巴结炎、菌血症、毒血症所致的暴发性休克，2～5d 死亡。大多为原发性，由吸入炭疽杆菌芽胞所致，也可继发于皮肤炭疽。

（3）胃肠炭疽：多发生在肠道或口咽部。可表现为急性胃肠炎型，发热、呕吐、腹痛、水样腹泻；也可表现为急腹症型，起病急骤，有严重毒血症症状、持续性呕吐、腹泻、血水样便、腹胀、腹痛等，腹部有压痛或呈腹膜炎征象。口咽部炭疽表现为咽后部溃疡和败血症。

各型炭疽病可全身播散，形成败血症和继发性出血性脑膜炎。

2. 流行病学史　注意询问 2 周内有无病畜或其动物产品密切接触史，或有进食科研食物史，近期有无去疫或畜牧区史。

3. 体格检查

（1）皮肤炭疽：无痛性无化脓中心性黑痂性溃疡，周围组织水肿，充血，局部淋巴结大及脾大。

（2）肺炭疽：呼吸衰竭，肺部仅闻及散在的细湿啰音，体征与病情严重程度常不成比例。

（3）胃肠炭疽：腹膜炎征象；口咽部炭疽为一侧咽后部溃疡伴有颈部明显肿胀。

（4）其他：休克、DIC。

（四）辅助检查

1. 血常规　白细胞总数大多增高（10～20）×10^9/L，少数可高达（60～80）×10^9/L，分类以中性粒细胞为高。

2. 胸部 X 线检查　怀疑肺炭疽胸部 X 线检查有纵隔增宽和胸腔积液。

3. 病原学检查

（1）涂片及培养：取皮肤损害分泌物、痰液、血液、胸腔积液、组织活检及脑脊液等进行革兰染色，发现革兰阳性杆菌是早期诊断的重要线索。培养发现可疑菌落，应根据生物学特征及动物试验进行鉴定。

（2）动物接种：取病人的分泌物、组织液或所获得的纯培养物接种于小白鼠或豚鼠等动物的皮下组织，如注射局部处于 24h 出现典型水肿、出血等为阳性反应，动物大多于 36～48h 死亡，在动物内脏和血液中找出炭疽杆菌。

（3）PCR 方法：扩增炭疽杆菌或其芽胞的特异性标记物。

4. 血清学检查　采用间接血凝法，ELISA 法以及荧光免疫法等检测血清中的各种荚膜及炭疽毒素抗原或其血清抗体炭疽抗体。

（五）诊断及鉴别诊断

1. 诊断　结合流行病学史、典型的临床表现可疑似诊断，确诊依据是病原学证实炭疽杆菌的存在。

2. 鉴别诊断　皮肤炭疽要与痈、蜂窝织炎、恙虫病的焦痂、兔热病的溃疡等相鉴别。肺炭疽需与各种肺炎、肺鼠疫、钩端螺旋体病等相鉴别。胃肠炭疽需与急性菌痢、出血坏死性肠炎及急腹症相鉴别。脑膜炎型和败血症型炭疽应与各种脑膜炎、蛛网膜下腔出血和败血症相鉴别。

（六）治疗

1. *病原治疗*　青霉素和四环素能有效治疗皮肤炭疽，疗程 7～10d，对于肺炭疽、胃肠炭疽、脑膜炎型及败血症型炭疽，可加大青霉素的剂量，疗程 2～3 周，可加用氨基糖苷类（链霉素、庆大霉素、卡那霉素等）、氯霉素、红霉素等。多西环素、利福平、氨苄西林、万古霉素、亚胺培南，克林霉素、克拉霉素均有效。

2. *局部治疗*　对皮肤局部病灶除取标本做诊断外，切忌挤压，也不宜切开引流，以防感染扩散而发生败血症。局部可用 1∶2 000 高锰酸钾溶液洗涤，敷以四环素软膏，用消毒纱布包扎。

3. *对症支持治疗*　严重毒血症状可用糖皮质激素；出血者止血，治疗 DIC、抗休克等。

（七）预后

炭疽病的预后与临床类型、是否及时诊断与治疗有很大的关系。皮肤炭疽的病死率约为 1%，但位于颈部、面部、并发败血症的以及严重的皮肤炭疽预后较差。胃肠炭疽的急腹症型、肺炭疽、脑膜炎型炭疽、败血症型炭疽等，因病情发展迅速并且难于及早确诊，故病死率高达 90%以上。

（八）预防

管理传染源。病人应隔离至伤口愈合，痂皮脱落或症状消失，分泌物或排泄物培养 2 次阴性（相隔 5d）为止。严格隔离病畜，应焚毁或加大量生石灰深埋在地面 2m 以下。对暴露人群可预防用药环丙沙星或多西环素。

（万朝敏）

第二十四节　鼠　疫

鼠疫是由鼠疫杆菌引起的自然疫源性烈性传染病，也叫做黑死病。临床以高热、淋巴结肿痛、出血倾向、肺部特殊炎症等为特点，由于鼠疫存在潜在生物武器的危险，近年来引起国际的重视。

（一）流行病学

1. *传染源*　黄胸鼠、褐家鼠和黑家鼠是人间鼠疫的重要传染源。人间鼠疫前必有鼠间鼠疫的流行。人类鼠疫的各型患者均可成为传染源，肺鼠疫可通过飞沫传播，败血型鼠疫早期血液有传染性。

2. *传播途径*　鼠蚤为媒介，主要传播方式是鼠→蚤→人；肺鼠疫患者可借飞沫传播，能在人与人之间传播；也可因直播接触病人的痰液、脓液或病兽的皮、血、肉经破损皮肤或黏膜而感染。

3. *易感人群*　人群普遍易感，病后可获持久免疫力。预防接种可获一定免疫力。

4. *流行特征*　人间鼠疫多由野鼠传至家鼠，由家鼠传染于人引起。人间鼠疫多在 6～9 月份，肺鼠疫多在 10 月份以后流行。

（二）发病机制

1. *病原学*　鼠疫杆菌为耶尔森菌属，革兰染色阴性短小杆菌，有两种抗原成分。

(1) 荚膜 FI 抗原，抗原性较强，特异性较高，有白细胞吞噬作用。

(2)毒力 V/W 抗原，V 抗原可使机体产生保护性抗体，W 抗原不能使机体产生保护力。V/W 抗原结合物有促使产生荚膜，抑制吞噬作用，有在细胞内保护细菌生长繁殖的能力。

鼠疫杆菌能产生两种毒素，一是鼠毒素，为外毒素；二是内毒素，为脂多糖，具有较强的毒性，能引起发热、DIC、组织器官内溶血、中毒休克、局部及全身施瓦茨曼（Shwartzman）反应。

鼠疫杆菌在脓痰中存活 10～20d，尸体内可活数周至数月，蚤粪中能存活 1 个月以上；对光、热、干燥及一般消毒剂均甚敏感。

2. *病理生理学*　鼠疫杆菌侵入皮肤后，靠荚膜、V/W 抗原吞噬细胞，局部繁殖，随后在透明质酸及溶纤维素等作用下，迅速经有淋巴管至局部淋巴结繁殖，引起原发性淋巴结炎（腺鼠疫）。淋巴结里大量繁殖的病菌及毒素入血，引起全身感染、败血症和严重中毒症状，波及肺部，发生继发性肺鼠疫，如鼠疫杆菌直接经呼吸道吸入，波及肺部，引起原发性肺鼠疫。其他脏器脾、肝、肺、中枢神经系统等均可受累。病菌波及肺部，发生继发性肺鼠疫。

病菌如直接经呼吸道吸入，则病菌先在局部淋巴组织繁殖。继而波及肺部，引起原发性肺鼠疫，病菌侵入血流，又形成败血症，为继发性败血型鼠疫。少数感染极严重者，病菌迅速直接入血，并在其中繁殖，称原发性败血型鼠疫，病死率极高。

鼠疫基本病变是血管和淋巴管内皮细胞损害及急性出血性、坏死性病变。腺鼠疫局部淋巴结出血性炎症和凝固性坏死；肺鼠疫支气管及肺泡有出血性浆液性渗出以及散在细菌栓塞引起的坏死性结节；败血型鼠疫各组织器官均有出血性炎症，小血管血栓形成，浆膜腔发生血性积液。

（三）临床表现

潜伏期一般为2～5d。腺鼠疫或败血型鼠疫2～7d；原发性肺鼠疫1～3d，甚至短仅数小时；曾预防接种者，可长至12d。

1．症状　根据临床表现形式有腺型、肺型、败血型及轻型等4型，除轻型外，各型初期的全身中毒症状大致相同，开始为“流感样”症状，突然出现发热、寒战、头痛和躯体疼痛以及虚弱、呕吐和恶心。

（1）腺鼠疫：是最常见的表现形式，以急性发热和局部痛性淋巴结增大（炎性淋巴结肿大）为特征。腹股沟淋巴结炎最多见，其次为腋下，颈及颌下，亦可扩散到全身的淋巴结受累，局部疼痛，化脓溃破，随之病情缓解。部分可发展成败血症、严重毒血症及心力衰竭或肺鼠疫而死；病死率为50%～60%。

（2）肺鼠疫：起病急骤，发展迅速，在起病24～36h内出现剧烈胸痛、发热、咳嗽、呼吸困难、咯大量泡沫血痰或鲜红色痰；气紧、发绀，多于2～3d内，因心力衰竭，出血而死亡；病死率高达95%。

（3）败血型鼠疫：起病急骤，发展迅速，常有发热、虚弱、胸痛、咳嗽、咳大量泡沫血痰或鲜红色痰；呼吸急促，并迅速呈现呼吸困难和发绀，皮肤广泛出血，多在发病后24h内死亡，很少超过3d。病死率高达100%。

（4）轻型鼠疫又称小鼠疫：发热轻，患者可照常工作，局部淋巴结增大，轻度压痛，偶见化脓。血培养可阳性。多见于流行初、末期或预防接种者。

2．流行病学史　注意询问当地是否有鼠间鼠疫流行或近1周内是否有赴疫区史；有无接触可疑动物或类似患者病史。

3．体格检查

（1）腺鼠疫：可扪及浅表淋巴结增大，常见腹股沟、腋下、颈部及颌下淋巴结，局部淋巴结红、肿、热、痛并与周围组织粘连成块，剧烈触痛，可有淋巴结化脓溃破。

（2）肺鼠疫：呼吸急促，呼吸困难，肺部可闻及少量散在湿啰音，可有胸膜摩擦音。

（3）败血型鼠疫：病情危重，皮肤广泛出血、瘀斑、发绀、坏死或脸部肿胀，DIC或远端肢体坏死（俗称黑死病）。

（四）辅助检查

1．血常规检查　白细胞总数大多升高，常达$(20～30)\times10^9/L$以上，初为淋巴细胞增高，以后中性粒细胞显著增高，红细胞、血红蛋白与血小板减少。

2．病原学检查　取淋巴结穿刺液、脓、痰、血液、脑脊液进行涂片，革兰染色或威松染色（Wayson stain），可呈现两端浓染特性，别针样外观的短杆菌。

（1）可通过细菌培养、动物接种、鼠疫噬菌体裂解试验进行病原诊断。

（2）可进行聚合酶链反应（PCR）和免疫组化染色试验快速诊断鼠疫杆菌。

3．血清学检查

（1）双份血清（间隔4周至3个月）抗体滴度呈4倍升高可作为诊断依据。

（2）在组织或胸腔液体直接荧光抗体检测F1抗原阳性。

（五）诊断及鉴别诊断

1．诊断　重视流行病学资料，结合鼠疫的各型临床特点拟诊鼠疫，实验室诊断是确定本病最重要的依据。对一切可疑病人均需做细菌学检查，对疑似鼠疫尸体，应争取病解或穿刺取材进行细菌学检查。

2．鉴别诊断

（1）腺鼠疫：应与急性淋巴结炎、兔热病、猫抓病等鉴别。

（2）败血型鼠疫：需与其他原因所致败血症、钩端螺旋体病、流行性出血热、流行性脑脊髓膜炎相鉴别。

（3）肺鼠疫：需与肺炎、肺炭疽、病毒性肺炎等鉴别。

（六）治疗

1．隔离及对症治疗

（1）凡确诊或疑似鼠疫患者，均应迅速组织严密的隔离，就地治疗，不宜转送。

（2）烦躁不安或疼痛者用镇静镇痛药。注意保护心肺功能，有心力衰竭或休克者，及时强心和抗休克治疗；有DIC者采用肝素抗凝疗法；中毒症状严重者可适当使用肾上腺皮质激素。

2．病原治疗　治疗原则是早期、联合、足量、应用敏感的抗菌药物。在首发症状出现的24h内给予抗生素治疗，可以减少死亡的危险。链霉素是首选的抗生素，30mg/(kg・d)分2～3次肌内注射；按照不同年龄标准剂量的庆大霉素肌内注射或静脉滴注与链霉素具有同等效果，还可选用的其他抗生素有四环素、去氧土霉素、复方磺胺甲噁唑和环丙沙星，疗程一般7～10d，甚者用至15d。＜8岁的儿童应避免使用四环素和去氧土霉素。

3. *局部处理* 对腺鼠疫淋巴结增大，可用湿热敷或红外线照射，未化脓切勿切开，以免引起全身播散，淋巴结形成脓肿应进行引流。

(七)预防

1. *严格控制传染源和切断传播途径* 监测和控制鼠间鼠疫。对第一例病人及时发现与确诊，对本病的控制与预防极为重要，患者严格隔离至症状消失，血液、分泌物或痰培养连续3次阴性，肺鼠疫6次阴性。

2. *保护易感者* 在鼠疫流行地区采取预防措施以防止跳蚤咬伤。虽然现已有鼠疫疫苗但并不是一种有效预防鼠疫的措施。在暴发流行的情况下，并不建议将疫苗用于直接保护易感者。皮下法接种鼠疫活菌苗已应用，但是皮下法难以形成对空气感染的免疫，因此这种疫苗的预防接种只能作为对高危人群(如经常暴露于污染危险的实验室人员)的预防措施。

(万朝敏)

第二十五节 猫 抓 病

猫抓病是由汉赛巴通体通过猫等接触或抓、咬破皮肤所引起一种亚急性细菌性疾病。临床以原发性皮肤损害、淋巴结增大为特点，一般为良性自限性。

(一)流行病学

1. *传染源* 家猫是常见的宿主，特别是幼猫。

2. *传播途径* 90%以上患者都有与猫接触史，如被猫抓、咬、舌舔。目前尚无人传人的证据。

3. *易感人群* 普遍易感，有家庭聚集感染现象。隐性感染率较高，一次感染后终身免疫，重复感染者罕见。

4. *流行特征* 呈全球性分布，多为散发。

(二)发病机制

1. *病原学* 引起猫抓病的病原是汉赛巴通体，多型性，革兰染色阴性杆菌，生长缓慢，汉赛巴通体柠檬酸合成酶基因(gltA)序列与普氏立克次体、贝氏柯克次体和大肠埃希菌 gltA 基因分别有65%，63%和66%的一致性。

2. *病理生理学* 汉赛巴通体进入人体后，通过淋巴系统或血源播散，引起全身多器官损害。其致病机制尚不清楚，可能与汉赛巴通体的某些成分使机体产生迟发性变态反应有关。当人体免疫功能正常时，主要病理表现为肉芽肿样和化脓；而在人体免疫功能低下时，病理反应则是血管增生。感染早期电镜检查，可见血管壁及巨噬细胞内有多形性革兰阴性的病原体，呈单个小体或成链状排列或聚集成簇。淋巴结活检可见病变的淋巴结内副皮质区及滤泡间出现星状坏死性肉芽肿，后期形成多灶性小脓肿，融合成较大脓肿，脓肿边缘可见上皮样细胞，偶见多核巨细胞。淋巴结被膜增厚，经数星期至数月后，病变淋巴结内有成纤维细胞增生，逐渐形成瘢痕。在病程1～4周内取病变组织应用Warthin-Starry银浸染色法可见，但非汉赛巴通体所特有。

(三)临床表现

潜伏期从猫抓伤或咬伤后第7～12天出现原发皮肤损害，第5～50天出现淋巴结病变。

1. *症状* 咬伤可出现严重全身性损害，引起肉芽肿性肝炎、脑炎、脑膜炎、脊髓炎、多发性神经炎、血小板减少性紫癜、骨髓炎等；极个别会导致死亡。

2. *既往史* 采集病史时应注意询问与猫密切接触史，被抓、舔或被咬破皮肤史；是否曾有皮肤损害史；有无免疫功能低下历史。

3. *体格检查* 猫接触部位皮肤有红斑样硬性丘疹或水疱或脓疱，淋巴结大，触痛，局部发红发热，有硬结，可出现化脓，形成窦道。少数可有全身淋巴结轻度增大和肝、脾大。

(四)辅助检查

1. *血常规* 白细胞总数及中性粒细胞轻度增高，血沉增快。

2. *淋巴结穿刺或活检* 早期见淋巴细胞浸润和上皮样肉芽肿形成，晚期为多形核白细胞浸润和肉芽肿坏死。典型的猫抓病组织病理特点为网状细胞增生和坏死性肉芽肿病变及小脓肿。

3. *病原检测* (Indirect Immunofluorescence Assay，IFA)检测血清巴通体 IgG 抗体，聚合酶链反应(PCR)检测阳性。

(五)诊断及鉴别诊断

1. *诊断要点* 有与猫等动物密切接触史，并存在被抓、舔或被咬破皮肤史；抓伤处皮肤有皮疹，局部淋巴结增大、炎症和化脓等典型临床表现；排除其他原因引起的淋巴结增大；淋巴结组织活检符合典型的猫抓病组织病理特点；病原学检测阳性。

2. *鉴别诊断* 应与淋巴瘤、结核病、兔热病、性病性淋巴肉芽肿及艾滋病等相鉴别。

(六)治疗

治疗主要是对症治疗,缓解症状,对累及肝脾、局部症状重和免疫功能减退者应用抗生素治疗。

1. 针吸抽取脓液,能减缓疼痛,但不宜切开引流,以免形成瘘管。

2. 抗生素治疗。可用阿奇霉素、红霉素、环丙沙星、复方磺胺甲噁唑、利福平口服,阿米卡星或庆大霉素或妥布霉素等药物,静脉或肌内注射,理想疗程尚不清楚,一般应用 5～7d。对疗程可延长至 1～3 个月。

(七)预后

猫抓病为预后良好、自限性疾病,多数病人均在 2～4 个月自愈。有严重并发症、免疫功能抵下者可导致死亡。

(八)预防

注意宠物卫生,避免被动物咬、抓伤,不要和宠物过分亲密接触,尤其在春季等动物发情季节,尽量少刺激动物,以免造成不必要的伤害,万一不幸被咬、抓伤后,可局部涂抹碘酒及乙醇。要特别注意与流浪猫狗保持距离。

(万朝敏)

第二十六节　霍　　乱

霍乱是由霍乱弧菌引起的烈性肠道传染病,在我国属于甲类传染病。临床以无痛性泻吐、米泔样大便、严重脱水、肌肉痛性痉挛及周围循环衰竭等为特征。

(一)流行病学

1. *传染源*　人是唯一的自然宿主,病人和带菌者为传染源,从潜伏期末到临床症状消失后 1 周,均有排菌,少数人可持续到临床症状消失后 3 个月。但自然界中广泛存在霍乱弧菌。

2. *传播途径*　污染的水或食物经消化道传播,也可通过带菌者的排泄物(尿液,粪便)传播。

3. *易感人群*　人群普遍易感,特别是低胃酸和 O 型血型人增加感染的危险性。

4. *流行特征*　我国绝大多数地区的发病季节一般在 5～11 月份,而流行高峰多在 7～10 月份。

(二)发病机制

1. *病原学*　霍乱的病原霍乱弧菌是一种能运动的弯曲呈弧形的革兰阴性菌,属兼性厌氧菌,分为 2 个生物型,古典生物型(霍乱的病原体)和埃尔托生物型(副霍乱的病原体)。根据细胞壁表面抗原成分,分成 139 个血清群,其中仅 O1 与 O139 可引起霍乱流行,古典生物型和埃尔托生物型都属于 O1 型。

霍乱弧菌对干燥、日光、热、酸及一般消毒剂均敏感。煮沸 1～2min 可杀灭。0.2%～0.5%的过氧乙酸溶液可立即杀死。在正常胃酸中仅能存活 5min,但在自然环境中存活时间较长,如在江、河、井或海水中能生存 1～3 周,在鱼、虾和介壳类食物中可存活 1～2 周。

2. *病理生理学*　霍乱弧菌能产生内毒素、外毒素(霍乱肠毒素)、溶血素、酶类及其他代谢产物,其中霍乱肠毒素是致病的主要毒素,造成分泌性腹泻。

霍乱弧菌经口进入小肠,依其黏附因子紧贴于小肠上皮细胞表面,在小肠碱性环境中大量繁殖,并产生大量霍乱肠毒素,刺激小肠黏膜大量分泌肠液,超过肠管再吸收的能力,临床上出现剧烈泻吐,电解质的丢失,严重脱水,致使血浆容量明显减少,发生休克及急性肾衰竭;血液浓缩,出现周围循环衰竭。因钾、钠丢失,肌肉痉挛。霍乱肠毒素还能促使肠黏膜杯状细胞分泌黏液增多,使水样便中含大量黏液。此外腹泻导致的失水,使胆汁分泌减少,使粪便可成"米泔水"样。

霍乱的病理改变不显著,主要为严重脱水,脏器实质性损害不重。小肠黏膜仅见非特异性浸润。

(三)临床表现

潜伏期短者数小时,长者 3～6d,一般为 1～3d。

1. *症状*　隐性感染者多,在显性感染,特别是感染了埃尔托生物型,临床以轻型病例为多;古典生物型和 O139 群霍乱弧菌引起的疾病,症状较严重。

起病多急骤,无明显前驱症状。腹泻常是首发症状,无里急后重感,多数无腹痛,以黄色水样便多见,严重者排出白色浑浊的"米泔水"样大便。无发热,可有肠道出血,腹泻次数由每天数次至数十次不等,重者可大便失禁。腹泻后,多有喷射性呕吐。严重者亦可呕吐"米泔水"样物。

由于剧烈的吐泻,出现脱水、电解质紊乱、低钾血症、代谢性酸中毒等,如果严重脱水没有及时纠正，在4～12h出现低血容量休克、昏迷、惊厥、循环衰竭，甚至死亡。一般持续数小时至2～3d。

恢复期少数病人由于血液循环的改善，残留于肠腔的内毒素被吸收入血，可致轻重不一的发热，可达38～39℃，持续1～3d后自行消退。

常见并发症有急性肾衰竭和急性肺水肿。

2．流行病学史　询问是否有来自霍乱流行地区，周围是否有类似症状病人。在夏秋季节对可疑病人应详细询问发病前1周内的活动情况，是否来自疫区、有无与霍乱病人及其污染物接触史，以及是否接受过霍乱预防接种等。

3．体格检查

(1)脱水体征：根据皮肤黏膜、皮肤弹性、眼窝、血压、尿量和神志状态，分为轻、中、重度脱水，脱水的程度的判断见相关章节。

(2)休克体征：当血容量明显减少，出现四肢厥冷、毛细血管充盈时间延长、皮肤花斑，血压下降或不能测出。由于脑部供血不足，脑缺氧而出现意识障碍，开始为烦躁不安，继而嗜睡甚至昏迷。

(3)酸中毒及电解质紊乱体征：表现为呼吸增快，意识障碍，如嗜睡、感觉迟钝甚至昏迷。大量电解质丢失，低血钠引起腓肠肌、腹直肌等肌肉痉挛。低血钾表现肌张力减弱，膝反射减弱或消失，腹胀等。

(四)辅助检查

1．粪便检查

(1)直接镜检：可见黏液和少许红、白细胞。涂片染色可见革兰阴性弯曲弧菌。

(2)悬滴检查细菌动力：暗视野镜下见运动活泼呈穿梭状的弧菌；制动试验阳性。

(3)分离培养：将吐泻物直接或先经碱性胨水增菌后，再进行培养，容易检出霍乱弧菌。获得的所有霍乱弧菌菌株必须由各级疾病预防控制中心进行菌株的常规鉴定。

(4)病原检测：应用荧光抗体检测粪便中霍乱弧菌，可于1～2h获得结果。

2．血清学检查

(1)血清凝集试验检测抗体：在发病第1～3天及第10～15天各取1份血清，双份血清的抗体效价>4倍以上的增高，有诊断参考价值，但血清学检查无助于早期确诊。

(2)血清电解质检测：霍乱患者丢失的液体是等渗液体，但其中含钾的量为血清钾的4～6倍，故低血钾明显，还有低血钠和低血氯。

(五)诊断及鉴别诊断

1．诊断　霍乱流行地区，在流行季节任何有腹泻和呕吐的患者，均应疑似霍乱，均需做排除霍乱的粪便细菌学检查。凡有典型症状者，应先按霍乱处理。诊断以临床表现、流行学史和病原检查三者为依据。

2．鉴别诊断　要与其他原因的腹泻病相鉴别：如痢疾杆菌、沙门菌、葡萄球菌、变形杆菌等引起的细菌性腹泻、产肠毒素大肠菌(ETEC)性腹泻；病毒性(特别是轮状病毒性)肠炎；寄生虫性腹泻；病原学诊断是关键。

某些毒物(如有机磷农药、三氧化二砷等)引起的腹泻临床症状类似霍乱。急性砷中毒以急性胃肠炎为主要表现，粪便为黄色或灰白水样，常带血，严重者尿量减少，甚至无尿及循环衰竭等，检查粪便或呕吐物砷含量可明确诊断。

(六)治疗

治疗原则是严格隔离，及时补液，辅以抗菌和对症治疗。最重要的是纠正脱水，维持机体水电解质酸碱平衡。

1．隔离治疗　按消化道传染病严密隔离，隔离至症状消失6d后，粪便弧菌检查，连续3次阴性，方可解除隔离。

2．纠正脱水，维持电解质酸碱平衡　补充水分是霍乱的基础治疗，轻症可口服补液，重症需静脉补液。补液的原则为早期、迅速、适量、先盐后糖、先快后慢、纠酸补钙、见尿补钾。

3．抗生素治疗　应用抗生素控制病原菌后能缩短病程，减少腹泻次数和迅速从粪便中清除病原菌，但仅作为液体疗法的辅助治疗。对于中、重症霍乱应使用抗生素治疗，霍乱弧菌对多西环素、四环素、磺胺甲噁唑/甲氧苄啶、氨苄西林、红霉素、环丙沙星敏感，疗程3d。近年来已发现对四环素的耐药菌株，但对多西环素仍敏感。8岁以下儿童禁用四环素类。

(七)预后

预后与所感染霍乱弧菌生物型、临床轻重、治疗是否及时和正确有关。死亡原因早期主要是循环衰竭，严重脱水时多因急性肾衰竭或其他感染等并发症而导致死亡。

(八)预防

发现隔离病人，切断传播途径，我国已有新型的口服重组B亚单位/菌体霍乱疫苗预防霍乱。

(万朝敏)

第二十七节　衣原体感染

衣原体广泛寄生于人、哺乳动物及禽类，仅少数致病，常见的有沙眼衣原体、鹦鹉热衣原体和肺炎衣原体3种引起人类的感染，在儿童临床以引起结膜炎、生殖道感染和肺炎为常见临床表现。

(一)流行病学

1. 传染源　人类是沙眼衣原体的自然宿主，感染沙眼衣原体的母亲常是重要的传染源；鸟类是人类感染鹦鹉热衣原体的传染源；人是肺炎衣原体唯一的宿主，患者和带菌者为传染源。

2. 传播途径　可通过4个途径感染。

(1) 母婴垂直传播：沙眼衣原体可以通过产道接触感染、宫内感染及产褥期感染。

(2)呼吸道传播：鹦鹉热衣原体和肺炎衣原体主要通过呼吸道吸入而感染。

(3)性接触感染传播：沙眼衣原体可通过性接触传播，造成泌尿生殖道的感染。

(4)间接接触传播：沙眼衣原体还可以通过污染的衣物、浴盆、浴巾等物品传染。

3. 易感人群　人群普遍易感。感染后，产生的特异性免疫较弱，持续时间短暂，容易造成持续、反复以及隐性感染。

(二)发病机制

1. 病原学　衣原体是一类在真核细胞内专营寄生生活的微生物，研究发现这类微生物具有和革兰阴性细菌很多相似，并核酸中同时含有DNA和RNA，已证明有葡萄糖代谢活性和蛋白质合成能力；在细胞液胞内增殖，不进入细胞质质内。衣原体对理化因素的抵抗力不强，对热较敏感，一般消毒剂、脂溶剂和去污剂可在几分钟内破坏其活性。

2. 病理生理学　衣原体感染人体后，首先侵入柱状上皮细胞并在细胞内生长繁殖，然后进入单核巨噬细胞系统的细胞内增殖，导致感染细胞死亡，同时尚能逃避宿主免疫防御功能。衣原体的致病机制主要是抑制被感染细胞代谢，溶解破坏细胞并导致溶解酶释放，代谢产物的细胞毒作用，引起变态反应和自身免疫反应。

衣原体可侵入肺、肝、脾、心、肾、神经系统以及消化系统等组织器官。在肺内引起小叶性或间质性肺炎，肺间质有淋巴细胞浸润，病变部位可产生实变和少量出血；引起细支气管炎和支气管上皮细胞脱屑和坏死。肺门淋巴结可增大。肝可出现局部坏死，脾常增大。

(三)临床表现

潜伏期沙眼衣原体至少1周，鹦鹉热衣原体一般为1～2周，肺炎衣原体21d。

1. 症状

(1)结膜炎：沙眼衣原体常引起新生儿结膜炎，常出现于出生后7～14d，表现为眼部充血，水肿和分泌物，分泌物为黏液性或缺如，2/3病例为单侧发病，病程多为自限性(1～2周)，早期经适当的治疗，一般不会发生并发症。

(2)沙眼：一种慢性滤疱性角膜结膜炎，为沙眼衣原体反复和慢性感染所致，表现为畏光、流泪、发痒、异物感、分泌物增多等眼部不适感，刺激症状变为显著，视力减退，并可致盲。

(3)肺炎：沙眼衣原体、鹦鹉热衣原体和肺炎衣原体均可引起肺炎。沙眼衣原体主要引起小婴儿肺炎。肺炎衣原体感染可无症状，也可表现为呼吸道的轻到中度的症状。小婴儿表现为隐匿起病，常不伴发热，临床以鼻炎伴鼻腔黏液性分泌物和鼻塞随后发展为百日咳样阵咳，但无回声，呼吸增快为典型症状，偶有呼吸暂停，不常见喘息。在年长儿，可起病较缓初起有上感症状，并常伴咽痛、声音嘶哑、发热。继之咳嗽加重，且持续时间长多可持续3周以上，少数可伴有肌痛、胸痛等。肺炎衣原体除可引起呼吸道疾病外，还可引起心肌炎脑炎等呼吸系统以外的疾病，可有嗜睡、谵妄、抽搐等神经精神症状。

(4)生殖道感染：主要为沙眼衣原体感染。青春前期女性表现为阴道炎；青春期后的女性表现为尿道炎、宫颈炎、子宫内膜炎、输卵管炎和肝周炎，还可以发展为急性或慢性盆腔炎，导致将来的异位妊娠或不孕，血栓性浅静脉炎。男性表现为附睾炎，尿道炎，主要表现为尿道内不适，刺痛及烧灼感，并伴有不同程度的尿频、尿急、尿痛Reiter综合征(无菌性尿道炎、眼结膜炎和多发性关节炎)感染可持续数月到数年。

(5)性病性淋巴肉芽肿：为沙眼衣原体感染所致，表现为侵入性淋巴感染，最初的症状为生殖器溃疡伴触痛、化脓。

2. 过去史　注意询问母亲及家庭成员中有无衣原体感染症状，有无鸟类接触史，有无沙眼病史等。

3. 体格检查

(1)结膜炎：眼部充血，水肿和分泌物。

(2)沙眼：眼睑结膜血管充血、乳头增生、滤泡形成。

(3)肺炎：小婴儿有呼吸增快，偶有呼吸暂停，肺部可出现湿啰音，有时可有呼气性喘鸣音，在年长儿肺部体征常不明显，偶可闻及湿啰音，还可合并咽炎、中耳炎、鼻窦炎。重者可有肺实变体征。常伴淋巴结肿大，还可有心内膜炎、贫血，肝、脾大、蛋白尿、结节性红斑、DIC 等。

(4)生殖道感染：外阴充血、分泌物等。尿道口轻度红肿并有浆液或黏液脓性分泌物；附睾肿大，变硬及触痛，多为单侧。

(5)性病性淋巴肉芽肿：生殖器溃疡伴触痛、化脓，腹股沟、股部淋巴结大等，多为单侧。

(四)辅助检查

1. 血常规　肺炎时末梢血象往往出现嗜酸性粒细胞增多。

2. 病原学检测

(1)衣原体细胞培养：取眼结膜刮屑物、鼻咽部或咽后壁拭子、痰、气管和支气管吸出物、肺泡灌洗液或从肺组织中分离病原体，需进行专性细胞内菌体培养。

(2)核酸扩增试验(PCR)：检测衣原体 DNA，应注意质量控制，防止出现假阳性结果。

(3)单克隆抗体检测：用荧光素标记的抗衣原体单克隆抗体，来检测细胞涂片中的衣原体，使用较为方便，目前主要用衣原体外膜蛋白(MOMP)的单克隆抗体的商品试剂。

3. 血清学检查　检测血清特异性 IgM、IgG 和 IgA 抗体，双份血清抗体 IgG 滴度 4 倍以上升高，或 IgM>1∶32。感染后 2～3 周 IgG 出现升高，在 6～8 周达高峰；在再感染时，IgM 可能不出现升高，而 IgG 在 1～2 周内升高。早期抗生素的治疗可抑制抗体反应。

(五)诊断

根据不同类型的临床表现特点，检测出病原体或病原体特异性 DNA 是诊断衣原体感染的确诊依据。

(六)治疗

抗生素治疗

(1)结膜炎：口服琥乙红霉素 50 mg/(kg · d)，分 4 次口服，疗程 14d；对于不能耐受红霉素，年龄超过新生儿期的小婴儿可选用磺胺类药物。局部治疗无效也无必要。

(2)沙眼：局部应用红霉素、多西环素和磺胺，2/d，疗程 2 个月；感染严重者，口服红霉素或阿奇霉素，疗程 3 周。

(3)肺炎：口服阿奇霉素 20 mg/(kg · d)，疗程 3d，或红霉素 50 mg/(kg · d)，分 4 次口服，疗程 14d，不能耐受红霉素的可选用磺胺类药物；8 岁以上可选择多西环素。

(4)无并发症的生殖道感染：多西环素 200mg/d，或红霉素 2.0g/d，疗程 7d，还可选用阿奇霉素、琥乙红霉素、氧氟沙星、左氧氟沙星。

(5)性病性淋巴肉芽肿：多西环素 200mg/d；或红霉素 2.0g/d，或阿奇霉素 1g，疗程 21d。

(万朝敏)

第二十八节　寄生虫感染

一、阿米巴病

阿米巴病(amebiasis)是由溶组织内阿米巴感染所致，主要引起肠道感染，多累及近端结肠和盲肠，表现为痢疾症状，病情轻重悬殊，易于复发，转变为慢性；还可导致肠外阿米巴病如阿米巴肝脓肿。多年研究发现溶组织内阿米巴具有两种，其中之一具有致病性，而另一种为肠腔共栖的非致病性虫株。两种虫株形态相同，生活史相似，但基因、生化和抗原性具有明显区别。1993 年根据同工酶谱、膜抗原与毒力蛋白及编码基因存在的明显差异，证实将非致病性虫株命名为迪斯帕内阿米巴(Entamoeba dispar)，而将致病性虫株仍称为溶组织内阿米巴(Entamoeba histolytica)。

(一)病原学

溶组织内阿米巴是具有伪足的原虫类寄生虫。在其生活周期中具有两种形态，即包囊和滋养体。包囊直径 10～16μm，内含 1～4 个核，4 核成熟包囊具有传染性。4 核包囊被吞食后可抵抗胃酸并最终到达碱性环境肠道，在那里脱去包囊，释放出 4 个滋养体，随后以二分裂法繁殖产生 8 个滋养体。滋养体直径 10～60μm，有单个核。多数无症状感染者体内的阿米巴原虫以小滋养体形式存在，随食物残渣结肠远端运送，在肠腔中逐渐形成包囊后随粪便排出体外。发生侵袭性病变时，侵袭的滋养体由于吞噬了红细胞和组织碎屑等而体积增大，被称为大滋养体，常见于急性期患者的粪便和病灶组织中，排出体外后迅速死亡。

原虫通常以包囊形式排出体外，包囊对外界环境抵抗力较强，能抵抗饮水消毒所含余氯和胃酸，在潮湿环境下可存活数周至数月，但不耐热，60℃时仅存活10min。

(二)流行病学

阿米巴病呈世界性分布，多见于热带和亚热带地区。据估计全世界每年溶组织内阿米巴症状性感染者为4千万～5千万，死亡人数4万～10万，是第三位寄生虫感染死亡原因。感染率与社会经济水平、卫生条件和设施及人群密度相关。我国感染率约为0.95%。本病以夏秋季发病较多，农村患者多于城市。多呈散发性流行。

1. *传染源* 人是溶组织阿米巴的主要储存宿主。患者及无症状带包囊者是重要传染源。滋养体离体后很快死亡，而且易被胃酸杀灭，因此对于疾病传播意义不大。

2. *传播途径* 经粪-口途径传播。人体通过摄入被粪便(含包囊)污染的食物和水源而感染。水源污染可导致地方性流行。

3. *易感者* 各年龄组人群普遍易感。年幼儿、老年和孕妇感染后病情较重，阿米巴肠病男女发病率无差异，但阿米巴肝脓肿主要发生于成年人(90%)，男性为主。感染后获得的抗体缺乏保护作用，可发生重复感染。

(三)临床表现

1. *肠阿米巴病* 潜伏期数日至数周，一般为1～2周。

(1)无症状肠阿米巴病(非侵袭性肠道感染)：是阿米巴感染最常见的类型，感染者呈无症状排包囊状态，少数可表现为自限性胃肠炎。迪斯帕内阿米巴(E. dispar)和90%溶组织内阿米巴(E. histolytica)感染均表现为无症状感染，仅粪便检查发现包囊。少数无症状溶组织内阿米巴感染者在数月至数年后可发展为侵袭性阿米巴病。

(2)普通型：阿米巴痢疾是侵袭性阿米巴最常见的类型。大多起病缓慢，表现为腹泻逐渐加重伴腹痛，腹泻次数每日数次至十数次，大便量中等。多数患者表现为稀便或水样便，有时含黏液或血；典型阿米巴痢疾患者粪便性状为血性黏液样便，呈果酱样，有腐败腥臭味，可伴有里急后重。回盲部、升结肠及左下腹可有轻度压痛，少数有发热。

(3)慢性或迁延型：可由普通型转变而来，表现为持续不规则腹泻或反复发作，病程可持续数月至数年。间歇期大便可基本正常，可因饮食不当、疲劳等因素而复发，发作时大便可见血性黏液。症状较普通型轻。病程长者可出现贫血、营养不良和生长迟缓。

(4)暴发型：极少见，多发生于营养不良、使用激素治疗者。起病急，高热，有明显中毒症状，大多数病例出现明显腹痛、腹胀和反跳痛。大便十几次以上，常有里急后重，粪便量多，黏液血性样便或血水样便，伴呕吐，可出现脱水、酸中毒或感染性休克。易发生肠出血、肠穿孔、腹膜炎等。该型病死率高，常需要手术干预治疗。

2. *阿米巴瘤* 是肠阿米巴极少见并发症。阿米巴瘤是高度增生的肉芽肿性包块，主要发生于盲肠或升结肠，由肠壁阿米巴脓肿发展所致，呈分叶状。2/3病人常同时有阿米巴痢疾的症状。腹部可触及固定性包块，有压痛。结肠镜和活检可以确诊，肉芽组织内可检测到溶组织内阿米巴。抗阿米巴治疗有效，不需要手术干预。

3. *阿米巴肝脓肿* 在侵袭性溶组织内阿米巴感染者中的发生率约10%。可发生于任何年龄患者，成年人主要见于男性患者。临床表现多样，从明显肝感染到不明原因发热。通常表现为发热、肝大、肝区压痛和体重减轻，黄疸少见。肝脓肿患者中75%可出现肺不张、右侧横膈抬高和浆液性胸膜渗出。仅30%患者同时有痢疾表现，但之前多有痢疾病史。大便样本中多可检测出溶组织内阿米巴。

4. *其他肠外阿米巴* 阿米巴肺脓肿是阿米巴肝脓肿最常见的并发症，也可以是血行播散所致，临床表现与细菌感染相似；肝脓肿穿破可直接导致脓胸和心包积液，表现为胸膜炎或心包炎体征，重者可出现急性心脏压塞导致休克、猝死；阿米巴脑脓肿罕见，多继发于肠、肝、肺阿米巴病，症状与化脓性脑脓肿相似；皮肤阿米巴病，肛周皮肤感染多由肠外瘘所致，可波及阴茎或宫颈，形成阿米巴溃疡；泌尿生殖系统阿米巴少见，包括阿米巴阴道炎、前列腺炎、龟头炎等。

(四)辅助检查

1. *粪便显微镜检查* 挑取新鲜粪便含血、黏液部分检查，发现有吞噬红细胞的滋养体可确诊。反复多次检查，采用浓缩法，可提高阳性率。慢性患者粪便中可查获包囊，但形态上不能区别溶组织内阿米巴与迪斯帕内阿米巴。

2. 免疫学检查

(1)粪便抗原检测:最适合临床特异性检测的方法为酶免疫法(EIA),对阿米巴痢疾粪便检测的敏感度和特异度均超过96%。

(2)抗体检测:血清学试验检测抗阿米巴抗体是重要的辅助诊断的检测方法。可采用间接血凝试验(IHA)、酶免疫法(EIA)、对流免疫电泳法或琼脂凝胶扩散法。侵袭性肠病包括阿米巴瘤、阿米巴肝脓肿患者中的阳性率可达90%以上。由于感染后抗体水平可持续多年,因此检测阳性不能区分当前感染与既往感染。在流行区人群中用IHA检测,阳性率5%～30%。因此,在非流行区出现阳性反应,高度支持阿米巴病诊断,而在流行区血清学阴性可有助于排除侵袭性阿米巴病诊断。

3. 分子生物学检测　已经用于临床阿米巴病的诊断,而且可用以鉴别致病性溶组织内阿米巴和非致病性共栖迪斯帕内阿米巴。PCR检测粪便抗原的敏感性高于EIA方法。实时定量PCR法的敏感度高于传统PCR和抗原检测试验。

4. 纤维肠镜检查　可直接观察结肠和盲肠肠黏膜状况,溃疡形态。溃疡中心区渗出,边缘整齐,溃疡间黏膜正常。溃疡边缘部分涂片及活检可发现滋养体。

5. 影像学检查　肠道X线钡剂灌肠检查可发现阿米巴瘤部位有充盈缺损、狭窄或壅塞征象。X线检查、胸腹部CT或MRI和B超均有助于肝脓肿、肺脓肿、脓胸及心包积液等诊断。

(五)诊断及鉴别诊断

1. 诊断　根据流行病学史(如接触史或流行区旅游史等)及临床表现如起病缓慢,中毒症状轻,迁延或反复发作性腹泻,伴腹痛、里急后重,果酱样大便等特点,临床应高度怀疑,确诊必须依据病原学证据。对于病因不明,临床表现不典型的慢性腹泻患者,也应怀疑此病。不典型病例可借助血清学、结肠镜检等检查方法。对于临床高度怀疑而病原学无法确诊者,可进行诊断性治疗,效果明显者可考虑诊断成立。

2. 鉴别诊断　阿米巴肠病鉴别诊断应包括细菌性痢疾等侵袭性肠道细菌感染、溃疡性结肠炎、肠结核等;阿米巴肝脓肿鉴别诊断包括细菌性肝脓、包虫病和肝癌等。

(六)治疗

1. 溶组织内阿米巴无症状感染　选用肠腔内抗阿米巴药物单药治疗,该类药物均肠腔不吸收或吸收差。迪斯帕内阿米巴感染不需要治疗。有效的肠腔内抗感染药物:二氯尼特20mg/(kg·d),分3次口服,最大剂量1 500mg/d,疗程10d,不良反应少,腹胀最常见;巴龙霉素25～35mg/(kg·d),分3次口服,疗程7d,对包囊和滋养体均有杀灭作用,不良反应轻,偶有胃肠道不适;双碘喹啉30～40mg/(kg·d),最大剂量每日2 000mg,分3次口服,疗程15～20d,不良反应可有消化道反应,偶见皮疹及甲状腺功能异常,大剂量长期服用有报道发生视神经炎和周围神经病变。由于甲硝唑常不能有效清除肠道内阿米巴,因此不推荐单独用于治疗无症状感染者。

2. 侵袭性阿米巴病(肠阿米巴、肝脓肿)　甲硝唑联合一种肠腔内抗阿米巴药物。甲硝唑对肠内、外阿米巴病均有效,口服后吸收迅速,不良反应轻,主要为消化道反应,口服剂量35～50mg/(kg·d),最大剂量每日2 250mg,分3次口服,疗程7～10d。肝脓肿一般经甲硝唑治疗后3～4d可热退,少数病例对甲硝唑治疗无效者可选用氯喹、去氢依米丁或肝穿刺脓肿引流。

甲硝唑等具有抗侵袭性和肠外阿米巴活性的药物,口服吸收好,但在肠腔滞留时间短暂,因此根治阿米巴肠病效果有限,尤其是短疗程(<10d)患者易复发,因此建议联合或续用肠腔内抗阿米巴药物。替硝唑和奥硝唑疗效与甲硝唑类似,但耐受性较甲硝唑为佳。有条件可反复用酶免疫法检测粪便抗原,以明确阿米巴是否被清除。

(七)并发症

儿童并发症较成年人少见。肠道病变严重者可引起肠出血、肠穿孔及腹膜炎,多见于暴发型;慢性病例由于肉芽组织增生,甚至形成阿米巴瘤,可发生肠梗阻、肠套叠等状况。阿米巴肝脓肿主要并发症为继发细菌感染及脓肿组织向周围组织、脏器穿破,导致脓胸或肺脓肿、胸膜-肺-支气管瘘、心包炎、腹膜炎及腹腔脏器阿米巴病。

(八)预后

一般良好。与病程长短、是否正确治疗、有无并发症等有关。暴发型、发生肠出血、肠穿孔、弥漫性腹膜炎等并发症者预后较差。

(九)预防

控制环境卫生,注意饮水和饮食卫生,加强粪便管理,注重手卫生宣教。及早彻底治疗患者。采取适当疾病监测和控制措施。尚无有效疫苗,基因重组疫苗正在研制中。

二、血吸虫病

血吸虫病是由血吸虫寄生于循环系统所导致的一种慢性寄生虫感染。该病可影响儿童正常生长发育。感染人类的主要血吸虫有3种:曼氏血吸虫(Schistosoma mansoni)、日本血吸虫(S. japonicum)和埃及血吸虫(S. haematobium),前2种引起胃肠道和肝疾病,埃及血吸虫主要导致泌尿道疾病。流行于我国的为日本血吸虫,人类因接触含尾蚴的疫水而感染,感染后血吸虫寄生于肝门静脉系统,主要导致肝和结肠病变。本节主要描述日本血吸虫感染。

(一)病原学

日本血吸虫生活史包括成虫、虫卵、毛蚴、母包蚴、子包蚴、尾蚴及童虫7个阶段。在生活周期中血吸虫以寄生形式存在于钉螺(中间宿主)和人体(终宿主)中,而以游离形式(尾蚴和毛蚴)生活于水中。尾蚴从感染的钉螺中释放,当人和牲畜接触含有尾蚴的疫水时,尾蚴可很快侵入完整的皮肤和黏膜,侵入体内的尾蚴直至发育成熟阶段统称为童虫,童虫经静脉系统到达肺部,停留约1周后进入动脉系统到达肝,经4～6周发育为成虫,达到性成熟。血吸虫为雌雄异体,雌虫虫体(12～28)mm×0.3mm,雄虫(10～20)mm×0.55mm,雌虫居留在雄虫腹侧的抱雌沟中,呈雌雄合抱状态。成虫沿肝门静脉系统逆行到达肠黏膜下层静脉末梢中交配产卵,雌虫日产卵1 000～3 000个。虫卵产出后沉积于组织内,经11d虫卵发育成熟,成熟卵内毛蚴的分泌物可透过卵壳,引起虫卵周围组织发生炎症反应,导致肠壁坏死,形成脓肿,在血流压力、肠蠕动和腹压增加的情况下,脓肿可破溃至肠腔,虫卵落入肠腔随粪便排出体外。部分虫卵经肝门静脉返至肝,引起肝慢性肉芽肿性炎症和纤维化。排出的虫卵在淡水适宜的温度下孵出毛蚴,主动侵入钉螺,在钉螺体内经母包蚴和子包蚴两代发育,然后分批形成尾蚴,每个感染的钉螺在6～12个月中可释放数千条尾蚴至水中。

血吸虫在自然界有广泛的动物储存宿主,如牛、猪、羊、马等以及各种野生动物均可成为其终宿主。

(二)流行病学

日本血吸虫主要流行于我国、菲律宾、印尼、马来西亚、泰国等。自新中国成立以来,我国采取了因地制宜的综合性防治血吸虫病策略,取得举世瞩目的成绩。至2008年底,血吸虫病流行的12个省(市、区)中5个已阻断传播,血吸虫病病例数由防治初期的1 000余万例降至41.3万例,急性病例数从每年几千或2万～3万降至不足百例。有螺面积从148亿m^2降至37.2亿m^2。

根据地理环境、钉螺分布和流行病学特点,我国血吸虫病流行区可分为3种类型:水网型,主要分布于长江三角洲平原,钉螺沿河沟呈网状分布;湖沼型,为严重流行区域,分布于长江中下游两岸及其邻近湖泊地区,包括湖北、湖南、江西、安徽、江苏等省。钉螺呈大片状分布;山丘型,钉螺沿山区水系自上而下呈线状分布,发病数少且分散。

1. *传染源* 为患者和保虫宿主。保虫宿主包括家畜、犬、猫、鼠等动物。

2. *传播途径* 3个重要的传播环节为:水源被患者和保虫宿主的粪便所污染;钉螺的存在,钉螺是日本血吸虫的唯一中间宿主;接触疫水。

3. *易感人群* 人对血吸虫普遍易感。男性多于女性。15～20岁青年感染率最高,5岁以下儿童感染率较低。感染后可有部分免疫力,流行区重复感染常见。

(三)临床表现

根据病程、感染程度、虫卵沉积部位及人体免疫反应,临床将血吸虫病分为急性、慢性、晚期3种类型及异位损害。

1. *急性血吸虫病* 急性血吸虫病多见于接触疫水后4～8周,正值雌虫发育成熟,初次产卵时;但也可见于慢性患者大量反复感染后。临床类似血清病表现。通常表现为高热伴畏寒、寒战、肌痛、头痛,无明显毒血症表现,可伴有荨麻疹、血管神经性水肿及淋巴结大。消化道症状表现为恶心、腹痛、腹泻,重者出现血便。30%患儿可出现肝痛,脾轻度增大。肺部浸润表现轻微,有咳嗽,可闻及干、湿啰音。

发病前皮肤接触疫水的部位(接触后数分钟至数小时)可出现皮疹、瘙痒等尾蚴皮炎表现;童虫移行至肺部时可致咳嗽、胸痛等表现,但多可自行缓解,常因症状轻微而被忽略。

2. *慢性血吸虫病* 少量多次反复感染或急性期未及时或彻底治疗均可导致发生慢性血吸虫病。在血吸虫病患者中占90%。临床以肉芽肿性结肠炎和肝病为主要表现。多数肠血吸虫病患儿无症状,由于肠壁虫卵刺激所致的炎症反应可表现为腹泻,大便可见黏液和(或)血,有腹痛。患儿处于代偿期肝病时通常症状较少,可有厌食、乏力和腹胀,多有肝、脾大，肝区可有轻度压痛，黄疸和肝酶升高少见，肝功能异常仅出现在病程后期。

3. 晚期血吸虫病　国内已非常少见。主要系长期反复感染后未经及时治疗所致，临床表现与肝和肠壁纤维化有关。病程多在 5～15 年或以上。肝纤维化导致肝门静脉高压形成，儿童期感染者至青少年后可因食管静脉破裂发生上消化道出血，并可逐渐形成腹水，脾常明显增大。肠壁因大量虫卵沉积，发生肉芽肿纤维化增生及反复溃疡和继发感染等，导致新生物样块物形成、肠腔狭窄与梗阻。可经常出现腹痛、腹泻或便秘，可发生不全性肠梗阻。

严重血吸虫感染患儿生长发育明显落后于正常儿童，是由于血吸虫感染直接导致还是因营养摄入差引起，尚存在争议，但肝内广泛肉芽肿形成导致肝结构和功能损害，可影响促生长因子的正常产生。

4. 异位损害

(1)肺型血吸虫病：多见于急性期。由于虫卵沉积于肺部引起肺间质性病变。呼吸道症状多轻微，肺部体征不明显，X 线检查可有改变。

(2)脑型血吸虫病：主要因脑组织中虫卵肉芽肿形成所致，是流行区局限性癫痫的主要原因。病变主要分布于颞、顶、枕叶。发生于急性期者多表现为脑膜脑炎，脑脊液检查正常或轻微改变；慢性期者主要症状为局限性癫痫发作，无发热。

(四)辅助检查

1. 血象　急性期白细胞总数升高，伴嗜酸性粒细胞比例上升，最高可达 90%，但重症患者可减少或消失。慢性期嗜酸性粒细胞轻度增多，20%以内。晚期患者常有贫血及脾功能亢进引起的三系降低，嗜酸性粒细胞增多不明显。

2. 肝功能试验　急性期 ALT 轻度升高，慢性期和晚期代偿期在正常范围。晚期失代偿期出现肝细胞合成功能障碍，血清白蛋白降低及白/球蛋白比例倒置、凝血酶原时间延长及血清胆碱酯酶活力降低。

3. 影像学检查　超声显像检查可判断肝纤维化程度及肝、脾静脉和肝门静脉管腔及血流变化。CT 扫描在晚期患者可显示肝包膜增厚钙化，肝门静脉增粗，可见钙化点，结肠壁增厚伴钙化灶形成。胸部 X 线检查表现多样，以间质改变为主，无特异性。

4. 病原学检查

(1)粪便检查：粪便内检查出虫卵和孵化出毛蚴是确诊血吸虫病的直接依据。需送检新鲜粪便，直接涂片镜检阳性率不高。目前常用的方法为尼龙绢集卵孵化法，集卵后沉渣孵化可提高阳性率，沉渣涂片镜检虫卵，采用加藤(kato-katz)集卵透明法可进行虫卵计数。以每克虫卵数(EPG)判断轻度感染(＜100)、中度感染(100～400)和重度感染(＞400)。该法可用于了解人群感染率和感染度。

(2)直肠黏膜活组织检查：一般用于粪检多次阴性而临床仍高度怀疑血吸虫病者。通过直肠或乙状结肠镜，自病变处取米粒大小黏膜，置于 2 块玻片间显微镜检查虫卵，阳性率很高。此检查方法有出血危险性，有出血倾向者应避免此检查。

(3)免疫学检查：目前常用的检测血清中循环抗体和抗原的方法有环卵沉淀试验(COPT)、间接血凝试验(IHA)、酶联免疫吸附试验(ELISA)和乳胶凝集试验(LA)等用于抗体检测，单克隆抗体斑点酶联试验(Dot ELISA)用于抗原检测。这些抗体检测方法具有操作简便、价廉、敏感性高、特异性强等特点，已推广应用于血吸虫病的辅助诊断。由于抗血吸虫病治疗后体内循环抗体在 3 年内难以消失，故不能用于区别既往感染与现症感染以及疗效评价。此外，有可能与肺吸虫或肝吸虫感染出现交叉反应而出现假阳性结果。单克隆抗体斑点酶联试验除可用于急、慢性血吸虫病辅助诊断，敏感度分别为 90%和 85%左右，特异性为 98%，此外还可用于疗效评估。

(五)诊断和鉴别诊断

1. 诊断　根据疫水接触史、居住流行区或曾到流行区旅游等流行病学史和典型临床表现及病原学检查、血清免疫学检查等结果可予以诊断。急性血吸虫病以发热、肝大与外周血嗜酸性粒细胞增多为主要特征，伴有肝区压痛、脾大、咳嗽、腹胀及腹泻；慢性血吸虫病可无症状或间有腹痛、腹泻或脓血便，多数伴有以肝左叶为主的肝大，少数伴脾大；晚期血吸虫病者多有长期或反复疫水接触史，或明确血吸虫病治疗史，临床有肝门静脉高压症状和体征或结肠肉芽肿表现。一旦粪便血吸虫卵或毛蚴检查阳性，或慢性和晚期患者直肠活检，在无治疗史者发现血吸虫卵，有治疗史者发现活卵或近期变性虫卵，均可明确诊断。粪检阴性，但 COPT(＞3%)和(或)IHA(≥1∶10)，ELISA 阳性，LA(≥1∶10)等血清免疫反应阳性可进行临床诊断。

2. 鉴别诊断　急性血吸虫病需与伤寒、结核病、败血症等进行鉴别诊断；慢性血吸虫病应与能引起肝、脾大的疾病进行鉴别，如病毒性肝炎、EBV

病毒感染、血液系统恶性疾病等,以肠道症状为主时易与慢性菌痢、阿米巴痢疾、肠结核及炎症性肠病等混淆;晚期血吸虫病应与肝门静脉性、坏死性肝硬化相鉴别。

(六)治疗

1. *抗血吸虫治疗* 吡喹酮为广谱杀虫药,是目前治疗血吸虫病的首选药物,对各种血吸虫及各发育阶段的血吸虫均有不同程度的杀虫作用,具有疗效高、毒性低、不良反应轻微、口服方便、疗程短等优点。但对重复感染无明显预防作用。

治疗方案:急性血吸虫病。儿童总剂量为140mg/kg,6d疗法,总量的1/2在1～2d内服用,余量在4～5d服完,每日剂量分2～3次服用。慢性血吸虫病。总剂量60mg/kg,体重＜30kg者,总剂量70mg/kg,2d疗法,每日分2～3次服用。晚期血吸虫病。肝功能基本正常者按慢性血吸虫病治疗,反之可适当延长疗程,分3d服用。

2. *对症治疗* 急性期者按发热性疾病对症支持治疗,如退热、补液,重者可使用肾上腺皮质激素。慢性感染者注意维生素和蛋白质补充。晚期患者应针对肝门静脉高压引起的临床证候进行相应处理,必要时外科治疗。对结肠增殖肥厚形成的肠梗阻应及时手术治疗。

(七)并发症

肝纤维化并发症以上消化道出血为最常见,是晚期患者的主要死亡原因。其他并发症有原发性腹膜炎和革兰阴性杆菌败血症等。血吸虫肠道感染可并发阑尾炎,易发生阑尾穿孔。结肠肉芽肿可发生结肠腺癌。

流行区可见血吸虫病合并慢性或反复沙门菌感染,患儿可表现为持续低热,血培养常可证实为沙门菌感染,但粪便培养阳性率低。该类病人需联合抗血吸虫治疗,否则单纯抗菌药物治疗效果差。推测沙门菌可能寄生于成虫体内,因此无论是抗菌药物还是机体免疫反应均无法有效清除或杀灭细菌。

(八)预后

急性和慢性早期血吸虫病经抗血吸虫治疗后,绝大多数预后好,患儿临床症状消失,生长发育恢复正常。晚期发生肝硬化失代偿,并发上消化道出血等并发症者预后差。

(九)预防

控制传染源,在流行区开展定期普查和同步治疗,一般慢性感染者给予吡喹酮(40mg/kg)单剂治疗,可降低人群感染率。切断传播途径,消灭钉螺是控制血吸虫病的重要措施。保护易感人群,加强卫生宣教,严格粪便管理,提倡安全用水、饮水,必须接触疫水者应采取个人防护措施。对接触疫水者可采用口服药物预防如青蒿琥酯或蒿甲醚。

三、疟　　疾

疟疾(malaria)是由疟原虫引起,经按蚊传播的一种寄生虫病。临床以间歇性寒战、高热、继之大汗为特征,伴贫血和脾大。根据感染疟原虫不同,疟疾分为间日疟、恶性疟、三日疟和卵形疟。我国以间日疟发病为主。

(一)病原学

寄生人体的疟原虫有4种,即间日疟原虫(P. vivax)、恶性疟原虫(P. falciparum)、三日疟原虫(P. malariae)和卵形疟原虫(P. ovale)。我国以间日疟原虫感染最常见。4种疟原虫的生活史基本相同。

疟原虫在人体内发育包括肝细胞内(红细胞外期)和红细胞内的发育。子孢子在雌性按蚊叮咬人时进入人体,随血液循环至肝,在肝细胞内速发型子孢子迅速进行裂体增殖,发育为裂殖体,而迟发型子孢子(休眠子)进入肝细胞后不发育,经过不同静止期后再发育为裂殖体。成熟的裂殖体内含有大量裂殖子,当肝细胞被胀破时大量裂殖子释放入血,一部分被吞噬细胞吞噬杀灭,一部分侵入红细胞进入红细胞内期发育繁殖。裂殖子在红细胞内先后发育为呈环状的小滋养体,进一步发育为阿米巴样大滋养体,大滋养体成熟后形成含有许多裂殖子的成熟裂殖体,随着红细胞被胀破,大量裂殖子被释放入血中,一部分被吞噬细胞所吞噬,一部分再次进入红细胞继续增殖。裂殖体增殖3～4代后,其中部分裂殖子分别发育成雌雄配子体。当雌性按蚊叮咬疟疾患者时,血中的雌雄配子体即被吸入蚊体,在适度的温度下雌雄配子体在蚊胃内转变为雌、雄配子,雄配子进入雌配子,受精后形成合子,发育成动合子后钻入胃壁外层形成囊合子,虫体在其中分裂增殖,发育成熟并产生数百至上万个子孢子,囊合子破裂后子孢子散入蚊体腔中,最后集中于唾液腺,此时的按蚊具有传染性。

(二)流行病学

1. *传染源* 患者和无症状带虫者是唯一的传染源。

2. *传播途径* 按蚊为传播媒介。该病主要通过按蚊叮咬在人类传播。还可经输血或使用污染注射器等途径传播。

3. 易感人群 人群对疟疾普遍易感。感染后可产生一定免疫力，多次发作或重复感染后症状轻微或无症状。一般无先天免疫，故初生婴儿对疟原虫易感。

4. 流行特征 该病呈全球性分布，以热带和亚热带地区多见，尤其在经济落后、卫生条件差的地区发病率高。热带地区全年可见，季节分明地区主要见于雨季等有利于蚊虫繁殖的季节。估计全球每年 3.5 亿～5 亿人患病，100 万人以上死于疟疾，大多数为 5 岁以下儿童。我国除海南和云南两省为间日疟和恶性疟混合流行外，主要以间日疟流行为主。经数十年积极防控，近年来我国疟疾发病率逐年下降，至 2008 年全国报告疟疾发病 26 873 例，较上年下降 46.4%，发病率为 0.21/1 万，死亡 23 例。以安徽、云南、河南、海南和贵州 5 省发病为多。

（三）临床表现

蚊传疟疾的潜伏期：间日疟为 14d（8～27d），恶性疟 12d（8～25d），三日疟为 28d（15d 或≥40d），卵形疟 17d（15d 或≥18d）。输血引起的疟疾潜伏期长短与血中疟原虫数量有关，一般为 7～14d（3～41d）。

1. 典型发作 分为寒战期、发热期和出汗期 3 个阶段。寒战期表现为突起寒战、面色苍白、唇指发绀、肢体厥冷等，持续 10～60min，然后进入发热期，出现体温骤升，高达 39～41℃，伴头痛、全身肌肉酸痛、面色潮红、呼吸急促，持续 2～3h 后体温骤降，大汗淋漓，持续 2～3h。发作周期与疟原虫红细胞内裂体增殖周期一致，间日疟与卵形疟为隔日发作 1 次，三日疟隔 2d 发作 1 次，恶性疟发作不定时，可每日或隔日发作 1 次。

多次发作后有不同程度贫血，恶性疟多见，多数患者伴有脾大，可有压痛，慢性患者脾质地变硬。肝常同时增大并有轻度压痛，肝功能轻度损害。

2. 凶险发作 主要见于恶性疟，偶可发生于间日疟和三日疟。暴发流行时在 5 岁以下儿童或外来无免疫人群中发生率高。根据临床主要累及脏器可分为脑型、胃肠型、肺型、肾型等。其中以脑型最为常见和危重，恶性疟反复发作后转为凶险，谵妄和昏迷为主要症状，常伴有高热、剧烈头痛、烦躁不安、抽搐等，神经系统体征有脑膜刺激征及病理反射征阳性。脑脊液除压力增高外，常规和生化大多正常或轻微改变。外周血涂片已找到疟原虫。肺型通常见于恶性疟病程第 5 天左右，以急性肺水肿、呼吸衰竭为主要表现，患者已存在脑、肾并发症。胃肠型表现类似急性胃肠炎，腹泻次数可多达十余次，有脱水征，也可仅表现为剧烈腹痛伴呕吐，无腹泻，类似急腹症。

3. 其他类型疟疾 婴幼儿疟疾病情多较重，惊厥较常见，尤其恶性疟患儿，贫血表现突出，脾大明显，多有明显呼吸道和消化道症状，临床常缺少寒战和大汗等典型表现。由于临床症状不典型，常被误诊为其他感染性疾病如肺炎等。孕妇产前感染疟疾，新生儿可发生先天性疟疾，新生儿于出生后 5～6d 内发病，表现为发热及消化道症状，病情重，病死率高。

4. 再燃和复发 疟疾发作数次后，由于机体产生一定免疫力或经过治疗后发作停止，但红细胞内疟原虫未完全消灭。经过 1～3 个月后，再度出现临床发作称为再燃，或近期复发。症状与初发相似，但较轻。疟疾停止发作后，肝细胞内迟发型子孢子发育成熟后，再次侵入红细胞内引起的发作称为复发或远期复发。复发多发生在初次发作后 6 个月以上，表现相似但较轻。恶性疟、三日疟、输血后疟疾一般无复发，但可有再燃。

（四）辅助检查

1. 血象 红细胞和血红蛋白在多次发作后下降，恶性疟尤为明显，白细胞总数一般正常，单核细胞增多。

2. 疟原虫检查 血涂片检查发现疟原虫是确诊疟疾的依据。一般采用薄血片和厚血片检查，厚血片阳性率高，而薄血片用于虫种鉴定。在发冷期和发作 6h 内血涂片阳性率高。骨髓涂片的阳性率略高于血涂片。

3. 免疫学检查 常用检测特异性抗体的方法为间接荧光抗体试验（IFAT）和酶联免疫吸附试验（ELISA），但均在发病后 1 周出现阳性，可持续数月至 1～2 年，无法鉴别既往感染与现症感染，故多用于流行病学调查。目前已有疟疾乳酸脱氢酶单克隆抗体快速检测试剂（OptiMal-IT 金标层析），可用于现场疟疾快速诊断和治疗效果考核，该方法与血涂片病原学诊断间日疟和恶性疟原虫的符合率为 100%，有效治疗后转为阴性。

（五）诊断和鉴别诊断

1. 诊断 根据流行病学史如曾在疟疾流行地区居住或旅行史，临床典型疟疾发作表现伴贫血和脾大，有规律的发作周期，均应高度怀疑疟疾诊断，明确诊断须依赖实验室病原检查，需多次反复检查，一旦血液或骨髓涂片发现疟原虫即可明确诊断。高度怀疑，但多次病原检查阴性者或检测条件受限时，可采用诊断性治疗的方法。服用氯喹 10mg/(kg·d)(<0.6g)顿服×3d，一般在服药 24～48h 热退，停止发作者可拟诊为疟疾，否则可排除疟疾。

2. *鉴别诊断* 一般疟疾尤其是症状不典型者需与其他感染性疾病进行鉴别诊断，如脓毒血症、EBV 感染、伤寒与副伤寒、钩端螺旋体病等。脑型疟疾应与好发于夏、秋季的流行性乙型脑炎、中毒性菌痢、其他中枢性感染等相鉴别。

(六)治疗

1. *抗疟原虫治疗药物* 根据疟原虫发育的不同阶段，选用不同抗疟药。

(1)控制临床发作的药物

①磷酸氯喹：是目前控制发作的首选药物。对各种疟原虫红细胞内裂殖体有迅速而强有效的杀灭作用。具有口服快、排泄慢、作用持久及不良反应少等特点，过量应用可引起心动过缓、心律失常及血压下降等。服药后 24～48h 起效。

②硫酸奎宁：作用与氯喹相似，对红细胞内裂殖体有较强的杀灭作用。疗效不及氯喹，主要用于耐氯喹的疟原虫感染。不良反应有耳鸣、耳聋、恶心及呕吐等。一旦出现黑尿及黄疸等溶血表现时应立即停药。

③甲氟喹：作用与氯喹相似，对各种疟原虫红细胞内裂殖体均有杀灭作用。毒性低，可有头晕、恶心等，个别可出现神经精神症状。单用易产生耐药性。

④磷酸咯萘啶：对恶性疟和间日疟原虫有较强的杀灭作用。不良反应轻微，主要为胃肠道反应。

⑤青蒿素及其衍生物：是我国研制的抗疟药。具有速效、低毒、无交叉耐药性等特点。对间日疟和恶性疟原虫，包括耐氯喹的红细胞内裂殖体都有强效杀灭作用。其衍生物有蒿甲醚、青蒿琥酯等。

(2)防止复发和传播的药物：伯氨喹能杀灭肝细胞内的速发型和迟发型疟原虫及各种疟原虫的配子体，有预防和防止复发的作用。对红细胞内裂殖体的作用差，不能单独用于控制发作。不良反应有头晕、恶心、呕吐、腹痛及发绀等。G-6-PD 缺乏者服药后可发生急性溶血性贫血。

(3)预防药物：乙胺嘧啶能抑制配子体，也能杀灭各种速发型疟原虫，主要用于预防。口服吸收完全，排泄慢，作用持久。年长儿 25mg，学龄前儿童 12.5mg，每隔 10～14d 口服 1 次。不良反应有头晕、恶心及呕吐等。

2. *治疗方案* 见表 17-6。

表 17-6 抗疟疾治疗方案

疟疾类型	可选用药物	用法
间日疟、三日疟、卵形疟	氯喹＋伯氨喹	*氯喹：首剂 10mg/kg(不超过 600mg)，24h，48h 各 5mg/kg 顿服 #伯氨喹：<1 岁 1/2，2 岁 3/4，3～5 岁 1，6～10 岁 2，11～12 岁 2.5，>13 岁 3，连服 1～8d，顿服
恶性疟	氯喹	用法同上
凶险型	氯喹	10mg/kg 静脉注射，4～8h 1 次，10～15mg/kg 静脉注射，16～24h 1 次，每日最大剂量不超过 25mg/kg，一旦能口服，改为口服治疗
耐氯喹的恶性疟	蒿甲醚	肌内注射：成年人剂量(儿童剂量酌减)首日 200mg，2～4d 各 100mg，或口服，首日 3.2mg/(kg·d)，2～5d 1.6mg/(kg·d)
多重耐药可采用联合用药	青蒿琥酯	口服：首剂 <2 岁 25mg，3～6 岁 37.5mg，7～10 岁 50mg，11～15 岁 75mg，次日起每日将首剂量分 2 次服用，连服 5d，或§静脉注射：首剂 1.5mg/kg，然后每隔 4h、24h、48h 用 1 次
	磷酸咯萘啶	静脉滴注：2～3 mg/(kg·d)，分 2 次(间隔 4～6h)，或 口服：总剂量 24mg/kg，分 3 次，首日服 2 次(间隔 4～6h)，2～3d 各服 1 次

*氯喹每片 250mg，含基质 150mg，#伯氨喹每片 13.2mg，含基质 7.5mg，服用量以为片单位。§青蒿琥酯 60mg 粉针剂需先以 5%碳酸氢钠 0.6ml 溶解，然后再以 5%葡萄糖液稀释至 6ml(10mg/ml)，按所需剂量静脉缓慢注射

3. 对症支持治疗　控制体温在 38℃以下，维持水电介质平衡，纠正酸中毒；重者可短期应用肾上腺皮质激素，有降温、抑制炎症反应、减轻脑水肿等作用；脑型疟疾者需积极止惊，应用脱水药降低颅内压；重者有可能发生呼吸衰竭、心力衰竭、休克及肾衰竭，须积极予以相应救治措施。贫血严重者应输血。

（七）并发症

1. 支气管炎和肺炎　小儿多见，胸部 X 线显示肺内小片状渗出等炎症改变，呼吸道症状轻微，大多于抗疟治疗后 3～7d 好转。可能由于原虫侵入肺部所致，或并发其他病原微生物感染。

2. 黑尿热　是恶性疟最严重的并发症，是由于急性血管内溶血所致溶血尿毒综合征，发生原因可能与患者红细胞中缺乏 G-6-PD 及使用抗疟药物（奎宁与伯氨喹）有关。临床表现为急起寒战、高热、腰痛、酱油样尿、急性贫血及黄疸，重者可发生肾衰竭。

血红蛋白尿为本症的主要诊断依据。尿液呈黑褐色，尿胆红素阴性，尿胆原强阳性；血红蛋白呈阳性，血清胆红素明显升高，以间接胆红素为主；外周血红细胞及血红蛋白明显下降，网织红细胞明显增高。

一旦怀疑应首先停用相关抗疟药物，应用肾上腺皮质激素可控制溶血，并静脉滴注 5%碳酸氢钠以碱化尿液，防止肾小管阻塞，严重贫血者可少量多次输血，低分子右旋糖酐可用以疏通和改善微循环，一旦发生肾衰竭应予相应处理。

3. 肝、肾损害　疟疾可引起肝炎，表现为轻度黄疸和肝功能异常，多见于恶性疟，给予对症护肝药物治疗即可；肾损害可表现水肿、少尿、血压升高、蛋白尿及血尿，抗疟治疗可恢复，少数可发生肾病综合征，早期抗疟治疗有可能奏效，但慢性患者疗效差，对激素不敏感。

（八）预后

间日疟和三日疟无并发症者预后良好，恶性疟伴凶险发作者预后较差。脑型疟及并发黑尿热者，病死率很高。

四、弓形虫病

弓形虫病（toxoplasmosis）是由刚地弓形虫（简称弓形虫）在人体寄生引起的一种寄生虫病。该病为人畜共患疾病。临床表现轻重不一，免疫正常人群获得性感染多为无症状或仅有淋巴结大，免疫功能减退者病情较重，多累及眼、脑、肝及淋巴结，甚至导致全身播散性感染。先天性感染由母婴经胎盘传播所致，主要表现为眼和神经系统损害并可遗留后遗症。

（一）病原学

弓形虫属细胞内寄生性原虫。弓形虫的终宿主为猫和猫科动物，中间宿主非常广泛为包括人在内的哺乳动物、鸟类、鱼类和爬行类动物。弓形虫在终宿主体内呈有性繁殖形成卵囊，随粪便排出。卵囊被中间宿主吞食后进入小肠，囊内子孢子释出后穿过肠壁，随血流和淋巴循环播散至全身各组织细胞内增殖，在细胞内形成多个虫体的集合体称假包囊，囊内原虫为滋养体或速殖子，当宿主细胞破裂后释放滋养体，再侵犯其他组织细胞，如此反复增殖呈无性繁殖。当宿主产生免疫力后，原虫增殖减慢，其外有囊壁形成，称之为包囊，囊内原虫称为缓殖子。包囊在中间宿主体内可长期存在，呈隐性感染状态。当免疫功能减退时，包囊破裂释放出缓殖子，潜伏感染复发，出现临床表现。

（二）流行病学

1. 传染源　感染弓形虫的猫及猫科动物是本病的重要传染源，其粪便中含有大量卵囊。急性期病人的排泄和分泌物中可含有弓形虫，但由于在外界不能久存，所以病人作为传染源的可能性很小。

2. 传播途径　后天获得性感染主要是通过食入被弓形虫卵囊污染的食物和水、未煮熟的含有包囊和假包囊的肉类等，或与受感染的猫密切接触。偶尔可经输血和器官移植传染。先天性感染为孕妇在妊娠期感染后，原虫可经胎盘垂直传播给胎儿。

3. 易感人群　人群普遍易感，免疫功能减退者易发生显性感染。

4. 流行特征　本病呈全球分布，感染者多为隐性感染或原虫携带者。不同国家感染率有很大差别（0.5%～90%），推算全球平均感染率为 25%。我国人口标准化感染率为 6.02%。家畜的感染率可达 10%～50%，猫的感染率最高（15%～78%），依次为猪、犬、羊、牛、马等。

（三）临床表现

1. 先天性弓形虫病　多由母亲妊娠期感染后经胎盘垂直传播感染所致，受孕 6 个月前感染者极少发生胎传感染。先天性感染的发生率和严重性与孕妇受染时间早晚相关。妊娠早期先天性感染率较低但临床表现最严重，而妊娠晚期感染率最高，但病情较轻，多为亚临床感染。宫内感染可导致各器官受损，最常见为脑和眼。典型表现为脑积水、颅内钙化及脉络膜视网膜炎。中枢神经系统还可表现有脑瘫、小头畸形、癫痫、认知和运动障碍及听力障碍等。其他器官累及可发生黄疸、肝脾大、淋巴结增大、心肌炎、消化及呼吸系统累及等。

2. 获得性弓形虫病　免疫功能正常儿童急性获得性感染后多呈隐形感染。症状感染患儿主要表现为颈部单个或多个淋巴结增大，可伴有发热。增大的淋巴结为非化脓性，可有或无压痛，其他部位淋巴结也可受累，腹腔肠系膜淋巴结感染可类似于急性阑尾炎表现。淋巴结增大可持续数周或数月，也可长达1年。个别患儿可发生重要脏器受累如心肌和心包炎、脑炎、Guillain-Barre综合征、面神经炎、脑膜炎、肝炎、视网膜脉络膜炎等。

免疫缺陷儿童可以是原发感染或慢性潜伏感染复发，感染可波及任何脏器，但最常见为中枢神经系统感染。重者可出现迅速播散性感染，临床类似于细菌性脓毒血症，可并发急性呼吸衰竭和循环衰竭。弓形虫脑炎典型表现是亚急性起病，根据受累部位出现相应定位症状和体征，可发生偏瘫、言语障碍、癫痫发作、帕金森病症、中枢性尿崩症、焦虑或烦躁等精神异常和脊髓病等，重者出现意识障碍，甚至昏迷，发热与脑膜刺激征少见。脑脊液轻度异常包括轻度单核细胞增多，蛋白质轻或中度升高，糖可降低。头颅CT或MRI显示脑炎改变，也可呈现单个或多个对比度增强的占位病灶，强化后呈环状或结节样增强。其他器官表现有肺炎、肝脾大、心肌炎、肌炎、脉络膜视网膜病、睾丸炎、急性肝衰竭和肌肉骨骼病变等。

(四)辅助检查

1. 病原学检查

(1)直接镜检：取患者血液、脑脊液、骨髓、胸腹腔积液、痰液、眼房水等沉淀涂片或淋巴结、肝等活组织切片镜检找弓形虫滋养体或包囊(速殖子)，阳性可确诊为急性弓形虫感染，但阳性率不高。

(2)动物接种或组织培养：将体液或组织悬液接种于小鼠腹腔内，可产生感染并找到病原体，或组织培养(猴肾或猪肾细胞)分离和鉴定弓形虫。结果可靠但敏感性低，且操作不易。

(3)分子生物学检测：应用^{32}P标记含弓形虫DNA序列的探针，与患者血白细胞或组织DNA进行分子杂交，显示特异性杂交条带或斑点为阳性反应。PCR方法可用于检测脑脊液和羊水中弓形虫DNA，用于诊断脑弓形虫病和宫内弓形虫感染，特异性及敏感性高，但易出现假阳性。

2. 免疫学检查

(1)特异性抗体检测

①染色试验(Sabin-Feldman DT)：是检测弓形虫特异性IgG抗体的经典方法。感染后1～2周出现阳性，3～5周达到高峰，以后逐渐下降，可持续长达数年。抗体效价1∶16阳性提示为隐性感染，1∶256为活动性感染，1∶1 024为急性感染。

②间接荧光抗体试验(IFAT)：可用于测定特异性IgM和IgG抗体，IgM抗体可于感染后1周左右出现，可用于急性感染和先天性感染的早期诊断。

③间接血凝试验(IHA)：一般在病后1个月左右出现阳性。多用于流行病学调查。

④酶联免疫吸附试验(ELISA)：可检测特异性IgM、IgG和IgA抗体，也可用于抗原鉴定。

(2)抗原检测：用免疫学方法检测宿主细胞内的病原(速殖子或包囊)、血清及体液中弓形虫的代谢或裂解产物，是早期诊断和确诊弓形虫感染的可靠方法。可采用对流免疫电泳、琼脂双扩散方法、McAb-ELISA、单抗或多抗双夹心ELISA等免疫学方法检测急性期血清循环抗原CAg。

(五)诊断和鉴别诊断

1. 诊断　该病临床表现缺乏特征性，表现多样，轻重不一，因此仅凭临床表现难以诊断，结合流行病学史如患儿或母亲妊娠时有无与猫密切接触史及是否进食未煮熟的肉类、蛋类和奶类等，若有相应临床表现，则临床可高度疑似弓形虫感染，确诊有赖于实验室病原和血清抗体检测。

2. 鉴别诊断　以淋巴结大为主要表现时，应与EB病毒感染、结核性淋巴结炎和淋巴瘤进行鉴别；弓形虫脑炎应与结核性脑膜炎、真菌性脑膜炎和病毒性脑炎等鉴别；新生儿或婴儿出现以眼部和中枢神经系统病变为主，伴其他脏器损害的先天性弓形虫病，应与其他宫内感染常见病原如巨细胞病毒、风疹病毒及单纯疱疹病毒等相鉴别；免疫功能抑制者弓形虫感染病情较重，除脑炎、脉络膜视网膜炎外，还可累及多脏器，严重者可出现脓毒血症样表现，因此免疫抑制者一旦发生脑炎或多脏器感染时，应考虑有弓形虫感染的可能。

(六)治疗

1. 抗弓形虫治疗　抗弓形虫药物主要为乙胺嘧啶、磺胺嘧啶、磺胺二甲嘧啶和克林霉素，能阻断叶酸代谢，抑制速殖子增殖，但不能杀灭速殖子，对包囊无效。本病复发率高。其他磺胺类药物的效果较差，新一代大环内酯类抗生素如克拉霉素、阿奇霉素及罗红霉素等可能有效。

(1)先天性弓形虫病：无论有无症状均需治疗。采用乙胺嘧啶和磺胺嘧啶联合治疗，抗弓形虫疗程 1 年。乙胺嘧啶负荷剂量 2mg/(kg·d)顿服 2d，然后 1mg/(kg·d) 2 个或 6 个月后减至每周 3 次顿服；磺胺嘧啶 100mg/(kg·d)分 2 次服用。为减轻乙胺嘧啶对骨髓的毒性作用，需同时给予亚叶酸 5～10mg，每周 3 次服用至乙胺嘧啶停药后 1 周。磺胺嘧啶不能耐受者可选用克林霉素。

(2)获得性弓形虫病：免疫功能正常儿童单纯淋巴结炎可不需要抗病原治疗，除非有明显脏器累及可采取乙胺嘧啶和磺胺嘧啶联合治疗。乙胺嘧啶负荷剂量 2mg/(kg·d)(最大 50mg)顿服 2d，然后 1mg/(kg·d)维持(最大 25mg)；磺胺嘧啶 100mg/(kg·d)(最大 4g/d)分 2 次服用；疗程 4～6 周或临床表现缓解后 1～2 周；亚叶酸每次 5～10mg，每周 3 次服用至乙胺嘧啶停药后 1 周。

2. *辅助治疗* 先天性弓形虫病导致脑积水形成者需行脑室腹膜分流术。当发生危及视力的脉络膜视网膜炎或玻璃体炎，或脑炎患者脑脊液蛋白含量≥1g/dl 时，可选用肾上腺皮质激素与抗生素联合治疗，泼尼松 1mg/(kg·d)分 2 次口服，直至眼部炎症缓解、脑脊液蛋白水平下降。

(七)并发症

轻症感染多无并发症。重者或先天性或免疫缺陷者弓形虫病易累及多脏器，可产生相应器官炎症时的并发症(同其他感染)。

(八)预后

免疫功能正常的后天获得性弓形虫病预后良好，如淋巴结炎通常不治而愈，脏器累及少见但及时治疗多可痊愈。先天性弓形虫病预后较差，即使新生儿期无症状者也可遗留后遗症如认知和运动障碍、癫痫、视力障碍及听力障碍。免疫功能缺陷者(如 AIDS、恶性肿瘤、器官移植等)弓形虫病易导致播散性多脏器受累，预后差。

五、绦虫病和囊虫病

在中国寄生于人体的绦虫有 4 大类，即带绦虫、膜壳绦虫、棘球绦虫和裂头绦虫。常见的绦虫病(teniasis)是由带绦虫中的肥胖带绦虫(牛带绦虫 taenia saginatn)或链状带绦虫(猪带绦虫 taeniasis soliun)的成虫寄生于小肠所致；囊虫病(cysticercosis)是由链状带绦虫的幼虫(囊尾蚴)寄生于皮下组织、肌肉、眼和中枢神经系统等部位所导致的疾病。棘球绦虫的幼虫寄生人体可导致包虫病(见后述)。

(一)绦虫病

1. *病原学* 肥胖带绦虫和链状带绦虫成虫扁如带状，白色或乳白色，分为头节、颈部和链体 3 部分。头节为吸附器，有 4 个杯状的吸盘；颈部细长与头节无明显界线，为生长部分；体节分为未成熟、成熟和妊娠 3 种节片。成虫寄生于十二指肠和空肠曲下 40～50cm 处。妊娠节片的每一孕节中含有虫卵多达数万个，常单独或数节相连脱落随粪便排出体外。在土壤中虫卵可生存数周之久。成熟的虫卵被中间宿主牛或猪吞食后，卵壳在十二指肠内被肠液消化，六钩蚴即行脱出，借助其小钩和穿刺腺穿过肠壁，随血与淋巴循环到达周身各处，以骨骼肌为主要终点，发育成为囊尾蚴，导致牛或猪的囊虫病。人(终末宿主)进食未煮熟、含有囊尾蚴的牛肉或猪肉(俗称“米猪肉”)，经消化液作用，囊尾蚴中的头节在肠中翻出吸附于肠壁，颈节逐渐分裂形成连串的体片，经 2～3 个月发育为成虫。肥胖带绦虫寿命较长，可同宿主寿命。链状带绦虫寿命可在 25 年以上。

2. *流行病学* 患者是唯一传染源，牛和猪为中间宿主。通过进食生或未煮熟的含有囊蚴的猪肉或牛肉而被感染，也可因生、熟烹饪用具不分，从生肉脱落的囊尾蚴污染熟食而得病。人群普遍易感。绦虫病呈世界性流行分布，我国 20 多个省、区有散发病例，在进食生或半熟牛肉习惯的地区或民族中人群感染率较高，呈现地方性流行。南方人喜食猪肉，以链状带绦虫感染较多见，而肥胖带绦虫病多见于西南及西北地区。

3. *临床表现* 潜伏期 2～3 个月。症状多轻微，最常见为大便中发现虫体节片，可有肛门瘙痒及不舒感。约 50%的病人有腹痛，并不剧烈，位于上腹部或脐周或位置不固定。约 1/3 的患者有恶心、腹泻、便秘、眩晕、头痛、瘙痒、体重减轻等。患儿还可有呕吐和发热，婴幼儿感染后症状明显，并导致发育迟缓和贫血。虫体数量多时可导致肠梗阻或急性阑尾炎。

4. *辅助检查*

(1)病原学检查

①虫体排出：粪便中发现有带状能活动虫体排出，可作出诊断。检查妊娠节片内子宫分支的数目

与形状有助于鉴别绦虫种类。

②绦虫虫卵检查：大多数病人经粪便与肛拭检查可找到绦虫卵，可确诊。厚涂片的检出阳性率较高。

③免疫学检查：以虫体抗原进行皮内试验、环状沉淀试验，补体结合试验、乳胶凝集试验、酶联免疫吸附试验等，阳性率73%～99%，但可呈假阳性反应。

④分子生物学检查：DNA 斑点印迹法可用于检测牛带绦虫卵。PCR 扩增粪便中虫卵或成虫脱落的体表物质中微量种特异性 DNA 序列，以检测人体内牛带绦虫或猪带绦虫成虫，特异性和灵敏度均较高。

(2)血常规：部分病人嗜酸性粒细胞轻、中度增多。

(3)影像学检查：小肠磁共振成像可显示小肠内连续细条状充盈缺损，对绦虫病诊断有一定价值。

5. *诊断及鉴别诊断*　根据有进食生或未熟猪肉或牛肉史，粪便排出节片史即可临床诊断绦虫病。粪便中检出绦虫卵或节片可确定诊断。妊娠节片及头节的检查可鉴别绦虫的种类。免疫学等检查对该病的诊断有一定的参考价值。

6. *治疗*　驱绦虫药物较多，主要有以下几种。

(1)吡喹酮：为广谱驱虫药物，是治疗绦虫病的首选药物，对各类绦虫均有效。儿童剂量按10～15mg/(kg·d)，1次口服。服药后偶有头晕、眩晕、乏力等不良反应，数日内可自行消失。

(2)甲苯达唑：为广谱驱虫药物。4岁以上同成年人剂量，每次300mg，2/d，疗程3d；4岁以下剂量减半；2岁以下禁用。能排出完整虫体，治疗后一般不会出现囊虫病。治疗膜壳绦虫病的疗程可延长至5d。

(3)氯硝柳胺(灭绦灵)：对链状带绦虫、肥胖带绦虫短膜壳均有作用，但较吡喹酮和甲苯达唑为逊。对成虫有致死作用，但对虫卵无效。治疗链状带绦虫病时，存在虫体释出的成熟虫卵发生囊虫病的危险，用药时应先服止吐药，并服泻药使死亡节片迅速排出，剂量<2岁0.5g，2～4岁1g/d，>6岁2g/d，均分2次口服，2次间隔1h。

7. *并发症*　并发症较多见为阑尾炎，多见于肥胖带绦虫病患者。偶可出现肠梗阻、胆囊炎等。链状带绦虫病可并发囊虫病(后述)。

8. *预后*　一般预后良好，经驱虫治疗后绦虫排出，可完全治愈。链状带绦虫病并发脑囊虫病者预后较差。

(二)囊虫病

1. *病原学*　成熟链状带绦虫虫卵自粪便排出，内含六钩蚴，外有厚壳，对外界抵抗力强。进食富有虫卵的蔬菜或瓜果后，六钩蚴在十二指肠内孵化，钻入肠壁，通过肠系膜小静脉及淋巴循环至全身，约10周囊尾蚴发育成熟。囊尾蚴常被宿主所形成的囊壁包绕，囊壁与虫体间有囊腔，内含囊液。虫体呈头像内凹的囊尾蚴头节。同一患体内寄生的囊尾蚴数量可多达数千个。在人体较常见的寄生部位依次为皮下组织、肌肉、脑、眼、心脏、肝、腹膜等。囊尾蚴在结缔组织和脑室中多呈圆形，直径5～8mm；在肌肉中略长，脑底部可达2.5cm，并具分支或葡萄样突起，称为葡萄状囊尾蚴。在皮下组织、脑、眼中幼小的囊尾蚴能活动。囊尾蚴寿命较长，一般为3～10年。

2. *流行病学*　链状带绦虫病人是囊虫病的唯一传染源。排出的虫卵对自体和周围人群均有传染性。链状带绦虫在人体小肠内寄生的时间愈长，发生囊虫病的危险性愈大，16%～25%的链状带绦虫病人伴有囊虫病。感染方式有以下3种。

(1)内源性自身感染：由于呕吐等胃肠逆蠕动使妊娠节片或虫卵反流入胃，虫卵被消化液作用，六钩蚴孵出而感染，此种感染较重，囊虫可遍布全身肌肉、皮下和脑组织。

(2)外源性自身感染：因病人手指被自身粪便中虫卵污染，再经口感染所致。

(3)异体感染：患者并无绦虫病，因食用被链状带绦虫虫卵污染的食物或水而感染。人对囊虫病普遍易感，高发人群为青壮年。该病见于东西欧、南美、非洲和东南亚的许多国家，我国凡有链状带绦虫病的地区均有囊虫病散发病例。

3. *临床表现*　潜伏期自吞食虫卵至囊尾蚴形成约需3个月。疾病表现视囊尾蚴寄生部位、数量及人体反应而有所不同。

(1)皮肤肌肉囊虫病：皮下囊虫结节数目可自数个至数千个，以头部和躯干多见，四肢较少。皮下结节可自由移动，圆形或椭圆形，直径0.5～1.5cm，与皮肤组织无粘连，无痛、痒感，表面亦无炎症反应和色素沉着。结节可分批出现和逐渐自行消失。

(2)脑囊虫病：症状复杂多样，从全无症状至引发猝死。病程缓慢，多在5年内，个别长达20年之久。临床表现以癫痫最常见，一般在排虫后或皮下囊包出现后6个月出现，以反复发作各种类型的癫痫为特点，大发作频率较低，常3个月以上发作1次。约1/10有自行缓解倾向。20%以上患者表现有颅内压增高，常有头痛、头晕、呕吐、复视或继发性视神经萎缩、视力及听力下降。部分病人表现为脑膜炎，以急性或亚急性脑膜刺激征为特点，长期持续或反复发作，可伴有发热，脑脊液可呈炎症改变，细胞数轻度升高，以淋巴细胞为主，蛋白定量升高，糖含量多正常，个别可降低。由于广泛脑组织破坏和脑皮质萎缩，病人可出现进行性加剧的精神异常及痴呆等。囊尾蚴侵入椎管则表现有瘫痪、感觉障碍，大小便潴留等。

(3)眼囊虫病：囊尾蚴可寄生在眼内任何部位，但以玻璃体最为多见，其次是视网膜。临床表现轻者视力减退，严重者可失明。囊尾蚴存活时症状轻微，死亡则发生强烈刺激，引发视网膜炎、脉络膜炎、化脓性全眼炎、视网膜剥离、白内障、青光眼等。

4. 辅助检查

(1)活组织检查：皮肤、肌肉囊虫病可行活组织检查，病理切片中见到囊腔中含有囊尾蚴头节可确诊。

(2)免疫学检查：可采用补体结合试验、间接血凝试验和酶联免疫吸附试验等方法检测血清或脑脊液特异性抗体，阳性率达85%～95%。检测结果需结合临床考虑。

(3)影像学检查：X线头颅平片、头颅CT和磁共振成像均有诊断价值。平片钙化影阳性率较低，10%左右，病期多在5年以上；CT和MRI改变随囊虫大小、寄生部位和存活与否等有不同图像，多表现为小囊状影和钙化影共存。

(4)其他：眼囊虫病检眼镜检查可见灰白色带有蓝色反光的圆形囊泡，周围呈金黄色光圈，有时可见虫体蠕动；脑囊虫病者脑脊液中性粒细胞及嗜酸性粒细胞增多，嗜酸性粒细胞＞0.3(3%)时，对脑囊虫病有较肯定价值；蛋白质含量增高，糖和氯化物正常或略低，压力增高。

5. 诊断和鉴别诊断　结合患者有绦虫病史，或粪便中发现绦虫卵或妊娠节片，可有助于本病诊断。皮下结节和眼囊虫病临床较易诊断。脑囊虫病如果不伴有皮下结节，诊断较困难。在囊虫病流行地区凡有癫痫发作、颅内压增高、精神障碍等症状的病人，应首先考虑脑囊虫病的可能。脑囊虫病应与原发性癫痫、颅内肿瘤、结核性或真菌性脑膜炎等相鉴别。

6. 治疗

(1)病原治疗

①吡喹酮：对皮肤肌肉囊虫病具有很高疗效，对脑囊虫病疗效较好，囊虫病在治疗过程中或治疗后由于囊尾蚴死亡可刺激产生强烈炎症反应，使原有囊虫病症状加重，临床可出现颅内压增高、癫痫发作加重现象。因此应密切观察病情，治疗过程中需要辅助应用脱水药与抗惊厥药物。剂量为20mg/(kg·d)，分3次服，9d为1个疗程，疗程间隔3～4个月。疗程第2～3天可联合应用糖皮质激素。因皮肤肌肉囊虫病患者有潜在脑囊虫病可能，因此患者均宜住院治疗。眼囊虫病患者应禁忌使用吡喹酮，因为用药后可致局部炎症反应加剧，增加手术难度。精神障碍者不宜采用吡喹酮治疗，因有可能诱发精神能异常。

②阿苯达唑：对脑和皮肤肌肉囊虫病均有效。治疗脑囊虫病剂量为18mg/(kg·d)，10d为1个疗程。皮肤肌肉囊虫病剂量为15mg/(kg·d)，服法和疗程同前。间歇2～3周重复1个疗程，视病情可重复2～3个疗程。不良反应较吡喹酮轻。

(2)手术治疗：脑室和眼的囊尾蚴包囊应予手术摘除。位于脑实质多发性囊虫伴颅内压明显增高者，外科可施行开窗减压术，术后再配合药物治疗，对颅后窝有粘连伴脑室积水者，可行囊虫摘除，并做脑室分流术。眼囊虫病应及早手术摘取囊虫。

六、包 虫 病

包虫病(hydatid disease)又称棘球蚴病(echinococcosis)，是棘球绦虫的幼虫(棘球蚴)感染所引起的慢性寄生虫病。

(一)病原学

引起包虫病的棘球属(Genus Echinococcus)虫种有细粒棘球绦虫(*E. granulosus*)多房棘球绦虫(*E. multilocularis*)、伏氏棘球绦虫(*E. Vogeli* Rausch)和少节棘球绦虫(*E. oligarthrus*)。其中以细粒棘球绦虫最为多见，所导致的包虫病又称囊型包虫病。细粒棘球绦虫的终宿主为犬科动物。成虫长1.5～6mm，有头节、颈节及未成熟节片、成熟节片和妊娠节片组成。成虫寄生于狗的小肠内。虫卵呈圆形，有双层胚膜，对外界抵抗力较强。虫卵随狗粪排出体外，污染环境。虫卵被人等中间宿主摄入后经胃而入十二指肠。在消化液作用下，六钩蚴脱壳而出，钻入肠壁，随血流进入肝门静脉系统，幼虫大部分在肝发育形成棘球蚴(包虫囊肿)，部分可逸出侵入肺部或经肺而播散至全身各器官发育为包虫囊。细粒棘球绦虫的终宿主及中间宿主范围很广，但主要在狗和羊之间生活循环。此外，狼等野生动物亦可为终宿主。因此本病为自然疫源性疾病。

(二)流行病学

主要传染源为狗。妊娠节片具有活动能力，可自行从肛门爬出，狗在舔咬时把节片压碎，致虫卵污染皮毛，密切接触时易导致感染。直接感染主要通过与狗密切接触，虫卵污染手指后经口感染。狗粪中虫卵可污染食物和水源。偶可经呼吸道、皮肤伤口或胎盘传播。人群普遍易感，感染者以农民与牧民为多，边远地区少数民族较汉族多见。包虫囊生长缓慢，一般在儿童期感染，至青壮年期出现明显症状。男女发病无差别。

本病呈世界性分布，主要流行于畜牧区。我国已在23个省、市、自治区的344个县(市)证实有当地感染的病人，主要分布于4大畜牧区，患者以儿童和青年居多，最小年龄仅10个月。

(三)临床表现

潜伏期1～30年，早期多无症状，不容易被发现，随着囊肿的逐渐增大，被寄生器官的占位性压迫症状以及对全身的毒性作用逐渐明显。

1. *肝包虫病*　好发部位为肝右叶，包虫囊肿压迫邻近组织，引起肝区隐痛、坠胀不适、上腹部饱满及食欲减退。巨大肝包虫囊肿可使横膈抬高，活动受限，甚至呼吸困难，或压迫胆总管引起梗阻性黄疸。儿童腹壁薄，上腹部可触及囊性肿块，往往是首发症状。囊肿由于外囊较厚，囊液张力较高，因而触之坚韧，压之有弹性，少数病例叩打囊肿后可听到震颤即"包虫囊震颤征"，可与其他腹部肿瘤相鉴别。B超和CT检查均可提示肝占位性病变。由细粒棘球蚴所致称为单房型包虫病，多房棘球蚴所致称为多房型包虫病，简称泡球蚴病。肝泡球蚴可通过淋巴或血路转移，继发肺、脑泡球蚴病。

2. *肺包虫病*　肺部包虫囊(棘球蚴)生长较快，多数病人病变位于右肺，且以下叶居多。感染早期症状多不明显，常在X线检查时被发现。一般包虫囊肿发育至一定体积，与胸壁粘连时病人可出现胸部隐痛。囊肿挤压肺部组织可出现干咳、胸闷、气促、呼吸困难等症状。囊肿多为单发占65%～75%，多发囊肿占10%～15%，有多达40个包虫囊肿的报道。胸部X线检查可见单个或多个圆形、卵圆形、多边形边缘清晰而光滑的肿块。囊肿随呼吸而变形，罕见钙化。囊肿穿破囊液可完全排出，X线胸片上呈空洞。

3. *脑包虫病*　发病率低，多见于儿童。以顶叶常见。临床表现与一般占位性病变相似，多出现癫痫发作与颅内压增高症状。包囊多为单个，多数位于皮质下，病变广泛者可累及侧脑室，并压迫、侵蚀颅骨，出现颅骨隆凸。脑血管照影、脑CT、脑磁共振成像均有助于诊断。肝多同时受累。

4. *骨包虫病*　较罕见。以骨盆和脊椎发生率最高，病程进展缓慢，晚期可出现病理性骨折、骨髓炎或肢体功能障碍。

此外，心、肾、胃、脾、胰腺等也可有棘球蚴寄生，但较少见，其表现似良性肿瘤。

(四)辅助检查

1. *血象*　50%病例出现嗜酸性粒细胞增多，一般不超过10%，囊肿破裂时可增高，最高达70%。

2. *皮内试验*(Casoni test)　操作简单，灵敏度高，但特异性差，阳性率在90%左右，可有假阳性，囊虫病、结核病、肝癌等可出现假阴性反应。包囊手术摘除或钙化后，仍长久保持阳性反应。主要用于流行病学调查和临床诊断参考。

3. *血清学试验*　检测血清抗体，试验方法多，常用间接血凝试验和酶联免疫吸附试验，对诊断本病具有较高特异性和敏感性，阳性率90%左右，但可出现假阴性或假阳性反应，与囊虫病可发生交叉反应。

4. *影像学检查*　应用X线、超声、CT、放射核素扫描等检查是诊断包虫病的重要方法。

(五)诊断与鉴别诊断

1. *诊断*　根据流行病学资料，如是否居住于畜牧区或至流行地区旅游，是否与狗、羊等有密切接触史，结合临床表现有右上腹部无痛性囊样包块或出现咳嗽、咯血等症状时，应考虑本病诊断。辅以X线、超声波、CT、核素扫描等检查有助于确立诊断。皮内试验和血清学检查结果需结合临床进行分析，对诊断有参考价值。

2. *鉴别诊断*　本病应与肝非寄生虫性良性囊肿、肝脓肿、肺脓肿、脑瘤、肾积水、肠系膜囊肿等相鉴别。

(六)治疗

1. *手术治疗*　手术摘除包虫囊(棘球蚴)是包

虫病的首选治疗方法。手术前先用细针将囊液抽完，严格防止囊液外漏，否则会引起过敏性休克，或污染创面而导致复发。并发细菌感染者，则行引流手术。

2. *药物治疗* 阿苯达唑为首选药，主要用于不能手术的病人，也可作为手术前后的辅助用药，减少复发率，提高疗效。该药吸收好，血药浓度和包虫囊囊液药物浓度均高于甲苯达唑，推荐剂量10～30mg/(kg·d)，分2次口服，连用30d为1个疗程，间隔15d再开始另1个疗程，根据病情可用数个疗程，最长可达1年甚至更长。

(七)并发症

主要并发症为囊肿穿破，肝包虫囊可因外伤或穿刺而发生破裂，破入腹腔可引起急性腹膜炎，表现为剧烈腹痛、发热、荨麻疹、瘙痒与休克等，因此肝包囊病属于肝穿刺禁忌证；肝包虫囊破入肝内胆管，破碎囊皮可引起胆道阻塞，发生胆绞痛与黄疸；若向上穿破，通过膈肌、胸膜与支气管相通可形成支气管瘘。肝包虫囊和肺包虫囊还易继发感染。

(八)预后

预后取决于包虫囊寄生的部位、大小和有无并发症等因素。如无并发症者，经手术治疗预后良好。但手术后有复发或并发感染者预后较差，特别是肺、脑包虫病的预后较差。

(王晓红　赵国昌)

参考文献

[1] ames S. Tan, Michael J, Tan, Robert A. Salata Expert Guide to Infectious Diseases second edition Royal Society of Medicine Press Ltd, 2007, 49-77.

[2] Guillaume Se´bire, Claude Cyr, Bernard Echenne. Benefit of glucocorticosteroid in the routine therapy of bacterial meningitis in children *European Journal of Pediatric Neurology*. 2006, 10:163-166.

[3] Francois Dubos, Alain Martinot, Dominique Gendrel, Ge´rard Bre´art, Martin Chalumeau. Clinical decision rules for evaluating meningitis in children *Current Opinion in Neurology* 2009, 22:288-293.

[4] Heikki Peltola, Irmeli Roine Improving the outcomes in children with bacterial meningitis *Current Opinion in Infectious Diseases* 2009, 22:250-255.

[5] 朱启镕，方峰.小儿传染病学.第3版.北京：人民卫生出版社，2009.

[6] Red Book:2009 Report of the Committee on Infectious Diseases (Red Book Report of the Committee on Infectious Diseases 28th edition Committee on Infectious Diseases American Academy of pediatrics.

[7] Virginia A Moyer, Elizabeth J Elliott. Evidence-Based Pediatrics and child health Second edition Oxford: BMJ Books, 2004.

[8] James Tan Expert Guide to Infectious Diseases, second edition Bacterial Meningitis Carlosh Ramirez-Ronda, Carlos R. Ramirez-Ramirwz, 2008, 49-80.

[9] Y. Finkelstein, O. Moran, Y. Avitzur, M. Nussinovitch, L. Harel, B. Volovitz, Clinical Dysentery in Hospitalized Children J. Amir Infection, 2002, 30(3):132-135.

[10] Shai Ashkenazi Shigella Infections in Children: New Insights Semin Pediatr Infect Dis, 2004, 15:246-252.

[11] Effa EE, Bukirwa H. Azithromycin for treating uncomplicated typhoid and paratyphoid fever (enteric fever). *Cochran Database of Systematic Reviews* 2008, Issue 4. Art. No.: CD006083. DOI: 10.1002/14651858. CD006083.pub2.

[12] John A. Crump, Eric D. Mintz Global Trends in Typhoid and Paratyphoid Fever Clinical Infectious Diseases 2010, 50:241-246.

[13] Tullu MS, Karande S. Leptospirosis in children: A review for family physicians. Indian J Med Sci 2009, 63:368-378.

[14] Human leptospirosis: Guidance for diagnosis, surveillance and control. World Health Organization and International Leptospirosis Society. Available from: http://whqlibdoc.who.int/hq/2003/WHO_CDS_CSR_EPH_2002, 23.pdf.

[15] 陈灏珠.实用内科学.第3版.北京：人民卫生出版社，2009，652-681.

[16] 冉玉平.真菌病诊治现状.实用医学临床杂志，2006，3(2):17-18.

[17] Saag MS, Graybi11 RJ, Larsen RA, et al. Practice guidelines for the management of cryptococcal disease. Infectious Diseases Society of America. Clin Infect Dis, 2000, 30(4):710-718.

[18] Felicity Goodyear-Smith MBChB, MGP, FRNZCGP What is the evidence for non-sexual transmission of gonorrhoea in children after the neonatal period? Forensic Leg Med. 2007 Nov, 14(8):489-502.

[19] Trifonov V., Khiabanian H., and Rabadan R. Geographic dependence, surveillance, and origins of the 2009 influenza A (H1N1) virus. N Engl Med, 2009, 361(2):115-119.

[20] 甲型H1N1流感诊疗方案(2010年版).中国卫生部网站(http://www.moh.gov.cn).

[21] AIDS epidemic update-December 2009. (http://www.hivatis.org).

[22] 中华医学会肝病学分会、感染病学分会.慢性乙型肝炎防治指南.中华肝病学杂志，2005，13(12):881-891.

[23] 手足口病诊疗指南(2010年版).中国卫生部网站(http://www.moh.gov.cn).

[24] Feigin RD and Cherry JD (eds). Textbook of Pediatric Infectious Diseases.

5th ed. Philadelphia: W. B. Saunders Co. 2004, 1957-2314.

[25] 金奇. 医学分子病毒学. 北京:科学出版社, 2001, 430-509.

[26] Hay WW, Hayward AR, Levin MJ and Sondheimer JM (eds). Current Pediatric Diagnosis and Treatment. 16th ed. New York: McGraw-Hill Companies, Inc. 2002, 1099-1135.

[27] Abzug MJ, Cloud G, Bradley J, et al. Double blind placebo-controlled trial of pleconaril in infants with enterovirus meningitis. Pediatr Infec Dis J, 2003, 22:335-341.

[28] *David M. Morens* Dengue Fever and Dengue Hemorrhagic Fever *Pediatr Infect Dis J* 2009, 28:635-636.

[29] Maria GlÓria Teixeira, Mauricio L Barreto Diagnosis and management of dengue *BMJ* 2009, 339: b4338 doi: 10.1136/bmj.b4338.

[30] OM Sessions *et al*. Discovery of insect and human dengue virus host factors. *Nature* DOI: 10. 1038/nature07969 (2009).

[31] 漆少廷, 吴棣华, 林建平. 埃波拉出血热研究进展. 中国国境卫生检疫杂志, 2001, 24(2): 113-115.

[32] 李小波, 相大鹏. 埃博拉出血热及其实验室检测研究方法. 中国人兽共患病学报, 2009, 25(9): 899-906.

[33] Anna Easter Ebola No antiviral compounds are available to treat this hemorrhagic fever. AJN December 2002 Vol, 102, No. 12:49-52.

[34] Bosilkovski M, Krteva L, Dimzova M, Kondova I, Brucellosis in 418 patients from the Balkan Peninsula: exposure related differences in clinical manifestations, laboratory test results, and therapy outcome. Int. J Infect Dis, 2007, 11(4): 342-347.

[35] Karakukcu M, patiroglu T, Ozdemir MA, Gunes T, Gumus H, Karakukcu C, Pancytopenia, a rare hematologic manifestation of brucellosis in children. J Pediatr Hematol Oncol, 2004, 26(12): 803-806.

[36] Mohammed AS, Ziad A. M, Suleiman AM A. Alomari, Mohammed Y. K, Maha A, Suleiman A. Brucellosis in children: clinical observations in 115 cases Int J Infec Dis 2002, 6: 182-186.

[37] Frankel AE, Kuo SR, Dostal D, Watson L, Duesbery NS, Cheng CP, Cheng HJ, Leppla SH. Pathophysiology of anthrax. Front Biosci. 2009 Jan 1, 14: 4516-24.

[38] Goldman DL, Casadevall A. Anthrax-associated shock. Front Biosci. 2008 May 1, 13: 4009-4014.

[39] Thomas Butler Plague into the 21st Century Clinical Infectious Diseases 2009, 49: 736-742.

[40] Miyatake C, Asano T, Mishina-Ikegami K, Takeuchi H, Koizumi S, Hatori T, Fujino O. Cat scratch disease confirmed by immunological and polymerase-chain-reaction-based diagnosis using serum Pediatr Int. 2010 Apr, 52 (2): 98-100.

[41] Ciro Magui a, Humberto Guerra and Palmira Ventosilla Bartonellosis Clinics in Dermatology 27; (3) May-June 2009, Pages 271-280.

[42] Florin TA, Zaoutis TE, Zaoutis LB. Beyond cat scratch disease: widening spectrum of Bartonella henselae infection. Pediatrics 2008 May, 121(5): 1413-1425.

[43] Chandran L, Boykan R. Chlamydial infections in children and adolescents. Pediatr Rev. 2009 Jul, 30(7): 243-50.

[44] Sarah S. Long, Larry K. Pickering, Charles G. Prober. Principles and Practice of Pediatric Infectious Diseases, 3rd ed. Churchill Livingstone USA, 2008, 1236-1285.

[45] 陈灏珠. 实用内科学. 第 13 版. 北京: 人民卫生出版社, 2009, 705-756.

第 18 章

原发性免疫缺陷病

第一节　概　　述

免疫缺陷性疾病(immunodeficiency disorders)是指由于免疫系统中任何一个环节或其组分因先天发育不全或后天各种因素所致损伤,使免疫活性细胞和免疫器官的分化、发育或代谢异常而引起的免疫功能障碍。免疫缺陷可以是先天的,也可以是后天获得性的,因此可将免疫缺陷性疾病分为原发性免疫缺陷病(primary immunodeficiency diseases,PID)和继发性免疫缺陷病两类。本章主要讨论 PID。

PID 是指免疫系统的免疫器官、免疫活性细胞(如淋巴细胞、吞噬细胞)及免疫活性分子(免疫球蛋白、淋巴因子、补体和细胞膜表面分子)发生缺陷引起的某种免疫反应缺失或降低,导致机体防御能力普遍或部分下降的一组临床综合征。它可以是先天性遗传所引起,也可以是先天性基因突变所致。引起 PID 的缺陷基因可以只表达在免疫细胞[如重组活化基因(recombination activating gene,RAG)或 CD3],也可以表达在其他组织,甚至缺陷也可以在免疫系统以外的器官被观察到。

(一)流行病学

目前关于 PID 的发病率尚无确切的统计学数据,既往报道在不同人群或种族略有差别:美国 1/1 万,澳大利亚 2.82/10 万(其中不包括无症状性 IgA、IgG 亚类缺乏和补体缺陷),日本和瑞典 1/5 000,我国香港地区 1/8 000。但是近年来随着对免疫系统的深入认识和免疫学技术的提高,发现的 PID 患者增多,认为 PID 总的发病率在 1/5 000。另外不同类型 PID 发病情况差异很大,一般来说,严重的 PID 相对少见,它们发病较早并且患者常常在婴儿期即死亡,如重症联合免疫缺陷病(severe combined immunodeficiency,SCID)的发病率为 1/10 万,而白种人健康献血者中选择性 IgA 缺乏症的发病率则达到了 1/328,为最常见的 PID。国内大陆尚未建立完善的 PID 登记制度,缺乏这方面的资料。如按照 1/5 000 的发病率,我国每年出生的 2 500 万个新生儿中应有 5 000 个新发的病例,全部累计患者应达到 6 万～12 万例。

(二)分类

目前 PID 的分类是根据 2009 年国际免疫学会联合会(International Union of Immunological Societies,IUIS)公布的最新分类标准,其包括了 150 多种缺陷基因所致的 120 多种类型的 PID,共分为 8 大类。见表 18-1～表 18～8。

表 18-1　T、B 细胞联合免疫缺陷

疾病类型(分子缺陷)	遗传方式	循环		血清 Ig	相关特征/非典型表现
		T 细胞	B 细胞		
严重联合免疫缺陷病($T^- B^+ NK^-$ SCID)					
γc 缺陷(IL-2 受体共同 γ 链缺陷)	XL	↓↓	正常或↑	↓	NK 细胞↓↓,漏诊病例可能表现为低到正常的 T 细胞(或)NK 细胞

（续 表）

疾病类型(分子缺陷)	遗传方式	循环		血清 Ig	相关特征/非典型表现
		T 细胞	B 细胞		
JAK3 缺陷(JAK3 激酶缺陷)	AR	↓↓	正常或↑	↓	NK 细胞↓↓，漏诊病例可能表现为不同水平的 T 细胞和(或)NK 细胞
IL-7Rα 缺陷(IL-7 受体 a 链缺陷)	AR	↓↓	正常或↑	↓	NK 细胞正常
CD45 缺陷	AR	↓↓	正常	↓	γ/d T 细胞正常
CD3δ/ε/ζ 缺陷(T 细胞受体 CD3δ/ε/ζ 链缺陷)	AR	↓↓	正常	↓	NK 细胞正常，无 γ/δ T 细胞
Coronin-1A 缺陷	AR	↓↓	正常	↓	可观察到胸腺
严重联合免疫缺陷病(T^- B^- NK^+ SCID)					
RAG1/2 缺陷(重组激活基因 1/2 缺陷)	AR	↓↓	↓↓	↓	VDJ 重组缺陷，可能表现为 Omenn 综合征
交联修复蛋白 1C(Artemis)缺陷	AR	↓↓	↓↓	↓	VDJ 重组缺陷，对辐射敏感，可能表现为 Omenn 综合征
DNA PKcs 缺陷	AR	↓↓	↓↓	↓↓	大部分研究集中在 SCID 老鼠
ADA 缺陷(腺苷脱氨酶缺陷)	AR	出生即缺乏(无效突变)或进行性↓	出生即缺乏或进行性↓	进行性↓	肋骨软骨交界处呈喇叭形，神经系统病变，听力损伤，肺和肝受累，具有部分 ADA 活性的患者可能发病较晚或症状较轻
网状发育不良(T、B、髓样细胞成熟缺陷)	AR	↓↓	↓或正常	↓	粒细胞↓、(耳聋)
Omenn 综合征(通常是 RAG1/2，也有 Artemis、IL-7Rα 和 RMRP 基因发生无义突变，但保留部分活性)	AR	存在，限制性异质性	正常或↓	↓，但 IgE↑	红皮病、嗜酸性粒细胞增多症、腺病及肝、脾大
DNA 连接酶 IV 缺陷	AR	↓	↓	↓	小头畸形、颜面部营养不良，对辐射敏感，可能表现为 Omenn 综合征或临床起病延迟
因子 Cernunnos/XLF 缺陷	AR	↓	↓	↓	小头畸形、宫内生长发育迟滞，对辐射敏感
CD40L 缺陷(CD40 配体缺陷)	XL	正常	IgM^+ IgD^+ B 细胞存在，其他缺乏	IgM↑或正常，其他↓	中性粒细胞减少症、血小板减少症、溶血性贫血、胆管和肝疾病、机会致病菌感染
CD40 缺陷	AR	正常	IgM^+ IgD^+ B 细胞存在，其他缺乏	IgM↑或正常，其他↓	中性粒细胞减少症、胃肠和肝/胆管疾病、机会致病菌感染
PNP 缺陷	AR	进行性↓	正常	正常或↓	自身免疫溶血性贫血、神经损害
CD3γ 缺陷	AR	正常，但 TCR↓	正常	正常	

（续 表）

疾病类型（分子缺陷）	遗传方式	循环		血清 Ig	相关特征/非典型表现
		T 细胞	B 细胞		
CD8 缺陷（CD8α 链缺陷）	AR	缺乏 $CD8^+$ T 细胞，$CD4^+$ T 细胞正常	正常	正常	
ZAP70 缺陷（ZAP-70 激酶缺陷）	AR	$CD8^+$ T 细胞↓，$CD4^+$ T 细胞正常	正常	正常	
Ca^{2+} 离子通道缺陷（组分 Orai-1 缺陷）	AR	计数正常，但 TCR 介导活化缺陷	计数正常	正常	自身免疫性疾病、无汗性外胚层发育不良、非进行性肌病
MHC I 类分子缺陷	AR	$CD8^+$ T 细胞↓，$CD4^+$ T 细胞正常	正常	正常	血管炎
MHC II 类分子缺陷	AR	计数正常，$CD4^+$ T 细胞↓	正常	正常或↓	
Winged helix 缺陷（NUDE 综合征）（*FOXN1* 编码的 fork-head box N1 转录因子缺陷）	AR	↓↓	正常	↓	秃发、胸腺上皮异常，T 细胞成熟受损（研究集中在 SCID 鼠）
CD25 分子缺陷（IL-2 受体 α 链缺失）	AR	正常或稍↓	正常	正常	淋巴组织增殖（淋巴结病、肝脾大）、自身免疫性疾病（可能表现为 IPEX 综合征），T 细胞增殖受损
信号转导子及转录激活子 5b（STAT5b）缺陷	AR	稍↓	正常	正常	生长激素不敏感性侏儒症、异常容貌、湿疹、间质性肺炎，自身免疫性疾病
ITK 缺陷	AR	稍↓	正常	正常或↓	
DOCK8 缺陷	AR	↓	↓	IgM 降低，IgE 升高	反复呼吸道感染，广泛的皮肤病毒和细菌（葡萄球菌）感染，易患癌症，嗜酸性粒细胞增多症，严重的过敏性疾病，NK 细胞↓

XL：X 连锁遗传；AR：常染色体隐性遗传；TCR：T 细胞受体；↓：下降；↓↓：显著下降；↑：增高。以下表同此表

表 18-2 主要抗体缺陷

疾病类型（分子缺陷）	遗传方式	血清 Ig	相关特征
血清 Ig 所有同种型降低伴 B 细胞数减少（或缺乏）			
Btk 缺陷	XL	所有同种型↓	严重细菌感染，B 系祖细胞计数正常
μ 重链缺陷	AR	所有同种型↓	严重细菌感染，B 系祖细胞计数正常
λ5 缺陷	AR	所有同种型↓	严重细菌感染，B 系祖细胞计数正常
Igα 缺陷	AR	所有同种型↓	严重细菌感染，B 系祖细胞计数正常

（续 表）

疾病类型(分子缺陷)	遗传方式	血清 Ig	相关特征
Igβ 缺陷	AR	所有同种型↓	严重细菌感染，B系祖细胞计数正常
BLNK 缺陷	AR	所有同种型↓	严重细菌感染，B系祖细胞计数正常
胸腺瘤伴免疫缺陷	无	所有同种型↓	细菌和机会致病菌感染，自身免疫疾病
血清 IgG、IgA 降低，B 细胞数正常(或降低)			
常见变异型免疫缺陷病(CVID)	不定	低 IgG 和 IgA 和(或)IgM	临床表型多变：反复细菌感染，自身免疫性疾病，淋巴组织增生性疾病，和(或)肉芽肿性疾病
ICOS 缺陷	AR	低 IgG 和 IgA 和(或)IgM	反复细菌感染，自身免疫性疾病，淋巴组织增生性疾病，和(或)肉芽肿性疾病
CD19 缺陷	AR	低 IgG 和 IgA 和(或)IgM	反复细菌感染，自身免疫性疾病，淋巴组织增生性疾病，和(或)肉芽肿性疾病
TACI 缺陷	AD 或 AR 或不定	低 IgG 和 IgA 和(或)IgM	反复细菌感染，自身免疫性疾病，淋巴组织增生性疾病，和(或)肉芽肿性疾病
BAFF-R 缺陷	AR	低 IgG 和 IgA 和(或)IgM	临床表现不定
血清 IgG、IgA 降低，IgM 正常(或升高)，B 细胞数正常			
CD40L 缺陷(也称 TNFSF5 或 CD154 缺陷)	XL	IgG、IgA↓，IgM 正常或↑，B 细胞数可能正常或↑	机会致病菌感染，中性粒细胞减少症，自身免疫性疾病
CD40 缺陷(也称作 TNFRSF5 缺陷)	AR	IgG、IgA↓，IgM 正常或↑	机会致病菌感染，中性粒细胞减少症，自身免疫性疾病
AID 缺陷(AICDA 基因突变)	AR	IgG、IgA↓，IgM↑	生发中心和淋巴结增大
UNG 缺陷	AR	IgG、IgA↓，IgM↑	生发中心和淋巴结增大
同种型或轻链缺陷伴 B 细胞数正常			
Ig 重链突变和缺失(染色体 14q32 突变或缺失)	AR	一种或多种 IgG 和(或)IgA 亚型，甚至 IgE 缺乏	可能无症状
κ 链缺陷(κ 链恒定基因突变)	AR	所有免疫球蛋白均有 λ 轻链	无症状
独立的 IgG 亚型缺陷(未知)	不定	一种或多种 IgG 亚型↓	通常无症状，也可反复病毒或细菌感染
IgA 缺陷伴 IgG 亚型缺陷(未知)	不定	IgA↓伴一种或多种 IgG 亚型↓	大部分会发生反复细菌感染
选择性 IgA 缺乏(未知)	不定	IgA↓或缺失	通常无症状，也可反复感染，并伴对多糖抗原的体液免疫应答低下，可能伴有变态反应性疾病和自身免疫性疾病，一些病例可以进展为 CVID，在同一个家庭可以和 CVID 共存

（续 表）

疾病类型（分子缺陷）	遗传方式	血清 Ig	相关特征
特异性抗体缺陷伴 Ig 和 B 细胞计数正常（未知）	不定	正常	对特异性抗原不能产生抗体
婴儿暂时性低丙种球蛋白血症伴 B 细胞计数正常（未知）	不定	IgG、IgA ↓	反复中度细菌感染

AD：常染色体显性遗传。以下表同此表。不定：指有遗传背景，但是方式不确定，并且基因未知

表 18-3 其他已明确的免疫缺陷综合征

疾病类型（分子缺陷）	遗传方式	循环		血清 Ig	相关特征
		T 细胞	B 细胞		
WAS 综合征	XL	进行性↓，淋巴细胞对 anti-CD3 应答异常	正常	IgM↓，尤其是针对多糖抗原的抗体↓；IgA 和 IgE 通常↑	血小板减少伴体积小、湿疹，淋巴瘤、自身免疫病、IgA 肾病、细菌和病毒感染，XL 血小板减少症是 WAS 的轻型，XL 中性粒细胞减少症由 WASP 的 GTPase 结合域错义突变引起
DNA 修复缺陷（表 1 之外的）共济失调毛细血管扩张综合征	AR	进行性↓	正常	IgA、IgE 和 IgG 亚类↓，IgM 单体↑，特异抗体不同程度↓	共济失调、毛细血管扩张、肺部感染，淋巴细胞内皮细胞和其他恶性肿瘤，甲胎蛋白↑，X 线敏感，染色体不稳定
共济失调样综合征（ATLD）	AR	进行性↓	正常	抗体不同程度↓	中度共济失调，肺部感染，对辐射敏感性↑
Nijmegen 断裂综合征	AR	进行性↓	不同程度的↓	IgA、IgE 和 IgG 亚类↓，IgM 单体↑，抗体不同程度↓	小头畸形，鸟样面容，淋巴瘤，实体肿瘤，对电离辐射敏感，染色体不稳定
Bloom 综合征	AR	正常	正常	↓	身材矮小，鸟样面容，光敏感性红斑，染色体不稳定，骨髓衰竭，白血病，淋巴瘤
免疫缺陷伴着丝粒不稳定和面部异常	AR	↓或正常	↓或正常	低丙种球蛋白血症，不同程度的抗体缺陷	面部异常特征，巨舌，细菌或机会致病菌感染，吸收不良，染色体 1,6,19 的多种构型，无 DNA 的断裂
PMS2 缺陷（错配修复缺陷引起的类别转换重组缺陷）	AR	正常	类别转换或非类别转换 B 细胞↓	IgA 和 IgG ↓，IgE 升高，抗体应答异常	反复感染，cafe′-au-lait spots；淋巴瘤，结肠直肠癌，脑瘤
胸腺缺陷 DiGeorge 综合征（染色体 22q11.2 缺失综合征）	新发或 AD	↓或正常	正常	正常或↓	室间隔缺损，颜面部畸形，部分出现 22q11.2 大片段缺失（3Mb）（或罕见的 10p 缺失）

（续　表）

疾病类型（分子缺陷）	遗传方式	循环		血清 Ig	相关特征
		T 细胞	B 细胞		
免疫-骨发育不良					
软骨毛发发育不良	AR	↓或正常*，淋巴细胞增殖受损	正常	正常或↓，抗体不同程度↓	短肢侏儒伴干骺端骨化不全，毛发稀疏，骨髓衰竭，自身免疫性疾病，易患淋巴瘤和其他癌症等，精子生成障碍，神经源性肠道发育不良
Schimke 综合征	AR	↓	正常	正常	身材矮小，骨骺发育不良，宫内发育延迟，肾病，细菌、病毒、真菌感染，可能表现为 SCID，骨髓衰竭
Comel-Netherton 综合征	AR	正常	类别转换 B 细胞或非类别转换 B 细胞↓	IgE 升高，IgA 不同程度的↓	先天性鱼鳞癣症，脆发，特应性体质，细菌感染机会增加，生长发育迟滞
高 IgE 综合征（HIES）					
Job 综合征（AD HIES）（STAT3 显性负相杂合突变）	AD 或新发	正常，T_H17 细胞↓	正常	IgE↑，特异性抗体生成↓	特殊面容（宽鼻梁），湿疹，骨质疏松和骨折，脊柱侧凸，乳牙脱落延迟或不脱落，关节过度伸展，金黄色葡萄球菌所致的反复皮肤疖和肺炎，念珠菌病，肺膨出，指甲念珠菌病
AR HIES	AR				无骨骼或结缔组织异常
（TYK2 突变）		正常	正常	IgE↑	对胞内菌（分枝杆菌、沙门菌）、真菌和病毒易感
（DOCK8 突变）		↓	↓	IgE↑，IgM↓	反复呼吸道感染，广泛的表皮病毒和葡萄球菌感染，癌症发生概率增高，严重的特应性过敏反应
未知		正常	正常	IgE↑	病毒和真菌感染，中枢神经系统出血
慢性皮肤黏膜念珠菌病	AD、AR 或散发	正常（在 CARD 9 缺陷存在 T_H17 细胞缺失）	正常	正常	慢性皮肤黏膜念珠菌病，对念珠菌抗原迟发性超敏反应受损，自身免疫病，无外胚层发育不良

（续 表）

疾病类型（分子缺陷）	遗传方式	循环		血清 Ig	相关特征
		T 细胞	B 细胞		
肝静脉闭塞疾病伴免疫缺陷(VODI)	AR	正常（记忆型 T 细胞↓）	正常（记忆型 B 细胞↓）	IgG、IgA 和 IgM↓	肝静脉闭塞性疾病；人源肺孢子虫肺炎；血小板减少症；肝、脾大
XL-先天性角化不良（Hoyerall-Hreidarsson 综合征）	XL	进行性↓	进行性↓	不定	宫内发育延迟，小头畸形，指甲营养不良，反复感染，消化系统受累，各类血细胞减少症，NK 细胞数量和功能降低

表 18-4 免疫失调性疾病

疾病类型（分子缺陷）	遗传方式	循环		血清 Ig	相关特征
		T 细胞	B 细胞		
免疫缺陷伴色素减退					
Chediak-Higashi 综合征	AR	正常	正常	正常	部分白化病，巨大溶酶体，NK 细胞和细胞毒性 T 细胞活性↓，急性期反应↑，迟发原发性脑病
Griscelli 综合征，2 型	AR	正常	正常	正常	部分白化病，NK 细胞和细胞毒性 T 细胞活性↓，急性期反应↑，部分患者可有脑病
Hermansky-Pudlak 综合征，2 型	AR	正常	正常	正常	部分白化病，中性粒细胞减少症，NK 细胞和细胞毒性 T 细胞活性↓，出血倾向↑
家族性噬血淋巴组织细胞增多(FHL)综合征					
穿孔素缺陷	AR	正常	正常	正常	严重炎症，发热，NK 细胞和细胞毒性 T 细胞活性↓
UNC13-D 缺陷	AR	正常	正常	正常	严重炎症，发热，NK 细胞和细胞毒性 T 细胞活性↓
Syntaxin 11 缺陷(STX11)缺陷	AR	正常	正常	正常	严重炎症，发热，NK 细胞活性↓
X 连锁淋巴组织增生综合征(XLP)					
XLP1，SH2D1A 缺陷	XL	正常	正常或↓	正常或↓	EBV 感染致临床和免疫异常，包括如肝炎、再生障碍性贫血、淋巴瘤
XLP2，XIAP 缺陷	XL	正常	正常或↓	正常或↓	EBV 感染致临床和免疫异常，包括如脾大、肝炎、噬血综合征、淋巴瘤
ITK 缺陷	AR	轻微↓	正常	正常或↓	EBV 相关的淋巴组织增生
自身免疫综合征					
CD95(Fas)缺陷，ALPS，1a 型	AD/罕见 AR	$CD4^{-}$ $CD8^{-}$ T 细胞↑	正常	正常或↑	脾大，腺病，自身免疫性血细胞减少症，淋巴细胞凋亡缺陷导致易患淋巴瘤

（续　表）

疾病类型（分子缺陷）	遗传方式	循环		血清 Ig	相关特征
		T 细胞	B 细胞		
CD95L（Fas 配体）缺陷，ALPS，1b 型	ADAR	$CD4^-$ $CD8^-$ T 细胞↑	正常	正常	脾大，腺病，自身免疫性血细胞减少症，淋巴细胞凋亡缺陷，SLE
Caspase10 缺陷，ALPS 2a 型	AR	$CD4^-$ $CD8^-$ T 细胞↑	正常	正常	腺病，脾大，自身免疫病，淋巴细胞凋亡缺陷
Caspase8 缺陷，ALPS 2b 型	AR	$CD4^-$ $CD8^-$ T 细胞↑	正常	正常或↓	腺病，脾大，反复细菌和病毒感染，淋巴细胞凋亡和活化缺陷
N-Ras 活化缺陷，N-Ras ALPS	AD	$CD4^-$ $CD8^-$ T 细胞↑	$CD5^+$ B 细胞↑	正常	腺病，脾大，白细胞增多症，淋巴瘤，IL-2 消退后淋巴细胞凋亡缺陷
APECED 自身免疫性多内分泌病伴念珠菌病和外胚层发育不良（AIRE 缺陷，编码胸腺自我耐受的转录调节器）	AR	正常	正常	正常	自身免疫病，特别是累及甲状旁腺，肾上腺和其他内分泌器官，伴有念珠菌病，牙釉质发育不全和其他异常
IPEX（免疫失调，多内分泌病，肠病［X 连锁］）（FOXP3 缺陷，编码 T 细胞转录因子）	XL	$CD4^+$ $CD25^+$ $FOXP3^+$ 调节 T 细胞缺乏	正常	IgA、IgE↑	自身免疫性腹泻，早发糖尿病，甲状腺炎，溶血性贫血，血小板减少症，湿疹

表 18-5　先天性吞噬细胞数目、功能缺陷

疾病类型（分子缺陷）	遗传方式	受累细胞	受累功能	相关特征
先天性严重中性粒细胞减少				
ELA2：弹性酶转运异常	AD	N	骨髓分化	部分患者有骨髓发育不良
GFI1：弹性酶表达抑制	AD	N	骨髓分化	B/T 淋巴细胞减少症
Kostmann 病（HAX1：控制凋亡）	AR	N	骨髓分化	认知和神经学方面缺陷
伴有心脏和泌尿道畸形的中性粒细胞减少症	AR	N+F	骨髓分化	心脏结构缺陷，泌尿道畸形，躯干和四肢静脉扩张
糖原贮积病 1b 型（G6PT1）	AR	N+M	杀伤，趋化性，O_2^- 产生	空腹性低血糖，乳酸性酸中毒，高脂血症，肝大，中性粒细胞减少
周期性中性粒细胞减少症（*ELA2*：弹性酶转运异常）	AD	N	?	其他白细胞和血小板变化
X 连锁中性粒细胞减少症/骨髓发育不良（*WASP*：肌动蛋白细胞骨架调节因子（失去自身抑制）	XL	N+M	?	单核细胞减少症
P14 缺陷（*MAPBPIP*：内涵体源性的连接蛋白 14）	AR	N+LMel	内涵体的生物发生	中性粒细胞减少症，低丙种球蛋白血症，$CD8^+$ 细胞毒性 T 细胞减少，部分性白化病，生长发育迟滞

（续　表）

疾病类型(分子缺陷)	遗传方式	受累细胞	受累功能	相关特征
白细胞黏附缺陷 1 型(*ITGB2*：黏附蛋白)	AR	N＋ML＋NK	黏附趋化，吞噬，T/NK 细胞毒性	脐带脱落延迟，皮肤溃疡，牙周炎，白细胞↑
白细胞黏附缺陷 2 型(*FUCT1* GDP-岩藻糖运载体)	AR	N＋M	滚动黏附性	LAD1 型的特点加上 hh 血型和智力发育延迟
白细胞黏附缺陷 3 型(Cal DAG-GEF1：Rap-1 介导的整合素 $\beta_{1\sim3}$ 活化缺陷)	AR	N＋ML＋NK	黏附	LAD1 型的特点加上出血倾向
Rac2 缺陷(*RAC2*：肌动蛋白细胞骨架调节)	AD	N	黏附趋化，O_2^- 产生	伤口愈合差，白细胞增多
β 肌动蛋白缺陷(*ACTB*：细胞浆肌动蛋白)	AR	N＋M	运动性	智力发育延迟。身材矮小
局限性青少年牙周炎(*FPR1*：趋化因子受体)	AR	N	甲酰肽诱导的趋化性	仅有牙周炎
Papillon-Lefèvre 综合征(*CTSC*：丝氨酸蛋白酶中的组织蛋白酶 C 活化)	AR	N＋M	趋化性	牙周炎，掌跖过度角化
特异性颗粒缺陷(*C/EBPE*：髓样转录因子)	AR	N	趋化性	中性粒细胞有两叶核
Shwachman-Diamond 综合征(*SBDS*)	AR	N	趋化性	全血细胞减少，外分泌的胰腺功能不全，软骨发育不良
X 连锁慢性肉芽肿病(CGD)[CYBB：电子传递蛋白(gp91phox)]	XL	N＋M	杀伤性(O_2^- 产生缺陷)	亚组：McLeod 表型
常染色体慢性肉芽肿病[*CYBA*：电子传递蛋白(P22phox)、*NCF1*：衔接蛋白(P47phox)、NCF2：活化蛋白(P67phox)]	AR	N＋M	杀伤性(O_2^- 产生缺陷)	
IL-12 和 IL-23 受体 β_1 链缺陷	AR	L＋NK	IFN-γ 分泌	易感染分枝杆菌和沙门菌
IL-12P40 缺陷	AR	M	IFN-γ 分泌	易感染分枝杆菌和沙门菌
IFN-γ 受体 1 缺陷	AR/AD	M＋L	IFN-γ 结合和信号转导	易感染分枝杆菌和沙门菌
IFN-γ 受体 2 缺陷	AR	M＋L	IFN-γ 信号转导	易感染分枝杆菌和沙门菌
STAT1 缺陷(两种类型)	AR	M＋L	IFNα/β，IFN-γ，IFN-λ 和 IL-27 信号转导	易感染分枝杆菌、沙门菌和病毒
AD 高 IgE	AD	L＋M＋N＋上皮细胞	IFN-γ 信号转导	易感染分枝杆菌和沙门菌

（续 表）

疾病类型（分子缺陷）	遗传方式	受累细胞	受累功能	相关特征
AR 高 IgE（TYK2 缺陷）	AD	L＋M＋N＋其他	IL-6/10/22/23 信号转导，IL-6/10/12/23/IFN-α/IFN-β 信号转导	独特的面容（鼻梁宽大），湿疹，骨质疏松和骨折，脊柱侧凸，乳牙延迟脱落或不脱落，关节可过度伸展，细菌感染（金黄色葡萄球菌引起的皮肤和肺部脓肿/肺膨出），念珠菌病，胞内菌易感（分枝杆菌，沙门菌），葡萄球菌和病毒
肺泡蛋白沉积（CSF2RA）	常染色体双等位基因突变	肺泡巨噬细胞	GM-CSF 信号转导	肺泡蛋白沉积

PMNs：多形核细胞；N：中性粒细胞；M：单核细胞/巨噬细胞；L：淋巴细胞；NK：自然杀伤细胞。?：受累功能未知。以下表同此表

表 18-6　天然免疫缺陷

疾病类型（分子缺陷）	遗传方式	受累细胞	受累功能	相关特征
无汗性外胚层发育不良伴免疫缺陷（EDA-ID）［*NEMO*（*IKBKG*）基因突变，一种 NF-κB 活化调节因子］	XR	L＋M	NF-κB 信号通路	无汗性外胚层发育不良＋特异性抗体缺陷（针对多糖抗原的抗体应答缺乏），多种感染（分枝杆菌和化脓菌）
EDA-ID（*IKBA* 获得性功能性突变，导致 NF-κB 活化受损）	AD	L＋M	NF-κB 信号通路	无汗性外胚层发育不良＋T 细胞缺陷＋多种感染
IL-1 受体相关的激酶 4 缺陷（IRAK4 缺陷）（*IRAK4* 基因突变，为 TLR 信号转导通路的组分）	AR	L＋M	Toll 和 IL-1 受体-IRAK 信号通路	细菌感染（化脓菌）
MyD88 缺陷	AR	L＋M	TIR- MyD88 信号通路	细菌感染（化脓菌）
WHIM（疣、低丙种球蛋白血症、感染、先天性骨髓粒细胞缺乏症）综合征（*CXCR4* 获得性功能性突变，为 CXCL12 的受体）	AD	N＋L	CXCR4 趋化因子受体对其配体 CXCL12 反应↑	低丙种球蛋白血症、B 细胞数减少、中性粒细胞计数显著降低、疣/人乳头状瘤病毒感染
疣状表皮发育不良（*EVER1*、*EVER2* 基因突变）	AR	角质细胞＋N	?	人乳头状瘤病毒（B1 组）感染和皮肤癌
单纯疱疹性脑炎（*UNC93B1* 基因突变）	AR	中枢神经系统固有细胞、上皮细胞、N	UNC-93B 依赖性 IFN-α、β、λ 生成	单纯疱疹病毒 1 型脑炎和脑膜炎
单纯疱疹性脑炎（*TLR3* 基因突变）	AD	CNS 固有细胞、上皮细胞、DC、细胞毒淋巴细胞	TLR3 依赖性 IFN-α、β、λ 生成	单纯疱疹病毒 1 型脑炎和脑膜炎
慢性皮肤黏膜念珠菌病	AR	巨噬细胞	Dectin-1 信号缺陷	慢性皮肤黏膜念珠菌病
锥虫病（APOL-1 突变）	AD		APOL-1	锥虫病

EDA-ID：无汗性外胚层发育不良伴免疫缺陷；IKBA：B 细胞 κ 轻链基因增强子的抑制子 α；IRAK：IL-1 受体相关激酶；NEMO：NF-κB 必需调节因子；NF-κB：核因子 Kb；TLR：Toll 样受体；*SDF-1*：间质来源的因子 1；EVER：疣状表皮发育不良

表 18-7　自身炎症性疾病

疾病类型(分子缺陷)	遗传方式	受累细胞	受累功能	相关特征
TNF 受体相关的周期性综合征(TRAPS)(*TNFRSF1A* 基因突变)	AD	PMNs、M	55-KD 的 TNF 受体突变致细胞内的 TNF 受体局限或可与 TNF 结合的可溶性细胞因子受体↓	反复发热、浆膜炎、皮疹和眼或关节炎症
高 IgD 综合征(MVK 基因突变)	AR		甲羟戊酸激酶缺陷影响胆固醇合成(发病机制未知)	周期性发热和白细胞增多、IgD 水平升高
Muckle-Wells 综合征*[*CIAS1*(也称 PYPAF1 或 NALP3)基因突变]	AD	PMNs、M	Cryopyrin 蛋白缺陷(该蛋白参与白细胞凋亡、NF-κB 信号转导和 IL-1 加工)	荨麻疹、感觉神经性的听觉丧失、淀粉样变性,对 IL-1R/拮抗药(阿那白滞素)有反应
家族性冷自身炎症综合征*(*CIAS1* 基因突变)	AD	PMNs、M	同上	非瘙痒性荨麻疹、关节炎、寒战、发热和冷刺激后白细胞↓;对 IL-1R/拮抗药(阿那白滞素)有反应
新生儿起病的多系统炎症(NOMID)或慢性婴儿期神经,皮肤和关节综合征(CINCA)*(*CIAS1* 基因突变)	AD	PMNs,软骨细胞	同上	新生儿皮疹、慢性脑膜炎、关节病伴发热和对 IL-1R/拮抗药(阿那白滞素)的炎症反应
化脓性无菌性关节炎、脓皮病性坏疽、痤疮(PAPA)综合征[脯氨酸/丝氨酸/苏氨酸磷酸酶交互作用蛋白 1(也称 C2BP1)]	AD	造血组织,上调活化 T 细胞	肌动蛋白重组障碍致炎症反应中生理性信号转导受损	破坏性关节炎、炎症性皮疹、肌炎
Blau 综合征[*NOD2*(也称 CARD15)基因突变]	AD	M	CARD15 核酸结合位点突变,阻碍了与 LPS 和 NF-κB 信号转导途径作用	眼葡萄膜炎、肉芽肿性滑膜炎,屈曲指、皮疹和脑神经病变,30%患者有 Crohn 氏病
慢性复发性多病灶骨髓炎和先天性红细胞生成异常性贫血(Majeed 综合征)(*LPIN2* 基因突变)	AR	N、骨髓细胞	未明确	慢性复发性多病灶骨髓炎、输血依赖性贫血、皮肤炎症性疾病
DIRA(IL-1 受体拮抗物缺陷)	AR	PMNs,M	IL-1 受体拮抗物突变导致不能对抗 IL-1 的作用	新生儿起病的无菌性多发性骨髓炎、骨膜炎和脓疱病

表 18-8　补体缺陷

疾病类型(分子缺陷)	遗传方式	功能缺陷	相关表现
C1q 缺陷	AR	补体缺乏溶血活性,MAC 缺陷;免疫复合物清除障碍;凋亡细胞清除障碍	SLE 样综合征、风湿样疾病、感染
C1r 缺陷*	AR	补体缺乏溶血活性,MAC 缺陷;免疫复合物清除障碍	SLE 样综合征、风湿样疾病、感染
C1s 缺陷	AR	补体缺乏溶血活性	SLE 样综合征、多发性自身免疫性疾病
C4 缺陷	AR	补体缺乏溶血活性,MAC 缺陷;免疫复合物清除障碍;体液免疫缺陷	SLE 样综合征、风湿样疾病、感染
C2 缺陷‡	AR	补体缺乏溶血活性,MAC 缺陷;免疫复合物清除障碍	SLE 样综合征、血管炎、多发性肌炎、化脓性感染
C3 缺陷	AR	补体缺乏溶血活性,MAC 缺陷;杀菌活性缺陷;体液免疫缺陷	反复化脓性感染
C5 缺陷	AR	补体缺乏溶血活性,MAC 缺陷;杀菌活性缺陷	奈瑟菌感染、SLE
C6 缺陷	AR	补体缺乏溶血活性,MAC 缺陷;杀菌活性缺陷	奈瑟菌感染、SLE
C7 缺陷	AR	补体缺乏溶血活性,MAC 缺陷;杀菌活性缺陷	奈瑟菌感染、SLE,血管炎
C8a 缺陷	AR	补体缺乏溶血活性,MAC 缺陷;杀菌活性缺陷	奈瑟菌感染、SLE
C8b 缺陷	AR	补体缺乏溶血活性,MAC 缺陷;杀菌活性缺陷	奈瑟菌感染、SLE
C9 缺陷	AR	补体溶血活性降低,MAC 缺陷;杀菌活性缺陷	奈瑟菌感染
C1 抑制物缺陷	AD	自发性活化伴 C4/C2 消耗;关联系统的自发性活化伴高分子量激肽原产生缓激肽	遗传性血管水肿
I 因子缺陷	AR	补体旁路途径自发性活化伴 C3 消耗	反复化脓性感染、肾小球肾炎、溶血性尿毒症综合征
H 因子缺陷	AR	补体旁路途径自发性活化伴 C3 消耗	溶血尿毒症综合征、膜增生性肾小球肾炎
D 因子缺陷	AR	补体旁路途径溶血活性缺乏	奈瑟菌感染
备解素缺陷	XL	补体旁路途径溶血活性缺乏	奈瑟菌感染
MBP 缺陷	AR	甘露糖识别缺陷;凝集素途径溶血活性缺陷	低外显率化脓性感染、绝大多数无症状
MASP2 缺陷	AR	凝集素途径溶血活性缺乏	SLE 综合征、化脓性感染
膜辅助因子蛋白(CD46)缺陷(MCP)	AD	补体旁路途径受到阻断,C3b 结合降低	肾小球肾炎、非典型性溶血性尿毒症综合征
MAC 阻断因子(CD59)缺陷	AR	红细胞对补体介导的溶解作用高度敏感	溶血性贫血、血栓症

（续　表）

疾病类型(分子缺陷)	遗传方式	功能缺陷	相关表现
阵发性睡眠血红蛋白尿(PIGA)	获得性 XL	补体介导的溶血	反复性溶血
ficolin 3 缺陷相关的免疫缺陷	AR	ficolin 3 途径介导的补体活化缺陷	反复的、严重的主要累及肺部的化脓性感染

PIGA：磷脂酰肌醇聚糖种类 A；MAC：膜攻击复合物；MCP：膜辅助因子复合体；ITGB：整合素 β-2；MBP：甘露糖结合蛋白；MASP：甘露糖结合蛋白相关丝氨酸蛋白酶

(三)临床特征

不同的 PID 由于病因不同临床表现极为复杂，但其共同的临床表现为反复感染、并易患肿瘤和自身免疫性疾病。最常见的表现是反复、严重和持续的感染，甚至是机会性感染，不常见的和致病力低下的病原体常为致病的感染源。由于自身稳定和免疫监视功能的异常，患者还易发生肿瘤和自身免疫性疾病。

详细的病史资料对于疑似 PID 的患者诊断是非常重要的。感染的频度、持续的时间、严重程度、并发症，以及对抗生素的反应都是值得注意的(表 18-9)。

表 18-9　不同免疫学成分缺陷后的感染特征

特点	主要 T 细胞缺陷	主要 B 细胞缺陷	粒细胞缺陷	补体缺陷
发生感染的年龄	早期发生，通常生后 2～6 个月即发生	发生于母体来源的抗体消失后，通常发生于生后 5～7 个月以后、儿童期后期或成年人期	早期发生	任何年龄段均可发生
特殊病原体	细菌：分枝杆菌属	细菌：链球菌属、葡萄球菌属、嗜血杆菌属、弯曲菌属	细菌：葡萄球菌属、假单胞菌属、沙雷菌属、克雷伯菌属	细菌：奈瑟菌属、大肠埃希菌属
	病毒：CMV、EBV、水痘病毒、肠道病毒	病毒：肠道病毒*		
	真菌和寄生虫：念珠菌、机会性感染(如卡氏肺囊虫病)	真菌和寄生虫：贾弟虫属、隐孢子虫属	真菌和寄生虫：念珠菌属、诺卡菌属、曲霉菌属	
影响的器官	生长发育障碍、长期腹泻、广泛的皮肤黏膜念珠菌感染	反复窦肺感染、慢性胃肠道症状、吸收不良、关节炎、肠道病毒导致的脑膜脑炎	皮肤：皮炎、脓疱、蜂窝织炎	感染：脑膜炎、关节炎、败血症、反复窦肺感染
			淋巴结：化脓性淋巴结炎	
			口腔：牙周炎、内部器官溃疡、脓肿、骨髓炎	
特殊性	由于母体来源的移植物移入或输注未经放射线照射的血液而发生 GVHD，卡介苗接种后播散性感染或脊髓灰质炎疫苗接种后发生麻痹，婴儿期低钙抽搐**	自身免疫性疾病、淋巴网状系统恶性肿瘤如淋巴瘤和胸腺瘤、疫苗接种后导致的脊髓灰质炎麻痹	脐带脱落延迟、伤口愈合不良	类风湿性疾病：SLE、血管炎、皮肌炎、硬皮病、肾小球肾炎、血管性水肿

CMV：巨细胞病毒；EBV：EB 病毒；BCG：卡介苗；SLE：系统性红斑狼疮。GVHD：移植物抗宿主病。* 见 X 连锁无丙种球蛋白血症；** 见 DiGeorge 综合征

补体组分 C4 和 C2 缺陷时常表现为自身免疫性疾病。补体组分 C3 缺陷则表现为由革兰阴性菌引起的严重败血症。补体组分 C5～C9 缺陷的特征性表现为奈瑟菌属感染，如脑膜炎奈瑟菌所致的脑膜炎或淋病奈瑟菌所致的脓毒性关节炎。

吞噬功能异常的患者常表现为由低毒力的革兰阴性菌（如大肠埃希菌、沙雷菌和克雷伯菌）感染引起的淋巴结炎或反复脓肿，并且有些条件性致病菌（如表皮葡萄球菌和假单胞菌属，特别是洋葱假单胞菌）的感染也提示着白细胞吞噬功能障碍。另外吞噬功能异常也可表现为反复发生的皮肤感染和牙龈炎，往往是由过氧化氢酶阳性的金黄色葡萄球菌感染所致。而黏附分子缺陷往往表现为脐带脱落延迟（>8 周）或伤口愈合不良。

通常发生感染的年龄越小，免疫功能的异常就可能越严重。SCID 患者因 B 细胞和 T 细胞功能同时缺陷往往在出生后的前几个月即可表现出危及生命的感染并通常会夭折。一般情况下，通过胎盘来自于母体的 IgG 在生后的最初 5～7 个月可对婴儿起保护作用，但当这一被动的保护作用减弱后，X 连锁无丙种球蛋白血症（X-linked agammaglobulinemia，XLA）患者因体液免疫缺陷往往开始表现出临床症状。而常见变异型免疫缺陷病（common variable immunodeficiency，CVID）则有可能在儿童期或成年人期才表现出明显的临床症状。

感染的部位和特定的病原体也有助于判断免疫缺陷。B 细胞功能异常可表现为由荚膜菌（如肺炎链球菌和流感嗜血杆菌）引起的反复窦肺感染，并可伴败血症。CVID 和 IgA 缺陷患者常可感染贾第虫，引起慢性胃肠道症状，特别是 CVID 患者常表现为小肠细菌过度生长、耶尔森菌和弯曲杆菌感染、腹泻和吸收不良。XLA 患者易患由肠道病毒（如柯萨奇病毒和埃可病毒）所致的病毒性脑膜脑炎。

由于 T 细胞在控制病毒、真菌、分枝杆菌和原虫感染方面发挥着重要作用，并且还为 B 细胞产生免疫球蛋白提供辅助信号。因此细胞免疫缺陷的患者可表现为细菌感染和条件性致病菌感染。鸟胞内分枝杆菌和卡氏肺囊虫作为典型的机会性感染常见于严重的 T 细胞缺陷患者。

值得注意的是，某些 PID 尚可表现出造血系统或其他器官系统的自身免疫性疾病。例如 CVID 往往在确诊前就可能被诊断为自身免疫性溶血性贫血，补体组分 C1、C4 和 C2 缺陷通常伴随有狼疮样疾病。

对于疑似 PID 的患者，详细的家族史也可以提供有价值的信息。如严重的 PID 多为 X 连锁遗传，因此母系家族中往往存在着男性亲属患少见而频繁的感染并早期夭折。但是由于 X 连锁疾病也有相当比例是新发突变，所以无家族遗传史的患者也不能完全排除 PID。另外，CVID 和 IgA 缺陷患者的家族中常有自身免疫性疾病的亲属。

完善的体格检查同样有助于 PID 的诊断。某些具有潜在免疫缺陷的儿童多表现为慢性疾病和体重不足。如果 PID 起病较早，可影响到患者的生长发育，甚至发育停滞。另外，某些 PID 的患者也可表现出皮肤的特征性改变（表 18-10）。

DiGeorge 综合征因胚胎第 3、4 对咽囊发育异常可表现为特殊面容，包括上腭发育不良、小口、眼距过宽和眼裂倾斜、以及低耳位和后续耳旋转；并且还可能伴有甲状旁腺功能减退、胸腺缺如或胸腺发育不全和先天性心脏病（如法洛四联症、室间隔/房间隔缺损及肺动脉闭锁或狭窄等）。短肢性侏儒症和软骨-毛发发育不良的患者可表现为毛发异常、结缔组织发育不全和免疫缺陷。慢性肉芽肿病（chronic granulomatous disease，CGD）患者可表现为化脓性淋巴结炎。牙龈炎和牙侵蚀症是吞噬细胞缺陷（如膜附分子缺陷）患者的特征性表现。反复口腔溃疡是周期性中性粒细胞减少症患者的特征性表现。广泛的黏膜念珠菌病可提示 T 细胞缺陷。颈淋巴结病和肝、脾大多见于 B 细胞缺陷患者（如 CVID 和 IgA 缺陷）。而扁桃体和淋巴结缺如常见于 XLA 或 SCID 患者。湿疹、血小板减少伴免疫缺陷综合征（Wiskott-Aldrich Syndrome，WAS）、共济失调毛细血管扩张综合征（ataxia-telangiectasia，AT）和 CVID 患者易发生淋巴网状内皮系统的恶性肿瘤。渐进性共济失调可能是 AT 患者的首发症状，可早于免疫缺陷的临床表现。

表 18-10 原发性免疫缺陷病特征性皮肤表现

皮肤表现	相关的免疫缺陷
湿疹和瘀点	WAS 综合征
毛细血管扩张	共济失调毛细血管扩张综合征
眼皮肤白化病	Chediak-Higashi 综合征
皮肌炎样皮炎	B 细胞功能障碍（XLA）
慢性皮炎	高 IgE 综合征
狼疮样皮疹	补体缺陷（补体早期反应组分）
皮肤斑痕	吞噬细胞缺陷
全身性传染性软疣	T 细胞缺陷
多发性疣	T 细胞缺陷
念珠菌病	T 细胞缺陷

(四)诊断和实验室检测

PID具有高度的异质性，其缺陷可引起免疫应答的多方面缺如或紊乱，临床上表现为机体对微生物的易感性增加，易患变态反应性疾病和自身免疫性疾病，以及淋巴组织增生和肿瘤等。因此要想及时的发现 PID，应从基层医师做起。美国国立儿童健康和人类发展研究院最近启动了一项教育计划，以提高对 PID 的警惕，作为这个计划一部分的 Jeffrey Modell 基金会提出了 PID 的预警症状。2003 年 Cooper 等在“美国家庭医师”杂志上撰文，转摘了 PID 的预警症状(表 18-11)。这些预警症状是在美国生活条件下建立的，因此仅供国内参考，决不能完全套用，更不能将预警症状作为 PID 的诊断。

当疑似 PID 时，全血细胞计数和分类，以及血清免疫球蛋白(包括 IgG、IgA 和 IgM)水平测定和流式细胞仪分析 T 细胞亚群(包括 $CD3^+$、$CD4^+$ 和 $CD8^+$)、B 细胞($CD19^+$)和 NK 细胞($CD16^+/56^+$)比例是主要的实验室检查，可对大多数患者作出诊断，必要时可进行抗原特异性抗体水平测定和迟发型超敏反应皮肤试验(表 18-12)。

近年来 PID 的分子诊断研究进展迅速，约 150 多种引起 PID 异常的基因已被确认，并且各种新的基因突变类型还在不断增多。

最近美国 CDC 还拟将 SCID 作为候选疾病进行以人群为基础的新生儿筛查。

(五)治疗原则

目前，PID 治疗措施主要包括一般预防和对症治疗、替代治疗和免疫重建等。

1. *一般治疗*　预防和控制感染，注重营养，加强教育，并且许多患者在应用静脉输注免疫球蛋白(intravenous immunoglobulin，IVIG)或其他治疗后，都能较正常地生长发育和生活，应鼓励这部分患者尽可能参加日常活动。对重症患者，应该采取适当的隔离措施以预防感染。若患者尚有一定抗体合成能力，可接种死疫苗，如百白破三联疫苗。细胞免疫缺陷患者禁用活疫菌，如卡介苗、麻疹疫苗和脊髓灰质炎疫苗等，以防发生疫苗诱导的感染。

在发生感染时，明确感染源以选择适当的抗生素、抗寄生虫药、或抗病毒治疗十分重要，可利用抗生素单独治疗或与 IVIG 协同治疗。对于 WAS 患者，在缺乏合适的造血干细胞(hematopoietic stem cell transplantation，HSCT)移植供者时，应用 IVIG 和脾切除术可能改善血小板数目，降低严重出血的风险，但是由于发生肺炎球菌菌血症的风险增加，脾切除的患者应该预防性给予青霉素。

T 细胞缺陷患者不宜输血或新鲜血制品，若必

表 18-11　原发性免疫缺陷病预警症状

病　史	症　状
1 年中有 8 次或 8 次以上的中耳炎	生长发育停滞
1 年中有 2 次或 2 次以上的严重鼻窦炎	缺乏淋巴结或扁桃体
1 年中有 2 次或 2 次以上的肺炎	皮肤病变：毛细血管扩张，出血点
发生过 2 次或 2 次以上的非常见部位或深部的感染	皮肤真菌，红斑性狼疮样皮疹
反复发生的深部皮肤或脏器感染	共济失调(A-T)
需要应用静脉注射抗生素才能清除的感染	1 岁以后出现的鹅口疮
非常见或条件性致病菌感染	口腔溃疡
家族中有 PID 病史者	

表 18-12　原发性免疫缺陷病实验室检测

检测项目	检测目的	检测结果
全血细胞计数和分类	T 细胞、B 细胞和 T、B 细胞联合缺陷	T 细胞、B 细胞或血小板减少
迟发型超敏反应皮肤试验	T 细胞缺陷	阴性
血清 IgG、IgM 和 IgA 水平	体液免疫缺陷	一种或全部血清免疫球蛋白减少
流式细胞仪检测	T 细胞、B 细胞和 T、B 细胞联合缺陷	T 细胞、B 细胞或 NK 细胞减少
疫苗接种后针对特异性抗原的抗体检测	体液免疫缺陷	抗体反应降低或缺如
总补体检测(CH_{50})	补体缺陷	降低或缺如
四唑氮蓝试验	吞噬功能缺陷	异常

需输血或新鲜血制品时，应该输注未感染过巨细胞病毒并经照射处理过的血制品，以防发生移植物抗宿主病(GVHD)。最好不做扁桃体和淋巴结切除术，脾切除术视为禁忌。完全IgA缺陷的患者可产生针对IgA的IgE类抗体，因此在使用血浆和血制品时有发生过敏反应的危险。因此，IgA缺乏症的治疗以对症治疗为主。

2. 替代治疗

(1)IVIG替代治疗：IVIG被广泛用于低IgG血症的标准治疗。抗体缺陷患者经IVIG治疗后，可使症状完全缓解，获得正常生长发育。据统计，70%的PID患者都需要应用IVIG治疗，包括CVID、IgG亚类缺陷、XLA、SCID和高IgM血症等。IVIG的推荐剂量为400～600mg/kg，每3～4周1次。但有研究提示应用>600mg/kg的剂量疗效更好，能够有效预防肺部疾患的发生。一般情况下，使患者的血清IgG浓度保持在5g/L以上即可预防大多数患者的全身性感染。最重要的是，治疗剂量应个体化，应灵活调整IVIG的剂量，以能控制感染为尺度。对于婴儿期暂时性低丙种球蛋白血症的患者来说，仅当发生严重或反复感染时才需要给予IVIG替代治疗。

(2)输注新鲜白细胞：用于吞噬细胞缺陷患者伴严重感染时，分离的白细胞应先进行放射处理，以抑制其中可能存在的T细胞。由于白细胞在体内存活时间短，反复使用会发生不良免疫反应，故仅用于严重感染时，而不作常规替代治疗。

(3)细胞因子治疗：如胸腺素类、转移因子、IFN-γ和IL-2等。

(4)酶替代治疗：腺苷脱氨酶(ADA)缺陷者，可输注红细胞(其中富含ADA)。

3. 免疫重建　免疫重建是采用正常细胞或基因片段置入患者体内，使之发挥其功能。以持久地纠正免疫缺陷病。

(1)HSCT：HLA配型一致的HSCT是治愈大多数细胞免疫缺陷的唯一有效方法，一般认为HSCT对治疗抗体缺陷无明显作用。HSCT治疗PID主要应用在两个方面：淋巴系免疫缺陷和髓系免疫缺陷。前者如X-连锁高IgM综合征(X-linked hyper-IgM syndrome，XHIGM)、SCID、WAS；后者主要包括CGD和白细胞黏附分子缺陷。其中，以SCID和WAS应用HSCT移植治疗的最多，占75%左右。但是造血干细胞移植也有一定的风险，其成功率与患者年龄、身体一般状况，是否合并并发症，以及HLA配型是否相合有关。HSCT可以挽救PID患者的生命，重要的是一经诊断就应该立即进行HSCT，否则PID患者易出现不可逆转的感染和并发症，移植难以成功，也失去了HSCT的意义。

(2)胸腺组织移植：包括胎儿胸腺组织移植和胸腺上皮细胞移植，胸腺上皮细胞移植可以纠正大多数T细胞缺乏的严重DiGeorge综合征患者的T细胞缺陷，也可以纠正NUDE综合征。

(3)基因治疗：许多PID的突变基因已被克隆，其突变位点已经确立。这给基因治疗打下了基础：将正常的目的基因片段整合到患者干细胞基因组内(基因转化)，这些被目的基因转化的细胞经有丝分裂，使转化的基因片段能在患者体内复制而持续存在。基因治疗尚处于探索和临床验证阶段。

(陈同辛)

第二节　抗体缺陷

一、X-连锁无丙种球蛋白血症

XLA是低γ球蛋白血症最常见的原因，Bruton酪氨酸激酶(Bruton' tyrosine kinase，BTK)基因突变是导致XLA的原因。该病属X-连锁隐性遗传，多见于男性婴幼儿，以血液循环中缺乏B细胞及γ球蛋白为主要特征，为最常见的先天性B细胞免疫缺陷病。

虽然在XLA患者的骨髓中可以找到原始B细胞，但是由于该病的B细胞发育中断在前B细胞阶段，所以患者的外周循环中几乎没有产生抗体的成熟B细胞($CD19^+$细胞<2%)，并且B细胞对抗原刺激的应答也有缺陷，血清中缺乏IgG(<2g/L)、IgM、IgA、IgD和IgE。此外还缺乏初级和次级淋巴滤泡。但因T细胞功能和数量正常，对病毒、真菌等细胞内寄生物有一定抵抗力。

XLA患者通常在出生后6个月内、母体来源的免疫球蛋白降低至低水平后而出现症状。表现为反复感染，以有荚膜的细菌(如肺炎球菌、嗜血性流感杆菌、链球菌和葡萄球菌)最常见。可累及上下呼吸道造成窦道炎、中耳炎、支气管炎和肺炎。窦肺细菌感染是XLA患者最常见的临床问题，在一些患者中，支原体感染尚可引起关节炎，并且慢性病毒性脑炎（有时伴有皮肌炎）可能成为XLA致命的并发症。另外，由于XLA患者对疫苗不产生抗体，故不宜接种任何疫苗。

一般情况下XLA患者的血清IgG水平在2g/L以下，因此XLA患者应用IVIG替代治疗十分必要。IVIG能够预防XLA患者的大多数感染和并发症，其剂量应使患者应用IVIG后的IgG水平达到同年龄血清正常水平。

二、选择性IgG亚类缺陷

该病一般是由于B细胞分化为浆细胞异常所致，极少数是因为IgG恒定区基因的（Cγ）纯合子缺陷所造成。由于患者的B细胞不能分泌某些IgG的亚类，尽管患者的血清总IgG水平正常，但其中1种或2种IgG亚类（IgG1、IgG2、IgG3、IgG4）水平常低于正常。其中以IgG2亚类缺乏较为常见，并且IgG2缺乏者往往伴有IgG4缺乏。多数IgG亚类缺陷患者常无临床表现，但是IgG2缺乏者不能对多糖抗原的刺激产生抗体，因此临床上可反复出现呼吸道细菌性感染、败血症，甚至脑膜炎。而IgG1及IgG3缺乏者不能对蛋白质抗原（如病毒及类毒素）刺激产生抗体，因此临床上最常见的表现为反复呼吸道感染，部分患者也表现为反复的化脓性脑膜炎、皮肤感染和腹泻。

血清IgG亚类定量检测降低是该病的诊断依据。治疗主要是适当的应用抗生素，并应用IVIG替代治疗。

三、常见变异型免疫缺陷病

目前认为CVID的发病是由于遗传和环境等因素导致B细胞免疫球蛋白的合成和类别转换缺陷所致。引起CVID的分子缺陷主要有ICOS、CD19、BAFF-R和TACI。该病的发病率为1/（5～20）万，男女均可发病。临床表现为幼儿或青春期起病，反复细菌感染，血清免疫球蛋白降低，抗体生成障碍和B淋巴细胞不能分化为记忆细胞和浆细胞，并且大多数患者预后不良，死亡的主要原因是严重的感染和并发自身免疫性疾病或肿瘤。

大部分CVID和IgA缺乏症患者都具有相同的基因缺陷，因此两者的临床特征可以互相转化。例如，两种疾病均以B细胞分化受阻为特征，只是受影响的免疫球蛋白种类上有所不同，IgA缺乏症的患者数年后可能进展为各种类型的免疫球蛋白降低，成为CVID，反之亦然。另外两种疾病常常发生在同一家系中，并且与同一MHC单倍体型相关，家系研究提示MHC Ⅲ区域可能存在着易感基因。

大多数成年人PID均为CVID，其临床主要表现为各种类型的抗体产生缺陷，血清IgG水平＜5g/L，IgA和IgM＜0.5g/L。大部分CVID患者外周血中具有正常数目的B细胞，但其表型往往不成熟；即B细胞可以识别抗原并反应性增生，但是大部分细胞仍然不能分化为记忆性B细胞和成熟的浆细胞。因此，这种分化障碍常常引起B细胞结节性增生，结果可导致脾大和肠淋巴结的增生，有时体积巨大。

值得注意的是，对于成年人慢性肺部感染并伴有支气管扩张症的患者要考虑到是否患有CVID。CVID患者也比较常患肠道疾病，如慢性贾第虫病、肠吸收不良和伴恶性贫血的萎缩性胃炎。CVID患者还可以表现出高度疑似淋巴系统恶性肿瘤的症状和体征，如发热、消瘦、贫血、血小板减少症、脾大、全身淋巴结病和淋巴细胞增生。并且淋巴组织学检查通常提示生发中心的增生，有时难以与结节状淋巴瘤相鉴别，但是血循环中和组织中的B细胞正常免疫球蛋白同种型的分布和轻链类型可有助于CVID与继发于单克隆性B细胞恶性肿瘤伴低丙种球蛋白血症的鉴别诊断。

治疗包括IVIG替代疗法和对感染的及时控制。有自身免疫性疾病和恶性肿瘤的CVID患者应该按照相应疾病的标准治疗方案进行。

（陈同辛）

第三节 联合免疫缺陷病

一、重症联合免疫缺陷

重症联合免疫缺陷（SCID）是一种同时累及体液免疫和细胞免疫的PID，可由多种基因突变所引起。患者均表现为T淋巴细胞缺陷，根据B淋巴细胞和NK细胞是否缺陷，可以分为$T^-B^-NK^+$、T^-

B^-NK^-、$T^-B^+NK^+$和$T^-B^+NK^-$ 4种表型。

(一)X-连锁重症联合免疫缺陷病

X-连锁重症联合免疫缺陷(X-linked severe combined immunodifiencicy,XSCID)是最多见的一种SCID,占SCID的50%左右,是由编码IL-2受体γ链(The interleukin 2(IL-2) receptor gamma chain,IL2RG)的基因突变所引起。淋巴细胞表型为$T^-B^+NK^-$。由于IL2RG还参与了IL-4、IL-7、IL-9、IL-15和IL-21受体的组成,因此该基因的突变也使这些细胞因子无法发挥作用。患者往往胸腺细胞分化障碍,T细胞成熟缺陷,并且血液、淋巴结及胸腺中缺乏T淋巴细胞和NK细胞。临床表现为胸腺极小(<2g),外周淋巴结、扁桃体等缺如或发育极度不良。由于B细胞的成熟依赖于T细胞的辅助,因此尽管B细胞数目正常,但不能正常合成免疫球蛋白,致使IgG、IgA和IgM水平低下,甚至缺如。

该病的突出临床表现为出生后1个月内即发生严重的致死性感染,如持续性呼吸道感染、反复腹泻和生长发育停滞。感染往往是真菌、细菌或病毒同时存在,并且接种卡介苗后可导致局部或全身播散。由于患者细胞免疫功能缺如,因此通过胎盘来源于母体的T细胞,或来源于未经照射的血液或血制品的T细胞在患者体内植入,可导致患者发生GVHD。另外,XSCID的患者除了淋巴细胞减少外,淋巴细胞对丝裂原和抗原的刺激也无增殖反应,并且血清免疫球蛋白水平降低,抗体产生缺乏。

XSCID的主要治疗措施是HSCT,如果不进行HSCT,大部分患者都会在出生后1年内因各种感染并发症而死亡。HSCT最好在发生严重感染前进行,因为成功率比较高,特别是在出生后3～4个月内进行同种(异体)的HSCT,其效果会更好。

(二)腺苷脱氨酶(ADA)缺乏症

ADA缺乏症发生率在SCID中居于第二位,占SCID总病例数的16%。ADA是嘌呤再利用通路所必需的酶之一,ADA的缺乏可以导致阿糖腺苷、去氧腺苷和脱氧三磷腺苷酸等毒性中间代谢产物蓄积,从而对淋巴细胞产生毒性作用,导致淋巴细胞的凋亡。

ADA完全缺乏者常于新生儿期发病,临床上与其他类型的SCID无法区别,但有50%的患者可出现骨骼异常,如肋软骨连接处凹陷、闭合不全和骨盆发育不全等,另外也表现有智力发育迟缓、幽门狭窄和肝疾病。也有部分患者于出生后1～2年才发病,其ADA尚具有1%～5%的活性,此类患者血清免疫球蛋白进行性下降是其突出表现。而儿童期发病的患者常表现为反复感染、淋巴细胞减少、高IgE血症、嗜酸性粒细胞增高、自身免疫病和肿瘤。另外也有部分性ADA缺乏或嵌合体的患者可无任何临床表现。典型ADA缺乏症患者的淋巴细胞表型为$T^-B^-NK^+$,各类血清免疫球蛋白均降低。

ADA缺乏症患儿可通过酶替代疗法进行治疗,一方面可以输注正常人的新鲜红细胞,因为红细胞中含有ADA,红细胞溶解后可释放出ADA起到一定的补充作用,另一方面也可以给予乙二醇修饰的ADA治疗,这种修饰物除了补充了ADA,还可延长酶在体内的活性。与其他SCID一样,对ADA缺乏症患者,HSCT是其根治的主要措施。

(三)IL-7受体α链缺陷

该病是由于编码IL-7受体α链的基因突变所致,占所有SCID总病例数的10%。IL-7受体α链缺陷可导致T细胞成熟障碍,其淋巴细胞表型为$T^-B^+NK^+$。该病临床表现与其他典型的SCID表现类似。

(四)JAK-3缺陷

JAK-3酪氨酸激酶基因突变的发生率占所有SCID的7%～14%。JAK-3是唯一与γ链相连接的信号分子,主要功能是传导γ链的信号,以调控淋巴细胞的发育。因此,JAK3缺陷患者的临床表现与γ链缺陷者基本相同。由于JAK3缺陷为常染色体隐性遗传,故男女都会发病。患者血清免疫球蛋白明显降低,体内成熟T细胞减少甚至缺如,B细胞数目正常,淋巴细胞表型为$T^-B^+NK^-$。

(五)其他

其他SCID有表型为$T^-B^+NK^-$的CD45缺陷、表型为$T^-B^+NK^+$的CD3δ/ε/ζ缺陷;表型为$T^-B^-NK^+$的RAG1/2缺陷和Artemis缺陷等。

二、X-连锁高IgM血症

XHIGM是由于T细胞CD40L基因突变所致,是一种X-连锁隐性遗传性疾病。由于该病CD40L分子表达缺陷,B细胞表面的CD40分子不能有效地与T细胞结合,因此B细胞在缺乏共刺激的情况下,不能正常地发生免疫球蛋白类别转换,从而导致患者的血清免疫球蛋白IgG、IgA、IgE水平降低、而IgM升高。XHIGM患者的B细胞和T细胞计数是正常的,但是由于CD40L分子缺陷,

T 细胞不能与树突状细胞和 B 细胞相互作用，T 细胞本身的活化也会发生障碍，因此该病表现为联合免疫缺陷。临床上，患者的感染程度往往比其他类型的低丙种球蛋白血症要严重，除了反复细菌感染外，尚可出现卡氏肺囊虫、巨细胞病毒、曲霉菌、隐孢子虫和其他罕见病原体感染。此外，隐孢子虫感染所致的小肠炎还可扩散到胆管，从而导致硬化性胆管炎或肝硬化。XHIGM 常可伴有中性粒细胞减少症。

目前该病的主要治疗措施是 HSCT。在未进行 HSCT 之前，主要是预防和控制感染。可以通过 IVIG 来预防感染，感染时根据病原选择抗生素治疗，饮用沸水或过滤水可降低隐孢子虫的感染，中性粒细胞减少症患者可以用粒细胞集落刺激因子治疗。

三、酶缺陷病

嘌呤核苷酸磷酸化酶(purine nucleoside phosphorylase，PNP)缺陷可导致严重的选择性 T 细胞功能缺陷。PNP 缺陷导致细胞内三磷酸脱氧鸟苷累积，从而对细胞产生毒性作用。PNP 缺陷可伴有神经系统症状，如发育延迟、行为问题和运动异常，因此 SCID 伴神经系统异常时应注意 PNP 缺陷的可能。PNP 缺陷的患者淋巴细胞数目减少，T 细胞功能降低，并且随着时间的进展，B 细胞功能也会逐渐降低，表现为低水平的 IgG 和 IgA。

（陈同辛）

第四节　伴有其他典型症状的原发性免疫缺陷综合征

一、湿疹血小板减少伴免疫缺陷症

WAS 也是一种 X-连锁隐性遗传性疾病，由编码 WAS 蛋白(WAS protein，WASP)的基因突变所引起。以免疫缺陷、湿疹和血小板减少三联征为典型临床表现，不典型者主要表现为血小板减少，而无明显的免疫缺陷，此时需与特发性血小板减少性紫癜相鉴别。

WASP 参与了血小板和 T 细胞的发育，当其发生突变时，可使血小板数目降低、体积变小，并且半衰期缩短。患者通常表现为出血和反复感染。出血可于婴儿早期出现，往往表现为血便。反复感染常在 2 岁内出现，以对有荚膜的病原体(如肺炎球菌)和条件致病菌(如卡氏肺囊虫)易感。另外该病患者患淋巴瘤和白血病的机会大大增加，同时发生自身免疫性疾病(如溶血性贫血和关节炎等)的概率也会增加。

该病患者的血清 IgM 水平降低，而 IgG 和 IgA 水平正常，IgE 水平通常增高。虽然 B 细胞计数和亚类分布正常，但不能产生针对多糖抗原的抗体，对蛋白质抗原的应答在疾病后期也受到损害。另外大多数患者最终都有 T 细胞缺陷，表现为 T 细胞对抗原刺激无正常的应答，从而患者易患难以治愈的单纯疱疹病毒和其他致病菌的感染。

二、胸腺发育不全

该病为典型的纯 T 细胞缺陷性疾病，是由来源于第三、四对咽囊的胸腺上皮发育异常所致。大多数患者的基因异常为 22q11 微缺失；部分患者的基因异常为染色体 10p13 单倍体。该病的器官发育异常依赖于胚胎神经管来源的细胞而不同，可表现为：心脏缺损(cardiac defects)、面部异常(abnormal facies)、胸腺发育不全(thymus hypoplasia)、上腭畸形(cleft palate)和血钙降低(hypocalcemia)，因此又称为 CATCH22 综合征。先天性心脏缺损可以是心血管缺陷，但以大血管缺陷为主；甲状旁腺发育异常可导致低钙性惊厥；低钙血症所致的手足抽搐通常发生在出生后 24～48h 内，血清学表现为血清钙降低、血磷升高、甲状旁腺素降低或缺乏。胸腺缺如可导致 T 细胞免疫功能下降，表现为反复感染，如肺炎(包括卡氏肺囊虫肺炎)，口腔念珠菌病和腹泻。颜面部异常包括耳部异常、短人中、小颌和眼距过宽。患者的血清免疫球蛋白水平通常是正常的，但抗体应答(尤其是 IgG 和 IgA 同种型应答)却常是异常的；T 细胞计数水平降低，B 细胞计数水平正常；由于患者通常在舌底部或颈部存在着较小但组织学正常的胸腺，从而大部分患者体内可以产生一定量参与宿主防御的功能性 T 细胞，但 T 细胞的数量可能是足量的，也可能是非足量的。

胚胎胸腺移植或胸腺上皮移植对治疗该病有一定效果。

三、共济失调毛细血管扩张综合征

AT 是由 ATM 基因突变造成 DNA 修复功能

障碍所致，是一种常染色体隐性遗传性疾病。该病可累及多个系统，以共济失调、毛细血管扩张和免疫缺陷为主要临床表现。小脑共济失调表现为患者开始走路时即出现步态不稳、动作不协调等，并慢性进行性恶化；毛细血管扩张以眼巩膜、面部蝶型区域和耳部为主，是早期诊断该病的依据；尽管不是所有的患者都有明显的免疫缺陷，但是部分免疫缺陷的患者可表现出反复的慢性窦肺感染，最终发生支气管扩张症。机会致病菌引起的感染少见。青春期的患者往往卵巢发育不全，表现为不出现第二性征。另外该病恶性肿瘤的发病率较高，以淋巴瘤最为常见，也可发生癌症。慢性肺部疾病和恶性肿瘤是该病常见的死亡原因。

血清癌胚蛋白（包括甲胎蛋白和癌胚抗原）持续性增高对 AT 诊断可能具有价值，患者常有 IgA 及 IgG2 缺乏。

目前尚无有效的治疗方法。主要采取对症和支持疗法：如控制感染、输注 IVIG、胎儿胸腺移植、避免放射线照射等。

四、高 IgE 综合征

该病可以是常染色体显性遗传，也可以是常染色体隐性遗传，男女均可发病。目前已知引起该病的缺陷分子有 STAT3、TYK2、DOCK8。高 IgE 综合征是以皮肤、肺部和某些器官反复脓肿，以及血清 IgE 水平极度升高为特征。虽然患者常见的感染为金黄色葡萄球菌所致的反复皮肤蜂窝织炎、脓肿和肺炎，但大多数患者也可以感染其他化脓菌。另外该病还具有非免疫学特征的临床表现，包括特殊面容（宽鼻梁），湿疹，乳牙脱落延迟或不脱落，骨质疏松和骨折，关节过度伸展和脊柱侧凸，念珠菌病，肺膨出，指甲念珠菌病。

（陈同辛）

第五节　其他原发性免疫缺陷病

一、自身免疫性淋巴细胞增生综合征

自身免疫性淋巴细胞增生综合征（autoimmune lymphoproliferative syndrome，ALPS）主要是淋巴细胞表面受体 Fas 及其配体 FasL 存在缺陷，导致其所介导的凋亡障碍所致。正常情况下，机体在受到外来抗原刺激（如感染）时，淋巴细胞被激活，开始增殖和分化，在免疫应答的调节和效应过程中起重要作用；当外来抗原被清除后，大量被激活的淋巴细胞可通过自身调节机制进入凋亡，只有极少量激活的淋巴细胞能够持续存活，成为记忆性淋巴细胞，而淋巴细胞表面的 Fas 与其配体 FasL 结合，在导致细胞内死亡信号途径的激活，引起大量激活的淋巴细胞发生凋亡的过程中起到了重要作用；当 Fas/FasL 分子存在缺陷时，大量激活的淋巴细胞不能有效的凋亡而持续存活，结果致使淋巴细胞增生和自身免疫现象。临床表现为肝、脾和淋巴结增大，自身免疫性疾病（如溶血性贫血、血小板减少等）和恶性肿瘤。ALPS 患者的实验室检查特征为，外周血 T 细胞数量增多，其中 CD3＋CD4-CD8-细胞比列增高，特别是 αβCD4-CD8-细胞比列常在 5％～20％，甚至高达 68％（正常人为＜1％）。但是确切诊断还需检测 Fas/FasL 基因突变。

目前主要治疗原则是利用免疫抑制药治疗自身免疫性疾病和淋巴细胞增殖。

二、自身免疫性多内分泌病和念珠菌病

自身免疫性多内分泌病和念珠菌病（autoimmune polyendocrinopathy-candidosis syndrome，APECS）是一种常染色体隐性遗传病，是由于 AIRE 基因突变所致。该病主要影响内分泌器官的功能，包括甲状旁腺、肾上腺和其他内分泌器官。甲状旁腺功能减退，肾上腺功能不全和慢性皮肤黏膜念珠菌病是 APECS 的典型特征。

甲状旁腺功能减退可导致手足搐搦、痉挛、精神状态改变和感觉异常等表现；血清学主要表现为低钙血症。肾上腺功能不全者临床表现轻重不一，轻症者可无症状；重症者可表现为皮肤色素沉着过度、低血压，以及慢性疲劳、肌无力、食欲缺乏、体重减轻、恶心、呕吐和腹泻等非特异性表现，一旦出现肾上腺危象，尚可出现呕吐、腹泻、脱水、低血压和意识丧失。血清学表现为低钠、低氯和高钾血症，在约 30％的患者，还可表现为高钙血症。慢性皮肤黏膜念珠菌病主要见于皮肤、指甲、以及口腔和生殖器黏膜。其他较少见的临床表现有自身免疫性肝炎，可见于 20％的 APECS 患者，临床常表现为腹痛、瘙痒、黄疸、尿色深和稀便，甚至可以发展成肝硬化。在儿童患者还常有低血糖表现。

治疗主要是对症治疗和针对自身免疫性疾病的免疫抑制治疗。

三、慢性肉芽肿病

CGD是由于吞噬细胞还原型烟酰胺腺嘌呤二核苷磷酸(nicotinamide-adenine dinucleotide phosphate，NADPH，又称还原型辅酶 II)氧化酶缺陷，不能有效产生具有杀菌活性的超氧化物阴离子及其代谢产物，如过氧化氢，氢氧根离子核次氯酸等，造成吞噬细胞不能杀灭过氧化氢酶阳性的细菌和真菌而引起的。NADPH 氧化酶的结构可分为膜结合成分和细胞质成分，膜结合成分含有 α 亚单位 P22 吞噬细胞氧化物(phagocyte oxidase，phox)和 β 亚单位 gP91-phox，细胞质成分包含 P47-phox、P67-phox、P40-phox 和小 G 蛋白 rac。既往仅发现编码 gP91-phox、P22-phox、P47-phox、P67-phox 蛋白的基因突变所致的 CGD，2009 年又发现编码 P40-phox 蛋白基因突变所致的 CGD，其中 gP91-phox 基因(CYBB)突变导致 X 连锁遗传的 CGD，约占所有 CGD 病例的 70%；P22-phox、P47-phox、P67-phox、P40-phox 基因突变则引起常染色体隐性遗传的 CGD，其中前三者分别占所有 CGD 病例的 5%、20%和 5%。

CGD 以反复发生致命性过氧化氢酶阳性的细菌或真菌感染为主要临床表现。大多数患者幼年即起病，感染主要发生在淋巴结、皮下组织、肺、肝和胃肠道等，过度的炎症反应逐渐形成肉芽肿，导致消化道，泌尿生殖道阻塞和伤口长期不愈；此外还可伴有生长发育障碍和自身免疫性疾病。也有患者在青春期或成年后发病，最晚有 60 岁才确诊的报道。

硝基四氮唑蓝还原试验(nitroblue tetrazolium reduction test，NBT)可用于 CGD 的筛查，患者 NBT 试验阴性，女性携带者可为 NBT 阳性或阴性。此外，化学发光试验、氧化酶活性测定和中性粒细胞杀菌功能试验也可用于 CGD 的诊断。基因分析发现相应基因的突变可确诊 CGD，并能判断 CGD 的不同类型。

治疗可以长期使用磺胺预防感染及抗真菌药，也可以使用 γ-干扰素作为预防性用药。造血干细胞移植有望得到根治。

四、X-连锁淋巴组织增生性疾病

X-连锁淋巴组织增生综合征(X-linked lymphoproliferative syndrome，XLP)是由于 SH2D1A 基因突变，导致机体清除 EB 病毒免疫的选择性缺陷所致。

XLP 患者对 EB 病毒高度易感，但是大部分患者在感染 EB 病毒前通常是无症状的，或仅表现为轻微的免疫异常，只有在感染 EB 病毒后，才会表现出各种各样的临床症状。也有部分患者没有 EB 病毒感染的证据，而表现出 XLP 的各种临床表现。虽然临床表现较为复杂，但是大多数 XLP 患者有 3 个共同的表现：暴发性传染性单核细胞增多症、淋巴组织增生性疾病以及淋巴瘤和丙种球蛋白异常血症。

XLP 患者发生 EB 病毒感染后，主要表现为 T、B 细胞缺陷。T 细胞计数正常，但是 CD4/CD8 倒置，并且 T 细胞功能常降低。许多患者的抗 EB 病毒相关核抗原的抗体缺乏或显著降低，抗衣壳抗原的抗体水平多变。另外约 3%的患者存在着 NK 细胞功能的异常。该病预后不良，70%的 XLP 患者在 10 岁之前死亡，极少有患者能活过 40 岁。

XLA 治疗主要包括两个方面，即病因治疗和对症治疗。病因治疗主要是 HSCT，是唯一能治愈 XLP 的方法。对症治疗包括针对 EB 病毒感染的抗病毒治疗和针对丙种球蛋白异常血症的定期 IVIG 替代治疗，以及针对淋巴瘤的化疗等。

五、黏附分子缺陷

该病为常染色体隐性遗传，根据引起疾病的缺陷分子不同主要分为 2 种亚型。

(一)白细胞黏附分子缺陷Ⅰ型(LADⅠ)

LADⅠ是由于编码整合素 β_2(CD18)分子亚单位的基因突变所致。CD18 分子缺陷可引起白细胞黏附和趋化功能障碍，使白细胞不能穿过血管内皮细胞向炎症部位移行，从而导致外周血中白细胞异常增多，并且容易发生感染。

LADⅠ患者的主要临床表现为感染，金黄色葡萄球菌和肠道革兰阴性菌导致的坏死性和溃疡性软组织感染是该病的特征性表现，由于白细胞不能向感染部位移行，所以病损处无化脓，没有典型的感染特征。LADⅠ患者还可表现为严重的口腔疾病，感染累及牙时，常需要拔除牙。新生儿还可表现为脐炎和脐带脱落延迟。其他感染还包括鼻窦炎、肺炎、结肠炎和直肠周围感染。

根据 CD18 分子的表达水平，可将 CD18 分子缺陷分为重度缺陷和中度缺陷，与临床表现严重程度相关。重度缺陷患者的 CD18 分子表达不足正常人的 1%，临床表现严重，常于婴幼儿期死于反复感染。中度缺陷者为正常人的 2.5%～30%，临床表现较轻，主要表现为严重的牙龈炎和牙周炎，外伤或手术后伤口经久不愈，但可存活到成年期。

实验室检查表现为外周血中性粒细胞异常增高，中性粒细胞表面 CD18 分子表达缺失或下降，中性粒细胞趋化功能异常。

（二）白细胞黏附分子缺陷Ⅱ型（LADⅡ）

LADⅡ是由于 CD15 分子缺陷，使岩藻糖代谢异常，导致白细胞表面选择素配体岩藻糖化抗原 SLeX 缺陷，引起白细胞游走性异常，影响其黏附在血管内皮细胞上，不能穿透血管壁进入炎症区域所致。同 LADⅠ型相同，也主要表现为感染局部非化脓表现。患者生后不久即表现为反复的细菌感染，但是感染的严重程度不如 LADⅠ，无脐带脱落延迟。LADⅡ比较显著的特点是患者常有智力发育以及生长发育的落后。可通过检测中性粒细胞表面有无 SLeX 或岩藻糖的表达以确诊。治疗主要是控制感染，补充岩藻糖。该病长期存活者常伴慢性牙周炎以及严重的智力落后。

六、孟德尔易感分枝杆菌病

编码 IFN-γ 受体（interferon gamma receptor，IFN-γR）、L-12 受体 β_1 亚单位（IL-12 receptor β_1 subunit，IL-12Rβ_1）、IL-12P40 以及信号传导和转录激活因子（STAT）1 的基因突变所致的疾病称为孟德尔易感分枝杆菌疾病（Mendelian susceptibility to mycobacterial diseases，MSMD）。

该类疾病主要以各种严重的感染为特征，主要感染为卡介苗接种后播散和非典型分枝杆菌感染，少数患者还可以发生沙门菌感染。诊断可通过基因测序发现相关基因的突变。最有效的治疗方法为 HSCT。

（陈同辛）

■参考文献

[1] Ochs HD, Smith CIE, Puck JM. Primary immunodeficiency diseases: A molecular and genetic approach, 2nd ed. Oxford University, New York, 2006.

[2] International Union of Immunological Societies Expert Committee on Primary Immunodeficiencies: Notarangelo LD, Fischer A, Geha RS, et al. Primary immunodeficiencies: 2009 update. J Allergy Clin Immunol. 2009, 124(6): 1161-1178.

[3] Notarangelo LD. Primary immunodeficiencies. J Allergy Clin Immunol. 2010, 125(2 Suppl 2): S182-194.

[4] Oliveira JB, Fleisher TA. Laboratory evaluation of primary immunodeficiencies. J Allergy Clin Immunol. 2010, 125 (2 Suppl 2): 297-305.

[5] Cantani A, Pediatric Allergy, Asthma and Immunology. New York: Springer-Verlag, 2007.

[6] 原发性免疫缺陷病的早期识别和干预. 中华儿科杂志, 2006, 44(6): 427-730.

[7] 陈同辛. 人类原发性免疫缺陷病的分子生物学研究. 现代免疫学, 2006, 26(1): 1-6.

[8] 赵惠君，陈同辛，郝轶群，等. 原发性免疫缺陷病临床发病情况回顾. 2006, 44(6): 403-406.

第 19 章

儿科危重症

第一节　心搏呼吸骤停与心肺脑复苏

心肺复苏术(cardiopulmonary resuscitation, CPR)是指各种原因引起的心搏、呼吸突然停止或即将停止,对此所采取的最初急救措施。CPR 最终目标不仅是重建呼吸和循环,而且需维持脑细胞功能,无神经系统后遗症,因此,CPR 过程也称为心肺脑复苏(cardiopulmonary cerebral resuscitation, CPCR)。

(一)流行病学

据国外报道,儿童院外心搏停止(OHCA)发生率 8～9/100 000,存活至出院不到 10%。其中婴儿发生 OHCA 远高于儿童和青少年,但生存至出院的低于儿童和青少年。OHCA 存活患儿大多数留有中枢神经系统不可逆损害。与 OHCA 相比,院内发生心搏停止(IHCA)多见于原先存在慢性疾病的患者,以心脏病变为主要原因(OHCA 以呼吸系统疾病为主),复苏后生存率高于 OHCA。

(二)心搏呼吸停止病因

儿童心搏呼吸停止大多数是呼吸和循环功能进行性恶化而导致的终末结果。无论疾病初发状况或疾病发展过程如何,当疾病恶化时,其最终的共同路径是发生呼吸衰竭或休克,继而心肺衰竭,最终可能出现呼吸心搏停止。突发的、意外的非创伤性心脏骤停在儿科较少见,可见于已知(如先天性心脏疾病术前或术后)或先前未知的心脏疾病(如肥厚性心肌病,冠状动脉畸形,Q-T 间期延长综合征,严重主动脉狭窄等)。常见病因如下。

1. *呼吸衰竭*　引起儿童呼吸衰竭的常见病因有上气道梗阻、下气道梗阻、肺实质病变和呼吸驱动异常(呼吸泵异常)。详见第二节呼吸衰竭病因。

2. *休克*

(1)低血容量性:出血性或非出血性。

(2)心源性:心肌炎、心肌病、先天性心脏病、严重心律失常。

(3)分布性:过敏性、感染性、神经源性。

(4)梗阻性:左心室流出道梗阻、张力性气胸、心脏压塞、肺栓塞。

3. *心脏疾病*　心肌炎、心肌病、先天性心脏病、严重心律失常(如室性心动过速、心室颤动)致突发心搏停止(较少见)。

4. *婴儿猝死综合征*

(三)临床表现

小儿心搏呼吸停止的征象是:昏迷、呼吸停止、大动脉搏动消失、心音消失、瞳孔散大固定、血压为零。

(四)辅助检查

儿童心搏停止时的心电图表现以无收缩波(等电位线)为主,其次是心电机械分离(PEA),心室颤动(VF)或无脉室性心动过速(VT)。

(五)心肺脑复苏术

儿童一旦心搏停止、脉搏消失,预后很差。如果超过 4～6min 才开始 CPR,即使心肺复苏成功,也难免遗留中枢神经系统不可逆损害。因此对待心搏、呼吸停止,必须争分夺秒抢救,尽早开始 CPR,以提高复苏成功率。目前临床上根据 2005 年美国心脏协会制定的《心肺复苏与心血管急救指南》实施 CPR,并遵循复苏 ABC 法则,详见如下。

1. *基础生命支持(BLS)*　BLS 指对呼吸停止或呼吸心搏骤停的儿童进行序列评估,并实施有效通气支持及恢复有效循环。对危重病或严重创伤患儿在现场及时进行 BLS,有利于患者的最终恢复。

(1)开放气道(A)

①非创伤患者:一旦确定小儿昏迷且无呼吸,就立即采用仰头提颏法(tilt-chin lift)开放气道(5～10s内完成)(图19-1)。

②创伤患者:尤其颅面外伤、Glasgow评分＜8、疑颈部受伤者采用推举下颌法(jaw thrust)开放气道(图19-2)以避免加重颈椎损伤。如此法不能使气道开放,则采用仰头提颏法。

(2)建立呼吸(B):通过看(looks)胸腹部起伏,听(listens)有无呼气声和感受(feels)口鼻呼出的气流以确定患儿是否有自主呼吸(5～10s完成)。施救者对无自主呼吸患者进行口对口鼻(对＜1岁婴儿)或口对口(对＞1岁患者)人工呼吸,将患者维持头后仰体位,给予2次呼吸(每次送气时间1s),

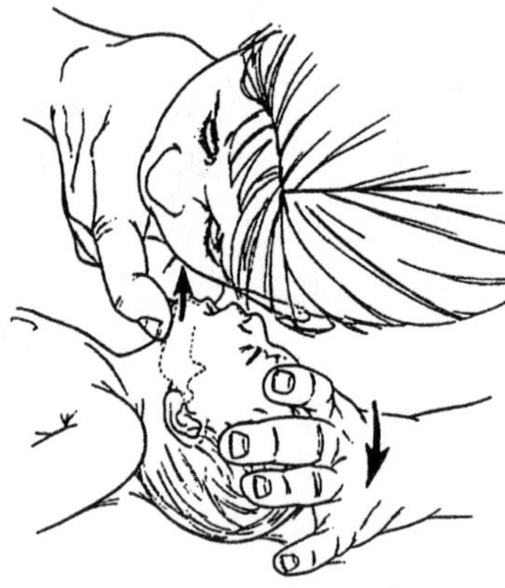

图19-1 仰头提颏法开放气道

一手维持头后仰以伸展颈部,另一手示指通过抬高下颏将下颌向前上方抬起。若疑有颈椎损伤不能首先用此方法

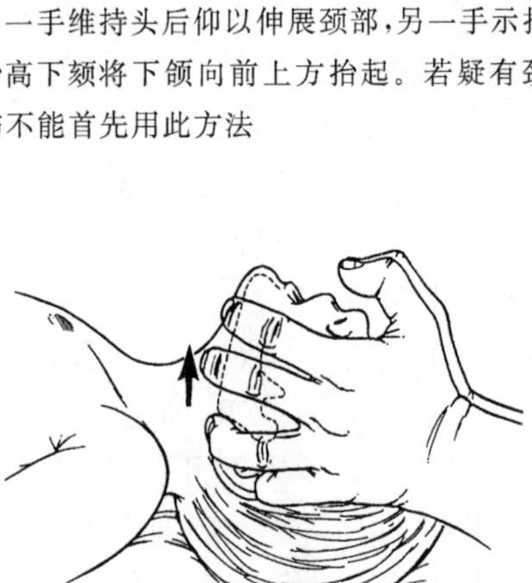

图19-2 推举下颌法开放气道

抬高下颌角使气道开放。急救者用双手各2～3个手指在下颌角处向前上方抬高下颌,疑有颈椎损伤者首选

然后检查脉搏(5～10s完成),如不能确切感受到脉搏,或脉搏＜60/min伴循环灌注差(苍白、发绀),给予5个循环CPR(按压/通气比1人施救30∶2,2人施救15∶2)。未建立高级人工气道前,患者无呼吸有脉搏(＞60/min),无须胸外按压,人工送气频率12～20/min。5个循环CPR后启动急救医疗服务系统(即120急救系统),继续CPR。

(3)建立循环(C):徒手CPR时,胸外按压是建立循环最有效的方法。

①婴儿:用单手2指按压法(单人)或双手环抱法(双人)。单手2指按压法,两手指紧贴乳头连线正下方按压胸骨(胸骨下1/2);双手环抱法,两手环绕胸背部拇指按压胸骨下1/2,此法较单手2指按压法为佳。

②儿童:用单手或双手掌根部于乳头连线水平按压胸骨,避免按压剑突和肋骨。

婴儿和儿童按压时胸骨下陷的深度为胸廓前后径的1/3～1/2。按压和解除按压的时间相同。在高级气道建立前婴儿和儿童按压/通气比均为30∶2(单人)或15∶2(双人)。为保证按压的连续性,尽可能不要干扰按压,按压中断不得＞10s。2人施救时,每2min轮换1次,以避免疲劳而影响按压质量和次数,轮换停顿时间尽可能缩短(＜5s)。

2. 高级生命支持(ALS) 当心搏呼吸停止已存在或即将发生时,往往需要专业医护人员迅速进行高级生命支持。

(1)开放气道和人工通气:小儿危重状况多数由于呼吸衰竭导致呼吸停止,再发生心搏停止,因此维持呼吸道通畅、人工通气极为重要。气管插管是建立高级人工气道的重要手段,也是最可靠的通气途径。在气管插管前,开放气道,人工复苏囊加压通气(也称球囊面罩通气),用两手操作:一手用“E-C”手法开放气道固定面罩(图19-3),另一手按压通气囊。要求面罩大小合适、密闭性能良好,通气时紧密地包绕鼻梁至唇下区域(包括鼻和口,避免遮盖眼),以保证有效通气。

插管导管内径选择:足月新生儿、小婴儿3mm或3.5mm;1岁以内4mm;1～2岁5mm。也可以通过目测选择,即选择外径与小儿小指粗细相仿的导管。计算公式用于2岁以上小儿,如:导管内径(mm)=年龄(岁)/4+4(无套囊导管);或导管内径(mm)=年龄(岁)/4+3(带套囊导管)。院内婴儿和儿童(新生儿除外)使用带套囊导管与不带套囊导管的安全性相似,某些情况如肺顺应性差、高气

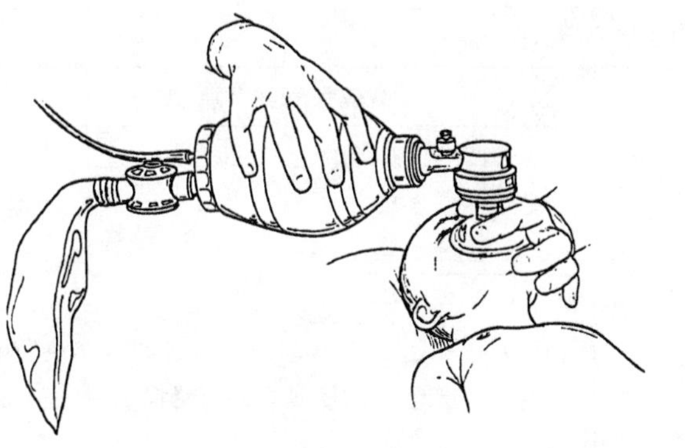

图 19-3　"E-C"手法球囊面罩通气

一手按压通气囊，另一手"E-C"法固定面罩，即用3指呈"E"放在下颌角上使头轻度后仰，拇指和示指形成"C"形把面罩固定于脸部。注意手指不要压住颈部软组织，避免导致喉/气管受压

道阻力、大气漏等，应优先选用带套囊导管，套囊内充气压力＜20cmH_2O。导管插入的合适深度（气管隆凸上）的计算方法（cm）：年龄（岁）/2＋12（适用于2岁以上小儿）或插入深度（cm）＝导管内径（mm）×3。插管完成后，立即予人工复苏囊加压通气，并对导管位置进行评定①观察两侧胸廓运动是否对称，听呼吸音（两侧肺部，尤其腋下）；②听诊上腹部有无胃充气声；③监测呼气末 CO_2 水平；④监测 SpO_2；⑤如仍不能确定位置时则用喉镜再次检查；⑥最后摄胸片确定插管位置。气管插管后通气频率 8～10/min，如患者有脉搏、通气明显不足或无呼吸则 12～20/min。人工通气时的力度和潮气量应以病人胸廓抬起为度。插管后人工复苏囊加压通气供 100％纯氧，复苏时吸入氧浓度多少最为合适目前还不清楚，缺乏相关临床研究资料。

（2）建立循环（胸外按压）：充分通气、供氧后，婴儿和儿童心率或脉搏仍＜60/min 或没有心搏、脉搏，立即胸外按压（方法、注意点均同 BLS）。按压频率 100/min，高级人工气道建立后通气时胸外按压不需停顿，要求按压快速、有力、连续，尽可能不要间断。

（3）复苏常用药物和液体：剂量、用法见表 19-1。

①肾上腺素。适应证 a. 心脏停搏；b. 心动过缓（＜60/min）伴体循环灌注差，且对通气和供氧治疗没有反应；c. 非容量不足所致的低血压；d. 对有消耗心肌去甲肾上腺素储存的患儿如慢性充血性心力衰竭，应用肾上腺素优于其他儿茶酚胺类药。目前已不常规推荐应用大剂量肾上腺素。若β受体阻断药过量，可考虑大剂量肾上腺素（0.1mg/kg）。在复苏期间肾上腺素可每隔 3～5min 重复1次。如果间歇肾上腺素推注治疗不能维持心脏节律，则给予肾上腺素持续输注，根据心率、血压、体循环灌注改善情况调整剂量。肾上腺素和其他儿茶酚胺类一样，不能加于碱性溶液内。

②胺碘酮。用于顽固性和致命性心律失常，包括室上性和室性快速性心律失常。输注胺碘酮时注意监测血压，由于其血管扩张的特性，可以引起血压过低，所以尽可能缓慢输注。但对于心室颤动的病人则快速给药。胺碘酮可能出现心动过缓、心脏阻滞和尖端扭转性室速等并发症，输注时严密监测 ECG。

③利多卡因。适用于复发性室性心动过速、心室颤动或复苏后原因不明的严重室性异位节律（多发性室性早搏）。如果在前 15min 内没有推注利多卡因，则在静脉滴注前给予负荷量。如果室性心律失常考虑是由代谢异常或药物中毒所致，没有指征静脉滴注利多卡因，而是选择病因治疗。QRS 波增宽的室性逸搏伴心动过缓患儿禁用利多卡因。

④碳酸氢钠。碳酸氢钠不是复苏中的第一线药物。因为呼吸衰竭是儿科心脏停搏的主要原因，所以迅速建立有效通气是纠正低氧血症和酸中毒的关键。当证实严重酸中毒伴长时间心脏停搏或不稳定的血流动力学状态、高钾血症或三环类抗抑郁药过量才考虑用碳酸氢钠治疗。在自主循环恢复后作动脉 pH 和 $PaCO_2$ 评估以确定是否需要碳酸氢钠的治疗。在静脉滴注碳酸氢钠前后必须用生理盐水冲洗静脉或骨髓腔穿刺管。3 个月以下婴儿用5％碳酸氢钠需灭菌注射用水稀释后静脉滴注。

⑤其他药物的适应证、剂量见表 19-1。

（4）复苏时血管通路的建立：急救时快速建立静脉（IV）通路（包括中央和外周）比较困难，延迟建立静脉通路会影响复苏效果。紧急情况下无法在短时间内获得静脉通路，可先建立骨髓腔通路（IO），其适用于任何年龄，复苏时静脉所用的任何药物和液体都能安全地从 IO 途径输入，IO 输注的药物起效和浓度类似于静脉通路途径。当无法建立静脉通路（或）IO 时，肾上腺素、阿托品、利多卡因、纳洛酮可从气管内给药。气管内给药后，必须给予数次正压通气。气管内给药的最佳剂量还不明确，但一般肾上腺素剂量是静脉用药的 10 倍，其他药用量为静脉的 2～3 倍。给药后尽快实施 CPR 可以帮助药物进入血液循环。经静脉通路或 IO 给药效果优于气管内给药。避免心内注射。

表 19-1　儿科复苏常用药物及抗心律失常药物

药　物	剂　量	适应证和注意事项
腺苷 (adenosine)	0.1mg/kg (最大量 6mg) 重复:0.2mg/kg (最大 12mg)	能迅速、安全、有效终止室上性心动过速,静脉/骨髓腔快速推注 监测心电图
胺碘酮 (amiodarone)	5mg/kg IV/IO; 可重复至 15mg/kg; 最大 300mg	监测心电图和血压; 注意注射速度(出现灌注节律时应减慢速度);与其他引起 Q-T 间期延长的药物同用时,应咨询心脏专家意见
阿托品 (atropine)	0.02mg/kg IV/IO; 0.03mg/kg ET* 如果需要,可重复一次 最小量:0.1mg 最大单一剂量:0.5mg (儿童) 1mg (青少年)	适用于房室传导阻滞伴心动过缓,特别对迷走神经反射引起的心动过缓及心搏停止有效 有机磷中毒可用更大剂量
氯化钙 (10%) (calcium chloride,10%)	20mg/kg IV/IO(0.2ml/kg)	用于低钙血症、高钾血症、高镁血症和钙通道阻滞药过量,缓慢注射 生物学效应比葡萄糖酸钙好 无心肌收缩、心电机械分离不推荐应用
肾上腺素 (epinephrine)	0.01mg/kg IV/IO (0.1ml/kg 1∶10 000) 0.01mg/kg ET* (0.1ml/kg 1∶1 000) 最大量:1mg IV/IO;10mg ET	3~5min 可重复使用
葡萄糖 (glucose)	0.5~1g/kg IV/IO	用于低血糖或有高危低血糖因素对标准复苏无反应的婴儿 10%葡萄糖溶液:5~10ml/kg 25%葡萄糖溶液:2~4ml/kg
利多卡因 (lidocaine)	负荷量:1mg/kg IV/IO 最大量:100 mg 维持量:20~50μg/(kg·min) ET*:2~3mg	
硫酸镁 (magnesium sulfate)	25~50mg/kg IV/IO (>10~20min) 尖端扭转型室性心动过速快速推注 最大量:2g	用于低镁血症、尖端扭转性室心动过速 有扩血管作用,应用速度过快注意低血压
纳洛酮 (naloxone)	<5 岁或≤20kg:0.1 mg/kg IV/IO/ET* ≥5 岁或>20kg:2mg IV/IO/ET*	用于阿片类麻醉剂过量或中毒致呼吸抑制。小剂量即能纠正治疗剂量阿片引起的呼吸抑制(1~15μg/kg)
普鲁卡因胺 (procainamide)	15mg/kg IV/IO (>30~60min) 成年人量:20mg/min IV 达最大总量 17mg/kg	监测心电图和血压 与其他引起 Q-T 间期延长的药物同用时,应咨询心脏专家意见
碳酸氢钠 (sodium bicarbonate)	每次 1mEq/kg IV/IO 缓慢注射	在保证足够通气情况下使用

IV:静脉输注;IO:骨髓腔输注;ET:气管内给药;* 注入 5ml 生理盐水后给予 5 次通气

3. 脑复苏 心搏停止、CPR后脑缺血再灌注损伤是由多种综合机制引起。脑复苏目的是减轻已存在或已发生的脑损伤，逆转正进行中的损害，保护未受损的脑组织。

(1)维持稳定的心肺功能：保持足够的血压和PaO_2在可接受的范围。有效通气和供氧、容量复苏和(或)血管活性药物支持以改善心排血量和体循环灌注，常用血管活性药物包括多巴胺、多巴酚丁胺、肾上腺素、去甲肾上腺素、磷酸二酯酶抑制药等，作用机制、剂量和用法见表19-2。

(2)呼吸管理：自主呼吸过缓或过弱导致氧合不足，应给予机械通气，同时进行动脉血压监测，根据PaO_2、$PaCO_2$及血pH调节通气，维持$PaCO_2$[4.67～6.00kPa(35～45mmHg)]和pH(7.35～7.45)在正常范围。最近研究表明，脑缺血后过度换气降低$PaCO_2$，使脑缺血进一步恶化，故目前不主张过度通气。如只有靠高浓度氧才能维持低水平氧合时，需考虑急性肺水肿可能，可给予呼气末正压通气、利尿药、血管活性药或强心药治疗。

(3)低温疗法：近年来研究证实，适当的低体温可以降低脑代谢，改善心肺复苏后患者的神经系统预后。一般采用体表(在额头、颈、腋窝和腹股沟等)结合头部重点降温，可用冰袋、冰帽或降温毯。复苏后仍然昏迷者采用低温疗法(32～34℃)12～24h为宜，加强监护以防温度过低引起心室动颤。

(4)渗透性脱水剂及襻利尿药的应用：心脏复搏、血压已上升到最低有效水平，可开始应用脱水剂，20%甘露醇首剂0.5～1.0g/kg，以后每6～8h再给0.5g/kg，持续48～72h。或应用襻利尿药，呋塞米1.0mg/kg，每6～8h 1次，如与白蛋白联合应用可获得甘露醇相似效果。渗透性脱水药及襻利尿药应用时监测电解质并及时纠正电解质紊乱。

(5)控制惊厥：惊厥时大脑氧耗量增加，必须及时控制，常用止痉药物为地西泮每次0.2～0.3mg/kg、苯巴比妥钠每次5mg/kg。

(6)维持内环境稳定：出入量略呈负平衡状态，补充热量，维持生理热卡需要量。液体量按每天60～80ml/kg，根据出入量调整。纠正低钠/高钠、低钾/高钾、低钙，维持酸碱平衡。控制血糖正常范围。

(六)预后

儿童OHCA死亡率较高，预后差。临床研究显示OHCA发生时现场有目击者、现场行CPR、使用肾上腺素次数少者、OHCA发生在救护车或到达医院时、采用救护车转运等是急诊复苏成功的良好预测指标。疾病预防→早期BLS→早期启动急救医疗服务系统→儿科ALS 4个环节构成了儿童患者完整的生存链，完善的急救网络，保证生存链中的各环节的处置均迅速而有效，才能为危重症儿童赢得最佳的救治时间，从而提高OHCA患儿的救治成功率，改善预后。

表19-2 维持心排血量及复苏后保持血流动力学稳定的药物

药物	剂量	作用及说明
氨力农(amrinone)	负荷量0.75～1mg/kg IV/IO(>5min)，可重复×2次，然后维持量2～20μg/(kg·	变力血管扩张药
多巴酚丁胺(dobutamine)	2～20μg/(kg·min) IV/IO	正性肌力药；血管扩张药
多巴胺(dopamine)	2～20μg/(kg·min) IV/IO	正性肌力药；变时性肌力药；小剂量扩张肾及其他内脏血管；大剂量升压作用
肾上腺素(epinephrine)	0.1～1μg/(kg·min) IV/IO	正性肌力药；变时性肌力药；小剂量扩张血管；大剂量收缩血管
米力农(milrinone)	负荷量50～75μg/kg IV/IO(10～60min)，然后维持量0.5～0.75μg/(kg·min)	变力血管扩张药
去甲肾上腺素(norepinephrine)	0.1～2μg/(kg·min) IV/IO	正性肌力药；血管收缩药
硝普钠(sodium nitroprusside)	1～8μg/(kg·min) IV/IO	血管扩张药，仅用5%葡萄糖溶液配制

(王 莹)

第二节 呼吸衰竭

呼吸衰竭(respiratory failure,RF)是一种急症、重危的临床综合病征之一,是指各种原因引起的肺通气和(或)换气功能障碍,以致在静息状态下不能维持足够的气体交换,出现缺氧伴(或不伴)二氧化碳潴留,从而引起一系列生理功能和代谢紊乱的临床综合征,是小儿被收住儿童重症监护病房(pediatric intensive care unit,PICU)的主要原因,也是导致儿童心搏呼吸停止的常见原因。小儿时期常见急性呼吸衰竭,本章节重点讨论。

(一)病因

呼吸衰竭病因可分为4大类,即上气道梗阻、下气道梗阻、肺实质病变和呼吸驱动异常。呼吸系统疾患往往不是单独存在的,一个患儿可能同时伴有一种以上类型的呼吸系统疾病。

1. 上气道梗阻　上气道梗阻是指发生在鼻腔、咽部或喉部的梗阻(即胸腔以外的气道)。常见的上气道梗阻原因:舌后坠、异物吸入、上气道组织肿胀(过敏反应、扁桃体肥大、喉炎、会厌炎)、异物引起气道狭窄(脓肿或肿瘤)、分泌物阻塞鼻腔(感染)、先天性气道异常引起气道狭窄(气管环),上气道梗阻也可因医疗操作等原因引起。

2. 下气道梗阻　下气道梗阻(即胸腔以内的气道)是指发生在气管、支气管及毛细支气管的梗阻。哮喘及毛细支气管炎是下气道梗阻的常见病因。

3. 肺组织病变　肺组织疾病是影响肺功能的一组疾病。

(1)任何原因引起的肺炎。感染(细菌、病毒、真菌)、吸入、化学损伤等。

(2)肺水肿。心源性或非心源性(如急性呼吸窘迫综合征)。

(3)创伤(肺挫伤)。

(4)血管炎性疾病。

4. 呼吸驱动异常　通常是由于中枢神经系统异常或神经肌肉病变引起,包括颅内压增高(中枢感染、头颅损伤、颅脑肿瘤、脑积水)、中毒或药物过量、神经肌肉疾病等。

(二)病理生理

呼吸衰竭主要涉及氧合和(或)通气功能障碍,基本病理生理改变是缺氧(O_2)和二氧化碳(CO_2)潴留,包括4个主要环节。

1. 肺泡通气不足　指单位时间内新鲜空气到达肺泡的气量减少,肺泡和外界气体交换发生障碍。由于每分钟肺泡通气量下降,引起动脉二氧化碳分压($PaCO_2$)升高(高碳酸血症),动脉氧分压(PaO_2)降低(低氧血症)。肺泡扩张受限引起的肺泡通气不足称为限制性通气不足;气道狭窄或阻塞引起的肺泡通气不足称为阻塞性通气不足。

2. 弥散功能障碍　肺泡与毛细血管膜间O_2和CO_2交换障碍,引起PaO_2降低,严重者$PaCO_2$升高。

3. 通气/血流比例失调　是引起低氧血症最常见的病理生理学改变。是因肺内通气与血流灌注不均导致PaO_2降低,较少引起$PaCO_2$改变。正常人在静息状态下,通气/血流比为0.8左右。

4. 肺内异常分流　已存在的异常分流或肺的非通气区域的异常灌注,引起PaO_2降低,并最终导致$PaCO_2$升高。某些疾病引起的呼吸衰竭如肺水肿、急性呼吸窘迫综合征(acute respiratory distress syndrome,ARDS)、肺不张等,肺内分流量增加是构成低氧血症的主要因素。

不同疾病发生呼吸衰竭的途径不全相同,经常是一种以上病理生理学改变的综合作用。

(三)临床分型

1. 根据动脉血气分析分型

(1)Ⅰ型呼吸衰竭:缺O_2而无CO_2潴留,动脉血气分析特点:$PaO_2<8.0kPa(60mmHg)$,$PaCO_2$正常或降低。

(2)Ⅱ型呼吸衰竭:缺O_2伴CO_2潴留,动脉血气分析特点:$PaO_2<8.0kPa(60mmHg)$,$PaCO_2<6.67kPa(50mmHg)$。

2. 根据原发病变部位分型

(1)中枢性呼吸衰竭:呼吸中枢功能异常导致。

(2)外周性呼吸衰竭:呼吸器官原发或继发性病变引起。

(四)临床表现

除有原发疾病的临床表现外,低氧血症和高碳酸血症引起的症状和体征是呼吸衰竭最主要的临床表现。

1. 低氧血症　早期的重要表现是呼吸增快、心率增快,烦躁、三凹征、鼻翼扇动、面色苍白、疲乏等,缺O_2开始时血压也可升高;缺O_2严重时可出现各种类型心律失常，进而心率变缓、呼吸困难或减慢、发绀、惊厥、昏迷甚至心脏停搏；当 PaO_2 低于 6.67kPa(50mmHg)时，患者唇黏膜、甲床部位出现发绀，但如果患儿贫血，发绀可以不明显；当 PaO_2 在 5.3kPa(40mmHg)以下时，脑、心、肾等重要脏器供氧不足，致多脏器功能衰竭，严重威胁生命。

2. *高碳酸血症*　高碳酸血症时表现为头痛(摇头)、出汗、颈静脉充盈、烦躁不安以至嗜睡或谵妄、昏迷(一般 $PaCO_2$ 急剧升高至 10.67kPa 即 80mmHg 时出现)；由于体表毛细血管扩张，可有皮肤潮红、唇黯红、眼结膜充血水肿；若 $PaCO_2$ > 12.0kPa(90mmHg)时，可对呼吸中枢产生麻醉作用，仅能靠缺 O_2 对化学感受器的刺激来维持呼吸运动，此时如给高浓度 O_2，反而可抑制呼吸。

3. *酸碱平衡功能失常*　严重低氧血症和高碳酸血症常伴随酸碱平衡功能失常，如缺 O_2 而通气过度导致呼吸性碱中毒；CO_2 潴留表现为呼吸性酸中毒。严重缺 O_2 时无氧代谢致乳酸堆积，肾功能障碍使酸性物质不能排出体外，两者均可致代谢性酸中毒。

4. *原发疾病症状与体征*　基础疾病的特征常与低氧血症和高碳酸血症的临床表现同时并存。如脓毒症时有高热或体温不升；肺炎时有咳嗽、胸痛；中枢感染时有发热、惊厥等。

(五)辅助检查

实验室检查能客观反映呼吸衰竭的性质与程度，对指导氧疗、机械通气时参数的调节，纠正水及电解质和酸碱平衡失调，以及寻找呼吸衰竭的原发病因有重要价值。

1. *了解脏器功能*　血、尿常规，肝、肾功能(转氨酶、尿素氮、肌酐)，以及血清心肌酶谱等测定，心电图或心脏超声等检查，有助于心脏、肾、肝功能受损的诊断。

2. *评价水、电解质与酸碱平衡状态*　血清钠、钾、氯测定；动脉血气分析，可以提供不同类型酸碱紊乱的指标及判定呼吸衰竭类型。

3. *评估呼吸衰竭病因*　影像学检查是最有用的方法，如颈部前后位和侧位摄片能帮助确定患者有无气道狭窄；胸部 X 线检查可了解肺部感染情况，如果为了诊断或治疗需要，须了解详细的解剖情况，可以进一步做 CT 或 MRI 检查等；对一些动力性疾病，如喉软化或支气管软化，或者需要做支气管灌洗时，可做支气管镜检查；诊断膈肌麻痹时，需要超声检查；多导睡眠监测有助于评价呼吸中枢和神经肌肉病变等病理情况。

4. *评估呼吸衰竭程度*　肺功能检查，有助于了解通气损害的程度。

(六)诊断

要作出呼吸衰竭的诊断，需要全面评价患儿病情，包括详细询问病史、仔细体检(特别要注意呼吸及心血管系统检查)和实验室检查。呼吸衰竭的诊断标准包括 3 方面①临床存在导致呼吸衰竭的原发疾病；②有不同程度呼吸困难及发绀的表现；③根据动脉血气分析结果，一般认为在海平面大气压水平，静息状态下吸入空气时，PaO_2 < 8.0kPa (60mmHg)伴(或不伴) $PaCO_2$ > 6.67kPa (50mmHg)，提示呼吸衰竭。

呼吸窘迫是呼吸衰竭的早期表现，两者区别在于前者表现为呼吸作功增加(呼吸增快、鼻翼扇动、使用辅助呼吸肌、呻吟、点头呼吸等)，患者无意识改变。当呼吸窘迫进一步恶化，可进展为呼吸衰竭，后者有气体交换障碍表现(呼吸减慢，胸廓起伏弱，发绀等)，常伴有意识改变。

(七)治疗

呼吸衰竭治疗目的是稳定患儿的呼吸功能，使之得到合适的氧合和通气，避免发生心搏停止；治疗原发疾病；维持内环境稳定；支持重要脏器功能。

1. *一般处理*

(1)使患儿处于舒适体位，使用仰头提颏法(tilt-chin lift)开放气道(图 19-1)；如果怀疑患儿可能有颈椎损伤，采用推举下颌法(jaw thrust)(图 19-2)，如此法不能使气道开放，则采用仰头提颏法。

(2)清理呼吸道：吸引鼻腔和口腔；如果看到异物，取出。如有必要，建立口咽(oral pharyngeal airway，OPA)或鼻咽气道(nasal pharyngeal airway，NPA)。

(3)给氧：最好提供湿化氧气。如果有条件，为呼吸衰竭病人提供高流量或高浓度氧，必要时予球囊-面罩加压供氧。

(4)加强监护：监测呼吸频率和幅度、心率、意识状态、经皮氧饱和度。

(5)如有必要，加用药物(如雾化吸入沙丁胺醇、肾上腺素)治疗。

(6)根据需要，确保血管通路建立(液体疗法和静脉药物治疗)，如果患儿循环功能不稳定，考虑静脉给予 20ml/kg 等张晶体液或乳酸林格溶液。

2. *机械通气*　在开放气道、畅通呼吸道及供氧后，如果氧合或通气仍不足，则需要进一步干预；如进行无创通气或气管插管机械通气。机械通气目的是保证适合患者代谢所需的肺泡通气量和纠正低氧血症及改善氧运送。在进行气管插管机械通气前，充分开放气道，给予球囊面罩加压供氧，使用100％的纯氧，以达到良好的氧合。

(1)无创通气(non-invasive ventilation，NIV)：无创通气的目的是能控制呼吸衰竭，又能避免气管插管及减少机械通气时的相关并发症，无创通气时上气道生理和防御功能得以保存。无创通气指征①患者意识清醒能够配合且血流动力学稳定，无面部创伤，耐受面罩；②处于呼吸衰竭的早期(尤其是伴有免疫抑制者)；③心源性肺水肿者；④气管插管拔管后用于撤机后的序贯治疗；⑤无肺不张及呼吸肌疲劳表现的低氧性呼吸衰竭患者。在使用无创通气时，须持续监测患者临床表现(呼吸频率、心率、经皮氧饱和度、病人的舒适度、意识水平、胸廓抬举、辅助呼吸肌等情况)以及放射学的变化，随访动脉血气分析，必要时更改通气方式。

(2)常频机械通气(conventional mechanical ventilation，CMV)：设置呼吸机工作参数时，需考虑避免机械通气相关的气压伤和容量伤。临床常规设置如下。①通气频率，根据年龄调节通气频率，新生儿25～35/min，婴儿20～30/min，儿童16～25/min。②吸气峰压(positive inspiratory pressure，PIP)，定压通气时设定，年龄不同PIP设定范围不同，一般足月新生儿设置在15～20cmH_2O，婴儿、儿童20～25cmH_2O，为避免气压伤尽可能PIP＜35cmH_2O。③潮气量(tidal volume，VT)。定容通气时设定，VT6～8ml/kg，限制平台压(plateau pressure，P_{plat})＜30cmH_2O。④吸气时间(inspiratory time，Ti)，小儿通常0.5～0.8s，如呼吸频率已确定，则根据所需的吸呼比[一般在1∶(1.5～2.5)]，就能得到所需的Ti。⑤呼气末正压(positive end-expiratory pressure，PEEP)，给予一定的PEEP，初始水平以2～4cmH_2O为宜，以防止肺泡萎陷；选择最佳或理想的PEEP值，即能够使肺泡膨胀，患者氧合改善，而又未影响患者的血流动力学。⑥吸入氧浓度(fraction of inspired oxygen，FiO_2)：低氧血症时初始FiO_2可设置在0.6～1.0(30min至1h)；FiO_2设置的原则是能使PaO_2维持在8.0kPa(60mmHg)前提下最低的FiO_2水平。常频通气常见并发症，主要为呼吸机相关肺损伤(肺间质气肿、纵隔气肿、气胸、肺不张等)和呼吸机相关性肺炎等。

(3)高频通气(high-frequency ventilation，HFV)：此种通气方式能避免产生气压伤。临床常用高频震荡通气(high-frequency oscillatory ventilation，HFOV)，除设置FiO_2外(儿童最初设定为1.0)，还需设置以下4个参数①平均气道压(mean airway pressure，MAP)，初始设置较CMV时的MAP高2～4cmH_2O；摄床旁胸片，使肺膨胀达第8～10后肋；②频率(Hz)，一般为5～10Hz，降低频率可以改善通气；③吸气时间，通常设置为33％；④振幅(△P)，其设置使胸廓和髋部振动，监测动脉血气，增加△P可以改善通气。儿童应用HFOV适应证：①肺出血；②CMV时病人氧合不足；③大量的气漏影响肺泡张开，例如严重气胸；④严重肺泡通气不足伴呼吸性酸中毒。

3. *病因治疗*　当氧合与通气改善后，需针对呼吸衰竭的直接病因，采取各种有效措施，促进原发疾病恢复。

4. *纠正酸碱失衡*　纠正呼吸性酸中毒，应主要改善通气功能，当合并代谢性酸中毒，经改善通气后pH仍低于7.20时，可适当应用碱性药物纠正酸中毒，常用5％碳酸氢钠溶液，每次2ml/kg，必要时可重复。碳酸氢钠只有在保证通气时才能使用，否则会使$PaCO_2$更高。

5. *营养支持*　合理的营养支持有利于肺组织修复，增强患儿的机体免疫能力。尽量争取经口进食，经口进食减少或不能经口进食者，则部分或全部经静脉营养。

6. *监测与改善重要脏器功能*　呼吸衰竭治疗的过程中须监测和维持心、脑、肝、肾等重要脏器功能，必要时可给予强心、利尿药、脱水等治疗，并注意维持水及电解质平衡。

7. *其他呼吸支持治疗*　一氧化氮吸入(inhaled nitric oxide，iNO)，肺表面活性物质(pulmonary surfactant，PS)替代，体外膜氧合器(extracorporeal membranous oxygenation，ECMO)，部分液体通气(partial liquid ventilation，PLV)等治疗。

(八)预后

呼吸衰竭的预后取决于原发疾病及其严重程度以及是否得到及时有效的监护与治疗，例如哮喘或喉炎导致的呼吸衰竭病人及时救治存活率几乎100％；而ARDS存活率可能只有50％；如果因呼吸衰竭未及时有效地干预导致心搏停止，可导致100％死亡。

(王　莹)

第三节　急性肺损伤和急性呼吸窘迫综合征

儿童急性肺损伤(acute lung injury,ALI)或急性呼吸窘迫综合征(acute respiratory distress syndrome,ARDS)是指心源性以外的各种肺内外因素引起的急性、进行性缺氧性呼吸衰竭。ALI 和 ARDS 为同一疾病过程的两个阶段,即 ALI 为早期、病情较轻阶段,ARDS 为后期、病情严重阶段。ALI/ARDS 是儿科重症监护病房(PICU)的危重症之一,虽然患病率低,但病死率高。临床以急性起病、呼吸急促、呼吸窘迫、严重低氧血症为表现。

(一)流行病学

近年来根据 1994 年欧美联席会议(AECC)确立的标准,国内外学者分别对儿童 ALI/ARDS 进行了流行病学研究。国外研究显示,儿童 ALI 发病率 2.95～5.5/10 万,ARDS 发病率 2.2/10 万,均明显低于成年人。国内前瞻性多中心 ARDS 流行病学研究显示,ARDS 在 PICU 患病率 1.5%,机械通气患儿 ARDS 患病率 5.0%,病死率 62.9%。

(二)病因

临床多种危险因素可诱发 ALI/ARDS,主要包括以下 2 种。

1. *直接肺损伤*　严重肺部感染、胃内容物吸入、有毒气体吸入、肺挫伤、淹溺、氧中毒等。

2. *间接肺损伤*　脓毒症、休克、严重非胸部创伤、急性重症胰腺炎、大量输注血制品、体外循环、弥散性血管内凝血(DIC)等。

儿童最常见的易感因素是肺炎和脓毒症,其次是误吸、淹溺等。

(三)发病机制

ALI/ARDS 是全身炎症反应综合征在肺部的特殊表现,肺部的炎症瀑布反应,导致肺泡毛细血管内皮、肺泡上皮细胞和间质构成的呼吸膜结构受到弥漫性损害,引起呼吸膜对液体和溶质的通透性增加,富含蛋白的液体积聚于肺泡和间质间隙,导致渗透性肺水肿(非心源性肺水肿)。当损伤因素作用于机体,炎症细胞被激活并产生、释放大量炎症介质,产生一系列炎症反应,包括趋化因子产生、黏附分子表达与功能局部上调、急性期反应发生、自由基生成、补体与凝血途径被激活以及多种炎症细胞因子表达。凝血和纤溶系统失衡也参与 ALI/ARDS 的发病,ARDS 早期促凝机制增强,而纤溶过程受到抑制,引起广泛血栓形成和纤维蛋白的大量沉积,导致血管堵塞以及微循环结构受损。Ⅱ型肺泡上皮细胞受损,表面活性物质合成、再生障碍,肺泡张力降低引起肺泡萎陷、不张,导致严重通气/血流比例失调,肺内分流明显增加,从而产生严重低氧血症。肺血管痉挛和肺微小血栓形成引发肺动脉高压。ALI/ARDS 在病理上分 3 期:急性反应期、增殖期、纤维化(修复)期。在 ALI/ARDS 早期即有纤维增殖,纤维蛋白代谢失调起重要作用;细胞凋亡延迟和介质清除障碍使炎症反应持续,肺过度纤维增生,导致肺泡结构破坏和重建;这种增殖修复是可逆的,如炎症细胞、介质清除,纤维化逆转,肺组织结构和功能可恢复正常。

(四)病理生理

ALI/ARDS 的特征是肺泡-毛细血管间屏障的渗透性增高,引起间质和肺泡水肿,导致肺顺应性降低,功能残气量减少,无效腔增加。肺动脉高压和气道压力增加而引起的胸压增加使淋巴回流减少,进一步加剧水肿形成。ALI/ARDS 时病变区域通气/血流比降低,少数未受损区域通气/血流比增加,最终肺内分流增加,气体交换降低,导致明显低氧血症,即使增加吸入氧浓度(FiO_2)也不能改善缺氧。缺氧继发过度通气,使动脉二氧化碳分压($PaCO_2$)降低。ARDS 早期,肺泡上皮细胞均匀受损,肺水肿和伴随的呼吸功能异常不是很均匀。在受损区域肺通气容量降低,肺顺应性降低,没有水肿的区域通气功能正常,故人工通气后易产生通气相关肺损伤。ARDS 晚期,弥漫性肺纤维化引起局限性肺气肿和气道阻塞,这些变化相似于支气管肺发育不良。左、右心功能降低是由于 ARDS 本身或气道正压通气所致,并不是以充血性心力衰竭表现,而是不能达到足够的心功能代偿及静脉回流减少为表现。右心功能不全可能与后负荷增加和心肌缺血有关;右心室扩张、压力增加导致室隔向左偏倚,从而影响左心功能。

(五)临床表现和分期

临床过程分 4 期。

1. *急性损伤期*　此期是原发病的临床表现。

2. *潜伏期*　急性损伤后 6～72h,病人稳定或过度通气,动脉氧分压(PaO_2)正常。

3. *急性呼吸衰竭期*　在原发病基础上病情急骤恶化,出现呼吸急促、呼吸困难、三凹征、发绀、难治性低氧血症、$PaO_2/FiO_2 \leqslant 300$，一般氧疗不能缓解。

4. 严重生理异常期　以慢性、纤维化肺部病变为表现。

(六)辅助检查

1. 常规检查　血常规、尿常规、粪常规、肝肾功能、血电解质、凝血功能、病原学检查等基本项目。

2. 血气分析　早期动脉血气为明显低氧血症，后期可出现 CO_2 潴留，呼吸性酸中毒，或合并代谢性酸中毒。根据动脉血气计算 PaO_2/FiO_2 比值、氧合指数(OI)，以此判断病情变化和预后。

3. 影像学表现　胸部 X 线片表现与疾病不同阶段、不同病因有关。早期肺纹理增多，边缘模糊，散在分布小斑片状阴影，随后出现两肺弥漫性模糊渗出影(间质、肺泡有液体)，或呈均匀磨玻璃样改变，伴支气管充气征，心脏边缘不清，称“白肺”(图19-4)。ARDS 进展到纤维化期，可见网状、条索状、蜂窝状阴影。胸部 CT 比胸部 X 线片更早、更清晰显示 ALI/ARDS 的病变分布、范围和形态，为早期诊断提供帮助。早期(先于胸部 X 线片)可见液体渗出于肺间质，病情进展，渗出液充满肺泡，主要坠积于下垂的肺泡区域，呈不均匀分布的实变影，可伴有胸腔积液。晚期可见网状、条索状影等纤维化的改变。

4. 呼吸力学变化　出现 ARDS 后呼吸力学会明显改变，包括肺顺应性降低、气道阻力增高。前者与肺水肿、表面活性物质减少、肺不张有关，后者与支气管收缩介质释放有关。

5. 超声心动图　此检查有助于了解心功能和排除左心房压增高，可间接排除心源性肺水肿。

6. 心导管测定　测肺动脉楔压(PAWP)，若 PAWP≤2.4kPa(18mmHg)，则肺水肿考虑为 ARDS 所致，排除心源性肺水肿。

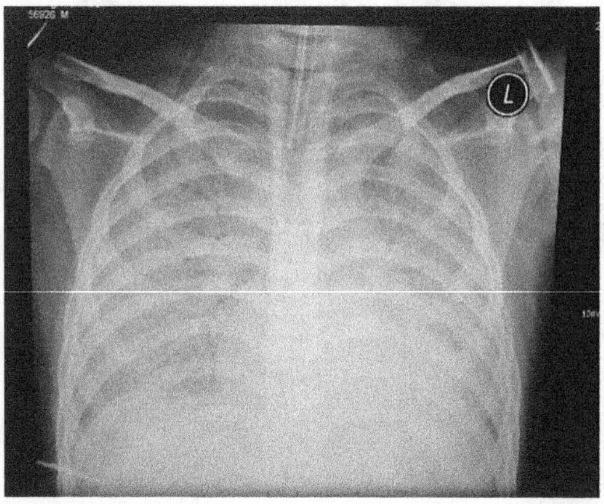

图 19-4　ARDS 的“白肺”

(七)诊断

目前儿童 ALI/ARDS 诊断仍广泛沿用 AECC 诊断标准：①急性起病，有发病高危因素，表现呼吸急促和窘迫。②低氧血症。$PaO_2/FiO_2 \leqslant 300$ 为 ALI，≤26.7kPa(200mmHg)为 ARDS。③胸部 X 线片提示两肺弥漫性浸润影。④肺动脉楔压(PAWP)≤2.4kPa(18mmHg)或临床上无左心房压增高的证据，即排除心源性肺水肿。符合以上 4 项可诊断为 ALI 或 ARDS。目前床边心导管测定 PAWP 难以实施，因此胸部 X 线片显示有肺水肿征象，要求同时行超声心动图检查排除心源性肺水肿。

(八)治疗

1. 呼吸支持

(1)氧疗：根据低氧血症改善的程度和治疗反应调整氧疗方式，首先使用鼻导管，当需要吸入高浓度氧时，采用可调节吸氧浓度的文丘里面罩或带储氧袋的非重吸式氧气面罩。ALI/ARDS 患者往往低氧血症严重，常规氧疗常难以奏效，机械通气仍然是最主要的呼吸支持手段。ALI/ARDS 早期可试用无创机械通气如 CPAP，若 PaO_2 无改善，或临床状况进行性恶化则宜早期气管插管机械通气治疗。

(2)肺保护通气策略：近 10 余年来提出的肺保护通气策略，即采用小潮气量(4～6ml/kg)通气模式，限制压力(平台压＜$30cmH_2O$)、允许性高碳酸血症但保持 pH＞7.3，可以避免肺泡过度膨胀，减少呼吸机相关性肺损伤，加用足够 PEEP 以增加功能残气量，使萎缩的肺泡复张，纠正通气/血流比例失调。因此，目前儿童 ALI/ARDS 推荐的治疗首选肺保护通气策略，如不能改善氧合，可联合其他辅助方法。

(3)高频震荡通气(HFOV)：HFOV 为小潮气量输送，限制肺泡过度膨胀，吸气和呼气相中较高平均气道压的维持，可阻止肺泡萎陷。HFOV 在 ALI/ARDS 的治疗经验尚有限。目前研究虽未证实 HFOV 对死亡率有所改善(与常频比较)，但早期使用可改善氧合。

(4)俯卧位：俯卧位通气通过降低胸腔内压力梯度、促进分泌物引流和肺内液体移动，多项研究显示，儿童俯卧位通气可以明显改善氧合，并不增加医源性意外。对于常频机械通气治疗无效的重度 ARDS 患者，可考虑尽早采用俯卧位通气。

(5)肺表面活性物质(PS)：ARDS 患者存在 PS 减少或功能丧失，PS 能降低肺泡表面张力，减轻肺炎症反应。有临床试验证明 ALI/ARDS 病人 PS 随着时间的变化其成分和功能均有所改变，早期应用 PS 可改善氧合指数。目前 PS 应用仍存在许多尚未解决的问题，如最佳用药剂量、具体给药时间、给药间隔和药物来源等。

(6)一氧化氮(NO)：NO 吸入可选择性扩张肺血管，而且 NO 分布于肺内通气良好的区域，可扩张该区域的肺血管，显著降低肺动脉压，减少肺内分流，改善通气/血流比例。目前研究显示，吸入 NO 可提高 PaO_2/FiO_2 比值，改善氧合，但对病死率、机械通气时间无影响。

(7)体外膜氧合器(ECMO)：儿科应用 ECMO 治疗 ALI/ARDS 的经验有限，成年人小样本 RCT 研究显示 ECMO 在常规治疗均无效时，可以作为一种选择。

2. *激素*　炎症反应是 ALI/ARDS 发生和发展的重要机制，长期以来大量研究试图应用糖皮质激素控制炎症反应，预防和治疗 ARDS。糖皮质激素有降低毛细血管通透性，促进 PS 合成，抑制中性粒细胞在肺血管床聚集等作用。根据近年研究结果，多推荐小剂量早期应用。有关激素应用开始时间、剂量、疗程等有待进一步研究。

3. *抗凝治疗*　ALI/ARDS 时肺部微循环可出现微血栓栓塞，近年来有报道应用小剂量肝素可改善全身和局部微循环，减轻弥漫性微血栓形成，改善肺部状况。

4. *液体平衡*　在保证器官灌注的前提下，适当控制液体入量，有利于改善肺部氧合。研究显示，限制性液体管可明显改善 OI 和中枢神经系统功能，镇静、机械通气、危重监护时间缩短，且并不增加肺外器官衰竭和休克的发生率。早期补液量以每日常规需要量的 70%为宜。

5. *营养支持*　ALI/ARDS 患者往往出现代谢紊乱，胃肠道功能受损，感染难以控制，体内营养素消耗较多。合理营养支持能够提供足够热量，减少分解代谢，提高机体免疫能力。

6. *积极治疗原发病*

7. *监护*　密切监测心率、心律、呼吸、血压(尽可能有创)、氧饱和度、CVP、肺功能等，以指导治疗。

(九)预后

ALI 死亡危险因素与最初 PaO_2/FiO_2 比值、器官功能衰竭和原发疾病密切相关。PaO_2/FiO_2 比值越低<200 病死率越高、所需机械通气时间越久；肺外因素(尤其是脓毒症)、慢性器官功能不全、免疫抑制、严重颅脑损伤(不可逆)、先天代谢异常所致的 ALI 为高死亡风险。

(王　莹)

第四节　脑水肿与颅内高压综合征

脑水肿(brain edema，BE)是脑组织水分异常地增加，导致脑容积增大和重量增加，当脑容积增大到一定程度时，颅内压(intracranial pressure，ICP)既增高形成颅内高压(intracranial hypertension，ICH)。脑水肿与颅内高压是 ICU 最常见危急重症，小儿尤其多见，严重的颅内高压可使部分脑组织由压力较高处向压力较低处移动，形成脑疝，若不能及时诊断并给予恰当处理可致严重的脑损伤，是小儿神经系统疾患致死致残的重要原因。

(一)病因和发病机制

不同年龄期脑水肿和颅内高压常见原因不同，新生儿期以窒息最为多见，婴幼儿以颅内外感染最常见，儿童以脑外伤，颅内肿瘤最常见。临床常见导致脑水肿的疾病如下。

1. *感染性疾病*

(1)颅内感染：各种病原所致的脑炎、脑膜炎、脑膜脑炎、脑脓肿、脑寄生虫病。

(2)颅外感染：各种病原感染所致的中毒性脑病，如中毒型菌痢、重症肺炎、败血症等。

2. *非感染性疾病*

(1)颅内非感染性疾病：癫痫、颅内出血、颅内肿瘤、颅内创伤。

(2)颅外非感染性疾病：中毒、酸碱水电解质紊乱，各种原因引起的脑缺血缺氧，心源性休克，溺水，窒息等。

3. *脑水肿的发病机制*　脑水肿可根据其病理、病因与发病机制而分类。目前脑水肿的分类大多是按照 1965 年 Klatzoin 的病理生理学分类，分为血管源性脑水肿和细胞毒性脑水肿。随着近代脑水肿分类的研究进展，又加有间质脑水肿，渗透性脑水肿，流体静力压性脑水肿。各种脑水肿特点如表 19-3 所示。

表 19-3 脑水肿类型及特点

	血管源性脑水肿	细胞毒性脑水肿	间质性脑水肿	渗透性脑水肿	流体静力压性脑水肿
发病机制	毛细血管内皮损伤，血管通透性增加	脑细胞内钠、钙泵损伤	脑脊液循环吸收障碍	血浆低渗状态	动脉和静脉压增高
水肿主要部位	脑白质	脑灰质	脑室周围白质	脑灰质	脑白质
水肿液成分	血浆漏出液	细胞内水钠增加	脑脊液	细胞内水增加	细胞外水钠增加
细胞外液体积	↑	↓或正常	↑	正常	增加
毛细血管渗透性	↑	正常	正常	正常	正常
常见病因	脑肿瘤，脑脓肿、脑外伤	缺氧、缺血、中毒性脑病，颅内感染	阻塞性脑积水	输液不当导致血浆低渗状态	肾炎合并高血压脑病
细胞内水肿	无	有	无	有	无

脑水肿的发病机制迄今尚未完全明了，根据近几年来的文献报道，分别有以下几种学说。

(1)脑微循环障碍学说：该学说认为正常情况下脑血循环具有“自动调节”功能，能通过改变血管口径，使脑血流始终保持相对稳定，当严重感染时这种“自动调节”功能被破坏。

(2)钠-钾钙泵失衡学说：该学说认为钠为细胞水肿主要离子，钙为细胞凋亡主要离子，正常情况细胞外钠为细胞内的钠 10 倍，细胞外钙为细胞内的钙 10 000 倍以上，在脑缺血，缺氧等损伤时，钠-钾钙泵功能失活。导致钠钙进入细胞内形成细胞内高渗和细胞内超钙现象，导致脑水肿与神经性损伤。

(3)氧自由基学说：该学说认为当脑组织受到外伤，感染或缺血等损伤后，发生氧化还原代谢障碍，产生大量活性氧自由基，这些自由基引起的过氧化反应均可使血-脑屏障与神经细胞进一步损害，导致细胞外与细胞内水肿。

(二)临床表现和诊断

脑水肿初期的容积-压力代偿阶段，颅内压力可在正常范围，临床可无明显症状，但 CT 扫描和磁共振成像(MRI)可发现水肿存在，小儿脑水肿发展迅猛，常于 1～2d 内出现颅内高压症，任何原因的脑水肿与颅内高压其主要临床表现如下。

1. *呼吸不规律*　由于小儿中枢神经系统发育尚不成熟，脑干受压可引起呼吸节律不齐，暂停，叹息样呼吸，双吸气样呼吸，潮式呼吸，多为脑疝前驱症状，常提示中枢呼吸衰竭，脑干受压。

2. *高血压*　血压升高为延髓血管运动中枢的代偿性加压反应，又称 Cushing 反应。

意识障碍、瞳孔扩大及血压增高伴缓脉称 Cushing 三联征，为颅内高压危象，常为脑疝的先兆。

3. *视盘水肿*　为慢性颅内高压主要临床表现，系因眼底静脉回流受阻所致，儿童多为急性颅内高压，故临床较少见。

4. *瞳孔改变*　为小儿颅内高压的重要体征，可见双侧大小不等，忽大忽小，形态不规则。常提示发生脑疝。

5. *前囟门紧张或隆起*　新生儿颅内高压常表现为前囟门紧张或隆起，骨缝裂开，头围增大，头面部浅表静脉怒张。

6. *昏迷*　脑水肿的患儿均有不同程度的意识障碍，当只是大脑皮质受累，患儿只表现轻度的意识障碍，当大脑皮质和网状结构均受累时，患儿表现重度昏迷，一般血管源性脑水肿意识障碍较轻，细胞毒性脑水肿意识障碍较重。

7. *惊厥*　常为来院就诊主述，因脑缺氧或炎性刺激大脑皮质，导致部分神经元异常放电，可引起惊厥甚至癫痫样发作。惊厥发作时间长短不一，发作后神志不清，反复发作长达 30min 以上者称惊厥持续状态，为导致颅内高压的重要病因。

8. *呕吐*　由延髓呕吐中枢受刺激所致，儿童描述的喷射样呕吐常难于发现，故于其他疾病所引起的呕吐无明显差别。

9. *头痛*　因脑膜、血管或神经受压牵扯及炎性变化刺激神经，颅内压增高的患儿多有头痛，常为弥漫性并无特异性，咳嗽、排便用力及头位改变时可加重。年龄较小的婴儿则表现为烦躁不安，尖叫哭闹。

10. 使用甘露醇后症状明显好转　在颅内高压症阶段，及时应用甘露醇使脑容积较快地缩小，颅内压骤降，颅内高压症在几小时内明显好转。

小儿脑水肿产生颅内高压症与成年人不同，成年人以头痛，呕吐与视盘水肿为颅内高压的三大主征，小儿常不能述头痛，其发生较低。脑水肿发展快，病程短，视盘水肿发生率较低。然而呼吸不规律，惊厥，意识障碍，瞳孔改变则为常见临床表现，脑疝发生率亦较高。

11. 其他表现

(1)肌张力的改变：脑干、基底核、大脑皮质和小脑的锥体外系受压，导致大脑皮质不能控制下运动神经元，可使肌张力增高，主要表现为去皮质强直(上肢屈曲内收，下肢伸直内旋)和去大脑强直(四肢外展伸直，严重者显角弓反张)，当病变向下蔓延累及网状结构，脑进一步加重提示病人已濒于死亡，称为中枢神经休克状态，此时肌张力下降。

(2)CT 和 MRI 影像：CT 和 MRI 是目前脑水肿临床早期诊断最可靠的方法。影像中颅内出现低密度区即可诊断。MRI 对软组织有更高的分辨率，多参数，多层面，无电子辐射等优点，更适合于婴幼儿。

(3)B 型超声图：新生儿和婴幼儿前囟未闭，超声扫描可诊断较重脑水肿和脑室变化。

(4)颅内压的监测：直接测定颅内压力为诊断脑水肿和颅内高压的最直接的方法，临床常用的测定方法为脑脊液压力的直接测定，有脑室穿刺或腰椎穿刺测压法，颅内压文献报道各有差异，一般认为，颅内压 1.47～2.67kPa(11～20mmHg)，为轻度增高，2.80～5.33kPa(21～40mmHg)为中度增高，超过 5.33kPa(40mmHg)为重度增高。在有明确颅内高压时，腰椎穿刺测压和检查常致脑脊液引流过快发生脑疝，因此颅内高压症一般不行腰椎穿刺，必要时放出脑脊液要缓慢，并于术前使用甘露醇。

12. 脑疝　脑疝系指颅内压不断增高，脑实质受压，迫使较易移位的脑组织在颅腔内的位置发生改变，部分脑组织可由压力较高处通过解剖上的裂孔道向压力低处扁性和移位，发生嵌顿而压迫邻近脑组织及脑神经，属于颅内高压危象，临床上常见脑疝有小脑切迹疝和枕骨大孔疝。它们的共同特特点是都有脑干和重要神经受压，同时脑脊液循环受到阻碍，使颅内压进一步增高。

(1)小脑幕切迹疝：幕上占位病变不断增高时，其压力可使同侧的颞叶海马钩回等结构疝入小脑幕切迹。小脑膜切迹有动眼神经，大脑后动脉，小脑上动脉等重要血管和神经通过。由于动眼神经损伤。首先是脑疝侧瞳孔缩小，继之扩大，对光反应消失，如进一步恶化，对侧按此规律变化。对侧肢体瘫痪，眼睑下垂，其余眼外肌麻痹，最后眼球固定。切迹疝发生时可致脑干损伤，中枢性呼吸衰竭，意识障碍加重。

(2)枕骨大孔疝：颅内压过高使脑干下移时，小脑扁桃体首先被挤入枕骨大孔，继而压迫延髓。患儿迅速昏迷，双侧瞳孔散大，对光反射消失，眼球固定，常因中枢性呼吸衰竭而呼吸突然停止。一般情况下，小脑切迹疝多见于幕上压力增高的情况。枕骨大孔疝则多见于幕下压力增高的情况。

(三)治疗

治疗的原则主要是迅速解除引起颅内高压的病因和有效控制颅内压力，后者实际上就是对抗脑水肿的处理，脑水肿为导致颅内高压的各种因素中最常见者，脑水肿发展至颅内容积代偿失调阶段，则导致颅内压增高，严重的颅内高压导致脑缺血缺氧而加重脑水肿，脑水肿的加重又使颅内压进一步增高，两者相互影响，互为因果，抗脑水肿治疗就成为治疗颅内高压的重要措施。

1. 一般治疗　脑水肿和颅内高压患儿应收入 ICU，并密切监护患儿意识，瞳孔，血压，呼吸，脉搏，体温等生命体征。并注意以下几点。

(1)侧卧位，防止胃内容物反流引起的窒息。

(2)上半身抬高 20°～30°，以利静脉回流，这是一种简单而快速的降低颅内压的方法，但对休克未纠正患儿易采用平卧位以防脑灌注压降低，加重脑水肿。移动头部时需极为小心，避免脑疝的发生。

(3)体温控制在 35～37℃。

(4)保持气道通畅。昏迷和频繁惊厥者应气管插管。

(5)液体入量限于 60～80ml/kg，1/5～1/3 张含钠液，记录尿量，入量应少于出量。

2. 病因治疗　小儿内科脑水肿的病因以细菌感染及其毒素最多，故必须及早明确感染病灶，选择合适的抗生素，抗生素治疗原则是早用，足量，有针对性，颅内占位性病变是颅脑外科常见病因，切除颅内肿瘤，清除颅内血肿，穿刺引流脓液是缓解颅内高压的关键。

3. 抗脑水肿与颅内高压药物治疗　目前公认为抗脑水肿与颅内高压第一线三联药以甘露醇＋呋塞米＋地塞米松为首选，当脑水肿患儿并发心力衰竭，肺水肿，肾衰竭时，以呋塞米＋清蛋白＋地塞米松为佳。常用药物特性见表 19-4。

4. 抗脑水肿与颅内高压特殊疗法

(1)亚冬眠疗法：该疗法的理论基础是亚低温除可使脑血流量下降，脑体积缩小，颅内压降低外，还可降低脑代谢率，保护血-脑屏障，增强对缺氧的耐受力。特别适用于颅内高压伴高热者。疗法，氯丙嗪(冬眠灵)和异丙嗪(非那根)各 1～2mg/kg 肌内或静脉注射，间隔 1h 再给药 1 次，同时口服水合氯醛＋物理降温(置冰袋于大血管处，颈两侧，腋下，腹股沟)，要求体温在 2～3h 降到 35～37℃，但应注意降温过程应防止寒战，否则可引起颅内压增高，以及造成体温不升，高凝状态，心律失常等。

(2)过度换气疗法：对机械通气伴颅内高压的患儿可采用过度换气疗法治疗，该疗法的理论基础是正常情况下脑血循环具有“自动调节”功能，能通过改变血管口径，使脑血流始终保持相对稳定，以

表 19-4　常用抗脑水肿与颅内高压药物特性表

	起效时间	高峰作用时间	持续时间	剂量与用法	降压机制及特征	不良反应和注意事项
甘露醇	10min	30min	4～6h	每次 1～2g/kg，于 30min 内静脉注入，2～6h 1 次	①形成渗透压梯度 ②减少脑脊液形成 ③使血管扩张，降低血液黏滞度 ④作用快，降压效果强 ⑤具有清除自由基作用 ⑥为降低颅内压的首选药物	①持久用药可致肾衰竭 ②突然大量吸收水分，可使血容量升高，引起心力衰竭 ③长期使用可致电解质紊乱 ④有颅内出血报道 ⑤3～6h 可有反跳现象 ⑥连续使用 5～6 次后，应与其他药交替，连续使用数天无意义，＞2d 与其他药交替
甘油	5～10min	30～60min	70～160min	每次 0.5～1g/kg 于 60～120min 静脉滴入，3～6h 1 次	①形成渗透压梯度 ②作用缓慢 ③甘油大部分在肝转化为葡萄糖，可供能量	①较少电解质紊乱，仅有 10％～20％从尿排出 ②较少致肾衰竭及反跳
呋塞米	2～5min	1～2h	4～8h	每次 1～2mg/kg，肌内或静脉注射	①全身脱水而改善脑水肿 ②特别适用于脑水肿，并发心力衰竭，肺水肿，肾衰竭者 ③减少脑脊液形成 ④与甘露醇有协同作用	长期使用可致电解质紊乱
清蛋白					①提高胶体渗透压，脱水作用缓慢而持久 ②和呋塞米合用，保证血容量情况下脱水	
地塞米松	6～8h	12～24h	6～8h	0.5～1mg/kg 4h 1 次 2～4 次后 0.1～0.5mg/kg 8h 1 次，2～7d	①稳定血-脑屏障，促进肾排泄水、Na、Cl，作用较稳定，缓慢 ②降低毛细血管通透性，加速消除脑水肿 ③非特异抗炎抗毒作用	①在颅外伤所致的颅内高压时无效 ②使用较长时间可产生胃肠出血 ③对血管源性脑水肿疗效较好 ④长期应用者应逐渐减量停药

满足脑代谢的需要，这类功能主要通过 $PaCO_2$ 来完成。过度换气疗法作用快，无反跳，但不持久。一般 $PaCO_2$ 降至 3.33～4.0kPa(25～30mmHg)，维持1～2h可达治疗目的，但 $PaCO_2$ 不能<2.67kPa(20mmHg)，否则可至脑细胞缺血缺氧死亡。因此过度换气疗法只用于短期颅内高压的急诊处理。

(3)控制惊厥疗法：小儿脑水肿常伴有惊厥或惊厥持续状态，必须立即控制，否则每一次惊厥都将加重脑水肿甚至引起脑疝和死亡。常用控制惊厥的药物如下。

①地西泮。地西泮属苯二氮䓬类药物，脂溶性，能很快通过血-脑屏障进入脑组织而控制惊厥，为控制惊厥的首药物，每次0.1～0.3mg/kg。地西泮导致呼吸抑制的情况临床并非少见，静脉推注速度和个体差异十分重要，静脉推注速度应控制在0.5mg/min。

②咪达唑仑(咪唑安定)。咪达唑仑属苯二氮䓬类药物，与地西泮比较，该药具有镇静催眠，抗惊厥，抗焦虑的作用，并比地西泮强2～4倍，加之注射部位无疼痛，无发生静脉炎，配制稳定，易保存，近年来广泛应用于ICU机械通气，脑水肿，休克，惊厥持续状态以及各种侵袭性操作的患儿。咪达唑仑用法为持续静脉推注[1～5μg/(kg·min)]。使用该药最好在气管插管情况下，并严密监测呼吸脉搏血压和血氧饱和度。

③苯巴比妥钠。是应用最早也是应用最广泛的长效巴比妥类镇静药，随着剂量的增大依次产生镇静、催眠、抗惊厥及麻醉作用，显效时间30min至1h，作用持续6～8h，通常首剂可给予5～10mg/kg静脉注射，以后用5mg/(kg·d)静脉注射维持，苯巴比妥的镇静和抗惊厥治疗最好在ICU病房进行，以免抑制呼吸。

(4)脑水肿的体液疗法：脑水肿需进行脱水治疗，但又要保持酸碱水电解质平衡，维持有效血容量，输液过多，张力过低，均可使脑水肿加重，输液不足，可致严重有效血容量不足和电解质紊乱，故应根据患儿的病情，严密监测中心静脉压，尿量、尿比重、血钠、血渗透压具体情况具体对待。

(许　峰)

第五节　严重脓毒症和脓毒性休克

严重脓毒症和脓毒性休克是以全身性感染导致器官功能损害为特征的复杂临床综合征，由于其高患病率、高病死率和高治疗费用，已构成对人类健康严重威胁和巨大经济负担，脓毒症已成为当今重症医学研究热点。1992年成人医学制定了全身炎症反应综合征(systemic inflammatory response syndrome，SIRS)、脓毒症(sepsis)、脓毒性休克(septic shock，即感染性休克)等定义。2005年确定了儿童感染、脓毒症、严重脓毒症、脓毒性休克和器官功能障碍的新概念，2006年我国小儿重症医学专家根据国际儿科脓毒症新定义和严重脓毒症、脓毒性休克治疗国际指南(2004年)，提出了我国《儿科感染性休克(脓毒性休克)诊断治疗推荐方案》。

根据国际儿科脓毒症会议制定的定义，脓毒症是指感染引起的SIRS，目前该定义不适用于新生儿。小儿SIRS诊断标准(见下述)是符合4项中至少2项，其中1项必须是体温异常或白细胞计数异常。当脓毒症合并心血管功能障碍，或急性呼吸窘迫综合征(ARDS)，或2个或2个以上其他脏器功能障碍即为严重脓毒症(severe sepsis)，而脓毒性休克是指脓毒症合并心血管功能障碍，此与成年人的诊断标准必须包括低血压有所不同。

(一)流行病学

目前国际上有关儿童脓毒症的流行病学资料非常有限。美国儿童严重脓毒症的发病率是0.56/1 000，以婴儿的发病率最高，病死率10%，低于成年人的17.9%，男童发病率高于女童2.5倍。国内尚缺乏儿童脓毒症的大型流行病学资料。

(二)病因

1. *感染源*　常见感染源为肺炎、血流感染(包括感染性心内膜炎)，其次是血管内导管相关感染、泌尿系统、中枢系统、腹腔、创伤、软组织等感染。约≥50%脓毒症患儿有原发基础疾病，常见慢性肺疾病、先天性心脏病、神经肌肉疾病和肿瘤，而且具有年龄差异，婴儿以呼吸及心血管系统疾病为主，学龄前儿童是神经肌肉疾病，学龄期则是肿瘤。

2. *病原微生物*　可以是细菌、病毒、真菌或立克次体，以细菌感染为多见，部分患儿为混合感染。

(三)发病机制

脓毒症是由病原微生物导致机体发生免疫、炎症及凝血异常等复杂的病理生理反应，其机制如下。

1. 脓毒症早期的非特异性（自然）免疫与炎症反应　病原微生物与免疫细胞表面的 Toll 样受体结合，如革兰阳性菌的肽聚糖和革兰阴性菌的脂多糖分别与 TLR-2 和 TLR-4 结合，激活细胞内信号传导通路，使促炎因子（如 TNF-α、IL-1β）和抗炎因子（如 IL-10）转录增加。促炎因子上调了中性粒细胞和内皮细胞的黏附分子表达。尽管激活的中性粒细胞可以杀死病原，但其释放的介质也损伤内皮细胞，增加血管通透性，导致富含蛋白的液体进入肺和其他组织。同时，激活的内皮细胞可以释放一氧化氮（NO），使血管扩张；NO 被认为是导致感染性休克的重要介质。

2. 特异性（过继性）免疫反应和放大效应　病原微生物激活特异体液和细胞介导的过继性免疫反应，使自然免疫反应效应增大。B 细胞释放免疫球蛋白，后者结合病原体，由抗原提呈细胞递呈给自然杀伤细胞和中性粒细胞杀死病原微生物。脓毒症时辅助 T 细胞 Th1 分泌 TNF-α 和 IL-1β 等促炎因子，Th2 分泌 IL-4、IL-10 等抗炎因子。是 Th1 还是 Th2 为主取决于感染的病原体、感染负荷等因素。

3. 促凝和抗凝功能紊乱　脓毒症时促凝因子增加，抗凝因子减少。脂多糖可以激活内皮细胞，上调组织因子表达，激活凝血，继而纤维蛋白原转变为纤维蛋白，形成微血栓，加重损伤。抗凝因子（如蛋白 C、蛋白 S、抗凝血酶Ⅲ、组织因子通道抑制物）起调节凝血作用。脓毒症的关键是促炎反应和促凝反应通过组织因子、PAI-1 释放，增强了继发性组织缺血（休克）和低氧血症（肺损伤）。

4. 脓毒症后期的免疫抑制和凋亡　在脓毒症后期常出现治疗无效、淋巴细胞减少、低体温、院内感染，因此长期以来，宿主免疫抑制被认为是导致脓毒症后期死亡的原因之一。脓毒症导致的多脏器功能障碍是由于向抗炎表型转化及主要免疫细胞、上皮细胞及内皮细胞的凋亡引起。另外，循环和组织中的淋巴细胞（B 细胞和 $CD4^+$ T 细胞）凋亡也引起了免疫抑制。脓毒症时可引起细胞凋亡的促炎因子、活化 B 细胞和 T 细胞、糖皮质激素水平均升高。高水平的 TNF-α 和脂多糖可引起肺和肠上皮细胞的凋亡。

（四）诊断

儿童 SIRS、感染、脓毒症、严重脓毒症、脓毒性休克、器官功能障碍诊断标准见表 19-5、表 19-6。

表 19-5　全身炎症反应综合征、感染、脓毒症、严重脓毒症和脓毒性休克诊断标准

全身炎症反应综合征（SIRS）
至少出现下列 4 项标准的 2 项，其中一项必须包括体温或白细胞计数异常
1. 中心温度＞38.5℃或＜36℃
2. 心动过速，平均心率＞同年龄组正常值 2 个标准差以上（无外界刺激、慢性药物或疼痛刺激）；或不可解释的持续性增快超过 0.5～4.0h；或＜1 岁出现心动过缓，平均心率＜同年龄组正常值第 10 百分位以下（无外部迷走神经刺激及先天性心脏病亦未使用 β 受体阻滞药物）；或不可解释的持续性减慢超过 0.5h
3. 平均呼吸频率＞各年龄组正常值 2 个标准差以上；或因急性病程需机械通气（无神经肌肉疾病也与全身麻醉无关）
4. 白细胞计数升高或下降（非继发于化疗的白细胞减少症）；或未成熟中性粒细胞＞10％
感染
任何病原体引起的可疑或已证实的感染（阳性培养、组织染色或 PCR）；或与感染高度相关的临床症候群
感染的证据包括临床体检、影像学检查或实验室阳性结果（如正常无菌体液中出现白细胞、内脏穿孔、胸部 X 线片符合肺炎、瘀斑或紫癜样皮疹、暴发性紫癜等）
脓毒症
SIRS 出现在可疑或已证实的感染中或为感染的结果（即：感染＋SIRS）
严重脓毒症
脓毒症＋下列之一：心血管功能障碍；急性呼吸窘迫综合征（ARDS）；2 个或更多其他器官功能障碍（见表 19-6）
脓毒性休克
脓毒症并心血管功能障碍（表 19-6）

表 19-6 器官功能障碍诊断标准

心血管功能障碍
1h 内静脉输入等张液体≥40ml/kg 仍存在：
·血压下降且＜该年龄组第 5 百分位或收缩压＜该年龄组正常值 2 个标准差以下*；或
·需用血管活性药物始能维持血压在正常范围[多巴胺＞5μg/(kg·min)]或任何剂量的多巴酚丁胺、肾上腺素、去甲肾上腺素；或
·具备下列中两条
不可解释的代谢性酸中毒：碱缺失＞5.0mEq/L
动脉血乳酸增加：为正常上限的 2 倍以上
无尿：尿量＜0.5ml/(kg·h)
毛细血管再充盈时间(CRT)延长：＞5s
中心与周围温差＞3℃
呼吸
·PaO_2/FiO_2＜40kPa(300mmHg)，无青紫性先天性心脏病、病前亦无肺部疾病；或
·$PaCO_2$＞65torr 或超过基线 2.67kPa(20mmHg)以上；或
·证明需要高氧或 FiO_2＞50％始能维持氧饱和度≥92％；或
·需非选择性有创或无创机械通气
神经
·Glasgow 昏迷评分≤11；或
·精神状态急性改变伴 Glasgow 昏迷评分从基线下降≥3 分
血液
·血小板计数＜80×10^9/L 或在过去 3d 内从最高值下降 50％(适用于慢性血液/肿瘤患儿)；或
·国际标准化比值＞2 (标准化 PT)
肾
·血清肌酐为同年龄组正常值上限的 2 倍及以上或较基线增加 2 倍
肝
·总胆红素≥68μmol/L(4mg/dl)(新生儿不适用)；或
·ALT 为同年龄组正常值上限 2 倍

*低血压标准为收缩压下降至：1～12 个月＜9.33kPa(70mmHg)，1～10 岁＜9.33kPa(70mmHg)＋[2×年龄(岁)]，≥10 岁＜12.0kPa(90mmHg)

儿童脓毒性休克早期可通过心率加快和血管收缩代偿以维持血压在正常范围，故低血压不作为诊断脓毒性休克的早期依据。当脓毒症患儿出现以下临床表现中的 3 项即诊断脓毒性休克早期(代偿期)。

1. 意识改变：烦躁不安或委靡，表情淡漠。

2. 皮肤改变：面色苍白发灰，唇周、指(趾)发绀，皮肤花纹，四肢凉。如有面色潮红，四肢温暖，皮肤干燥为暖休克。

3. 心率增快，外周动脉搏动减弱或消失。

4. 毛细血管再充盈时间(CRT)≥3s (需除外环境温度影响)。

5. 尿量＜1ml/(kg·h)。

6. 代谢性酸中毒(除外其他缺血缺氧及代谢因素)。当临床表现加重(如意识模糊，甚至昏迷、惊厥)伴血压下降则为脓毒性休克晚期(失代偿期)。

(五)治疗

根据最新国际指南(2008 年)和我国《儿科感染性休克(脓毒性休克)诊断治疗推荐方案》，儿童严重脓毒症或脓毒性休克推荐如下治疗措施。

1. *抗生素早期应用* 临床诊断严重脓毒症，在采集标本送检微生物培养后，第 1 小时内静脉应用抗生素。抗生素选用原则：组织穿透力强；广谱、覆盖可能致病微生物；48～72h 后根据培养结果和临床反应进行调整。疗程 7～10d。

2. *机械通气* 小婴儿功能残气量低，严重脓毒症需要早期气管插管，应用肺保护通气策略的原则进行人工呼吸支持。

3. *液体复苏* 脓毒性休克患儿早期积极液体

复苏至关重要，足够的液体复苏能改善预后、提高生存率。首先晶体液 20ml/kg，10～20min 静脉推注。通常第 1 小时需要 40～60ml/kg 或更多。液体复苏同时监测心排血量，包括心率、脉搏、CRT、尿量、意识、血压等是否改善。如果心脏充盈足够，而血流动力学无改善，减慢液体输注速度。液体负荷过重易出现肝大，此可作为评估液体足够的有效体征。儿童血压易被升压药所控制，因此血压不能作为评价液体复苏是否足够的可靠终末指标。液体复苏时建立血管通路的原则是快速建立 2 条静脉或骨髓输液通道，条件允许应放置中心静脉导管。

4. *升压药/正性肌力药的应用* 液体复苏难以纠正的低血压，建议首选多巴胺；对多巴胺抵抗的低血压改用肾上腺素（冷休克）或去甲肾上腺素（暖休克）。剂量：多巴胺 5～10μg/(kg·min)，肾上腺素 0.05～2μg/(kg·min)，去甲肾上腺素 0.05～0.3μg/(kg·min)，持续静脉泵输注，根据血压调整剂量。

5. *激素应用* 儿茶酚胺抵抗、疑似或证实肾上腺功能不全的患儿，或肾上腺功能不全高危病人（如严重感染性休克和紫癜、慢性病长期应用激素治疗、垂体-肾上腺功能不全者），建议应用氢化可的松 3～5mg/(kg·d)或甲泼尼龙 2～3mg/(kg·d)，分 2～3 次给予。

6. *活化蛋白 C 的应用* 在儿童缺乏有效的 RCT 研究证据，且增加出血的危险性，所以不推荐应用。

7. *应激性溃疡预防* 危重患儿胃肠道出血的发生率与成年人相似，凝血异常和机械通气是胃肠道出血的危险因素。应激性溃疡预防策略是应用 H_2受体阻滞药，但疗效不确定。

8. *肾替代治疗* 持续肾替代治疗（CRRT）可用于严重脓毒症出现无尿、严重少尿、液体负荷过重时，尤其在伴有≥3 个器官功能不全，早期治疗预后好。

9. *血糖控制* 婴儿危重情况下易出现低血糖，可用葡萄糖 0.5～1g/kg 纠正。当血糖＞14mmol/L 时，给予胰岛素 0.05U/(kg·h)。糖的摄入量和速度可按 4～6mg/(kg·min)给予。

10. *深静脉栓塞防治* 青春发育期后的严重脓毒症患者，建议预防深静脉栓塞治疗。可给予小剂量肝素 5～10 U/kg，皮下注射或静脉输注（注意肝素钠不能皮下注射），6h 1 次。若已明确有 DIC，按常规治疗（见本章第六节）。

11. *镇静镇痛* 脓毒症患儿机械通气时，建议适当的镇静镇痛。

12. *输血* 严重脓毒症患儿最佳血红蛋白（Hb）浓度是多少还不明确。若 HCT ＜ 30%，可酌情输红细胞悬液或鲜血，使 Hb＞100g/ L。

13. *IVIG 应用* 严重脓毒症时建议应用。

14. *体外膜氧合器（ECMO）应用* 难治性脓毒性休克、呼吸衰竭，常规治疗无效，可应用 ECMO。

（六）预后

目前研究显示脓毒症患儿出现 PICU 死亡危险因素评分（PRISM Ⅲ）增高，血小板计数下降、血清乳酸增高、脓毒性休克以及 MODS 则预示预后不良。

（王　莹）

第六节　弥散性血管内凝血

弥散性血管内凝血（disseminated intravascular coagulation，DIC）是多种因素造成的一种复杂的病理生理现象，以全身凝血系统激活、纤溶系统紊乱、纤维蛋白沉积及多器官内微血栓形成等为特征，最终可出现广泛出血和多器官功能不全综合征（MODS）。2001 年国际血栓与止血学会定义 DIC 为一种获得性综合征，严重者发病急，病死率 50%～60%；轻微者可无症状和体征，通过敏感的实验室检查方能发现。早期诊断和及时采取综合有效治疗，可明显降低病死率。

（一）病因

诱发儿童 DIC 的基础疾病和诱发因素见表 19-7。

（二）发病机制

1. *正常止血机制及过程* 正常止血功能由血管、血小板及凝血机制 3 个环节共同完成，见图 19-5。

（1）血管因素：当组织受伤后，受伤部位的血管立即发生生理性收缩，继之血管内皮粘连，使血管破口缩小，血管阻塞。这个过程是通过神经反射调节，在 15～30s 完成，使出血减慢或停止。

表 19-7　儿童 DIC 基础疾病和诱发的因素

基础疾病	诱发因素	疾病种类举例
全身感染/严重感染	细菌、病毒、支原体、真菌、原虫和立克次体	细菌感染：严重脓毒症、菌痢、大叶性肺炎及泌尿道感染等；病毒感染：重症病毒性肺炎、暴发型病毒性肝炎、流行性出血热、出血性麻疹及重型水痘等；其他感染：恶性疟疾、钩端螺旋体病及真菌感染等
创伤	多发创伤、挤压伤、脂肪栓塞和烧伤	烧伤、脑挫伤
血液病		蚕豆病、阵发性睡眠性血红蛋白尿
肿瘤	实体瘤、淋巴瘤和白血病	急性髓性白血病 M3
器官损害	休克、窒息、缺氧、寒冷和胰腺炎	各型休克(感染性、失血性或过敏性)、呼吸窘迫综合征、肾衰竭、大手术后、体外循环、新生儿硬肿症、早产儿及新生儿窒息
肝损害	急性肝衰竭、胆汁淤积和肝硬化	
血管异常	巨大血管瘤、血管内皮瘤和肾静脉血栓	
免疫反应、输血反应、排斥反应		血型不合输血、严重输液反应
其他	中毒、蛇咬伤、中暑、溺水、电击和风湿性疾病	

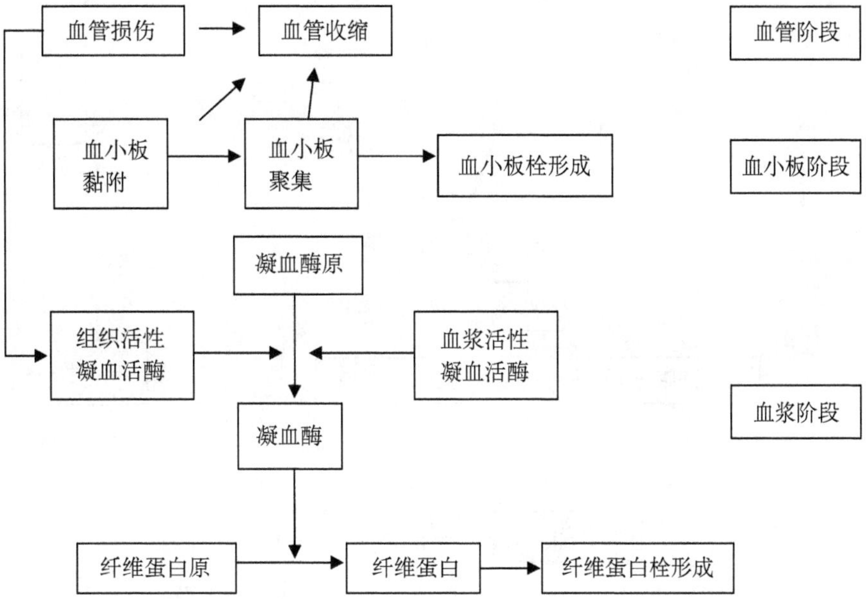

图 19-5　正常止血机制

(2)血小板的止血作用：正常血小板沿血管壁排列成行，具有吸附、聚集红细胞、收缩血块等功能。当血管受伤后，血小板首先黏着于受伤血管内皮细胞和暴露的内膜下胶原纤维上，并发生释放反应，释放 5-羟色胺、血小板因子 3、二磷腺苷(ADP)等促进血小板互相凝集，形成白色血栓，起早期止血作用。

(3)凝血机制的止血作用：血小板释放第 3 因子与血浆其他凝血因子及钙离子共同作用形成凝血活酶，使纤维蛋白原降解为纤维蛋白，纤维蛋白单体通过聚合形成纤维蛋白聚合体并进一步形成稳定的纤维蛋白栓，在血管破损处起稳固的止血作用。

以上 3 个环节是不可分割的，彼此互相联系、互相促进的，任何一个环节功能障碍都不能完成止血作用。

2. 正常凝血过程　凝血过程可分为三个阶段和两个途径(图 19-6)。三个阶段包括：第一阶段凝血活酶前质转化为凝血活酶；第二阶段凝血酶原转化为凝血酶；第三阶段纤维蛋白原分解为纤维蛋白；两个途径包括内源和外源途径。

3. DIC 发病机制　主要包括存在促凝因素和生理性抗凝系统功能受抑。

(1)组织因子释放，启动外源性凝血途径：大量实验与临床资料表明绝大多数 DIC 的发生是通过组织因子(TF)途径实现，激活外源性凝血途径。如脓毒症、严重创伤、产科意外、烧伤、急性髓系白血病、恶性肿瘤等在组织损伤及炎症因子作用下，单核细胞、多形核细胞和内皮细胞可表达高活性的 TF。TF/Ⅶa 复合物可促进Ⅸ/Ⅹ因子复合物转变为Ⅸa/Ⅹa 因子复合物，后者可激活Ⅹ因子和凝血酶原，生成凝血酶，形成促纤维蛋白血栓。

(2)内源凝血途径启动：多种致病因素，如细菌、病毒、内毒素等激活因子Ⅻ导致内源凝血途径激活，启动内源凝血系统。

(3)血细胞破坏，血小板激活：血细胞破坏释放的二磷腺苷(ADP)及凝血酶，能强有力地激活血小板。激活的血小板可为激活的凝血因子提供磷

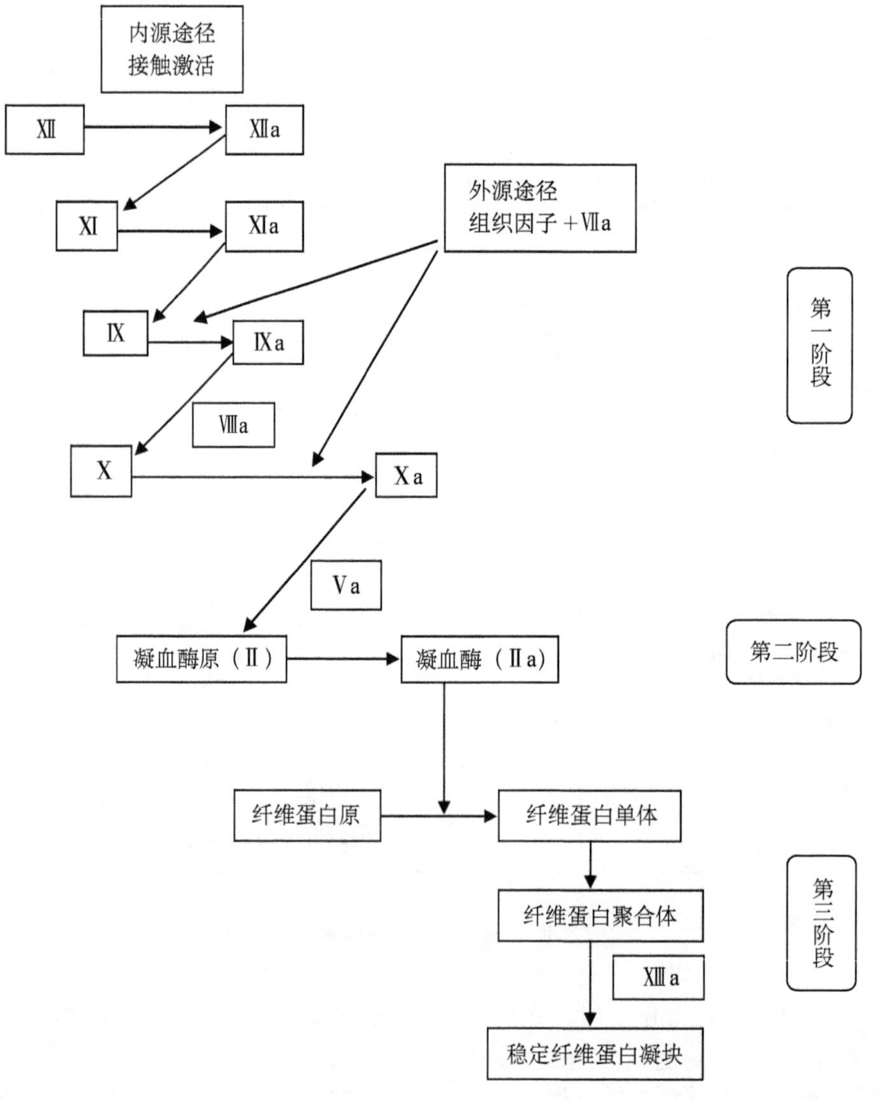

图 19-6　正常凝血过程

脂表面，使凝血因子复合物聚集，体内凝血酶形成，直接使纤维蛋白原转化为纤维蛋白形成血栓，通过对凝血因子和血小板等强大的正性反馈作用进一步加速凝血过程；另一方面可直接激活纤溶系统，加重凝血紊乱。

(4)生理性抗凝系统抑制：正常情况下，机体抗凝系统有纤维蛋白溶解系统（最重要）、抗凝血活酶系统和抗凝血酶系统。在DIC的发病机制中纤维蛋白溶解亢进十分重要，近年来学者已将凝血酶和纤溶酶并列为DIC发病机制的关键因素。生理抗凝调节功能受抑，包括血浆抗凝血酶(AT-Ⅲ)水平降低，蛋白C(PC)生成和合成减少，血管内皮细胞凝血酶调节蛋白(TM)表达下调，血浆纤溶酶原激活物抑制剂-1(PAI-1)水平持续升高等。

(5)内皮网状系统功能降低：体内网状内皮系统可清除血液中已被激活的凝血酶及纤维蛋白溶解酶，与生理性抗凝系统维持动态平衡。网状内皮系统功能降低，不能清除过多的凝血因子，将导致DIC。

(6)凝血因子与炎症介质：炎症介质促使单核细胞、巨噬细胞和中性粒细胞TF表达，而凝血因子（如凝血酶和TF/Ⅶa复合物）激活内皮细胞释放炎症介质。凝血酶通过蛋白酶激活受体1、3、4(PAR1、3、4)，激活血管内皮细胞和巨噬细胞NF-KB信号传递通路，引起炎性因子释放；TF/Ⅶa复合物通过PAR2作用于单核细胞，引起白细胞介素(IL-6、IL-8)的释放。体外实验证实IL-6可使人脐静脉内皮细胞TF表达增加10倍，IL-10可抑制这一效应；肿瘤坏死因子(TNF)可刺激内皮细胞生成及分泌TF、下调TM、抑制PC激活、抑制纤溶系统；IL-1强烈刺激内皮细胞表达TF，有促凝和扩大凝血级联反应的效应，最终导致DIC。

（三）临床表现

DIC是由多种不同原因引起，产生的病理和临床表现大致相同，主要表现是栓塞、休克、溶血及出血。

1. 出血　出血为DIC的常见现象，并为诊断本症的根据之一。表现为自发、广泛和多部位出血，如皮肤瘀斑和出血点、消化道出血、口腔黏膜出血、创面或穿刺部位出血，严重者颅内出血。

2. 多脏器功能障碍　DIC早期高凝状态主要损害是微血管内栓塞，使多器官和组织受累，临床表现多种多样。

(1)皮肤：多见，形成大片瘀斑、出血点。

(2)消化道：胃肠黏膜坏死，可引起消化道出血。

(3)肾：可出现血尿、少尿、无尿，甚至急性肾衰竭。

(4)肾上腺：产生出血坏死。

(5)肺：致肺出血、大量咯血，甚至急性呼吸衰竭。

(6)脑：发生惊厥、昏迷。

(7)肝：发生局灶性坏死，可出现黄疸、肝大、腹痛、腹水及转氨酶升高。

(8)胰腺：可致出血性坏死性胰腺炎。

(9)四肢：四肢末端发生坏死。

3. 休克　DIC与休克之间互为因果，形成恶性循环。DIC时出现原发病难以解释的休克，如意识障碍、尿量减少、心率增快、皮肤花纹、发绀和代谢性酸中毒，经积极抗休克治疗不易纠正。

4. 微血管病性溶血　大量红细胞破坏造成溶血性贫血，临床可见黄疸、血红蛋白尿、发热。大量红细胞破坏产生红细胞素，加重凝血过程，加重DIC。

DIC早期高凝状态主要损害是栓塞（脑、肺），可迅速死亡而无出血，中后期因发生消耗性凝血机制障碍和纤溶亢进才发生出血。

（四）临床分型和分期

1. 根据病程进展快慢分型　暴发型（数小时）、急性型（1～2d）、亚急性型（数日至数周）和慢性型（数月），各型可相互转化。

2. 近年新的分型

(1)代偿型：见于前DIC(pre-DIC)，其特点是凝血因子和血小板的消耗与其代偿基本上保持平衡。

(2)去纤维蛋白综合征型：组织因子大量入血，血小板和纤维蛋白原减少，纤维蛋白降解产物增高、凝血酶原时间延长。

(3)原发纤溶型：足够量纤溶酶被激活，纤维蛋白原被降解。

(4)微血栓病性血小板减少型：血小板减少，有红细胞碎片，纤维蛋白降解产物增高，凝血酶原时间和纤维蛋白原正常。

3. DIC的分期　典型的DIC分3期，即高凝期、消耗性低凝期和继发性纤溶亢进期，临床分期界线很难分开，实际上各期交叉存在。

（五）DIC的诊断

1. 国内DIC的诊断标准　2001年全国第5届

血栓与止血会议标准。

(1)临床诊断:存在易致 DIC 的诱发因素。另有下列 2 项以上临床表现①严重或多发性出血倾向;②不能用原发病解释的微循环障碍或休克;③广泛性皮肤、黏膜栓塞、灶性缺血性坏死、脱落及溃疡形成,或不明原因的肺、肾、脑等脏器功能衰竭;④抗凝治疗有效。

(2)实验室诊断

①一般病例:同时有下列 3 项以上异常:a. 血小板计数<100×10^9/L(肝病、白血病<50×10^9/L)或进行性下降,或有 2 项以上血小板活化分子标志物血浆水平升高,包括 β-血小板球蛋白(β-TG)、PF4、血栓烷 B_2(TXB_2)、GMP-140P-选择素;b. 血浆纤维蛋白原含量<1.5g/L(肝病< 1.0g/L,白血病<1.8g/L)或>4.0g/L 或呈进行性下降;c. 3P 试验阳性,或血浆 FDP>20mg/L (肝病>60mg/L)或血浆 D-二聚体水平较正常增高 4 倍以上(阳性);d. PT 延长或缩短 3s 以上(肝病>5s),APTT 延长或缩短 10s 以上;e. AT-Ⅲ活性<60%(不适用于肝病)或蛋白 C 活性降低;f. 血浆纤溶酶原抗原(PLg:Ag)<200 mg/L;g. 因子Ⅷ:C 活性<50%(肝病必备);h. 血浆内皮素-1(ET-1)水平>80ng/L 或凝血酶调节蛋白(TM)较正常增高 2 倍以上。

②白血病 DIC 实验室诊断标准:a. 血小板计数<50×10^9/L 或进行性下降,或有 2 项以上血小板活化分子标志物血浆水平升高(β-TG、PF4、TXB、GMP-140);b. 纤维蛋白原<1.8g/L 或进行性下降;c. 3P 试验阳性或血浆 FDP>2.0mg/L 或 D-二聚体水平升高(阳性);d. PT 延长 3s 以上或进行性延长,或 APTT 延长 10s 以上;e. AT-Ⅲ活性<60%或 PC 活性降低;血浆 PLg:Ag<200mg/L;f. 血浆凝血因子激活分子标志物(F1+2、TAT、FPA、SFM)水平升高。

③肝病 DIC 实验室诊断标准:a. 血小板计数<50×10^9/L 或进行性下降,或有 2 项以上血小板活化分子标志物升高(β-TG、PF4、TXB2、GMP-140);b. 纤维蛋白原<1.0g/L 或进行性下降;c. 因子Ⅷ:C<50%(必备标准);d. PT 延长 5s 以上或 APTT 延长 10s 以上;e. 3P 试验阳性或血浆 FDP<60mg/L,D-二聚体水平升高(阳性);f. 血浆凝血因子激活分子标志物(F1+2、TAT、FPA、SFM)水平升高。

④新生儿期 DIC 诊断条件:a. 临床上有出血、微循环障碍及(或)休克表现。b. 5 项主要实验室指标。血小板计数<100×10^9/L;出生 4d 内 PT≥20s,5d 以上≥15s;APTT>45s;纤维蛋白原<1.5g/L;D-二聚体阳性。3 项以上阳性者诊断成立,仅 2 项阳性时 TT>25s 才能确诊。

(3)pre-DIC 诊断标准

①存在易致 DIC 的基础疾病。

②有以下 4 项中 1 项以上临床表现:a. 皮肤黏膜栓塞,灶性缺血性坏死、脱落及溃疡;b. 原发病无法解释的微循环障碍,如皮肤苍白、湿冷和发绀;c. 不明原因的轻度或可逆性器官功能障碍;d. 抗凝治疗有效。

③有以下实验室检查 3 项以上:a. 组织因子(TF)活性阳性;b. 可溶性纤维蛋白单体(SFM)阳性;c. FPA 升高(>2nmol/L);d. TAT 升高(>4mg/L);e. 纤溶产物 PB15~42 升高(>1nmol/L);f. PAP 升高(>1mg/L);g. D-二聚体升高,稀释 1 倍以上(>3mg/L);h. AT-Ⅲ活性降低(<60%);i. 数天内血小板或血浆 FIB 水平急剧下降及 FDP 剧增;j. 血栓弹力图(TEG)存在高凝、低凝及纤溶亢进等异常状态;k. APTT 时间缩短;l. 肝素治疗上述前 9 项改善至恢复正常。

2. 国际评分系统　2001 年国际血栓和止血协会 DIC 分会提出 5 步诊断规则,计算 DIC 评分,见表 19-8。该诊断系统的敏感性和特异性分别是 91%和 97%,评分≥5 分符合典型 DIC,每天重复评分;<5 分提示非典型 DIC,1~2d 后重新评分。

表 19-8　国际血栓和止血 DIC 评分系统

1. 危险因素:是否存在 DIC 相关的基础疾病
2. 实验室检查:血小板计数、凝血酶原时间、纤维蛋白原、可溶性纤维蛋白单体和纤维蛋白降解产物
3. 凝血试验评分
血小板计数(>100 为 0 分,<100 为 1 分,<50 为 2 分),单位$\times10^9$/L
可溶性纤维蛋白单体或 FDP(未增高为 0 分,中度升高为 2 分,明显升高为 3 分)
凝血酶原时间(<3s 为 0 分,3~6s 为 1 分,>6s 为 2 分)
纤维蛋白原(>1g/L 为 0 分,<1g/L 为 1 分)

(六)DIC 的治疗

DIC 的治疗原则是序贯性、及时性、个体性和动态性。主要包括:①去除产生 DIC 的基础疾病和诱因;②阻断血管内凝血过程;③恢复正常血小板和血浆凝血因子水平;④抗纤溶治疗;⑤溶栓治疗;⑥对症和支持治疗。近年推荐按上述顺序逐项进行。

1. *基础疾病的治疗和诱因的消除* 治疗原发病和消除诱因是终止DIC病理过程最关键措施。

2. *肝素治疗* 是主要的抗凝治疗药物，是阻断DIC病理过程最重要措施之一。临床上使用肝素和低分子肝素。

(1)适应证：①血液高凝状态；②血型不合输血；③严重感染；④急性白血病，尤其急性早幼粒细胞白血病；⑤急性重症肝炎；⑥肿瘤转移。

(2)禁忌证：①蛇毒；②出血性疾病；③严重肝病伴多凝血因子及血小板减少；④活动性出血者。

(3)用法及用量：主张间歇或连续静脉滴注给药。

①间歇静脉滴注。60～125U/kg(1mg＝125U)，加入生理盐水或5%葡萄糖溶液，1h内滴注，每4～6h滴注1次，疗程3～7d。

②持续静脉滴注。急性DIC需在ICU中治疗，1～10U/(kg·h)持续滴注维持；亚急性和慢性DIC，400～1 000U/(kg·d)加生理盐水或5%葡萄糖溶液24h内持续静脉滴注。

③间歇皮下注射。pre-DIC阶段，小剂量应用30～67.5U/d，每12h 1次，皮下注射。

④低分子肝素。75U/(kg·d)，安全，不良反应小，作用稳定，无需监测凝血指标。

3. *补充凝血因子和血小板* 因大量的凝血因子和血小板消耗而存在活动性出血时，应补充凝血因子和血小板。替代治疗可能增加纤维蛋白沉积和MODS发生，因此必须在充分抗凝基础上进行，同时监测各脏器功能指标。pre-DIC阶段，病因去除后无须补充凝血因子。

(1)新鲜血浆：10～20ml/kg，每毫升血浆加肝素2.5～5U。

(2)血小板悬液：血小板低于50×10^9/L应输注单采浓缩血小板。DIC未控制者，1～3d可重复应用。

(3)纤维蛋白原(TIB)：首次剂量2～4g静脉滴注。因血浆FIB半衰期为96～144h，故血浆FIB含量＞1.5g/L后，在24h内不再重复使用。

(4)其他凝血因子制剂

①凝血酶原复合物：20～40U/kg，30min内输注完毕，2/d。

②维生素K：在急性DIC时的应用价值有限，但是在亚急性和慢性型DIC患者，作为一种辅助性凝血因子补充剂有一定价值。

③AT-Ⅲ浓缩剂：在肝素治疗同时须补充AT-Ⅲ，使其在体内的活性达到100%。AT-Ⅲ活性低于50%时，肝素治疗效果差；低于30%时，肝素治疗无效。低分子肝素的作用则不依赖AT-Ⅲ。用量：每次10～30U/kg。

④重组人活化蛋白C：除抗凝作用外，还具备抗炎和抗细胞凋亡的作用。活动性脏器出血，血小板低于50×10^9/L禁用。成人用量与用法为24～30g/(kg·h)持续静脉滴注96h。

⑤基因重组水蛭素：为强力凝血酶抑制药，主要用于急性早期DIC。用量与用法为5μg/(kg·h)持续静脉滴注4～8d。

4. *抗纤溶治疗* 适应证：DIC的病因及诱发因素已经去除或基本控制，已行有效抗凝治疗和补充血小板、凝血因子，出血仍难控制；纤溶亢进为主型DIC；DIC后期，纤溶亢进成为DIC主要病理过程和再发性出血或出血加重的主要原因；DIC时，纤溶实验指标证实有明显继发性纤溶亢进。

(1)氨基己酸(EACA)：DIC治疗成年人一般用注射剂，每次4～60g，以5%葡萄糖溶液或生理盐水100ml稀释，维持剂量1g/h，小剂量5g/d以下，中等剂量10g/d以下，大剂量20g/d。本品快速静脉注射可引起血压下降，休克者慎用。

(2)氨甲葇酸(抗血纤溶芳酸，PAMBA)：成年人每次200～500mg加于葡萄糖溶液20ml中，静脉注射，1～2/d，或加于液体静脉滴注，维持量100mg/h。

(3)氨甲环酸(止血环酸)：DIC时多用注射剂。成年人用量为氨基己酸的1/10，1～2/d，或静脉滴注，维持量0.1g/h。小剂量0.5g/d，中等剂量1.0g/d以下，大剂量2.0g/d。

(4)抑肽酶：抑肽酶兼有纤溶和凝血双相阻断作用，在理论上最适合于DIC的治疗。常用剂量8万～10万U/d，分2～3次使用。或首剂5万U，随后1万U/h，缓慢静脉注射。

5. *溶栓治疗* 溶栓治疗用于DIC的治疗尚在试验探索阶段。适应证：血栓形成为主的DIC，经前述治疗未能有效纠正者；DIC后期，凝血和纤溶过程已基本终止，而脏器功能恢复缓慢或欠佳；有明显血栓栓塞临床和辅助检查证据者。

(1)尿激酶：首剂4 000U/kg，静脉注射，后4 000U/h持续静脉滴注，连用3～5d。

(2)单链尿激酶：80mg加入5%～10%葡萄糖溶液静脉滴注，60～90min滴注完毕。1～2/d，持续用药 3～5d。

(3)t-PA：首剂 100mg，静脉注射，之后 50mg/h 持续静脉滴注，共 2h，第 2～3 天可酌情重复。

(4)乙酰化纤溶酶原-链激酶复合物：首剂 30mg，5min 内静脉注射，6h 后可等量静脉滴注。

6. *对症和支持治疗* 包括积极治疗原发病，纠正酸中毒和水、电解质紊乱，保持呼吸道通畅，供氧，维持心血管功能稳定等。

(七)预防

纠正 DIC 诱发因素：认真治疗原发病，防止溶血、酸中毒发生和发展；积极纠正感染性休克，改善微循环，避免应用促进血小板聚集的药物，如肾上腺素、去甲肾上腺素或血管加压素等；注意防止输液、输血反应；在大手术中尽量减少组织损伤。

（王　莹）

第七节　多器官功能不全综合征

多器官功能不全综合征(multiple organ dysfunction syndrome，MODS)是指机体在遭受严重创伤、感染、手术应激、大面积烧伤、休克等急性损害 24h 后，同时或相继发生 2 个或 2 个以上器官系统功能损伤或衰竭，以至不能维持内环境稳定的临床综合征。MODS 不包括一些慢性病终末期出现的器官功能衰竭。其显著特点是过度炎症反应，高动力循环状态和持续高代谢。MODS 是儿科危重病死亡的主要原因。全身炎症反应综合征(systemicin flammatory responses yndorme，SIRS)是 MODS 发病的基础，细胞因子失控性释放是 SIRS 向 MODS 转化的关键。

(一)流行病学

因病因、诊断依据等差异，MODS 确切发病率不详。有资料显示，儿科 ICU 中患病率在 11%～57%。脓毒症是儿童 MODS 的主要触发因素，脓毒症患儿并发 MODS 的发生率为 24%～73%。其他触发因素包括窒息、先天性代谢异常、低氧性呼吸衰竭(急性肺损伤/急性呼吸窘迫综合征)、急性肾衰竭、急性胰腺炎、颅内出血和神经退行性病变。

(二)病因学

常见病因包括：①重症感染，尤其是腹腔内感染、重症胰腺炎、化脓性梗阻性胆管炎等；②严重创伤：多发性创伤、大面积烧伤、挤压综合征等；③手术应激；④休克；⑤心肺复苏后；⑥大量输血输液；⑦急性药物或毒物中毒等。其中，严重感染、脓毒症是引起 MODS 的最常见和最重要的始动因素。

诱发的高危因素包括：复苏不充分或延迟复苏、持续存在感染病灶、基础脏器功能失常、大量反复输血、营养不良、肠道缺血性损伤、糖尿病及高乳酸血症等。

(三)发病机制

确切发病机制尚未完全阐明。目前受到重视的发病机制有：失控性炎性反应学说、微循环障碍学说、肠道细菌与内毒素易位学说、基因多态性学说、细胞凋亡学说。其中失控性炎性反应假说被广泛认可，从根本上阐述了 MODS 的发病机制。

1. *失控性全身炎症反应学说* 各种感染或非感染性的因素作用于机体，引起单核-巨噬细胞系统活化从而过度表达，产生大量促炎因子，如肿瘤坏死因子-α(TNF-α)、白细胞介素-1(IL-1)、IL-6、IL-8 等，引起全身炎症介质瀑布效应而导致 MODS。同时，机体启动代偿性抗炎反应，抗炎反应占优势时，产生代偿性抗炎反应综合征(compensatory anti-inflammatory response syndrome，CARS)，释放抗炎细胞因子如 IL-4、IL-10、IL-13 等。无论是 SIRS 还是 CARS，均反映了机体炎症反应失控，内环境稳定性破坏，均可诱发 MODS。其共同模式是：损伤→应激反应→SIRS 和 CARS→MODS。

2. *微循环障碍学说* 微循环血管扩张，通透性增加，加之晚期弥散性血管内凝血造成微血管内广泛血栓形成，导致组织供血供氧严重障碍。此外细胞线粒体功能损害导致细胞摄取利用氧障碍，进一步加剧器官缺血缺氧，促进 MODS 的发展。多种血管活性物质如花生四烯酸代谢物血栓素 A2(TXA2)、白三烯(LT)、内皮素(ET)以及血小板活化因子(PAF)等的释放，加之前列腺素 E_2(PGE2)、一氧化氮(NO)等血管舒张作用，均参与、诱发或加剧了全身微循环障碍。

3. *肠道细菌与内毒素易位* 肠道是机体最大的细菌及毒素储库。肠腔内细菌和内毒素侵入肠淋巴管和肠系膜淋巴结，继而进入肝门静脉系统和体循环，引起全身性感染和内毒素血症的过程称为细菌易位。细菌易位是引发严重创伤、烧伤、休克、大手术等危重病人并发全身感染、内毒素血症及MODS的重要凶素。肠黏膜屏障功能受损是细菌易位的基础，内毒素可激活多种炎性细胞、释放炎性介质，从而导致MODS。

4. 细胞凋亡学说 FAS(CD95)基因是TNF受体超家族中的成员，它通过与细胞表面的FAS配体(FASL)结合，能在体内多种细胞中表达，进而诱导细胞凋亡。FAS基因表达障碍，将不能有效清除活化的炎症细胞，导致过度炎症反应和自身免疫紊乱；而FAS基因超量表达，也将引起多种炎症细胞和实质细胞的过度凋亡，导致淋巴细胞减少及免疫抑制而诱发脓毒症和MODS。因此，FAS基因介导的细胞凋亡可能是MODS发病的主要机制之一。

5. 基因多态性学说 基因的多态性是决定人体对应激打击的易感性、耐受性、临床表现多样性及对药物治疗反应差异性的重要因素。炎症表达的控制基因确实具有多态性，这提示个体基因特征在全身炎性反应中发挥作用。

(四)临床分型

分为原发性与继发性两种。原发性MODS是由某种明确的生理损伤直接作用导致重要器官功能损伤而迅速引起的MODS。器官功能障碍由损伤直接造成，发生早。继发性MODS是指机体受到原发损伤后处于激发状态，当二次或三次打击发生时引发宿主异常失控的全身炎症反应所致。

(五)临床表现

临床表现复杂，个体差异大，主要是各器官系统功能障碍的多样性表现。包括呼吸、循环、神经、肾、血液、肝、消化等系统。肺是发生率最高、最早的器官，表现为呼吸增快、呼吸困难、发绀等；循环系统表现为心率增快、休克、水肿等；消化系统表现为胃肠道胀气、应激性溃疡、坏死性小肠炎等；肝表现为黄疸、肝性脑病等；肾功能障碍常常是晚期表现，出现少尿，水肿等；血液系统表现为贫血、凝血功能障碍；神经系统表现为意识障碍、瞳孔改变、血压和心率波动、血管张力改变等。

小儿MODS的特点是：①发生率和临床经过存在明显年龄差异，年龄越小，发病率越高，病情发展越快；②原发性MODS发生率明显高于成年人。

(六)辅助检查

选择恰当的实验室检查及辅助检查有助于监测评价各器官系统功能。

1. 心血管：中心静脉压，有创动脉压，心脏指数等血流动力学监测；血乳酸，心电图，心肌酶谱等。

2. 呼吸：呼吸频率、节律及幅度，氧合指数，血气分析，肺顺应性，气道阻力等。

3. 肾：血肌酐，尿比重，血电解质酸碱水平，尿量等。

4. 神经系统：格拉斯哥昏迷评分，瞳孔，影像学检查，脑电图等。

5. 血液：凝血功能，血细胞计数。

6. 肝：肝酶，胆红素等。

(七)诊断

1. 2002年国际儿童脓毒症共识大会明确了儿童感染、脓毒症、严重脓毒症、脓毒性休克和器官功能障碍的概念，于2005年发表了小儿器官功能障碍的诊断标准，见本章第五节严重脓毒症和脓毒性休克的表19-6。

2. 我国制订的婴儿及儿童系统脏器功能衰竭的诊断标准见表19-9。

(八)治疗

关键在于早期诊断，及时合理治疗。治疗原则是积极治疗原发疾病，抗感染，器官功能支持和保护。首先抢救危及生命的脏器衰竭，积极充分进行休克复苏，维持循环稳定，保障充分的氧合、通气和组织灌注等。

1. 控制感染 对严重感染患者尽早应用有效抗生素，及时彻底引流脓肿，清除坏死组织和病灶，注意监测和治疗二重感染、真菌感染等特殊感染。

2. 早期脏器功能支持 器官功能支持是MODS主要治疗方法，加强器官功能监测和早期目标导向治疗(表19-10)有利于改善预后。

循环支持强调及时充分的液体复苏，纠正缺氧和低血压，维持脏器灌注。连续监测血压、脉搏、中心静脉压和尿量，维持满意的血容量和排血量。对心源性休克应放置Swan-Ganz导管监测右心房压、心排血量和肺动脉楔压，并指导输血、补液。MODS以肺功能障碍最常见，肺衰竭患者保持呼吸道畅通，氧疗纠正缺氧，应早期予以机械辅助通气，呼气末正压通气(positive end expiratory pressure，PEEP)是目前临床最常用的方法，早期使用可预防肺泡萎缩，提高功能残气量，增加肺泡通气量，减少肺内分流，改善缺氧。

表 19-9　婴儿(＜12 个月)及儿童(＞12 个月)系统器官功能衰竭诊断标准的建议

心血管系统

1. 血压(收缩压)：
   婴儿：5.3kPa(40mmHg)
   儿童：＜6.7kPa(50mmhg)或需持续静脉输入药物，如多巴胺＞5μg/(kg·min)
   以维持血压在上述标准以上者
2. 心率：体温正常，安静状态，连续测定 1min
   婴儿：＜60/min 或＞200/min
   儿童：＜50/min 或＞180/min
3. 心搏骤停
4. 血 pH＜7.20($PaCO_2$不高于正常值)

呼吸系统

1. 呼吸频率：体温正常，安静状态，连续测定 1min
   婴儿：＜15/min 或＞90/min
   儿童：＜10/min 或＞70/min
2. $PaCO_2$＞8.7kPa(65mmHg)
3. PaO_2＜5.3kPa(40mmHg)(不吸氧，除外青紫型心脏病)
4. 需机械通气(不包括手术后 24h 内患儿)
5. PaO_2/FiO_2＜26.7kPa(200mmHg)(除外青紫型心脏病)

神经系统

1. Glasgow 昏迷评分：≤7
2. 瞳孔固定，散大(除外药物影响)

血液系统

1. 急性贫血危象：血红蛋白＜50g/L
2. 白细胞计数：≤2×10^9/ L
3. 血小板计数：≤20×10^9/ L

肾系统

1. 血清 BUN：≥35.7mmol/L(100mg/dl)
2. 血清 Cr：≥176.8μmol/L(2.0mg/dl)
3. 因肾功能不全需透析者

胃肠系统

1. 应激性溃疡出血者，需输血者
2. 出现中毒性肠麻痹，有高度腹胀者

肝系统

1. 总胆红素＞85.5μmol/L(5mg/dl)及天冬氨酸转氨酶(AST)或 LDH 为正常值的 2 倍以上(无溶血)
2. 肝性脑病≥Ⅱ级

符合上述任何一项，该系统脏器功能衰竭成立；同时存在 2 个或以上者，则 MODS 成立

表 19-10　器官功能不全的目标导向治疗

系统	疾病	目标(预防/治疗)	治疗
呼吸	急性呼吸窘迫综合征	缺氧和呼吸性酸中毒	氧疗 早期进行机械通气
	呼吸肌疲劳 中枢性呼吸暂停	气压伤 减少呼吸功	呼气末正压通气 允许性高碳酸血症 高频通气，ECMO 支持

（续　表）

系统	疾病	目标（预防/治疗）	治疗
循环	休克	低血容量，低灌注 微循环障碍	充分液体复苏 血管活性药物
肾	肾前性衰竭 肾性衰竭	血容量降低/过高， 高钾血症，代谢性酸中毒， 高/低钠血症，高血压 恢复正常尿量和血压	液体复苏 监测尿量，血电解质 小剂量多巴胺，呋塞米 透析，血滤，超滤
血液	凝血病（DIC）	出血	维生素 K_1 新鲜冰冻血浆，血小板输注
	血栓形成	凝血异常	早期抗凝治疗，肝素化 活化蛋白 C
胃肠道	应激性溃疡	胃肠道出血 避免误吸，腹胀	H_2 受体阻滞药 或质子泵抑制药 胃液 pH 监测，留置胃管
	肠梗阻	避免黏膜萎缩，细菌移位	及早肠内喂养
内分泌	肾上腺功能不全，原发或继发于慢性皮质激素应用	肾上腺危象	既往应用皮质激素者给予应激剂量的激素； 原发性肾上腺功能不全者发生脓毒症时给予生理剂量的皮质激素
代谢	代谢性酸中毒	纠正病因 纠正 pH	液体复苏，血管活性药物 提高肾排酸能力 如pH＜7.1，通气良好，给予碳酸氢钠（0.5～2mEq/kg）

3. *器官体外支持疗法*

（1）连续性肾替代治疗（continuous renal replacement therapy，CRRT）：是一种连续性血液净化技术，与机械通气、体外膜肺（ECMO）并称危重症救治的三大生命支持技术。CRRT 特点是血流动力学稳定，溶质清除率高，可通过对流、吸附机制清除多种炎性介质、细胞因子和循环中的内毒素，纠正内环境失衡，已成功用于 SIRS/MODS 的抗介质治疗，是急救医学领域中重要的治疗手段。

（2）机械通气，体外膜氧合：在 MODS 中，肺是最易受累的靶器官之一，ALI 与 ARDS 出现最早，发生率也最高。早期应用机械通气，并应用最佳通气策略可降低患者病死率（详见本章第三节急性肺损伤和急性呼吸窘迫综合征）。

4. *代谢支持*　MODS 特征是高代谢状态，静息状态能量消耗多，氧消耗、心排血量增多，严重蛋白分解。故必须注意热能补给，维持正氮平衡。应尽量利用胃肠道补充营养，尽早恢复进食，可采用鼻饲，空肠造瘘等，以利于恢复肠黏膜屏障。可补充谷氨酰胺以促进消化道上皮细胞的修复。

5. *免疫调控*　肾上腺皮质激素可减轻过度炎症反应，尤其对脓毒症患儿有一定的免疫调控作用，可根据病情酌情选用。剂量和用法见第五节严重脓毒症和脓毒性休克。免疫球蛋白（IVIG）能提高血清和组织间隙 IgG 水平，对抗细菌黏附，有利于排菌；直接中和细菌抗原减轻中毒症状，还能激活补体加强吞噬和 FC 介导的黏附，可起到免疫支持和免疫调控的双重作用，对降低严重感染性疾病或结缔组织病引发的 MODS 患儿的病死率可能有一定作用，是较为常用的辅助治疗手段。剂量 200～400mg/（kg·d），连用 3～5d。

6. *抗炎性介质治疗*　近年来应用多种炎症介质的单克隆抗体、受体拮抗药是研究热点，如抗内毒素单抗、抗 TNF 抗体、IL-1 受体拮抗药等治疗

MODS，由于参与发病的炎性介质繁多，针对单一介质治疗未能证实有效。

7. 抗氧化应激氧自由基清除药　氧自由基清除药主要有西咪替丁，超氧化物歧化酶，维生素A、维生素E、维生素C等，均可抑制缺血-再灌注组织生成和释放氧自由基作用，对MODS的防治有一定作用。

8. 基因治疗　可望通过干预炎性刺激信号转导及基因表达来改变SIRS和MODS的病程发展，但目前尚处于研究探讨阶段。

(九)并发症的诊断、治疗和预防

MODS病死率居高不下，积极防治具有重要意义。早期发现、有效干预SIRS是防治MODS降低其死亡率的关键。主要预防措施包括：①对创伤、低血容量、休克的患者，应及时而充分地进行复苏，保证组织氧合灌注；②对创伤或术后感染患者，应进行彻底的清创和充分引流；③尽早发现SIRS的征象，积极干预；④尽早恢复进食，保持肠道黏膜屏障的完整性，提供充分的代谢支持。

(十)预后

据统计，儿童ICU中MODS的病死率达12%～57%。基础疾病、衰竭脏器的数目、发病前状况、手术等均可影响MODS的预后。儿童死亡威胁评分、MODS评分法等有助于判断病情进展，并且对预后提供较为客观的评价。

（王　莹）

第八节　急性中毒

(一)概念和分类

1. 小儿中毒的定义　某些物质进入人体后损害器官和组织，使其发生功能或器质性改变，出现一系列症状和体征，称为中毒。小儿急性中毒多发生在婴幼儿至学龄前期，是儿科急诊的常见疾病之一。婴幼儿时期常为误服药物中毒，而学龄前期主要为有毒物质中毒。小儿的中毒与周围环境密切相关，常为急性中毒。

2. 中毒的分类

(1)按起病急缓：可为急性中毒、亚急性中毒和慢性中毒。小儿以急性中毒为主。

(2)按毒物性质：可分为食物中毒、有毒动植物中毒、农药中毒、金属中毒、药物中毒及有毒气体中毒。

(3)按吸收途径：可分为①经消化道吸收。脂溶性毒物以扩散方式通过胃肠道细胞膜被吸收。②经呼吸道吸收。由于肺泡面积大、膜薄、供血丰富，有毒气体易经肺泡被吸收，如一氧化碳中毒。③经皮肤吸收。人体皮肤对水溶性毒物有屏障作用，但脂溶性毒物却易于通过扩散作用进入真皮层，最后进入血液循环。少量毒物经毛囊、皮脂腺或汗腺细孔被吸收。④经注入中毒，包括毒虫蜇伤、注射毒物。

3. 毒物在人体内的分布与排泄

(1)毒物的分布：主要在体液和组织中，影响分布的因素有毒物与血浆蛋白的结合力、毒物与组织的亲和力等。

(2)毒物的排泄：可经肾、胆管或肠道排泄；部分毒物在肠内可被再吸收形成肠肝循环，导致从体内延缓排泄。其他排泄途径有经汗腺、唾液腺、乳汁排至体外，有害气体则可经肺排出。

(二)中毒机制

因毒物种类难以统计，很难了解所有毒物的中毒机制。常见的中毒机制如下。

1. 干扰酶系统。毒物通过抑制酶系统，通过竞争性抑制与辅酶或辅基反应或相竞争，夺取酶功能所必需的金属激活剂等。

2. 抑制血红蛋白携氧功能，如一氧化碳中毒使氧合血红蛋白形成碳氧血红蛋白、亚硝酸盐中毒形成高铁血红蛋白，使血红蛋白携氧功能丧失。

3. 直接化学性损伤。

4. 作用于核酸，如烷化药氮芥和环磷酰胺，使DNA烷化，形成交叉联结，影响其功能。

5. 变态反应。由抗原抗体作用在体内激发各种异常的免疫反应。

6. 麻醉作用。

7. 干扰细胞膜或细胞器的生理功能。

(三)中毒的诊断

1. 询问病史　对中毒的诊断，病史十分重要，可为尽快明确毒物的性质、进入人体的时间和量以及应采取的急救措施提供依据。因此，对有明确中毒史者家属陈述病史非常重要，应详细了解毒物名称、中毒发生时间、症状出现时间、进入人体的量和途径，以及中毒现场与周围环境情况，中毒发生后采取了哪些应急措施及其效果，以及有无集体发病等。对无明确中毒史者，应注意：凡急性起病、有多脏器症状、不能以一种疾病解释的，尤其数人同时发病而症状相似者，更应怀疑中毒可能。

2. 体检　要注意有重要诊断意义的中毒特征，如呼气、呕吐物的特殊气味、甲床和口唇的颜色，瞳孔大小等，还应检查皮肤黏膜有无损伤、水疱、溃烂，心率与节律变化，肺内啰音，并观察肝、脾大小和神经反射及意识状态变化。同时还需检查衣服、皮肤及口袋中有无毒物。

(四)中毒的治疗原则

处理原则为发生急性中毒时，应立即治疗，否则会失去抢救机会。在毒物性质未明时，按一般的中毒治疗原则抢救患儿。在一般情况下，以排除毒物为首要措施，尽快减少毒物对重要脏器(心、脑、肝、肾等)的损害；维持呼吸、循环等生命器官的功能；采取各种措施减少毒物的吸收，促进毒物的排泄。

1. 毒物的清除　根据毒物性质、进入人体途径和中毒的时间，采取不同措施。

(1)食入性中毒：采用催吐、洗胃、导泄和利尿法排除毒物。

①催吐：一般适于中毒时间较短(在 4h 以内)者，对年龄较大、神志清楚、能与医务人员合作者，常用手指、筷子、压舌板刺激咽部引起反射性呕吐。

②洗胃：中毒在 6h 以内者需洗胃，洗胃方法是经鼻或经口插入胃管后，用 50 ml 注射器抽吸，直至洗出液清澈为止，首次抽出物送毒物鉴定。常用的洗胃液有温水、鞣酸、高锰酸钾(1∶10 000)、碳酸氢钠(2%～5%)、生理盐水或 0.45%氯化钠溶液。对强酸、强碱等腐蚀性物质中毒者，切忌洗胃，可用中和法。强酸宜用镁乳、氢氧化铝凝胶、淡肥皂水等；强碱宜用淡醋、果汁等，牛奶亦可起中和作用，同时可在胃内形成保护膜，减少刺激。

③导泄：中毒时间在 10～12h 或以上，或现场已经初步洗胃者。在催吐、洗胃后。常用 50%硫酸镁 0.4～0.5ml/kg 导泻，还可用硫酸钠 250mg/kg 配成 10%溶液口服，20%甘露醇 2ml/kg 口服或经胃管注入。

④灌肠：常用的灌肠液有 2%肥皂水、生理盐水及温水等。

(2)接触性中毒：脱去污染毒物的衣服，并用 25～33℃清水冲洗体表、毛发及指甲缝内毒物。注意不用热水，以免血管扩张增加毒物吸收。冲洗时间宜长，并选适当的中和液或解毒液。

(3)吸入性中毒：立即脱离现场，呼吸新鲜空气，保持呼吸道通畅，并及时吸出呼吸道分泌物。有条件时给氧，昏迷者有舌后坠时，应将舌拉出口外，使下颌前倾，保持呼吸道平直，必要时气管内插管，使用正压呼吸机给氧。

2. 促进已吸收毒物的排除

(1)利尿：大多数毒物进入机体后经由肾排泄，因此加强利尿是加速毒物排出的重要措施。静脉输注 5%～10%葡萄糖溶液可以冲淡体内毒物浓度，增加尿量，促使排泄。病情较轻或没有静脉滴注条件时，可让其大量饮水。但如病人有脱水，应先纠正脱水。可应用利尿药，常用呋塞米 1～2mg/kg 静脉注射；20%甘露醇 0.5～1g/kg，或 25%山梨醇 1～2g/kg 静脉滴注。大量利尿时应注意适当补充钾盐。保证尿量在 6～9 ml/(kg・h)。在利尿期间应监测尿排出量、液体入量、血电解质等。当患儿苏醒、严重中毒症状减轻或药物浓度低于中毒水平时，则可停止利尿。

(2)血液净化方法

①透析疗法：很多种危重的急性中毒病人，可采用透析疗法增加毒物排出。透析疗法有多种，常用腹膜透析和血液透析。腹膜透析较简便易行，血液透析(人工肾)是更好的透析方法，能代替部分肾功能，将血液中的有毒物质和身体的代谢废物排除。

②血液灌流法：此法是将病儿血液经过体外循环，用吸附剂吸收毒物后再输回体内，应用指征与血液透析相同。有的毒物血液透析不能析出，用血液灌流则有效。

3. 应用特效解毒药　其应用方法见表 19-11。

表 19-11 常见毒物的解毒剂、剂量及用法及注意点

中毒种类	有效解毒剂	剂量、用法及注意点
砷、汞、金、锑、铋、铜、铬、镍、钨、锌	二巯丙醇(BAL)	每次 3～5mg/kg,深部肌内注射,每 4h 1 次,常用 5～10d 1 个疗程
	二巯丙磺酸钠	每次 5%溶液 0.1ml/kg,皮下或肌内注射,第 1 天 3～4 次,第 2 天 2～3 次,第 3 天以后每日 1～2 次,共用3～7d。总剂量 30～50ml
	二巯基丁酸(DMSA)	10mg/kg,口服,每 8h 1 次,共 5d,再以每 12h 1 次,共 14d
	硫代硫酸钠	每次 10～20mg/kg,配成 5%～10%溶液,静脉注射或肌内注射,每日 1 次,3～5d。或 10～20ml 口服,2/d(口服只能作用于胃肠道内未被吸收的毒物)
铅、锰、铀、镭、钒、钴、硒、镉、铜、铬、汞、铁	依地酸钙钠(Ca-Na2-EDTA)	1～1.5g/(m^2·d),分为每 12h 次,肌内注射,共 5d
	促排灵(DTPA)	每次 15～30mg/kg,配成 10%～25%溶液肌内注射,或以生理盐水稀释成 0.2%～0.5%溶液静脉滴注,2/d,3d 为 1 个疗程,间隔 3d 再用第 2 个疗程
	去铁胺青霉胺	15mg/(kg·h),每天总量不超过 6g 治疗慢性铅、汞中毒 100mg/(kg·d)分 4 次口服 5～7d 为 1 个疗程
高铁血红蛋白血症(亚硝酸盐、苯胺、非那西丁、硝基苯、安替比林、氯酸盐类、磺胺类)	亚甲蓝	每次 1～2mg/kg。配成 1%溶液,静脉注射,或每次 2～3mg/kg,口服,若症状不消失或重现,30min 至 1h 后可再重复
	维生素 C	每日 500～1 000mg 加在 5%～10%葡萄糖溶液内静脉滴注,或每日口服 1～2g(作用比亚甲蓝慢)
氢氰酸及氰酸化合物(桃仁、杏仁、李仁、樱桃仁、枇杷仁、亚麻仁、木薯)	亚硝酸异戊酯	吸入剂用时压碎,每 1～2min 吸入 15～30s 反复吸入至亚硝酸钠注射为止
	亚硝酸钠	6～10 mg/kg,配成 1%溶液静脉注射,3～5 min 注人,每次注射前要准备好肾上腺素,当血压急剧下降时应给注射肾上腺素
	硫代硫酸钠	25%溶液每次 0.25～0.5g/kg,静脉缓慢注射(10～15 min 内注完)
	亚甲蓝	每次 1%溶液每次 10 mg/kg,静脉缓慢注射,注射时观察口唇,至口唇变黯紫色即
	以上 3 种药物,最好先注射亚硝酸钠,继之注射硫代硫酸钠,或先注射亚甲蓝,继之注射硫代硫酸钠,重复时剂量减半。注意血压下降时应给注射肾上腺素	

（续 表）

中毒种类	有效解毒剂	剂量、用法及注意点
有机磷化合物类（1605、1059、3911、美曲磷脂、敌敌畏、乐果、其他有机磷农药）	碘解磷定 氯解磷定	每次15～30 mg/kg(成年人0.5～1/g次)，配成2.5%溶液静脉缓慢注射或静脉滴注，严重患儿2h后可重复注射，并与阿托品同时应用，至肌肉颤动停止意识恢复。氯解磷定可做肌内注射
	双复磷	成年人每次0.25～0.75g，皮下、肌内或静脉注射均可。小儿酌减
	阿托品	严重中毒：首次剂量0.05～0.1 mg/kg，静脉注射，以后每次0.05 mg/kg，5～10min 1次，至瞳孔开始散大，肺水肿消退，改为每次0.02～0.03 mg/kg，皮下注射，15～30min 1次，至意识恢复改为每次0.01～0.02 mg/kg，30～60min 1次。中度中毒：每次0.03～0.05mg，15～30 min 1次，皮下注射，减量指征同上。轻度中毒每次0.02～0.03 mg/kg，口服或皮下注射，必要时重复。以上治疗均为瞳孔散后停药，严密观察24～48h，必要时应再给药。同时合并应用碘解磷定比单用阿托品效果好，阿托品的剂量也可以减小
烟碱、毛果芸香碱、新斯的明、毒扁豆碱、槟榔碱、毒蕈	碘解磷定，氯解磷定或双复磷	对烟碱、新斯的明、毒扁豆碱中毒有效，剂量同上
	阿托品	每次0.03～0.05mg/kg，皮下注射，必要时15～30min 1次
氟乙酰胺	乙酰胺(解氟灵)	0.1～0.3g/(kg·d)，分2～4次肌内注射，可连续注射5～7d，危重病例第1次可注射0.2g/kg，与解痉药和半胱氨酸合用，效果更好
阿托品、莨菪碱类、曼陀罗、颠茄	毛果芸香碱(匹罗卡品)	每次0.1mg/kg。皮下或肌内注射，15min 1次，本药只能对抗阿托品类引起的副交感神经作用，对中枢神经中毒症状无效，故应加用短作用的巴比妥类药物，如戊巴比妥钠或异戊巴比妥等
	水杨酸毒扁豆碱	重症患儿用0.5～2mg缓慢静脉注射，至少2～3min；如不见效，2～5min后再重复1次，一旦见效则停药。复发者缓慢减至最小用量，每30～60min 1次。能逆转阿托品类中毒引起的中枢神经系统及周围神经系统症状
四氯化碳、草酸盐	葡萄糖酸钙	10%溶液10～20ml加等量的5%～25%葡萄糖溶液静脉缓慢注射
氟化物	氯化钙	3%溶液10～20ml加等量的5%～25%葡萄糖溶液静脉缓慢注射

（续　表）

中毒种类	有效解毒剂	剂量、用法及注意点
麻醉剂和镇静药(阿片、吗啡、可待因、海洛因、哌替啶、美沙酮、水合氯醛、苯巴比妥、巴比妥、巴比妥钠、异戊巴比妥、司可巴比妥、硫喷妥钠)	纳洛酮	每次0.01mg/kg，静脉注射，如无效增加至0.1mg/kg，可重复应用，可静脉滴注维持
	烯丙吗啡	每次0.1mg/kg，静脉、皮下或肌内注射，需要时隔10～15min再注射1次
氯丙嗪(冬眠灵)奋乃静	苯海拉明	每次1～2mg/kg，口服或肌内注射，只对抗肌肉震颤
苯丙胺(安非他明)	氯丙嗪	每次0.5～1mg/kg，6h 1次，若已用巴比妥，剂量应减少
异烟肼中毒	维生素B_6	剂量等于异烟肼用量
鼠药(敌鼠)	维生素K_1	10mg/kg肌内注射，2～3/d
β-阻滞药或钙通道阻滞药中毒	胰高血糖素	首剂0.15mg/kg静脉应用，以0.05～0.1mg/(kg·h)静脉滴注维持
阿司匹林	乙酰唑胺(醋唑磺胺)	每次5mg/kg，口服或肌内注射，必要时24h内可重复2～3次
	碳酸氢钠	纠正脱水后若仍有严重酸中毒，可用5%碳酸氢钠溶液每次6ml/kg，静脉滴入，以后必要时可重复1次，治疗开始后每30min查尿1次，使尿保持为碱性，若变为酸性时，应静脉滴入1.4%碳酸氢钠溶液10ml/kg
	乳酸钠	用1/6mol浓度的乳酸钠溶液代替上述1.4%碳酸氢钠溶液亦可，但效果不如碳酸氢钠
	维生素K_1	20～50mg肌内注射，预防出血
一氧化碳(煤气)	氧气	100%氧气吸入，高压氧舱
肉毒中毒	多价抗肉毒血清	1万～5万U肌内注射
河豚中毒	半胱氨酸	成年人剂量为0.1～0.2g肌内注射，2/d，儿童酌情减量

（许　峰）

第九节　意外伤害

一、溺　水

(一)概述

溺水是指水淹没面部及上呼吸道，继而引起窒息，导致生命处于危险状态。溺水是小儿时期常见的意外死亡因素之一，溺水后机体组织严重缺氧可导致呼吸、循环、神经系统的功能障碍直至衰竭死亡。溺淡水较常见。由于大量低渗液进入肺泡可致肺水肿，并出现溶血。溺海水：由于海水的渗透压高于血液3～4倍，高张液体进入肺泡，血管内水分被高张液吸出致使血液浓缩，电解质浓度增高，血容量减少，一般可持续数日。溺水者尚可因窒息造成酸中毒及不同程度中枢神经系统损害。

(二)溺水的急救

1. *现场抢救* 溺水过程极短,溺水患儿被救出时多已经出现呼吸障碍或呼吸心搏停止,必须争分夺秒进行现场抢救。原则是立即清除呼吸道梗阻,恢复自主呼吸,恢复心搏,加强监护,防止感染等并发症。要点是实施有效的心、肺、脑复苏和充分的呼吸管理,即保证从事故现场到初级急救至高级急救机构的转运的全过程中得到系统、连续、有效的治疗。

2. *院内急救* 包括立即恢复呼吸纠正低氧血症、恢复有效循环、防治脑水肿及肺水肿、复温治疗,以及其他对症治疗。

二、雷、电击伤

(一)电击伤

又称触电,指一定量的电流或电能通过人体,引起全身或局部损伤。常见于小儿玩弄电器、误触断开的电线或高压线及遭雷电击伤。诊断常有明确触电史或遭电击史。局部皮肤被电灼烧,出现局部焦化或炭化,并有组织坏死。轻者出现心悸、头晕、面色苍白、惊恐不安和四肢无力;重者可将身体击倒,并导致呼吸心搏骤停。

(二)电击伤急救

一切治疗均应在断电后进行,轻症者卧床休息,严密观察病情变化,可用小量镇静药。呼吸心脏骤停者,进行心肺复苏术。电灼烧局部皮肤可按烧伤处理。

三、毒蛇咬伤

(一)概述

也是小儿意外原因之一,常见于农村和野外郊游,我国毒蛇种类很多,常见的有眼镜蛇、眼镜王蛇、金环蛇、银环蛇、竹叶青、蝮蛇等。毒蛇头部眼后下方皮下有毒腺,经导管与毒牙相通。毒蛇咬伤后毒液随血液、淋巴循环进入体内,其毒素分血液循环毒素和神经毒素两类,均可引起中毒表现。诊断包括有被毒蛇咬伤史,局部伤口处可见牙痕,局部肿胀,流血不止,伤口疼痛剧烈。全身表现如下。

1. *神经毒素症状* 伤口早期有麻木感,嗜睡、乏力、肌肉酸痛、流涎及声音嘶哑。30min至2h出现头痛、头晕、眼花、呼吸困难等。严重者可有惊厥、昏迷、甚至因呼吸麻痹死亡。

2. *血液毒素症状* 表现多部位出血不止,可因鼻出血、血尿、便血及咯血等造成贫血。

3. *心脏毒素症状* 有中毒性心肌病、心律失常及传导阻滞等,常伴发绀、呼吸急促等症状。

(二)毒蛇咬伤急救

1. *局部治疗*

(1)阻断血液、淋巴液回流:在患者伤口近心端结扎止血带,以阻断血液、淋巴液回流,每15~30min松开1次。

(2)冲洗伤口:用清水或1:5 000高锰酸钾液冲洗伤口,或用3%过氧化氢彻底冲洗。

(3)排除毒液:可用吸乳器、拔火罐、吸引器等将伤口内毒液连同污血一并吸出。

(4)阻止扩散:用0.25%~0.5%普鲁卡因溶液加入地塞米松2mg行伤口周围封闭,亦可用火柴烧灼伤口。

2. *全身治疗*

(1)特效解毒药:抗蛇毒血清是中和蛇毒的特效解毒药,疗效显著、确切。因此,早期足量应用,疗效更好。抗蛇毒血清有单价和多价两种,前者只对同类毒蛇咬伤有效;后者含多种抗蛇毒血清,对其中任何一种毒蛇咬伤均有效果。用前需做过敏试验,对阳性者应权衡利弊决定脱敏治疗。国产抗蛇毒血清用法,1次注射量:抗金环蛇毒血清5 000U;抗蝰蛇毒血清5 000U;抗蝮蛇毒血清8 000U;抗五步蛇毒血清10 000U;抗银环蛇毒血清8 000U;抗眼镜蛇毒血清10 000U,溶于生理盐水20ml静脉缓慢注射,或溶于5%葡萄糖溶液500ml静脉滴注,1~2h滴完。严重者可在12小时内重复1次。也可皮下或肌内注射。祖国中医中药研制成多种解蛇毒中药可供口服、注射和外用。主要有上海蛇药和南通蛇药,上海蛇药首次10片,以后每次5片,每4~6h 1次,用3~5d。南通蛇药每次5片,每6h 1次。

(2)减轻中毒症状:对症治疗包括抗休克、输血浆及给予凝血药物等。并应用肾上腺皮质激素,进行输液、利尿、纠正水电解质失衡。

(3)防治继发感染:给予抗生素和破伤风抗毒血清。

(4)其他:禁忌使用中枢神经抑制药、肾上腺素、抗凝血药及骨骼肌松弛药。

四、一氧化碳中毒

(一)概述

一氧化碳中毒或称煤气中毒,是最常见的中毒和意外形式之一,是由于吸入大量一氧化碳(CO)

气体所引起。吸入的CO与血红蛋白结合，形成稳定的碳氧血红蛋白（carboxyhemoglobin，HbCO），使血红蛋白丧失携带氧的能力，并抑制氧合血红蛋白的分解，进而影响组织细胞供氧量。吸入的CO还可与含铁的组织呼吸酶结合，致使组织缺氧、窒息。

（二）一氧化碳中毒急救

转移患儿到空气畅通场所，氧疗是治疗一氧化碳中毒最有效的方法，因为吸入氧浓度越高，血内一氧化碳分离越多，排出越快。积极防治脑水肿、肺水肿等其他对症治疗。

（许 峰）

第十节 危重病患儿水电解质酸碱失衡

体液是人体重要组成部分，保持体液平衡是维持生命所必需的条件，体液平衡主要包括4个方面，即体液容量、电解质浓度、酸碱度及渗透压平衡。危重病患儿由于器官功能的损害，加之不能进食或摄入不足，体液平衡调节功能差，很容易发生体液平衡失调，如处理不及时或处理不当可危急患儿生命。因此，危重病儿水和电解质平衡的治疗是危重症医学重要内容之一。

一、小儿体液代谢特点

人体大部分由体液组成，年龄越小，体液总量相对越多，新生儿体液占体重的75%～80%，婴儿占70%，1岁以上占65%，成年人占55%～60%。体液由细胞内液和细胞外液（血浆、间质液）组成，细胞外液主要由间质液及血浆两部分组成，细胞内液占体重的35%～40%，细胞外液占体重的20%～25%，婴儿细胞外液相对比成年人多。细胞内外液中的电解质组成有很大差别，细胞内液阳离子以钾为主，细胞外液阳离子则以钠为主。体液的各部分溶质相对稳定，而水都可自由通透细胞膜及毛细血管壁，由渗透压低的一方向高的一方，直至各部分渗透压达到平衡，正常体液渗透压为286～294mmol/L。

二、各类常见的水电解质酸碱失衡

（一）脱水

脱水（dehydration）亦称失水，是指机体因摄水过少及（或）失水过多，超过机体生理调节能力时所致的体液容量不足（首先是细胞外液减少）的病理现象。小儿比成年人更容易发生脱水，尤其是婴幼儿，这是因为小儿新陈代谢旺盛，对水电平衡调节能力差。脱水时除失水外，尚有钠、钾和其他电解质的丢失。

1. 病因　由于病因的不同，水钠损失的比例可有差异，因此临床分为等渗性脱水、低渗性脱水及高渗性脱水3种类型。根据脱水程度临床分轻度脱水、中度脱水、重度脱水。

（1）脱水的性质：根据失水和失钠比例不同，脱水分为等渗、低渗和高渗性脱水。

①等渗性脱水：血钠在130～150mmol/L称等渗脱水。此类脱水主要损失细胞外液，而细胞内液的容量和电解质浓度变化不明显，最常见的是婴儿腹泻。

②低渗性脱水：失钠相对比失水多，血钠＜130mmol/L称低渗性脱水。此类脱水由于细胞外液渗透压减低，水进入细胞内液，细胞外液脱水更严重，多为腹泻时口服大量的开水或静脉输入大量非电解质溶液，迁延性腹泻，肾炎患儿长期限盐又反复用利尿药等。

③高渗透性脱水：失水相对比失钠多，血钠＞150mmol/L称高渗性脱水。此类脱水细胞外液渗透压增高，水进入细胞外液，引起细胞内脱水，临床多见于腹泻伴有高热者，短程的呕吐。

（2）脱水的程度：根据脱水程度临床分轻度脱水、中度脱水、重度脱水。

①轻度脱水：失水占体重的5%以下，临床症状不明显，仅有精神稍差，轻度口渴，尿量稍减少，前囟平或稍凹陷。

②中度脱水：失水占体重5%～10%，主要表现为精神委靡，皮肤干燥、弹性差，唇舌干燥，前囟眼窝凹陷，四肢凉，脉细弱，尿量少。

③重度脱水：失水占体重10%以上，患儿除上述症状外，有休克的表现，如皮肤有花纹、弹性极差，四肢发绀，心音低钝，血压低，脉细弱，尿少或无尿。

2. 诊断

（1）有引起脱水过的病史及病因。

（2）临床表现见表19-12

表 19-12 脱水的临床表现

	脱水程度		
	轻	中	重
体重降低(≤2岁)	<5%	5%～9%	10%～15%
(>2岁)	<3%	3%～6%	7%～9%
口渴	+	++	+++
尿量	轻度减少	明显减少	无尿
前囟(婴儿)、眼窝	正常或稍陷	下陷	明显下陷
皮肤弹力	正常	差	明显差
口黏膜	稍干	干燥	明显干燥
脉搏	稍增快	增快	明显增快、弱
血压	正常	正常或稍降	降低
毛细血管恢复充盈时间	正常	2s左右	>3s
肢端	温暖	稍凉	凉、湿
精神	正常	委靡-嗜睡	嗜睡-昏迷

3. *治疗* 液体疗法的具体实施应视患儿的具体情况而定，一般情况下，脱水程度轻者可以口服补液，脱水程度重者则先予静脉补液，再根据实验室检查及临床表现调整补液方案。如已发生休克应按休克的液体复苏疗法治疗，并应同时纠正酸碱失衡及电解质紊乱。

液体疗法主要包括补充累积损失量、继续损伤量和生理需要量3部分。

(1)补充累积损失量：即补充发病后水和电解质总的损失量。

①确定输液量：根据脱水的程度决定，轻度脱水30～50ml/kg，中度脱水50～100ml/kg，重度脱水100～120ml/kg。

②确定输液种类：等渗性脱水用1/2～2/3张，低渗性脱水用2/3至等张液，高渗性脱水用1/3～1/2张，若临床判断脱水性质有困难时，可先按等渗脱水补充。

确定输液速度：补液速度取决于脱水程度，原则是先快后慢。对于有休克症状的严重脱水患儿应立即输入等渗含钠液，如生理盐水20ml/kg，于20min内静脉输入，以迅速改善有效血容量，纠正休克，如无效时可重复2～3次，总量达60ml/kg。

(2)补充继续损失量：在补充累积损失的同时，原发病仍存在，体液可继续丢失，如不予以补充将又成为新的累积损失，故应按实际丢失量用类似溶液补充，临床主要是腹泻大便量、呕吐胃液等。

(3)补充生理需要量：人体经皮肤蒸发、出汗、呼吸、排尿及粪丢失的水分和电解质需及时得到补充，这部分液体需要量称为生理需要量，生理需要量计算方法如下。

1～10kg＝100ml/(kg·d)

10～20kg＝(1 000＋50)ml/[kg×(kg－10)·d]

>20kg＝(1 500＋20)ml/[kg×(kg－20)·d]

(二)高钾血症

血清钾浓度>5.5mmol/L称高钾血症(Hyperkalemia)，但应注意排除标本溶血所致的标本误差，酸中毒等危急重症常使细胞内钾向细胞外转移致血钾升高。

1. *病因*

(1)钾摄入过多：通常是胃肠外原因造成，如静脉输入过多过速、使用青霉素钾盐(100万U含钾1.7mmol)等。由于肾有较强的排泄多余钾的能力以预防高血钾，故这种情况通常见于伴有肾排泄功能受损时。

(2)肾排钾减少：急、慢性肾功能不全伴少尿、无尿、肾上腺皮质功能减退、Ⅳ型肾小管酸中毒及长期应用潴钾利尿剂如氨苯蝶啶。

(3)钾分布异常细胞内钾逸出增多：见于急性组织损坏，如大面积挤压伤、烧伤、外科大手术、严重感染、溶血、细胞内钾外移，代谢性酸中毒时(血pH每下降0.1，血浆钾浓度即升高0.3～1.3mmol/L)。

(4)假性高血钾：细胞内钾浓度是细胞外液的30倍。在采集和处理血标本时红细胞破坏或者凝血过程中血小板释放出钾，都可能导致假性高血钾。

2. *诊断*

(1)临床表现

①患儿有引起高血钾的病因。

②神经肌肉症状。患儿表现乏力,手足感觉异常,肌腱反射消失。严重者有弛缓性瘫痪,尿潴留,甚至呼吸肌麻痹。

③心血管系统。心音减弱、心率缓慢、心律失常(房室传导阻滞、室性期前收缩、室性心动过速、心室颤动)等。

(2)实验室检查

①血清钾>5.5 mol/L,常伴有代谢性酸中毒,血 pH<7.35。

②心电图:早期 T 波高、变窄,当血清钾进一步增高,可引起 QRS 波增宽,R 波振幅降低,s 波加深,ST 段压低,P 波扁平或消失,P-R 间期延长;心律失常的发生与血钾增高程度并不完全平行。

3. 治疗

(1)积极治疗原发病如纠正酸中毒、休克,有感染或组织创伤应及时应用抗生素及彻底清创。

(2)停用含钾药物,限制含钾丰富食物摄入,避免输库血,应供给足够的热量,以防内源性蛋白分解时钾释出而加重高钾血症。

(3)有确切高钾病因、明显临床症状及高钾心电图者应紧急处理。

①10%葡萄糖酸钙 5~10ml 加等量葡萄糖溶液,缓慢静脉注射,注射 10min 后如无效可重复注射。

②碱化细胞外液:应用 5%碳酸氢钠 3~5ml/kg 静脉滴注,1 天可重复 2~3 次。

③胰岛素应用:10%葡萄糖溶液 5~10 ml/kg,内加普通胰岛素 0.15~0.3U/kg(即每给 1g 葡萄糖,同时给普通胰岛素 0.3U)在 2h 以上静脉滴注。

④透析疗法:病情严重,上述治疗无效,血钾>6.5mmol/L,可行腹膜或血液透析。

(三)低钾血症

血清钾浓度<3.5mmol/L,称低钾血症(hypopotassaemia)。

1. 病因

(1)长期摄入不足。

(2)肾丢失:使用利尿药,包括渗透性利尿药和碳酸酐酶抑制药;肾小管缺陷,如肾小管酸中毒;酸碱平衡失调;内分泌机制,如 Cushing 综合征、原发性醛固酮增多症,糖尿病酮症酸中毒等。

(3)肾外丢失:肠道丢失,如腹泻、慢性导泻频繁灌肠;长期呕吐、胆汁引流、皮肤丢失如大量出汗。

(4)钾在体内分布异常:代谢性碱中毒及代谢性酸中毒纠正过程中,钾向细胞内转移;家族性低钾性周期性麻痹,由于钾从血管内转移到身体其他部位,常伴有明显低钾血症。

2. 诊断

(1)患儿有引起低钾血症的病因。

(2)临床表现

①神经肌肉症状:骨骼肌无力,表现为活动困难,体检可有腱反射迟钝或消失,严重者(血清钾<2.5mmol/L)可发生软瘫,呼吸肌麻痹。平滑肌无力,表现为肠麻痹,甚至发生麻痹性肠梗阻,心肌无力,心肌收缩力减弱,心音低钝。

②心血管症状:常可发生心律失常,严重者可发生心室扑动或颤动,心搏骤停。

③肾损害:长期缺钾可使近曲小管上皮细胞空泡变性,导致失钾性肾病,肾小管浓缩功能障碍,出现多尿、夜尿、口渴、多饮等。

(3)实验室检查

①血清钾测定:<3.5 mmol/L,严重低钾者血清钾<2.5mmol/L,常伴有代谢性碱中毒,致二氧化碳结合力、血 pH、标准碳酸氢盐升高。

②心电图检查:ST 段降低,T 波变低、平坦、双相、倒置,出现 U 波,Q-T 间期延长,P 波振幅增高,P-R 间期延长。

3. 治疗

(1)积极治疗原发病。

(2)轻度低钾血症可多进食含钾丰富的食物,如谷类、肉类、鱼、蔬菜、水果、鲜橙汁等。口服氯化钾或枸橼酸钾 3~5ml,3/d。

(3)重度低钾血症。需静脉补钾,常将 10%氯化钾加入葡萄糖注射液中缓慢静脉滴注,浓度一般不超过 0.3%,全日总量均匀分配于全日静脉所输液体中,可按下列公式计算。

所需 10%氯化钾 ml 数=(5-所测血钾浓度)×体重(kg)×0.3×0.75,先补 2/3 量,与当日生理需要量(10%氯化钾1~1.5 ml/kg)一并均匀静脉滴入。治疗期间需监测血钾及心电图。

(四)低钠血症

血清钠浓度<130mmol/L,称为低钠血症(hyponatremia)。

1. 病因　根据细胞外液容量的不同将低钠血症分为低血容量性低钠、正常血容量性低钠和高血容量性低钠。

(1)低血容量性低钠:此类低钠体内总钠量和细胞外液容量均减少,但失钠多于失水。

①肾丢失:a. 长期应用利尿药,在襻利尿药的影响下,肾不能适当地稀释和浓缩尿液;b. 渗透性利尿,如糖尿病酸中毒,以及甘露醇等高渗利尿药应用后;c. 失盐性肾病,肾小管细胞对醛固酮不敏感,因此,在正常钠摄入量时,尿钠排出也增多;d. 近曲肾小管酸中毒,由于 HCO_3^- 重吸收障碍,因而迫使钠排泄;e. 肾上腺皮质功能不全;f. 代谢性碱中毒、钾不足等均可致低钠。

②肾外丢失:a. 胃肠道丢失,最常见的原因是病毒性胃肠炎引起的腹泻、呕吐。此外胃肠引流和胃肠道的瘘管,也将引起消化液的丢失,导致低钠。b. 大量出汗,在显性出汗时,汗液中含钠量增高,丢失钠增多。c. 第三间隙液丢失,如胰腺炎、大面积烧伤、腹膜炎、腹水等均造成第三间隙液的丢失。

(2)正常血容量性低钠:此类低钠细胞外液容量正常或轻微增加。

①抗利尿激素分泌异常综合征(SIADH):儿科 SIADH 最常见的原因是中枢神经系统疾病,如脑炎、脑膜炎、颅内出血,此外窒息、气胸、正压通气、疼痛、肿瘤等均可致 SIADH。由于 ADH 分泌增多,导致稀释性低钠血症。

②医源性:过多输入不含钠的葡萄糖溶液,可导致稀释性低钠。

③内分泌疾病:肾上腺皮质激素缺乏,甲状腺功能减退可伴有 ADH 分泌增多。

(3)高血容量性低钠:此类低钠体内总钠量和水均增多,排水能力减弱,水潴留多过钠潴留。

①全身性水肿性疾病:见于充血性心力衰竭、肝硬化、肾病综合征,低钠主要是有效动脉血容量减少(低心排、外周阻力下降等),激活压力感受器,引起副交感神经的传入冲动减少,ADH 分泌增多,肾潴留水,导致细胞外液钠的稀释。

②晚期急、慢性肾衰竭,可能由于饮食或静脉给液导致钠和水负荷过大。

2. 诊断

(1)患儿有引起低钠血症的原因。

(2)临床往往缺乏特异性临床表现,易被忽视。

①一般症状:当血钠<130mmol/L 时,即可出现乏力不适、食欲减退、恶心、呕吐、惊厥等症状。

②伴随症状:a. 低血容量性低钠,常表现脱水征,如昏睡、心动过速、直立性低血压,皮肤弹性差,黏膜干燥、泪及尿少。b. 正常血容量性低钠,临床上很少有明显的症状,缺乏水失衡的表现。c. 高血容量性低钠,表现外周水肿,可有肺水肿,尿量减少,体重增加。

③神经系统症状:神经系统症状的严重性与血清钠浓度下降的速度和程度有关。急性低钠血症,其神经系统表现主要是脑水肿和颅内压增高造成的。可出现头痛、嗜睡、反应迟钝、肌肉抽搐等,血钠进一步下降,常出现惊厥、昏迷等严重症状。当由于钠减少和水的摄入使血清钠浓在几天或几周内缓慢下降时,患儿通常很少有症状。

(3)实验室检查:血清钠<130mmol/L。

3. 治疗

(1)积极治疗原发病,去除病因。

(2)轻症病人,血清钠浓度>120～130mmol/L,应缓慢纠正低钠,在 24～48h 内将血钠提高到接近正常范围。0.9%氯化钠溶液 4ml/kg 可提高血钠 1mmol/L。

(3)严重者,有明显的神经系统症状或血钠低于 120mmol/L 的病人,不论病因为何,首先应迅速升高血钠,按 3%氯化钠每千克体重 12ml 提高血钠 10mmol/L 计算,或按下列公式计算:所需 3% $NaCl_2$ 的 ml 数=(130－测得血钠)×体重(kg)×0.6。

(4)当患儿血钠达到 125mmol/L 后,下一步治疗应根据细胞外液容量分类采取相应措施。

①低血容量性低钠:有脱水表现,可按低渗性脱水治疗,先给等张液扩容,然后补 1/2 张液。

②正常血容量性低钠:一般只需限水。

③高血容量性低钠:限制钠和水的入量,一般不通过补钠的方法来升高血钠。

④严重病例伴肾衰竭时,可行透析疗法。

(五)高钠血症

高钠血症是由于体内水缺失或摄入过多钠所引起,当血清钠浓度>150mmol/L,称高钠血症(hypernatremia)。

1. 病因

(1)钠摄入过多:以医源性病因多见,如心搏呼吸骤停复苏过程中过多输入碳酸氢钠;腹泻时自行口服盐水,应用口服补液盐不适当及静脉补液输入过量的高张含钠液,此外,摄入海水也可引起高钠血症。

(2)失水

①肾失水:a. 中枢性尿崩症和肾性尿崩症,肾重吸收水分减少,发生稀释性利尿。b. 糖尿病,尿

糖排出，引起渗透性利尿。

②胃肠道失水：如急性腹泻，水钠同时丢失，而失水多于失钠时。

③不显性失水增加：如发热、持续高通气、呼吸道感染、环境温度过高都可使不显性失水增加。大量出汗也使水分丢失增多。

2. 诊断

(1)有引起高钠血症的病因。

(2)临床表现

①神经系统症状：高钠血症能引起急性中枢神经系统功能障碍，早期表现为嗜睡、烦躁不安，进一步可发展为震颤，抽搐，肌张力增高，腱反射亢进，昏迷及死亡。当高钠血症引起细胞内脱水，脑血管收缩和破裂时可能发生颅内出血。

②高张性脱水：由于细胞外液的高渗状态，导致细胞内脱水，患儿表现口渴、尿量明显减少，脉率及血压无明显变化，皮肤弹性尚正常，很少发生休克。当严重脱水，患儿有高声喊叫，嗜睡与烦躁交替，前囟、眼窝凹陷，皮肤弹性下降，晚期可出现周围循环衰竭。

③神经肌肉应激性增高：高钠血症时，患儿的肌张力常增高，腱反射亢进。

(3)实验室检查：血钠＞150mmol/L。

3. 治疗

(1)积极治疗原发病。

(2)低张液丢失型。如果脱水严重并又休克，不管血钠浓度是多少，应首先以等张液扩充血容量。如病人血液循环良好或经上述治疗循环恢复后，应用1/2～2/3张含钠液补充，有尿后改用1/4张液继续补充，降低血钠。

(3)单纯失水型。即病人基本无钠的丢失，轻症只需多饮水，重症可静脉输入1/4～1/8张含钠液。

(4)盐中毒型治疗在于移除过多的钠，暂时禁盐。由于血容量扩张，故可给利尿药以引起钠和水排出，而单独补充水分，可降低血钠。

(5)严重高钠血症(血钠＞200mmol/L)，腹膜透析有助于降低血钠。

(6)高钠血症时，由于机体代偿，细胞内自生渗透压的作用，当补低渗液过快，血清钠浓度迅速下降，水分进入细胞内，可造成脑水肿，或永久性神经损害。因此，使血钠浓度降至正常一般不少于48h，血钠下降速度不可超过1mmol/(L·h)或10/(L·d)。

(六)低钙血症

血清钙浓度＜2.1mmol/L，称低钙血症(hypocalcemia)。

1. 病因

(1)维生素D缺乏

①日光照射不足：人体皮肤中的7-脱氢胆固醇经紫外线的作用后转变为维生素D_3，日照不足时，内源性维生素D生成减少。

②食物中维生素D摄入不足：人工喂养者易发生维生素D缺乏，牛乳中维生素D含量很少，不能满足婴儿需要。

③疾病影响：慢性肠道疾病，肝、胆疾病，肾疾病等可造成维生素D的吸收不良。上述种种原因造成的维生素D缺乏，使肠黏膜钙吸收减少，肾小管重吸收钙减少，导致低钙血症。

(2)甲状旁腺功能减退：甲状旁腺素的生理作用是促进肾小管对钙的重吸收，促进旧骨的溶解和吸收，动员骨钙游离入血，增加小肠钙的转换和扩散能力，使钙吸收率提高。当先天性甲状旁腺发育不全，新生儿暂时性甲状旁腺功能减退、外科切除或甲状旁腺受损伤等情况下均可造成低钙血症。

(3)碱血症：由于血pH升高，影响钙的游离化和钙的吸收，使血钙浓度下降。

(4)镁缺乏：低镁时可造成甲状旁腺素的合成、分泌减少，导致低血钙。

2. 诊断

(1)有引起低钙血症的病因。

(2)临床表现

①神经兴奋症状：低钙时出现易激惹、烦躁、睡眠不安、多汗易惊，腱反射增强，肌张力增高等症状。

②惊厥：多见于婴儿期，表现面肌颤动，双眼上翻，肢体抽搐，为无热惊厥，发作次数不定，抽搐过后精神、食欲良好。

③手足搐搦：以幼儿和儿童多见，发作时手足呈痉挛状态，手腕屈曲，手指强直，较大幼儿可诉手足发麻或不适。

④喉痉挛：主要见于婴儿，表现为突然发作的吸气困难，吸气时有喉鸣，重者可突然发生窒息、死亡。

(3)实验室检查

①血钙＜2.1mmol/L。

②血镁可降低，尿钙阴性。

3. 治疗

(1)积极治疗原发病,去除病因。

(2)急救处理惊厥和喉痉挛,应立即给予镇静止痉,首选地西泮,每次0.1～0.3mg/kg,肌内注射或静脉注射,喉痉挛立即将舌尖拉出口外,进行人工呼吸,必要时行气管插管。

(3)钙剂治疗,10%葡萄糖酸钙1～2ml/kg(相当于元素钙9～18 mg/kg),用等量葡萄糖液稀释后缓慢静脉注射。症状好转后改为口服10%氯化钙。

(4)补充维生素D,维生素D缺乏引起的低钙血症,补钙同时加用维生素D,剂量30万～40万U肌内注射。

(5)伴有低镁者需同时治疗。

(七)代谢性酸中毒

由于体内碳酸氢盐($NaHCO_3$)丢失过多或外源性固定酸(如磷酸根、酸性磷酸钠、硫酸根、乳酸、丙酮酸、酮体等非挥发性酸)增加,使 HCO_3^- 消耗过多,导致pH下降到7.35以下,称代谢性酸中毒(metabolic acidosis),是临床最常见的酸碱失衡类型。

1. 病因　阴离子间隙(anion gap,AG)为未测定的血清阴离子与未测定的血清离阳子之差,即 $Na^+ - [Cl^- + HCO_3^-] = UA - UC = AG$,正常值8～16mmol/L,是评价代谢性酸中毒(代酸)的重要工具,根据AG值可将代谢性酸中毒分为两类:高AG代谢性酸中毒、AG无明显增高的代谢性酸中毒。一般代酸伴AG升高,是由内源性酸产生过多引起;正常AG代酸是由于胃肠道、肾丢失碳酸氢盐所致。

(1)正常AG型代酸

①消化道丢失碱:腹泻是儿科最常见的病因,腹泻时水样便与血浆比较含有较高浓度的 HCO_3^- 和较低浓度的 Cl^-。小肠液、胆汁和胰液也含有较高浓度的 HCO_3^- 和较低浓度的 Cl^-,故这些部位的丢失以丢失 HCO_3^- 而不丢失 Cl^-,形成高氯性代谢性酸中毒。

②肾丢失碱:见于肾小管酸中毒。

(2)高AG型代酸

①酮症酸中毒:a. 糖尿病酮症酸中毒,由于酮酸、α-羟丁酸和乙酰乙酸产生过多和利用不足引起;b. 饥饿性酮症酸中毒,胰岛素水平降低,酮酸产生增多;c. 糖原贮积症,由于低血糖,胰岛素释放减少以及乳酸和丙酮酸产生过多,通常引起酮症和乳酸混合性酸中毒。

②乳酸酸中毒:最常见的原因是组织缺氧,在缺氧和氧利用障碍时,糖无氧酵解,乳酸大量产生形成乳酸中毒。

③急、慢性肾衰竭:肾衰竭时可滴定酸的排泄及产氨能力下降,故常表现高AG型代酸。

2. 诊断

(1)有引起代谢性酸中毒的病因。

(2)临床表现

①呼吸加深加快是代谢性酸中毒的主要表现。唇樱红,呼气有酮味(似烂苹果酸气味),面色苍白、发灰或发绀。

②严重的代谢性酸中毒可有恶心、呕吐,并可出现嗜睡、烦躁、惊厥、昏迷等神经系统症状。

③代谢性酸中毒引起周围血管扩张,心率快,脉压大,严重酸中毒心肌收缩能力降低,心排血量降低,血压下降,心室颤动。

(3)实验室检查

①血气分析PH及 HCO_3^- 下降,BE负值增大。

②乳酸酸中毒时,血乳酸浓度>2mmol/L。

3. 治疗

(1)治疗重点应是纠正引起代谢性酸中毒的原发病及早恢复肾循环,而不是单纯依靠供给碱性溶液。

(2)对高AG型代酸,应以改善微循环,供给氧,改善机体的氧合状态,保持呼吸道通畅为主。正常AG型代酸,治疗的重点是减少 HCO_3^- 丢失和补充碱。

(3)一般主张pH<7.2时,才是应用碱性液的指征,使pH纠正到7.2～7.3为宜。在使用碱性液前,一定要保持呼吸道通畅。5%碳酸氢钠和11.2%乳酸钠为纠正代谢性酸中毒主要碱性药物。

①5%碳酸氢钠

a. 在无化验条件或紧急情况下,可按5%碳酸氢钠每次3～5ml/kg计算补给,必要时可于2～4h重复应用。5%碳酸氢钠需稀释为1.4%碳酸氢钠。

b. 已知二氧化碳结合力,可按公式:5%碳酸氢钠毫升数=(40－X)×0.5×体重(kg)(注:X为患儿的二氧化碳结合力)。

c. 已知血气分析,可按剩余碱值计算:应补碱性溶液的mmol数=(BE－3)×0.3×体重(kg)。5%碳酸氢钠1ml=0.6 mmol。碱性液分次给予,首次补碱可给计算量的1/2,复查血气分析,随时调整剂量。

②11.2%乳酸钠

a. 在无化验条件或病情较重化验结果尚未报告时，可按11.2%乳酸钠每次2～3 ml/kg计算补给，必要时可于2～4h后重复应用。11.2%乳酸钠需稀释为1.87%乳酸钠。

b. 已知二氧化碳结合力，可按下列公式计算：11.2%乳酸钠毫升数＝(40－X)×0.3×体重(kg)。

c. 已知血气分析，可按剩余碱值计算：公式同上c.，11.2%乳酸钠1 ml＝1 mmol。

(4)纠酸过程中，K^+回到细胞内，血清钾浓度下降，故应注意补钾。佝偻病、慢性肾衰竭病人，在给碱性液时，可引起血游离钙下降而致手足搐搦，故应注意补钙。

(5)碳酸氢钠在体内发挥作用，有赖于CO_2经肺排出，若通气功能障碍，则碳酸氢钠难于发挥治疗作用，并因CO_2潴留，加重酸中毒。

(八)呼吸性酸中毒

由于肺泡通气障碍，导致体内CO_2潴留，血气pH＜7.35，Pa CO_2原发性增高，称呼吸性酸中毒(respiratory acidosis)。

1. 病因

(1)呼吸道阻塞导致通气障碍：如喉头痉挛或水肿，会厌炎，异物吸入，分泌物堵塞，溺水，吸入综合征等。

(2)急、慢性肺疾病：由于肺顺应性降低、肺有效面积减少，导致通气障碍。

(3)胸腔与胸廓病变：如胸腔积液、气胸、胸部手术或创伤，胸廓畸形。

(4)神经肌肉病变：急性感染性多发性神经根炎、脊髓灰质炎、重症肌无力、肉毒中毒。

(5)呼吸中枢受抑制：如脑干、脊髓损伤，颅内肿瘤，脑缺血缺氧，应用麻醉药、镇静药、安定药。

2. 诊断

(1)有引起呼吸性酸中毒的病因。

(2)临床表现

①早期：烦躁不安、摇头、多汗、头痛、肌震颤。

②呼吸系统：呼吸困难、加快，偶有节律不整，严重时面色发绀。

③神经系统症状：头痛、呕吐、视物模糊、视盘水肿等颅内压增高表现；如$PaCO_2$持续增高，可发生CO_2麻醉，出现嗜睡、惊厥、昏迷。

④循环系统：严重时心律失常，甚至会突然发生心脏停搏、心室颤动。

⑤毛细血管扩张症状：四肢温、皮肤潮红、唇红、眼结膜充血、水肿。

(3)实验室检查：血气分析：pH＜7.35，$PaCO_2$＞6.67kPa(50mmHg)，急性呼酸在12～24h内肾代偿不明显，HCO_3^-很少超过32mmol/L，如HCO_3^-＞32mmol/L，则提示可能有呼酸并代碱；慢性呼酸(＞3d)通过肾代偿，血HCO_3^-进一步增高，但一般不超过45mmol/L。

3. 治疗

(1)积极治疗原发病。

(2)首先保持呼吸道通畅；解除支气管痉挛并给予氧疗。

(3)严重呼酸，经一般治疗无效，应行气管插管，人工呼吸机辅助呼吸。

(九)代谢性碱中毒

细胞外液HCO_3^-浓度原发性增多，使pH高于7.45，称代谢性碱中毒(metabolic alkalosis)。

1. 病因

(1)胃肠道丢失：儿科最常见的原因是呕吐，因每分泌胃液1mmol H^+，就产生等量的HCO_3^-。严重呕吐和胃液抽吸，丢失大量H^+，导致血浆HCO_3^-浓度升高。

(2)肾丢失

①应用利尿药。噻嗪类和襻利尿药造成Cl^-的大量排出及K^+和H^+的丢失。

②慢性代偿性呼吸性酸中毒迅速恢复时，肾代偿转变较慢，继续重吸收HCO_3^-排出H^+和Cl^-，导致代碱。

(3)H^+向细胞内转移　主要见于严重低血钾、低钾发生碱中毒的原因。

①细胞外液K^+减少时，细胞内K^+逸出，每逸出3个K^+，则有2个Na^+和1个H^+进入细胞内，结果细胞外液H^+减少。

②低钾时，肾小管中Na^+-K^+交换减少，而Na^+-H^+交换增加，在钠重吸收的同时大量H^+排出。

(4)医源性的摄入碱性物质过多：如纠正代谢性酸中毒时，心肺复苏、重症感染性休克等危重症抢救时，过量应用碳酸氢钠；大量输入枸橼酸抗凝血等。

2. 诊断

(1)有引起代谢性碱中毒的病因。

(2)临床表现缺乏特异性症状和体征。

(3)实验室检查

①血气分析：pH＞7.45，HCO_3^- 及 BE 增高，$PaCO_2$代偿性增高。

②血电解质：血钾、血氯、血钙降低。

③心电图：常示低血钾和血钙异常。

3. 治疗

(1)积极治疗原发病。

(2)盐水敏感性碱中毒治疗的主要方法是静脉补充0.9%盐水，0.9%盐水中含氯量比血浆高，可发挥酸剂作用，并能扩充有效循环血量。

(3)严重病人应使用酸性药物。常用有2%氯化铵和10%盐酸精氨酸。

①2%氯化铵：需稀释成0.8%溶液缓慢静脉滴注。可按下列公式计算。

所需氯化铵 mmol＝(HCO_3^- 实测值－24)×0.3×体重(kg)

1 mmol NH_4Cl＝2% NH_4Cl 2.7 ml＝0.8% NH_4Cl 6.7 ml

②10%盐酸精氨酸：需稀释成3%以下浓度使用为好，缓慢静滴。可按下列公式计算。

所需精氨酸 mmol＝(HCO_3^- 实测值－24)×0.3×体重(kg)

1 mmol 精氨酸＝10%精氨酸 2.1ml

或25%盐酸精氨酸 0.4 ml/kg 可降低 HCO_3^- 约1mmol/L

或25%盐酸精氨酸 ml 数＝BE×0.3×0.8×体重(kg)

(4)多数情况由医源因素造成，故最主要的是预防医源性碱中毒的产生。

(十)呼吸性碱中毒

由于过度通气，$PaCO_2$原发性减少，使pH＞7.45，称呼吸性碱中毒(respiratory alkalosis)。

1. 病因

(1)中枢神经系统疾病，如颅内感染(脑炎，脑膜炎)、脑损伤，脑肿瘤等，由于延髓呼吸中枢受刺激，产生通气过度。

(2)精神因素，如精神紧张、过度兴奋、极度哭闹等使换气增强。

(3)人工呼吸机应用过程中，通气过度。

(4)其他如高热、甲状腺功能亢进症、剧烈运动，代酸恢复期等均可引起通气过度，致低碳酸血症。

2. 诊断

(1)有引起呼吸性碱中毒的病因。

(2)临床表现。主要表现呼吸深而快，可感胸闷、气急，可出现肌肉震颤、疼痛、手足搐搦，严重呼碱可影响脑灌流量，出现头痛、头晕、兴奋不安、昏厥、意识障碍等。

(3)实验室检查 $PaCO_2$

①血气分析，pH＞7.45，$PaCO_2$＜4.67kPa(35mmHg)，HCO_3^- 下降。

②碱中毒时血红蛋白对氧的亲和力增强，加重组织缺氧。

3. 治疗

(1)积极治疗原发病，轻症病人原发病消除后，可自行恢复。

(2)因使用人工呼吸机过度通气所致的呼碱，应立即调整每分通气量。

(许 峰)

第十一节 危重病患儿肠内和肠外营养支持

危重儿童的能量和营养需求与健康或处于非应激状态儿童的能量需求完全不同。创伤和危重病导致了机体处于“代谢应激状态”。喂养不足或过度喂养在儿科重症监护室(Pediatric Intensive Care Unit，PICU)可能导致明显能量不平衡，适当的营养支持可减少蛋白质-能量负平衡，一些特殊营养素可能有助于缓解代谢变化程度，改善预后。准确评估能量需要，并通过合适的途径给予最佳的营养支持在儿科重症管理中是一个重要目标。

一、危重病患儿营养支持目的

1. 避免饥饿，尽可能减少蛋白质-能量负平衡和肌肉消耗。

2. 维持组织功能，尤其是肝、免疫系统、骨骼肌与呼吸肌功能。

3. 有利于ICU治疗后的恢复。

4. 一些特殊营养素对应激期代谢变化与器官功能有调节作用。

二、危重病患儿营养支持目标

对于危重病儿童应分阶段采取营养支持步骤。

1. 住院48h内，是“液体复苏阶段”，营养目标是维持水、电解质和酸碱平衡。

2. 住院48h后至1周内，是“代谢复苏阶段”，营养目标是给予基础能量需求(BEE)，以保证蛋白质摄入，如病人能耐受，给予足够能量。

3. 住院1周后，是“营养恢复阶段”，给予足够能量，并考虑生长追赶能量需求。

对于危重患儿入院后48h后，如能耐受首选肠内营养。

三、肠内与肠外营养

营养支持包括肠内与肠外途径2种。肠内途径指经鼻胃管、鼻空肠管或胃造口、空肠造口等；肠外途径包括外周静脉、中心静脉、以及经外周静脉至中心静脉(PICC)途径。目前>2周的肠外营养多推荐经PICC途径。

当前越来越强调肠内营养(enteral nutrition，EN)维持肠道吸收功能、免疫功能和屏障功能的重要性，并且费用相对较少。大量研究显示，只要肠内途径能够满足患者的能量需要，至少是部分满足，就有助于改善临床转归。有研究证明，EN开始越早，患儿ICU治疗时间越短，预后越好。

胃肠道功能受损的患者，需接受肠外营养(parenteral nutrition，PN)，直至肠功能恢复。选择适当的营养制剂与输注途径同样重要，含谷氨酰胺等特殊营养物质有益于治疗。

以下介绍重症患儿肠内管饲喂养和肠外营养。

(一)肠道内管饲营养

1. 适应证

(1)消化道疾病：消化道疾病导致消化道解剖缺陷或消化吸收功能下降者，如短肠综合征、顽固性婴儿腹泻综合征、炎性肠病、胰腺炎、食管功能障碍、吸吮和吞咽异常、囊性纤维化、慢性肝疾病等。

(2)非消化道疾病：慢性疾病时伴有厌食或需要增加能量及氮量者，如恶性肿瘤、慢性肾衰竭、先天性心脏病、昏迷和神经性厌食等。某些先天性代谢异常者，如糖原贮积症，持续肠内营养可以避免低血糖的发生。

2. 禁忌证

(1)消化道功能衰竭

①完全性肠梗阻。

②活动性消化道出血。

③坏死性小肠结肠炎。

④急性坏死性重症胰腺炎。

(2)严重腹腔内感染

3. 能量需求

(1)早产儿：适于胎龄早产儿的热能需要估计在80～130kcal/(kg·d)，另根据环境温度、呼吸情况和代谢程度予以适当提高。小于胎龄儿的早产儿，热能的需要估计在130～150kcal/(kg·d)。

(2)婴儿和儿童：处于生长和发育旺盛期的重病婴儿和儿童，热能和蛋白质的需要应特别注意。当影响生长的诱因被去除后，随之将会有一个生长追赶期的出现，这就需要比正常小儿更多的热能和蛋白质，与蛋白质需要增加成比例的热能需要将增加50%～100%。

4. 配方选择　目前已有适合早产儿及足月儿的母乳化配方、适合于乳糖酶缺乏的豆类配方等。另外还有适合不同肠道功能状态的1～10岁小儿的肠内营养配方，如小安素、小纽纯、小百肽等。10岁以上儿童可酌情选用成年人配方。

5. 管饲管理　肠内营养可以作为口服和人工喂养的补充。根据患儿肠道功能和进食状况来决定给予肠内营养的方式和配方。可分别采用间歇推注或持续滴注的方式。大部分采用经鼻胃管方式。如伴有误吸、胃食管反流、胃排空延迟等症状，不耐受鼻胃管饲养，可采用经幽门喂养。

(二)肠外营养

1. 适应证

(1)禁食3d以上的新生儿。

(2)禁食3～5d或以上的婴儿及儿童。

(3)原有营养不良，手术后3d内经口摄入不能达到总热能的70%者。

①外科疾病：先天性消化道畸形；短肠综合征；消化道瘘；严重创伤或烧伤；严重急性消化道疾病，如胰腺炎、坏死性小肠结肠炎、假膜性肠炎等。

②内科疾病：早产儿、低体重儿、极低和超低体重儿；呼吸衰竭予呼吸机支持者；严重营养不良；消化道出血；神经性呕吐；难治性婴儿腹泻；炎症性肠病；恶性肿瘤，尤其是受腹部放疗或化疗引起严重消化道功能紊乱者；肝衰竭、肾衰竭、肺功能不全者；骨髓或器官移植；严重感染等。

2. 禁忌证

(1)胃肠道功能正常，能获得足够营养者。

(2)严重内分泌代谢紊乱者。

(3)休克、严重水电解质紊乱未纠正者。

(4)临终或不可逆昏迷者。

3. 肠外营养组成

(1)能量与液体量

①液体量:早产儿120～160ml/(kg・d)(出生1周内除外),婴儿80～120ml/(kg・d),儿童60～80ml/(kg・d)。

②能量:0～12个月60～80kcal/(kg・d),2～3岁55～75kcal/(kg・d),4～5岁50～70kcal/(kg・d),6～8岁45～60kcal/(kg・d),9～10岁40～50kcal/(kg・d),11～12岁35～40kcal/(kg・d),12～18岁30～35kcal/(kg・d)。

(2)氨基酸

①剂量:0～2岁2～3g/(kg・d);2～13岁1.5～2g/(kg・d);13～18岁1.5g/(kg・d)。

②制剂:0～6岁用小儿专用氨基酸,>6岁可用其他平衡氨基酸(现常用制剂有乐凡命)。此外,肾必安适用于肾衰竭;安肝平适用于严重肝衰竭和肝性脑病的患儿。

(3)脂肪

①剂量:早产儿1～2g/(kg・d),足月儿和婴儿1～3g/(kg・d),儿童1～2g/(kg・d)。

②制剂:对重症儿科病人推荐使用含中链脂肪酸和长链脂肪酸的混合脂肪乳剂,现常用制剂有力保肪宁。

(4)葡萄糖:目前认为对重症患儿采取严格的血糖控制是不推荐的。一般葡萄糖的输注剂量在婴儿不超过15～18g/(kg・d),儿童不超过12g/(kg・d),青少年不超过8～10g/(kg・d)。

(5)维生素:包括水溶性复合制剂(如水乐维他)和脂溶性复合制剂(如维他利匹特)。剂量<10kg婴儿,1/10瓶/(kg・d);>10kg儿童,1瓶/d。

(6)电解质:每天给予钠、钾、氯生理需要量。根据血钙、磷、镁值适当补充。

(7)微量元素:一般肠外营养>1周,应常规补充微量元素(常用制剂安达美)。剂量:<10kg婴儿,1/10支/(kg・d);>10kg儿童,1支/d。

4. 肠外营养并发症

(1)与静脉置管相关并发症

①导管性脓毒症:任何时候凡使用中心静脉置管的儿童出现高热或无法解释的恶化情况,都需要首先排除导管性脓毒症。严格坚持导管日常护理,避免从该导管中抽取血液样本,尽量减少从该导管中输注药物和血制品,以及迅速识别和治疗其他原因的感染可减少导管性并发症的发生。

②导管阻塞:通常由于导管冲洗不够充分或高渗溶液输注速度过慢所致。为了防止导管阻塞,一般要求所有中心静脉置管每天用2～4ml肝素盐水(肝素10U/ml)冲洗。

③静脉血栓形成:早期症状包括类似导管阻塞症状和同侧颈部、手臂、面部肿胀。上腔静脉综合征表现为弥散性颈部、面部肿胀。怀疑该症状时,需要与儿外科医生会诊决定进一步治疗方法。

(2)代谢性并发症

①与糖代谢相关并发症:a. 低血糖症。可能发生于输注突然中断。除了早产儿外,一般低血糖症不会在使用外周静脉营养时发生。b. 高血糖症。可能发生于早产儿、脓毒症、糖不耐受者。通过减少葡萄糖溶液浓度或者减缓输注速度得以改善。c. 脂肪肝。通常与糖类输注过多有关。通过补充葡萄糖和脂肪乳剂双能源,可以缓解该症状。

②与蛋白质代谢相关并发症:a. 阻塞性黄疸。是全静脉营养中最常见的并发症,同时使用肠内营养的患儿很少见。对大多数患儿来说,其胆红素和肝酶指标在停止静脉营养后会恢复。然而,少数婴儿会进展为肝硬化甚至导致死亡。应尽可能早的减少或停止使用静脉营养而增加肠内喂养。胆汁淤积并非全静脉营养绝对禁忌证。在所有胆汁淤积的病例中,需先排除其他病因才能做出这一诊断。b. 酸中毒。在年长儿童中,因使用静脉营养而引发酸中毒并不常见。而在早产儿则发生相对频繁,仅次于肾储存碳酸氢盐能力受损。

③与脂代谢相关并发症:高三酰甘油血症,发生于感染、过快输注脂肪乳剂等情况。静脉用脂肪乳剂最大剂量一般限制在占总热量的30%～40%。输入脂肪乳剂速率在0.1～0.2g/(kg・h),可达到最佳的代谢利用率,并可避免脂肪过量影响单核-巨噬细胞系统或脂质过氧化。

④营养缺乏:当患儿所有营养都来源于静脉营养长达4周时或者当其出现某些营养素丢失过多时(如回肠造口者和慢性腹泻者),可能会发生一些营养素不足的情况。

5. 小结 只有治疗原发疾病,才能根本逆转创伤时的分解状态,营养支持只能改善饥饿,使组织消耗降至最低,进而维持组织功能,达到最佳恢复。由于肠内营养有益于肠道与免疫功能,营养支持应至少部分经肠道供给,且越早越好。只有在胃肠道功能不良时，才予以肠外营养。如果没有专家指导，或用量不当，营养支持反而有潜在危害。最后需要强调，营养支持不能代替其他的治疗措施。

（王　莹）

参考文献

[1] Moler FW, Meert K, Donaldson AE, *et al*. In-hospital versus out-of-hospital pediatric cardiac arrest: a multicenter cohort study. Crit Care Med. 2009, 37 (7): 2259-2267.

[2] Atkins DL, Everson-Stewart S, Sears GK, *et al*. Epidemiology and outcomes from out-of-hospital cardiac arrest in children: the Resuscitation Outcomes Consortium Epistry-Cardiac Arrest. Circulation, 2009, 119 (11): 1484-1491.

[3] Gerein RB, Osmond MH, Stiell IG, *et al*. What are the etiology and epidemiology of out-of-hospital pediatric cardiopulmonary arrest in Ontario, Canada? Acad Emerg Med, 2006, 13 (6): 653-658.

[4] American Heart Association Guidelines for Cardiopulmonary Resuscitation and Emergency Cardiovascular Care. Circulation, 2005, 112 (24 Suppl): IV-156-IV-187.

[5] Osborn LM, DeWitt TG, First LR. Pediatrics (1st). Philadelphia: Mosby, 2005, 252-257.

[6] Willson DF, Thomas NJ, Markovitz BP, et al. Effect of Exogenous Surfactant (Calfactant) in Pediatric Acute Lung Injury: A Randomized Controlled Trial. JAMA, 2005, 293 (4): 470-476.

[7] Munoz-Bonet JI, Flor-Macian EM, Brines J, et al. Predictive factors for the outcome of noninvasive ventilation in pediatric acute respiratory failure. Pediatr Crit Care Med, 2010, 11 (5): 1-6.

[8] Hemmila MR, Napolitano LM. Severe respiratory failure: Advanced treatment options. Crit Care Med, 2006, 34 (9): 278-290.

[9] Yanez LJ, Yunge M, Emilfork M, et al. A Prospective, randomized, controlled trial of noninvasive ventilation in pediatric acute respiratory failure. Pediatr Crit Care Med, 2008, 9 (5): 484-489.

[10] Lindstrom SJ, Pellegrino VA, Butt WW. Extracorporeal membrane oxygenation. Med J Aust. 2009, 191 (3): 178-182.

[11] American Heart Association, American Academy of Pediatrics. Textbook of Pediatric Advanced Life Support. Dallas: American heart association, 2006, 33-60.

[12] 沈晓明. 临床儿科学. 第1版. 北京: 人民卫生出版社, 2005, 579-584.

[13] Burg FD, Polin RA, Gershon AA. Current Pediatric Therapy (18th). Philadelphia: Elsevier, 2006, 133-139.

[14] Bernard GR, Artigas A, Brigham KL, et al. The American-European Consensus Conference on ARDS: definitions, mechanisms, relevant outcomes, and clinical trial coordination. Am J Respir Crit Care Med, 1994, 149: 818-824.

[15] 喻文亮, 陆铸今, 王莹, 等. 小儿急性呼吸窘迫综合征前瞻性、多中心临床流行病学研究. 中华急诊医学杂志, 2005, 14 (6): 448-453.

[16] The Acute Respiratory Distress Syndrome Network. Ventilation with lower tidal volumes as compared with traditional tidal volumes for acute lung injury and the acute respiratory distress syndrome [J]. N Engl J Med, 2000, 342: 1301-1308.

[17] 白春学, 孙波. 急性呼吸窘迫综合征. 上海: 复旦大学出版社, 2005, 205-213.

[18] Goldstein B, Giroir B, Randolph A, et al. International pediatric sep sis consensus conference: definitions for sep sis and organ dysfunction in pediatrics. Pediatr Crit CareMed, 2005, 6: 228.

[19] 中华医学会儿科学分会急救学组, 中华医学会急诊学分会儿科组, 《中华儿科杂志》编辑部. 儿科感染性休克(脓毒性休克)诊疗推荐方案[J]. 中华儿科杂志, 2006, 44 (8): 596-598.

[20] Dellinger PR, Carlet JM, Masur H, et al. Surviving sepsis campaign guidelines for management of severe sepsis and septic shock [J]. Crit Care Med, 2004; 32 (3): 858-873.

[21] Bion J, Jaeschke R, Thompson BT. Surviving Sepsis Campaign: International guidelines for management of severe sepsis and septic shock 2008[J]. Intensive Care Med, 2008, 34 (1): 17-60.

[22] 胡亚美, 江载芳, 诸福棠. 实用儿科学. 第7版. 北京: 人民卫生出版社, 2002, 1817-1820.

[23] Behrman RE, Kliegman RM, Jenson HB, et al. Nelson TEXTBOOK OF PEDIATRICS (17th Edition). Elsevier. 2004, 1651-1669.

[24] Lanzkowsky P: Manual of pediatric hemotology and oncology. New York, academic press, 2000, 288.

[25] 潘华, 孙立荣. 儿童弥散性血管内凝血研究进展. 临床儿科杂志, 2008, 26 (8): 731-734.

[26] Levi M. Current understanding of disseminated intravascular coagulation. Br J Haematol, 2004, 124 (5): 567-576.

[27] Levi M, de Jonge E, Metiers J. The diagnosis of disseminated intravascular coagulation. Blood Rev, 2002, 16 (4): 217-223.

[28] 张琪, 王天有. 弥散性血管内凝血的诊断和治疗. 中国循证儿科杂志, 2008, 3 (6suppl): 59-61.

[29] Taylor FB, Toh CH, Hoots WK, et al. Towards definition, clinical and laboratory criteria, and a scoring system for disseminated intravascular coagulation. Thromb Haemost, 2001, 86 (5): 1327-1330.

[30] American College of Chest Physicians/Society of Critical Care Medicine Consensus Conference: definitions for sepsis and organ failure and guidelines for the use of innovative therapies in sepsis. Crit Care Med, 1992, 20 (6): 864-874.

[31] Magnotti LJ, Deitch EA. Burns, bacterial translocation, gut barrier function,

and failure. J Burn Care Rehabil. 2005,26(5):383-391.

[32] Holmes CL, Russell JA, Walley KR. Genetic Polymorphisms in Sepsis and Septic Shock: Role in Prognosis and Potential for therapy. Chest, 2003, 124 (9):1103-1105.

[33] Goldstein B, Giroir B, Randolph A; International pediatric sepsis consensus conference: definitions for sepsis and organ dysfunction in pediatrics. Pediatr Crit Care Med, 2005, 6(1):2-8.

[34] 胡亚美,江载芳,诸福棠. 实用儿科学. 第 7 版. 北京:人民卫生出版社, 2002,2559-2568.

[35] Singer M, Santis VD, Vitale D, et al. Multiorgan failure is an adaptive, endocrine-mediated, metabolic response to overwhelming systemic inflammation. Lancet, 2004, 364 (9433): 545-548.

[36] 中华医学会儿科学分会急救学组,中华医学会急诊学分会儿科组,《中华儿科杂志》编辑委员会. 儿科感染性休克(脓毒性休克)诊疗推荐方案. 中华儿科杂志,2006,44(8):596-598.

[37] 胡亚美,江载芳. 实用儿科学. 北京:人民卫生出版社,2002.

[38] 樊寻梅. 实用儿科急诊医学. 北京:北京出版社,2005.

[39] 赵祥文. 儿科急诊医学. 北京:人民卫生出版社,2001.

[40] 王卫平. 全国高等学校医学规划教材《儿科学》. 北京:高等教育出版社, 2008.

[41] Mehta NM, Compher C, A. S. P. E. N. Board of Directors. A. S. P. E. N. Clinical Guidelines: Nutrition Support of the Critically Ill Child. JPEN J Parenter Enteral Nutr 2009,33:260.

[42] Mehta NM, Bechard L, Leavitt K, Duggan C. Cumulative energy imbalance in the pediatric intensive care unit: role of targeted indirect calorimetry. JPEN J Parenter Enteral Nutr 2008, 32-36.

[43] Editor-in-Chief. Sobotka, Lubos. Basics in Clinical Nutrition (3rd edition). Galen: Publishing House Galen, 2004.

第 20 章

青少年健康的特殊问题

第一节　概　　述

青春期是人类的个体从童年向成年逐渐过渡的时期，是生命过程中一个极其重要阶段，处在此阶段的青少年面临着生物性和社会性两方面的全面成熟。世界卫生组织（WHO）对青春期的定义涵盖以下 3 个特征：①从青春发育期开始到完全的性和生殖功能成熟的生物学发展；②从朦胧和冲动的儿童模式向成年模式转变的心理发展；③从孩提阶段社会经济方面完全依赖转变为相对独立的状态。

青春期是生长发育的关键时期，主要具有以下特点：一是机体形态上出现第二次生长突增；二是各器官组织增大，功能逐渐成熟；三是性器官和第二性征迅速发育和成熟；四是心理也经历着剧烈的变化。青春期也是生殖能力建立时期，表现为生殖系统发育骤然加快，女性月经来潮，男性出现遗精。性激素的分泌，不仅影响着身体组织的变化，同时也影响着心理、情绪和行为的变化。这些变化发生的时间在不同个体之间存在着很大的差别。由于青少年对自己与同伴之间的差别高度敏感。因此，早发育和晚发育的儿童常常为此感到烦恼。面对性发育，一些青少年感到困惑不解，一些青少年担心自己的生殖器发育不正常，害怕对未来生活产生影响，也有的为缓解性冲动而产生手淫，由于对这一行为缺乏正确认识而常常产生痛苦，追悔自责，甚至导致个别青少年采取自残行为。青少年由于对性发育好奇，开始对性知识发生兴趣，这是正常现象，但如果缺少对他们的正确引导，内心的疑惑得不到解答，又羞于启齿询问，很容易受一些不良影像书刊的影响。

随着年龄的增长，与外界接触、交往的增多，青少年渴望独立的愿望变得越来越强烈，与家庭的联系逐渐疏远，与同伴的关系变得更加紧密，愿意自己做出重要决定。但他们对社会的认识能力还不强，分析问题不够全面，缺乏分辨是非的能力。青少年情感不稳定，容易从一个极端走向另一个极端。他们好奇心强，爱模仿，在这种心理状态的驱使下，很容易受到他人的影响，如养成吸烟的不良习惯。由于烦恼，他们想从吸烟中得到精神放松，并觉得吸烟可以显示魅力、成熟和男子汉气概。部分青少年养成饮酒的习惯，甚至个别青少年尝试吸毒，其后果不堪设想。

由于青少年相对于儿童和成年人不易感染疾病，青少年的健康需求和服务一直被忽视。WHO 将健康定义为，身体上、精神上和社会适应上的完好状态，强调人是社会的人，社会、心理、精神和情绪等因素均对人体健康产生影响。青少年身心发育的特点，决定青少年比其他年龄阶段的人群更易受到现代社会激烈变化的冲击，对青少年的健康产生深刻的影响。都市化的迅速发展、信息和交通的技术革命、国际交往的日益增多，给当代青少年带来了新的挑战。在现代社会，尽管影响健康的其他因素依然存在，但人们的生活方式和行为习惯却成为影响人们健康的另一个重要因素。当今青少年性成熟早，但结婚晚。青少年婚前性行为的比例上升。我国青少年也面临着同样的挑战。随着社会经济的发展，儿童、青少年生长发育出现了生长速度加快、生长水平提高及性发育提前的变化。由于青少年性发育年龄提早，平均结婚年龄后延，使得性早熟到结婚期的时间延长。青少年过早的性行为增加了罹患性传播疾病的危险。

青少年问题是全球问题。成年期众多的疾病

与社会卫生问题多起源于青春期的不良生活方式。青春期不仅是躯体发育和性发育成熟时期，同时也是态度、行为、信念、人际关系、责任感、价值观等学习和形成时期。今天的青少年生活在一个急剧变革的时代，他们所面临的许多问题是成年人们未曾经历过的。因此，要根据当代青少年现实发展的需求，探索适合其年龄特点的健康教育方法、内容和模式，帮助他们逐渐建立起正确的价值观、生活态度及生活技能，养成健康的生活方式，从一个健康的青少年成长为健康的成年人。

（米　杰　张晓铭）

第二节　药物滥用

一、概　　述

药物滥用（drug abuse），指人们背离医疗、预防和保健目的，间断或不间断地自行过量用药的行为。具有无节制反复用药的特征，往往导致对用药个人精神和身体的损害，并进而酿成对社会的危害。

药物滥用是 20 世纪 60 年代中期国际上开始采用的专业术语，它与药物不合理使用（drug misuse），也就是我们通常所说的“滥用抗生素”“滥用激素”等滥用药物中的“滥用”的概念截然不同。药物滥用是指长期地使用过量具有依赖性潜力的药物，这种用药与公认医疗实践的需要无关，导致用药个体成瘾性以及出现精神混乱和其他异常行为。

“药物滥用”与“吸毒”无本质区别。“药物滥用”是国际上对吸毒行为的通用术语，“吸毒”是我国对非法吸食毒品行为的通俗称谓，因此“吸毒”是“药物滥用”的俗称，即“药物滥用”就是“吸毒”。

药物依赖性（drug dependence），又称药物成瘾性，分为精神依赖性和生理依赖性。世界卫生组织于 1969 年对药物依赖性做出如下定义：药物依赖性是药物与机体相互作用所造成的一种精神状态，有时也可以包括身体状态，表现出一种强迫性地要连续或定期使用药物的行为和其他反应，为的是要感受它的精神效应，有时也是为了避免由于断药所引起的不舒适；可以发生或不发生耐受性；同一个人可以对一种以上药物产生依赖性。

生理依赖性（physical dependence）又称身体依赖性和躯体依赖性，是中枢神经系统对长期使用依赖性药物所产生的一种身体适应状态，这时机体必须在足量药物维持下，才能保持生理的正常状态。一旦断药，生理功能就会发生紊乱，产生一系列严重生理反应，医学上称之为戒断症状。

精神依赖性（psychic dependence），又称心理依赖性（psychological dependence），是药物对中枢神经系统作用所产生的一种特殊的精神效应，即反复用药后使人产生愉快满足的欣快感觉，导致用药者对所服用的药物产生强烈的渴望和追求继续用药的强烈欲念，进而引发强迫用药行为，以获得不断满足的心理活动。精神依赖性与生理依赖性不同之处在于它在断药后无明显戒断症状。

二、分　　类

国际公约确定的药物滥用的范围和分类如下。

1. *麻醉药品*　如阿片类（吗啡、海洛因等）、可卡因类、大麻类等。

2. *精神药品*　包括中枢抑制药，如镇静催眠药；还有中枢兴奋药，如咖啡因；此外，还有致幻药，如麦司卡林、LSD 等。

3. *挥发性有机溶剂*　如汽油、打火机燃料和涂料溶剂等，有抑制和致幻作用，具有耐受性甚至精神依赖性。

4. *烟草*　其主要成分尼古丁，长期使用也可致瘾。

5. *乙醇*　长期酗酒也会产生生理依赖和心理依赖性。

新型毒品：进入了 21 世纪后，毒品的种类越来越多，出现了品种繁多的通过化学合成的新型毒品，与传统的阿片类毒品为中枢抑制药不同，新型毒品均为中枢兴奋药，高度兴奋中枢神经系统，使人吸食后精神亢奋，外周血管扩张，性欲亢进，行为轻率。新型毒品与乙醇一起使用可产生协同和互补作用，叠加对中枢产生的兴奋功能，乙醇在滥用过程中充当了催化剂的作用。

药物滥用已经成为危害人类健康的重要因素之一，需要引起高度关注。1989 年全球药物滥用人数将近 4 567 万，占全球总人口的 1%，1997 年药物滥用人口 1.91 亿，占全球总人口 3.3%～4.1%，人数 10 年间增加了 3.2 倍。全球范围吸毒人数也呈现持续快速增加的趋势。

我国在毒品流行的地区分布上，也处于蔓延状态。20世纪80年代后期，主要局限在西南、西北等地区，呈散在发生特点，全国登记注册人数滥用毒品人数为7万。自90年代开始，逐年上升，截至2002年全国登记在册人数达到100万，35岁以下占69%。

与婴幼儿和成年人相比，青少年阶段的病死率很低，是相对健康的一组人群，导致青少年的健康问题容易被忽略。青少年的健康状况不能简单以患病率或病死率进行评价，而要与青少年的行为密切相关，如吸烟、酗酒、药物滥用等，因为这些行为的后果不仅直接威胁着青少年阶段的健康，并对其终生及其后代造成持久性的危害作用。

(一)吸烟

吸烟与被动吸烟可引发癌症、心血管病和呼吸系统疾病等多种慢性病。据WHO估计，全球由烟草导致的死亡人数，1990年为300万，1998年上升到402.3万。预计到2020年，这一死亡人数将上升到840万。因烟草致病所造成的经济负担将更重。

中国是烟草生产和消费大国，生产和消费均占全球1/3以上，目前，中国吸烟人口为3.5亿。2000年中国由吸烟导致的死亡人数近100万，超过艾滋病、结核、交通事故以及自杀死亡人数的总和，占全部死亡人数的12%。如不采取有效控制措施，预计到2020年，该比例将上升至33%，死亡人数将达到200万。

吸烟及被动吸烟对青少年的危害性更大。青少年正处在生长发育时期，各生理系统、器官都尚未成熟，其对外界环境的有害因素的抵抗力较成年人为弱，易于吸收毒物，损害身体的正常生长。吸烟开始年龄与肺癌病死率呈负相关，美国25个州的调查结果显示，与不吸烟者比较，15岁以下、20～24岁和25岁以上开始吸烟的肺癌病死率分别是19.7倍、10.1倍和4.1倍，说明开始吸烟的年龄越早，肺癌的病死率越高。

1. *流行病学* 烟草是一种使用非常普遍的消费品，20世纪初，全球至少有1/3的成年人约11亿吸烟，尽管在发达国家烟草的使用率在普遍下降，但在发展中国家却在上升。我国是烟草生产大国，也是烟草消费大国。我国先后于1984年、1996年和2002年进行了三次全国吸烟流行病学调查，其中1996年全国15岁以上人群吸烟率为37.2%(男66.94%，女4.19%)，15岁以上烟民人口为3.2亿(男3亿，女2 000万)。2002年调查结果显示，15岁以上吸烟率为35.7%(男66.0%，女3.1%)，15岁以上吸烟人口高达3.5亿，此外，还有5.4亿的被动吸烟者。尽管2002年15岁以上人群吸烟率比1996年下降了1.8%，但是随着中国总人口的增加，吸烟人数仍然增加了3 000万。根据全国三次吸烟流行病学的调查数据，中国烟民正趋于低龄化，与1984年相比，2002年平均开始吸烟的年龄提前了4～5岁，其中男性由22岁降至18岁，女性由25岁降至20岁。中国青少年的吸烟率呈上升趋势，推算青少年吸烟者1 400万，尝试吸烟者近4 000万。目前中国城市女性尝试吸烟率和现在吸烟率均有上升趋势。

绝大多数成年吸烟者是在青少年时期开始尝试吸烟，若20岁以前不吸烟，成年后吸烟的可能性大大降低。吸烟行为是生物-社会-心理因素综合影响的结果。青少年对任何事物具有强烈好奇心，当看到老师、父母和同伴“喷云吐雾”时，便很想“试一试”；同伴之间互相模仿，影视作品中的吸烟镜头，特别是青少年偶像型人物的吸烟形象，对青少年行为产生不可忽视的影响；压力和挫折也是导致一部分青少年吸烟的原因。当前，国内青少年吸烟者以男生为主，产生性别差异的原因在于传统的社会文化影响。吸烟的女性常常与不良的社会形象相联系，社会环境和舆论对女性吸烟者的压力较大。但近年来，城市女性的吸烟率一直在上升。

2. *病理机制* 烟草在燃烧过程中形成大量有害物质。香烟燃烧时放出的烟雾，92%为气体，含有400～500种不同成分，主要有氮、氧、二氧化碳、一氧化碳及氢化氰类、挥发性亚硝胺、烃类、氨、挥发性硫化物、腈类、酚类、醛类等；另8%为颗粒物，主要有烟焦油和尼古丁。吸烟可降低氧与血红蛋白的结合率，使血液输送氧的能力降低，造成机体组织缺氧。氢氰酸是一种活性高、毒性大、作用快的毒物。氰化物能抑制纤毛运动，减弱呼吸道的防御功能，使痰液堆积，刺激气管和肺，导致细胞增生和变异，引起病变甚至发生癌变。氢氰酸进入体内后能迅速与细胞色素氧化酶的三价铁结合，抑制细胞呼吸，引起细胞缺氧。中枢神经系统对缺氧敏感，使中枢神经系统的正常功能受到影响。尼古丁通过呼吸道后，90%在肺内吸收。尼古丁对大脑皮质产生兴奋作用。尼古丁可作用于肾上腺，使肾上腺素分泌增加，从而使整个心血管系统活动加快，代谢水平提高，机体需氧量增加。长期吸烟使人体产生对尼古丁依赖，记忆力减退，工作效率降低。烟焦油是香烟烟雾中微粒部分的浓缩物，它是香烟中有机物质在缺氧条件下不完全燃烧的产物。焦油中的苯并(a)芘，酚类化合物及放射性物质在体内可导致癌症。镉对人体有剧毒，并能在体内蓄积，引起骨骼变形、变脆。镉还可以杀死输精管中的精子，影响生育。镉蓄积在肺内可引起哮喘、肺气肿和肺癌。

3. *健康危害*　吸烟与 25 种死因明显相关。主要包括癌症、心脏病和呼吸系统疾病。吸烟对人体健康危害的程度取决于开始吸烟的年龄、吸烟量及持续吸烟的时间。吸烟开始年龄越小、吸烟量越多、持续吸烟时间越长，危害越大。吸烟对人体的危害主要表现在以下几个方面。

(1)恶性肿瘤：香烟中烟雾中含有多种致癌物和促癌物。吸烟引起肺癌、喉癌、咽癌、口腔癌、食管癌、肾癌、胰腺癌、膀胱癌、子宫颈癌等。

(2)呼吸系统疾病：长期吸烟可使鼻、咽喉、气管、支气管及肺部的黏膜充血、分泌物增多，引起急慢性炎症，导致慢性支气管炎和肺气肿。

(3)心脑血管疾病：吸烟可导致高血压、动脉硬化，是冠心病的主要致病因素。

(4)消化系统疾病：长期吸烟刺激的结果可导致牙龈炎、牙周炎、口腔溃疡、口腔炎、舌炎、舌癌、口臭、牙体变黄等。烟雾进入胃及小肠，可引起食管炎、胃炎、胃及十二指肠溃疡，甚至发生癌变。

(5)影响视力：大量吸烟者体内氰化物含量增多，机体解毒功能降低，氰化物长期储留在视神经中可使视觉信息的传递受到影响，从而引起弱视、畏光、色觉障碍、对红绿色分辨能力降低，眼底视神经发生退行性变等。烟雾直接刺激眼球，可引起慢性结膜炎或晶状体浑浊。

(6)影响生殖系统功能：吸烟可使女子月经初潮推迟、绝经期提前、月经周期紊乱、痛经、子宫内膜炎等。香烟烟雾影响精子的生成和发育，使精子数量减少，形态异常。

(7)青少年吸烟危害更大：处于青春期的青少年，器官尚未发育成熟，对外界环境的侵害因素抵抗力低，免疫能力弱，开始吸烟年龄越早，患上述疾病的机会越多，病情也越严重。

4. *预防吸烟*　大多数经常吸烟的成年人，往往是在其青少年时期就开始了吸烟尝试。许多青少年在学吸烟时并非打算一辈子吸烟，但由于烟草是一种高度成瘾的物质，很容易造成终身烟草依赖。许多案例表明，青少年从最初尝试吸烟到最后严重的尼古丁成瘾过程不超过 1 年。因此，教育青少年不吸烟的最好办法就是不要尝试吸烟。而已开始吸烟的青少年，要下决心戒烟。帮助青少年培养和建立自尊、自强、自信的人生观，认识到吸烟的危害，相信吸烟是不受欢迎的，是不成熟的表现。

(二)滥用酒精

酒精滥用及其成瘾是一种失控且紊乱的饮酒行为，被定义为一种病理状态行为综合征。随着酒精产量和消费量的不断增加，醉酒、酗酒、慢性酒精中毒对人体及社会造成的危害也在增加。滥用酒精成为当今社会最为普遍的药物滥用问题。

酒精成瘾患者除了机体出现对酒精产生耐受，中断饮酒后出现戒断症状以及各种并发症外，还突出表现为强迫性觅酒行为，对酒的强烈渴求和对酒的反复滥用，并且这些行为特征即使在断酒数年后也可能再次出现。

酒精进入人体后，在胃肠道中很快被吸收。约 20%由胃吸收，其余则由小肠吸收。酒精是液体，是一种溶于水和脂肪的小分子，可迅速地透过生物膜，分布到机体所有体液和组织中，可通过血-脑屏障进入中枢神经系统，还可透过胎盘进入胎儿的循环系统，一次饮酒过量，会危及生命。

进入体内的酒精约有 95%被机体代谢，这一代谢过程主要在肝进行的。在肝内，乙醇(酒精)先经过乙醇脱氢酶作用变成乙醛，然后再被乙醛脱氢酶作用代谢为乙酸。酒精代谢速度缓慢而恒定，几乎不受血液中酒精浓度的影响，且与摄入量无关。所以如果在短时间内大量饮酒，超过了集体氧化酒精速度，就可造成酒精蓄积中毒。约 5%未被代谢的酒精通过尿液和呼吸排出体外。

1. *流行病学*　酒精是世界上滥用最多的物质，全球约 1.7%的人口滥用酒精。根据 WHO 报告，全球每年由酒精导致的死亡人口为 250 万人，占总死亡人口的 3.8%，其中约 1/3 的死亡是由于酒精导致的意外伤害。酒精还导致全球每年 6 940 万伤残调整寿命年的损失(DALYs)，占伤残总损失的 4.5%，其中 40%归因于酒精引起的各种神经精神病症。

近几十年，我国酒精的消耗量持续上升。根据联合国粮农组织(FAO)2003 年的报道，中国五省(四川、吉林、安徽、山东、湖南)2001 年 15 岁以上人群平均每人每年饮用纯酒精为 4.47 公升，较之 1961 年的年人均 0.5 公升，40 年期间上升了 7.94

倍。WHO估计，中国直接由酒精导致的疾病负担占总疾病负担(DALYs)的5%～10%。目前我国酒民大约近4亿(占人口33%)，青少年占多数，其中6～12岁的小酒民约有8 000万。来自不同省份数据显示，15岁以上人群重度饮酒率为3.8%～8.3%，其中男性为7.5%～13.8%，女性为0.3%～2.1%；18～24岁人群的重度饮酒率为2.1%，男、女分别为3.9%和0.3%。

2. *健康危害* 酒精与60余种疾病和伤害有关，据WHO估计，酒精造成20%～30%的食管癌，肝癌，肝硬化，凶杀，癫痫和机动车事故。酒精对人体的危害主要表现以下几点。

(1)中枢神经系统损害：酒精是中枢神经系统抑制剂，若一次大量饮酒，由于中枢神经系统功能受到抑制，表现为定向障碍，伴有神志模糊，洞察力和判断力下降。

(2)生殖系统损害：长期滥用酒精，不论男女均可导致性腺萎缩、性腺分泌功能下降和性功能损害。酒精中毒的育龄女性的卵巢可发生脂肪变性和排出不成熟卵细胞。

(3)其他系统损害：过度饮酒引起消化系统的胃炎、胃出血、胰腺炎、胃肠功能紊乱与消化不良，干扰肝细胞的正常代谢，导致肝细胞脂肪变性，酒精性肝炎和肝硬化；滥用酒精对循环系统的损害表现为血压升高，动脉硬化和心肌损伤；对骨骼的损害表现为骨质疏松。

(4)对胎儿影响：酒精对精子和卵子都有毒害，酒精可以改变生殖细胞中的脱氧核糖核酸上的碱基排列，引起基因突变，染色体异常，造成不育或下一代的畸形。嗜酒孕妇常发生早产、流产和死产，酒精致畸的关键时期是妊娠的前3个月。

(5)对青少年发育的影响：酒精直接作用于垂体，使垂体生长发育受阻，垂体前叶分泌的生长激素减少，从而影响全身的生长发育和正常代谢。酒精损害胃肠功能，影响各种酶的分泌与功能的正常发挥，所以长期饮酒可导致严重营养不良，使人体叶酸缺乏，白细胞生成受阻，抵抗力下降，易感染各种疾病，严重地影响生长发育。酒精在烟草和药物滥用过程中充当了催化剂的作用，饮酒青少年比非饮酒者更易发生烟草使用和成瘾药物滥用行为。青少年在喝酒时，常伴随不安全的性行为，调查显示，15岁或以上喝酒的青少年，有性行为的机会比不喝酒者高7倍。酒精还影响青少年的心理发育，并对学校环境和学生的课余生活产生消极影响。

因此，要向青少年宣传滥用酒精对人体的危害，教育青少年不要饮酒，更不能饮酒过度。

三、吸　　毒

毒品是指鸦片、海洛因、吗啡、大麻、可卡因以及国务院规定管制的其他能够使人形成瘾癖的麻醉药品和精神药品。根据毒品对中枢神经系统的作用效应分为镇静类和兴奋类毒品；将能产生幻觉、妄想等异常精神活动的称为致幻剂类毒品。常见毒品的分类如表20-1所示。

吸毒对人体的危害主要有以下几点。

1. *戒断反应* 反复使用阿片类药物可产生耐药性、精神依赖性和生理依赖性。依赖性形成之后，一旦中断用药便会产生一系列戒断症状，使人难以忍受，极度渴望得到药物。阿片类药物的常见戒断症状有焦虑、失眠、厌食；肌肉疼痛、腹痛；流泪、流涕、打哈欠、出汗、汗毛竖起；瞳孔扩大、体温升高、脉搏加快、血压升高、呼吸加深加快；恶心、呕吐、腹泻。严重者危及生命。

2. *过量中毒与致死* 滥用阿片可引起急性中毒死亡。

表20-1　常见毒品分类

来源	镇静药	兴奋药	致幻药
天然毒品	阿片、吗啡、海洛因、罂粟碱、蒂巴因、大麻(小剂量)	古柯叶、可卡因、大麻(大剂量)	仙人球毒碱、2-甲基仙人球毒碱、墨西哥致幻覃碱、大麻
合成毒品	美沙酮、哌啶、芬太尼、喷他佐辛、苯巴比妥、异戊巴比妥、地西泮等	苯丙胺、甲基苯丙胺、哌甲酯、右苯丙胺等	麦角酸二乙酰胺、苯环己哌啶、二甲色胺、二乙色胺、2,5-二甲氧-4-甲基苯丙胺西络西宾

3. 感染与器官组织的损伤　由于注射器、针头、溶液、药品污染，以及共用注射器，可使吸毒者感染各种疾病，甚至染上艾滋病。如由于溶血性链球菌或葡萄球菌侵入皮下或深部结缔组织，而引起急性蜂窝织炎和脓肿；吸毒者之间共用受肝炎病毒污染的注射器而染上急性病毒性肝炎，毒品或掺杂物对肝的直接或间接的损害而导致的中毒性肝炎。

4. 对胎儿的影响　许多毒品可通过对胎盘进入胎儿体内，因此妇女在妊娠期间吸毒可影响胎儿，导致畸形、发育障碍、流产、早产和死胎等。

药物滥用是极为复杂的社会现象，是药物、人和环境 3 个主要因素相互作用的结果。在人的一生中，几乎不可避免地会接触或使用过一种或几种可造成滥用和（或）依赖的物质。有效地阻止药物滥用的一个重要措施就是教育。在我国，由于吸毒者中的多数人的年龄在 35 岁以下，所以，应重视对青少年进行预防教育。做好青少年药物滥用的预防教育工作需要全社会的共同努力。帮助青少年解决在成长中出现的各种问题和困难，养成良好的生活方式，建立健康的心理平衡机制和心理应付方式，减少青少年中的药物滥用现象。

（米　杰　张晓铭）

第三节　常见性卫生问题

一、包皮过长、包茎和包皮嵌顿

包皮（Prepuce）是指长在阴茎末端，如帽子般盖住整个龟头的皮肤。正常男性在青春期发育后，龟头全部或大部分露出，如果不能露出龟头，包皮仍然包裹住全部或大部分龟头，但用手能上翻包皮或勃起后包皮上翻能露出龟头，称之为包皮过长（Redundant Prepuce）。包茎（Phimosis）是指包皮口过小或包皮与阴茎头粘连，使包皮不能上翻显露出龟头。

包皮过长如能经常清洗，保持局部清洁，不使包皮垢积存，对健康可以没有影响。否则，容易发生阴茎头炎或阴茎头包皮炎。炎症反复发作可使包皮口缩小，并于阴茎头形成粘连，成为包茎。包茎严重时可以影响排尿，以致造成整个泌尿系统的功能障碍。包茎时包皮腔内积有包皮垢，易出现慢性炎症，甚至诱发癌症。因此，对于包茎应积极进行手术治疗。

当包皮过长且包皮口较小时，勉强上翻后如果不及时复位，过紧的包皮口形成狭窄环紧卡在阴茎头处，不能翻下，称为包皮嵌顿。在发生嵌顿的以下部位血循环和淋巴回流受阻，阴茎头部红肿，包皮出现水肿，局部有剧烈疼痛，嵌顿时间愈长，肿胀愈严重，如不及时处理，包皮和阴茎头就会出现糜烂与坏死。因此，包皮上翻后要及时翻回复位。复位困难时先在包皮内外涂上眼药膏起润滑与消炎作用，再用双手轻压阴茎头，将包皮翻回，血循环恢复后水肿自然消失。若复位有困难应及时请教泌尿科医师，让他们处理更妥当。

二、遗　精

遗精（Spermatorrhea）通常指非性交状态下精液自体内排出体外的过程。因为遗精常在晚上睡眠时发生，所以也叫做梦遗（Wet dream）。遗精是男性青春期发育后的正常生理现象。男孩的第一次遗精叫做首次遗精，首次遗精的出现，是男性生殖器官趋于成熟的标志。我国青少年男生首次遗精年龄为 12.7～14.9 岁，首次遗精年龄受经济、文化、社会环境等诸多因素综合的影响，呈现城市提前于农村、南方提前于北方、沿海提前于内地的特点。自 1995－2005 年的 10 年间，首次遗精年龄平均提前了 1 岁。

遗精间隔时间的个体差异很大，即使同一个人，在不同时期或不同条件下，间隔时间的长短也不同，所以很难确定遗精间隔的正常范围。一般说来，每月遗精两三次或短至三五天遗精一次都是正常的。甚至在短期内，一两天遗精一次也不应认为是异常。只要不过于频繁，并且对身体和精神状态都没有明显的不良影响，都应算是正常。如果遗精过于频繁，二三天一次，或甚至一夜几次，还有的在白天清醒状态下发生遗精，明显地影响生活和学习，应该查找原因。

三、手　淫

手淫（Masturbation），正确称呼应该是自慰，是指用手或其他器具摩擦自己的性器官借以获得性快感的性行为。适度手淫对身体没有害处。从预防性病、避免怀孕的角度看，手淫比性交能更安全地满足人们对性的需求。手淫是个人的隐私行为，对他人和社会不构成威胁，因此，也谈不上“不道德”。然而，手淫却是困扰青少年的一个常见的性问题。这是因为手淫在青少年中比较常见，而长期以来又一直流传着“手淫有害”“手淫是不道德的、可耻的行为”的说法。

美国性学家金西认为：手淫通常是男性初次射精的原因，约有 3/4 的青少年有这样的经历，或多或少，程度不一。在青春期，许多男、女孩开始手淫，以体验性快感，关于这个略带普遍性的“习惯”，吴阶平院士曾指出“不以好奇去开始，不以发生而烦恼，已形成习惯要有克服的决心，克服以后就不再担心，这样便不会有任何不良后果。”此即所谓“生理性手淫”，如掌握得好，适时有度，既能释放本能的性欲又可避免青少年性器官过度充血引起的前列腺炎、盆腔炎、早泄、遗精、性生活不和谐等疾病；而“病理性手淫”即手淫过度，沉溺恶习，久不自遏，逐渐难以控制自己而使这种行为成为癖好，乃至过度，可导致身心俱损，久之形成恶性循环，诱发前列腺炎、女性盆腔淤血，严重者影响学习、工作及婚后对正常的性生活缺乏应有的兴趣等。

青少年可通过丰富多彩的文化体育活动来淡化过强的手淫欲望。睡觉时侧卧，不要俯卧，被褥不要盖得过重过暖，内裤不要穿的太紧，早睡早起，平时注意性器官的清洁卫生，这些均有利于减少手淫。

四、女性外阴部的清洁卫生

外阴部是指外生殖器所在的部位。女性外阴是阴道入口周围一些结构的总称。

女孩进入青春期后，随着卵巢的发育，雌激素分泌增多，开始有阴道分泌物排出，称“白带”。白带是由阴道黏膜渗出物，子宫颈腺体及子宫内膜的分泌物混合而成，内含阴道上皮脱落细胞，白细胞、乳酸杆菌。正常情况下，白带为白色稀糊状，无味，量多少不定。在月经中期即接近排卵时，由于宫颈内膜腺细胞分泌旺盛，白带中的宫颈黏液占主要成分，此时白带清澈透明，量增多。排卵 2～3d 后，白带变得浑浊、黏稠而量少。行经前后，因阴道黏膜渗出物增加，白带往往增多。如果阴道分泌物多而且有臭味，表明阴道有炎症。

由于女性外阴部特有的解剖结构，白带、经血排出、以及外阴皮肤腺体的分泌物和黏附在外阴处的污垢，易引发外阴部炎症，并且可能导致泌尿系统和生殖系统感染。因此，为保持外阴部清洁卫生，应注意做到。

1. 经常清洗外阴部　应用流动水清洗外阴，清洗时注意从前往后，由内向外，最后清洗肛门。使用专用的盆、巾。不要过分地用肥皂，特别是碱性强的肥皂清洗外阴，避免外阴缺少油脂而过分干燥。无明显感染时，不宜用高锰酸钾溶液洗涤外阴。

2. 勤换内裤　内裤要宽松，并应经常换洗，洗外阴和内裤最好用个人专用的盆。内裤质地应为纯棉制品，化纤制品（如合成纤维、尼龙制品）透气性能差，使局部温度、湿度增加，容易引起外阴瘙痒。

3. 不穿紧身裤　内裤过紧与外阴部紧密接触和摩擦，使肛门处的粪便污染阴道口与尿道口的机会加大，容易引起泌尿和生殖系统感染。内裤过紧导致外阴部湿度增大，潮湿的环境有利于细菌繁殖，引起炎症。

4. 一般情况下不冲洗阴道　阴道本身具有自净作用，这是由女性生殖器官的解剖特点和生化特点所决定的。正常情况下，阴道前后壁紧贴在一起，阴道口闭合；未婚女性的两侧大阴唇自然合拢，遮盖阴道口和尿道口，这些对病原体进入阴道内有一定的阻挡作用。宫颈内口平时是闭合的，宫颈腺细胞所分泌的黏液在宫颈管内形成黏液栓，可阻止病原体进入宫腔。子宫内膜周期性的剥脱，可以清除宫腔内的部分污物和病原体。阴道上皮组织丰富的糖原，在阴道杆菌的作用下变成乳酸，因而正常情况下阴道呈酸性环境（pH4～5），使适应于碱性环境繁殖的病原体受到了抑制；宫颈管的黏液栓呈碱性，使适应酸性环境繁殖的病原体受到抑制。这样，适应酸性或碱性环境繁殖的病原体受到抑制。这样，适应酸性或碱性环境中的病原体分别在女性生殖道的不同部位受到抑制，使女性内生殖器官保持相对清洁和卫生。冲洗阴道将会破坏阴道内和子宫颈管的正常酸碱环境，使原来受到抑制的病原体生长和繁殖活跃起来，以至引起生殖器官的炎症。因此，除非治疗的需要，一般情况下不宜冲洗阴道。

五、男性外阴部的清洁卫生

包皮内层与阴茎头皮肤之间形成包皮腔。包皮内层和阴茎头部的小腺体不断产生分泌物，它与少量尿液和脱落上皮细胞及污垢混合成乳酪状的包皮垢。包皮垢长期附着在包皮腔内，易引起炎症。因此，青春期男孩也应注意外生殖器清洁卫生。具体注意事项如下。

1. 每天睡前清洁阴茎。清洗时应将包皮翻转清除包皮垢。清洗应用流水或自己单独使用的盆、巾。

2. 阴囊内容有睾丸、附睾等。阴囊的皮肤薄、柔弱，所以应该避免涂用碘酒及一些刺激性较大的药物，以免造成疼痛和损伤。

3. 内裤和外裤均要宽松。精子生成的最佳温度是 35℃左右，比体温低。穿着紧身裤，会束缚阴囊的活动，使局部温度增高而影响精子的生成。另外，夏秋节，出汗较多，透气散热不良，容易引起腹股沟癣或湿疹。因此，男孩子不适合穿紧身裤。

六、经期卫生

月经(Menstruation)是指每月一次的有规律的阴道排出。当女性进入青春期后，卵巢逐渐成熟，并开始分泌女性激素，子宫内膜随之发生变化而产生月经。女孩一般在 12 岁左右出现第一次月经，第一次月经来潮叫做月经初潮(Menarche)。月经初潮年龄可早至 9 岁，晚到 18 岁。根据 2004 年北京市儿童青少年代谢综合征(BCAMS)研究，北京市青少年女性月经初潮平均年龄为 12.1 岁，城区女生 11.9 岁，农村女生 12.5 岁，1965－1985 年 20 年间北京城区女性月经初潮年龄提前了 1.54 岁，平均每 10 年提前 0.8 岁，1985－2004 年 19 年间提前了 0.72 岁，平均每 10 年提前 0.4 岁。

月经周期以月经来潮第一天为周期的开始，到下次月经来为止。周期的长短因人而异，为 21～36d 不等，平均为 28d。月经来潮的持续时间一般为 3～7d，平均 5d。月经量的多少很难估计。一次月经的出血量为 50ml 左右。月经的第 2～3d 时，内膜剥脱最多，所以出血量也最多。随着子宫内膜的修复，经血逐渐减少，待子宫内膜全部被修复中，出血停止。

许多女孩在月经初潮后 6 个月至 1 年时间内月经周期不规则，这是因为此时卵巢尚未完全正确发育成熟。当生活环境和情绪变动时也容易出现月经失调现象，如月经量过多或过少、经期提前或推后、痛经、子宫功能性出血等。

月经期由于子宫内膜脱落，血管破裂未愈，子宫表面形成创面，加上子宫颈口微张，阴道酸性分泌物被经血冲淡，因此很容易感染各种致病菌。所以女孩在月经期要注意经期卫生。做好经期卫生保健的关键是及时向女孩讲授有关月经的生理卫生知识，做好思想准备，并注意以下几点。

第一，要注意外阴部卫生。在月经期子宫颈口较松，阴道内滞留有少量经血，若不注意卫生，细菌就容易从阴道口通过阴道、子宫颈而向上进入宫颈、输卵管，引起上行性感染。所以在月经期必须保持外阴部卫生。为此，要做到：①勤洗外阴部。可用温水擦拭下身或淋浴，但禁止坐浴或盆浴，以免脏水进入阴道。②勤换内裤和卫生巾。③洗涤外阴部的盆、毛巾和平时洗脚的盆、毛巾要分开，更不能公用。④禁止阴道冲洗、阴道检查。

第二，注意保暖，防止冷湿。在月经期，身体抵抗力下降，冷湿刺激会使子宫和盆腔收缩，容易引起经血减少、痛经或其他妇科病。因此，游泳、冷水洗澡洗足、下河涉水、淋雨、下水田干活，都应禁止。

第三，合理安排生活。注意吃富于营养的食物，但不要吃生冷辛辣刺激性的食物。应多饮开水，保持大便通畅，减少盆腔充血。注意劳逸结合，保持充足睡眠，不要过于劳累，防止重体力劳动和剧烈体育锻炼。但在月经期间，参加轻松的体育活动是必要的。因为它能调节中枢系统功能，转移注意力，还能促进盆腔血液循环，避免子宫充血，从而有利于减轻不适反应，并增进健康。

第四，保持愉快情绪。一些少女在月经期有某种不适感觉以至痛经，并有容易疲劳、爱睡觉、情绪不稳定、容易烦躁等表现。因此，月经来潮时不要为生活琐事自寻烦恼，避免过度悲伤和恼怒和情绪大的波动，保持精神愉快，以免给身心健康带来不利影响。否则，会使中枢神经系统对月经的调节失调，引起月经失调和闭经。

此外，最好建立月经卡，自月经初潮开始，记录每次月经来潮的日期和天数，以便掌握月经的规律，更好预防月经紊乱等病症。

七、痛　　经

月经期前后及行经期间发生腹痛和其他不适，以致影响生活、工作，称痛经。在此期间仅有下腹部轻微胀痛、腰酸、乳房发胀、情绪不稳、易疲劳等，属于生理现象，不需要特殊处理。

痛经分为原发性和继发性两种。原发性痛经亦称功能性痛经，无明显的器质性疾病，一般认为是子宫过度收缩引起的。原发性痛经多见于未婚和未生育过的妇女，多发生在月经初潮后不久。原发性痛经在生育以后会逐渐减轻或消失。

原发性痛经与心理和精神因素有关。如，有些女孩子对月经怀有本能的恐惧和焦虑，认为“来月经很疼痛”，有沉重的精神负担，从而加重了以痛觉的敏感性。当经血伴随子宫内膜大块排出时，引起经血暂时的排流不畅，也会引起痛经，但排出后疼痛即可消失。另外，在月经期间进行可引起腹压增加的剧烈运动、淋雨受寒接触冷水、吃过多的冷饮等，也会引起子宫剧烈收缩，造成经血排出不畅，引发痛经。

继发性痛经是由于生殖器官器质性病变引起的，最常见的原因有子宫内膜异位症、子宫肌瘤及由于子宫颈或阴道的某部分梗阻，妨碍经血排出所造成的。已婚妇女的痛经大多属于这种情况。

对痛经患者，应明确病因。继发性痛经应针对病因积极治疗。原发性痛经，可对症处理。并注意体育锻炼，增强体质；生活有规律，注意劳逸结合，保证充足的睡眠；精神愉快，消除对月经的恐惧和各种不必要的思想负担；注意经期卫生等，均有利于减轻痛经。

八、乳房卫生

乳房有哺乳功能，女性于青春期后开始发育。乳房发育年龄可早至 8 岁，晚到 13～14 岁。个体差异很大。乳房发育的个体差异表现为：①乳房发育开始年龄的差异，这与营养和遗传因素有关；②乳房发育速度不同，有些女孩乳房发育开始后，1 年左右发育到成熟水平，而有些女孩乳房发育要用 6 年或更长的时间才能发育到成熟水平，发育开始的早晚与发育速度的快慢没有关系。③乳房大小的差异，有一些女孩，由于两侧乳房发育速度不同，而致乳房大小不一。绝大多数女孩发育成熟时，两侧乳房大小基本一样。发育的早晚与成熟时乳房的大小无关。

有些少女为乳房发育隆起感到害羞，为此而束胸。束胸使乳腺受压，乳腺血液循环不畅，从而导致乳房发育迟缓、受限。长期压迫还可使乳头不能突出、内陷。内陷的乳头不利于将来给婴儿哺乳，易引起乳腺炎症。

乳腺主要由乳腺管、乳腺泡和脂肪组成，肌纤维较少，因此乳房自身的支持作用较差。如果乳房很大而又不戴胸罩，活动时尤其是跑步或运动量大的时候，乳房就随之上下摆动。长期会导致乳房周围的韧带松弛，而至乳房下垂。乳房下垂后一般很难恢复，既影响美观又产生不适感。佩戴胸罩能使乳房得到支持和扶托，使血液循环通畅，有利于乳房的发育。所以要鼓励少女及时佩戴合适的胸罩。佩戴胸罩不仅能体现出女性美而更重要的是对健康有利。选择胸罩要注意胸罩的大小，太大起不到扶托的作用；太小影响胸廓和乳房的发育。睡觉时应把胸罩解开，以免影响呼吸和睡眠。

乳房自检。乳腺癌为女性常见的恶性肿瘤之一。乳腺癌的早期表现常常是无痛，也无其他不适的肿块。绝大多数乳腺癌是患者自己最先发现的。早期发现、早期诊断、早期手术是乳腺癌预后良好的关键。所以，对于女性来说进行乳房自检很重要。乳房自检目的在于发现包块或其他不规则的肿物，它们可能是乳腺癌的征兆。

乳房自检可以每月做 1 次。最佳时间是月经期刚过。检查包括两部分，即观察和触摸。触摸时注意乳房、胸壁和腋窝有无肿块或增厚。如果在观察和触摸时发现了包块、乳房外形的变化、凹陷、皱缩、皮肤发暗或发红、溃疡、隆起或者硬的橘皮样外观的皮肤增厚或乳房中有异常的液体流出、一侧乳房比另一侧高出或者乳头突然内陷(或内陷的乳头突然突起)，都要尽快就诊。

需要向青春期女孩讲清楚的是，并非所有的乳房包块或异常现象都是癌症的征兆。实际上，自检发现的大多数乳房包块都不是恶性的，年轻女性患乳腺癌的机会就更少，但应使少女懂得乳腺自检的意义。

（米　杰　张晓铭）

第四节　少女妊娠

少女妊娠是指 13～19 岁的女性发生的妊娠。少女妊娠是世界性的公共卫生难题，全世界每年约有 1 400 万少女妊娠，其中多数是非意愿性妊娠，每年有 440 万少女流产。少女妊娠率最高的是非洲，美国居发达国家之首，北欧国家为世界最低。青春期少女身体各系统器官，尤其是内外生殖器还没有完全发育成熟，这时如有性生活且导致妊娠，对女性身心健康影响很大。由于婚前性行为常因感情冲动所致而未采取有效避孕措施，一旦怀孕，女方可能感到恐惧和悔恨，所以常会造成不良的后果。

（一）流行病学

缺少必要的性与生殖健康知识和技能，过早的性行为，性虐待和卖淫，缺少必要的并容易为青少年接受的生殖健康服务，使得青少年处于意外怀孕的高危险状态。根据联合国2001年数据报道，全球每年有1.32亿婴儿出生，其中1 400万为少女母亲所生，约占10.6%。在发展中国家，18岁以下母亲的病死率是18～25岁母亲病死率的2～5倍。未婚怀孕的少女面临着许多问题，不安全性人工流产是危害少女身心健康的一个重要公共卫生问题，是20岁以下孕妇死亡的主要原因。特别是在发展中国家，它占妇女死因的13%以上。做出人工流产的选择通常有以下原因：怀孕少女害怕被学校开除或中断学业；少女还没有经济来源或来源较少，无法养育孩子；少女未婚先孕不被社会认可，被认为是不道德的，为了不给家庭带来羞辱，保护自己的名誉，不得不选择终止妊娠；没有稳定的婚姻关系；避孕失败，在有性行为的少女中采用避孕措施的比例通常较低，而且采用的避孕措施效率低甚至方法不当；遭受强奸。

不安全人工流产所致死亡或疾病的危险对各年龄段的妇女都很高，但对少女来说更高。从医学、心理、社会和经济等方面来看，不安全性人工流产的不良后果主要有：①死亡；②并发症。研究表明，不安全性流产所致并发症少女多于成年妇女。短期并发症主要有宫颈或阴道撕裂、败血症、出血、子宫穿孔、破伤风、盆腔感染等。长期并发症（持续1个月以上）主要有再次怀孕后容易产生自发流产和异位妊娠。③对心理、社会和经济的不良影响。在怀孕少女中普遍存在失落感和悲痛感。相当一部分心理问题会持续存在，需要给予特殊的关注。怀孕的事情若被别人知道，少女可能会不得不离开学校，或遭到周围一些人的非议，甚至是排斥；有的甚至被迫离家出走。由于不安全流产，对疾病的治疗要消耗大量资源。不安全流产所导致的长期并发症，将来治疗也需要大量的开支。

（二）预防

以下几项措施可以减少少女妊娠以及由此而产生的不良后果。

1. 学校和社区开展有关性与生殖健康方面的健康教育，与青少年进行情感、观念的沟通，开展有关性道德、健康的负责任的行为等话题的讨论。培养青少年健康的性道德观念和负责任的健康行为。避免过早性行为的发生。

2. 为少女提供有效的生殖健康服务，包括提供避孕知识和预防性病知识。

3. 为怀孕少女提供安全和支付得起的人工流产手术。作为儿科医师，设法与妇产科医师联系，使怀孕妇女得到安全有效的服务。

4. 国家应该制定有关保护青少女生殖健康的相关政策、法规，以及有效处理少女怀孕问题的管理办法。

（米　杰　张晓铭）

第五节　忽视与虐待

儿童虐待（child abuse，CA）指对儿童有义务抚养、监管及看护权的人做出的足以对儿童的健康、生存、生长发育及尊严造成实际的或潜在的伤害行为，包括各种形式的躯体和（或）情感虐待、性虐待、忽视及对其进行经济性剥削。儿童虐待分为躯体虐待（physical abuse）、性虐待（sexual abuse）、精神虐待（emotional abuse）和忽视（neglect）。

1. *躯体虐待*　不同的国家对这一虐待形式有不同的专业定义。美国目前定义为“有一个明确的极有可能的或可能的有意行为，这个行为对儿童造成伤害或有可能造成伤害。”英国和我国香港地区关于躯体虐待的定义是“指对儿童造成身体伤害和痛苦，或不作任何预防使儿童受伤或遭受痛苦”。许多不同文化的国家认为对儿童有意地施加痛苦的体罚对于使儿童变得坚强，培养其忍耐，使其忠实地继承该文化是极其重要的。因此体罚常常被教师和父母用作管教孩子的重要手段，以此来培养孩子的性格，教他们自尊，使他们懂事，减少他们的行为问题，而不被视为躯体虐待。

2. *性虐待*　是指发生于成年人和未满18岁儿童少年之间的以儿童为性满足工具的性活动，包括两个方面：一是身体接触性虐待，包括抚摸、亲吻、生殖器接触及性交等；二是非身体接触性虐待，如露阴、窥阴、观看色情影视片、目睹成年人性行为等。

3. *精神虐待*　目前还没有统一、确切的标准。

精神虐待的术语胜于情感虐待，因为它包括情感和认知两个方面的虐待。其主要内容：一是对一个儿童情感及心理行为发育造成了不良结果，即当时或永久性地导致了儿童行为、认知、情感、功能活动的损害；二是这些不良结果是由羞辱、恐吓、拒绝、孤立、藐视、剥夺/贿赂、漠视儿童的情感需要行为方式所造成；三是这些行为方式没有直接涉及身体接触和性内涵。精神虐待是儿童虐待与忽视的核心问题，它构成了儿童虐待与忽视各不同类型的基础。与躯体虐待相比较，它更容易对儿童造成不良的负面结果，对儿童有长期的精神、心理严重影响。

4. *忽视*　由于各国文化、社会、风俗、宗教等差别，至今尚无全球统一的定义。综合起来，忽视可概括为：严重或长期地疏忽了对儿童基本需要(包括身体、食品与营养、衣着、情感、安全、医疗、教育等)的满足，以致危害或损害了儿童的健康或发展，或是本来可以避免的情况。

忽视与虐待相比，两者有明显的差异。例如，从主观和行为方式上来看，虐待是施虐者对儿童的故意行为，而忽视一般是“无意”的疏忽行为；前者有行为的主动性、故意性和“作为”性，而忽视是没有主观故意的“不作为”。其次，虐待者可以是任何人，不论其是否具有对被虐待儿童监管或看护的义务，而忽视者一般只限定于对儿童具有监管或看护义务的人(例如父母、亲属、保姆、儿童机构的工作人员等)。再者，从后果来看，一次或数次虐待行为就可以给孩子造成严重的、可见的肉体或精神的创伤，而忽视须持续性存在才可能表现出对儿童的伤害性后果。

(一)流行病学

从研究儿童虐待问题以来，有关儿童虐待发生率的报道颇不一致。原因在于，将什么样的行为认定为虐待，在学术界始终没有达成一致的看法；对儿童虐待的认定标准也参差不齐；由于种族、文化习俗、价值观、社会制度以及经济状况等原因，获得相对准确的流行病学资料相当困难；更因为家庭中所发生的儿童虐待具有隐匿性，被掩盖或漏报情况相当普遍。来自西方国家社区的调查显示，躯体虐待发生率为 8.1%～10.7%；性虐待发生率为 9%～28%。美国的研究显示，每年约有 200 万儿童遭受躯体虐待，男童、女童的发生率分别为 15%和 25%。美国关于儿童虐待形式的报道，占 50%以上是躯体虐待，对此，亦有不同结果的报道：儿童虐待中 51%为性虐待，34%为躯体虐待，15%为儿童忽视，大多数情况下往往是两种或两种以上形式的共存，如任何形式的虐待都会包含一定的情感虐待。我国尚无青少年受的全国性流行病学资料，但相关研究显示，儿童受虐的现象在我国不容乐观。2008 年对全国 13 省 24 个城市 3 539 名初、高中生忽视的调查结果显示 12～14 岁初中生的平均忽视度和忽视率分别是 46.4%和 22.4%；15～17 岁高中生的平均忽视度和忽视率分别为 49.7%和 32.8%。

另有在长沙市抽取 1 481 名学生，调查显示，儿童躯体虐待率达 62.4%，严重的 47.4%，非常严重的 21.3%。就某医学院校 485 名大学生儿童期虐待经历进行回顾性调查，94.6%的人在儿童期经历过虐待，儿童期躯体虐待发生率为 88.0%，其中 92.8%男生和 80.8%女生经历过躯体虐待；情感虐待发生率为 74.4%。其中 75.7%的男生和 72.5%的女生经历过情感虐待。另有针对某卫校女生性虐待进行研究显示，在被调查的 892 名女生中，16 岁前有 25.6%女生曾经历过非身体接触或身体接触的性虐待，这与 2000 年对我国某城市一所中学 985 名高中女生调查结果(25.5%)相似。但本调查 16 岁前有过身体接触性虐待的比例(14.5%)却似乎高于 2000 年的调查结果(9.8%)。其中 129 人经所过身体接触的性虐待，占 14.5%；52.6%的儿童首次性虐待经历发生在 12 岁以下。精神分析学派的学者则认为，躯体虐待没有性别差异，男性在儿童期遭受躯体虐待少于女性是因为他们更不愿意将儿时的痛苦经历告诉他人。一般而言，躯体虐待发生较早，性虐待相对迟些。但不管哪种虐待先发生，另一种虐待随之发生的可能性就提高，这种情况更容易发生在女性身上。就家庭内而言，施虐者大多是男性家庭成员。73%的躯体虐待和 93%的性虐待是由男性造成的；95%以上的躯体虐待及 70%左右的性虐待是由家庭成员造成的。家庭内成员施虐则往往在儿童较小时开始，且反复发生，持续时间长，有时多达十几年。儿童虐待和忽视具有一定的家族聚集性，虐待儿童的家族似乎有一代一代重复的特征。

(二)危险因素

1. *儿童个体因素*　儿童出生后的生理与智力情况是否让父母满意，会影响到他们以后是否被虐待。部分受虐儿童有智力和躯体发育迟缓，或有出生前后脑损害、早产及低出生体重的病史，致使被父母视为负担，遭受虐待。一些儿童在气质上属于养育困难类型，易激惹、苦恼无常、难于安抚和纠缠母亲等，容易导致父母的厌烦情绪而遭忽视或打骂排斥。1 岁以后具有多动、顽皮、攻击性行为等特征的儿童也易导致父母打骂；入睡困难、睡眠不宁、遗尿、抽动性问题、慢性疾病的儿童亦容易遭到虐待。反过来，那些受虐儿童可能造成困难，容易形成负性亲子关系，导致受虐的继续发生。甚至一些司空见惯的儿童行为，如不按时起床、喂饭困难、弄脏衣服（特别是父母的衣服）、深夜哭闹也容易遭受父母（或养育者）的烦恼和打骂。

2. *家庭因素*　不期（非计划内）妊娠、家庭经济情况欠佳、社会地位低下、过频的应激事件、家庭破裂或夫妻不和睦等可成为父母或监护者虐待儿童的原因。许多虐待儿童的父母本身容易冲动，或应对生活事件能力有限，当遭受挫折时容易冲动，将怨恨转嫁到孩子身上；家庭出现危机时父母更难于忍受儿童哭闹或纠缠，容易对儿童施暴。另外，多数施虐父母（或养育者）本身在儿童期就有被虐待的经历；一些施虐父母存在智力偏低，有酗酒、吸毒、人格和情绪异常等精神和行为障碍。值得一提的是，近年来家庭保姆虐待儿童事件有上升趋势；其原因较复杂，包括不耐烦儿童哭闹、报复其父母（因受冤枉、克扣工资等）、个人因素等问题。

3. *社会因素*　某些落后的文化模式对儿童虐待有重要影响，如信仰某些宗教的人拒绝送患病儿童就医而导致患儿死亡。社会不稳定因素，如战争、社会动荡不安等儿童往往是首当其冲的受害者。再如社会环境、风俗习惯等对儿童躯体虐待有着重要的影响。在中国，从古至今都以“不打不成才，棍棒出孝子”的教育方法来教育儿童。许多家庭片面重视早期教育，以剥夺儿童的游戏玩耍时间来严厉、超负荷地训练儿童（如过早上各种学前班、课外班），造成儿童继发情绪和行为问题。受传统性别歧视观念的影响，一些偏僻农村地区目前仍有丢弃女婴，虐待女童的现象存在。在印度，女儿出嫁时要花费大量钱财，因此许多家庭因贫穷常将女婴淹死以减轻以后巨大的经济负担。近年来，在日、美等国家校园内暴力事件和虐待（欺侮）同学事件日渐增多，导致受虐儿童逃学、离家出走、拒绝上学、报复性凶杀、自杀等事件时有发生。

（三）临床表现

儿童躯体受虐表现取决于受虐的方式，可出现多部位的皮肤青肿、紫块和伤痕，皮肤烧灼伤，头皮下血肿，骨折，内脏损伤，营养不良，脱水，有的儿童在暴力虐待后死亡。忽视往往导致儿童意外伤害的发生，如烫伤、跌落伤、触电、呼吸道异物窒息、淹溺、误服药物、车祸、遭歹徒攻击等。一两次的虐待事件即可构成童年期创伤性体检，印刻在儿童长时记忆或潜意识中；有些儿童可出现创伤后应激障碍（posttraumatic stress disorder，PISD）。受虐儿童的近期表现主要是极度自卑、焦虑、抑郁，伴有噩梦和睡惊、惊恐发作、惊跳反应、警觉性增高，一些儿童变得长时间的苦恼和悲伤，缺乏快乐感，自尊心降低，甚至有自杀企图和自杀行为。也可表现对他人攻击行为、对动物残忍和虐待、自虐自残等。事过之后，儿童常对该事件进行反思，经常问自己“为什么发生这种事情?”“为什么发生在我身上?”“以后怎样避免?”等问题。思来想去，儿童最易出现内疚感，心情压抑、害羞胆小，青春期儿童可以诱发歇斯底里发作。长时间受虐待的儿童易出现否认和麻木为特点的心理状态，受所谓“心理防御机制”作用，对痛苦的经历守口如瓶或否认、避而不谈、甚至遗忘。对痛苦的感觉迟钝、缺少同情感、情感体验缺乏、回避心理上的亲近、行为上表现淡漠和残忍。长期的心理防御机制作用可以影响儿童的人格发展，出现某种特质的“问题人格”，以负性情绪为主，如抑郁、自我评价低下、性功能障碍、反社会人格、PTSD、边缘性人格等。长期受虐儿童可出现智力与躯体发育延迟，语言能力差。大量资料表明，受虐儿童较多发展为成年期精神障碍、攻击倾向及反社会行为。不论受一次或长期的虐待，儿童会表现如下一些特征：①反复的想象性回忆，并且多在厌烦学习、入睡前、看电视等不太紧张时出现。年龄小的儿童在回忆上言语成分较少，而以感觉形式的成分为多。②重复行为增多。儿童在回忆受虐待时往往也伴随出现当时的情感体验或躯体反应，即受虐当时的心理生理性反应。③特定的恐惧。对与虐待相关的事物的恐惧和回避行为。还可泛化到诸如害怕黑暗、陌生人、动物、车辆、房间、弃屋等，不敢独处、不敢单独外出。④对人、对社会、对未来的态度发生改变，表现为对周围人和物的不信任，对前途悲观失望，认为周围布满危机等，要么自我封闭，要么自暴自弃。边缘人格则对待他人的方式容易绝对化，通常从崇拜某人到极端地诋毁和敌视同一人。甚至突然发怒或有瞬时的偏执狂或精神严重变态。

（四）发病机制

20 世纪 90 年代早期，精神卫生专家认为虐待导致的结果主要是心理作用造成的情感和社交方面的问题。精神分析理论的解释是，童年期遭受的虐待（应激事件）助长了心理防御机制，使成年后产生自我挫败感，阻碍社会心理的成熟，使心理发展停留在“一个受伤孩子”的状态。这种心态可能会表现为受虐者自恋型认同（narcissistic identification）、施虐者认同（identification with the aggressor）和投射性认同（projective identification）。譬如，①受虐者长大后仍处于自我炫耀和将父母理想化阶段。②在儿童看来，由于父母是儿童心理建构最基本的源泉，到头来很有可能认同施虐的父母，将他们内化为自己心理结构的一部分；把父母变成一个涂满理想色彩的“施虐者”，而把自己当作一个充满恶劣品质的“受虐者”。③父母虐待儿童往往有许多理由，这些理由多来自投射性认同；如一个母亲可以听信算命者的话，认定自己的女孩是父母和兄弟的“克星”，为此不断毒打这个孩子直至伤害或死亡。

新近研究证明，由于虐待发生在童年大脑发育的关键时期，严重的应激反应会对大脑结构和功能打下无法消除的烙印。这种虐待，可诱发分子生物学效应的级联反应，造成不可逆的神经异常发育。受虐儿童后期出现的极端人格改变，为这种神经系统变异提供了有力证据。童年受虐的最可能的后果是影响大脑边缘系统，并且以左脑半球受罹为明显。Teicher（2002）等的研究发现，早期遭受虐待儿童的脑电图（EEG）异常率明显高于正常儿童，这种异常多发生在前脑和颞叶部位，特别是左脑半球。功能磁共振成像（fMRI）研究发现，这类儿童到成年期时大脑的海马出现缩小，而且杏仁核也缩小。PTSD 患者的左海马回比正常对照组小 12%，但右侧海马回同正常人。边缘性人格和童年受虐的女性，到成年后其海马角对照组小 16%，杏仁体小 8%。Gregory 等（2002）在《Nature》上报道，称通过动物实验探明了控制恐惧的中枢位于大脑前额叶。该区域可能是通过抑制位于大脑深部的杏仁体而降低恐惧。在恐惧减弱时，该区域皮质激活或活动活跃；如果一直刺激该区域，就能够降低恐惧感。研究确实发现，PTSD 患者前额叶皮质运动较弱。

目前可能的解释是，额叶的调控功能和体内激素对海马的影响是逐步产生的。研究发现海马容易遭激素的破坏，海马可因发育缓慢时极易受到损害，激素环境可以显著改变海马中最大的神经元的形状甚至消灭它们。激素还抑制新的颗粒细胞的产生。所以，童年期受虐导致的反社会行为源于控制记忆和情感的边缘系统的过度兴奋。从而影响到更深层的脑结构海马和杏仁体的功能。而海马和杏仁体则被认为对人际关系的负面功能起突出的影响作用。海马可以决定哪些输入的信息被储存到长时记忆系统中；而杏仁体则根据个体需要过滤和转译感觉输入的信息，并做出相应的反应。

（五）诊断

凡因躯体损伤而就诊的儿童都要考虑被虐待的可能，要仔细了解病史，做躯体检查和特殊检查，有下列病史者应高度怀疑受虐待的可能：反复受伤史，受伤后没有就医，病史前后矛盾，父母把受伤归咎为儿童本人或其他人，就诊时父母对儿童的伤情漠不关心，对孩子的伤情解释模糊不清。父母对儿童期望过高，父母本人在儿童期有受虐待史，儿童报告受他人虐待，病史与检查结果不符等，有些父母或监护人就诊时可能表现焦虑、神经质或内向木讷。躯体检查时发现有下列特征的损伤时要高度警惕被虐待现象的存在：头颅、耳郭、脸部、臀区、腰部、会阴部和股内侧的青肿淤血，皮肤掐、挠痕，皮带抽打痕迹，新旧瘢痕同时并存，烟蒂烧灼伤，会阴和股内侧的开水烫伤以及头皮下血肿等。有受虐待病史，躯体检查有损伤存在，放射学检查有骨折证据等即可作出诊断，但应排除骨骼系统疾病、出血性疾病和意外受伤等情况。下列情况也应予以关注，就诊时儿童表现与场景不符的恐惧、焦虑、表情淡漠、退缩、对视回避、不明原因的营养不良、穿着破脏等。了解父母的下列情况，会提供虐待可能存在的信号；父母本身或孩子经常挨打或挨饿，父母有精神疾病史或犯罪违法记录，父母过去被怀疑过虐待孩子，父母属于缺乏自尊、孤僻和抑郁型的人，父母婚姻不和，债务和生活压力大，频繁搬家，父母性格容易冲动，父母对孩子有不切合实际的过高期望，父母认为孩子经常给他们制造麻烦，父母不想要孩子等。

（六）治疗和预防

1. *社会干预及家庭危机干预*　立法是最重要的干预措施，我国已颁布实施（未成年人保护法），全社会都来宣传儿童保护法，保护儿童的合法权益，反对体罚和虐待儿童的行为。通过妇联、工会和街道居委会，咨询、教育和监督虐待儿童的行为，必要时对施虐者予以刑事追究和处罚。对虐待儿童的家庭进行直接干预和家庭治疗，缓和家庭矛盾冲突，增进亲子之间的正性情感交流，纠正不正确的教子方式，从根本上消除体罚行为。对父母存在的病态人格和情绪异常等进行必要的心理治疗。

2. *治疗儿童*　尽可能及时处理好危机，积极治疗躯体损伤的同时，采取行为治疗和心理治疗方法治疗儿童的情绪创伤。目前实施得较多的是个别游戏疗法、日间看护、住院治疗、团体治疗等。治疗者求得儿童的信任是治疗的关键。对于创伤后应激反应的儿童，可以通过木偶等象征性游戏的表演方法，重复受虐事件促使其回到现实生活中来，而控制创伤反应。创造温暖的环境以提高儿童的自尊心，消除不信任感和过度警觉。在治疗期间，受虐儿童一般应继续留在家中，只有当存在继续受虐的可能时才暂时寄养于健康家庭与施虐者隔离。

3. *施虐父母的治疗*　一是建立热线电话或危机护理中心，尽可能提供 24h 服务；二是对父母的长期治疗，如精神分析、人本主义疗法等。危机护理中心一般建在社区内，可雇佣一些社区工作志愿者，其职能是临时安置和安抚受虐儿童。

4. *加大宣传，提高社会对儿童虐待问题的认识*　多方位开展学校和家庭健康教育，将适宜知识传授给广大家长和教师，可起到较有效的预防作用。

（七）预后

儿童虐待的预后与治疗干预的利用程度及治疗效果有关，承认虐待事实并自愿寻求帮助的父母，比不承认虐待且不愿接受治疗的父母更可能改变其虐待行为。有报道，没有接受治疗干预的受虐儿童，20%～50%发展为较难治愈的神经行为伤害。

（米　杰　张晓铭）

第六节　代谢综合征

代谢综合征（metabolic syndrome，MS）指一系列代谢性心血管危险因素在个体聚集的特征，包括腹型肥胖、高血压、血脂紊乱及糖耐量异常等。该术语由 WHO 在 1998 年提出，但直到今天，世界各国和国际组织对 MS 各组分的定义不甚相同。有关 MS 的发病原因可归纳为如下 3 种学说：①肥胖和脂肪组织异常；②胰岛素抵抗；③源于肝、血管和免疫系统的细胞因子介导 MS 的特殊组分。国内外成年人队列研究结果证明，MS 是糖尿病和心血管病的独立预测因子。

肥胖已经成为目前我国青少年突出的健康问题，过去 20 年，我国大城市男、女生超重（包括肥胖）率分别上升了 5 倍和 3 倍，与之相伴随的是 MS 在青少年人群中逐渐流行，成为危害其目前和远期健康的重要健康问题。随着医学检测技术的发展，人们认识到尽管心血管病属于中、老年常见慢性病，但其发病过程早在儿童青少年时期即已启动。Berenson 通过尸体解剖证实，儿童可以有无症状的冠状动脉和主动脉壁脂纹和纤维斑块，这种动脉粥样硬化的早期改变与心血管危险因素密切相关。这也说明在儿童期患心血管病、糖尿病等成年人慢性病并非耸人听闻，儿童期的这些代谢异常，已经对心血管及代谢系统造成了可见的病理改变。而当各单一心血管危险因素足够强并出现聚集时，儿童期不但可发生严重动脉硬化，甚至还能出现急性心血管事件。而远期的危害表现为，在我国，基数甚大的具有多种危险因素的儿童是未来几十年心血管病的高发人群，构成对 10 年后劳动力人口的重大健康隐患，贻害深远。如果在儿童青少年的生长发育时期不予以重视并控制紊乱程度，这种改变将造成不可修复的永久损伤，至成年后发生心肌梗死、脑卒中等事件时再去救治，无论采用何种方法都是成本高、有创伤、仅有姑息效果的亡羊补牢之举。因此，从儿童前开始预防无论怎样强调都不过分。

（一）流行病学

肥胖的青少年是罹患 MS 的高危人群。美国 NHANES Ⅲ（1988－1994）数据显示，采用 Cook 标准，12～19 岁总人群 MS 患病率为 4.2%，超重、肥胖人群中 MS 的患病率分别为 6.8%和 28.7%，而正常体重组仅 0.1%；NHANES（1999－2000）数据显示，同年龄青少年总人群 MS 患病率为 6.4%，超重和肥胖人群中 MS 的患病率分别为 7.1%和 32.1%，正常体重组＜1%，与 NHANES Ⅲ 比较，总人群、超重和肥胖人群的 MS 患病率分别上升了 54.2%、4.4%和 11.8%。而 NHAHES（1999－2002）调查显示 12～19 岁青少年人群 MS 患病率为 9.4%，和 NHANES Ⅲ（1988－1994）的 4.2%相比，增加了 124%。据此估计，大约有 200 多万美国青少年患 MS。韩国国家健康与营养调查（KNHANS）和美国 NHANES 调查一样，都是连续性的全国性调查，KNHANS（1998）、KNHANS

(2001)数据显示，韩国儿童青少年 MS 患病率由 1998 年的 6.8%上升至 2001 年的 9.2%，增加了 35%。Cruz 采用比 Cook 严格的标准[高血压为≥17.3/11.3kPa（130/85mmHg），高 TG 为≥3.9mmol/L(150mg/dl)]，显示西班牙肥胖儿童(平均年龄 11 岁)MS 患病率为 30%。日本 6～11 岁小学生中超重和肥胖儿童 MS 患病率分别为 8.7%和 17.7%。

中国居民 2002 年营养与健康状况调查显示，15～19 岁青少年的 MS 患病率为 3.7%，并且呈现出城市高于乡村(4.2%∶3.5%)，女性高于男性(4.0%∶3.4%)的特点，肥胖仍然是 MS 的重要组成部分，超重和肥胖人群中 MS 的患病率分别为 23.4%和 35.2%。

根据 2004 年北京市 BCAMS 调查数据，采用修正的 Cook 诊断标准(腰围和血压均采用北京儿童青少年第 90 百分位值，空腹血糖采用美国糖尿病协会和 IDF 诊断标准，即≥100mg/dl 或≥5.6mmol/L)，北京 6～18 岁正常体重、超重、肥胖人群中 MS 患病率分别为 0.90%、7.6%和 29.8% 进一步分析 MS 各组分或组分聚集与动脉硬化关系的分析发现，与正常儿童比较(即不具有任何一种 MD 组分)，高血压、腹型肥胖、高 TG 和低 HDL-C 各组儿童的动脉顺应性呈现显著下降趋势(即动脉硬化指数增加)，与正常组间的差异具有统计学显著性；随着 MS 组分个数的增加，动脉顺应性下降的趋势显著，说明，儿童期无论是单一危险因素还是多因素的聚集，已经出现动脉顺应性的下降(动脉硬化的早期表现)。

(二)诊断标准

2007 年国际糖尿病联盟(IDF)发表了第一个国际儿童青少年 MS 的诊断标准。该标准对不同年龄段进行了划分：6—10 岁，10—16 岁以及 16 或 16 岁以上。IDF 认为 10 岁以下的儿童并不能因腹型肥胖而被确诊为代谢综合征，但是强烈建议他们应该减肥。至于 10 岁及以上青少年，如果腰围超标以及表现出两种以上的临床特征(高三酰甘油酯、低高密度脂蛋白胆固醇、高血压、高血糖)，则可被确诊为代谢综合征(表 20-2)。

(三)发病机制

20 世纪 30 年代以来，很多研究者都发现某些糖尿病患者的胰岛素不敏感状态，但直到 1979 年正常血糖胰岛素钳夹技术(目前测定 IR 的金标准)的问世，IR 的定义才被正式提出来，即指组织对胰岛素的敏感性下降，代偿性引起胰岛 B 细胞分泌胰岛素增加，从而产生高胰岛素血症。1988 年，Reaven 率先提出 IR 是 MS 的病理基础，并认为是一种普遍现象。Sterm 也提出了“共同土壤”学说，

表 20-2　IDF 关于儿童青少年 MS 的诊断标准(2007)

年龄(岁)	中心型肥胖(WC)	TG	HDL-C	血压	血糖(mmol/L)或已知 T2DM
6～10	≥90th 百分位	不建议诊断 MS，但如果有 MS、2 型糖尿病、血脂异常、心血管疾病、高血压或肥胖家族史，可以进行进一步检查			
10～16	≥90th 百分位，当成年人标准更低时采用成年人标准	≥1.7 mmol/L(≥150 mg/dl)	<1.03mmol/L(<40 mg/dl)	收缩压≥17.3kPa(130mmHg)或舒张压≥11.3kPa(85mmHg)	≥5.6mmol/L (≥100mg/dl)如果≥5.6mmol/L 或已知 T2DM，建议 OGTT
>16	采用 IDF 成年人 MS 诊断标准： 中心型肥胖(亚洲男性 WC≥90cm，女性 WC≥80cm，不同种族诊断标准不同)加上以下任意两种危险因素： · 高 Tg：≥1.7mmol/L · 低 HDL-C：男<1.03mmol/L(<40 mg/dl)或女<1.29mmol/L(<50 mg/dl)或有已诊断为血脂异常并正在治疗中 · 高血压：收缩压≥17.3kPa(130mmHg)或舒张压≥11.3kPa(85mmHg)，或之前诊断为高血压并正在治疗中 · 空腹血糖受损：空腹血糖(FPG)≥5.6mmol/L(≥100mg/dl)，或已诊断为 T2DM				

WC：腰围；HDL-C：高密度脂蛋白胆固醇；T2DM：2 型糖尿病；MS：代谢综合征；OGTT：口服糖耐量试验

IDF 工作组承认存在民族、性别和年龄差异，但认为仍需依据研究结果来评估风险

认为 IR 及其继发的代谢紊乱是产生冠心病、糖尿病和高血压的共同土壤。

遗传因素影响 MS 的各组成成分，IR 常表现为在家庭成员中聚集现象，在 2 型糖尿病患者一级亲属中的发生率为 45%，显著高于无 2 型糖尿病家族史的人群。鉴于肥胖、2 型糖尿病和 MS 的流行多发生在经历由传统的农业向城市化生活方式快速转化的人群和社会，1962 年 Neel 提出“节俭基因”的理论，即假设人类祖先长期生活在饥饿和食物供应不足的环境，机体只有最大程度储存食物才能提高自身生存的概率。因此，在长期进化过程中，遗传选择更倾向于能量储存关联基因。当能量储存基因型暴露于食物供给丰富的西方化生活方式时，即转化为对机体损害的作用，引起肥胖和糖尿病。至今，科学家尚未发现“节俭基因”。近年来，通过候选基因方法在诸如调节脂肪储存、体重和体脂分布、脂肪分解和脂肪酸代谢、能量氧化、IR、骨骼肌糖代谢等诸多基因中寻找“节俭基因”的努力一直没有中断。

针对 2 型糖尿病和 MS 发病率在从农村迁移到城市的人口中显著增高的现象，一些学者提出“胎源”假说，认为出生时的贫困，多经历的是宫内营养不良环境，由于胎儿时期个体对这种不良环境的适应，引起机体的组织结构、生理功能和代谢的持续变化，即程序化过程，这样的个体对以后生活方式的改变更加敏感。“胎源”假说强调生命早期环境因素的影响，也被称为“节俭表型”。在 Japuet 的病例一对照研究中，低出生体重的成年人与出生时体重正常的人相比，患有 IR 和高胰岛素血症的比例更高。国内的研究结果显示，低出生体重婴儿成年期出现 MS 的各种指标，表现为血压升高、空腹和糖负荷后 2h 血糖和胰岛素水平升高、高三酰甘油血症等。

另外，Sjorntorp 提出下丘脑-垂体-肾上腺轴(HPAA)可能是 MS 发展过程中的机制之一：交感神经及 HPAA 活动增加，影响骨骼肌对葡萄糖的摄取，餐后葡萄糖氧化下降，而脂肪氧化增加，从而在中心性肥胖以及高血压的发生过程具有一定意义。最近的一项巢式病例一对照研究初步证实了这种联系，MS 人群中的尿中可的松浓度增加，提示 MS 与肾上腺皮质激素间存在联系。但仍需进一步的研究，尤其是前瞻性研究来证实这种假说。

总之，众多研究结果证实，IR 及 MS 各组分是遗传和环境因素共同交互作用的结果，环境因素包括生物学环境和社会环境等。

(四)预防

目前，MS 相关领域的研究已经成为一项意义重大的课题。就我国的实际来说，由于生活方式和环境的巨大变化，MS 患病率正在迅速增长，这意味着沉重的社会负担。但我们也应该意识到 MS 是可预防的，国外的几项队列研究结果都表明，控制体重和积极适度的体力活动能够延缓 MS 的发生；芬兰的前瞻性研究结果表明，经常从事体育运动可使患 MS 的相对危险度下降 2/3。因此，面对这项关系重大的公共卫生问题，我们必须采取积极的预防措施。

而儿童肥胖人口的迅速上升和积累更加导致代谢综合征患病率逐年升高。这主要是由于现代生活方式的影响(高脂、高糖、高热能膳食和缺少体力活动等)，而伴随儿童体重指数增加而来的是对胰岛素敏感性的降低，这种生活方式和代谢紊乱可持续到成年期，并很可能发展为 MS。但是，如果能及早对儿童和青少年进行适当干预，其预防效果将好于成年人群。

现就控制 MS 提出几点策略，供参考。

1. 更新观念，重视一级预防　对于广大医务工作者，尤其是公共卫生工作者来说，必须先了解和熟悉 MS 这一新的疾病概念，然后从预防胰岛素抵抗及其派生的代谢异常等多种危险因素入手，形成防治心脑血管病的新策略思想。重点是早期发现和早期干预有促发胰岛素抵抗诸因素(高龄，妊娠，绝经后，高脂、高糖、高热能膳食，肥胖，吸烟和缺少运动等)的 MS 高危人群。

2. 加强二级预防　MS 患者应做到早诊断、综合防治，以胰岛素抵抗为靶点，通过饮食疗法、运动疗法、减肥疗法及纠正不健康生活方式等基础干预，同时辅助积极的临床治疗。

3. 强调重点人群的 MS 防控　老年人群是 MS 的高危人群，因为 MS 患病率随年龄呈显著增加的趋势。法国 35～44 岁男女性 MS 患病率分别为 9%和 4%，55～64 岁男女的这一比例分别上升为 34%和 21%。

4. 不可忽视的两个人群 MS 的防控　一是农村人群，我国农村冠心病病死率在最近 8 年内升高了 40.4%，而目前农村心血管病干预项目仅为城市的约 1/5，广大农村社区的心血管病防治项目与其人口数目极不相称。目前，我们还缺少农村地区的有关 MS 的基线资料，但根据心血管病的发病趋势

可以推测农村 MS 的防治形势不容乐观。二是儿童和青少年，2000 年我国 10 岁儿童的超重率已经高达 23.06%。这主要是由于现代生活方式的影响（高脂、高糖、高热能膳食和缺少体力活动等），而伴随儿童体重指数增加而来的是对胰岛素敏感性的降低，这种生活方式和代谢紊乱可持续到成年期，并很可能发展为 MS。但是，如果能及早对儿童和青少年进行适当干预，其预防效果将好于成年人群。

（米 杰 张晓铭）

第七节 青少年自杀

自杀是全球范围内的公共卫生问题，虽然青少年自杀的发生率在各个国家地区不同，但已成为青少年死亡的主要原因之一。自杀至今仍未有统一的定义和分类，多数研究认同自杀有如下特征：自杀者自发完成的、故意的行为和自杀者有致死的愿望。从研究自杀的预防意义出发，自杀行为包括自杀意念、自杀计划、自杀未遂、自杀死亡。自杀意念是指有结束自己生命的想法。自杀计划是形成了自我伤害生命的计划，但没有具体行动。自杀未遂是指有致死愿望的伤害自己生命的行动，但未造成死亡。自杀行为通常被视为一个程度不同的连续体，从自杀意念、自杀未遂，到自杀死亡。每一个部分既相对独立，又有重叠相关。如多数自杀意念并不导致自杀未遂或死亡，自杀死亡者也并不一定有自杀未遂史，但严重的自杀意念和有自杀未遂史者更易导致自杀死亡。

一、流行病学

自杀在儿童期较为少见，但在青少年中期急剧上升。尤其是近年统计显示青少年自杀率明显上升，自杀已经占据 10～24 岁群体死亡原因的第二位。世界卫生组织的统计资料显示 2000 年 5～14 岁人群的年自杀率为女性 0.4/10 万，男性 1.5/10 万，15～24 岁人群的年自杀率为女性 4.9/10 万，男性 22.0/10 万。由于自杀的隐蔽性，可能实际发生的自杀数更高。自杀是我国 15～34 岁人群的首位死亡原因。我国青少年自杀的特点是女性高于男性，农村高于城市。最常见的自杀方法为服毒，其中主要为农药。自杀未遂农村女性青少年高于男性，而城市青少年自杀未遂者的性别构成报道不一致。自杀意念的发生女性高于男性。反映我国青少年自杀具有和国外不同的特点。

二、自杀危险因素

青少年自杀危险因素包括精神障碍、生物、家庭和环境等多种因素，国外研究约 90%的自杀死亡青少年存在精神障碍，主要有情感障碍、品行障碍、焦虑障碍和精神病性障碍。约 1/3 自杀者有人格障碍。家庭因素中包括父母离异、父母有精神障碍和物质滥用史、亲子沟通差、缺乏父母支持、躯体虐待或性虐待以及自杀家族史。负性生活事件、自杀未遂史以及自杀方法的致命性，也是青少年自杀的危险因素。欧美青少年最常见的自杀方式为枪杀，在采用控制枪支的方法后，近几年使用枪支自杀的青少年自杀率明显降低，但窒息自杀的青少年却有所上升。有研究发现我国 15～24 岁自杀者有 50%存在精神障碍。其中以重性抑郁障碍为主。其他危险因素包括自杀未遂既往史、近 2 周有抑郁症状、经历急性负性生活事件和近 1 个月生命质量低。最常见的负性生活事件为丢面子、被人歧视或误会、经济困难、与父母矛盾或不和。国内对青少年自杀未遂和自杀意念的研究报道较多，自杀未遂的危险因素包括消极应对方式、自伤行为、绝望、抑郁、父母不良养育方式、与父母分离、家庭成员的社交问题，以及精神障碍。但自杀未遂青少年的精神障碍的发生率接近于自杀死亡者，也低于国外报道。

除上述社会心理因素研究外，近年对自杀的生物学因素已引起广泛关注。有关自杀的家系研究、双生子研究和寄养研究均显示有自杀家族史的人群的自杀风险远远高于普通人群。分子生物学研究主要报告自杀与脑内 5-羟色胺系统和细胞信号及信号调节系统有关，如色氨酸羟化酶基因（TPH），其他可能相关的候选基因包括，单胺氧化酶 A（MAOA）、肾上腺素能及多巴胺能基因，特别是 DRD2、TH 和 COMT。自杀青少年脑脊液中 5-羟基吲哚乙酸水平低于对照组。年轻自杀者前额皮质和海马区 5-羟色胺 2A（5-HT2A）受体的结合力、5-HT2A 受体蛋白表达及 mRNA 的水平均显著高于非自杀死亡组。5-羟色胺相关基因的多态性与青少年自杀也有相关。但目前研究尚无足够证据证实某个基因与自杀的明确关联。

三、青少年自杀的预防

青少年自杀的预防需要多专业多方面的综合干预，包括医疗、教育、媒体、政府等多方参与。和其他疾病现象一样，青少年自杀行为的预防通常分为 3 级预防。

1. *初级预防*　针对普通人群，主要在于消除高危因素，包括以学校为基点的预防教育、高危对象识别、危机干预热线、自杀工具限制和媒体教育。

2. *2 级预防*　针对高危人群，主要为各类精神障碍、尤其是重症抑郁障碍的治疗。

3. *3 级预防*　针对自杀未遂者。包括自杀未遂者的再发自杀风险评估，社会心理及药物干预。其中限制自杀工具、治疗抑郁和物质依赖及自杀未遂者的跟踪干预已被证实为自杀预防的有效措施。国外循证研究证据显示学校干预单纯以自杀教育为主题并不能降低青少年自杀的发生率，反而可降低危机中青少年的求助行为。以问题解决技巧训练、社交训练、应对训练为主的综合学校干预项目更为合适。

四、自杀风险评估

由于自杀的发生是小概率事件，加上自杀个体的差异性，所以预测青少年自杀几乎不可能。但在日常实践中，当青少年已处于自杀的高危状态时，及时识别和恰当处理对于自杀预防十分重要。因此，自杀的风险评估在于确立那些处于自杀高危状态的青少年，并评估可能的自杀危险水平。高危对象的确立主要依据自杀的危险因素、自杀征兆和求助信号来判断，如有自杀未遂史和严重的自杀意念，患有情感障碍及其他精神障碍，近期有负性生活事件。在实际操作中，高危对象的确立及风险评估通常采用自评量表评估和面谈方式进行。自评量表评估是较为简便易行的方法，常用的自评量表包括：自杀意念问卷（SIQ）、Beck 自杀意念量表（SSI）、自杀态度问卷以及其他评定量表，如抑郁焦虑自评量表、青少年生活事件量表等。现有证据已证实，学校范围自杀行为的自评量表筛查对青少年无不良后果，但量表评估往往存在假阳性高和假阴性问题。一方面，筛查出的有自杀意念者只有极少部分实施自杀行动，另一方面，自杀的青少年可能拒绝暴露自己的真实想法。因此，量表评估不能代替面谈。面谈评估能更确切反映青少年的自杀风险。面谈的内容包括确认自杀的高危因素和保护性因素，如家庭情况、负性生活事件、自杀意念和自杀未遂史等；精神障碍的评估。直接向青少年询问目前的自杀意念、计划及伤害行为的发生频度和严重程度是十分重要的发现和评价自杀危险水平的方法，这并不会增加自杀的风险。

青少年自杀风险的评估，宜从多个渠道收集信息，包括家长、同学、老师及其他相关人员，单一的信息来源可能会遗漏那些真正处于自杀危险中的青少年。学校老师和非精神科医师往往是自杀青少年首先接触的专业人员。有人报道自杀青少年中前 1 个月内求助于精神科的比例仅为 18%，而自杀者在自杀前 3 个月常常因躯体症状就诊于非精神科医师，因此，在通科医师中作有关自杀风险评估和干预的培训十分必要。青少年的求助信号可能是直接的语言表白，如“我想死”，也可能通过一些行为表现表达，如表现为易激惹、行为障碍或躯体症状。常见的 14 岁以下青少年的自杀征兆为逃学、学校表现差、睡眠改变、焦虑、爱攻击、冲动、对挫折忍耐差，自杀的触发事件往往是很小的生活事件；15～24 岁青少年自杀征兆为习惯改变、自残、自卑、学校表现差、为死亡做准备，触发事件通常为失败经历，与同伴、父母或异性的关系问题，同伴或偶像的死亡。表 20-3 列举了自杀高风险的青少年的特征。但需要说明的是每个自杀者都是独特的，并不能以一概之。

表 20-3　高自杀风险青少年的特征

状态线索	人格明显改变 情绪低落，远离过去的好朋友 不可解释的或严重的违抗 看上去很烦，不能集中精力 躯体主诉多，如头痛、头晕、乏力、胸闷 饮食和睡眠改变 滥用药物、酒精
事件线索	学业下降，或未达到自己或他人的标准 与异性或同伴、父母、老师有冲突 遭到强奸或怀孕，参与犯罪或涉警 亲人、同伴或偶像自杀或死亡
行为线索	自伤行为 离家出走 不修边幅 送人或丢弃自己喜爱或骄傲的东西 写有关死亡的诗或文字 谈论死亡，包括开玩笑的口吻，如：这是最后一次，我再也不会……，一了百了
其他线索	以前有过自杀行为

五、青少年自杀危机干预

青少年自杀危机干预多遵循平衡模式进行干预。该模式认为危机是机体处于心理或情绪的失衡状态，干预的目的在于帮助处于危机中的个体重新恢复到危机前的平衡状态。根据干预途径，自杀危机干预可分为面对面干预、电话热线干预和网络干预。无论哪种干预，都要求干预者将处于危机中的青少年的安全置于首位。干预者必须能快速、有效、直接地做出反应。

危机干预的步骤包括建立接触、评估、确立问题、制订和实施计划、得到承诺与保证、干预结束。在干预过程中干预者应以尊重、接纳和理解的态度来倾听和帮助，和危机中的青少年建立关系。评估是危机干预中的一个重要环节，除前述自杀危险水平评估外，还应收集人口学资料，了解自杀的诱因、应付机制，收集和利用一切可能资源提供支持。在此基础上确立问题，找出可替代的解决方法和途径，并鼓励其实践验证。自杀危机干预的策略中，订立不自杀合同是有效的方法之一，但对于青少年自杀者来说，即使有合同，也会存在自杀危险。干预者切不可掉以轻心。在危机干预结束后，干预者应考虑转诊和进一步评估处理，以确保自杀危机的青少年能获得持续可靠的帮助。

对于任何一个有中度到重度自杀风险的青少年，都应建议到专科病房住院治疗，尽管目前资料未显示住院对远期自杀的预防作用，但在自杀高危期，住院仍是一个安全有效的预防自杀的方法。对自杀未遂接受医疗救助的青少年来说，建立由急诊科和精神科等多专业人员组成的共同救助模式，或请精神科会诊，给予进一步评估和干预，对于降低自杀再发风险十分必要。一旦自杀发生，对自杀者周围人群的心理干预十分必要，包括同伴、老师、家长等相关人员。干预内容包括消除负疚感、促进悲伤表达、减少社交孤立和事件引起的创伤，及早发现和治疗创伤后应激障碍和抑郁障碍。

（高鸿云）

■参考文献

[1] 刘云嵘. 正视、关注和引导男性青少年健康成长——与全国中学校长和教师谈男性青少年的性教育问题. 中国计划生育学杂志，2002，10(z1)：102-108.

[2] Gaudineau A，Ehlinger V，Vayssiere C，et al. Factors associated with early menarche：results from the French Health Behaviour in School-aged Children (HBSC) study. BMC Public Health. 2010，10：175.

[3] 朱逸宽，江娇英，楼洪刚，等. 青少年药物滥用和预防教育现状. 中国药物滥用防治杂志，2007，13(6)：362-365.

[4] 龚洁，曾晶，李芳，等. 吸毒社会规范及吸毒倾向对青少年药物滥用的影响. 中国学校卫生，2008，29(1)：4-6.

[5] http：//www. who. int/substance_abuse/facts/alcohol/en/index. html，Accessed May 8，2010.

[6] 高宇，张树成，贺斌，等. 我国男性首次遗精年龄影响因素的文献分析. 中国计划生育学杂志，2009，17(11)：653-658.

[7] 王守友，王撬撬，敖桂英，等. 青少年性健康教育中的几个医学问题. 中国性科学，2006，15(10)：30-31.

[8] 侯冬青，李辉，孙淑英，等. 北京市儿童青少年女性青春期性征发育流行病学研究. 中国循证儿科杂志，2006，1(4)：264-268.

[9] 张金山，侯冬青，李辉，等. 北京市儿童青少年男性青春期性征发育流行病学研究. 中国循证儿科杂志，2006，1(4)：269-272.

[10] 许洁霜，SHTARKSHALL R，程利南. 少女妊娠的影响因素、后果和干预. 生殖与避孕，2004，24(6)：372-377.

[11] 张华，潘建平，贾春红，等. 中国城市中学生忽视状况的调查分析. 中国妇幼卫生杂志，2010，1(2)：76-80.

[12] 杨世昌，杜爱玲，张亚林，等. 国内儿童受虐状况研究. 中国临床心理学杂志，2007，15(5)：552-554.

[13] Duncan GE，Li SM，Zhou XH. Prevalence and trends of a metabolic syndrome phenotype among US adolescents，1999-2000. Diabetes Care，2004，27：2438-2443.

[14] Cook S，Auinger P，Li CY，et al. Metabolic Syndrome Rates in United States Adolescents，from the National Health and Nutrition Examination Survey，1999-2002. J Pediatr，2008，152：165-170.

[15] Kim HM，Park J，Kim HS，et al. Prevalence of the metabolic syndrome in Korean adolescents aged 12-19 years from the Korean National Health and Nutrition Examination Survey 1998 and 2001. Diabetes Res Clin Pract，2007，75：111-114.

[16] Cruz ML，Weigensberg MJ，Huang TT，et al. The metabolic syndrome in overweight Hispanic youth and the role of insulin sensitivity. J Clin Endocrinol Metab，2004，89：108-113.

[17] Yoshinaga M，Tanaka S，Shimago A，et al. Metabolic syndrome in overweight and obese Japanese children. Obe Res，13：1135-1140.

[18] Li Y，Yang X，Zhai F，et al. Prevalence of the metabolic syndrome in Chinese adolescents. Br J Nutr，2008，99：565-570.

[19] 万乃君，米杰，王天有，等. 北京市超重和肥胖学龄儿童中代谢综合征的流行特征. 中华儿科杂志，2007，45(6)：417-421.

[20] 张力，黎明，蒋本瑜，等. 代谢综合征

组分聚集对儿童青少年动脉顺应性的影响.中国循证儿科杂志.2006,1(1):14-19.

[21] Zimmet P, Alberti KG, Kaufman F, et al. IDF Consensus Group. The metabolic syndrome in children and adolescents-an IDF consensus report. Pediatric diabetes,2007,8:299-306.

[22] Reaven GM. Banting lecture 1988. Role of insulin resistance in human disease. Diabetes, 1988, 37: 1595-1607.

[23] Isomaa B. A major health hazard: the metabolic syndrome. Life Sci, 2003, 73:2395-2411.

[24] 林福禧,任树生.认识了解代谢综合征,更新心脑血管病防治观念.中国慢性病预防与控制.2003,11:145-146.

[25] 胡亚美,等.诸福棠.实用儿科学.7版.(上下册).北京:人民卫生出版社,2008,3.

[26] 郭小兵,静进.发育行为学.北京:人民卫生出版社,2005,11.

[27] 魏金凯.现代儿童心理行为疾病.北京:人民军医出版社,2002,9.

[28] 李树春,李晓捷.儿童康复学.北京:人民卫生出版社,2006,9.

[29] http://www.who.int/mental_health/prevention/suicide/country_reports/en/index.html. Accessed April 2, 2009.

[30] Brezo J, Klempan T, Turecki G, The Genetics of Suicide:A Critical Review of Molecular Studies. Psychiatr Clin N Am. 2008,31:179-203.

[31] Bridge JA, Goldstein TR, Brent DA. Adolescent suicide and suicidal behavior. J Child Psychol Psychiatry, 2006,47 (3/4):372-394.

[32] Xing XY, Tao FB, Wan YH, et al. Family Factors Associated With Suicide Attempts Among Chinese Adolescent Students: A National Cross-Sectional Survey. Journal of Adolescent Health 2010, in press.

[33] 李献云,费立鹏,张艳萍,等.15～24岁人群自杀特征及危险因素的病例对照研究.中华精神科杂志,2005,38(4):231-235.

[34] Gilliland BE, James RK.著.肖水源等译.危机干预策略.北京:中国轻工业出版社,2000,96-101.

学习培训及学分申请办法

一、《国家级继续医学教育项目教材》经国家卫生和计划生育委员会（现更名为国家卫生健康委员会）科教司、全国继续医学教育委员会批准，由全国继续医学教育委员会、中华医学会联合主办，中华医学电子音像出版社编辑出版，面向全国医学领域不同学科、不同专业的临床医生，专门用于继续医学教育培训。

二、学员学习教材后，在规定时间（自出版日期起1年）内可向本教材编委会申请继续医学教育Ⅱ类学分证书，具体办法如下：

方法一：PC激活

1. 访问“中华医学教育在线”网站 cmeonline. cma-cmc. com. cn，注册、登录。
2. 点击首页右侧“图书答题”按钮，或个人中心“线下图书”按钮。
3. 刮开本书封底防伪标涂层，输入序号激活图书。
4. 在个人中心“我的课程”栏目下，找到本书，按步骤进行考核，成绩必须合格才能申请证书。
5. 在“我的课程”-“已经完成”，或“申请证书”栏目下，申请证书。

方法二：手机激活

1. 微信扫描二维码 关注“中华医学教育在线”官方微信并注册。
2. 点开个人中心“图书激活”，刮开本书封底防伪标涂层，输入序号激活图书。
3. 在个人中心“我的课程”栏目下，找到本书，按步骤进行考核，成绩必须合格才能申请证书。
4. 登录PC端网站，在“我的课程”-“已经完成”，或“申请证书”栏目下，申请证书。

三、证书查询

在PC端首页右上方帮助中心“查询证书”中输入姓名和课程名称进行查询。

《国家级继续医学教育项目教材》编委会